# 쉽게 배우는
# 인체생리학

# 저자 소개

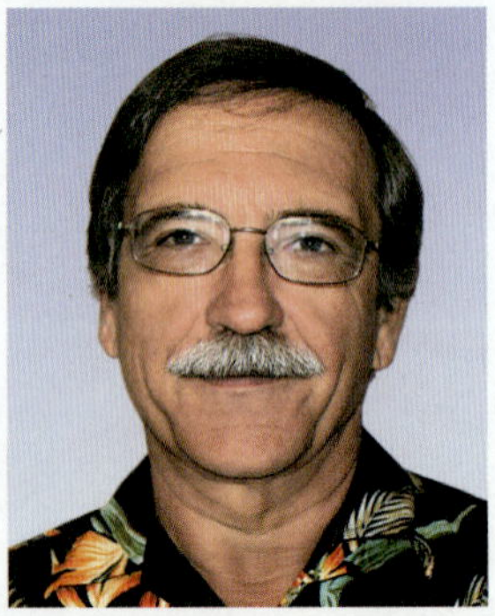

**프레데릭 마티니, Ph. D.**
**저자**

마티니 박사는 스트레스의 병리생리학에 관한 비교해부학 및 기능해부학으로 코넬대학에서 박사학위를 받았다. 그는 저널에 수록된 논문, 공저서, 테크니컬 리포트, 전문지에 수록된 기사 등 전공 출판물뿐만 아니라 9권의 학부용 해부생리학 또는 해부학 교과서의 주저자로 활약했다. 마티니 박사는 현재 하와이 마노아 대학 소속으로, 코넬 대학과 뉴햄프셔 대학이 공동으로 설립한 숄즈 해양연구소와 오랫동안 긴밀한 관계를 유지해오고 있다. 박사는 또한 18년간 인체해부생리학회에서 왕성한 활동을 펼치고 있으며 해부생리학 교과과정 가이드라인 작성 위원회 위원으로 일한 바 있다. 2005년부터 2007년까지 동 학회의 회장 당선자, 회장, 전임 회장을 맡았던 박사는 현재 동 학회의 명예회장직을 수행하고 있다. 마티니 박사는 미국생리학회, 미국해부학회, 통합비교생물학회, 호주/뉴질랜드 임상해부학회, 하와이 과학아카데미, 미국과학진흥회 및 국제척추형태학회 등의 회원이기도 하다.

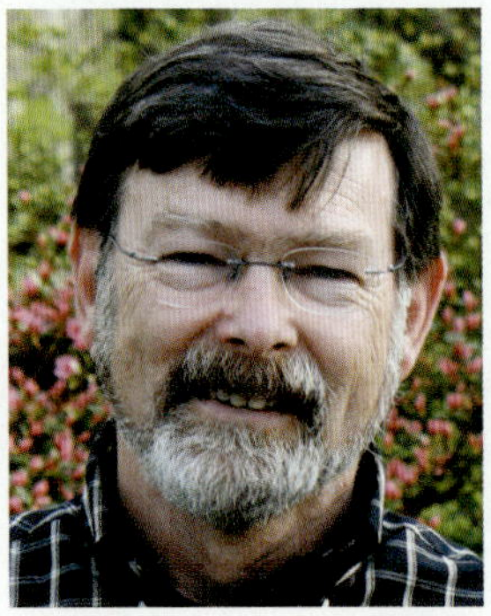

**윌리엄 오버, M.D.**
**저자**

오버 박사는 워싱턴 앤 리 대학에서 학사학위를, 버지니아 대학에서 석사학위를 받았으며 존스 홉킨스에서도 수학했다. 졸업 후에는 가정의학 레지던트로 근무했고 버지니아 의대 가정의학과와 스포츠의학과에서 교단에 섰다. 이어서 버지니아 주의 샬로츠빌에 있는 마사 제퍼슨 병원의 원장으로 근무했다. 현재는 워싱턴 앤 리 대학의 생물학 방문교수로 재직 중이며 이곳에서 몇 개의 강좌를 담당하고 아울러 갈라파고스 섬 방문단 지도교수도 맡았다. 숄즈 해양연구소에서는 22년에 걸쳐 교수직을 유지하면서 매년 여름 생물학 그림강좌를 맡았다. 박사는 마티니 박사의 모든 교과서 저술작업에 참여했다.

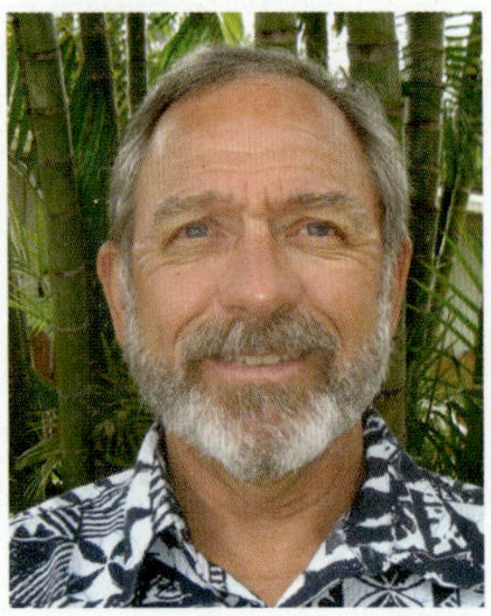

**에드윈 바솔로뮤, M.S.**
**저자**

에드윈 바솔로뮤는 오하이오 주의 보울링 그린 스테이트 대학에서 학사학위를, 하와이 대학에서 석사학위를 받았으며 고등학교 및 대학 학부 수준에서의 인체 해부학 및 생리학을 비롯하여 식물학에서 동물학에 이르는 다양한 과학 과목을 강의했다. 그가 교단에 선 곳은 하와이의 마우이 커뮤니티 칼리지를 비롯하여 로키 산맥 서쪽에서는 가장 오래된 유서 깊은 고등학교인 라헤이나루나 고교 등에 이른다. 그는 마티니 박사와 공동으로 기초 인체해부생리학(Structure & Function of the Human Body) 및 마티니 핵심 해부생리학(Essentials of Anatomy & Physiology) 등을 저술하였고, 이 책들은 모두 피어슨에서 출판되었고 한국에서는 (주)바이오사이언스출판에서 번역 출간하였다. 그는 또한 인체해부생리학회, 전 미국 생물학교사협회, 전 미국 과학교사협회, 하와이 과학교사협회, 미국과학진흥회 등의 회원이다.

# 쉽게 배우는
# 인체생리학

MARTINI • OBER • BARTHOLOMEW • NATH

엮은이 고한철

(주)바이오사이언스출판

## 쉽게 배우는 인체생리학

초판 인쇄: 2023년 8월 25일
초판 발행: 2023년 8월 30일

저　자: MARTINI • OBER • BARTHOLOMEW • NATH
역　자: 김옥용, 김완종, 김희진, 노구섭
박경한, 백승근, 이규석, 이서은
엮은이: 고 한 철
발행인: 문 정 구
발행처: (주)바이오사이언스출판
본　사: 10860 경기도 파주시 탄현면 국화향길 10-56, 1동
서울사무소: 06569 서울특별시 서초구 도구로 115, 3층(방배동)
전　화: (02)581-4057~8
팩　스: (02)581-4059
이메일: inquiry@biosciencepub.com
홈페이지: http://www.biobooks.co.kr
ISBN: 978-89-6824-148-2 (93470)

등록번호 / 제22-3079호
값 35,000원

BIOSCIENCE (주)바이오사이언스출판

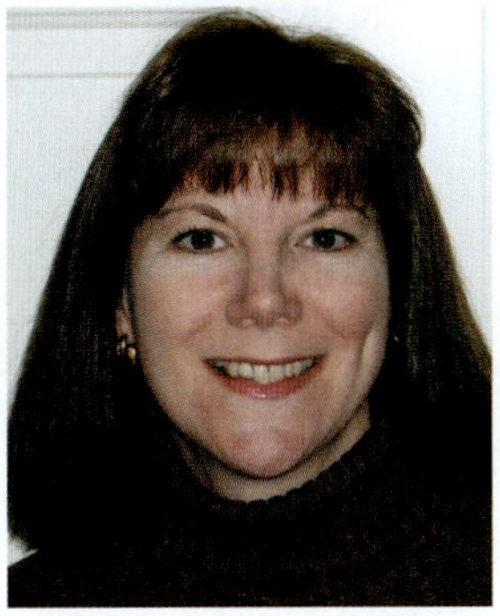

## 주디 내스, Ph. D.
### 저자

내스 박사는 루르드 대학의 생물학 교수로, 해부학, 생리학, 병리생리학, 의학용어, 약학 등을 강의하고 있다. 박사는 보울링 그린 스테이트 대학에서 생물학으로 학사학위를, 독일어로 교육학 석사학위를 취득했다. 톨레도 대학에서는 면역학을 전공하여 박사학위를 받았다. 학생들이 보통 의학용어를 마치 외국어처럼 생각하기 때문에 내스 박사는 외국어 학습에 적용되는 기법을 강의와 저술에 활용한다. 박사는 Using Medical Terminology라는 책을 단독으로 저술했는데, 이 책은 "외국어 몰입" 방식을 도입한 최초의 의학 관련 교과서이다. 내스 박사는 교육과 학생의 발전에 깊은 관심이 있으며 루르드 대학의 단기과정 담당 팀원으로 활약 중이다. 박사는 교육, 연구, 공동체 봉사 등으로 우수교수상을 수차례 수상했다. 그녀는 또한 인체해부생리학회에서 임원을 역임하는 등 적극적으로 활동하고 있다. 개인적으로는 저술활동 중 시간을 내어 피아노도 치고 자전거 타기도 즐기며, 남편 마이크와 개 세 마리와 함께 행복한 가정을 꾸리고 있다.

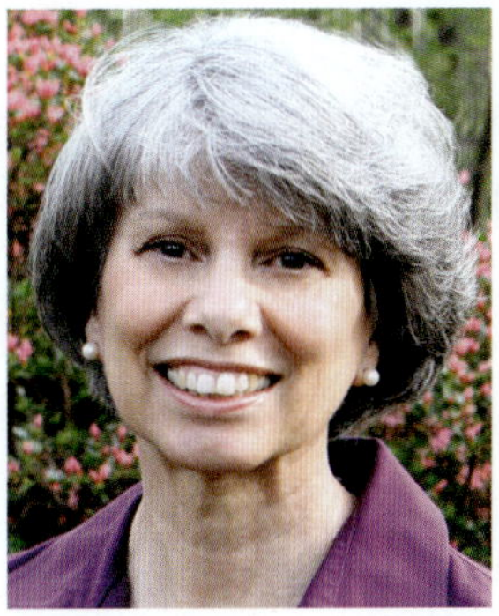

## 클레어 개리슨, R.N.
### 삽화가

개리슨은 소아과 및 산과 간호사로 근무하다가 의학 분야 전문 삽화가로 일하기 시작했다. 메리 볼드윈 대학에 입학한 개리슨은 스튜디오 아트를 전공, 우수한 성적으로 졸업했다. 5년간의 수습기간을 거친 후 그녀는 1986년부터 메디컬 앤 사이언티픽 일러스트레이션에서 오버 박사의 파트너로 함께 일했다. 숄즈 해양연구소에서도 강의했고 오버 박사와 공동으로 생물학 일러스트레이션 과정을 강의하기도 했다. 메디컬 앤 사이언티픽 일러스트레이션이 담당한 교과서들은 디자인 및 일러스트레이션 분야에서 여러 번 상을 받았다.

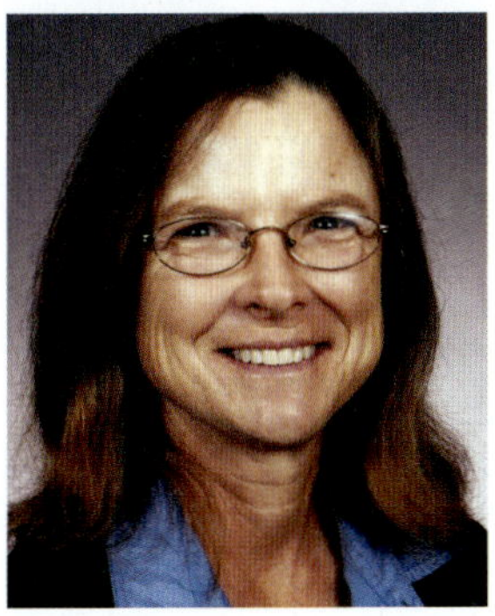

## 캐슬린 웰치, M.D.
### 임상 컨설턴트

웰치 박사는 시애틀에 있는 워싱턴 대학에서 의학박사 학위를 받았으며 채플 힐에 있는 노스캐롤라이나 대학 가정의학과에서 레지던트를 마쳤다. 2년간 그녀는 미국령 사모아에 있는 LBJ 열대의학 연구소에서 모자보건팀장으로 봉직했고, 하와이의 라헤이나에 있는 카이저 퍼마넨트 클리닉의 가정의학과에서도 일했다. 1987년에 개업한 그녀는 하와이, 워싱턴 주, 뉴질랜드 등의 의사면허를 소지하고 있다. 박사는 미국 가정의학회 회원이며 하와이 의학협회 및 인체해부생리학회의 회원이다. 마티니 박사와 함께 해부생리학 교과서 및 A&P Applications Manual 등을 저술한 그녀는 1979년에 마티니 박사와 결혼, 아들 PK를 두었고 이 책은 PK에게 헌정되었다.

# 엮은이 서문

**쉽게 배우는 인체생리학**은 「비주얼 핵심해부생리학(*Visual Essentials of Anatomy & Physiology*)」(바이오사이언스출판)을 축약한 것으로 생리학 내용만을 담아 16장으로 정리하여 한 학기용의 보건계열 전공교재로 사용 가능하도록 편저했다.

생리학은 인체의 기능을 대상으로 연구하는 학문으로 생명현상의 항상성 조절기전을 이해하는 과목이다.

**쉽게 배우는 인체생리학**은,

첫째, 그림으로 내용의 모든 것을 상세히 설명하였다.

교수자와 학생들이 정확한 내용과 지식을 전달하고 여러 개념들을 유기적으로 이해할 수 있도록 그림 하나에 설명하여 그 장에서 말하려는 내용을 정리하였다.

둘째, 내용을 확실히 이해하였는지를 확인할 수 있도록 복습 부분을 제공하였다.

모듈이 끝나는 부분에 복습문제 제시로 배운 내용을 정리하였으며, 핵심의학 용어를 다시 한 번 정리하여 의미와 기능을 다시 한 번 되새길 수 있도록 하였고, 임상의학모듈에서는 임상의 연관성을 언급하였다. 앞부분에 설명된 부분이 각 장에서 배운 내용을 지나치지 않고 연계하여 이해하도록 폭넓은 의미를 제공하였다.

간호, 보건계열에 시작하는 학생들과 생리학을 공부하고자 하는 학생들에게 좋은 안내서가 될 것으로 확신한다.

끝으로 많은 학생들에게 이 책이 많은 도움이 될 것으로 생각되며 그동안 함께한 역자들과 이 책이 나오기까지 많은 노고와 출판사 관계자 분들께 진심으로 감사드린다.

2023년 8월
엮은이 고한철

# 역자와 집필진

## 엮은이

**고한철** 동아보건대학교 간호학과

## 역 자

**김옥용** 연세대학교 생명시스템대학
**김완종** 순천향대학교 자연과학대학 생명과학과
**김희진** 연세대학교 과학기술대학 생명과학기술학부
**노구섭** 경상대학교 의학전문대학원 해부학교실
**박경한** 강원대학교 의학전문대학원 해부학교실
**백승근** 고려대학교 의과대학 생리학교실
**이규석** 관동대학교 의과대학 해부학교실
**이서은** 한양대학교 의과대학 생리학교실

(가나다 순)

## 집필진

경상국립대학교 간호학과 **민계식** 교수
동신대학교 간호학과 **고정아** 교수
중부대학교 간호학과 **양경미** 교수
전남과학대학교 간호학과 **이진종** 교수
광주여자대학교 간호학과 **박은희** 교수
여주대학교 간호학과 **이미정** 교수
군장대학교 간호학과 **이은미** 교수
남서울대학교 물리치료학과 **이상빈** 교수
호남대학교 물리치료학과 **고선근** 교수
전남과학대학교 물리치료과 **정진규** 교수
군장대학교 물리치료과 **김윤환** 교수
포항대학교 물리치료과 **김현애** 교수
안동과학대학교 물리치료과 **이우형** 교수
울산과학대학교 물리치료학과 **이한도** 교수
호원대학교 작업치료학과 **김주홍** 교수
구미대학교 작업치료과 **송승일** 교수
동주대학교 작업치료과 **유경진** 교수
서영대학교 임상병리과 **이지웅** 교수
대전보건대학교 임상병리(학)과 **권경훈** 교수
청암대학교 응급구조과 **김경완** 교수
선린대학교 응급구조과 **김병용** 교수
광주보건대학교 응급구조학과 **이재민** 교수
남부대학교 응급구조학과 **유영법** 교수
비전대학교 응급구조학과 **김덕원** 교수
서정대학교 응급구조과 **최욱진** 교수
고려대학교 보건대학 **임자윤** 교수

# 차례

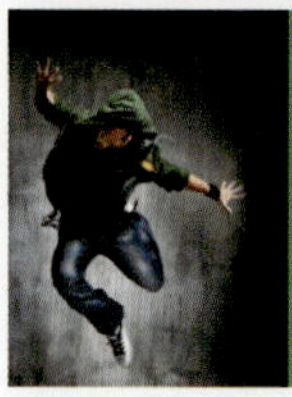

1

## 생리학 소개(An Introduction to Anatomy and Physiology) 2



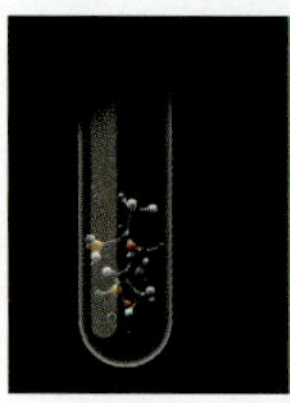

2

## 화학적 수준에서의 구성(Chemical Level of Organization) 18



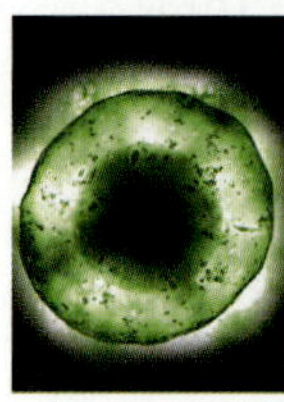

3

## 세포와 조직(Cells and Tissues) 56

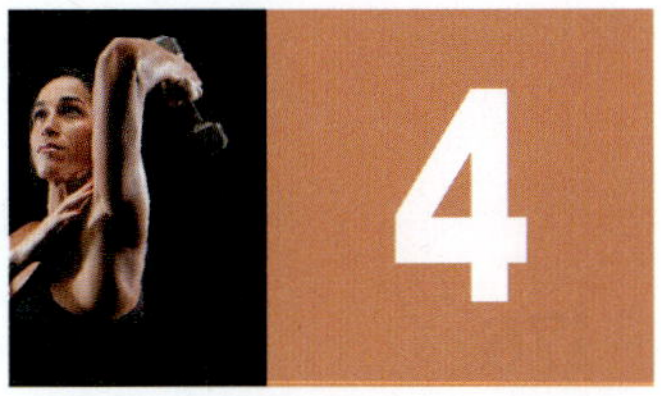
4



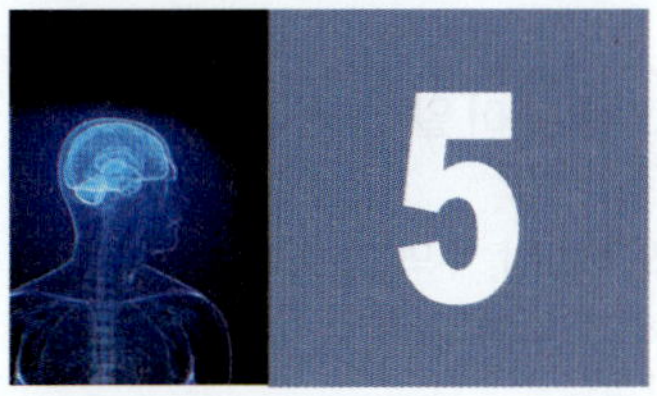
5

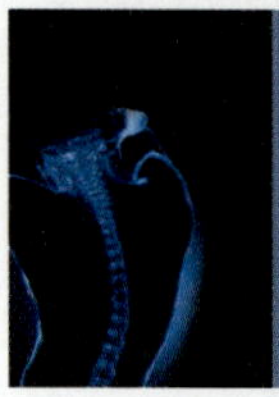

6



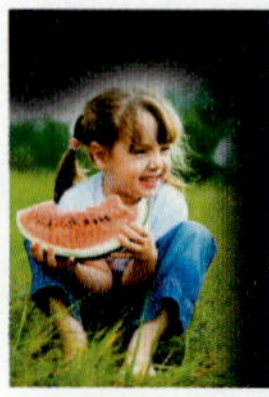

7

## 내분비계통(The Endocrine System) 216



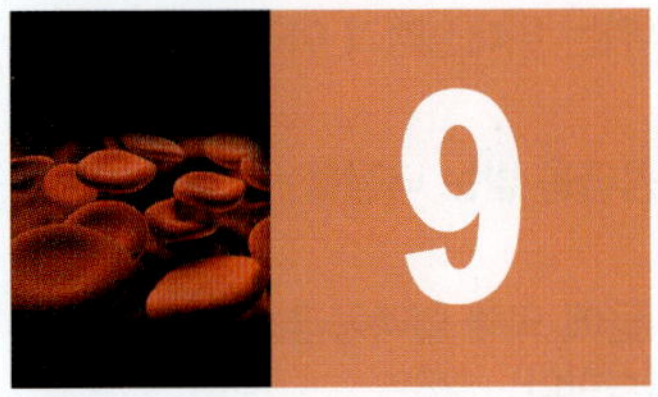


## 혈액 및 혈관(Blood and Blood Vessels) 242

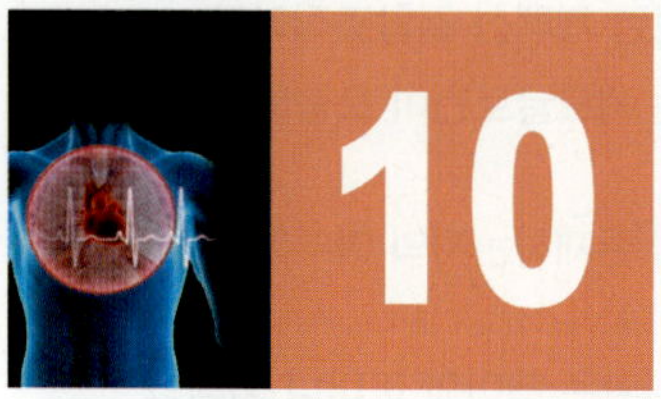
10



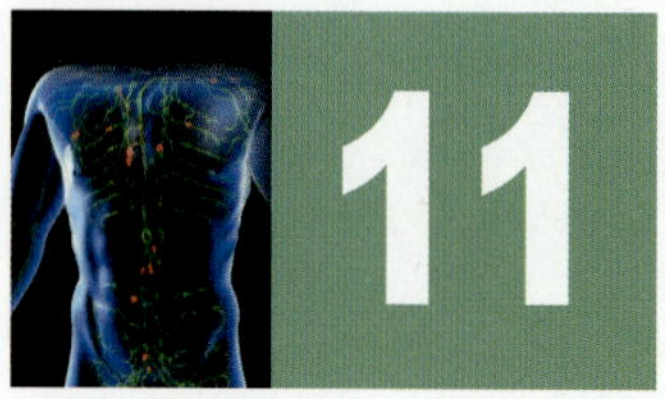
11

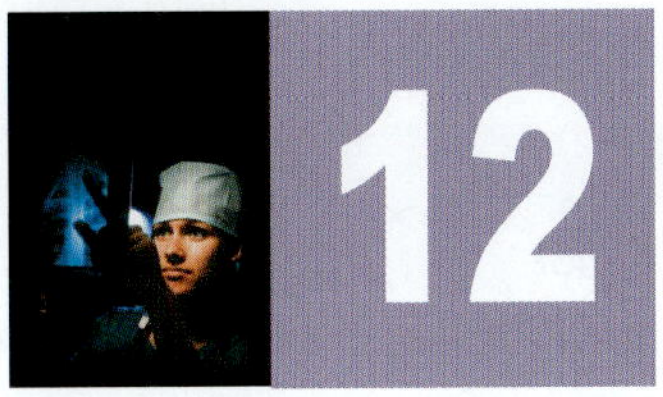


## 호흡계통(The Respiratory System) 354



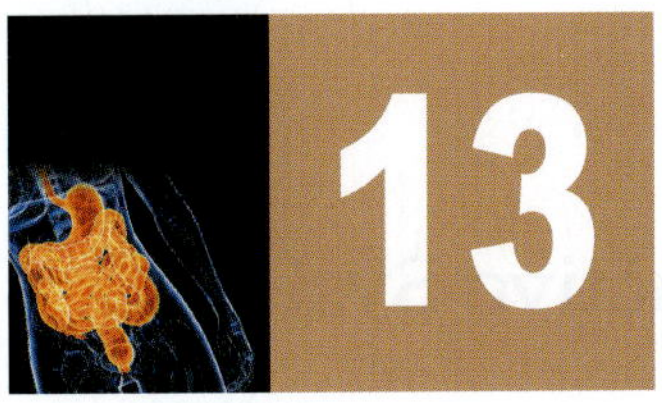


## 소화계통(The Digestive System) 378

## 대사와 에너지학(Metabolism and Energetics) 416

# 1

# 생리학 소개 (An Introduction to Anatomy and Physiology)

## 학습성과

다음 각 학습성과 번호는 본문의 모듈 번호와 일치하며, 독자는 1장을 모두 공부한 후에 각 학습성과를 실천할 수 있어야 한다.

### 1절 • A&P in Perspective(해부생리학의 견해)

**1.1** 생리학을 정의한다.

**1.2** 구조와 기능의 관계를 설명한다.

**1.3** 인체의 구성단계를 설명한다.

**1.4** 11개의 기관계통을 확인하고 각각의 주요 기능을 설명한다.

### 2절 • Homeostasis(항상성)

**1.5** 항상성의 개념을 설명하고, 항상성을 유지하는 음성되먹임과 양성되먹임의 역할을 논의한다.

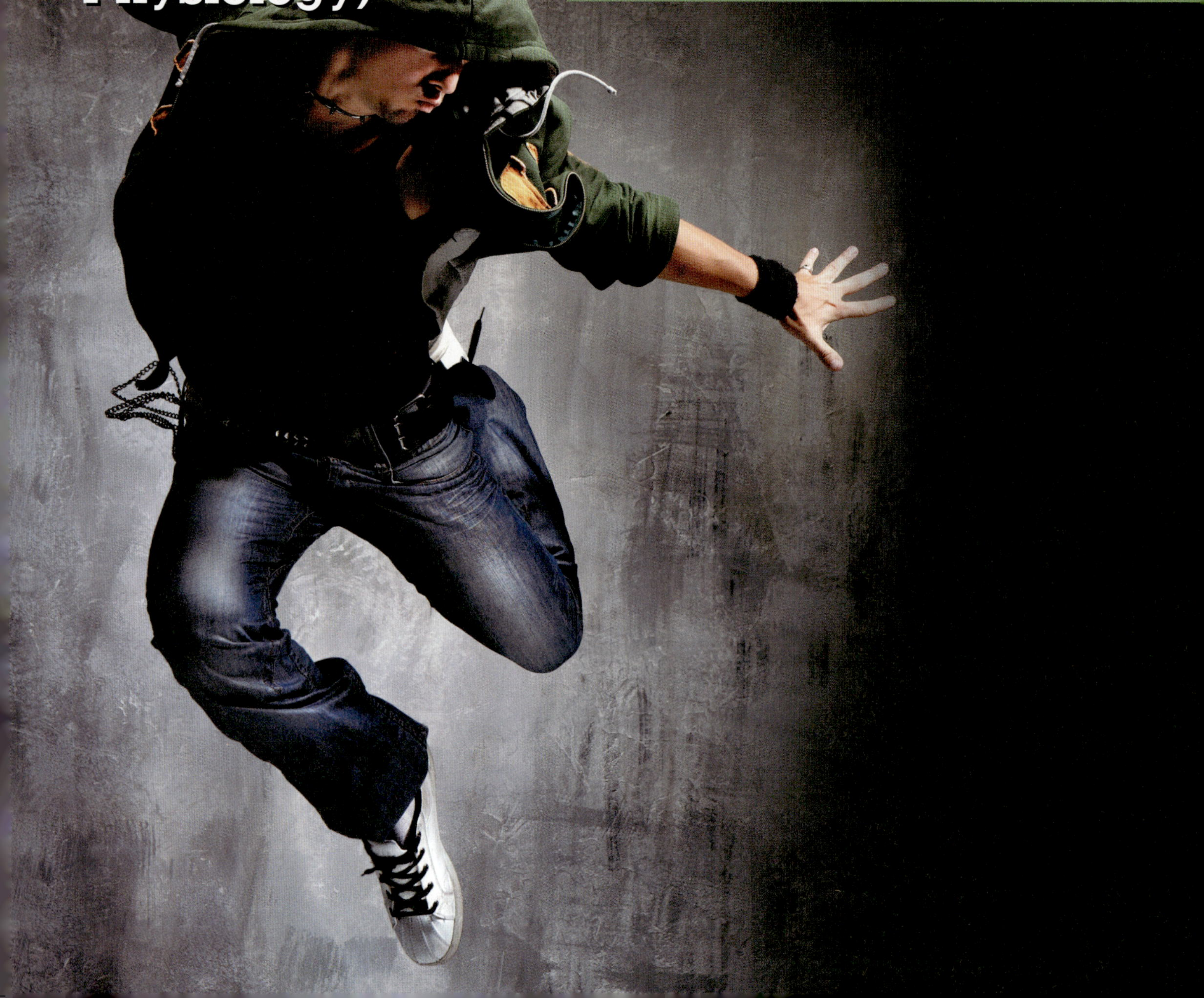

# A&P in Perspective(해부생리학의 견해)

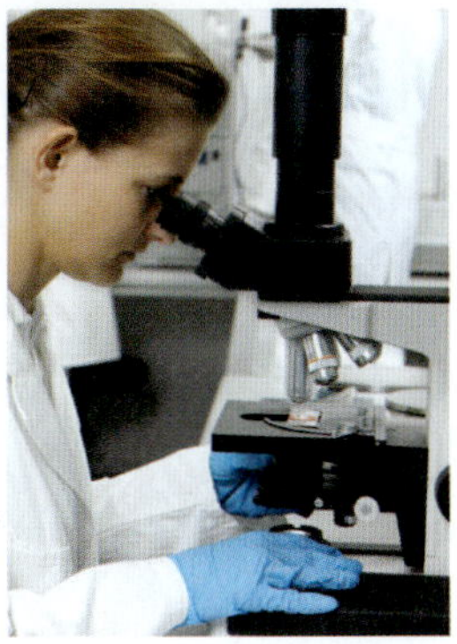

사람 해부생리학은 신체가 생명을 유지하기 위해 기능을 어떻게 수행하는지를 다루는 학문이다. 우리는 공부를 하면서 인체에 대한 흥미롭고 중요한 사실을 알게 될 것이다. 하지만 이를 배우는 방식과 이를 대하는 마음가짐 또한 암기하는 것만큼 중요하다는 점이다. 기본적인 해부생리학의 입문을 "구조란 무엇이며, 어떻게 작용하는가?"로 요약할 수 있다. 이 질문에 대한 답의 복잡성은 우리가 어느 정도 상세히 필요로 하는가에 달려 있다. 과학에서 어떤 것이 작동하는지는 알지만 어떻게 작용하는지 모른다면, 그것을 보통 "블랙박스"라고 한다. 더 많이 알수록 블랙박스는 더 줄어들게 되고, 더 많이 배울수록 우리가 얼마나 알지 못하는지 더 많이 깨닫게 되는 것이다.

우리 몸은 정상과 비정상적인 조건에 어떻게 반응을 나타내는지와 비교적 일정한 내적환경을 유지하려는 **homeostasis(항상성)**를 어떻게 유지하는지 알게 될 것이다. 또한 상해나 질병 또는 항상성을 위협하는 것들에 우리 몸이 어떻게 대응하는지도 알게 될 것이다.

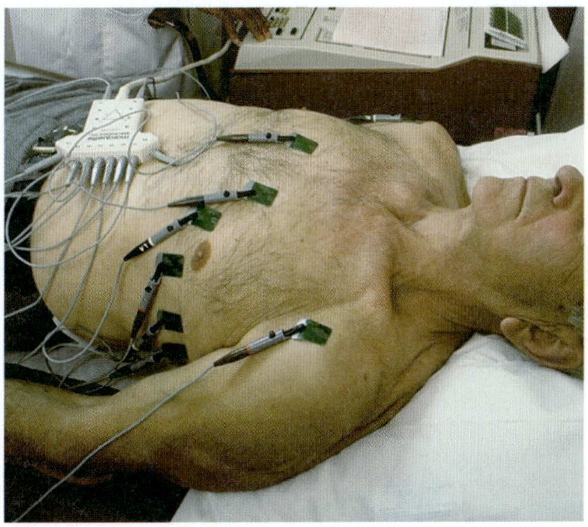

### 해부생리학 과정을 완수하는데 필요한 조언

- **여러 방식으로 정보에 접근한다.** 예를 들어, 정보를 시각화하고 학생들과 함께 의논하거나 학생들을 가르친다. 또는 실험시간에 실험조교에게 질문한다.
- **학습계획을 세우고** 지킨다.
- **매일 시간을 정해 해부생리학 과정을 공부한다.**
- **암기를 실행한다.** 암기는 학습 과정에 중요한 기술이며 필수요소이다. 여러분은 근육명칭, 방향과 관련된 용어, 뼈와 뇌부분의 명칭 등 모든 부분을 암기하려 할 것이다. 연습을 많이 할수록 용어와 정의를 더 잘 기억할 수 있음을 알게 된다. 여러분이 공부하는 동안 이런 정보들을 명심하도록 지침과 요령을 알려줄 것이다.
- **지름길을 피하라.** 사실 지름길이란 없다. 시간을 할애하여 공부하지 않는다면 원하는 좋은 성적을 얻을 수 없다. 이 과목은 용어를 배우는 준비과정이 필요하다.
- **모든 과목, 실습 및 공부 모임에 참여한다.** 질문을 하고 토론에 참여한다.
- 수업 들어가기 전에 **강의와 실습과제를 읽어본다.**
- **미루지 마라.** 시험 전날 밤에 공부를 한꺼번에 하지 마라. 실제로 과제는 한 주 내내 여러 번 공부하도록 한다. 쉬지 않고 계속해서 공부하는 것이 때로는 역효과를 가져온다. 쉬운 일은 없다. 스스로 힘내서 해야 한다.
- **과제를 이해하는데 문제가 있다면 즉시 도움을 구한다.** 너무 늦어 점수 회복이 어려울 때는 학기가 끝날 때까지 기다리지 않는다.

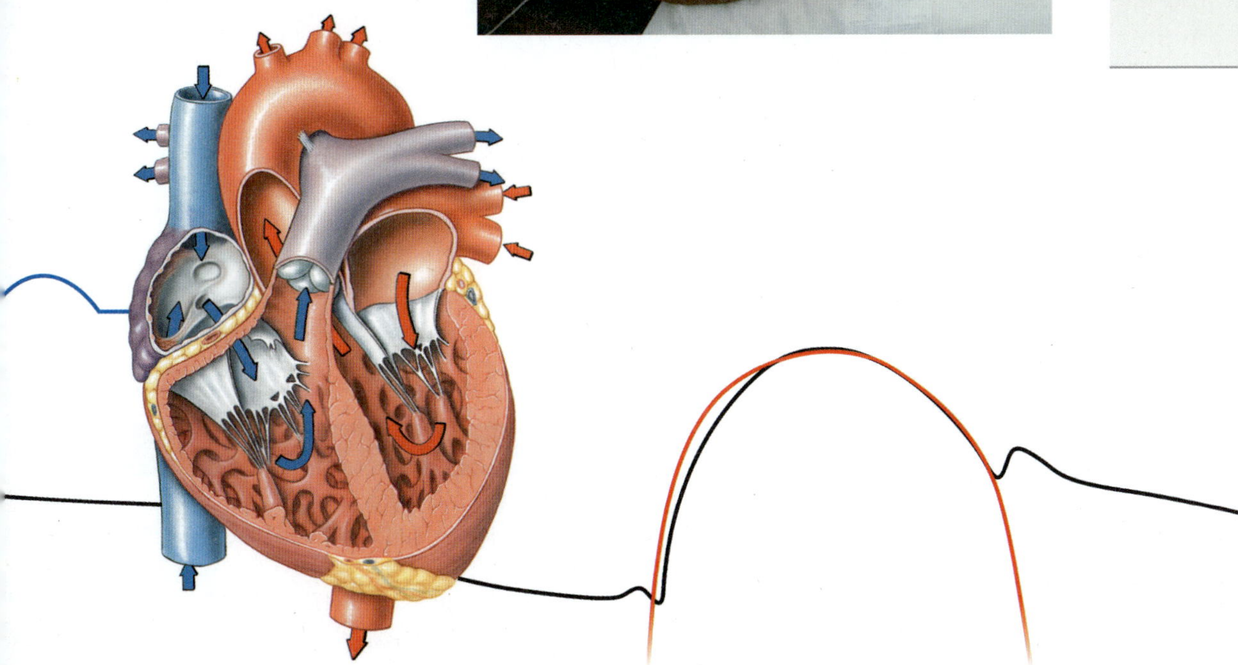

## 생리학은 기능을 연구한다

**Physiology(생리학)**는 살아 있는 생물체의 기능을 연구하는 학문이다. 인체생리학은 신체의 기능을 연구한다. 이런 기능은 복잡하고 해부학적인 대부분의 구조를 연구하는 것보다 훨씬 더 어렵다. 생리학자는 심장박동 시간과 연속성, 주요 동맥의 혈압 효과 등과 같은 심장의 기능적 특징에 초점을 두어 관찰한다.

**3** 심장근의 전기신호는 각각의 심박동과 조화를 이룬다. 우리는 체표면에 붙인 전극을 확인하여 전기신호를 알아낼 수 있다. 이러한 전기신호의 기록을 심전도(ECG)라고 한다.

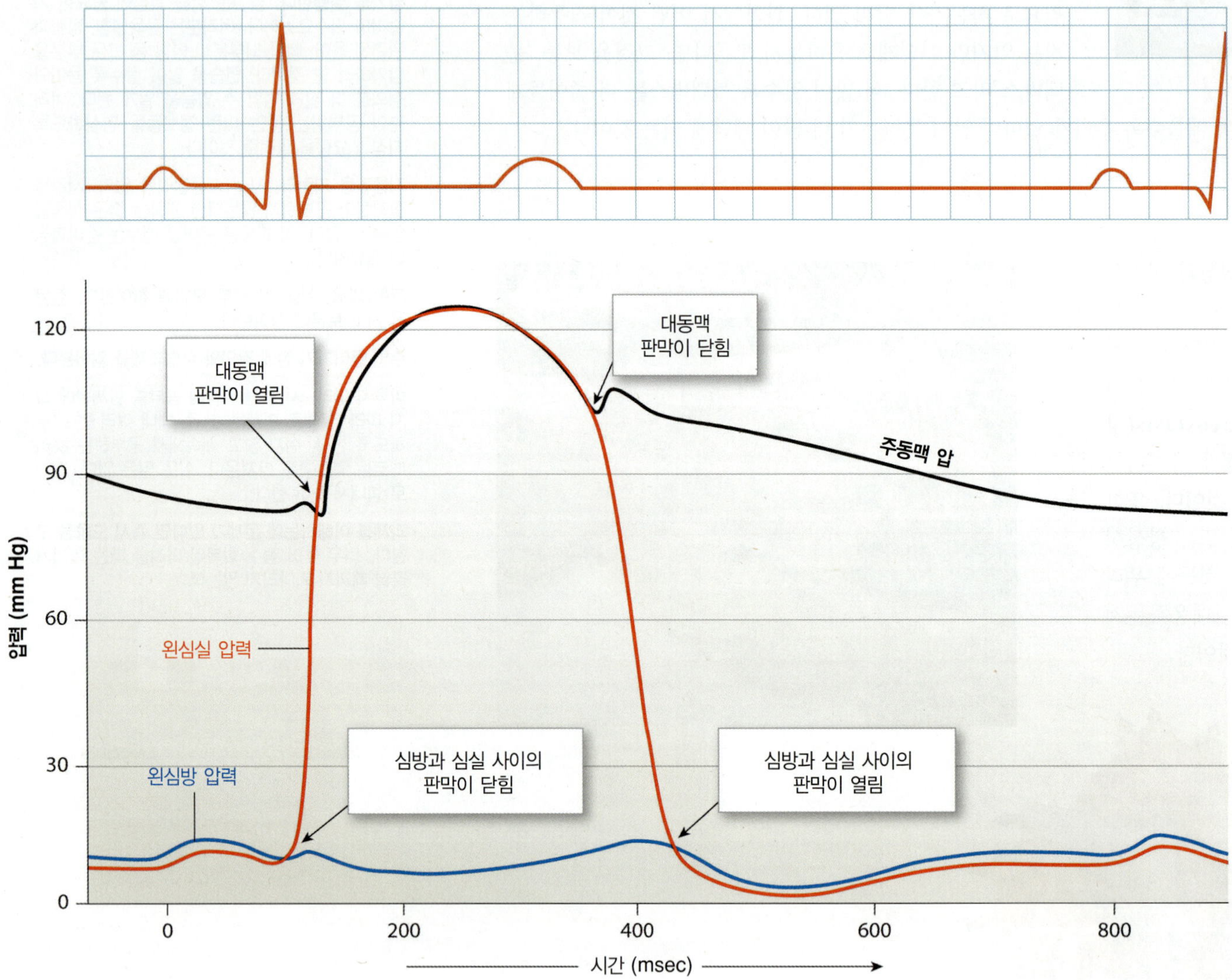


**4** 심장박동에 따라 주동맥과 심방의 압력이 높았다 낮았다 한다. 주동맥의 혈압은 혈관 손상이나 혈관이 눌리는 것(압력이 너무 떨어질 경우)을 막기 위해 정상범위 내에 유지되어야 한다.

### 모듈 1.1 복습

a. 해부학과 생리학을 정의하시오.

b. 육안해부학과 미세해부학 사이의 차이점은 무엇인가?

c. 해부학과 생리학의 연관성을 설명하시오.

## 형태와 기능은 서로 연관되어 있다

해부학과 생리학은 이론적으로나 실질적으로 서로 밀접하게 연관되어 있다. 해부학의 세부내용은 기능적으로 효과가 있기 때문에 중요하며, 생리학 기전은 구조적인 연관성이 있을 때만 완전히 이해될 수 있다.

1 우리는 이런 연관성을 육안해부학 수준에서 쉽게 이해할 수 있다. 팔꿈치 관절이 경첩처럼 작용하는 사실을 잘 알고 있다. 이 관절은 어깨에서 위팔을 안쪽이나 바깥쪽으로 움직이게 하지만  방향을 바꿀 수는 없다. 무엇이 이런 기능을 제한하는 것일까? 관절의 해부학 구조가 제한을 한다.

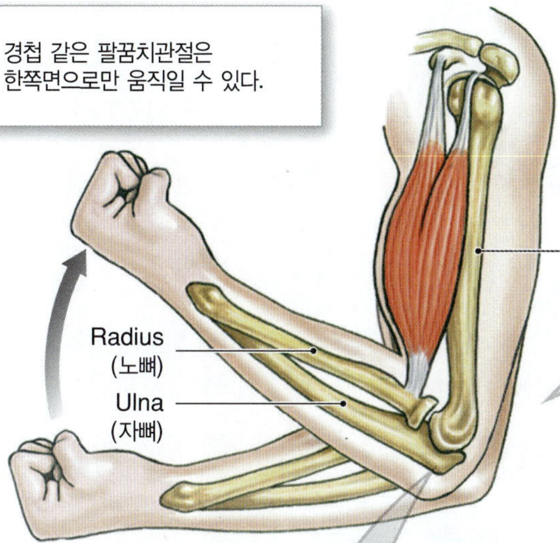


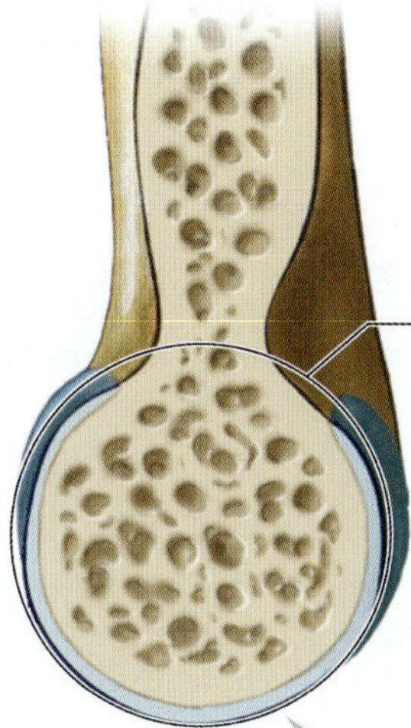


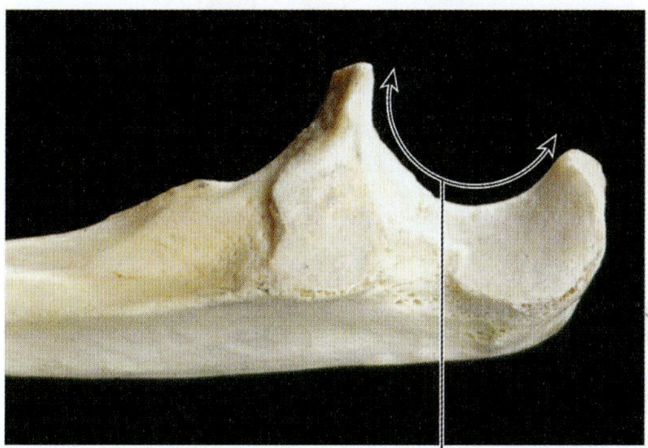


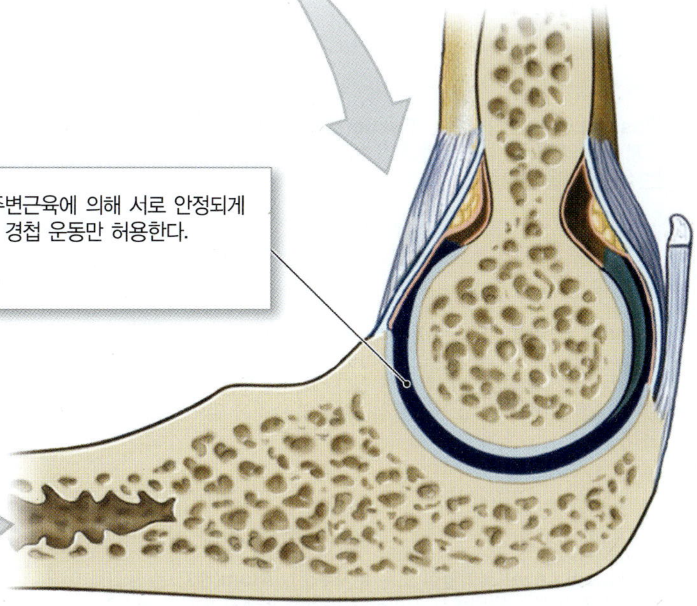


### 모듈 1.2 복습

a. 구조와 기능의 상관관계를 설명하시오.

b. 팔꿈치관절의 기능을 문의 경첩과 비교하시오.

c. 팔꿈치관절의 방향이 바뀌지 않도록 하는 구조적 현상을 설명하시오.

## 1.3

# 인체는 상호관계적인 여러 구성 수준으로 이루어진다

인체는 복잡하지만  뚜렷하게 여러 **level of organization(구성 수준)**의 복합 구조를 나타낸다. 각 수준은 아래 설명보다 좀더 복잡하지만 모두 비슷한 화학성분이나 세포 성분으로 분해될 수 있다.

**Organism Level(생명체 수준). organism(생명체)**–사람을 말함–구성 단계 중 가장 높은 수준. 생명체의 모든 계통 수준이 생명과 건강을 유지하기 위해 함께 작용한다.

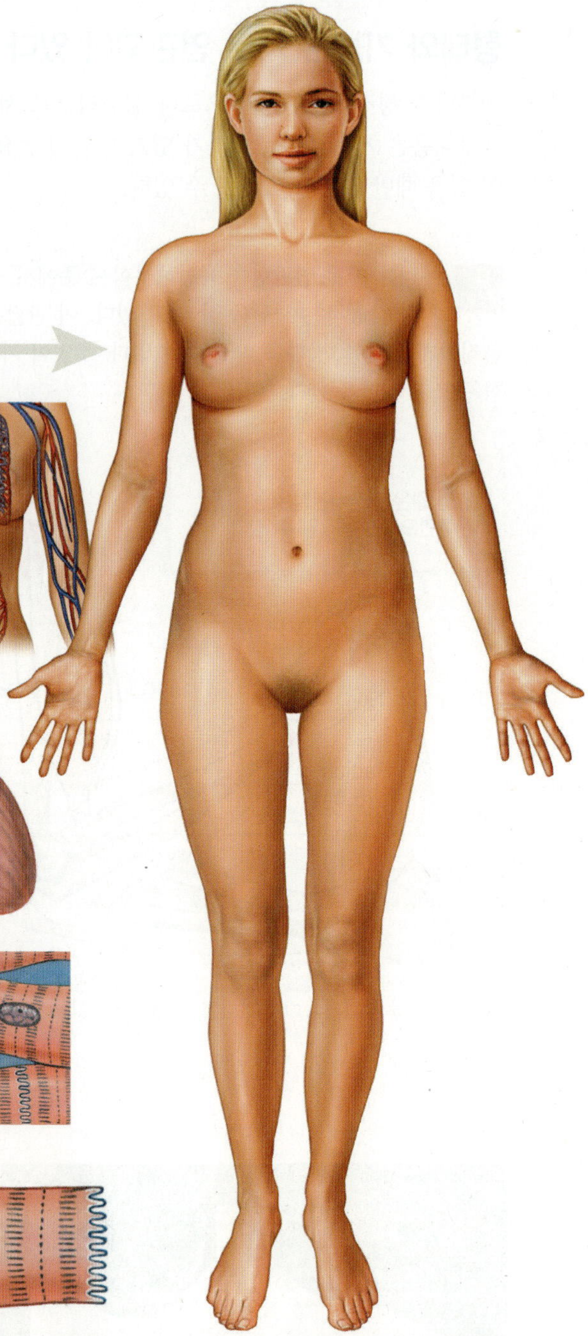

**Organ System Level(기관계통 수준).** 기관은 계통과 상호작용을 한다. 심장은 수축할 때마다 펌프작용으로 혈액을 혈관으로 밀어낸다. 심장, 혈액, 혈관 모두 심장혈관계통을 형성하며, 9장 **organ system(기관계통)**이 이에 해당된다.

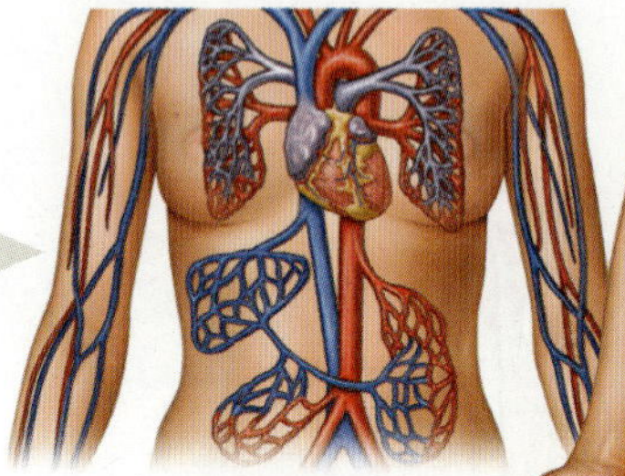

**Organ Level(기관 수준). Organ(기관)**은 2가지 이상의 조직으로 구성되어 여러 기능을 조화롭게 수행한다. 여러 층의 심근조직은 결합조직으로 구성되어 속이 비어 있고 3차원적인 기관의 심장벽을 형성한다.

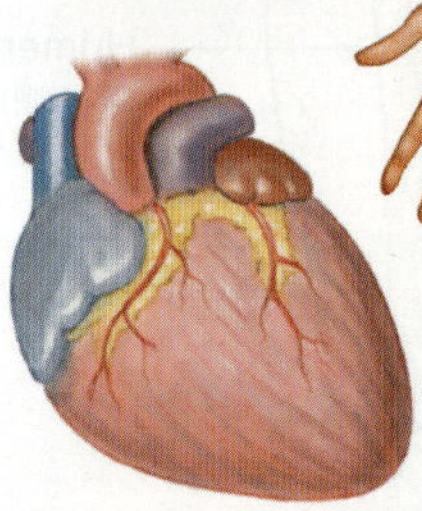

**Tissue Level(조직 수준). Tissue(조직)**은 세포의 집단이며 세포는 한 가지 이상의 특수기능을 수행하기 위해 함께 일한다. 심근세포(cardium)는 심근조직을 형성한다.

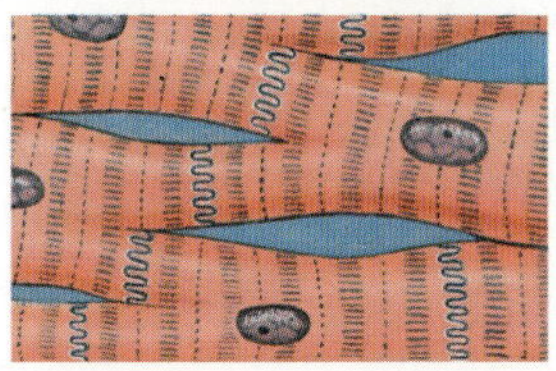

**Cellular Level(세포 수준). Cell(세포)**은 신체에서 살아 있는 가장 작은 단위이다. 세포의 기능은 복잡한 분자로 구성된 세포내 기관들인 *organelle*(소기관)으로 이루어져 있다. 각 소기관은 특수 기능을 가지고 있다. 예를 들어, 어떤 소기관은 심근세포의 수축에 필요한 에너지를 공급한다.

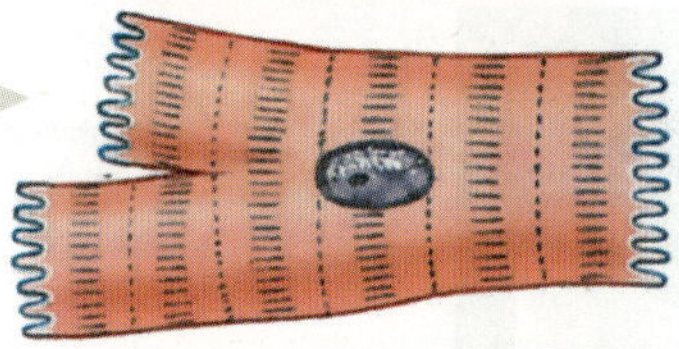

**Chemical Level(화학물질** 또는 **분자수준). Atom(원자)**은 물질을 이루는 최소의 안정적 단위로서 결합하여 복잡한 형태의 분자를 형성할 수 있다. 특정 분자의 기능적인 특징은 3차원적인 형태와 원자의 구성요소에 의해 결정된다.

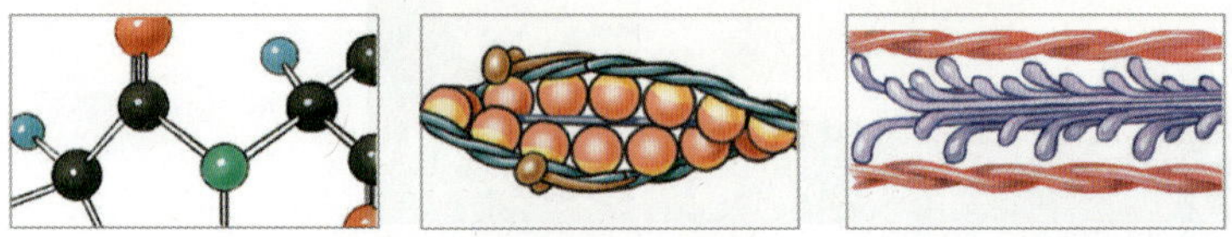

조합된 원자 | 복합단백질 분자 | 가는 단백질 섬유

### 모듈 1.3 복습

a. 기관을 정의하시오.

b. 신체의 살아 있는 최소 단위를 포함한 생물의 구성 수준에서, 가장 낮은 단계를 명명하시오.

c. 세포와 생명체 사이의 구성 수준의 목록을 만들어 보시오.

Memo

## 기관과 기관계통은 생명을 유지하는 신체기능을 수행한다

1 **Organ(기관)**은 하나 이상의 조직형태로 구성된 기능적 단위이다. 기관내 조직의 특수한 조합과 구성체계가 기관의 기능을 결정하거나 제한한다. **Organ system(기관계통)**은 때로는 조화를 이루면서 특수한 기능을 수행하며 상호작용을 하는 기관들로 구성된다.

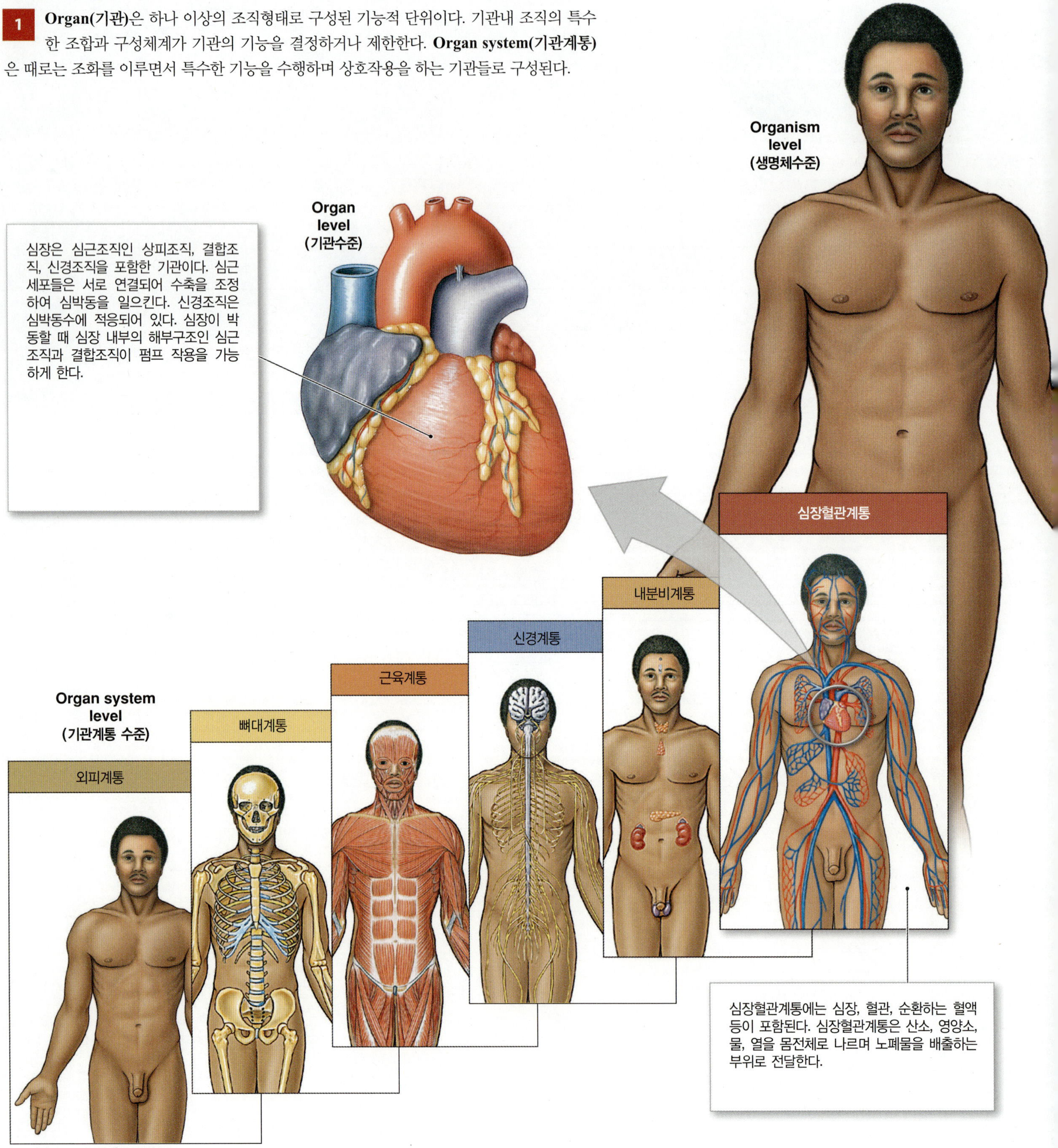

**2** 오른쪽의 표는 11개의 기관계통이다. 정보를 정리하기에는 이 분류가 편리한 방식이지만, "기관계통"을 분류하는 개념은 인위적이고 다소 오해의 소지가 있다. 세포, 조직, 기관 및 기관계통 등 신체의 어느 부위도 기능을 따로 하지는 않는다. 기관과 기관계통은 상호의존관계에 있으며, 한 기관에 영향을 주는 것은 대체로 몸전체의 기능에도 영향을 줄 것이다. 예를 들어, 많은 양의 출혈이 일어난 뒤 심장은 혈액을 효과적으로 펌핑할 수 없다. 심장이 펌프작용을 못하여 혈액이 흐르지 못하면 산소와 양분을 공급할 수 없다. 이어서 산소와 양분이 부족하면 심근세포들이 죽게 되므로 심근조직은 기능을 상실한다. 이런 변화는 심장혈관계통에만 국한된 것이 아니라 우리 몸의 모든 세포, 조직, 기관에도 심한 손상을 주어 사망에 이르게 할 것이다.

| 기관계통 | 주요 기능 |
|---|---|
| **Integumentary system(외피계통)** | 유해환경으로부터 신체를 보호함; 체온조절 |
| **Skeletal system (뼈대계통)** | 연조직을 지지하고 보호함; 혈액세포를 형성 |
| **Muscular system (근육계통)** | 몸을 움직이고 지지해줌; 열을 발생시킴 |
| **Nervous system (신경계통)** | 다른 기관계통의 활동을 조절하여 자극에 대해 직접 빠른 반응을 나타냄 |
| **Endocrine system (내분비계통)** | 직접 다른 기관계통의 활동에 오랜 시간 변화를 줌 |
| **Cardiovascular system (심장혈관계통)** | 양분, 노폐물, 기체 등을 포함한 용해된 물질과 세포를 전달함 |
| **Lymphatic system (림프계통)** | 감염과 질병에 대해 방어작용을 함. |
| **Respiratory system (호흡계통)** | 공기와 순환혈액 사이의 기체교환이 일어나는 부위로 공기를 나름 |
| **Digestive system (소화계통)** | 음식물을 처리하고 유기양분, 무기질, 비타민, 물 등을 흡수함 |
| **Urinary system (비뇨계통)** | 과다한 물, 염, 노폐물을 제거하고 pH 조절 |
| **Reproductive system (생식계통)** | 생식세포와 호르몬 생성 |

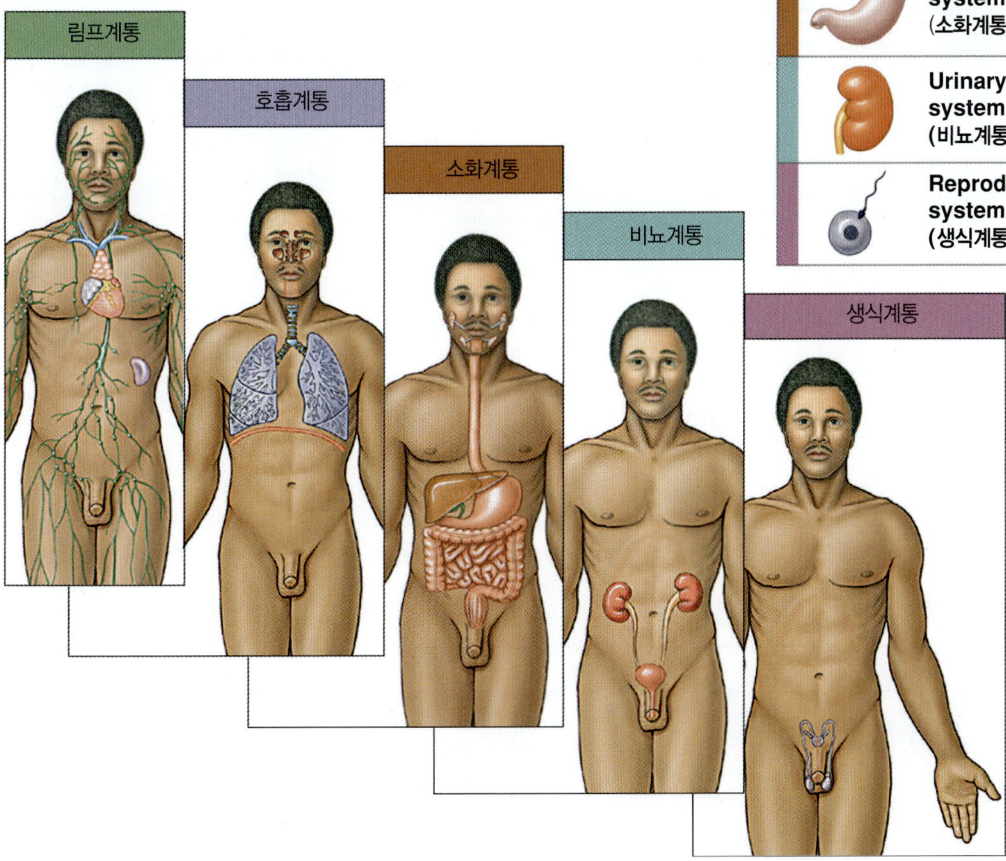


### 모듈 1.4 복습

a. 인체의 11가지 기관계통을 나열하시오.

b. 뼈대계통과 소화계통 사이의 관계를 설명하시오.

c. 표를 참고하여, 복합골절(뼈가 부러져 피부로 돌출된 것)이 최소한 6개의 기관계통에 어떻게 영향을 미치는지 설명하시오.

### 1. 단답형

해부학과 생리학을 배우는 데는 노력이 필요하다. 지름길은 없다. 이 과목을 마무리하는데 사용될 수 있는 8가지 학습 조언을 서술하시오.

a ______

b ______

c ______

d ______

e ______

f ______

g ______

h ______

### 2. 연결하기

다음 용어들을 우측의 제목에 맞도록 적어 넣으시오.

- 우심방
- 심근
- 대동맥 판막이 열림
- 좌심실
- 좌심방과 좌심실의 판막이 닫힘
- 좌심방의 압력
- 심전도
- 심장속막
- 위대정맥
- 자뼈(척골)
- 앞팔을 어깨쪽으로 움직이기

| 해부학 | 생리학 |
|---|---|
| ______ | ______ |
| ______ | ______ |
| ______ | ______ |
| ______ | ______ |
| ______ | ______ |
| ______ | ______ |

### 3. 연결하기

인체의 6가지 구성 단계를 작은 것에서 큰 것까지 순서대로 나열하시오.

______조직 ______세포 ______ 기관 ______ 분자 ______개체 ______기관계통

### 4. 단답형

다음 각 기관계통의 주요 기능을 요약하시오.

a 뼈대계통 ______

b 소화계통 ______

c 외피계통 ______

d 비뇨계통 ______

e 신경계통 ______

# Homeostasis(항상성)

**Homeostasis(항상성**, *homeo*, 불변 + *stasis*, 상태)는 내부환경이 안정되어 있음을 말한다. 모든 생명체는 항상성을 유지해야 살 수 있다. 항상성을 유지하지 못하면 질병에 걸리거나 사망할 수도 있다. 항상성의 원리는 이 책의 중심주제이면서 모든 현대생리학의 기초가 된다. **Homeostatic regulation(항상성 조절)**은 때로는 일정치 않고 예기치 못한, 매우 위험한 환경에서 항상성을 보존하기 위해 생리계통에 적응하는 것이다. 항상성 조절을 이해하기 위해 정상과 비정상 조건에 대한 신체 반응을 정확히 예견하는 것이 중요하다.

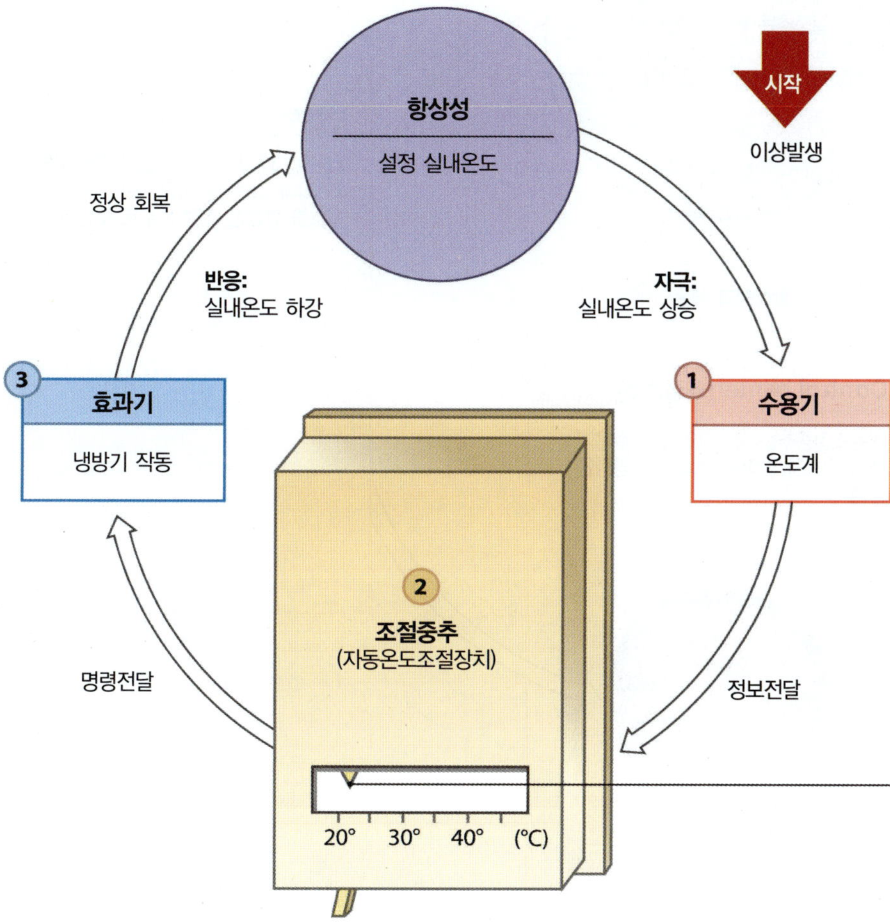


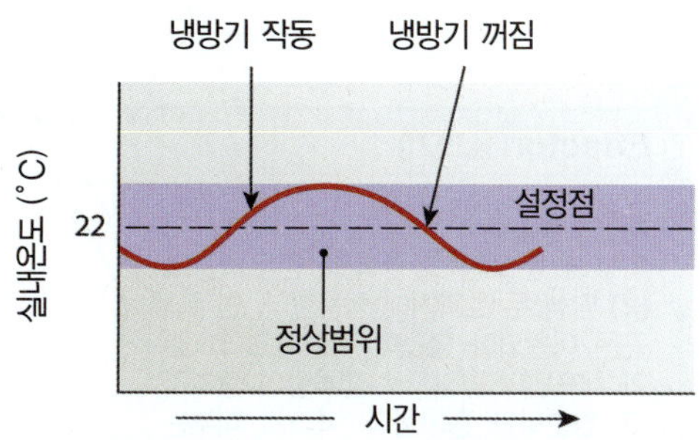


**2** 항상성 조절은 정확한 것이 아니다—절대 수치가 아니라 정상 범위를 유지하는 것이다. 방온도를 조절하는 것도 동일하다—집마다 방벽에 설치된 조절기가 있으며 여러 곳에서 환기가 일어난다. 시간이 지나면 집의 온도는 설정점 근처에서 왔다갔다 한다.

자동온도조절장치는 **set point(설정점)** 또는 원하는 수치를 나타내는 것으로, 여기에서는 우리가 선택한 온도를 나타낸다(예, 설정점 22°C). 자동온도조절장치의 기능은 항상 설정점 범위 내에서 실내온도를 적정범위로 유지하는 것이다.

**1** 우리가 사는 공간에서 비교적 일정한 온도를 유지하는 것이 항상성과 비슷한 예이다. 모든 항상성 기전과 마찬가지로 (1) **receptor(수용체)** 또는 감지기—이 경우 온도계—는 특정 환경 변화나 자극에 민감하다. (2) **control center(조절중추)** 또는 integration center(통합중추)—이 경우 온도 조절기-에 보낸 정보를 받아서 처리하여 명령을 내보낸다. (3) **effector(효과기)**—이 경우 냉방기—는 자극에 반대되는 명령에 반응을 한다. 실제 효과는 정상범위를 벗어나는 어떤 변화든지 정상으로 회복시키려는 반응이 일어난다.

1.5

## 음성되먹임은 안정성을 제공하는 반면, …

**Feedback(되먹임)**은 환경의 변화로 수용기가 자극을 받아 반응을 유발할 때 나타난다. 조절기에 의한 온도조절의 경우, 외부 온도가 변하면 원하는 범위 내에서 자동으로 반응이 일어나 상황을 수정한다. 이 같은 항상성 조절방식을 **negative feedback(음성되먹임)**이라 하며, 이는 중추가 원래 자극에 대해 효과기를 반대로 또는 무효가 되도록 활성화시키기 때문이다. 따라서 음성되먹임은 변화를 최소화하여, 중요한 신체계통이 느끼는 변화를 한정된 범위 내에서 오래 유지될 수 있도록 한다.

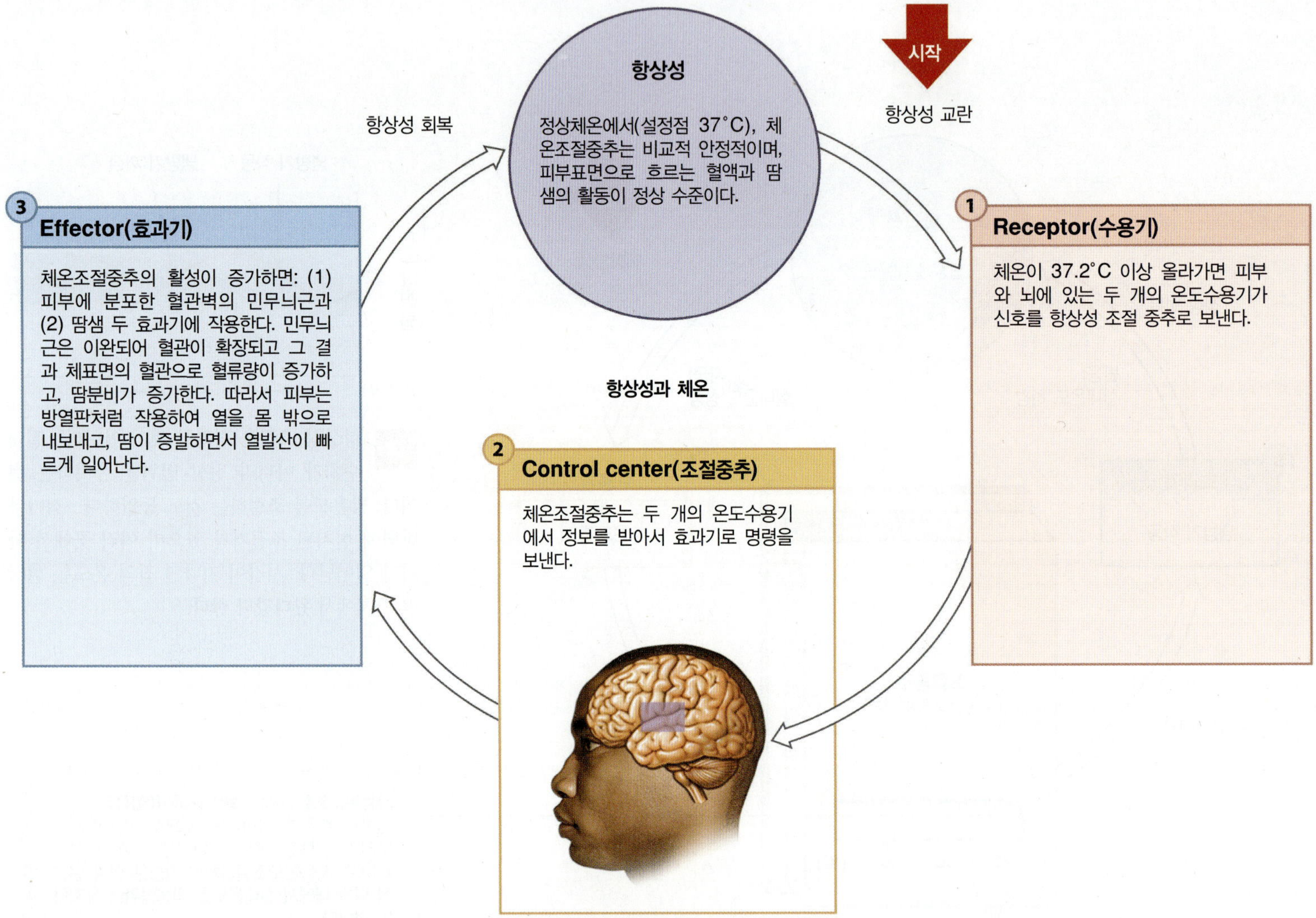


**1** 음성되먹임은 항상성 조절의 주요 기전이며, 신체의 내부상태와 기관계통을 장시간 조절한다. 음성되먹임을 이용한 항상성 기전은 정상적으로 작은 변화는 무시되고 고정 수치가 아닌 정상범위 내에서 유지된다. 설정점은 활성 정도나 환경에 따라 다양하므로 조절과정 그 자체는 역동적이다. 예를 들어, 잠을 자고 있을 때 인체의 온도조절 설정점은 약간 낮은 반면 더운 날 밖에서 일을 할 때(또는 열이 약간 있을 때)는 약간 높다. 따라서 체온은 (1) 설정점 주변의 작은 변동이나 (2) 설정점의 변화로 인해 개인마다 매순간 또는 날마다 다를 수 있다. 생리학의 여러 측면에서 비교적 다양한 변화가 나타난다.

## … 양성되먹임은 완료해야 하는 과정을 가속화시킨다

**Positive feedback(양성되먹임)**에서는 처음 자극이 그 자극의 변화를 반대방향이 아닌 더 강화하는 반응으로 나타낸다. 일상생활에서는 양성되먹임이 극한 반응을 만들어낼 수도 있으므로 접하기가 쉽지 않다. 예를 들어, 집의 온도가 상승하면 냉방기가 아닌 난방기가 작동하도록 연결된 자동온도조절장치를 가정해보자. 이제 방의 온도가 설정점을 넘으면 온도조절장치가 난방기를 켜서 실내온도는 더욱 상승한다. 누군가 온도조절기를 끄거나 난방기를 끄는 등 어떤 조치를 하기 전까지 실내온도는 계속 오를 것이다. 이러한 상승순환방식을 **positive feedback loop(양성되먹임순환)**라 한다.

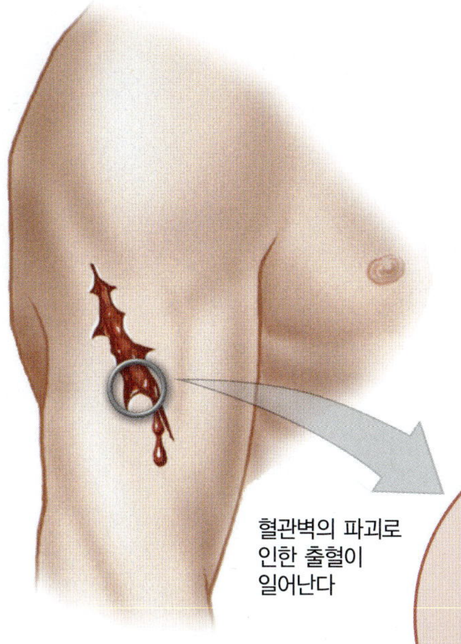


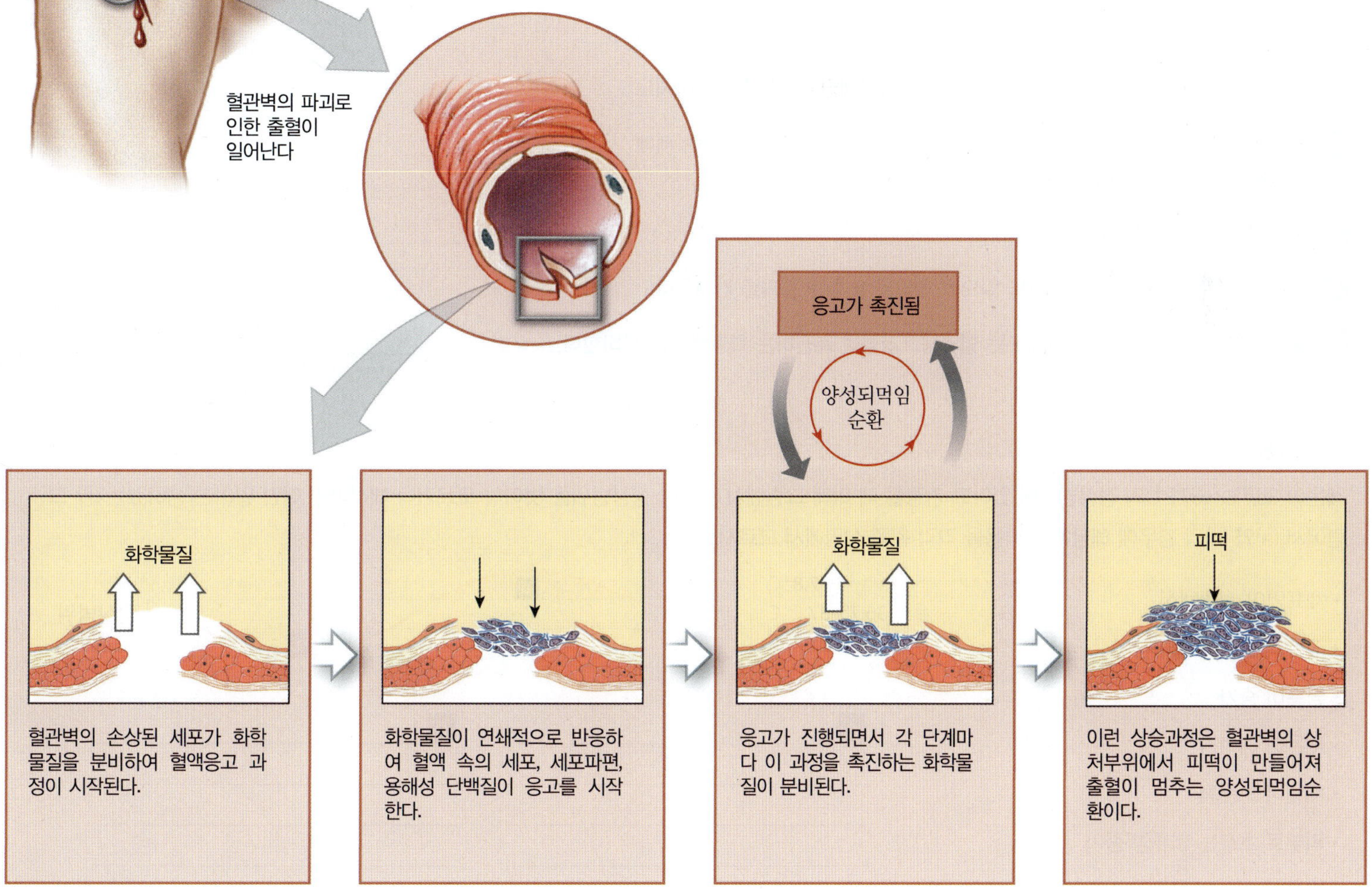


**2** 체내의 양성되먹임순환은 매우 위험하거나 스트레스 상태에서 항상성이 회복되기 전에 빠르게 완료해야 할 때 일어난다. 예를 들어, 심하게 다쳐서 위험에 직면하여 출혈이 일어나면 혈압이 떨어져 심장의 기능이 저하된다.

### 모듈 1.5 복습

a. 항상성을 조절하는 요소를 정의하시오.
b. 음성되먹임의 기능을 설명하시오.
c. 양성되먹임이 혈액응고에는 도움이 되지만 체온조절에는 왜 적절하지 않은가?

## 1. 용어

다음 설명에 맞는 용어를 왼쪽 빈칸에 적으시오.

a ________________ 최초 자극 이후 정상 수치보다 편차가 증가하는 기전

b ________________ 항상성을 보존하는 생리계통의 적응

c ________________ 비교적 일정하게 내적 환경을 유지하는 것

d ________________ 혈액내 호르몬 순환농도의 조절

e ________________ 정상 수치보다 변화가 반대방향 또는 소멸하는 교정 기전

## 2. 연결하기

다음 과정이 음성되먹임과 양성되먹임 중 어느 과정에 해당되는지를 설명하시오.

a 혈액에 용해된 칼슘농도의 증가는 골세포가 혈액에서 칼슘을 흡수하여 뼈에 저장하는 호르몬을 분비하도록 자극한다. ________________

b 출산 중에 진통이 점점 강력해진다. ________________

c 혈압이 올라가면 신경계통 반응을 일으켜 혈압을 낮추는 결과를 가져온다. ________________

d 혈관이 파열되어 손상된 혈관세포는 혈액응고과정을 촉진하는 화학물질을 분비한다. ________________

## 3. 단답형

체온이 36.7℃~37.2℃의 정상범위에 있다고 가정할 때 아래 그림에서 체온이 정상범위를 벗어나 오르거나 내려가면 어떤 일이 발생하겠는가? 그림에서 (a)와 (b)의 경우에 해당하는 작용을 각각 왼쪽 설명에서 고르시오.

- 체표면이 시원해짐
- 근육의 떨림이 일어남
- 땀분비 증가
- 체온이 내려감
- 체열이 보존됨
- 피부로 흐르는 혈류량 증가
- 피부로 흐르는 혈류량 감소
- 온도상승

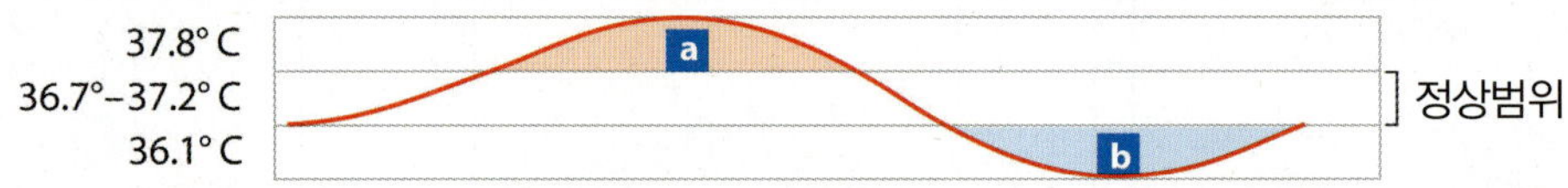


a ________________

b ________________

## 4. 절 종합 문제

더운 날이지만 약간 춥게 느껴진다. 체온을 측정하면 당신의 체온이 정상 범위보다 1.5℃ 내려가 있음을 알게 될 것이다. 이 상황에 대한 몇 가지 이유를 제시하시오.

________________

# 핵심 용어로 윤곽 파악하기

각 모듈마다 차례대로 열거한 용어를 이용하여 내용을 요약하시오.

**1절**

## A&P in Perspective(해부학의 견해)

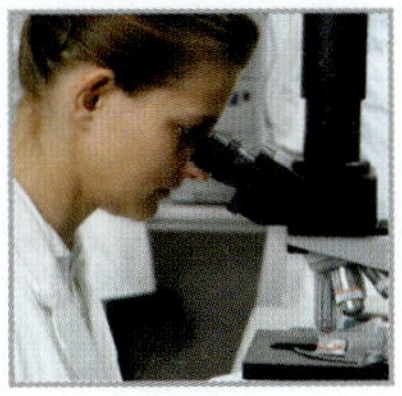

- homeostasis(항상성)

**1.1**

### 생리학은 기능을 연구한다

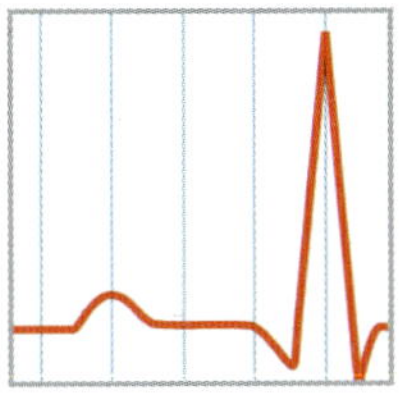

- anatomy(해부학)
- gross anatomy (육안해부학)
- macroscopic anatomy (육안해부학)
- microscopic anatomy (미세해부학)
- physiology(생리학)

**1.2**

### 형태와 기능은 서로 연관되어 있다

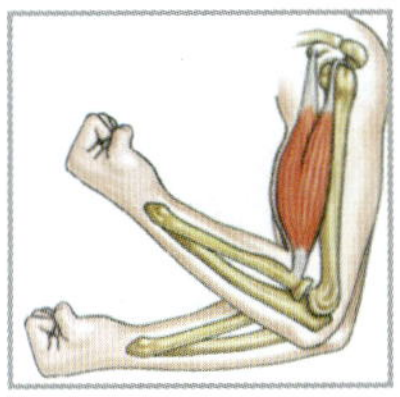

- elbow joint (팔꿈치관절)
- humerus(위팔뼈)
- radius(노뼈, 요골)
- ulna(자뼈, 척골)

**1.3**

### 인체는 상호관계적인 여러 구성 수준으로 이루어진다

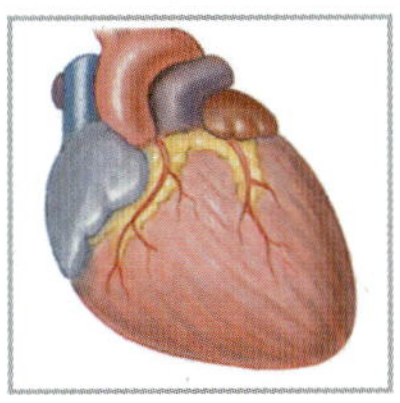

- level of organization (구성 수준)
- organism(생명체)
- organ system (기관계통)
- organ(기관)
- tissue(조직)
- cell(세포)
- atom(원자)

**1.4**

### 기관과 기관계통은 생명을 유지하는 신체기능을 수행한다

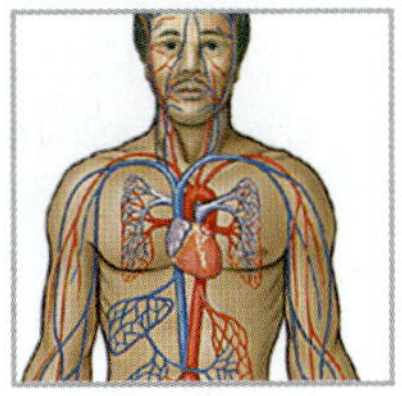

- organ(기관)
- organ system (기관계통)
- integumentary system(외피계통)
- skeletal system (뼈대계통)
- muscular system (근육계통)
- nervous system (신경계통)
- endocrine system (내분비계통)
- cardiovascular system(심장혈관계통)
- lymphatic system (림프계통)
- respiratory system (호흡계통)
- digestive system (소화계통)
- urinary system (비뇨계통)
- reproductive system(생식계통)

**2절**

## Homeostasis(항상성)

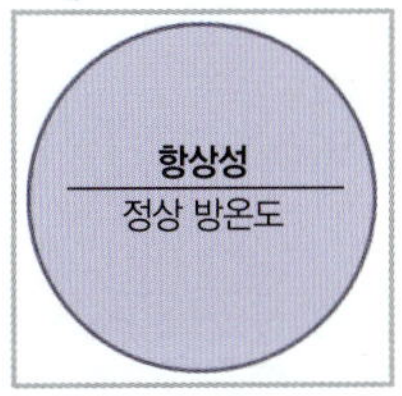


- homeostasis(항상성)
- homeostatic regulation(항상성 조절)
- receptor(수용체)
- control center(조절중추)
- effector(효과기)
- set point(설정점)

**1.5**

### 음성되먹임은 안정성을 제공하는 반면, 양성되먹임은 완료해야 하는 과정을 과속화시킨다

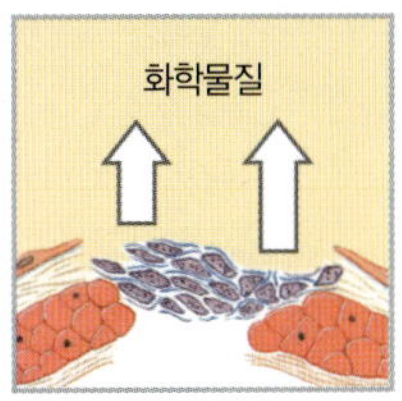


- feedback(되먹임)
- negative feedback (음성되먹임)
- Positive feedback (양성되먹임)
- positive feedback loop (양성되먹임순환)

• = 해당 모듈에서 굵은 문자로 표시한 용어

## 1장 종합 복습 문제

1. 생리적인 중요성을 나타내는 방식으로 항상성 조절을 설명하시오.
2. 음성되먹임은 양성되먹임과 어떻게 다른가?
3. 당신은 외과의사로서 복막을 절개하는 침습적 시술을 하려고 한다. 심장이나 위에서 어디를 수술할 것인가?
4. 갑상샘에서 생산되는 칼시토닌이라는 호르몬은 혈액내 증가된 칼슘농도에 반응하여 방출된다. 만일 이 호르몬이 음성되먹임으로 작용한다면, 칼시토닌 방출이 혈액의 칼슘농도에 어떤 효과를 나타내는가?
5. 해부학자들이 뇌의 왼쪽과 오른쪽의 안쪽면을 자세히 비교하고자 한다. 이런 작업에는 안쪽면 전체를 보여주는 단면이 필요하다. 실험시간에 이런 관찰을 하기 위해 어떤 단면을 주문해야 하는가?

1장에 있는 모든 모듈, 절, 종합 복습 문제의 풀이를 알고 싶으면 이 책의 뒷부분에 청색 식별표로 표시한 해답 페이지를 참조하시오.

# 2

# 화학적 수준에서의 구성 (Chemical Level of Organization)

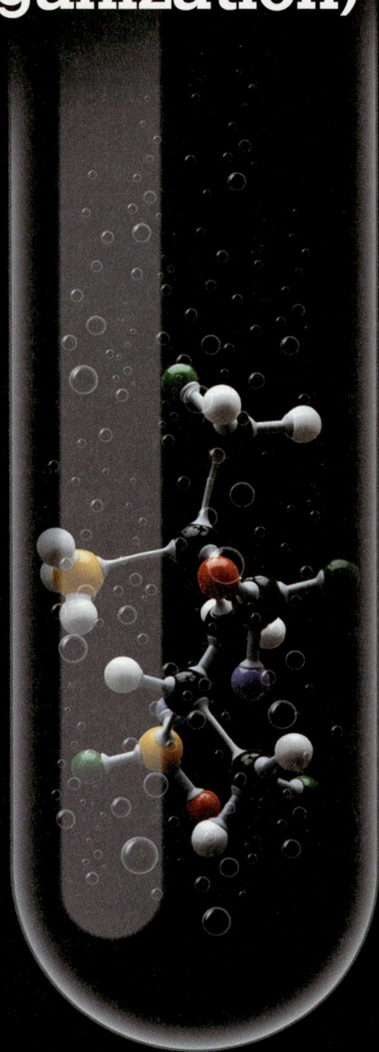

## 학습성과

다음 각 학습성과 번호는 본문의 모듈 번호와 일치하며, 독자는 2장을 모두 공부한 후에 각 학습성과를 실천할 수 있어야 한다.

### 1절 • Atom(원자)과 Molecule(분자)

**2.1** 원자를 설명하고 원자구조가 질량수에 어떻게 영향을 미치는지와 여러 화학원소의 원자량을 설명한다.

**2.2** 전자와 에너지 수준의 관계를 설명한다.

**2.3** 원자가 결합하여 분자나 화합물을 형성하는 방식을 비교한다.

### 2절 • Chemical Reaction(화학반응)

**2.4** 화학기호를 이용하여 화학반응을 나타낸다.

**2.5** 생리학을 연구하는 데 중요한 화학반응을 구분한다.

### 3절 • 우리 몸에서 물의 중요성

**2.6** 물의 화학적 특성이 무기분자와 유기분자의 용해도에 어떤 영향을 주는지 설명한다.

**2.7** 체액의 pH 및 완충제 역할의 중요성을 설명한다.

### 4절 • Metabolite(대사물질)와 Nutrient(영양소)

**2.8** 탄수화물의 구조와 기능을 설명한다.

**2.9** 지질의 구조와 기능을 설명한다.

**2.10** 스테로이드, 인지질, 당지질 등 여러 종류의 지질 구조와 다양한 기능을 설명한다.

**2.11** 단백질의 구조와 신체 내에서 단백질의 주요 기능을 설명한다.

**2.12** 신체 내에서 효소가 어떤 기능을 하는지 설명한다.

**2.13** 고에너지 화합물의 구조와 기능을 설명한다.

**2.14** DNA와 RNA의 구조와 기능을 비교하여 대조시킨다.

# Atom(원자)과 Molecule(분자)

인체에 대한 연구는 화학적 수준의 구성에서 시작된다. 화학이란 공간을 차지하고 질량을 갖는 것으로 정의하는 물질의 구조를 연구하는 학문이다. **Mass(질량)**는 지구상에 어떤 물질의 질량을 결정하는 물리적 특성이다. 물체의 중량은 그 물질의 질량과 동일하지만 이 둘이 항상 동일한 것은 아니다. 무중력 상태인 우주궤도에 있다 하더라도, 질량은 변하지 않는다.

**1** **Atom(원자)**은 물질의 가장 작고 안정된 단위이다. 원자는 **subatomic particle(아원자입자)**로 구성되며 이 중 3종류는 물질의 기본적인 화학적 특성을 이해하는데 특히 중요하다.

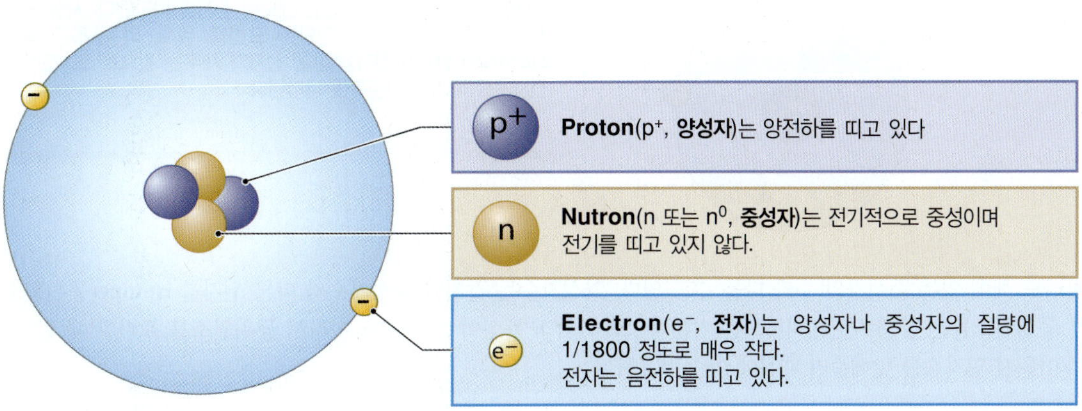


**2** 원자는 핵과 electron cloud(전자구름)로 나뉜다.

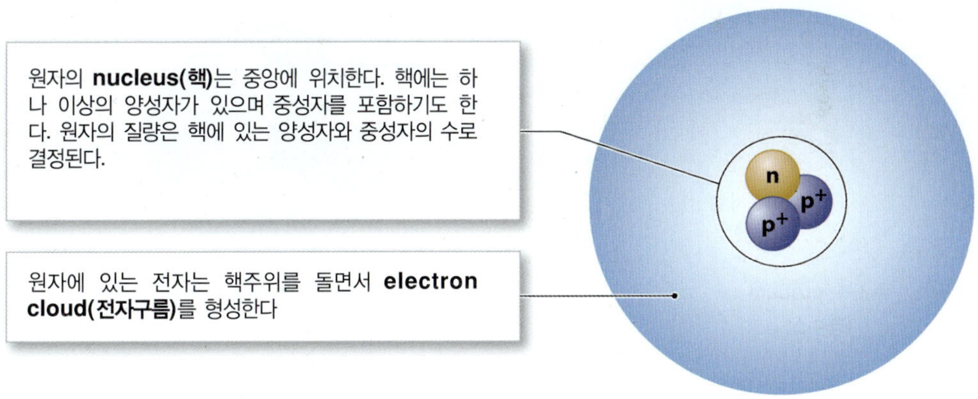


**3** **Molecule(분자)**은 원자가 상호작용하여 더 크고 복잡한 구조를 만들 때 형성된다.

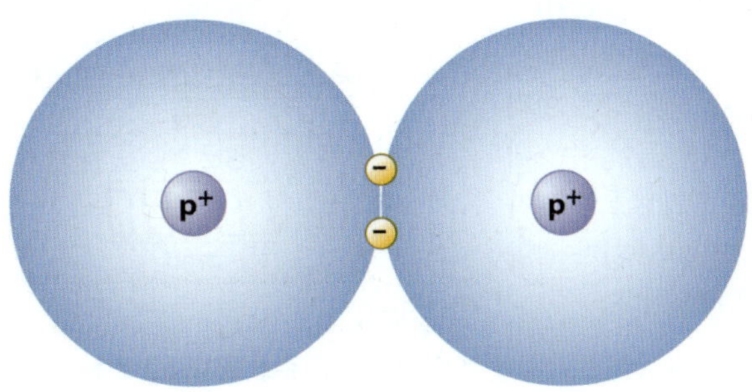


우리 주변에 있는 모든 것들이 다양한 조합의 원자로 구성된다. 생물이나 무생물의 독특한 특징은 연관된 원자의 형태와 원자의 조합 및 상호작용 방식에서 나오는 것이다. 어떤 물질의 질량은 그 물질을 구성하는 원자의 질량의 합을 나타낸다.

## 2.1

# 전형적인 원자는 양성자, 중성자, 전자를 포함하고 있다

원자는 정상적으로 같은 수의 양성자와 전자를 가지고 있어서 전기적으로 중성이다. 원자에서 양성자의 수는 **atomic number(원자번호)**로 알려져 있다. 양성자와 중성자의 합이 **mass number(질량수)**가 된다. **Element(원소)**는 같은 원자번호인 원자로만 구성된 순수물질이다.

**1** 수소(H)는 원자번호가 1인 가장 간단한 원자이다. 따라서 수소 원자는 양성자 1개와 전자 1개를 갖고 있다. 수소의 양성자는 원자 중심부에 위치하며 핵을 형성한다.

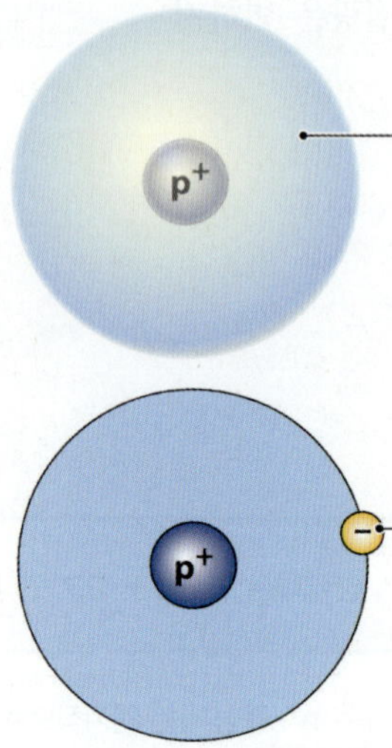


전자구름 안에 있는 핵주위를 전자가 돌고 있다. **Electron cloud(전자구름)**에 전자가 남아 있는 이유는 양전하인 양성자가 음전하인 전자를 끌어당기기 때문이다. 서로 반대되는 전기 사이에 끌림은 전기력의 한 예가 된다.

책에는 자주 핵주변의 고정된 궤도에 전자를 나타낸다. 사실 전자들의 움직임은 훨씬 복잡하다. 간단한 표현을 위해, 이 구름은 통상 구형의 **electron shell(전자껍질)**을 전자가 채우는 것으로 표시된다. 최외각은 전자구름의 가장 바깥쪽을 나타낸다.

**2** 한 가지 원소의 원자라도 핵에 있는 중성자의 수가 다를 수도 있다. 양성자수는 같지만 중성자수가 다른 원자를 **isotope(동위원소)**이라고 한다. 한 원소의 서로 다른 동위원소들은 질량수를 제외하고는 기본적으로 화학적 특성이 동일하다. 따라서 동위원소를 표기할 때 질량수를 사용한다. 질량수는 다른 원자핵 속의 아원자 입자수를 말해주기 때문에 아주 유용하다.

**전자껍질 모형**

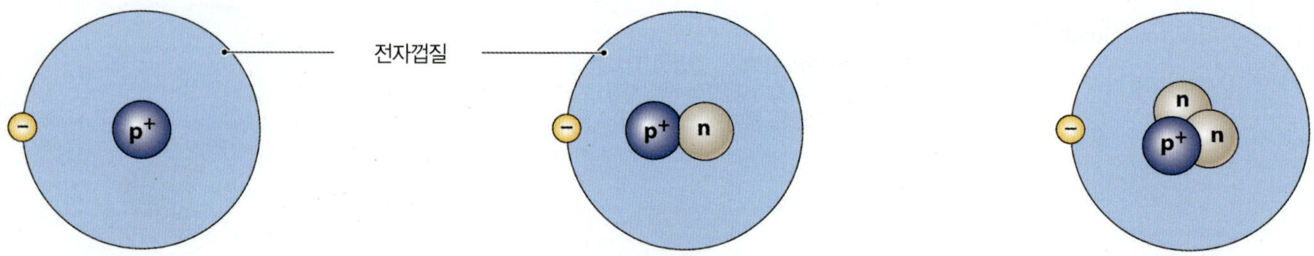


**수소-1, protium**
**(경수소)**
질량수: 1

**수소-2, deuterium**
**(중수소)**
질량수: 2

**수소-3, protium**
**(삼중수소)**
질량수: 3

**3** 원자의 실제 질량을 **atomic weight(원자량)**라고 한다. 원자량에 사용되는 단위는 **atomic mass unit(amu, 원자질량단위)**인 dalton(달톤)을 쓴다. 1 amu는 한 개의 양성자나 중성자의 질량과 비슷하다. 수소원자 동위원소의 원자량은 거의 1에 가깝다. 원자량은 여러 동위원소의 상대적 비율을 반영하는 평균 질량이다. 예를 들어, 수소의 원자번호는 1이지만 원자량은 1.0079인데, 이 경우 원자번호와 원자량이 다른 이유는 일차적으로 일부 소수의 수소원자(0.015%)가 질량수 2를, 더 적은 수의 원자가 질량수 3을 가지고 있기 때문이다.

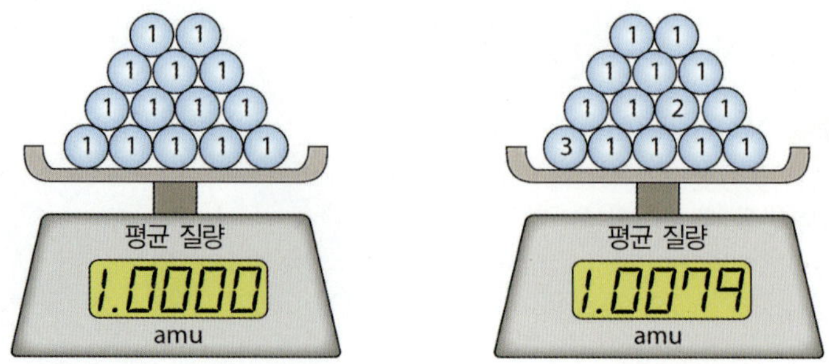


**수소 원자량−1 = 1**

**수소 동위원소 혼합물의 원자량 = 1.0079**

| 인체의 주요 원소들 | |
|---|---|
| **원소(신체중량에 대한 %)** | **중요성** |
| **Oxygen(산소), O**(65) | 물과 기타 화합물의 구성분;기체형태로 에너지 생산에 필요 |
| **Carbon(탄소), C**(18.6) | 생물체를 구성하는 모든 분자의 구성분(4장) |
| **Hydrogen(수소), H**(9.7) | 물과 체내 다른 화합물의 구성분 |
| **Nitrogen(질소), N**(3.2) | 단백질, 핵산, 기타 유기화합물에 존재 |
| **Calcium(칼슘), Ca**(1.8) | 뼈와 치아에 존재; 생체막의 기능, 신경자극, 근육수축, 혈액응고에 중요 |
| **Phosphorus(인), P**(1.0) | 뼈와 치아, 핵산, 고에너지 화합물에 존재 |
| **Potassium(칼륨), K**(0.4) | 적절한 생체막의 기능, 신경자극, 근육수축에 중요 |
| **Sodium(나트륨), Na**(0.2) | 혈액량, 생체막의 기능, 신경자극, 근육수축에 중요 |
| **Chlorine(염소), Cl**(0.2) | 혈액량, 생체막의 기능, 수분흡수에 중요 |
| **Magnesium(마그네슘), Mg**(0.06) | 여러 효소(특정단백질, 모듈 2.4)의 조효소로 작용 |
| **Sulfur(황), S**(0.04) | 많은 단백질에 존재 |
| **Iron(철), Fe**(0.007) | 산소운반 및 에너지 포획에 필수 |
| **Iodine(요오드), I**(0.0002) | 갑상샘호르몬의 구성분 |
| **Trace element(미량원소):** silicon(실리콘, Si), fluorine(불소, F), copper(구리, Cu), manganese(망간, Mn), zinc(아연, Zn), selenium(셀레늄, Se), cobalt(구리, Co), molybdenum (몰리브덴, Mo), cadmium(카드뮴, Cd), chromium(크롬, Cr), tin(주석, Sn), aluminum(알루미늄, Al), boron(붕소, B), vanadium(바나듐, V) | 조효소로의 일부 기능; 많은 미량원소의 기능이 잘 알려지지 않은 상태임 |

**4** 다음 표는 인체를 가장 많이 구성하고 있는 원소 및 약자와 중요성을 나타낸다. 인체는 **trace element(미량원소)**라고 하는 또 다른 14개의 원소를 포함하고 있으며 아주 적은 양을 나타낸다. 자연계에는 92개의 원소가 존재하지만, 실험실에서 핵반응을 통해 새롭게 만들어진 수십 개의 원소들도 있다. 모든 원소는 **chemical symbol(화학기호)**이 있으며, 모든 과학자들이 알 수 있는 약자이다. 화학기호 대부분이 원소의 영어 이름과 연관되어 있지만 일부는 다른 언어의 약자를 쓰기도 한다. 예를 들어, Na의 기호는 라틴어인 natrium(나트륨)에서 온 것이다.

### 모듈 2.1 복습

a. 원소를정의하시오.

b. 미량원소를 설명하시오.

c. 원자번호가 같고 질량이 다른 두 종류의 수소가 어떻게 가능한가?

## 2.2

# 전자는 여러 에너지 수준을 채우고 있다

원자는 전기적으로 중성이다. 양전하인 모든 양성자는 음전하인 전자와 균형을 이룬다. 따라서 원자 번호가 증가하면 핵주위를 도는 전자의 수도 증가한다. 전자구름 안에서 에너지 수준의 순서대로 전자가 채워진다. 에너지 수준에서 전자가 복잡한 형태로 핵주위를 돌고 있지만, 기본 모양을 여러 개의 동심원 형태인 전자껍질로 나타낼 수 있다. 첫 번째 전자껍질(핵에서 가장 가까운 것)은 에너지 수준이 가장 낮다.

### 반응성 원소

**1** 가장 바깥쪽 에너지 수준은 원자의 껍질을 형성한다. 수소나 리튬처럼 에너지 수준을 채우지 못한 원자들은 바깥 껍질을 채우는 방식으로 다른 원자와 반응한다. 바깥 전자껍질을 모두 채운 원자는 안정되고 다른 원자와 반응을 하지 않는다.

### 비활성 원소

**2** 화학반응에 쉽게 참여하지 않는 원소를 **inert element (비활성 원소)**라 한다. 헬륨과 네온은 바깥 전자껍질을 채우고 있어서 서로 또는 다른 원소와도 반응하지 않으므로 **inert gas(비활성 기체)**라고 한다.

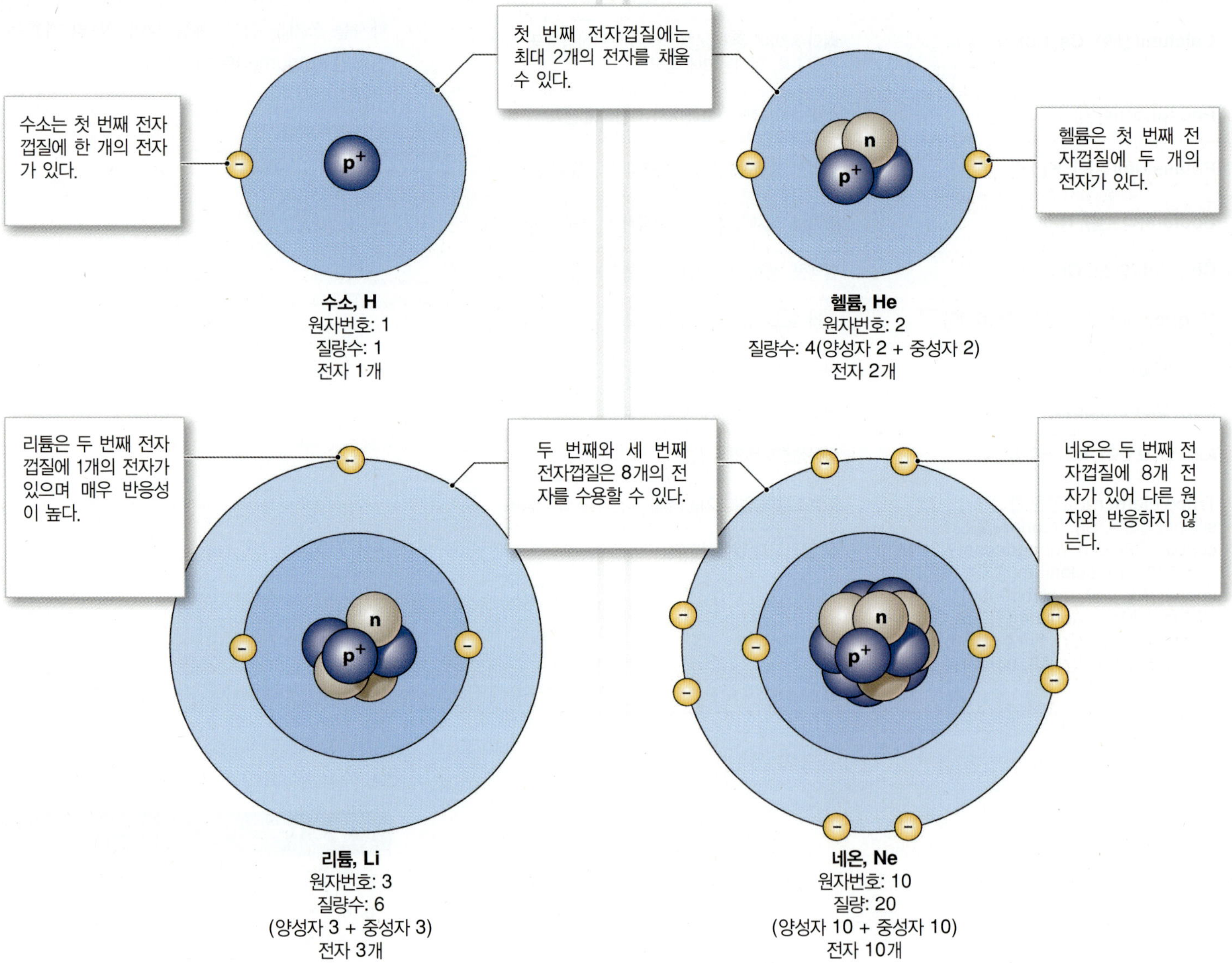

**3** 수소, 리튬, 나트륨처럼 바깥 전자껍질을 채우지 않은 원소를 **reactive element(반응성 원소)**라고 하며, 이 원소들은 다른 원소들과 반응하거나 결합하지 않는다. 원자는 전자를 얻거나, 잃거나 공유하여 바깥 전자껍질을 채우는 방식으로 안정성을 얻을 수 있다. 원자가 바깥 전자껍질의 전자를 잃게 되면 더 이상 전기적으로 중성이 아니고 전자보다 더 많은 양성자를 갖게 되는 셈이다. 이 경우 원소는 양전하를 띠게 되므로 **cation(양이온)**이라 한다. 만일 원자가 전자 하나를 잃으면 +1의 전하를 띤 이온이 된다. 이온들은 얼마나 많은 전자를 잃고 안정성을 찾느냐에 따라 +2, +3, +4의 전하를 띤 이온이 된다.

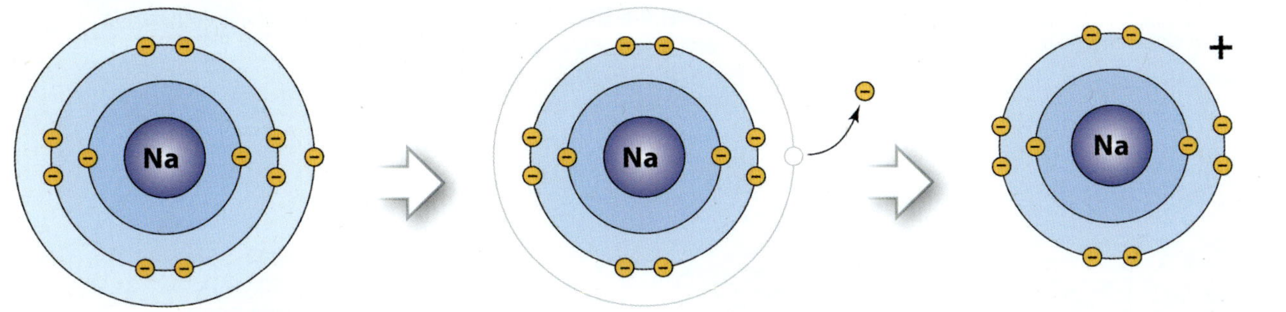


**나트륨 원자, Na**(반응성)

**나트륨원자, $Na^+$**(안정성)

**4** 마찬가지로 다른 원자로부터 얻은 전자로 바깥 전자껍질을 채운 원자는 안전상태에 이른다. 이 원자도 더 이상 전기적으로 중성이 아니고 양성자보다 더 많은 전자를 갖게 된다. 이제 원자는 음전하를 띠게 되며 이를 **anion(음이온)**이라 한다. 여분의 전자 하나가 주어지면 −1의 전하를 띤 이온이 된다. 이온들은 얼마나 많은 전자를 필요로 하며 안정성을 찾느냐에 따라 −2, −3, −4의 전하를 띤 이온이 된다.

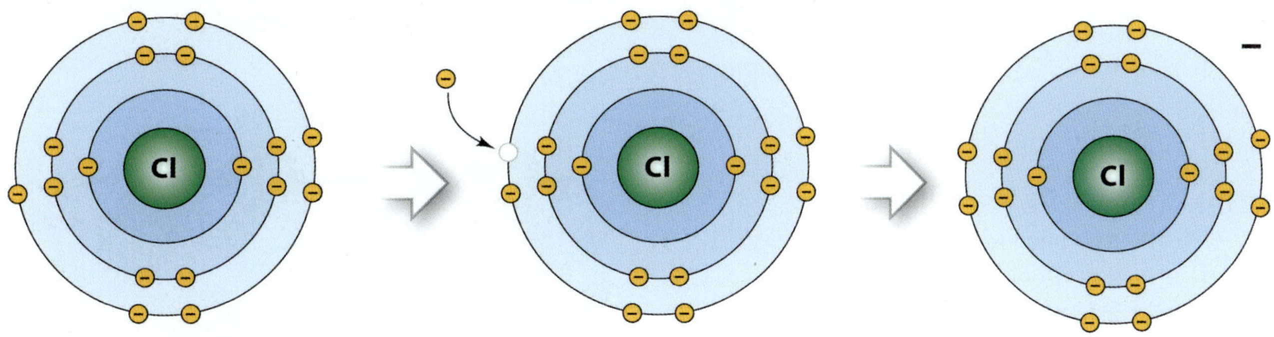


**염소원자, Cl**(반응성)

**염소 이온, $Cl^-$**(안정상태)

원자의 바깥 전자껍질을 안정화시키는 상호작용은 **chemical bond(화학결합)**의 형성을 통해 이루어진다. 이 반응이 이루어지면 반응에 참여한 원자들이 하나로 결합하게 되는 것이다.

### 모듈 2.2 복습

a. 원자의 제1, 제2, 제3 전자껍질을 각각 채울 수 있는 최대 전자의 수를 말하시오.

b. 비활성 원자의 원소들은 서로 반응하지 않거나 다른 원소의 원자와 결합하지 않는 이유를 설명하시오.

c. 양이온과 음이온이 어떻게 형성되는지 설명하시오.

## 2.3

# 가장 흔한 화학결합은 이온결합과 공유결합이다

화학결합이 일어나면 화합물과 분자라는 새로운 물질을 만들어 낸다. **Compound(화합물)**란 결합에 참여한 원소들의 결합형태와 관계없이 둘 이상의 원소들로 이루어진 화학물질을 말한다.

**1단계:** 나트륨과 염소이온의 형성. 나트륨원자는 전자를 하나 잃고 이 전자를 염소원자가 받는다. 이 과정에서 바깥전자껍질을 채우는 두 개의 안정된 이온이 생겨난다.

**2단계:** 이온결합의 형성. 나트륨과 염소이온은 반대 전하를 가지므로 서로 끌리게 되어 결합한다. 이 결과 이온성 화합물인 NaCl이 만들어진다.

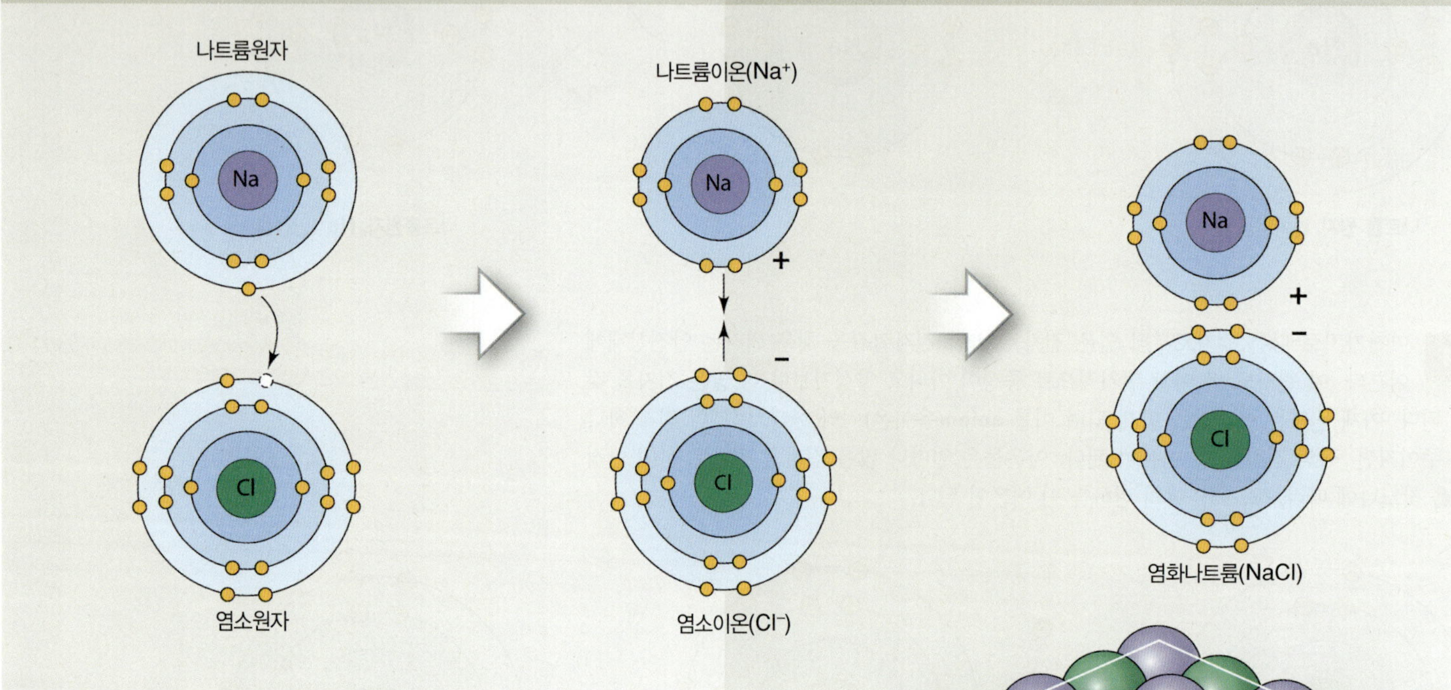


**1** **Ionic bond(이온결합)**는 양이온과 음이온 사이에 전기적으로 끌어당기는 힘으로 생긴 화학결합이다. 이온결합은 원자에서 하나 이상의 전자를 잃거나 얻는 전자 이동이 일어나 안정에 이르게 된다. 우리가 보통 식염이라고 하는 이온성 화합물인 염화나트륨이 형성된 것을 그림에서 볼 수 있다.

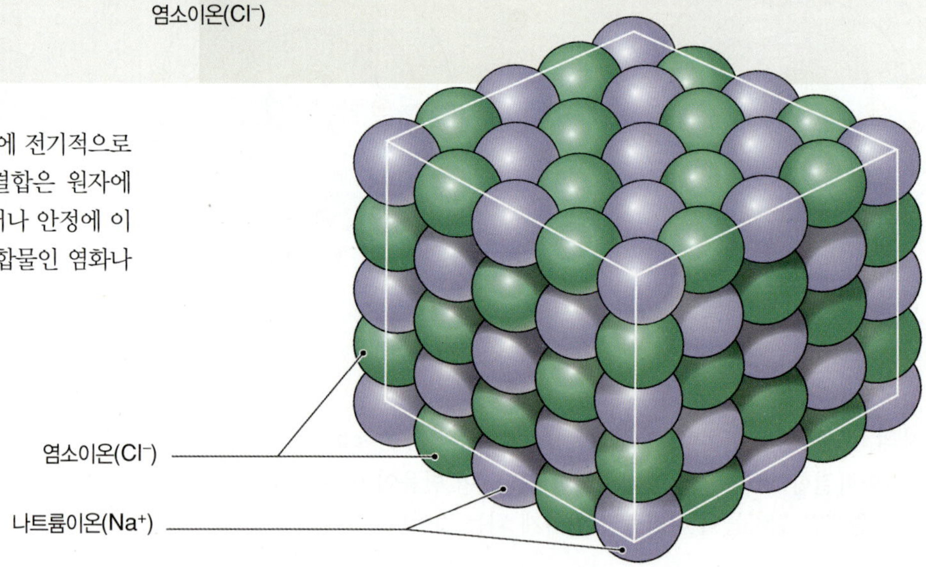


**2** 수많은 나트륨이온과 염소이온이 결합하여 염화나트륨 결정체를 이루고 있다. 화학결합이 형성되면 두 반응물의 특성이 변한다. 식염의 예를 들면 금속과 독성 기체가 결합하여 먹을 수 있는 맑은 결정체가 만들어진다.

**3** 원자들이 전자를 얻거나 잃지 않고 바깥 전자껍질을 채우는 또 다른 방법은 다른 원자들과 전자를 공유하는 것이다. 그 결과 원자들 사이에 **covalent bond(공유결합)**이 만들어진다. 이런 공유결합으로 구성된 화학구조를 **molecule(분자)**이라고 한다. 전형적인 공유결합에서 원자들은 전자를 똑같이 공유하므로 분자는 전기적으로 중성이며, 이런 분자를 **nonpolor molecule(비극성분자)**이라고 한다.

| 분자 | 설명 |
|---|---|
| **수소**($H_2$) 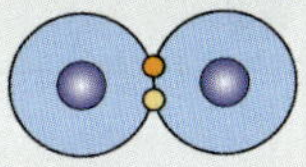 | 개별적인 수소원자는 자연상태에서 발견되지 않으며, 수소원자를 쌍으로 포함한 분자형태로 발견된다. 두 개의 수소원자는 각 원자에 존재하는 하나씩의 전자가 두 원자핵을 따라 선회함으로써 상대의 전자를 공유하여 바깥 전자껍질을 채운다. 각 원소로부터 하나의 전자가 오는 것이므로 **single covalent bond(단일공유결합)**라고 한다 |
| **산소**($O_2$) 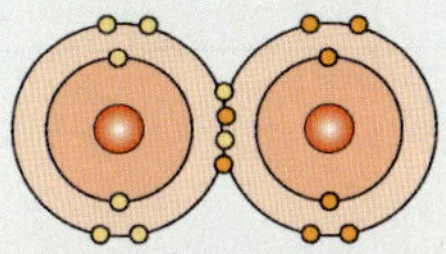 | 산소는 바깥 전자껍질에 6개의 전자가 있으며 다른 산소원자와 2쌍의 전자를 공유하여 **double covalent bond(이중공유결합)**를 형성한다, 이렇게 하여 산소분자가 만들어진다. |
| **이산화탄소** ($CO_2$) 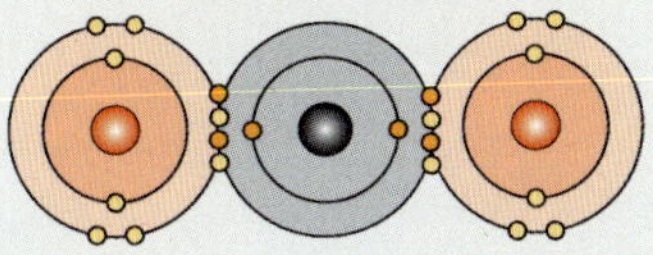 | 이산화탄소는 바깥 전자껍질에 4개의 전자가 있으므로 다른 원자로부터 4개의 전자를 얻어 안정에 도달할 수 있다. 이산화탄소 분자에서 탄소는 2쌍의 전자를 두 개의 산소원자와 공유하여 double covalent bond(이중공유결합)를 형성한다, |

**4** 어떤 분자는 전자 공유가 동일하지 않은 공유결합을 만든다.

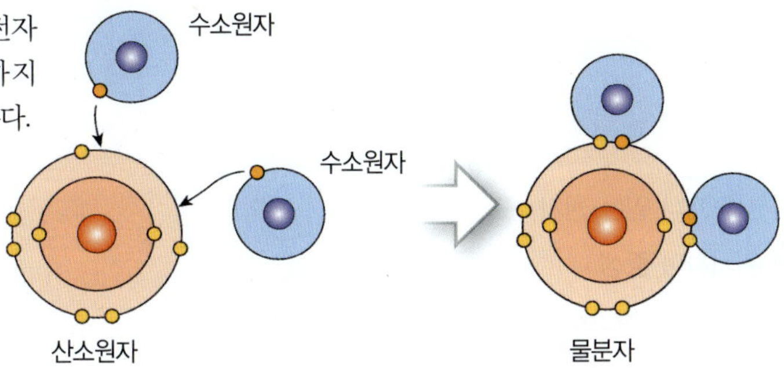


**5** 각각의 수소원자는 약한 양전하($\delta^+$)를, 산소원자는 약한 음전하($\delta^-$)를 나타내며 이런 형태를 극성분자라고 한다. **Polar molecule(극성분자)**을 만드는 공유결합을 **polar covalent bond(극성공유결합)**라고 한다.

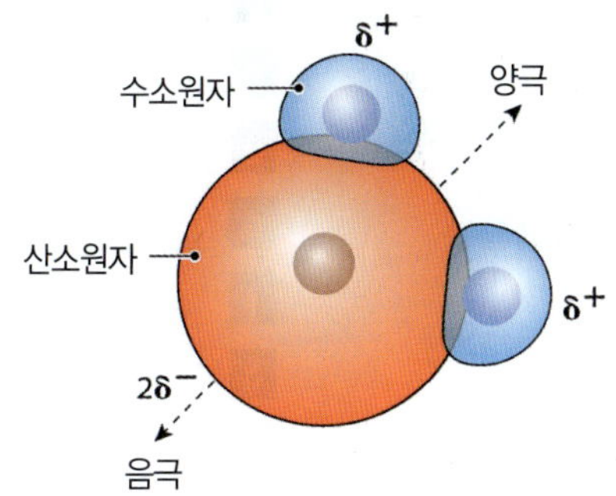


**6** 한 극성분자의 수소원자에서 약한 양전하는 다른 극성분자의 음전하를 끌어당겨서 분자의 형태가 변하거나 주위의 분자들을 끌어모을 수 있다. 이런 약한 결합력을 **hydrogen bond(수소결합)**라고 한다.

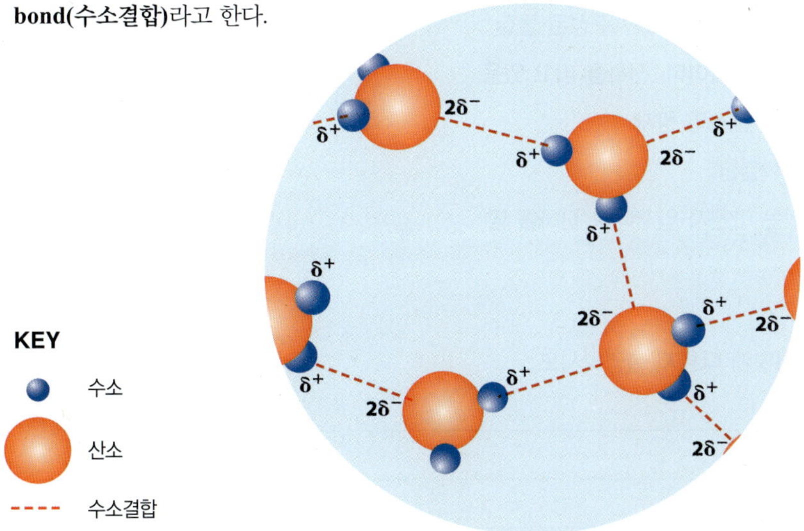


### 모듈 2.3 복습

a. 화학결합의 가장 흔한 두 가지 형태를 말하고 구분하시오.

b. 물분자에서 원자와 결합하는 결합방식을 설명하시오.

c. 가장 작은 물입자에는 molecule(분자)이라는 말을 쓰지만 식염에는 사용하지 않는 이유를 설명하시오.

## 1. 단답형

다음 표에 빈칸을 채우시오.

| 원소 | 양성자의 수 | 전자의 수 | 중성자의 수 | 질량수 |
|---|---|---|---|---|
| 헬륨 | a | 2 | 2 | b |
| 수소 | 1 | c | d | 1 |
| 탄소 | 6 | e | 6 | f |
| 질소 | g | 7 | h | 14 |
| 칼슘 | i | j | 20 | 40 |

## 2. 단답형

다음 분자들은 화합물이며 어떤 원소들로 구성되었는지 설명하시오.

 수소 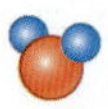 물 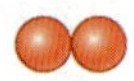 산소 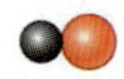 일산화탄소

a ______ b ______ c ______ d ______

## 3. 연결하기

왼쪽 용어와 가장 관계가 밀접한 것을 고르시오.

| | | |
|---|---|---|
| • 원자번호 | a ______ | 전자를 얻거나 잃는 원자 |
| • 전자 | b ______ | 핵에 위치하며 중성 |
| • 양성자 | c ______ | 두 종류 이상의 원소로 구성된 원자가 결합한 것 |
| • 중성자 | d ______ | 원자에 있는 양성자의 수 |
| • 동위원소 | e ______ | 물분자 사이에 끌어 당기는 힘 |
| • 이온 | f ______ | 분자의 화학결합 형태 |
| • 이온결합 | g ______ | 핵에 있는 아원자 입자수 |
| • 극성공유결합 | h ______ | 같은 원자번호를 가진 원자로만 구성된 물질 |
| • 질량수 | i ______ | 핵에 있는 아원자 입자이며, 전하를 띠고 있음 |
| • 원소 | j ______ | 질량이 다른 동일 원소의 원자 |
| • 화합물 | k ______ | 식염에 있는 화학결합 |
| • 수소결합 | l ______ | 핵 바깥쪽에 있는 아원자 입자이며 전하를 띔 |

## 4. 절 종합 문제

원자의 상호작용을 나타내는 두 개의 용어가 어떻게 비슷한지 또는 어떻게 다른지 설명하시오.

a 비활성 원소/활성 원소 ______

b 극성분자/비극성 분자 ______

c 공유결합/이온결합 ______

# Chemical Reaction(화학반응)

세포는 화학반응의 조절을 통해 살아서 기능을 한다. 화학반응과정에서 원자들 사이에 새로운 화학결합이 형성되기도 하고, 원자들 간에 존재하던 화학결합이 깨지기도 한다. 반응하는 물질 또는 **reactant(반응물)**에서 일어나는 이런 변화는 원자를 재배열하여 다른 물질, 즉 **product(생성물)**를 만들어낸다. 신체내 세포나 조직에서 일어나는 모든 반응을 **metabolism(대사)**이라 한다.

**1** 사실상 각각의 세포는 하나의 화학공장이라 할 수 있다. 성장, 유지, 보수, 세포분열, 분비 및 수축 모두가 복잡한 화학반응이다. 세포는 화학반응을 이용하여 항상성 유지와 필수 기능을 수행하는데 필요한 에너지를 공급한다.

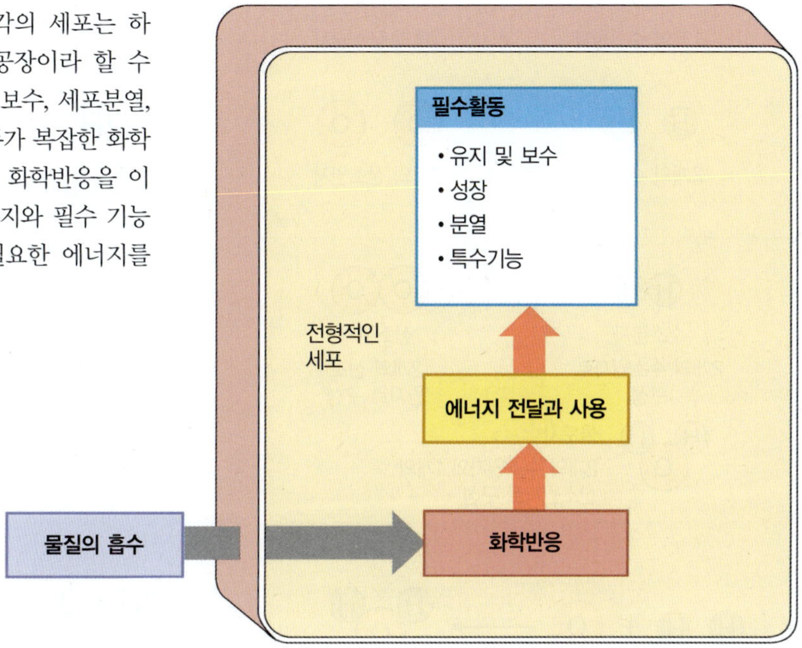


**2** **Work(일)**란 물질의 이동이나 물질의 물리적 구조가 변하는 것이다. 우리 몸이 하는 일에는 걷기나 뛰기 등이 포함되며 분자를 만들거나 액체상태의 물이 기체로 전환(증발)되는 것도 해당된다.

**Energy(에너지)**는 일을 할 수 있는 능력을 말한다. 물질의 이동이나 물리적 변화는 에너지 없이는 일어날 수 없다. **Kinetic energy(운동에너지)**는 움직임에 이용되는 에너지로서 다른 물질로 전환되어 일을 수행할 수 있다. 운동에너지의 예로 공 던지기, 물건 들어올리기 및 분자모터에 의한 세포의 이동이나 구조물의 수송 등이 있다. **Potential energy(위치에너지)**는 일을 하기 위해 잠재적으로 갖고 있는 저장된 에너지이다. 이 에너지는 사물의 위치(머리 위에 물건을 놓은 상태나 사다리 위에 서 있는 상태)나 물리적 또는 화학적인 구조(늘어나 있는 스프링이나 충전된 배터리)로부터 나온다.

세포는 세포 내에서 복잡한 분자를 만들고, 물질을 안팎으로 이동시킴으로써 일을 한다. 예를 들어, 안정상태의 골격근(뼈대근) 세포는 위치에너지를 단백질 섬유에 포함하고 있으며 세포 분자들 사이에 공유결합을 하고 있다. 근육이 수축할 때 일을 수행하여 위치에너지가 운동에너지로 전환된다. 이 같은 전환이 100%의 효율을 나타낼 수는 없다. 매시간마다 에너지의 교환이나 전달이 일어나며, 일부 에너지는 열로 방출된다. 우리가 운동을 할 때 체온이 올라가는 이유가 바로 이 열 때문이다.

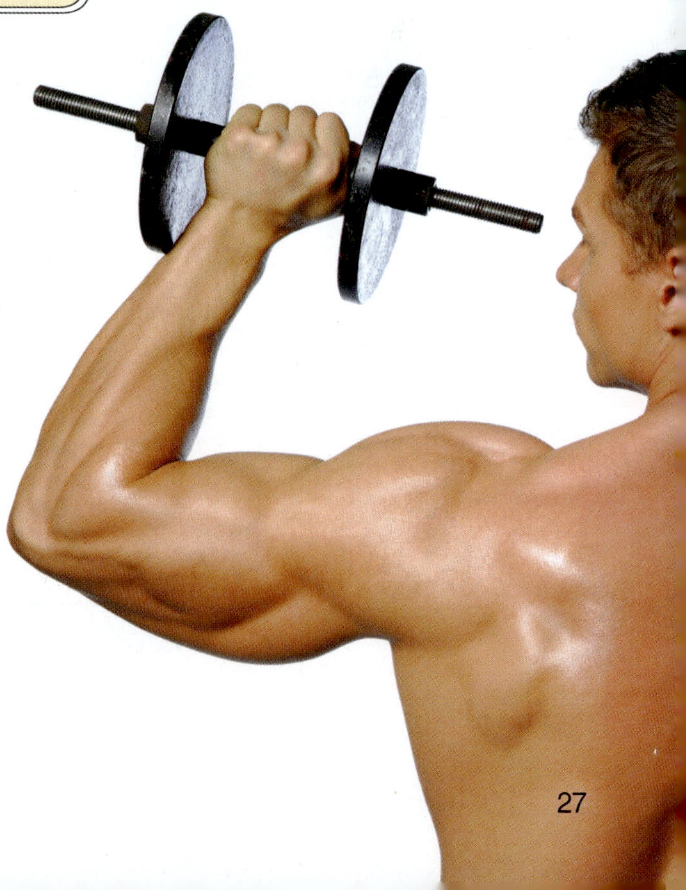

# 화학기호로 효소의 도움을 받는 화학반응을 설명할 수 있다

**1** **Chemical notation(화학기호)**은 우리가 복잡한 작용을 간단히 정확하게 설명할 수 있도록 해준다. 다음의 표는 화학기호의 중요한 규칙을 요약한 것이다. 특정 반응에 포함된 반응물의 무게를 측정하기 위해 화학기호를 이용하면 수월하다.

**화학기호의 사용 규칙**

| 종류 | 시각적 표현 | 화학기호 |
|---|---|---|
| **원자**<br>원소의 약자는 그 원소의 원자 하나를 나타낸다. 원소의 약자 앞에 있는 숫자는 원자의 수를 나타낸다. | 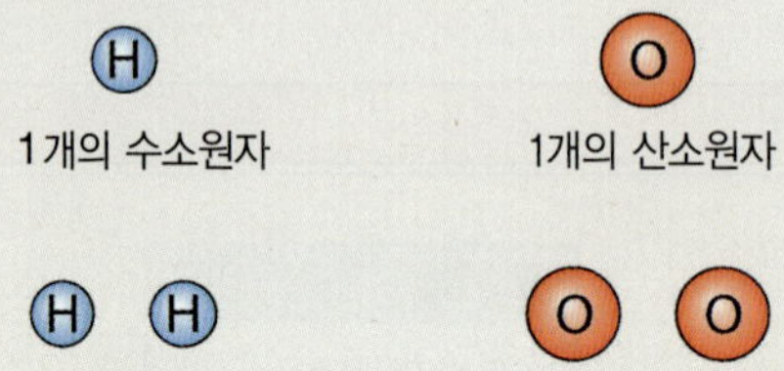<br>1개의 수소원자 / 1개의 산소원자<br>2개의 수소원자 / 2개의 산소원자 | H 1개의 수소원자 / O 1개의 산소원자<br>2H 2개의 수소원자 / 2O 2개의 산소원자 |
| **분자**<br>**Chemical formula(화학식)** 또는 분자식은 원소의 정보와 그 분자를 구성한 원자의 수를 알려준다. 원소의 약자 뒤에 붙은 아래 숫자는 원자의 수를 나타낸다 | 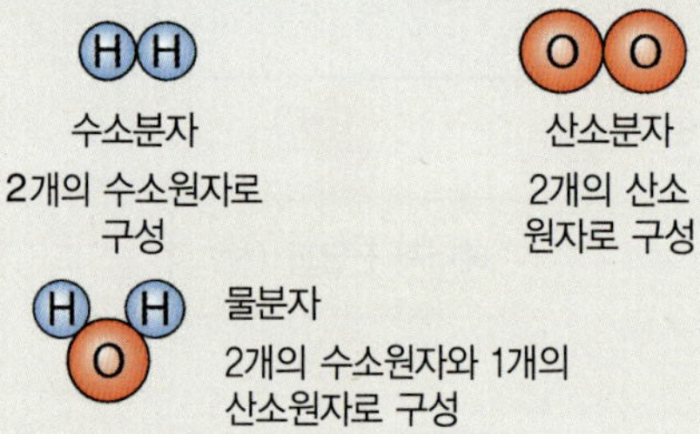<br>수소분자 2개의 수소원자로 구성 / 산소분자 2개의 산소 원자로 구성<br>물분자 2개의 수소원자와 1개의 산소원자로 구성 | $H_2$ 수소분자 / $O_2$ 산소분자<br>$H_2O$ 물분자 |
| **반응**<br>화학반응을 설명할 때, 반응초기부터 있는 물질을 반응물이라 하며 그 반응은 하나 이상의 생성물을 만든다. 화살표는 반응물(보통 왼쪽)에서 생성물(보통 오른쪽)로 반응 방향을 나타낸다. 반응 뒤 두 개의 수소원자가 하나의 산소원자와 결합하여 1분자의 물을 만든다. | 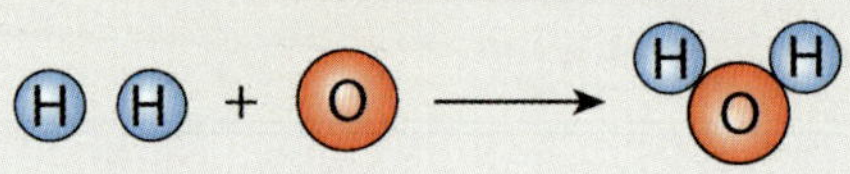<br>화학반응은 원자를 새로이 만들지도 없애지도 않는다. 단지 원자를 재배열하여 새로운 조합으로 바꾸는 것이다. 따라서 각 원소의 원자수는 화학반응식 양쪽이 모두 같아야 한다. 이 경우를 **balanced equation(균형잡힌 반응식)**이라 한다 | $2H + O \longrightarrow H_2O$<br>균형잡힌 반응식<br>$2H + 2O \longrightarrow H_2O$<br>균형이 맞지 않은 반응식 |
| **이온**<br>원소기호에 +나 − 표시는 이온을 나타낸다. +한 개는 +1가의 양이온이다. (원래의 원자가 전자 한 개를 잃은 것.) 한 개는 −1가의 음이온을 나타낸다. (원래 원자에 전자 한 개를 얻은 것) 한 개 이상의 전자를 잃거나 얻으면 해당 이온의 전하량은 + 또는 −기호 앞에 숫자로 표시된다. | 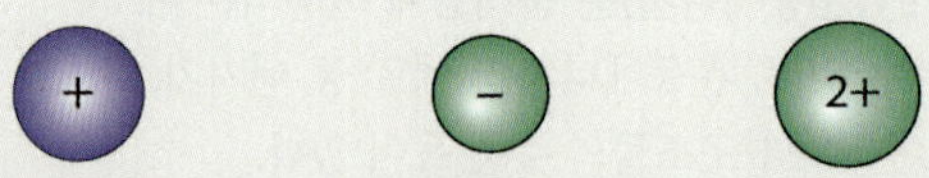<br>나트륨이온 나트륨원소는 전자 1개를 잃음 / 염소이온 염소원자는 전자 1개를 얻음 / 칼슘이온 칼슘원자는 전자 2개를 잃음 | $Na^+$ 나트륨이온 / $Cl^-$ 염소이온 / $Ca^{2+}$ 칼슘이온 |

**나트륨원자는 나트륨 이온이 됨**

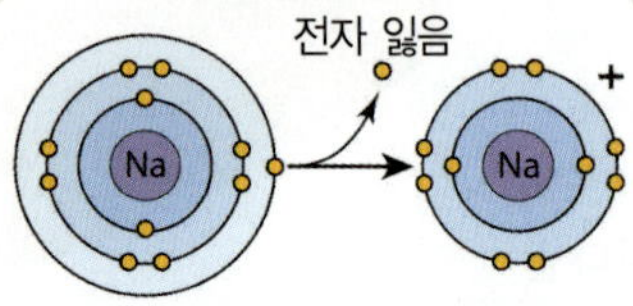

**2** 화학반응은 대부분 자발적으로 일어나지 않거나, 또는 너무 느리게 일어나므로 세포에는 별다른 가치가 없다. 반응이 진행되려면 반응물을 활성화시키기 위한 충분한 에너지가 있어야 한다. 반응을 시작하는데 필요한 에너지를 **activation energy(활성화에너지)**라고 한다. 실험실이나 공업용의 많은 화학반응들이 세포에 치명적일 만큼 온도, 압력, 화학요소들을 극단적으로 활성화시킨다. 세포는 우리 체내에서 복잡한 대부분의 반응에 필요한 **enzyme(효소)**이라는 특정 단백질을 이용하여 이런 가혹한 상태를 피한다.

**3** 효소는 활성화에너지의 필요량을 낮춤으로써 화학반응을 촉진시킨다. 이렇게 함으로써 효소는 당분해와 같은 화학반응을 가능하게 만들며, 생명유지에 필요한 여러 조건하에 가속화된다. 효소는 **catalyst(촉매**; *katalysis*, 분해)라는 물질 군에 속하며, 자신은 영구적으로 변하거나 소모되지 않고 화학반응의 속도를 가속화시키는 화합물이다. 효소의 작용은 대체로 가역적이며 평형에 도달할 때까지 진행된다.

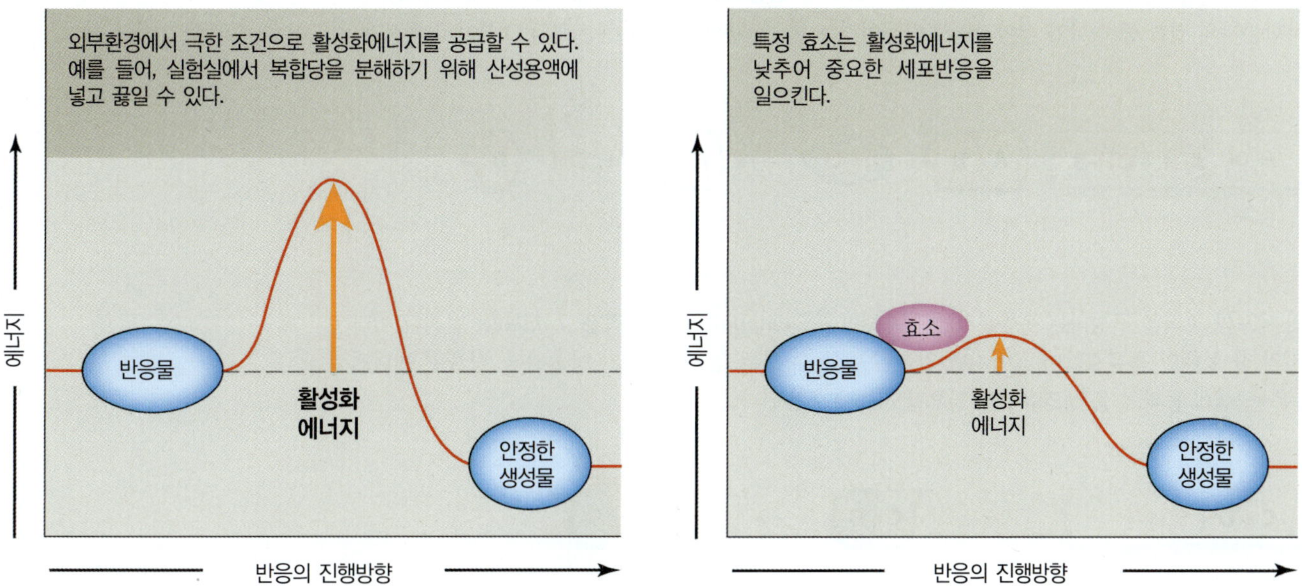


**4** 생명을 유지시키는 복잡한 반응은 연속적으로 여러 단계를 진행하며, 각 단계는 특정 효소의 지배를 받는다. 이러한 연속반응을 **metabolic pathway(대사경로)**라 하며 다음과 같이 나타낼 수 있다.

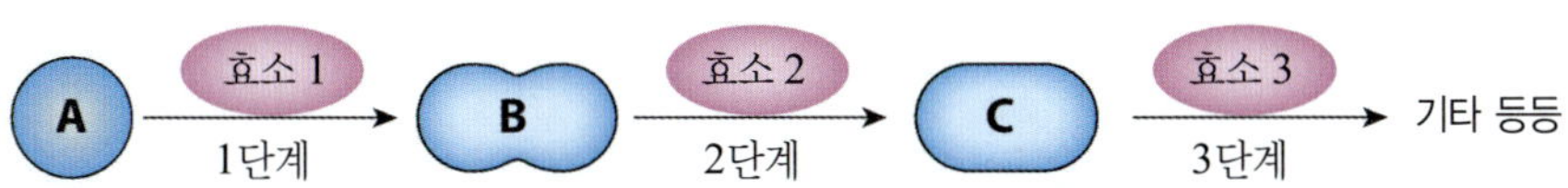


화학반응이 시작되려면 활성화에너지가 필요하지만 일단 반응이 시작되면, 반응이 끝나는 쪽으로 진행하면서 대체로 에너지를 흡수하거나 또는 방출하게 된다. 에너지를 방출하는 반응을 **exergonic(발열반응, 발열성**; *exo-*)이라 한다. 반응이 진행될 때 방출되는 에너지보다 반응을 시작할 때 필요한 에너지가 더 많다면 그 반응은 **endergonic(흡열반응, 흡열성**; *endo-*)이다. 발열반응은 우리 몸에서 흔히 일어나는 것으로 열을 발생시켜 체온조절을 하는 것이다. 흡열반응에는 세포를 구성하는 분자들을 만드는데 필요한 반응이 여기에 해당된다.

### 모듈 2.4 복습

a. 화학기호의 표기 규칙을 이용하여 6개의 탄소원자와 12개의 수소원자 및 6개의 산소원자로 구성된 화합물인 포도당의 분자식을 쓰시오.

b. 효소란 무엇인가?

c. 우리 세포에는 왜 효소가 필요한가?

## 2.5

# 화학반응에는 3가지 기본 유형이 있다

## 분해반응(Decomposition Reaction)

**Decomposition(분해)**이란 분자를 더 작은 조각으로 나누는 반응이다. 분해반응은 다음과 같이 나타낸다.

$$AB \longrightarrow A + B$$

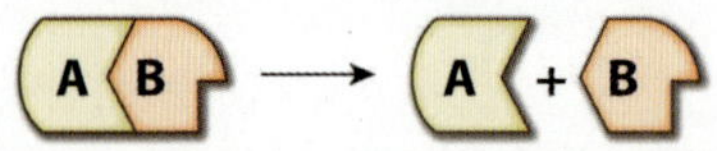


분해반응은 세포 안이나 밖에서도 일어난다. 예를 들어, 일반적인 식사에는 지방분자, 설탕, 단백질이 포함되어 있는데 이 분자들은 너무 복잡하고 커서 신체가 흡수하여 이용할 수 없다. 소화관에서의 분해반응은 이들 분자를 더 작은 조각으로 나누어 흡수를 가능하도록 한다.

물이 첨가되는 분해반응은 몸에서 복합분자를 분해하는데 중요하다. **Hydrolysis(가수분해**; *hydro-*, 물 + *lysis*, 풀어준다)에서는 복합분자의 결합 중 하나가 끊어지면서 만들어지는 분해산물에 물분자 성분(H와 OH)이 더해진다.

$$A\text{-}B + H_2O \longrightarrow A\text{-}H + OH\text{-}B$$

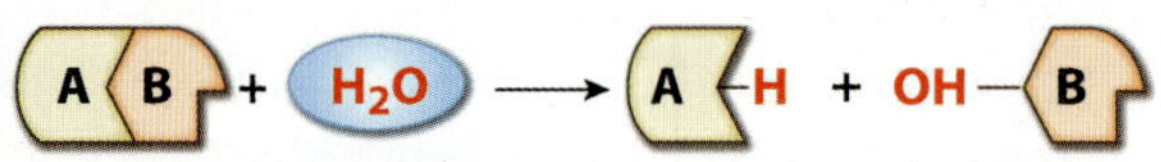


선택적으로, 몸의 세포와 조직을 구성하는 복합분자들의 분해반응을 **catabolism(이화작용**; *katabole*, 던지다)이라 한다. 위치에너지의 한 형태인 공유결합이 끊어지면 일을 수행할 수 있는 운동에너지가 방출된다. 방출된 에너지는 세포의 성장, 운동, 생식 등과 같은 생명유지에 필요한 기능에 이용된다.

$$CD \longrightarrow C + D + \text{에너지}$$

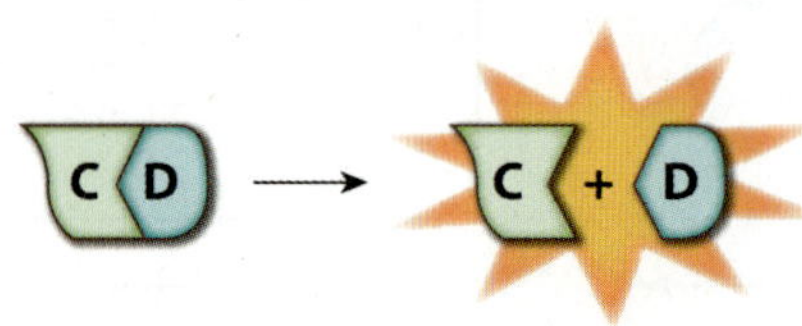


## 합성반응(Synthesis Reaction)

**Synthesis(합성반응)**는 분해반응의 반대작용으로 작은 분자들을 모아 큰 분자로 만든다. 이 반응은 다음과 같이 나타낼 수 있다.

$$A + B \longrightarrow AB$$

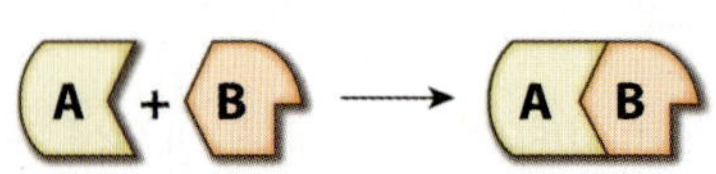


합성반응에는 더 큰 생성물을 만들기 위해 원자나 분자가 결합한다. 수소분자와 산소분자로부터 물이 생성되는 것도 합성반응이다. 이 반응에는 반응물이 원자나 분자와 관계없이 항상 새로운 화학결합이 만들어진다.

**Dehydration synthesis(탈수합성)**이나 condensation(축합)은 물분자가 제거되면서 복합분자를 형성하는 것이다.

$$A\text{-}H + OH\text{-}B \longrightarrow A\text{-}B + H_2O$$

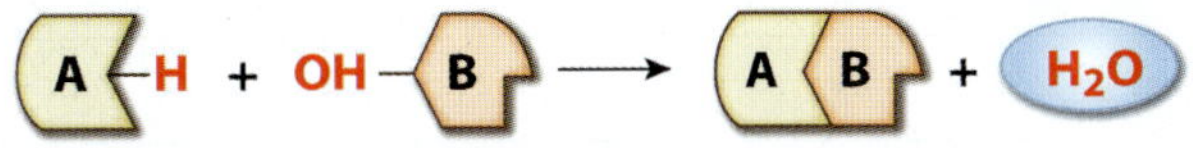


따라서 탈수합성은 가수분해의 반대작용이다. 다음 절에서 두 가지 형태의 작용을 보게 될 것이다.

선택적으로 신체 내 세포와 조직 내에서 새로운 분자가 합성되는 것을 **anabolism(동화작용**; *anabole*, 올라가다)이라 한다. 화학결합을 만드는 데는 에너지가 필요하므로 동화작용은 "uphill(오르막)" 과정이다. 세포에서는 동화작용과 기타 생체 활성기능을 유지하기 위한 에너지 필요량과, 이화작용을 통한 에너지 공급이 균형적으로 이루어져야 한다.

화학반응은 가역적이므로

$$A + B \longrightarrow AB \text{ 및 } AB \longrightarrow A + B$$

생물학적으로 중요한 많은 반응들이 완전히 가역적이다. 이러한 반응은 다음과 같이 나타낼 수 있다.

$$A + B \rightleftharpoons AB$$

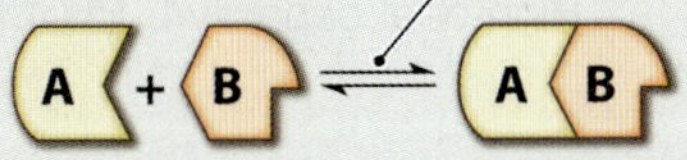


이 방정식은 두 가지 반응이 동시에 일어나는 것을 나타낸다. 하나는 합성작용이고 다른 하나는 분해작용이다. **Equilibrium(평형**에서 두 반응의 반응속도는 균형을 이루고 있다. 한 분자의 AB가 만들어짐과 동시에 다른 분자는 A + B로 분해된다

## Exchange Reaction(교환반응)

**Exchange reaction(교환반응)**에서는 반응하는 분자들의 일부가 서로 뒤바뀌어 새로운 생성물을 만들어 낸다.

$$AB + CD \longrightarrow AD + CB$$

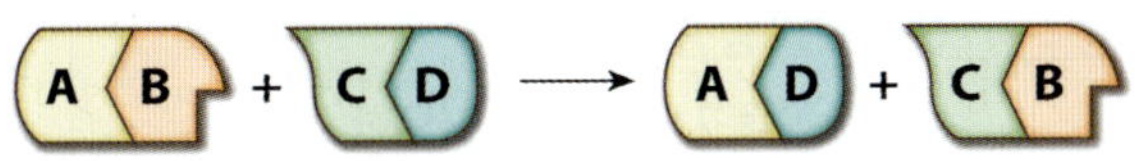


반응물과 생성물이 같은 성분(A, B, C, D)을 포함하고 있지만, 이 성분들이 서로 다른 조합을 하고 있다. 교환반응에서는 반응물 분자인 AB와 CD가 나뉜 뒤(분해반응) 그 결과 생긴 구성물질들이 서로 반응하여 AD와 CB를 만들어 낸다(합성반응).

### 모듈 2.5 복습

a. 인체생리학에 중요한 3가지 유형의 화학반응을 말하고 설명하시오.

b. 가수분해와탈수합성반응에서물의 역할을구분하시오.

c. 세포에서, 6개의 탄소분자로 구성된 포도당은 에너지 방출과정에 의해 2개의 3탄소분자로 전환된다. 에너지원은 무엇인가?

**1. 단답형**

화학기호를 사용하여 다음의 화학식을 쓰시오.

a 1개의 수소분자 ______________________

b 2개의 수소원자 ______________________

c 6개의 물분자 ______________________

d 설탕 1분자(순서대로 12개의 탄소원자, 22개의 수소원자, 11개의 산소원자)

______________________

**2. 단답형**

다음 화학반응에 대한 화학방정식을 쓰시오.

포도당 1분자가 산소 6분자와 결합하여 6분자의 이산화탄소와 6분자의 물이 만들어졌다.

______________________

**3. 단답형**

다음 반응 중 가수분해와 탈수합성 반응은 각각 어느 것인가?

a 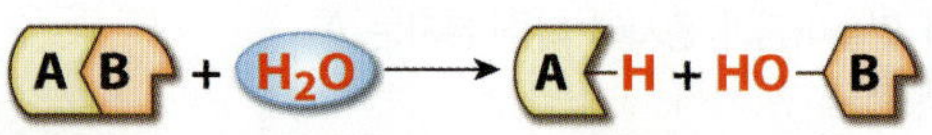

______________ High heat capacity**4. 연결하기**

왼쪽 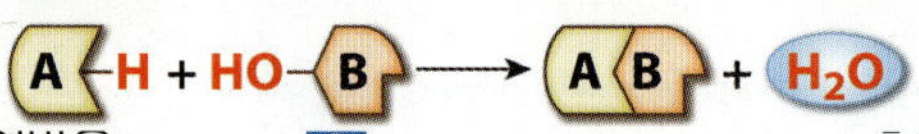


- 발열반응 a ______________ 촉매
- 활성화에너지 b ______________ 화학반응을 시작하는 물질
- 생성물 c ______________ 물과 관련된 화학반응
- 교환반응 d ______________ 에너지를 흡수하는 반응
- 가수분해 e ______________ 반응물이 뒤바뀌는 부분
- 흡열반응 f ______________ 화학반응에서 최종 물질
- 반응물 g ______________ 에너지를 방출하는 반응
- 효소 h ______________ 화학반응을 시작하는데 필요한 것

**5. 절 종합 문제**

4단계로 구성된 대사경로에서 2단계를 촉매하는 효소의 양이 줄어들면 대사경로가 끝날 때 만들어지는 생성물에 어떤 영향을 주겠는가?

______________________

______________________

# 우리 몸에서 물의 중요성

$H_2O$(물)는 우리 몸의 중요한 구성요소이며 몸무게의 약 2/3를 차지한다. 체내수분량이 변하면 사실상 모든 생리계통에 영향을 주기 때문에 치명적인 결과를 가져올 수도 있다. 물은 모든 사람에게 흔한 것이지만 매우 독특한 특징을 갖고 있다.

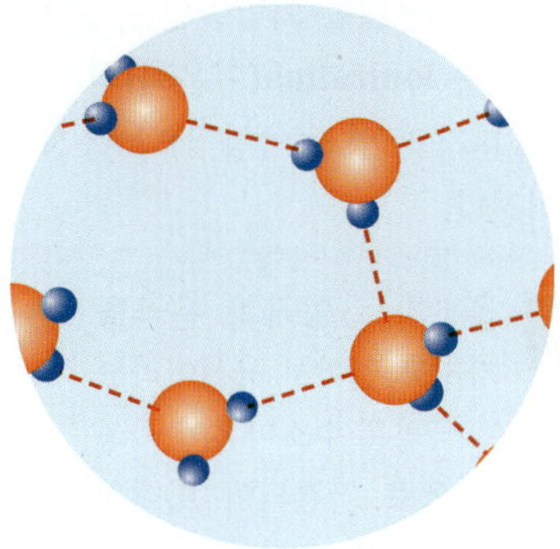

### 물의 중요한 특성

#### Lubrication(윤활작용)

물은 분자 사이에 마찰이 거의 없는 효율적인 윤활제이다. 따라서 서로 마주하는 두 개의 표면 사이에 얇은 수분층이 있으면 이들 사이의 마찰을 상당히 감소시킨다. 물은 관절과 체강에서 마찰을 줄여준다.

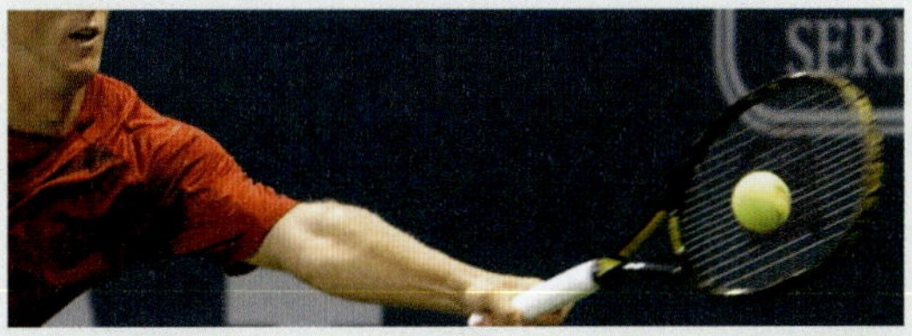

#### Reactivity(반응성)

우리 몸은 물속에서 화학반응이 일어나며, 물분자도 가수분해와 탈수반응 등 일부 반응에 참여한다.

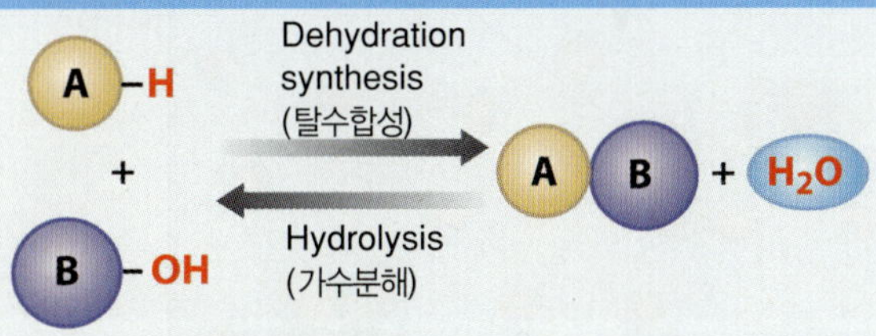


#### High heat capacity(높은 열용량)

**Heat capacity(높은 열용량)**는 열을 흡수하여 지닐 수 있는 능력이다. 물은 액체상태의 물분자가 수소결합으로 인해 서로 끌어당기므로 보기 드물게 높은 열용량을 지닌다.

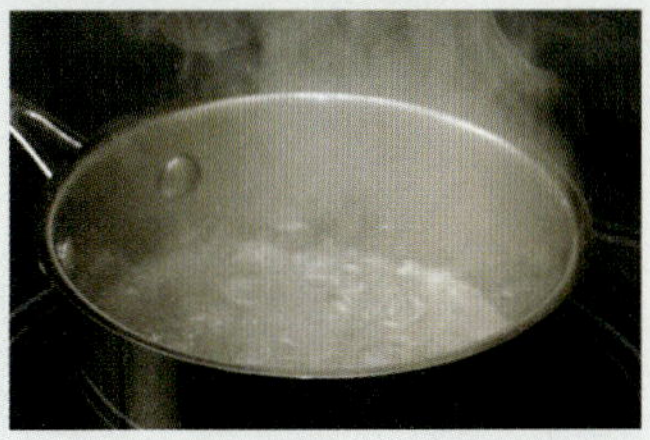

- 물분자들이 완전히 분해되어 수증기가 되기 위해서 충분한 에너지를 가질 수 있도록 물의 온도가 높아야 한다.
- 물이 액체에서 기체로 변할 때 많은 양의 열이 빠져나간다. 이 현상은 피부에서 땀이 증발할 때 나타나는 냉각효과로 설명할 수 있다.
- 물은 질량이 커서 온도를 매우 느리게 변화시킨다. 이런 특성을 **thermal inertia(열관성)**라 한다.

#### Solubility(용해성)

수없이 많은 화합물들이 물에 용해된다. 각 입자들이 물에 퍼지면서 두 가지 이상의 물질이 하나의 혼합물이 되는 **solution(용액)**이 만들어진다. 원소, 이온, 분자들이 들어 있는 액체를 **solvent(용매)**라 하고 흩어진 물질을 **solute(용질)**라 한다. 용매가 물인 경우를 **aqueous solution(수용액)**이라 한다.

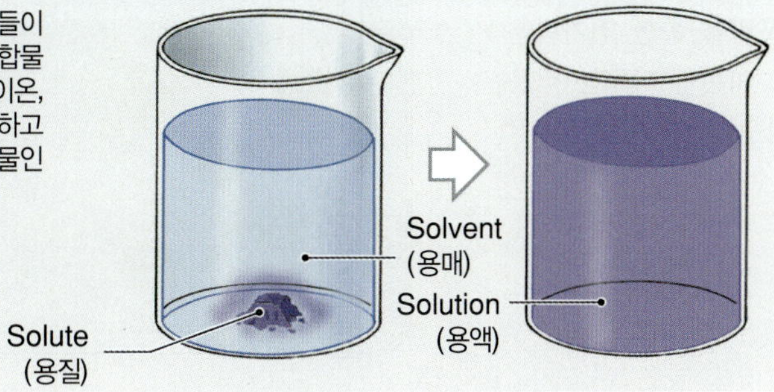

## 생리계통은 물에 의존한다

환경에 있는 많은 화합물들은 일부 또는 전체가 이온결합으로 연결되어 있다. 물속에 있는 화합물은 **ionization(이온화)**되거나 **dissociation(해리)**된다. 이 과정에서 각각의 이온들은 물분자의 양전하(양극)나 음전하(음극)의 말단부분과 상호작용을 하면서 이온결합이 끊어진다.

**1** 물분자는 양극과 음극을 가지고 있어서 극성이라고 한다. 이 극성은 수소이온이 극성 공유결합으로 연결되어 비대칭 위치에 있기 때문에 나타난다.

**2** 이온 화합물은 용액에서 물분자에 의해 해리된다. 음이온은 물분자의 양극으로, 양이온은 물분자의 음극으로 둘러싸인다. 용액에서 이온 주변에 있는 물분자의 얇은 막을 **hydration sphere(수화형태의 공)**라고 한다.

**3** 수화형태의 공은 극성공유결합을 포함한 큰 분자 주변에 형성된다. 만일 포도당 같은 분자가 물과 강하게 결합되면 용해되어 용액형태로 이동할 것이다. 이처럼 물분자와 쉽게 작용하는 분자들을 **hydrophilic(친수성**; *hydro-*, 물 + *philos*, 좋아하는)이라고 한다.

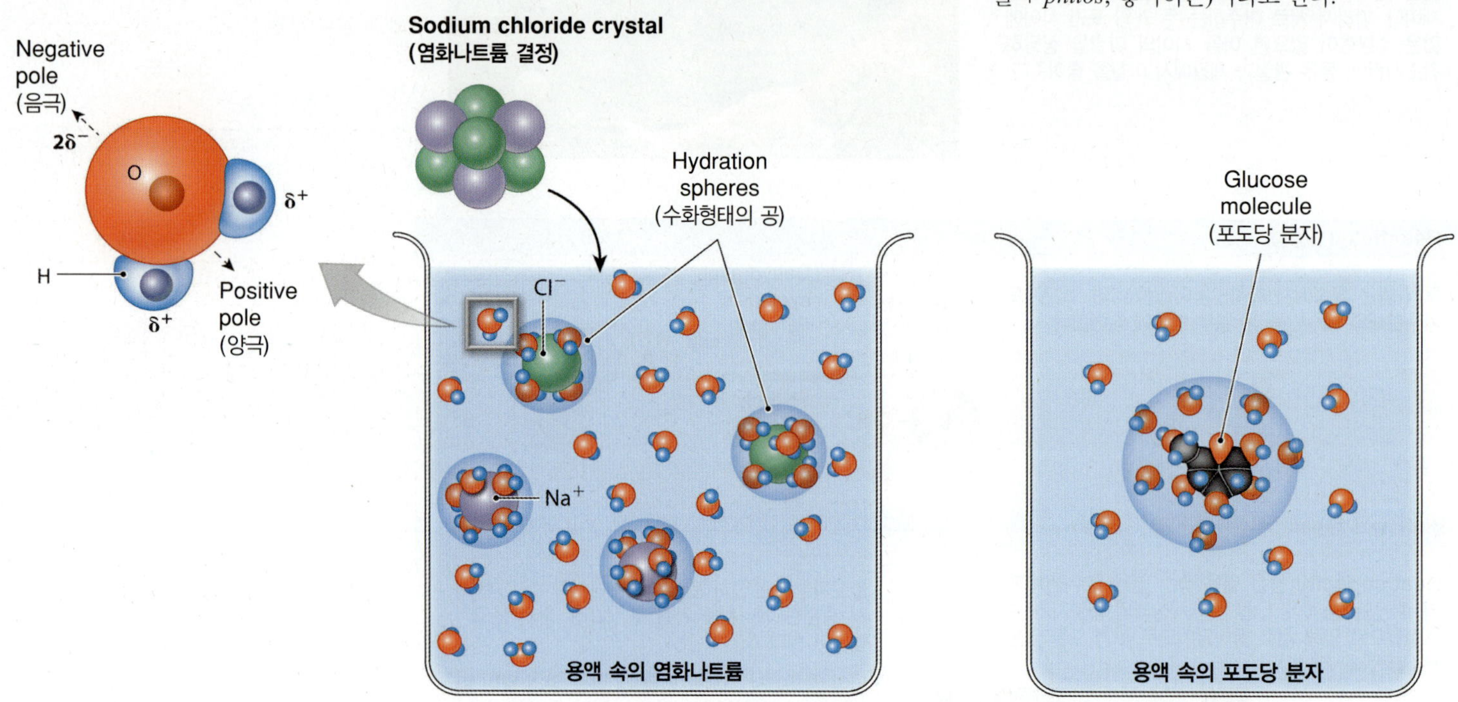


**4** 음이온과 양이온을 포함한 수용액은 전류를 통과시킬 수 있다. 전류를 통과시킬 수 있는 용액 내구성 이온들을 **electrolyte(전해질)**라 한다. 염화나트륨은 체액에 매우 중요한 전해질이다. 용액 내 양이온은 전기장에서 음이온 또는 음극말단으로 이동하며 음이온은 양극말단으로 이동할 것이다. 세포막을 통한 전기력은 모든 세포의 기능에 영향을 준다. 이온이 나르는 작은 전류는 근육수축과 신경기능에 필수적이며, 4장과 5장에서 좀 더 알아볼 것이다.

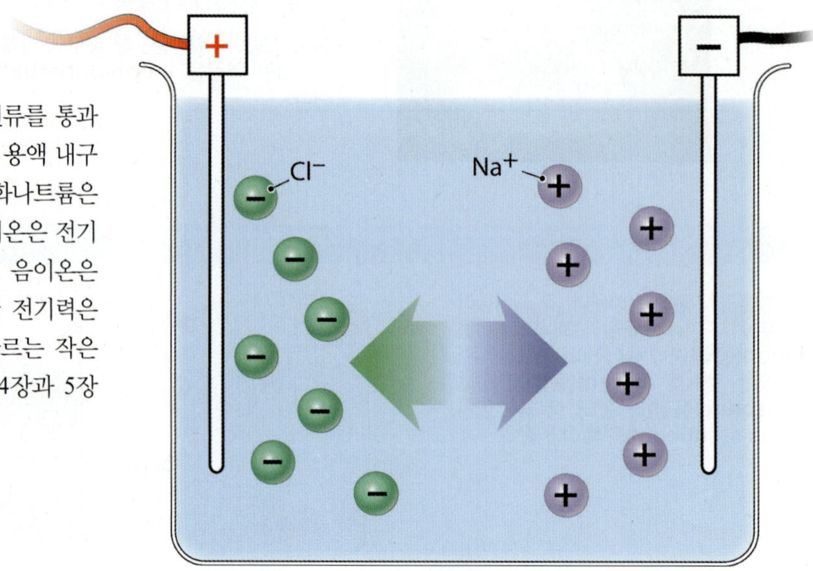

**5** 다음 표는 매우 중요한 전해질 목록이다. 혈액이나 체액에서 전해질이 해리되면 다양한 이온을 방출한다. 체액의 전해질 농도가 변하면 모든 생명유지 기능에 교란이 오게 된다. 예를 들어, 칼륨 농도가 감소하면 근육마비가 오고, 증가하면 심박동이 약해지거나 심부전이 온다. 체액 내 이온 농도는 1차적으로 콩팥(이온 배출), 소화관(이온 흡수), 뼈대계통(이온 저장 및 방출)에 의해 정교하게 조절된다.

**체액 내에서 해리되는 중요한 Electrolyte(전해질)**

| 전해질 | | 방출되는 이온 |
|---|---|---|
| **NaCl**(염화나트륨) | → | $Na^+ + Cl^-$ |
| **KCl**(염화칼륨) | → | $K^+ + Cl^-$ |
| **$CaPO_4$**(인산화칼슘) | → | $Ca^{2+} + PO_4^{2-}$ |
| **$NaHCO_3$**(탄산수소나트륨) | → | $Na^+ + HCO_3^-$ |
| **$MgCl_2$**(염화마그네슘) | → | $Mg^{2+} + 2Cl^-$ |
| **$Na_2HPO_4$**(제2인산나트륨) | → | $2Na^+ + HPO_4^{2-}$ |
| **$Na_2SO_4$**(황산나트륨) | → | $2Na^+ + SO_4^{2-}$ |

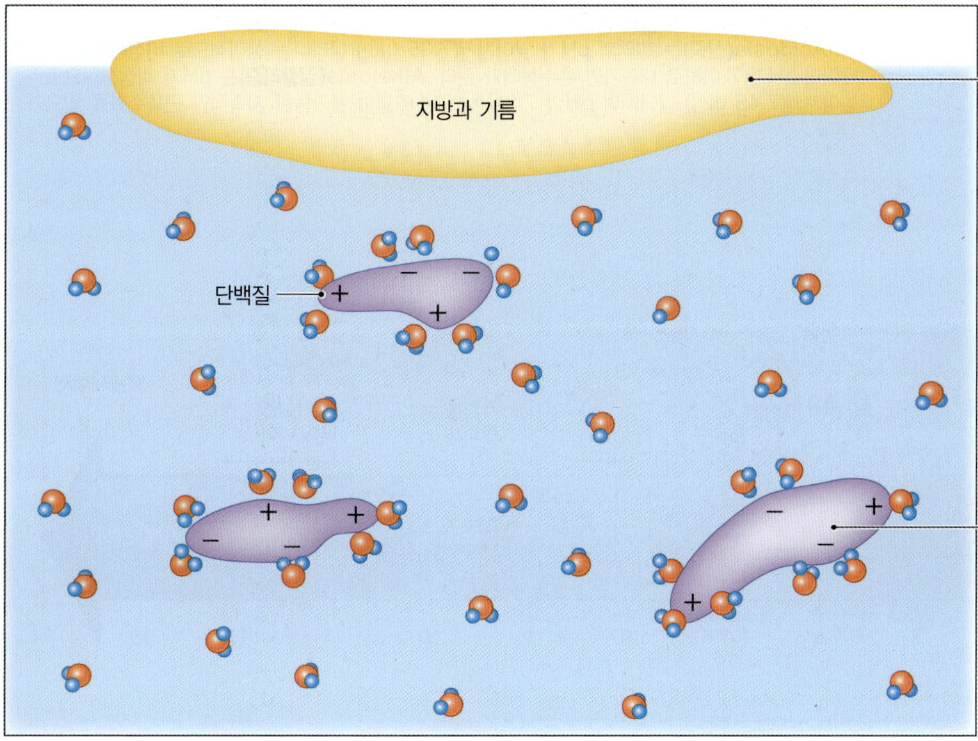


대부분의 분자들이 극성공유결합이 없거나 아주 적게 있다. 이런 분자들은 양극이나 음극이 없으므로 비극성이라 한다. 비극성 분자가 물과 만나면 수화형태의 공이 형성되지 않아 분자들이 용해되지 못한다.물과 쉽게 반응하지 못하는 분자들을 **hydrophobic(소수성**; *hydro-*, water + *phobos*, fear)이라고 한다. 모든 종류의 지방과 기름이 소수성 분자에 해당된다.

체액에는 물분자와의 상호작용으로 용해되어 있는 단백질 같은 크고 복잡한 분자들을 포함하고 있다.

**6** 흩어져 있는 단백질이나 기타 분자를 포함한 용액을 **colloid(콜로이드)**라고 한다. 콜로이드 내 입자나 분자들은 무한정 용액으로 남아 있다. 많이 알려진 Jell-O(젤로)라는 액체는 점도가 높은 콜로이드이다. 큰 입자들을 포함한 **suspension(현탁액)**은 흔들지 않으면 중력으로 인해 용액에 가라앉는다. 혈액의 경우 혈구세포는 혈장용액에서 현탁액 상태에 있으므로 일시적으로는 현탁액이다. 응고만 방지된다면 채취한 혈액 속의 세포들은 용기 내에서 점점 아래로 가라앉을 것이다.

### 모듈 2.6 복습

a. 전해질을 설명하시오.
b. 친수성과 소수성 분자를 구분하시오.
c. 이온화합물인 염화나트륨이 물에 어떻게 용해되는지 설명하시오.

2.7

## 체액의 pH조절은 생명현상 유지를 위한 항상성에 필요하다

화학결합이나 화학반응에 참여하는 수소원자는 전자를 쉽게 잃고 **hydrogen ion($H^+$, 수소이온)**이 될 수 있다. 수소이온은 용액에서 매우 반응성이 높다. 수소이온의 수가 많을 경우 화학결합이 깨지면서 복합분자의 형태를 변화시켜서 대체로 세포와 조직의 기능을 방해한다. 따라서 체액 내 수소이온 농도는 정확히 조절되어야 한다.

**1** 일부 증류수에서도 소량의 수소이온이 정상적으로 존재하는데 이는 물분자 일부가 자발적으로 해리되어 $H^+$(수소이온)과 **hydroxide ion(수산이온**; $OH^+$)을 방출하기 때문이다.

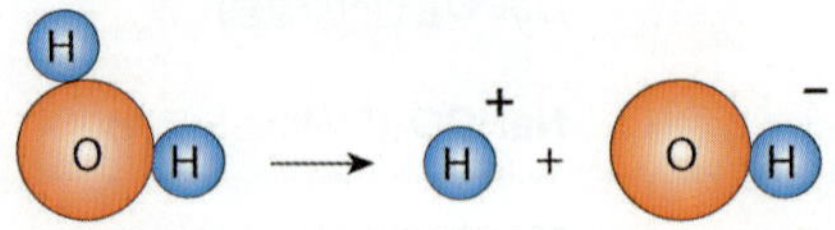


**2** 채액 내 수소이온 농도는 생리작용을 하는데 중요하다. 보통은 용액의 **pH(산성도)**라고 하며, 일반 용액의 pH 범위는 0~14로 나타낸다. 수치가 한 단계 증가 또는 감소하면 $H^+$ 농도는 10배 변한다. 예를 들어, pH 3인 용액은 pH 6인 용액보다 1000배 더 산성이 된다.

혈액

혈액의 정상적인 pH범위는 7.35~7.45 사이에 있다. pH가 비정상적으로 변동이 일어나면 화학결합이 분해되거나 단백질의 형태가 바뀌거나 세포의 기능이 변하여 세포와 조직이 손상될 수 있다. **Acidosis(산증)**는 혈액의 pH가 낮아져서(7.35 이하) 나타나는 생리적으로 비정상적인 상태이며 pH가 7 이하로 내려가면 혼수상태가 된다. **Alkalosis(알칼리증)**는 pH가 비정상적으로 높아져서(7.45 이상) 나타나며 pH가 7.8을 넘으면 조절이 불가능한 지속적인 근육수축을 일으킨다.

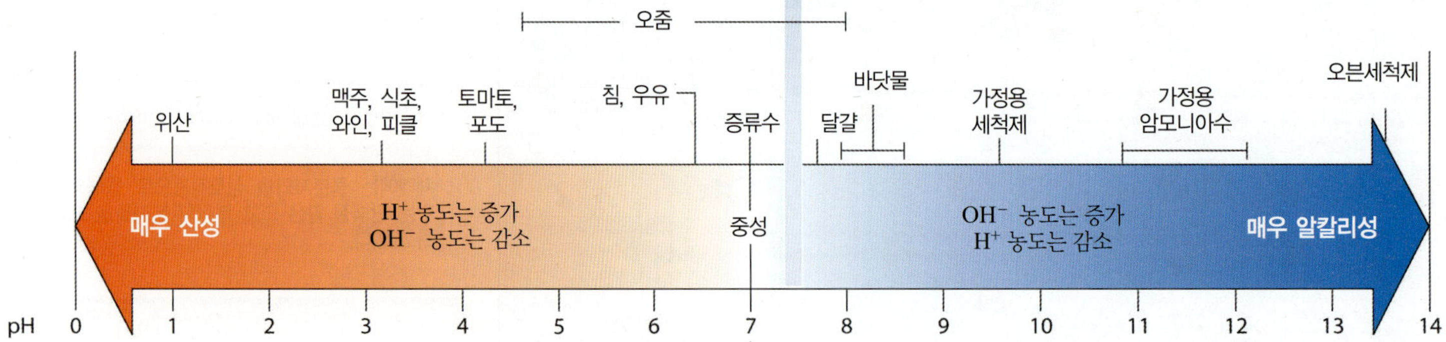


pH가 7 이하인 용액을 **acidic(산성)**이라 하며, 수소이온이 수산이온보다 더 많이 있음을 의미한다

pH가 7인 용액을 **nutral(중성)**이라 하며, 수소이온과 수산이온이 같은 수로 존재한다.

pH가 7 이상이면 **basic(염기성)** 또는 **alkaline(알칼리성)**이며, 수산이온이 수소이온보다 더 많이 존재한다.

## Acid(산)과 Base(염기)

**3** **Acid(산)**는 어떤 물질이든 용액에서 분해되어 수소이온을 방출하는 물질이며 pH를 낮추어 준다. 수소이온은 전자를 잃은 수소원자가 양성자 한 개만으로 이루어져 있으므로 수소이온을 종종 양성자라고도 하며, 산을 proton donor(양성자 공여자)라고도 한다. 강산은 용액 내에서 완전히 분해되어 한 방향으로만 반응이 일어난다. 대표적인 강산은 **hydrochloric acid(HCl, 염산)**이며 물에서 다음과 같은 이온화가 일어난다.

$$HCl \longrightarrow H^+ + Cl^-$$

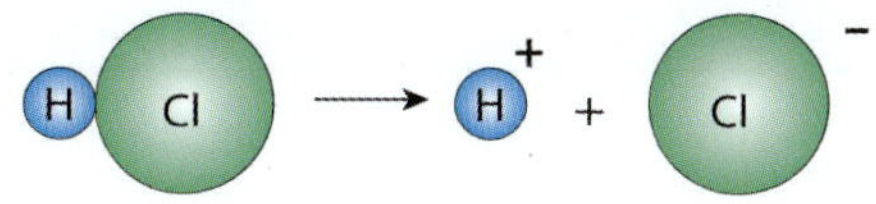


**4** **Base(염기)**는 용액에서 수소이온을 제거하는 물질이며, proton acceptor(양성자 수여자)로 작용한다. 용액에서는 많은 염기들이 수산이온을 방출한다. 수산이온은 수소이온에 강한 친화력이 있어서 빠르게 반응하여 물분자를 형성한다. 강염기도 용액에 완전히 분해된다. **Sodium hydroxide(NaOH, 수산화나트륨)**는 강염기이며 나트륨이온과 수산이온을 방출한다.

$$NaOH \longrightarrow Na^+ + OH^-$$

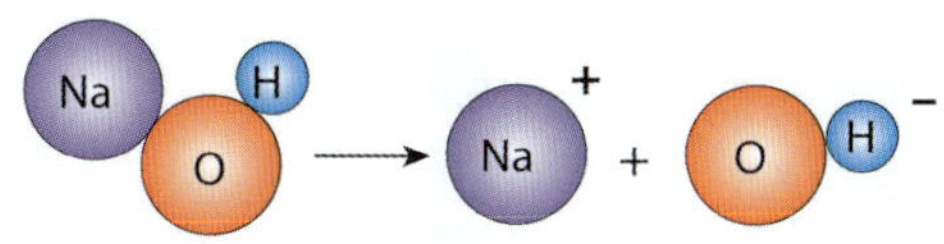


**5** 약산과 약염기는 완전히 분해되지 않으며 평형상태에서 분자의 상당수가 그대로 존재한다. 그런 이유로 약산과 약염기는 강산이나 강염기에 비해 pH 강도가 덜하다. **Carbonic acid($H_2CO_3$, 탄산)**는 체액에 존재하는 약산이다. 탄산은 용액 내에서 가역적으로 수소이온과 **bicarbonate ion($HCO_3^-$, 중탄산이온)**으로 용해된다.

$$H_2CO_3 \rightleftharpoons H^+ + HCO_3^-$$

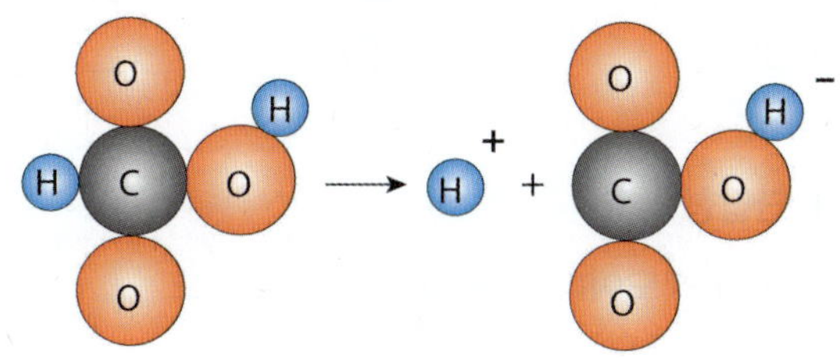


## Salt(염)

**6** **Salt(염)**란 수소이온을 제외한 모든 양이온과 수산이온을 제외한 모든 음이온을 포함하는 화합물이다. 이온결합으로 형성된 많은 염들이 물에서 완전히 분해되어 양이온과 음이온을 방출한다. 한 예로, 염화나트륨(식염)은 물에 바로 녹아 체액 내 가장 풍부한 이온인 $Na^+$와 $Cl^-$을 방출한다. 염화나트륨의 이온화는 수소이온이나 수산이온의 일부 농도에 영향을 주지 않으므로 다른 염들과 마찬가지로 NaCl을 "중성" 물질이라고 한다. 기타 염들은 $Na^+$나 $OH^-$에 간접적인 영향을 주어 약산성이나 약염기성 용액이 될 수도 있다.

$$NaCl \longrightarrow Na^+ + Cl^-$$

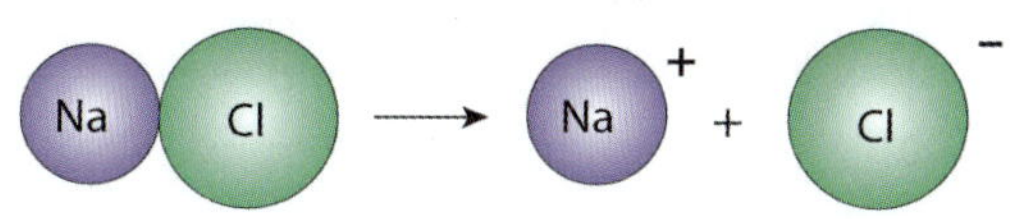


## Buffer(완충제)

**Buffer(완충제)**는 수소이온을 제거하거나 치환하여 pH를 안정화시키는 물질이다. 일반적으로 **buffer system(완충계)**은 약산과 관련 염들로 구성되며 약산의 기능을 한다. 예를 들어, 우리 몸의 탄산, 즉 중탄산 완충계는 $H_2CO_3$(탄산)과 식소다인 $NaHCO_3$(탄산수소나트륨)으로 구성된다. 체액 내 완충제와 완충계는 pH를 정상 범위로 유지하는 데 도움이 된다.

**모듈 2.7 복습**

a. pH를 정의하시오.

b. 산, 염기, 염의 차이를 설명하시오.

c. 생리계통에서 pH의 중요성이 무엇인가?

### 1. 단답형

인체 기능에 중요한 물의 4가지 특징을 쓰시오.

a ______________________

b ______________________

c ______________________

d ______________________

### 2. 연결하기

왼쪽 용어와 가장 관계가 밀접한 것을 고르시오.

| 용어 | | |
|---|---|---|
| • 용매 | a ________ | 혈액의 pH가 비정상적으로 높은 것 |
| • 물 | b ________ | 용해되는 물질 |
| • 완충제 | c ________ | pH가 7보다 큰 용액 |
| • 친수성 | d ________ | 물과 쉽게 반응하는 분자 |
| • 알칼리증 | e ________ | 용액의 액체 성분 |
| • 소수성 | f ________ | 수소이온을 포함한 이온화합물 |
| • 산 | g ________ | 체액내 pH를 안정화시키는 화합물 |
| • 용질 | h ________ | pH가 6.5인 용액 |
| • 알칼리 | i ________ | 물과 반응하지 않는 분자들 |
| • 염 | j ________ | 인체 체중의 2/3를 차지함 |

### 3. 단답형

다음 pH척도이다. 빈칸 a~c를 채우시오.

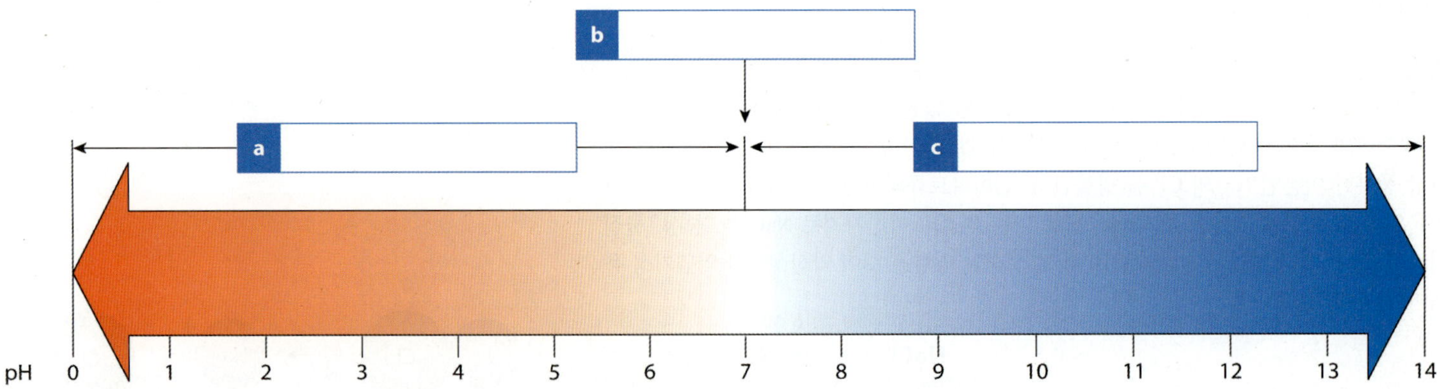


d pH 2인 용액은 pH 6인 용액과 비교하여 얼마나 산성인가? ______________________

e 인체에서 비정상적인 pH 변화가 일어날 때 부정적인 효과를 설명하시오.

______________________

### 4. 절 종합 문제

순수한 물에 식염을 첨가해도 물의 pH는 변하지 않는다. 그 이유가 무엇일까?

______________________

______________________

# Metabolite(대사물질)와 Nutrient(영양소)

**Metabolite(대사물질**; *metabole*, change)는 신체 내에서 화학반응으로 합성되거나 분해될 수 있는 모든 분자를 말한다. **Nutrient(영양소)**는 식이를 통해 정상적으로 얻을 수 있는 기초 대사물질이다. 영양소와 대사물질은 광범위하게 organic(유기물) 또는 inorganic(무기물)으로 나눌 수 있다.

**Organic compound(유기화합물)**에는 항상 탄소와 수소 및 산소도 포함한다. 탄소원자는 공유결합으로 긴 사슬을 형성한다. 어떤 면에서는 이 탄소원자들이 수소나 산소와 마찬가지로 질소, 인, 황, 철 또는 기타 원소들과도 공유결합을 형성할 수 있다. **Inorganic compound(무기화합물)**는 기초 화합물로서 탄소나 수소를 갖고 있지 않으며, 분자들이 때로는 이온결합으로 연결되어 있다.

**Nutrient(영양소)와 metabolite(대사물질)**

포함

**Organic compound(유기화합물)**

유기화합물은 항상 주요 구성분으로 탄소와 수소를 포함한다.

예: 생물체에서 만들어지는 당, 지방, 단백질, 핵산(RNA, DNA) 등

**Inorganic compound(무기화합물)**

무기화합물은 보통 주요 구성분으로 탄소와 수소를 포함하지 않는다.

예: 이산화탄소, 산소, 물, 물, 산, 염기, 염 등

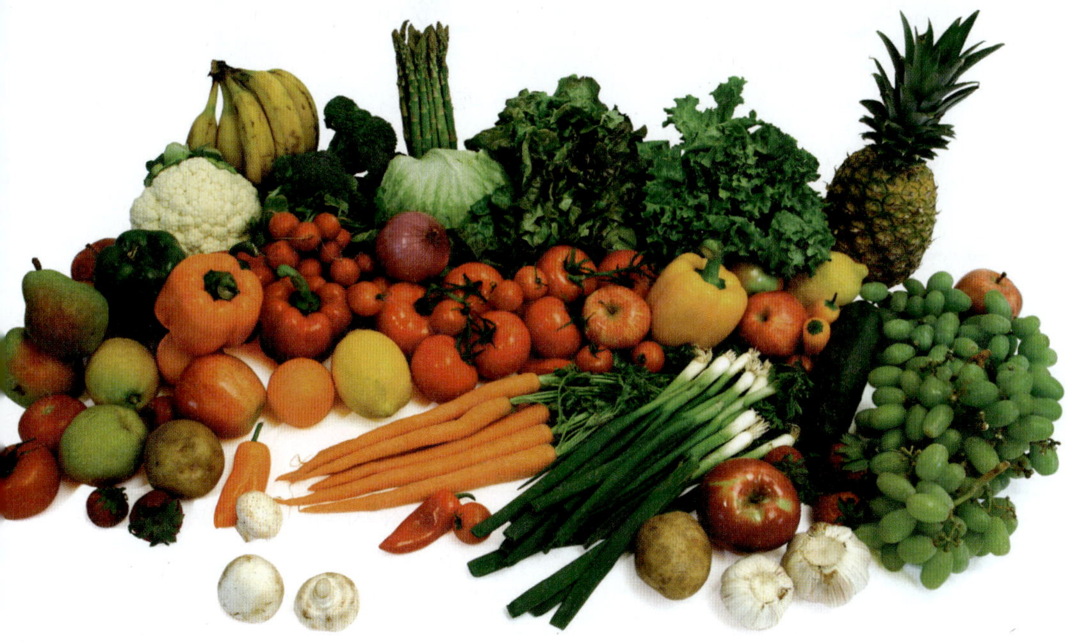

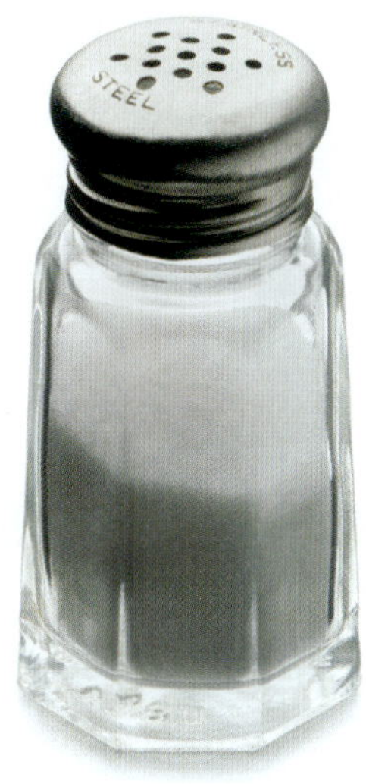

이 절에서는 유기화합물의 주요 분류를 소개하기로 한다. 또한 살아있는 세포 내에서 효소가 어떻게 중요한 작용을 하며, 세포는 어떻게 에너지를 포획하여 특정 고에너지 화합물로 에너지를 전달하는지 알아볼 것이다.

2.8

## 탄수화물에는 탄소, 수소 및 산소가 보통 1:2:1의 비율로 포함되어 있다

**Carbohydrate(탄수화물)**는 탄소, 수소 및 산소가 보통 1:2:1의 비율로 포함되어 있는 유기분자이다. 잘 알려진 탄수화물로 당류와 전분이 있으며 보통 체중의 1.5% 미만을 차지한다. 탄수화물이 에너지원으로 여러 기능을 가지고 있지만, 가장 중요한 기능은 에너지원이다.

### Monosaccharide(단당류)

**1** 단순당 또는 **Monosaccharide(단당류;** (*mono-*, 단순한 + *sakcharon*, 당)는 탄수화물의 가장 기본 단위이며 3~7개의 탄소원자를 포함하고 있어서 3탄당, 4탄당, 5탄당, 6탄당, 7탄당으로 부르기도 한다. 6탄당인 **glucose(포도당)**는 체내에서 가장 중요한 대사 "연료"이다.

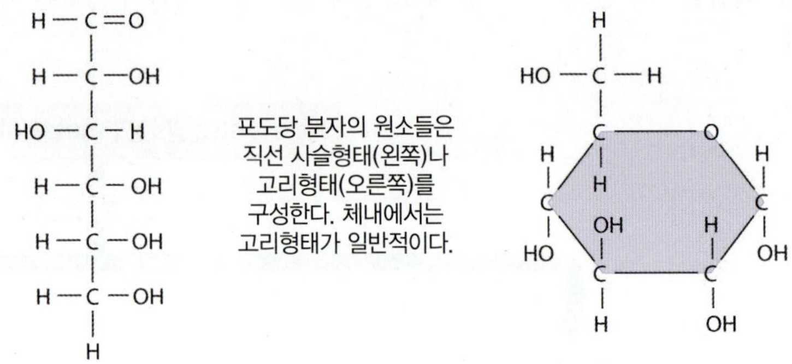

포도당 분자의 원소들은 직선 사슬형태(왼쪽)나 고리형태(오른쪽)를 구성한다. 체내에서는 고리형태가 일반적이다.

**2** 유기분자의 3차원 구조는 분자의 운명이나 기능을 결정하는 중요한 특징이다. 일부 분자는 형태와 원자수가 같은, 즉 분자식은 동일하지만 구조가 다른 것도 있다. 신체는 이들을 다른 분자로 취급한다.

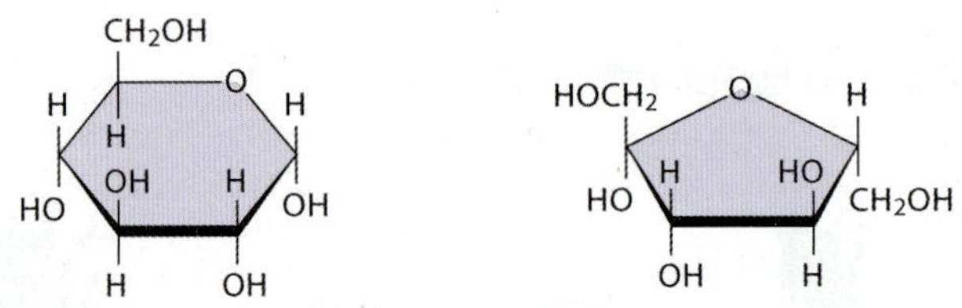


과당은 많은 과일에 들어 있는 6탄당이다. 화학식은 포도당과 같은 $C_6H_{12}O_6$ 이지만 원소의 배열은 포도당과 다르다.

**체내의 탄수화물들**

| 구조 | 예 | 1차 기능 | 비고 |
|---|---|---|---|
| **단당류**(단순당) | 포도당, 과당 | 에너지원 | 체내합성 및 음식에서 얻음; 체액에 분포 |
| **이당류** | 자당(설탕), 젖당, 맥아당 | 에너지원 | 자당은 식이설탕이며, 젖당은 우유 속에, 맥아당은 맥아에 포함된 당이며 모두 단당류로 분해되어 체내로 흡수된다. |
| **다당류** | 글리코겐 | 포도당의 저장형 | 글리코겐은 골격근세포와 간세포에서 생성됨 |

## Disaccharide(이당류)

단당류 두 개가 모여 **disaccharide(이당류**; 두 개)를 형성한다. **Sucrose(자당**, 식이설탕) 같은 이당류는 단맛이 있으며 포도당처럼 물에 잘 녹는다. 자당은 탈수합성 과정에 의해 형성된다.

**3** 탈수합성 과정 중 물분자가 제거되고 두 개의 분자가 결합한다.

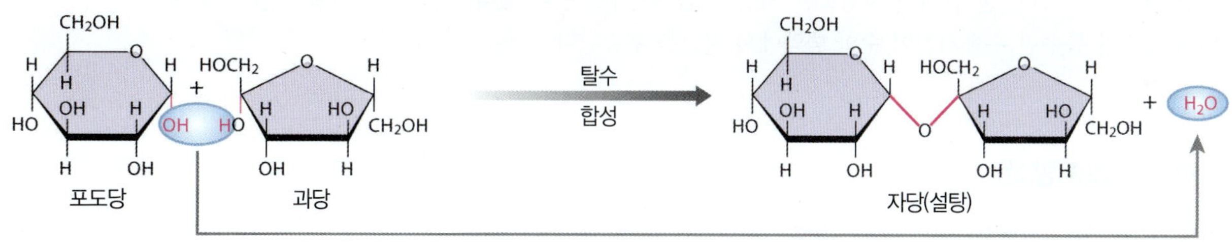


**4** 가수분해는 탈수합성의 반대과정이다. 복합분자에 물분자가 첨가되면서 분해가 일어난다.

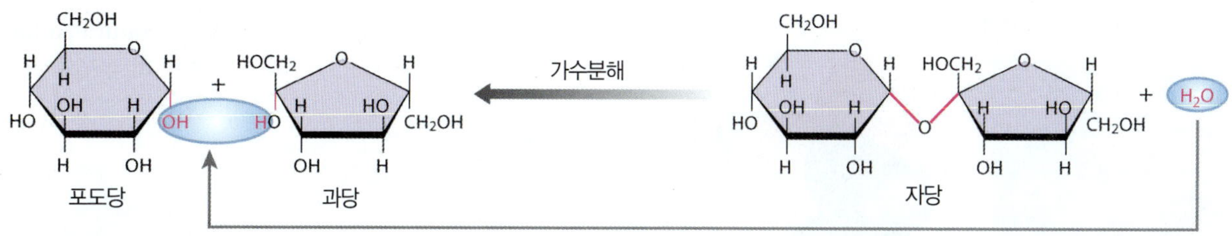


## Polysaccharide(다당류)

**5** 크기가 더 큰 탄수화물 분자들은 반복적인 탈수합성 반응과 단당류나 다당류가 추가되면서 만들어진다. 이처럼 큰 분자들을 **polysaccharide(다당류**; *poly*-, 많은)라고 한다. **Starch(전분)**는 포도당 분자로 형성된 식물성의 큰 다당류이다. 사람의 소화기관은 전분을 단당류로 분해할 수 있다. 감자나 곡식에 들어 있는 전분은 식사의 중요한 에너지원이 된다.

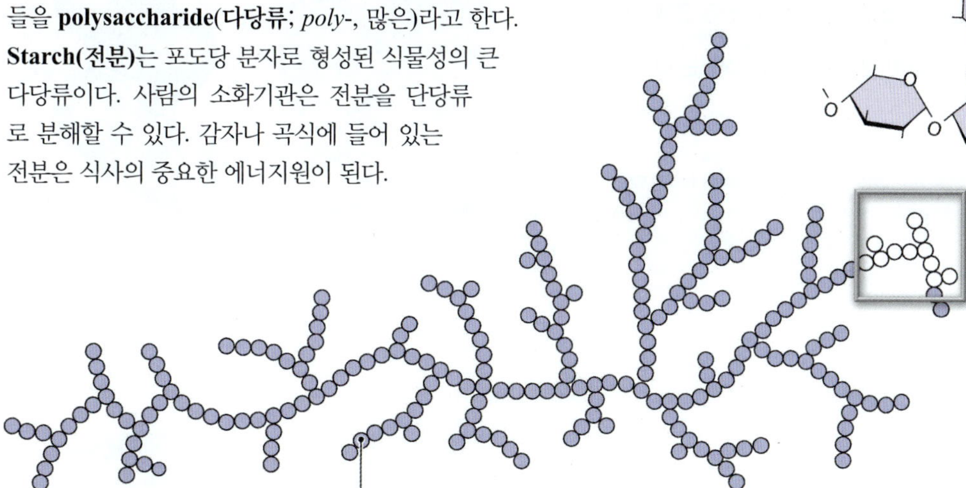

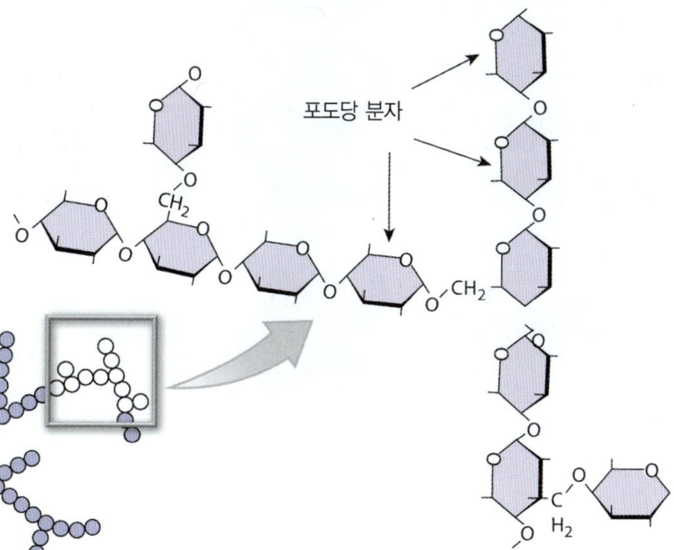


다당류인 **glycogen(글리코겐)** 또는 동물성 전분은 포도당 분자의 사슬구조에 많은 가지를 갖고 있다. 근육세포는 글리코겐을 만들거나 저장한다. 근육세포에 포도당이 매우 필요할 때 글리코겐 분자가 분해되며, 별로 필요하지 않을 때는 혈액에서 포도당을 흡수하여 글리코겐을 재저장한다.

### 모듈 2.8 복습

a. 탄수화물의 3가지 구조적인 분류를 하고 각각의 예를 들어 보시오.

b. 탄수화물에서 C:H:O의 비율과 체내의 주요 기능을 설명하시오.

c. 근육세포가 글리코겐을 만들어 저장할 때 여기에 관여하는 반응물과 화학작용의 유형을 예측하시오.

## 지질에는 탄소:수소의 비가 1:2의 비율로 포함되어 있다

탄수화물처럼 **lipid(지질**; *lipos*, fat)도 탄소, 수소, 산소를 포함하고 있으며 탄소 : 수소의 비가 거의 1 : 2이지만 지질은 탄소화물보타 탄소를 적게 가지고 있다. 따라서 **lauric acid(라우르산)** 같은 대표적인 지질은 수소 : 산소의 비가 매우 크며 화학식은 $C_{12}H_{24}O_2$이다. 또한 지질은 인, 질소 및 황을 소량 함유하고 있다. 잘 알려진 지질로는 지방, 기름 및 왁스 등이 있다. 대부분의 지질은 물에 용해되지 않지만 특수한 수송기전이 순환 혈액에서 지질을 수송한다.

### Fatty Acid(지방산)

**1** **Fatty acid(지방산)**는 긴 탄소사슬에 수소원자가 부착되어 있다. 머리에 해당하는 탄소사슬의 한쪽 끝은 항상 **carboxyl group**(−COOH, **카르복실기**)을 가지고 있다.

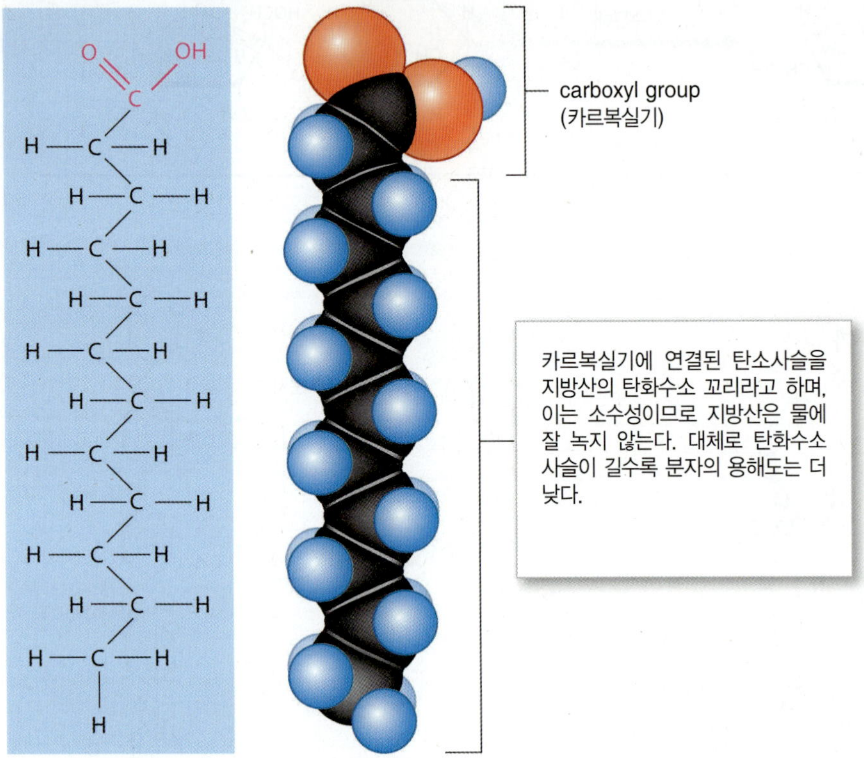


**Lauric acid($C_{12}H_{24}O_2$, 라우르산)**

**2** **Saturated fatty acid(포화지방산)**에서, 꼬리 부분의 각 탄소원자는 4개의 단일 공유결합을 하고 있다.

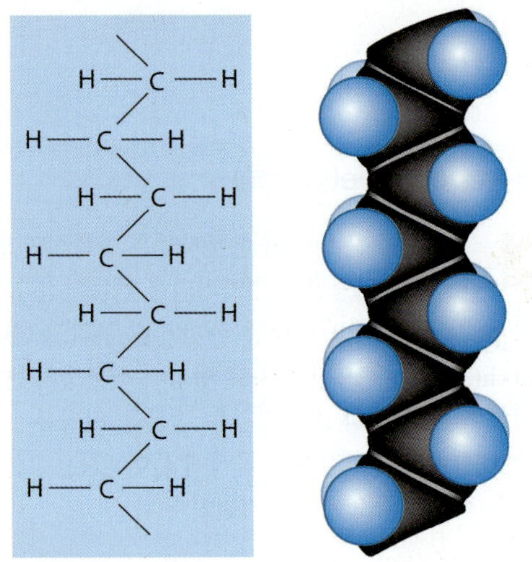


**3** **Unsaturated fatty acid(불포화지방산)**에서는 탄소원자 사이에 있는 하나 이상의 단일공유결합이 이중공유결합을 이루고 있다. 그 결과, 이중결합을 한 탄소원자는 오직 한 개의 수소원자하고만 결합한다. 이것은 탄화수소 꼬리의 형태와 몸체가 지방산의 대사 방식을 변하게 만든다. 단일불포화지방산은 탄화수소 꼬리에 단 하나의 이중결합이 있고 다불포화지방산은 여러 개의 이중결합이 있다.

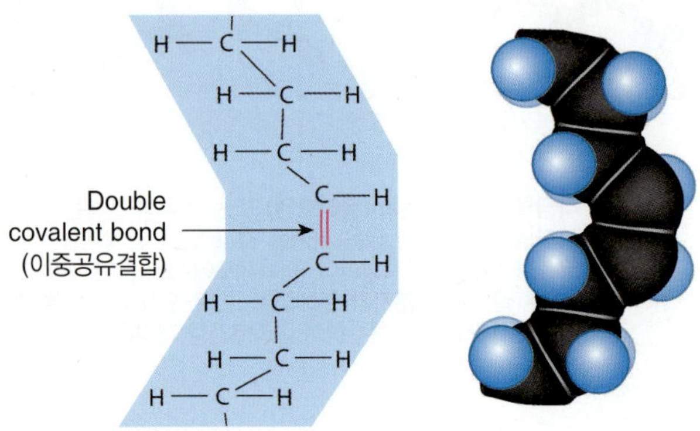

| 체내의 대표적인 지질 | | | |
|---|---|---|---|
| **지질 유형** | **예** | **주요 기능** | **비고** |
| **지방산** | 라우르산 | 에너지원 | 음식물로 흡수 또는 세포내에서 합성, 혈액으로 운반됨 |
| **지방** | 모노글리세리드<br>디글리세리드<br>트리글리세리드 | 에너지원, 에너지 저장, 단열, 물리적 보호 | 지방축적물 형태로 저장. 지방산과 글리세롤로 분해되어 에너지원으로 이용됨 |
| **스테로이드** | 콜레스테롤 | 세포막의 구조적 성분, 호르몬, 담즙의 소화분비물 | 에너지원으로 이용됨 |
| **인지질, 당지질** | 레시틴(인지질) | 세포막의 구조적 성분 | 지방산과 비지질 화합물에서 생김 |

## Fat(지방)

**4** 각각의 지방산은 탈수합성 반응에 의해 하나의 지방사슬로 연결될 수 없다. 그러나 지방산은 유사한 반응으로 또 다른 화합물인 **glycerol(글리세롤)**에 결합될 수 있다. 트리글리세리드는 인체 내 가장 흔한 **fat(지방)**이다.

지질은 모든 세포의 필수적 구조의 구성성분을 형성한다. 에너지 저장고의 역할 외에도 지질의 축적은 중요하다. 지방이 체내에서 분해되었을 때, 탄수화물 1 g당 에너지 공급의 약 2배 정도를 공급한다. 지질은 정상적인 성인 남성의 경우 체중의 약 12~18%를 차지하며, 여성은 18~24%를 차지한다. 우리 몸은 필요로 하는 모든 지질을 합성할 수는 없기 때문에 식품을 통해 몇 가지 지방산을 섭취해야 한다.

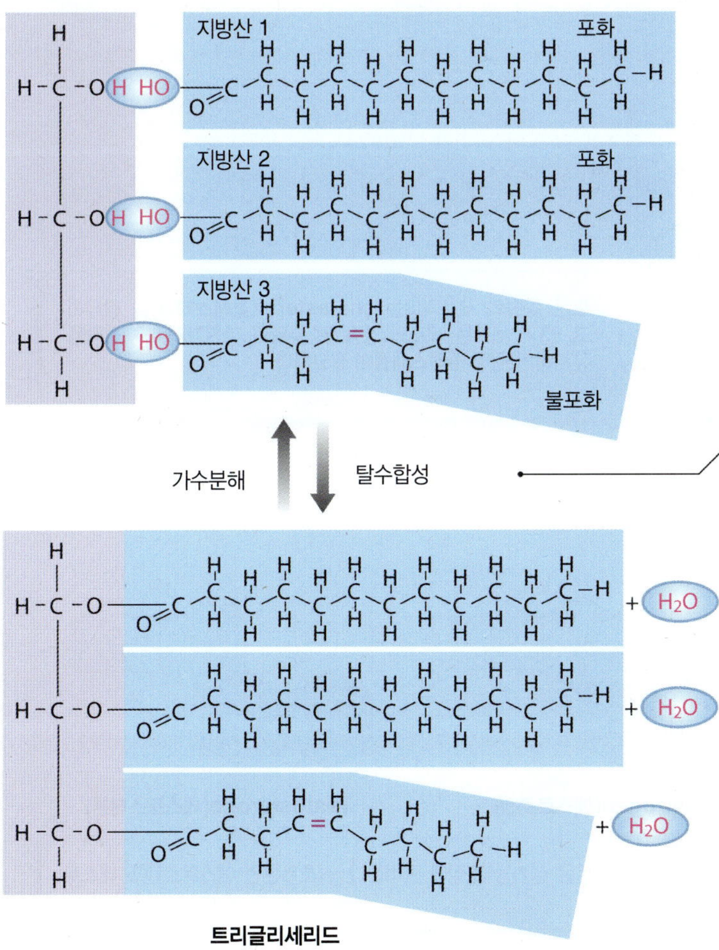


탈수합성으로 글리세롤 + 1 지방산을 구성하는 **monoglyceride(모노글리세리드)**를 생성할 수 있다. 이어서 **diglyceride(디글리세리드**; 글리세롤 + 2지방산), 그리고 **triglyceride(트리글리세리드**; 글리세롤 + 3지방산)를 만들 수 있다. 가수분해는 글리세리드를 지방산과 글리세롤로 분해한다.

### 모듈 2.9 복습

a. 지질을 설명하시오.

b. 포화지방산과 불포화지방산의 구조를 비교하시오.

c. 트리글리세리드를 가수분해할 경우 반응물과 생성물이 무엇인가?

2.10

## 스테로이드, 인지질, 당지질은 다양한 기능을 한다

지질은 화학전달자나 세포구조의 구성요소로 중요하다.

**1** 콜레스테롤, 인지질, 당지질 등의 **structure lipid(구조 지질)**는 세포 주위의 외막과 세포 내막을 형성하고 유지한다. 세포막은 1차적으로 소수성의 지질 막으로 구성된다. 막은 기능적으로, 구성 성분이 다른 2가지 수용액을 분리시키는 효과적인 방어벽이다. 원형질막은 세포의 바깥 경계에 해당되며 세포 내부물질을 외부와 분리시킨다.

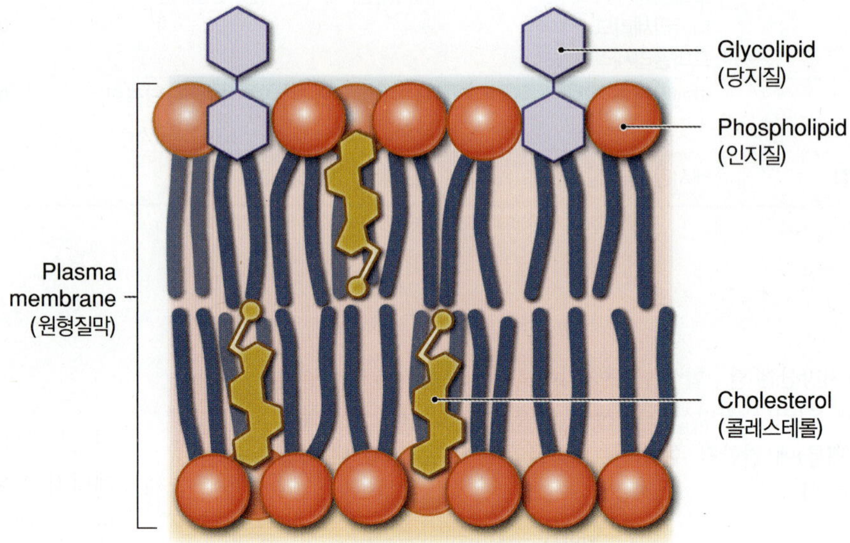


### Steroid(스테로이드)

**2** **Steroid(스테로이드)**는 특징적인 탄소고리를 기본 구조로 갖는 큰 지질분자이다. 스테로이드 분자는 기본 고리 구조에 연결된 작용기에 따라 차이가 있다.

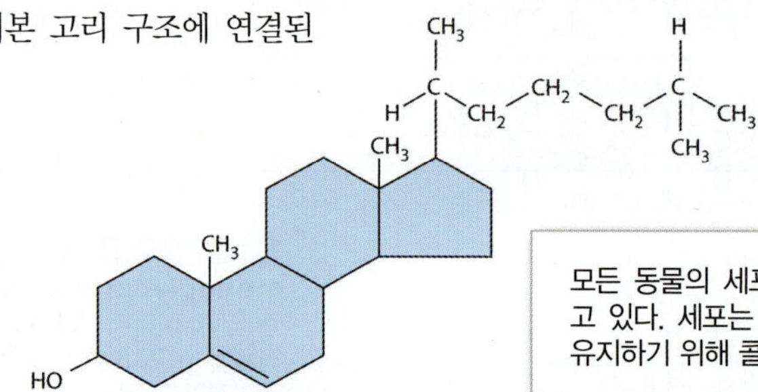

**Cholesterol(콜레스테롤)**

모든 동물의 세포막에는 **cholesterol(콜레스테롤)**을 함유하고 있다. 세포는 세포의 성장 및 분열과 마찬가지로 세포막을 유지하기 위해 콜레스테롤이 필요하다.

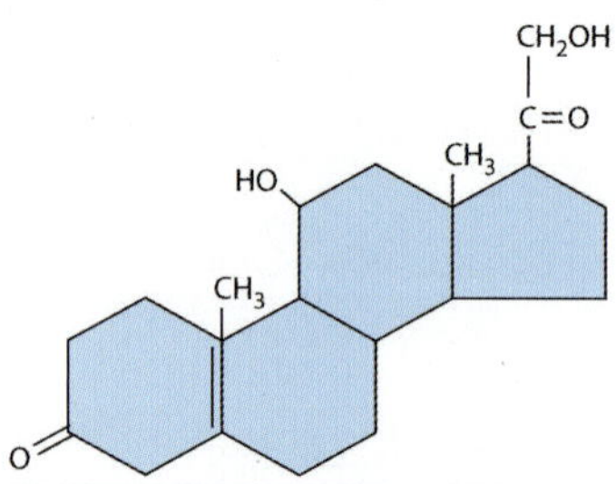

**Cortisol(코티솔)**

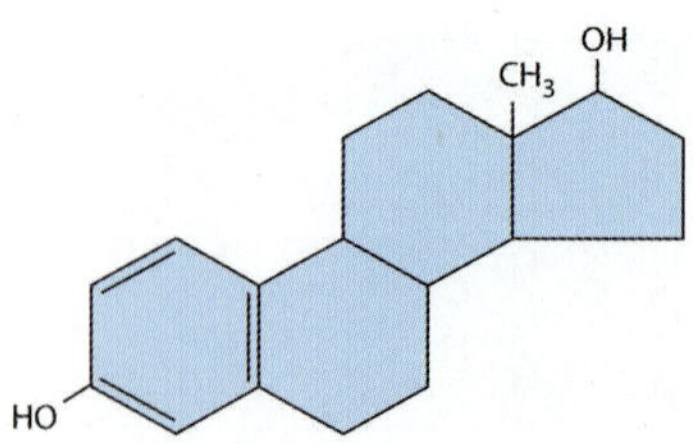

**Estrogen(에스트로겐)**

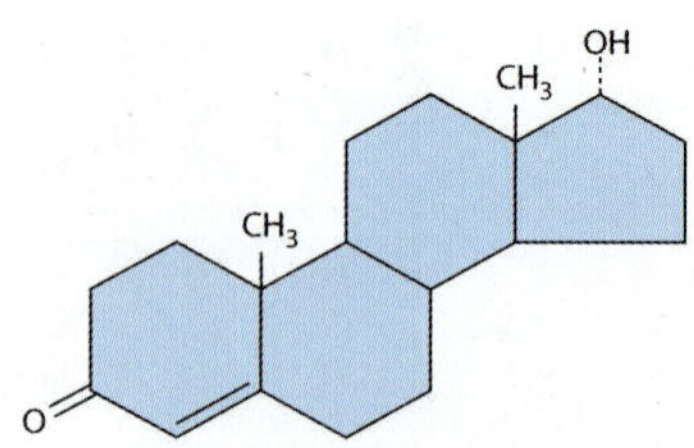

**Testosterone(테스토스테론)**

부신겉질에서 만들어지는 코티솔은 조직의 대사조절에 중요하다

일부 스테로이드 호르몬은 성기능 조절에 관여한다. 성호르몬인 에스트로겐과 테스토스테론이 한 예이다.

## Phospholipid(인지질)와 glycolipid(당지질)

**3** **Phospholipid**(인지질)와 **glycolipid**(당지질)는 구조적으로 연관이 있으며 세포는 지방산으로부터 두 가지 형태의 지질을 합성한다.

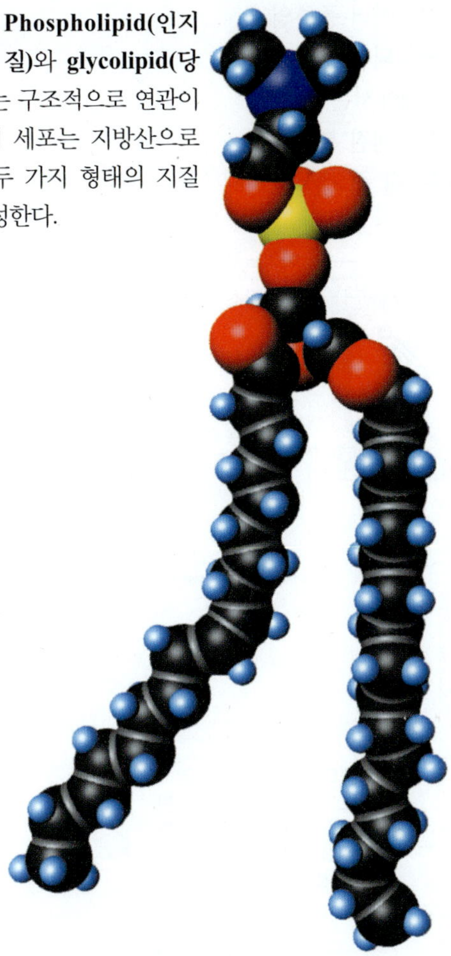

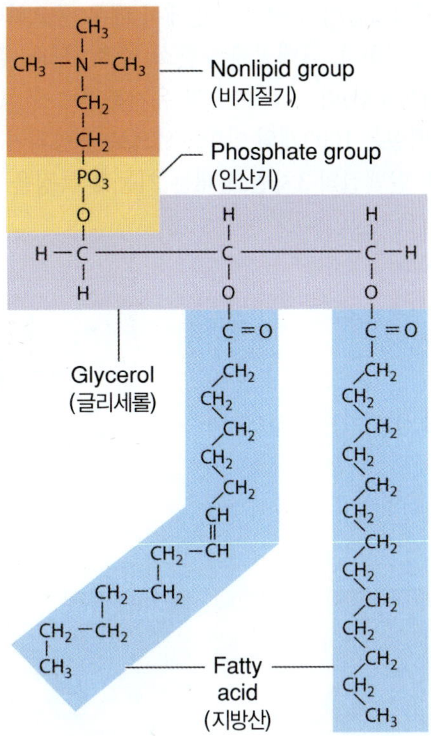


인지질에서 인산기가 2개의 지방산(글리세리드)을 비지질기에 붙여준다.

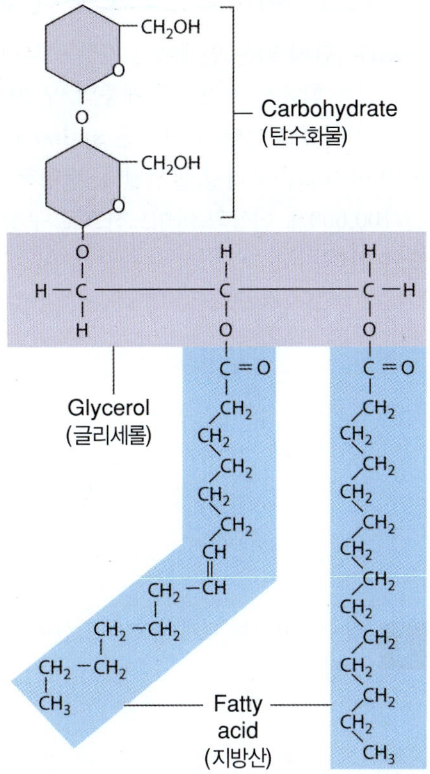


당지질에서 탄수화물이 2개의 지방산(글리세리드)에 붙는다.

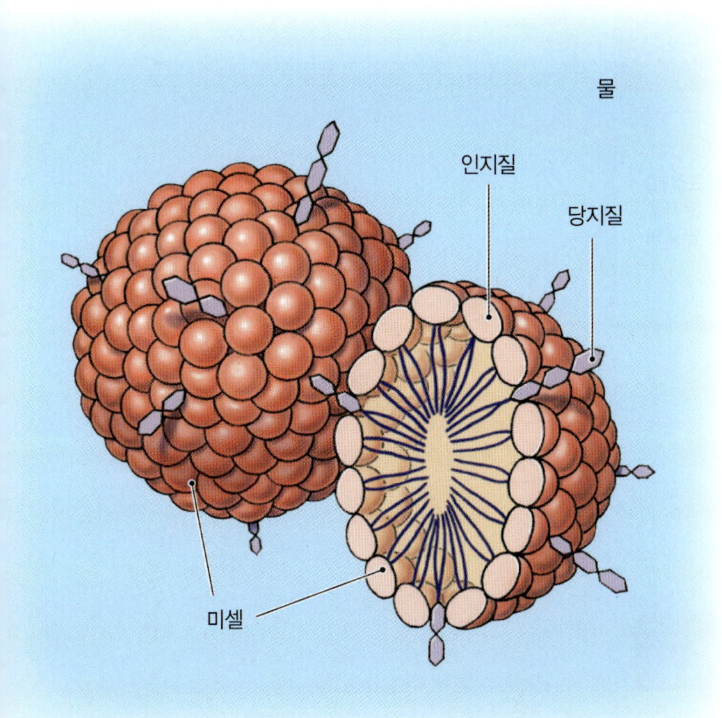


**4** 인지질과 당지질의 긴 탄화수소 꼬리는 소수성이지만, 반대편 끝은 비지질성 머리로서 친수성이다. 물속에서 많은 지질분자들이 방울 형태 또는 바깥쪽이 친수성을 띠는 **micelle(미셀)**을 형성한다. 식품에는 대부분 지질과 유기분자의 혼합물이 들어 있으며 인체 내 소화기관에서는 음식물을 분해하여 미셀 형태를 만든다.

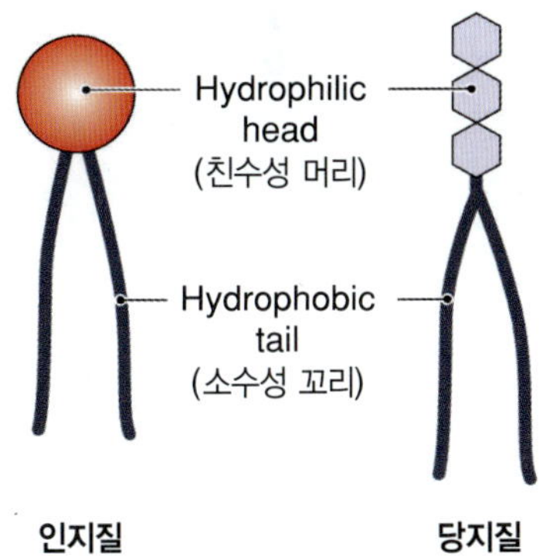


### 모듈 2.10 복습

a. 체내에는 왜 콜레스테롤이 필요한가?

b. 스테로이드, 인지질, 당지질의 기본 기능을 설명하시오.

c. 인지질과 당지질이 미셀을 형성할 때 이들의 방향을 설명하시오.

## 단백질은 아미노산으로부터 생성된다

**Protein(단백질)**은 인체에서 가장 풍부한 유기화합물이며 여러 측면에서 매우 중요하다. 인체는 여러 종류의 단백질을 함유하고 있으며 체중의 약 20%를 차지한다. 단백질에는 탄소, 수소, 산소, 질소로 구성되며 소량의 황과 인이 존재한다. 단백질은 **amino acid(아미노산)**라는 긴 사슬의 유기분자로 구성된다. 체내에서는 20가지의 아미노산이 다량 발견된다. 전형적인 단백질은 1000개의 아미노산으로 구성되며 가장 큰 단백질 복합체는 100,000개 이상의 아미노산으로 구성된다. 단백질의 3차원 형태는 기능적 특징을 결정하는 데 중요한 역할을 한다.

**1** 모든 아미노산은 기본 구성요소가 같다.

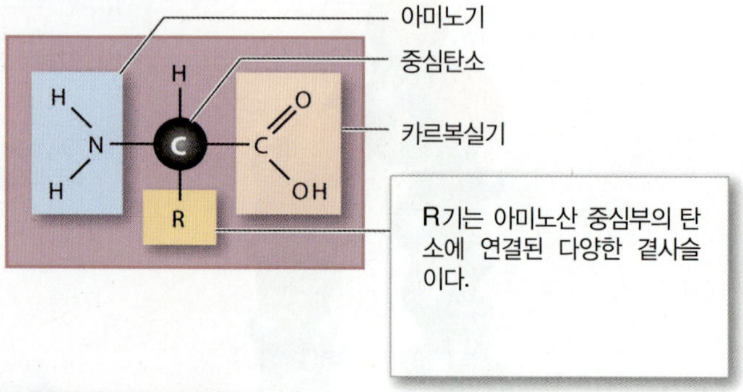


**2** 탈수합성으로 2개의 아미노산이 연결될 수 있다.

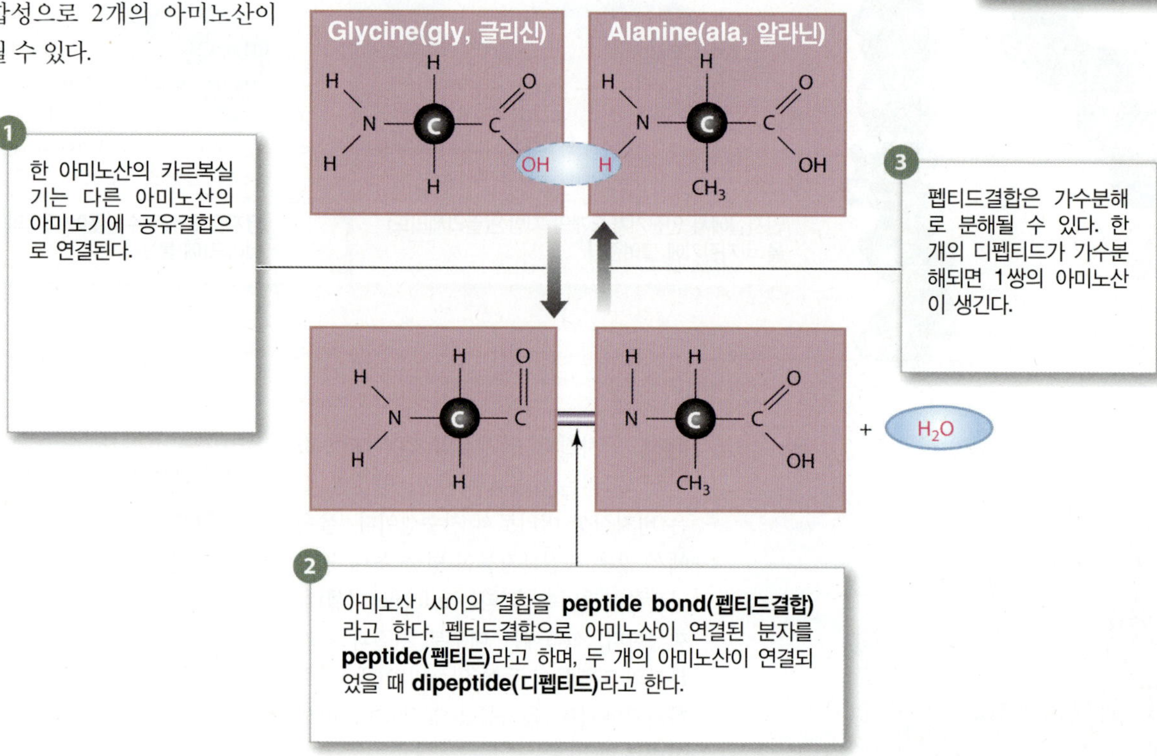


**3** 아미노산이 첨가되면서 사슬이 길어진다. 3번째 아미노산이 연결되면 tripeptide(트리펩티드)가 된다. 트리펩티드와 길이가 더 긴 펩티드 사슬을 **polypeptide(폴리펩티드)**라고 한다. 100개 이상의 아미노산으로 구성된 폴리펩티드를 보통 단백질이라 한다. 단백질은 구조가 복잡한 정도에 따라 4단계로 나눈다. 가장 기본적인 구조는 단백질의 1차 구조이다.

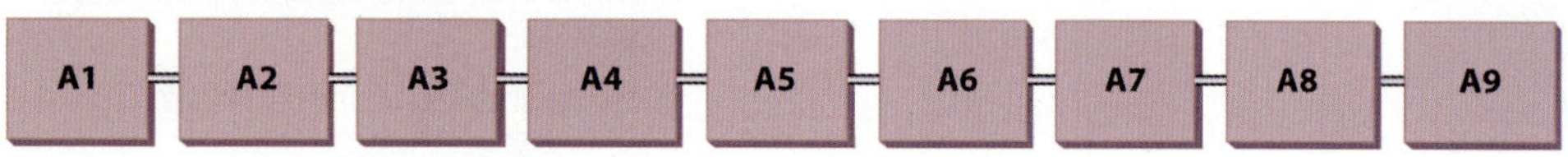

**단백질의 1차 구조**

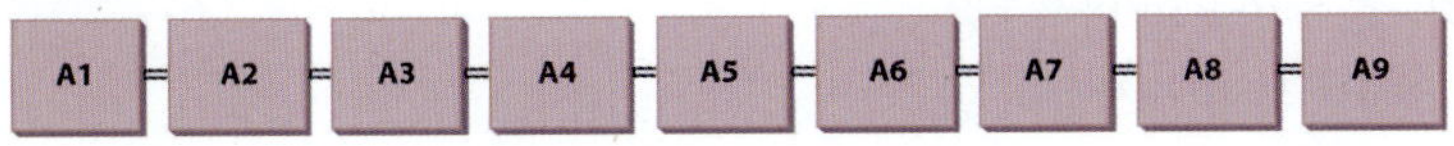


**Primary structure(1차 구조)**는 단일 폴리펩티드의 길이를 따라 아미노산이 연결된 것이다.

**2차 구조**

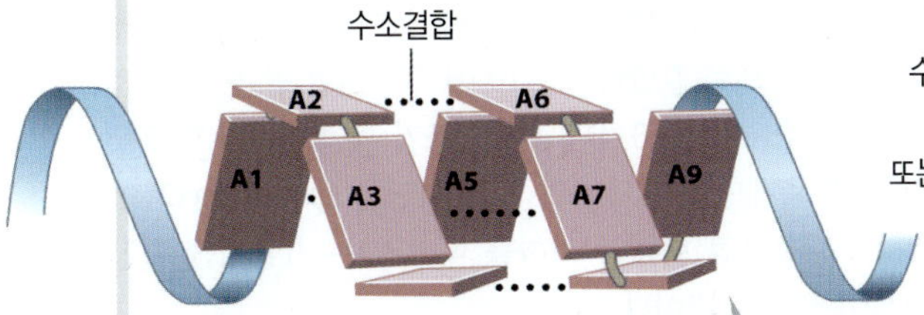


알파나선 구조

또는

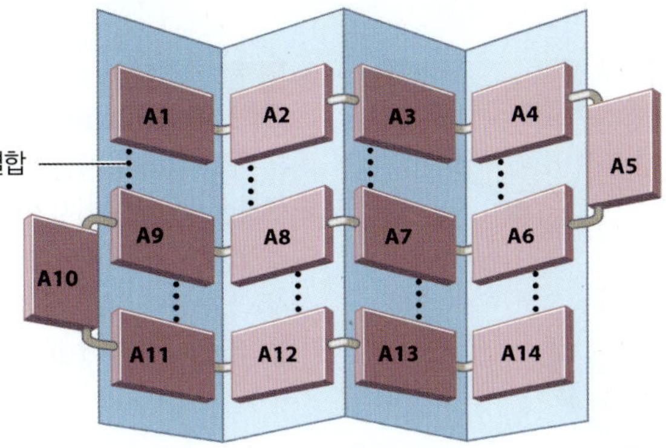


베타병풍 구조

**Secondary structure(2차 구조)**는 폴리펩티드 사슬의 서로 다른 부분에 있는 원자들 사이의 결합으로 생긴다. 예를 들어 수소결합으로 알파나선 구조나 베타 병풍구조가 생길 수 있다.

**3차 구조**

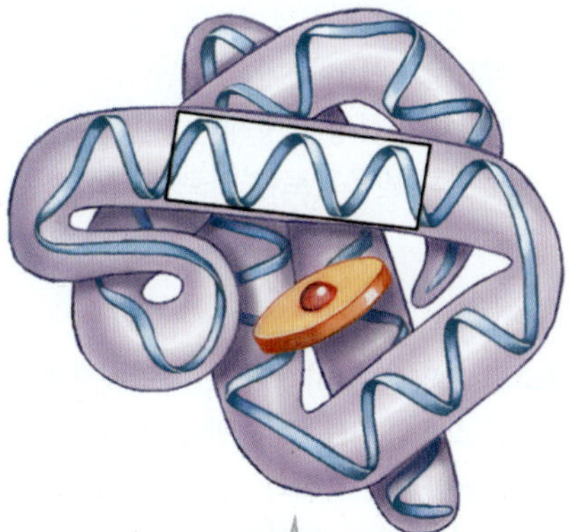

**Tertiary structure(3차 구조)**는 단백질이 복잡하게 꼬이고 접혀서 3차원 형상을 갖게 되면서 생긴다. 폴리펩티드 사슬과 주위 물분자 간의 상호작용 결과로 3차 구조가 생기며, 이는 단백질 분자의 다른 부위에 있는 R기 사이의 상호작용을 더 빠르게 만든다.

체온이 정상범위를 넘으면 단백질의 형태가 변하며 효소 기능이 저하되어 결국 단백질 **denaturation(변성)**이 일어나게 되면 3차나 4차 구조에 변화가 생긴다. 체온이 매우 높아지면 (43°C 이상) 구조 단백질과 효소의 변성이 곧바로 기관과 기관계통에 회복하기 힘들 정도의 손상을 초래하게 되어 치명적일 수 있다.

**4차 구조**

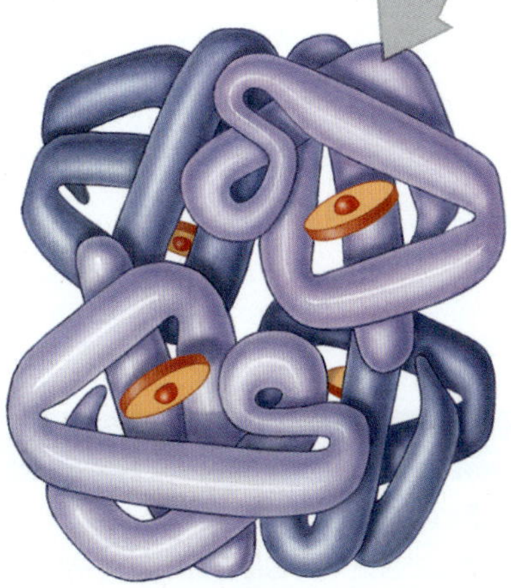

**헤모글로빈**
(구형 단백질)

또는

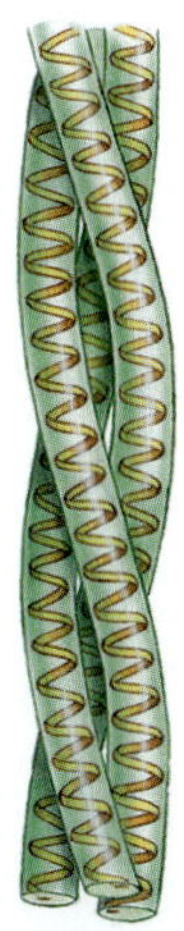

**케라틴**
(섬유성 단백질)

**Quaternary structure(4차 구조)**는 각각의 폴리펩티드 사슬 사이의 상호작용으로 생겨 단백질 복합체를 형성한다. 단백질인 **hemoglobin(헤모글로빈)**에는 4개의 폴리펩티드 소단위가 있다. 헤모글로빈은 적혈구 내에 있으며 산소와 결합하여 이동하는 구형 단백질이다. 인체 내 일반적인 구조 단백질인 **keratin(케라틴)**과 **collagen(콜라겐)**은 3개의 선형 소단위가 꼬인 형태로 섬유성 단백질을 구성한다.

### 모듈 2.11 복습

a. 단백질에 대해 설명하시오.

b. 두 아미노산의 탈수합성 과정 중 어떤 종류의 결합이 형성되는가?

c. 단백질을 끓이면 구조와 기능적 특징에 어떤 영향을 주는가?

## 효소와 단백질은 중요한 조절기능을 가지고 있다

인체 내에서 일어나는 모든 작용은 특정 효소가 있기 때문에 가능하다. 효소 반응의 반응물을 **substrate(기질)**라고 한다. 기질 사이에 상호작용이 일어나는 화학반응에서 특정 생성물이 만들어진다. 효소는 자신이 영구적으로 변하거나 소모되지 않고 화학반응의 속도만 가속화시키는 촉매로 작용하기에 앞서 기질이 효소의 특정 부위에 결합해야 한다.

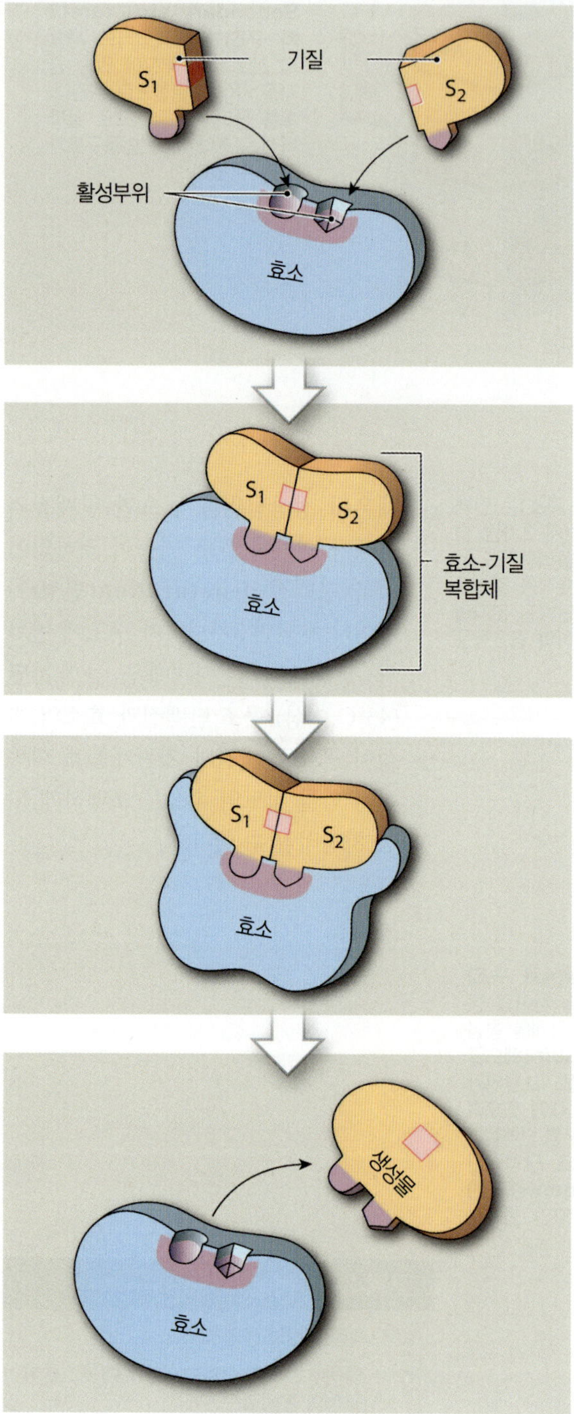


**1** 기질과의 결합은 반응에 참여하는 효소분자의 모양에 따라 결정된다. 기질과의 결합은 **active site(활성부위)**에서 일어나며, 기질에 움푹 들어간 주머니 모양에는 마치 열쇠가 자물쇠에 들어맞는 모양으로 결합한다. 이곳에 수소결합 같은 약한 전기적인 힘이 물리적 결합을 강화시킨다. 효소의 3차나 4차 구조가 활성부위의 형태를 결정한다. 각 효소는 오직 한 종류의 촉매만을 담당하며 이런 성질을 **specificity(특이성)**라고 한다. 효소의 활성부위가 오직 특정 형태와 전하를 띠고 있는 기질에만 결합할 수 있기 때문에 효소의 특이성이 생기는 것이다.

**2** 효소는 기질과 결합하여 **enzyme-substrate complex(효소-기질 복합체)**가 만들어진다. 세포마다 다양한 효소를 가지고 있으며, 특정 효소는 어느 것이나 한 조건에서 활성이 있지만 다른 조건에서는 활성이 없을 수도 있다. 활성부위의 특성이 변화함으로써 효소의 3차나 4차 구조의 변화가 일어날 수도 있고 일어나지 않을 수도 있는데 이것이 효소-기질 복합체의 형성을 방해한다. 변화는 매우 빨리 일어나므로 효소의 활성이나 비활성은 반응률과 반응경로를 빠르게 조절하는 중요한 방법이기도 하다.

**3** 기질과의 결합은 효소의 모양을 일시적이며, 가역적으로 변화시킨다. 이 변화가 기질분자에 물리적인 스트레스를 주어 반응을 더 진행하도록 할 수 있으며 그런 뒤에 효소는 생성물을 만들어낸다. 기질과 결합한 효소의 형태적 변화가 반응을 촉매하기에 충분한 경우도 있으며, 필요한 활성화에너지에 외부조건이 필요한 경우도 있다.

**4** 반응이 완료된 생성물은 활성부위에서 떨어져 나오고 효소는 전 과정을 반복할 수 있는 자유로운 상태가 된다. 모든 효소분자가 빠른 속도로 연속적인 반응을 할 경우 기질농도가 증가해도 반응속도에는 영향을 주지 않는다.

### 모듈 2.12 복습

a. 활성부위를 설명하시오.

b. 효소반응에서 반응물을 무엇이라 부르는가?

c. 효소의 구조와 특이적인 반응을 연관지어 설명하시오.

2.13

# 효소작용 중에 방출된 에너지 일부가 고에너지 화합물에 저장되거나 이동할 수 있다

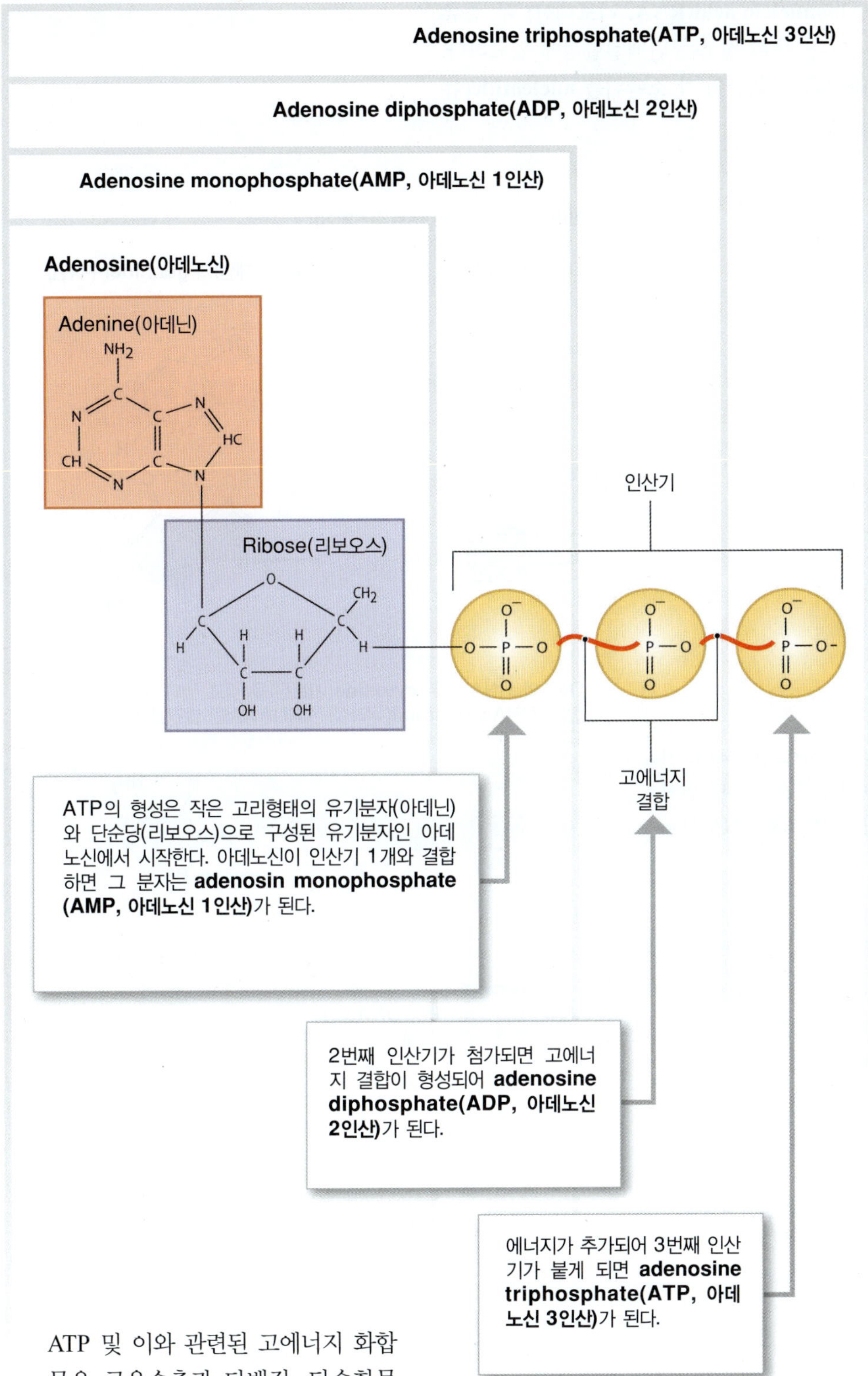


ATP 및 이와 관련된 고에너지 화합물은 근육수축과 단백질, 탄수화물 및 지질 합성에 필요한 효소작용 등 생명유지 현상에 필요한 에너지를 공급한다.

**1** 효소는 합성, 분해 또는 교환반응 등을 촉매한다. 생성물이 형성될 때는 에너지 공여체가 필요하며, **high-energy compound (고에너지 화합물)**가 이것에 해당한다. 고에너지 화합물은 공유결합인 **high-energy bond(고에너지 결합)**를 포함하고 있어서 조절된 조건 하에서 분해되어 에너지를 방출한다. 가장 흔한 고에너지 화합물은 **adenosine triphosphate (ATP, 아데노신 3인산)**이다.

**2** ADP에서 ATP가 생성되는 것은 가역반응이다. ATP가 분해될 때 저장된 에너지가 방출되면서 ADP가 된다. 세포는 한 부위에서 ATP를 합성하여 다른 부위에서 분해할 수 있으며 방출된 에너지를 필수 활동에 사용할 수 있다.

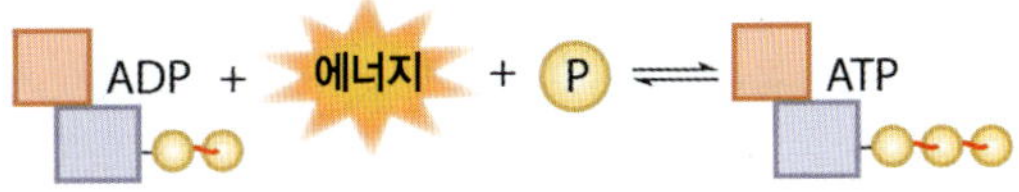


### 모듈 2.13 복습

a. 세포는 생명유지 기능에 필요한 에너지를 어디에서 얻는가?

b. ATP를 설명하시오.

c. AMP와 ADP를 비교하시오.

## DNA와 RNA는 핵산이다

**Nucleic acid(핵산)**는 탄소, 수소, 산소, 질소 및 인 등으로 구성된 큰 유기분자이다. 핵산은 **deoxyribonucleic acid(DNA, 디옥시리보핵산)**와 **ribonucleic acid(RNA, 리보핵산)** 두 종류가 있다. 핵산의 일차적 기능은 정보의 저장과 처리이다. 특히 정보는 단백질합성에 필요하다. 핵산은 탈수합성으로 형성된 한두 개의 긴 사슬로 구성된다. 핵산의 각 소단위를 **nucleotide(뉴클레오티드)**라고 한다.

**1** 뉴클레오티드는 인산기, 당, **nitrogen base(질소염기)**의 유기분자로 구성된다. 아데노신 1인산은 앞에서 설명한 핵산의 한 예이다.

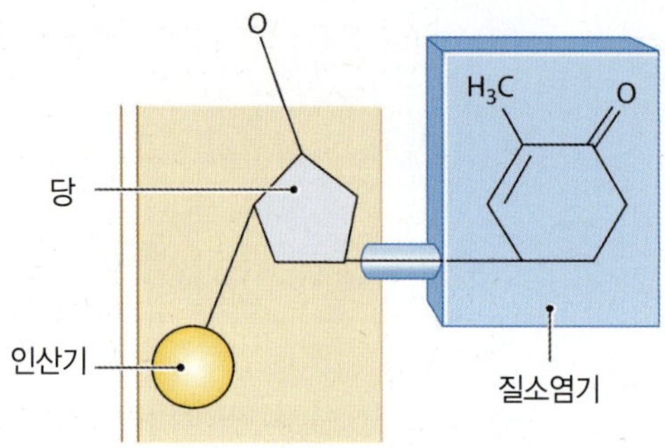


**2** 뉴클레오티드와 주변의 인과 당은 탈수합성에 의해 서로 연결되어, 기능적인 핵산의 긴사슬을 만든다. 이 분자의 "뼈대"는 당-인산-당-인산으로 길게 연결되며, 질소염기는 한쪽으로 튀어나와 있다. DNA와 RNA 모두 단백질 합성에 필요한 정보를 나르는 질소염기 서열로 구성된다.

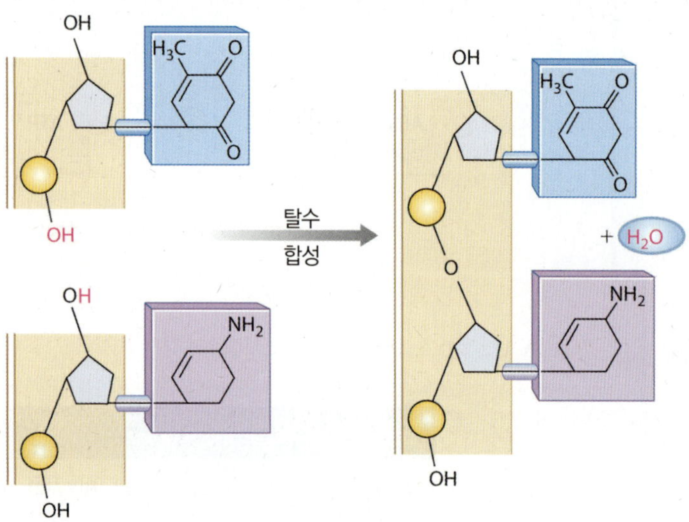


**Nitrogenous bases(질소염기)**

DNA와 RNA에서 발견되는 **adenine(아데닌)**과 **guanine(구아닌)**

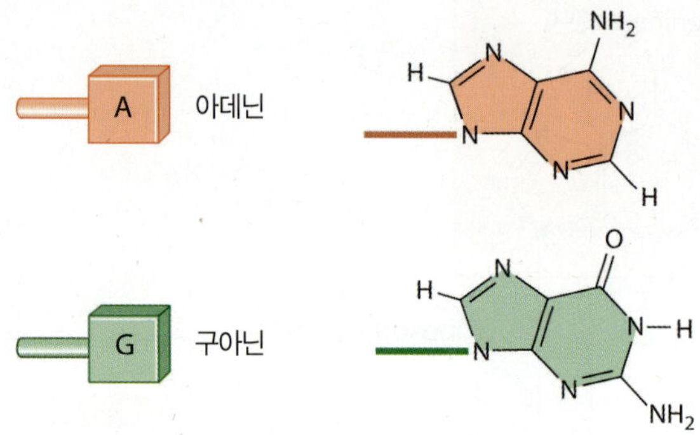


DNA와 RNA 모두 **cytosine(시토신)**을 갖고 있다. **Thymine(티민)**은 DNA에서, **uracil(우라실)**은 RNA에서만 발견된다.

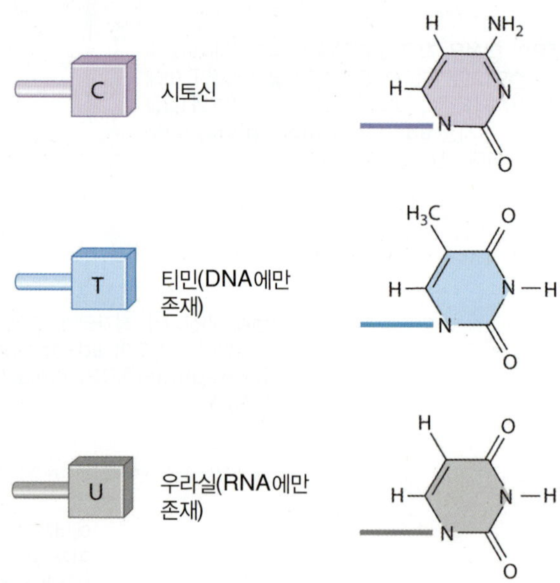

### DNA와 RNA의 비교

| 특징 | DNA | RNA |
|---|---|---|
| 당 | 디옥시리보오스 | 리보오스 |
| 질소염기 | 아데닌(A), 구아닌(G), 시토신(C), 티민(T) | 아데닌(A), 구아닌(G), 시토신(C), 우라실(U) |
| 뉴클레오티드수 | 항상 4500만 개 이상 | 적게는 100 이하에서 50,000개 정도로 다양 |
| 분자형태 | 이중나선으로 꼬여 있는 두 가닥 | 3개의 주요 형태(mRNA, tRNA, rRNA)의 가닥을 따라 연결된 수소결합이 다양함 |
| 기능 | 단백질 합성을 조절하는 유전정보를 저장 | DNA가 지시한 단백질 합성을 수행 |

**3** DNA 분자는 한 쌍의 핵산 사슬로 구성된다. 상보적인 질소염기 사이의 수소결합이 두 가닥을 연결시킨다. 질소염기 중 아데닌은 티민과 시토신은 구아닌하고만 결합하므로 그 결과 아데닌-티민(A-T)과 시토신-구아닌(C-G)의 **complementary base pair(상보적인 염기쌍)**가 만들어지며, DNA 분자의 뉴클레오티드 두 가닥을 **complementary strand (상보적 가닥)**라고 한다.

**4** RNA 분자는 단일 핵산사슬로 구성된다. RNA의 형태와 기능은 뉴클레오티드의 서열과 이들 간의 상호작용에 의한다.

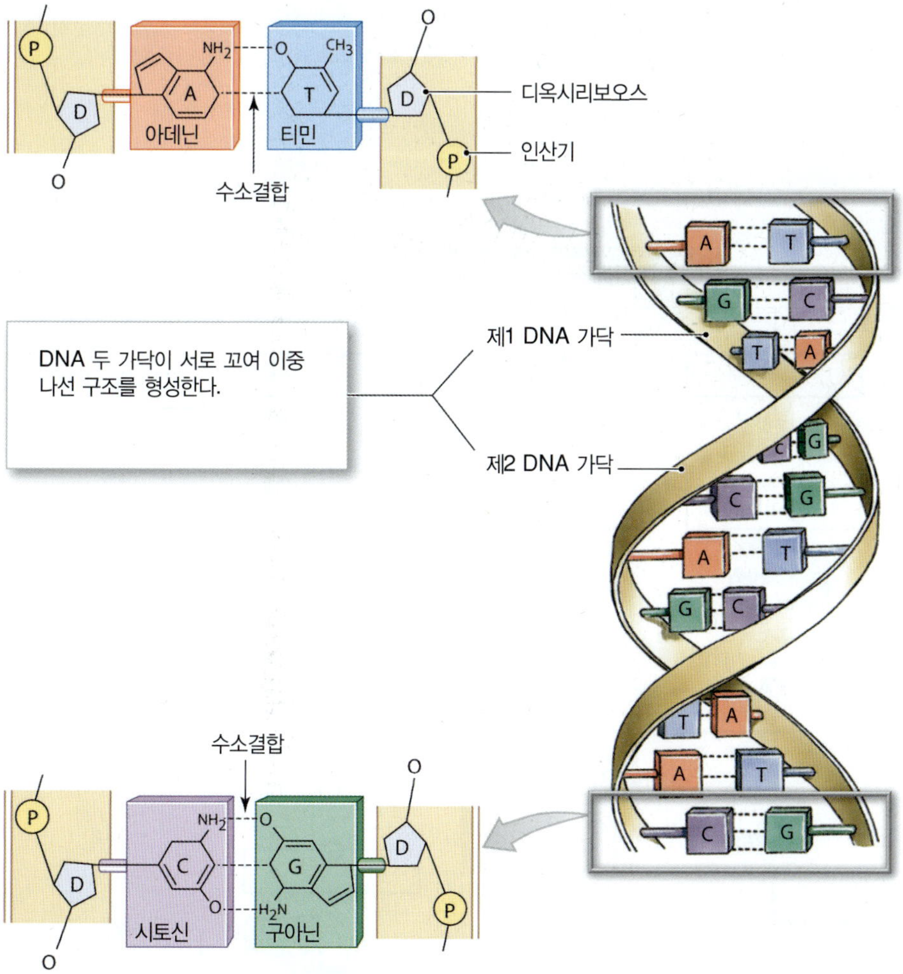


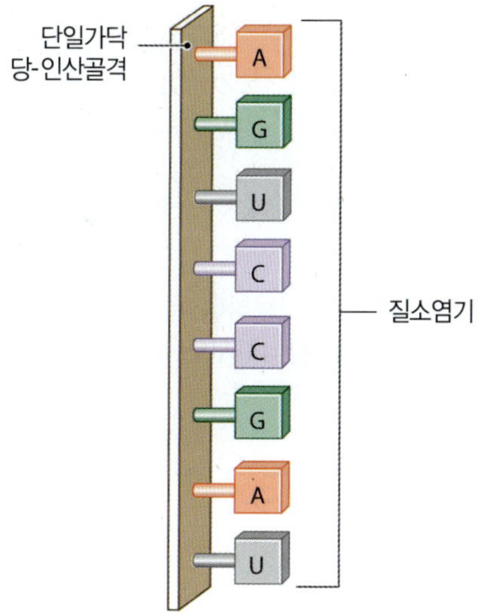


**모듈 2.14 복습**

a. 핵산을 설명하시오.

b. DNA의 상보적인 가닥이 어떻게 연결되어 있는지 설명하시오.

c. 리보오스, 질소염기, 인산기로 구성된 큰 유기분자는 어떤 종류의 핵산인가?

## 1. 연결하기

왼쪽 용어와 가장 관계가 밀접한 것을 고르시오.

| 용어 | | 설명 |
|---|---|---|
| • 단당류 | a ______ | 동물조직에서 에너지를 저장하는 다당류 |
| • ATP | b ______ | 이당류 분자 |
| • 다중불포화 | c ______ | 하나 이상의 이중공유결합이 있는 지방산 |
| • 글리세롤 | d ______ | 기질과 결합하는 효소부위 |
| • 콜레스테롤 | e ______ | 지방산과 결합한 3탄소 분자 |
| • 자당 | f ______ | 세포막에 필요한 스테로이드 |
| • 글리코겐 | g ______ | 아데노신과 3인산기를 포함한 고에너지 화합물 |
| • 활성부위 | h ______ | 리보오스당을 포함한 핵산 |
| • 뉴클레오티드 | i ______ | 아미노산의 카르복실기와 아미노기 사이의 공유결합 |
| • RNA | j ______ | 당, 인산기, 질소염기를 포함한 유기분자 |
| • 펩티드 | k ______ | 단순당 |

## 2. 용어

왼쪽의 단어를 포함하면서 중간의 표시된 의미를 갖는 용어를 빈칸에 적으시오.

| 접두어 | 의미 | 용어 |
|---|---|---|
| a poly– | 많은 | ______ |
| b tri– | 3개의 | ______ |
| c di– | 2개의 | ______ |
| d glyco– | 당 | ______ |

## 3. 개념지도

왼쪽 용어를 한번 사용하여 유기화합물의 지도를 완성하시오.

- 지질
- 탄수화물
- 핵산
- 이당류
- RNA
- 지방산
- 인산기
- 글리세롤
- 다당류
- 단백질
- 단당류
- ATP
- 아미노산
- DNA
- 뉴클레오티드

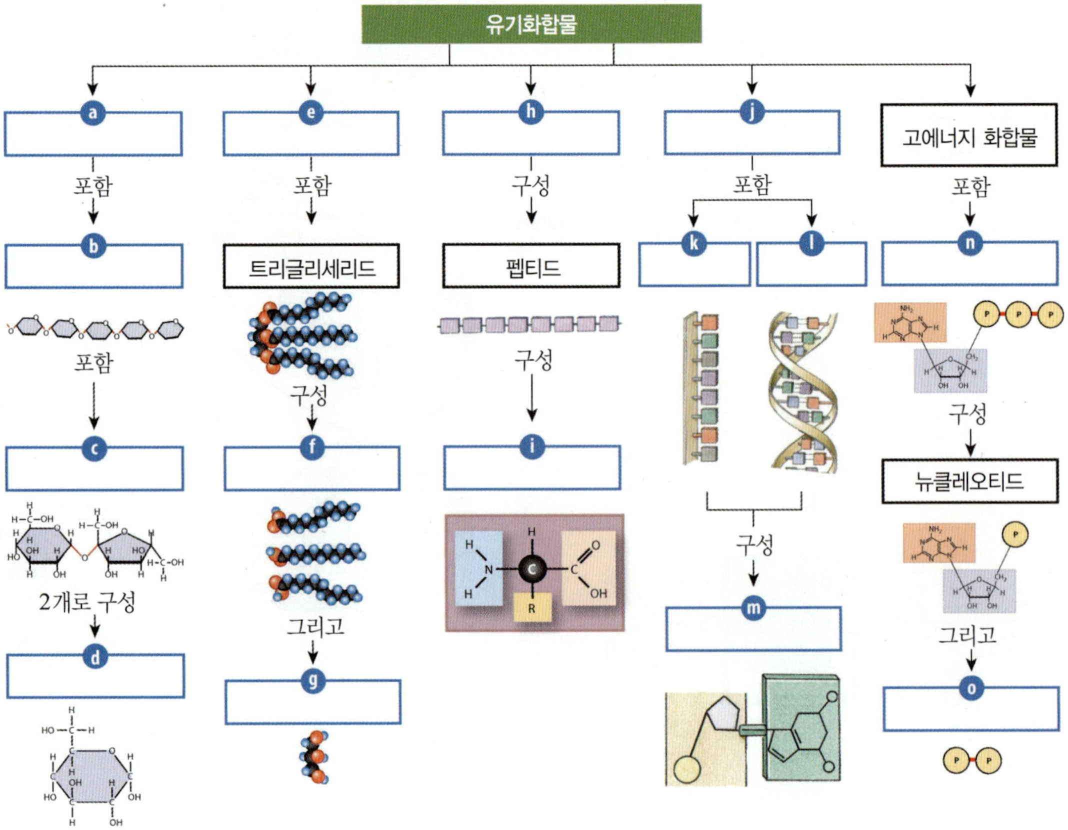

# 핵심 용어로 윤곽 파악하기

각 모듈마다 차례대로 열거한 용어를 이용하여 내용을 요약하시오.

## 1절

### Atom(원자)과 Molecule(분자)

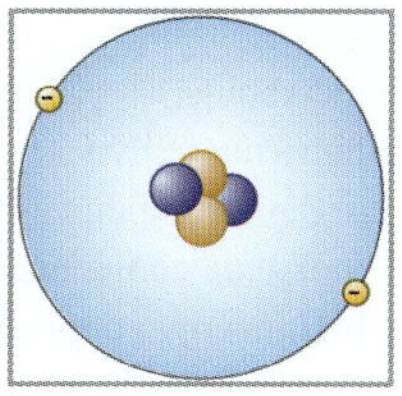

- mass(질량)
- atom(원자)
- subatomic particle (아원자입자)
- proton(양성자)
- neutron(중성자)
- electron(전자)
- nucleus(핵)
- electron cloud (전자구름)
- molecule(분자)

## 2.1

### 전형적인 원자는 양성자, 중성자, 전자를 포함하고 있다

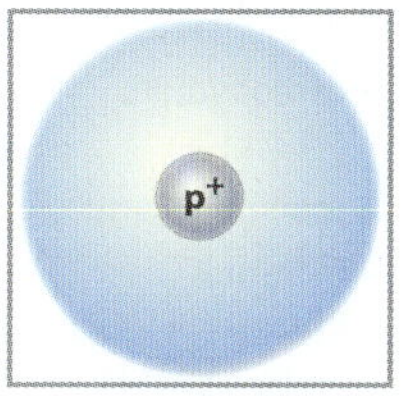


- atomic number (원자번호)
- mass number (질량수)
- element(원소)
- electron cloud (전자구름)
- electron shell (전자껍질)
- isotope(동위원소)
- atomic weight (원자량)
- atomic mass unit (원자질량단위, amu)
- ○ dalton(달톤)
- trace element (미량원소)
- chemical symbol (화학기호)

## 2.2

### 전자는 여러 에너지 수준을 채우고 있다

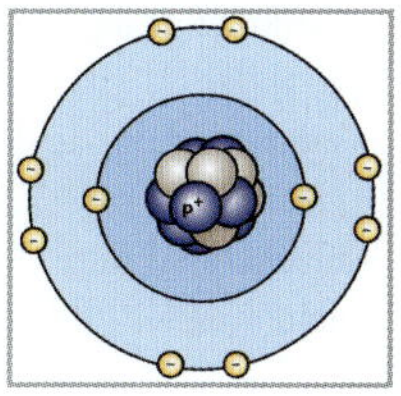

- inert(비활성)
- inert gas(비활성 기체)
- reactive(반응성의)
- cation(양이온)
- anion(음이온)
- chemical bond(화학결합)

## 2.3

### 가장 흔한 화학결합은 이온결합과 공유결합이다

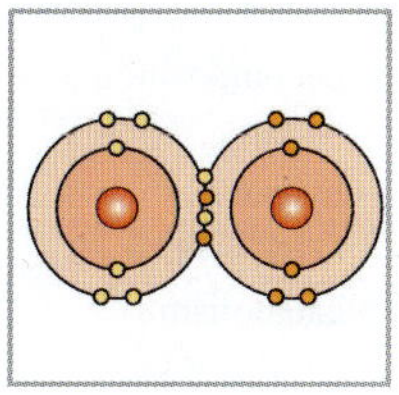

- compound(화합물)
- ionic bond (이온결합)
- covalent bond (공유결합)
- molecule(분자)
- nonpolor molecule (비극성분자)
- single covalent bond(단일공유결합)
- double covalent bond(이중공유결합)
- Polar molecule (극성분자)
- polar covalent bond(극성공유결합)
- hydrogen bond (수소결합)

## 2절

### Chemical Reaction(화학반응)

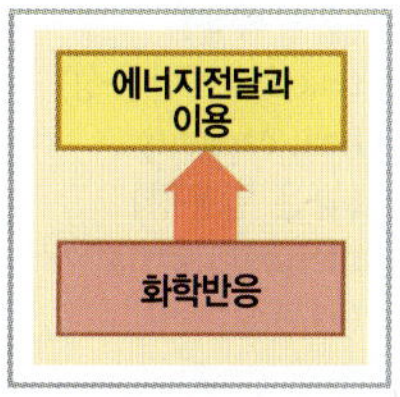


- reactant(반응물)
- product(생성물)
- metabolism(대사)
- work(일)
- energy(에너지)
- kinetic energy (운동에너지)
- potential energy (위치에너지)

## 2.4

### 화학기호로 효소의 도움을 받는 화학반응을 설명할 수 있다

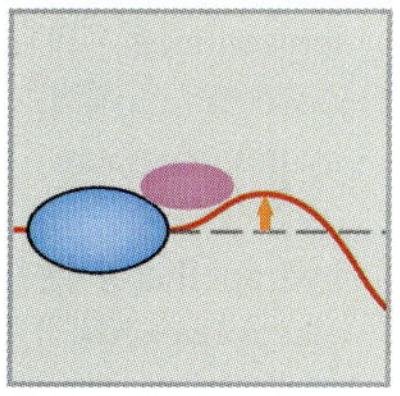

- chemical notation (화학기호)
- formula(화학식)
- balanced equation (균형잡힌 방정식)
- activation energy (활성화에너지)
- enzyme(효소)
- catalyst(촉매)
- metabolic pathway (대사경로)
- exergonic (발열반응, 발열성)
- endergonic (흡열반응, 흡열성)

• = 해당 모듈에서 굵은 문자로 표시한 용어

## 2.5

### 화학반응에는 3가지 기본 유형이 있다

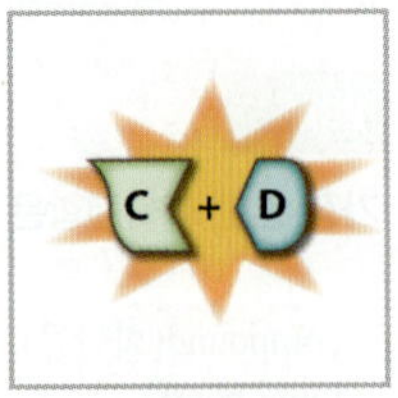


- decomposition (분해)
- hydrolysis (가수분해)
- catabolism (이화작용)
- synthesis(합성반응)
- dehytdration synthesis(탈수합성)
- anabolism(동화작용)
- equilibrium(평형)
- exchange reaction (교환반응)

## 3절

### 우리 몸에서 물의 중요성

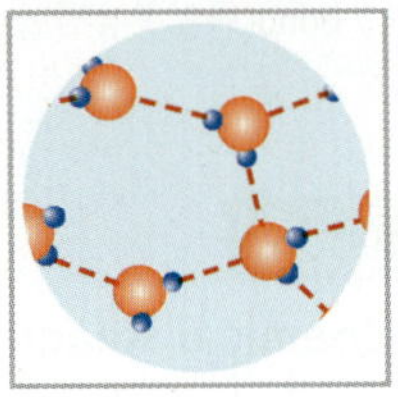

- lubrication (윤활작용)
- reactivity(반응성)
- heat capacity (높은 열용량)
- thermal inertia (열관성)
- solubility(용해성)
- solution(용액)
- solvent(용매)
- solute(용질)
- aqueous solution (수용액)

## 2.6

### 생리계통은 물에 의존한다

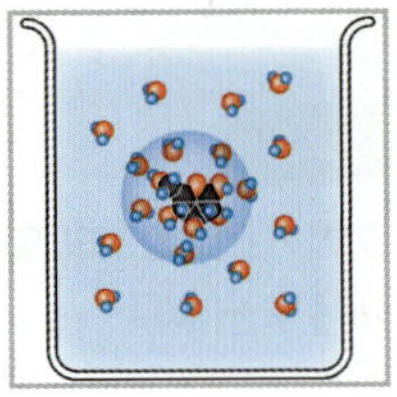

- ionization(이온화)
- dissociation(해리)
- hydration sphere (수화형태의 공)
- hydrophilic(친수성)
- electrolyte(전해질)
- colloid(콜로이드)
- suspension(현탁액)
- hydrophobic (소수성)

## 2.7

### 체액의 pH조절은 생명현상 유지를 위한 항상성에 필요하다

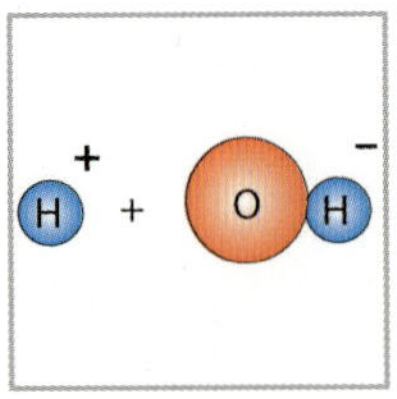


- hydrogen ion ($H^+$, 수소이온)
- hydroxide ion ($OH^+$, 수산이온)
- pH(산성도)
- acidosis(산증)
- alkalosis(알칼리증)
- acidic(산성)
- neutral(중성)
- basic(염기성)
- alkaline(알칼리성)
- acid(산)
- hydrochloric acid (염산)
- base(염기)
- sodium hydroxide (수산화나트륨)
- carbonic acid ($H_2CO_3$, 탄산)
- bicarbonate ion ($HCO_3^-$, 중탄산이온)
- salt(염)
- buffer(완충제)
- buffer system (완충계)

## 4절

### Metabolite(대사물질)와 Nutrient(영양소)

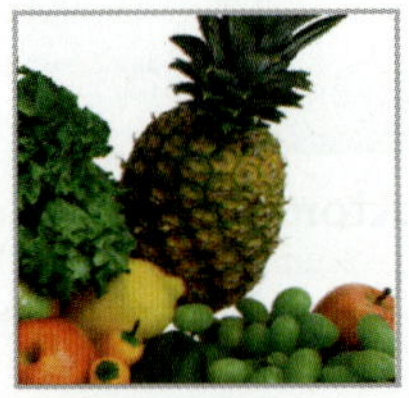

- metabolite(대사물질)
- nutrient(영양소)
- organic compound(유기화합물)
- inorganic compound(무기화합물)
- ○ high-energy compound(고에너지 화합물)

## 2.8

### 탄수화물에는 탄소, 수소 및 산소가 보통 1:2:1의 비율로 포함되어 있다

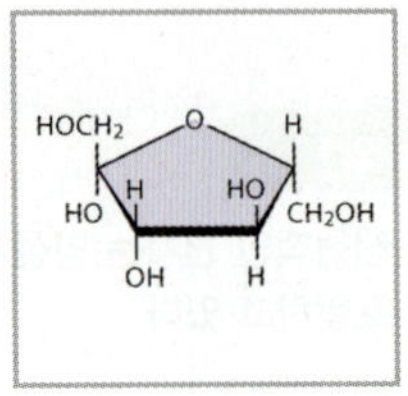


- carbohydrate (탄수화물)
- monosaccharide (단당류)
- glucose(포도당)
- ○ fructose(과당)
- disaccharide(이당류)
- sucrose (자당, 식이설탕)
- polysaccharide (다당류)
- starch(전분)
- glycogen(글리코겐)

## 2.9

### 지질에는 탄소:수소의 비가 1:2의 비율로 포함되어 있다

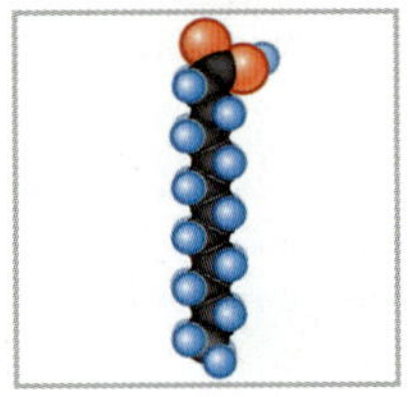

- lipid(지질)
- fatty acid(지방산)
- carboxyl group(카르복실기)
- saturated fatty acid (포화지방산)
- unsaturated fatty acid(불포화지방산)
- glycerol(글리세롤)
- fat(지방)
- monoglyceride (모노글리세리드)
- diglyceride (디글리세리드)
- triglyceride (트리글리세리드)

## 2.10

### 스테로이드, 인지질, 당지질은 다양한 기능을 한다

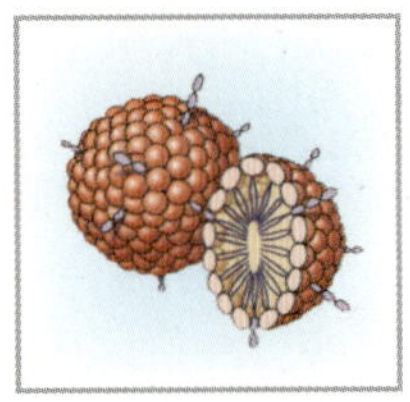

- structure lipid (구조 지질)
- steroid(스테로이드)
- cholesterol (콜레스테롤)
- hospholipid(인지질)
- glycolipid(당지질)
- micelle(미셀)

• = 해당 모듈에서 굵은 문자로 표시한 용어

**2.11**

### 단백질은 아미노산으로부터 생성된다

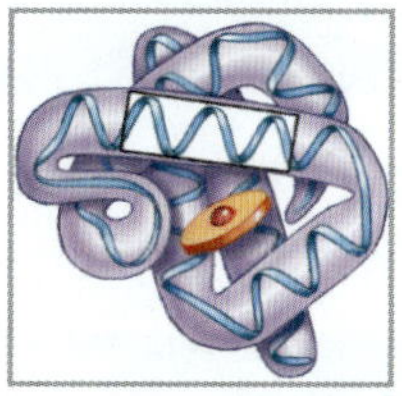

- protein(단백질)
- amino acid (아미노산)
- peptide bond (펩티드결합)
- peptide(펩티드)
- dipeptide(디펩티드)
- polypeptide (폴리펩티드)
- primary structure (1차 구조)
- secondary structure (2차 구조)
- tertiary structure (3차 구조)
- quaternary structure (4차 구조)
- hemoglobin (헤모글로빈)
- keratin(케라틴)
- collagen(콜라겐)
- denaturation(변성)

**2.12**

### 효소와 단백질은 중요한 조절기능을 가지고 있다

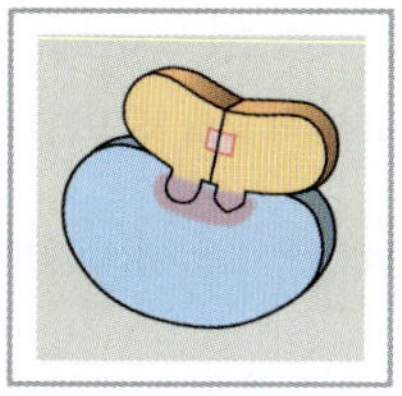

- substrate(기질)
- active site(활성부위)
- specificity(특이성)
- enzyme-substrate complex(효소-기질 복합체)

**2.13**

### 효소작용 중에 방출된 에너지 일부가 고에너지 화합물에 저장되거나 이동할 수 있다

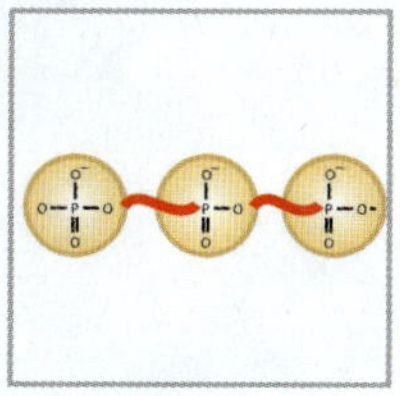

- high-energy compound (고에너지 화합물)
- high-energy bond (고에너지 결합)
- adenosine triphosphate (ATP, 아데노신 3인산)
- adenosine monophosphate (AMP, 아데노신 1인산)
- adenosine diphosphate (ADP, 아데노신 2인산)

**2.14**

### DNA와 RNA는 핵산이다

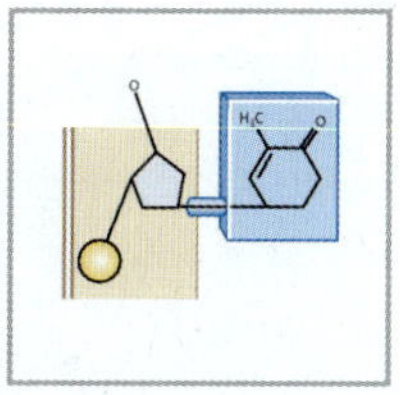

- nucleic acid(핵산)
- deoxyribonucleic acid(DNA, 디옥시리보핵산)
- ribonucleic acid (RNA, 리보핵산)
- nucleotide (뉴클레오티드)
- nitrogen base (질소염기)
- adenin(아데닌)
- guanin(구아닌)
- cytosine(시토신)
- thymine(티민)
- uracil(우라실)
- complementary base pair (상보적인 염기쌍)
- complementary strand(상보적 가닥)

• = 해당 모듈에서 굵은 문자로 표시한 용어

## 2장 종합 복습 문제

1. 아원자 입자의 전기적 특성을 기초로 하여 나트륨과 염소원자가 이온이 될 때 크기가 어떻게 변하는지 예측해보시오.
2. 인체에서 중요한 완충계에는 다음과 같이 이산화탄소($CO_2$)와 중탄산염($HCO_3^-$)이 포함되어 있다.

$$CO_2 + H_2O \rightleftarrows H_2CO_3 \rightleftarrows H^+ + HCO_3^-$$

어떤 사람이 흥분하여 많은 양의 $CO_2$를 배출한다면 인체 내 pH에는 어떻게 영향을 받을까?

3. 생물학자가 유기분자가 들어 있는 시료를 분석하여 탄소, 수소, 산소, 질소, 인 등의 성분이 있음을 발견하였다. 이 정보를 기초로 하여, 시료분자는 탄수화물, 지질, 단백질, 핵산 중 어느 것일까?

2장에 있는 모든 모듈, 절, 종합 복습 문제의 풀이를 알고 싶으면 이 책의 뒷부분에 청색 식별표로 표시한 해답 페이지를 참조하시오.

# 3

# 세포와 조직 (Cells and Tissues)

## 학습성과

다음 각 학습성과 번호는 본문의 모듈 번호와 일치하며, 독자는 3장을 모두 공부한 후에 각 학습성과를 실천할 수 있어야 한다.

### 1절 • 세포 개요

- **3.1** 세포의 정의 및 소기관들의 구조와 기능을 기술한다.
- **3.2** 원형질막과 세포골격의 구조 및 기능을 설명한다.
- **3.3** 리보솜의 단백질 합성 기능 및 미토콘드리아의 에너지 생성 기능을 설명한다.
- **3.4** 골지복합체의 정의와 특수 기능을 기술한다.
- **3.5** 핵의 구성과 기능을 확인한다.
- **3.6** RNA 및 단백질 합성 과정을 확인한다.
- **3.7** 세포 생장과 분열 및 DNA 복제에 대해 논의한다.
- **3.8** 유사분열 과정을 묘사한다.
- **3.9** **임상의학 모듈** 세포분열과 암의 관련성을 논의한다.

### 2절 • 세포 안팎으로의 물질 출입은 어떻게 이루어지나?

- **3.10** 확산과정을 설명하고 몸에서의 중요성을 이해한다.
- **3.11** 수동수송과 능동수송의 차이를 설명하고 여러 종류의 과정들을 기술한다.

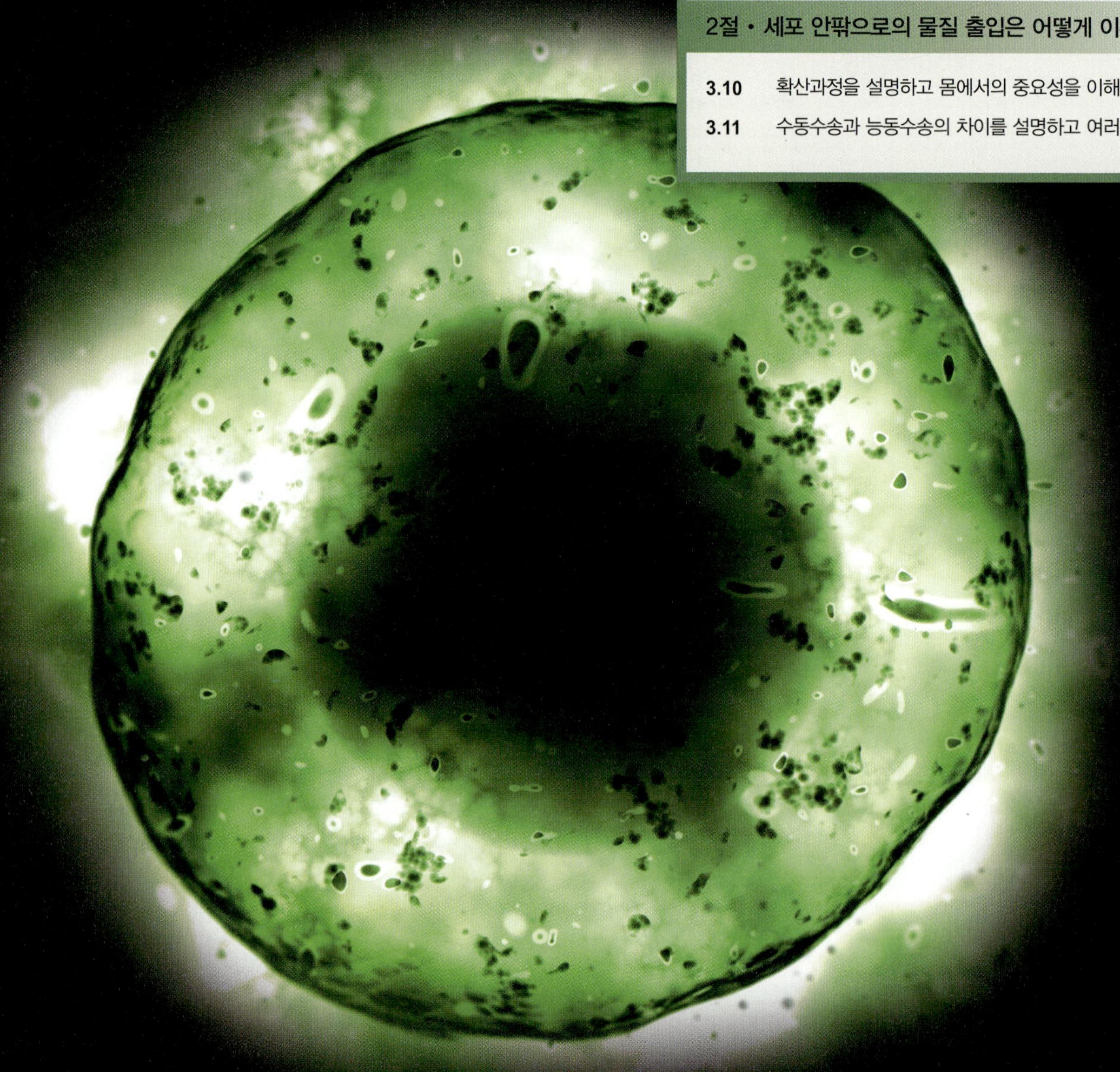

# 세포 개요

생명체를 구성하는 전형적인 세포는 직경이 약 0.1 mm로서 머리털 두께에 불과하다. 따라서 17세기에 현미경이 발명된 이후에야 비로소 세포의 구조를 관찰할 수 있게 되었다. 그 이후 연구로 세포이론이 정립된 것을 다음과 같이 요약할 수 있다:

세포는 모든 식물과 동물의 구조적 단위이다.

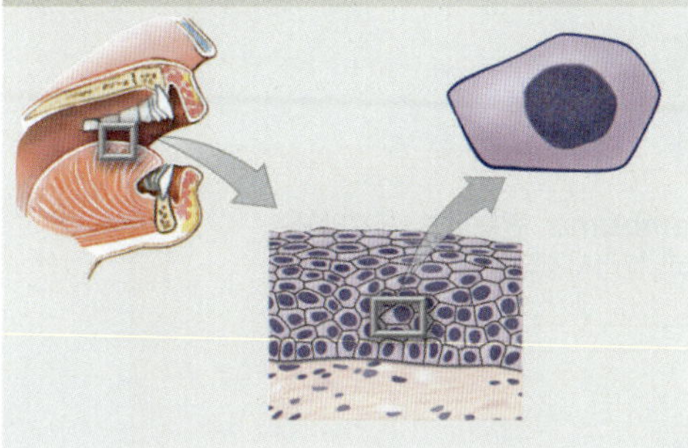

모든 새로운 세포는 기존의 세포분열로 유래한다.

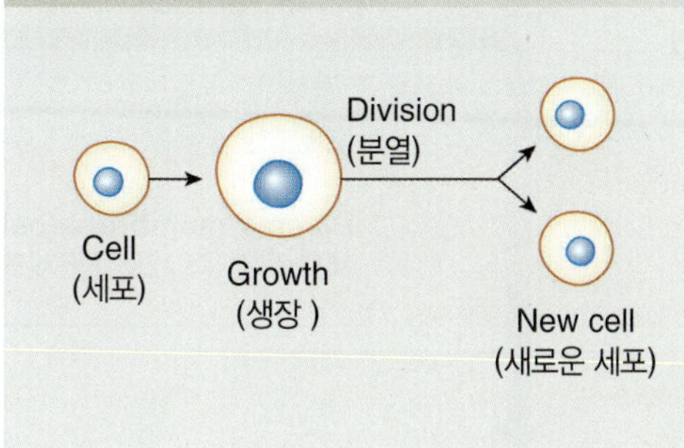


세포는 살아 있는 모든 생리기능을 수행하는 최소 단위이다.

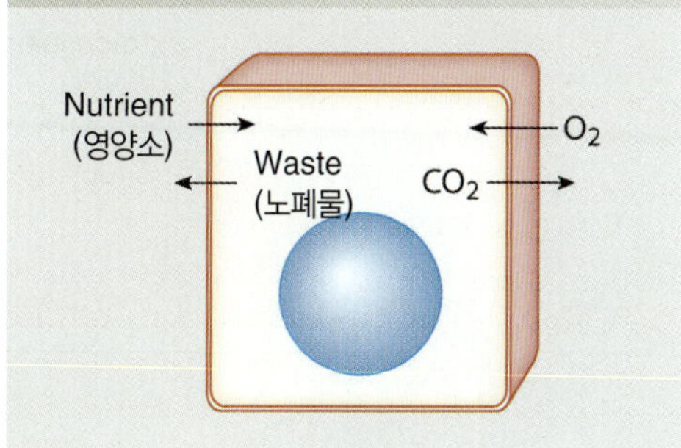


세포는 세포 수준에서 항상성을 유지하지만, 더 높은 단계의 조직에서 항상성을 유지하기 위해서는 통합되고 협동적인 세포작용이 요구된다. 세포들의 크기, 모양 및 기능은 매우 다양하지만 모든 세포들은 수정란이라고 하는 단일 세포에서 유래한 것 같은 자손인 셈이다.

**1** 정자를 받아들인 수정란은 신체 모든 세포로 분화할 수 있는 정보를 포함하고 있다.

**2** 처음 몇 번의 분열을 거치면 신체 어떤 세포로도 발달할 수 있는 totipotent cell(만능 세포)이 만들어진다. 분열이 더 진행되면서 새로운 세포들 간의 화학적 신호전달이 증가하여 발생 잠재능력이 제한되기 시작한다.

**3** 화학적 신호의 차이가 세포의 DNA에 영향을 미쳐 특정 유전자를 작동시키거나 멈추게 한다. 딸세포들은 특수한 구조와 기능을 갖게 되기 시작한다. 이러한 점진적 특수화 과정을 **differentiation(분화)**이라고 한다.

**4** 분화에 의해서 신체 4가지 기본 조직의 유형을 형성하는 특수한 세포들이 만들어진다. 이 4가지 조직 유형은 상피, 결합, 근육 및 신경조직이다.

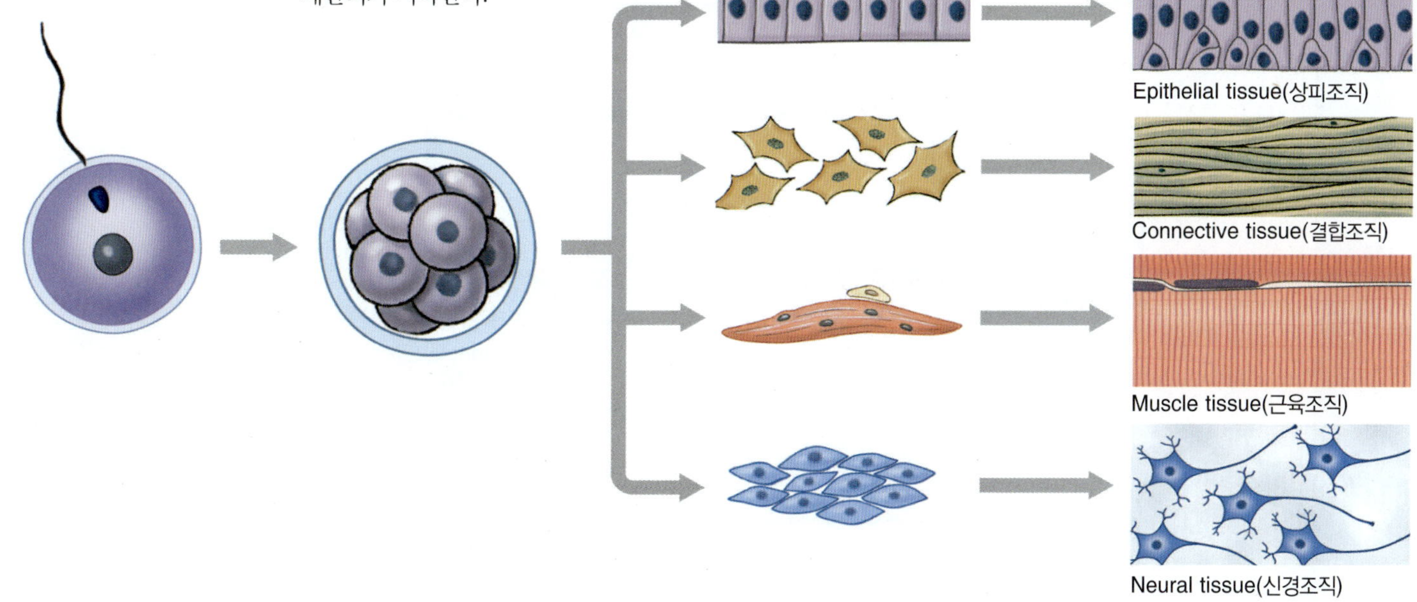

3.1

## 세포는 생명체의 최소 단위이다

우리 몸속 세포들은 **extracellular fluid(세포외액)**라고 하는 액체환경으로 둘러싸여 있다. 조직세포들 사이의 세포외액을 **interstitial fluid(간질액)**라고 한다. 세포의 주요 구성성분에 대해 소개하고자 한다. 세포의 모든 구성요소들이 모든 세포에 존재하는 것은 아니다.

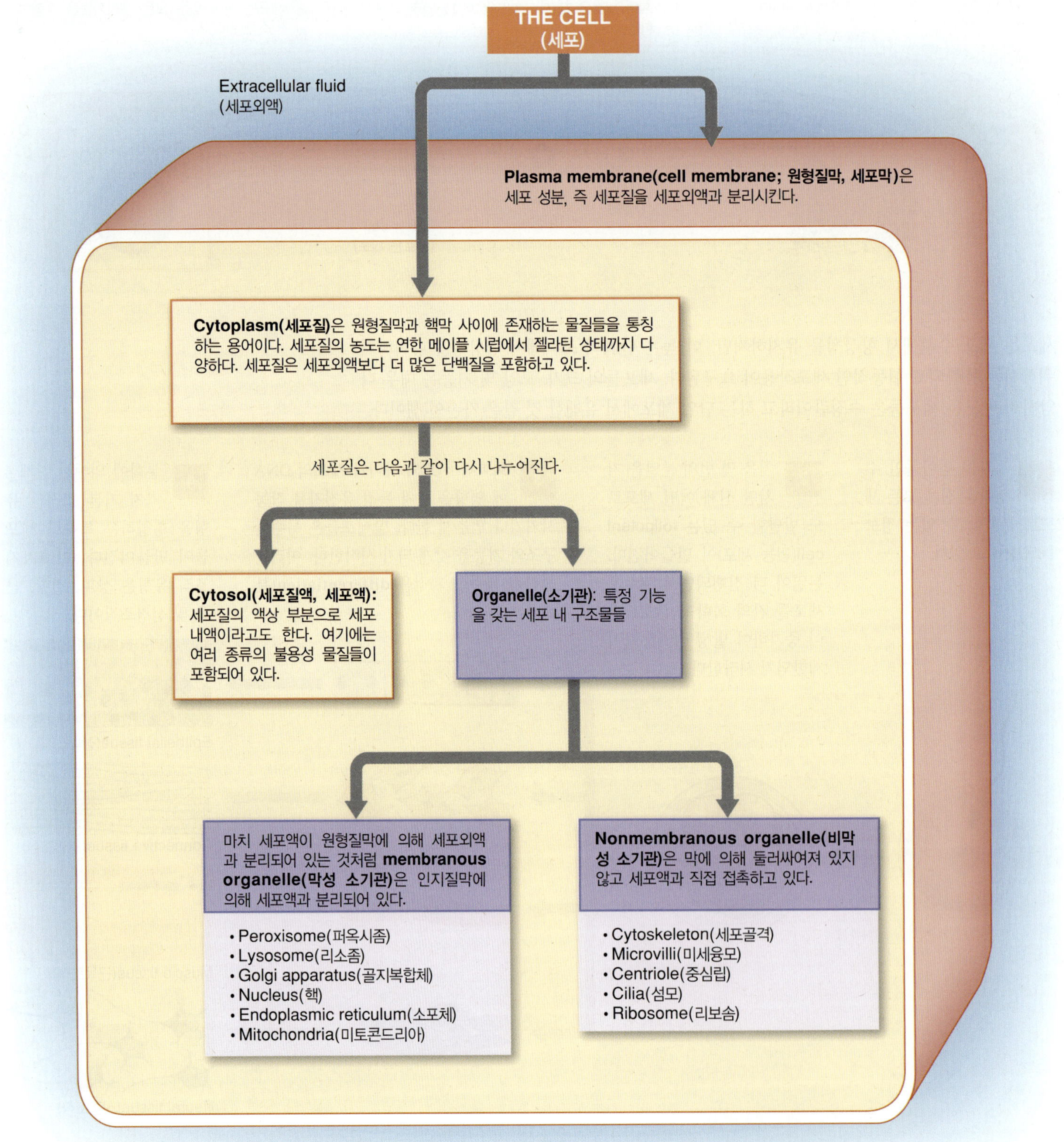

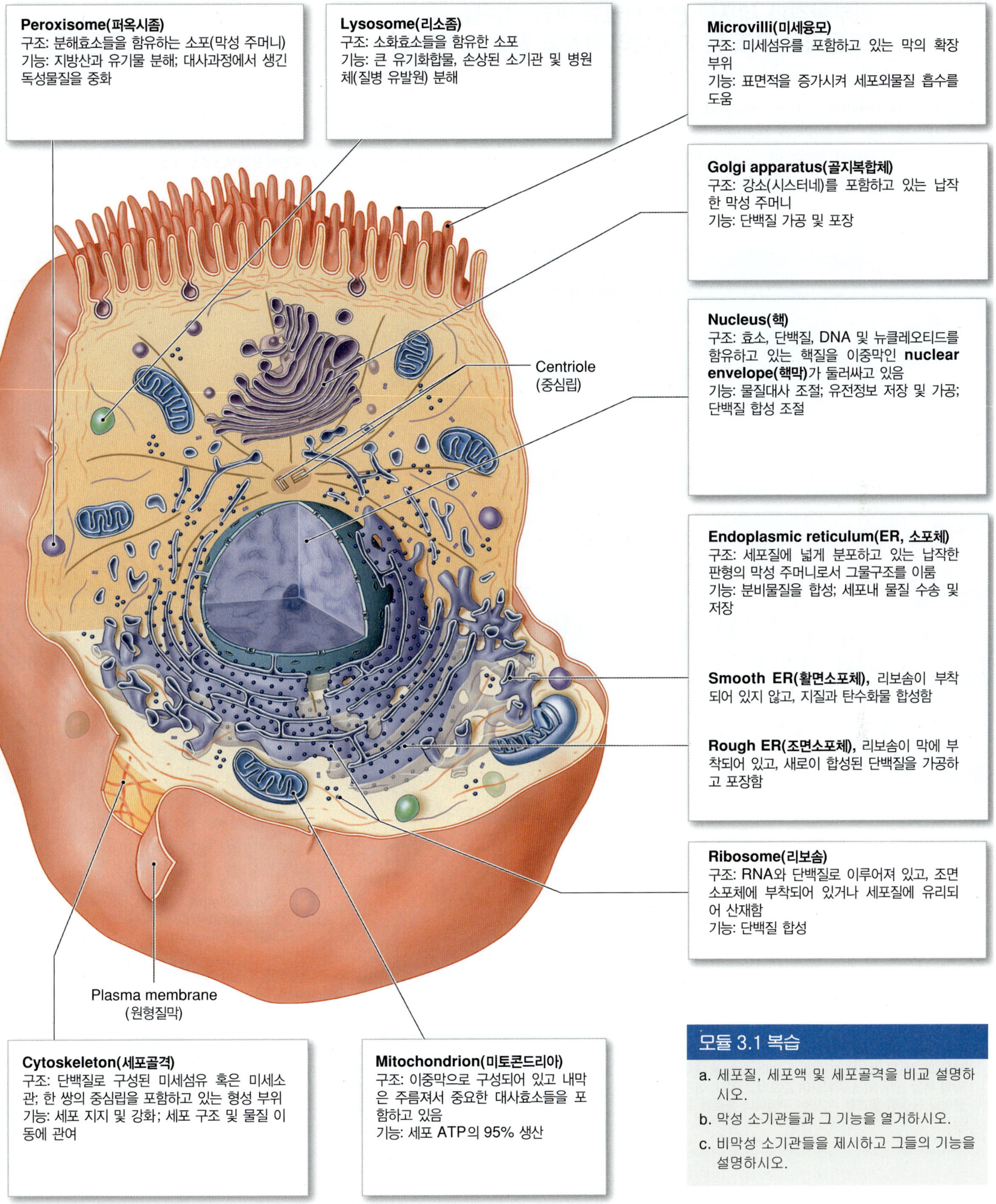


### 모듈 3.1 복습

a. 세포질, 세포액 및 세포골격을 비교 설명하시오.

b. 막성 소기관들과 그 기능을 열거하시오.

c. 비막성 소기관들을 제시하고 그들의 기능을 설명하시오.

# 원형질막은 외부환경과 세포를 분리시키고 여러 기능을 수행한다; 세포골격은 구조 및 기능상의 역할을 맡고 있다

**1** **Plasma membrane(원형질막)**은 세포 내부를 주변 세포외액과 분리하는 물리적 장벽이다. 선택적 투과장벽으로서 세포 안팎으로의 물질출입을 조절한다.

막표면에는 **glycocalyx(당질층)**라고 하는 탄수화물층이 있다. 탄수화물은 원형질막 무게의 약 3% 정도를 차지하고 있으며, 당단백질 및 당지질과 같은 복합물의 성분이 된다. 당질층은 세포 인식, 세포외 구조와의 결합 및 세포 표면의 윤활작용에 중요한 역할을 한다.

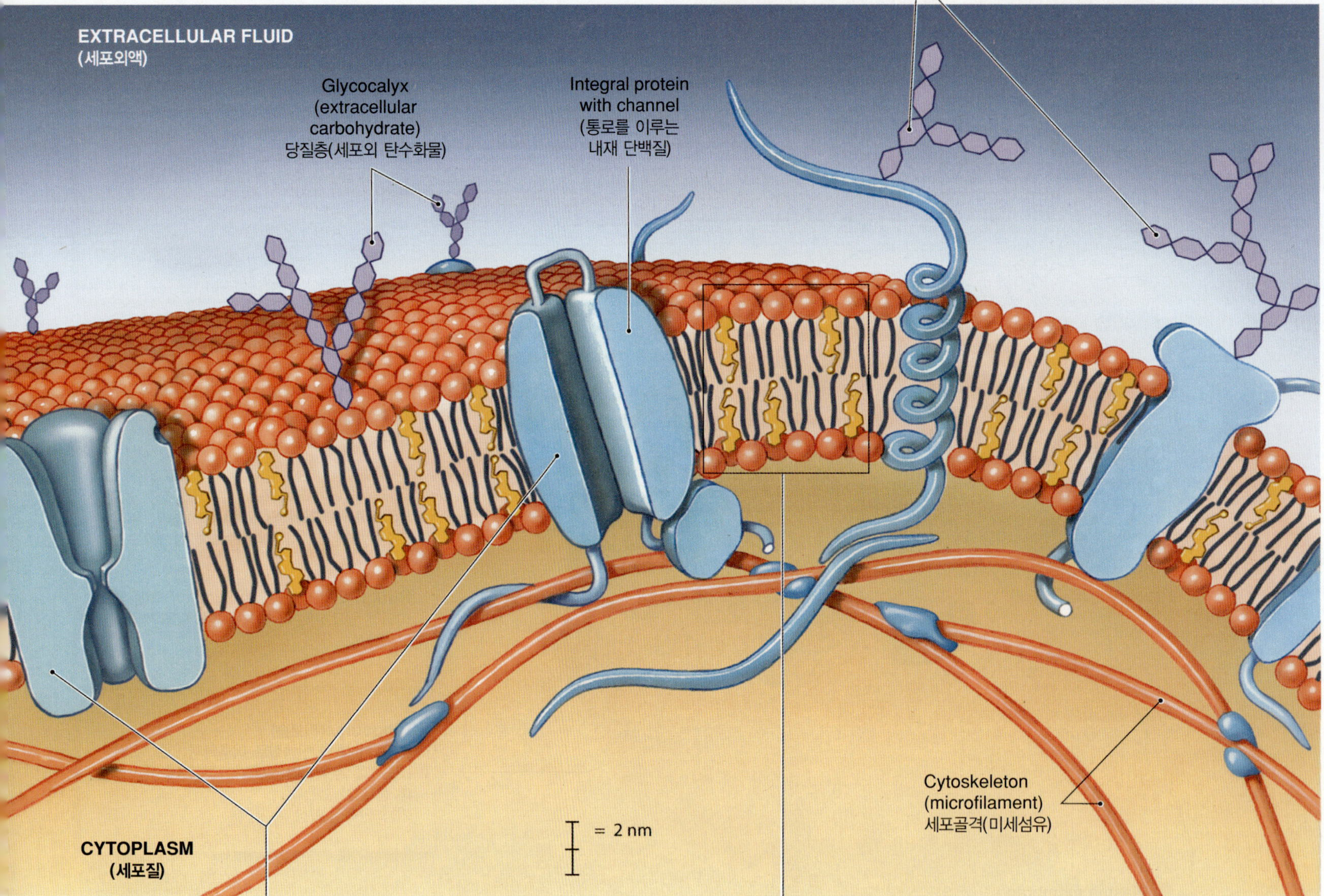


**Integral protein(내재 단백질)**은 막 구조의 한 부분으로 막을 파괴하지 않고는 분리할 수 없다. 대부분 내재 단백질은 막의 폭을 한두 차례 왕복하여 분포하고 있다. 어떤 경우에는 물이나 용질이 통과할 수 있는 구멍이나 통로를 포함하고 있다.

원형질막은 두 층의 인지질 분자로 이루어져 있기 때문에 **phospholipid bilayer(인지질 이중층)**라고 한다. 인지질의 친수성 머리부분은 막 표면쪽으로 향하고 소수성 꼬리 부분은 내부로 향하고 있다. 막의 가운데 부위인 소수성 층이 세포질과 세포외액을 분리시키고 있다.

**2** 세포골격은 세포의 뼈대로서의 기능을 수행하고 있다. 세포질의 견고성과 유연성을 제공하는 세포 내 단백질성 골조이다. 표에는 2개의 비막성 세포소기관인 중심소체와 섬모에서의 세포골격의 성분과 역할이 요약되어 있다.

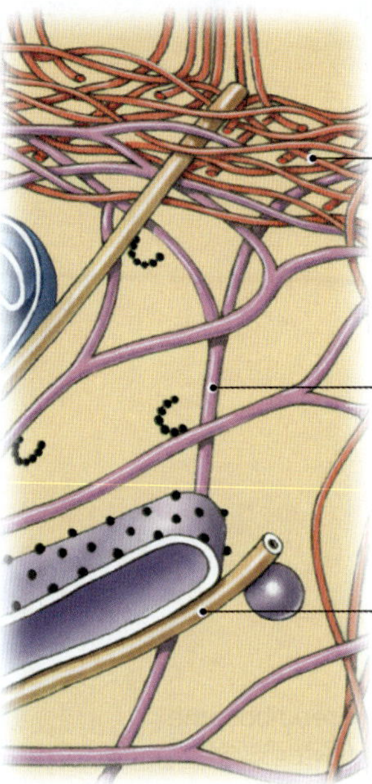

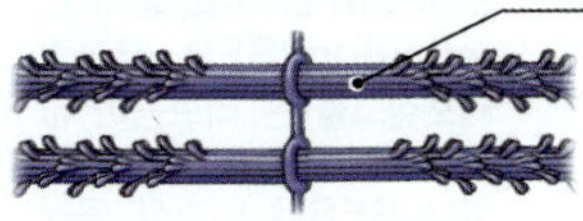

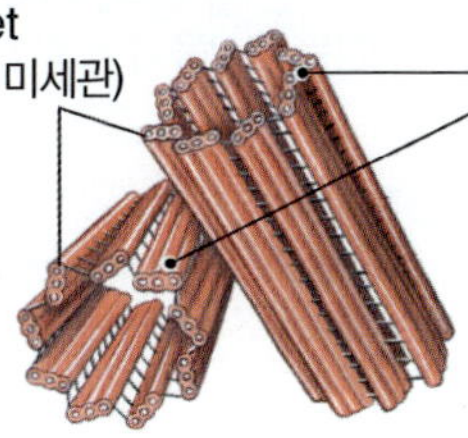


**Cytoskeleton(세포골격)**

| Structure(구조) | Remarks(개요) | Location(분포) | Function(기능) |
|---|---|---|---|
| **Microfilament (미세섬유)** | 대부분 세포에 존재; 골격근 및 심장근육에서 특히 발달 | 세포막 아래 및 세포질 전체에 다발로 분포 | 세포 견고성 부여, 세포 형태 변화, 원형질막에 세포골격 부착, 세포들 간 결합, 근육수축 |
| **Intermediate filament (중간잔섬유)** | 대부분 세포에 존재; 최소 5가지 형태가 알려져 있음 | 세포질 내 | 세포 견고성 부여, 세포질 내 물질 이동 |
| **Microtubule (미세소관)** | 대부분 세포에 존재 | 중심소체 쌍에서 방사상으로 세포질에 분포 | 세포 견고성 부여, 소기관 이동; 미세관은 중심소체와 섬모의 주요 성분 |
| **Thick filament (두꺼운 미세섬유)** | 골격근육 및 심장근육에 존재 | 세포질 내 | 액틴 미세섬유와의 상호작용으로 근육수축 |
| **Centriole (organelle) 중심소체(소기관)** | 미세관이 3개씩 모여 9조로 구성된 짧은 원통 구조 | 핵 주변에 쌍으로 분포 | 세포분열 과정에서 미세관들이 구조화되어 염색체 이동 |
| **Cilia(섬모)** | 가운데 한 쌍의 미세관 주변에 긴 미세관이 2개씩 모여 9조로 구성된 원통 구조 | 모든 세포 표면에 분포 | 섬모의 주기적인 운동으로 세포 표면을 따라 액체나 분비물이 운반됨 |

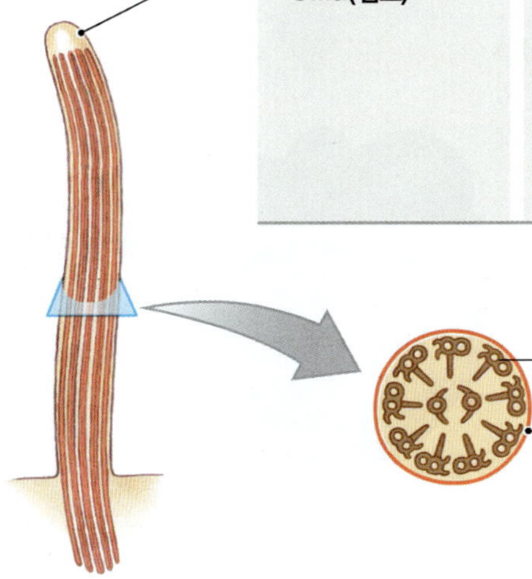


### 모듈 3.2 복습

a. 원형질막의 일반적인 기능을 열거하시오.

b. 세포와 외부 환경을 분리시키는 기능과 관련된 부분은 원형질막의 구조에서 어느 부분인가?

c. 섬모의 기능은 무엇인가?

# 소포체(세포질그물)와 유리 리보솜에서의 단백질 합성은 기본적으로 미토콘드리아 작용에 의해 공급되는 에너지에 의존한다

세포들은 새로운 유기물질을 합성하기 위해 끊임없이 ATP를 소비한다. 세포들은 흡수하거나 재활용되는 영양소를 분해하여 ATP를 얻어낸다.

**1** **Endoplasmic reticulum(소포체)**, 즉 ER은 세포 내 그물망의 막구조로서 핵을 둘러싸는 핵막(핵겹질)에 연결되어 있다. ER은 세포가 필요로 하는 단백질, 지질 및 탄수화물을 합성하여 저장하고 있다.

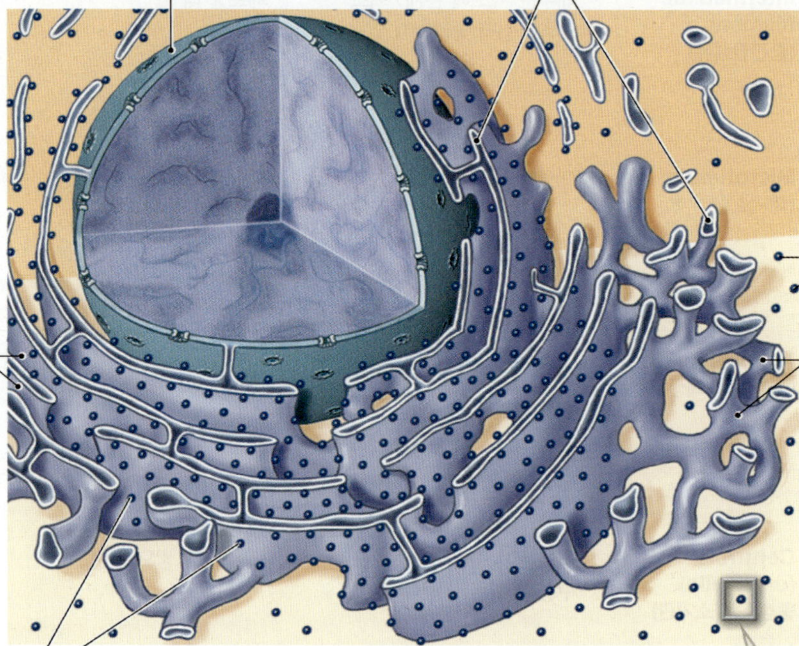


**2** **Free ribosome(유리 리보솜)**들은 세포질 전체에 산재하고 있다. 여기에서 만들어지는 단백질은 세포질액으로 들어간다.

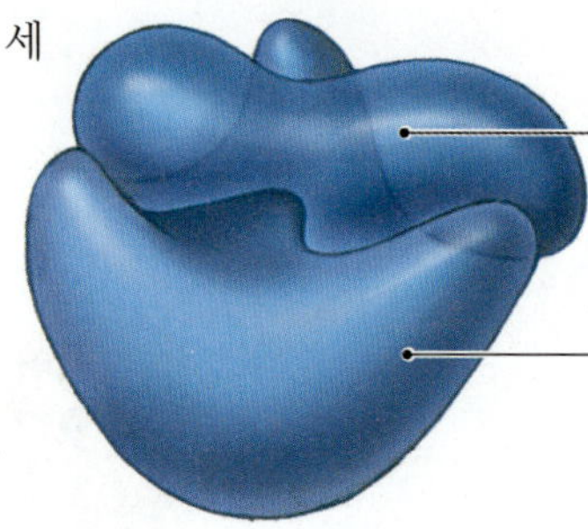

**3** 살아 있는 모든 세포들은 생명체로서의 기능을 수행하기 위해서 에너지를 필요로 한다. 에너지 생성을 담당하는 소기관은 **mitochondria(미토콘드리아)**이다. 미토콘드리아는 길고 홀쭉하거나 짧고 통통한 모양으로 다양하다. 그러나 모든 미토콘드리아는 기본적으로 동일한 구조를 하고 있다. 특정 세포에서 미토콘드리아의 수는 에너지 요구 정도에 따라 다양하다. 적혈구에는 미토콘드리아가 하나도 없지만 심장근육세포에는 부피의 30% 정도를 미토콘드리아가 차지하고 있다.

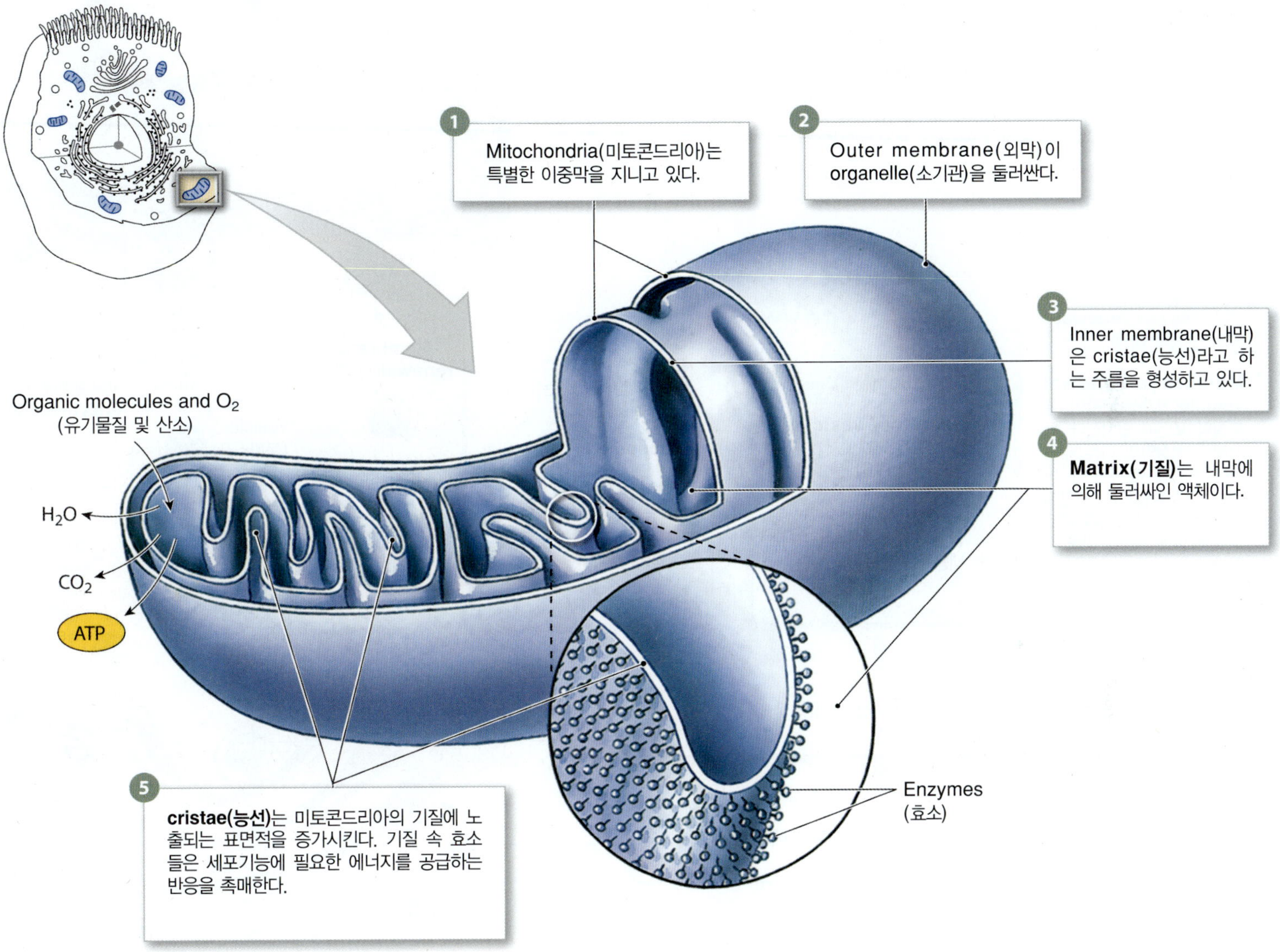


ATP 생성은 **aerobic metabolism(유기대사)** 또는 cellular respiration(세포호흡)이라고 하는 과정에 의해 이루어진다. 미토콘드리아에서의 유기호흡은 세포가 살아가는데 필요한 ATP의 95% 정도를 생산하며, 나머지는 세포액에서 효소반응에 의해 생산한다. 에너지를 방출하는 화학반응이 미토콘드리아에서 일어나기는 하지만 에너지를 필요로 하는 대부분의 세포작용은 주변 세포질에서 일어난다. 미토콘드리아를 세포기능 수행에 필요한 에너지를 공급장치인 작은 세포 배터리 혹은 연료전지라고 생각해 보자.

### 모듈 3.3 복습

a. 유리 리보솜과 고정 리보솜에서 새롭게 합성된 단백질은 세포 내 어느 곳으로 이동하게 되는지 설명하시오.

b. 무과립 및 과립 세포질그물, 미토콘드리아의 구조를 설명하시오.

c. 세포 내에 미토콘드리아가 많이 존재하는 것은 세포의 에너지 요구에 대해 어떤 의미를 내포하고 있는 것일까?

3.4

## 골지복합체는 포장센터이다

**Golgi apparatus(골지복합체)**는 (1) 원형질막을 보충하거나 변화시키고 (2) 세포외로 배출하는 호르몬이나 효소와 같은 분비물을 변경 및 농축시키며 (3) 세포질액에 사용될 특정 효소들을 주머니에 포장한다.

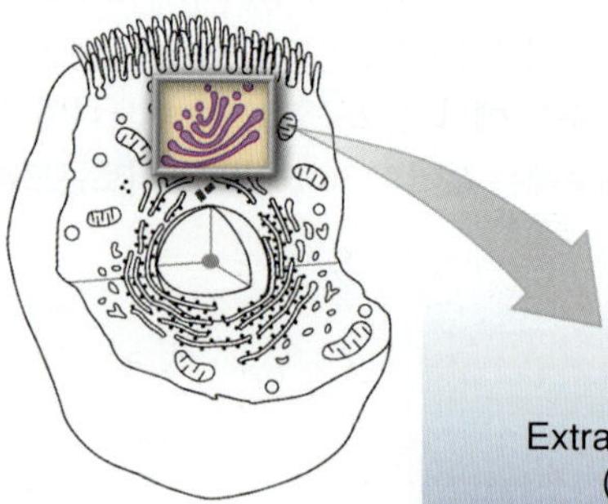

**1** 골지복합체는 전형적으로 **cisternae(수조)**라고 하는 5~6개의 납작한 막성 판으로 구성되어 있다. 세포 하나에는 하나 이상의 골지복합체가 있으며 일반적으로 핵 주변부에 존재한다.

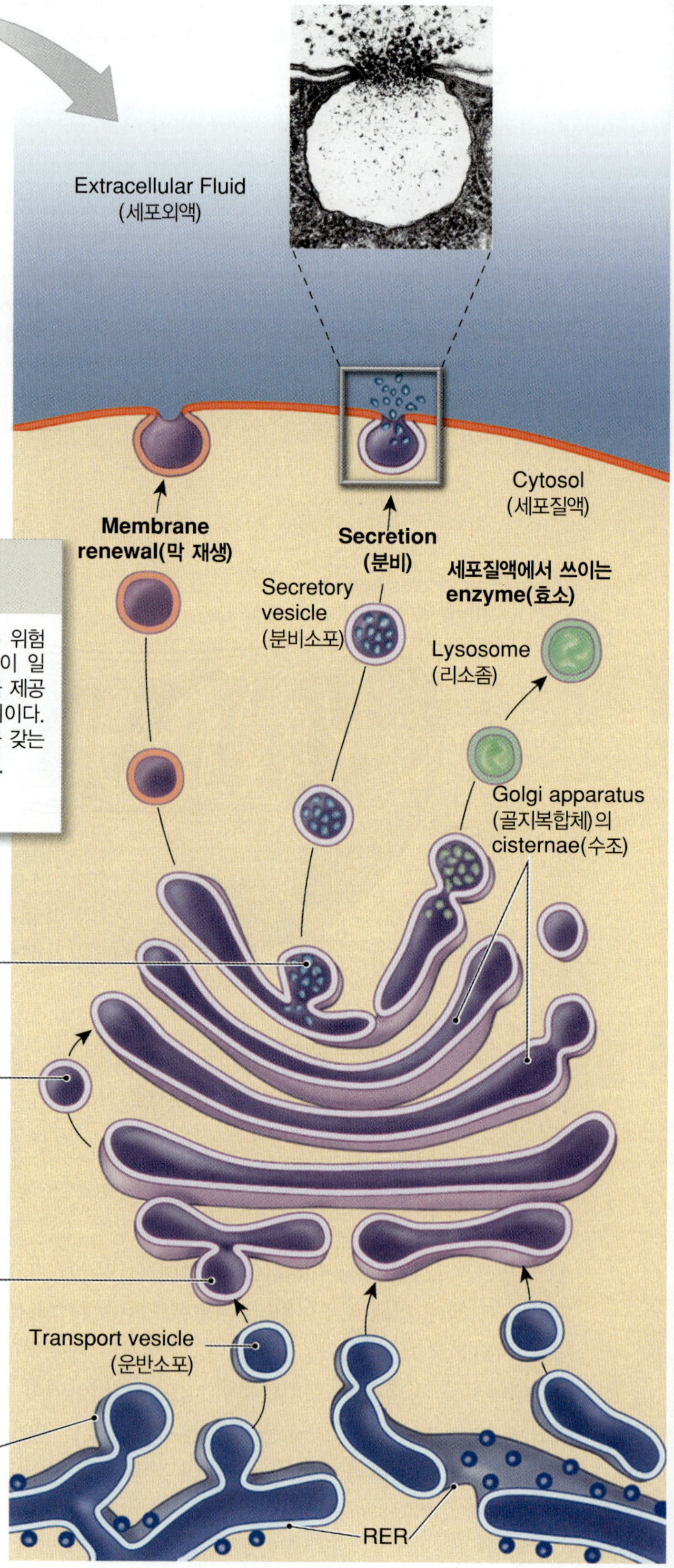


**Membrane renewal (막 재생)**

**Membrane renewal vesicle(막재생소포)**이 원형질막 표면에 합쳐진다. 동시에 원형질막의 다른 부위가 제거되고 재순환된다. 이처럼 골지복합체는 원형질막의 성질을 변화시켜 세포의 민감성과 기능을 바꿀 수 있다.

**Secretion(분비)**

**Secretory vesicle(분비소포)**은 세포에서 방출될 호르몬이나 효소들과 같은 분비물질을 포함하고 있다. 이 소포들은 원형질막과 융합한 후 세포외 환경으로 내용물을 쏟아낸다.

**세포질액에서 쓰이는 Enzyme(효소)**

**Lysosome(리소좀)**은 위험할 수도 있는 화학반응이 일어나도록 독립된 환경을 제공해 주는 특별한 주머니이다. 리소좀은 다양한 기능을 갖는 효소들을 포함하고 있다.

**4** 결국 생성물은 세포의 자유 표면쪽으로 이동

**3** 한 수조에서 다른 수조로 물질이 작은 주머니에 의해 이동

**2** 소포들은 골지막과 융합하여 수조 안으로 내용물을 비운다. 골지복합체 안에서 효소들에 의해 단백질과 당단백질들이 화학적 변화를 거친다. 예를 들면, 효소에 의해 당단백질의 탄수화물 구조가 바뀌거나 인산기, 당, 지방산이 단백질에 첨가된다.

시작 **1** **Transport vesicle(운반소포)**은 RER에서 합성된 단백질과 당단백질들을 골지복합체로 운반한다.

**2** 세포들은 종종 큰 유기물들을 분해하거나 재순환할 필요가 있으며, 세포를 죽이거나 손상을 입히는 독성물질을 만들어내기도 한다. 리소좀은 세포질로부터 고립되어 그러한 화학적 반응이 일어나도록 한다. 리소좀의 주요 세 가지 기능은: (1) 리소좀 내용물 소화, (2) 소포와의 융합, (3) 자가분해이다.

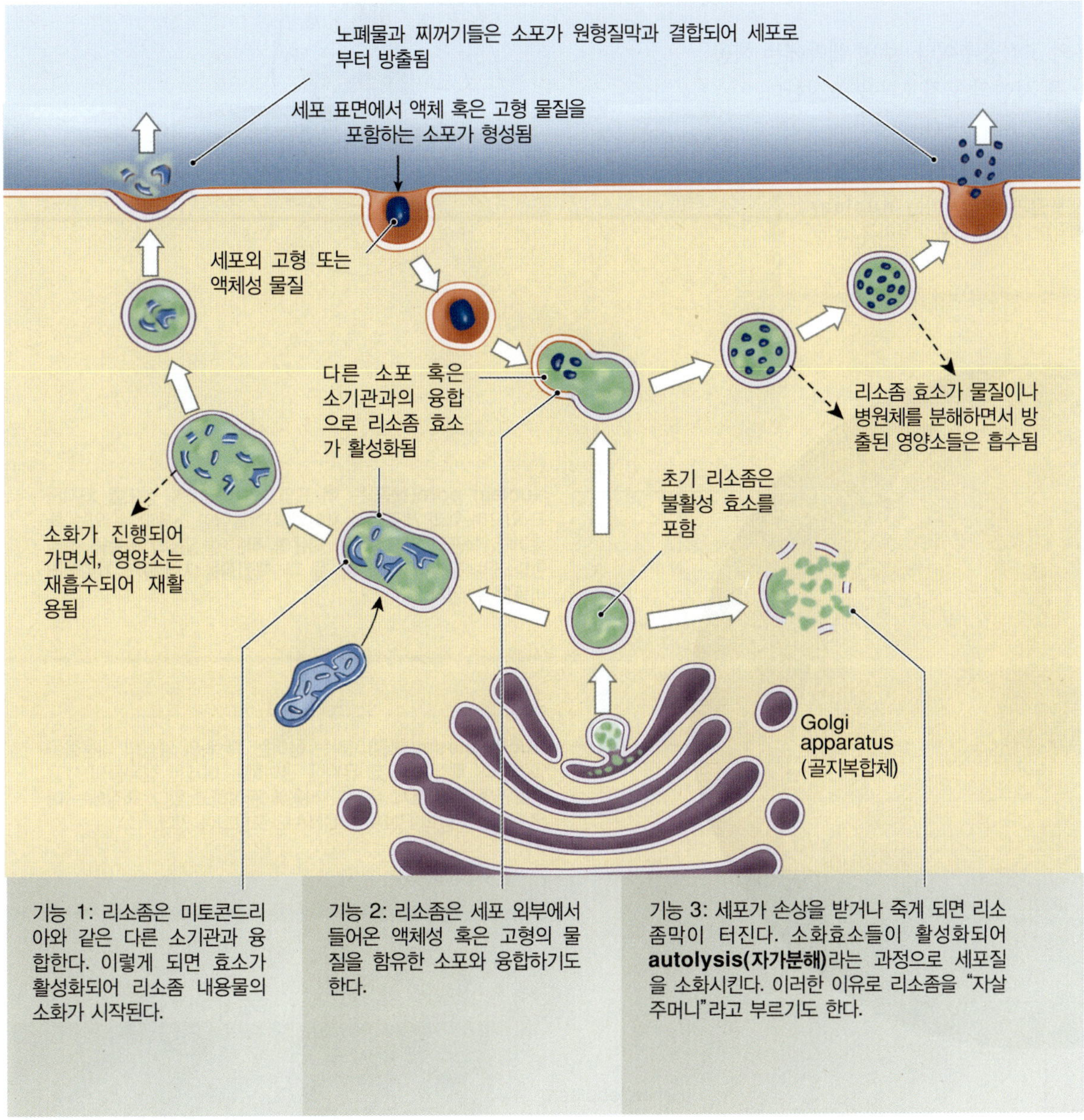


기능 1: 리소좀은 미토콘드리아와 같은 다른 소기관과 융합한다. 이렇게 되면 효소가 활성화되어 리소좀 내용물의 소화가 시작된다.

기능 2: 리소좀은 세포 외부에서 들어온 액체성 혹은 고형의 물질을 함유한 소포와 융합하기도 한다.

기능 3: 세포가 손상을 받거나 죽게 되면 리소좀막이 터진다. 소화효소들이 활성화되어 **autolysis(자가분해)**라는 과정으로 세포질을 소화시킨다. 이러한 이유로 리소좀을 "자살 주머니"라고 부르기도 한다.

미토콘드리아를 제외한 모든 막성 소기관들은 서로 연결되어 있으며 소포의 이동에 의해 상호교류가 이루어진다. 이러한 연속적인 운동과 교환을 막 유동이라고 한다. 활발하게 분비하는 세포의 경우, 매 시간마다 전체 막 표면적에 해당하는 부위가 교체되고 있다. 막 유동은 세포의 역동적 성질의 예가 된다. 이것은 세포가 생장하고 환경에 반응하는 과정에서 원형질막을 변화시킬 수 있는 방법을 제공해 주는 것이다.

**모듈 3.4 복습**

a. 골지복합체의 세 가지 주요 기능을 열거하시오.
b. 골지복합체에서 리소좀이 만들어진다. 리소좀에는 무엇이 포함되어 있는가?
c. 리소좀의 기능을 설명하시오.

## 핵은 DNA, RNA, 단백질 및 효소들을 포함하고 있다

핵은 대체로 가장 뚜렷하게 관찰되는 소기관이다. 일반적인 현미경 표본에서 핵은 어둡게 염색되어 쉽게 구분할 수 있다.

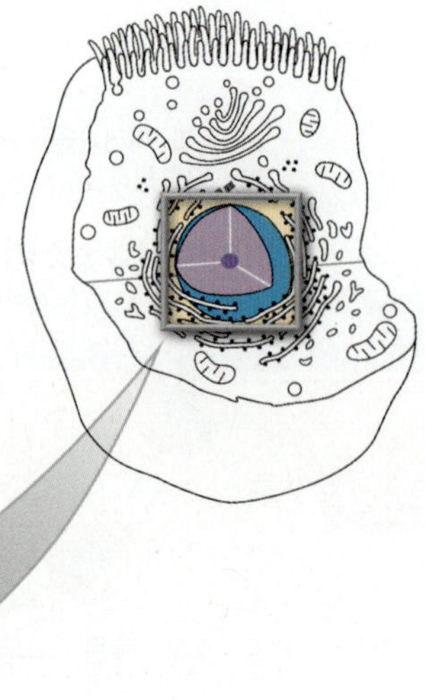

**1** **Nucleus(핵)**는 세포작용의 조절중추이다. 주변 핵막에는 핵공들이 분포하고, 세포질과 핵 사이의 물질교환을 조절한다.

핵을 싸서 세포질과 분리시키는 **nuclear envelope(핵막)**는 이중막으로 이루어져 있다.

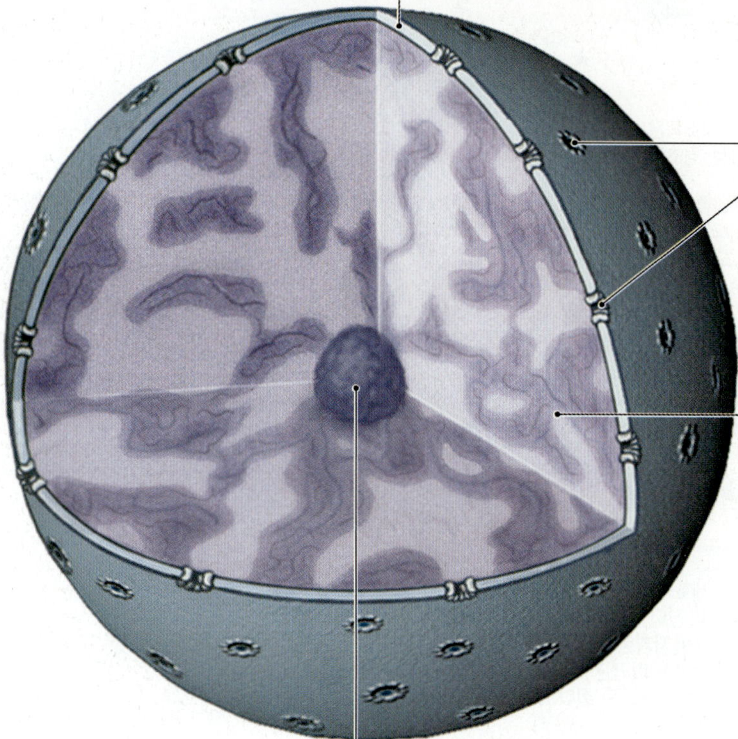

**Nuclear pore(핵공)**는 핵 표면적의 약 10% 정도를 차지하고 있으며 핵과 세포질액 사이의 화학물질이 소통할 수 있는 통로이다. 핵공의 단백질들은 이온과 작은 물질들의 이동을 조절한다. 단백질이나 DNA는 둘 다 핵껍질을 자유롭게 가로질러 이동할 수 없다.

**Nucleoplasm(핵질)**이라는 용어는 핵 속의 액상의 내용물을 일컫는다. 핵질은 구조 유지에 관여하는 미세한 섬유들의 그물구조인 핵 기질로서, 유전자 작용에 관여하고 있다. 핵질에는 이온, 효소, 소량의 RNA 및 DNA도 포함되어 있다.

**Nucleolus(인)**는 리보솜 RNA를 합성하는 핵 내 소기관이다. 인은 핵공을 통해 세포질로 나갈 리보솜들을 조립한다. 인은 다량의 단백질을 만드는 간, 신경 및 근육세포들에서 가장 뚜렷하게 나타난다.

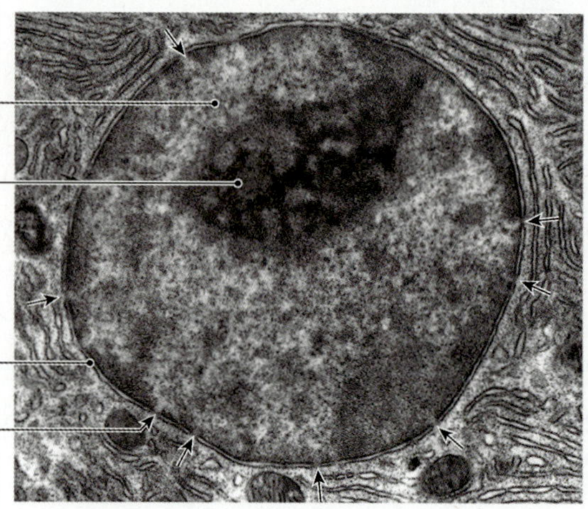


**Nucleus(핵)** TEM × 34,800

**2** 핵 속 DNA에는 단백질 합성에 필요한 정보가 포함되어 있다. 핵에서 DNA 가닥은 꼬여 있는 상태이며 히스톤이라고 하는 단백질들을 휘감고 있다. 따라서 커다란 DNA가 상당히 좁은 공간에 자리잡고 있다.

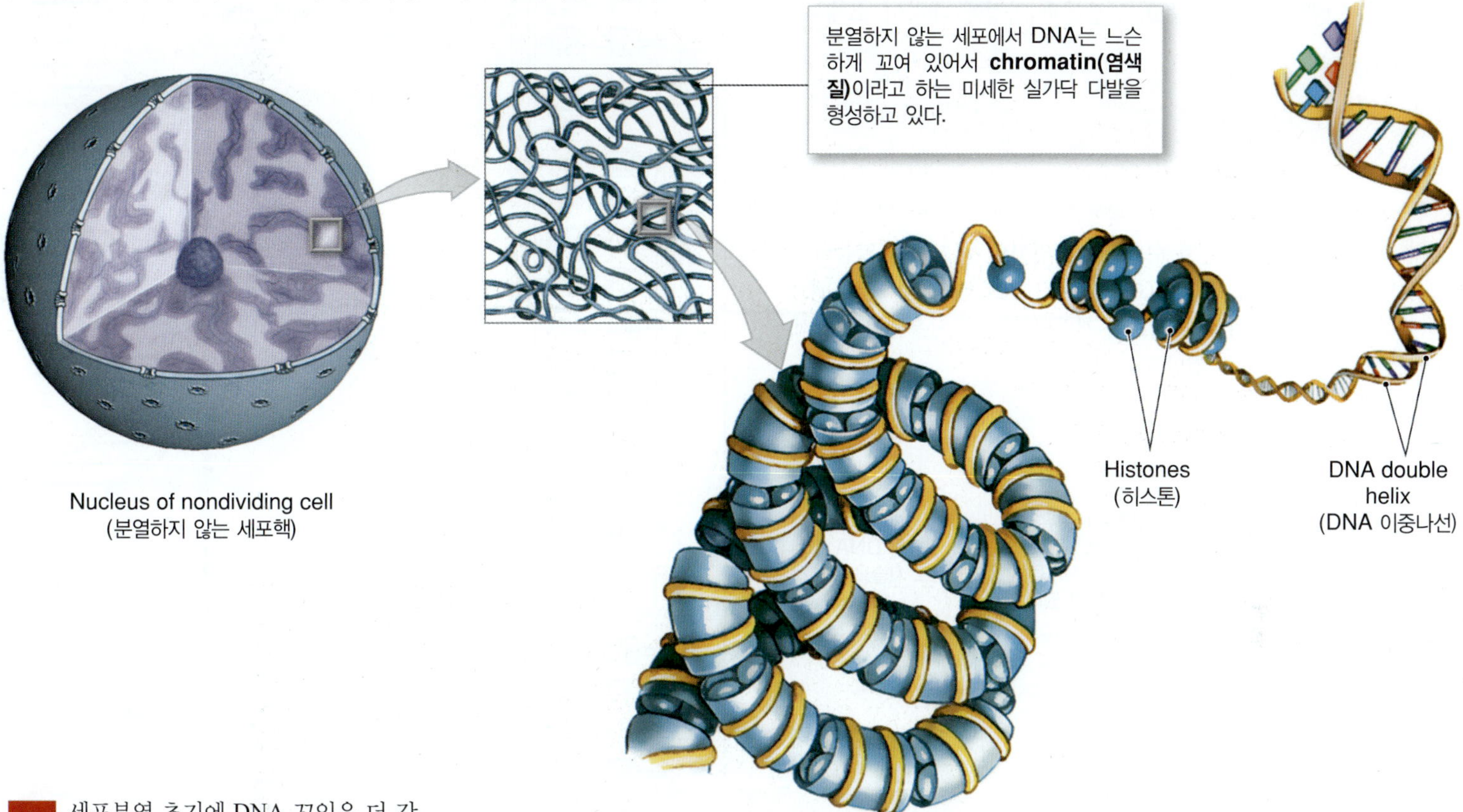


**3** 세포분열 초기에 DNA 꼬임은 더 강화되고 더 복잡해지는데(초나선구조) 결국에는 **chromosome(염색체)**이라고 하는 뚜렷한 구조가 된다.

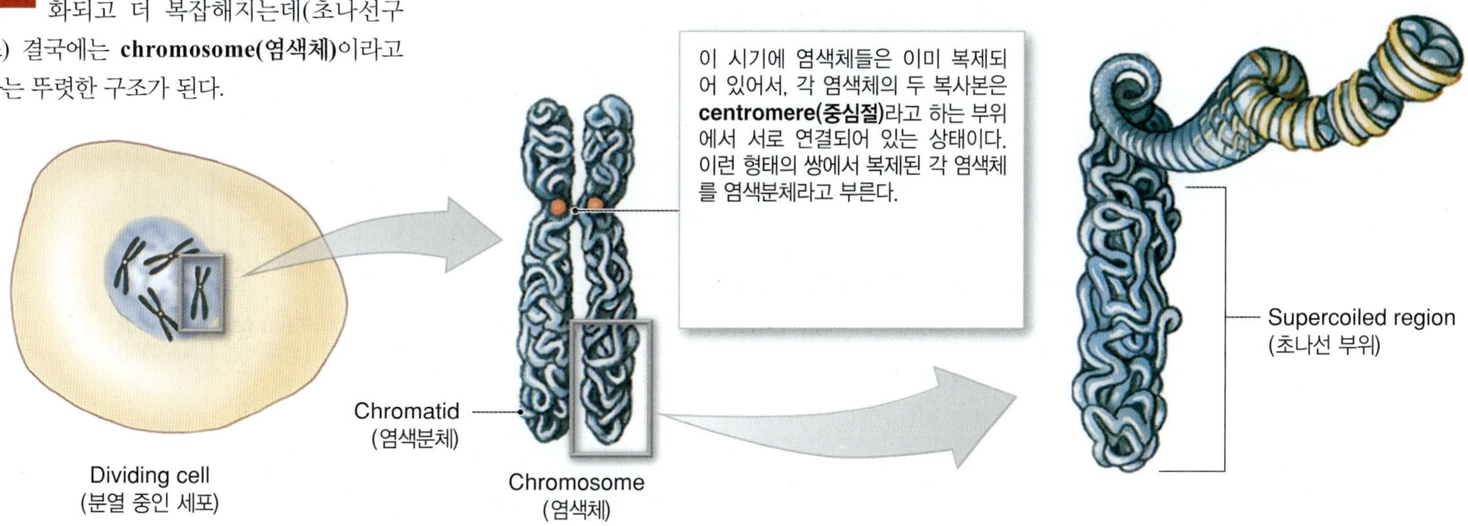


사람의 경우 체세포 핵은 23쌍의 염색체를 갖고 있다. 각 쌍에서 하나는 모계로부터, 다른 하나는 부계로부터 유래한 것이다. 이 염색체의 DNA에는 단백질과 RNA를 합성하는 정보가 포함되어 있다. 또한 어떤 DNA 부분은 조절기능을 갖지만 어떤 부분은 아직 그 기능이 밝혀져 있지 않은 것도 있다.

### 모듈 3.5 복습

a. 핵 안 어떤 물질이 단백질을 만드는 정보를 가지고 있는가?

b. 핵의 구조와 성분에 관하여 설명하시오.

c. 전형적인 사람 체세포는 몇 쌍의 염색체를 지니고 있는가?

## 3.6

# 단백질 합성에는 DNA, 효소 및 세 종류의 RNA가 관여한다

여기서는 단백질 합성의 주요 성분들과 과정에 대하여 소개하고자 한다.

**1** DNA는 뉴클레오티드들이 평행으로 길게 배열된 사슬이다. 상보적인 질소 염기쌍의 수소결합이 인접한 두 사슬을 결합시키고 있다. 질소 염기에는 아데닌(A), 티민(T), 시토신(C) 및 구아닌(G)이 있다. 염기쌍의 서열 속에 정보가 저장되어 있다. 사용되는 화학적 "언어"를 **genetic code(유전암호)**라고 한다.

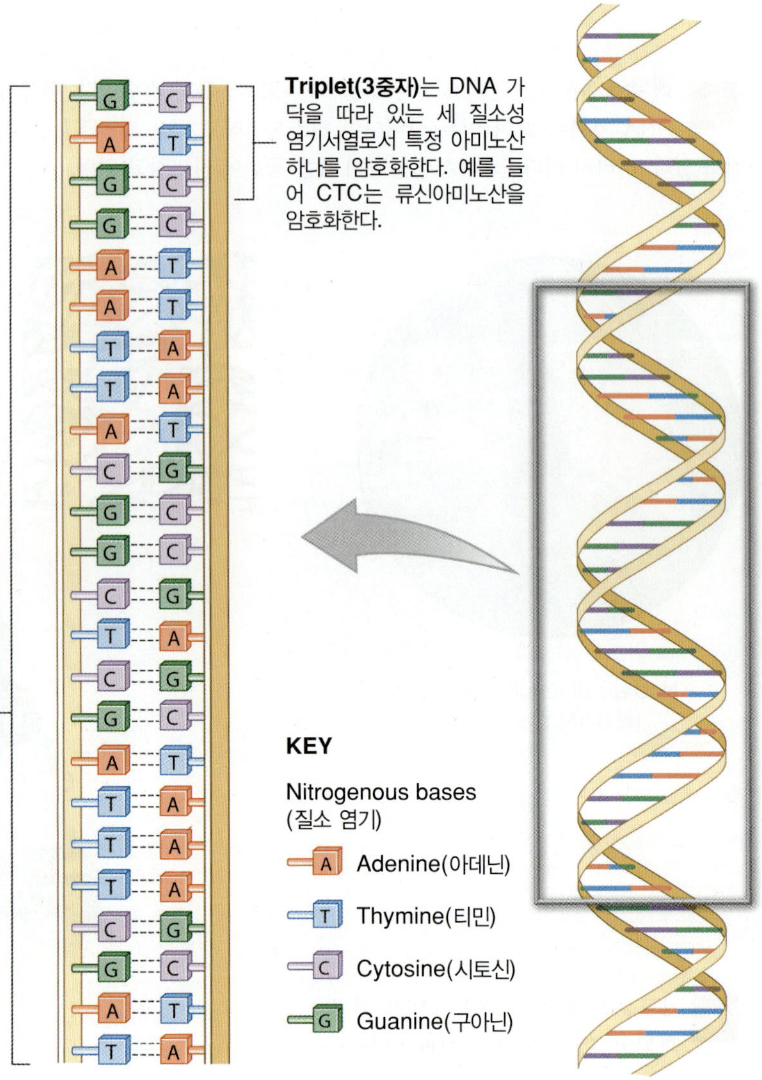


**2** 단백질 합성 준비 단계에서 상보적인 DNA 두 가닥은 활성 유전자 부위에서 분리된다. 효소가 뉴클레오티드들을 조합시켜 단일 가닥의 **messenger RNA(mRNA, 전령 RNA)**를 만든다. 상보적인 염기쌍(A-U, G-C) 형성 방식으로 DNA 서열에 대응하는 mRNA의 뉴클레오티드 서열이 만들어진다. A(아데닌)는 U(우라실) 혹은 T(티민)와 모두 쌍을 형성할 수 있다.

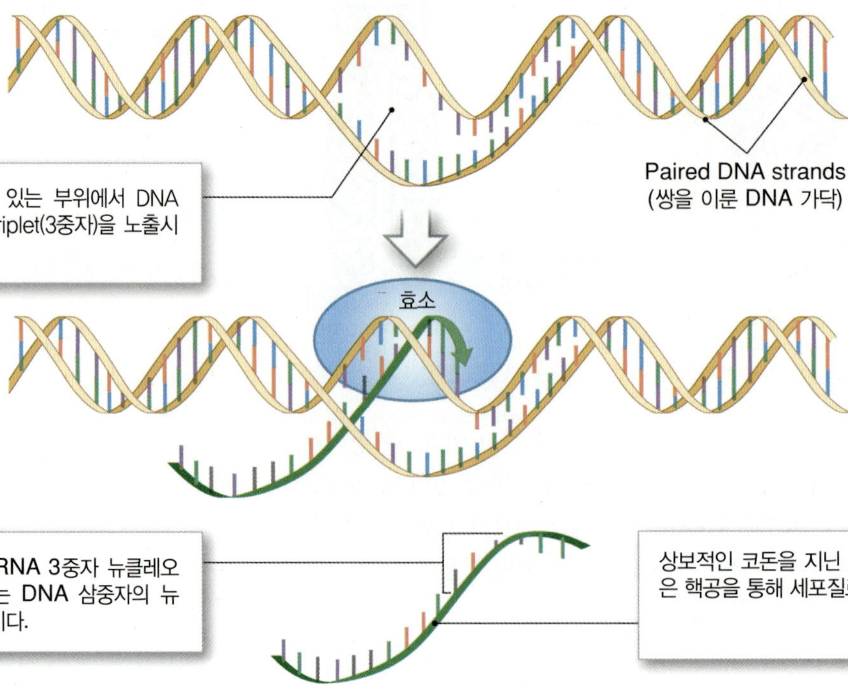

**3** 단백질 합성의 전체 과정은 전사 및 암호해독을 포함하고 있다.

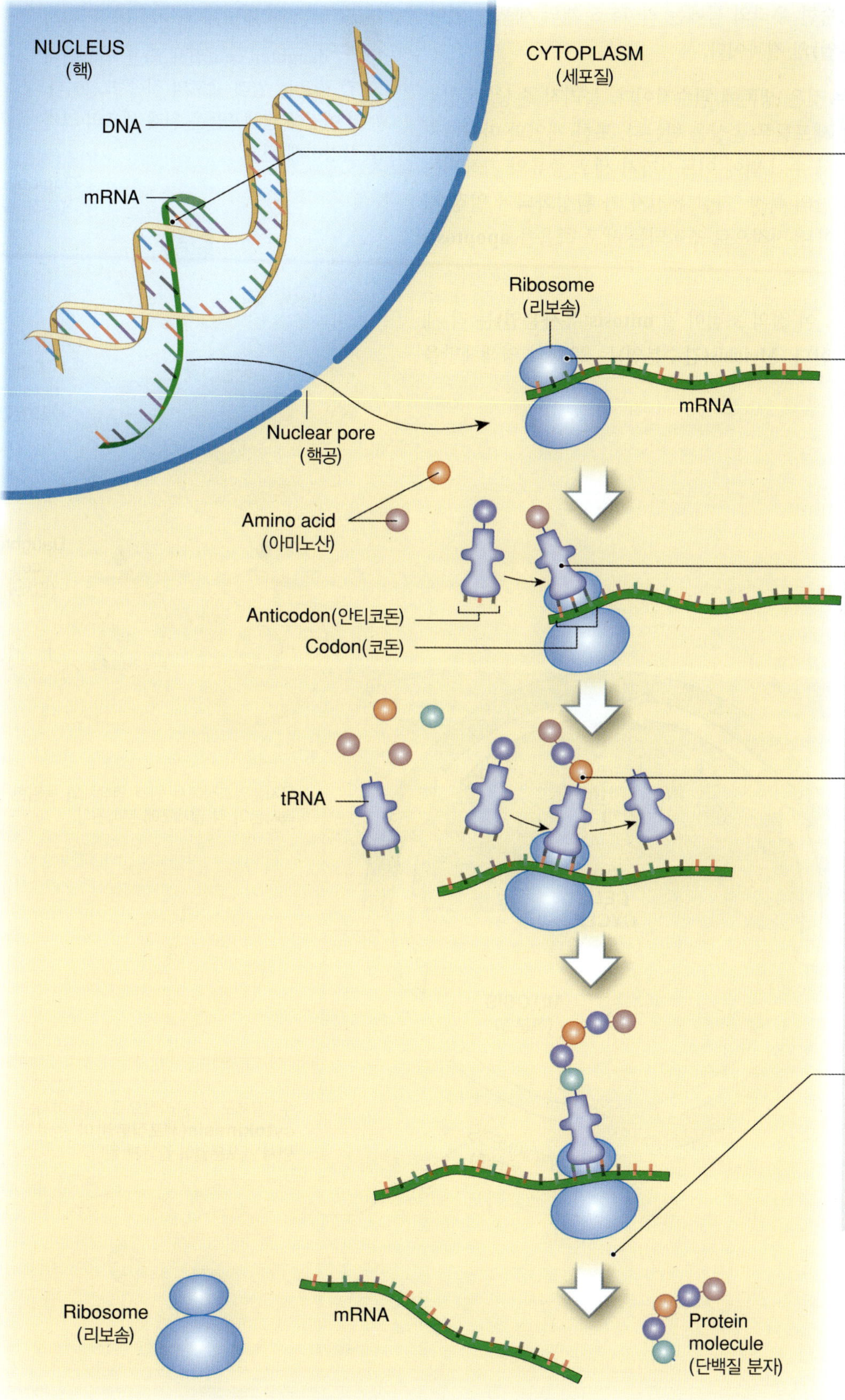


## TRANSCRIPTION(전사)

**1** **Transcription(전사)**은 핵 안에서 일어나고 DNA 유전암호가 mRNA 가닥의 형태로 복사된다.

## TRANSLATION(암호해독)

**2** **Translation(암호해독)**은 세포질 내 단백질 합성장소인 리보솜 위에서 일어난다. 각 리보솜은 단백질과 ribosomal RNA, rRNA(리보솜 RNA)라고 하는 RNA로 이루어져 있다.

**3** **Transfer RNA(tRNA, 운반 RNA)** 분자는 아미노산을 리보솜으로 운반해준다. 각 tRNA는 **anticodon(안티코돈)**이라고 하는 뉴클레오티드 서열을 지니고 있다. 상보적인 결합은 tRNA 안티코돈과 mRNA 코돈 사이에서 일어난다.

**4** 암호해독에서, 유전암호는 mRNA에 의해 운반되어 단백질 분자를 이루는 특정 아미노산 사슬을 형성하게 된다.

**5** 암호해독이 종료되는 과정에서 리보솜 소단위들이 분리되어 단백질, 리보솜 및 mRNA 분자를 남기게 된다.

### 모듈 3.6 복습

a. 단백질 합성에 관여하는 세 종류의 RNA를 열거하시오.

b. 유전자란 무엇인가?

c. 암호해독이란 무엇인가?

3.7

## 각 세포는 생장기와 분열기를 포함하는 생활환을 가지고 있다

수정 당시와 신체적으로 성숙한 상태를 비교해 보면 세포 수, 체제 및 복잡성에 커다란 변화가 일어난다. 수정 시 단세포에 불과하였으나 성숙한 우리의 몸에는 약 75조 개의 세포가 있다. 이러한 세포 수의 증가는 **cell division(세포분열)**의 결과이다.

발생과정이 종료되어도, 세포분열이 계속되는 것은 생존에 필수적이다. 물리적 손상, 독성물질, 온도변화 및 기타 환경적 스트레스에 의해 세포들은 손상을 받는다. 또한 개인과 마찬가지로 세포도 늙어간다. 세포의 수명은 몇 시간에서 수십 년에 이르기까지 세포 종류와 가해지는 스트레스에 따라 다양하다. 많은 세포들이 핵 안의 특정 "자살 유전자"가 활성화되어 일정 시간이 지나면 분명히 자멸하기도 한다. 이와 같이 유전적으로 조절되는 세포 죽음을 **apoptosis(세포예정사)**라고 한다.

세포분열에는 실제로 서로 다른 2 형태가 있다. 이 절의 초점이 될 **mitosis(유사분열)**는 각 세포에 46개의 염색체를 갖는 두 딸세포를 형성한다. **Meiosis(감수분열)**는 23개의 염색체만을 갖는 생식세포들을 만들어낸다.

**1** 하나의 세포가 분열하여 한 쌍의 daughter cell(딸세포)을 만들어내고 각 세포는 원래 세포의 절반 크기이다. 분열 이전에 딸세포들은 원래 세포의 크기로 생장하게 된다.

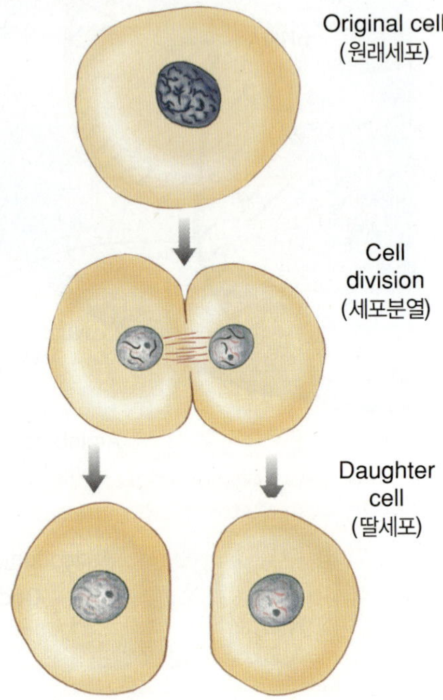


**2** 전형적인 세포주기. 생활주기는 세포가 죽으면 끝난다.

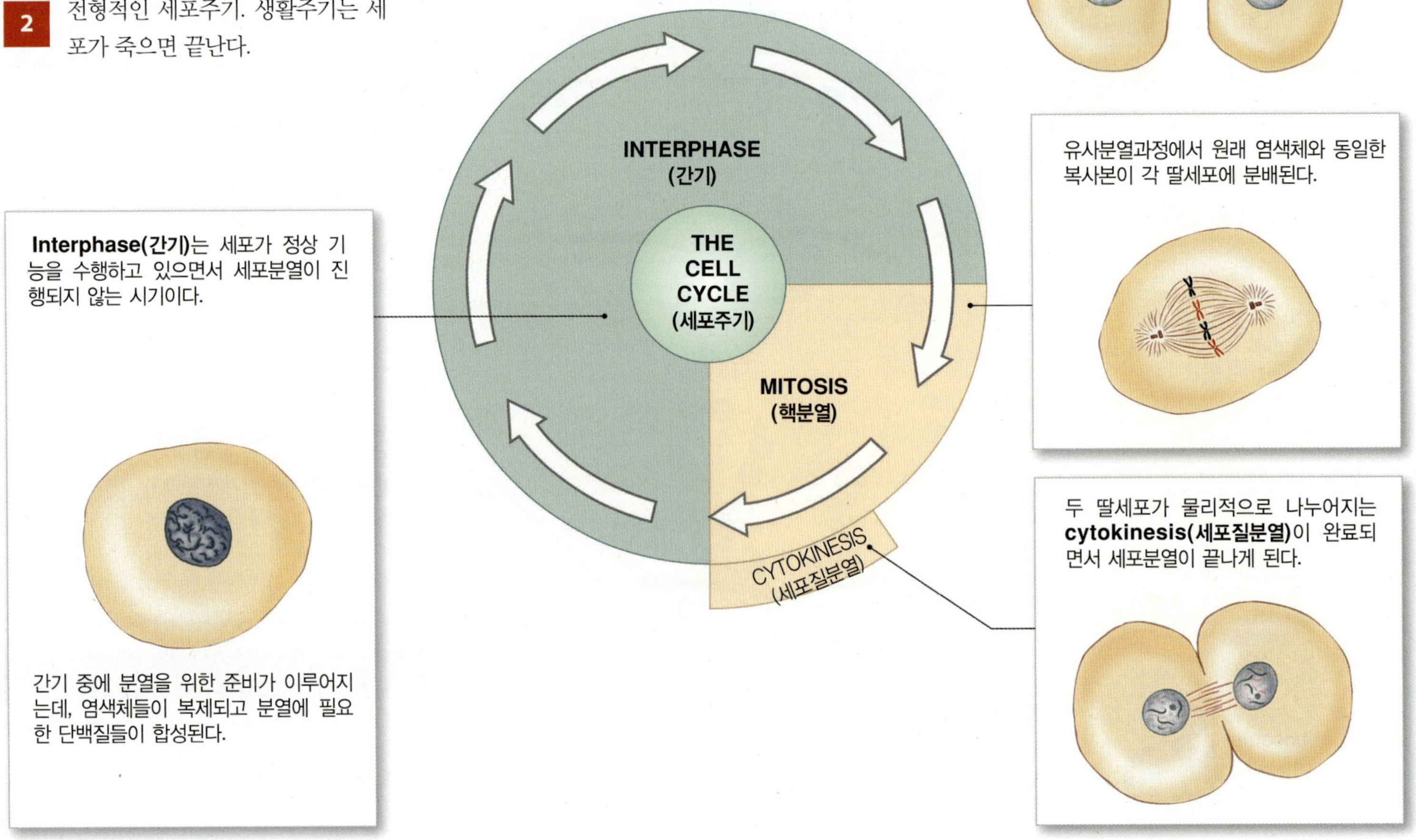

**3** 세포분열 준비의 첫 단계는 핵 속 DNA의 복제이다.

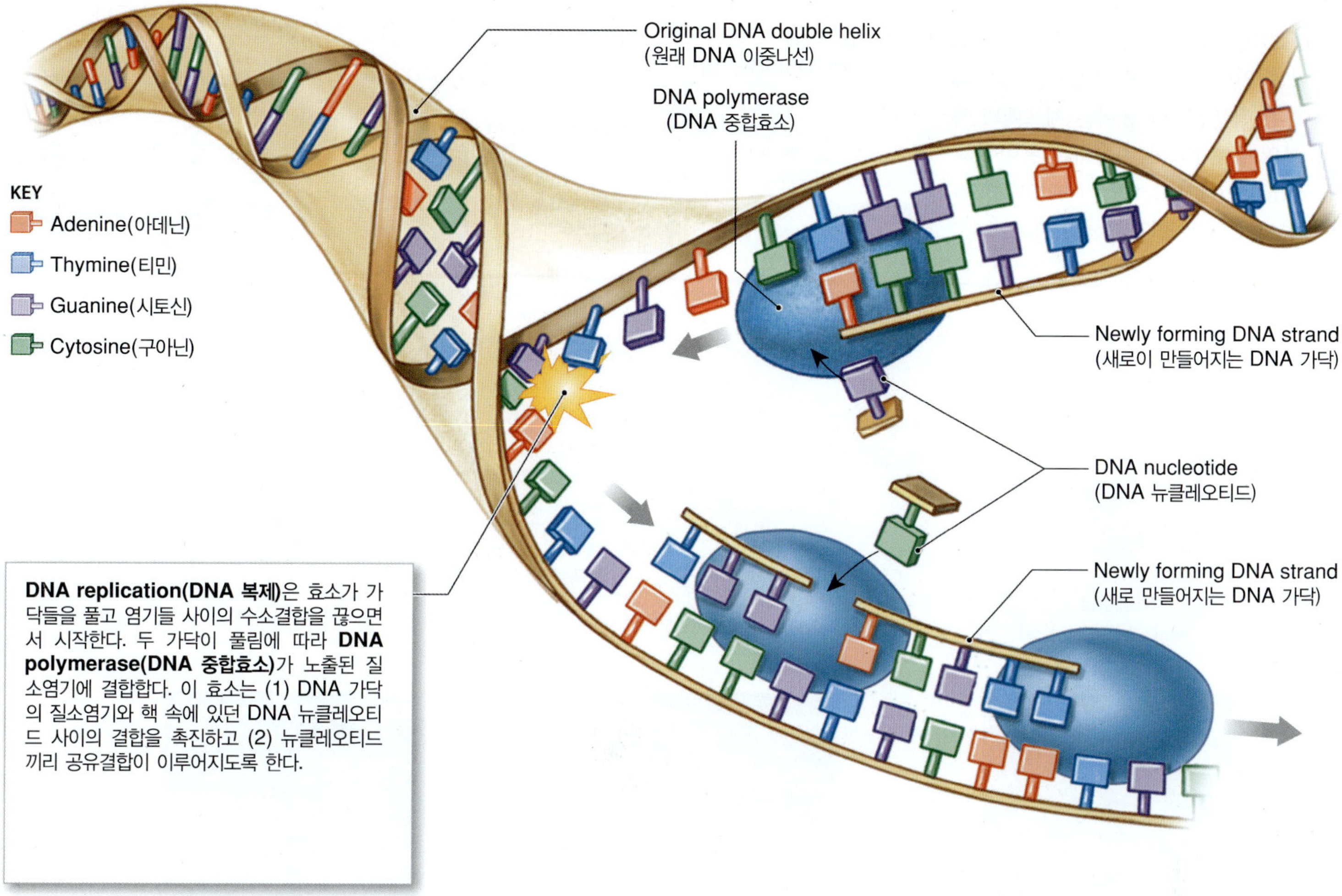


**DNA replication(DNA 복제)**은 효소가 가닥들을 풀고 염기들 사이의 수소결합을 끊으면서 시작한다. 두 가닥이 풀림에 따라 **DNA polymerase(DNA 중합효소)**가 노출된 질소염기에 결합합다. 이 효소는 (1) DNA 가닥의 질소염기와 핵 속에 있던 DNA 뉴클레오티드 사이의 결합을 촉진하고 (2) 뉴클레오티드끼리 공유결합이 이루어지도록 한다.

**4** 마지막으로, 원래 가닥들이 완전히 분리된다. 복제가 끝나고 두 개의 동일한 DNA 분자들이 형성된다. 일단 DNA가 복제되고 중심소체도 배가되며, 필요한 효소와 단백질들이 합성되면, 세포는 간기를 빠져나와 유사분열로 들어간다.

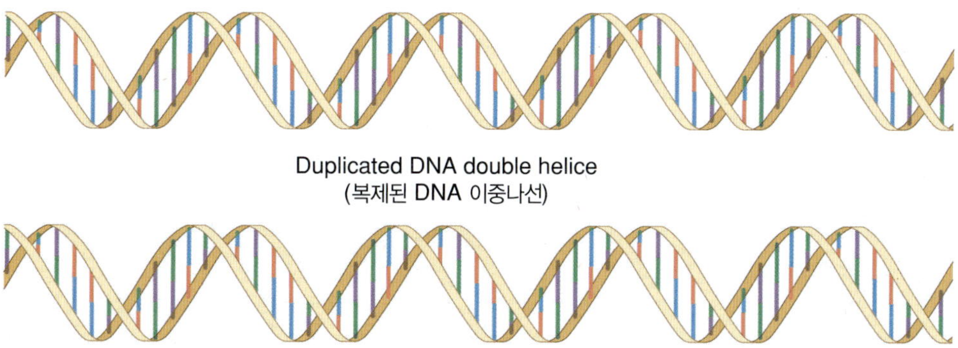

Duplicated DNA double helice
(복제된 DNA 이중나선)

### 모듈 3.7 복습

a. 간기 중에 일어나는 일들을 설명하시오.

b. DNA 복제가 정상적으로 진행되기 위해서는 어떤 효소가 반드시 존재해야 하는가?

c. 세포예정사란 무엇인가?

# 핵분열은 세포질분열에 의해 딸세포들을 분리시키기 전에 염색체들을 분배한다

**Mitosis(핵분열)**는 한 세포의 복제된 염색체들이 동일한 두 핵에 분배되는 일련의 과정이다. 핵분열이란 용어는 세포핵의 복제와 분열에 특수하게 사용하는 용어이다. **Cytokinesis(세포질분열)**는 핵분열과 다르긴 하지만 서로 연관되어 있으며, 세포질이 새로운 세포들로 분배되는 과정이다.

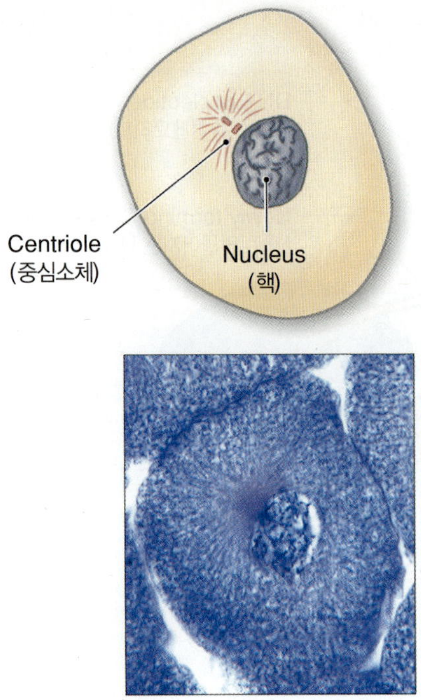


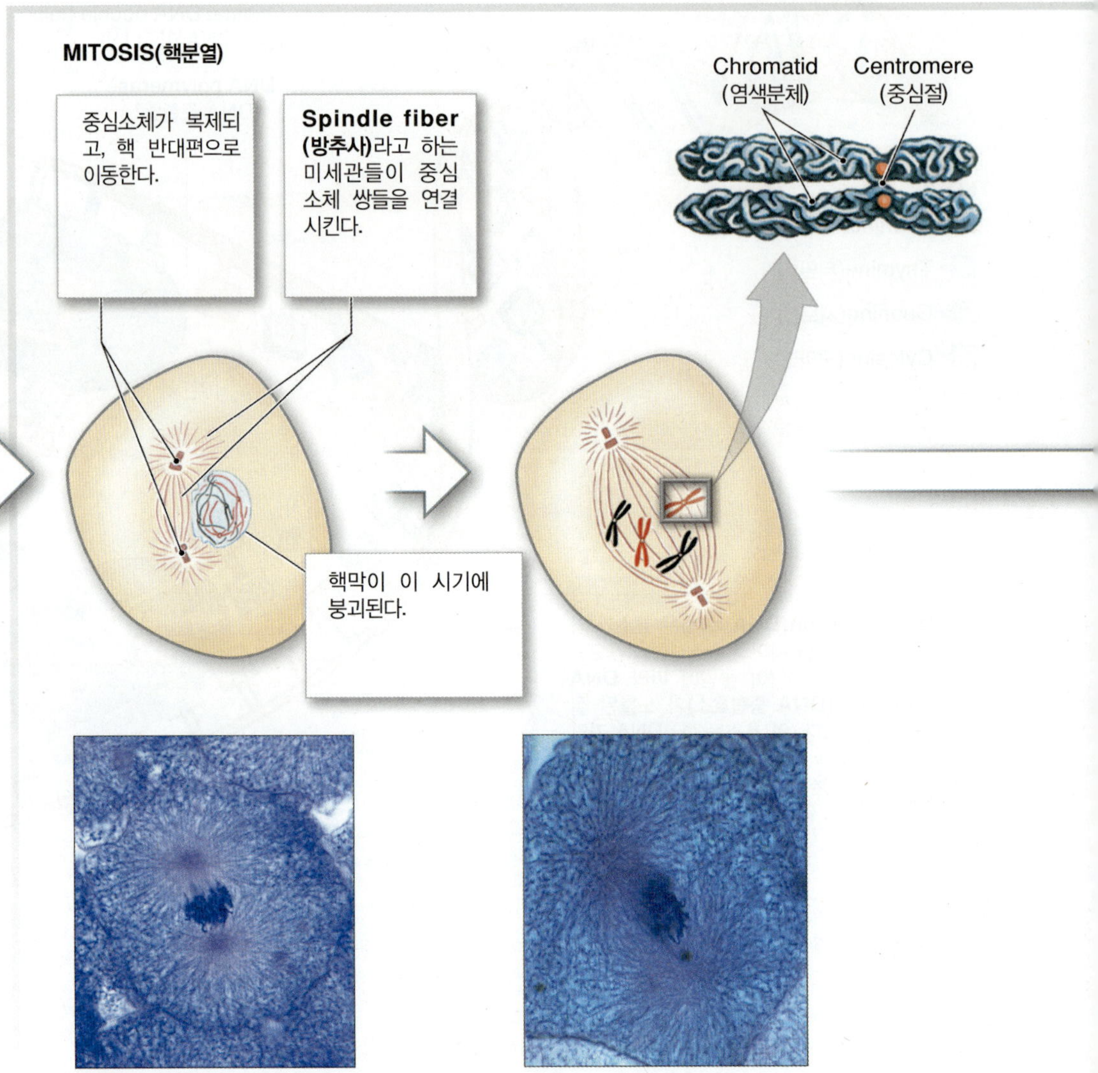


**1** 간기 동안에 DNA 가닥은 느슨하게 꼬여 있고 염색체는 식별되지 않는다.

**2** **Prophase(전기)**는 염색체가 심하게 응축하여 광학현미경으로 관찰할 수 있는 시기이다. DNA 복제 결과 염색체는 복사본 2개가 있는 상태이다. 각 복사본을 **chromatid(염색분체)**라고 하면 염색분체 쌍은 동원체 부위에 서로 연결되어 있다.

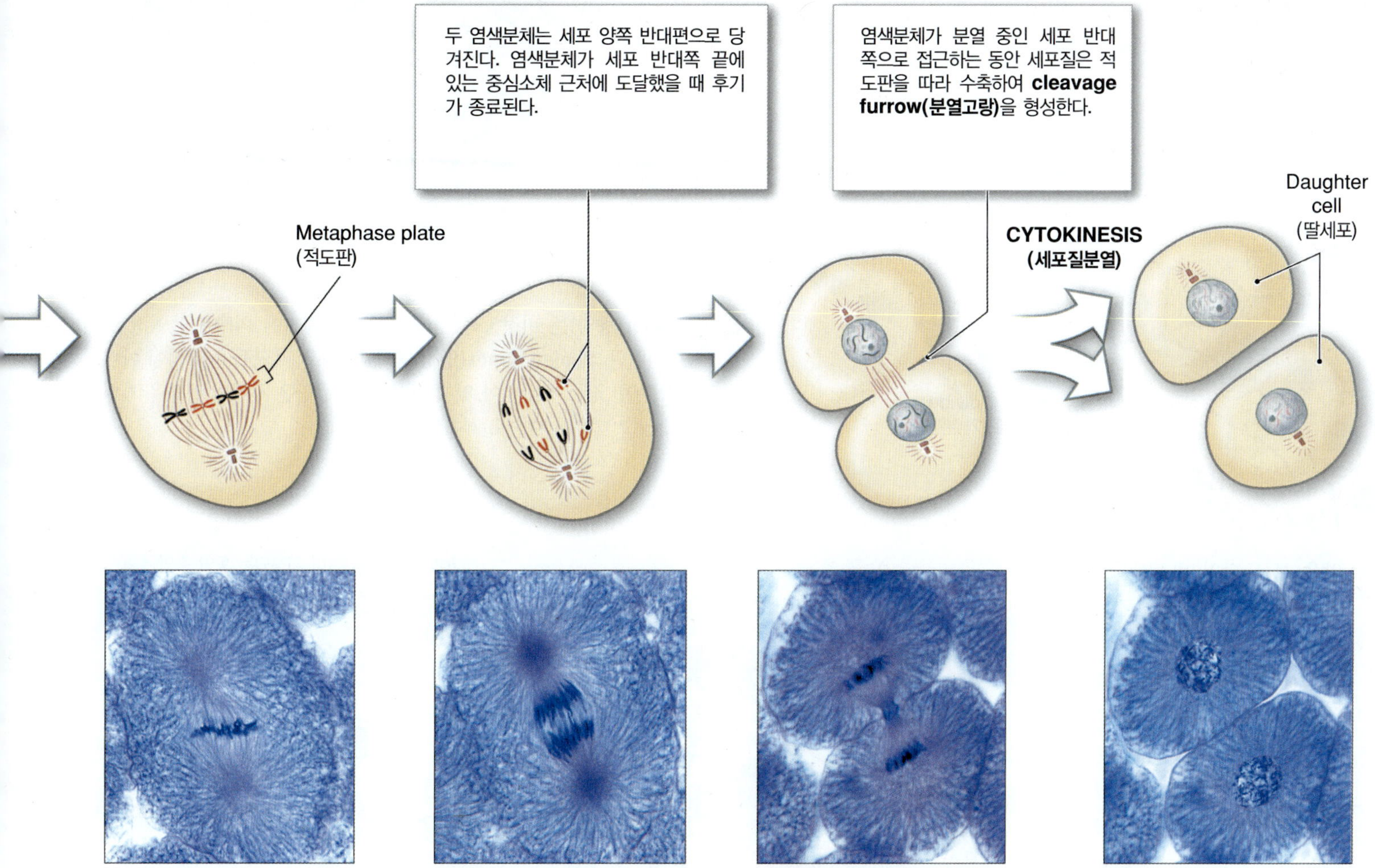


**3** **Metaphase(중기**; *meta*, 뒤에)는 염색분체들이 좁은 **metaphase plate(적도판)**라고 하는 좁다란 중앙부분으로 이동하면서 시작된다. 중기는 모든 염색분체들이 적도판의 평면상에 배열하면서 종료된다.

**4** **Anaphase(후기**; *ana-*, 떨어져)는 각 염색분체 쌍의 중심절이 떨어져 염색분체가 분리하면서 시작된다. 염색분체들은 분열 중인 세포의 반대쪽으로 방추사를 따라 끌려간다.

**5** **Telophase(말기)** 동안, 핵막이 다시 형성되어 핵은 커지고 염색체들은 응축이 풀려 염색질 상태가 된다. 말기가 완료되는 것은 곧 세포분열이 끝났음을 알려주는 것이다.

**6** 세포질분열은 대체로 후기 중 분열 고랑이 형성되면서 시작되어 말기까지 계속된다.

### 모듈 3.8 복습

a. 세포분열을 정의하고, 네 단계를 열거하시오.

b. 염색분체란 무엇이고, 정상적인 사람 세포의 분열과정에서 몇 개가 존재하는가?

c. 핵분열은 완료되고 세포질분열이 이루어지지 않은 세포의 일반적인 모양을 묘사하시오.

## 비정상적인 세포 생장과 분열이 종양과 암의 특징이다

세포분열과 생장 속도가 세포가 죽는 속도보다 빠르면 조직은 커지게 된다. 세포분열을 조절하는 인자에 반응하지 못하는 비정상적인 세포가 분열한 결과로 조직의 비대가 초래되는 경우도 종종 나타난다. 암은 특징적으로 DNA 뉴클레오티드 서열과 기능의 영구적인 변화인 돌연변이 때문에 세포분열 속도를 조절하는 기작이 파괴되어 발생하는 질병이다.

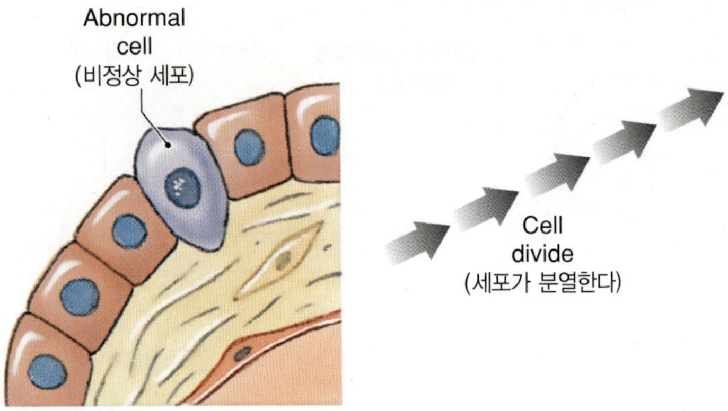


**1** 암은 보통 단일 비정상세포로부터 시작된다. 세포가 분열할 때마다 조절 기작과 관련된 어떤 오류가 발생할 가능성이 있다. 따라서 암은 피부 혹은 장내벽의 상피와 같이 빠르고 끊임없이 분열하는 세포들로 이루어진 조직에서 가장 잘 발생한다.

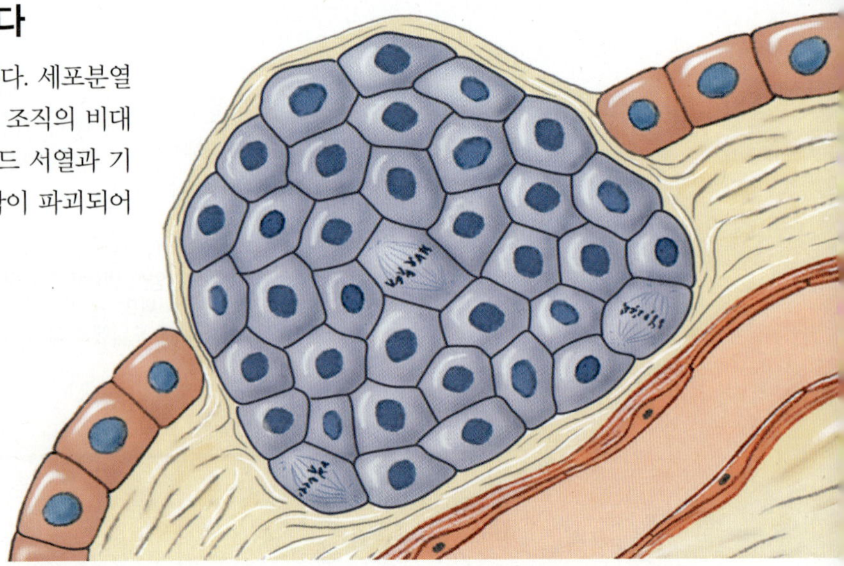

**2** **Tumor(종양)**는 비정상적인 세포 생장과 분열에 의해 만들어진 덩어리이다. **Benign tumor(양성 종양)**의 경우, 세포들은 악성이 아니어서 보통은 한 장소에서 남아 있게 된다. 양성 종양은 사람의 생명을 거의 위협하지 않고 대부분 수술로 제거된다.

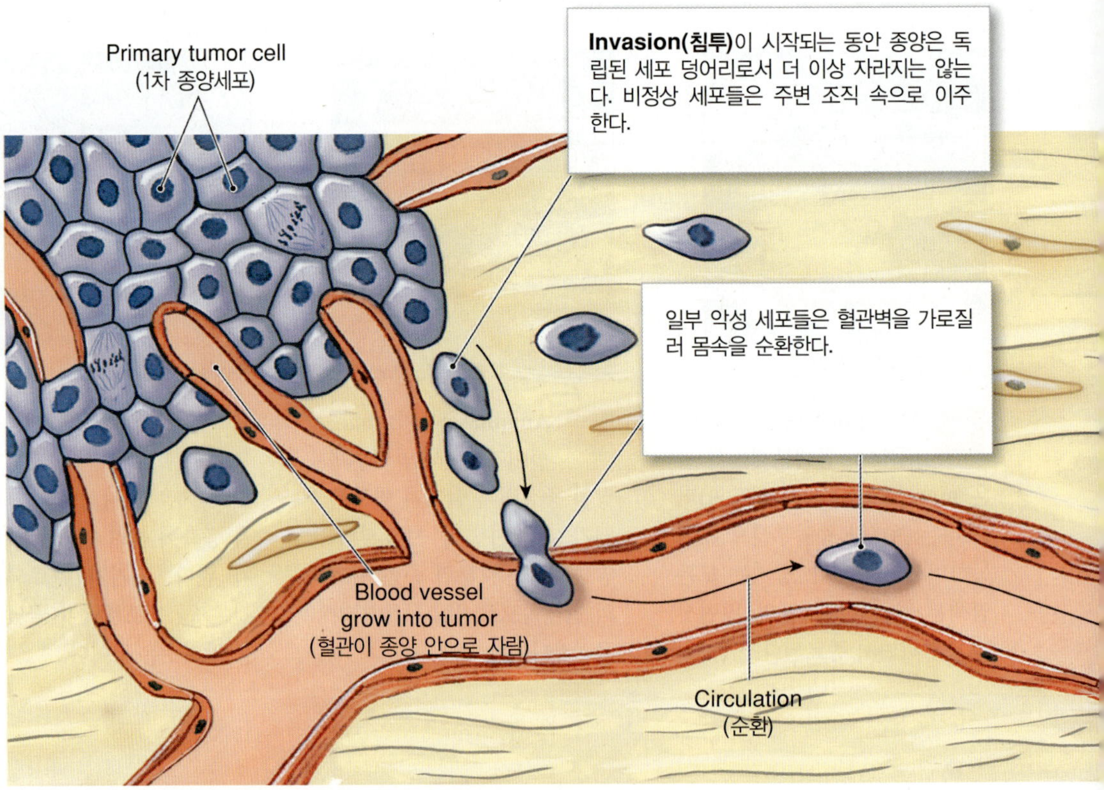


**3** **Malignant tumor(악성 종양)** 세포들은 혈관의 생장을 자극하는 화학물질을 방출함으로써 매우 빠르게 분열한다. 더 많은 영양소가 공급되어 종양의 생장이 가속화되고 악성 세포들은 주변 조직과 근처의 혈관 속으로 이동해 들어가기 시작한다. 이러한 과정—**metastasis(전이)**—때문에 원래 종양이 발생한 곳에서부터 먼 곳의 조직에서도 종양이 발생할 수 있게 되는 것이다.

**4** 악성 세포들은 더 이상 고유 기능을 수행할 수 없거나 비정상적인 방법으로 기능을 발휘한다. 예를 들어, 내분비 암세포들은 정상 호르몬을 분비하지만 과도하게 많은 양을 분비하게 된다. 사진은 갑상선에 악성 종양을 가진 환자를 보여주고 있다. 종양이 다량의 갑상선 호르몬을 생성하여 전신 물질대사 기능에 심각한 변화를 초래한다.

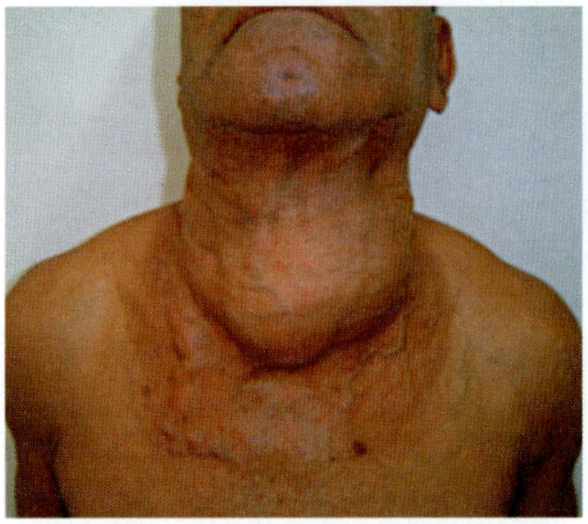

아직 알려져 있지 않은 과정으로 혈류 속 암세포들은 혈관을 빠져나와 궁극적으로 다른 부위에 종양을 유발한다. 이러한 종양은 물질대사가 고도로 활발하여 종양 속에 혈관이 자라나도록 자극하기도 한다. 혈액공급이 증가하면 암세포에 영양소 공급도 증가하게 되어 종양의 생장과 전이를 가속화하게 된다.

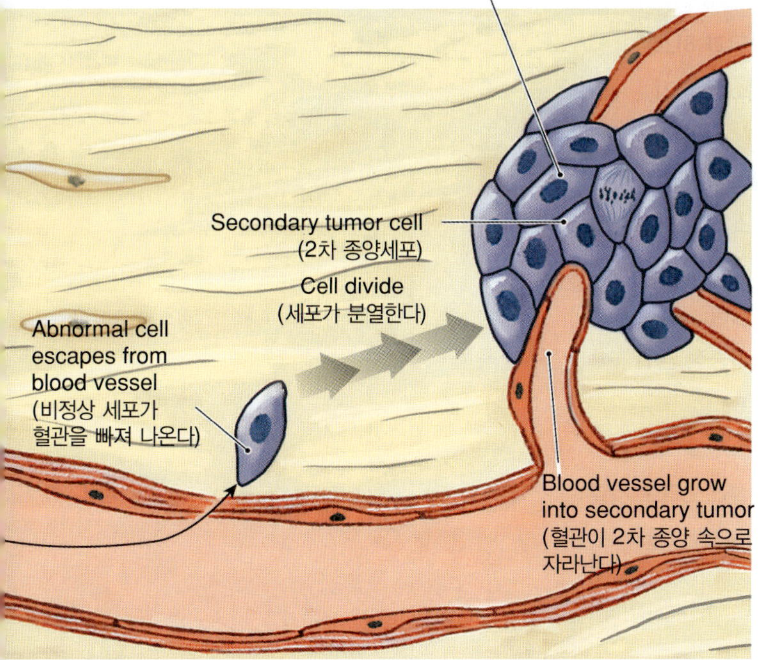


암세포들은 에너지를 효율적으로 사용하지 않는다. 이 세포들은 공간 및 영양소에 대해 정상세포들과 경쟁하기 때문에 건강한 조직을 손상시켜 가면서 자라고 증식하게 된다. 암세포가 건강한 세포들을 죽이거나 치명적인 기관의 작용을 방해하거나 정상 조직으로 가는 영양소 공급을 저해할 경우 사망에 이르게 된다. 말기 암 환자들이 굶어죽는 것처럼 보이는 이유가 바로 이 때문이다.

### 모듈 3.9 복습

a. 암을 정의하시오.
b. 양성 종양과 악성 종양을 비교하시오.
c. 암이 왜 위험한 것일까?

### 1. 명칭 표기

세포 모식도에서 가리키고 있는 구조들의 명칭을 올바르게 적고 각각의 기능을 말하시오.

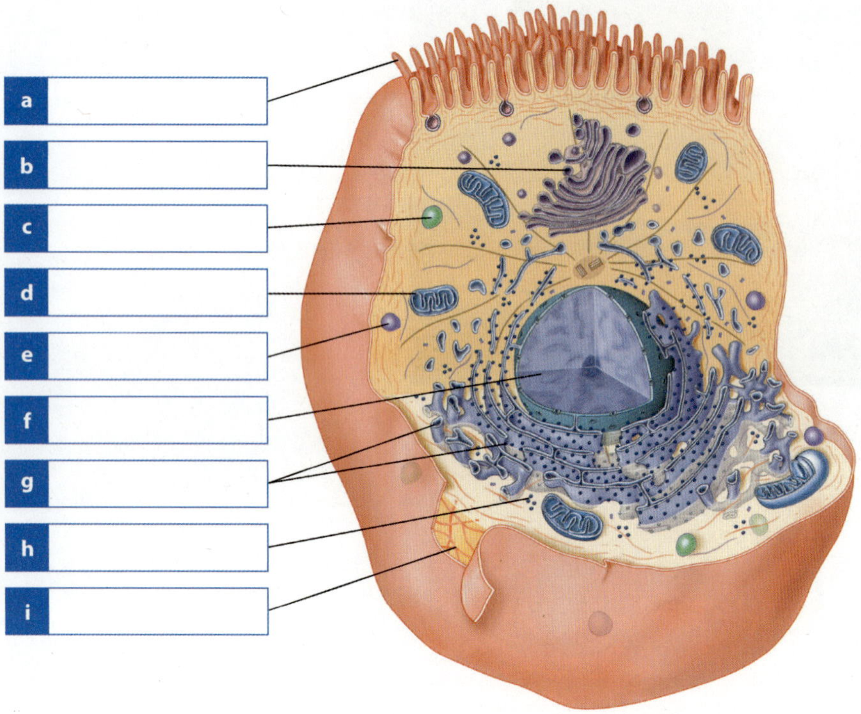


### 2. 연결하기

다음 용어들에 대해 가장 알맞게 기술된 것들을 연결하시오.

| 용어 | | 설명 |
|---|---|---|
| transcription(전사) | a ________ | DNA 가닥과 히스톤 |
| tRNA | b ________ | DNA 질소성 염기 |
| chromosome(염색체) | c ________ | 이중막 |
| genetic information(유전정보) | d ________ | RNA 질소성 염기 |
| thymine(티민) | e ________ | 리보솜 소단위 조립 |
| mRNA | f ________ | 기능성 mRNA 통로 |
| gene(유전자) | g ________ | mRNA 형성 |
| uracil(우라실) | h ________ | 유전의 기능적 단위 |
| nuclear envelope(핵막) | i ________ | 유전암호 |
| nuclear pore(핵공) | j ________ | 안티코돈 |
| nucleoli(인) | k ________ | DNA 뉴클레오티드 서열 |

### 3. 절 종합 문제

핵은 종종 세포의 조절중추로 묘사되고 있다. 항상성 유지와 관련한 핵의 역할을 설명하시오.

______________________________________________

______________________________________________

______________________________________________

# 세포 안팎으로의 물질 출입은 어떻게 이루어지나?

원형질막은 효과적인 장벽이기 때문에 세포 안의 조건은 세포 외부와 상당히 다르다. 그러나 세포는 자급자족이 어렵고 세포 작용도 상호 협조적으로 이루어져야 하기 때문에 이 장벽이 절대적인 것은 아니다. 이 절에서 우리는 원형질막이 어떻게 세포 안팎으로 물질들이 출입하는지에 대해 알아볼 것이다.

**1** **Permeability(투과성)**는 물질들이 세포질 내로 들어가거나 밖으로 나가는 것을 정확하게 조절할 수 있는 원형질막의 특성이다.

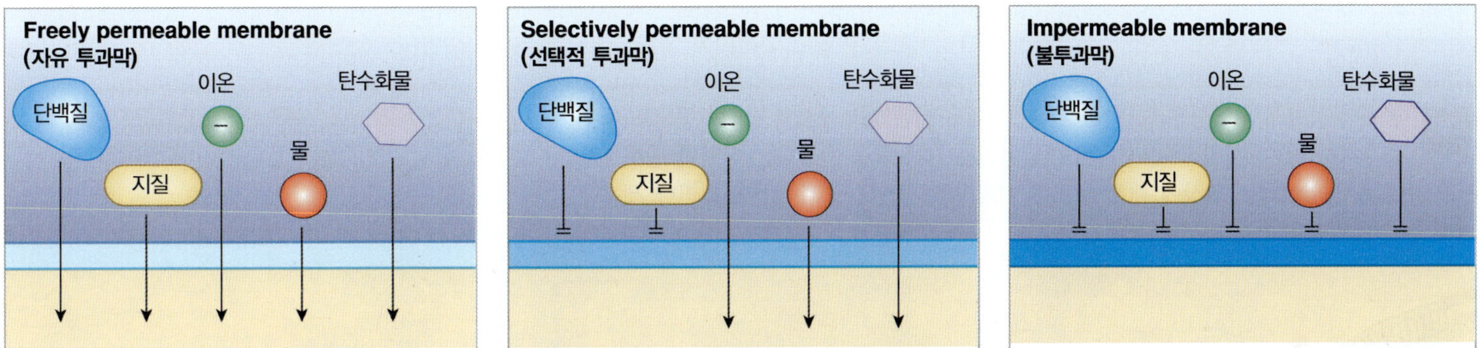


**Freely permeable membrane(자유 투과막)**은 어떤 물질도 어렵지 않게 통과하도록 한다. 자유 투과막으로 둘러싸인 세포는 생존할 수 없다.

원형질막과 같은 **selectively permeable membrane(선택적 투과막)**의 경우 어떤 물질은 통과시키고 어떤 물질은 통과시키지 않는 막이다.

**Impermeable membrane(불투과막)**은 어떤 것도 통과시키지 않는다. 세포는 특정 물질에 대해서는 불투과성이지만, 살아 있는 세포가 완전한 불투과막을 가질 수는 없다.

**2** 투과성은 크기, 전하, 분자 모양, 지질용해도 혹은 다른 요인들에 의해 결정된다. 세포들마다 원형질막에 존재하는 지질과 단백질의 함량과 배열상태에 따라 투과성이 다르다.

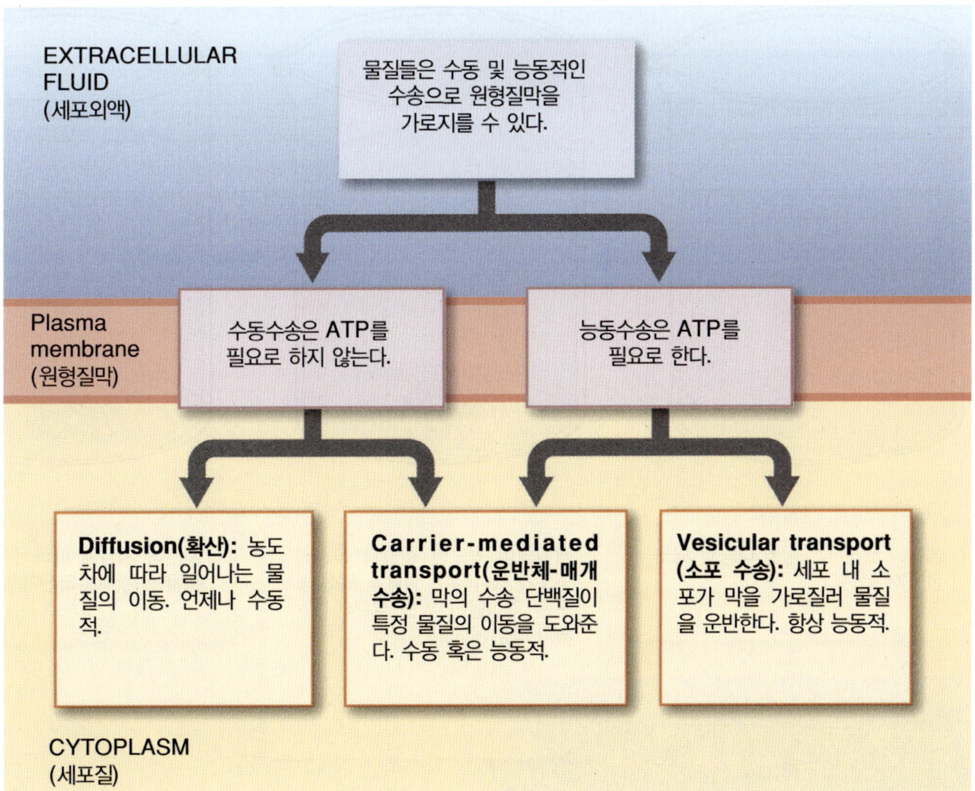

## 확산은 농도차에 따른 이동이다

물과 공기 중의 이온과 분자들은 가만히 있지 못하고 끊임없이 움직이고 충돌한다. 이 운동은 무작위적으로 일어난다. 어떤 분자는 어떤 방향으로도 튈 수 있다. 계속적인 무작위 운동에 의해 나타나는 결과 중의 하나는, 시간이 지나면 어떤 특정 공간 안의 분자들이 고르게 분포하려는 경향을 보인다는 것이다. 이러한 분포 과정을 **diffusion(확산)**이라고 한다. 분자들이 고르게 분포하고 있지 않을 경우 농도차, 즉 **gradient(경사)**가 발생하게 된다. 농도차가 생기는 것을 막지 않고 충분한 시간이 지나면 확산에 의해 농도경사는 사라지게 된다. 경사가 없어진 이후에는 분자들의 운동이 계속되지만, 특정 방향으로의 총 이동은 더 이상 일어나지 않는다.

**1** 공기와 물에서의 확산은 느리게 일어나고 매우 짧은 거리에서의 물질이동으로 매우 중요하다. 물이 채워진 비커 속에 색깔이 있는 각설탕을 관찰하는 간단한 실험으로 세포 수준에서 일어나는 현상에 대해 뚜렷한 이미지를 제공해 줄 수 있다. 그러나 세포에 비해 물이 채워진 비커는 너무나 크다.

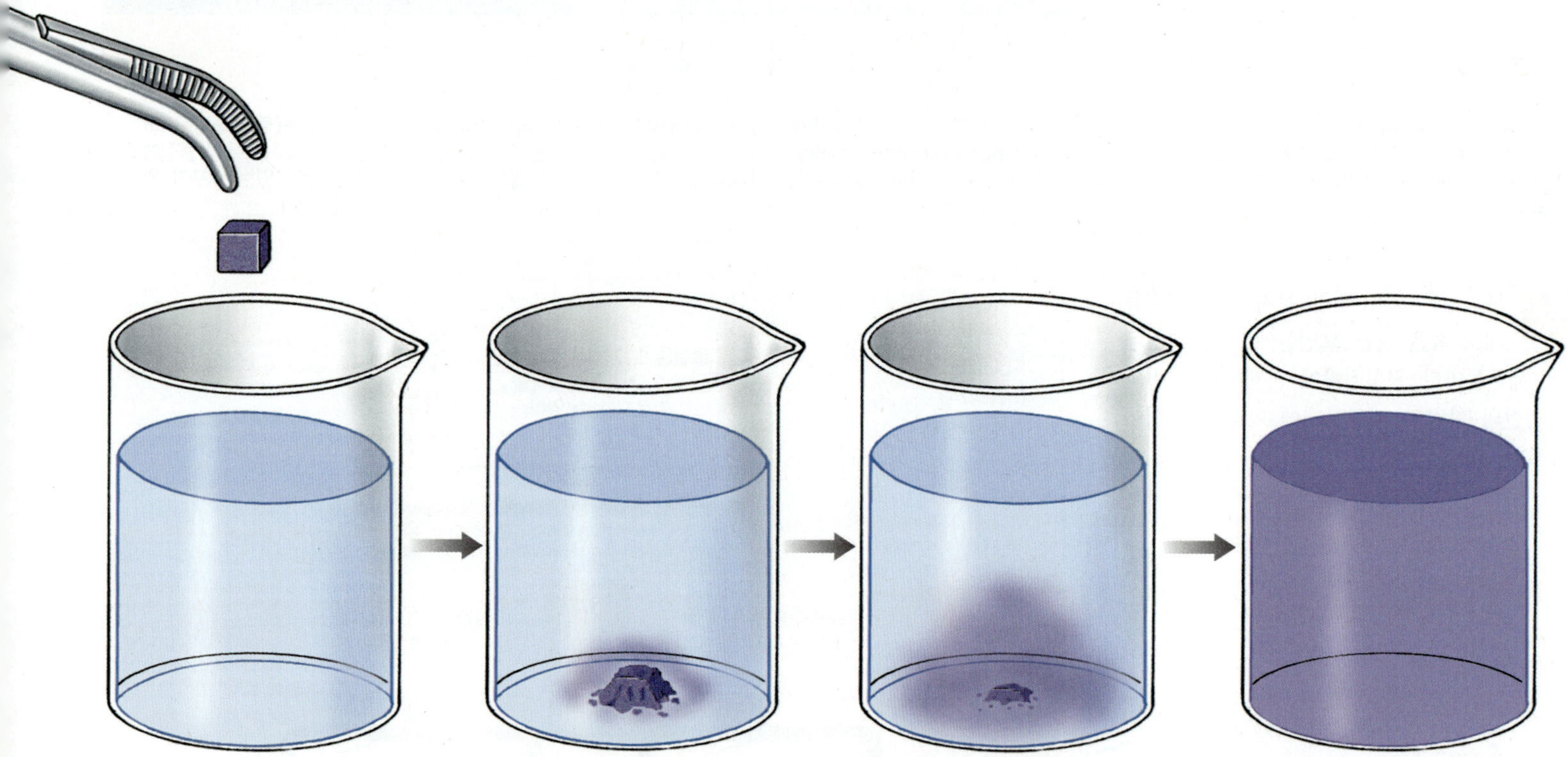

색깔이 있는 각설탕을 다량의 깨끗한 물에 넣는다.

각설탕이 녹으면 설탕과 색소의 농도가 높아진다. 설탕과 색소 농도는 각설탕이 있는 부분에서는 높고 다른 곳에서는 낮다.

시간이 지남에 따라 설탕과 색소 분자는 용액에 퍼진다.

결국 설탕과 색소 분자는 용액 전체에 고르게 분포하게 된다.

**2** 세포외액에서 물과 녹아 있는 용질들은 자유롭게 확산된다. 그러나 원형질막은 선택적으로 확산을 제한하는 장벽으로 작용한다: 어떤 물질은 쉽게 통과하지만 다른 물질은 막을 통과할 수 없다. 이온이나 분자는 (1) 막의 지질 부분을 가로지르거나 혹은 (2) 막 통로를 통과할 수 있는 경우에만 원형질막을 가로질러 확산할 수 있다.

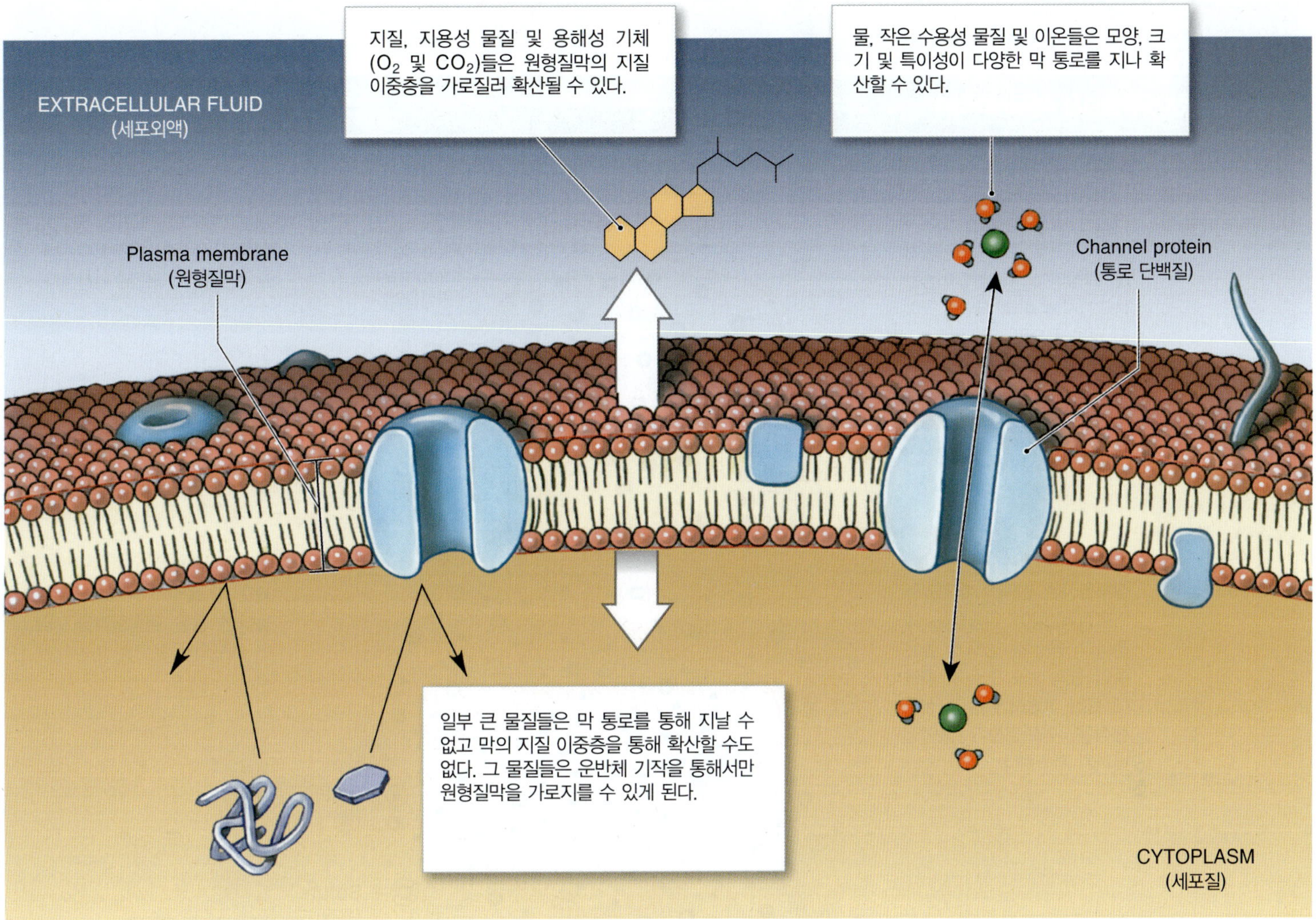


세포 안팎의 액체는 다양한 용해성 물질들을 포함하는 용액이다. 각 용질은 마치 용액 속의 유일한 물질인 것처럼 확산된다. 만일 각 용질의 농도를 생각하지 않고 단순하게 이온과 분자들의 수에 대해서만 생각한다면, 용해된 이온들이나 분자들의 전체 농도는 원형질막 양쪽에서 똑같게 될 것이다. 전형적인 원형질막은 물을 자유롭게 통과시키기 때문에 이러한 평형상태는 지속된다. 막을 통한 물의 확산은 매우 중요해서 **osmosis(삼투작용)**라는 특별한 이름을 붙였다.

### 모듈 3.10 복습

a. 확산을 정의하시오.

b. 확산에 영향을 주는 요인들을 제시하시오.

c. 폐 속의 산소 농도가 낮으면 혈액 속으로 산소가 확산되는 과정에 어떤 영향을 미치는가?

## 수동 또는 능동적인 과정에 의해 물질이 세포 안팎으로 이동한다

원형질막은 각 세포를 세포 밖 환경과 격리시키지만 완벽한 것은 아니다. 세포가 생존하기 위해서는 계속적으로 영양소와 산소를 흡수하고 이산화탄소와 노폐물을 방출해 내야 한다. 이러한 교환에는 수동적인 과정과 능동적인 과정이 있다.

### 수동수송 과정(세포 에너지 소모가 없음)

| 과정 | 설명 | 예 | |
|---|---|---|---|
| **Diffusion(확산)** | 확산은 농도가 높은 곳에서 낮은 곳으로 물질이 이동하는 과정이다. 즉 물질이동은 농도경사에 따라 (높은 곳에서 낮은 곳으로) 일어난다. | 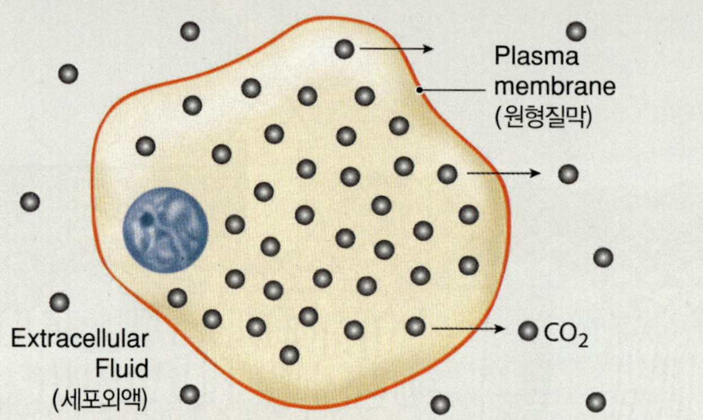 | 세포 안의 이산화탄소 농도가 바깥보다 높으면 이산화탄소는 세포 밖 세포외액으로 확산된다. |
| **Osmosis(삼투)** | 삼투현상은 선택적 투과막을 가로질러 물이 이동하는 과정이다. 용질의 농도가 높은 쪽이 물의 농도가 낮기 때문에 물이 이동하게 된다. 삼투현상은 농도경사가 없어질 때까지 지속된다. | 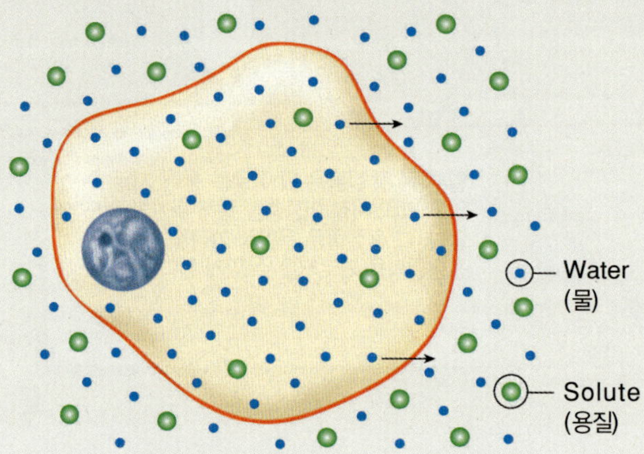 | 세포 밖 용질의 농도가 안쪽보다 높다면 물은 원형질막을 가로질러 세포외액 쪽으로 이동하게 된다. |
| **Facilitated diffusion 촉진확산 (carrier-mediated transport 운반체 매개 수송)** | 촉진확산은 운반 단백질에 의해 물질이 막을 건너 이동하는 것이다. 이동은 농도경사에 따른다. | 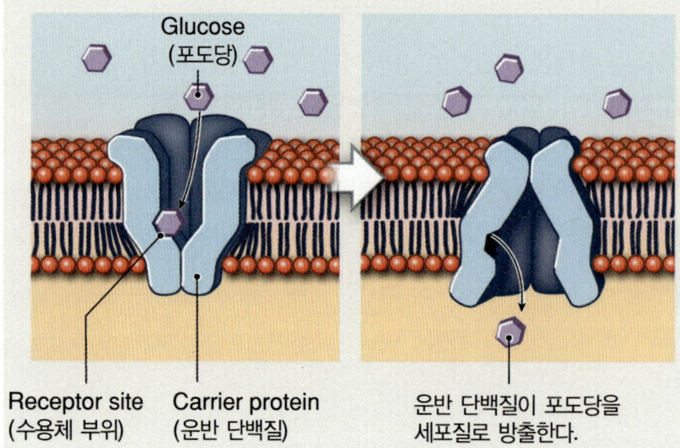 | 지질에 녹지 않거나 통과하기에 너무 큰 영양소들은 운반 단백질에 의해 원형질막을 건너 수송된다. |

## 능동수송 과정(ATP 또는 다른 에너지원을 요구함)

| 과정 | 설명 | 예 | |
|---|---|---|---|
| **Active transport 능동수송 (carrier-mediated transport 운반체 매개 수송)** | **Active transport(능동수송)**는 막을 가로질러 특정 물질을 운반하는 운반 단백질을 필요로 한다. 농도경사에 역행하여 계속적으로 진행될 수 있다. 한 운반체가 어떤 용질을 수송하면 다른 운반체는 또 다른 용질을 반대 방향으로 수송하는 경우 교환 펌프라고 부른다. | 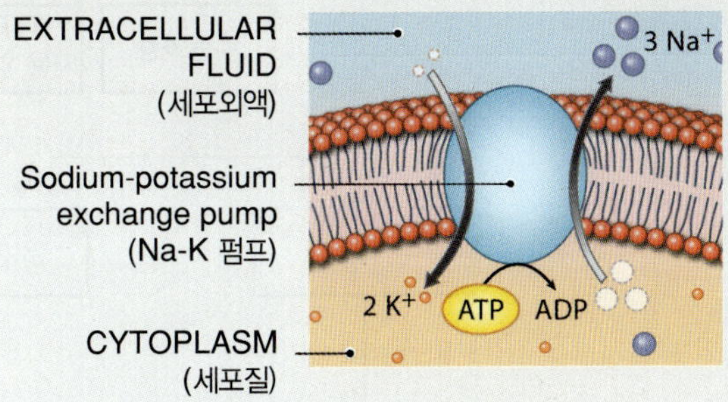 | 능동수송계 중에서 가장 흔한 예 중의 하나가 **sodium-potassium exchange pump($Na^+$-$K^+$ 펌프)**이다. ATP 한 분자가 소모되면서 3개의 Na 이온이 세포 밖으로, 2개의 K 이온이 세포 안으로 회수된다. |
| **Vesicle formation 소포형성(endocytosis 세포내섭취) Pinocytosis (포음작용)** | **Pinocytosis(포음작용)**에서 원형질막에 의해 형성된 소포가 액체성 혹은 작은 물질들을 운반한다. 이 과정을 종종 "음세포작용"이라고 부른다. | 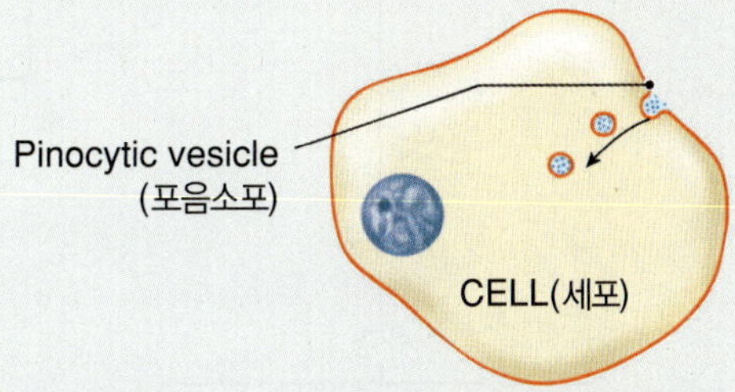 | 소포가 일단 세포질 안으로 들어오면 물과 작은 분자들은 소포의 막을 가로질러 세포질액으로 나온다. |
| **Receptor-mediated endocytosis (수용체 매개 세포내섭취)** | **Receptor-mediated endocytosis(수용체 매개 세포내섭취작용)**는 특정 물질이 막 표면의 수용체 단백질과 결합하여 소포를 형성하면서 시작된다. | 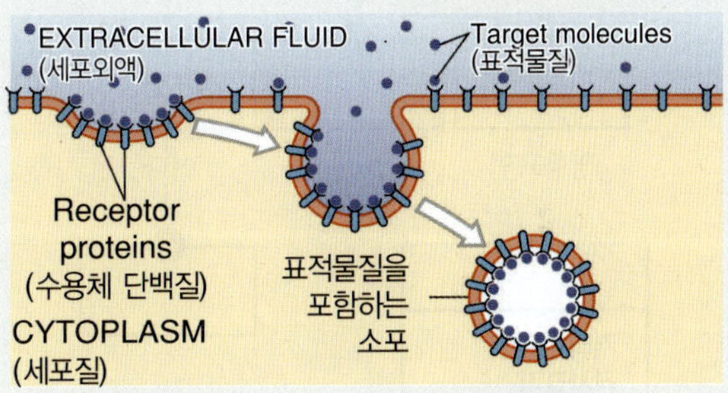 | 각 세포는 세포외 물질들에 대해 원형질막에 존재하는 수용체 단백질에 의해 특이적인 민감성을 지니고 있다. |
| **Phagocytosis (포식작용)** | **Phagocytosis(포식작용)**의 경우, 원형질막으로 형성된 소포에 의해 고체성 입자를 세포 안으로 운반한다. 이 과정을 종종 "식세포작용"이라고 한다. | 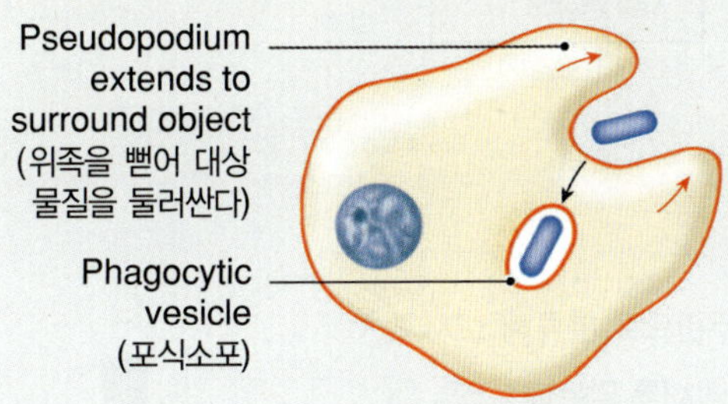 | 큰 입자들은 **pseudopodia(위족)**이라고 하는 세포질 돌기가 둘러싼 다음 세포 내로 끌어들인다. 특정한 세포들만 포식작용을 수행한다. 이러한 세포들을 **phagocyte(식세포) 또는 macrophage(대식세포)**라고 부른다. |
| **Exocytosis (세포외배출)** | **Exocytosis(세포외배출작용)**를 통하여 세포 내 소포가 원형질막과 융합하여 액체성 또는 고체성 물질을 세포 밖으로 배출한다. | 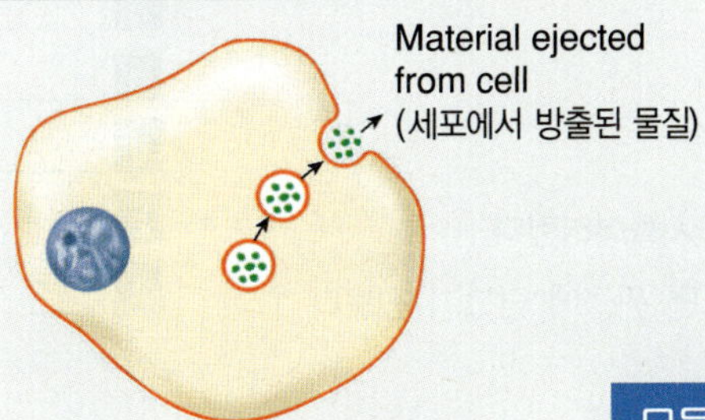 | 세포 노폐물 혹은 분비물질들은 소포에 농축되어 세포로부터 방출된다. |

### 모듈 3.11 복습

a. 운반 단백질을 필요로 하는 수송과정은 무엇인가?

b. 세포외배출 작용을 설명하시오.

c. 어떤 종류의 백혈구들은 세균을 세포 안으로 잡아들여 파괴시킨다. 이러한 과정을 무엇이라고 하는가?

### 1. 개념지도

다음 용어들을 이용하여 막 투과성 개요도를 완성하시오.

- exocytosis(세포외배출)
- diffusion(확산)
- "cell eating"(포식)
- molecular size(분자 크기)
- pinocytosis(포음작용)
- facilitated diffusion(촉진확산)
- vesicular transport(소포수송)
- diffusion of water(물의 확산)
- active transport(능동수송)
- specific substance(특정 물질)

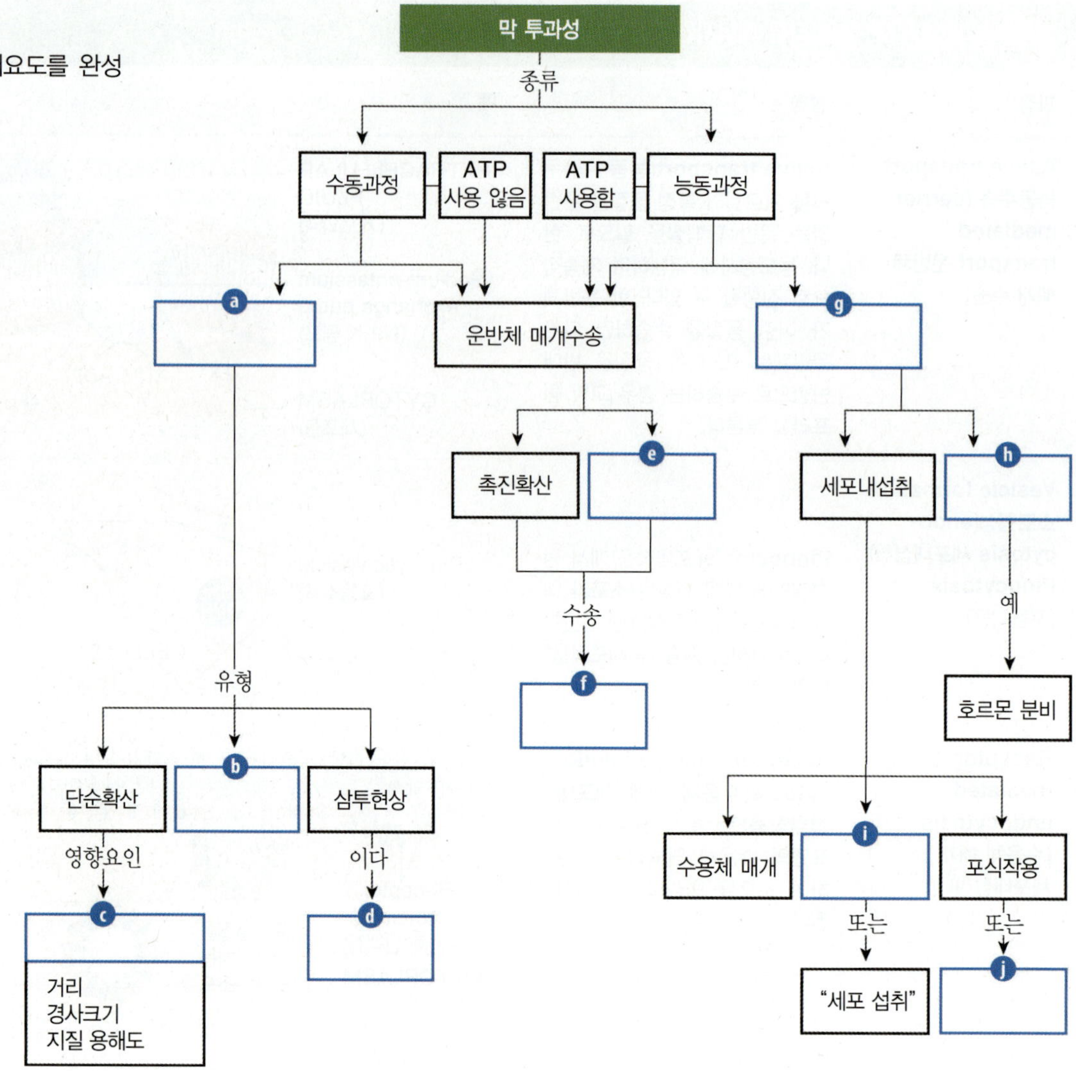


### 2. 명칭

아래의 상황들에 대해 확산, 삼투 혹은 무관으로 분류해 보시오.

- 방으로 들어가면서 나는 발삼향 양초 냄새를 맡는다.
- 음식물 한 방울이 액체 배지에 퍼진다.
- 물이 정원 호스 속을 흘러간다.
- 뜨거운 차 속에서 각설탕이 녹는다.
- 마당의 잔디가 지나친 화학비료 사용으로 시들어버렸다.
- 셀러리 줄기를 소금물에 여러 시간 담그면 짠물에 담그기 전보다 무게가 덜 나간다.

f ______________

e ______________

d ______________

c ______________

b ______________

a ______________

# 핵심 용어로 윤곽 파악하기

각 모듈마다 차례대로 열거한 용어를 이용하여 내용을 요약하시오.

## 1절

### 세포 개요

- ○ cell theory(세포이론)
- • differentiation(분화)

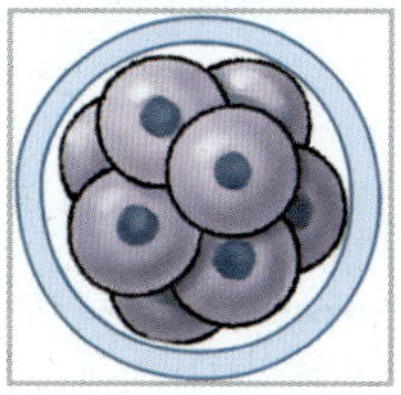

## 3.1

### 세포는 생명체의 최소 단위이다

- • extracellular fluid (세포외액)
- • interstitial fluid (간질액)
- • plasma membrane (원형질막)
- • cytoplasm(세포질)
- • cytosol(세포질액)
- • organelle (소기관)
- • membranous organelles (막성 소기관)
- • nonmembranous organelle (비막성 소기관)
- • peroxisome (퍼옥시좀)
- • lysosome(리소좀)
- • microvilli(미세융모)
- • Golgi apparatus (골지복합체)
- • nucleus(핵)
- • nuclear envelope (핵막)
- • endoplasmic reticulum, ER (소포체)
- • smooth ER (활면소포체)
- • rough ER (조면소포체)
- • ribosome (리보솜)
- • cytoskeleton (세포골격)
- • mitochondrion (미토콘드리아)

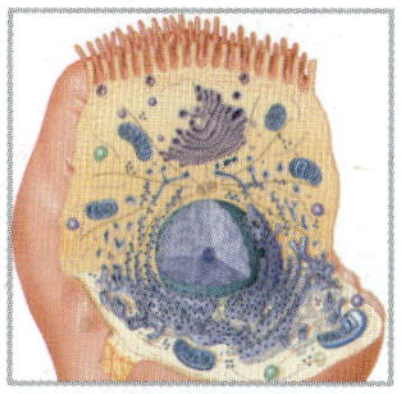

## 3.2

### 원형질막은 외부환경과 세포를 분리시키고 여러 기능을 수행한다; 세포골격은 구조 및 기능상의 역할을 맡고 있다

- • plasma membrane (원형질막)
- • glycocalyx (당질층)
- • integral protein (내재 단백질)
- • phospholipid bilayer (인지질 이중층)
- • microfilament (미세섬유)
- • intermediate filament (중간잔섬유)
- • microtubule [미세(소)관]
- • thick filament (두꺼운 미세섬유)
- • centriole(중심소체)
- • cilia(섬모)

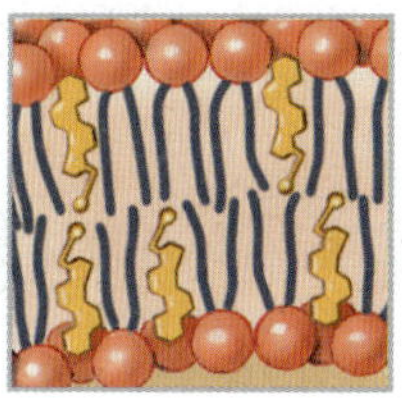

## 3.3

### 소포체(세포질그물)와 유리 리보솜에서의 단백질 합성은 기본적으로 미토콘드리아 작용에 의해 공급되는 에너지에 의존한다

- • endoplasmic reticulum(ER, 소포체)
- • cisternae(시스터네)
- • rough endoplasmic reticulum(RER, 조면소포체)
- • smooth endoplasmic reticulum(SER, 활면소포체)
- • ribosomes(리보솜)
- • fixed ribosome (고정 리보솜)
- • free ribosome (유리 리보솜)
- • mitochondria (미토콘드리아)
- • matrix(기질)
- • cristae(능선)
- • aerobic metabolism (유기 대사)

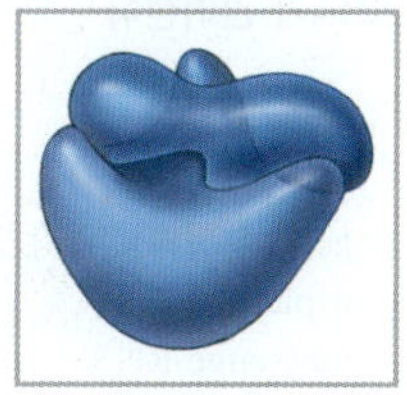

## 3.4

### 골지복합체는 포장센터이다

- • Golgi apparatus (골지복합체)
- • cisternae(수조, 시스터네)
- • membrane renewal vesicles (막재생소포)
- • secretory vesicles (분비소포)
- • lysosomes(리소좀)
- • transport vesicles (운반소포)
- • autolysis(자가분해)
- ○ membrane flow (막 유동)

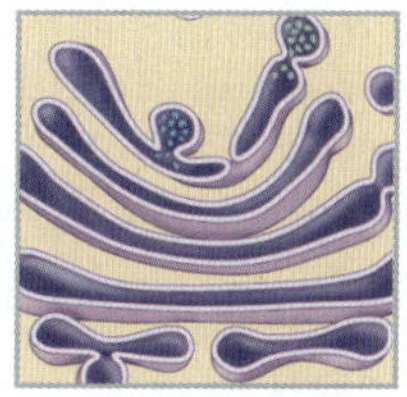

## 3.5

### 핵은 DNA, RNA, 단백질 및 효소들을 포함하고 있다

- • nucleus(핵)
- • nuclear envelope (핵막)
- • nuclear pores(핵공)
- • nucleoplasm(핵질)
- • nucleolus(인)
- • chromatin(염색질)
- • chromosomes (염색체)
- • centromere(중심절)

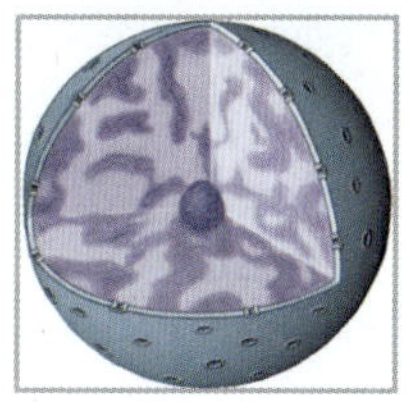

• = 해당 모듈에서 굵은 문자로 표시한 용어

## 3.6

### 단백질 합성에는 DNA, 효소 및 세 종류의 RNA가 관여한다

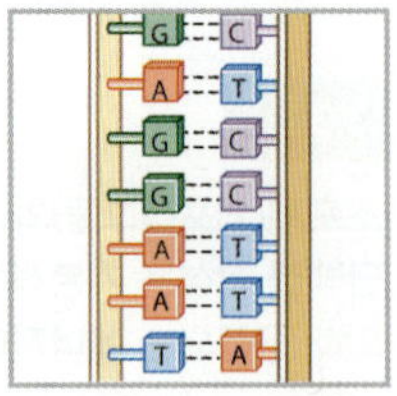

• genetic code (유전암호)
• gene(유전자)
• triplet(3중자)
• messenge RNA (mRNA, 전령 RNA)
• codons(코돈)
• transcription(전사)
• translation(암호해독)
• ribosomal RNA (rRNA, 리보솜 RNA)
• transfer RNA (tRNA, 운반 RNA)
• anticodon(안티코돈)

## 3.7

### 각 세포는 생장기와 분열기를 포함하는 생활환을 가지고 있다

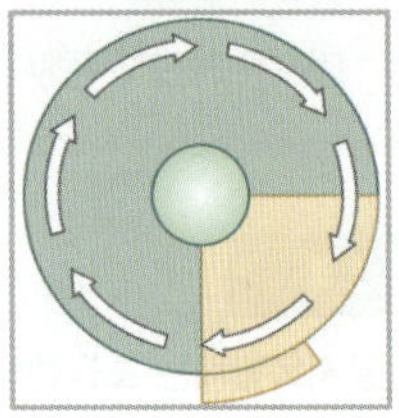

• cell division (세포분열)
• apoptosis (세포예정사)
• mitosis(유사분열, 핵분열)
• meiosis(감수분열)
• daughter cell (딸세포)
• interphase(간기)
• cytokinesis (세포질분열)
• DNA replication (DNA 복제)
• DNA polymerase (DNA 중합효소)

## 3.8

### 핵분열은 세포질분열에 의해 딸세포들을 분리시키기 전에 염색체들을 분배한다

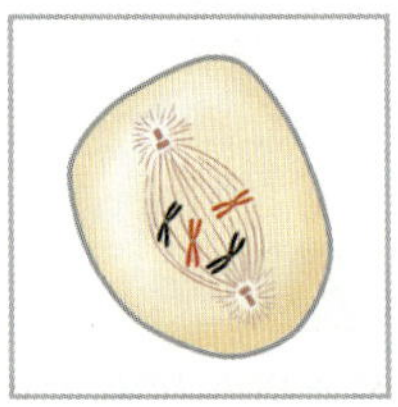

• mitosis(핵분열)
• cytokinesis (세포질분열)
• spindle fiber (방추사)
• prophase(전기)
• chromatid(염색분체)
• cleavage furrow (분열 고랑)
• metaphase(중기)
• metaphase plate (중기판)
• anaphase(후기)
• telophase(말기)

## 3.9

### 비정상적인 세포 생장과 분열이 종양과 암의 특징이다

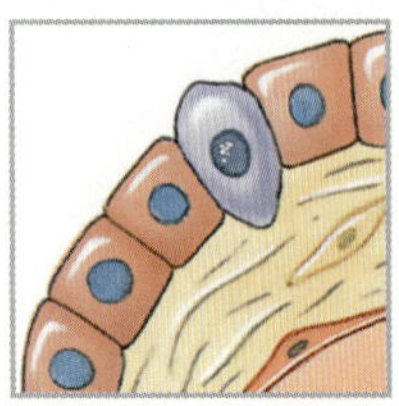

○ cancer(암)
○ mutation(돌연변이)
• tumor(종양)
• benign tumor (양성종양)
• invasion(침투)
• malignant tumor (악성종양)
• metastasis(전이)

## 2절

### 세포 안팎으로의 물질 출입은 어떻게 이루어지나?

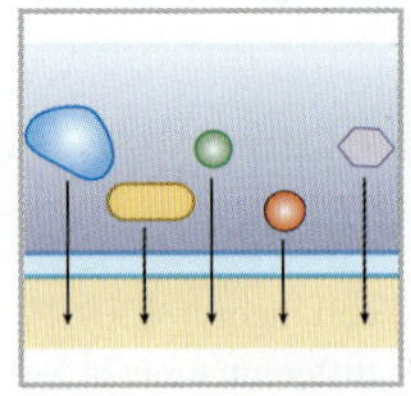

• permeability(투과성)
• freely permeable membranes (자유 투과막)
• selectively permeable membranes (선택적 투과막)
• impermeable membranes (불투과막)
• diffusion(확산)
• carrier-mediated transport (운반체 매개 수송)
• vesicular transport (소포 수송)

## 3.10

### 확산은 농도차에 따른 이동이다

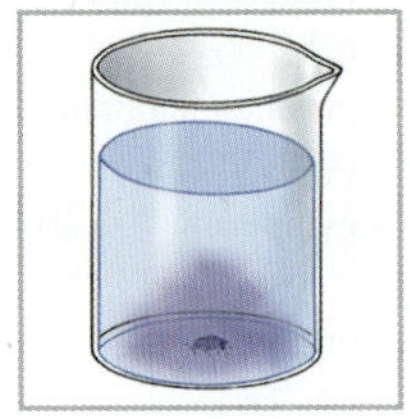

• diffusion(확산)
• gradient(경사)
• osmosis(삼투)

## 3.11

### 수동 또는 능동적인 과정에 의해 물질이 세포 안팎으로 이동한다

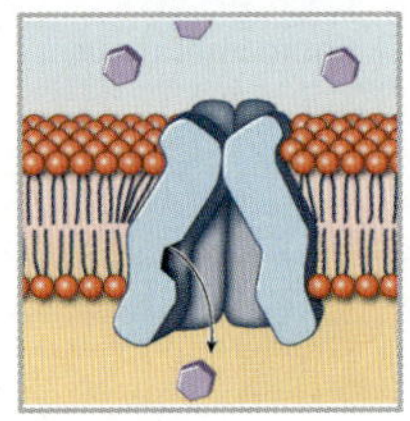

○ diffusion(확산)
○ osmosis(삼투)
○ facilitated diffusion (촉진확산)
• active transport (능동수송)
• sodium-potassium exchange pump (나트륨-칼륨 교환 펌프)
• pinocytosis (포음작용)
○ cell drinking (세포 마시기)
• receptor-mediated endocytosis (수용체, 매개 세포내 섭취)
• phagocytosis (포식작용)
• pseudopodia (위족)
• phagocytes (macrophages) (식세포, 대식세포)
• exocytosis (세포외배출)

• = 해당 모듈에서 굵은 문자로 표시한 용어

## 3장 종합 복습 문제

1. A 용액과 B 용액이 선택적 투과장벽에 의해 분리되어 있다. 시간이 지나 A 쪽의 액체가 증가하였다. 처음에 용질의 농도가 더 높았던 용액은 어느 쪽인가?
2. 막으로 둘러싸인 세포소기관이 있다면 어떤 이점이 있을까?
3. 소환관에서의 중요한 구조적 특징은 소화관 내벽을 싸는 노출된 표면에 밀착연접이 존재한다는 점이다. 이 연접은 왜 중요한 것일까?
4. 몸 분비물을 화학적으로 상세하게 분석하기 위한 재료가 있다고 가정할 때, 그 분비물이 merocrine(샘분비)인지 apocrine(부분분비)인지 어떻게 알 수 있을까?
5. 실험시간에 학생이 평행으로 배열하여 끈을 형성하는 조밀한 단백질 섬유들로 이루어진 조직을 관찰한다. 가로무늬는 없으나 작은 핵들이 관찰된다. 이 학생은 이 조직을 골격근이라고 인식하였다. 왜 학생의 판단이 틀렸는가? 관찰한 조직은 무엇인가?

3장에 있는 모든 모듈, 절, 종합 복습 문제의 풀이를 알고 싶으면 이 책의 뒷부분에 청색 식별표로 표시한 해답 페이지를 참조하시오.

# 4

# 근육계통 (The Muscular System)

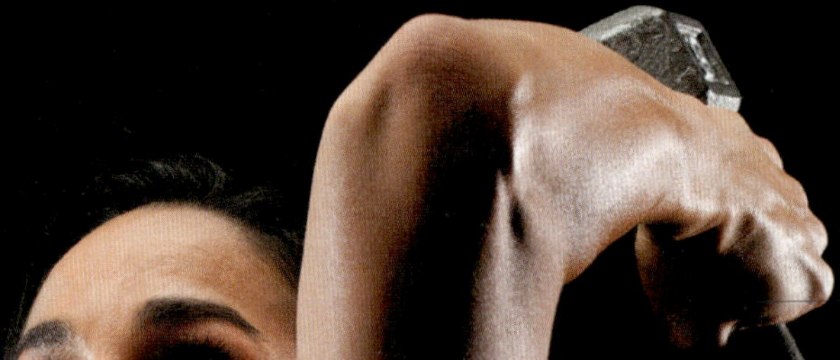

## 학습성과

다음 각 학습성과 번호는 본문의 모듈 번호와 일치하며, 독자는 4장을 모두 공부한 후에 각 학습성과를 실천할 수 있어야 한다.

### 1절 • Skeletal Muscle Tissue(뼈대근육조직)의 기능해부학

**4.1** 뼈대근육의 조직학적 구성을 서술한다.

**4.2** 근육원섬유마디의 구조적 성분을 확인하고 가는잔섬유와 굵은잔섬유를 구분한다.

**4.3** 신경근육이음부(접합부)의 성분을 확인하고 뼈대근육섬유의 신경조절을 요약한다.

**4.4** Sliding filament theory(미끄럼잔섬유이론)를 서술한다.

**4.5** 근육수축에서 ATP의 역할을 기술하고 뼈대근육섬유의 수축을 단계별로 설명한다.

### 2절 • 뼈대근육조직의 기능적 특성

**4.6** 근육섬유의 긴장을 유도하는 기전을 서술하고 뼈대근육수축 시 최대긴장을 유발하는 요인을 논의한다.

**4.7** 근육긴장을 일으키는 motor unit(운동단위)의 역할을 설명한다.

**4.8** Isotonic contraction(등장성수축)과 isometric contraction(등축성수축)을 비교한다.

**4.9** 휴지기 시, 적당한 활동 시, 최대활동 시 ATP가 근육에서 생산되는 과정을 서술한다.

**4.10** ⊞ **임상의학 모듈** 근육의 hypertrophy(비대), atrophy(위축), paralysis(마비), rigor mortis(사후강직)와 연관된 생리적 요인을 설명한다.

# Skeletal Muscle Tissue(뼈대근육조직)의 기능해부학

우리 몸을 구성하는 네 가지 기본조직 중 하나인 근육조직은 주로 수축할 수 있게 분화된 근육세포로 구성된다. 세 가지 근육조직—뼈대근육, 심장근육, 민무늬근육—외에 어떤 조직도 몸을 움직이게 할 수 없다. 이번 장에서는 뼈대근육조직의 구조와 기능을 학습한다. 뼈대근육조직의 각 세포는 하나의 근육섬유이다. 뼈대근육은 뼈대근육조직과 결합조직, 신경, 혈관으로 구성된 기관이다. 뼈대근육은 직접 혹은 간접적으로 뼈에 연결되며 오른쪽에 기술한 여러 기능을 수행한다.

## 근육조직

### 뼈대근육조직

뼈대근육조직의 수축은 뼈를 당겨 몸을 움직이게 하며 걷고 춤추고 사과를 먹고 우크렐레(작은 기타)를 연주하게 한다.

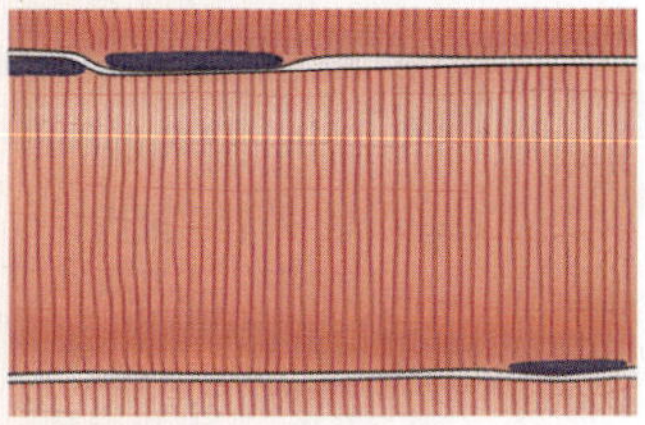

### 심장근육조직

심장근육조직의 수축은 심장에서 혈액을 혈관으로 이동시킨다.

(10장 참조)

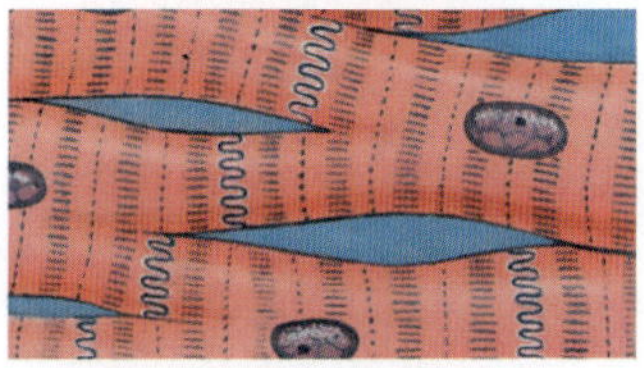

### 민무늬근육조직

민무늬근육조직은 소화관을 따라 음식물을 이동시키며 작은 혈관의 직경을 조절한다.

(13장 참조)

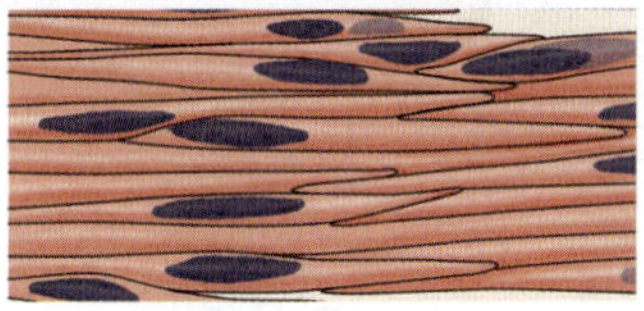

모듈 4.1에서 전형적인 뼈대근육의 기능해부를 학습한다. 이번 절에서는 수축할 수 있게 하는 미세구조적 특징을 학습한다.

### 뼈대근육조직의 기능

- **Production skeletal movement(뼈대의 운동 생산).** 뼈대근육의 수축은 힘줄을 당겨 뼈를 움직인다. 이러한 움직임은 팔을 펴거나 숨을 쉬는 단순한 형태에서 수영, 스키타기, 타자치기와 같은 고도의 협동운동 형태로 다양하게 일어난다.
- **Maintain Posture and Body Position(몸의 자세유지).** 뼈대근육의 긴장은 몸의 자세를 유지한다.—예를 들어 책을 읽을 때 머리는 그대로 유지되며 또 걸을 때 발이 몸무게의 중심을 잡는다. 지속적인 근육의 활동이 없다면 똑바로 앉거나 설 수 없다.
- **Support Soft Tissues(지지와 보호).** 배벽과 골반공간의 바닥은 뼈대근육층으로 구성된다. 이 근육들은 내장기관의 무게를 지탱하며 내부조직을 보호한다.
- **Guard Entrances and Exits(내용물의 출입조절).** 뼈대근육은 소화관과 비뇨관의 구멍을 애워싼다. 이 근육들(조임근)은 삼키거나 배변 혹은 배뇨를 위해 의지적인 조절을 한다.
- **Maintain Body Temperature(체온유지).** 근육수축은 에너지를 필요로 한다. 에너지는 몸에서 사용될 때 이 중 일부는 열로 전환된다. 근육작용에 의해 방출된 열은 정상 기능에 필요한 범위 내에서 체온을 유지한다.
- **Provide Nutrient Reserves(영양분 저장).** 음식물에 충분한 단백질이나 열량이 결핍될 경우 뼈대근육에 있는 수축단백질이 파괴되어 아미노산을 형성하여 혈액으로 방출한다. 간은 이 아미노산 중 일부를 사용하여 포도당을 합성하며 일부는 에너지를 생산하는데 사용한다.

# 뼈대근육은 뼈대근육조직과 결합조직, 혈관과 신경을 포함한다

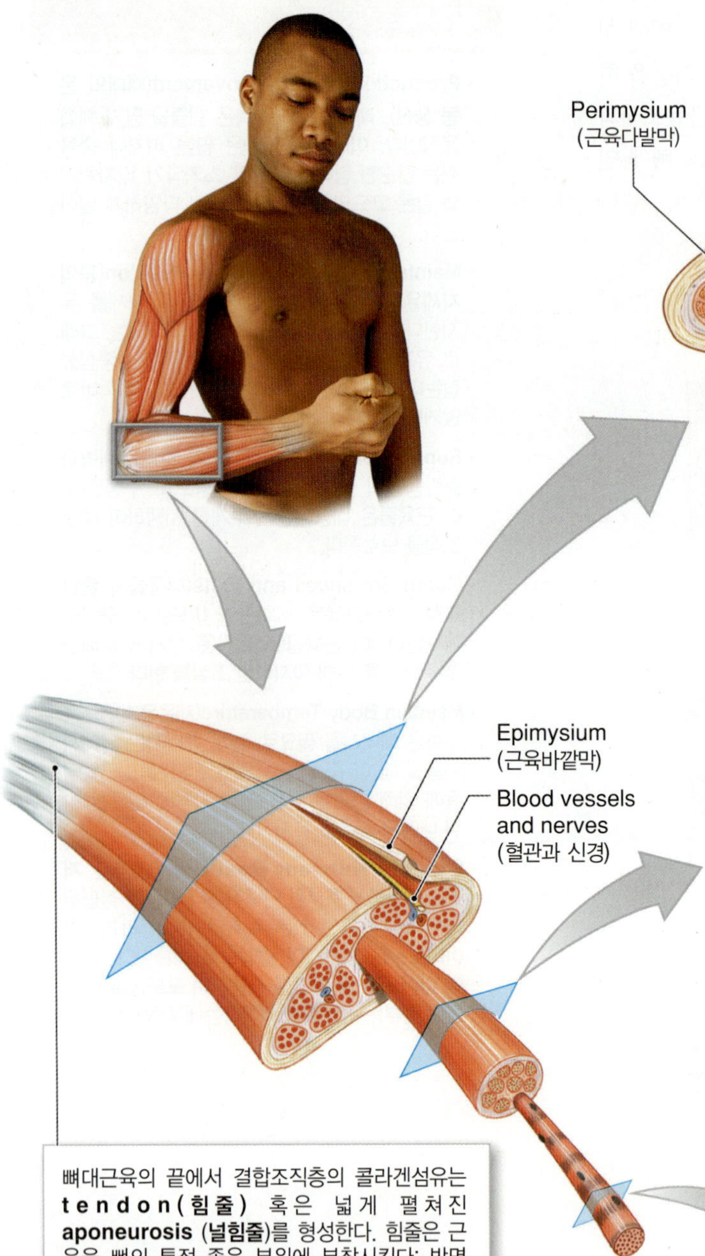


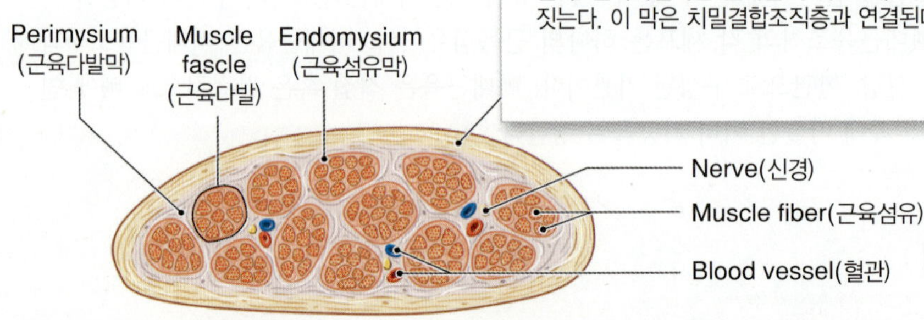


**Epimysium(근육바깥막**; *epi-*, 위 + *mys*, 근육)은 콜라겐섬유가 치밀한 층으로 전체 근육을 둘러싼다. 근육바깥막은 근육을 주위 조직, 기관과 구별짓는다. 이 막은 치밀결합조직층과 연결된다.

**1** **Skeletal muscle(뼈대근육)**은 뼈대근육섬유, 수축력을 전달하는 결합조직, 근육섬유에 양분을 공급하는 혈관 및 수축을 조절하는 신경을 함유하는 복합 기관이다.

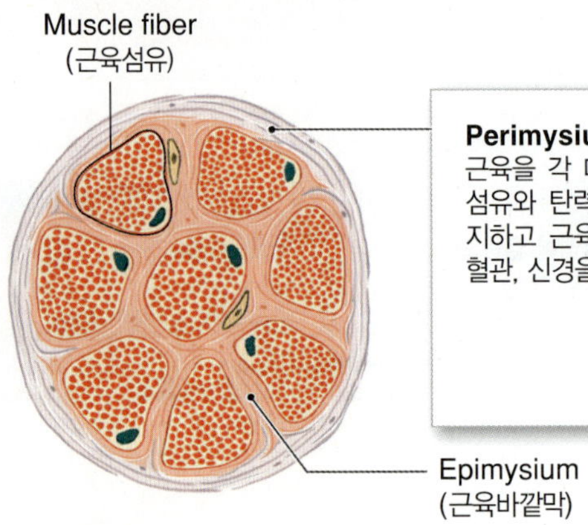


**Perimysium(근육다발막**; *peri-*, 주위)은 뼈대근육을 각 다발로 구분하는 섬유층이다. 콜라겐섬유와 탄력섬유 외에 근육다발막은 혈류를 유지하고 근육다발내근육섬유의 수축을 조절하는 혈관, 신경을 함유한다.

**2** **Muscle fascicle(근육다발**; *fasciculus*, 다발)은 근육섬유 덩어리다. 근육다발막의 결합조직섬유는 근육다발들을 서로 구분한다.

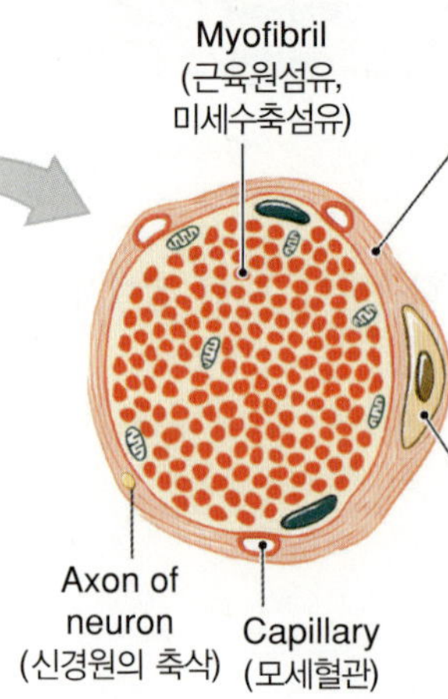


근육다발에서 미세한 결합조직인 **endomysium(근육섬유막**; *endo-*, 내부)은 각각의 뼈대근육섬유를 둘러싸며 이웃근육섬유에 약하게 연결된다.

근육섬유 사이에 흩어져 있는 줄기세포는 손상된 근육조직을 재생시키는 기능을 담당한다.

뼈대근육의 끝에서 결합조직층의 콜라겐섬유는 **tendon(힘줄)** 혹은 넓게 펼쳐진 **aponeurosis (널힘줄)**를 형성한다. 힘줄은 근육을 뼈의 특정 좁은 부위에 부착시킨다; 반면 널힘줄은 한 개의 뼈 이상의 넓은 부착부분을 갖고 있다. 뼈에 접촉하는 부위에서 콜라겐섬유가 뼈의 기질까지 뻗어 단단히 부착한다. 그러므로 근육의 수축은 뼈를 움직인다.

**3** 각 **muscle fiber(근육섬유)**는 얇은 근육섬유막에 싸여 있으며 모세혈관, 줄기세포, 근육섬유를 조절하는 신경원의 축삭을 함유한다.

**4** 성숙한 뼈대근육섬유는 무수히 많다. 하나의 근육섬유는 직경이 100 mm, 길이는 30 cm 혹은 12인치 정도 된다. 각 뼈대근육섬유는 수백 개의 핵을 갖는다. 이 핵의 유전자는 정상 근육수축에 필요한 효소과 구조단백질의 생산을 조절한다. 뼈대근육섬유는 크기와 외형이 특이하여 특별한 용어가 사용된다. plasma membrane(형질막)은 **sarcolemma(근육세포막**; *sarkos*, 살(근육) + *lemma*, 껍질)라 하고 세포질은 **sarcoplasm(근육세포질)**이라 한다.

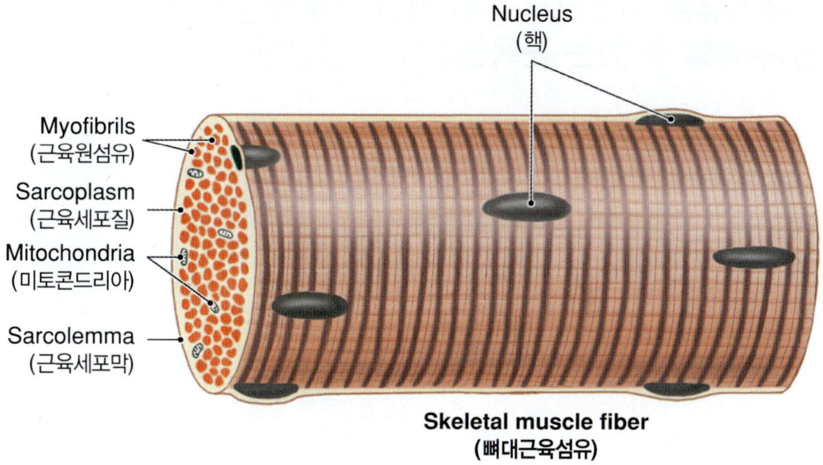


**5** **Myofibril(근육원섬유**; *myo-*, 근육)은 원통형태이며 직경은 근육섬유 전체 길이에 걸쳐 1~2 mm이다. 한 개의 뼈대근육섬유의 근육세포질은 수백에서 수천에 이르는 근육원섬유를 함유한다. 각각의 근육원섬유는 띠모양을 하며 반복적으로 나란히 위치하므로 전체 근육섬유가 띠 혹은 가로무늬를 갖는 것 같이 보인다.

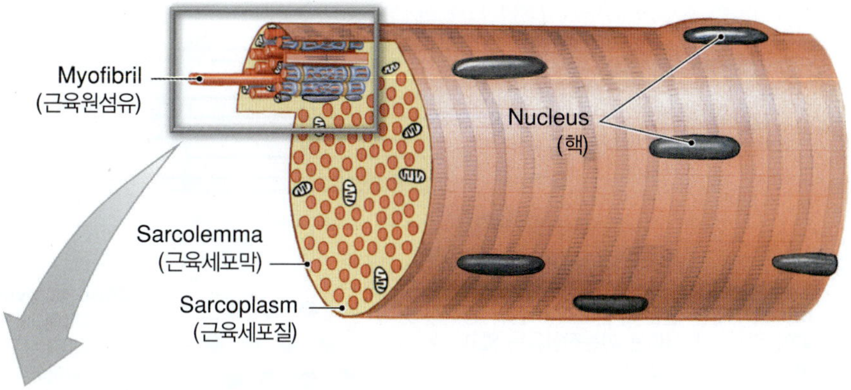


**6** 근육원섬유는 **myofilament(근육잔섬유)**라는 단백질성 잔섬유다발로 구성된다. 가장 풍부한 근육잔섬유는 **thin filament(가는잔섬유)**인데 주로 액틴으로 구성되며 **thick filament(굵은잔섬유)**는 주로 미오신으로 구성된다.

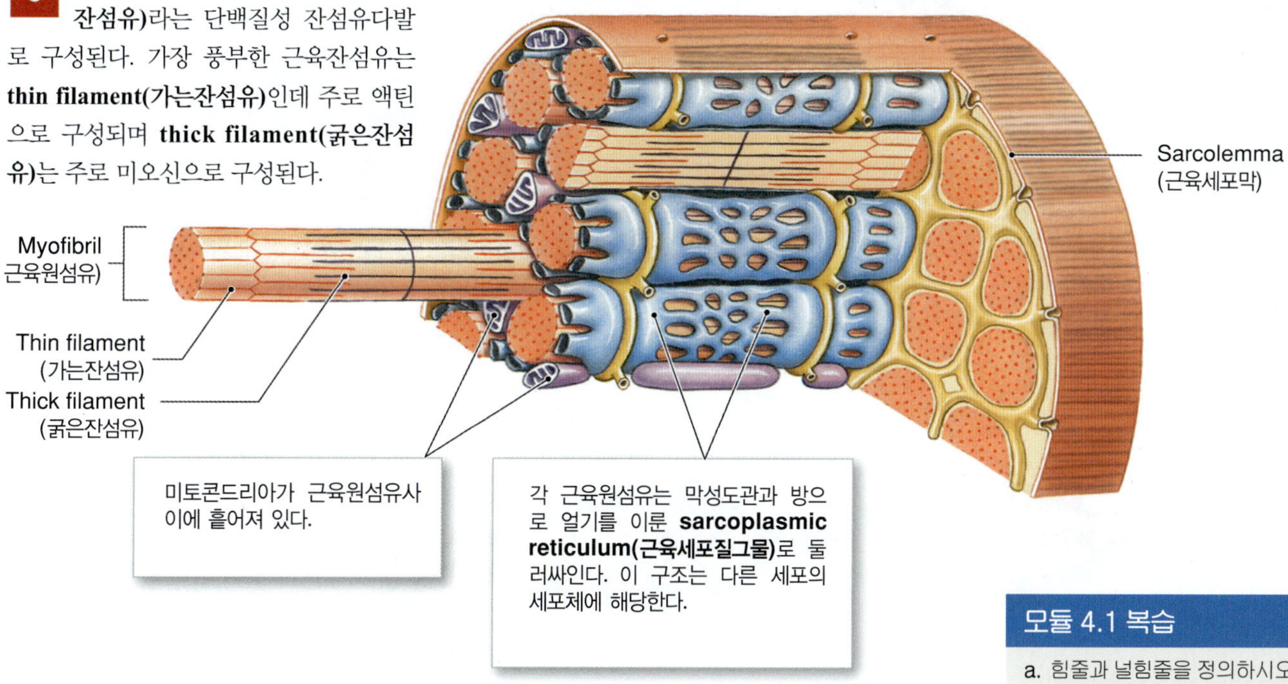


### 모듈 4.1 복습

a. 힘줄과 널힘줄을 정의하시오.

b. 뼈대근육조직과 연결된 결합조직을 기술하시오.

c. 근육섬유, 근육원섬유, 근육잔섬유의 관계를 설명하시오.

# 뼈대근육섬유는 수백에서 수천 개의 근육원섬유마디로 구성된 수축할 수 있는 근육원섬유로 형성된다

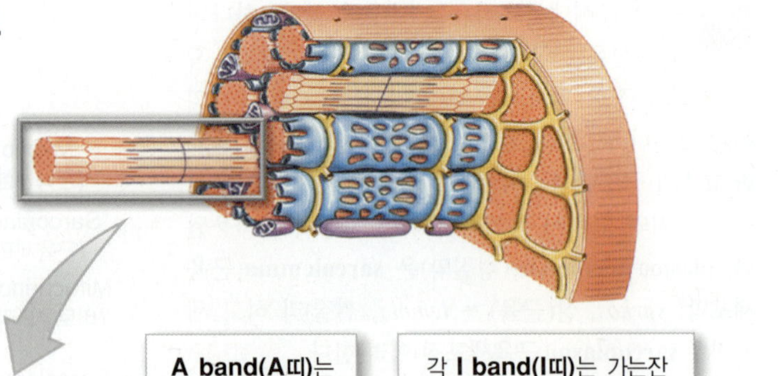

**1** 근육원섬유는 기능단위인 **sarcomere(근육원섬유마디**; *sarkos*, 살(근육) + *meros*, 일부)가 반복된 구조를 한다. 각각의 근육원섬유는 거의 10,000개의 근육원섬유마디로 구성되며 휴지기상태에서 길이는 2 μm 정도이다.

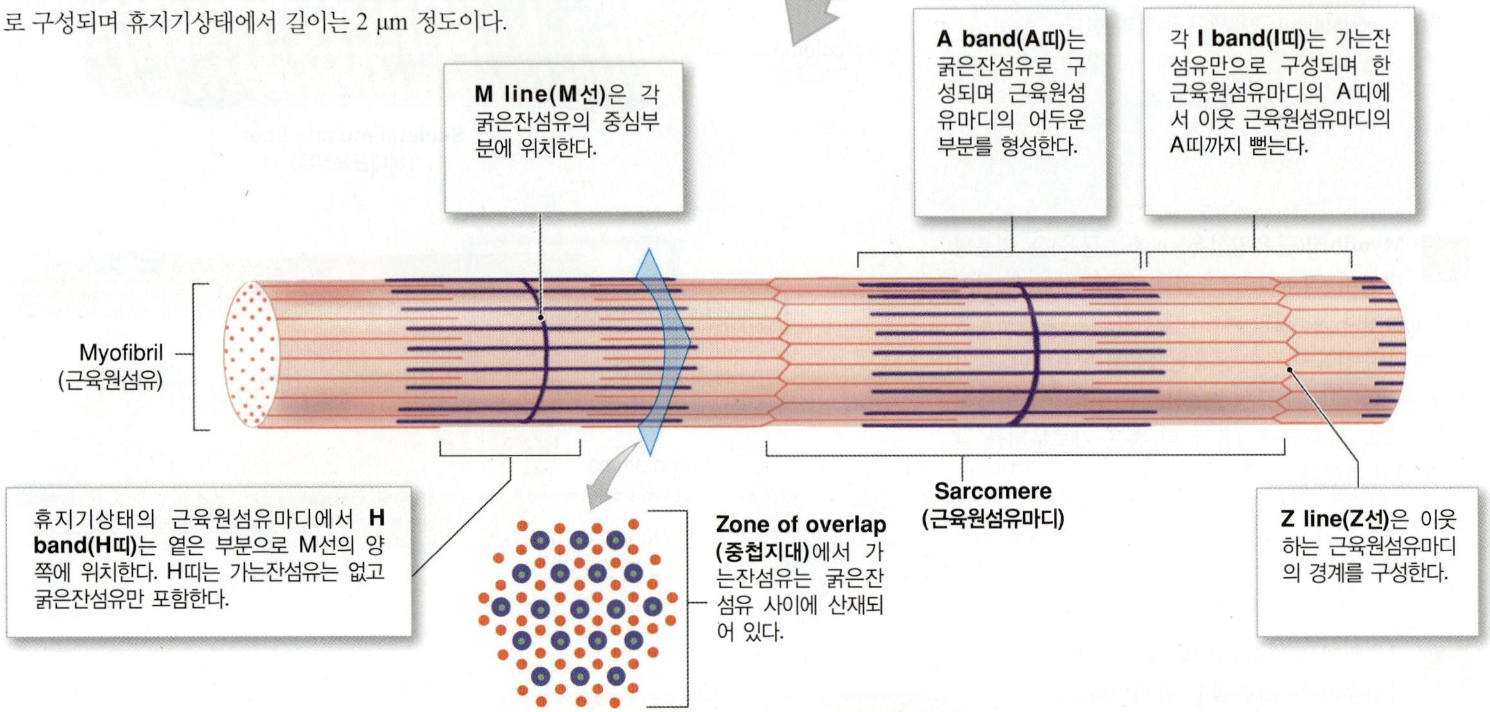


## 가는잔섬유의 구조

**2** 근육원섬유마디의 양쪽끝에서 가는잔섬유는 Z선에 부착된다. 아래 확대그림에서 지적한 것과 같이 각 잔섬유는 주로 **actin(액틴)**단백질로 구성되며 소량의 다른 단백질도 함유한다.

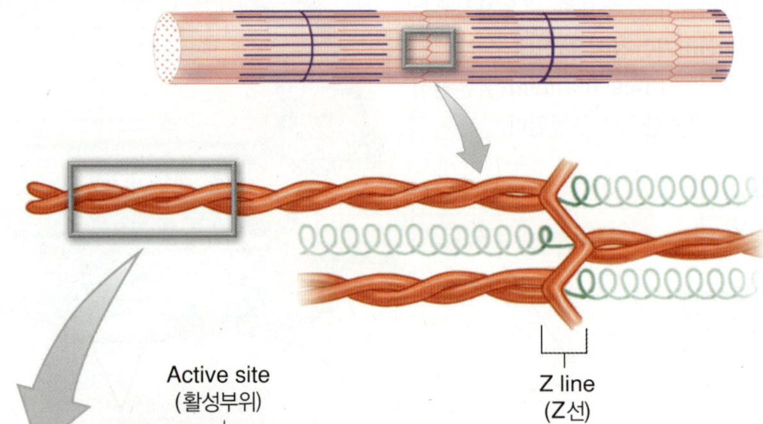


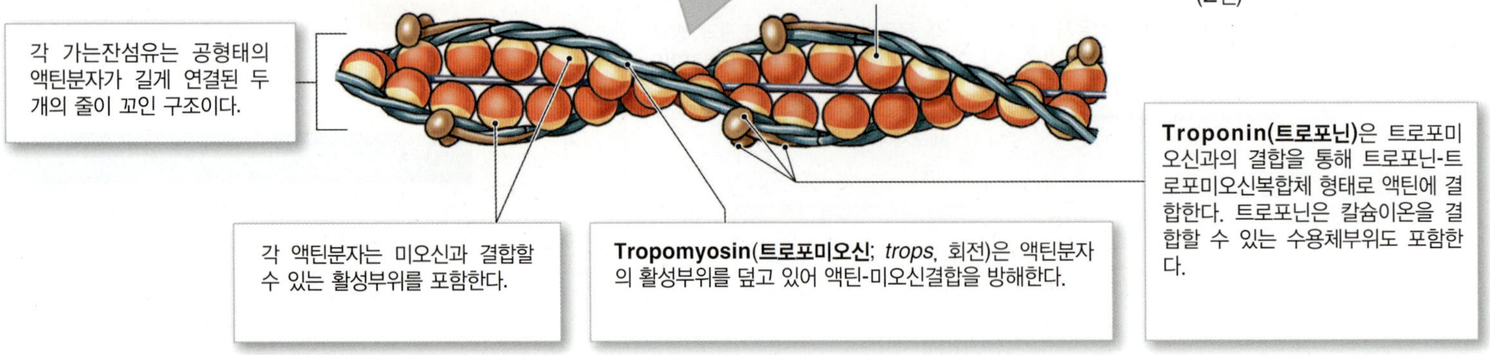

## 굵은잔섬유의 구조

**3** 각각의 굵은잔섬유는 약 300개의 **myosin molecule(미오신분자)**를 포함한다. 모든 미오신 분자는 꼬리가 M선 쪽으로 배열된다.

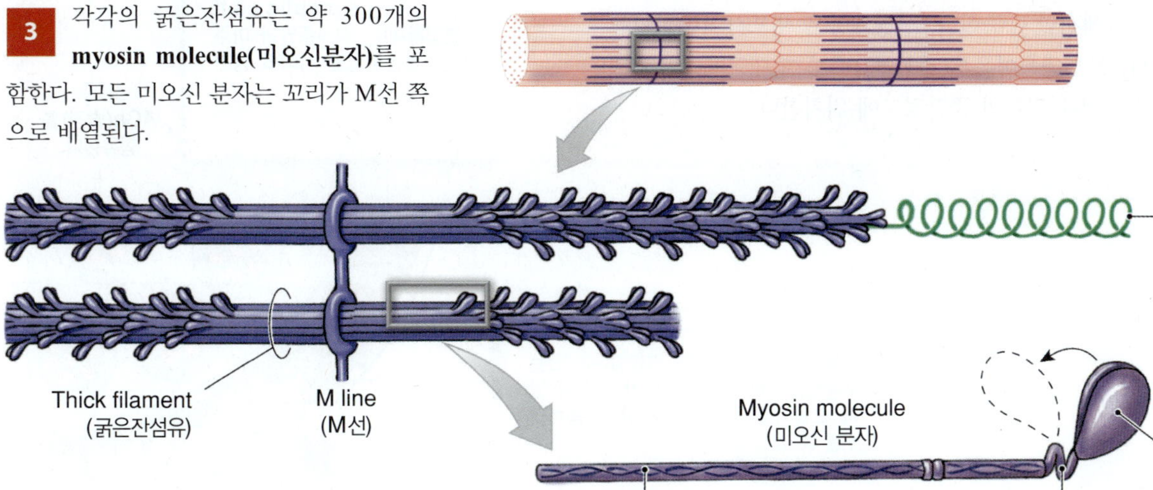


각 굵은잔섬유는 I띠를 가로질러 Z선까지 계속되는 중심부를 갖는다. I띠에서 노출된 중심부는 탄력이 있어 늘어난 후 원위치한다. 이러한 특성이 굵은잔섬유와 가는잔섬유의 일정한 배열을 유지하게 한다.

노출된 **head(머리)**는 두 개의 공형태의 단백질 소단위를 갖는다. 수축하는 동안 미오신 머리는 가는잔섬유와 결합하여 교차다리를 형성한다.

굵은잔섬유에서 각각의 긴 미오신 **tail(꼬리)**은 다른 미오신 분자와 결합한다.

머리와 꼬리 사이의 연결은 머리가 기저부에서 회전하게 하는 경첩으로 작용한다.

**4** 근육세포막은 근육세포질을 주위의 사이질과 분리하며 근육세포막을 중심으로 안팎에서 양전하와 음전하가 달리 분포한다. 이러한 전하의 차이를 **membrane potential(막전위)**이라고 한다. 모든 살아 있는 세포는 막전위를 갖는데 형질막의 선택적 투과성에 의해 형성된다. 뼈대근육세포에서 막전위의 급격한 변화는 근육수축을 유도하는 첫 번째 단계이다. 막전위의 변화는 근육세포막의 한 곳에서 신경원의 작용으로 시작되는데 근육섬유의 전체 표면을 거쳐 빠르게 전파된다.

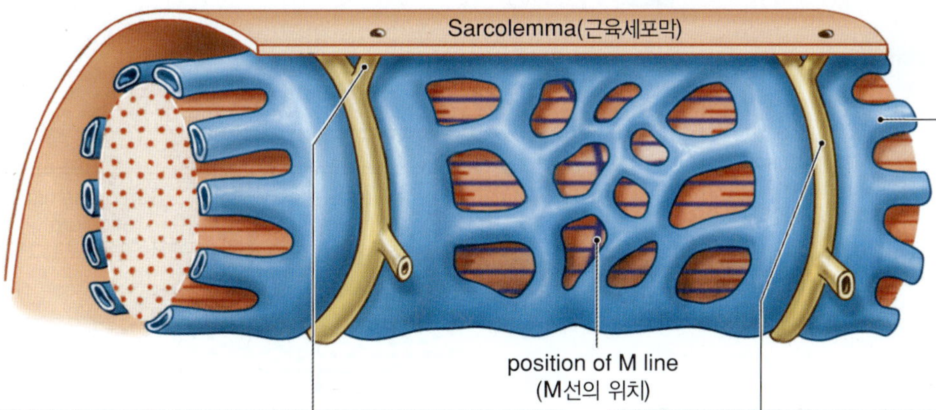


**Sarcoplasmic reticulum(SR, 근육세포질그물)**은 무과립속형질그물과 마찬가지로 각 근육원섬유 주위에 그물구조로 배열한다. T소관의 한쪽에는 SR의 팽창된 소관이 결합하여 넓은 방을 형성한다. SR의 막에는 칼슘이온을 근육세포질에서 SR로 보내는 이온펌프가 있다. 근육의 수축은 T소관의 막전위변화로 인해 저장된 칼슘이온을 근육세포질로 방출하며 시작된다.

**Transverse tubule(가로소관)** 또는 **T tubule(T소관)**은 근육세포막에서 수직으로 근육세포질로 뻗은 좁은 관이다. T소관은 근육섬유에 마치 산을 관통하는 터널과 같이 통로를 형성한다. 근육세포막의 막전위의 변화는 T소관을 타고 세포내부로 신속하게 전달된다.

근육세포질의 내부에서 T소관은 각 중첩지대에서 근육원섬유마디를 둘러싼다. T소관이 근육원섬유를 둘러싸는 곳에서 이 소관은 근육세포질그물의 막에 강하게 결합한다.

### 모듈 4.2 복습

a. 근육원섬유마디에서 중첩지대란 무엇인가?

b. 가는잔섬유와 굵은잔섬유의 성분을 기술하시오.

c. 근육세포질그물은 다른 세포의 어떤 구조에 해당하는가?

# 뼈대근육섬유는 운동신경원의 자극에 의해 수축한다

뼈대근육섬유는 신경계통의 조절하에서만 수축한다. 신경계통은 세포사이연접인 **neuromuscular junction(NMJ, 신경근육이음부(접합부))**에서 뼈대근육섬유의 수축을 조절한다. NMJ는 근육섬유 전체 길이의 중간정도에 위치한다.

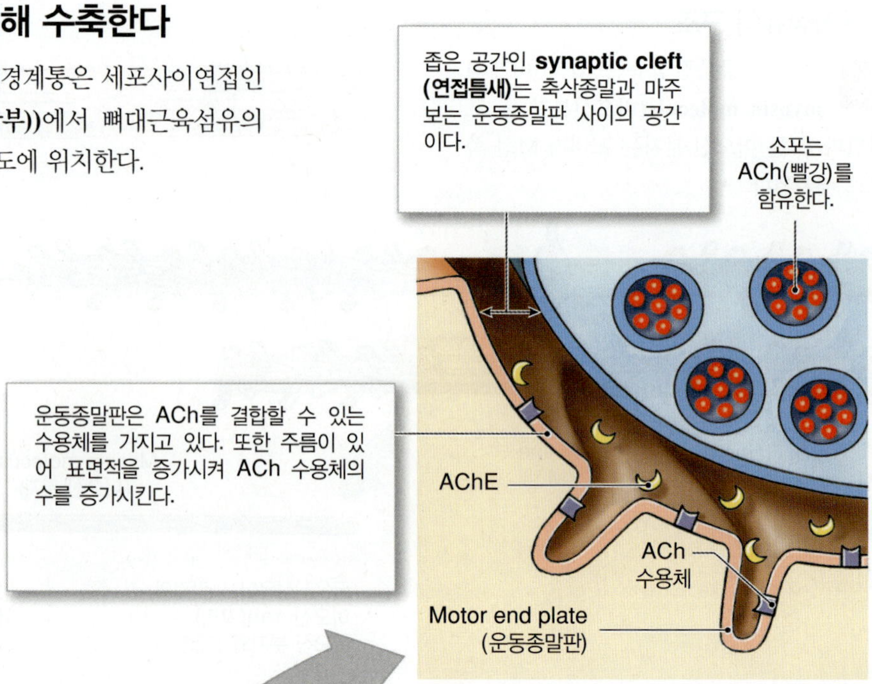


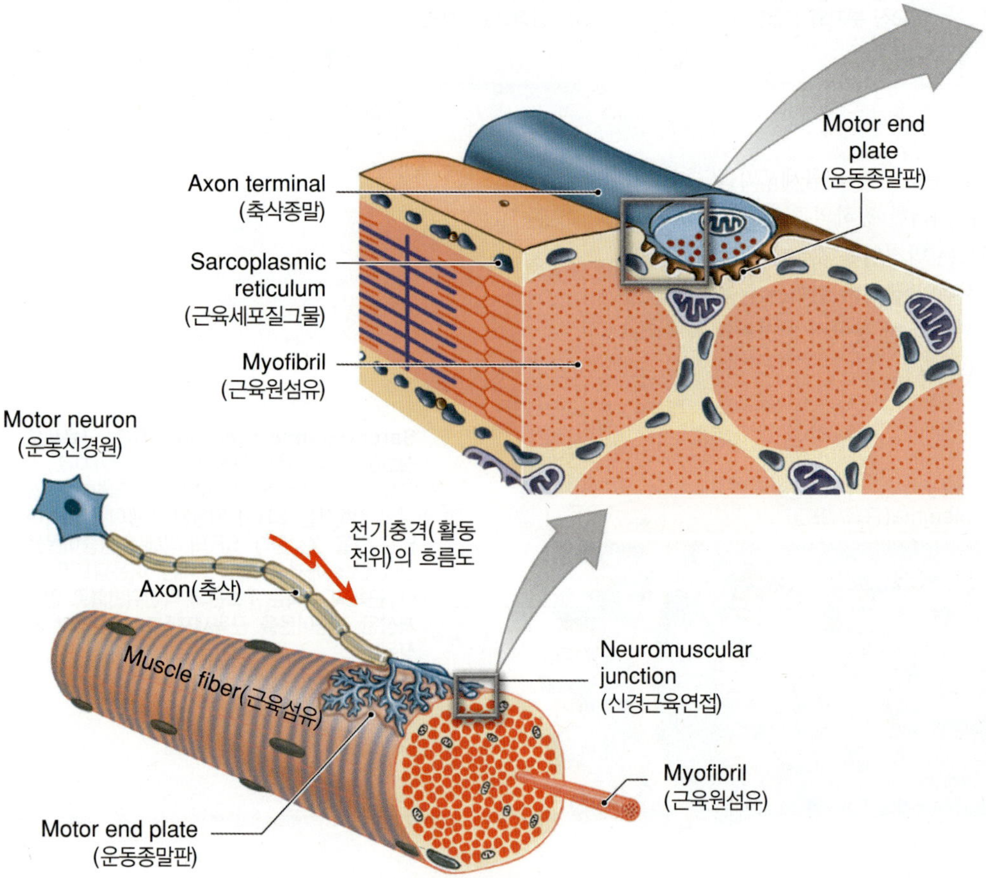


**1** 한 개의 축삭은 분지하여 한 개 이상의 뼈대근육섬유를 조절하며 각 근육섬유는 한 개의 NMJ만을 갖는다. NMJ에서 **axon terminal(축삭종말)**은 운동신경원과 뼈대근육섬유를 연결하는 **motor end plate(운동종말판)**와 근접해 있다. 운동신경원은 근육을 수축시키는 신경원이다.

**2** 축삭종말의 세포질에는 **acetylcholine (ACh, 아세틸콜린)** 분자로 채워진 소포가 있다. 아세틸콜린은 신경절달물질로서 신경원에서 방출되어 다른 세포의 형질막의 투과성을 변화시킨다. 연접틈새와 근육세포막은 ACh를 분해하는 **acetylcholinesterase(AChE, 아세틸콜린가수분해효소)**를 함유한다.

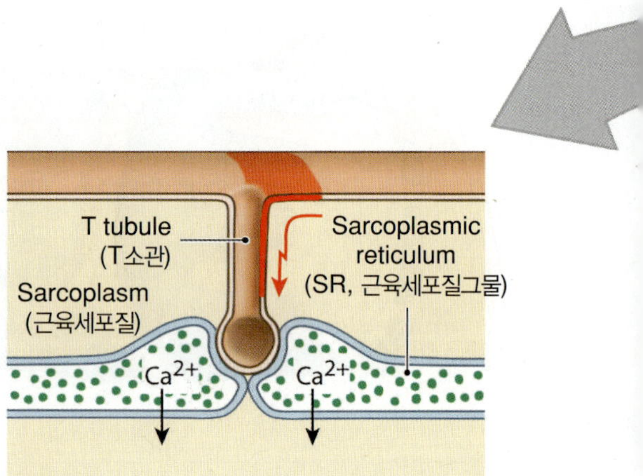


**8** 활동전위가 근육세포질그물의 T소관을 타고 흘러감에 따라 SR의 투과성이 변하고 칼슘이온이 중첩지대의 근육원섬유마다로 쏟아진다. 이러한 일련의 과정을 통해 근육섬유의 수축이 시작된다(모듈 4.4 참조).

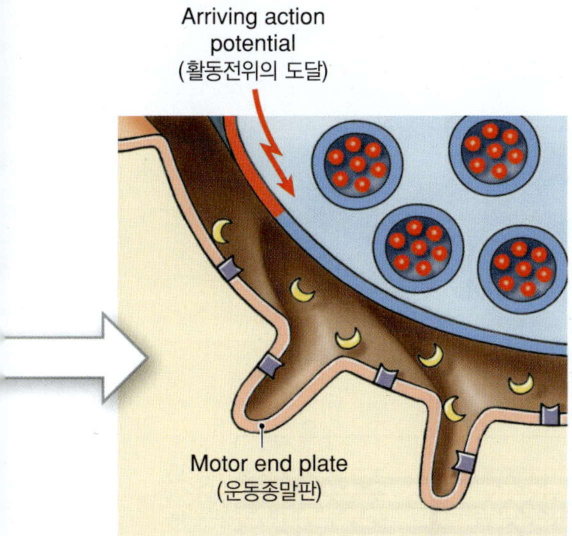


**3** 전기충격 혹은 **action potential(활동전위)**가 도달하면 축삭종말에서 ACh의 방출이 시작된다. 활동전위는 막전위의 급격한 변화이고 축삭의 전체 길이를 따라 전달된다.

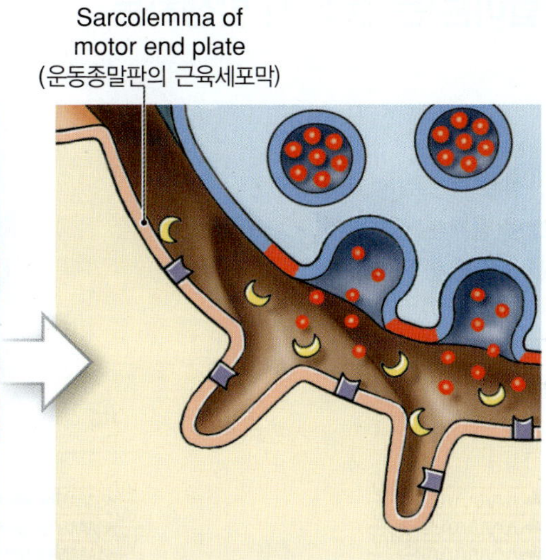


**4** 막전위가 축삭종말에 도달하면 막투과성이 변해 ACh가 연접틈새로 세포외 배출을 시작한다.

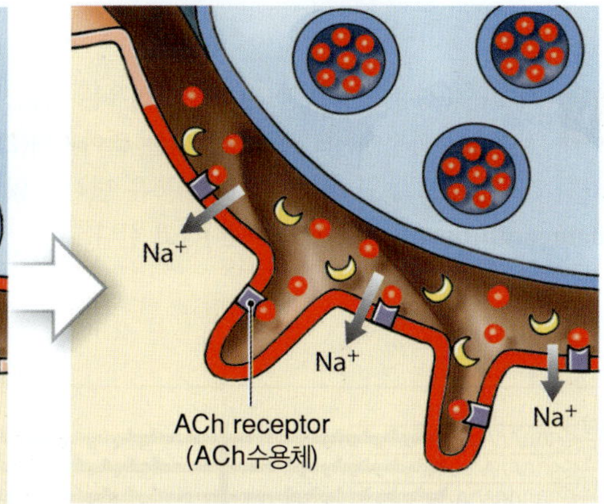


**5** ACh분자가 연접틈새를 가로질러 확산되어 운동종말판의 ACh수용체와 결합한다. ACh의 결합은 나트륨이온에 대한 막투과성을 변화시킨다. 세포바깥액이 고농도의 나트륨이온을 함유하며 세포안쪽의 농도는 아주 낮은 상태이므로 나트륨이온이 근육세포질로 몰려간다.

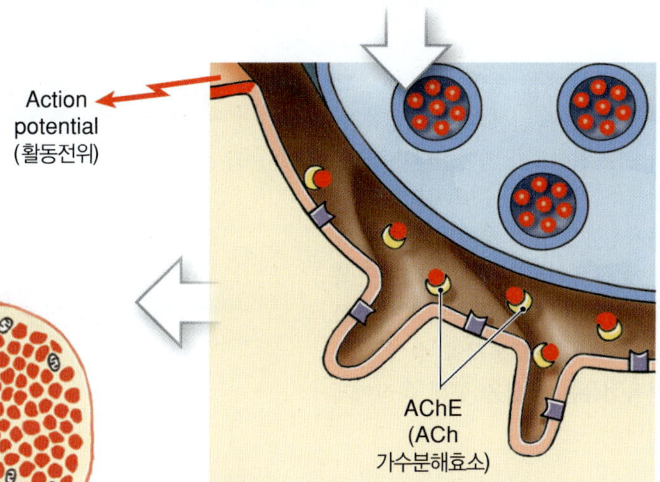


**6** 양으로 하전된 나트륨이온의 급격한 유입으로 근육세포막에서 활동전위가 생긴다. AChE는 신속하게 ACh를 연접틈새에서 분해되어 ACh수용체를 불활성화시킨다.

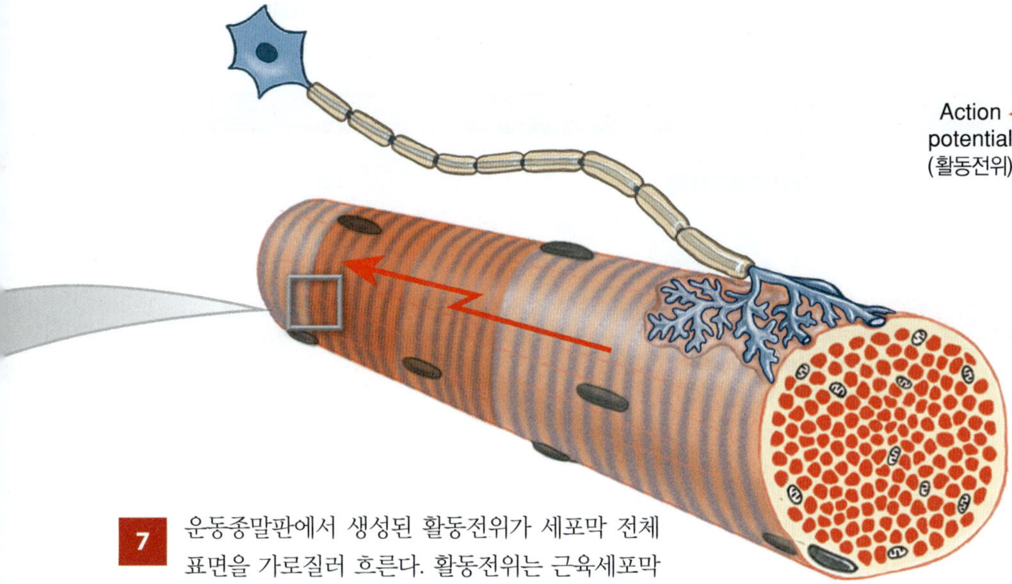

**7** 운동종말판에서 생성된 활동전위가 세포막 전체 표면을 가로질러 흐른다. 활동전위는 근육세포막을 가로질러 순간적으로 일어나는 전기적 사건이기 때문에 활동전위의 효과는 신속하다. 그렇지만 ACh가 분해되기 때문에 그 효과는 짧다. 또 다른 활동전위가 축삭종말에 도달하기까지 운동종말판에 작용하는 더 이상의 자극은 없다.

### 모듈 4.3 복습

a. 신경근육이음부를 서술하시오.

b. 아세틸콜린 방출을 차단하는 약물은 근육수축에 어떤 영향을 미치는가?

c. 만일 연접틈새에 AChE가 없다면 어떤 일이 생길지 예측해 보시오.

4.4

## Sliding filament theory(잔섬유미끄럼이론)는 수축 시 발생하는 물리적 변화를 설명한다

**1** 뼈대근육섬유가 수축할 때 가는잔섬유는 굵은잔섬유 속으로 미끄러진다. 이 과정에서(1) H띠와 I띠는 짧아지며(2) 중첩지대는 길어지고(3) Z선은 서로 접근하며(4) A띠의 폭은 변하지 않는다. 이것을 **sliding filament theory(잔섬유미끄럼이론)**라고 한다.

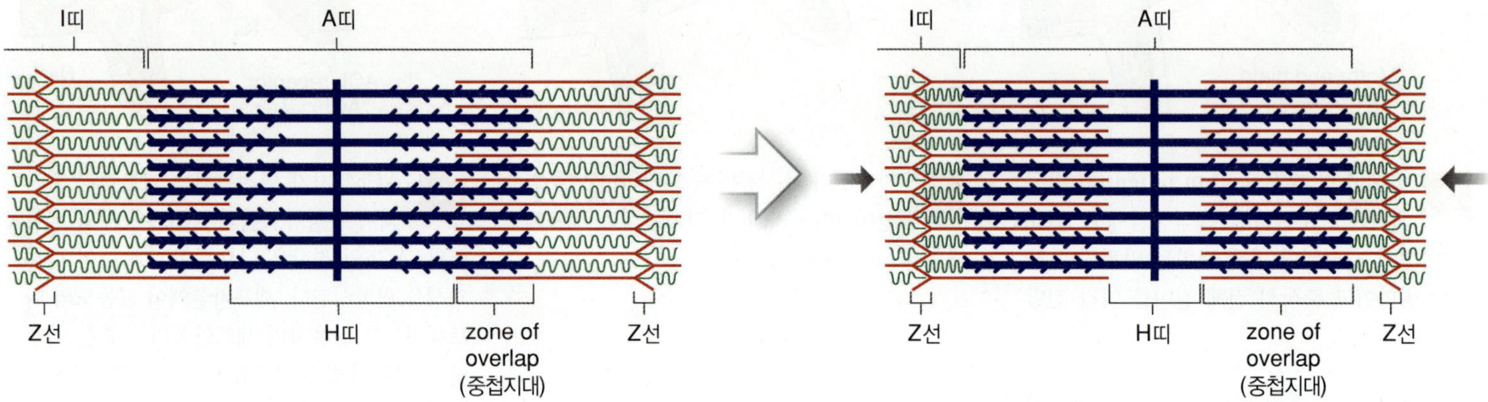


**Sarcomere at rest**
**(휴지기상태의 근육원섬유마디)**

**Sarcomere contraction and filament sliding**
**(근육원섬유의 수축과 잔섬유의 미끄럼)**

**2** 수축하는 동안 미끄럼은 모든 근육원섬유마디에서 일어나 근육원섬유가 짧아진다. 근육원섬유가 각 Z선의 근육세포막 혹은 근육섬유의 끝에 부착되어 있기 때문에 근육원섬유가 짧아지면 근육섬유가 짧아진다. 근육섬유의 양쪽 끝이 자유롭게 움직일 수 있다면 근육섬유는 중심을 향해 움직이게 된다.

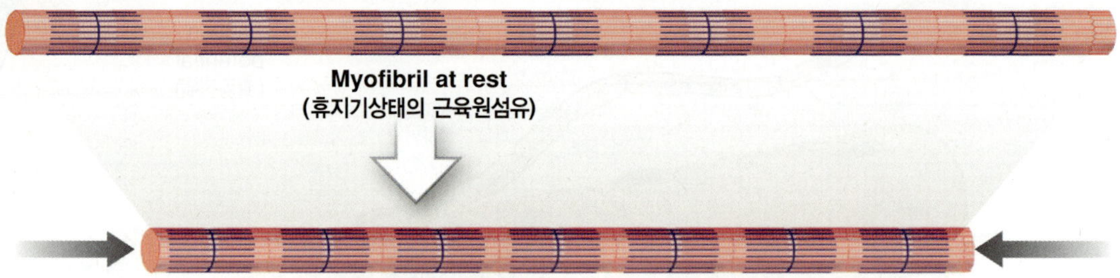


**Contracted myofibril**
**(수축상태의 근육원섬유)**

근육원섬유의 한쪽 끝이 고정되어 있고 다른 쪽 끝이 자유롭게 움직일 수 있다면 자유로운 쪽이 고정된 쪽으로 당겨진다.

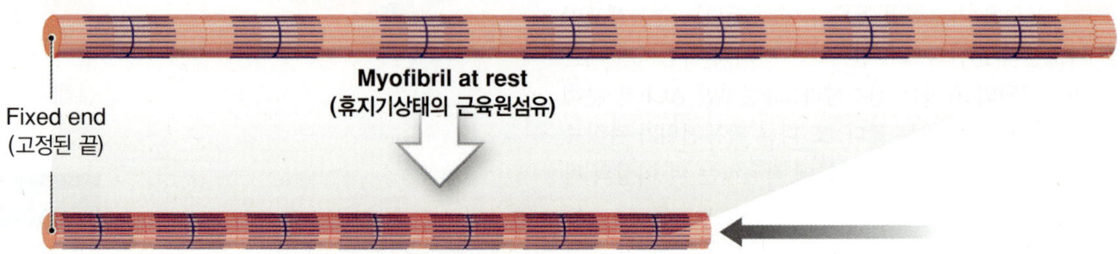


**Contracted myofibril**
**(수축상태의 근육원섬유)**

**3** 근육원섬유의 각 끝은 근육섬유의 한쪽 끝에 연결되어 있고 뼈대근육의 모든 근육섬유는 힘줄을 통해 뼈에 연결된다. 따라서 뼈대근육의 근육섬유에서 근육원섬유마디가 수축하면 연결된 뼈를 당기게 된다. 이러한 운동은 관절을 중심으로 일어난다.

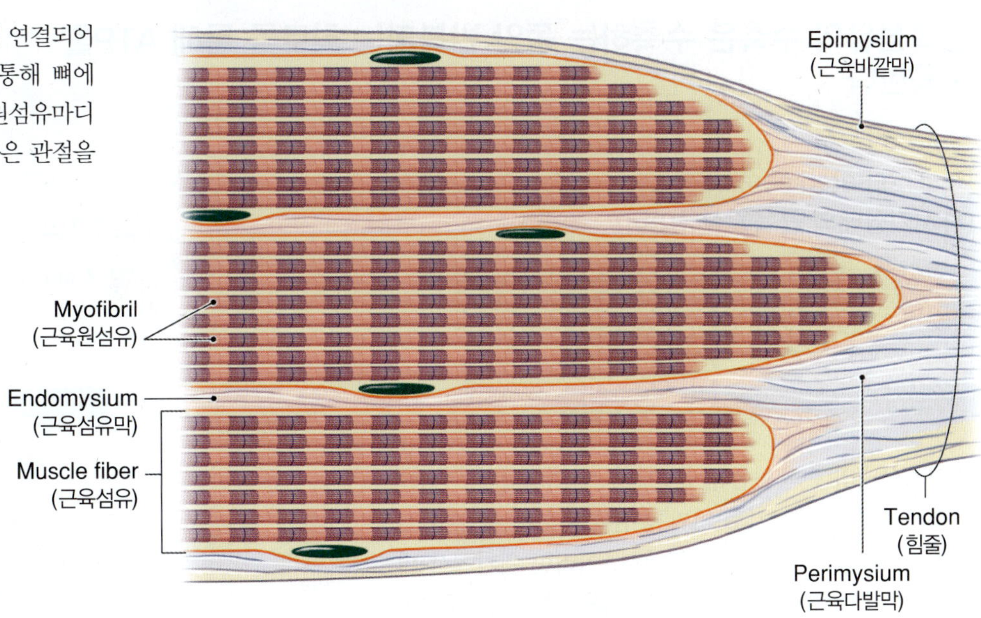


**4** 근육수축은 에너지원으로 ATP를 이용하는 과정이다. 뼈대근육은 수백에서 수천 개의 뼈대근육섬유로 구성되며 근육의 수축력은 주어진 순간에 얼마나 많은 근육섬유가 활성상태인지로 결정된다.

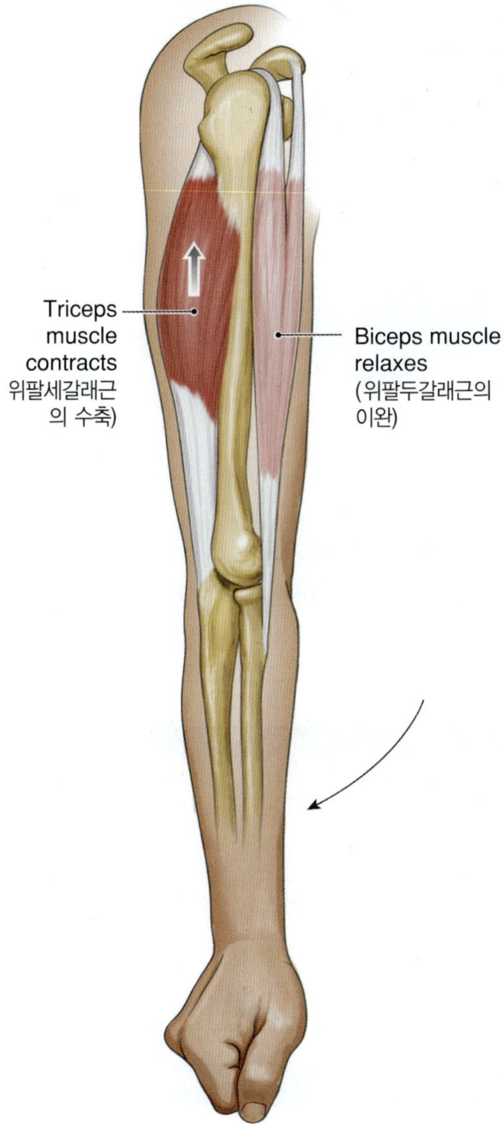


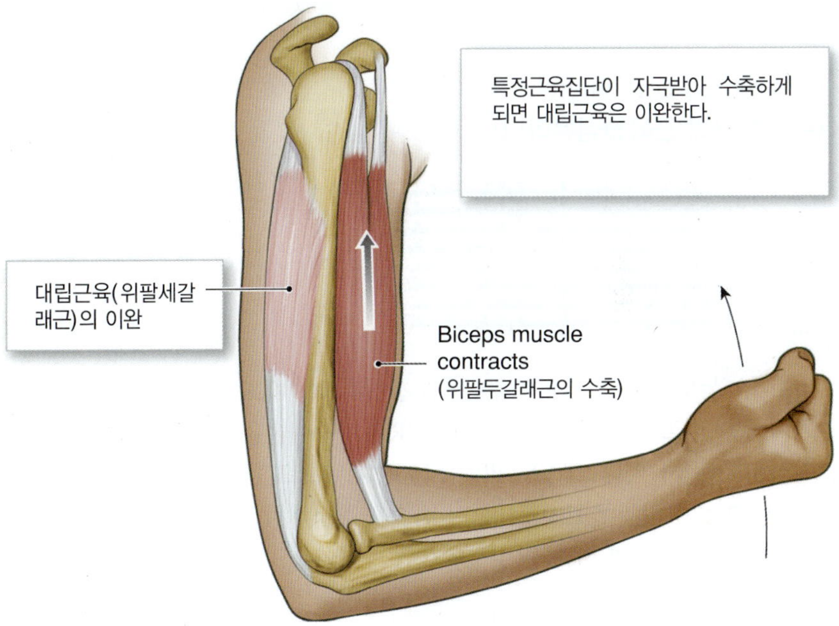


**5** 근육섬유의 길이가 늘어나는 기전은 특별히 없다. 뼈대근육이 수축한 이후 원래길이로 되돌아 오는데 중력, 대립근육의 수축, 수축에 의해 늘어난 결합조직의 탄성 등을 통하여 이루어진다.

### 모듈 4.4 복습

a. 잔섬유미끄럼이론을 정의하시오.

b. 수축하는 동안 근육원섬유마디에서 생기는 변화를 요약하시오.

c. 만일 근육의 길이가 늘어나는 특정 기전이 없다면 수축 후 근육이 원래 길이를 유지하는 방법이 무엇인가?

# 근육섬유의 수축은 수축하는 동안 반복되는 회로를 통해 ATP를 이용한다

### Resting sarcomere
### (휴지기상태의 근육원섬유마디)

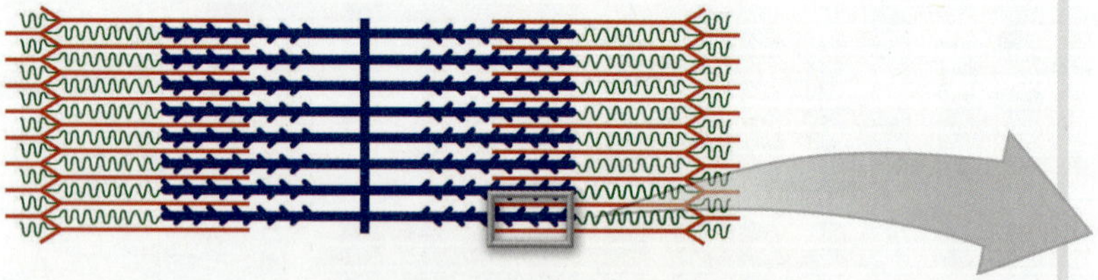

휴지기상태의 근육원섬유마디에서 각 미오신의 머리는 수축에 이용될 에너지로 이미 충전되어 있다. 각 미오신 머리는 M선과 반대방향을 향한다. 이러한 위치에서 미오신의 머리는 쥐덫의 용수철같이 곧추서 있게 된다. 미오신 머리가 곧추서는데는 ATP를 분해하여 얻는 에너지가 필요하다. 그러기 위해 미오신 머리는 ATP를 분해하는 효소로서 작용한다. 수축주기가 시작되면 분해산물인 ADP와 인산(P)은 미오신 머리에 결합된 상태를 유지한다.

### 수축주기의 시작

**1** **Contraction cycle(수축주기)**은 일련의 여러 단계를 수반하는데 중첩지대 내로 칼슘이온이 도착함과 동시에 시작된다.

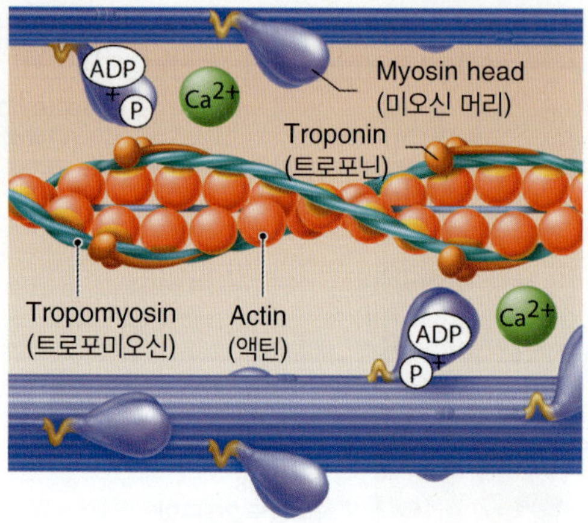


### Contracted sarcomere
### (수축상태의 근육원섬유마디)

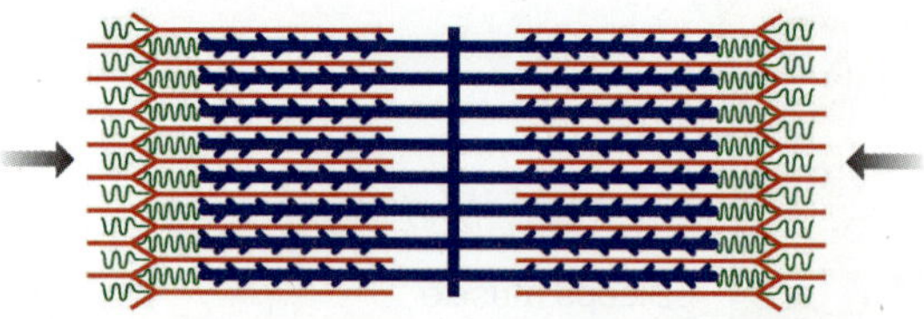

칼슘이온 농도가 높고 ATP가 충분하면 전체주기는 매초당 여러 번 반복한다. 자극이 없어지면 SR은 칼슘이온을 근육세포질에서 빼내 나중을 위해 저장한다. 트로포닌 분자는 위치가 바뀌며 트로포미오신 사슬을 활성부위로 이동시켜 교차다리가 더 이상 형성되지 않게 한다.

### Myosin reactived(미오신의 재가동)

**6** 미오신의 재가동은 노출된 미오신 머리가 ATP를 ADP와 P로 분해시키면서 시작된다. 방출된 에너지는 미오신 머리를 다시 곧추서게 한다.

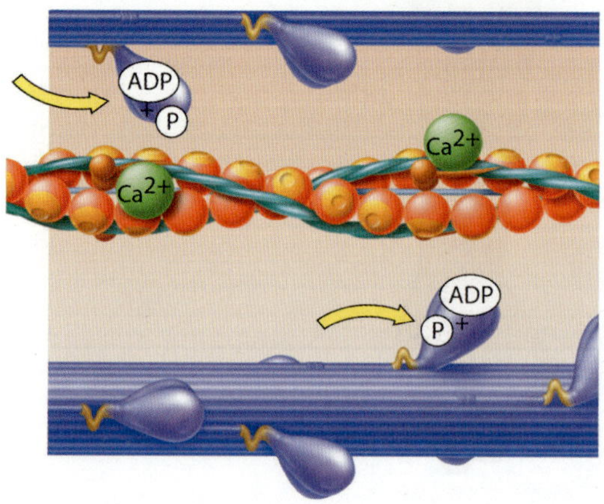

## Active site exposed(활성부위의 노출)

**2** 칼슘이온이 트로포닌에 결합하면 액틴과 트로포닌-트로포미오신 복합체 사이의 결합이 약해진다. 트로포닌 분자는 위치가 바뀌며 트로포미오신 분자를 밀어내 액틴에 위치한 활성부위를 노출시켜 에너지로 충전된 미오신 머리와 결합하게 한다.

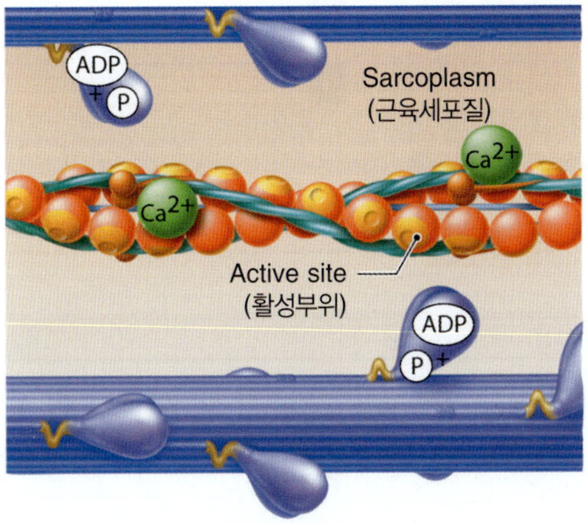


## Cross-bridge form(교차다리 형성)

**3** 활성부위가 노출되면 에너지로 충전된 미오신 머리가 활성부위와 결합하여 교차다리를 형성한다.

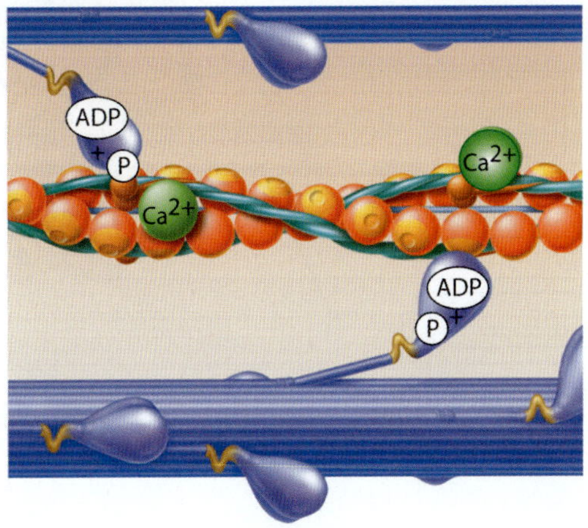


## Myosin head pivot(미오신 머리의 회전)

**4** 교차다리가 형성된 후 저장된 에너지는 방출되어 미오신 머리가 M선을 향해 회전하게 한다. 이것을 파워스트로크(강하게 치기)라고 하며 결합되어 있던 ADP와 P가 방출된다.

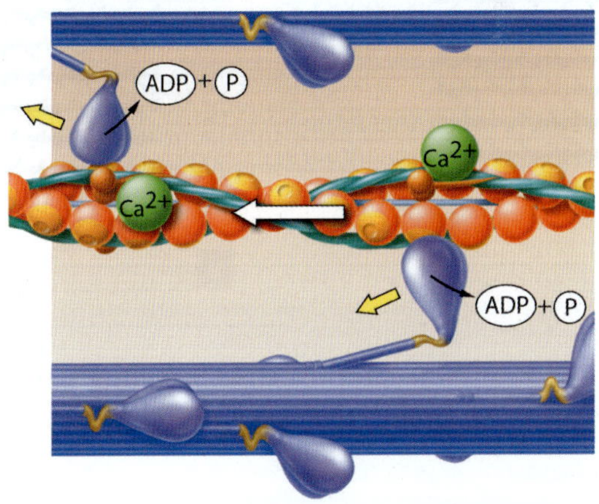


## Cross–bridge detach(교차다리 분리)

**5** 또 다른 ATP가 미오신 머리에 결합하면 미오신 머리와 액틴의 활성부위 사이의 연결이 해체된다. 활성부위는 노출되어 또 다른 교차다리를 형성할 수 있다.

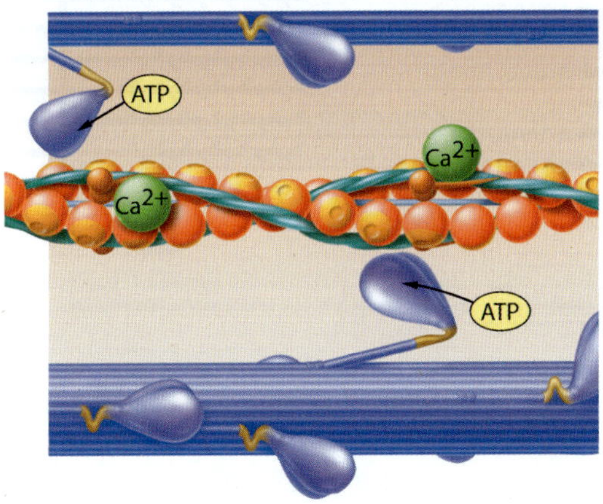


### 모듈 4.5 복습

a. 근육수축을 위해 에너지로 공급되는 분자는 무엇인가?

b. 수축주기가 시작되면 일어나는 5가지 단계를 열거하시오.

c. 무엇이 미오신 재가동을 야기하는가?

### 1. 명칭 표기

다음의 뼈대근육섬유에서 각 구조물의 이름을 적으시오.

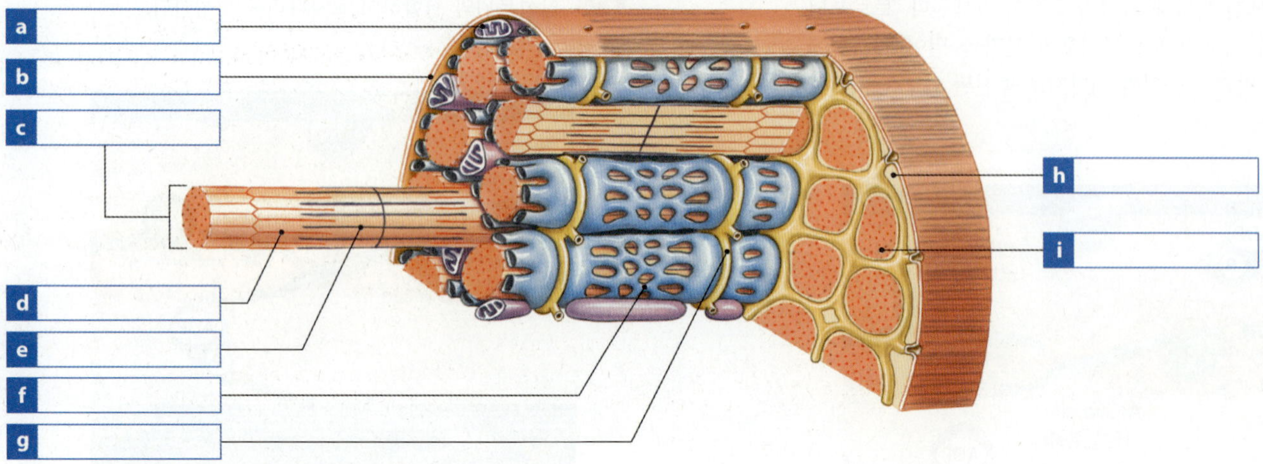


### 2. 명칭 표기

다음 그림의 근육원섬유마디에서 각 구조물의 이름을 적으시오.

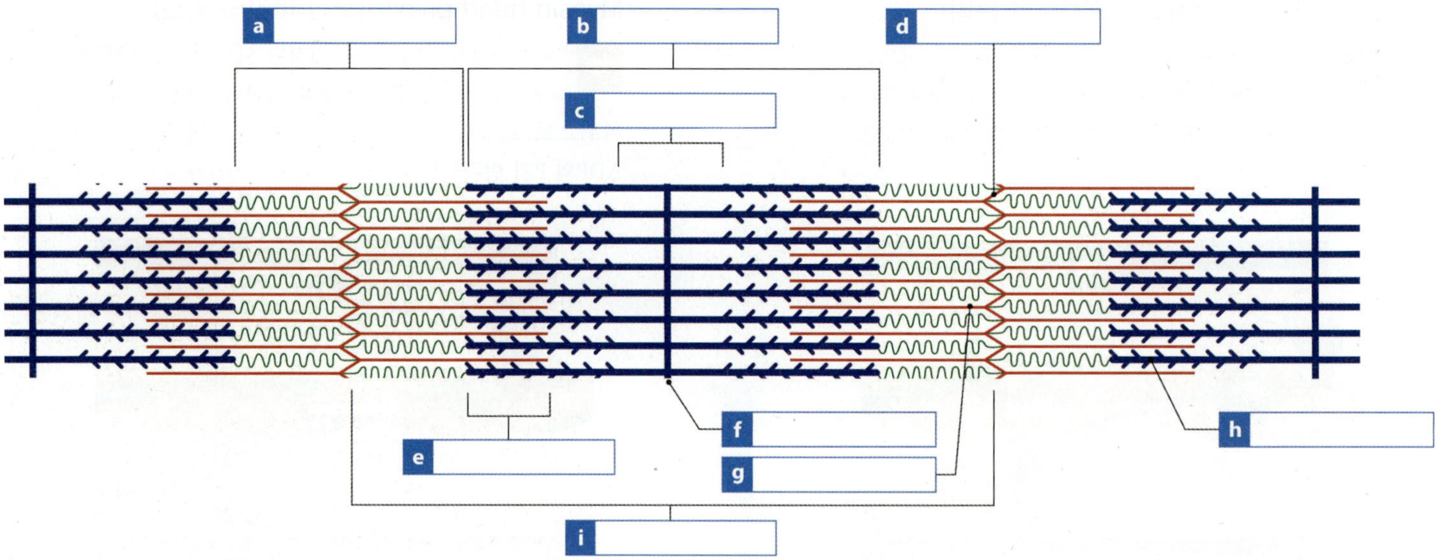


### 3. 명칭 표기

빈 곳에 지시한 접두어를 포함하는 굵게 표기한 용어를 이번 절에서 골라 적으시오.

| 접두어 | 의미 | 용어 |
|---|---|---|
| myo-(근육의) | muscle(근육) | a |
| sarko-(살) | flesh(가로무늬근) | b |

# 뼈대근육조직의 기능적 특성

뼈대근육조직이 어떻게 작용하는지 학습하기 전에 보다 더 숙고해야 할 몇 가지가 있음을 기억해야 한다.

**신경조절**

뼈대근육섬유는 신경근육이음부에서 운동신경의 자극으로 수축한다. 자극은 축삭종말로 활동전위의 형태로 도달한다.

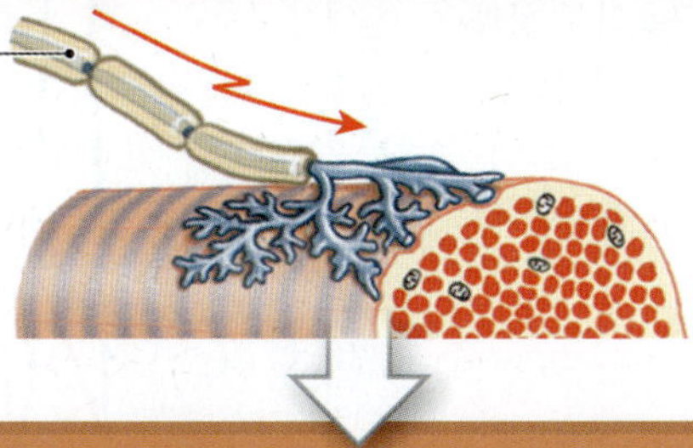

**흥분-수축 결합**

흥분-수축 결합은 근육세포막(흥분)에서 활동전위의 생성과 근육수축의 시작 사이의 연속이다. 활동전위는 축삭종말에서 ACh를 연접틈새로 방출케 한다. ACh는 축삭종말판으로 확산되어 수용체와 결합한 후 나트륨채널을 열리게 해 근육세포막에 활동전위를 유발한다.

근육세포막의 활동전위는 T소관을 타고 이동해 근육세포질그물로부터 칼슘이온의 방출을 유도한다.

그 다음 수축주기가 시작되고 ATP가 공급되는 한 계속되며 활동전위는 축삭종말판에서 지속적으로 생성된다.

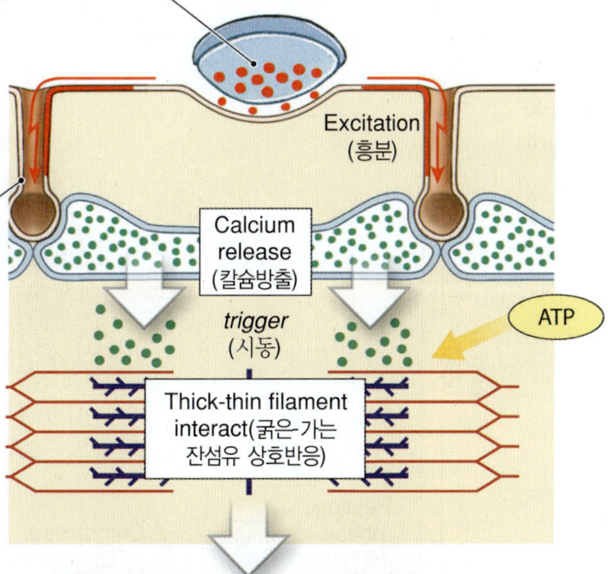


굵은잔섬유와 가는잔섬유가 상호반응함에 따라 근육원섬유마디가 짧아져 근육섬유의 끝부분을 서로 당겨 근접시킨다.

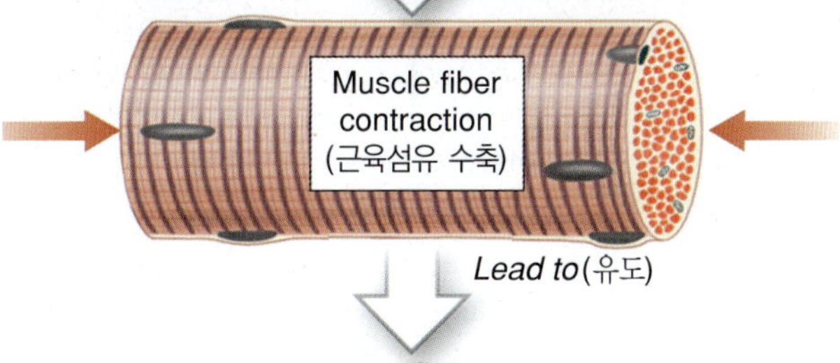


수축하는 동안 전체 뼈대근육은 짧아져 양쪽 끝부분의 힘줄을 당겨 **tension(긴장)**시킨다.

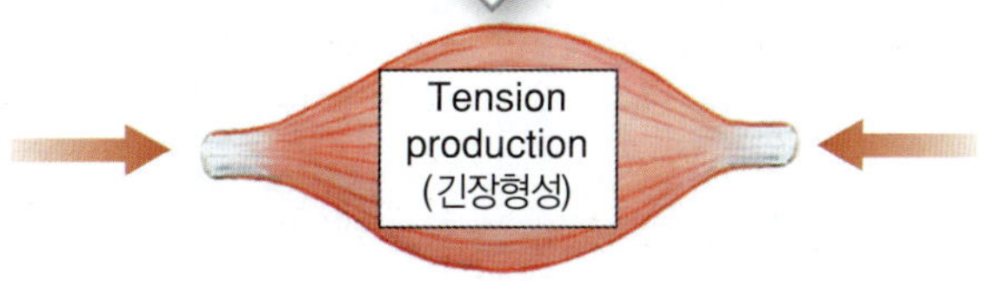


이번 절에서는 긴장이 생기는 기전, 근육수축의 분류방법과 에너지 공급의 기전, 근육섬유의 종류에 따라 반응하는 기전의 차이를 학습한다.

# 긴장형성은 근육자극률이 증가함에 따라 최대치로 증가한다

**1** 근육섬유가 짧아짐에 따라 주변 결합조직을 당기게 된다. 오른쪽 그래프는 근육섬유에서 발생하는 긴장도로서 근육섬유에서 일어나는 한번의 자극-수축-이완의 연속과정인 **twitch(단일수축, 연축)**의 두 예를 보여준다. 단일수축은 지속시간이 근육에 따라 다른데 근육의 유형과 위치, 내적 혹은 외적 환경조건 등의 요인에 따라 결정된다. 비록 전기자극이 실험실 내에서 근육의 단일수축을 일으킬 수 있는데 너무 짧아 정상 수축의 일부로 볼 수 없지만 뼈대근육에 따라 기능적 특성이 다르게 나타낸다.

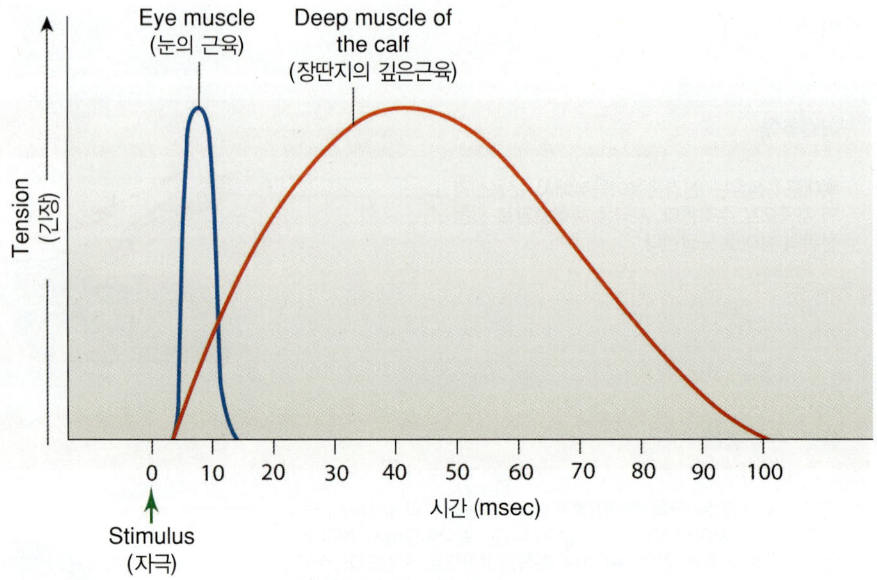


**2** 이 그래프는 장딴지근의 근육섬유에서 40 msec 동안 일어나는 변화를 보여준다.

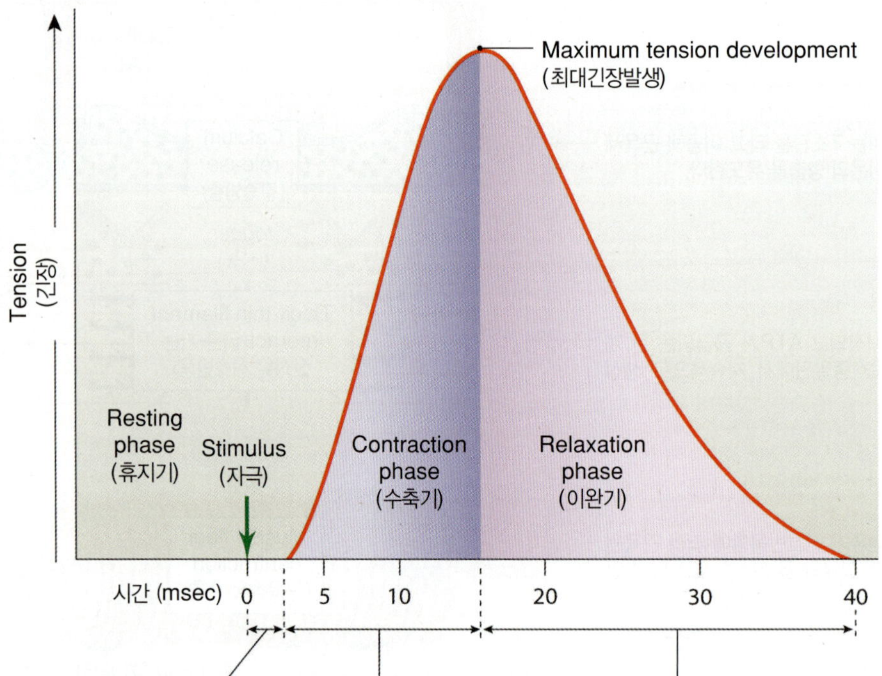


자극의 초기에 **latent period(잠복기)**가 있고 전형적으로 약 2 msec 동안 지속된다. 잠복기 동안에도 활동전위는 근육세포막을 타고 흐르며 근육세포질그물에서 칼슘이온이 방출된다. 수축주기가 아직 시작되지 않았기 때문에 근육섬유는 잠복기 동안 긴장을 형성하지 못한다.

**Contraction phase(수축기)**는 13 msec 정도 지속되는데 긴장이 최대치로 올라간다. 긴장도가 올라갈수록 칼슘이온이 트로포닌에 결합하여 가는잔섬유에 있는 활성부위가 노출되고 교차다리반응이 시작된다.

**Relaxation phase(이완기)**는 약 25 msec 지속된다. 이 기간 동안 칼슘농도는 떨어지고 트로포닌은 활성부위를 덮어 교차다리가 분리되며 감소한다. 결국 긴장은 휴지기상태로 되돌아간다.

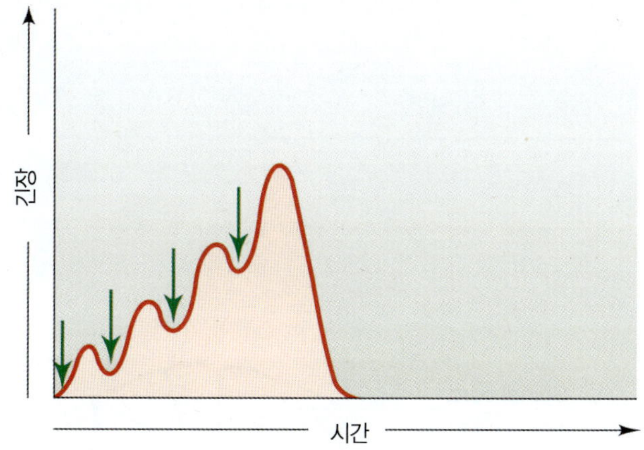


**3** 만일 또 다른 자극이 이완기가 끝나기 전에 도달하면 보다 강력한 또 다른 수축이 일어난다. 이러한 방식으로 반복적 연축은 **wave summation(수축파가중)**을 계속한다. 한번의 연축의 지속여부가 수축파가중을 일으킬 수 있는 최대시간을 결정한다.

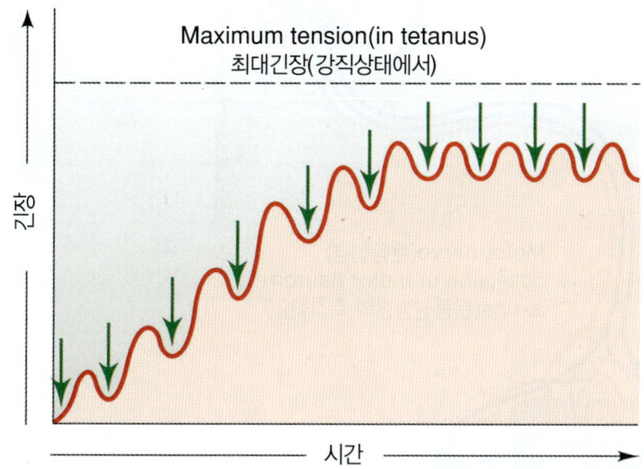


**4** 수축과 이완의 빠른 주기 동안 최대에 근접한 긴장도를 일으키는 근육은 **incomplete tetanus(불완전강직**, 경련성 긴장) 상태에 있다고 할 수 있다. (그래프에서 점선을 주목하고 그 아래는 강직상태에서 발생하는 최대 긴장을 나타낸다.)

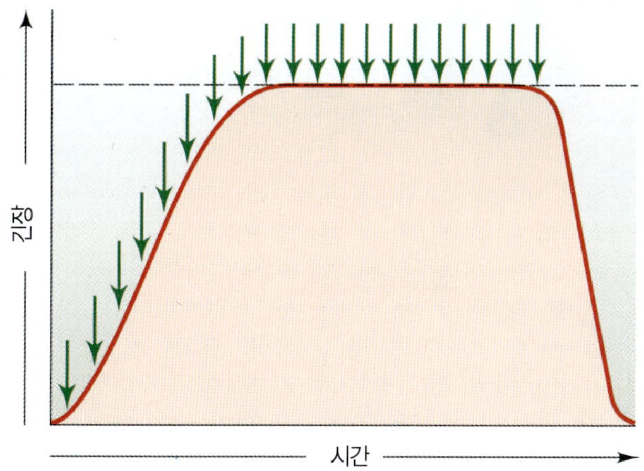


**5** **Complete tetanus(완전강직)**는 높은 자극빈도에 의해 이완기가 소멸될 때 일어난다. 완전강직 동안 활동전위가 너무 빨리 도달하여 근소포체의 칼슘이온을 회수하지 못한다. 근육세포질에 높은 칼슘이온농도로 인해 수축이 장기간 지속된다. 비록 실험조건에서 근육을 강직시킬 수는 있지만 정상 활동 과정에서는 최대긴장을 일으키기는 쉽지 않다. 왜냐하면 정상적인 운동은 긴장의 형성 정도를 정확히 통제하고 또 지속적으로 변화시켜야 할 필요가 있기 때문이다.

**KEY**

↓ = Stimulus(자극)

### 모듈 4.6 복습

a. 단일수축을 정의하시오.
b. 단일수축의 이완기에 일어나는 현상을 서술하시오.
c. 완전강직과 불완전강직을 비교하시오.

# 뼈대근육은 운동단위가 얼마나 자극받는가에 따라 근육의 긴장이 달라진다

**1** 전형적인 뼈대근육은 수천의 근육섬유를 갖는다. 일부 운동신경원은 몇 개의 근육섬유를 지배하지만 대부분 수천 개를 지배한다. 긴장의 형성 정도는 자극받는 근육섬유 개수를 조절하여 무의식적으로 통제한다.

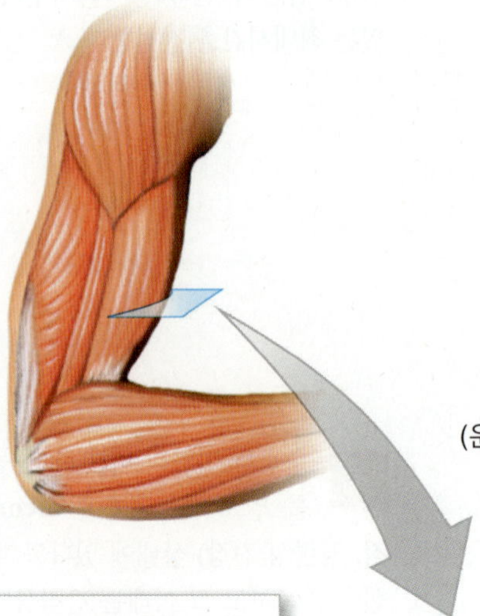

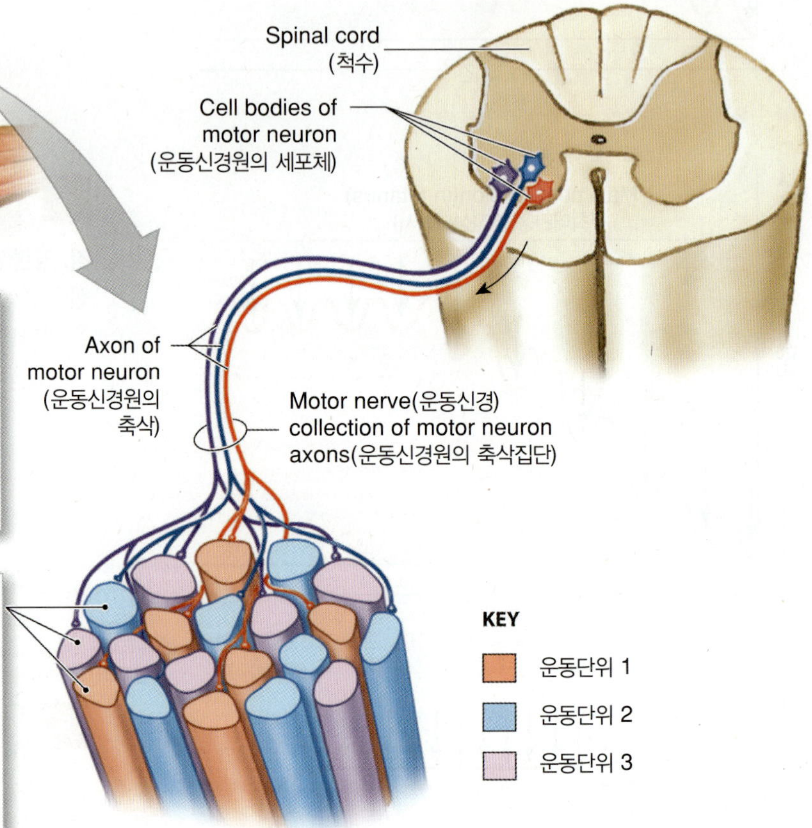


**Motor unit(운동단위)**은 하나의 운동신경원과 그 신경의 지배를 받는 모든 근육섬유를 말한다. 운동단위의 크기에 따라 정교한 운동 정도가 결정된다. 눈의 근육은 정확한 운동조절이 요구되는데 한 개의 운동신경원이 약 4~6개의 근육섬유를 지배한다. 반면 다리의 운동조절은 비교적 정교하지 않아 한 개의 운동신경원이 대략 1000~2000개의 근육섬유를 지배한다.

각 운동단위를 구성하는 근육섬유는 다른 운동단위를 구성하는 근육섬유와 섞여 있다. 그렇기 때문에 힘줄을 당기는 방향은 활동 중인 운동단위의 개수가 변해도 바뀌지 않는다. 만일 어떤 특별한 운동을 하려고 할 때 근육에 존재하는 가장 작은 운동단위가 작동하여도 수축은 시작된다. 운동이 지속되며 보다 빠르고 강력한 힘을 내는 근육섬유를 지배하는 더 많은 운동단위가 활동하게 되어 긴장형성이 가파르게 증가한다. 활성상태의 운동단위 개수가 증가함으로써 근육의 긴장이 부드럽지만 가파르게 증가하는 것을 **recruitment(활성운동단위증가, 동원)**라고 한다.

전체 근육이 수축하지 않을 때도 운동단위의 일정 수는 항상 활성상태를 보인다. 일부 근육섬유의 수축은 운동을 유발할 정도의 충분한 긴장을 형성하지는 않지만 근육 자체를 단단하게 한다. 뼈대근육의 이러한 휴지기긴장을 **muscle tone(근육긴장)**이라 하며 느끼지 못하게 조절된다. 각 운동단위의 활성도는 일정하게 변하며 개개의 근육섬유는 힘줄에서 일정한 긴장이 유지되는 동안에도 이완할 수 있다. 활동 중인 근육섬유는 에너지를 사용하므로 근육긴장이 클수록 휴지기의 대사율이 높아진다. 증가된 근육긴장은 휴지기의 에너지 소모율을 약간 증가시키나 시간이 갈수록 누적되며 24시간 내내 지속된다.

### 모듈 4.7 복습

a. 운동단위를 정의하시오.
b. 활성운동단위증가란 무엇인가?
c. 운동단위에서 근육섬유 수와 운동의 정확성과의 관계를 설명하시오.

4.8

# 근육수축은 등장성(동적)이거나 등축성(정적)으로 일어난다

## Isotonic contraction(등장성수축)

**1** **Isotonic contraction(등장성수축**; *iso*-, 동등 + *tonos*, 긴장)의 경우 긴장이 증가하면 뼈대근육의 길이가 변한다. 책상 위의 물건을 들어올리고, 걷고 달리는 것은 등장성수축에 의한다. 조직단면상에서 1 $cm^2$에 있는 뼈대근육이 완전강직되면 약 4 kg의 긴장을 만든다. 만일 그 근육에 2 kg의 무게를 매달아 자극하면 그 근육은 짧아진다.

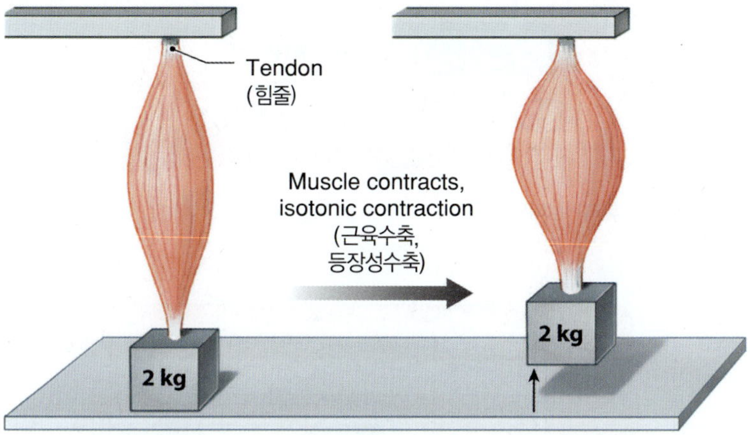


**2** 교차다리가 어떤 물체의 무게를 견딜 정도의 긴장을 형성한 후(이 경우 2 kg의 무게인데) 근육이 짧아지기 시작한다. 처음 얼마 동안 근육섬유의 긴장은 힘줄의 긴장이 무게를 넘어설 때까지 증가한 후 근육이 짧아지며 뼈대근육의 긴장은 일정하게 유지된다.

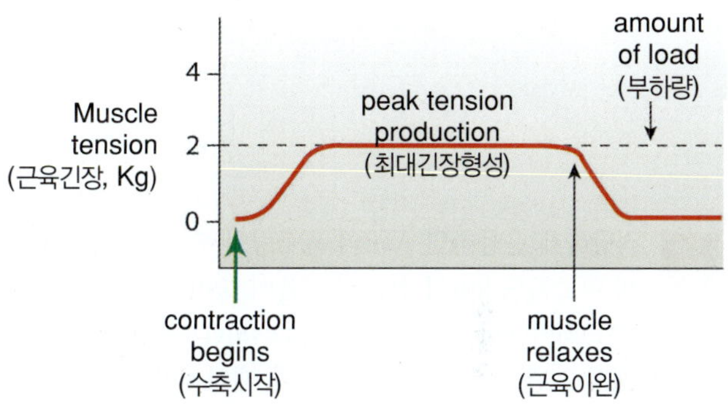


## Isometric contraction(등축성긴장)

**3** 등장성수축과 달리 **isometric contraction(등축성수축**; *metric*, 측정)의 경우 근육의 길이가 전반적으로 변하지 않으며 형성되는 긴장은 가해진 무게를 들어올릴 수 없다. 만일 물체의 무게가 최대긴장과 같거나 무거울 경우 근육이 수축했을 때에도 물체는 움직이지 않는다. 수축하는 근육은 부풀지만 등장성수축보다는 덜하다. 등축성수축의 경우 근육이 짧아지지는 않지만 개개의 근육섬유는 결합조직이 늘어나는 정도로 짧아진다. 긴장이 하중를 초과하지 않기 때문에 근육섬유는 더 이상 짧아지지 않는다.

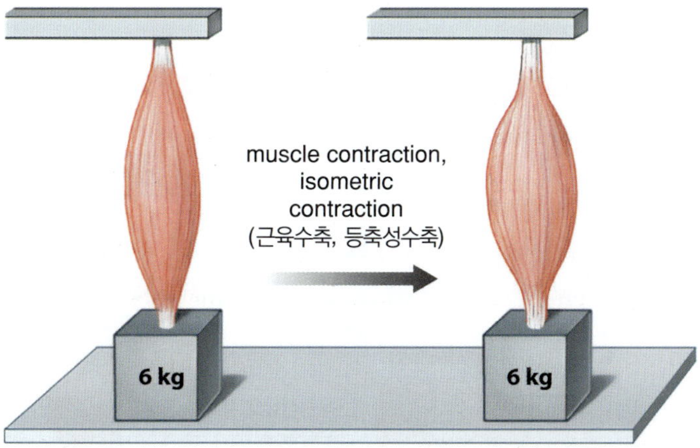


일어서거나 앉을 때 몸을 똑바로 유지시키는 근육의 반사수축의 대부분은 중력에 대항하는 근육의 등축성수축이 관여한다.

**4** 만일 근육이 6 kg의 무게를 들어올릴 수 있을 만큼의 긴장을 형성하지 못하면 그 물체는 움직이지 않는다.

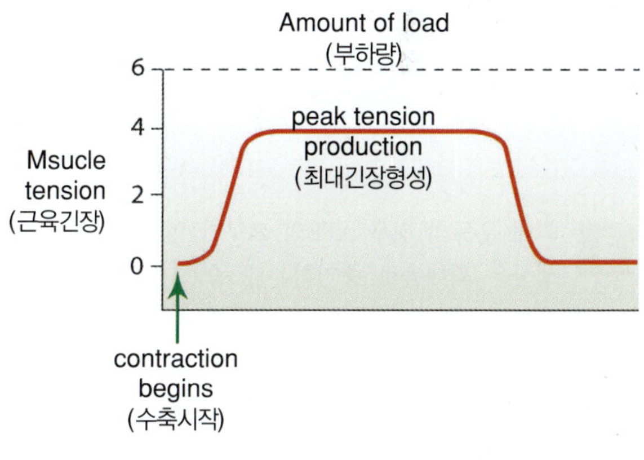


**모듈 4.8 복습**

a. 등장성수축과 등축성수축을 비교하시오.
b. 뼈대근육이 짧아지지 않고도 수축할 수 있는가? 그렇다면 그 이유를 설명하시오.
c. 위의 두 개의 그래프에서 어떤 수축형태가 가장 큰 긴장을 형성하는가?

4.9

## 근육수축은 호흡 혹은 무호흡에 의해서 형성된 다량의 ATP를 필요로 한다

**1** 휴지기의 뼈대근육의 경우 ATP 요구량이 낮다. 필요량 이상의 산소가 미토콘드리아에 공급되며 과잉의 ATP를 생산한다. 남은 ATP는 또 다른 고에너지 형태의 **creatine phosphate(CP, 인산크레아틴)**와 글리코겐을 저장하기 위해 사용된다. 휴지기 근육섬유는 혈액으로부터 지방산과 포도당을 흡수한다. 지방산은 미토콘드리아에서 분해되어 ATP를 생산하는데, 생산된 ATP는 크레아티닌을 인산크레아티닌으로 바꾸고 포도당을 글리코겐으로 바꾸는데 이용한다.

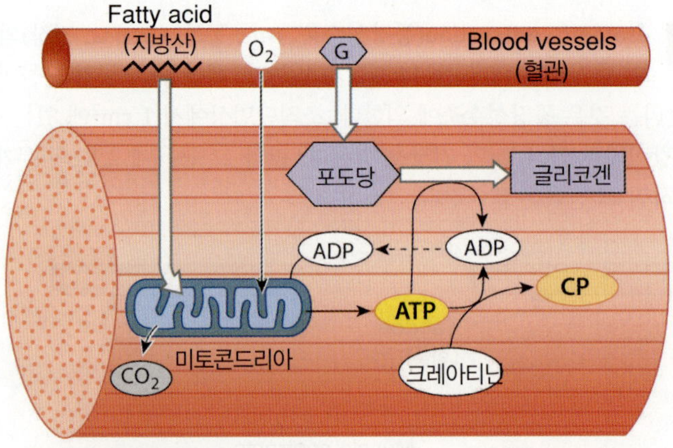


휴지기상태의 근육

**2** 적당하게 운동하면 ATP의 요구량이 증가한다. 이러한 요구에 의해 미토콘드리아의 산소 소비율이 증가하게 된다. 뼈대근육은 주로 미토콘드리아에서 호흡을 통한 **pyruvate(피루브산염)** 대사에 의존한다. 두 개의 3-탄소인 피루브산염은 한 개의 6-탄소인 포도당을 효소로 분해하여 생산된다. 비록 피루브산염이 생성되며 소량의 ATP가 생산되지만 주로 미토콘드리아의 피루브산염 대사에 의해서 많은 양이 생성된다. 미토콘드리아의 활성이 ATP의 요구량을 충족시키는 한에서 근육은 저장하고 있는 글리코겐, 지질, 아미노산이 고갈될 때까지 지치지 않는다. 따라서 여러 시간을 운동하는 달리기 선수 같은 운동선수의 근육이 지치지 않는 것도 그러한 이유이다.

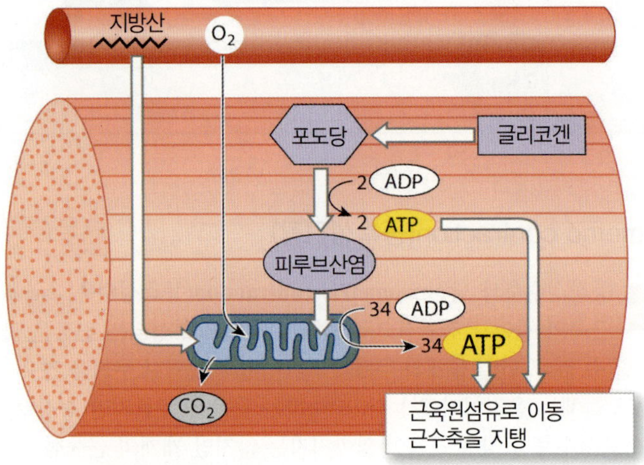


적당한 활성상태의 근육

**3** 최대 운동의 경우 ATP의 요구가 엄청나서 미토콘드리아의 ATP 생산은 최대율로 증가하는데 증가 정도는 산소활용능력에 의해 결정된다. 극한운동 시 미토콘드리아에 의해 공급되는 ATP는 필요량의 1/3 정도에 불과하다. 나머지는 무호흡(산소결핍)으로 포도당을 피루브산염으로 분해하며 생산된다. 피르부산염의 농도가 증가함에 따라 피루브산염이 **lactic acid(젖산)**으로 변하여 3-탄소분자인 **lactate(젖산염)**과 한 개의 수소이온으로 분해된다. 극한 운동 시 젖산의 생성은 세포 안과 밖의 pH를 떨어뜨려 운동시작 후 얼마 지나지 않아 pH의 변화로 인해 필수 효소의 특성이 변화되어 근육섬유가 더 이상 수축하지 않는다. 단거리 선수는 보통 이러한 유형의 근육피로도를 경험한다.

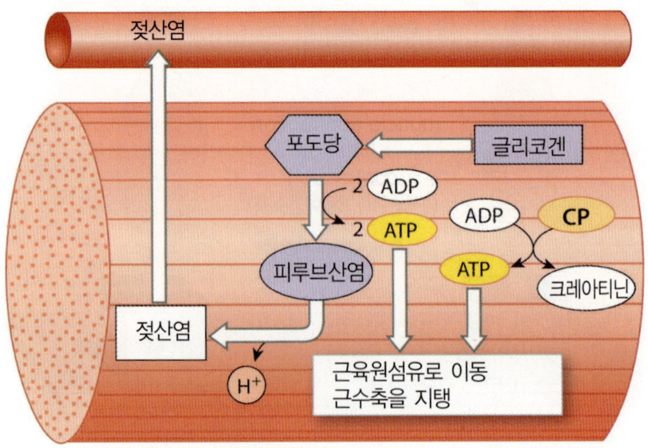


최대 운동 중인 근육

## 최대 운동

최대 운동에서 생성된 젖산염의 대부분은 근육섬유에서 확산을 통해 혈액으로 이동한다. 이 젖산염은 간으로 흡수되어 피루브산염으로 전환되기 시작한다.

## 회복

이 과정은 운동이 끝날 때까지 계속된다. 그 이유는 근육섬유 내의 젖산염농도가 비교적 높고 젖산염이 혈액으로 계속 확산되기 때문이다. 간이 재흡수한 젖산염을 피루브산염으로 전환하여 형성된 피루브산염의 약 30% 정도는 미토콘드리아에서 분해되어 ATP를 생산하고 나머지 70%의 피루브산염을 포도당으로 전환하는데 이용한다. 이 포도당은 혈액으로 방출되어 뼈대근육섬유로 흡수된 후 글리코겐 저장을 위해 이용된다.

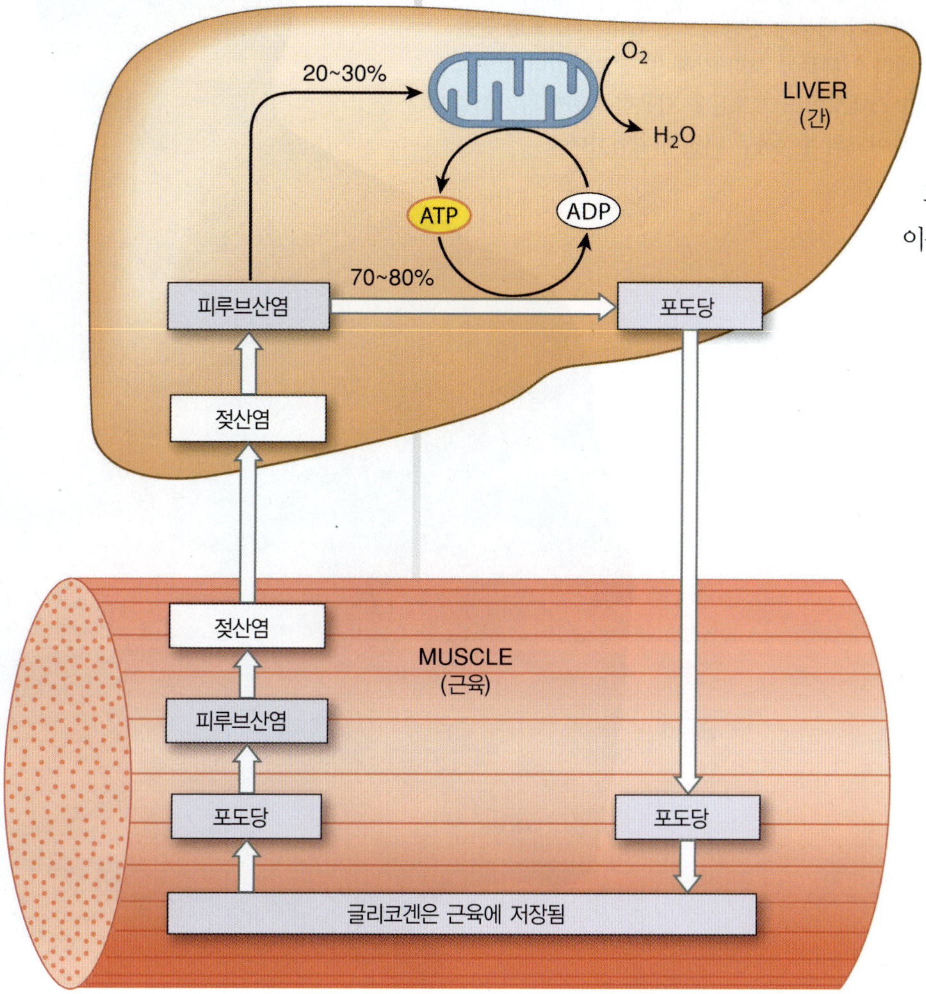


**4** 최대 운동 시에 근육섬유에서 방출된 젖삼염의 대부분은 근육조직에서 혈액으로 확산된다. 간은 젖산염을 재흡수한 후 재순환시켜 포도당을 형성하여 혈액으로 방출한다. 이러한 상호변환, 즉 젖산염이 간으로 이동한 후 포도당이 근육세포로 되돌아오는 순환을 **Cori cycle(코리회로)**이라고 한다. 회복기에도 몸의 산소요구량은 정상 휴지기에 비해 높다. 즉 더 많은 ATP와 산소가 필요하다. 정상 즉 운동전상태로 되돌아오는데 필요한 산소의 양을 **oxygen debt(산소부채)**라 한다.

### 모듈 4.9 복습

a. 휴지기 근육섬유에 저장되는 두 성분의 에너지를 확인하시오.

b. 어떤 조건에서 근육섬유가 젖산염을 생산하는가?

c. 산소부채를 정의하시오.

# 몇 가지 요인에 의해 근육이 비대, 위축, 마비된다

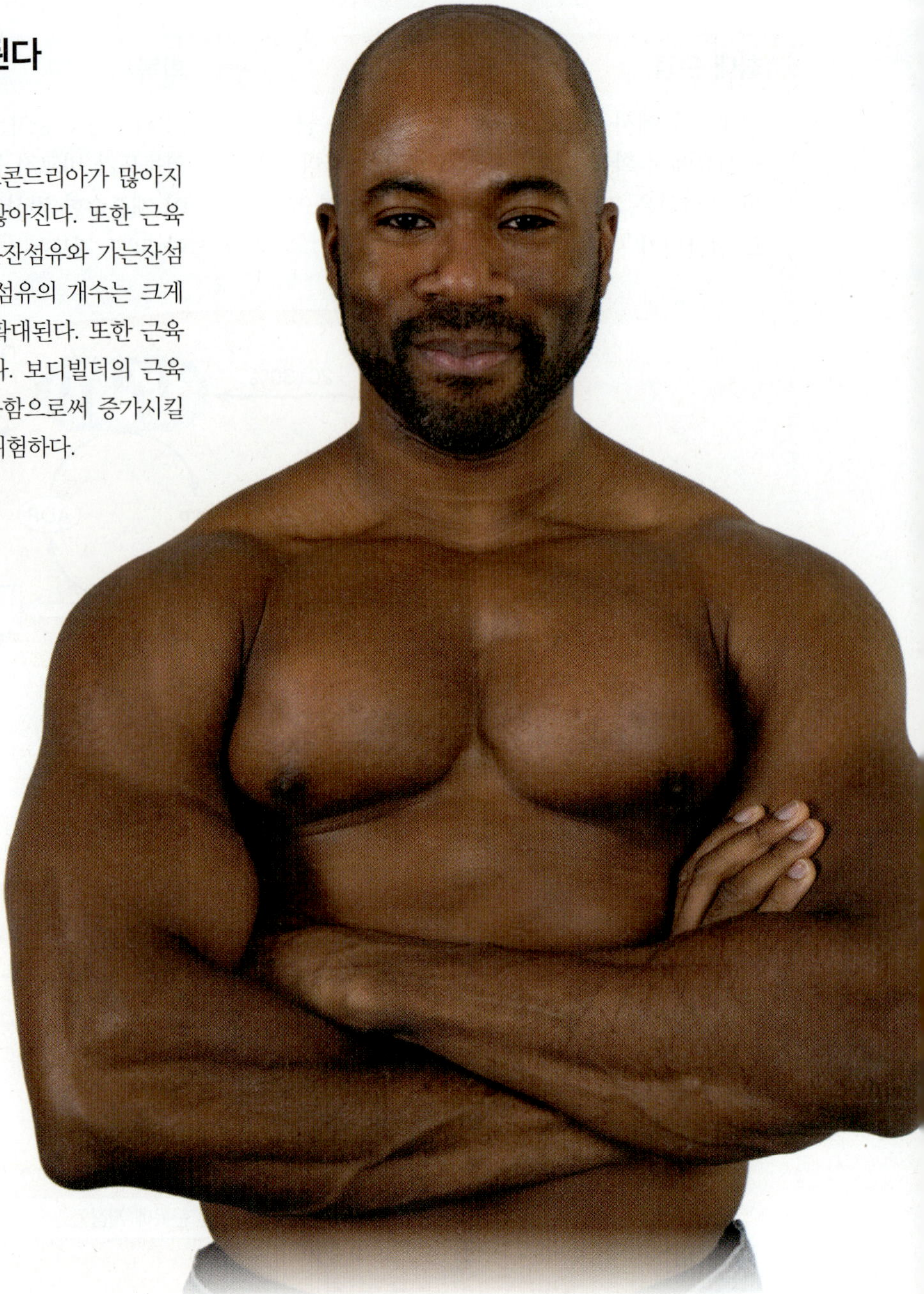

**1** 반복적으로 소모적인 자극을 겪음에 따라 근육섬유에는 미토콘드리아가 많아지고 당분해효소의 농도가 높아지며 저장된 글리코겐의 양이 많아진다. 또한 근육섬유는 더 많은 근육원섬유를 가지며 각 근육원섬유는 더 많은 굵은잔섬유와 가는잔섬유를 함유한다. 즉 근육이 확대 또는 **hypertrophy(비대)**된다. 근육섬유의 개수는 크게 변하지 않지만 각 근육섬유의 직경이 증가하기 때문에 전반적으로 확대된다. 또한 근육은 긴장생산능력이 근육의 단면적에 비례하기 때문에 보다 강해진다. 보디빌더의 근육이 근육비대의 좋은 예이다. 비록 비대가 스테로이드 호르몬을 사용함으로써 증가시킬 수는 있지만 힘든 훈련이 필요하다. 스테로이드의 부작용은 대단히 위험하다.

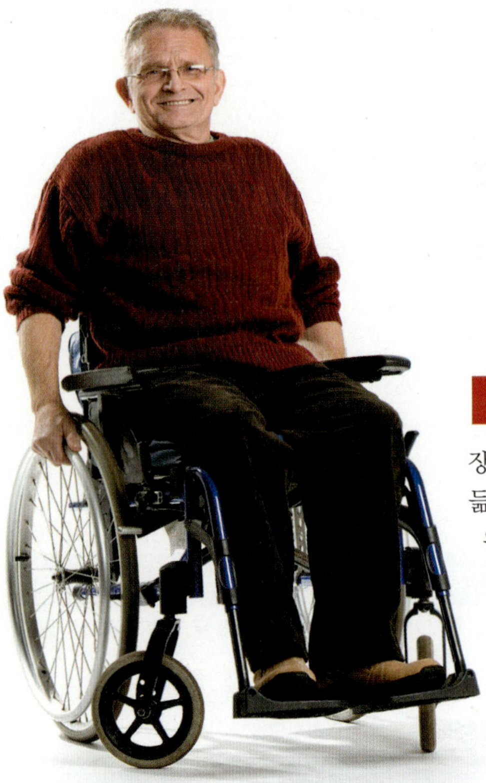

**2** 정기적으로 운동신경원이 자극하지 않는 뼈대근육은 긴장도와 부피가 줄어든다. 그러면 근육은 얇아지고 근육섬유는 작고 약해진다. 이와 같이 근육의 크기와 긴장도 및 힘이 감소하는 것을 **atrophy(위축)**라 한다. 또 어느 정도의 근육 위축은 나이가 듦에 따라 생긴다. 척수손상과 같은 신경계 손상에 의해 마비가 온 사람은 점차 근육이 위축되며 또 근육을 사용하지 않아도 위축이 온다. 근육사용 감소가 일시적일지라도 위축이 오는데 팔에 깁스를 하기 전후를 비교해 보면 알 수 있다. 근육 위축은 처음에는 회복이 되나 근육섬유가 죽으면 회복되지 않는다. 위축이 심화되면 영원히 기능 손실이 발생한다. 이것이 일시적으로 근육을 움직일 수 없는 사람에 대해 물리치료를 하는 이유이다.

**3** 이 그림은 뼈대근육에 미치는 여러 임상적인 상태를 보여준다. 뼈대근육은 운동신경원의 지배를 받으므로 신경계통의 질환은 간접적으로 근육계통에 영향을 미친다.

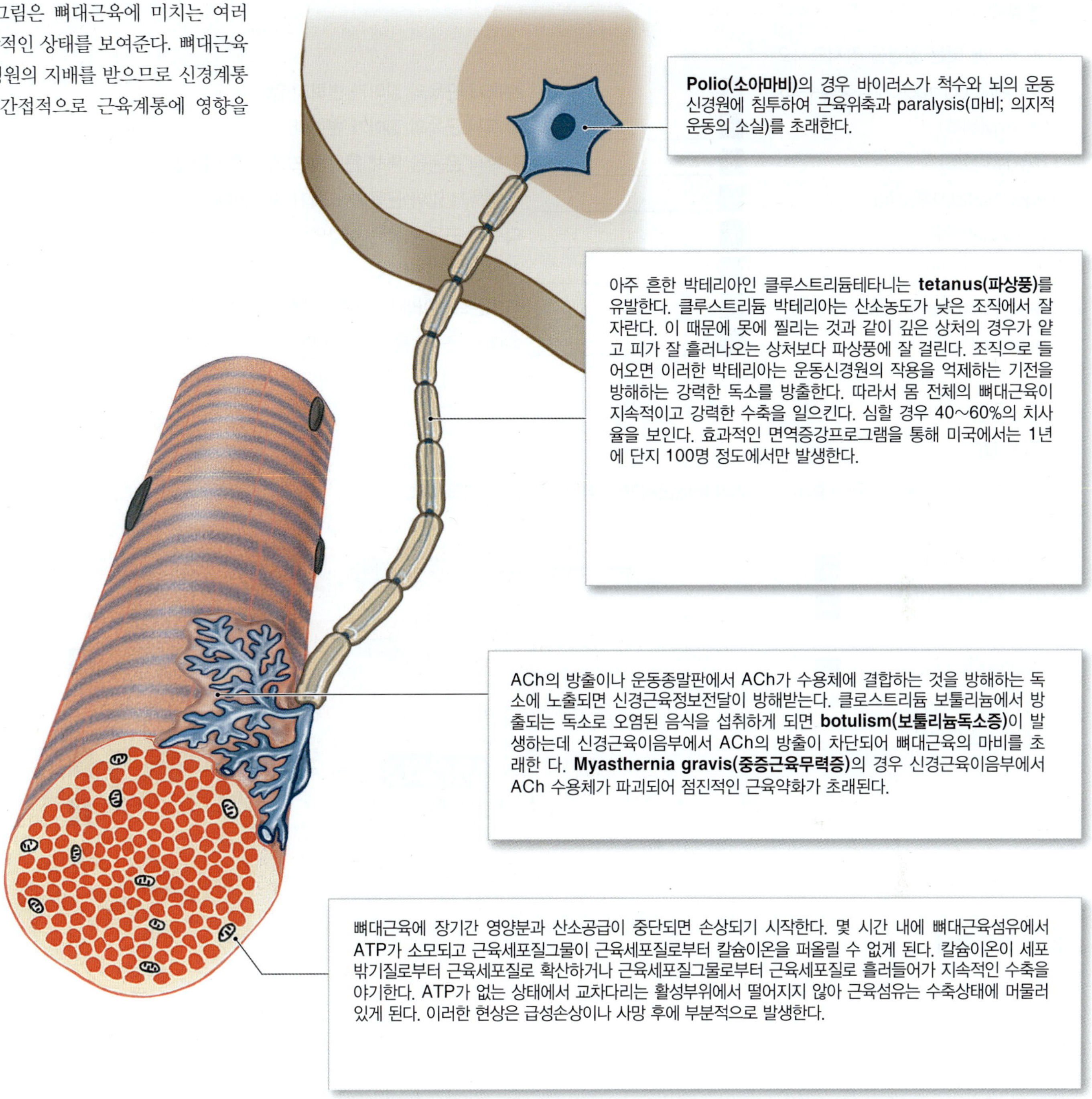


사망직후 뼈대근육의 수축현상인 **rigor mortis(사후강직)**는 몸 전체에서 발생하는데 얼굴, 목, 팔 등의 작은 근육에서부터 시작된다. 근육세포질그물이 손상되며 내부의 칼슘이온이 흘러나와 지속적인 수축이 시작된다. ATP가 고갈되며 근육은 수축상태를 유지한다. 모든 뼈대근육이 사후강직현상을 겪게 되므로 시신은 널판지처럼 굳어진다. 보통 사망후 2~7시간 이내에서 시작되어 1~6일이 경과하여 부패가 시작되며 사라진다. 이 시간은 온도와 같은 환경적인 영향에 따라 달라진다. 법의학자는 환경적 조건과 사후강직의 정도로 사망시간을 추정할 수 있다.

### 모듈 4.10 복습

a. 근육의 비대와 위축을 정의하시오.

b. 프레드는 다리에 깁스를 하고 6주 후에 제거하였다. 진료테이블에서 내려오다 넘어졌다. 그 이유를 설명하시오.

c. 시신의 유연성 혹은 경직성의 정도가 살해당한 시간을 추정하는데 중요한 단서를 어떻게 제공하는지 설명하시오.

### 1. 연결하기

다음 용어에 맞는 설명을 짝지으시오.

- isometric contraction(등축성수축)
- atrophy(위축)
- oxygen(산소)
- rigor mortis(사후강직)
- motor unit(운동단위)
- lactic acid(젖산)
- isotonic contraction(등장성수축)
- hypertrophy(비대)

a ____________ 수축시 근육의 길이가 변하지 않는다.
b ____________ 수축시 근육의 길이가 변한다.
c ____________ 반복적 운동을 통해 근육의 크기가 증가한다.
d ____________ 사용하지 않아 근육의 크기가 감소한다.
e ____________ 다수의 근육 섬유는 하나의 운동신경원의 지배를 받는다.
f ____________ 사망후 몸의 근육이 전반적으로 수축한다.
g ____________ 미토콘드리아에서 ATP의 생산을 필요로 한다.
h ____________ 최대의 근육활동시 생산된다.

### 2. 명칭 표기

다음 용어를 사용하여 혈관과 휴지기 상태의 뼈대근육에 지적된 구조물을 적으시오.

- creatine(크레아틴)
- glycogen(글리코겐)
- CP
- glucose(포도당)
- $O_2$
- fatty acids(지방산)

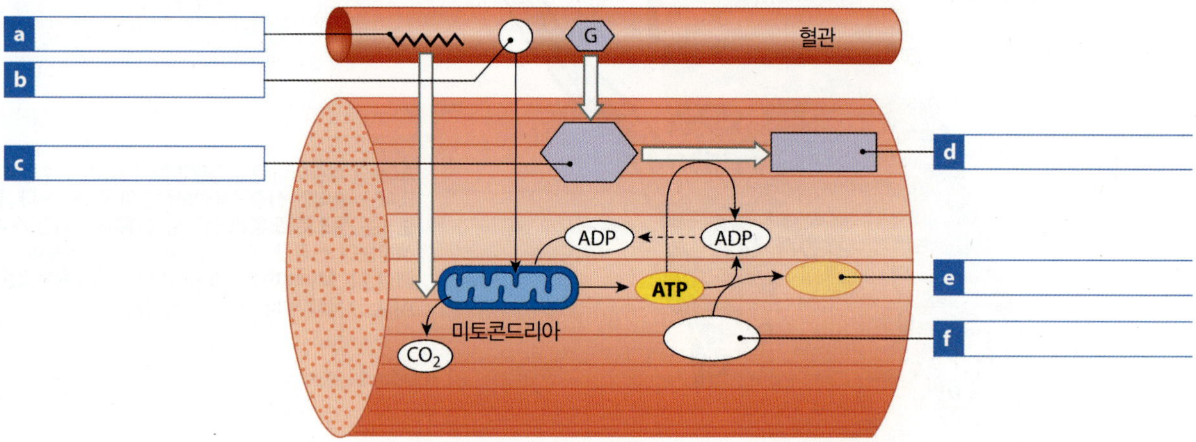


### 3. 절 종합 문제

a 지속적인 근육 활동시 생산되는 젖산염의 대사과정을 설명하시오.

b 근육계통의 몇몇 임상증상이 신경계통의 질환으로 인해 생긴다. 신경계통의 질환이 소아마비, 파상풍, 보툴리늄독소증, 중증근육무력증을 야기하는 기전을 설명하시오.

c 사후강직 현상을 유발하는 생리적 기전을 설명하시오.

# 핵심 용어로 윤곽 파악하기

각 모듈마다 차례대로 열거한 용어를 이용하여 내용을 요약하시오.

## 1절

### Skeletal Muscle Tissue(뼈대근육조직)의 기능해부학

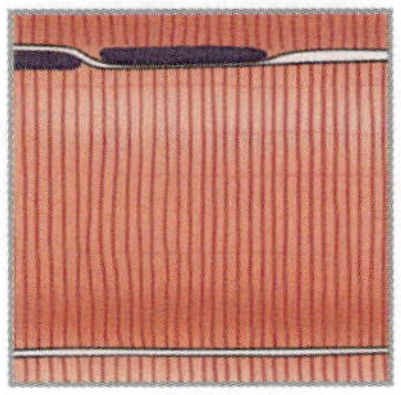

- skeletal muscles(뼈대근육)
- skeletal muscle tissue(뼈대근육조직)
- cardiac muscle tissue(심장근육조직)
- smooth muscle tissue(민무늬근육조직)

## 4.1

### 뼈대근육은 뼈대근육조직과 결합조직, 혈관과 신경을 포함한다

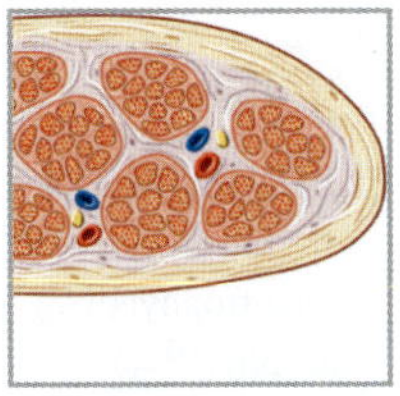

- epimysium (근육바깥막)
- skeletal muscle (뼈대근육)
- perimysium (근육다발막)
- muscle fascicle (근육다발)
- endomysium (근육섬유막)
- muscle fibers (근육섬유)
- tendon(힘줄)
- aponeurosis(널힘줄)
- sarcolemma (근육세포막)
- sarcoplasm (근육세포질)
- myofibril (근육원섬유)
- myofilaments (근육잔섬유)
- thin filaments (가는잔섬유)
- thick filaments (굵은잔섬유)
- sarcoplasmic reticulum (근육세포질그물)

## 4.2

### 뼈대근육섬유는 수백에서 수천 개의 근육원섬유마디로 구성된 수축할 수 있는 근육원섬유로 형성된다

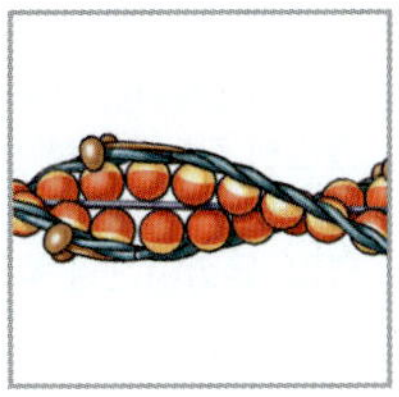

- o skeletal muscle fiber(뼈대근육섬유)
- sarcomeres(근육원섬유마디)
- H band(H띠)
- M line(M선)
- zone of overlap (중첩지대)
- A band(A띠)
- I band(I띠)
- Z lines(Z선)
- actin(액틴)
- tropomyosin (트로포미오신)
- troponin(트로포닌)
- o thick filaments(굵은잔섬유)
- myosin molecules (미오신분자)
- tail(꼬리)
- head(머리)
- membrane potential (막전위)
- transverse tubules (T tubules)(가로소관, T소관)
- sarcoplasmic reticulum(SR, 근육세포질그물)

## 4.3

### 뼈대근육섬유는 운동신경원의 자극에 의해 수축한다

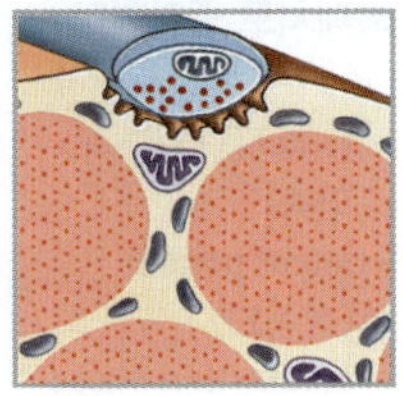

- neuromuscular junction(NMJ, 신경근육이음부, 신경근육접합부)
- axon terminal (축삭종말)
- motor end plate (운동종말판)
- synaptic cleft (연접틈새)
- acetylcholine(ACh, 아세틸콜린)
- acetylcholinesterase (AChE, 아세틸콜린 가수분해효소)
- action potentia (활동전위)

## 4.4

### Sliding filament theory(잔섬유미끄럼이론)는 수축 시 발생하는 물리적 변화를 설명한다

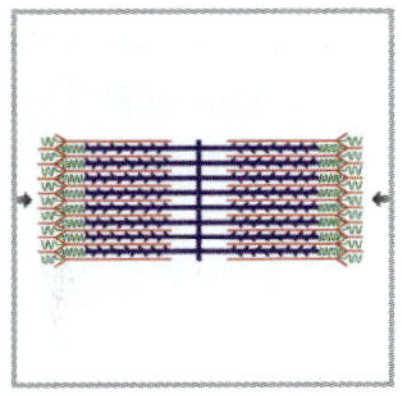

- sliding filament theory (잔섬유미끄럼이론)
- o sarcomere (근육원섬유마디)
- o myofibril at rest (휴지기상태의 근육원섬유)
- o contracted myofibril (수축상태의 근육원섬유)

## 4.5

### 근육섬유의 수축은 수축하는 동안 반복하는 회로를 통해 ATP를 이용한다

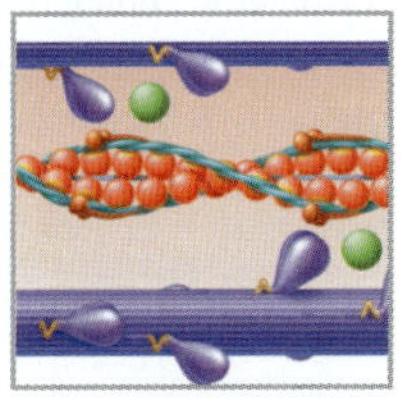

- contraction cycle (수축주기)
- o active-site exposure (활성부위의 노출)
- o cross-bridge formation (교차다리 형성)
- o myosin head pivoting (미오신 머리의 회전)
- o cross-bridge detachment (교차다리 해체)
- o myosin reactivation (미오신 재활성화)

## 2절

### 뼈대근육조직의 기능적 특성

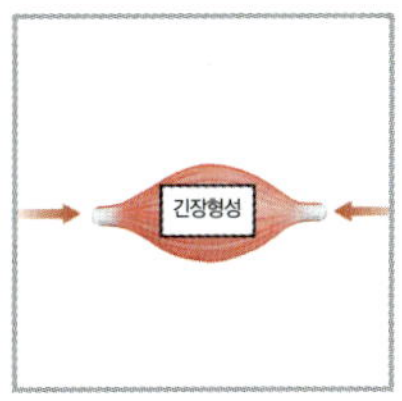


- o neural control(신경조절)
- o excitation-contraction coupling(흥분-수축 결합)
- tension(긴장)

• = 해당 모듈에서 굵은 문자로 표시한 용어

4.6

**긴장형성은 근육자극률이 증가함에 따라 최대치로 증가한다**

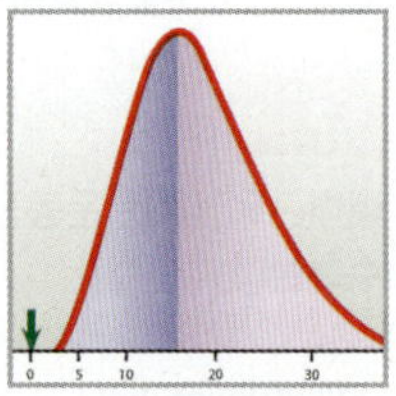

- twitch(단일수축, 연축)
- latent period (잠복기)
- contraction phase (수축기)
- relaxation phase (이완기)
- wave summation (수축파가중)
- incomplete tetanus (불완전강직)
- complete tetanus (완전강직)

4.7

**뼈대근육은 운동단위가 얼마나 자극받는가에 따라 근육의 긴장이 달라진다**

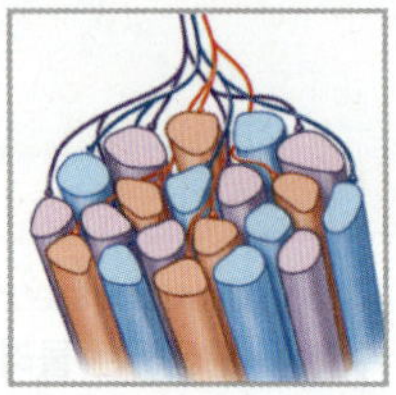

- motor unit(운동단위)
- recruitment(활성운동단위증가, 동원)
- muscle tone(근육긴장)

4.8

**근육수축은 등장성(동적)이거나 등축성(정적)으로 일어난다**

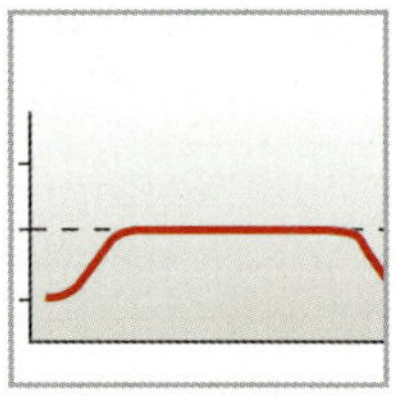

- isotonic contraction(등장성수축)
- isometric contraction(등축성수축)

• = 해당 모듈에서 굵은 문자로 표시한 용어

4.9

**근육수축은 호흡 혹은 무호흡에 의해서 형성된 다량의 ATP를 필요로 한다**

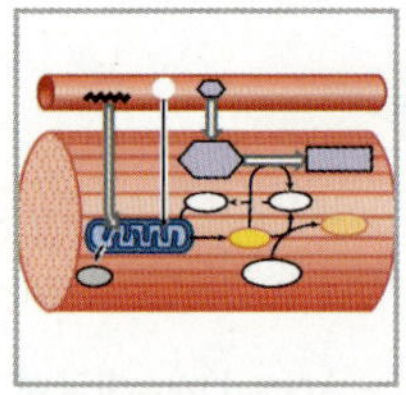

- creatine phosphate(CP, 인산크레아틴)
- pyruvate(피루브산염)
- lactic acid(젖산)
- lactate(젖산염)
- Cori cycle(코리회로)
- oxygen debt(산소부채)

4.10

**몇 가지 요인에 의해 근육이 비대, 위축, 마비된다**

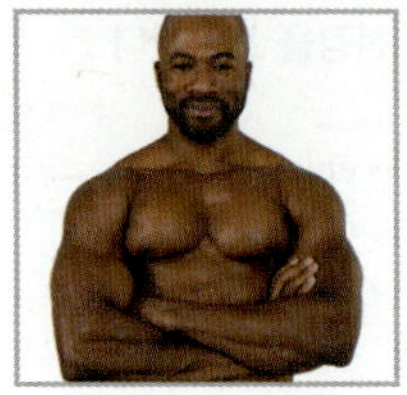

- hypertrophy(비대)
- atrophy(위축)
- polio(소아마비)
- paralysis(마비)
- tetanus(파상풍)
- botulism (보툴리눔독소증)
- myasthenia gravis (중증근육무력증)
- rigor mortis (사후강직)

## 4장 종합 복습 문제

1. 신경근육이음부에서 일어나는 연속적 과정을 기술하시오.
2. 근육세포에서 포도당으로부터 ATP를 생산하기 위해 사용하는 두 가지 기전은 어떤 것인가?
3. 강력한 살충제는 유기인산염을 함유하는데 이 물질은 아세틸콜린가수분해효소의 작용을 방해한다. 테리는 유기인산염이 함유된 살충제를 부주의하게 사용하였다. 장갑과 마스크를 착용하지 않아 피부와 호흡기를 통해 흡입하였다. 유기인산염 독성으로 테리가 겪게 될 증상이 무엇인가?
4. 피살자의 사망 시각은 몸의 유연성/경직성으로 판단할 수 있다. 그 이유를 설명하시오.
5. 제라드는 넙다리근육, 특히 넙다리네갈래근을 발달시키고 싶었다. 이 목표를 달성하기 위해 제라드에게 추천하면 좋은 운동은 무엇인가?

4장에 있는 모든 모듈, 절, 종합 복습 문제의 풀이를 알고 싶으면 이 책의 뒷부분에 청색 식별표로 표시한 해답 페이지를 참조하시오.

# 5

# 중추신경계통 (The Central Nervous System)

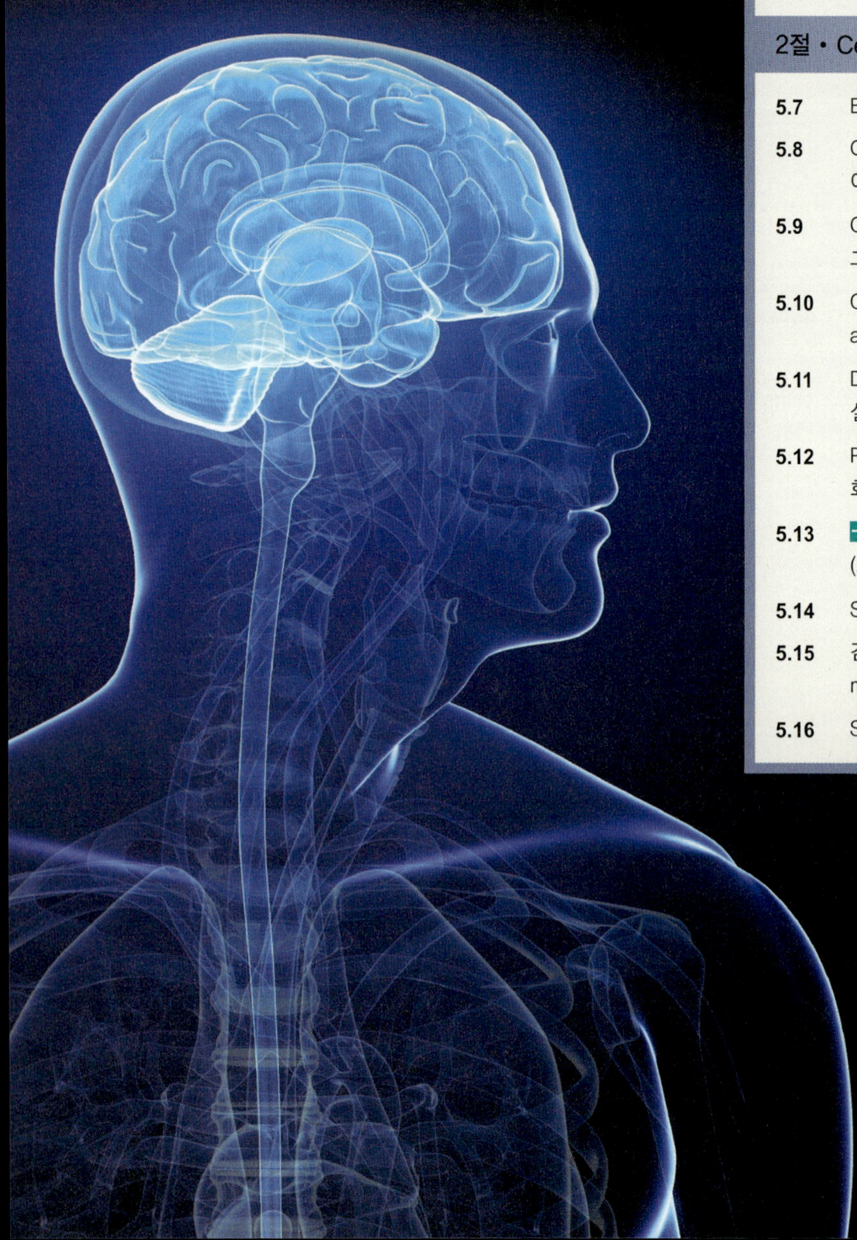

## 학습성과

다음 각 학습성과 번호는 본문의 모듈 번호와 일치하며, 독자는 5장을 모두 공부한 후에 각 학습성과를 실천할 수 있어야 한다.

### 1절 • Neuron(신경세포)과 Neuroglia(신경아교세포)

**5.1** 전형적인 neuron을 그린 후에 세부 명칭을 표시하고 설명하며, neuron을 구조와 기능을 기준으로 분류하고 설명한다.

**5.2** CNS(중추신경계통)에 있는 neuroglia의 종류를 확인하고 그 위치와 기능을 설명한다.

**5.3** PNS(말초신경계통)에 있는 Schwann cell(신경집세포)과 satellite cell(위성세포)의 위치와 기능을 설명하고 neuron을 기능을 기준으로 세 가지로 분류한다.

**5.4** Membrane potential(막전위)을 설명하고, 신경 작용에 membrane potential이 담당하는 역할을 요약한다.

**5.5** Continuous propagation(연속전도)과 saltatory propagation(도약전도)을 비교하고, action potential(활동전위)이 전파되는 속도에 영향을 미치는 요인들을 논의한다.

**5.6** Synapse(시냅스, 연접)의 일반적 구조를 설명하고, 활동전위가 axon terminal(축삭종말)에 도달했을 때 일어나는 변화를 요약한다.

### 2절 • Central Nervous System의 구조와 기능

**5.7** Brain(뇌)의 주요 부위의 명칭을 열거하고, 각각의 위치와 기능을 지적하고 설명한다.

**5.8** Cranial meninges(뇌막)를 기술하고, cerebrospinal fluid(뇌척수액)가 어떻게 만들어지고 순환하는지 설명한다.

**5.9** Cerebrum(대뇌)의 표면 구조를 구분하는 데 기준이 되는 중요한 경계들을 열거하고 그 위치를 지적한다.

**5.10** Cerebral cortex(대뇌겉질)에서 motor area(운동영역)와 sensory area(감각영역)와 association area(연합영역)의 위치를 지적하고, 각 영역의 기능을 논의한다.

**5.11** Diencephalon(사이뇌)과 brain stem(뇌줄기)과 cerebellum(소뇌)의 구조와 기능을 설명한다.

**5.12** Reticular formation(그물체)에 관해 기술하고, reticular activating system(그물활성화계통)의 기능을 설명한다.

**5.13** ⊞ **임상의학 모듈** 뇌파를 검사하는 방법을 기술하고, 정상 electroencephalogram(뇌파도)에 나타나는 여러 가지 뇌파가 각각 어떤 의미가 있는지를 설명한다.

**5.14** Spinal cord(척수)의 구조에서 볼 수 있는 특징에 관해 논의한다.

**5.15** 감각정보와 운동명령을 처리하고 중계하는 데 gray matter(회색질)와 white matter(백색질)가 담당하는 역할을 설명한다.

**5.16** Spinal meninges(척수막)에 관해 기술한다.

# Neuron(신경세포)과 Neuroglia(신경아교세포)

5장에서는 neural tissue(신경조직)의 구조를 검토하고 neurophysiology(신경생리학)의 기본 원리를 소개한다. 신경 기능을 논의하려면 먼저 nervous system(신경계통)의 기본적 기능과 구성체계를 이해해야 한다. 아래 흐름도는 신경계통의 주요 구성요소와 기능을 나타낸다.

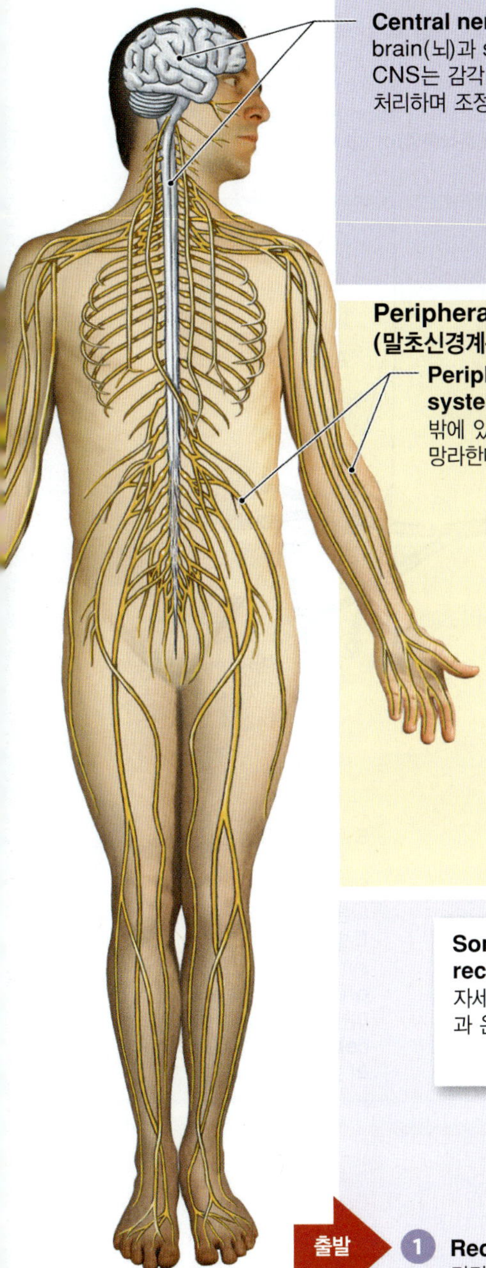

**Central Nervous System(중추신경계통)**

**Central nervous system(CNS)**은 brain(뇌)과 spinal cord(척수)로 구성된다. CNS는 감각 정보와 운동 명령을 통합하고 처리하며 조정하는 기능을 주관한다.

**Peripheral Nervous System (말초신경계통)**

**Peripheral nervous system(PNS)**은 CNS 밖에 있는 모든 신경조직을 망라한다.

출발

1 **Receptor(수용기)**는 내부나 외부 환경 변화를 감지하는 감각 장치이다.

- **Somatic sensory receptor(몸감각수용기)**는 자세와 촉각과 압력과 통증과 온도 감각을 제공한다.
- **Special sensory receptor(특수감각수용기)**는 후각과 미각과 시각과 평형감각과 청각을 제공한다.
- **Visceral sensory receptor(내장감각수용기)**는 내부 기관을 감시한다.

2 PNS의 **sensory division(감각신경부분)**인 **afferent division(들신경부분)**은 말초 조직과 기관에 있는 receptor(수용기)에서 받은 정보를 CNS로 전달한다.

3 **Information processing(정보처리)** 과정은 CNS에서 정보를 통합하고 분배하는 작용을 포함한다.

4 PNS의 **motor division(운동신경부분)**인 **efferent division(날신경부분)**은 CNS에서부터 말초 조직과 계통으로 운동 명령을 전달한다.

구분

- **Somatic nervous system(SNS, 몸신경계통)**은 skeletal muscle(뼈대근육, 골격근) 수축을 조절한다.
  - Skeletal muscle(뼈대근육)
- **Autonomic nervous system(ANS, 자율신경계통)**은 smooth muscle(민무늬근육, 평활근)과 cardiac muscle(심장근육, 심근)과 gland(샘)와 adipose tissue(지방조직)를 무의식 수준에서 조절한다.
  - Smooth muscle(민무늬근육)
  - Cardiac muscle(심장근육)
  - Gland(샘)
  - Adipose tissue(지방조직)

5 **Effector(효과기)**는 신경 명령에 반응하여 작용이 변하는 표적 기관이다.

# Neuron(신경세포, 신경원)은 세포 사이에서 정보를 교환하도록 특화된 신경계통의 주연 세포이다

이번 모듈에서는 neuron 구조의 특징을 검토한다. Neuron은 크게 세 부분으로 구성된다. Dendrite(가지돌기)는 외부 환경이나 다른 neuron으로부터 자극을 받아들이고, cell body(세포체)는 nucleus(핵)와 기타 organelle(소기관)들을 포함하며, axon(축삭)은 다른 세포로 정보를 전달한다.

**Dendrite(가지돌기, 수상돌기)**

전형적인 dendrite는 가지가 많으며, 각 가지마다 길이가 0.5~1 μm인 가지돌기 가시들이 돋아 있다. CNS에 있는 neuron은 정보의 대부분을 dendrite에서 받는다.

**Axon(축삭)**

**Axon hillock(축삭둔덕)**은 neuron의 cell body에서 axon이 시작하는 곳이다.

Axon에서 **collaterals(곁가지)**가 시작되기도 한다. 곁가지 덕분에 한 neuron이 다른 몇 개의 세포에 정보를 전달할 수 있다.

Axon의 본 줄기는 끝나기 직전에 여러 차례 미세한 돌기들로 갈라진다. 각 돌기의 끝마다 **axon terminal(축삭종말)**이 하나씩 있다.

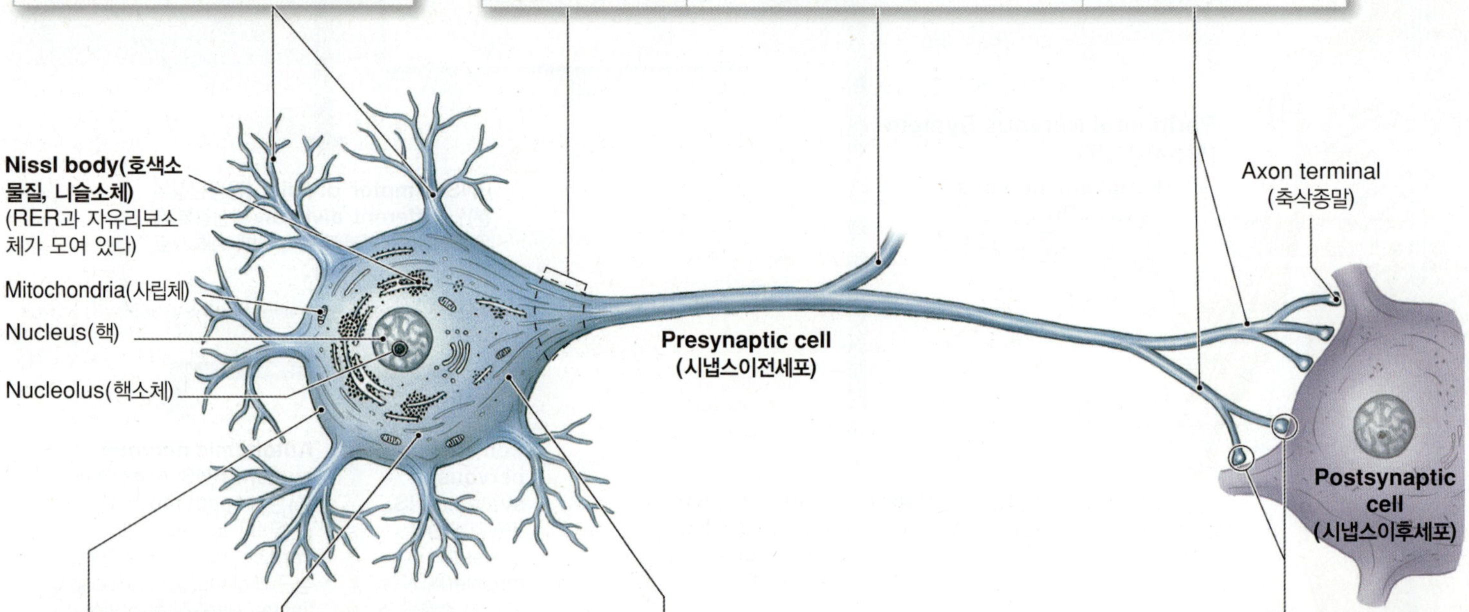


**Cell body(세포체)**

핵을 에워싸고 있는 cytoplasm(세포질)에는 에너지를 제공하거나 neurotransmitter(신경전달물질)라는 화합물을 합성하는 organelle(소기관)들이 들어 있다. 신경전달물질은 세포와 세포 사이에서 일어나는 정보 교환에 중요하다.

세포체에 있는 cytoskeleton(세포뼈대)에는 **neurofilament(신경잔섬유)**가 포함되어 있는데, 이는 다른 세포에 있는 intermediate filament(중간잔섬유)와 비슷하다. 신경잔섬유로 구성된 다발들은 dendrite와 axon의 내부로 연장되어 이 가느다란 돌기들을 지지한다.

**Synapse(시냅스, 연접)**

**Synapse**는 신경세포가 다른 세포와 정보를 교환하는 특별한 곳이다. 모든 synapse에는 **presynaptic cell(시냅스이전세포)**과 **postsynaptic cell(시냅스이후세포)**이 하나씩 포함된다.

**1** 여기에 있는 그림은 대표적인 신경세포의 주요 특징만을 함축해서 표현했다. 축삭은 하나의 긴 세포질 돌기로, 세포체에서 시작하여 먼 곳까지 연장된다. 효소나 lysosome(용해소체) 같은 여러 가지 물질이나 소기관이 긴 축삭을 따라 쌍방향으로 운반되는데, 이 운반 과정은 축삭 속에 있는 **neurotubule(신경미세관)**을 타고 진행된다. 신경미세관은 신경세포의 microtubule(미세관)이다. 세포성분의 잔해나 다른 곳에서 온 화학물질이 축삭종말에 모이면 이 축삭운반 장치가 이들을 곧 세포체로 운반한다.

### 구조가 다양한 Neuron(신경세포)

신경세포는 구조를 기준으로 크게 세 종류로 나뉜다.

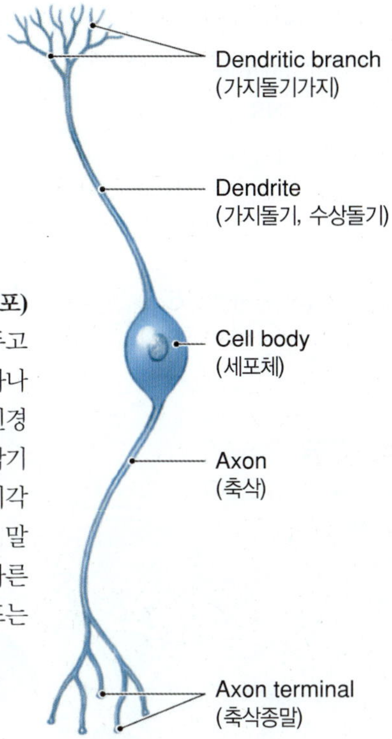


**2** **Bipolar neuron(두극신경세포)**은 돌기가 세포체를 사이에 두고 두 개 있다. 즉 dendrite(가지돌기) 하나와 axon(축삭) 하나가 있다. 두극신경세포는 수가 많지는 않지만 특수감각기관(눈, 코, 귀 등)에 모여 있으며, 시각이나 후각이나 청각에 관한 정보를 말초 수용기세포에서부터 뇌에 있는 다른 신경세포로 전달한다. 두극신경세포는 다른 신경세포에 비해 크기가 작다.

**3** **Unipolar neuron(홑극신경세포)**은 pseudounipolar neuron(거짓홑극신경세포)이라고도 하며, 가지돌기와 축삭이 이어져 있고, 세포체는 한쪽으로 치우쳐 있다. 감각정보를 CNS(중추신경계통)로 전달하는 신경세포들은 대부분 홑극신경세포이다. 축삭은 1 m가 넘을 수도 있으며, 축삭종말이 CNS에서 synapse(시냅스)를 이루며 끝난다. 가장 긴 것은 발가락끝에서부터 spinal cord(척수)로 감각을 전달하는 홑극신경세포의 축삭이다.

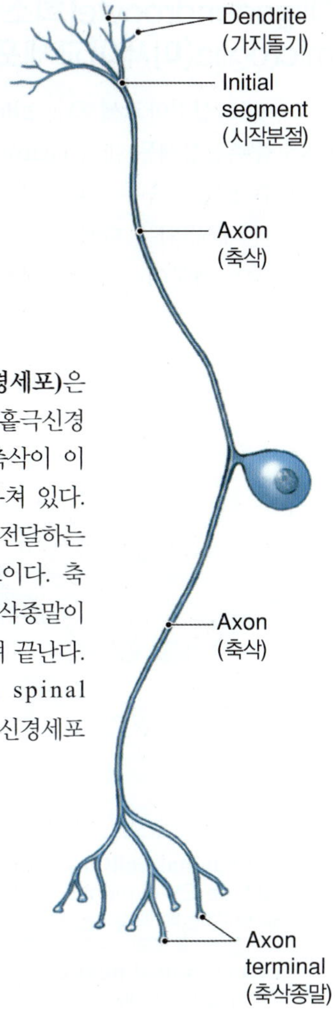


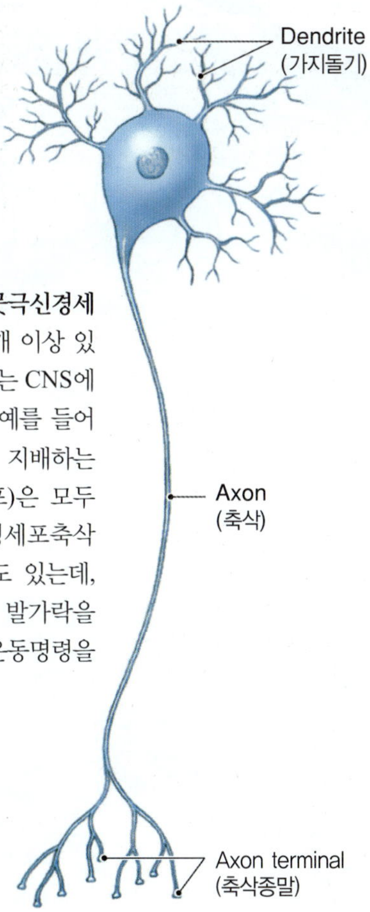


**4** **Multipolar neuron(뭇극신경세포)**은 가지돌기가 두 개 이상 있고 축삭이 하나 있다. 이 세포는 CNS에서 가장 흔한 신경세포이다. 예를 들어 skeletal muscle(뼈대근육)을 지배하는 motor neuron(운동신경세포)은 모두 뭇극신경세포이다. 홑극신경세포축삭만큼 긴 뭇극신경세포 축삭도 있는데, 가장 긴 것은 척수에서부터 발가락을 움직이는 작은 근육들까지 운동명령을 하달한다.

대부분의 CNS 신경세포는 centriole(중심소체)이 없고 세포분열을 할 수 없다. 따라서 CNS 신경세포는 다른 세포와 달리 손상이나 질병 때문에 죽어도 새로운 신경세포로 재생되지 않는 것이 일반적이다. Neural stem cell(신경줄기세포)이 성인 신경계통에도 남아 있기는 하지만 대개 이 세포는 활동을 활발히 하지 않는다. 단 후각을 받아들이는 olfactory bulb(후각망울)나 retina(망막)나 hippocampus(해마)에 있는 신경줄기세포는 활동을 활발히 할 수 있다. 해마는 대뇌 변연엽의 일부분으로, 기억을 저장하는 데 관여한다.

#### 모듈 5.1 복습

a. 전형적인 neuron(신경세포)을 구성하는 구조들의 명칭을 열거하시오.

b. 신경세포를 그 구조에 따라 분류하시오.

c. CNS 신경세포는 손상을 입으면 대개는 다른 신경세포로 대체되지 않는다. 그 이유는 무엇인가?

# Oligodendrocyte(희소돌기아교세포)와 astrocyte(별아교세포)와 ependymal cell(뇌실막세포)과 microglia(미세아교세포)는 CNS(중추신경계통)의 neuroglia(신경아교세포)들이다

**Neuroglia(신경아교세포)**는 **glial cell(아교세포)**이라고도 하며, PNS(말초신경계통)와 CNS(중추신경계통)에서 neuron(신경세포)들을 지지하고 보호하는 세포로서, neuron보다 수가 많고 종류가 다양해서 전체 신경계통 부피 중 약 절반을 차지한다. CNS 신경조직이 PNS와는 다르게 구성되어 있는 주된 이유는 CNS는 신경아교세포의 종류가 더 많기 때문이다. 중추신경아교세포에 관한 지식을 아래 그림에 요약했다.

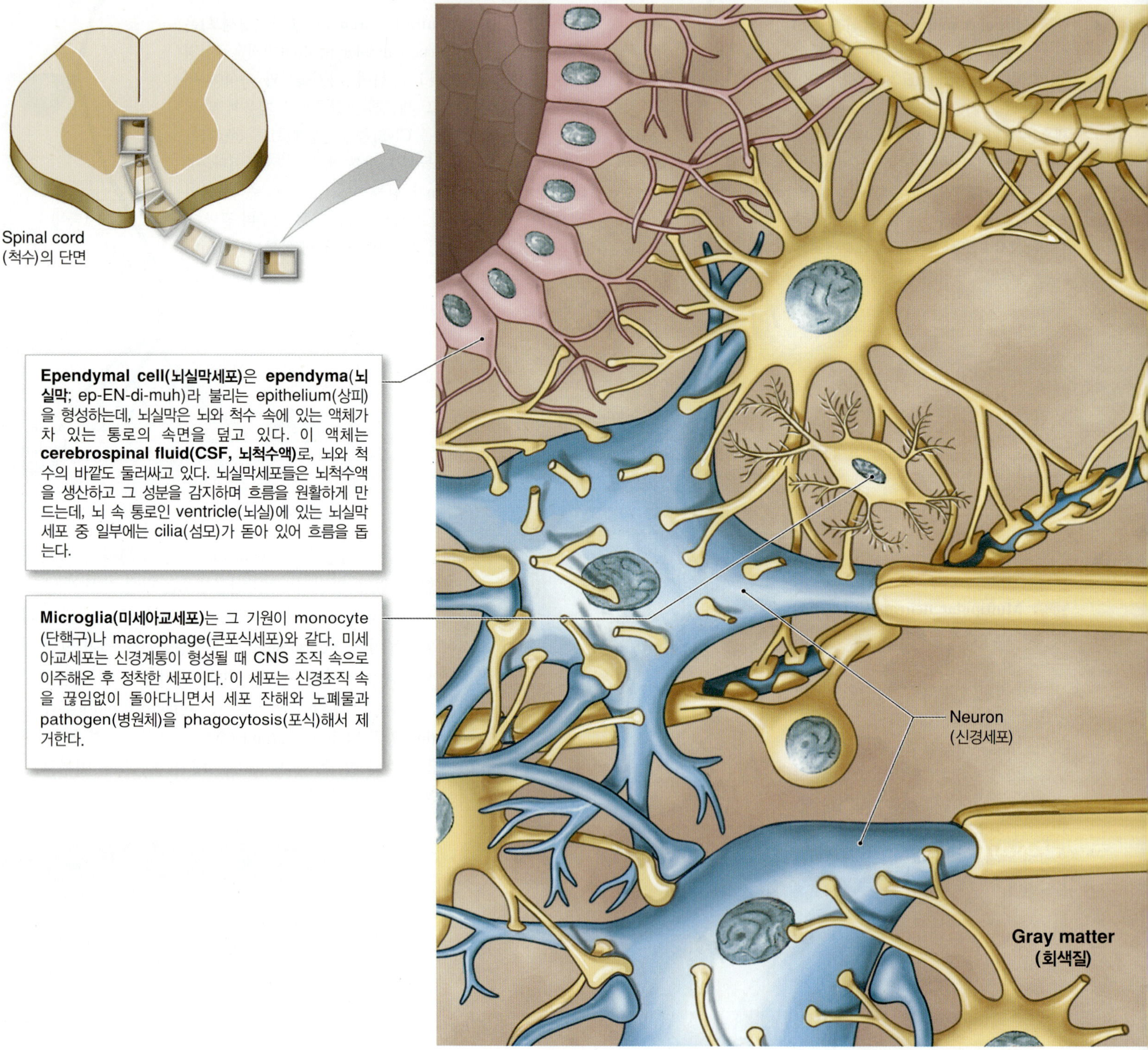

**Astrocyte(별아교세포)**는 **blood-brain barrier(BBB, 혈액뇌장벽)**를 유지하는 데 기여한다. 이 장벽 덕분에 혈액 속을 순환하는 각종 화학물질과 호르몬으로부터 CNS가 격리될 수 있다. 별아교세포는 신경조직의 구조를 지탱하며, 신경세포를 에워싸고 있는 interstitial fluid(사이질액)에 들어 있는 여러 가지 이온과 영양소와 기체 농도를 조절하며, synapse(시냅스)에서 분해되거나 재흡수되지 않고 남은 neurotransmitter(신경전달물질)를 흡수해서 재활용시키고, CNS가 손상을 입은 후에 scar(흉터) 조직을 만든다.

**Oligodendrocyte(희소돌기아교세포**; *oligo*-는 적음을 뜻함)는 축삭들의 위치를 고정시킴으로써 CNS 내부 구조의 틀을 형성한다. 이 세포들은 **myelin(미엘린)**도 생산한다. 미엘린은 lipid(지질)가 많이 포함된 막으로, 축삭을 둘러싸서 nerve impulse(신경자극, 신경임펄스)가 전도되는 속도를 향상시킨다. 미엘린이 만들어지기 시작할 때 희소돌기아교세포의 돌기들의 끝부분이 넓어져서 세포질은 매우 적고 거의 다 세포막으로만 이루어진 거대한 판이 형성된다. 이 '빈대떡'처럼 납작눌린 판이 축삭을 둘둘 감아서 두루마리 화장지처럼 촘촘히 감긴 층들이 형성된다. 이 층들이 **myelin sheath(미엘린집, 말이집, 수초)**를 구성한다.

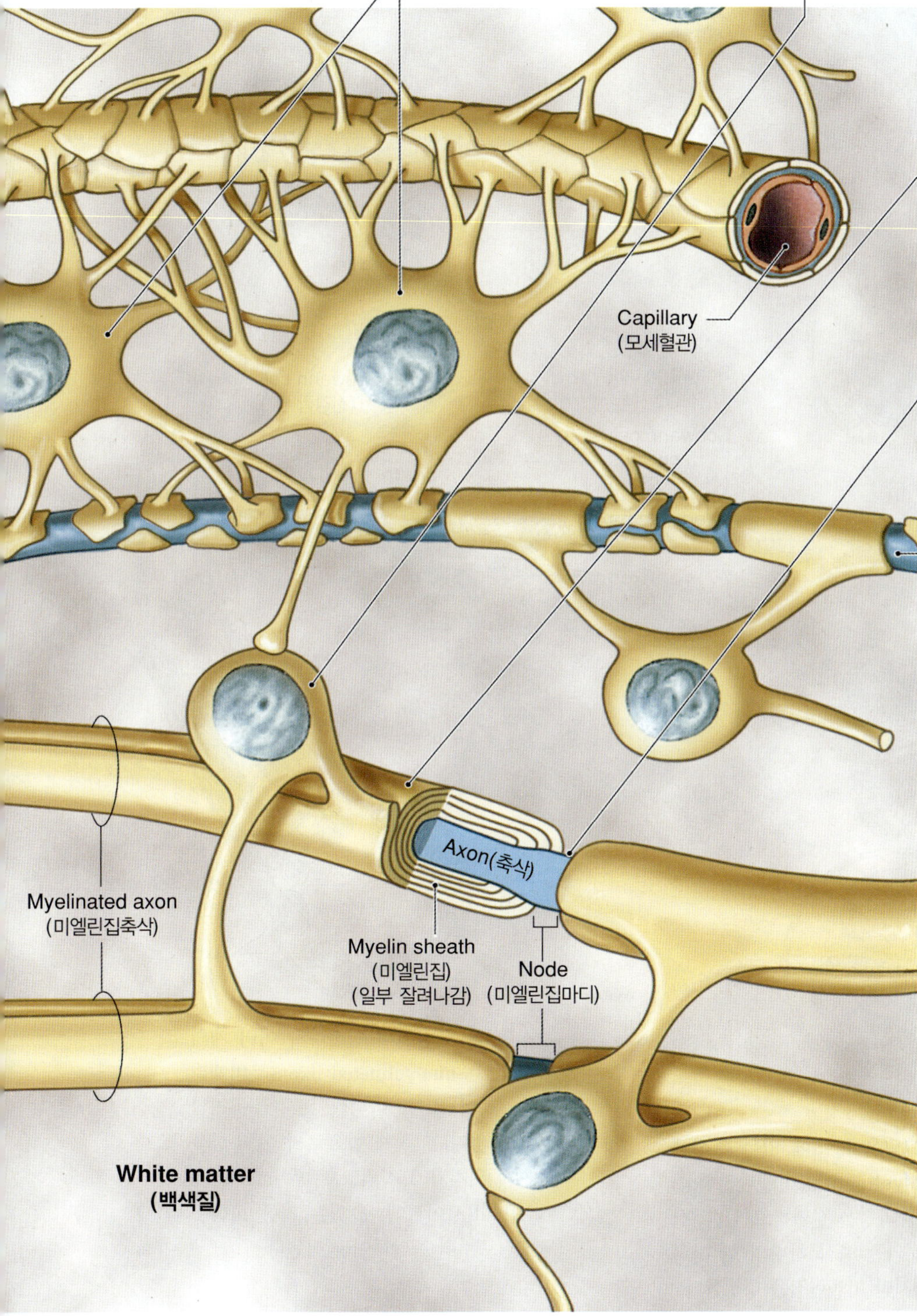


상당수 희소돌기아교세포들이 축삭을 따라 길이 방향으로 미엘린집을 형성한다. 이러한 축삭을 **myelinated axon(미엘린집축삭)**이라 한다. 희소돌기아교세포 하나는 여러 개의 축삭에서 미엘린집을 여러 개 형성한다. 미엘린집축삭은 대부분이 미엘린집에 싸여 있는데, 미엘린집이 감싸고 있는 축삭의 각 부분을 **internode(마디사이분절**; *inter*는 '사이'라는 뜻임)라 한다.

서로 이웃한 두 마디사이분절 사이에 있는 몇 마이크로미터에 불과한 작은 간격을 **node(미엘린집마디, Ranvier node, 랑비에마디)**라 한다. 미엘린집축삭들로 구성된 말초신경을 맨눈으로 보면 하얗게 윤이 나는데, 미엘린에 지질이 포함되어 있는 것이 가장 큰 이유이다. 따라서 CNS에서 미엘린집축삭이 많은 부위는 **white matter(백색질)**를 이룬다.

CNS에 있는 모든 축삭이 미엘린집에 둘러싸여 있지는 않다. CNS의 **unmyelinated axon(무미엘린집축삭)**은 대개 neuroglia(신경아교세포)와 무관하다. 조밀하게 모여 있는 신경세포체들과 synapse(시냅스)하는 비교적 짧은 축삭이나 collateral(곁가지)에 무미엘린집축삭이 많다. 신경세포체들과 가지돌기들과 무미엘린집축삭들로 구성된 부위는 회색을 띠는데, 이 부위들이 CNS의 **gray matter(회색질)**를 구성한다.

### 모듈 5.2 복습

a. 중추신경계통의 neuroglia(신경아교세포)는 어떤 것이 있는지 확인하시오.

b. 혈액 속을 순환하는 각종 화학물질과 호르몬으로부터 CNS를 보호하는 데 기여하는 신경아교세포는 무엇인가?

c. 감염된 CNS 조직에서 수가 늘어나는 신경아교세포는 무엇인가?

# Schwann cell(신경집세포, 슈반세포)과 satellite cell(위성세포)은 PNS(말초신경계통)에 있는 sensory neuron(감각신경세포)과 motor neuron(운동신경세포)의 axon(축삭)과 cell body(세포체)를 보호한다

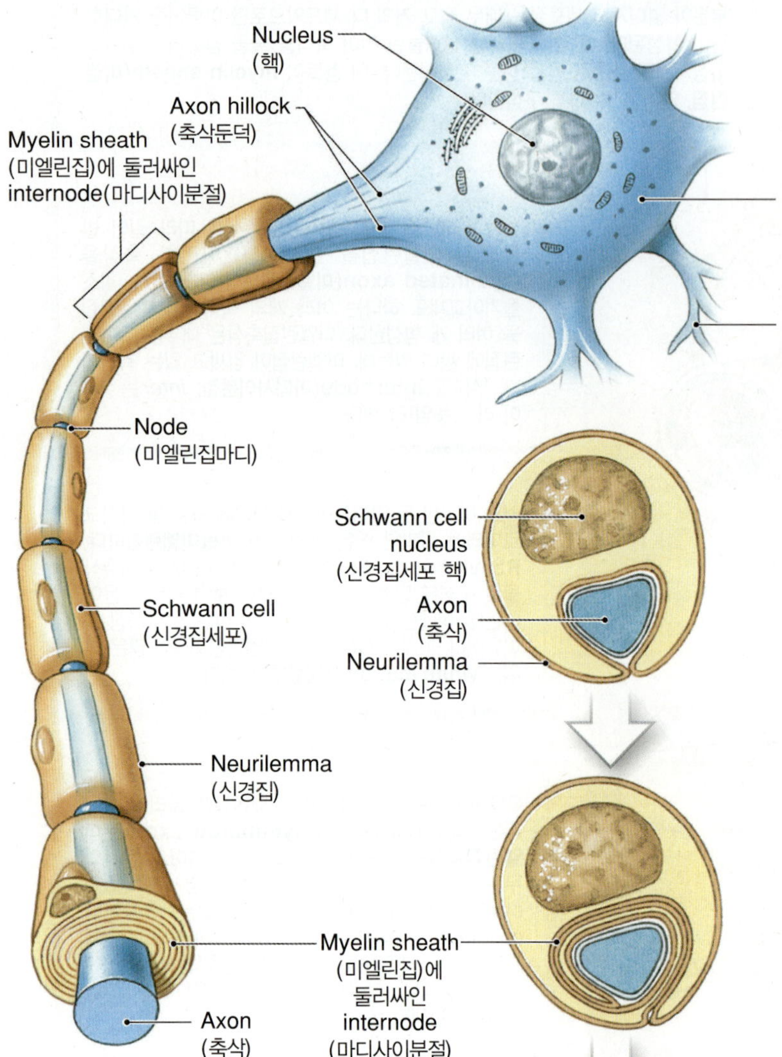


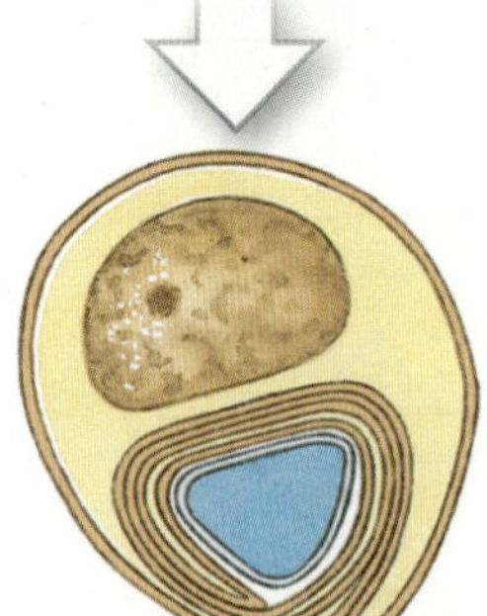

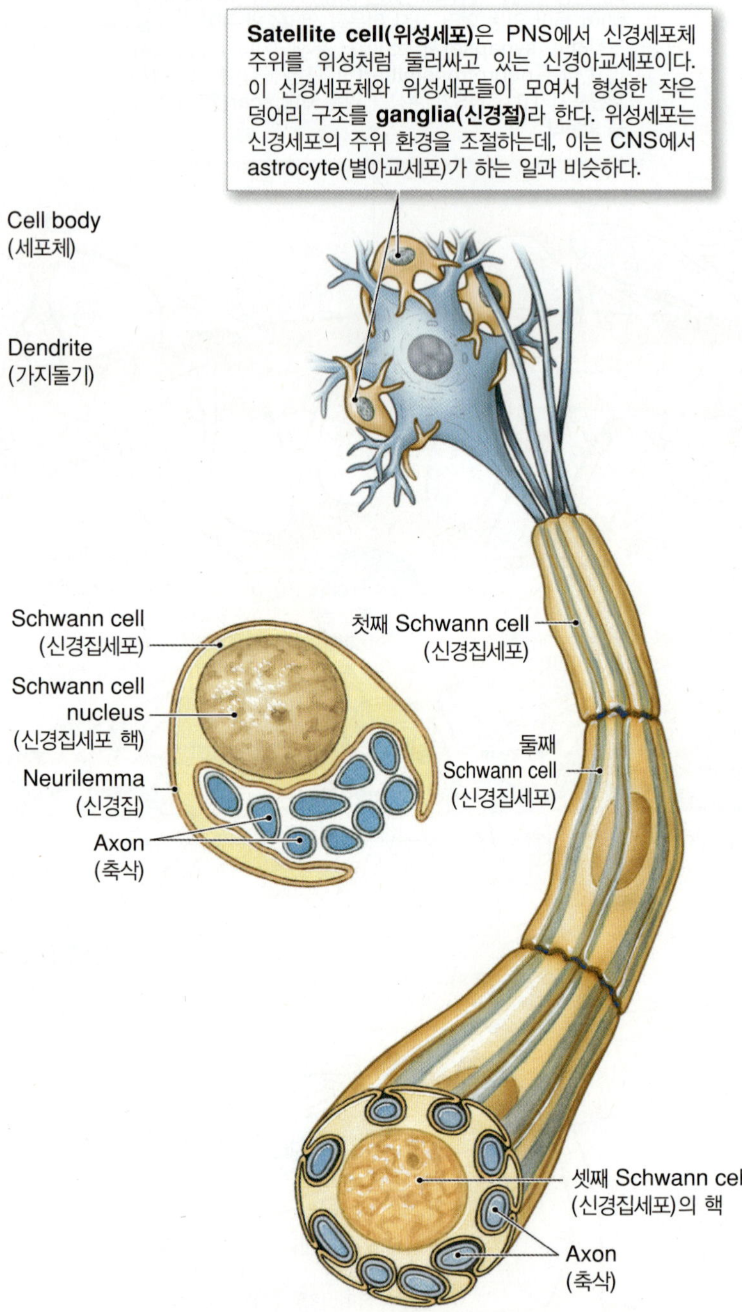


**1** **Schwann cell(신경집세포)**은 PNS에 있는 축삭들을 에워싸는 neuroglia(신경아교세포)이다. 신경집세포 하나가 축삭 하나를 둘러싸는 곳에서 신경집세포의 바깥부분을 **neurilemma(신경집)**라 한다. 신경집세포는 myelinated axon(미엘린집축삭)과 unmyelinated axon(무미엘린집축삭)을 막론하고 PNS에 있는 대부분의 축삭을 둘러싸서 축삭이 interstitial fluid(사이질액)와 접촉하지 않도록 막는다.

**2** 이 그림은 PNS에 있는 축삭에서 myelination(미엘린집형성)이 일어나는 과정을 설명하고 있다. 신경집세포 하나는 축삭 하나의 한 마디사이분절에서만 미엘린집을 형성한다.

**3** 신경집세포 하나가 여러 개의 unmyelinated axon(무미엘린집축삭)을 한 마디씩 동시에 둘러쌀 수 있다. 이렇게 함으로써 이 축삭들의 위치가 고정되고, 주위 interstitial fluid(사이질액)에 있는 각종 화학물질로부터 축삭들이 격리된다.

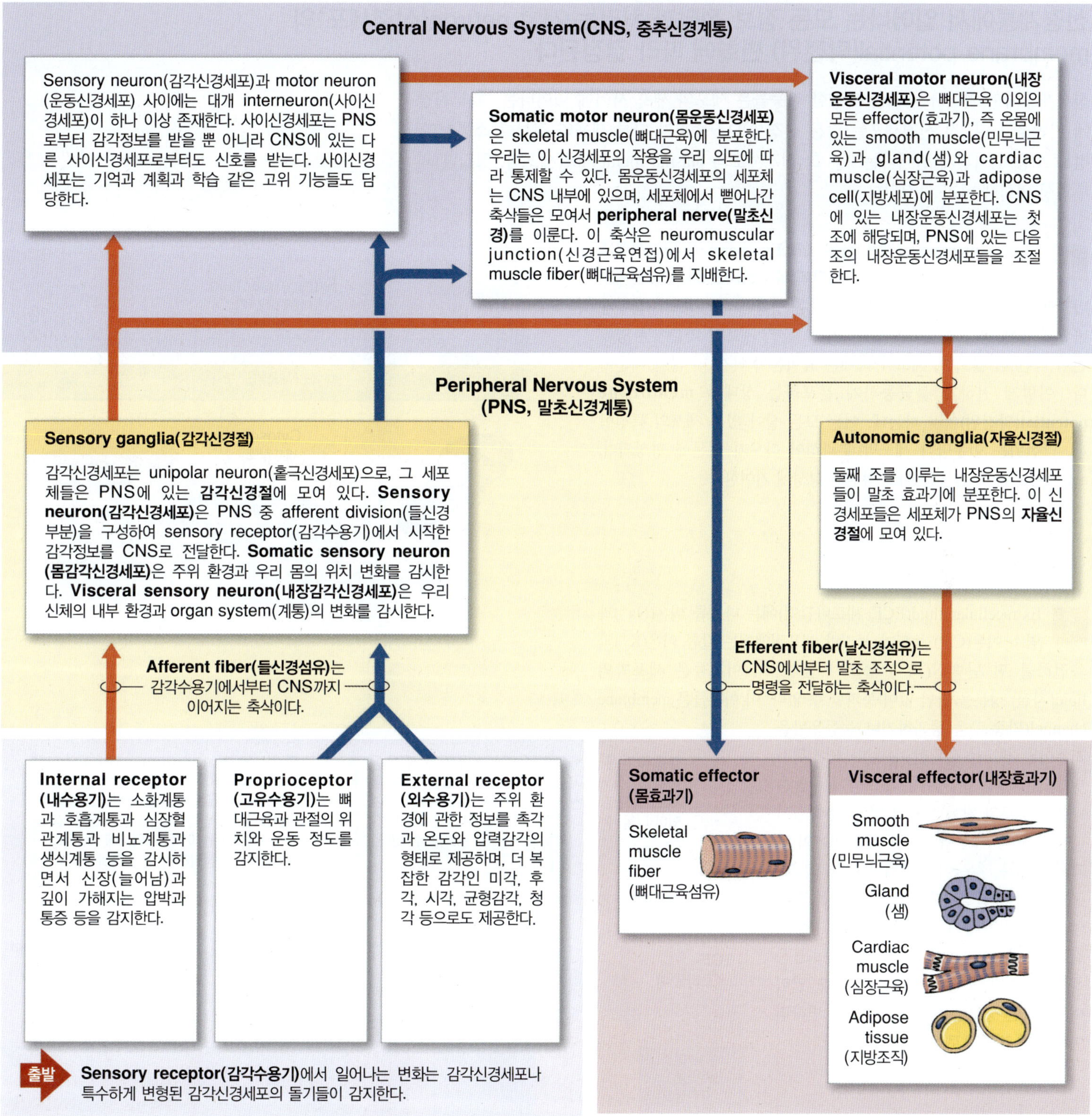


**4** 이 간단한 흐름도를 보면 기능을 기준으로 분류한 세 가지 신경세포인 **sensory neuron(감각신경세포)**과 **interneuron(사이신경세포)**과 **motor neuron(운동신경세포)**의 기본적 관계를 알 수 있다. 인체에는 약 1000만 개의 감각신경세포와 약 200억 개의 사이신경세포와 약 50만 개의 운동신경세포가 있다.

**색깔 범례**

- = Somatic(몸) (감각 및 운동)
- = Visceral(내장) (감각 및 운동)

### 모듈 5.3 복습

a. Schwann cell(신경집세포)과 satellite cell(위성세포)을 비교하시오.

b. Neurilemma(신경집)를 설명하시오.

c. 신경세포를 기능에 따라 세 가지로 분류하시오.

# 신경계통에서 일어나는 모든 정보 전달과 처리는 개별 neuron(신경세포)의 membrane potential(막전위) 변화에 따라 결정된다

신경계통에서 일어나는 모든 다양한 기능들은 세포와 세포 사이에 일어나는 정보 전달에 기반을 둔다. 각 신경세포는 다른 신경세포나 종류가 다른 세포와 정보를 소통한다. 정보 소통이 어떻게 일어나는지는 그 신경세포의 plasma membrane(세포막, 형질막)의 투과성 변화에 따라 결정된다.

**1** Plasma membrane(세포막)은 selective permeability(선택투과성)가 있으며, cytosol(세포질액)과 extracellular fluid(세포바깥액)는 구성 성분이 서로 다르다. 보통 상황에서는 세포막 내부가 바깥에 비해 약간 음전하를 띤다. 왜 그럴까? 세포막 바깥에는 양이온이 약간 더 많으며, 세포막 속에는 음이온이 약간 더 많기 때문이다. 이렇게 전하가 불균등하게 분포하는 상태를 **membrane potential(막전위)**이라 하는데, 이는 모든 살아 있는 세포의 특성이다. 막전위는 이온마다 세포막 투과성이 다르기 때문에 형성되며, active transport(능동운반)도 막전위 형성에 기여한다.

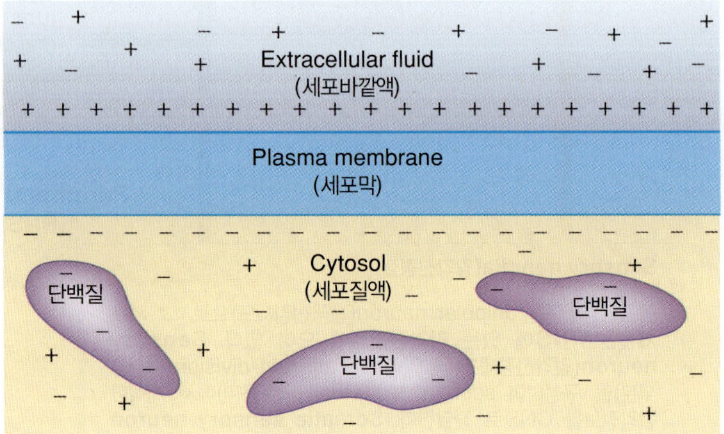


**2** Extracellular fluid(ECF, 세포바깥액)에는 나트륨 이온($Na^+$)과 염소 이온($Cl^-$) 농도가 높지만 세포질액에는 칼륨 이온($K^+$)과 음전하를 띤 단백질($Pr^-$) 농도가 높다. 이 이온들은 세포막의 lipid(지질) 성분을 막힘 없이 통과할 수 없다. 이 이온들은 membrane channel(막통로)을 통과하거나 능동운반을 거쳐야만 세포를 출입할 수 있다. 막전위가 형성되는 가장 큰 이유는 세포막에 수많은 나트륨 통로와 칼륨 통로가 항상 열려 있기 때문이다. 각 이온 통로마다 어떤 이온이 통과할 수 있는지는 이 통로의 크기와 모양과 구조에 따라 결정된다. 세포가 자극을 받지 않은 상태일 때는 닫혀 있는 나트륨 통로와 칼륨 통로도 세포막에 있다. 어떤 통로들은 특정 신경전달물질에 노출되었을 때 열리며, 또 다른 통로들은 막전위가 크게 변하면 이에 대한 반응으로 열리거나 닫힌다.

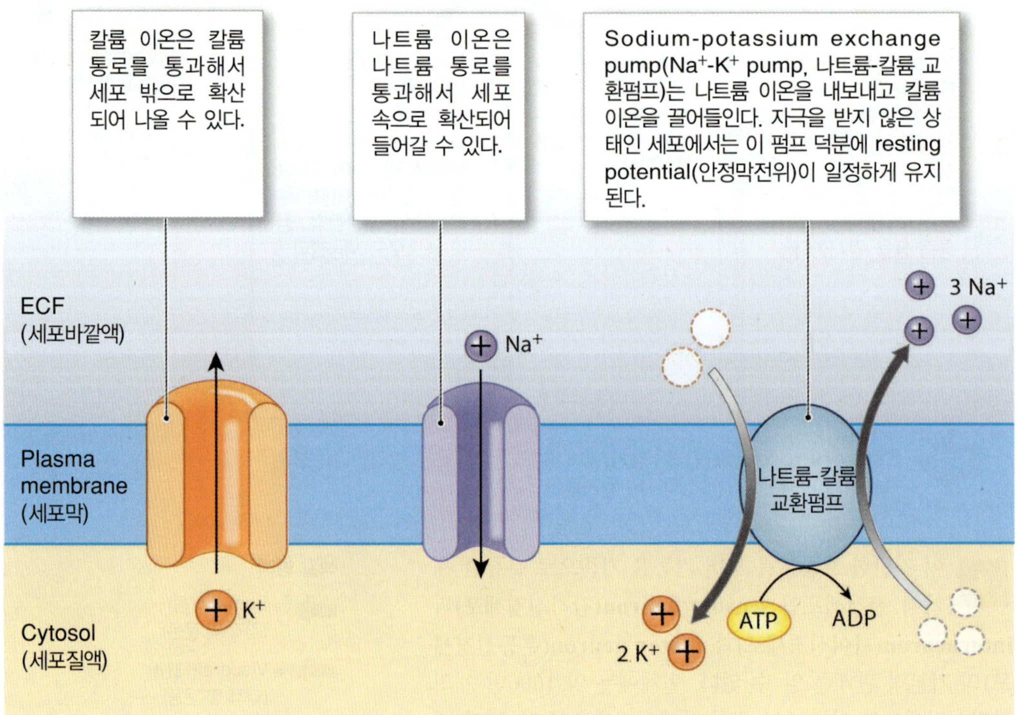

**3** 이 그림에는 신경 작용에 membrane potential(막전위)이 담당하는 역할을 요약했다. 막전위가 변하면 여러 가지 중요한 작용이 일어난다. 예를 들어 근육 수축과 샘 분비가 촉발되고, 신경계통에서 정보가 전달된다.

**1** 자극을 받지 않은 상태의 막전위를 **resting potential(안정막전위)**이라 한다. 모든 신경 작용은 한 신경세포의 안정막전위가 변화함으로써 시작된다.

**2** 전형적인 자극이 한 번 가해지면 그 부위에 국한해서 안정막전위 변화가 잠깐 일어난다. 이 변화는 자극에서 멀어질수록 감소하는데, 이 막전위 변화를 **graded potential(단계전위)**이라 한다.

**3** 단계전위 값이 어느 단계 이상으로 크면 axon(축삭)의 세포막에서 **action potential(활동전위)**이 촉발된다. 활동전위는 그 세포막의 한 지점에서 한 번 일어나는 전기 작용이다. 한 지점에서 한번 발생한 활동전위는 축삭의 표면을 따라 axon terminal(축삭종말)을 향해 전파된다.

**4** 전형적인 **synaptic activity(시냅스작용)**가 일어나는 과정에서 presynaptic cell(시냅스이전세포)이 화합물을 방출한다. 이 화합물은 **neurotransmitter(신경전달물질)**라 하며, postsynaptic cell(시냅스이후세포) 세포막에 있는 receptor(수용체)에 결합함으로써 이 세포막의 투과성을 변화시킨다.

**5** 신경세포체는 저마다 최대 수천에서 수만에 이르는 축삭종말들로 뒤덮여 있다. 어떤 순간에도 이 축삭종말들 중 일부는 작용을 하고 있는데, 일부 축삭종말은 신경세포를 자극하는(흥분시키는) 화학물질을 분비하고 다른 일부 축삭종말은 신경세포를 억제하는 화학물질을 분비하기도 한다. 이 신경세포의 축삭에 활동전위가 발생할지 아닐지를 결정하는 것은 이 흥분 및 억제 화학물질 작용의 총합이다. 이는 신경계통에서 일어나는 가장 단순한 형태의 **information processing(정보 처리)**이다.

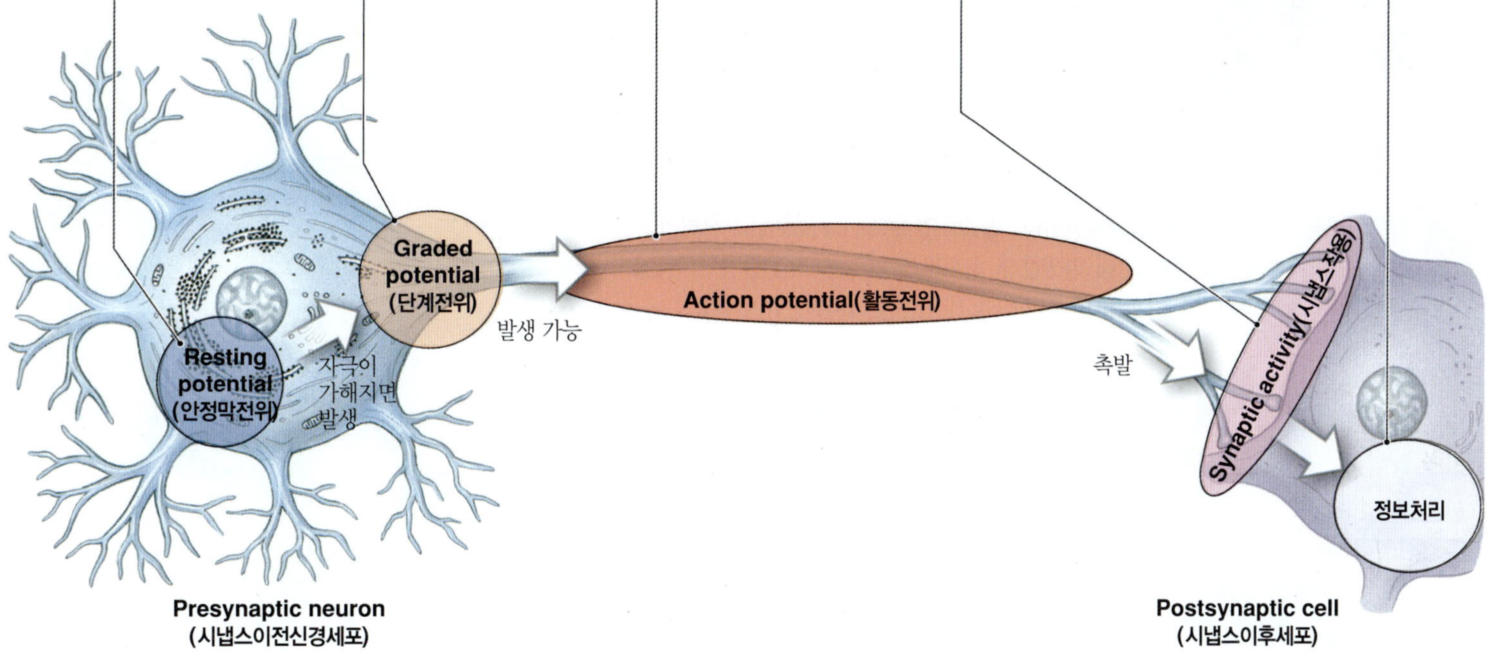


## 모듈 5.4 복습

a. Membrane potential(막전위)을 정의하시오.

b. Sodium-potassium exchange pump(나트륨-칼륨 교환펌프)의 작용은 무엇인가?

c. 세포의 막전위가 변화함으로 인해 일어나는 신체 기능을 세 가지 열거하시오.

# Action potential(활동전위)은 continuous propagation(연속전파)이나 saltatory propagation(도약전도)을 통해서 그 세포막의 다른 부분에 영향을 미칠 수 있다

**1** 이 그래프는 여러 가지 화학 자극이 신경세포체에 가해진 후 시간이 지남에 따라 membrane potential(막전위)이 변하는 양상을 나타낸다. Resting membrane potential(안정막전위)은 음성인데, 이는 세포막 바깥에 비해 속에 음전하가 많기 때문이다. 이같이 전하가 불균등하게 분포한 상태를 **polarization(분극)**이라 한다.

ACh(아세틸콜린) 등의 neurotransmitter(신경전달물질)가 자극을 가하면 자극을 받지 않은 세포막에서는 닫혀 있던 sodium channel(나트륨 통로)이 열린다. 나트륨 이온들이 세포막을 통과함에 따라 본래 음전하가 훨씬 더 많던 세포막 내부는 음전하가 덜 많아지고, 그 결과 세포막이 덜 분극 상태가 된다. 이 변화를 **depolarization(탈분극)**이라 한다.

신경전달물질 자극이 사라지면 sodium-potassium exchange pump(나트륨-칼륨 교환펌프)가 작용하여 세포막을 본래 안정막전위 상태로 되돌린다. 이 과정을 **repolarization(재분극)**이라 한다.

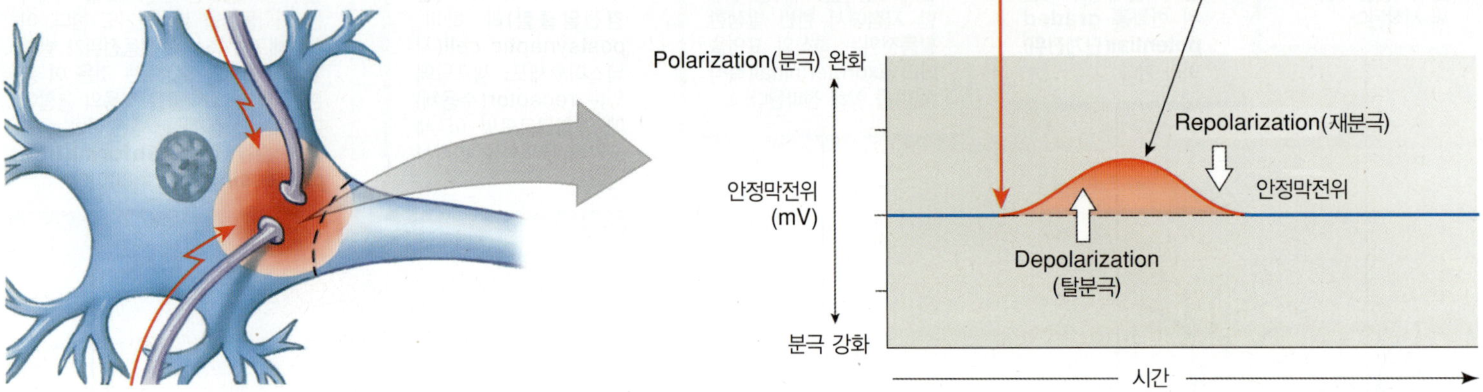


**2** 활동전위는 graded potential(단계전위)이 세포막을 threshold potential(문턱값전위)에 이르기까지 탈분극시킬 때 발생한다. 문턱값에 이르면 막이 덜 분극 됨에 따라 일부 막통로가 반응하기 시작한다. 그리고 다음 세 가지 큰 변화가 일어난다.

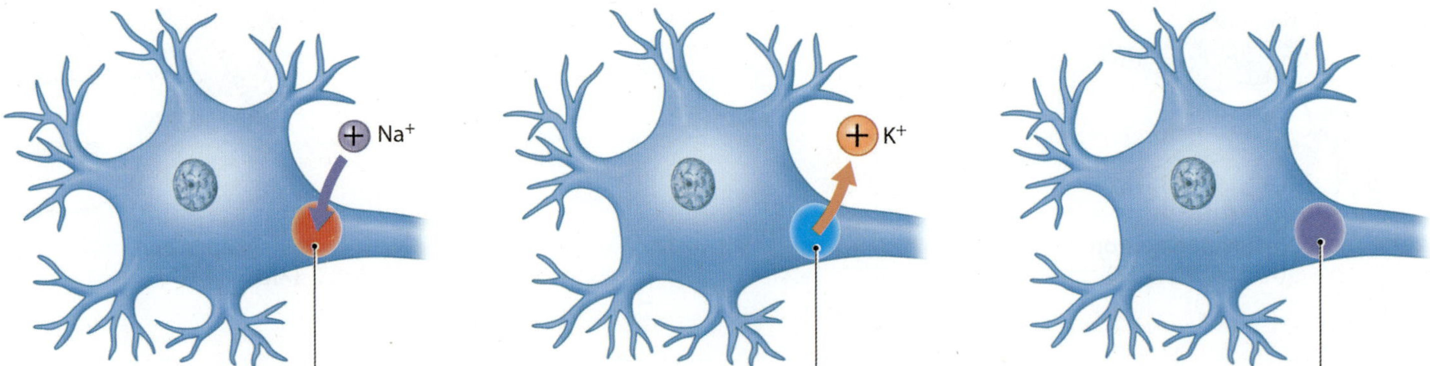


1. 신경전달물질이 세포체로 분비되면 탈분극이 크게 일어난다. 나트륨 통로가 열려서 나트륨 이온이 세포 속으로 쏟아져 들어온다.
2. 그 결과 갑자기 강한 탈분극이 발생하면 나트륨 통로가 닫히고 칼륨 통로 개방이 유발된다. 칼륨 이온들이 이 통로를 통해 세포 밖으로 빠져나간다.
3. 칼륨 이온이 급속히 방출되면 세포막이 재분극되기 시작한다. 시간이 흐르면 sodium-potassium exchange pump(나트륨-칼륨 교환펌프)가 작용해서 나트륨 이온을 세포 밖으로 내보내고 칼륨 이온을 다시 잡아들인다.

**3** 한 지점에서 활동전위가 한 번 발생할 때 이곳의 막전위가 변하고, 그에 인접한 세포막 부위는 신경전달물질에 노출되지 않았지만 이웃 지점의 막전위 변화로 인해 활동전위가 촉발된다.

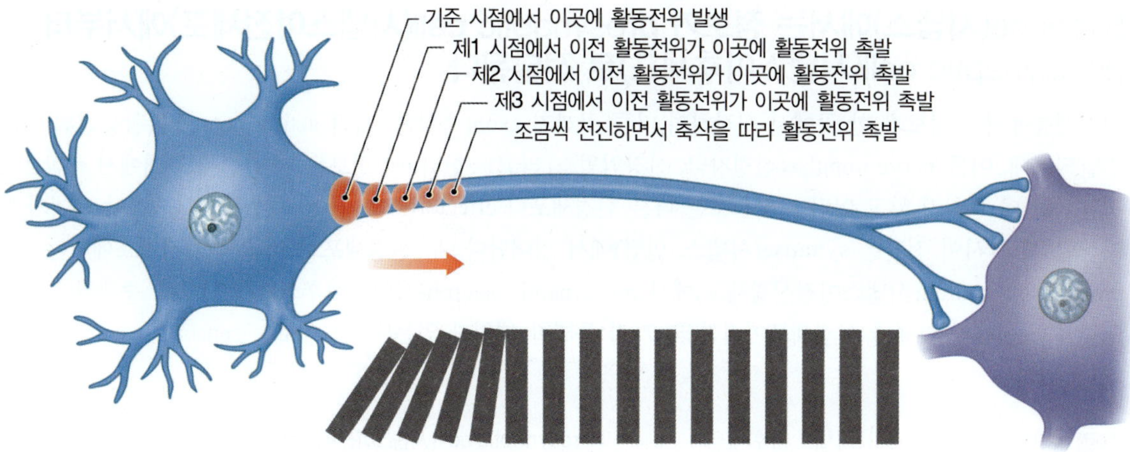


이 과정은 **continuous propagation(연속전파)**이라 하는데, 촘촘히 세운 도미노가 무너지는 과정과 비슷하다. 각 도미노 패가 다음 패를 넘어뜨리듯이 활동전위가 축삭을 따라 천천히 전파된다.

**4** Myelinated axon(미엘린집축삭)의 세포막은 node(미엘린집마디, Ranvier node, 랑비에마디)에서만 노출되어 있다. 따라서 활동전위도 미엘린집마디에서만 발생할 수 있다. 이는 활동전위가 축삭을 따라 한 미엘린집마디에서 다음 미엘린집마디로 뛰어넘듯 전파됨을 뜻한다.

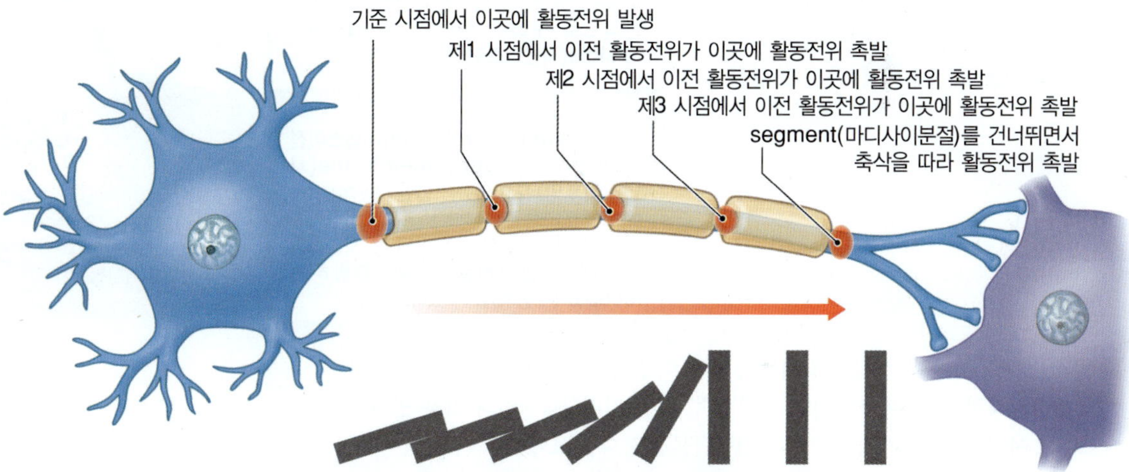


이 과정은 **saltatory propagation(도약전도**; *saltare*는 도약을 뜻함)이라 하는데, 연속전파보다 훨씬 빠르다. 도미노 패들은 서로 멀찍이 떨어져 있기 때문에 넘어지는 거리도 훨씬 더 길다.

Axon(축삭)의 지름도 전파 속도에 영향을 미친다. 굵은 myelinated axon(미엘린집축삭)이 활동전위 전파 속도가 가장 빠르다. 그런데 인체 신경계통의 모든 축삭이 myelin sheath(미엘린집)에 둘러싸여 있지는 않다. 그 이유가 무엇일까? 가장 설득력이 있는 이유는 물리적으로 불가능하기 때문으로 추정된다. 만일 모든 감각정보와 운동명령이 굵은 미엘린집축삭을 통해 전달된다면 우리의 peripheral nerve(말초신경)는 수도관 정도로 굵어야 하며, spinal cord(척수)는 드럼통만큼 폭이 넓어야 한다. 대신에 인체는 정보를 우선순위를 매겨서 차별하는 방식을 택했다. 생명을 위협하는 존재에 대한 감각정보나 손상을 막을 운동 명령처럼 긴급한 정보는 미엘린집축삭을 통해 전달한다(이는 인터넷 메신저에 비유할 수 있다). Unmyelinated fiber(무미엘린집신경섬유)는 덜 긴급한 감각정보와 운동명령을 전달한다.

### 모듈 5.5 복습

a. Depolarization(탈분극)과 repolarization(재분극)에 관해 기술하시오.

b. Continuous propagation(연속전파)과 saltatory propagation(도약전도)을 비교하시오.

c. Myelin sheath(미엘린집)와 action potential(활동전위) 전파 속도의 상관관계를 설명하시오.

## Synapse(시냅스)에서는 정보가 presynaptic cell(시냅스이전세포)에서부터 postsynaptic cell(시냅스이후세포)로 전달된다

신경계통에서는 정보가 한 곳에서 시작하여 다른 곳까지 axon(축삭)을 따라 action potential(활동전위) 형태로 전달되는데, 이를 'nerve impulse(신경자극, 신경임펄스)'라고도 한다. 이 정보는 한 신경세포 내에서 축삭을 따라 전달되는 데 그치지 않고 어떤 방식으로든 다른 신경세포나 effector(효과기) 세포에도 전달되어야 의미가 있다. 이러한 세포 사이 전달은 **synapse(시냅스, 연접)**에서 일어난다. 두 신경세포로 이루어진 시냅스에서는 정보가 presynaptic neuron(시냅스이전신경세포)에서 postsynaptic neuron(시냅스이후신경세포)으로 중계된다. 시냅스이전세포는 거의 언제나 신경세포이지만 몇 가지 특별한 예외가 있는데, 그 예로는 sensory receptor(감각수용기)가 있다.

**1** 시냅스이전세포에서 시냅스이후세포로 정보를 전달하는 과정은 **neurotransmitter(신경전달물질)**라는 화학물질이 **synaptic cleft(시냅스틈새)**로 분비됨으로써 일어나는 경우가 가장 많다. 시냅스틈새는 두 세포 사이에 있는 좁은 공간이다. Axon terminal(축삭종말)은 시냅스틈새에서 분해된 신경전달물질의 파편을 재흡수해서 다시 조립할 수 있다.

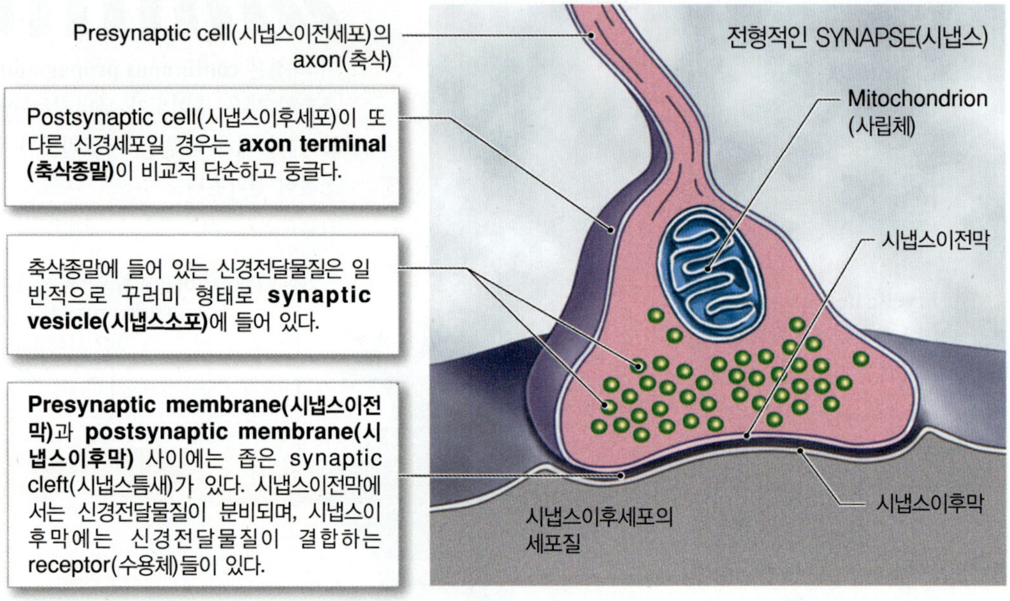


**2** 신경계통이 매우 복잡하고 기능이 많은 이유 중 하나가 신경계통에서 쓰이는 신경전달물질이 100가지 이상이며, 각 신경전달물질마다 작용 방식이 다르다는 사실이다. 몇 가지 중요한 신경전달물질을 다음 표에 소개한다.

**대표적 Neurotransmitter(신경전달물질)**

| 신경전달물질 | 화학 구조 | 설명 |
|---|---|---|
| **Acetylcholine (ACh, 아세틸콜린)** | 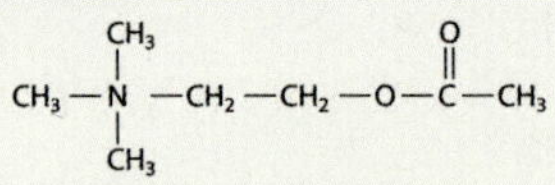 | CNS와 PNS에 광범위하게 분포; neuromuscular junction(NMJ, 신경근육연접)에서 분비됨; 가장 많이 연구되어 잘 알려진 신경전달물질 |
| **Norepinephrine (NE, 노르에피네프린)** | 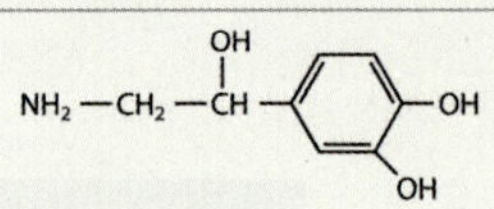 | 주의집중과 의식, 체온 조절 등에 관여; 교감신경계통 신경전달물질 |
| **Epinephrine (E, 에피네프린)** | 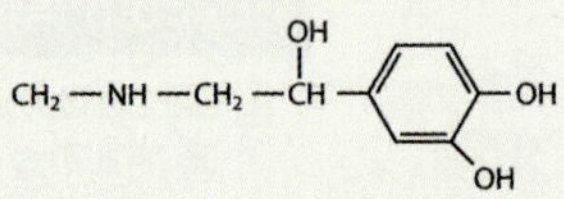 | CNS 농도 낮음; CNS에서의 기능이 불확실함 |
| **Serotonin(세로토닌)** | 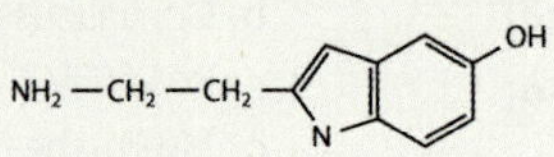 | 감정 상태, 기분, 체온에 중요; 엑스타시를 포함한 몇 가지 불법 환각제가 세로토닌 수용체에 작용한다 |
| **Glutamate(글루탐산염)** | 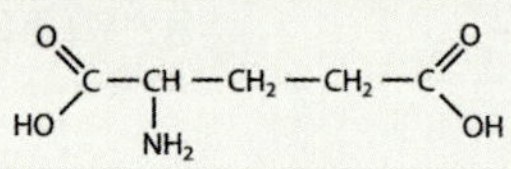 | CNS에서 가장 많고 중요한 흥분성 신경전달물질 |

**1단계**
활동전위가 시냅스이전세포의 축삭종말에 도달한다. 활동전위로 인해 축삭종말이 depolarization(탈분극)되고, 탈분극이 일어나면 신경전달물질이 방출되도록 자극된다.

**2단계**
축삭종말이 탈분극되면 칼슘 통로가 열린다. 세포바깥액에 있던 칼슘 이온들은 축삭종말 속으로 쏟아져 들어온 후 ACh(아세틸콜린)가 exocytosis(세포외배출) 방식을 거쳐 시냅스틈새로 방출되도록 촉발한다.

**3단계**
방출된 아세틸콜린은 시냅스틈새를 가로질러 postsynaptic membrane(시냅스이후막)에 있는 닫힌 상태인 나트륨 이온 통로에 결합한다. 아세틸콜린이 많이 분비될수록 반응하는 수용체가 많아져서 탈분극이 커진다. 탈분극 정도가 충분히 크면 postsynaptic neuron(시냅스이후신경세포)에 활동전위가 발생한다.

**4단계**
시냅스이후막에 일어나는 작용은 잠깐만 지속되는데, 이는 시냅스틈새에 acetylcholinesterase(AChE, 아세틸콜린에스테라아제)가 있기 때문이다. AChE는 ACh를 분해한다.

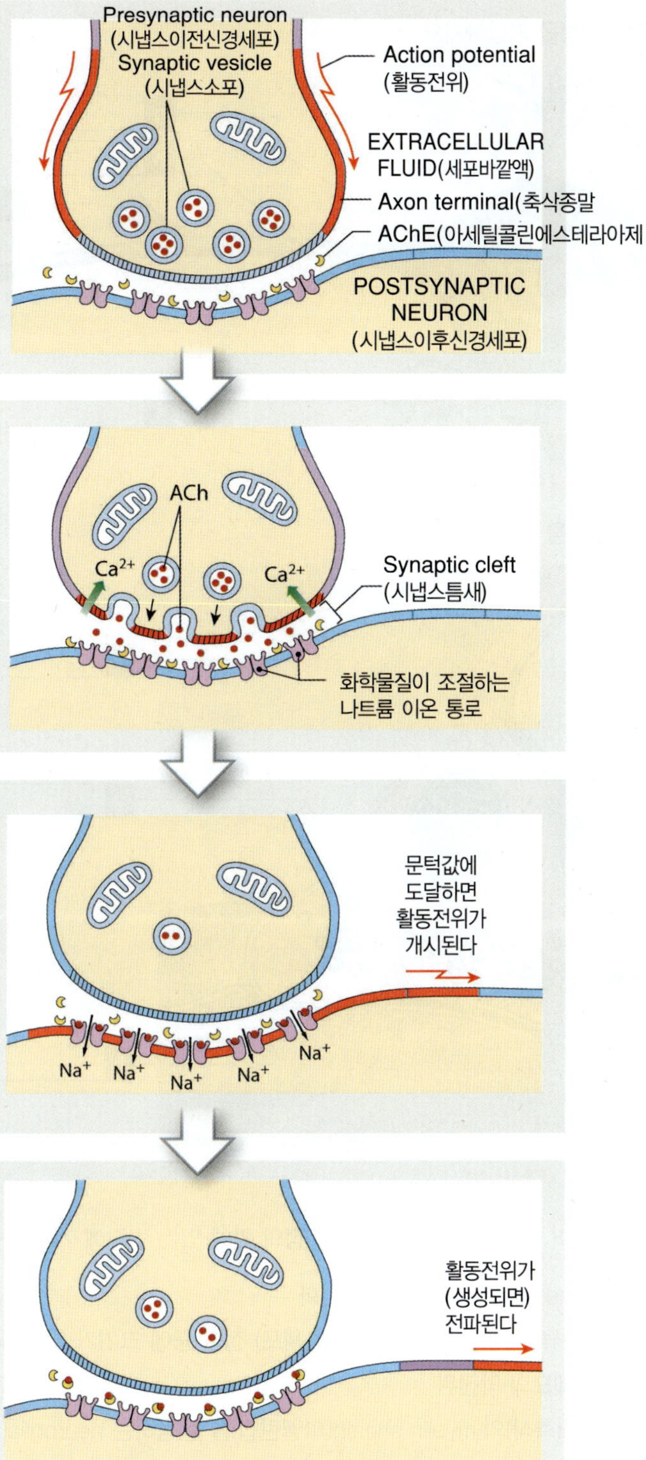


**3** Action potential(활동전위)이 축삭종말에 도달했을 때 아세틸콜린이 신경전달물질로 분비되는 시냅스에서 일어나는 변화를 그림으로 요약했다.

활동전위가 축삭종말에 도달하는 순간과 연접이후막에 작용하는 순간 사이에는 0.2~0.5 msec 정도의 synaptic delay(시냅스지연)가 일어난다. 얼핏 생각하면 0.5 msec이 그리 길지 않은 시간 같지만 이 시간 동안 활동전위는 7 cm 이상 이동할 수 있다. 사슬처럼 일렬로 연결된 신경세포들을 통해 정보가 전달될 때는 시냅스지연이 차례로 누적되어 제법 길어진다. Reflex(반사)가 생존에 중요한 이유가 바로 이 때문이다. 반사 과정에서는 시냅스가 대개 한두 번만 일어나기 때문에 자극을 받으면 자동 반응이 즉각 일어날 수 있다.

### 모듈 5.6 복습

a. Synapse(시냅스)의 구조에 관해 기술하시오.

b. Action potential(활동전위)이 axon terminal(축삭종말)에 도달했을 때 시냅스에서 일어나는 변화 과정을 기술하시오.

c. Postsynaptic cell(시냅스이후세포)에 depolarization(탈분극)이 잠시만 일어나는 이유는 무엇인가?

## 1. 명칭 표기

다음 neuron(신경세포) 그림에서 각 구조의 명칭을 기입하시오.

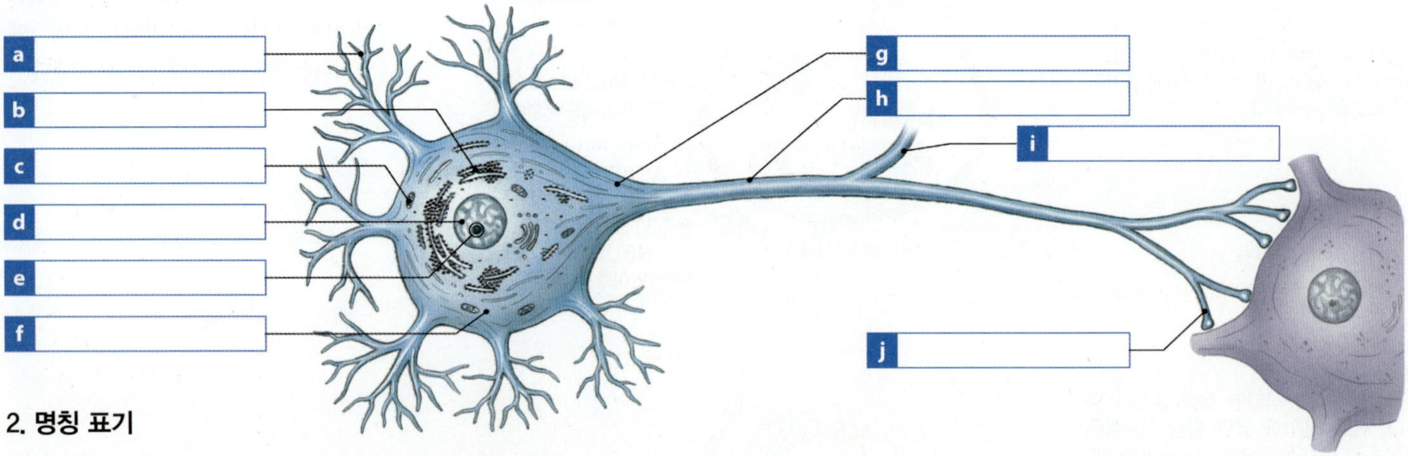


## 2. 명칭 표기

다음 synapse(시냅스) 그림에서 각 구조의 명칭을 기입하시오.

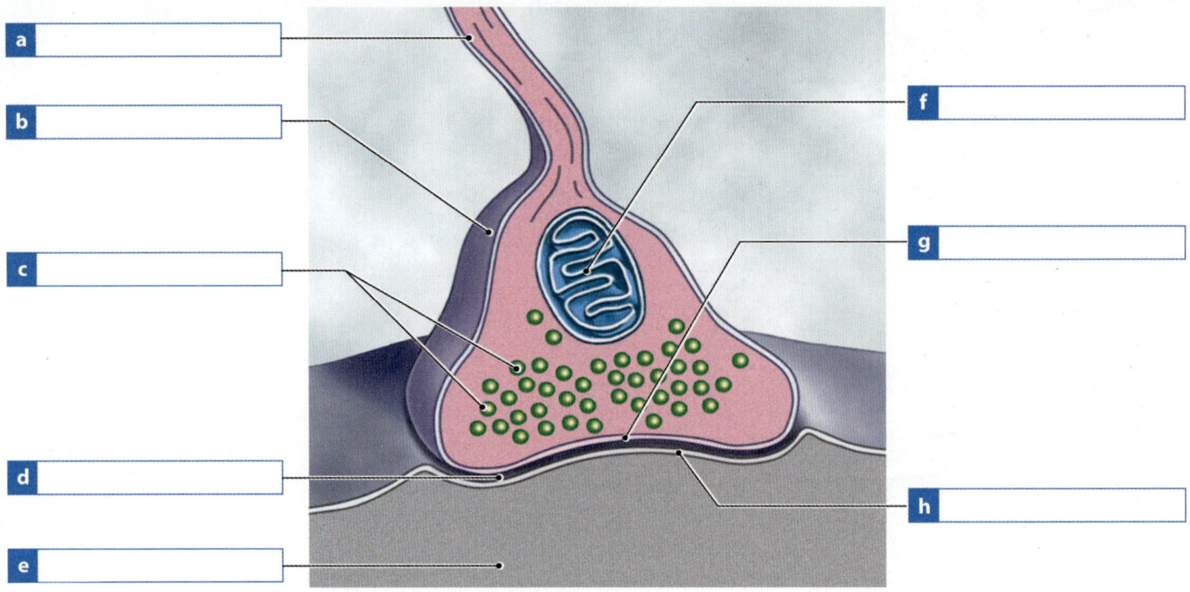


## 3. 용어

이번 절에서 굵은 문자로 표시하여 설명했던 용어 중 하나를 골라 다음 각 정의 앞에 있는 빈칸에 기입하시오.

a ____________________ 전파되는 membrane potential(막전위)의 변화

b ____________________ 구조를 기준으로 분류한 세 가지 neuron(신경세포) 집단 중에 크기가 가장 작은 것

c ____________________ 자극을 받지 않은 세포의 막전위

d ____________________ 중추신경계통 axon(축삭)의 myelin sheath(미엘린집)를 형성하는 neuroglial cell(신경아교세포)

e ____________________ 두 신경세포 사이에서 정보 중계가 일어나는 구조

f ____________________ 막전위가 덜 polarization(분극)된 상태로 변하는 현상

g ____________________ 기능을 기준으로 분류한 세 가지 신경세포 집단 중에 수가 가장 많은 것

h ____________________ 화학물질 자극이 사라진 후 막전위가 더 분극된 상태로 돌아가는 현상

## 4. 절 종합 문제

Guillain-Barré syndrome(길랭-바레 증후군; *ghee-yan bah-ray*)은 myelin sheath(미엘린집)가 degeneration(변성)되어 마비 증상이 일어날 수 있는 질환이다. 미엘린집 변성으로 인해 근육 마비가 일어나는 과정을 설명하시오.

# Central Nervous System(중추신경계통)의 구조와 기능

이번 절에서는 brain(뇌)과 spinal cord(척수)의 구조와 기능을 소개한다. 성인 뇌는 전신의 신경조직 중 약 97%를 포함하고 있다. 전형적인 성인 뇌는 무게가 약 1.4 kg이며 부피는 약 1200 mL이다. 뇌의 크기는 사람마다 상당한 차이가 있다. 대체로 남성 뇌는 여성 뇌보다 약 10% 큰데, 이는 평균적인 신체 크기의 차이 때문이다. 뇌 크기와 지능 사이에는 상관관계가 없다. 뇌가 750 mL로 가장 작은 사람도 2100 mL로 가장 큰 사람도 뇌 기능은 정상이다.

**1** 수정 후 약 4주가 지난 배아의 뇌와 척수를 옆에서 본 그림으로, 중추신경계통이 시작하는 속이 빈 원통 구조인 **neural tube(신경관)**가 관찰된다. 머리 부분에는 다음 세 부분이 급속히 커지면서 그 내부 공간도 함께 확장된다.

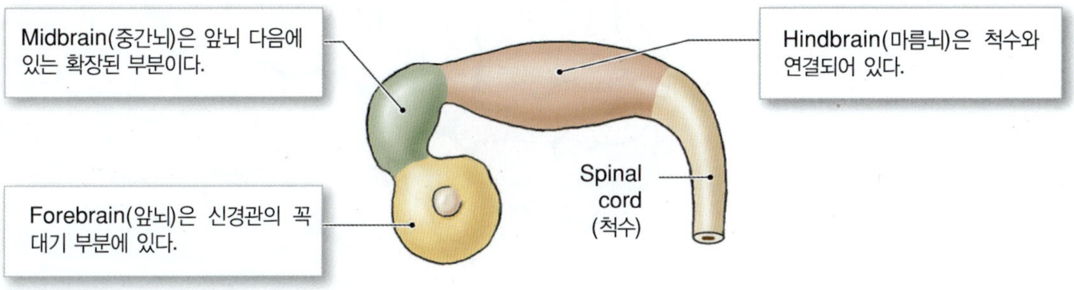


**2** 수정 후 5주가 되면 뇌는 배치 상태가 변하고 앞뇌와 마름뇌가 각각 분할되어 완성된 뇌 구조의 기틀이 형성된다.

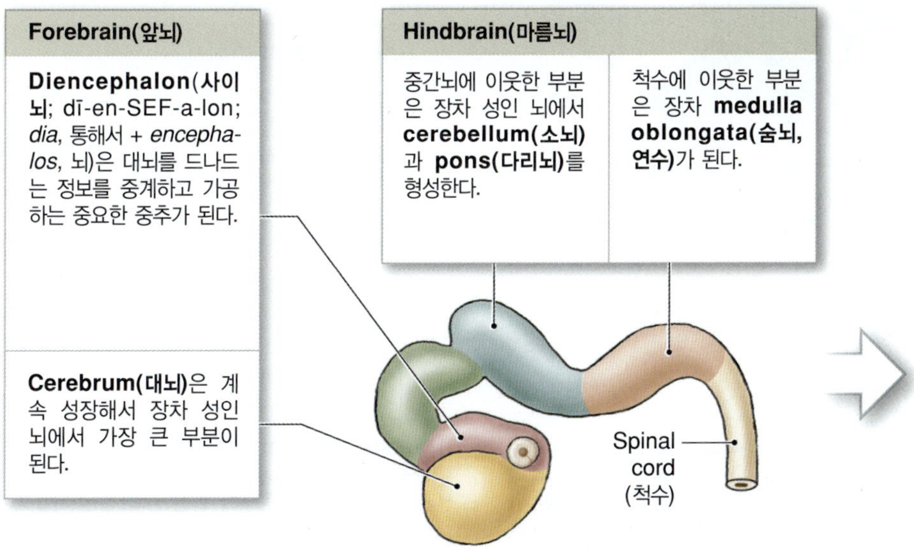


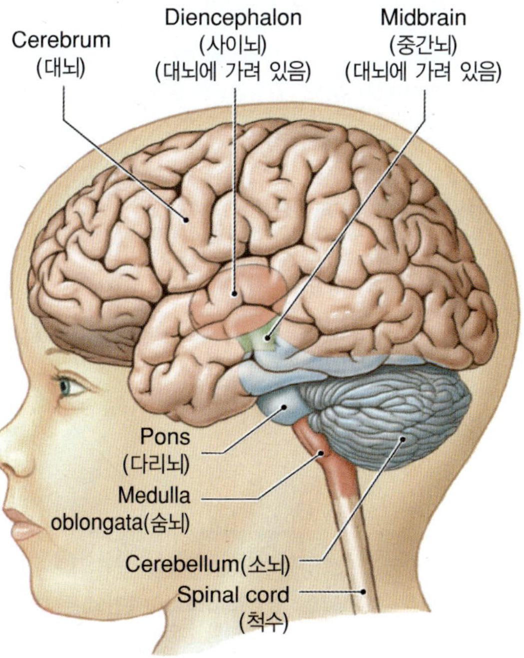


**3** 발생이 진행됨에 따라 대뇌가 점점 더 커져서 다른 뇌 부분을 덮는다.

# Brain(뇌)은 각 부분마다 구조와 기능에 뚜렷한 특징이 있다

**1** 이 뇌 그림은 뇌의 주요 부위와 부위별 기능을 간략하게 표시한 것이다. 각 부위마다 다른 색깔로 표시했는데, 5장에 있는 모든 그림에 이 색깔 구분 원칙이 적용된다.

### Cerebrum(대뇌)

성인 뇌의 **cerebrum**은 커다란 좌우 두 **cerebral hemisphere(대뇌반구)**로 나뉜다. 대뇌반구의 겉면은 주름이 많이 접혀 있으며, gray matter(회색질)로 이루어진 겉층인 **cerebral cortex(대뇌겉질, 대뇌피질)**가 덮고 있다. 대뇌반구의 기능은 의식적인 사고, 기억 저장, 정보 처리, 감각 처리, skeletal muscle(뼈대근육) 수축 조절 등이 있다.

**Fissure(틈새)**는 깊은 sulcus(고랑)로, 대뇌반구를 몇 부분으로 세분한다.

**Gyri(이랑**; 단수는 *gyrus*)는 대뇌겉질에 있는 주름에서 솟아 있는 부분으로, 대뇌겉질의 표면적을 넓힌다.

**Sulci(고랑**; 단수는 sulcus)는 대뇌겉질에 있는 얕게 패인 함몰부로, 이랑과 이랑 사이를 가른다.

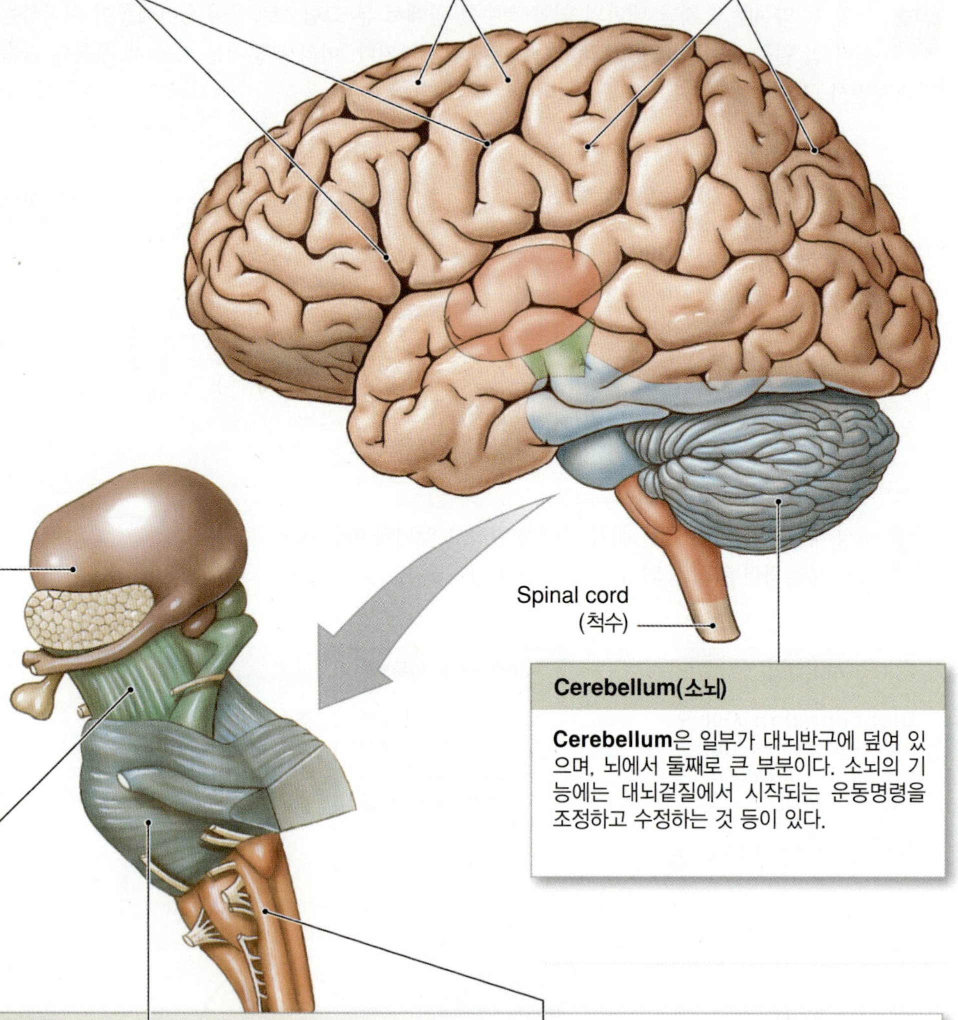


### Diencephalon(사이뇌)

**사이뇌**는 대뇌반구와 나머지 CNS 부분 사이를 연결하는 구조이자 둘 사이에서 정보를 중계한다.

**Thalamus(시상)**에는 감각정보를 중계하고 처리하는 중추가 있다.

**Hypothalamus(시상하부**; *hypo*-는 아래를 뜻함)는 사이뇌의 바닥을 이루며, 감정과 자율신경기능과 호르몬 생산을 담당하는 중추들이 있다.

### Cerebellum(소뇌)

**Cerebellum**은 일부가 대뇌반구에 덮여 있으며, 뇌에서 둘째로 큰 부분이다. 소뇌의 기능에는 대뇌겉질에서 시작되는 운동명령을 조정하고 수정하는 것 등이 있다.

### Brain stem(뇌줄기, 뇌간)

**뇌줄기**는 중간뇌와 다리뇌와 숨뇌로 구성된다.

**Midbrain(중간뇌)**은 시각과 청각 정보를 처리하고 시각이나 청각 자극이 유발한 반사를 조절한다. 의식을 유지하도록 돕는 중추들도 있다.

**Pons(다리뇌**; *pons*는 교량이라는 뜻임)는 소뇌와 뇌줄기를 연결한다. 다리뇌에는 tract(신경로)와 중계중추가 있으며, somatic motor control(몸운동 조절)과 visceral motor control(내장운동 조절) 기능도 있다.

**Medulla oblongata(숨뇌)**는 감각정보를 뇌줄기 중 다른 부분으로 중계하거나 시상으로 중계한다. 숨뇌에는 심장박동수와 혈압 등과 같은 자율신경 기능을 조절하는 중요한 생명중추들도 있다.

**2** 발생 과정에서 neural tube(신경관)의 내부에 있던 공간은 대뇌반구와 사이뇌와 다리뇌 및 소뇌와 숨뇌에서 각각 확장되어 **ventricle(뇌실)**이 된다. 각 뇌실은 cerebrospinal fluid(뇌척수액)로 차 있으며, 속면이 ependymal cell(뇌실막세포)들로 덮여 있다.

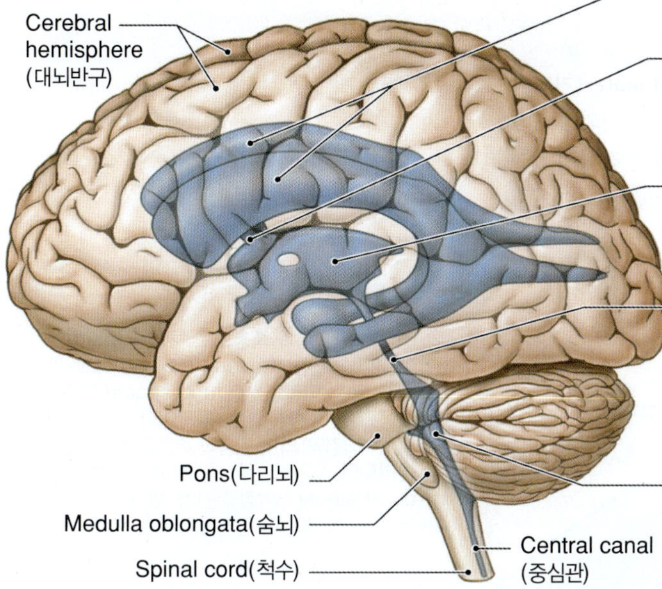


**전체 ventricle(뇌실)을 옆에서 본 그림**

**뇌의 전체 ventricle(뇌실)**

좌우 각 cerebral hemisphere(대뇌반구)의 내부에 커다란 **lateral ventricle(가쪽뇌실)**이 하나씩 있다.

좌우 각 가쪽뇌실은 **interventricular foramen(뇌실사이구멍)**을 통해 셋째뇌실에 연결된다.

**Third ventricle(셋째뇌실)**은 diencephalon(사이뇌) 속에 있다.

**Cerebral aqueduct(중간뇌수도관)**는 midbrain(중간뇌) 속에 있는 가느다란 관으로, 셋째뇌실을 넷째뇌실에 연결한다.

**Fourth ventricle(넷째뇌실)**은 pons(다리뇌)에서 시작해서 medulla oblongata(숨뇌) 중 윗부분까지 연장된다. 그 아래에서는 넷째뇌실이 좁아져서 spinal cord(척수)의 central canal(중심관)이 된다.

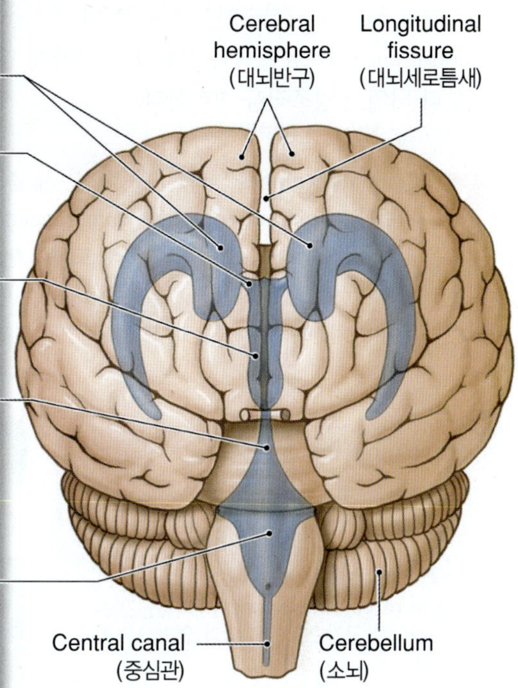


**전체 ventricle(뇌실)을 앞에서 본 그림**

**3** 뇌의 coronal section(관상단면) 그림으로, 각종 뇌실과 그 사이를 잇는 통로가 관찰된다.

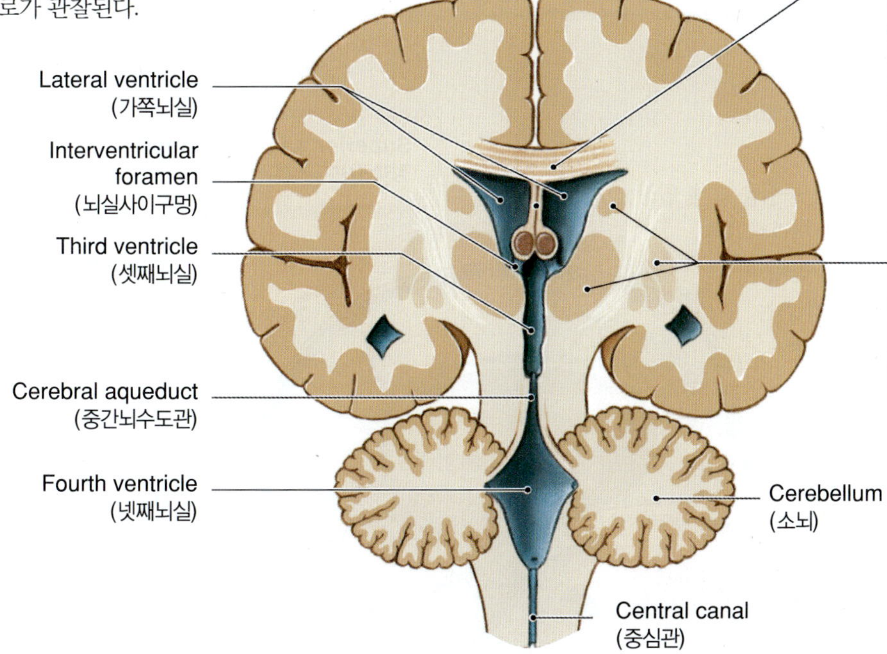


**Corpus callosum(뇌들보)**은 white matter(백색질)로 이루어진 굵은 신경로 다발로서, 좌우 대뇌반구 사이를 연결한다. 뇌들보는 2억 개가 넘는 축삭들로 이루어져 있으며, 1초에 약 40억번씩 신경자극을 전달한다.

**Nucleus(신경핵**; 복수는 *nuclei*)는 CNS 내 신경세포체가 모여 있는 곳이다. **Basal nuclei(basal ganglia, 바닥핵)**는 각 대뇌반구 내부에 위치한다. 바닥핵은 muscle tone(근육긴장)을 잠재의식 수준에서 조절하며, 걷기나 달리기 같은 학습된 복합 운동을 지휘하는 데 도움을 준다.

### 모듈 5.7 복습

a. 뇌의 주요 부분들의 이름을 열거하고, 각 부분마다 대표적인 구조의 이름도 열거하시오.

b. Medulla oblongata(숨뇌)의 역할을 기술하시오.

c. Cerebral aqueduct(중간뇌수도관)가 막히면 어느 뇌실들 사이의 연결이 차단되는가?

## 5.8

# Cranial meninges(뇌막)와 cerebrospinal fluid(뇌척수액)는 brain(뇌)을 보호하고 지지한다

머리뼈와 뇌막과 뇌척수액이 섬세한 뇌 조직을 물리적 충격으로부터 보호한다. 그밖에 blood-brain barrier(혈액뇌장벽)라는 장치가 있어서 온몸을 순환하는 혈액의 화학물질로부터 뇌의 신경조직을 격리한다.

**1** **Cranial meninges(뇌막)**를 구성하는 세 층, 즉 **dura mater(경막)**와 **arachnoid mater(거미막, 지주막)**와 **pia mater(연막)**는 spinal meninges(척수막)의 세 층과 연속된다. 세 용어의 라틴어 어원을 알면 각각의 이름을 이해하는 데 도움이 된다. 라틴어로 어머니를 뜻하는 *mater*는 감싸서 보호하는 막이라는 뜻으로 쓰인다. 바깥층인 *dura*는 단단하다는 뜻이고, 중간층인 *arachnoid*는 거미줄을 닮았다는 뜻이며, 속층인 *pia*는 부드럽다는 뜻이다.

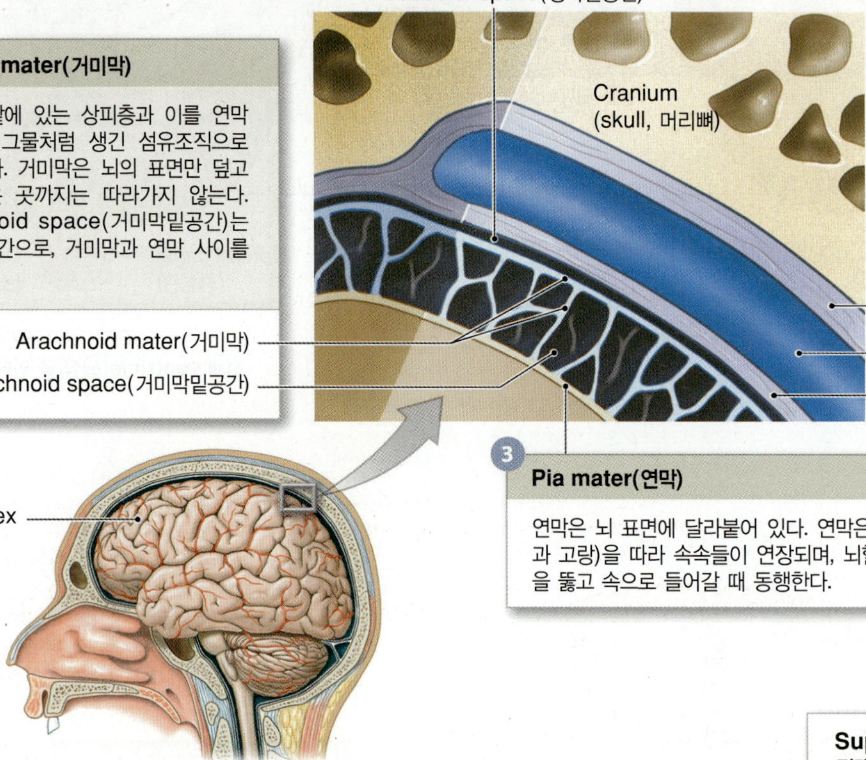


**1 Dura mater(경막)**

경막은 바깥층과 속층으로 구성된다. 바깥층은 머리뼈의 periosteum(뼈막, 골막)과 합쳐져 있다. 따라서 epidural space(경막바깥공간)는 원래 없는 공간이다. Cranial dura(뇌경막)의 바깥층과 속층은 몇 곳에서 분리되어 있는데, 두 층 사이에는 커다란 dural sinus(경막정맥굴)가 있다. 뇌 정맥에 있는 혈액이 이 정맥굴로 배출된다.

**2 Arachnoid mater(거미막)**

거미막은 바깥에 있는 상피층과 이를 연막에 연결하는 그물처럼 생긴 섬유조직으로 구성되어 있다. 거미막은 뇌의 표면만 덮고 고랑 속 깊은 곳까지는 따라가지 않는다. Subarachnoid space(거미막밑공간)는 액체가 찬 공간으로, 거미막과 연막 사이를 가른다.

**3 Pia mater(연막)**

연막은 뇌 표면에 달라붙어 있다. 연막은 뇌의 모든 주름(이랑과 고랑)을 따라 속속들이 연장되며, 뇌혈관 가지들이 뇌 표면을 뚫고 속으로 들어갈 때 동행한다.

**2** 경막 속층은 몇몇 부위에서 **cranial cavity(머리뼈안)** 중심을 향해 연장되어 **dural fold(경막주름)**를 형성한다. 경막주름은 머리뼈안의 중심을 향해 들어갔다가 곧 되돌아오는 판이다. 뇌는 경막주름이 지지하는 덕분에 위치가 더 안정된다. **Dural sinus(경막정맥굴)**는 뇌 정맥을 받아들이는 변형된 굵은 정맥으로, 경막주름의 내부에 자리잡고 있다. 대표적인 경막주름은 세 가지가 있다.

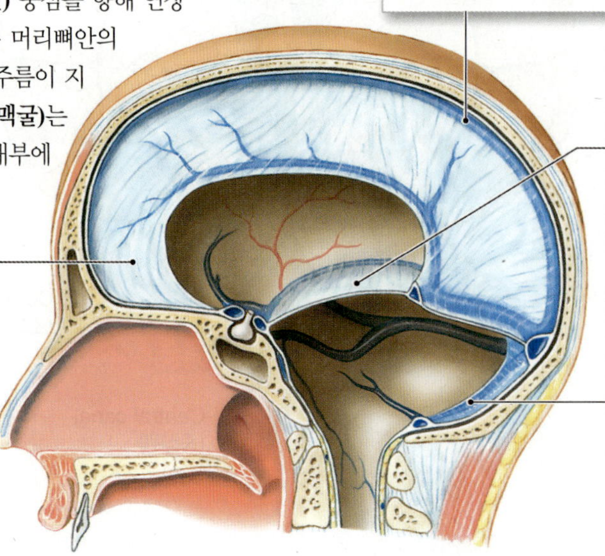

**Superior sagittal sinus(위시상정맥굴)**는 경막정맥굴 중에 가장 크다.

**Falx cerebri(대뇌낫**; *falx*는 낫을 뜻함)는 좌우 cerebral hemisphere(대뇌반구) 사이로 돌출된 경막주름이다. 그 아랫부분은 앞에서 crista galli(볏돌기)에, 뒤에서 occipital bone(뒤통수뼈)의 internal occipital crest(속뒤통수뼈능선)에 부착된다. 대뇌낫 내부에 superior sagittal sinus(위시상정맥굴)와 inferior sagittal sinus(아래시상정맥굴)가 들어 있다.

**Tentorium cerebelli(소뇌천막**; *tentorium*은 천막이라는 뜻임)는 cerebral hemisphere(대뇌반구)와 cerebellum(소뇌) 사이를 가른다.

**Falx cerebelli(소뇌낫)**는 소뇌천막 아래로 정중선을 따라 좌우 cerebellar hemisphere(소뇌반구) 사이를 가른다.

**3** **Cerebrospinal fluid(CSF, 뇌척수액)**는 CNS의 겉면을 완전히 둘러싸면서 적신다. 각 ventricle (뇌실) 속에는 **choroid plexus(맥락얼기)**가 있다. 맥락얼기는 특수하게 변형된 ependymal cell(뇌실막세포)과 모세혈관이 합쳐서 형성된 구조로, 뇌척수액을 생산해서 일정한 부피로 유지한다. CSF는 맥락얼기에서부터 각종 뇌실을 통해 순환하다가 척수의 central canal(중심관) 속을 채운다. CSF가 순환하는 과정에서 각종 물질들이 CSF에서 CNS 조직의 interstitial fluid(사이질액)로, 또는 그 반대방향으로 확산되는데, 이때 물질들은 뇌실막세포를 통과해야 한다.

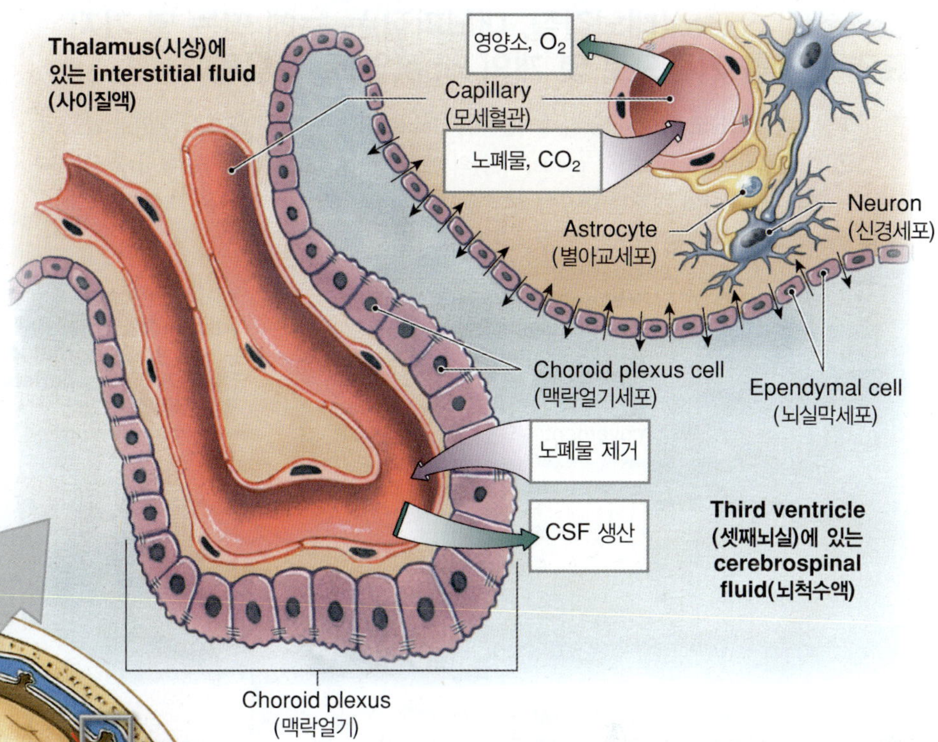


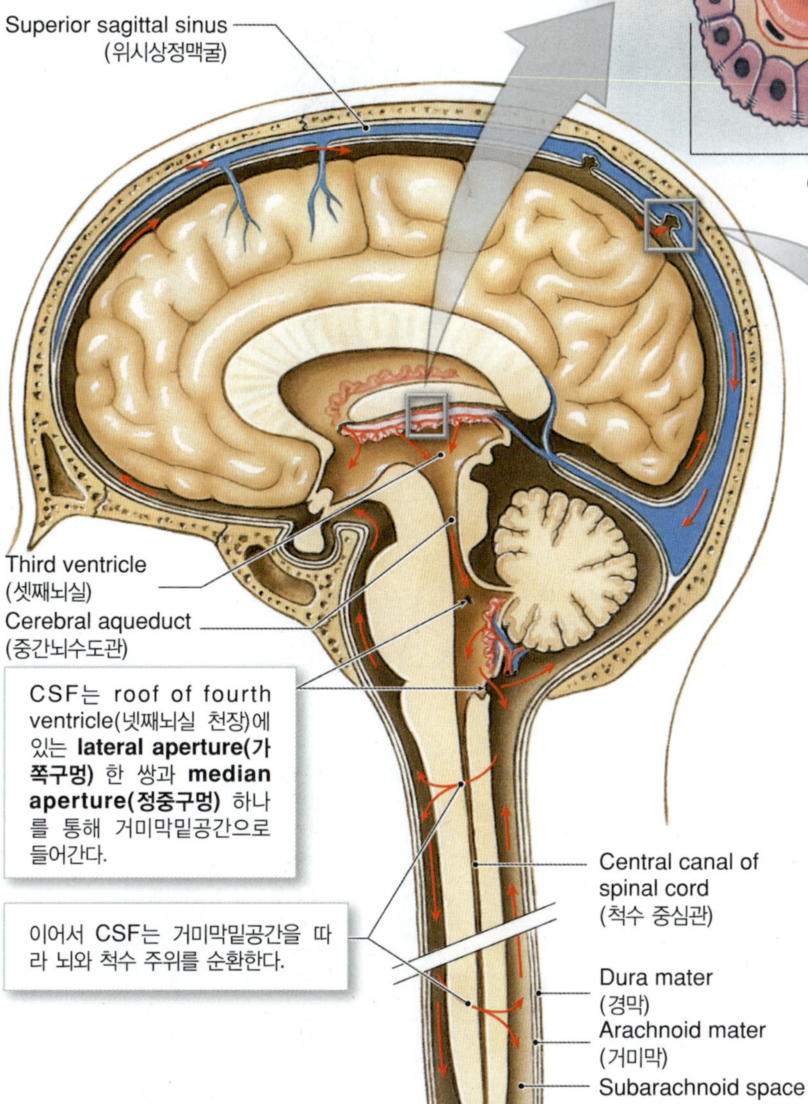


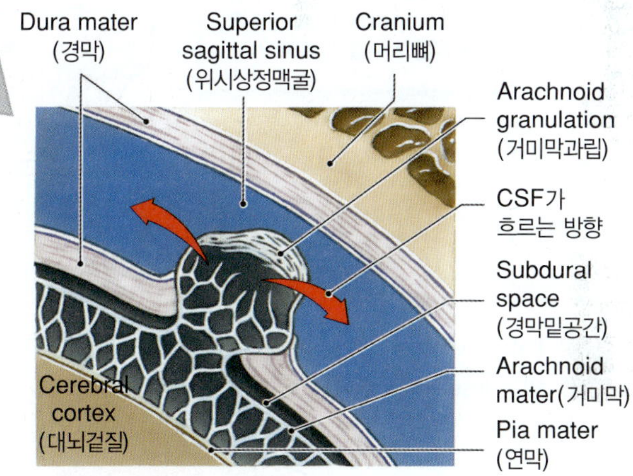


**4** Arachnoid mater(거미막)가 버섯 모양으로 연장된 구조들이 경막 속층을 뚫고 superior sagittal sinus(위시상정맥굴)로 돌출된다. 성인에서는 이 구조들이 모여서 커다란 **arachnoid granulation (거미막과립)**을 형성하는데, 이곳에서 뇌척수액이 위시상정맥굴로 흡수되고, 이 정맥굴의 혈액은 결국 심장으로 배출된다.

Choroid plexus(맥락얼기)는 CSF를 하루에 약 500 mL씩 생산한다. 정상 CSF 부피는 약 150 mL로 항상 일정하다. 따라서 CSF는 대략 8시간마다 한번씩 완전히 물갈이한다.

## 모듈 5.8 복습

a. Cranial meninges(뇌막) 세 겹의 이름을 겉에서부터 속까지 차례대로 열거하시오.

b. Choroid plexus(맥락얼기)에서부터 CSF(뇌척수액)가 흐르는 방향을 추적하시오.

c. Arachnoid granulation(거미막과립)을 통해 확산하는 뇌척수액의 양이 감소하면 뇌실에 있는 뇌척수액의 양은 어떻게 되겠는가?

# Cerebral cortex(대뇌겉질, 대뇌피질)는 눈에 띄는 몇 가지 표면 구조를 기준으로 몇 개의 lobe(엽)로 분할된다

**1** 좌우 각 cerebral hemisphere(대뇌반구)는 **lobe(엽)**라 불리는 몇 가지 부위로 나눌 수 있다. 뇌는 sulcus(고랑)와 gyrus(이랑)의 배열 양상이 지문처럼 사람마다 조금씩 다르지만, 엽과 엽 사이의 경계는 누구에게서나 쉽게 식별할 수 있다. 각 엽은 그 겉을 덮고 있는 머리뼈 이름을 따서 명명한다.

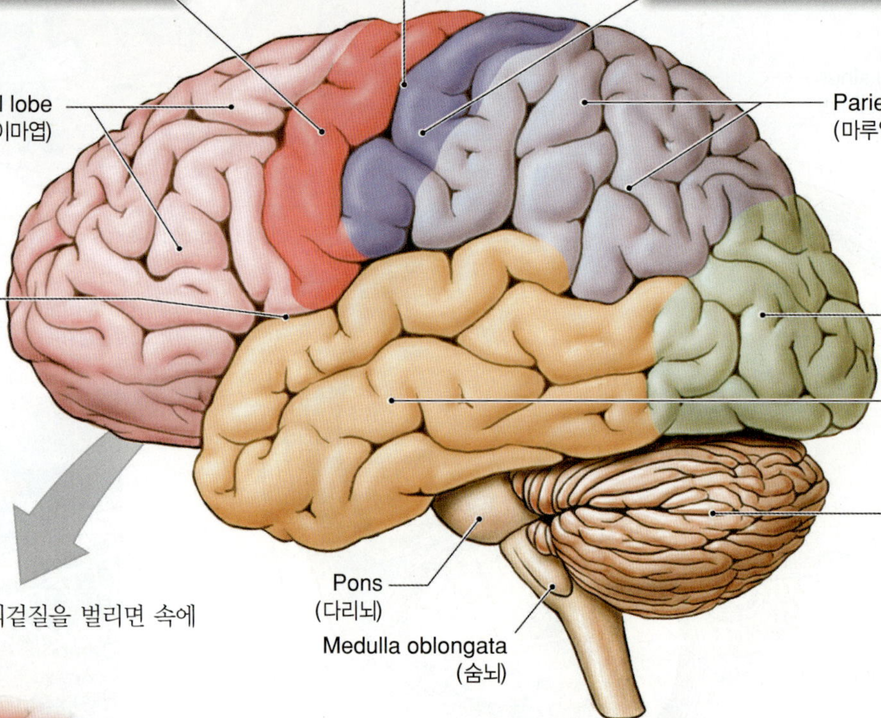


**2** Lateral sulcus(가쪽고랑)를 따라 대뇌겉질을 벌리면 속에 있는 insula(대뇌섬)가 드러난다.

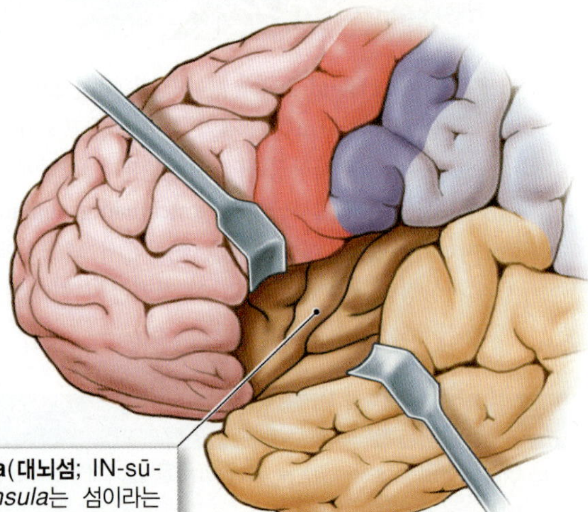


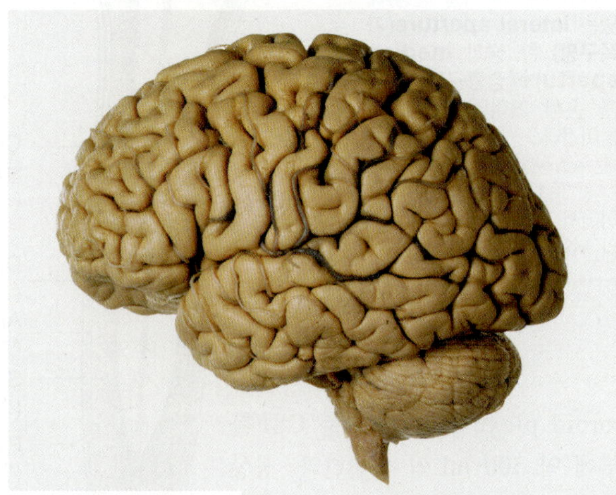

뇌를 옆에서 촬영한 사진

**3** 뇌의 정중단면 그림으로, 대뇌반구의 안쪽면에서 lobe(엽)의 경계를 표시했다. 대뇌반구가 나머지 뇌의 대부분을 덮고 있음을 알 수 있다. 혼동을 줄이기 위해 대뇌에 속하지 않은 구조들의 영어 이름은 모두 이탤릭체로 표시했다.

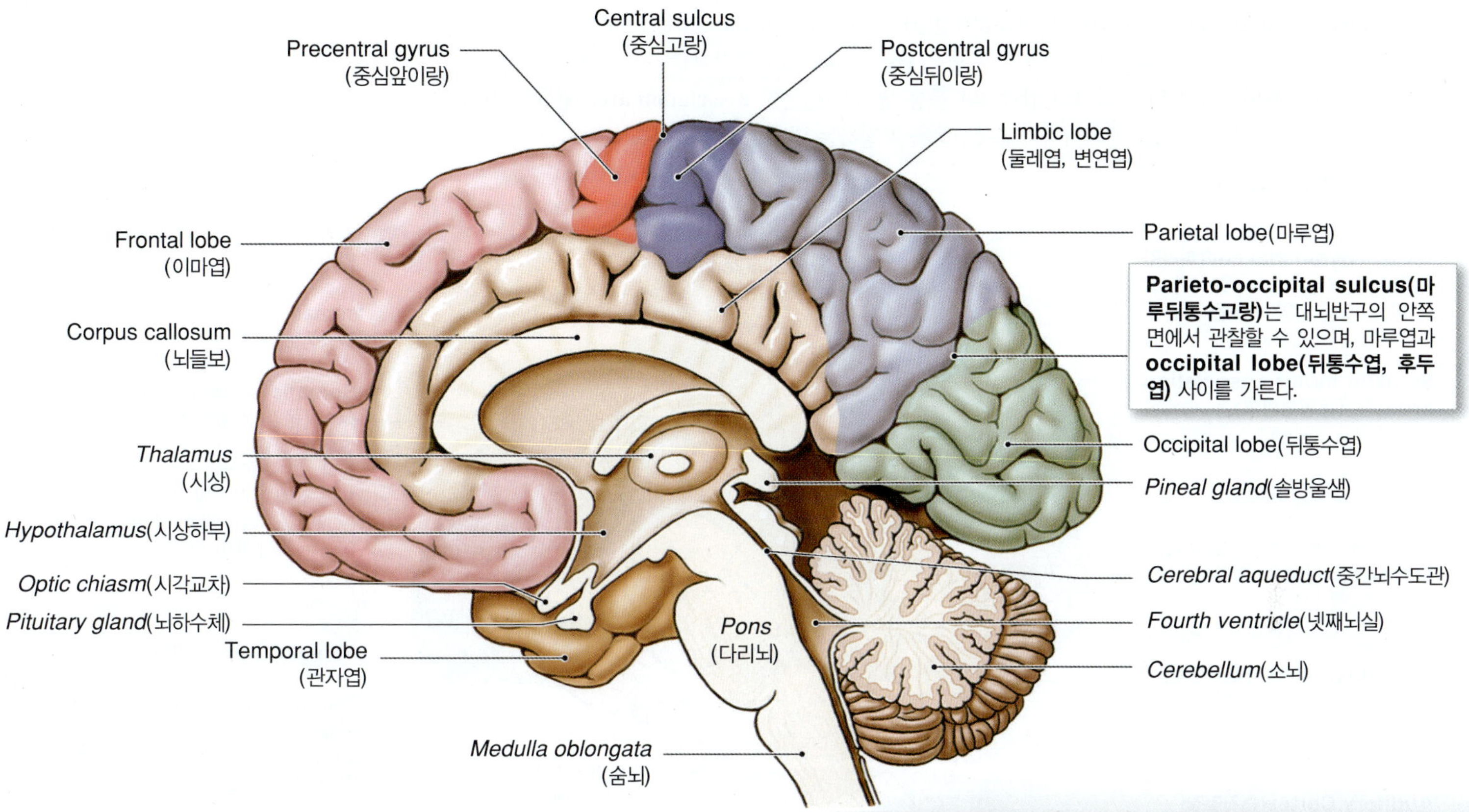


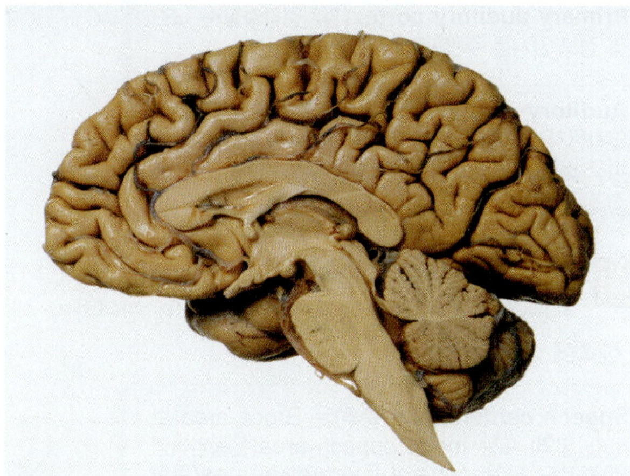

정중단면

앞으로 cerebral hemisphere(대뇌반구)에 관해 공부할 때 다음 사실들을 기억하시오.

- 좌우 각 대뇌반구는 신체 반대편으로부터 감각정보를 받고, 반대쪽 신체로 운동명령을 보낸다. 구체적으로 설명하면 왼쪽 대뇌반구의 motor area(운동영역)는 오른쪽 신체의 근육들을 조절하고, 오른쪽 대뇌반구의 운동영역은 왼쪽 신체의 근육들을 조절한다. 이렇게 반대편으로 넘어가는 곳은 brain stem(뇌줄기)이나 spinal cord(척수)에 있는데, 이 현상에 어떤 중요한 기능이 있는지는 알지 못한다.
- 좌우 대뇌반구는 모양이 같고 기능도 비슷한 것 같지만 중요한 차이점이 있다.
- Cerebral cortex(대뇌겉질)의 특정 기능이 반드시 특정 부위에서만 일어나지는 않는다. 서로 다른 기능이 일어나는 부위 사이의 경계는 명확하지 않고 상당히 많이 겹친다. 의식 같은 대뇌겉질의 일부 기능은 어느 한 부위에서만 일어난다고 단정할 수 없다. 즉, 건강한 사람은 뇌의 모든 부분을 사용한다.

### 모듈 5.9 복습

a. Cerebrum(대뇌)의 lobe(엽)에는 어떤 것이 있는지 확인하고, 그 이름이 무엇에 근거하는지를 지적하시오.

b. Insula(대뇌섬)에 대해 기술하시오.

c. 왼쪽 postcentral gyrus(중심뒤이랑)가 손상되면 어떤 증상이 일어날까?

5.10

# Cerebral cortex(대뇌겉질)의 각 lobe(엽)에는 특별히 정해진 기능을 수행하는 부위들이 있다

**1** **Primary motor cortex(일차운동겉질)**는 skeletal muscle(뼈대근육)에 수의운동 명령을 하달하고, **primary somatic sensory cortex(일차몸감각겉질)**는 general somatic sensory information(일반몸감각정보)을 받는다. 시각과 청각과 후각과 미각 등의 special sense(특수감각)는 각각 다른 대뇌겉질 부위에 도달한다. 대뇌겉질에 있는 각각의 감각이나 운동 영역은 이웃한 **association area(연합영역)**에 연결된다. 연합영역은 받은 정보를 해석하거나 운동반응을 조정하는 대뇌겉질 영역이다.

**Motor Cortex(운동겉질)**

일차운동겉질에서 가장 중요한 신경세포는 **pyramidal cell(피라밋세포)**이라 불린다. 그 세포체가 작은 피라미드를 닮았기 때문이다.

**Somatic motor association area(몸운동연합영역)**는 습득한 운동 조정을 주관한다.

Insula(대뇌섬)에 있는 **gustatory cortex(미각겉질)**는 미각수용기에서 온 정보를 받는다.

**Olfactory cortex(후각겉질)**는 후각수용기에서 온 감각정보를 받는다.

**Auditory Cortex(청각겉질)**

**Primary auditory cortex(일차청각겉질)**는 소리 정보 감지를 주관한다.

**Auditory association area(청각연합영역)**는 일차청각겉질에서 일어나는 감각작용을 꾸준히 살피고 소리(말소리 등)를 인식한다.

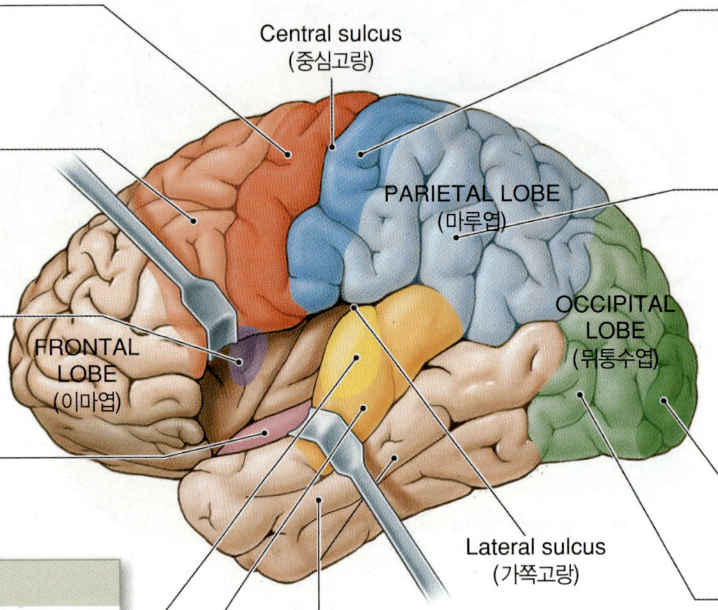


**Sensory Cortex(감각겉질)**

일차몸감각겉질 신경세포들은 촉각, 압력감각, 통증, 진동감각, 온도감각 등을 담당하는 수용기에서 시작된 somatic sensory information(몸감각정보)을 받는다.

**Somatic sensory association area(몸감각연합영역)**는 일차몸감각겉질에서 일어나는 작용을 꾸준히 살핀다. 이 연합영역 덕분에 우리는 미세한 접촉도 인식할 수 있다. 그 예로는 모기가 우리 팔에 내려앉을 때 일어나는 촉각 등이 있다.

**Visual Cortex(시각겉질)**

**Primary visual cortex(일차시각겉질)**는 thalamus(시상)의 lateral geniculate nucleus(가쪽무릎핵)에서 온 정보를 받는다.

**Visual association area(시각연합영역)**는 일차시각겉질에서 어떤 작용이 일어나고 있는지를 살피고 그 결과를 해석한다. c, a, r이라는 세 글자를 볼때 시각연합영역은 이들이 'car'라는 단어를 형성함을 인식한다.

**2** **Integrative center(통합중추)**는 말하기나 글쓰기나 수학이나 공간위치관계를 이해하는 것처럼 복잡한 과정을 수행하는 데 관여하며, 대개 왼쪽이나 오른쪽 대뇌반구 중 한쪽에 국한되어 있다.

**Speech center(말하기 중추)**는 Broca area(브로카 영역) 또는 motor speech area(운동언어영역)라고도 하며, general interpretive area(종합해석영역)와 같은 쪽 대뇌반구에 있다. 이 중추는 정상적으로 말을 할 때 필요한 호흡과 발성 패턴을 조절한다.

**Prefrontal cortex(이마앞겉질)**는 대뇌겉질 연합영역들에서 온 정보를 중계한다. 이 과정에서 이마앞겉질은 사건이나 행위의 결과를 예상하는 것 같은 추상적 지적 기능을 수행한다.

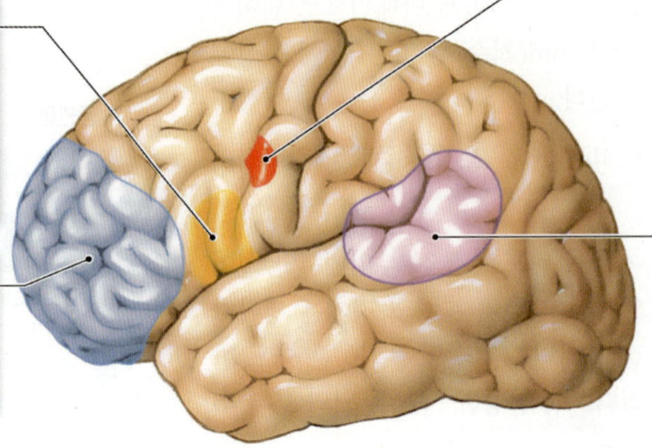

**Frontal eye field(이마엽안구운동영역)**는 이 책을 읽을 때 일어나는 것 같은 학습된 안구운동을 조절한다.

**General interpretive area(종합해석영역, 베르니케 영역)**는 모든 감각연합영역들로부터 정보를 받는다. 이 해석영역은 분석중추로서, 한쪽 대뇌반구에만 있고(거의 다 왼쪽), 감각정보를 통합하고 복잡한 시각 및 청각 기억에 접근하는 과정을 조정함으로써 그 사람의 전체적 특성을 결정하는 데 중요하다.

**3** 좌우 대뇌반구는 각각 특정 기능들을 주관하는데, 대개 반대쪽 대뇌반구에서는 이 기능이 일어나지 않는다. 이러한 부위별 특성화를 **hemispheric lateralization(대뇌반구편측화, 대뇌반구쪽치우침)**이라 한다.

| **왼쪽 Cerebral Hemisphere(대뇌반구)** | **오른쪽 대뇌반구** |
|---|---|
| 대부분의 사람들은 왼쪽 대뇌반구에 speech center(말하기 중추)와 general interpretive center(종합해석중추)가 있으며, 언어에 기반한 기능을 주관하는 대뇌반구도 왼쪽이다. 예를 들어 읽기와 글쓰기와 말하기는 왼쪽 대뇌반구에서 일어나는 작용이 좌우한다. 그밖에 손 운동을 조절하는 왼쪽 대뇌반구의 premotor cortex(운동앞겉질)는 오른손잡이가 왼손잡이에 비해 넓다. 왼쪽 대뇌반구는 수학이나 논리 같은 분석 작업을 수행하는 데에도 중요하다. | 오른쪽 대뇌반구는 감각정보를 분석하고 신체를 감각 환경에 연계시킨다. 오른쪽 대뇌반구에 있는 interpretive center(해석중추)는 우리로 하여금 촉각과 후각과 시각과 미각과 느낌을 이용해서 친숙한 대상을 확인할 수 있게 한다. 예를 들어 오른쪽 대뇌반구는 타인의 얼굴을 알아보고 삼차원 위치관계를 이해하는 데 주도적인 역할을 한다. 또한 말에 내포된 감정을 해석하는 데에도 중요하다. 예를 들어 위협하는 'Get lost!(꺼져!)'와 궁금해서 물어보는 'Get lost?(길을 잃었니?)'를 구별한다. |

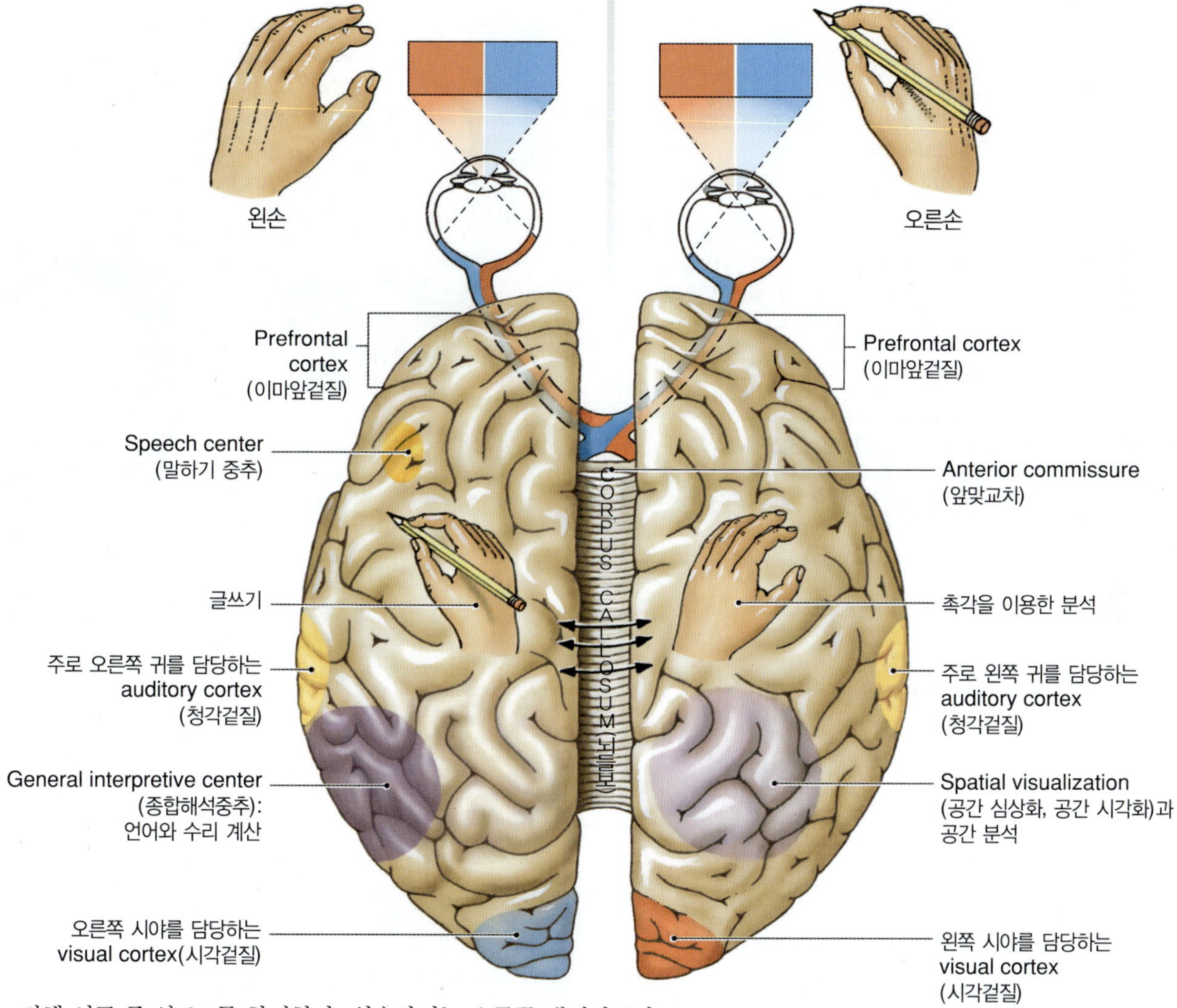


왼손잡이는 전체 인구 중 약 9%를 차지한다. 왼손잡이는 오른쪽 대뇌반구가 왼손(능숙한 손) 운동을 조절하지만, 말하기나 분석 기능에 관여하는 중추는 대부분 왼쪽 대뇌반구에 있다. 흥미롭게도 음악가와 화가는 왼손잡이의 비율이 유난히 높다. 이러한 연관성이 나타나는 이유는 왼손잡이는 오른쪽 대뇌반구에 있는 왼손 담당 primary motor cortex(일차운동겉질)와 운동연합영역이 spatial visualization(공간 심상화, 공간 시각화)과 감정에 관여하는 연합영역 근처에 위치하기 때문일지 모른다.

**모듈 5.10 복습**

a. Primary motor cortex(일차운동겉질)는 어디에 위치하는가?

b. Temporal lobe(관자엽)가 손상을 입으면 어떤 감각이 영향을 받겠는가?

c. Stroke(뇌졸중) 환자가 말을 하지 못한다. 뇌의 어느 부분이 손상을 입었을까?

5.11

# Diencephalon(사이뇌)과 brain stem(뇌줄기)과 cerebellum(소뇌)에 있는 중계중추는 우리가 의식하지 못하는 정보를 처리한다

**1** **Diencephalon(사이뇌, 간뇌)**은 third ventricle(셋째뇌실)을 에워싸고 있으며, 좌우 thalamus(시상) 및 hypothalamus(시상하부) 등으로 구성된다. 시상의 한 부분이 사이뇌의 천장을 형성한다. 천장 중 앞부분에는 커다란 choroid plexus(맥락얼기)가 발달되어 있다. 뒷부분에는 **pineal gland(솔방울샘, 송과체)**가 있다. 솔방울샘은 melatonin(멜라토닌)이라는 호르몬을 분비하는 내분비기관이다. 멜라토닌에는 여러 가지 기능이 있지만 가장 중요한 것은 낮과 밤의 주기를 조절하는 기능이다.

**Diencephalon(사이뇌)**

**Thalamus(시상)**

셋째뇌실은 좌우 시상 사이를 가른다. 좌우 각 시상은 thalamic nuclei(시상핵) 집단으로 이루어진 달걀처럼 생긴 회색질 덩어리다. 시상은 후각을 제외한 모든 감각이 우리 의식에 도달하기 전에 마지막으로 거치는 중계국이다. 시상은 일종의 여과 장치로 작용하여 시상에 도달한 감각정보 중 일부만이 primary sensory cortex(일차감각겉질)로 보내진다. 나머지는 뇌에 있는 잠재의식 중추로 중계된다. 시상은 또한 의도적인 수의운동 명령과 의도대로 통제할 수 없는 불수의운동 명령을 조정하는 데 한몫을 한다.

**Hypothalamus(시상하부)**

시상하부에는 다음 여덟 가지 중요한 조절중추와 통합중추가 있다. (1) 분노와 기쁨과 통증과 성적 흥분에 관여하는 잠재의식 중추가 있는데, 이는 *limbic system*(둘레계통, 변연계)이라 하는 더 광범위한 신경망의 일부이다. (2) Pons(다리뇌)와 medulla oblongata(숨뇌)에 있는 심장박동수나 혈압이나 호흡이나 소화 기능 등을 담당하는 자율신경 중추의 작용을 조절한다. (3) 신경계통과 내분비계통의 작용을 조정한다. (4) Antidiuretic hormone(ADH, 항이뇨호르몬)과 oxytocin(옥시토신) 등을 포함한 여러 가지 호르몬을 분비한다. (5) 배고픔과 갈증과 관계가 있는 행동을 할 '충동'을 일으킨다. (6) 개인의 의도에 따른 수의기능과 그렇지 않은 자율신경기능이 충돌 없이 매끄럽게 일어나도록 조정한다. (7) 정상 체온을 유지하도록 조절한다. (8) 하룻동안 일어나는 활동 주기를 조정한다.

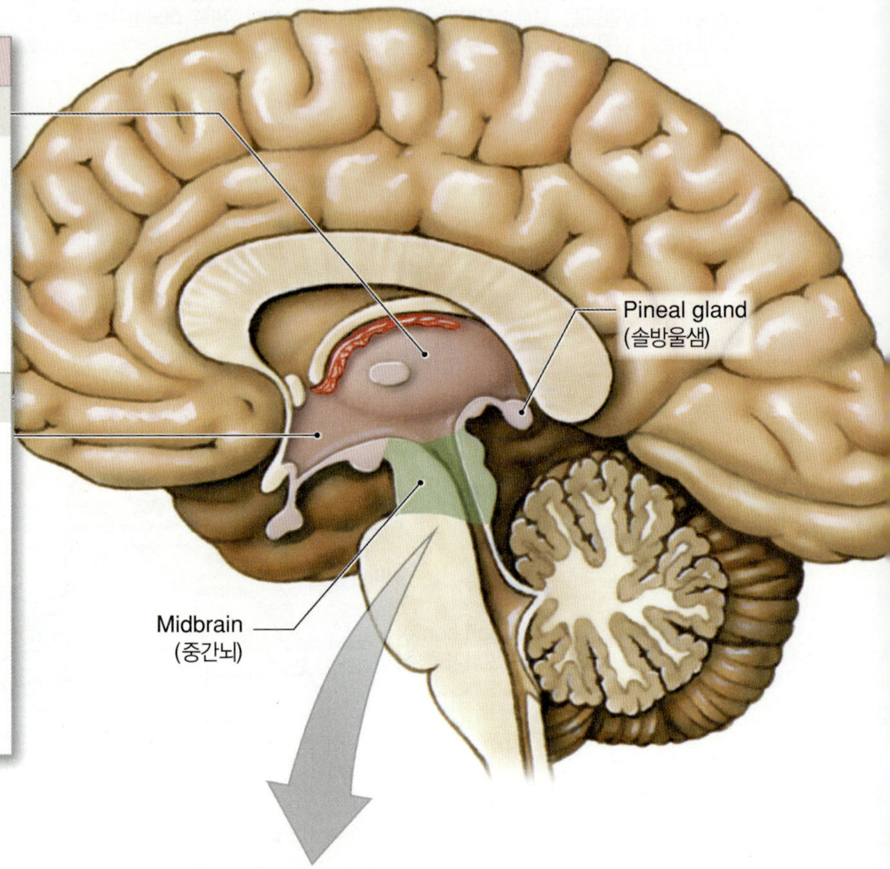


**2** **Midbrain(중간뇌, 중뇌)**에는 **colliculi(둔덕**; 단수는 *colliculus*로, 낮은 언덕이라는 뜻임)가 두 쌍이 있다. Colliculus는 일종의 sensory nucleus(감각핵)로, 시각반사나 청각 처리에 관여한다. 중간뇌에는 (1) 안구운동을 조절하는 두 가지 뇌신경(III, IV) 운동핵과 (2) reticular formation(그물체; 모듈 7.12 참조)의 본부와 (3) muscle tone(근육긴장)과 자세를 유지하는 데 관여하는 신경핵과 (4) basal nucleus(바닥핵)의 운동조절 작용을 통제하는 신경핵인**substantia nigra(흑색질)**도 있다.

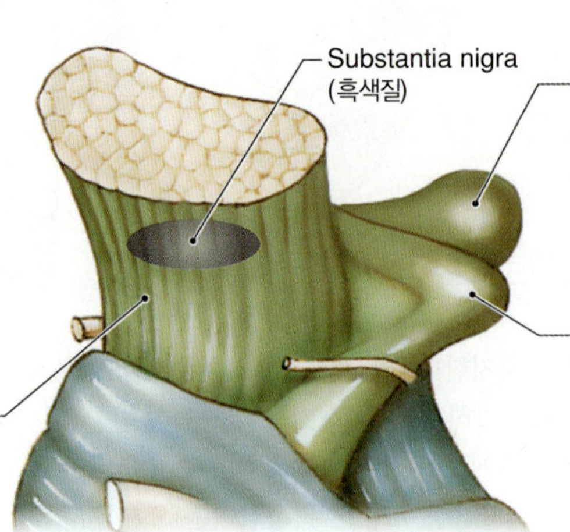


*Superior colliculus*(위둔덕) 한 쌍은 눈이 부시게 번쩍이는 불빛 같은 시각 자극이 가해질 때 눈이나 머리나 목에서 일어나는 반사운동을 조절한다.

*Inferior colliculus*(아래둔덕) 한 쌍은 청각을 중계하고, 청각 자극(큰 소리 등)을 받았을 때 머리와 목과 몸통에서 일어나는 반사운동을 조절한다.

**Cerebral peduncle(대뇌다리**; *peduncle*은 작은 발이라는 뜻임)에는 아래로 내려가는 nerve fiber(신경섬유) 다발들이 들어 있다. 이 내림신경섬유 중 일부는 pons(다리뇌)를 거쳐 소뇌로 들어가고, 나머지는 좌우 각 대뇌반구에 있는 primary motor cortex(일차운동겉질)에서 시작된 수의운동명령을 하달한다.

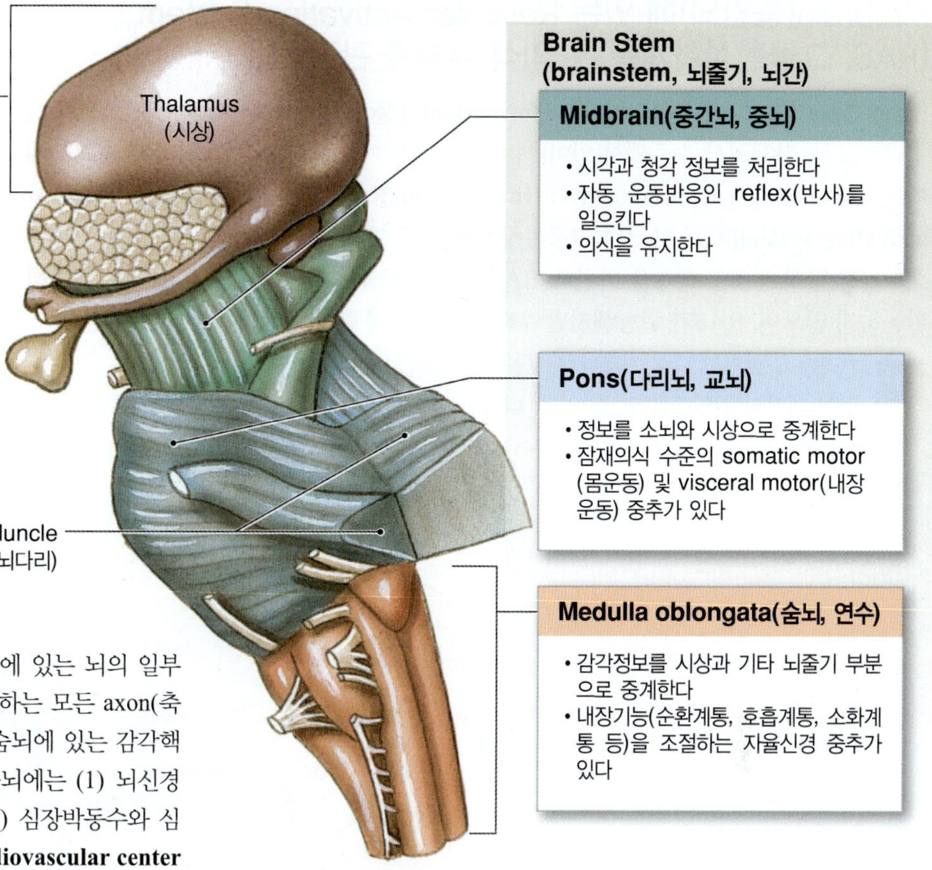


**3** **Pons(다리뇌, 교뇌)**는 대뇌와 소뇌 사이를 잇는 교량 같은 구조이다. 대뇌에서 다리뇌를 거쳐 소뇌로 전달되는 정보는 **cerebellar peduncle(소뇌다리)** 중 하나를 통과한다. 소뇌다리는 세 쌍이 있는데, 각각 소뇌를 중간뇌와 다리뇌와 숨뇌에 연결한다. 다리뇌에 있는 신경핵 중에는 뇌신경 네 쌍(V~VIII)의 감각핵과 운동핵이 있다. 나머지 다리뇌 신경핵은 호흡 속도와 깊이를 무의식 수준에서 조절하는 데 관여한다.

**4** **Medulla oblongata(숨뇌, 연수)**는 척수 바로 위에 있는 뇌의 일부분이다. 따라서 뇌와 척수 사이에서 정보를 교환하는 모든 axon(축삭)은 숨뇌를 통해 올라가거나 내려간다. 이 축삭들은 숨뇌에 있는 감각핵이나 운동핵에서 synapse(시냅스)를 이루기도 한다. 숨뇌에는 (1) 뇌신경 다섯 쌍(VIII~XII)과 관련이 있는 감각핵과 운동핵, (2) 심장박동수와 심장수축력과 말초조직에서의 혈액 흐름을 조절하는 **cardiovascular center(심장혈관중추)**, (3) 호흡운동의 기본 속도를 설정하는 **respiratory rhythmicity center(호흡주기중추)**도 있다.

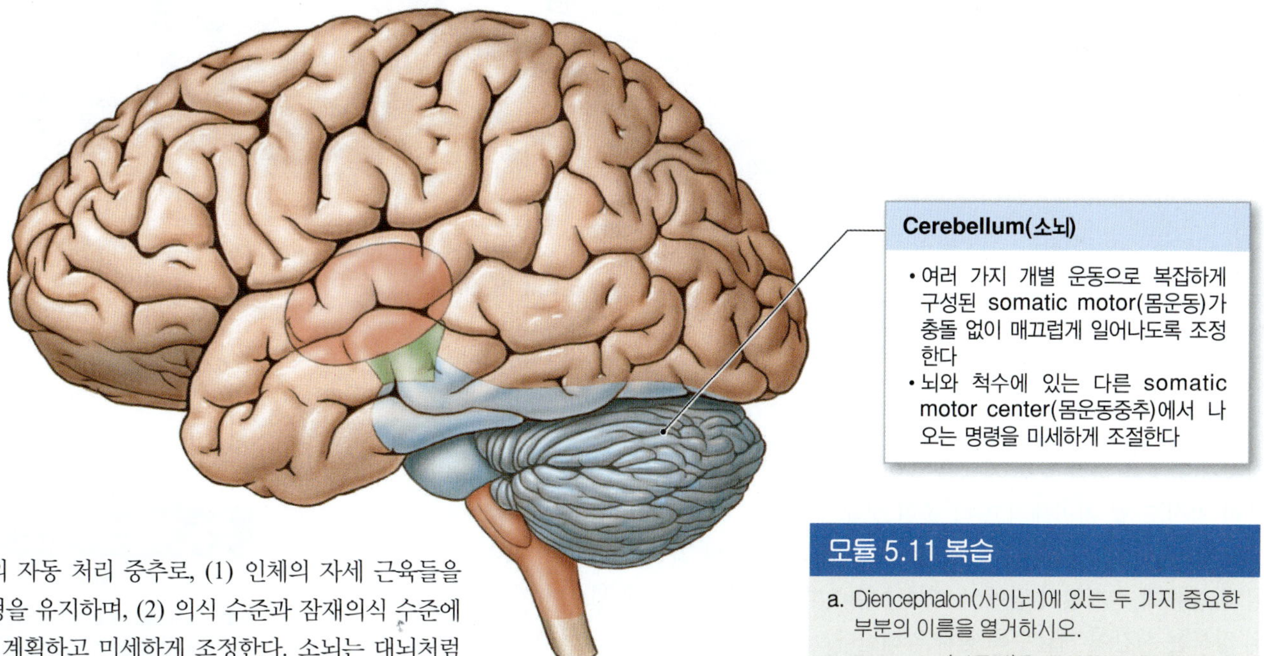


**5** 소뇌는 일종의 자동 처리 중추로, (1) 인체의 자세 근육들을 조절하고 균형을 유지하며, (2) 의식 수준과 잠재의식 수준에서 조절되는 운동을 계획하고 미세하게 조정한다. 소뇌는 대뇌처럼 속에 white matter(백색질)가 있고 그 겉을 *cerebellar cortex*(소뇌겉질)라는 gray matter(회색질) 층이 덮고 있다.

### 모듈 5.11 복습

a. Diencephalon(사이뇌)에 있는 두 가지 중요한 부분의 이름을 열거하시오.

b. Brain stem(뇌줄기)을 구성하는 세 부분은 각각 무엇인가?

c. Cerebellum(소뇌)의 두 가지 기능은 무엇인가?

# 5.12

## Midbrain(중간뇌)에 있는 Reticular Activating System (RAS, 그물활성화계통)은 의식 유지를 관장한다

Brain stem(뇌줄기)에 있는 **reticular formation(그물체, 망상체)**은 그물처럼 연결된 신경망으로서, 잠재의식 수준에서 일어나는 여러 가지 기능들을 조절한다. 중간뇌 그물체에는 **ascending reticular activating system(RAS 또는 ascending reticular activating system[ARAS], 오름그물활성화계통)**이 있다. RAS에서 나오는 신경신호는 대뇌겉질 활성에 직접 영향을 미친다. RAS 작용이 활발하지 않으면 우리 자신도 활발히 활동하지 않으며, RAS가 활발해지면 우리 자신의 집중력이나 각성 상태가 향상된다.

**1** 간략하게 묘사한 뇌의 정중단면 그림으로, 그물체가 뇌줄기 중 대부분에 걸쳐 연장되어 있음을 알 수 있다. 다양한 감각경로에서 온 정보가 뇌줄기를 거쳐 RAS에 도달하며, 이어서 RAS는 광범위한 cerebral cortex(대뇌겉질) 영역을 자극한다.

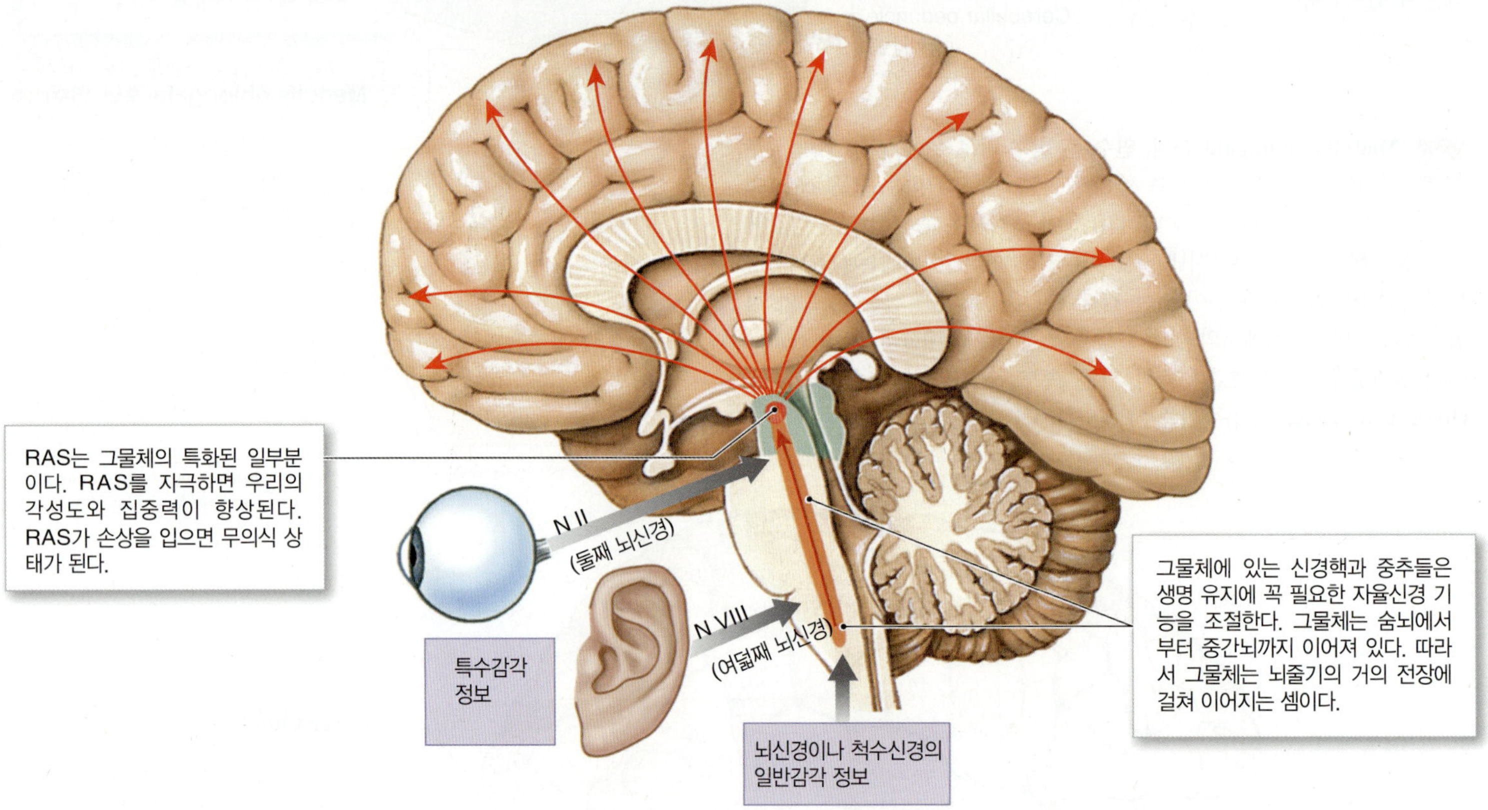


장시간 활동을 하다 보면 자극을 받아도 그물체가 덜 반응하게 된다. 그러면 우리 자신도 덜 기민해지고 더 졸린 상태가 된다. 그러다가 결국 의식을 잃고 잠이 든다. 그물체와 RAS를 활성화시킬 만큼 강한 자극이 가해지면 자극의 종류에 관계없이 잠에서 깨어날 수 있다. 잠에서 깨는 데 필요한 자극의 강도는 시간이 지날수록 점차 약해진다.

### 모듈 5.12 복습

a. Reticular formation(그물체)에 관해 기술하시오.

b. Reticular Activating System(RAS, 그물활성화계통)에 관해 기술하시오.

c. 당신이 자고 있는데 ARAS가 갑자기 활발히 작동하기 시작했다. 무슨 일이 벌어질까?

## 뇌 작용의 변화 과정은 외부에 전극을 설치한 후에 살펴볼 수 있다. 이 기록을 electroencephalogram(EEG, 뇌파도)이라 한다

**1** 신경세포의 기능은 전기 임펄스를 통해 일어난다. 뇌에는 약 1,000억 개나 되는 신경세포들이 있고 대뇌의 중심에는 white matter(백색질)를 이루는 axon(축삭)들이 있다. 뇌는 작용하면 항상 전기장을 생성하는데, 이 전기장은 scalp(머리덮개, 두피)에 전극을 설치하면 측정할 수 있다. 이 전기 작용은 각종 nucleus(신경핵)들과 cerebral cortex(대뇌겉질) 영역들이 활발히 작용하거나 잠잠해짐에 따라 끊임없이 변한다. **Electroencephalogram(EEG, 뇌파도)**은 뇌의 전기 작용을 기록한 검사 결과이다. 이때 관찰되는 전기 기록의 기본 형태를 **brain wave(뇌파)**라 한다. 뇌파의 여러 가지 기본 형태는 그 frequency(주파수; 단위 시간당 파동 횟수)와 amplitude(진폭; 파동의 높이)를 기준으로 구별한다.

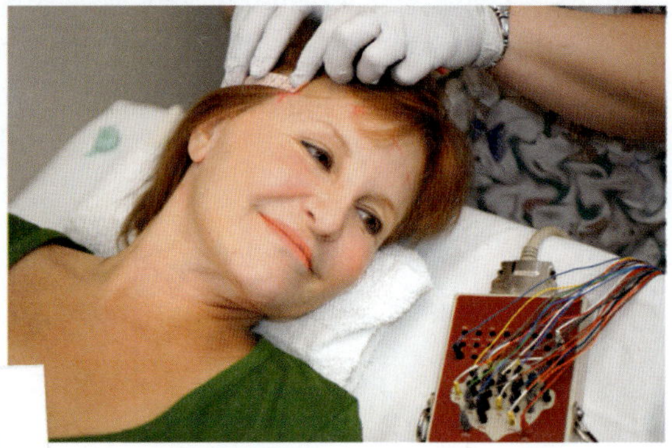

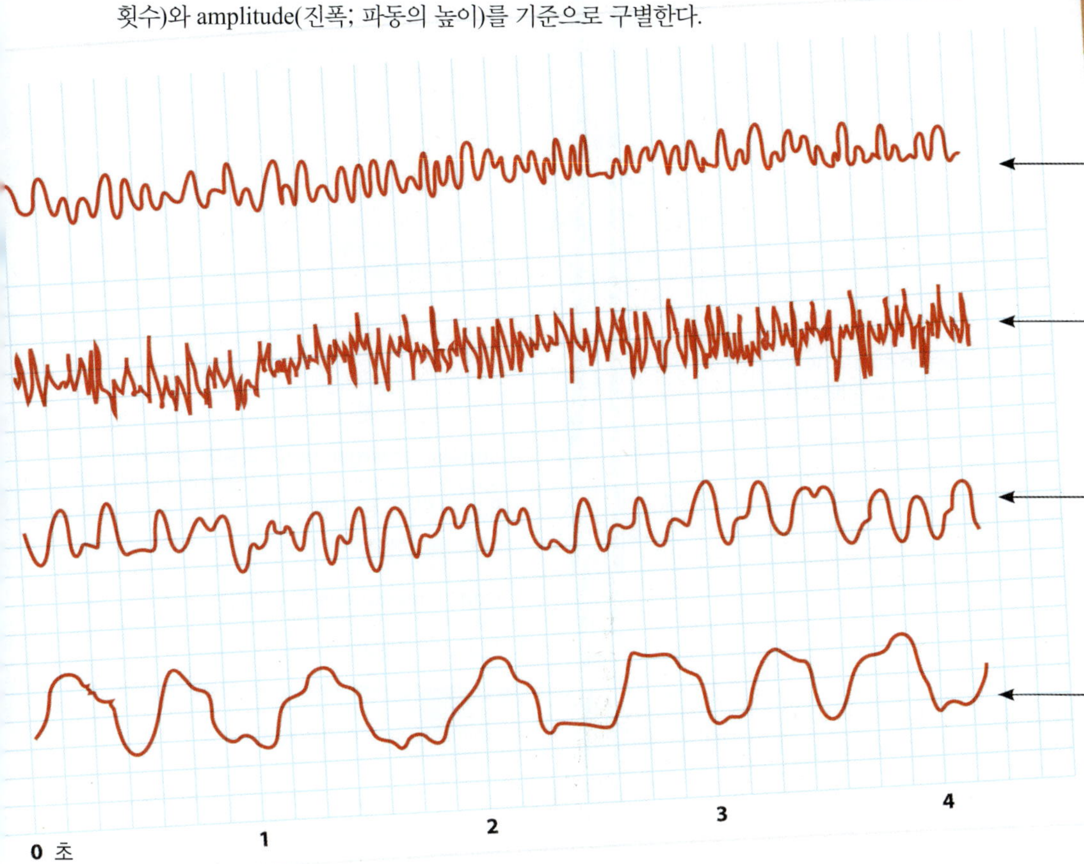


**Alpha wave(알파파)**는 깨어 있으면서 두 눈을 감고 쉬고 있는 건강한 성인 뇌에서 나타난다. 알파파는 잠잘 때 사라지며, 몇 가지 특정 과제에 집중하기 시작할 때에도 사라진다.

**Beta wave(베타파)**는 주파수가 알파파보다 높고, 스트레스를 받으면서 힘든 일에 몰두하고 있는 사람이나 심리적 긴장 상태에 있는 사람에서 전형적으로 나타난다.

**Theta wave(세타파)**는 정상 성인이 잠을 잘 때 잠깐 나타나기도 하지만 어린이나 심한 좌절 상태인 성인에서 주로 나타난다. 다른 상황에서 세타파가 나타난다면 뇌 종양 등의 뇌 질환이 있을 가능성이 있다.

**Delta wave(델타파)**는 진폭이 매우 크고 주파수가 낮은 뇌파다. 델타파는 나이에 관계없이 깊이 잠들었을 때 정상적으로 나타난다. 델타파는 아직 뇌가 성장 중인 영아에서도 나타나고, 종양이나 막힌 혈관이나 염증 등으로 인해 뇌의 일부가 손상된 깨어 있는 성인에서도 나타난다.

좌우 대뇌반구에서 일어나는 전기 작용은 대체로 동시에 일어나는데, 이 동시성은 'pacemaker(속도 조정장치)' 작용 때문에 나타난다. Pacemaker 작용은 thalamus(시상)가 관여하는 것으로 생각된다. 따라서 좌우 두 대뇌반구에 동시성이 사라졌다면 대뇌 특정 부분에 손상이 일어났거나 기타 대뇌 이상이 생겼을 가능성이 있다. 예를 들어 한쪽 대뇌반구에 종양이 생기거나 손상이 발생하면 그 대뇌반구의 뇌파 형태가 변하고, 따라서 두 대뇌반구의 뇌파 형태가 더 이상 동일하지 않게 된다. **Seizure(발작)**는 일시적인 대뇌 장애로, 비정상 운동이나 특이한 감각이나 부적절한 행동이 일어나거나, 이 징후와 증상들 중 몇 가지가 함께 나타난다. 발작이 특징인 질환을 seizure disorder(발작질환) 또는 **epilepsy(뇌전증, 간질)**라 한다. 발작은 여러 가지가 있지만 모두 뇌파도에서 매우 뚜렷한 변화가 나타난다. 이 변화는 대뇌겉질 중 한 부분에서 시작하지만, 연못에 생긴 파문처럼 전체 대뇌겉질로 퍼져나가기도 한다.

### 모듈 5.13 복습

a. Electroencephalogram(EEG, 뇌파도)을 정의하고 뇌파도에 나타나는 네 가지 뇌파에 관해 기술하시오.

b. 당신은 지금 이 교과서를 읽고 있다. 바로 지금 뇌파 검사를 받는다면 어떤 유형의 뇌파가 나타나리라고 예상하는가?

c. Seizure(발작)와 epilepsy(뇌전증, 간질)의 차이를 설명하시오.

5.14

## Spinal cord(척수)는 gray matter(회색질)와 white matter(백색질)로 구성되어 있다

성인 척수는 길이가 약 45 cm이고, 가장 굵은 곳의 폭이 약 14 mm이다. 척수 단면은 바깥층이 백색질이고 속이 회색질이다. 회색질은 작은 central canal(중심관)을 에워싸고 있다.

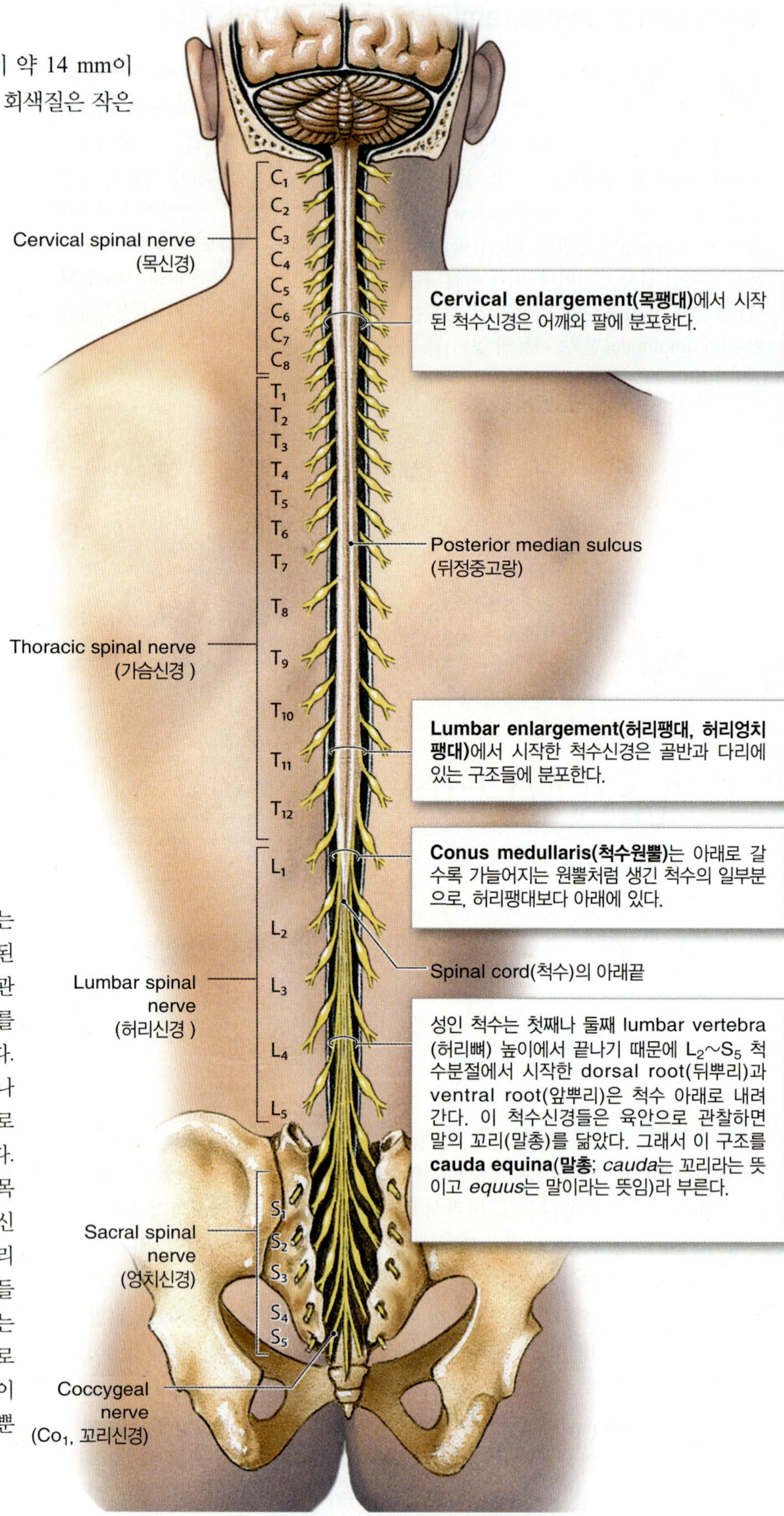


**1** 척수는 모두 31개의 segment(분절)로 구분할 수 있는데, 각 분절마다 spinal nerve(척수신경) 한 쌍이 시작된다. 몇 번째 척수신경 쌍인지는 vertebra(척추뼈)와의 위치 관계로 확인할 수 있다. 첫째 thoracic vertebra(등뼈)보다 아래를 지나는 척수신경들은 바로 위에 있는 척추뼈와 순서가 같다. 즉 $T_1$ 척수신경은 $T_1$ 척추뼈 바로 아래를 통해 척주 밖으로 나오고, $T_2$ 척수신경은 $T_2$ 척추뼈 바로 아래를 통해 척주 밖으로 나오는 식으로 계속된다. 하지만 목부위는 배열 상태가 다르다. 첫째 척수신경 쌍인 $C_1$은 머리뼈와 첫째 cervical vertebra(목뼈) 사이를 지난다. 이러한 이유 때문에 각 cervical nerve(목신경)는 그 바로 아래에 있는 척추뼈(목뼈)와 순서가 같다. 달리 말하면 $C_2$ 목신경은 $C_2$ 척추뼈 위로 나오며, 나머지 목신경들도 같은 방식으로 순서가 정해진다. 척수신경 순서를 정하는 방법은 이렇게 두 가지가 있는데, 첫째 방법이 다음 방법으로 바뀌는 곳은 마지막(일곱째) 목뼈와 첫째 등뼈 사이에 있다. 이 곳을 통과하는 척수신경은 $C_8$로 정한다. 따라서 목뼈는 7개뿐이지만 목신경은 8쌍이다.

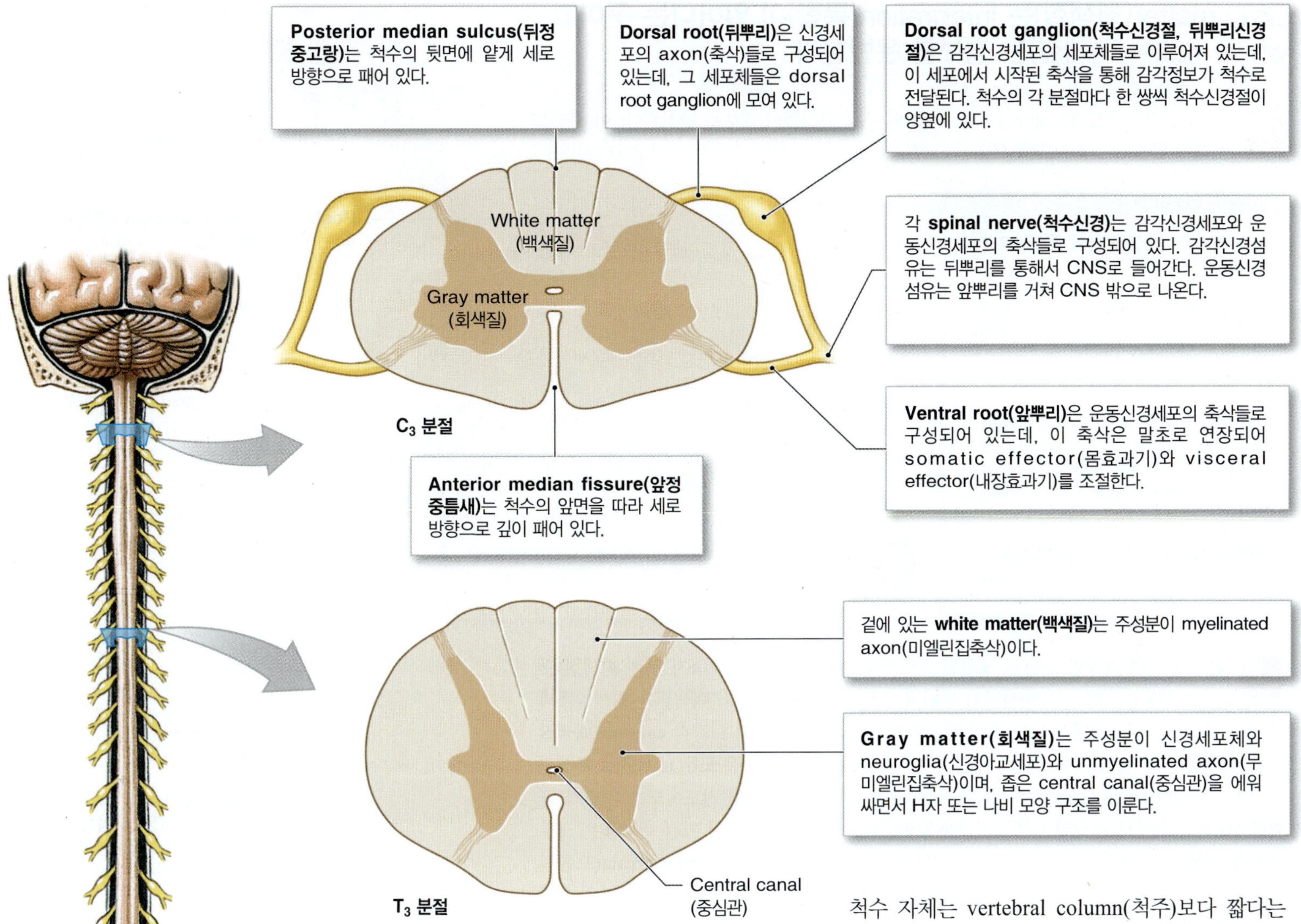


척수 자체는 vertebral column(척주)보다 짧다는 사실을 명심하시오. 성인 척수는 $L_1$과 $L_2$ 척추뼈 사이에서 끝난다. 척주는 만 4세 이후에도 길어지지만 척수는 그렇지 않다. 그 결과로 뒤뿌리와 앞뿌리가 점차 길어지기 때문에 같은 높이에 있는 척수분절과 척추뼈 번호가 일치하지 않게 된다.

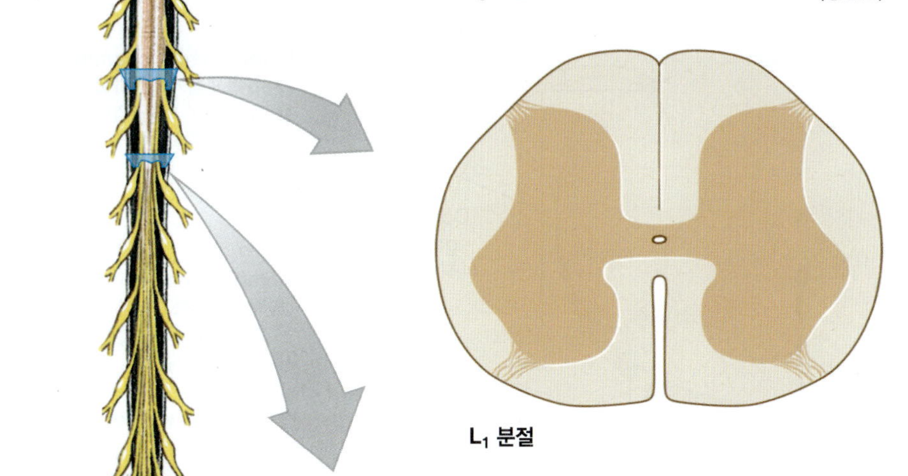


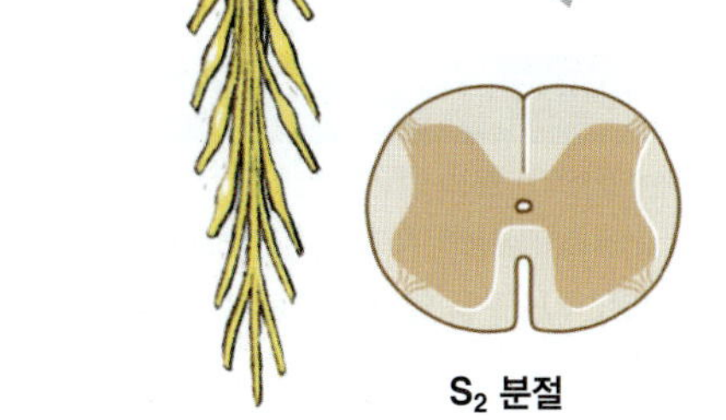


**2** 척수는 모두 31개의 segment(분절)로 나뉘는데, 각 분절마다 척수신경이 한 쌍씩 시작된다. 회색질의 양은 팔다리의 감각과 운동을 담당하는 척수분절에 가장 많다. 이곳의 척수분절은 굵어져서 cervical enlargement(목팽대)와 lumbar enlargement(허리팽대)를 이룬다.

### 모듈 5.14 복습

a. 전형적인 spinal cord(척수)는 spinal nerve(척수신경)가 모두 몇 쌍인가? 척수가 끝나는 위치는 어디인가?

b. 척수 gray matter(회색질)의 성분을 기술하시오.

c. 척수 단면을 맨눈으로 봤을 때 띄는 특징을 기술하시오.

# Gray matter(회색질)는 integration(통합)이 일어나는 곳이고, white matter(백색질)는 정보를 운반한다

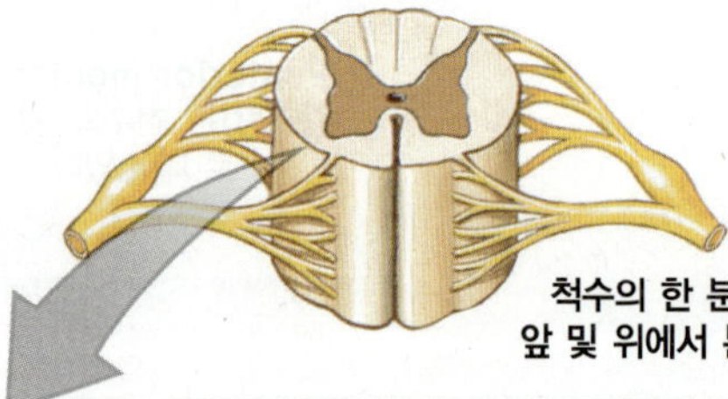


**1** 이 가로단면 사진에는 spinal cord(척수)의 주요 특징들이 대부분 관찰된다. 이 사진을 아래에 있는 그림과 비교하시오.

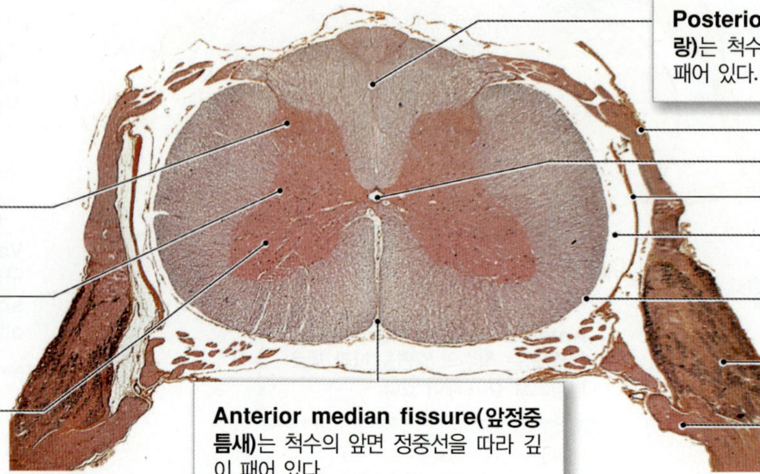


**회색질의 구조와 구성**

척수 회색질이 바깥을 향해 돌출된 부분을 **horn(뿔)**이라 한다.

**Posterior gray horn(뒤회색질뿔)**에는 somatic sensory nucleus(몸감각핵)와 visceral sensory nucleus(내장감각핵)가 있다.

**Lateral gray horn(가쪽회색질뿔)**은 thoracic cord(가슴척수)와 lumbar cord(허리척수)에만 있으며, visceral motor nucleus(내장운동핵)가 포함되어 있다.

**Anterior gray horn(앞회색질뿔)**에는 somatic motor nucleus(몸운동핵)가 있다.

**Posterior median sulcus(뒤정중고랑)**는 척수의 뒷면 정중선을 따라서 얕게 패어 있다.

**Anterior median fissure(앞정중틈새)**는 척수의 앞면 정중선을 따라 깊이 패어 있다.

**2** 척수 구조의 특징만 간단히 표시한 그림으로, 위 사진에서 설명하지 않은 회색질 구성을 나타내고 있으며, 백색질의 부위별 구성도 소개하고 있다. 백색질은 회색질뿔과 마찬가지로 담당하는 신체 부위에 따라 배열되어 있다. 백색질은 좌우 각각 **column(백색질기둥, 섬유단)**이라 불리는 세 부위로 구분할 수 있다. 세 백색질기둥은 모두 tract들로 구성되어 있다. 각각의 **tract(신경로)**는 지름과 myelin sheath(미엘린집)와 전도속도가 비교적 균일한 axon(축삭)들로 구성된 다발로서, CNS에 있다. 한 신경로에 들어 있는 축삭들은 모두 동일한 유형의 정보(감각이나 운동)를 동일한 방향으로 중계한다. **Ascending tract(오름신경로)**는 뇌를 향해 감각정보를 운반하고, **descending tract(내림신경로)**는 운동명령을 척수로 하달한다.

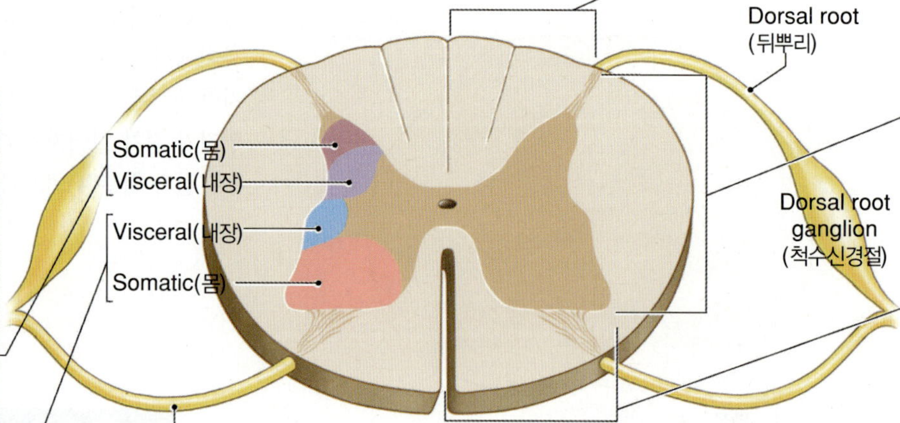


**회색질의 기능별 구성**

척수 회색질에 있는 신경세포체들은 **nucleus(신경핵)**라 불리는 기능 집단들로 조직되어 있다.

**Sensory nucleus(감각핵)**는 말초수용기에서 시작된 감각정보를 받아서 중계한다.

**Motor nucleus(운동핵)**는 말초효과기에 운동명령을 보낸다.

**백색질의 구조와 기능별 구성**

**Posterior white column(뒤백색질기둥, 뒤섬유단)**은 뒤회색질뿔과 뒤정중고랑 사이를 차지한다.

**Lateral white column(가쪽백색질기둥, 가쪽섬유단)**은 척수의 양옆에서 앞백색질기둥과 뒤백색질기둥 사이에 위치한 백색질로 구성된다.

**Anterior white column(앞백색질기둥, 앞섬유단)**은 앞회색질뿔과 앞정중틈새 사이를 차지한다.

## 모듈 5.15 복습

a. 척수 회색질을 이루는 세 horn(뿔)의 이름을 열거하시오.

b. Sensory nucleus(감각핵)와 motor nucleus(운동핵)를 비교하시오.

c. White column(백색질기둥, 섬유단) 세 곳을 열거하시오.

5.16

# Spinal cord(척수)는 meninges(뇌척수막, 수막)가 둘러싸고 있는데, 뇌척수막은 dura mater(경막)와 arachnoid mater(거미막)와 pia mater(연막)로 구성되어 있다

신경조직은 섬세하기 때문에 충격으로부터 보호를 받아야 하는데, 척수를 둘러싸고 있는 vertebral canal(척주관)도 뼈로 이루어져 있기 때문에 부딪히면 손상을 입을 수 있다. **Spinal meninges(척수막;** *meninx*는 막이라는 뜻임)는 척수를 둘러싸는 세 겹의 막으로, 척수가 심하게 움직이지 않도록 어느 정도 고정하고 척수에 가해지는 충격을 흡수한다. 이 층들 내부에서 혈관이 갈라진 후 척수에 산소와 영양소를 공급한다. 척수막은 경막과 거미막과 연막으로 구성되어 있다. 척수막은 머리뼈에 있는 foramen magnum(큰구멍)에서 cranial meninges(뇌막)와 연속된다. 뇌막은 뇌를 둘러싼다.

**1** 척수를 해부한 후 뒤에서 본 그림으로, 척수막 세 층의 기본적 위치관계를 알 수 있다.

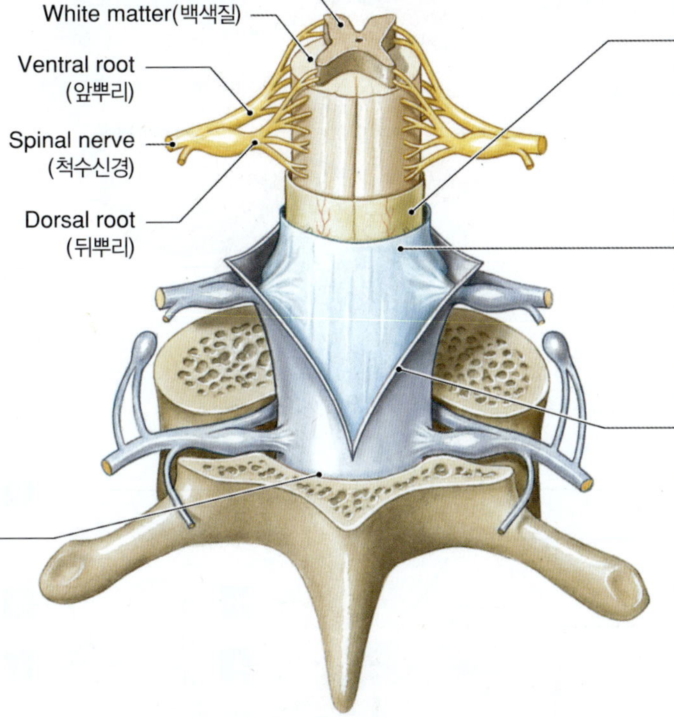


**Spinal meninges(척수막)**

**Pia mater(연막)**는 elastic fiber(탄력섬유)와 collagen fiber(아교섬유)가 그물처럼 얽혀 있으며, 척수의 겉면에 단단히 밀착해 있다.

**Arachnoid mater(거미막)**는 척수막 중 중간층이다. 거미막 밑에는 subarachnoid space(거미막밑공간)가 있는데, 이 공간은 거미막의 상피층과 연막의 바깥면 사이를 따라 이어진다.

튼튼한 섬유조직인 **dura mater(경막)**는 척수막 중 가장 바깥층이다. 좁은 subdural space(경막밑공간)는 경막과 거미막 사이를 가른다.

척수 경막과 척주관 벽 사이에는 **epidural space(경막바깥공간)**가 있는데, 이 공간에 혈관과 지방조직이 들어 있다. 지방조직은 척주관에 덧댄 쿠션이라 할 수 있다.

**2** Cerebrospinal fluid(CSF, 뇌척수액) 표본을 조금 뽑는 시술을 **spinal tap(척추천자)** 또는 **lumbar puncture(허리천자)**라 한다. 이때 $L_1$이나 $L_2$ 척추뼈 높이까지만 이어지는 척수가 다치지 않도록 바늘을 $L_2$와 sacrum(엉치뼈) 사이에서 삽입한다. 뇌척수액이 자체 압력으로 인해 바깥으로 흘러나오도록 한 후 이를 조금만(3~9 mL) 모으기도 한다. 척추천자는 spinal anesthesia(척수마취) 마취제를 주입하기 위해서, CNS 감염이 의심될 때, 심한 요통이나 두통이나 disc(척추사이원반) 질환이나 stroke(뇌졸중) 중 일부 유형의 원인을 찾으려고 할 때 실시한다.

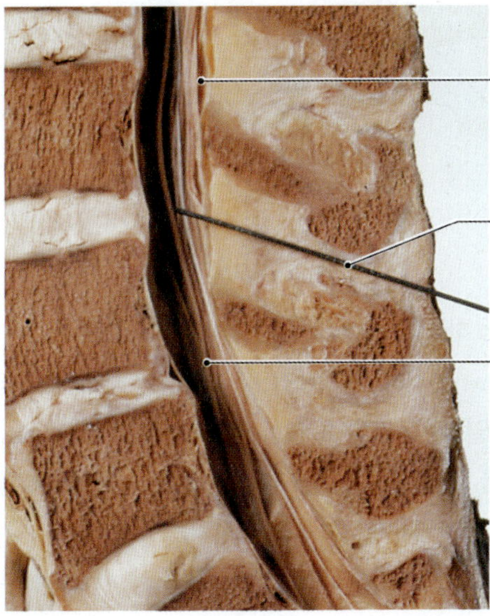

Epidural space
(경막바깥공간)

Lumbar puncture
(허리천자) 바늘

Subarachnoid space
(거미막밑공간)에 있는
cauda equina(말총)

**모듈 5.16 복습**

a. Spinal meninges(척수막)을 구성하는 세 층은 무엇인가?

b. Epidural space(경막바깥공간)는 어디에 있는 공간이며, 이곳에는 무엇이 들어 있는가?

c. Spinal tap(척추천자)을 $L_2$ 척추뼈보다 아래에서 시행하는 이유는 무엇인가?

### 1. 명칭 표기

다음 뇌 그림에서 각 구조의 명칭을 기입하시오.

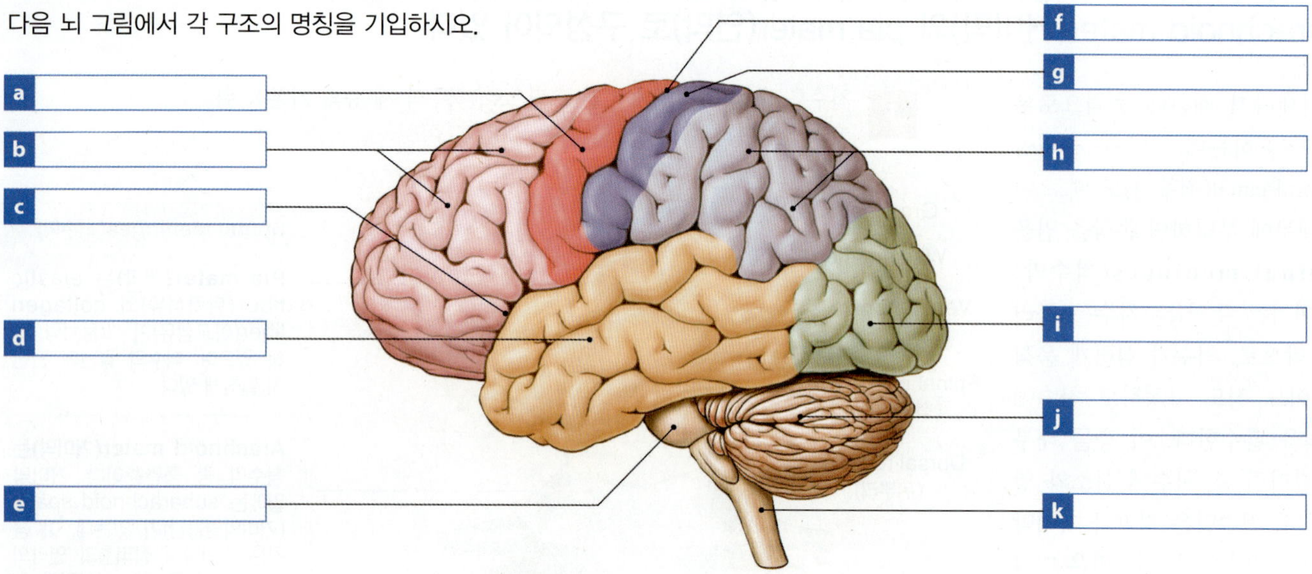


### 2. 명칭 표기

다음 spinal cord(척수) 가로단면 그림에서 각 구조의 명칭을 기입하시오.

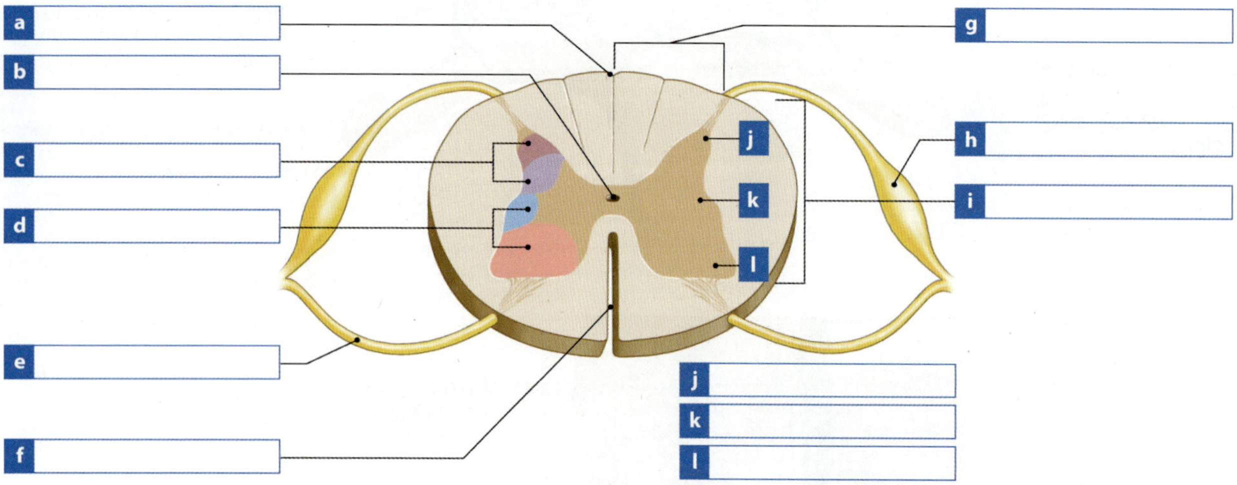


### 3. 용어

이번 절에서 굵은 문자로 표시해서 설명했던 용어 중 하나를 골라 다음 각 정의 앞에 있는 빈칸에 기입하시오.

a ______________ Spinal cord(척수)에서 white matter(백색질)를 구성하는 세 가지 부위

b ______________ Primary motor cortex(일차운동겉질)를 포함하고 있는 대뇌의 gyrus(이랑)

c ______________ 심장 박동과 호흡속도를 조절하는 중추가 포함된 brain stem(뇌줄기) 부위

d ______________ 뇌와 척수만 둘러싸면서 이들을 지지하고 안정시키는 막들

e ______________ 척수보다 아래에 있는 spinal nerve(척수신경)의 긴 dorsal root(뒤뿌리)과 ventral root(앞뿌리)들로 구성된 구조

f ______________ 후각을 제외하고 의식 수준에 도달하는 모든 감각정보가 마지막으로 거치는 중계국

g ______________ 척수막 중 가장 바깥층

h ______________ 사건이나 행동의 결과를 예측하는 통합 중추가 있는 cerebral cortex(대뇌겉질)

i ______________ CNS(중추신경계통)를 에워싸면서 적시는 체액

# 핵심 용어로 윤곽 파악하기

각 모듈마다 차례대로 열거한 용어를 이용하여 내용을 요약하시오.

## 1절

### Neuron(신경세포)과 Neuroglia(신경아교세포)

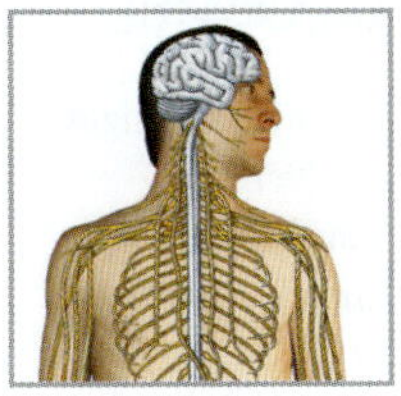

- • receptor(수용기)
- • visceral sensory receptor (내장감각수용기)
- • somatic sensory receptor (몸감각수용기)
- • special sensory receptor (특수감각수용기)
- • sensory (afferent) division (감각신경부분, 들신경부분)
- • peripheral nervous system (PNS, 말초신경계통)
- • information processing (정보 처리)
- • central nervous system (CNS, 중추신경계통)
- • motor (efferent) division (운동신경부분, 날신경부분)
- • somatic nervous system (SNS, 몸신경계통)
- • autonomic nervous system (ANS, 자율신경계통)
- • effector(효과기)

## 5.1

### Neuron(신경세포, 신경원)은 세포 사이에서 정보를 교환하도록 특화된 신경계통의 주연 세포이다

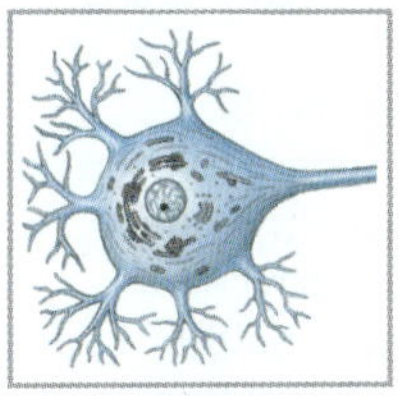

- ○ dendrite(가지돌기)
- ○ cell body(세포체)
- ○ axon(축삭)
- • neurotubule (신경미세관)
- • axon hillock (축삭둔덕)
- • collaterals(곁가지)
- • axon terminal (축삭종말)
- • Nissl body (호색소물질, 니슬소체)
- • filament(잔섬유)
- • synapse (시냅스, 연접)
- • presynaptic cell (시냅스이전세포)
- • postsynaptic cell (시냅스이후세포)
- • bipolar neuron (두극신경세포)
- • unipolar neuron (홑극신경세포)
- • multipolar neuron (뭇극신경세포)

## 5.2

### Oligodendrocyte(희소돌기아교세포)와 astrocyte(별아교세포)와 ependymal cell(뇌실막세포)과 microglia(미세아교세포)는 CNS(중추신경계통)의 neuroglia(신경아교세포)들이다

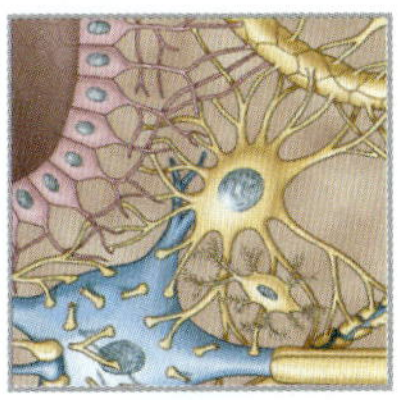

- • neuroglia(glial cell, 신경아교세포, 아교세포)
- • ependymal cell (뇌실막세포)
- • ependyma(뇌실막)
- • cerebrospinal fluid (CSF, 뇌척수액)
- • microglia (미세아교세포)
- • astrocyte (별아교세포)
- • blood-brain barrier (혈액뇌장벽)
- • oligodendrocyte (희소돌기아교세포)
- • myelin(미엘린)
- • myelin sheath (미엘린집, 말이집)
- • myelinated axon (미엘린집축삭)
- • internode (마디사이분절)
- • node(미엘린집마디, 랑비에마디)
- • white matter (백색질)
- • unmyelinated axon (무미엘린집축삭)
- • gray matter(회색질)

## 5.3

### Schwann cell(신경집세포, 슈반세포)과 satellite cell(위성세포)은 PNS(말초신경계통)에 있는 sensory neuron(감각신경세포)과 motor neuron(운동신경세포)의 axon(축삭)과 cell body(세포체)를 보호한다

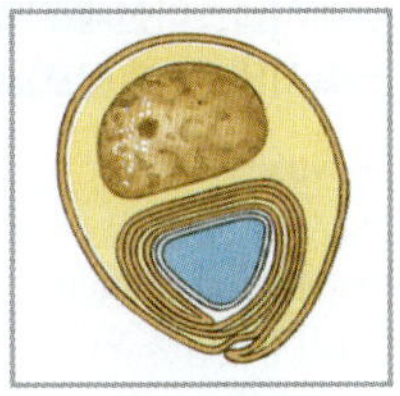

- • Schwann cell(신경집세포, 슈반세포)
- • neurilemma(신경집)
- • satellite cell (위성세포)
- • ganglia(신경절)
- • sensory neuron (감각신경세포)
- • interneuron (사이신경세포)
- • motor neuron (운동신경세포)
- • sensory receptor (감각수용기)
- • internal receptor (내수용기)
- • proprioceptor (고유수용기)
- • external receptor (외수용기)
- • afferent fiber (들신경섬유)
- • sensory ganglia (감각신경절)
- • sensory neuron (감각신경세포)
- • somatic sensory neuron (몸감각신경세포)
- • visceral sensory neuron (내장감각신경세포)
- • somatic motor neuron (몸운동신경세포)
- • peripheral nerve (말초신경)
- • visceral motor neuron (내장운동신경세포)
- • efferent fiber (날신경섬유)
- • autonomic ganglia (자율신경절)
- ○ somatic effector (몸효과기)
- ○ visceral effector (내장효과기)

## 5.4

### 신경계통에서 일어나는 모든 정보 전달과 처리는 개별 neuron(신경세포)의 membrane potential(막전위) 변화에 따라 결정된다

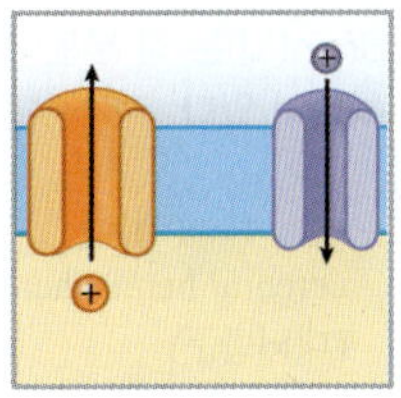

- • membrane potential (막전위)
- • resting potential (안정막전위)
- • graded potential (단계전위)
- • action potential (활동전위)
- • synaptic activity (시냅스작용)
- • neurotransmitter (신경전달물질)
- • information processing (정보 처리)

## 5.5

### Action potential(활동전위)은 continuous propagation(연속전파)이나 saltatory propagation(도약전도)을 통해서 그 세포막의 다른 부분에 영향을 미칠 수 있다

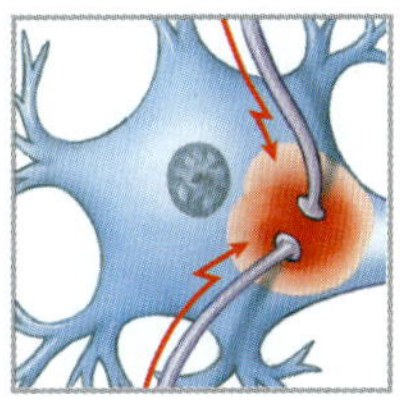

- • polarization(분극)
- • depolarization (탈분극)
- • repolarization (재분극)
- • continuous propagation (연속전파)
- • saltatory propagation (도약전도)

• = 해당 모듈에서 굵은 문자로 표시한 용어

## 5.6

**Synapse(시냅스)에서는 정보가 presynaptic cell(시냅스이전세포)에서부터 postsynaptic cell(시냅스이후세포)로 전달된다**

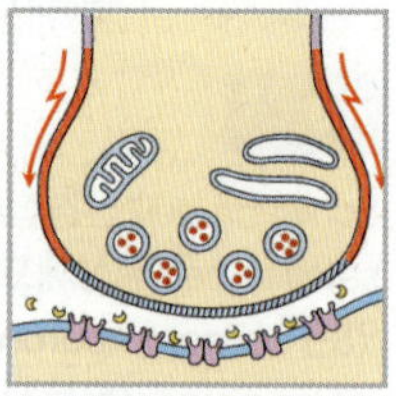

- synapse (시냅스, 연접)
- neurotransmitter (신경전달물질)
- synaptic cleft (시냅스틈새)
- axon terminal (축삭종말)
- synaptic vesicle (시냅스소포)
- presynaptic membrane (시냅스이전막)
- postsynaptic membrane (시냅스이후막)

## 2절

## Central Nervous System(중추신경계통)의 구조와 기능

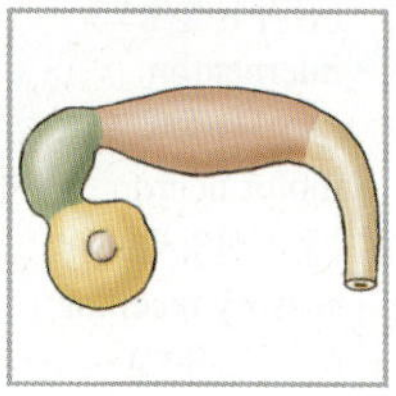

- neural tube(신경관)
- diencephalon (사이뇌)
- cerebrum(대뇌)
- cerebellum(소뇌)
- pons(다리뇌)
- medulla oblongata (숨뇌, 연수)

## 5.7

**Brain(뇌)은 각 부분마다 구조와 기능에 뚜렷한 특징이 있다**

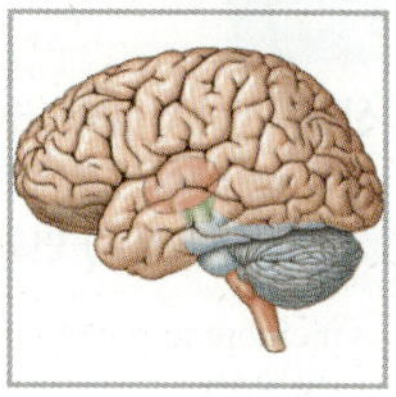

- cerebrum(대뇌)
- cerebral hemisphere (대뇌반구)
- cerebral cortex (대뇌겉질, 대뇌피질)
- fissure(틈새)
- gyri(이랑)
- sulci(고랑)
- diencephalon (사이뇌)
- thalamus(시상)
- hypothalamus (시상하부)
- brain stem (뇌줄기, 뇌간)
- midbrain(중간뇌)
- pons(다리뇌)
- medulla oblongata(숨뇌)
- ventricle(뇌실)
- lateral ventricle (가쪽뇌실)
- interventricular foramen (뇌실사이구멍)
- third ventricle (셋째뇌실)
- cerebral aqueduct (중간뇌수도관)
- fourth ventricle (넷째뇌실)
- corpus callosum (뇌들보)
- nuclei(신경핵)
- basal nuclei(바닥핵)

## 5.8

**Cranial meninges(뇌막)와 cerebrospinal fluid(뇌척수액)는 brain(뇌)을 보호하고 지지한다**

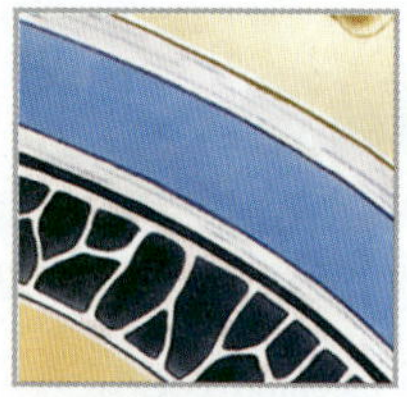

- cranial meninges (뇌막)
- dura mater(경막)
- arachnoid mater (거미막, 지주막)
- pia mater(연막)
- dural fold(경막주름)
- dural sinus (경막정맥굴)
- superior sagittal sinus(위시상정맥굴)
- tentorium cerebelli (소뇌천막)
- falx cerebelli (소뇌낫)
- falx cerebri(대뇌낫)
- cerebrospinal fluid (CSF, 뇌척수액)
- choroid plexus (맥락얼기)
- lateral aperture (가쪽구멍)
- median aperture (정중구멍)
- arachnoid granulation (거미막과립)

## 5.9

**Cerebral cortex(대뇌겉질, 대뇌피질)는 눈에 띄는 몇 가지 표면 구조를 기준으로 몇 개의 lobe(엽)로 분할된다**

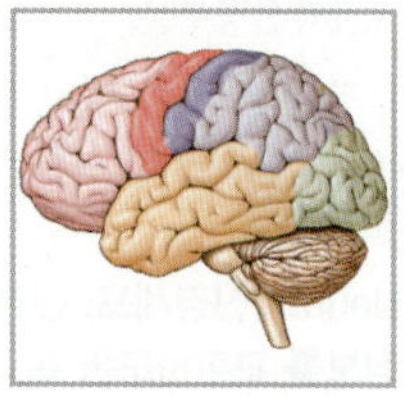

- lobe(엽)
- precentral gyrus (중심앞이랑)
- central sulcus (중심고랑)
- frontal lobe (이마엽, 전두엽)
- parietal lobe (마루엽, 두정엽)
- postcentral gyrus (중심뒤이랑)
- lateral sulcus (가쪽고랑)
- temporal lobe (관자엽, 측두엽)
- insula(대뇌섬)
- parieto-occipital sulcus (마루뒤통수고랑)
- occipital lobe (뒤통수엽, 후두엽)

## 5.10

**Cerebral cortex(대뇌겉질)의 각 lobe(엽)에는 특별히 정해진 기능을 수행하는 부위들이 있다**

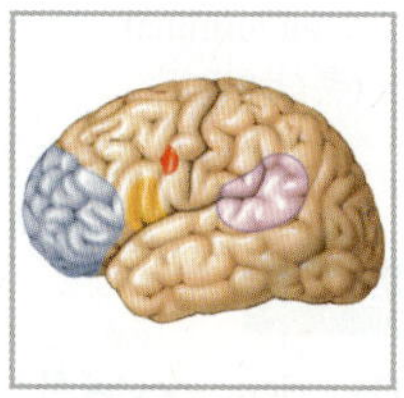

- primary motor cortex (일차운동겉질)
- primary somatic sensory cortex (일차몸감각겉질)
- association area (연합영역)

○ motor cortex (운동겉질)
- pyramidal cell (피라밋세포)
- somatic motor association area (몸운동연합영역)
- gustatory cortex (미각겉질)
- olfactory cortex (후각겉질)

○ auditory cortex (청각겉질)
- primary auditory cortex (일차청각겉질)
- auditory association area (청각연합영역)

○ sensory cortex (감각겉질)
- somatic sensory association area (몸감각연합영역)

○ visual cortex (시각겉질)
- primary visual cortex (일차시각겉질)
- visual association area (시각연합영역)
- integrative center (통합중추)
- speech center (말하기 중추)
- prefrontal cortex (이마앞겉질)
- frontal eye field (이마엽안구운동영역)
- general interpretive area (종합해석영역)
- hemispheric lateralization (대뇌반구편측화)

• = 해당 모듈에서 굵은 문자로 표시한 용어

**5.11**

**Diencephalon(사이뇌)과 brain stem(뇌줄기)과 cerebellum(소뇌)에 있는 중계중추는 우리가 의식하지 못하는 정보를 처리한다**

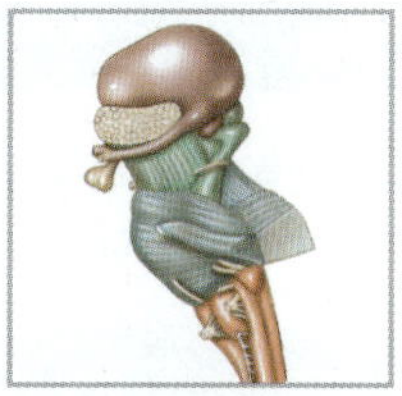

- diencephalon (사이뇌)
- pineal gland (솔방울샘)
- thalamus(시상)
- hypothalamus (시상하부)
- midbrain (중간뇌, 중뇌)
- colliculi(둔덕)
- substantia nigra (흑색질)
- cerebral peduncle(대뇌다리)
- pons(다리뇌, 교뇌)
- cerebellar peduncle (소뇌다리)
- medulla oblongata (숨뇌, 연수)
- cardiovascular center (심장혈관중추)
- respiratory rhythmicity center (호흡주기중추)

**5.12**

**Midbrain(중간뇌)에 있는 reticular activating system(그물활성화계통)은 의식 유지를 관장한다**

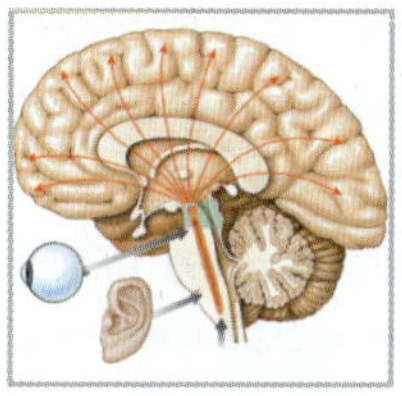

- reticular formation (그물체, 망상체)
- reticular activating system (RAS, 그물활성화계통)

**5.13**

**뇌 작용의 변화 과정은 외부에 전극을 설치한 후에 살펴볼 수 있다. 이 기록을 electroencephalogram(EEG, 뇌파도)이라 한다**

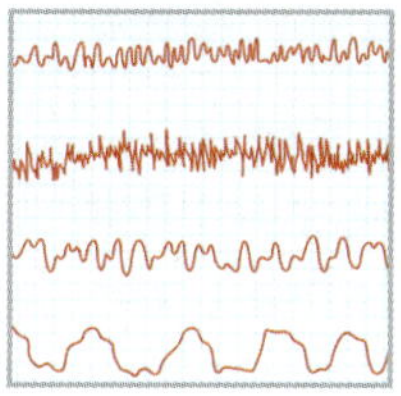

- electroencephalogram (EEG, 뇌파도)
- brain wave(뇌파)
- alpha wave(알파파)
- beta wave(베타파)
- theta wave(세타파)
- delta wave(델타파)
- seizure(발작)
- epilepsy (뇌전증, 간질)

**5.14**

**Spinal cord(척수)는 gray matter(회색질)와 white matter(백색질)로 구성되어 있다**

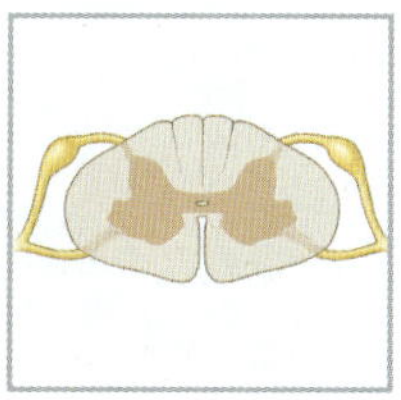

- cervical enlargement (목팽대)
- lumbar enlargement (허리팽대)
- conus medullaris (척수원뿔)
- cauda equina(말총)
- posterior median sulcus (뒤정중고랑)
- dorsal root(뒤뿌리)
- dorsal root ganglion (척수신경절)
- spinal nerve (척수신경)
- ventral root(앞뿌리)
- anterior median fissure(앞정중틈새)
- white matter (백색질)
- gray matter(회색질)

**5.15**

**Gray matter(회색질)는 integration(통합)이 일어나는 곳이고, white matter(백색질)는 정보를 운반한다**

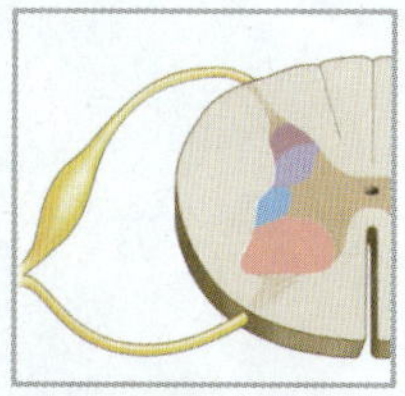

- horn(뿔)
- posterior gray horn(뒤회색질뿔)
- lateral gray horn (가쪽회색질뿔)
- anterior gray horn (앞회색질뿔)
- posterior median sulcus (뒤정중고랑)
- anterior median fissure (앞정중틈새)
- column (백색질기둥, 섬유단)
- tract(신경로)
- ascending tract (오름신경로)
- descending tract (내림신경로)
- ◦ gray matter(회색질)
- nuclei(신경핵)
- sensory nuclei (감각핵)
- motor nuclei (운동핵)
- ◦ white matter (백색질)
- posterior white column (뒤백색질기둥)
- lateral white column (가쪽백색질기둥)
- anterior white column (앞백색질기둥)

**5.16**

**Spinal cord(척수)는 meninges(뇌척수막, 수막)가 둘러싸고 있는데, 뇌척수막은 dura mater(경막)와 arachnoid mater(거미막)와 pia mater(연막)로 구성되어 있다**

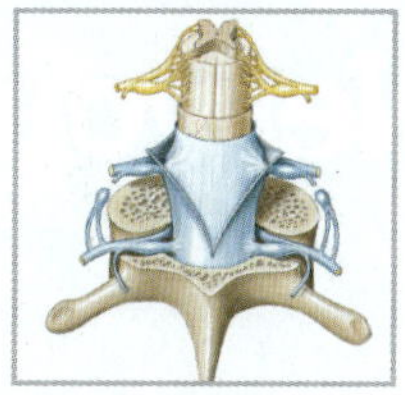

- spinal meninges (척수막)
- pia mater(연막)
- arachnoid mater (거미막)
- dura mater(경막)
- epidural space (경막바깥공간)
- spinal tap(척추천자, lumbar puncture 허리천자)

## 5장 종합 복습 문제

1. Cerebrospinal fluid(CSF, 뇌척수액)가 존재하는 모든 CNS 부위를 열거하고, CSF의 기능을 설명하시오.
2. $C_7$ 위치에서 척수가 절단되었을 때 나타날 증상을 예측해서 설명하시오. $T_{10}$ 위치에서 척수가 절단되었을 때와 어떻게 다른지도 설명하시오.
3. 좌우 대뇌반구의 대표적인 기능 차이를 열거하시오.
4. 중추신경계통 신경세포는 centriole(중심소체)이 없고 세포분열을 할 수 없다. 그렇다면 뇌에 생긴 암은 어떻게 발생했을까?
5. 호흡 및 심장 기능과 관련이 있는 뇌 부위는 어디인가?

5장에 있는 모든 모듈, 절, 종합 복습 문제의 풀이를 알고 싶으면 이 책의 뒷부분에 청색 식별표로 표시한 해답 페이지를 참조하시오.

• = 해당 모듈에서 굵은 문자로 표시한 용어

# 6

# 말초신경계통과 자율신경계통 (The Peripheral and Autonomic Nervous Systems)

## 학습성과

다음 각 학습성과 번호는 본문의 모듈 번호와 일치하며, 독자는 6장을 모두 공부한 후에 각 학습성과를 실천할 수 있어야 한다.

### 1절 • Peripheral Nervous System(말초신경계통)

**6.1** Spinal nerve(척수신경)의 주성분에 관해 기술하고, dermatome(피부분절)과 shingles(대상포진)에 관해 논의한다.

**6.2** Cranial nerve(뇌신경) 12쌍의 이름을 열거하고, 각 뇌신경의 기능 구분과 분포 양상을 확인한다.

**6.3** Nerve plexus(신경얼기)를 정의하고, 네 가지 주요 신경얼기에는 무엇이 있는지, 그리고 그 분포양상은 어떠한지를 설명한다.

**6.4** 감각경로와 운동경로에 관해 기술한다.

**6.5** Reflex(반사)를 정의하고, stretch reflex(뻗침반사, 신장반사)와 withdrawal reflex(회피반사)가 일어나는 단계에 관해 기술한다.

**6.6** **임상의학 모듈** 왜 반사를 검사하는지를 설명하고, 고위중추가 어떻게 반사반응을 조절하는지를 기술한다.

**6.7** **임상의학 모듈** Referred pain(연관통증), Parkinson disease(파킨슨병), rabies(광견병), cerebral palsy(뇌성마비), amyotrophic lateral sclerosis(근육위축가쪽경화증), Alzheimer disease(알츠하이머병), multiple sclerosis(다발경화증)에서 신경계통이 담당하는 역할에 관해 기술한다.

### 2절 • Autonomic Nervous System(자율신경계통)

**6.8** 자율신경계통 중 sympathetic division(교감신경계통)과 parasympathetic division(부교감신경계통)의 구성체계와 기능에 관해 기술한다.

**6.9** 자율신경계통 중 교감신경계통과 부교감신경계통이 분포하는 양상에 관해 기술한다.

**6.10** 교감신경계통이 활성화되거나 부교감신경계통이 자극을 받았을 때 일어나는 작용을 각각 설명하고, 두 신경계통의 구조 및 기능의 특징과 신경전달물질 차이를 요약한다.

# Peripheral Nervous System(말초신경계통)

Central nervous system(중추신경계통)은 **peripheral nervous system(PNS)**을 통해 받은 감각정보를 처리한 후 PNS로 운동명령을 전달한다. PNS는 peripheral nerve들로 이루어진 신경망이다. **Peripheral nerve(말초신경)**는 어디에서 시작하는지를 기준으로 구분할 수 있다. 뇌에서 시작한 말초신경은 **cranial nerve(뇌신경)**이고, 척수에서 시작한 말초신경은 **spinal nerve(척수신경)**이다.

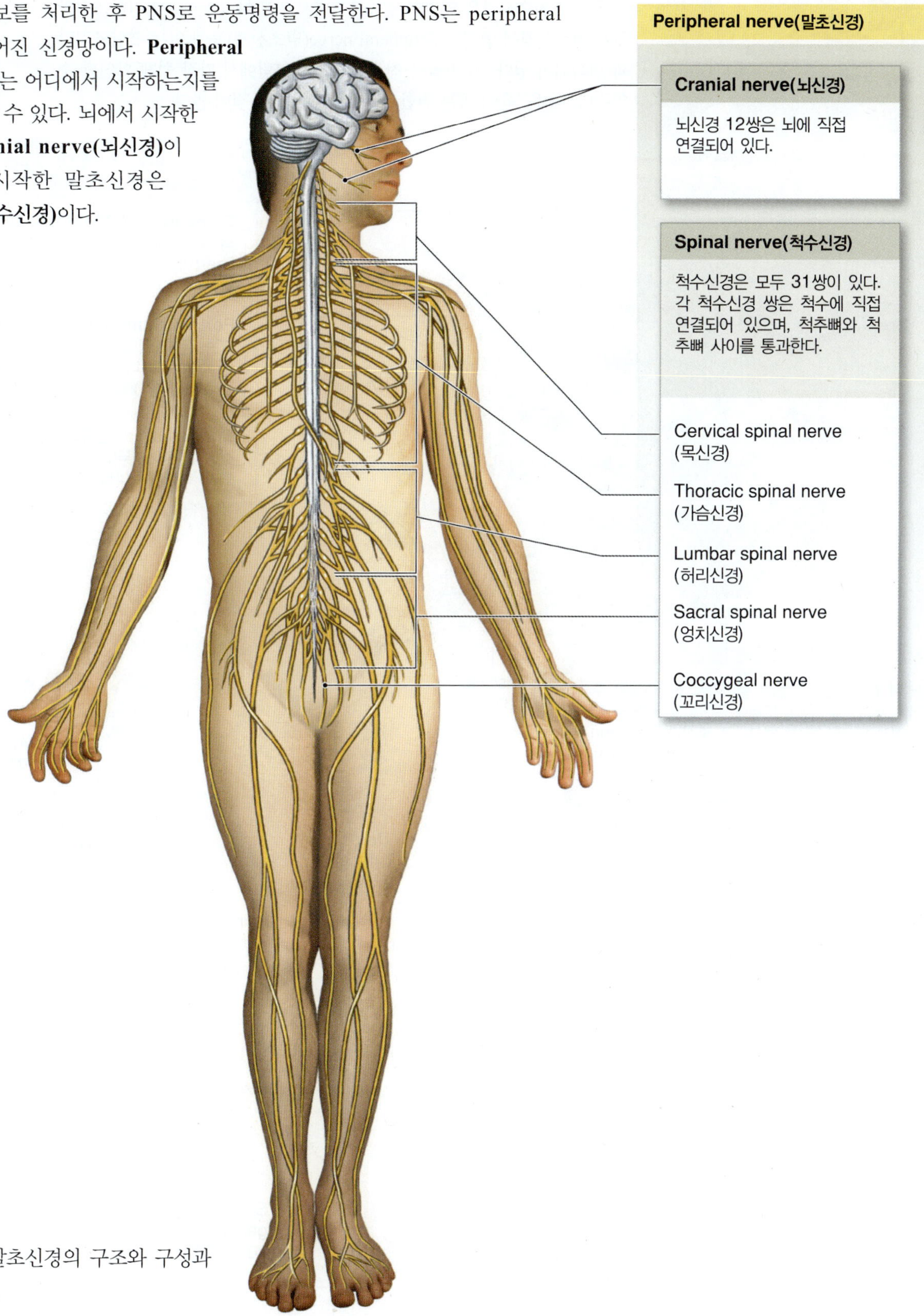


이번 절에서는 말초신경의 구조와 구성과 분포를 공부한다.

6.1

## 각 spinal nerve(척수신경)는 구조와 분포 양상에 일정한 원칙이 있다

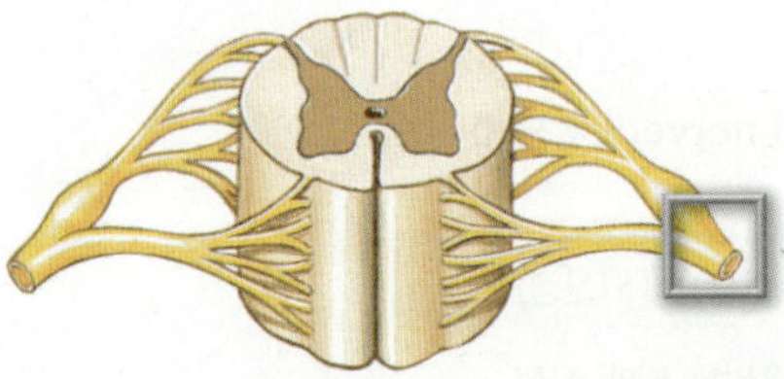

**1** 척수는 각 segment(분절)마다 척수신경이 한 쌍씩 연결되어 있다. 각 척수신경은 일련의 결합조직막으로 덮여 있는데, 이 결합조직막들은 척수신경에 연결된 peripheral nerve(말초신경)들에 있는 결합조직막과 연속되어 있다. 이 막들은 척수신경 단면그림에서 가장 쉽게 확인할 수 있는데, 뼈대근육에 있는 결합조직막들과 유사한 점이 많다.

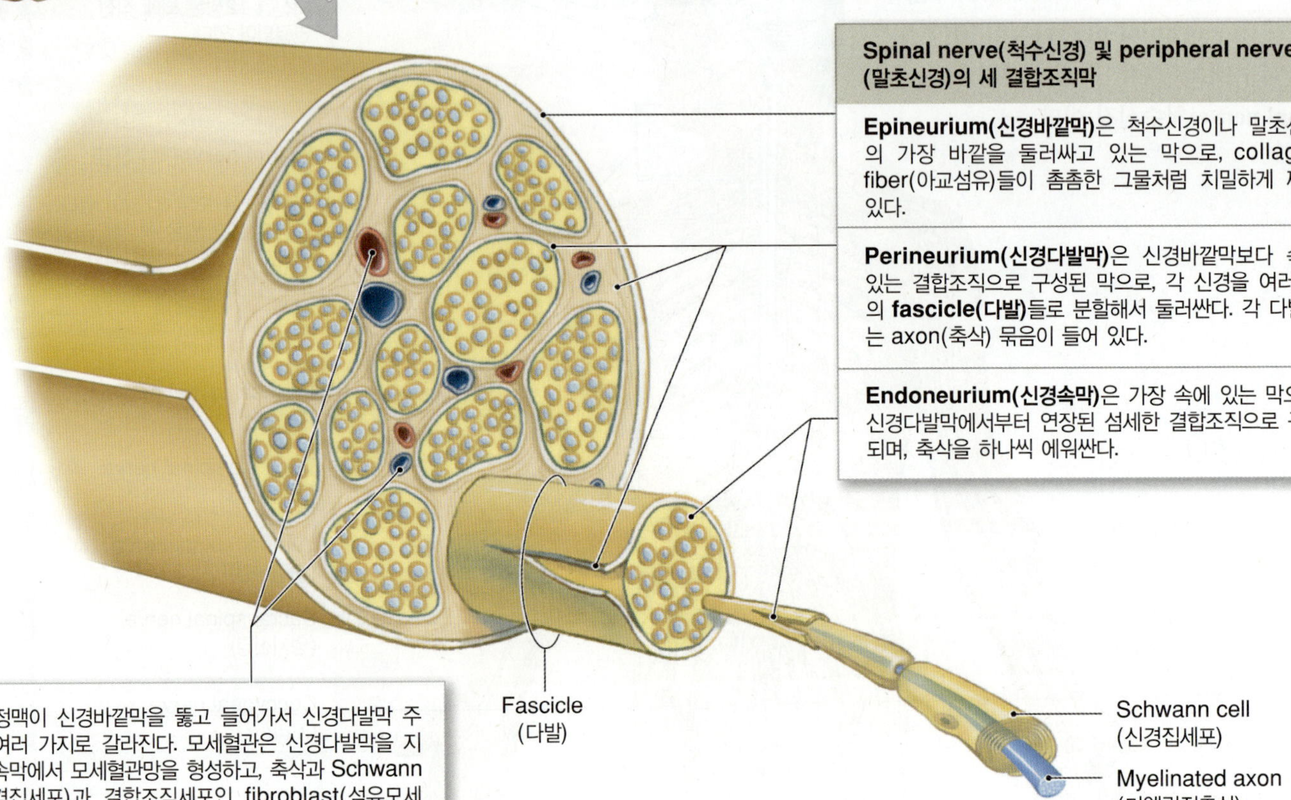


**Spinal nerve(척수신경) 및 peripheral nerve (말초신경)의 세 결합조직막**

**Epineurium(신경바깥막)**은 척수신경이나 말초신경의 가장 바깥을 둘러싸고 있는 막으로, collagen fiber(아교섬유)들이 촘촘한 그물처럼 치밀하게 짜여 있다.

**Perineurium(신경다발막)**은 신경바깥막보다 속에 있는 결합조직으로 구성된 막으로, 각 신경을 여러 개의 **fascicle(다발)**들로 분할해서 둘러싼다. 각 다발에는 axon(축삭) 묶음이 들어 있다.

**Endoneurium(신경속막)**은 가장 속에 있는 막으로, 신경다발막에서부터 연장된 섬세한 결합조직으로 구성되며, 축삭을 하나씩 에워싼다.

동맥과 정맥이 신경바깥막을 뚫고 들어가서 신경다발막 주위에서 여러 가지로 갈라진다. 모세혈관은 신경다발막을 지나 신경속막에서 모세혈관망을 형성하고, 축삭과 Schwann cell(신경집세포)과 결합조직세포인 fibroblast(섬유모세포)에 혈액을 공급한다.

**2** 척수신경은 곧 갈라져서 **rami(가지**; 단수는 *ramus*)를 이룬다. 이 가지들에는 autonomic nervous system(ANS, 자율신경계통)에 속하는 visceral motor fiber(내장운동신경섬유)도 포함되어 있다. Thoracic spinal cord(가슴척수)와 상위 lumbar spinal cord(허리척수)에서 시작된 척수신경에는 **sympathetic division (교감신경계통)**의 운동신경섬유도 포함되어 있는데, 교감신경은 소위 'fight or flight' response(맞섬도피반응)를 일으킨다.

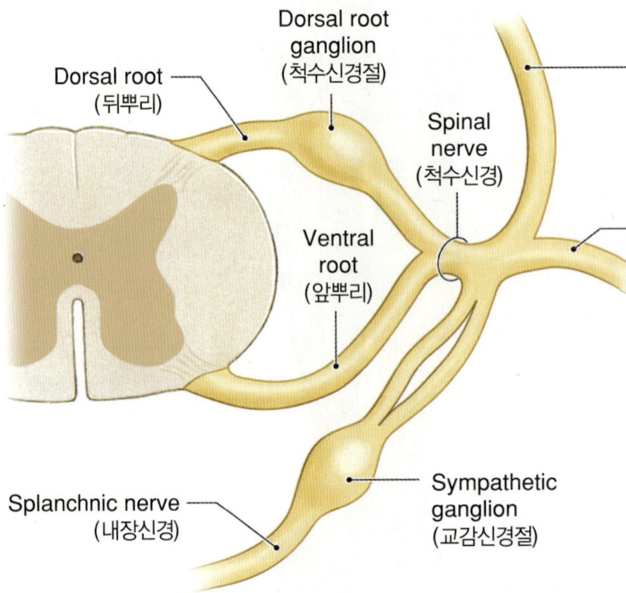


**Dorsal ramus(뒤뿌리)**는 등에 있는 근육과 관절과 피부에 분포한다.

**Ventral ramus(앞뿌리)**는 팔다리는 물론 가쪽몸통벽과 앞몸통벽에 있는 구조들에 분포한다.

**3** 한 척수신경 쌍이 감각을 감지하는 좌우 대칭인 피부 영역을 **dermatome(피부분절)**이라 한다. 각 척수신경 쌍마다 정해진 피부분절 영역이 있지만 서로 이웃한 피부분절은 영역이 어느 정도 겹친다. $C_1$ 척수신경은 대개 피부에 분포하는 감각신경이 없는데, 있으면 $C_2$ 및 $C_3$와 함께 scalp(머리덮개, 두피)에 분포한다. 얼굴은 cranial nerve(뇌신경) 한 쌍이 분포한다. 가장 아래에 있는 척수신경은 coccygeal nerve($C_0$, 꼬리신경)이다. 꼬리신경의 피부분절은 이 그림에 표시하지 않았다.

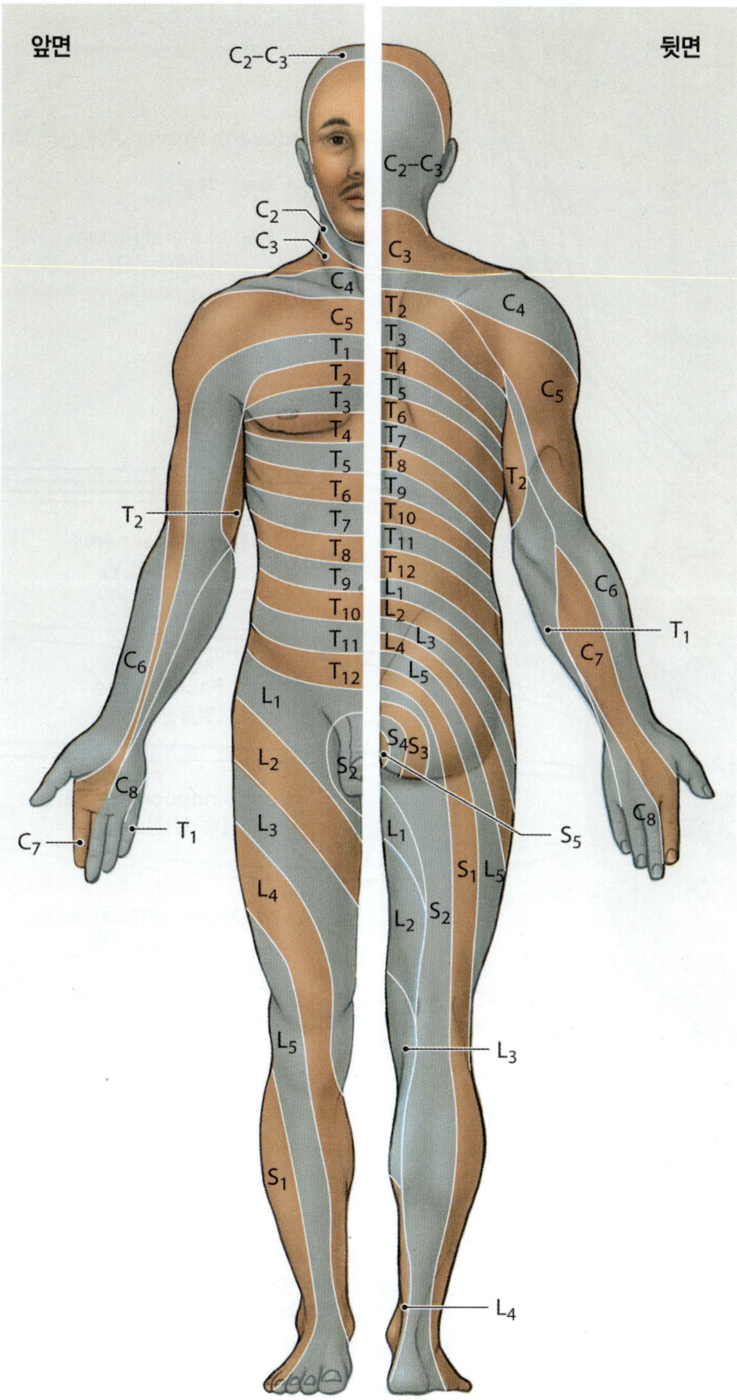


**4** 피부분절은 임상의학에서 중요하다. 척수신경이나 dorsal root ganglion(척수신경절) 하나가 손상을 입거나 감염이 생기면 해당 피부 부위에서 감각이 사라지는 특유의 증상이 나타나기 때문이다. 그밖에 특정 말초신경이 분포하는 피부 영역에 특징적인 징후가 나타나기도 한다. 이 사진에 있는 피부 발진은 척수신경절에 일어난 바이러스 감염인 **shingles(대상포진**; 허리띠를 뜻하는 라틴어인 *cingulum*에서 유래)의 증상이다. 대상포진은 varicella-zoster virus(VZV, 수두대상포진바이러스) 때문에 일어나는데, 이 바이러스는 chickenpox(수두)를 일으키는 바이러스와 동일한 herpes virus(헤르페스 바이러스)이다. 이 질환은 통증이 심한 발진과 물집이 나타나는데, 그 부위는 감염된 감각신경이 분포하는 영역과 그에 관련된 피부분절과 일치한다. 과거에 수두를 앓은 사람은 누구나 대상포진이 발병할 위험이 있다. 왜냐하면 수두를 일으켰던 바이러스가 척수신경절에 잠복하고 있기 때문이다. 이 바이러스를 재활성화 시키는 유발 요인이 무엇인지는 밝혀지지 않았다. 2006년에 미국 식품의약국은 수두를 앓은 적이 있는 60세 이상 노인에게 VZV 예방주사인 Zostavax를 사용할 수 있도록 허가했다.

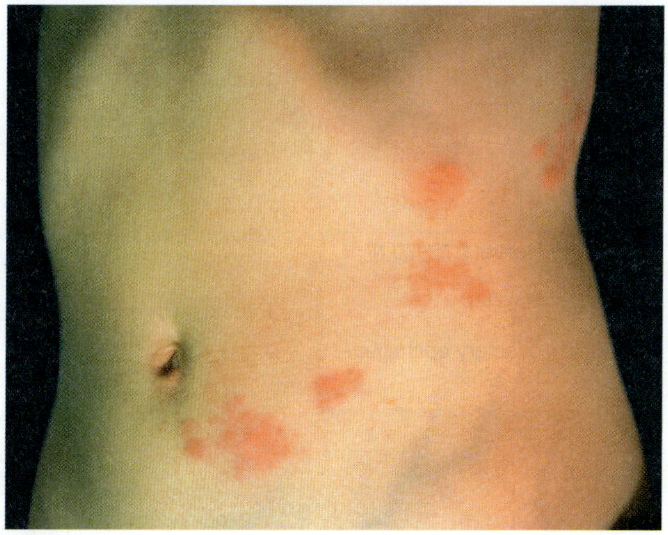

### 모듈 6.1 복습

a. Spinal nerve(척수신경)와 peripheral nerve(말초신경)에 있는 세 가지 결합조직막이 무엇인지 알아보고, 척수신경의 주요 가지에는 어떤 것들이 있는지 확인하시오.

b. Dermatome(피부분절)에 관해 기술하시오.

c. Shingles(대상포진)의 원인을 설명하시오.

6.2

## Cranial nerve(뇌신경) 12쌍은 감각신경과 특수감각신경과 운동신경과 혼합신경으로 구분된다

뇌신경 12쌍은 PNS의 일부분이지만 뇌에 직접 연결되고 뇌의 배쪽면에서 볼 수 있다. 뇌신경은 척수신경과 마찬가지로 결합조직막에 둘러싸여 있다. 뇌신경 이름은 기능이나 모양과 관련이 있다. 각 뇌신경에 표시된 로마숫자는 대뇌에서 시작해서 뇌에 연결된 위치에 따라 차례대로 정해진다.

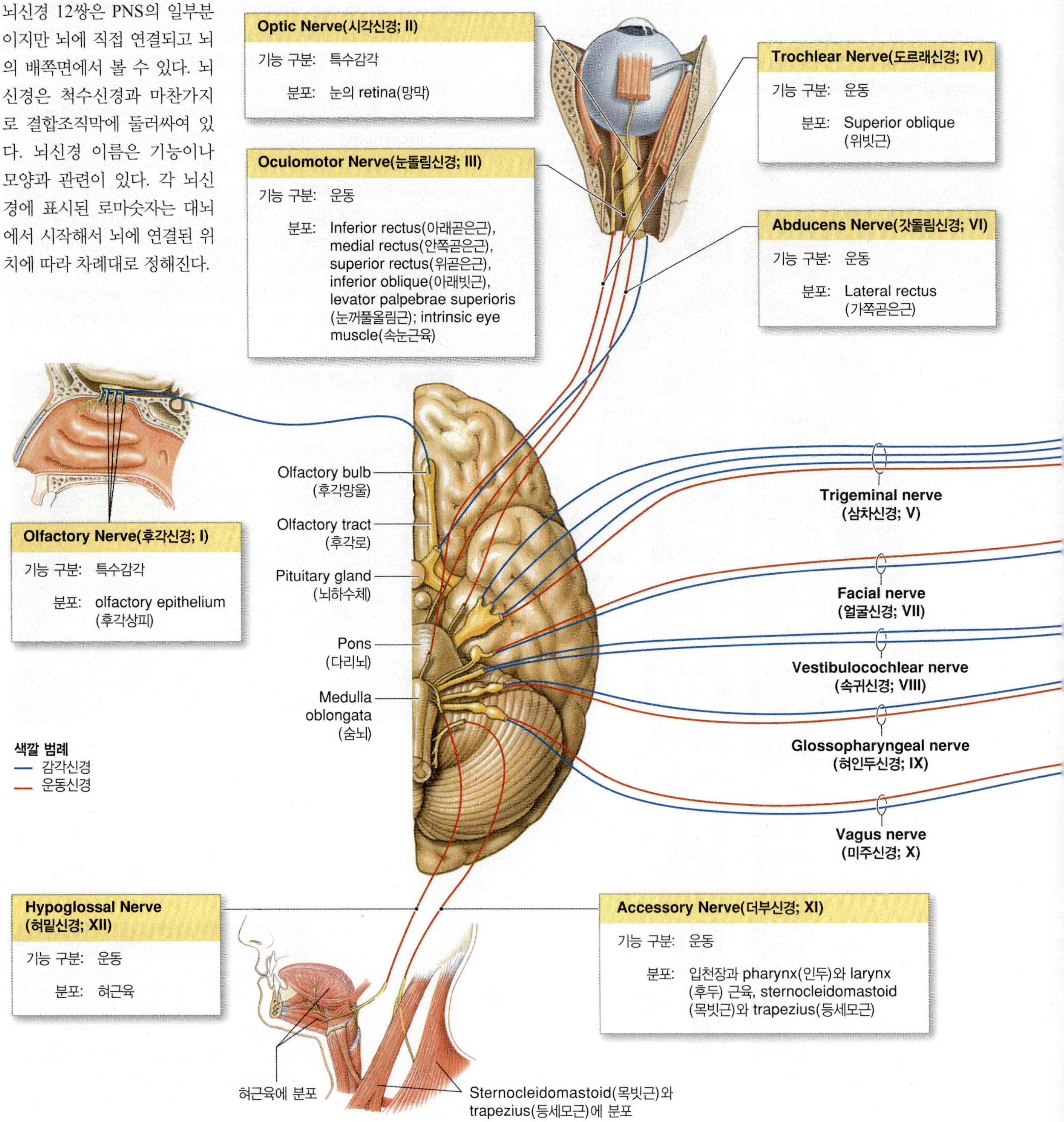

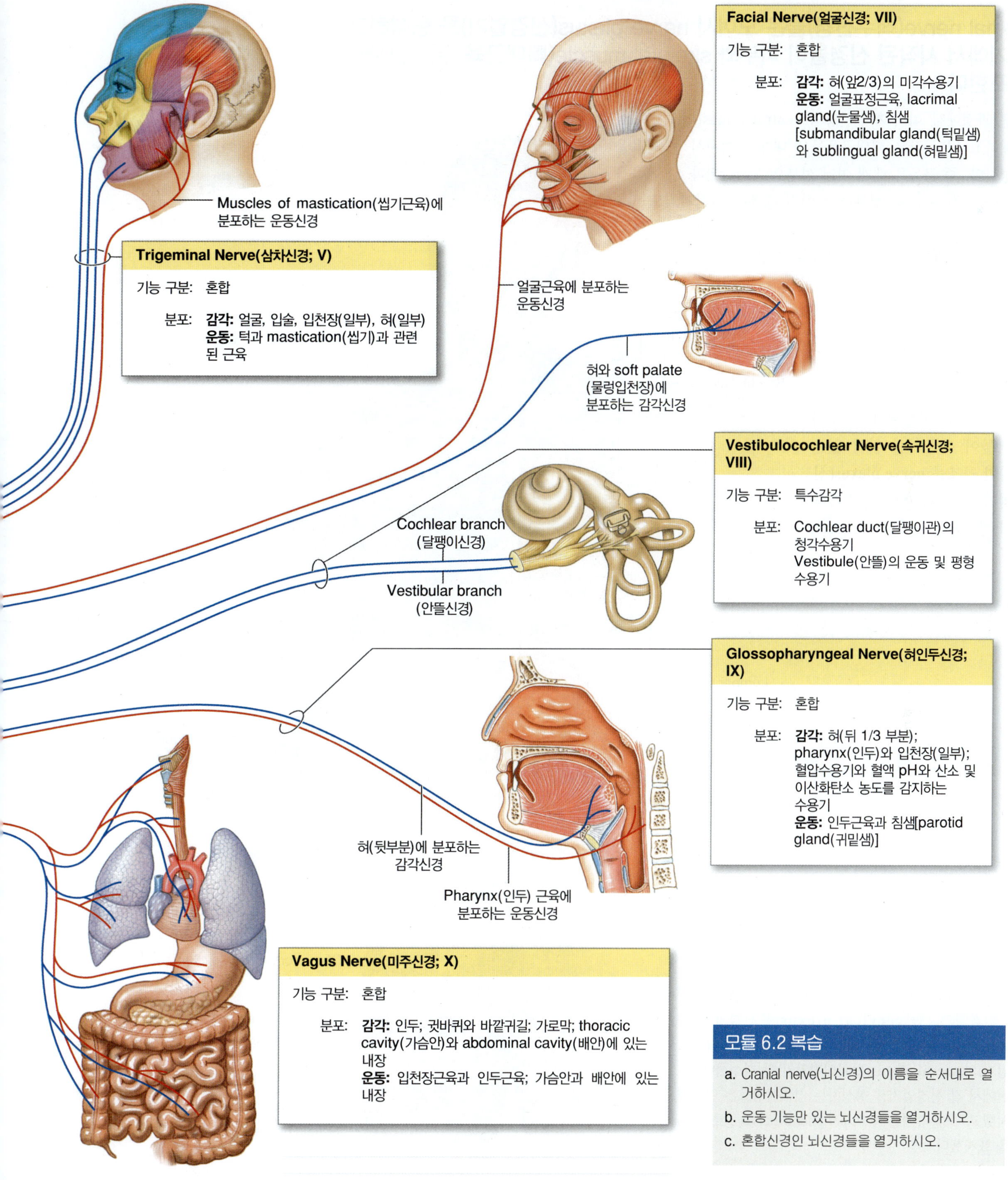


### 모듈 6.2 복습

a. Cranial nerve(뇌신경)의 이름을 순서대로 열거하시오.

b. 운동 기능만 있는 뇌신경들을 열거하시오.

c. 혼합신경인 뇌신경들을 열거하시오.

# Spinal nerve(척수신경)들은 모여서 nerve plexus(신경얼기)를 형성하고, 여기에서 시작된 신경들이 피부와 skeletal muscle(뼈대근육, 골격근)에 분포한다

발생 과정에서 여러 척수신경의 ventral ramus(앞가지)들이 지배하고 있던 작은 뼈대근육들은 대개 합쳐져서 큰 근육을 형성한다. 즉 근육은 대개 여러 성분으로 시작된다. 큰 근육을 형성하는 작은 근육 성분들 사이의 경계는 사라지기도 하지만 각 근육 성분들마다 서로 다른 척수신경 앞가지들이 계속 분포해서 운동을 조절하고 감각을 담당한다. 근육 성분들이 합쳐지는 과정에서 서로 이웃한 척수신경 앞가지들의 신경섬유들이 혼합되고, 결국 여러 척수신경으로 구성된 말초신경들이 차례대로 형성된다. 이렇게 신경들이 그물처럼 얽혀 있는 복잡한 구조를 **nerve plexus**(**신경얼기**; *plexus*는 땋은 머리카락이나 장식술을 뜻함)라 부른다.

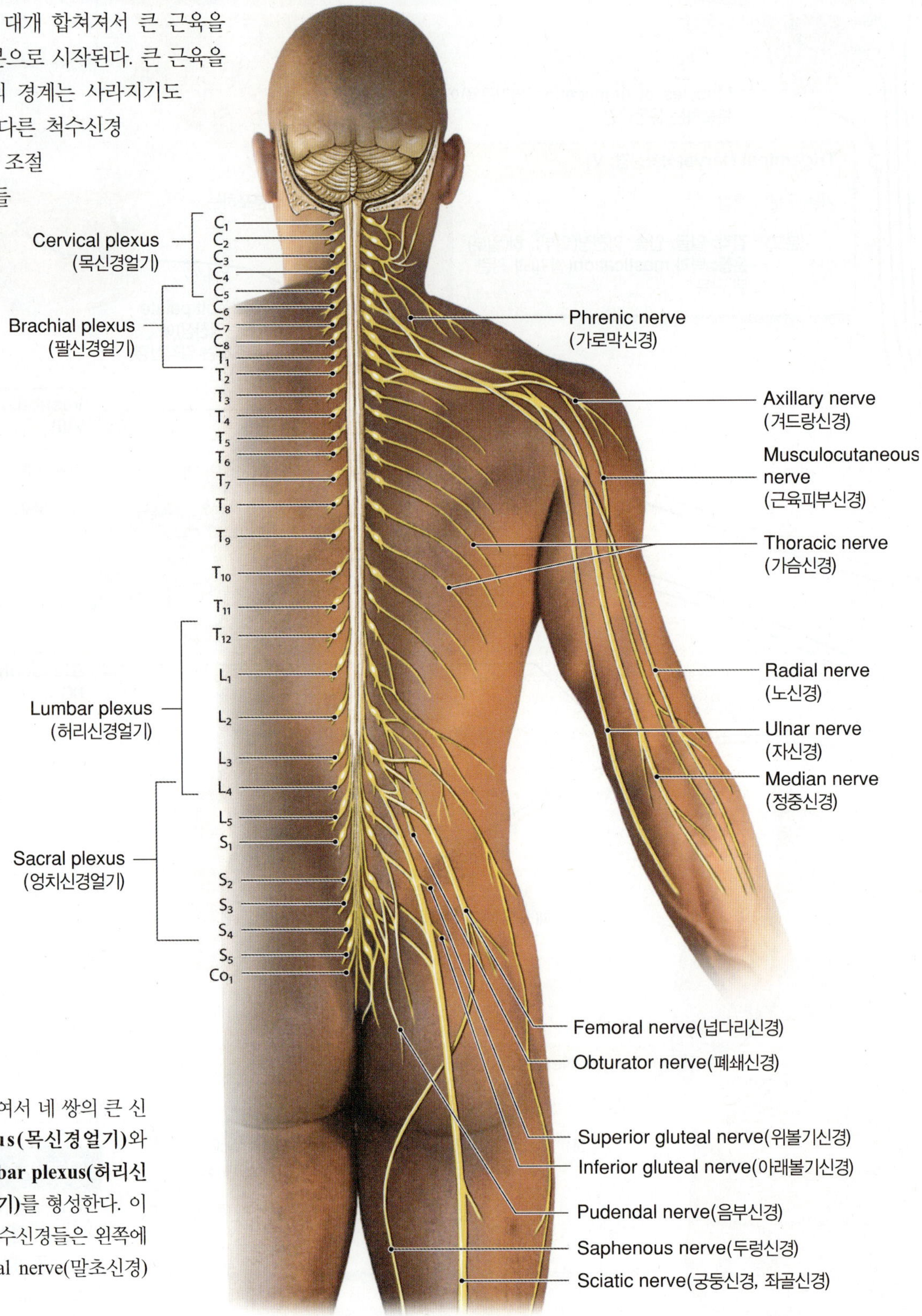


**1** Ventral ramus(앞가지)들은 모여서 네 쌍의 큰 신경얼기, 즉 **cervical plexus**(**목신경얼기**)와 **brachial plexus**(**팔신경얼기**)와 **lumbar plexus**(**허리신경얼기**)와 **sacral plexus**(**엉치신경얼기**)를 형성한다. 이 사진에서 각 신경얼기를 형성하는 척수신경들은 왼쪽에 표시했고, 오른쪽에는 주요 peripheral nerve(말초신경)들을 표시했다.

**2** Cervical plexus(목신경얼기)는 $C_1$~$C_5$ 척수신경의 앞가지들로 구성된다. 목신경얼기에서 시작된 말초 신경들은 목근육에 분포하고 thoracic cavity(가슴안)로 이어진다. **Phrenic nerve(가로막신경)**는 목신경얼기에서 가장 중요한 신경으로, 가장 중요한 호흡 근육인 diaphragm(가로막, 횡격막) 전체를 지배한다. 목신경얼기에서 시작된 다른 신경들은 목과 가슴(윗부분)의 피부에 분포한다.

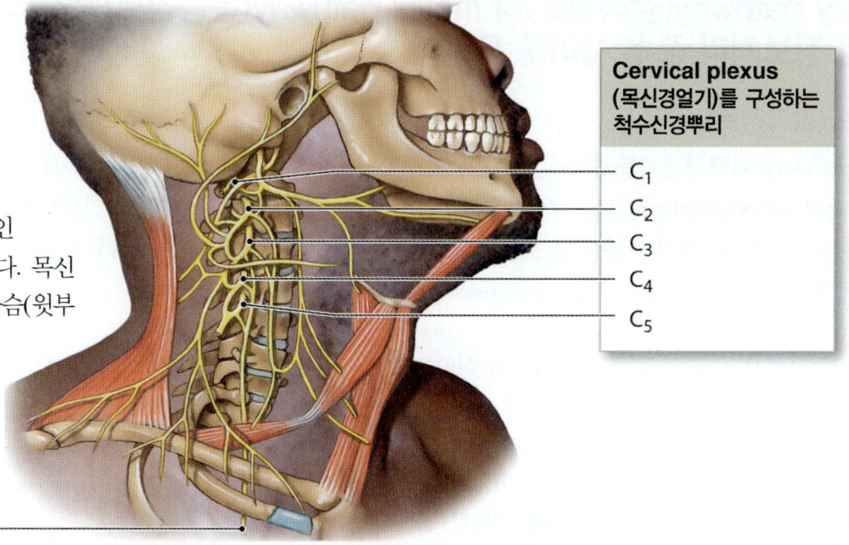


**3** Brachial plexus(팔신경얼기)는 pectoral girdle(팔이음부위)과 팔에 분포하며, $C_5$~$T_1$ 척수신경의 앞가지들이 구성한다.

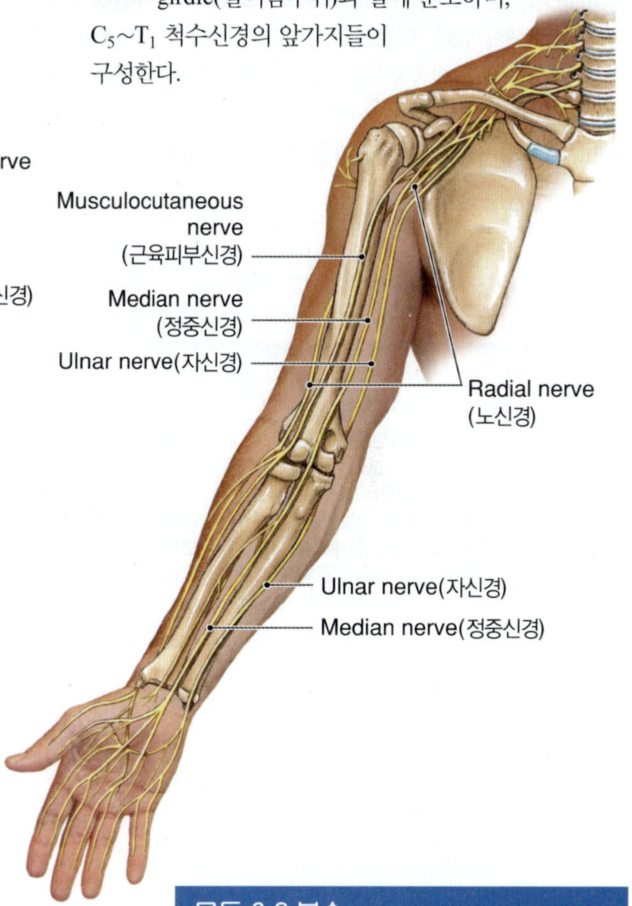


**4** Lumbar plexus(허리신경얼기)와 sacral plexus (엉치신경얼기)는 각각 lumbar spinal cord(허리척수)와 sacral spinal cord(엉치척수)에서 시작된다. 이 신경얼기들에서 시작되는 말초신경들은 pelvic girdle(다리이음부위)과 다리에 분포한다.

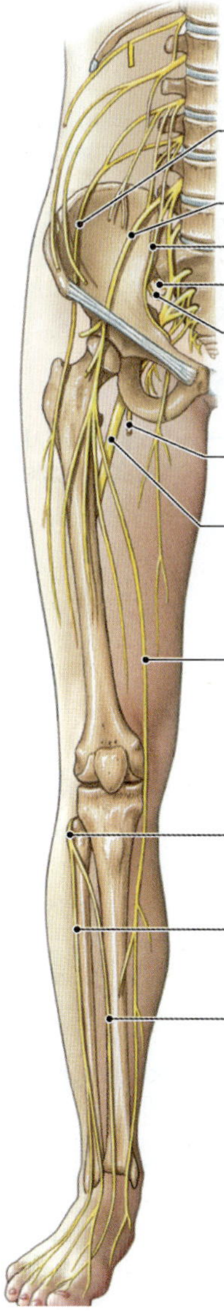


### 모듈 6.3 복습

a. Nerve plexus(신경얼기)를 정의하고 대표적인 신경얼기를 열거하시오.

b. 어느 신경얼기가 손상을 입으면 호흡 능력이 타격을 받을까?

c. Brachial plexus(팔신경얼기)에서 시작된 주요 신경들을 열거하시오.

# 정보는 sensory pathway(감각경로)나 motor pathway(운동경로)를 따라서 PNS와 CNS의 정보처리 중추 사이를 오간다

## Sensory Pathway(감각경로)

Posterior column pathway(뒤백색질기둥경로)로는 위치를 정확히 파악하는 미세촉각(감별촉각)과 압력감각과 진동감각과 proprioception(고유감각)이 전달된다. 고유감각은 신체(특히 팔다리)의 운동과 위치를 파악하는 감각이다. 이 정보들은 말초수용기에서부터 뒤백색질기둥경로를 따라 전달되며, 결국 대뇌반구에 있는 primary somatic sensory cortex(일차몸감각겉질)에서 끝난다.

**1** 일반적인 감각경로에서는 sensory neuron(감각신경세포)이 감각을 CNS로 들여보낸다. 이 감각신경세포를 **first-order neuron(일차신경세포)**이라 하며, 이 세포에서 시작된 axon(축삭)들은 second-order neuron(이차신경세포)이라 불리는 interneuron(사이신경세포)에 synapse(시냅스) 한다. 이차신경세포는 세포체가 대개 척수나 brain stem(뇌줄기)에 위치한다. 우리가 감각을 인식하려면 이차신경세포의 축삭이 thalamus(시상)에 있는 **third-order neuron(삼차신경세포)**과 시냅스해야 한다. 대개는 이차신경세포의 축삭이 위로 올라가는 도중에 반대쪽 CNS로 넘어간다. 삼차신경세포는 일차몸감각겉질에서 시냅스한다. 아래 그림은 **posterior column pathway(뒤백색질기둥경로)** 그림이다.

**Sensory homunculus(감각축소인간)**는 특정 신체 부위별로 이를 담당하는 일차몸감각겉질의 면적을 종합해서 만든 가상 인체 지도이다. 감각축소인간의 신체 비율은 각 부위에 분포하는 감각수용기의 수에 비례한다. 수용기가 많을수록 정보를 처리하는 데 필요한 대뇌겉질 신경세포가 많다.

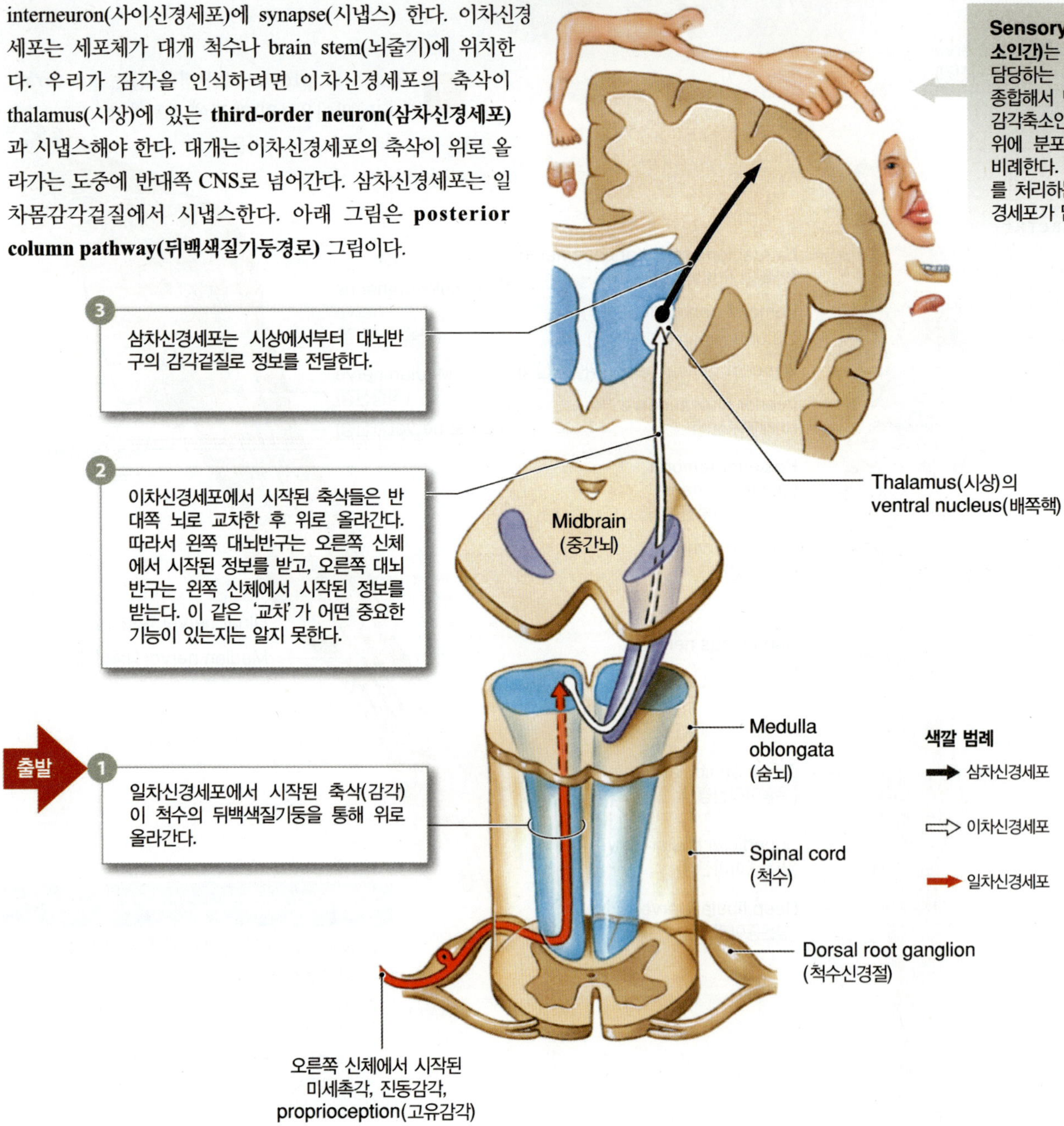

### Motor Pathway(운동경로)

운동경로는 motor neuron(운동신경세포)이 두 개 이상 포함된다. **Upper motor neuron(위운동신경세포)**은 세포체가 CNS의 정보처리중추에 모여 있으며, **lower motor neuron(아래운동신경세포)**은 세포체가 brain stem(뇌줄기)이나 척수의 nucleus(신경핵)에 모여 있다.

**2** **Corticospinal pathway(corticospinal tract, 겉질척수로)**는 뼈대근육(골격근)을 우리 의도에 따라 조절하는 수의운동을 담당한다. 이 신경로는 과거에 pyramidal system(피라미드계통)이라고도 했는데, 이 신경로가 primary motor cortex(일차운동겉질)에 있는 피라미드처럼 생긴 신경세포에서 시작하기 때문이다. 이 위운동신경세포의 축삭은 아래로 뇌줄기와 척수까지 내려가서 뼈대근육을 조절하는 아래운동신경세포와 시냅스한다.

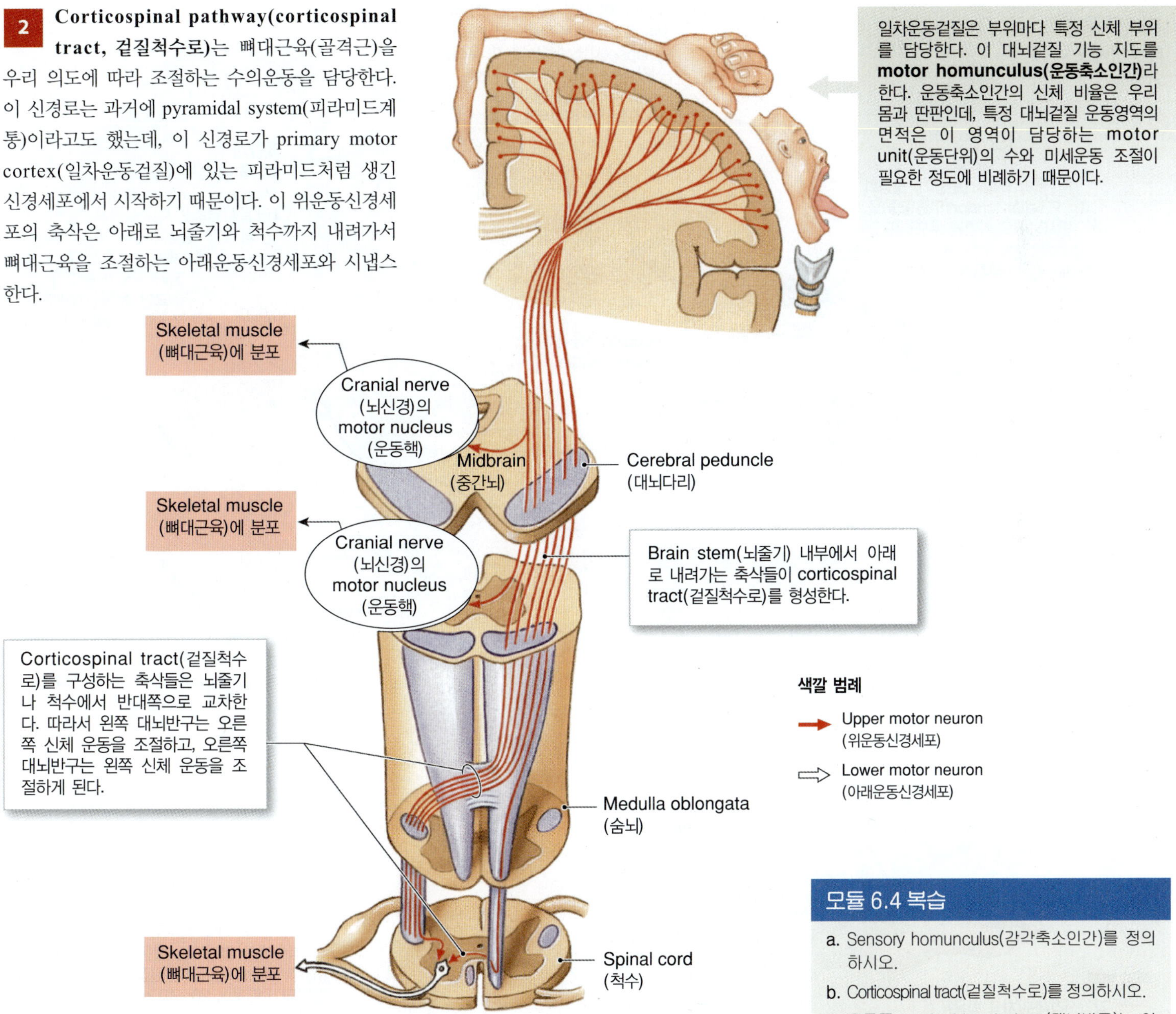


#### 모듈 6.4 복습

a. Sensory homunculus(감각축소인간)를 정의하시오.

b. Corticospinal tract(겉질척수로)를 정의하시오.

c. 오른쪽 cerebral hemisphere(대뇌반구)는 어느 쪽 신체를 조절하는가?

## Reflex(반사)는 자극을 받은 후 즉시 일어나는 자동 반응이다

Reflex는 특정 자극을 받았을 때 즉시 일어나는 자동 반응이다. 반사는 organ(기관)이나 organ system(계통, 기관계통)의 기능을 재빨리 조정함으로써 homeostasis(항상성)를 유지한다. 이 반응은 거의 한결같다. 즉 특정 반사가 유발될 때마다 대개 동일한 운동 반응이 일어난다.

**1** 한 반사가 진행되는 회로를 **reflex arc(반사활, 반사궁)**라 한다. 반사활은 receptor (수용기)에서 시작해서 근육섬유 등의 peripheral effector(말초효과기)에서 끝난다. 반사활이 가장 간단하고 빠른 반사는 **stretch reflex(뻗침 반사, 신장반사)**로, 한 예인 **patellar reflex (무릎반사)**를 그림으로 표시했다. 이 반사를 구성하는 신경세포는 단 두 개뿐으로, 감각신경세포와 운동신경세포가 하나씩이다.

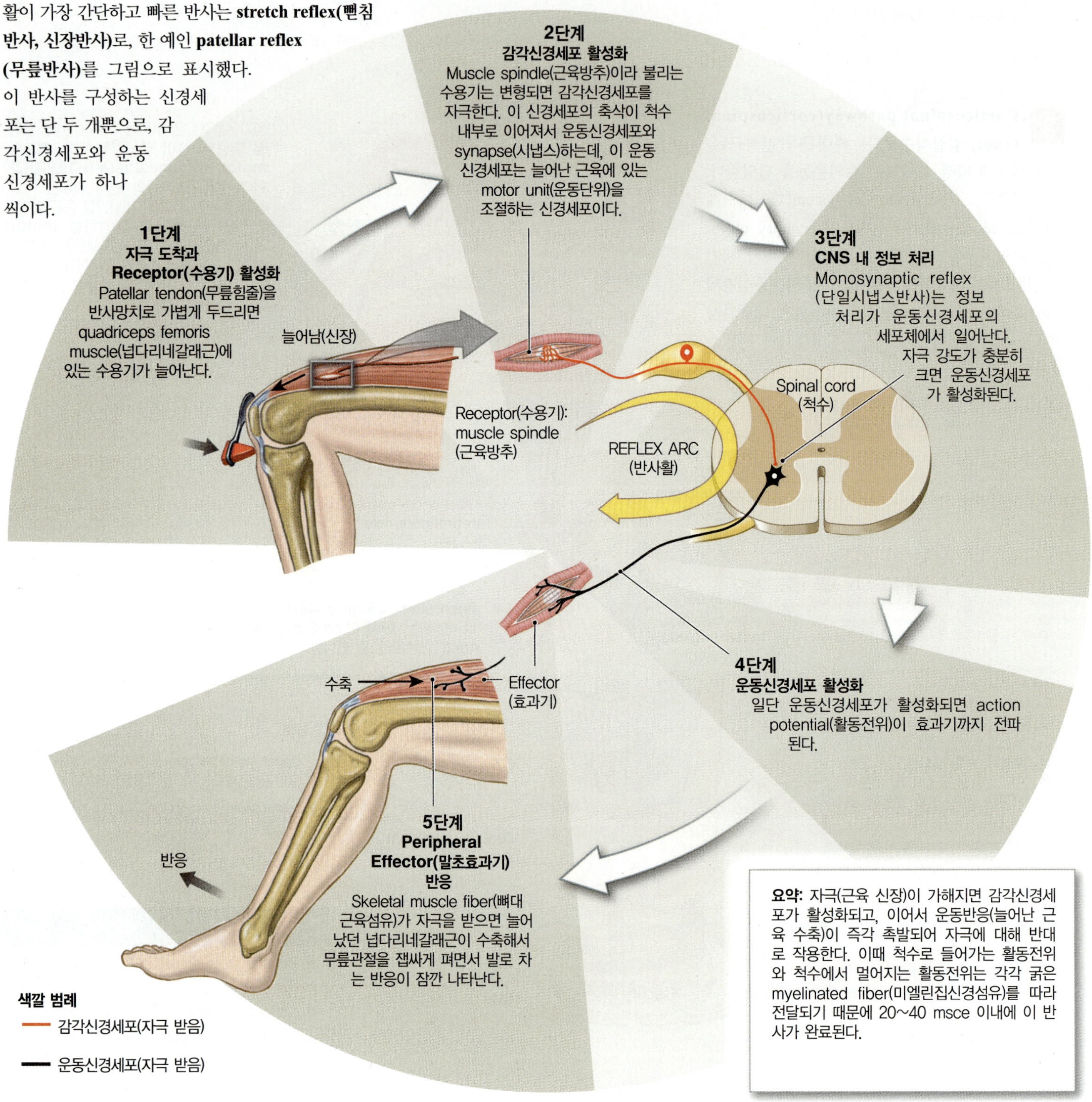

**2** 좀 더 복잡한 반사는 신경세포가 셋 이상 관여하는데, 이 신경세포들은 감각과 반사 반응에 관한 정보를 척수나 뇌에 있는 다른 신경세포나 중추로 중계할 수 있다. **Withdrawal reflex(회피반사)**가 일어나면 자극을 받았던 신체 부분이 자극에서 멀리 다른 곳으로 이동한다.

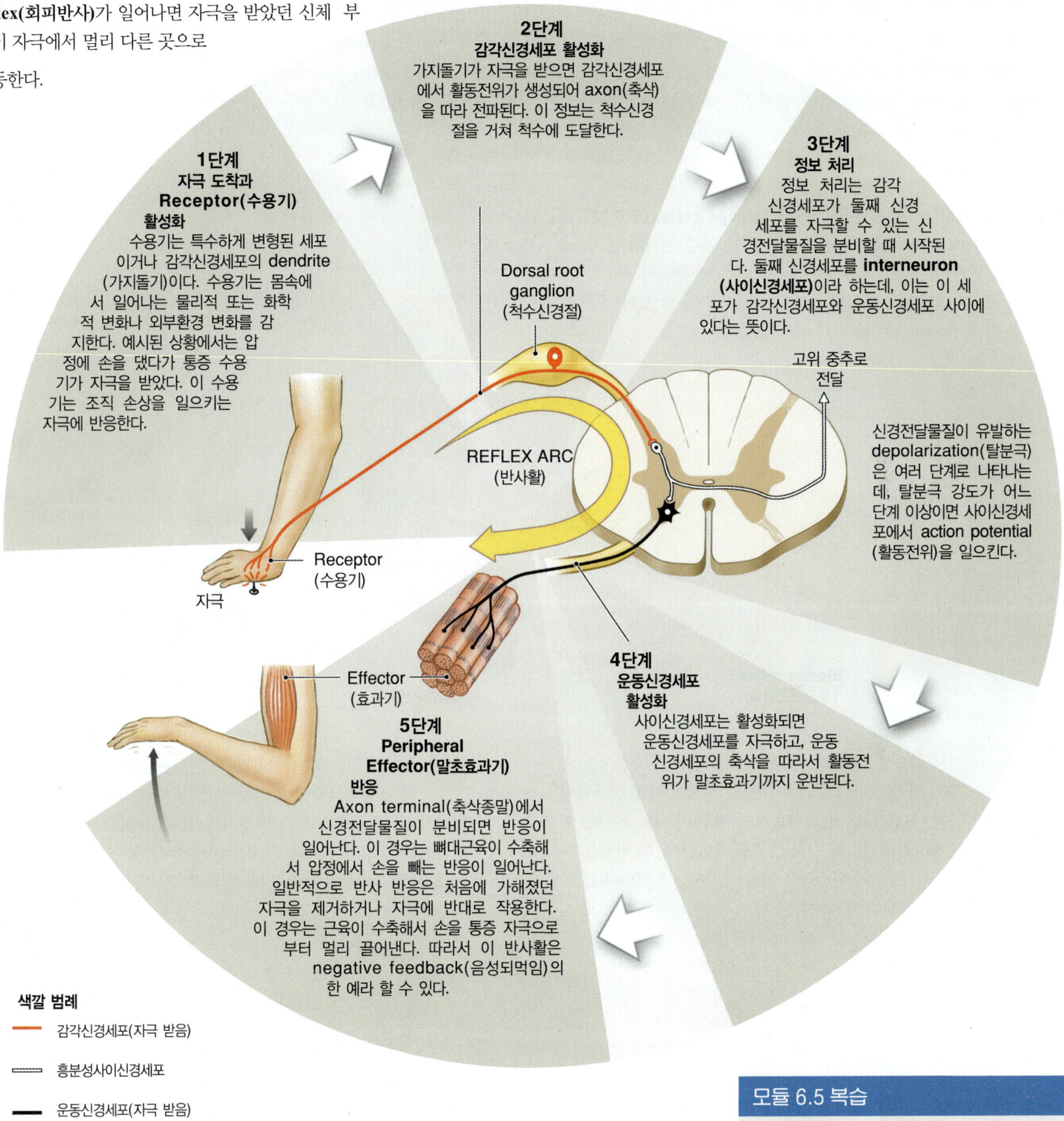


### 모듈 6.5 복습

a. Reflex(반사)는 어떤 공통 특징들이 있는가?

b. 반사를 정의하고 reflex arc(반사활)를 구성하는 성분들을 열거하시오.

c. Patellar reflex(무릎반사)에서 일어나는 반응과 이 반사에 참여하는 효과기를 확인하시오.

## Reflex(반사)를 검사하면 어느 CNS 부위가 손상을 입었는지와 손상이 얼마나 심한지를 판단할 수 있다

뇌는 반사활을 구성하는 운동신경세포나 사이신경세포를 촉진하거나(돕거나) 억제함으로써 반사 활동에 큰 영향을 미칠 수 있다. 반사에 참여하는 운동신경세포를 촉진하는 과정을 **reinforcement(강화)**라 한다. 예를 들어 손깍지 낀 두 손을 당겨서 떼내려고 시도하는 상태에서 patellar tendon(무릎힘줄)을 가볍게 두드리면 발이 씰룩 움직이는 정도가 아니라 뻥 차는 정도로 큰 반응이 일어난다.

**1** **Biceps reflex(두갈래근반사)**와 **triceps reflex(위팔세갈래근반사)**와 **ankle-jerk reflex(발목반사)**는 진찰할 때 자주 검사하는 stretch reflex(뻗침반사, 신장반사)이다. 이 반사들은 각각 특정 척수분절이 관장한다. 따라서 이 반사를 검사하면 해당 척수분절의 상태가 어떤지를 알 수 있다. 오른쪽 페이지 표에는 진찰 때 자주 검사하는 몇 가지 반사를 정리했다.

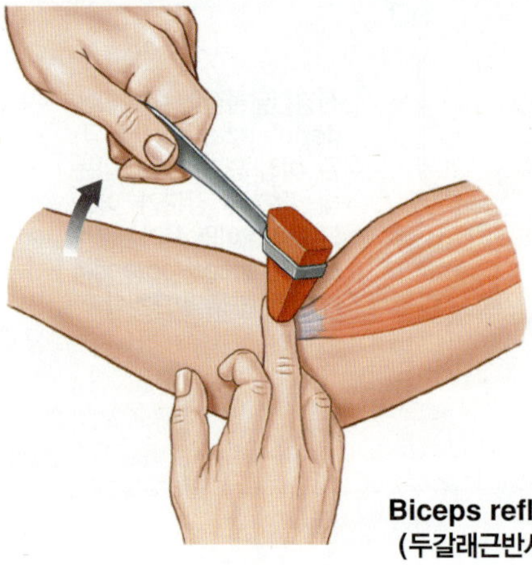

Biceps reflex
(두갈래근반사)

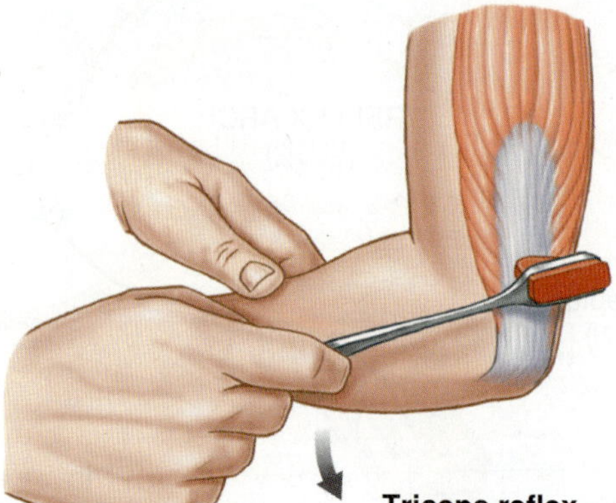

Triceps reflex
(세갈래근반사)

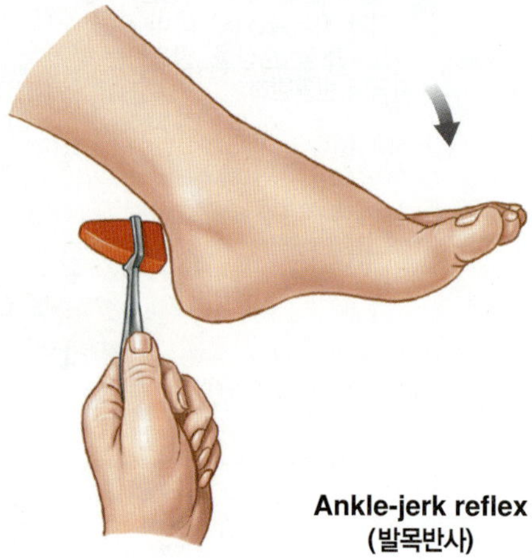

Ankle-jerk reflex
(발목반사)

**2** 대뇌겉질에서 척수로 내려오는 내림신경섬유들이 척수반사를 억제할 수 있다. 영아 발바닥의 가쪽 부분을 긁으면 다섯 발가락이 부챗살처럼 펼쳐지는 **Babinski sign(바빈스키 징후)**이 나타나는데, 이를 양성 Babinski reflex(바빈스키 반사)라고도 표현한다. 이 반사는 나이가 들면서 내림운동신경로가 완성됨에 따라 사라지는데, 왜냐하면 이 신경로가 이 반사를 억제하기 때문이다.

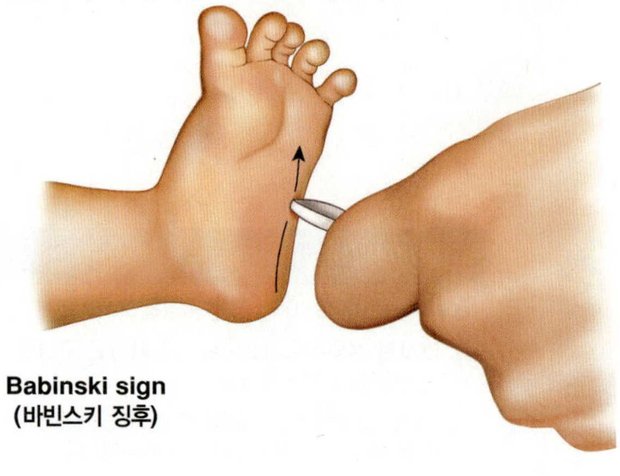

Babinski sign
(바빈스키 징후)

**3** 정상 성인은 발바닥의 가쪽 부분을 긁으면 약 1초 뒤에 발가락들이 동그랗게 말리는데(굽힘), 이를 **plantar reflex(발바닥반사)** 또는 음성 바빈스키 반사라 한다. 하지만 어른도 고위중추나 내림신경로가 손상을 입으면 바빈스키 징후가 다시 나타난다. CNS 손상이 의심될 때 이 반사를 자주 검사하는 것도 이 때문이다.

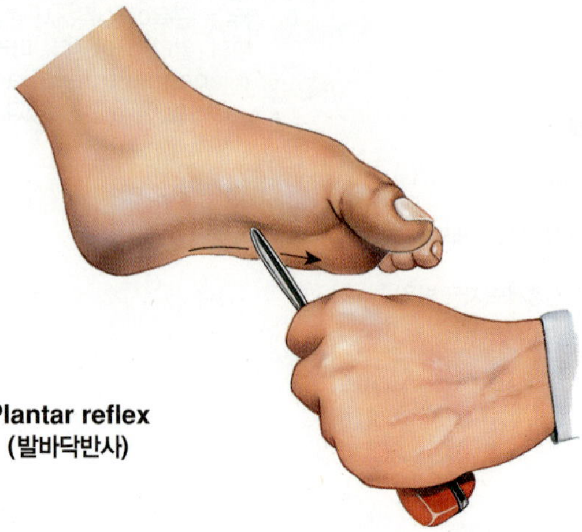

Plantar reflex
(발바닥반사)

**4** **Abdominal reflex(배근육반사)**는 descending inhibition(내림억제)이 아닌 descending facilitation(내림촉진)에 따라 일어난다. 이 반사는 정상 성인에서 나타나는데, 피부를 쓰다듬으면 배근육이 반사적으로 움찔하는 twitch(단일수축)가 일어나고, 그 결과 배꼽이 자극 지점을 향해 움직인다. 배근육반사가 나타나지 않는다면 내림신경로가 손상되었을 가능성이 있다.

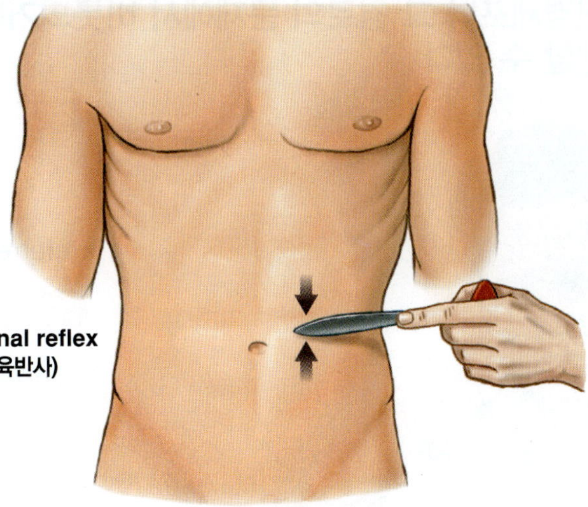


**5** 이 표는 환자를 진찰할 때 자주 검사하는 반사를 모아서 정리한 것으로, 각 반사를 검사함으로써 평가하는 말초신경과 척수분절을 함께 표시했다.

**진찰할 때 검사하는 반사**

| Reflex(반사) | 자극 | Afferent Nerve(들신경) | 척수분절 | Efferent Nerve(날신경) | 정상 반응 |
|---|---|---|---|---|---|
| **Abdominal reflex (배근육반사)** | 배 피부를 쓰다듬는다 | Thoracic n.*(가슴신경)들 | $T_7$~$T_{12}$ 중 자극이 들어오는 분절 | Thoracic n.들 | 배근육이 수축해서 배꼽이 자극 지점을 향해 끌려감 |
| **Plantar reflex (발바닥반사)** | 발바닥의 가쪽 부분을 따라 세로 방향으로 긁는다 | Tibial n.(정강신경) | $S_1$, $S_2$ | Tibial n. | 발가락 관절을 flexion(굽힘) |
| **Biceps reflex (두갈래근반사)** | Bicpes brachii(위팔두갈래근)의 insertion(닿는곳) 근처에서 그 힘줄을 두드린다 | Musculocutaneous n.(근육피부신경) | $C_5$, $C_6$ | Musculocutaneous n. | 팔꿉관절을 굽힘 |
| **Triceps reflex (세갈래근반사)** | Tricpes brachii(위팔세갈래근)의 insertion 근처에서 그 힘줄을 두드린다 | Radial n.(노신경) | $C_6$, $C_7$ | Radial n. | 팔꿉관절을 extension(폄) |
| **Brachioradialis reflex(위팔노근반사)** | Radius(노뼈)의 styloid process(붓돌기) 근처에서 forearm(아래팔)을 두드린다 | Radial n. | $C_5$, $C_6$ | Radial n. | 팔꿉관절 굽힘, supination(뒤침) |
| **Patellar reflex (무릎반사)** | Patellar tendon(무릎힘줄)을 두드린다 | Femoral n.(넙다리신경) | $L_2$~$L_4$ | Femoral n. | 무릎을 폄 |
| **Ankle-jerk reflex (발목반사)** | Calcaneal tendon(발꿈치힘줄)을 두드린다 | Tibial n. | $S_1$, $S_2$ | Tibial n. | 발목을 폄 [plantar flexion(발바닥굽힘)] |

*n. = nerve

**모듈 6.6 복습**

a. 척수반사의 reinforcement(강화)를 정의하시오.

b. 반사를 검사하는 목적은 무엇인가?

c. 22세 여성이 등을 다친 후에 양성 Babinski reflex(바빈스키 반사)가 나타났다. 이 검사 결과가 무엇을 의미하는가?

# 신경계통 질환은 신경세포나 그 경로의 문제에서 비롯되거나 둘 모두에 문제가 생겨서 발생할 수 있다

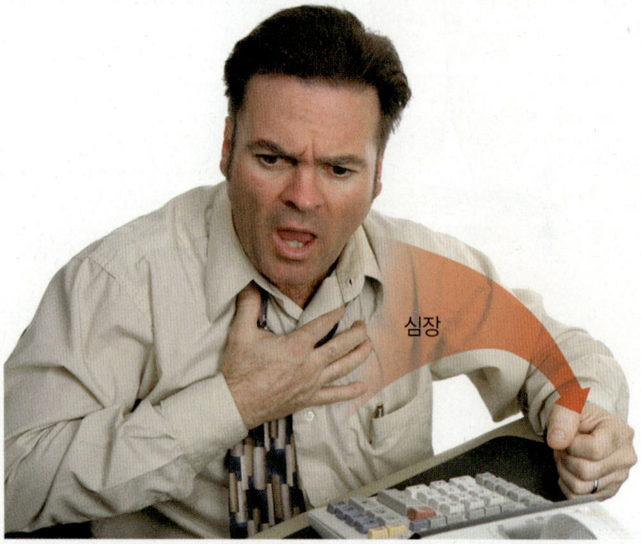


## Referred Pain(연관통증)

**1** **연관통증**은 실제 일어난 곳이 아닌 신체 부분에서 감지되는 통증이다. 잘 알려진 예는 속칭 심장마비라 하는 myocardial infarction(심근경색증)이 일어날 때 나타나는 통증으로, 왼팔에서 느끼는 경우가 많다. 강렬한 내장통증 감각이 한 척수분절에 도달하면 spinothalamic tract(척수시상로)가 시작되는 interneuron(사이신경세포)이 자극을 받을 수 있다. 이 사이신경세포가 작용하면 primary somatic sensory cortex(일차몸감각겉질)가 자극을 받기 때문에 통증 자극이 처음 시작된 내장이 아닌 체표면 중 특정 부분에서 통증을 느끼게 된다.

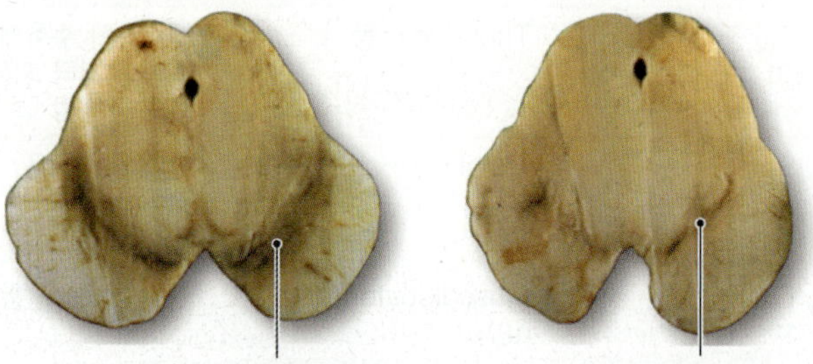

정상 substantia nigra (흑색질)

색소가 줄어든 파킨슨병 환자의 흑색질

## Parkinson Disease(파킨슨병)

**2** 파킨슨병은 substantia nigra(흑색질) 신경세포들이 파괴되거나 dopamine(도파민)을 덜 분비할 때 발병한다. 환자는 basal nuclei (basal ganglia, 바닥핵)가 더 활발히 작용하게 되기 때문에 뼈대근육(골격근) 긴장이 상승하여 rigidity(경축)와 stiffness(경직)가 나타난다. 파킨슨병 환자는 voluntary movement(수의운동)를 시작하기가 곤란해지는데, 이는 반대로 작용하는 근육 집단이 이완되지 않기 때문이다. 이 근육들보다 강한 힘을 가해야 운동이 일어날 수 있다. 일단 운동이 시작되면 처음부터 끝까지 열심히 노력하고 집중해야 운동을 의도대로 조절할 수 있다.

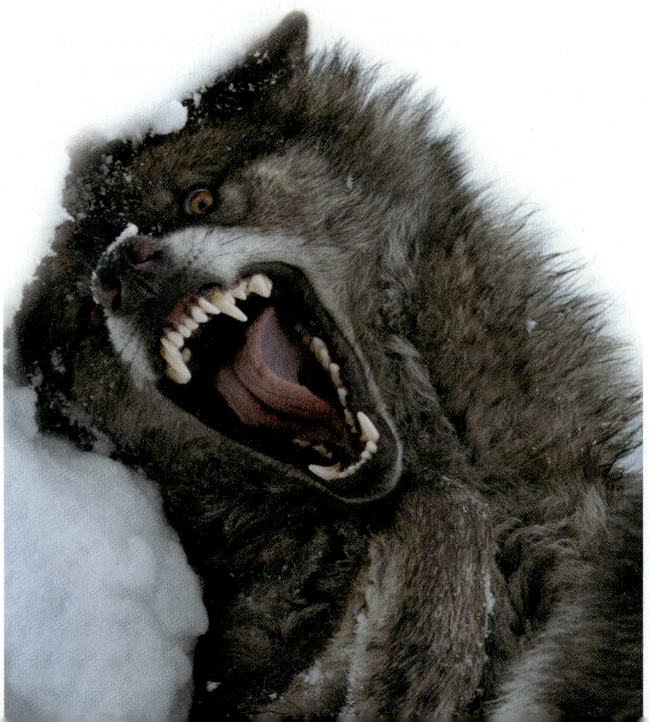

## Rabies(광견병)

**3** 광견병은 PNS(말초신경계통)와 CNS(중추신경계통)가 말초신경의 axon(축삭)을 통해 물질을 교환하는 것과 직접적인 관련이 있는 질환 중 하나로, 진행 과정이 매우 인상적이다. 광견병에 걸린 동물에 물리면 광견병 바이러스가 말초 조직으로 주입되고, 이곳에 있는 axon terminal(축삭종말)로 금세 들어간다. 그리고 이 축삭을 따라서 CNS 내부로 전달되기 때문에 치명적인 결과를 초래할 위험성이 있다. 중금속을 포함한 여러 가지 독소와 일부 병원성 세균과 기타 바이러스들도 이런 방식으로 방어벽을 우회하여 CNS로 침투할 수 있다.

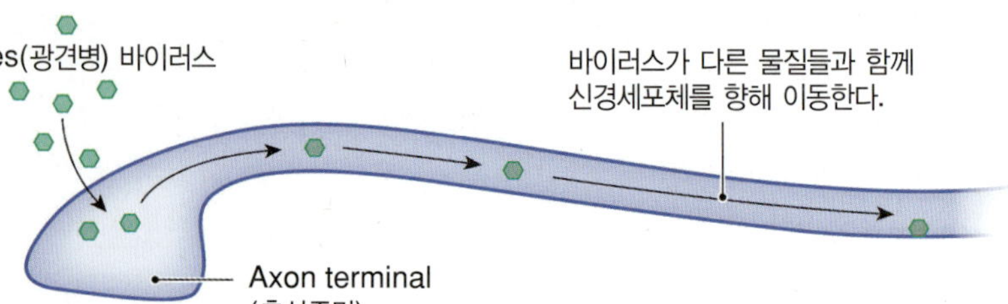

## Cerebral Palsy(CP, 뇌성마비)

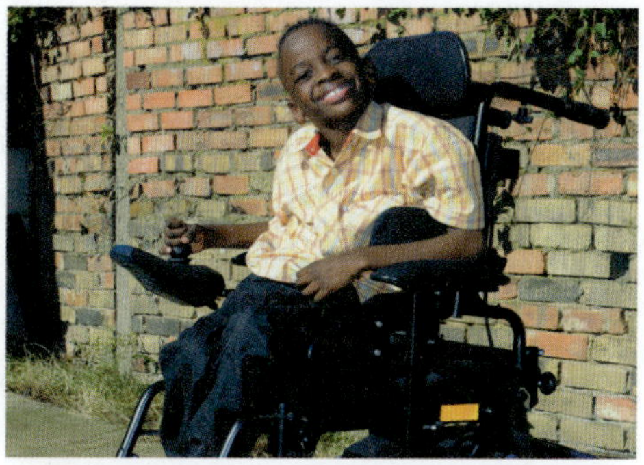

**4** 뇌성마비라는 용어는 수의운동 수행이 지장을 받는 징후가 영아기나 소아기에 처음 나타나는 여러 가지 질환을 뜻한다. 뇌성마비는 평생 지속된다. 원인은 임산부의 약물(알코올 등) 노출, 운동신경로가 제대로 발생하지 않게 만드는 유전자 결함, 임산부 감염, 조산이나 난산과 관련이 있는 외상 등이 있다.

## ALS(근육위축가쪽경화증)

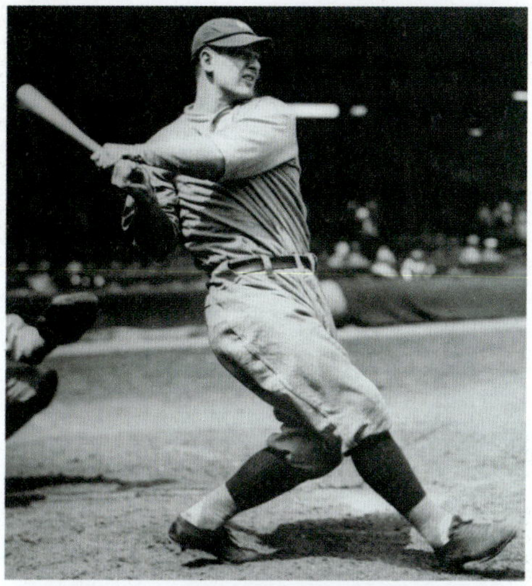

**5** **Amyotrophic lateral sclerosis(ALS)**는 점점 더 심해지는 변성질환으로, 척수와 brain stem(뇌줄기)과 cerebral hemisphere(대뇌반구)에 있는 운동신경세포가 변성된다. 변성은 upper motor neuron(위운동신경세포)과 lower motor neuron(아래운동신경세포)에서 모두 일어난다. Axonal transport (축삭운반) 결함이 이 병의 원인으로 생각된다. 한 운동신경세포와 그 지배를 받는 근육섬유들은 서로 밀접하게 연관되어 있기 때문에 CNS 신경세포가 파괴되면 해당 뼈대근육에 atrophy(위축)가 일어난다. 이 병은 흔히 *Lou Gehrig disease*(루 게릭병)라고도 하는데, Lou Gehrig은 이 병으로 사망한 미국 뉴욕 양키스 야구팀의 유명 선수의 이름이다. 영국의 저명한 물리학자인 Stephen Hawking도 이 병을 앓고 있다.

## Alzheimer Disease(알츠하이머병)

**6** **Alzheimer disease(AD)**는 점점 더 악화되는 질환으로, 대뇌의 고등 기능이 사라지는 증상을 보인다. 이 병은 속칭 노망이라 하는 senile **dementia(노년치매)**의 가장 흔한 원인이다. 증상은 대개 50~60세나 그 이후에 처음 나타나지만 가끔은 더 젊은 사람에서 나타나기도 한다. 미국에서만 200만명이 이 병의 한 유형을 앓고 있다고 추정되는데, 여기에는 65세 초과 노인의 약 15%와 85세 초과 노인 중 거의 절반이 포함되며, 한 해 약 10만명이 이 병으로 인해 사망한다. 환자의 뇌를 현미경으로 검사하면 hippocampus(해마) 등의 부위에서 신경세포의 안팎에 이상 소견이 발견된다. 해마는 기억 처리가 주로 일어나는 곳이다.

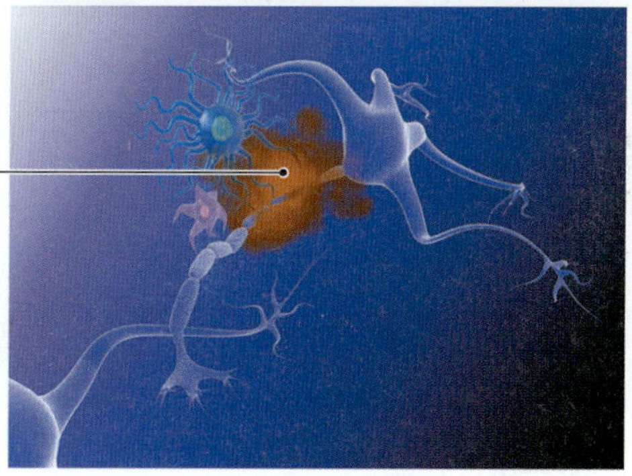


## Multiple Sclerosis(MS, 다발경화증)

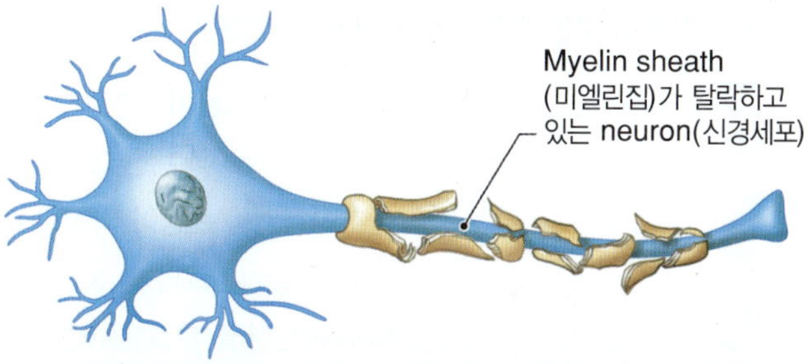


**7** **Multiple sclerosis**(단단함을 뜻하는 sklerosis에서 유래했다)는 demyelination(미엘린집탈락, 탈수초)이 반복해서 일어나는 질병으로, optic nerve(시각신경)와 뇌와 척수에 있는 축삭에서 미엘린집탈락이 일어난다. 자주 나타나는 징후와 증상에는 부분 시력상실이 있으며, 말하기나 균형이나 전반적인 운동 조정 등의 장애도 자주 일어난다. 운동 조정 장애의 예에는 배변과 배뇨 조절 장애가 있다. 증상이 반복되는 주기와 회복 정도는 환자마다 다르다. 전체 환자 중 약 1/3은 이 질환이 점차 심해지고 증상이 반복 발생할 때마다 기능 장애가 점점 더 심해진다. 증상이 처음 나타나는 시기는 대개 30~40세이며, 여성 발병률이 남성에 비해 1.5배 높다.

### 모듈 6.7 복습

a. Referred pain(연관통증)을 정의하시오.

b. Rabies(광견병)에 걸리는 과정을 기술하시오.

c. Amyotrophic lateral sclerosis(ALS, 근육위축가쪽경화증)에 관해 기술하시오.

### 1. 단답형

다음 그림에서 각 cranial nerve(뇌신경)의 명칭을 기입하고, 그 기능을 표시하되 운동신경은 M, 감각신경은 S, 운동과 감각을 모두 담당하는 뇌신경은 B로 표시하시오.

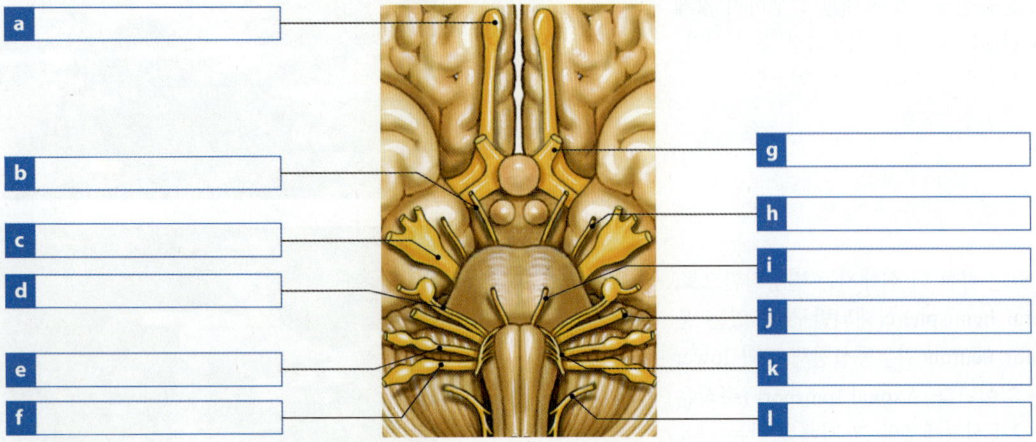


### 2. 명칭 표기

Reflex arc(반사활)에 관한 다음 그림에서 각 구조의 명칭을 기입하시오.

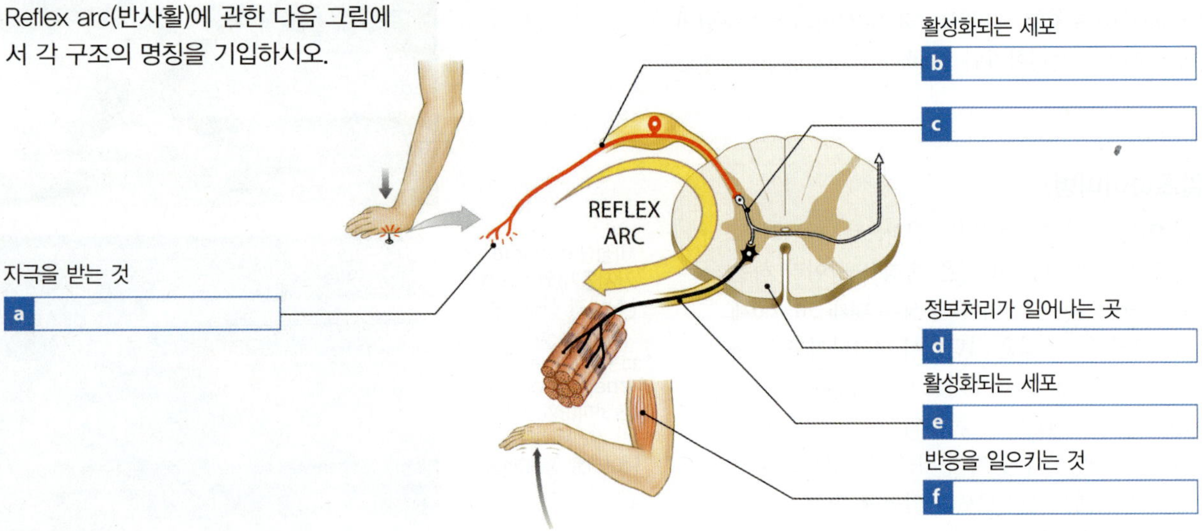


### 3. 용어

이번 절에서 굵은 문자로 표시해서 설명했던 용어 중 하나를 골라 다음 각 정의 앞에 있는 빈칸에 기입하시오.

- a ________________ 한 dermatome(피부분절)을 따라서 피부 발진이 나타나는 질환
- b ________________ Spinal nerve(척수신경)를 둘러싸는 가장 바깥의 결합조직막
- c ________________ 중추신경계통 손상이 의심될 때 자주 검사하는 반사
- d ________________ Diaphragm(가로막)에 분포하는 nerve(신경)
- e ________________ Nerve(신경)들이 그물처럼 복잡하게 얽힌 신경망
- f ________________ Cerebral cortex(대뇌겉질)에서 시작해서 spinal cord(척수)로 연결되는 운동신경로
- g ________________ 척수에서 시작해서 대뇌겉질로 이어지는 감각신경로
- h ________________ 한 spinal nerve(척수신경)에 있는 결합조직막 중 가장 속에 있는 것
- i ________________ 영아기나 소아기에 처음 나타나며, 수의운동 수행에 영향을 미치는 질환
- j ________________ 운동신경세포를 촉진함으로써 반사가 향상되는 현상

# Autonomic Nervous System(자율신경계통)

지금까지는 **somatic nervous system(SNS, 몸신경계통)**의 구성에 주안점을 두고 공부했다. SNS는 우리 몸에 있는 skeletal muscle(뼈대근육)들을 의식이나 잠재의식 수준에서 조절한다. 이번 절에서는 대체로 우리 의도와 무관하게 내장기능을 조절하는 **autonomic nervous system(ANS)**을 공부하게 된다.

**1** SNS는 중추신경계통에 있는 운동신경세포가 뼈대근육을 직접 조절한다. Lower motor neuron(아래운동신경세포)은 척수나 뇌에서 일어나는 반사가 조절하기도 하며, upper motor neuron(위운동신경세포)이 조절하기도 한다. 위운동신경세포의 세포체는 뇌에 있는 nucleus(신경핵)나 primary motor cortex(일차운동겉질)에 모여 있다.

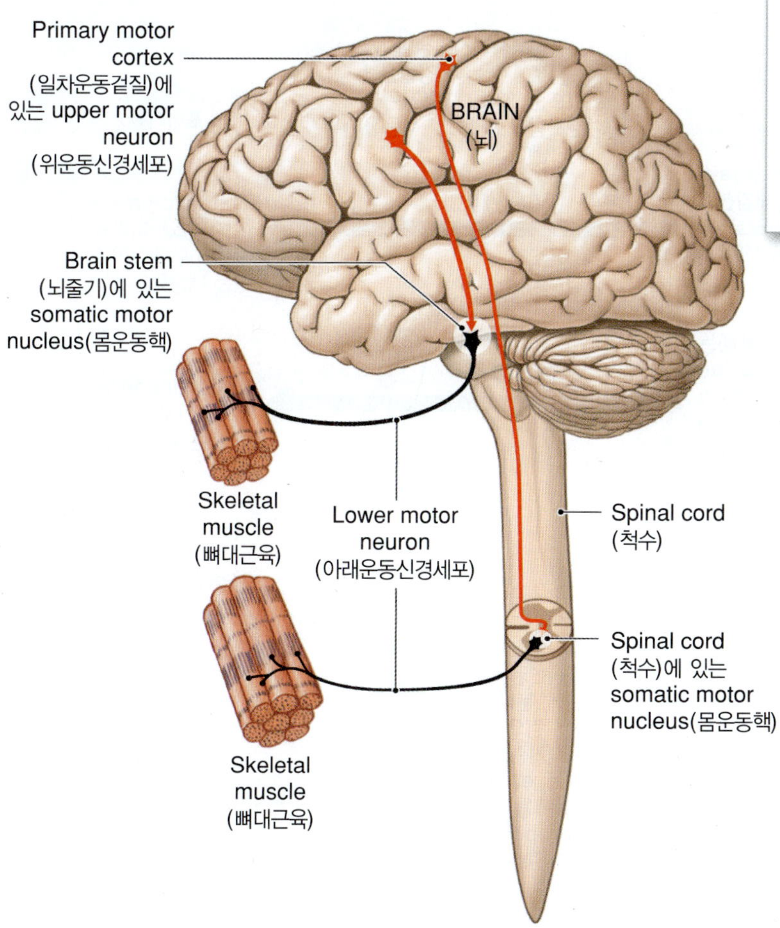


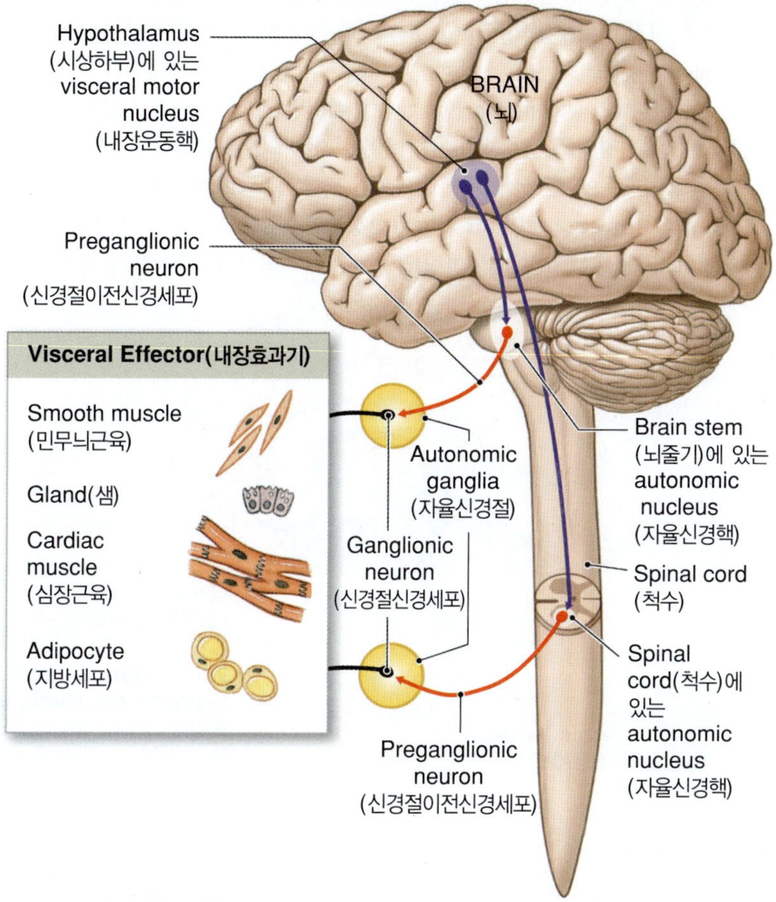


**2** 자율신경계통 작용의 통합중추는 hypothalamus(시상하부)에 위치한다. 이 자율신경 중추에 있는 신경세포들은 SNS로 치면 위운동신경세포에 해당된다. 그러나 아래운동신경세포는 하나가 아니라 두 신경세포가 직렬로 연결되어 있다. 두 신경세포(내장운동신경세포) 중에 세포체가 뇌줄기나 척수에 있는 것을 **preganglionic neuron(신경절이전신경세포)**이라 한다. 이 신경세포는 visceral reflex arc(내장반사활)에 포함되며, 이 세포들의 작용 중 대부분은 시상하부에서 하달된 명령에 따른 것이 아니라 반사로 인한 즉각 반응이라 할 수 있다. 신경절이전신경세포의 axon(축삭)들은 CNS 밖으로 나와서 **ganglionic neuron(신경절신경세포)**과 synapse(시냅스)한다. 신경절신경세포는 말초에 있는 신경절에 모여 있는 내장운동신경세포이다. 이 신경절을 **autonomic ganglia(자율신경절)**라 하며, 수백 개의 신경절신경세포들이 이곳에 모여 있다. 신경절신경세포의 축삭은 cardiac muscle(심장근육)이나 smooth muscle(민무늬근육)이나 gland(샘)나 adipose tissue(지방조직) 등의 내장효과기에 분포한다.

# Sympathetic division(교감신경계통)에는 chain ganglia(sympathetic trunk ganglia, 교감신경줄기 신경절)와 collateral ganglia(곁신경절, 척주앞신경절)와 adrenal medulla(부신속질) 등이 있고…

## 교감신경계통의 구성체계

**1** ANS 중 교감신경계통에서 thoracic spinal cord(가슴척수)와 상위 lumbar spinal cord(허리척수)에서 시작된 preganglionic neuron(신경절이전신경세포)은 ganglionic neuron(신경절신경세포)과 synapse(시냅스)하는데, 신경절신경세포는 다음 중 하나에 위치한다. 즉 (1) 척수 근처에 있는 교감신경줄기 신경절이나 (2) abdominopelvic cavity(배골반안)에 있는 곁신경절에 모여 있거나 (3) 부신속질에 있는 변형된 신경절신경세포로 존재한다. 신경절신경세포는 부교감신경계통에 비해 vertebral column(척주)에 가까이 위치하기 때문에 신경절이전신경세포의 축삭인 **preganlionic fiber(신경절이전섬유)**는 짧고, 신경절신경세포의 축삭인 **postganglionic fiber(신경절이후섬유)**는 길다. 신경절이전섬유의 축삭종말은 신경전달물질로 **acetylcholine(ACh, 아세틸콜린)**을 분비하고, 신경절이후섬유의 축삭종말에서는 **norepinephrine(NE, 노르에피네프린)**이 분비된다.

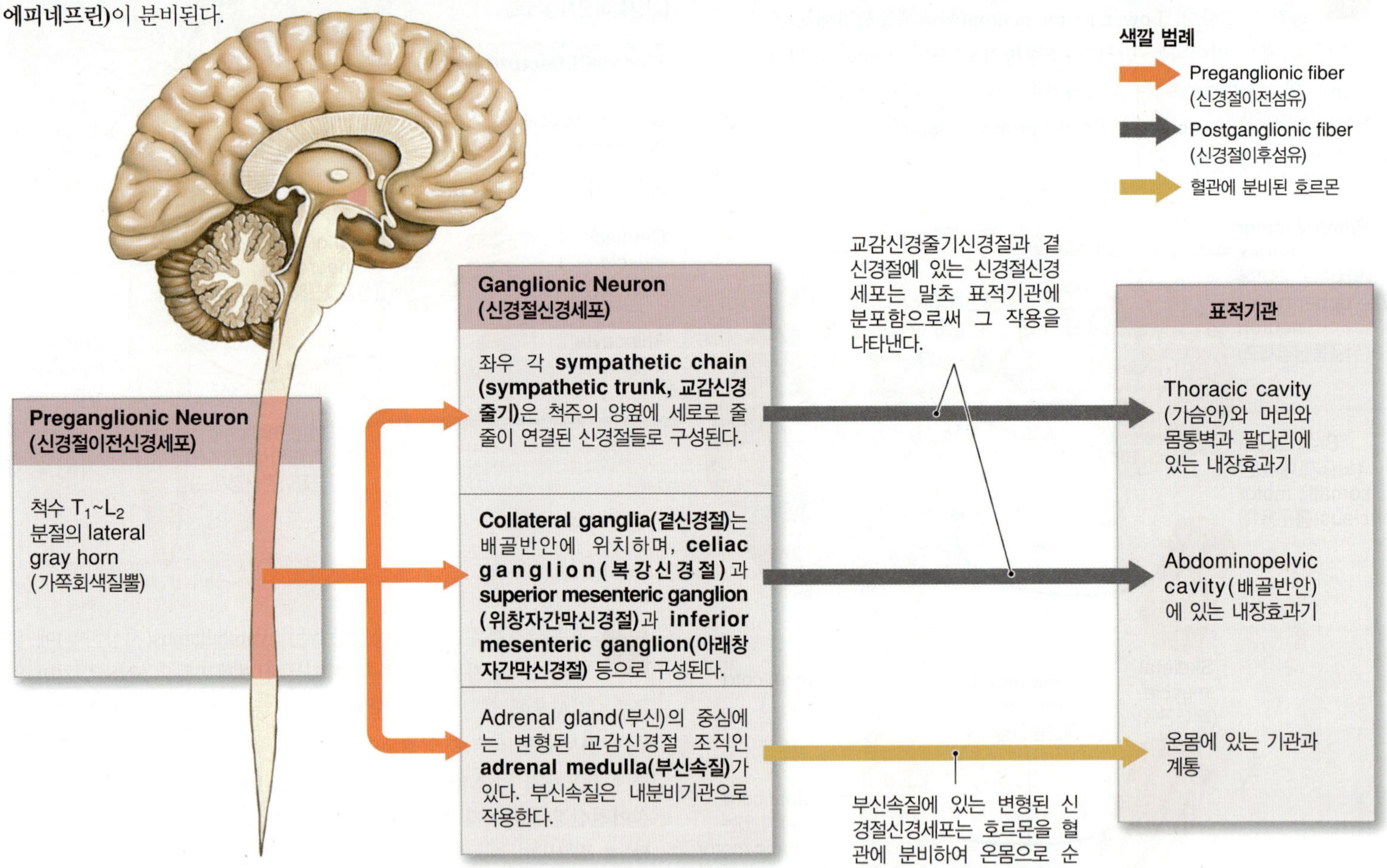


교감신경계통은 인체로 하여금 신체 활동을 활발히 하도록 준비시킨다. 교감신경계통은 완전히 활성화되면 소위 'fight or flight' response(맞섬도피반응)를 일으킨다. 우리 몸은 이 반응 덕분에 위기에 대비할 수 있는데, 위기가 닥치자마자 신체활동이 맹렬하게 일어난다. 교감신경 작용이 강화되면 다음 변화가 일어난다. (1) 정신이 더 기민해지고, (2) 대사율이 향상되며, (3) 소화기능과 비뇨기능이 저하되고, (4) 보유 에너지가 활성화되며, (5) 호흡수가 늘어나고 호흡길이 확장되고, (6) 심장박동수와 혈압이 상승하며, (7) 땀샘이 활발히 작용한다.

# ··· parasympathetic division(부교감신경계통)에는 terminal ganglia(종말신경절)나 intramural ganglia(벽속신경절)가 있다

## 부교감신경계통의 구성체계

**2** ANS의 부교감신경계통에서는 일반적으로 신경절이전신경세포 하나가 6~8개의 신경절신경세포와 시냅스한다. 신경절신경세포들은 표적기관 근처에 있는 **terminal ganglia(종말신경절)**나 표적기관 조직에 포함되어 있는 **intramural ganglia(벽속신경절)**에 모여 있다. 종말신경절은 대개 쌍으로 있는데, 그 예로는 뇌신경에 연결된 부교감신경절이 있다. 벽속신경절은 일반적으로 신경절신경세포들이 포도송이 모양으로 모여 있다. 부교감신경계통은 신경절이전섬유와 신경절이후섬유의 축삭종말이 모두 아세틸콜린을 분비한다.

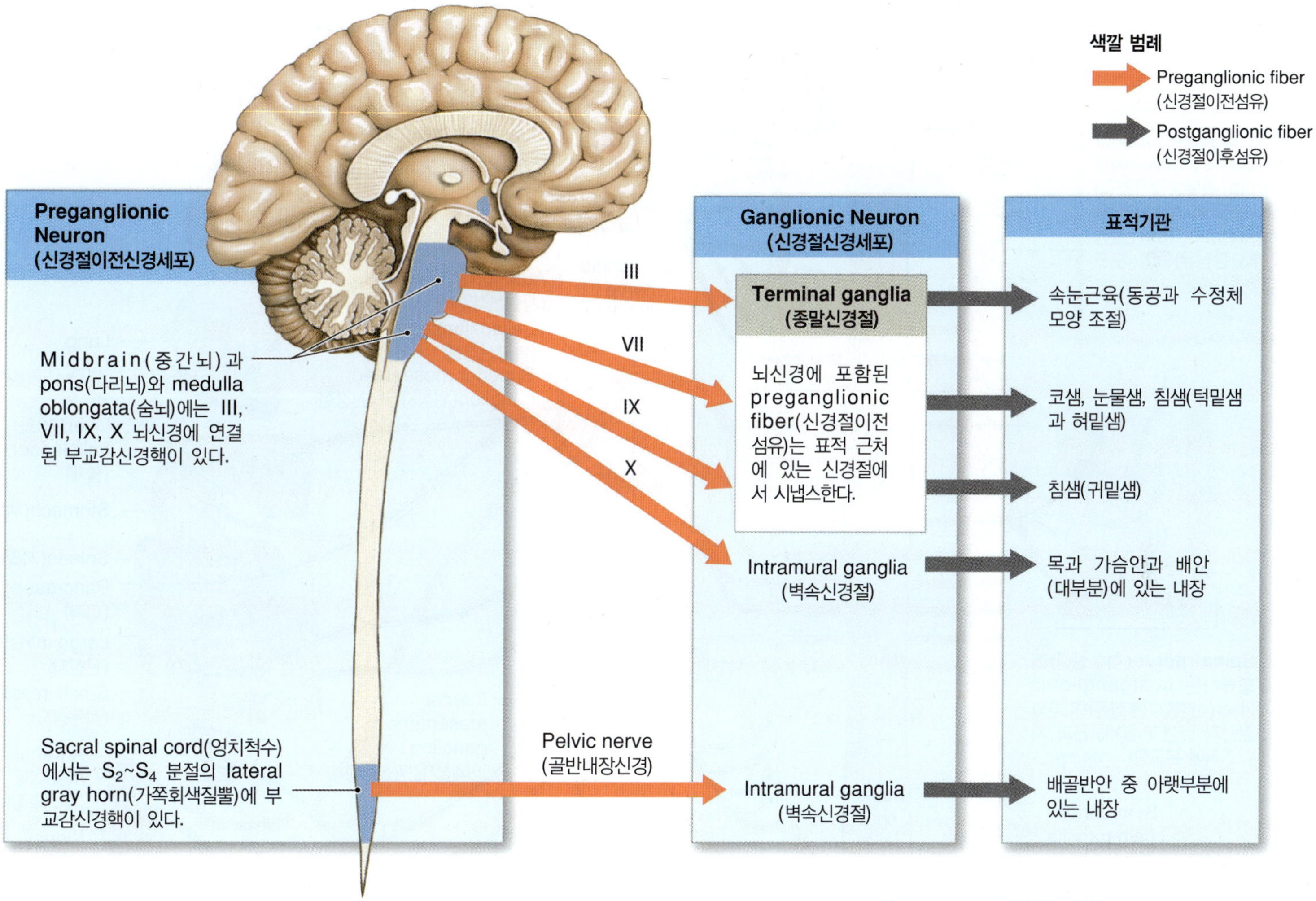


부교감신경계통은 내장기능을 조절하고 에너지를 저장하게 한다. 부교감신경계통은 소위 'rest and digest(휴식 및 소화)' 신경계통이라고도 한다. 부교감신경계통이 활발히 작용하면 다음과 같은 반응이 일어난다. (1) 대사율이 낮아지고, (2) 심장박동수와 혈압이 낮아지며, (3) 침샘과 소화샘의 분비물이 많아지고, (4) 소화관 운동이 활발해지며 소화관에 혈류가 많이 공급되고, (5) urination(배뇨)과 defecation(배변)이 촉진된다.

### 모듈 6.8 복습

a. 교감신경계통이나 부교감신경계통 작용이 향상되면 일반적으로 일어나는 반응들을 열거하시오.

b. Intramural ganglion(벽속신경절)에 관해 기술하시오.

c. 신경자극이 척수에서부터 교감신경계통을 통해 abdominopelvic cavity(배골반안)에 있는 표적기관에 도달하는 과정을 추적하시오.

# 자율신경계통의 두 구성원(교감신경계통과 부교감신경계통)은 한 기관에 함께 분포하는 경우가 많지만 분포 양상은 서로 다르다

## 교감신경계통의 신경분포

**1** 이 그림의 왼쪽에는 교감신경계통이 피부와 기타 조직(뼈대근육과 기타 몸통벽 조직 포함)에 분포하는 양상이, 오른쪽에는 내장에 분포하는 양상이 표시되어 있다.

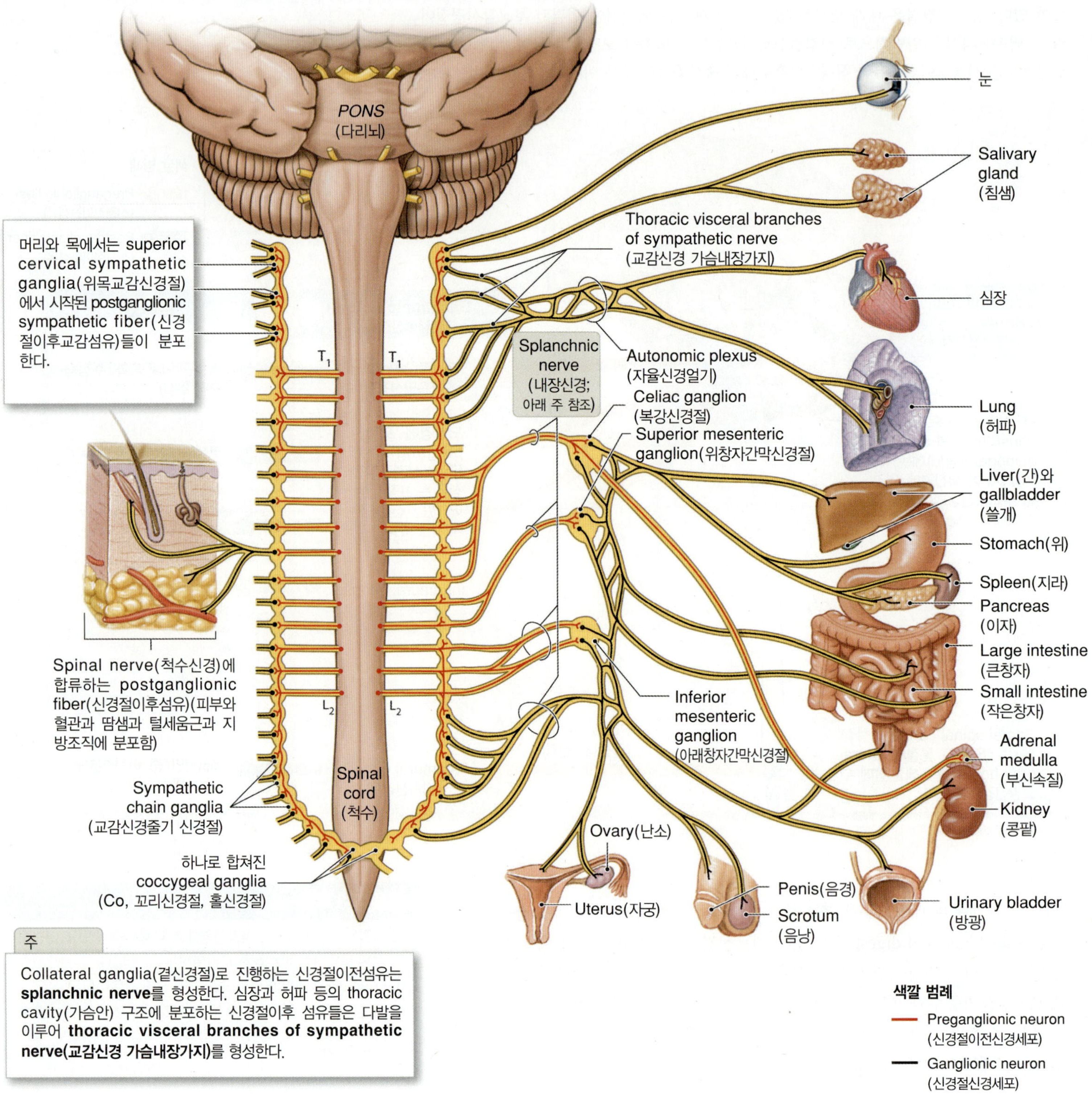


주

Collateral ganglia(곁신경절)로 진행하는 신경절이전섬유는 **splanchnic nerve**를 형성한다. 심장과 허파 등의 thoracic cavity(가슴안) 구조에 분포하는 신경절이후 섬유들은 다발을 이루어 **thoracic visceral branches of sympathetic nerve(교감신경 가슴내장가지)**를 형성한다.

## 부교감신경계통의 분포

**2** 이 그림은 부교감신경계통이 한쪽 신체에 분포하는 양상을 나타낸다. 반대쪽은 따로 그리지 않았지만 양상이 동일하다.

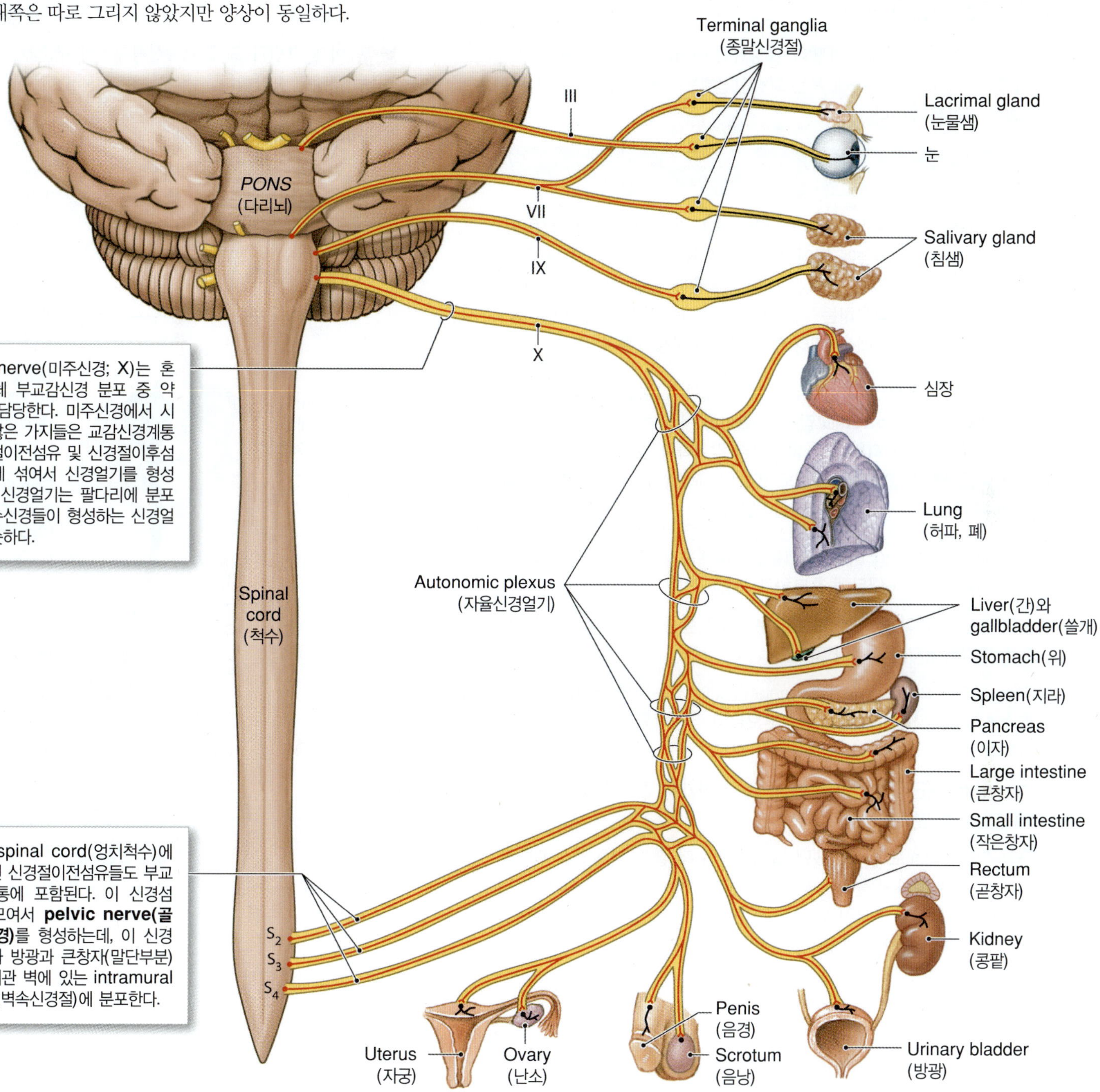


Vagus nerve(미주신경; X)는 혼자서 전체 부교감신경 분포 중 약 75%를 담당한다. 미주신경에서 시작된 수많은 가지들은 교감신경계통의 신경절이전섬유 및 신경절이후섬유와 한데 섞여서 신경얼기를 형성한다. 이 신경얼기는 팔다리에 분포하는 척수신경들이 형성하는 신경얼기와 비슷하다.

Sacral spinal cord(엉치척수)에서 시작된 신경절이전섬유들도 부교감신경계통에 포함된다. 이 신경섬유들은 모여서 **pelvic nerve(골반내장신경)**를 형성하는데, 이 신경은 콩팥과 방광과 큰창자(말단부분)와 생식기관 벽에 있는 intramural ganglia(벽속신경절)에 분포한다.

### 모듈 6.9 복습

a. Splanchnic nerve(내장신경)를 정의하시오.

b. 어느 신경이 부교감신경 분포의 대부분을 담당하는가?

c. Thoracic visceral branches of sympathetic nerve(교감신경 가슴내장가지)에 관해 기술하시오.

# 교감신경계통과 부교감신경계통의 작용 차이는 구조(해부학) 및 기능 (생리학) 차이에서 비롯된다

## 교감신경계통 기능의 특징

**1** 교감신경계통은 전체가 재빨리 활성화될 수 있는데, 이는 부교감신경계통과 다른 점이다. 아래 표는 교감신경계통이 활성화되었을 때 나타나는 효과를 정리한 것이다.

### 교감신경계통이 활성화되면 나타나는 효과

교감신경계통은 말초 시냅스에서 NE(노르에피네프린)를 분비함으로써, 그리고 혈관을 통해 온몸에 E(에피네프린)와 NE를 퍼뜨림으로써 조직과 기관의 활성을 변화시킬 수 있다. 피부 혈관에 있는 민무늬근육섬유 같은 특정 효과기에 작용하는 visceral motor fiber(내장운동신경섬유)는 반사 과정에서 다른 내장효과기와 무관하게 활성화될 수 있다.

그러나 위기가 닥치면 교감신경계통 전체가 반응한다. 이 현상은 **sympathetic activation(교감신경 활성화)**이라 하는데, 시상하부에 있는 교감신경중추가 지휘한다. 교감신경 활성화가 일어나면 그 효과는 말초에 국한하지 않고 CNS 활성도 변한다. 교감신경 활성화가 일어나는 동안 우리 몸에는 다음 변화가 일어난다.

- Reticular activating system(그물활성화계통)이 자극을 받음으로써 각성도가 향상되기 때문에 흥분하고 과민해진다.
- 힘이 솟는 느낌이 들어서 위험을 무시하고 통증 자극에 대해 일시적으로 무감각해지는 경우가 많다.
- Pons(다리뇌)와 medulla oblongata(숨뇌)에 있는 심장혈관중추와 호흡중추의 활성이 상승하여 혈압이 오르고 심장박동과 호흡속도가 빨라지며 호흡이 깊어진다.
- Muscle tone(근육긴장)이 전반적으로 올라가서 긴장한 모습이 역력해지며, 몸을 떨기 시작하기도 한다.
- 근육세포와 간세포에 저장했던 글리코겐이 더 빨리 분해되고 지방조직에 있던 지질이 방출되는 방식으로 비축 에너지를 동원한다. 이러한 변화들이 앞서 언급한 말초 조직 변화와 함께 일어나면 스트레스 유발 상황에 대응하는 데 필요한 준비가 갖추어진다.

**2** 아래 그림과 표에 교감신경계통의 구조와 기능의 특징을 요약했다.

**Sympathetic(교감)**

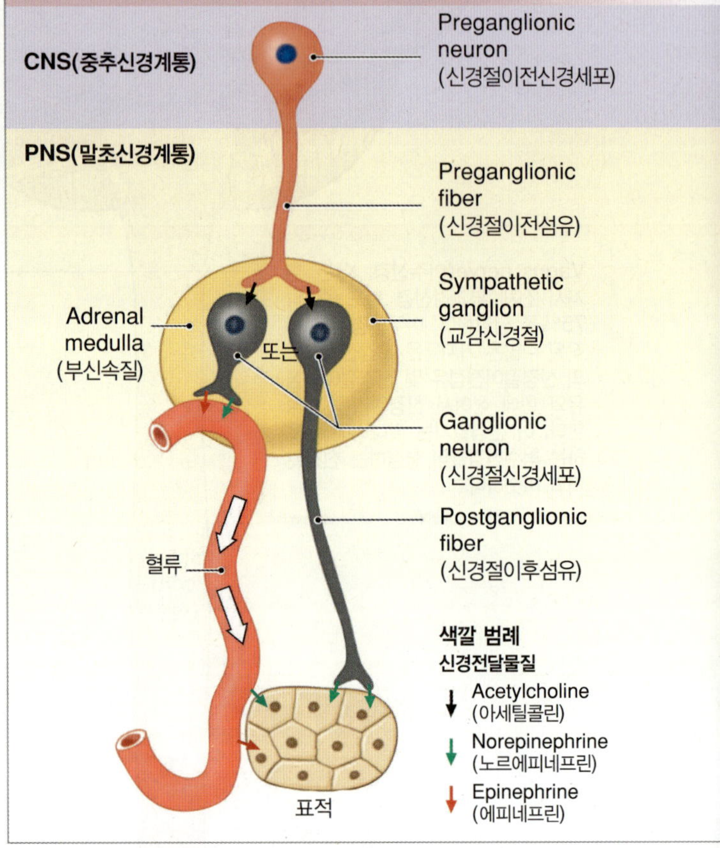


| 특성 | 교감신경계통 |
|---|---|
| CNS visceral motor neuron(내장운동신경세포)의 위치 | $T_1$~$L_2$ 척수분절의 lateral gray horn(가쪽회색질뿔) |
| PNS 신경절 위치 | 척주 근처 sympathetic chain ganglia (교감신경줄기 신경절) |
| Preganglionic fiber (신경절이전섬유) | 짧다 |
| 신경전달물질 | ACh(아세틸콜린) |
| Postganglionic fiber (신경절이후섬유) | 길다 |
| 신경전달물질 | 대개 NE(노르에피네프린) |
| 전반적 기능 | 대사 자극; 각성도 향상; 위급 상황에 대비, 소위 'fight or flight(맞섬도피)' 반응 |

## 부교감신경계통 기능의 특징

**3** 아래 그림과 표에 부교감신경계통의 구조와 기능의 특징을 요약했다.

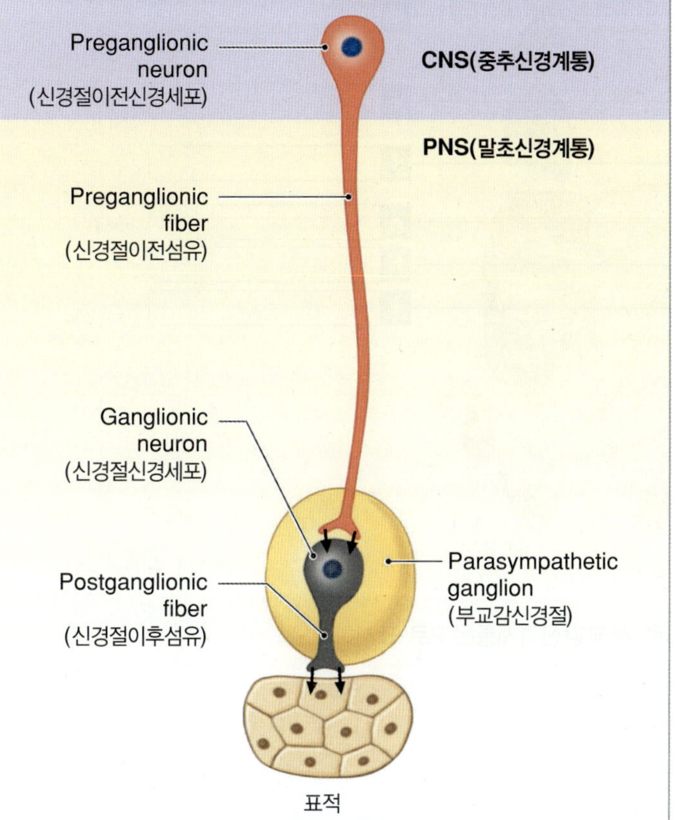


| 특성 | 부교감신경계통 |
|---|---|
| CNS visceral motor neuron(내장운동 신경세포)의 위치 | Brain stem(뇌줄기)과 $S_2$~$S_4$ 척수분절 |
| PNS 신경절 위치 | 대개 intramural ganglia (벽속신경절) |
| Preganglionic fiber (신경절이전섬유) | 교감신경계통에 비해 길다 |
| 신경전달물질 | ACh(아세틸콜린) |
| Postganglionic fiber (신경절이후섬유) | 교감신경계통에 비해 짧다 |
| 신경전달물질 | ACh |
| 전반적 기능 | 휴식 촉진; 영양소 섭취와 에너지 저장, 소위 'rest and digest(휴식 및 소화)' 반응 |

**4** 부교감신경계통은 혈류로 직접 신경전달물질을 분비하지는 않기 때문에 광범위한 작용은 일으키지 않는다. 아래 표는 부교감신경계통이 활성화되었을 때 나타나는 효과를 정리한 것이다.

**부교감신경계통이 활성화되면 나타나는 효과**

부교감신경계통은 교감신경계통과 달리 전체가 함께 조절을 받지도 않으며 전반적으로 활성화되지도 않는다. 부교감신경계통은 꾸준히 작용하지만 그 작용은 본질적으로 특정 구조나 부위의 내부 상태에 반응하여 일어나는 반사 작용이다. 부교감신경계통이 일으키는 대표적인 효과는 다음과 같다.

- 동공 수축(빛이 눈에 들어오는 양을 제한함), 가까운 물체에 수정체의 초점을 맞춤.
- 소화샘 분비. 소화샘에는 침샘, 위샘, duodenal gland(샘창자샘), 창자샘, 외분비 및 내분비 pancreas(이자), 간 등이 있다.
- 말초 조직 세포가 영양소를 흡수하여 활용하도록 촉진하는 호르몬 분비.
- 성적 흥분과 관련이 있는 혈류 및 샘 분비 변화.
- 소화관 대부분의 민무늬근육 작용 상승.
- Defecation(배변)이 일어나도록 자극하고 조정.
- Urination(배뇨) 과정에서 방광 수축.
- 기도 수축.
- 심장의 박동수와 수축력 감소.

이 기능들은 휴식과 음식 소화와 에너지 흡수에 그 목적이 있다. 부교감신경계통을 자극하면 혈액 내 영양소의 양이 전반적으로 증가한다. 인체 모든 세포들은 이에 반응하여 영양소를 흡수한 후 이를 anabolism(합성대사, 동화)에 이용한다. 합성대사 활동의 예로는 성장, 세포분열, 에너지 저장(지질이나 글리코겐 형태) 등이 있다.

**모듈 6.10 복습**

a. 모든 부교감신경계통 신경세포가 분비하는 신경전달물질은 무엇인가?

b. 부교감신경계통을 anabolic system(합성대사 신경계통)이라 부르는 이유는 무엇인가?

c. 긴장한(초조한) 사람에서 나타나는 전형적인 인체 기능 변화에는 어떤 것들이 있는가?

### 1. 명칭 표기

다음 교감신경계통 그림에서 각 구조의 명칭을 기입하시오. 그리고 preganglionic fiber(신경절이전섬유)는 적색으로, postganglionic fiber(신경절이후섬유)는 흑색으로 표시해서 교감신경계통이 분포하는 양상을 도시하시오.

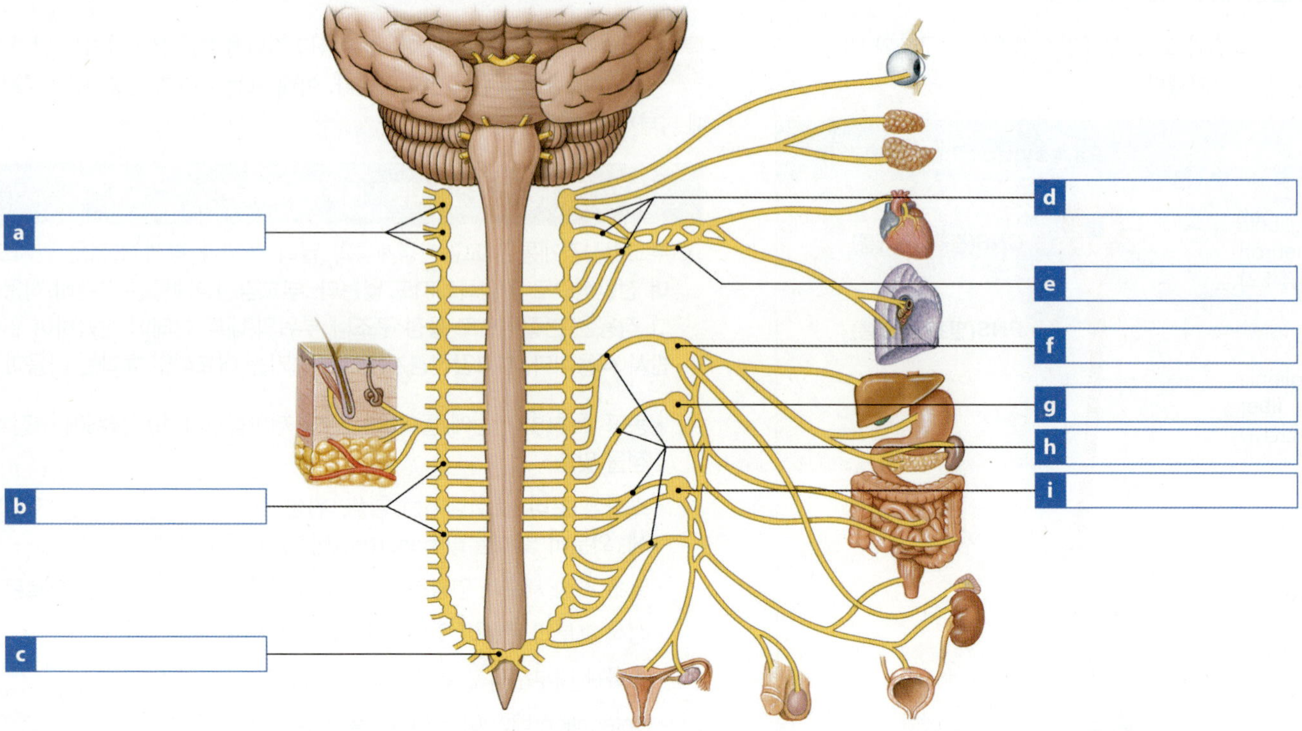


### 2. 연결하기

다음 각 작용을 주관하는 자율신경계통이 무엇인지 빈칸에 기입하되 교감신경계통은 S로, 부교감신경계통은 P로 표시하시오.

a ________ metabolic rate(대사율) 저하
b ________ 침샘과 소화샘 분비 증가
c ________ 대사율 향상
d ________ 배뇨 및 배변 촉진
e ________ 땀샘 활성화
f ________ 정신이 더 기민해짐
g ________ 심장박동수와 혈압 저하
h ________ 보유 에너지 활성화
i ________ 심장박동수와 혈압 상승
j ________ 소화와 비뇨 기능 저하
k ________ 소화관 운동이 활발해지고 소화관에 공급되는 혈류가 늘어남
l ________ 호흡수가 늘어나고 호흡길이 확장됨
m ________ 동공이 수축하고 가까운 물체에 눈의 초점을 맺음

### 3. 절 종합 문제

자율신경계통의 두 구성원인 교감신경계통과 부교감신경계통의 특징들을 다음 각 항목마다 비교하여 설명하시오. ANS: a. 중추신경계통 visceral motor neuron(내장운동신경세포)의 위치; b. 말초신경계통 ganglia(신경절)의 위치; c. Preganglionic fiber(신경절이전섬유)의 길이 비교와 이 섬유가 분비하는 신경전달물질; d. Postganglionic fiber(신경절이후섬유)의 길이 비교와 이 섬유가 분비하는 신경전달물질; e. 전반적 기능.

______________________________________________

______________________________________________

______________________________________________

______________________________________________

______________________________________________

______________________________________________

## 핵심 용어로 윤곽 파악하기

각 모듈마다 차례대로 열거한 용어를 이용하여 내용을 요약하시오.

### 1절

**Peripheral Nervous System (말초신경계통)**

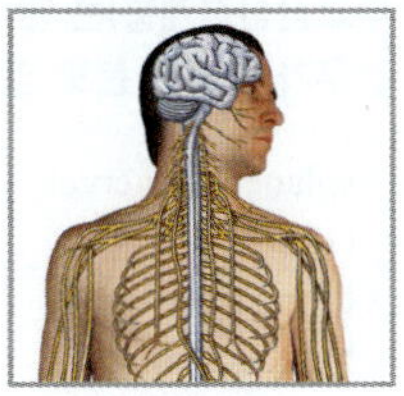

- peripheral nervous system(PNS, 말초신경계통)
- peripheral nerve(말초신경)
- cranial nerve(뇌신경)
- spinal nerve(척수신경)

### 6.1

**각 spinal nerve(척수신경)는 구조와 분포 양상에 일정한 원칙이 있다**

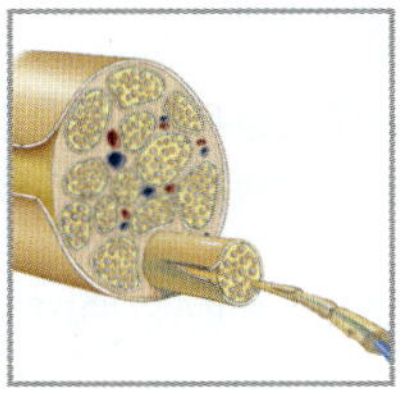

- epineurium (신경바깥막)
- perineurium (신경다발막)
- fascicle(다발)
- endoneurium (신경속막)
- rami(가지)
- sympathetic division (교감신경계통)
- dorsal ramus (뒤가지)
- ventral ramus (앞가지)
- dermatome (피부분절)
- shingles(대상포진)

### 6.2

**Cranial nerve(뇌신경) 12쌍은 감각신경과 특수 감각신경과 운동신경과 혼합신경으로 구분된다**

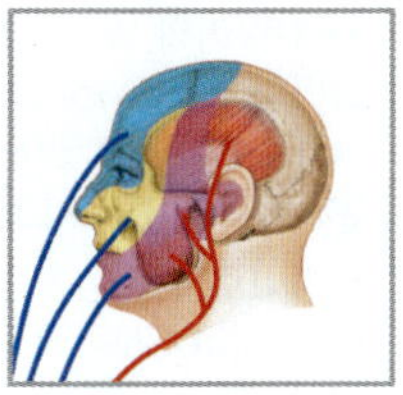

- olfactory nerve (후각신경; I)
- optic nerve (시각신경; II)
- oculomotor nerve (눈돌림신경; III)
- trochlear nerve (도르래신경; IV)
- trigeminal nerve (삼차신경; V)
- abducens nerve (갓돌림신경; VI)
- facial nerve (얼굴신경; VII)
- vestibulocochlear nerve (속귀신경; VIII)
- glossopharyngeal nerve (혀인두신경; IX)
- vagus nerve (미주신경; X)
- accessory nerve (더부신경; XI)
- hypoglossal nerve (혀밑신경; XII)

### 6.3

**Spinal nerve(척수신경)들은 모여서 nerve plexus(신경얼기)를 형성하고, 여기에서 시작된 신경들이 피부와 skeletal muscle(뼈대근육, 골격근)에 분포한다**

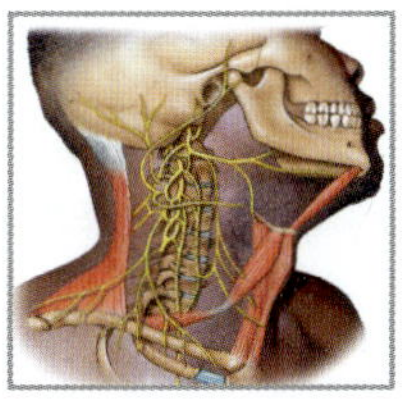

- nerve plexus (신경얼기)
- cervical plexus (목신경얼기)
- brachial plexus (팔신경얼기)
- lumbar plexus (허리신경얼기)
- sacral plexus (엉치신경얼기)
- phrenic nerve (가로막신경)

### 6.4

**정보는 sensory pathway(감각경로)나 motor pathway(운동경로)를 따라서 PNS와 CNS의 정보처리 중추 사이를 오간다**

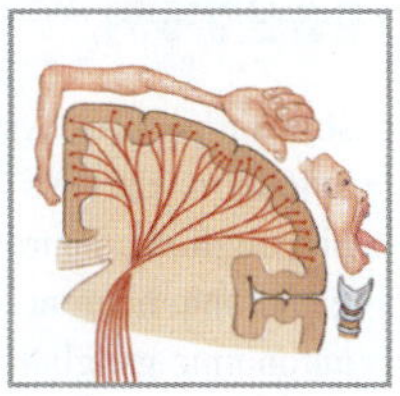

- first-order neuron (일차신경세포)
- second-order neuron (이차신경세포)
- third-order neuron (삼차신경세포)
- posterior column pathway (뒤백색질기둥경로)
- sensory homunculus (감각축소인간)
- upper motor neuron (위운동신경세포)
- lower motor neuron (아래운동신경세포)
- corticospinal tract (겉질척수로)
- motor homunculus (운동축소인간)

### 6.5

**Reflex(반사)는 자극을 받은 후 즉시 일어나는 자동 반응이다**

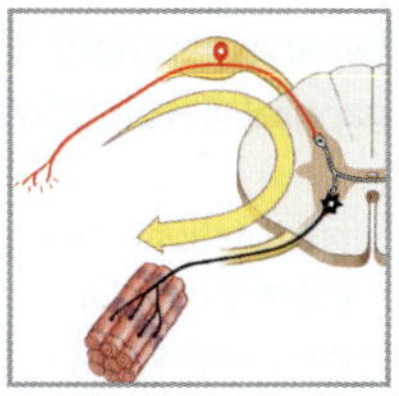

- reflex(반사)
- reflex arc(반사활)
- stretch reflex (뻗침반사, 신장반사)
- patellar reflex (무릎반사)
- withdrawal reflex(회피반사)
- interneuron (사이신경세포)

### 6.6

**Reflex(반사)를 검사하면 어느 CNS 부위가 손상을 입었는지와 손상이 얼마나 심한지를 판단할 수 있다**

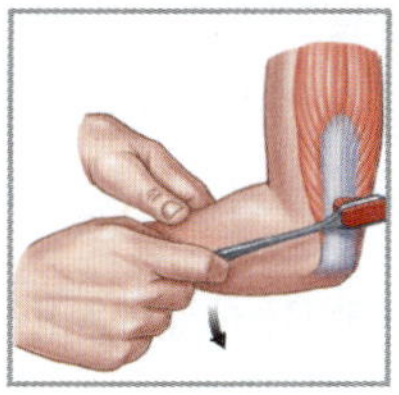

- reinforcement(강화)
- biceps reflex (두갈래근반사)
- triceps reflex (세갈래근반사)
- ankle-jerk reflex (발목반사)
- Babinski sign (바빈스키 징후)
- plantar reflex (발바닥반사)
- abdominal reflex (배근육반사)

### 6.7

**신경계통 질환은 신경세포나 그 경로의 문제에서 비롯되거나 둘 모두에 문제가 생겨서 발생할 수 있다**

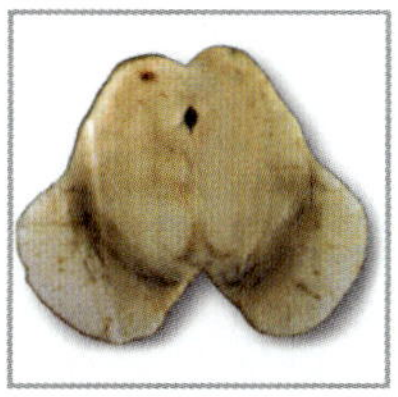

- referred pain (연관통증)
- Parkinson disease (파킨슨병)
- rabies(광견병)
- cerebral palsy (CP, 뇌성마비)
- amyotrophic lateral sclerosis(ALS, 근육위축가쪽경화증)
- Alzheimer disease (AD, 알츠하이머병)
- senile dementia (노년치매)
- multiple sclerosis (MS, 다발경화증)

• = 해당 모듈에서 굵은 문자로 표시한 용어

2절

## Autonomic Nervous System (자율신경계통)

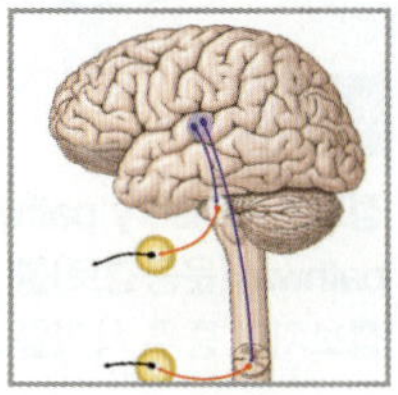

- somatic nervous system(SNS, 몸신경계통)
- autonomic nervous system(ANS, 자율신경계통)
- preganglionic neuron(신경절이전신경세포)
- ganglionic neuron(신경절신경세포)
- autonomic ganglia(자율신경절)

6.8

**Sympathetic division(교감신경계통)에는 chain ganglia(교감신경줄기신경절)와 collateral ganglia(곁신경절)와 adrenal medulla(부신속질) 등이 있고 parasympathetic division(부교감신경계통)에는 terminal ganglia(종말신경절)나 intramural ganglia(벽속신경절)가 있다**

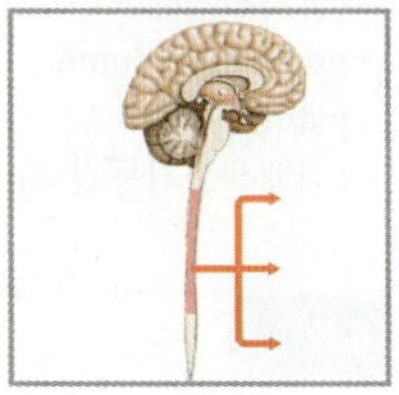

- preganglionic fiber (신경절이전섬유)
- postganglionic fiber (신경절이후섬유)
- acetylcholine (ACh, 아세틸콜린)
- norepinephrine(NE, 노르에피네프린)
- sympathetic chain (교감신경줄기)
- collateral ganglia (곁신경절)
- celiac ganglia (복강신경절)
- superior mesenteric ganglia (위창자간막신경절)
- inferior mesenteric ganglia (아래창자간막신경절)
- adrenal medulla (부신속질)
- terminal ganglia (종말신경절)
- intramural ganglia (벽속신경절)

• = 해당 모듈에서 굵은 문자로 표시한 용어

6.9

**자율신경계통의 두 구성원(교감신경계통과 부교감신경계통)은 한 기관에 함께 분포하는 경우가 많지만 분포 양상은 서로 다르다**

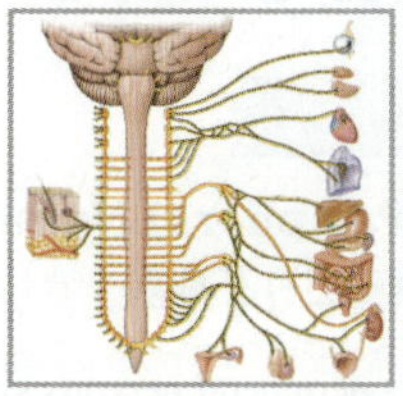

- splanchnic nerve (내장신경)
- thoracic visceral branches of sympathetic nerve (교감신경 가슴내장가지)
- pelvic nerve (골반내장신경)

6.10

**교감신경계통과 부교감신경계통의 작용 차이는 구조(해부학) 및 기능(생리학) 차이에서 비롯된다**

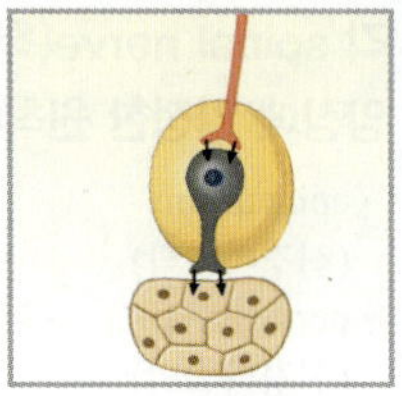

- sympathetic activation(교감신경 활성화)

## 6장 종합 복습 문제

1. 노력하지 않고 cranial nerve(뇌신경)의 이름과 순서와 기능을 암기할 수 있는 사람은 거의 없다. 그래서 대부분의 학생들이 다양한 암기법을 쓴다. 그 중 하나가 'Oh, Once One Takes The Anatomy Final, Very Good Vacations Are Heavenly'로, 각 단어의 첫 글자가 열 두 뇌신경의 영어 이름을 가리킨다. 이 암기법을 이용해서 뇌신경 12쌍을 순서대로 열거하시오.
2. 감각경로를 구성하는 first-order neuron(일차신경세포)과 second-order neuron(이차신경세포)과 third-order neuron(삼차신경세포)의 관계를 기술하시오.
3. Motor homunculus(운동축소인간)란 무엇인가? Sensory homunculus(감각축소인간)와는 어떻게 다른가?
4. Patellar reflex(무릎반사)의 반응 속도는 withdrawal reflex(회피반사)에 비해 훨씬 빠르다. 그 이유를 설명하시오.
5. 척수에서 교감신경섬유가 출현하는 양상이 부교감신경섬유와 어떻게 다른지를 기술하시오.

6장에 있는 모든 모듈, 절, 종합 복습 문제의 풀이를 알고 싶으면 이 책의 뒷부분에 청색 식별표로 표시한 해답 페이지를 참조하시오.

# 7

# 감각작용 (The Senses)

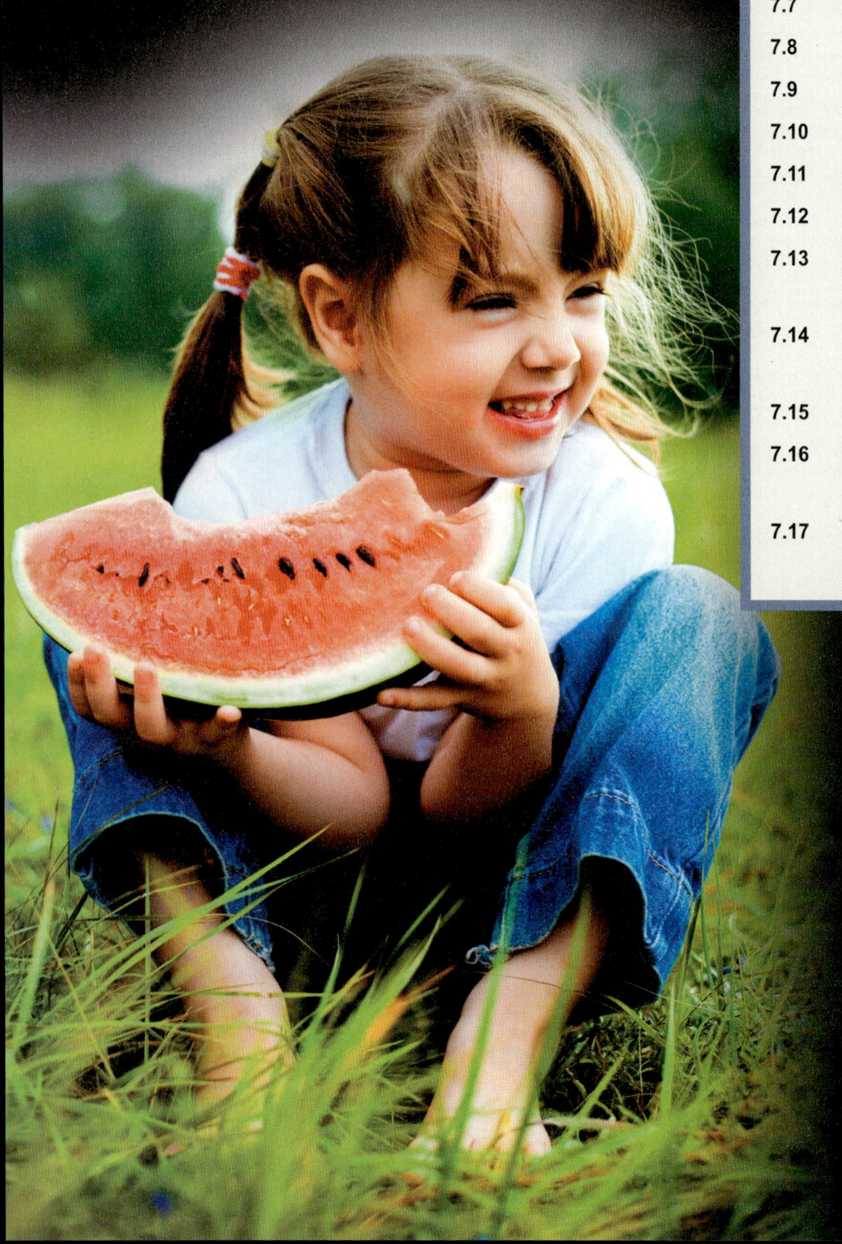

## 학습성과

다음 각 학습성과 번호는 본문의 모듈 번호와 일치하며, 독자는 7장을 모두 공부한 후에 각 학습성과를 실천할 수 있어야 한다.

### 1절 • General Sense(일반감각)

7.1 피부에 분포하는 감각수용기들의 종류와 그들의 기능을 이해한다

7.2 항상성 유지를 위한 압수용기와 화학수용기의 역할을 설명한다.

### 2절 • Special Sense(특수감각)

7.3 후각기관과 대뇌로 가는 후각경로에 대해 기술하고, 미각과 관련된 기관들과 뇌신경에 대해 기술한다.

7.4 바깥, 가운데 및 속 귀의 구조를 기술하고 기능이 어떻게 수행되는지를 설명한다.

7.5 뼈미로와 막미로의 구조와 기능을 기술한다.

7.6 반고리관, 타원주머니, 둥근주머니에 있는 털세포들의 기능을 기술하고, 중력과 선가속에 반응하는 기작을 설명한다.

7.7 달팽이관과 나선기관을 기술하고, 나선관의 구조와 기능을 기술한다.

7.8 청각과 관련한 음높이 및 음량을 느끼는 해부학적, 생리학적 토대를 기술한다.

7.9 눈의 부속구조들을 살펴보고, 그들의 기능을 설명하며, 결막염에 대해 이해한다.

7.10 안구 벽의 층들과 앞뒤 눈 방을 살펴보고, 외재성 눈 근육들의 이름과 기능을 말한다.

7.11 빛이 어떻게 망막 오목으로 모이는지 설명한다.

7.12 상이 망막에 집중되는 과정을 설명한다.

7.13 망막층의 구조와 기능을 설명하고, 막대 및 원뿔세포들의 분포를 기술하며, 시력에 대한 빛수용기들의 역할을 논의한다.

7.14 빛 수용작용을 설명하고, 빛수용기의 구조를 기술하며, 시각색소가 어떻게 활성화되는지 설명하며, 우리가 어떻게 색을 구분할 수 있는지 기술한다.

7.15 시각경로가 뇌에 정보를 어떻게 배분하는지 설명한다.

7.16 ⊞ **임상의학 모듈** 각막, 수정체 혹은 눈 모양과 관련하여 여러 조절상의 문제들을 기술한다.

7.17 ⊞ **임상의학 모듈** 노화에 따른 후각, 미각, 시각, 평형감각 및 청각과 관련된 질병들을 기술한다.

# General Sense(일반감각)

**1** **General sense(일반감각)**라는 말은 온도, 통증, 촉각, 압력, 진동 및 고유수용기에 대한 감각을 기술하는데 사용한다. 감각정보는 몸 안팎의 상태를 감시하는 특수한 세포 혹은 세포질돌기인 **sensory receptor(감각수용기)**들이 받아들인다. 가장 간단한 수용기로는 감각뉴런의 dendrite(가지돌기, 수상돌기)가 있다. 오른쪽 그림처럼, 자유 신경종말이라고 하는 가지돌기의 끝 가지는 부속구조물로 보호되어 있지 않다. 풀뿌리가 땅속으로 뻗어 있는 것처럼, 자유 신경종말은 조직 속으로 확장되어 있다. 이 수용기들은 여러 자극들을 받아들일 수 있기 때문에 수용기 specificity(특이성)는 거의 없다. 예를 들어 조직 손상에 반응하여 통각을 일으키는 자유 신경종말은 화학적 자극, 압력, 온도변화 혹은 외상에 의해서도 자극된다.

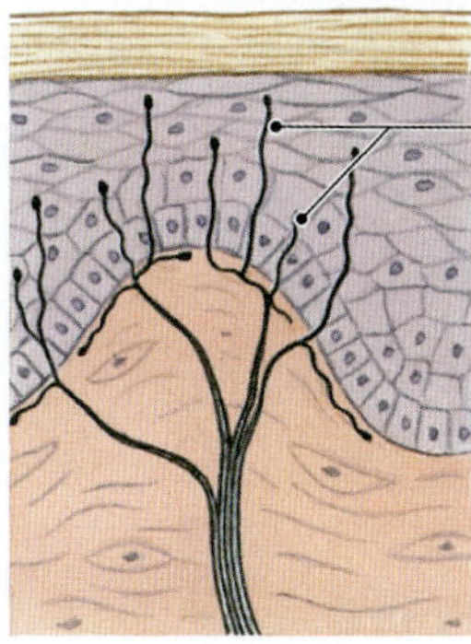


**2** 일반 감각수용기는 구조가 간단하고 몸에 넓게 분포하고 있다. 이 개념도에서 보여주듯이, 이 수용기들은 1차 자극의 성질에 따라 분류한다.

### 일반 감각수용기들의 기능적 분류

#### Nociceptor (통각수용기)

Nociceptor(통각수용기)는 통증수용기이다. 자극을 받아들이는 면적이 넓고 광범위한 자유신경종말이다. 두 종류의 축삭–A형과 C형 섬유–들이 통각을 운반한다.

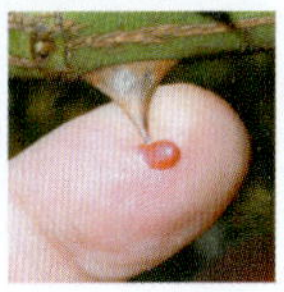

#### Thermoreceptor (온도수용기)

**Thermoreceptor (온도수용기)**는 진피, 골격근, 간 및 시상하부에 분포하는 자유신경종말이다. 냉각수용기가 온각수용기보다 3~4배 더 많다. 이 두 수용기의 구조적 차이는 없다.

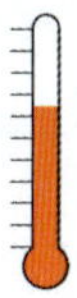

#### Mechanoreceptor (기계적 수용기)

**Mechanoreceptor(기계적 수용기)**는 원형질막이 구부러지는 자극에 예민하다. 이 막은 이온통로를 가지고 있어서 신장, 압축, 꼬임 등 막의 변형에 반응하여 개폐된다.

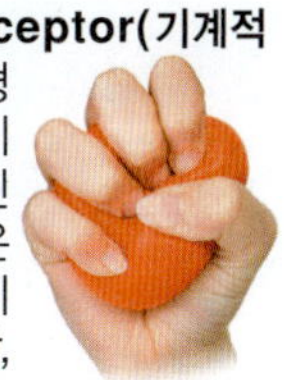

#### Chemoreceptor (화학수용기)

**Chemoreceptor(화학수용기)**는 체액(간질액, 혈장 및 뇌척수액) 속에 용해되어 있는 수용성 및 지용성 물질에 반응한다.

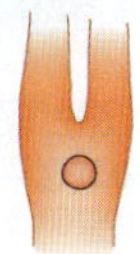

**Proprioceptor(고유수용기)**는 관절과 근육의 위치를 감지한다. 일반감각 수용기들 중에서 구조 및 기능이 가장 복잡한 수용기이다.

**Baroreceptor(압수용기; *baro-*, 입력)**는 혈관, 소화관, 호흡관, 비뇨관의 벽에서 압력의 변화를 감지한다.

**Tactile receptor(촉각수용기)**는 촉각, 압각 및 진동 감각을 맡는다. 촉각은 모양과 구조에 관한 정보를 제공하고, 한편 압각은 기계적인 변형의 정도와 빈도를 나타낸다.

7.1

## 피부의 일반 감각수용기들의 형태와 기능은 매우 다양하다

인체에는 수백만 개의 일반 감각수용기들이 분포하고 있다. 항상 외부환경과 마주하고 항상성이 깨질 위험에 처하고 있는 피부에 수용기들이 가장 다양하게 분포하고 있다는 사실은 놀랄 일이 아니다. 이 개요도는 피부에 있는 중요한 수용체 종류의 구조 및 기능적 특징들을 소개하고 있다.

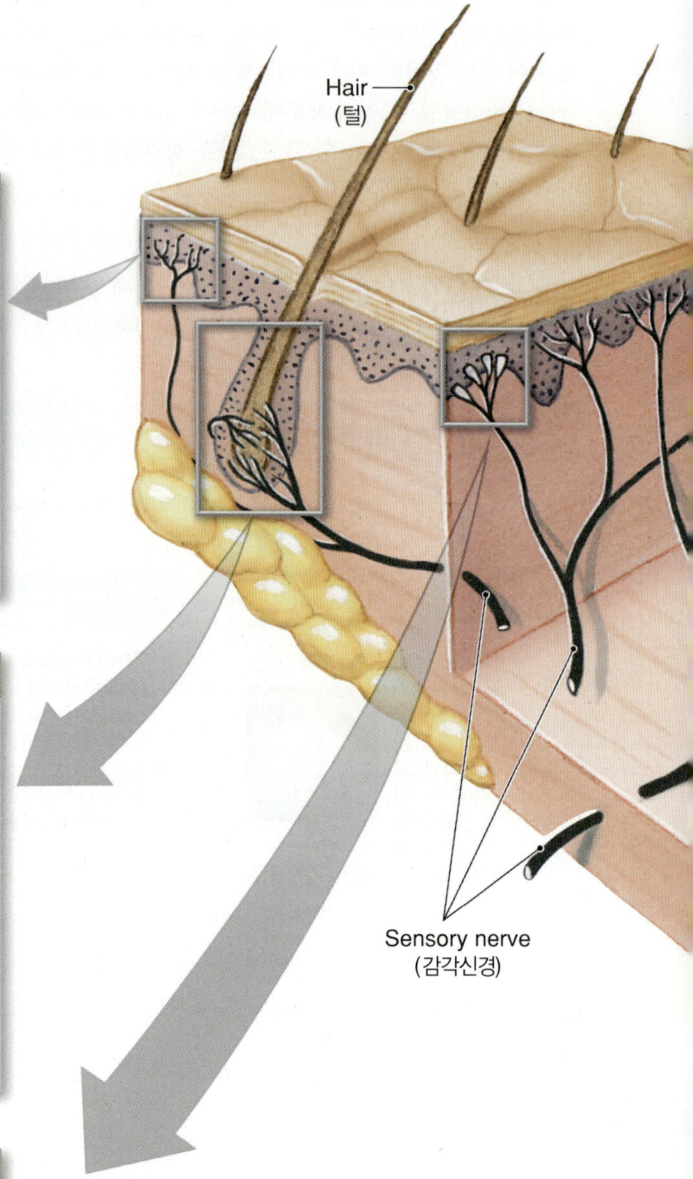


### Free Nerve Endings(자유신경종말)

**Free nerve ending(자유신경종말)**은 감각 뉴런의 가지 끝부분들이다. 이들은 어떤 부속 구조에 의해 보호되지 않고 특이성도 없다. 촉각, 통각, 온도 자극에 반응한다. 자유신경종말은 피부에서 가장 흔한 수용기이다.

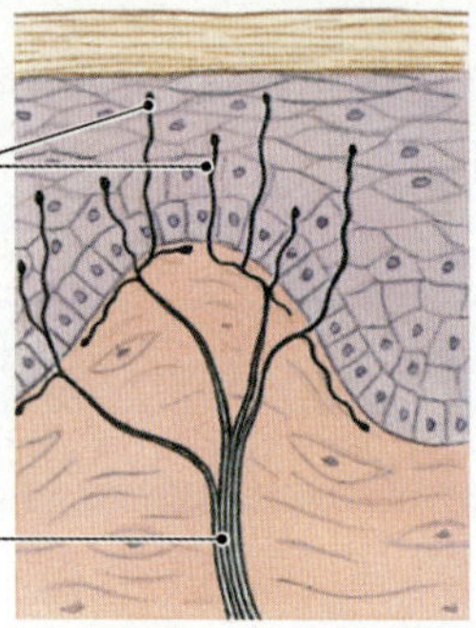


### Root Hair Plexus(털뿌리 신경얼기)

털이 있는 곳이면 어디든지 **root hair plexus(털뿌리 신경얼기)**라고 하는 자유신경종말이 몸 표면의 변형과 운동을 감지한다. 털이 구부러지면 털주머니가 움직여 감각 가지돌기를 변형시켜 활동전위를 일으킨다.

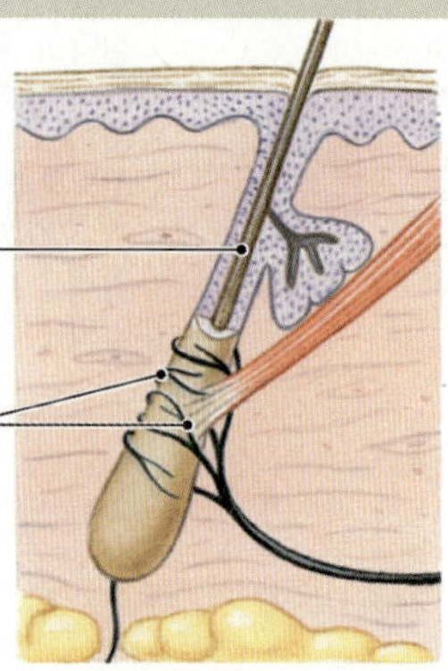


### Tactile Disc(촉각원반)

**Tactile disc(촉각원반)**는 미세한 촉각과 압력 수용기이다. 구심성 미엘린 신경섬유의 가지돌기가 피부 표피 바닥층에 있는 아주 큰 상피세포들과 접촉하고 있다.

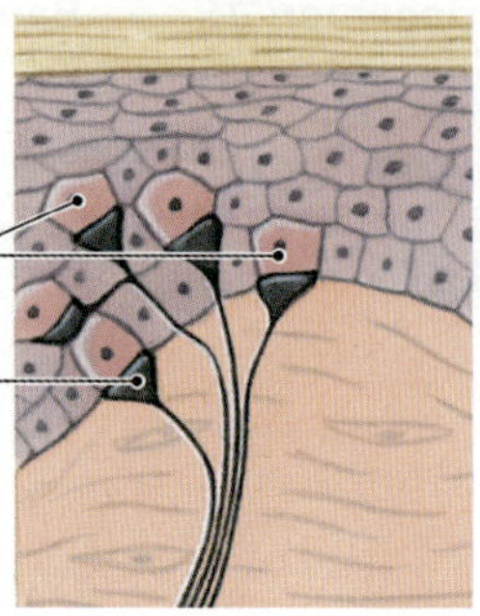

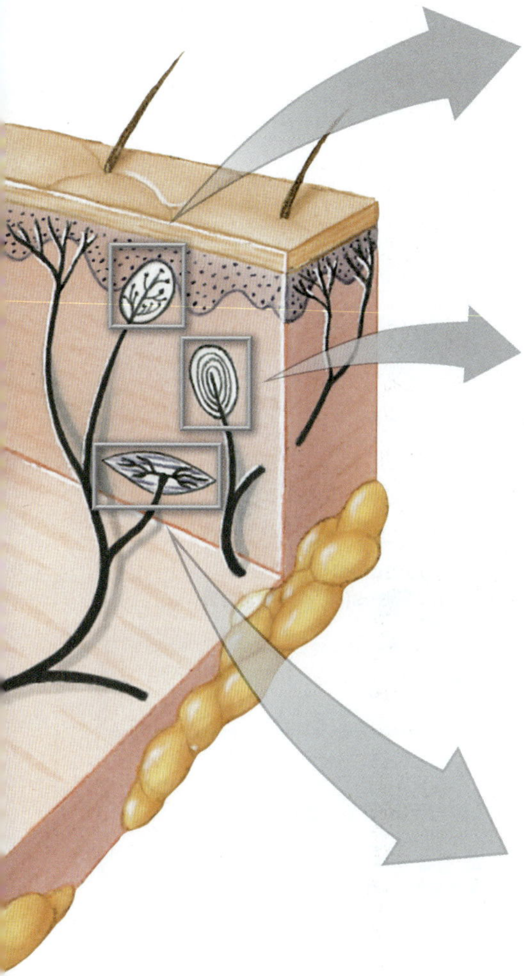

## Tactile Corpuscle(촉각소체)

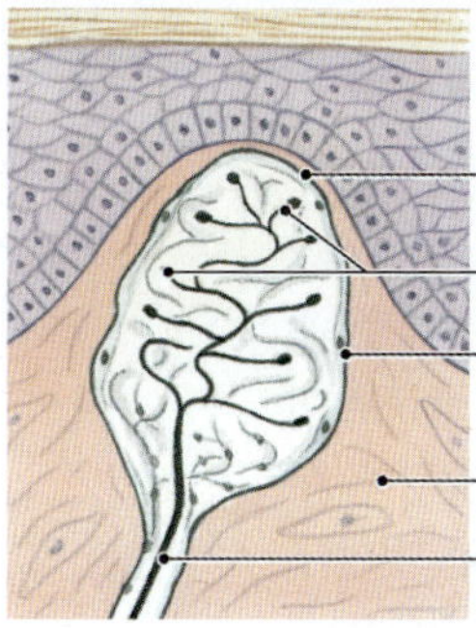


소체는 감각신경의 끝 부위 구조이다. Meissner corpuscle(마이스너소체)라고도 하는 **tactile corpuscle(촉각소체)**은 미세한 촉각과 압력 및 저주파 진동 자극을 담당한다. 이 수용기들은 접촉 1초 이내에 자극에 대한 감수성이 약해진다. 눈꺼풀, 입술, 손끝, 젖꼭지 및 외부생식기에 가장 풍부하다. 가지돌기들은 꼬이고 엉켜 있으며, 변형된 슈반세포(Schwann cell)에 의해 둘러싸여 있다. 섬유성 피막이 촉각소체 전체를 둘러싸서 진피에 단단히 부착시켜 주고 있다.

## Lamellated Corpuscles(층판소체)

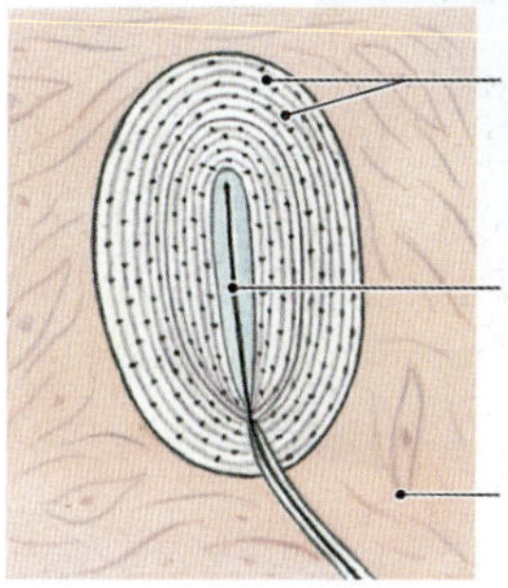


**Lamellated corpuscle(층판소체**; *lamella*, 얇은 판) 혹은 pacinian corpuscle(파치니소체)는 깊은 압력에 예민하다. 파동이나 고주파 진동 자극에 가장 민감하다. 콜라겐 섬유와 섬유모세포들로 이루어진 동심원층 안에 가지돌기가 존재하고 있다. 동심원층은 간질액과 분리되어 있어서 직접적인 압각 이외의 자극들로부터 가지돌기를 보호해주는 역할을 한다. 몸 표면 감각정보는 진피, 손가락, 젖샘, 외부생식기에 있는 층판소체에 의해 제공된다. 내장 감각정보는 장간막, 췌장 및 요도와 방광 벽에 존재하는 층판소체가 제공한다.

## Ruffini Corpuscles(루피니소체)

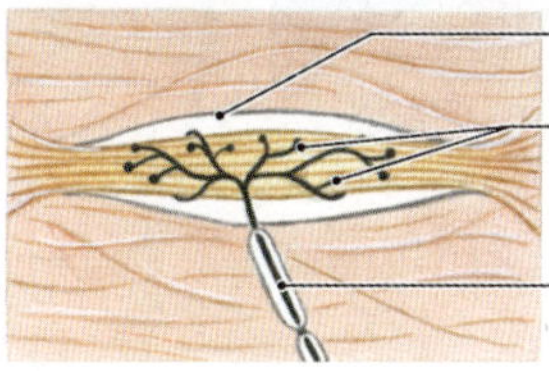


**Ruffini corpuscle(루피니소체)**은 깊은 진피에서의 압력이나 뒤틀림에 민감하다. 이 수용기들은 일정한 자극에 대해 감수성이 줄어드는 **adaptation(적응)**이 거의 없다. 피막이 진피와 연결되어 있는 콜라겐 섬유들을 둘러싼다. 피막 안에 가지돌기그물이 콜라겐 섬유들과 서로 엉켜 있다. 진피에서의 어떤 장력이나 뒤틀림이 피막 섬유들을 잡아당기거나 꼬이게 한다. 여기에 연결된 가지돌기들이 당겨지거나 압축되는 것이 구심성 미엘린 신경섬유의 작용을 변화시키는 것이다.

촉각의 민감도는 감염, 질병 및 감각 뉴런의 손상 등에 의해 변화할 수 있다. 촉각 반응의 위치 분석은 진단상의 중요성을 지니고 있다. 예를 들어, 피부 분절 경계를 따라 감각 상실을 조사하면 잘못된 척수신경이나 다른 신경들을 찾아내는데 도움을 줄 수 있다.

### 모듈 7.1 복습

a. 피부에 분포하는 촉각수용기 6종류를 말하고, 자극에 대한 감수성을 비교하시오.

b. 진피에만 존재하는 촉각수용기는 어떤 종류인가?

c. 계속적인 깊은 압력에 더 민감한 것은 lamellated corpuscle(층판소체)인가, Ruffini corpuscle(루피니소체)인가?

7.2

## 압수용기와 화학수용기는 내장 감각경로와 같은 중요한 자율반사를 시작한다

압수용기와 화학수용기는 자율신경계에 의한 기관들의 기능을 반사적으로 조절하는 과정에 중요한 역할을 수행한다.

1 **Baroreceptor(압수용기)**는 압력의 변화를 감지하는 수용기들이다. 속이 빈 기관, 혈관 및 호흡관, 소화관 및 비뇨관 벽의 탄력조직 내에 가지를 친 신경종말들로 이루어져 있다. 압력이 변하면 이 구조들의 탄력적인 벽은 늘어나거나 줄어들게 된다. 이러한 변화가 수용기의 가지돌기를 뒤틀어 활동전위 발생 속도를 바꾸게 되는 것이다. 압수용기는 carotid artery(목동맥)와 aorta(대동맥) 같은 큰 혈관 벽의 sinus(팽대부)에서 혈압을 감지한다. 압수용기에 의해 전달된 정보는 심장 기능을 조절하거나 생체 조직에 보내는 혈류량을 맞추는 과정에 주요한 역할을 한다. 폐의 압수용기는 폐 확장 정도를 감지한다. 이 정보는 숨뇌(연수)에 있는 호흡주기 중추로 전달되어 호흡 속도를 조절하게 된다. 비뇨관 및 소화관에 있는 압수용기는 urination(배뇨)과 같은 다양한 내장 반응을 시작하도록 한다.

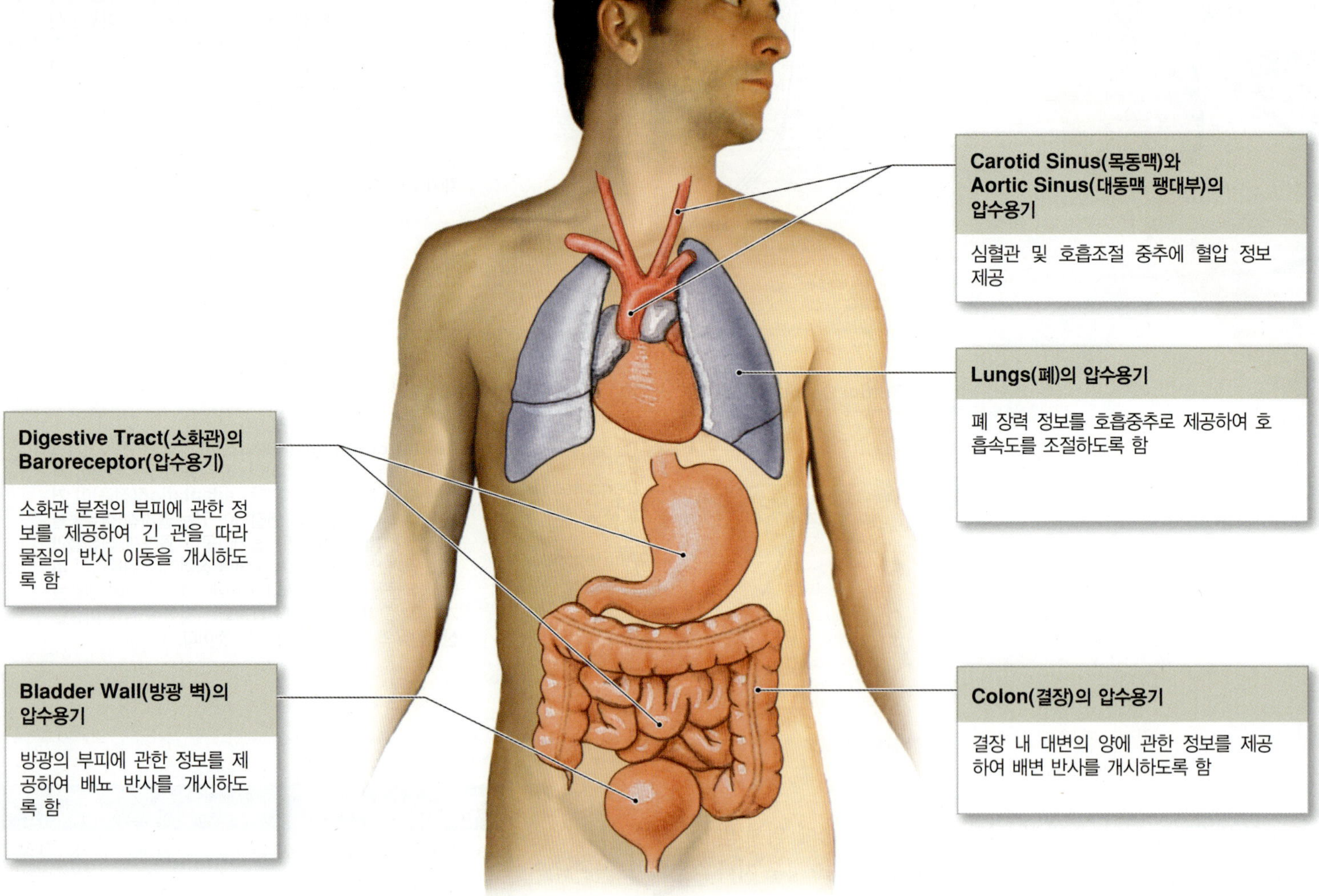

**2** **Chemoreceptor(화학수용기)**들은 특정 화학물질 혹은 화합물의 작은 변화도 감지해내는 특화된 뉴런들이다. 화학수용기 뉴런들이 분포하는 부위는 (1) 뇌의 medulla oblongata(숨뇌, 연수) 및 기타 부위, (2) 목 양쪽의 **internal carotid artery(속목동맥)** 및 (3) **aortic arch(대동맥궁)**의 큰 가지 사이에 있는 **aortic body(대동맥토리)** 등이다. 숨뇌의 호흡중추에 있는 뉴런들은 cerebrospinal fluid(CSF, 뇌척수액) 내 pH와 이산화탄소 농도를 감지한다. 경동맥과 대동맥토리는 동맥혈 안의 pH와 이산화탄소 농도를 감지한다. 이러한 화학수용기들은 호흡 및 심혈관계의 기능을 반사적으로 조절하는 과정에 중요한 역할을 한다.

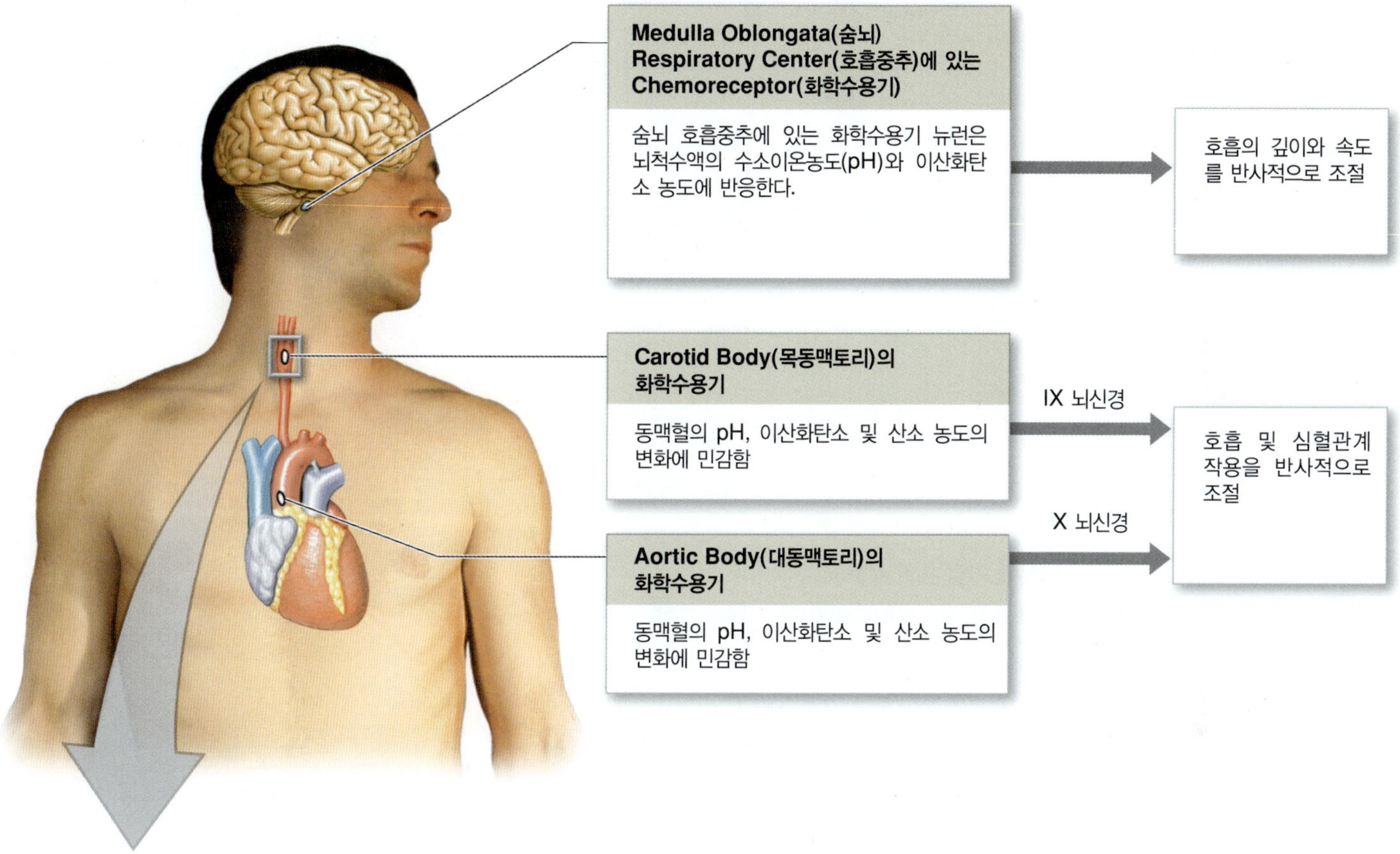


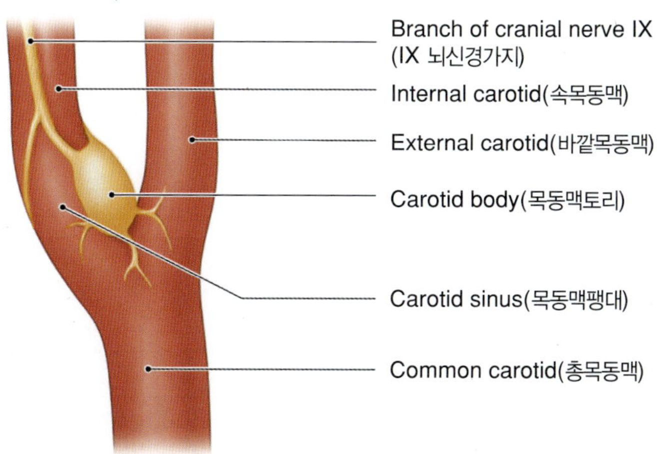


**3** 목동맥팽대의 확대 모습과 목동맥토리의 위치.

## 모듈 7.2 복습

a. 압수용기와 화학수용기를 정의하시오.

b. 혈액의 pH 변화에 민감한 수용체의 종류는?

c. 압수용기는 몸의 어디에 분포하는가?

### 1. 명칭 표기

피부에 존재하는 촉각수용기의 종류를 표시하시오.

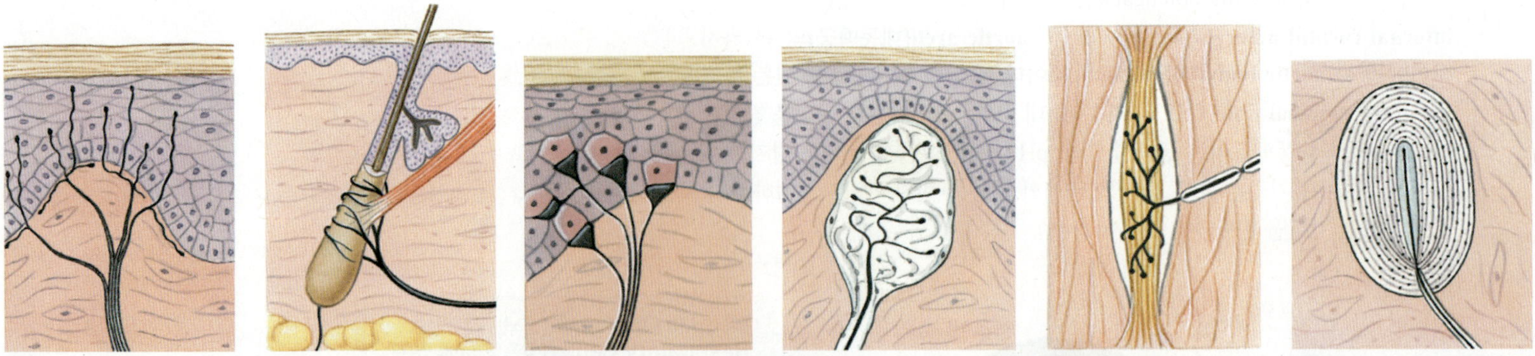

a ______ b ______ c ______ d ______ e ______ f ______

### 2. 연결하기

다음 용어들에 대해 가장 가깝게 설명한 것을 연결하시오(어떤 용어는 한 번 이상 사용됨).

- thermoreceptor(온도수용기)
- nociceptor(통각수용기)
- baroreceptor(압수용기)
- tactile receptor(촉각수용기)
- chemoreceptor(화학수용기)
- proprioceptor(고유수용기)
- free nerve ending(자유신경종말)

a ______________ 피부에 가장 흔한 수용체

b ______________ 체액에 용해된 물질들에 민감

c ______________ 촉감, 압력 및 진동 감각 정보 제공

d ______________ 큰 혈관벽에 존재하는 기계수용기

e ______________ 시상하부에 존재하는 수용기 유형

f ______________ 숨뇌(연수)에 존재하는 수용기 유형

g ______________ 온도에 민감

h ______________ 목동맥과 대동맥토리에 존재하는 수용기 유형

i ______________ 목동맥과 대동맥팽대에 존재하는 수용기 유형

j ______________ 근육과 관절의 위치를 감지하는 기계수용기

j ______________ 통각 정보 제공

### 3. 단답형

a 일반감각이란 무엇인가?

______________________________

______________________________

b 우리 팔에 앉아 피를 빠는 모기에 의해 자극되는 일반 감각수용기들을 열거하시오.

______________________________

______________________________

# Special Sense(특수감각)

**Special sense(특수감각)**는 **olfaction(smell, 후각)**, **vision(sight, 시각)**, **gustation(taste, 미각)**, **equilibrium(balance, 평형감각)** 및 **hearing(청각)** 등이다. 이 감각작용들은 일반 감각들의 수용기보다 구조가 더 복잡한 수용기들에 의해 제공된다. 특수감각 수용기들은 눈과 귀처럼 주변 조직이 수용기를 보호해주는 sense organ(감각기관) 안에 분포한다. 이 수용기들이 제공하는 정보는 대뇌피질의 특정부위(청각 피질, 시각 피질 등)와 brain stem(뇌줄기)의 중추로 보내진다.

**1** 후각작용을 하는 감각수용기들은 변형된 뉴런들이다. 한편 미각작용에 관여하는 수용기들은 감각뉴런들에 정보를 보내주는 특화된 수용기 세포들이다. 각 경우에서, 감각수용기들은 외부환경에 노출된 상피 안에 존재하며 정보는 CNS(중추신경계)로 전달되어 데이터 처리과정을 거친다.

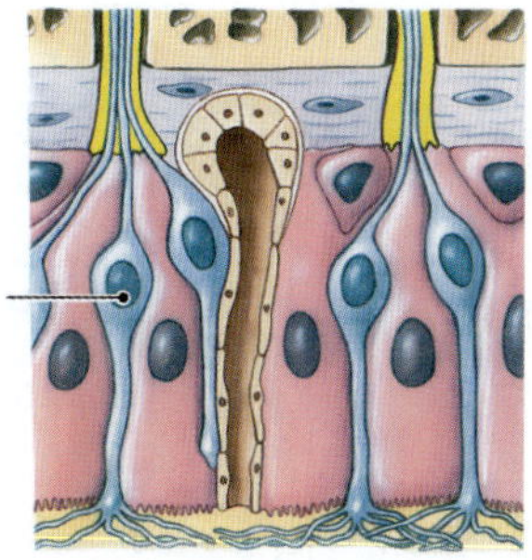


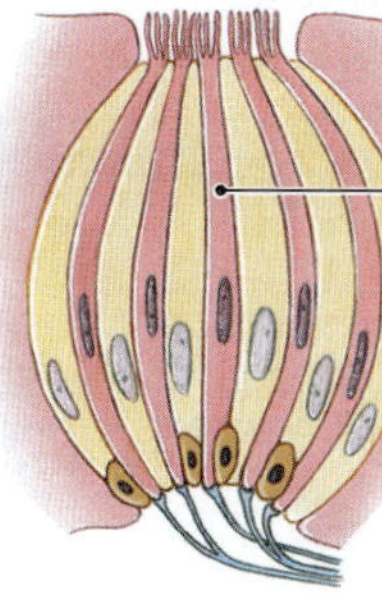


**2** 반대로, 평형 및 청각에 관련된 수용기들은 외부환경과 분리되어 있고 보호받고 있다. 이 수용기들은 복잡한 감각기관인 귀 안에 분포하고 있으며, 감각정보들은 CNS로 가기 전에 통합되고 체계화한다.

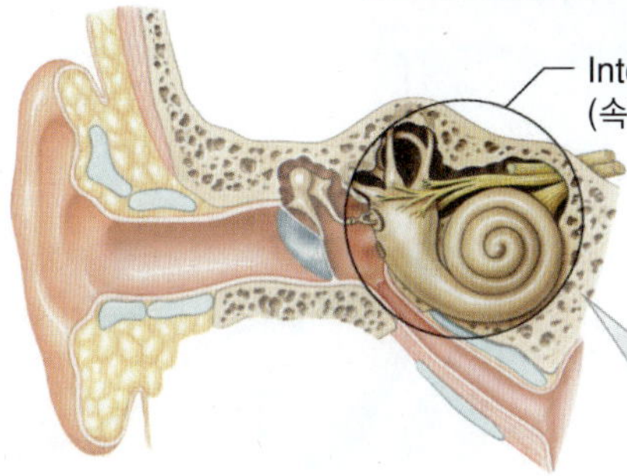


**3** 속귀의 수용기들을 **hair cell(털세포)**들이라고 하는데, 그 이유는 자유표면에 다른 세포들의 섬모나 미세융모와 비슷한 특수화된 돌기들이 덮여 있기 때문이다. 이들은 기본적으로 접촉 또는 운동에 민감한 기계수용기들이고, 지지세포들로 둘러싸여 있으며 감각뉴런의 가지돌기들로 자극을 전달한다. 외부의 힘으로 털세포 돌기들을 밀면 원형질막의 뒤틀림이 생겨 털세포가 화학전달물질을 방출하는 정도가 변화하게 된다. 이런 방식으로 털세포들은 기계적 자극의 방향과 강도에 관한 정보를 제공하게 되는 것이다.

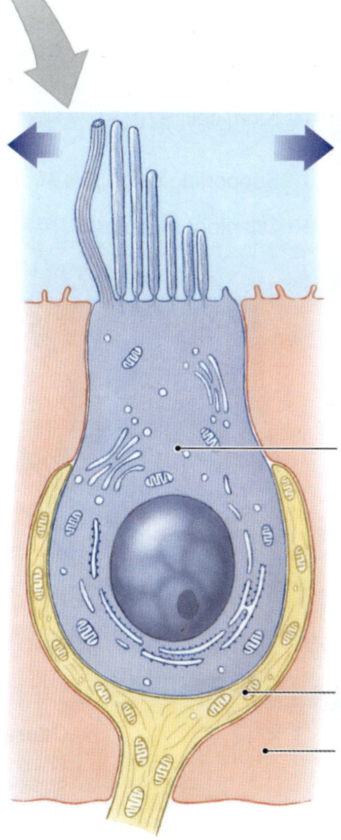

# 후각작용에는 특수한 화학수용기 뉴런들이 관여하며 미각수용기는 특수한 상피세포들이다

## Olfaction(후각작용)

**1** 냄새 감각, 즉 **olfaction(후각)**은 한 쌍의 **olfactory organ(후각기관)**에 의해 제공된다. 후각기관은 코중격 양쪽 코안(비강)에 존재하고 있으며, cribriform plate(체판) 아래 표면, 수직판의 위 및 ethmoid bone(벌집뼈)의 superior nasal conchae(코선반)를 덮고 있다.

| Cerebrum(대뇌)로 가는 Olfactory Pathway(후각경로) | | | | |
|---|---|---|---|---|
| 후각기관 안에 있는 감각뉴런들이 공기 중 화학물질에 의해 자극된다. 1,000~2,000개의 후각수용기들이 5 $cm^2$ 면적 안에 밀집되어 있다. | 후각상피를 떠난 축삭들은 20개 이상의 다발로 모여져 벌집뼈의 체판을 뚫고 지난다. | 체판 바로 위에 있는 **olfactory bulb (후각망울)**에서 첫 시냅스가 이루어진다. | 후각망울을 떠난 축삭들은 **olfactory tract(후각로)**를 따라 후각피질, 시상하부 및 변연계로 이어진다. | 변연계와 시상하부로 보내진 후각정보는 기억은 물론 어떤 냄새가 불러 일으키는 심오한 정서 및 행동반응을 일으킨다. |

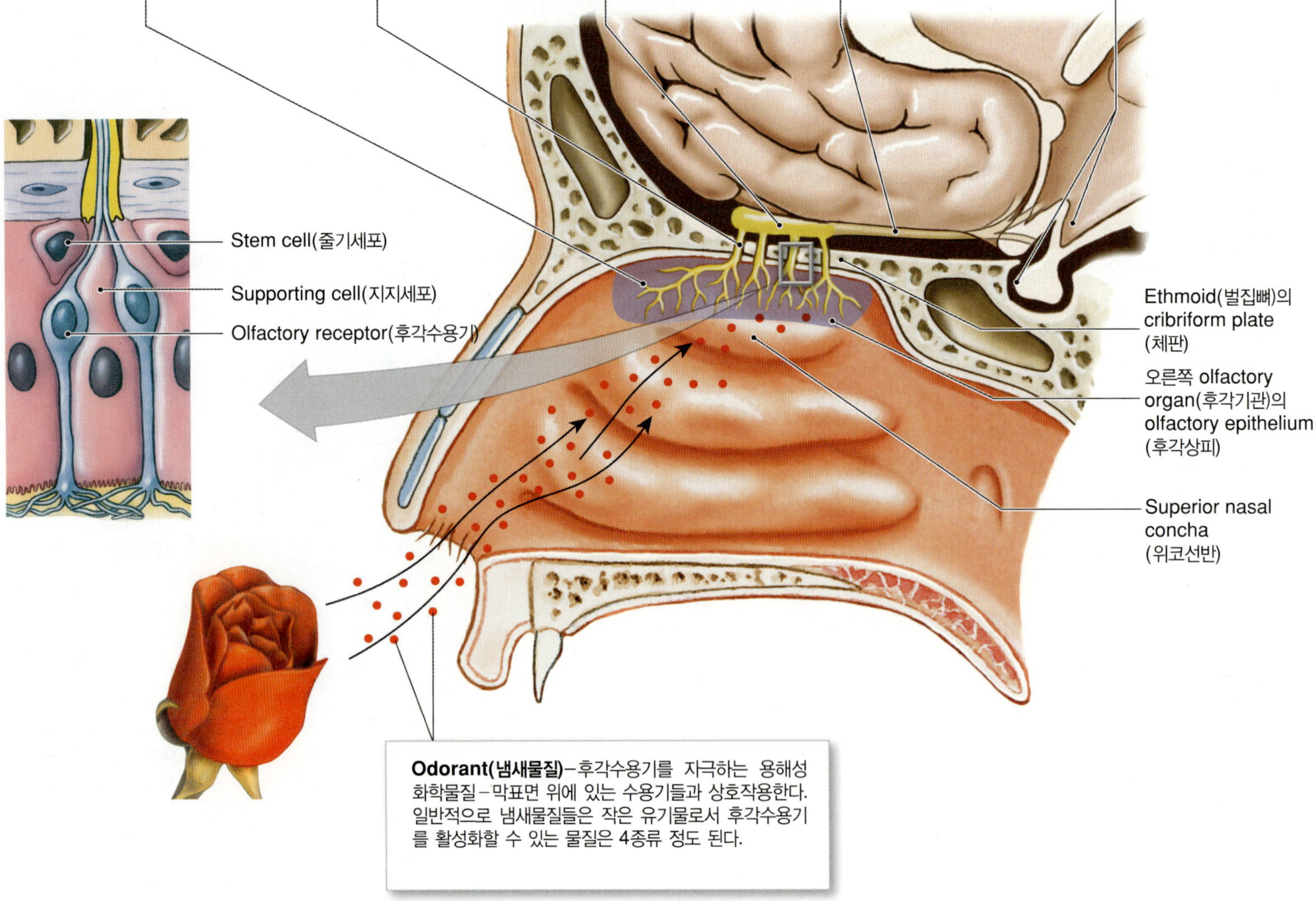

## Gustation(미각)

맛, 즉 **gustation(미각)**은 우리가 먹는 음식과 물에 관한 정보를 제공해준다. **Taste receptor(맛수용기)** 즉 **gustatory receptor(미각수용기**; GUS-ta-tor-ē)는 혀 위 표면과 인두와 후두 인접부위에 분포하고 있다. 가장 중요한 맛수용기들은 혀 위에 있다.

**2** 혀 위 표면에는 **lingual papillae(혀유두**; *papilla*)라고 하는 상피 돌기가 존재하고 있다. 사람 혀에는 3종류의 혀유두가 있다: (1) circumvallate papillae(벽유두), (2) fungiform papillae(버섯유두) 및 (3) filiform papillae(실유두)이다. 벽유두와 버섯유두는 **taste bud(맛봉오리, 미뢰)**라고 하는 감각구조 안에 맛수용기와 특수 상피세포를 포함하고 있다. 성인의 경우 약 5,000개의 맛봉오리가 있다.

**Circumvallate Papillae(벽유두)**

**Circumvallate papillae(벽유두)**는 비교적 크고, 연필지우개 끝 모양이며, 깊은 상피주름으로 둘러싸여 있다. 각각의 벽유두에는 100개 정도의 taste bud(맛봉오리)를 포함하고 있다.

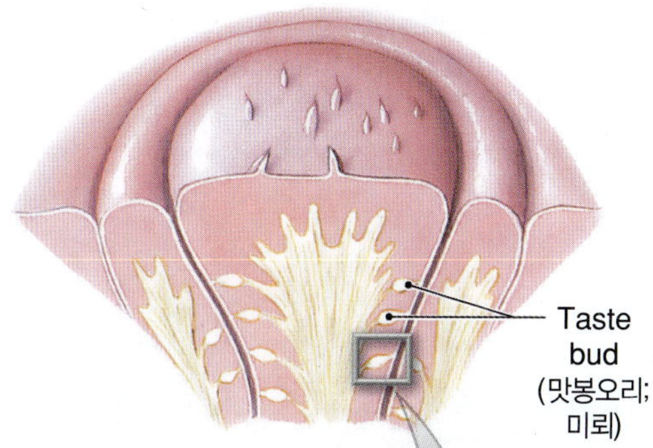


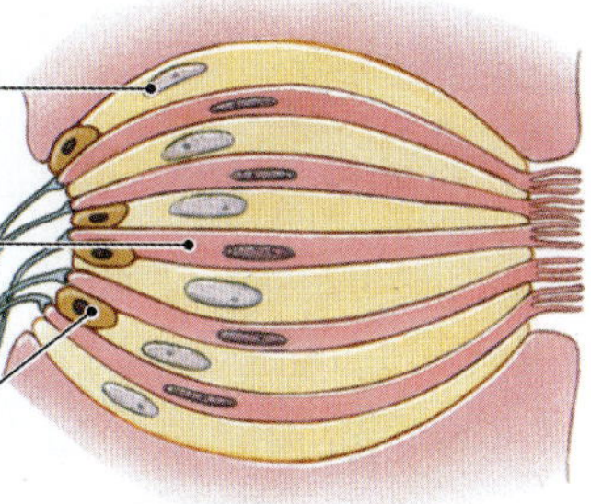


맛봉오리 구조 모식도

**뇌신경이 맛 정보를 운반한다**

Epiglottis(후두덮개) 표면에 산재하고 있는 미뢰에 vagus nerve(X, 미주신경)가 분포한다.

벽유두와 혀 뒤쪽 1/3 부위에는 glossopharyngeal nerve (IX, 설인신경)가 분포하고 있다.

Facial nerve(VII, 안면신경)는 혀의 앞 2/3 부위의 모든 미뢰에서 오는 정보를 전달한다.

벽유두는 혀 뒤쪽 가장자리 근처에서 V자를 형성한다.

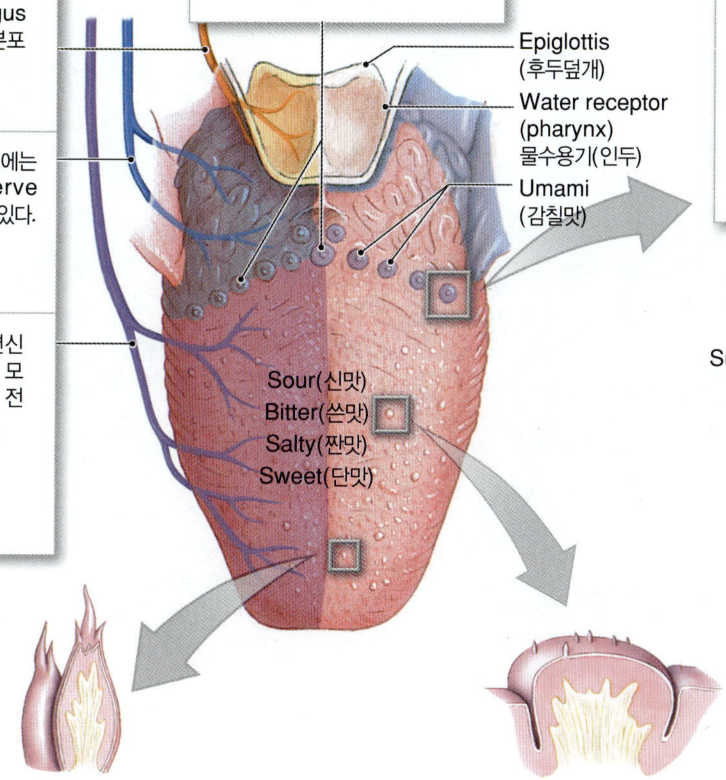


**Filiform Papillae**
**(실유두)**

**Fungiform Papillae**
**(버섯유두)**

**3** 4개의 주요 미각-단맛, 짠맛, 신맛, 쓴맛-의 감수성은 혀 장축에 따라 다르다는 증거가 있다. 그러나 미뢰 구조의 차이는 없으며, 혀 모든 부위의 미뢰들이 4가지 주요 미각정보를 제공해 준다. 두 개의 다른 미각이 더 있다. **Umami(감칠맛)**는 쇠고기 국물, 닭고기 국물 및 파르메산 치즈의 특징적인 맛이다. 이 맛은 아미노산, 작은 펩티드 및 뉴클레오티드에 민감한 수용기에 의해 감지된다. 이 수용기들은 벽유두의 미뢰에 존재하고 있다. **Water receptor(물수용기)**들은 특별하게 인두에 집중하고 있다. 시상하부가 이 수용기들의 감각정보를 가공하여 수분평형과 혈액량에 영향을 준다.

**모듈 7.3 복습**

a. 후각 및 후각수용기들을 설명하시오.
b. 미각과 미각수용기들을 설명하시오.
c. 후각상피에서 시작하는 후각경로를 순서대로 말하시오.

## 7.4

# 귀는 바깥귀, 가운데귀 및 속귀로 나누어진다

**1** 귀는 해부학적으로 3부위로 나눈다. 바깥귀와 가운데귀는 청각에 관여하고, 속귀는 청각과 평형감각 두 가지 역할을 수행한다.

| External Ear(바깥귀, 외이) | Middle Ear(가운데귀, 중이) | Internal Ear(속귀, 내이) |
|---|---|---|
| **External ear(바깥귀)**–귀에서 보이는 부위–는 음파를 모아서 가운데귀로 보낸다. | **Middle ear(가운데귀)**는 고막에 의해 바깥귀길(바깥귀길)과 분리된 공기가 차 있는 공간으로 tympanic cavity(고실)라고도 한다. | **Internal ear(속귀)**는 청각 및 평형감각을 담당하는 감각기관들을 포함하고 있다. 가운데귀로부터 증폭된 음파를 받아들인다. |

탄력연골은 바깥귀길이 열려 있는 상태를 유지하도록 해주고 **auricle(귓바퀴)**의 유연성을 제공한다.

**Auditory ossicle(귀속뼈)**은 가운데귀에 있는 세 개의 작은 뼈들이다. 이 뼈들은 고막을 속귀 수용기 복합체들 중 하나에 연결시킨다.

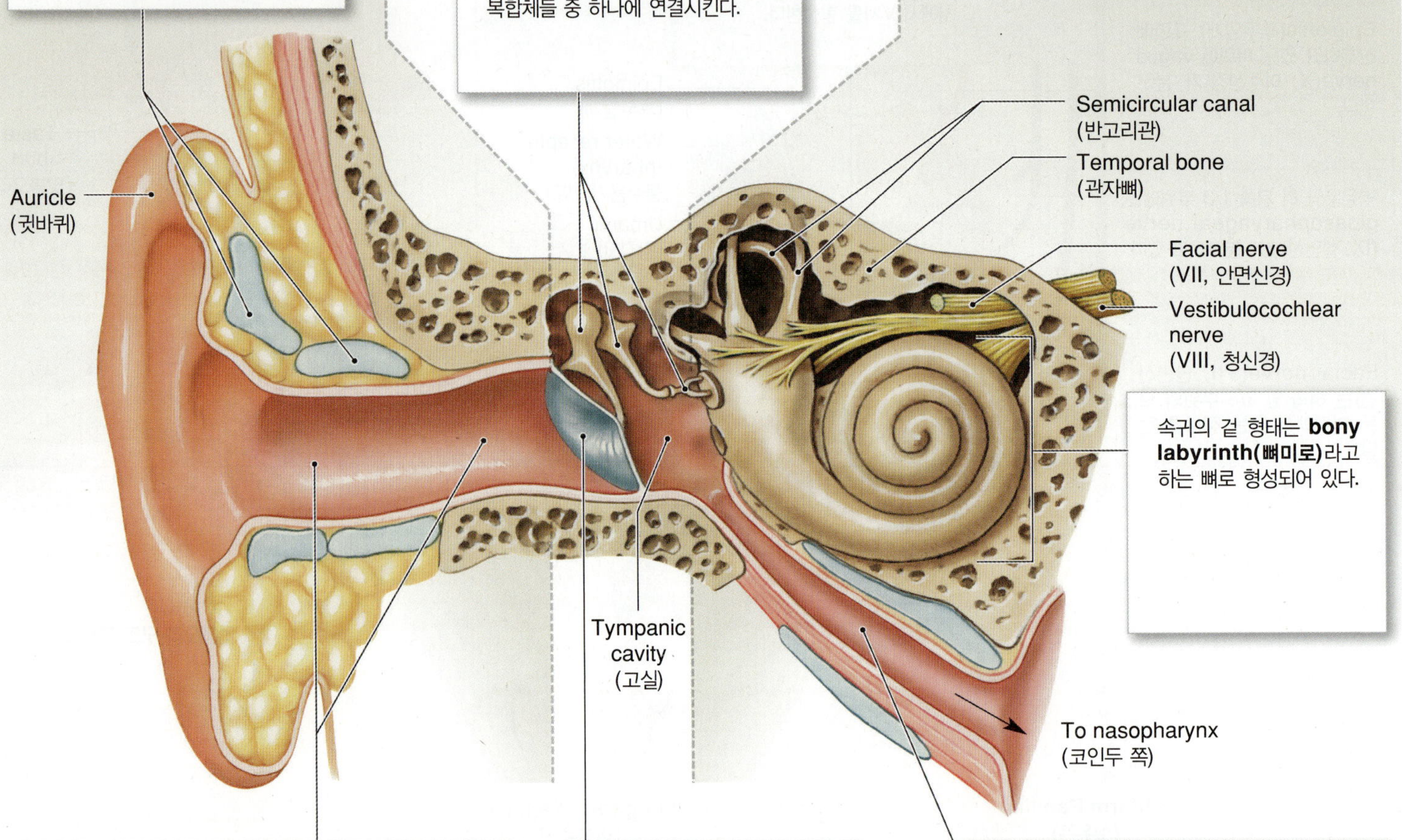


속귀의 겉 형태는 **bony labyrinth(뼈미로)**라고 하는 뼈로 형성되어 있다.

**External acoustic meatus(바깥귀길)**는 관자뼈 안에 있는 통로이다. 이 통로 피부에는 작고 밖으로 돌출된 털들이 있고 **ceruminous gland(귀지샘)**가 있어서 **cerumen(귀지)**이라고 하는 왁스 물질을 분비한다. 귀지와 털들은 외부 이물질이나 곤충들이 예민한 내부구조로 들어오지 않도록 도와준다. 귀지는 바깥귀길에서 미생물의 생장을 저지함으로써 바깥귀의 감염 우려를 줄여주기도 한다.

**Tympanic membrane** (eardrum, **고막**)은 바깥귀길 끝부위에 위치하고 있다. 고막은 바깥귀와 가운데귀를 나누는 얇고, 반투명한 판이다.

**Auditory tube(귀관)**는 Eustachian tube(유스타기오관)라고도 한다. 귀관은 고막 양쪽의 압력을 같게 해준다. 불행하게도, 귀관은 미생물들이 코인두에서 가운데귀로 이동하는 것을 허용할 수밖에 없다. 미생물의 침입은 **otitis media(중이염)**라고 하는 불쾌한 가운데귀 감염증에 걸리기도 한다.

**2** 가운데귀에는 3개의 귀속뼈가 있고, 귀관을 통해 인두 윗부분(코인두)과, 다수의 조그만 연결들을 통해 꼭지 공기세포들과 통하고 있다. 귀속뼈 사이의 관절은 체내에서 가장 작은 윤활관절이다. 각 귀속뼈는 작은 관절낭과 관절낭 주변 인대들에 의해 지탱되고 있다.

| Auditory Ossicle(귀속뼈) | | |
|---|---|---|
| **Malleus(망치뼈;** *malleus*, hammer)는 고막 안쪽 표면 3곳에 부착하고 있다. | **Incus(모루뼈;** *incus*, anvil)는 가운데 이소골로 망치뼈와 등자뼈에 부착하고 있다. | **Stapes(등자뼈;** *stapes*, stirruop)의 바닥 가장자리는 속귀를 둘러싸는 뼈의 입구인 oval window(안뜰창)에 붙어 있다. |

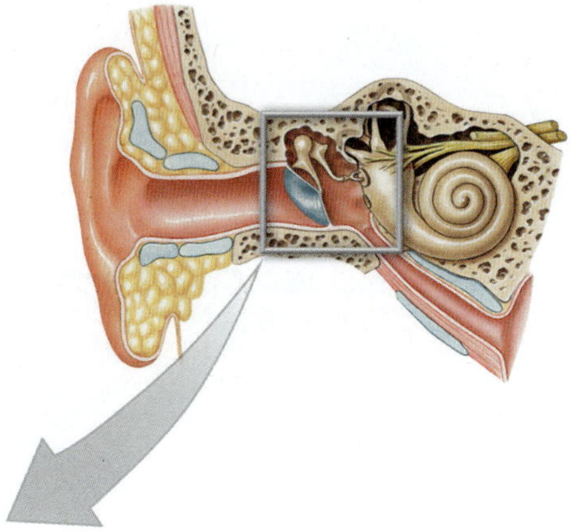

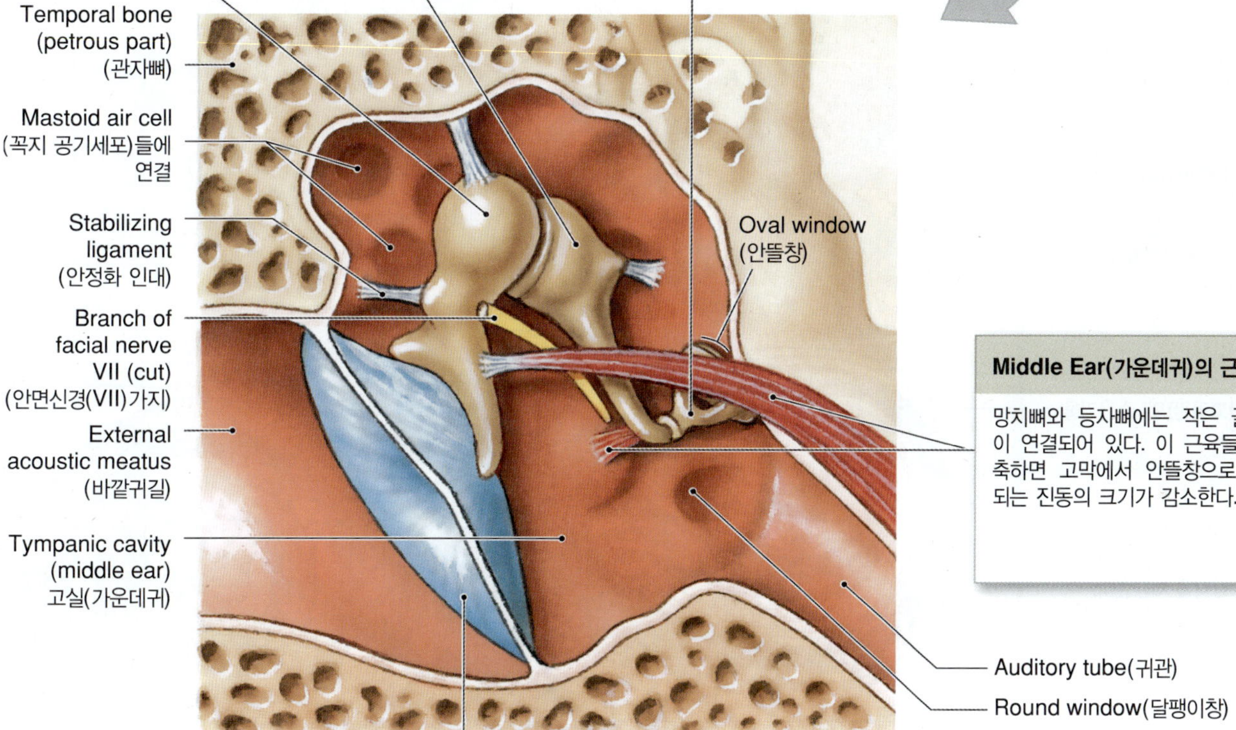


**Middle Ear(가운데귀)의 근육들**

망치뼈와 등자뼈에는 작은 골격근이 연결되어 있다. 이 근육들이 수축하면 고막에서 안뜰창으로 전달되는 진동의 크기가 감소한다.

음파가 도달하면 고막을 진동시키고, 그럼으로써 음파가 기계적 운동으로 전환하게 된다. 귀속뼈들은 진동을 속귀로 전달한다. 왜냐하면 고막의 안팎으로의 움직임이 등자뼈의 rocking motion(요동운동)을 일으키는 방식으로 연결되어 있기 때문이다. 이처럼 귀속뼈들은 고막에 전달된 힘을 모아서 안뜰창에 집중시켜주는 지렛대 역할을 하는 것이다. 고막은 안뜰창보다 22배 더 크고 무겁기 때문에 상당한 증폭이 일어나서, 우리는 매우 약한 소리도 들을 수 있는 것이다. 그러나 그런 증폭의 정도는 매우 큰 소리에 노출되었을 때는 문제가 발생되기도 한다. 망치뼈와 등자뼈에 삽입된 근육이 수축하여 너무 시끄러운 상황에서 고막과 귀속뼈가 격렬한 요동에 의해 손상되지 않도록 보호해준다.

### 모듈 7.4 복습

a. 가운데귀에 존재하는 세 개의 작은 뼈들의 이름을 말하시오.

b. Auditory tube(귀관)의 기능은 무엇인가?

c. 바깥귀가 잘 감염되지 않는 이유는 무엇인가?

## 뼈미로는 막미로를 보호해 준다

**1** 속귀에는 평형 및 청각과 같은 특수감각을 담당하는 수용기들이 있다. 속귀는 뼈미로와 막미로로 나누어진다.

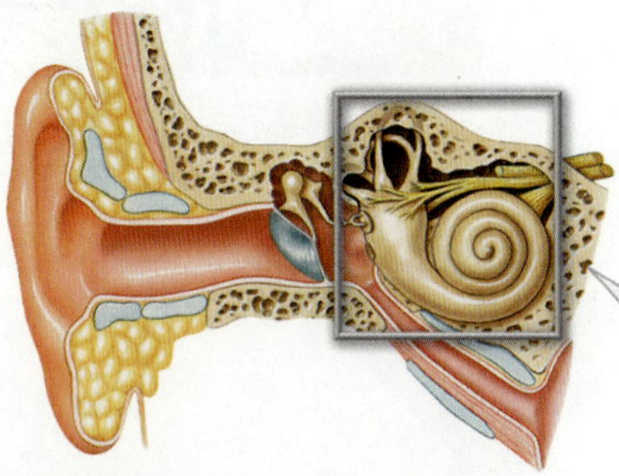

### Bony Labyrinth(뼈미로)

**Bony labyrinth(뼈미로)**는 막미로를 둘러싸서 보호하는 뼈 껍질이다. 뼈미로와 막미로 사이에는 뇌척수액과 아주 유사한 액체인 perilymph(바깥림프)가 흐르고 있다. 뼈미로는 세 부분으로 이루어져 있는데, **semicircular canal(반고리관)**, **vestibule(안뜰)** 및 **cochlea(달팽이관**; *cochlea*, 달팽이 껍데기)이다.

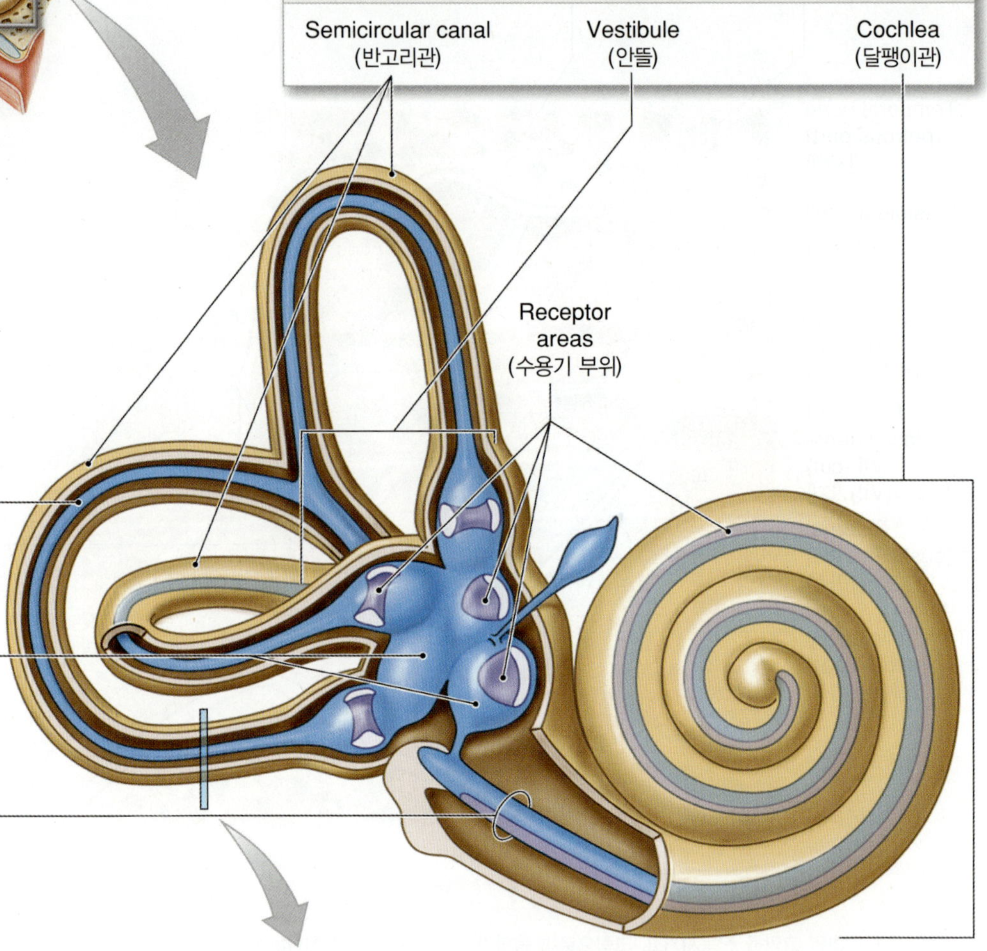


### Membranous Labyrinth(막미로)

액체로 채워진 관과 공간들에는 평형 및 청각을 담당하는 수용기들이 있는데, 이 부위들을 통털어 **membranous labyrinth(막미로)**라고 한다. 막미로는 내림프라는 액체로 채워져 있다. 속귀에 있는 수용기 세포들은 특정한 이온조성을 갖는 내림프에 노출되었을 경우에만 기능을 할 수 있다.

**Semicircular duct(반고리관)**의 수용기들 머리 회전에 의해 자극된다.

안뜰에는 **utricle(타원주머니)**과 **saccule(둥근주머니)**이라고 하는 한 쌍의 막 주머니가 있는데, 중력과 선형 가속 감각을 제공한다.

**Cochlear duct(달팽이관)**는 달팽이(cochlea) 안에 포함되어 있는 가느다랗고 긴 막미로 부분이다. 달팽이관은 외림프로 채워진 한 쌍의 공간 사이에 존재하고 있다. 이 복잡한 구조는 나선 배열을 하고 있어서 달팽이 껍질을 닮았다.

**2** 이 반고리관의 횡단면은 뼈미로, 바깥림프, 막미로 및 속림프 간의 관계를 보여주고 있다.

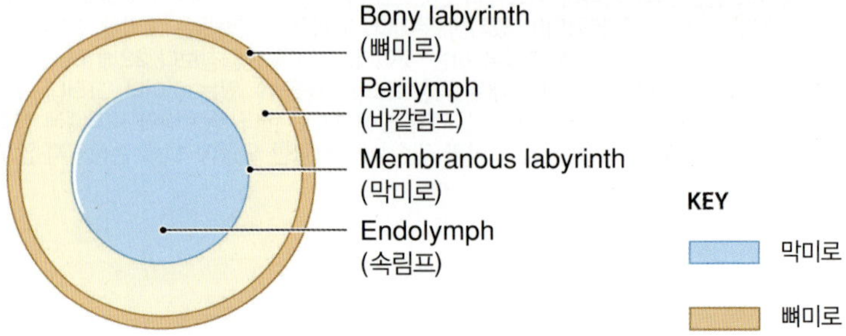

**3** 막미로의 부위와 기능에 관한 내용들을 요약한 간단한 개요도를 보여주고 있다.

### Membranous Labyrinth(막미로)

막미로는 속림프로 채워져 있고 바깥림프와 뼈미로에 의해 둘러싸여져 있다.

#### Vestibular Complex(equilibrium)안뜰복합체(평형감각)

**Vestibular complex(안뜰복합체)**는 회전, 중력 및 선형가속을 감지함으로써 평형감각을 제공하는 속귀 부분이다.

##### Semicircular Duct (반고리관)

세 개의 반고리관이 서로 다른 세 평면의 회전운동을 감지한다.

##### Utricle(타원주머니) 및 Saccule(둥근주머니)

이 방은 중력에 대한 머리 위치에 민감한 수용기들을 포함하고 있으며, 선형 가속에 대한 반응도 수행한다.

#### Cochlear Duct(hearing) 달팽이관(청각)

안뜰창에 있는 등자뼈의 움직임이 압력파를 발생시켜 달팽이관의 길이에 따라 특정 위치에 있는 털세포들을 자극한다.

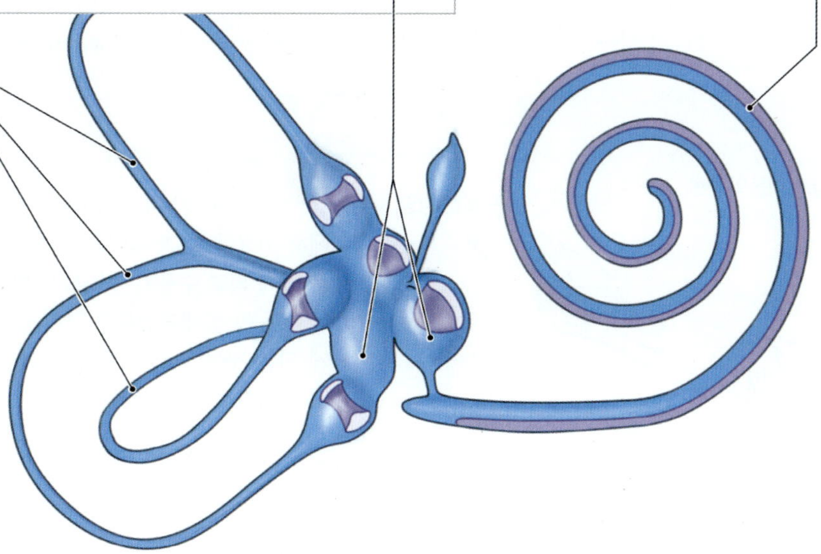

수용기들의 구조와 방향은 막미로의 부위에 따라 다르다. 그래서 각 부위마다 감수성이 서로 다르다. 안뜰에 있는 수용기들은 중력이나 가속에 대해 반응하고, 반고리관에 있는 수용기들은 회전에 대해서만 반응하며, 달팽이관 속의 털세포들은 소리에만 반응한다.

### 모듈 7.5 복습

a. 뼈미로의 구성요소들을 제시하시오.

b. 막미로와 뼈미로를 분리시키는 것은 무엇인가?

c. 막미로 안에 있는 여러 수용기 복합체들에 대해 부위별 sensitivity(감수성)의 차이를 설명하시오.

# 반고리관 털세포들은 회전에 반응하고, 타원주머니와 둥근주머니 털세포들은 중력과 선형 가속에 대해 반응한다

**Anterior(앞)**, **posterior(뒤)** 및 **lateral semicircular duct(옆 반고리관)**는 타원주머니와 연속되어 있다. 각 반고리관에는 수용체들을 포함하는 넓은 부위인 **ampulla(팽대부)**가 있다.

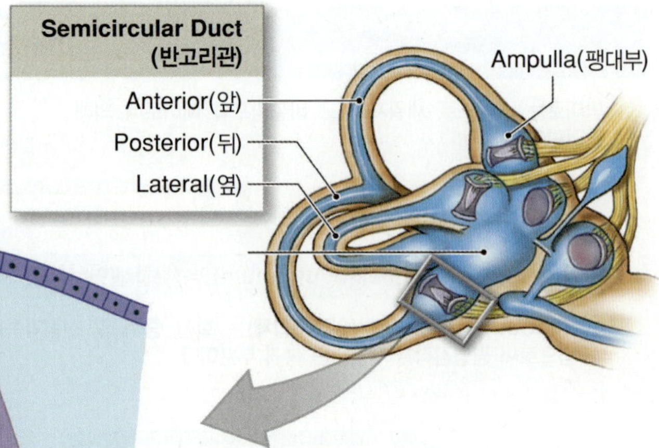


**1** 수용기들을 포함하고 있는 팽대부 벽을 **crista ampullaris(팽대능선)**라고 한다. 각 팽대능선은 유연하고, 탄력성을 갖는 젤라틴 구조인 **cupula(마루)**에 결합되어 있다. 팽대능에서 털세포 돌기들은 마루 속에 파묻혀 있다.

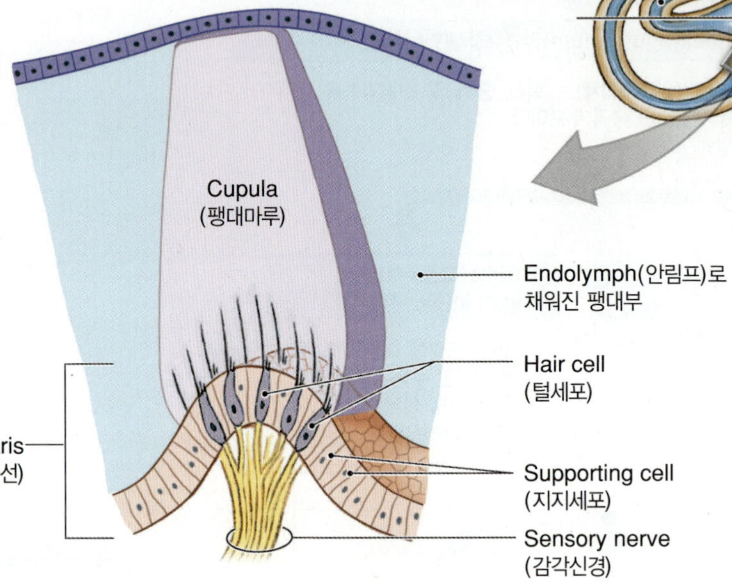


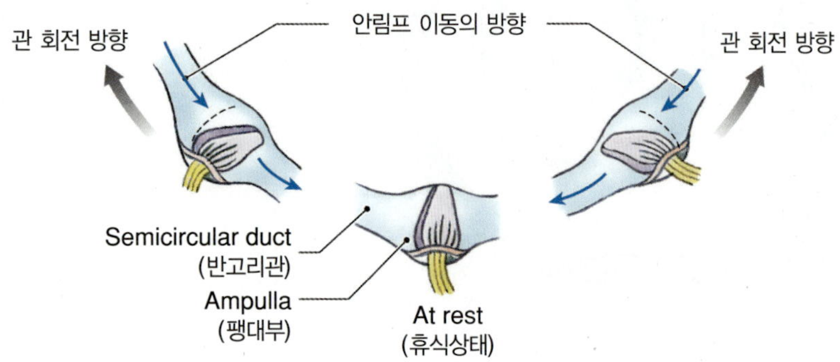


**2** 팽대마루는 주변 속림프의 밀도와 매우 비슷해서, 마루가 수용기 표면 위에 떠 있게 된다. 머리를 반고리관 면에서 회전하면, 관 길이를 따라 속림프의 움직임이 마루를 옆으로 밀게 되고 수용기 돌기들을 변형시킨다. 어떤 방향으로의 액체 이동이 털세포들을 자극하게 되고 반대로의 이동은 억제하게 되는 것이다. 속림프의 움직임이 멈춰지면 탄력적인 마루가 정상 위치로 되돌아간다.

**3** 가장 복잡한 운동이라고 하더라도 3개의 회전면에서 운동 방향을 분석할 수 있다. 각 반고리관은 이 회전운동들 중 하나에 반응한다. "아니오"라고 머리를 흔드는 것과 같은 수평회전은 옆 반고리관 털세포들을 자극한다. "예"라고 끄덕이는 운동은 앞 반고리관, 머리를 옆으로 기울이는 운동은 뒤 반고리관의 수용기들을 활성화시킨다.

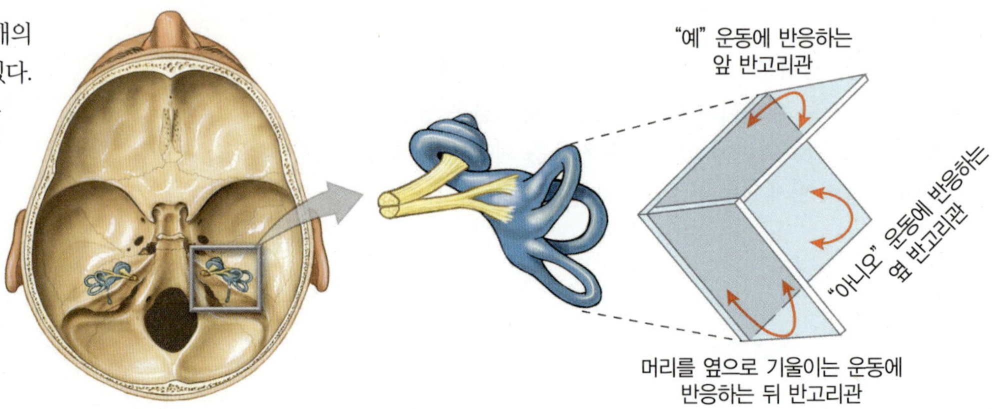

**4** 타원주머니와 둥근주머니 각각은 감각구조인 **macula(평형반)**가 있어서 몸이 움직이는지 정지되었는지 등의 평형감각을 제공해준다. 타원주머니 속의 평형반은 수평운동 변화에 민감하다. 둥근주머니 속의 평형반은 수직운동에 민감하다.

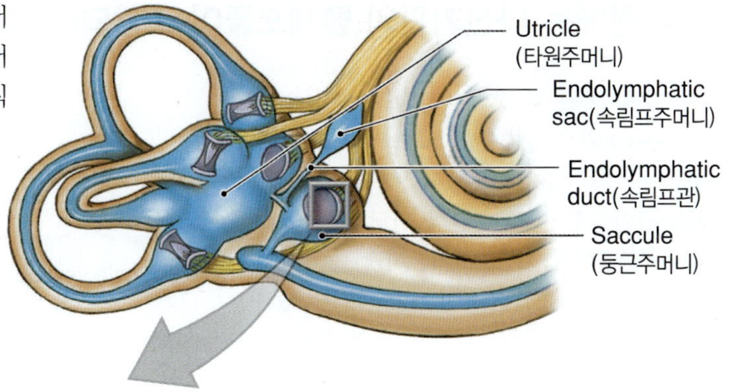


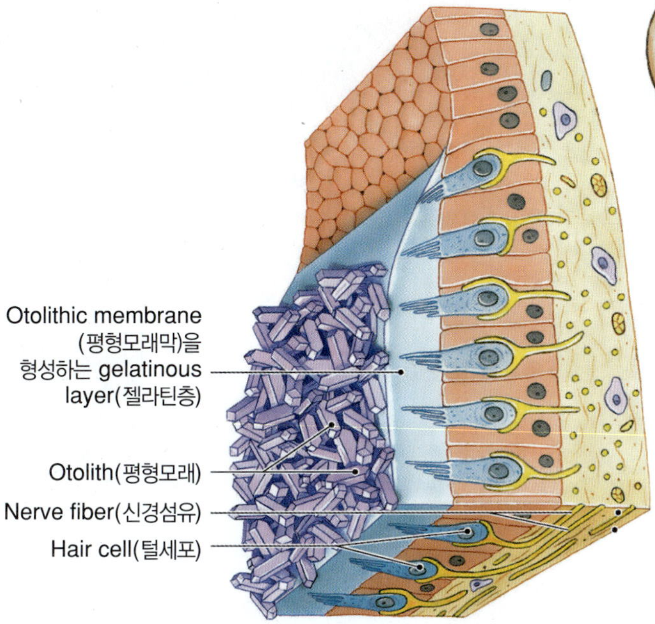


**5** 털세포 돌기들은 표면에 조밀하게 탄산칼슘 결정체들이 쌓여 있는 젤라틴성 평형모래막에 파묻혀 있다. 이 탄산칼슘 결정체들을 **otolith**("ear stone", **평형모래**; 이석)라고 한다.

**6** 머리의 위치가 바뀌면 평형반의 털세포 돌기들이 뒤틀리게 되고 뇌로 신호가 보내진다.

머리가 정상적으로 곧바로 있을 때, 평형모래들은 평형반의 평형모래막 위에 놓여져 있다. 그 무게가 평형반 표면 위를 누르고 털세포돌기들은 옆이나 다른 방향이 아니라 아래로 털세포돌기들을 밀게 되는 것이다.

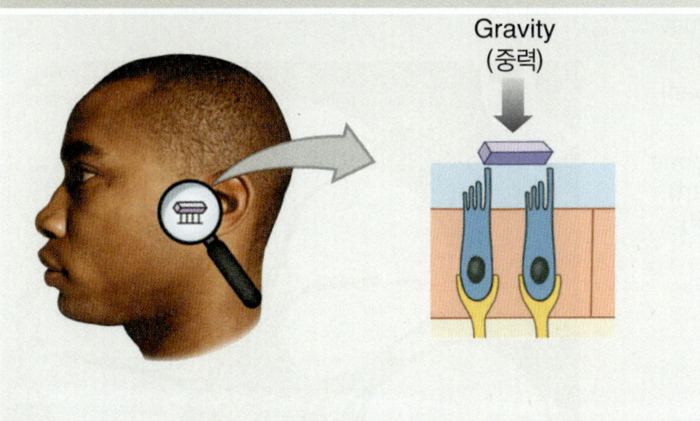


머리를 기울이면 평형모래 위를 미는 중력이 옆으로 바뀌게 되어 털세포돌기들을 뒤틀리게 하고 평형반 수용기들을 자극하게 된다. 이러한 기작은 자동차가 급발진했을 때처럼 선형 가속을 인식하는 것에도 적용된다. 평형모래는 뒤늦게 반응하며, 털세포에 작용하는 효과는 머리를 뒤로 기울이는 것과 비슷하다.

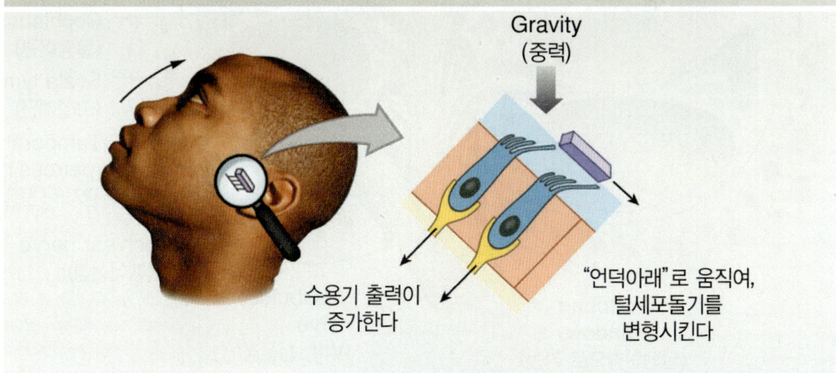


### 모듈 7.6 복습

a. Otolith(평형모래)를 정의하시오.

b. Saccule(둥근주머니)와 utricle(타원주머니)에 있는 수용기들의 기능을 예를 들어 설명하시오.

c. 옆 반고리관의 cupula(팽대마루)를 다치면 어떤 인지작용에 방해가 나타날까?

## 달팽이관에는 나선기관의 털세포들이 포함되어 있다

**1** 달팽이관은 한 쌍의 바깥림프방, 즉 **scala vestibuli(안뜰계단)**와 **scala tympani(고실계단)** 사이에 위치하고 있다. 뼈미로가 **oval window(안뜰창;** 안뜰계단의 바닥)와 **round window(달팽이창;** 고실계단의 바닥)를 제외한 전체 나선관의 외표면을 싸고 있다. 안뜰계단과 고실계단은 달팽이 나선관의 끝에서 연결되어 있기 때문에 이들은 사실상 하나의 기다랗고 연속적인 바깥림프방을 형성하는 것이다. 이 방은 안뜰창에서 시작하여 안뜰계단을 통해 확장하고 달팽이관 꼭대기 근처까지 진행하다가 고실계단을 따라 돌아와서 달팽이창에서 끝난다.

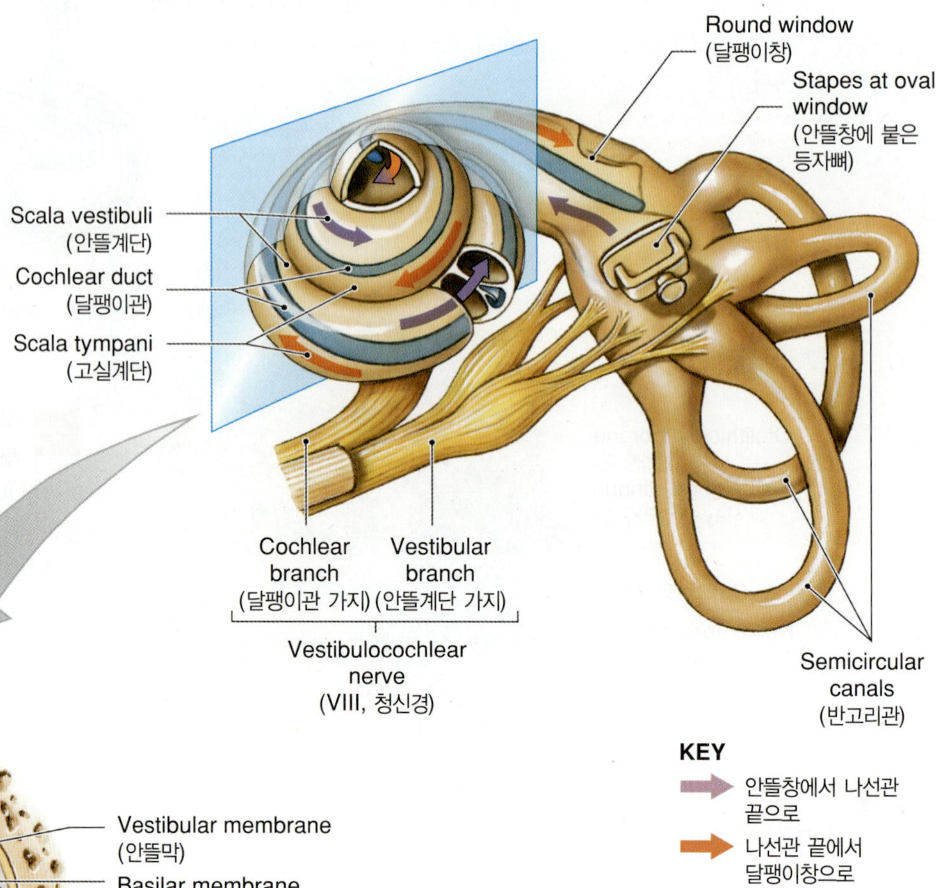


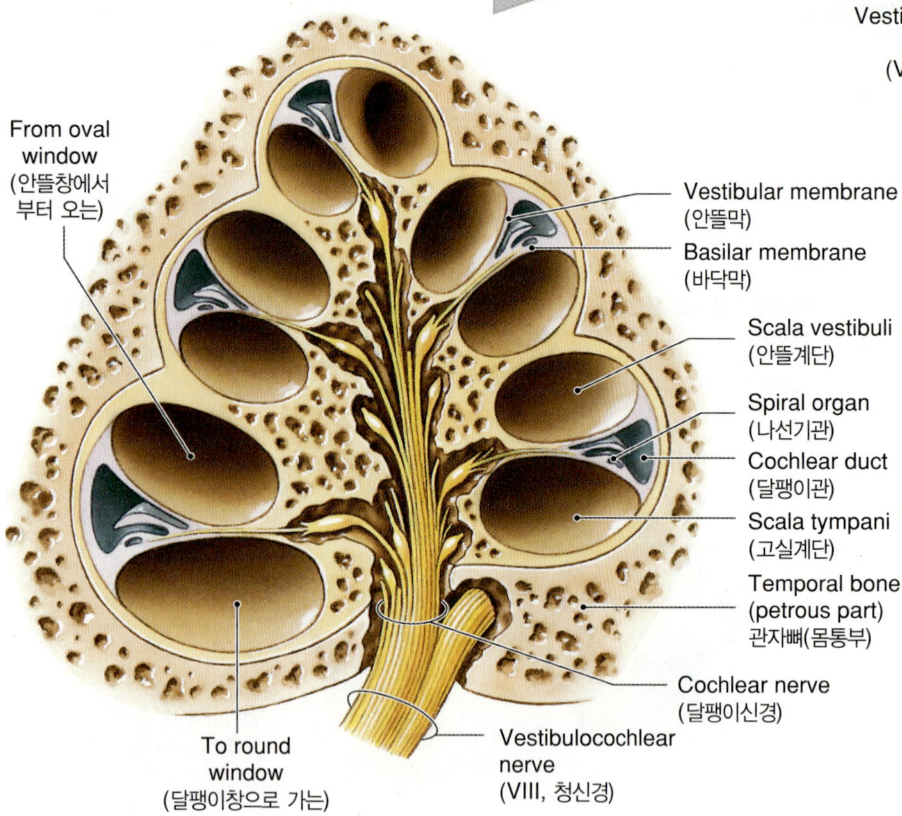


**2** 달팽이관은 안뜰계단과 고실계단 사이에 달려 있는 길고 꼬인 관이다. 달팽이관의 털세포들은 **spiral organ(나선기관)** 즉 Corti(코르티)기관이라고 하는 구조 속에 분포하고 있다. 나선기관은 바닥막 위에 존재한다. 달팽이관 공간처럼 나선기관도 달팽이관 전체 길이에 뻗어 있다.

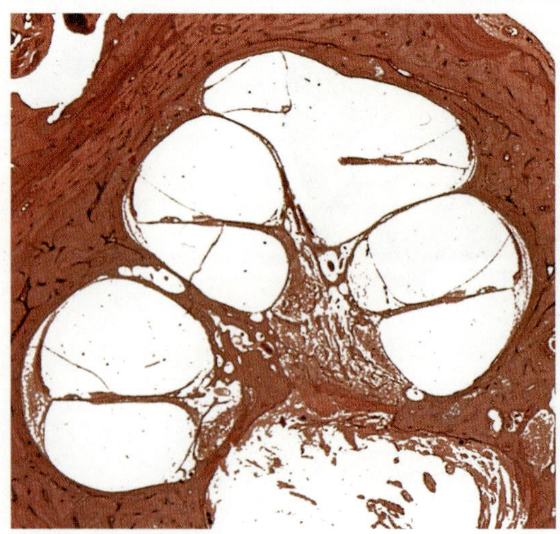

달팽이 나선기관의 단면도 LM × 200

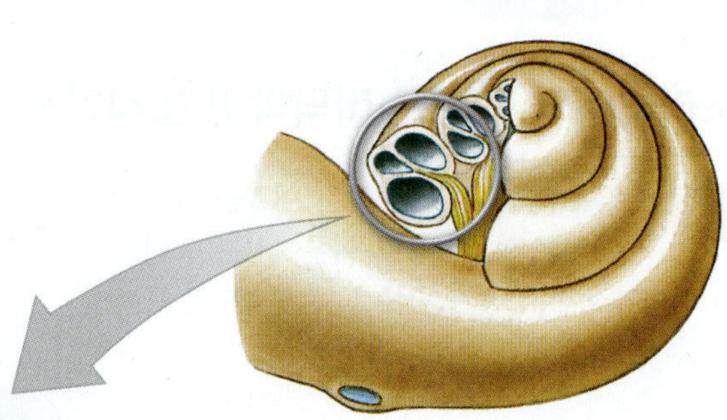

**3** 이 단면도는 달팽이기관의 1회전면을 보여주고 있다. **Vestibular membrane(안뜰막)**에 의해 달팽이관과 안뜰계단이 분리되어 있고, **basilar membrane(바닥막)**에 의해 달팽이관과 고실계단이 분리되어 있다. 안뜰계단과 고실계단에는 바깥림프가 채워져 있다. 나선기관을 포함하고 있는 달팽이관은 속림프로 채워져 있다.

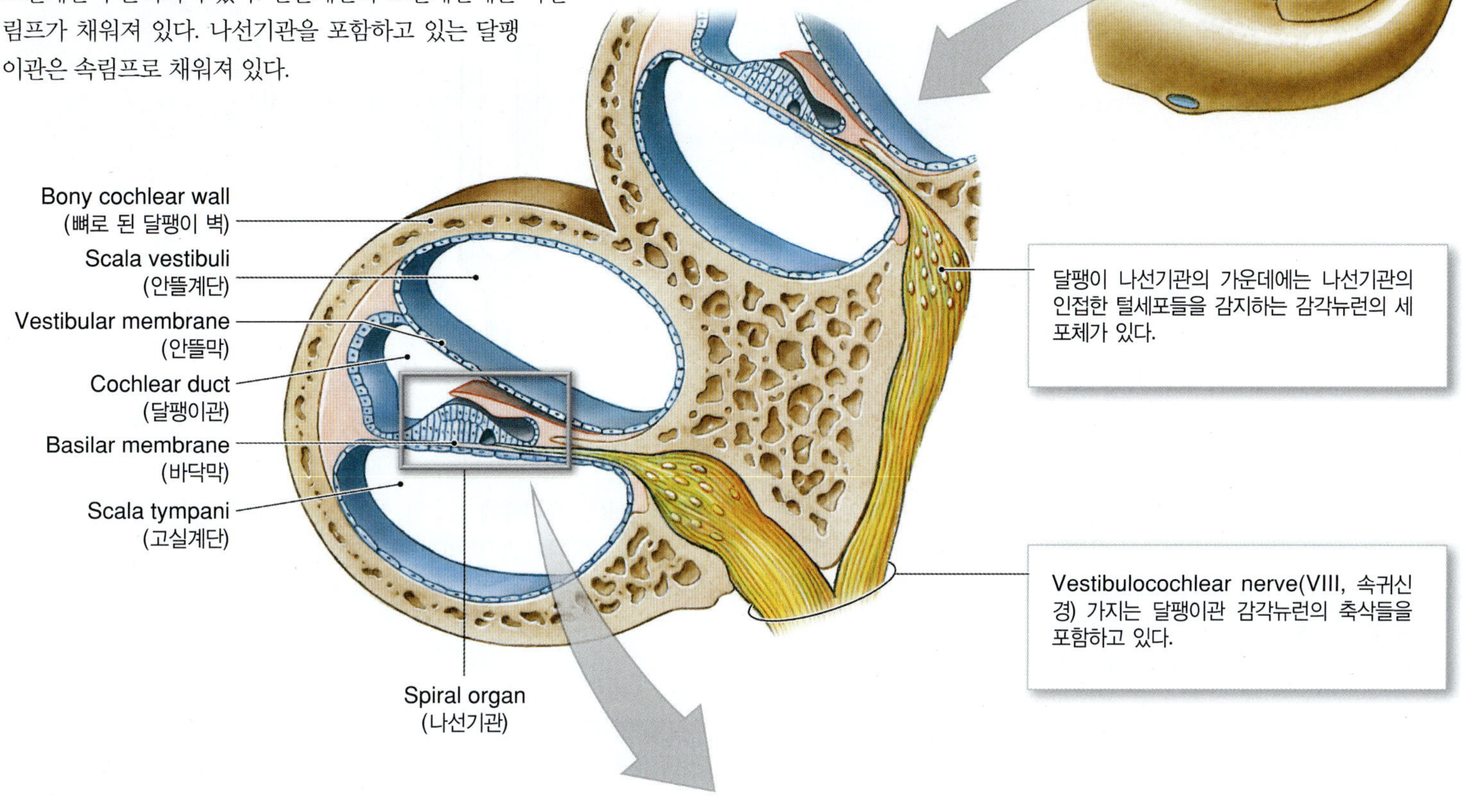


**4** 나선기관의 털세포들은 연속된 종대열로 배열되어 있다. 돌기들은 위의 **tectorial membrane(덮개막;** *tectum*, 천장)과 접촉하고 있다. 이 막은 달팽이관 내벽에 단단하게 부착하고 있다. 바닥막의 한 부분이 바깥림프 내 압력 변화에 반응하여 바닥막이 위아래로 움직이면, 털세포 돌기들이 덮개막의 압력 때문에 뒤틀리게 된다. 운동량이 증가하면 더 많은 털세포들–더 많은 줄의 털세포들–이 자극된다. 고막에 도달한 음파에 의해 바깥림프에서의 이러한 압력 변화가 일어나는 것이다.

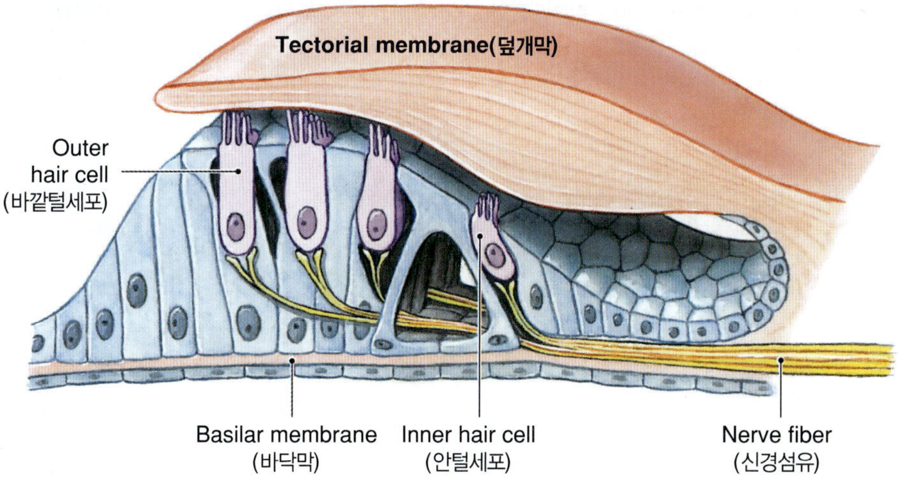


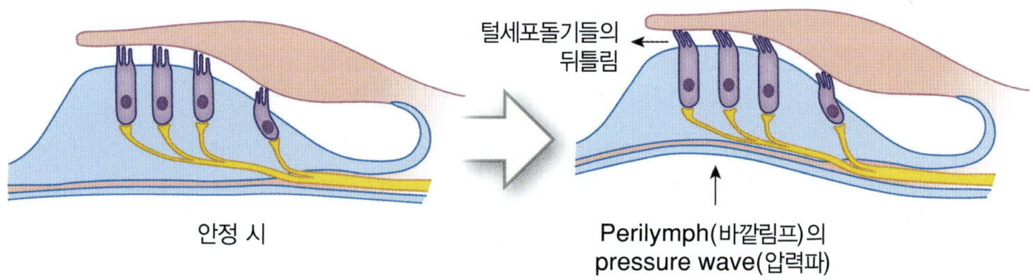


### 모듈 7.7 복습

a. 나선기관은 어디에 있는가?

b. 안뜰계단, 고실계단 및 달팽이관 안의 액체들의 이름을 말하시오.

c. 달팽이 나선기관 단면도에서 광학현미경으로 볼 수 있는 구조들을 열거하시오.

## 소리높이와 음량은 바닥막이 움직이는 정도에 의해 감지된다

**1** 청각은 공기나 물과 같은 매질을 통해 전달되는 압력파들로 이루어지는 소리의 인식과정이다. 공기 중에서 각 압력파는 공기 분자들을 압축하게 된다.

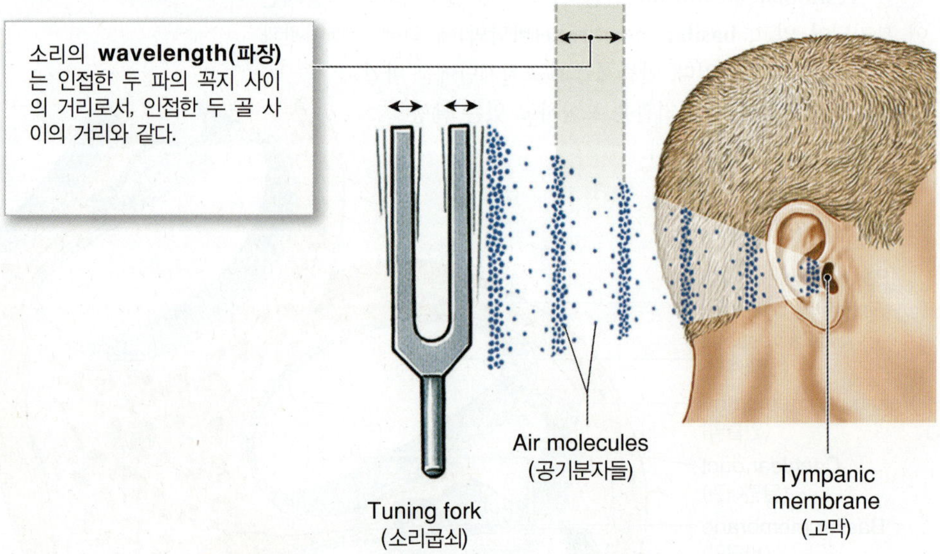


**2** 음파는 S자 모양 곡선이 규칙적으로 반복되는 그래프로 나타낼 수 있다. 해수면에서 음파는 공기를 통해 1235 km/h(768 mph)의 속도로 이동할 수 있다. **Frequency(진동수)**는 특정 시간에 고막과 같은 일정 지점을 지나는 음파의 수이다. 물리학자들은 그 용어를 "cycle(주기)"로 쓴다. 따라서 음파의 진동수는 초당 cycles per second(cps, 주기의 수), 즉 **hertz(Hz, 헤르츠)**로 나타낸다. 우리가 소리의 높이를 인식하는 것은 그 진동수에 대한 감각반응인 것이다. high pitch(고음, 단파장)는 진동수가 15,000 Hz 이상이고, low pitch(저음, 장파장)는 100 Hz이하의 진동수를 갖는다.

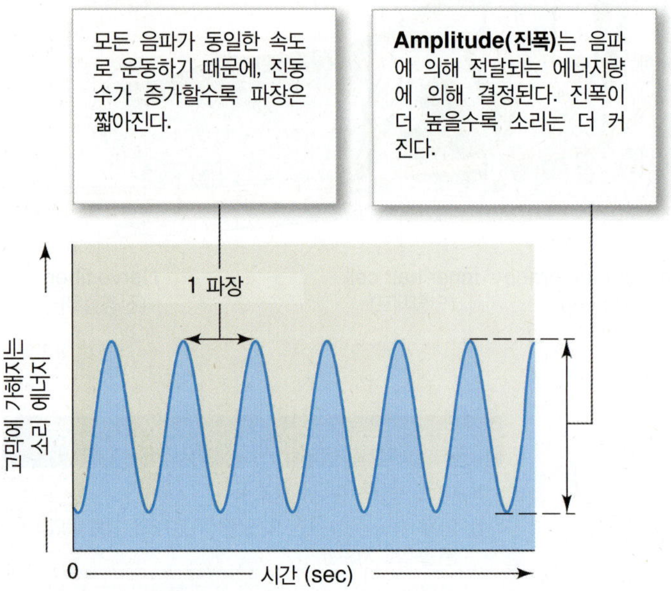


**3** 이 표는 우리에게 익숙한 소리의 **intensity(세기)**—음파 속 에너지 세기-를 나타낸 것이다. 에너지 함량이나 진폭이 커질수록 소리는 더 커진다. 소리 에너지는 **decibel(dB, 데시벨)**로 나타낸다.

**대표적인 소리들의 세기**

| 데시벨 (dB) 수준 | 예 | 노출 위험 시간 |
|---|---|---|
| 0 | 들을 수 있는 가장 낮은 소리 | |
| 30 | 조용한 도서관; 부드러운 속삭임 | |
| 40 | 조용한 사무실; 거실; 차길에서 먼 침실 | |
| 50 | 한가한 차길 근처; 냉장고, 산들바람 | |
| 60 | 20 피트 떨어진 에어컨; 대화; 재봉틀 작동 | |
| 70 | 시끄러운 식당 | 계속 들으면 위험할 수 있음 |
| 80 | 지하철; 혼잡한 도시 차길; 2피트 떨어진 자명종 시계; 공장 소음 | 8시간 이상 |
| 90 | 트럭 소리; 소음나는 가전제품; 공구, 잔디 깎는 기계 | 8시간 이내 |
| 100 | 사슬톱; 보일러실; 공기 드릴 | 2시간 |
| 120 | "헤비메탈" 록 콘서트; 모래 분사; 근거리 천둥소리 | 즉시 위험 |
| 140 | 총소리; 제트기 | 즉시 위험 |
| 160 | 로켓 발사 | 청각 상실 피할 수 없음 |

**4** 음파에너지는 물리적 압력이다. 음파가 어떤 유연한 물체에 충돌하면 물체는 그 압력에 반응하게 된다. 진동수와 진폭의 합이 정확하게 주어진다면, 그 물체는 음파와 같은 진동수로 진동하게 되는데 이런 현상을 **resonance (공명)**라고 한다. 결과적으로 다른 진동수를 갖는 압력파는 막의 다른 부분에 영향을 주게 된다. 진동이 발생하는 위치에 따라 **pitch(소리높이)**가 달라진다. 자극받는 털세포의 수는 **volume(음량)**을 결정한다.

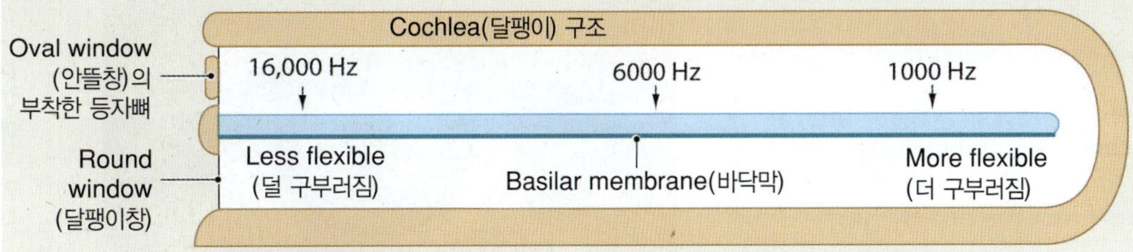


**이 모식도는 진동수가 다른 음파들에 의해서 바닥막이 움직이는 위치를 나타내주고 있다**

**5** 이 그림은 청각 과정을 요약해 보여준다.

**Events Involved in Hearing(청각 과정)**

| 1 | 2 | 3 | 4 | 5 | 6 |
|---|---|---|---|---|---|
| 음파가 고막에 도달 | 고막 움직임이 귓속뼈에 전달 | 안뜰창에 부착된 등자뼈의 움직임이 안뜰계단 내 바깥림프에 압력 발생 | 압력파가 고실계의 바닥막을 움직임 | 바닥막의 진동이 덮개막에 접촉한 털세포들의 진동 유발 | 자극받은 부위와 세기에 대한 정보가 VIII 뇌신경인 청신경을 따라 중추신경계로 전달 |

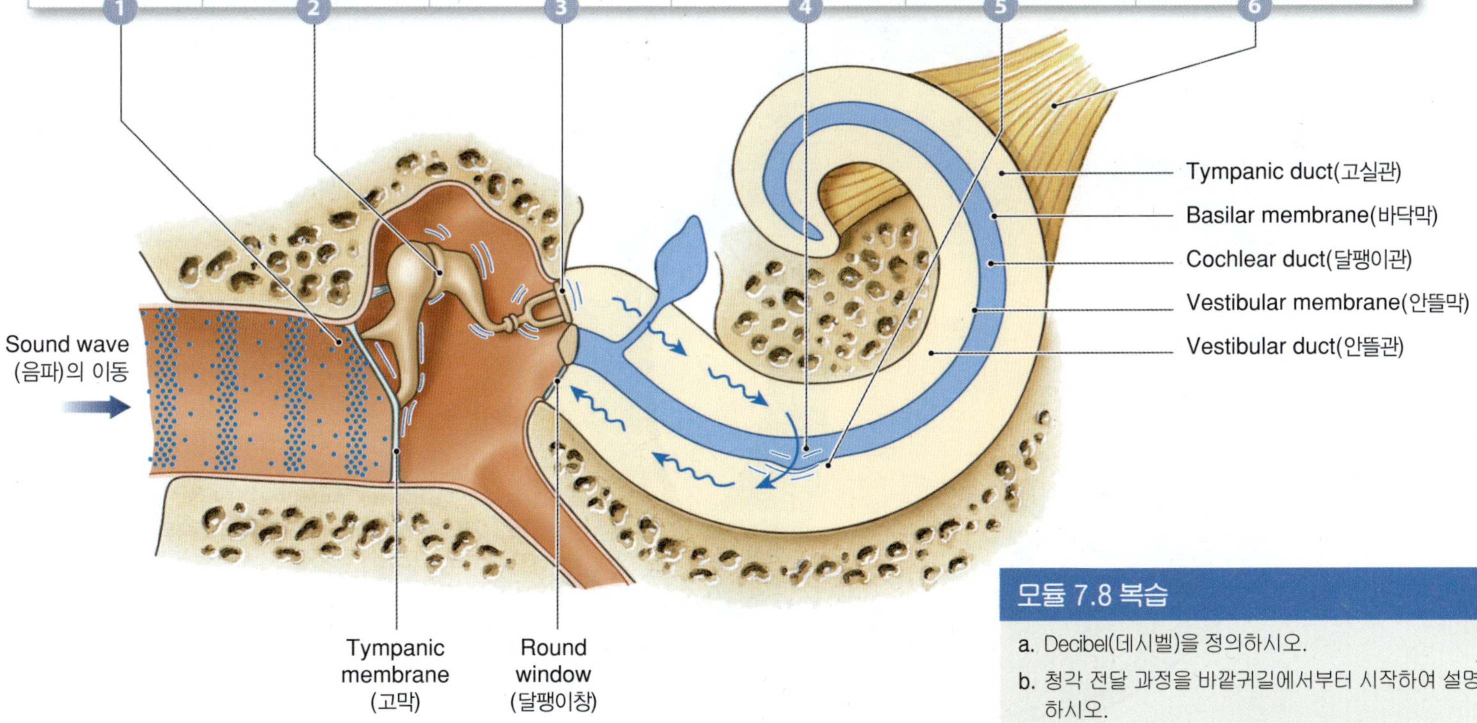


### 모듈 7.8 복습

a. Decibel(데시벨)을 정의하시오.

b. 청각 전달 과정을 바깥귀길에서부터 시작하여 설명하시오.

c. 바깥림프 압력이 증가하여도 달팽이창이 팽창할 수 없다면 소리 인식에 어떤 영향이 나타날까?

# 눈의 부속구조들은 눈 속으로 빛을 모으는 한편 보호기능을 수행한다

**1** 눈 **accessory structure(부속구조)**들로서는 눈꺼풀, 속눈썹, 눈의 표면 상피들과 눈물을 생성하여 분비하거나 제거하는 구조들을 포함하고 있다.

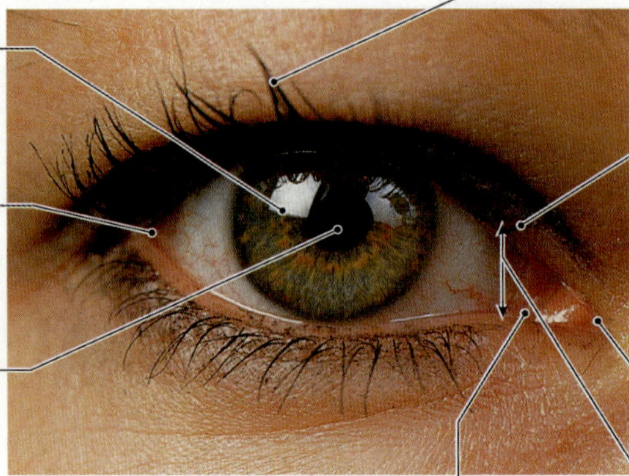

**Cornea(각막)**는 눈 앞 표면의 투명한 부분이다.

옆으로는 2개의 눈꺼풀이 **lateral canthus(옆 안각)**에 연결되어 있다.

빛은 각막과 색깔을 띠는 **pupil(동공)**의 가운데 빈 부위인 **iris(홍채)**를 통해 지나간다.

**Lacrimal caruncle(눈물언덕)**의 분비샘에서는 충분히 숙면을 취한 다음 종종 볼 수 있는 탁한 분비물인 눈곱의 원인이 되는 탁한 분비물을 생성한다.

**Eyelid(눈꺼풀)와 Eyelash(속눈썹)**

눈꺼풀 가장자리를 따라 나 있는 **eyelash(속눈썹)**는 눈으로 들어오는 외부 이물질을 막아주는 매우 거친 털들이다.

**Palpebra(눈꺼풀**; eyelid)는 피부가 연속된 것이다. 눈꺼풀을 계속해서 깜박이는 것은 눈 표면에 윤활액을 제공하고 먼지나 파편들을 제거하는 기능을 한다. 눈꺼풀은 섬세한 눈 표면을 보호하기 위해 위아래가 가까이 붙을 수 있게 되어 있다.

두 눈꺼풀은 가운데 부위 중앙 **canthus(안각)**에서 연결된다.

**Palpebral fissure(눈꺼풀틈새)**는 위아래 눈꺼풀의 틈을 말한다.

**2** 눈꺼풀 안쪽과 눈의 표면을 덮는 상피를 **conjunctiva(결막)**라고 한다. 그것은 특수화한 중층 편평상피에 의해 덮인 점막이다.

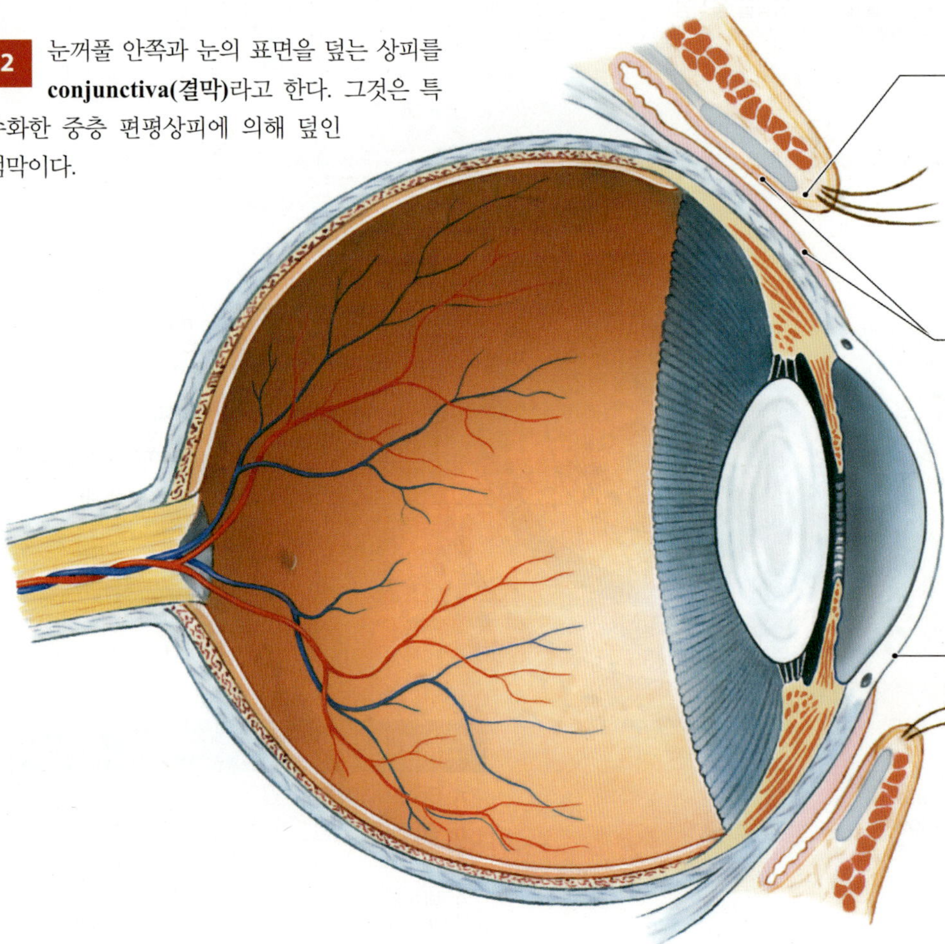

눈꺼풀의 안쪽 가장자리에는 변형된 기름샘인 **tarsal gland(눈꺼풀판샘)** 즉 Meibomian gland(마이보미언 샘)가 있다. 이 샘에서는 지질이 풍부한 생성물을 분비하여 눈꺼풀이 서로 달라붙지 않도록 한다.

Conjunctiva(결막)

결막은 눈 앞 표면에 있는 투명한 부분인 각막 표면을 덮는 매우 약한 상피에 연속되어 있다.

**3** 눈물을 계속 분비함으로써 결막 표면이 축축하고 깨끗하게 유지된다. 눈물은 마찰을 감소시키고, 먼지를 제거하며 세균 감염을 막아주고 결막 상피에 영양소와 산소를 공급해준다. **Lacrimal apparatus(눈물기관)**는 눈물을 생성하고 내보내며 제거하는 기능을 수행한다. 각 눈의 눈물기관은 (1) **lacrimal gland (눈물샘)**, (2) lacrimal canaliculi(눈물소관), (3) lacrimal sac(눈물주머니) 및 (4) nasolacrimal duct(코눈물관)이다.

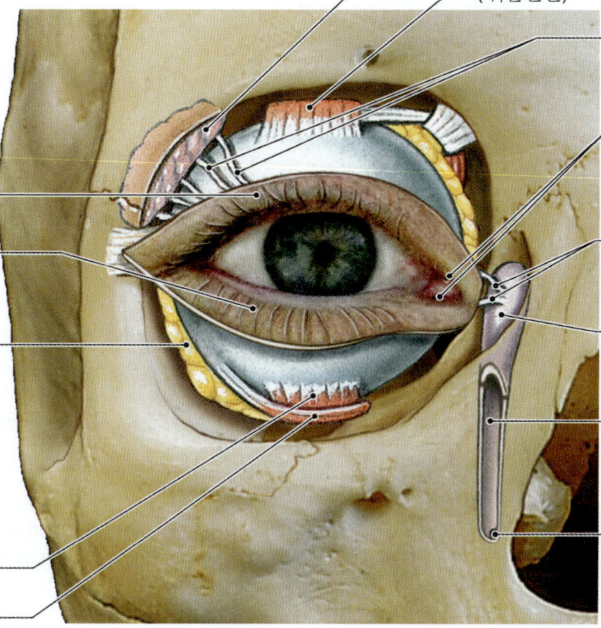


**Component of the Lacrimal Apparatus (눈물기관의 구성 요소들)**

아몬드 형의 lacrimal gland(눈물샘)는 매일 1 ml의 약알칼리성 액체인 눈물을 생산한다. 눈물은 윤활작용을 가능하게 하고 각막세포가 필요한 영양소와 산소를 공급해준다. 눈물샘 분비물에는 항균성 효소인 **lysozyme(리소자임)**과 항체들을 포함하고 있어서 병원체가 체내로 들어오는 것을 미리 방어하는 기능을 한다.

**Tear duct(눈물관)**는 눈물샘에서 윗 눈꺼풀 뒤 공간으로 눈물을 운반한다.

**Lacrimal puncta(눈물구멍)**는 눈물이 빠져나오는 두 개의 작은 구멍이다.

**Lacrimal canaliculi(눈물소관)**는 눈물구멍과 눈물주머니를 연결하는 조그만 통로이다.

**Lacrimal sac(눈물주머니)**은 lacrimal sulcus(눈물고랑) 안에 있는 작은 방이다.

**Nasolacrimal duct(코눈물관)**는 눈물주머니 아래 끝에서 시작하며 눈물을 코로 운반한다.

코눈물관은 코선반뼈의 아래 옆 좁은 통로 속으로 눈물을 보낸다.

**4** **Conjunctivitis(결막염)** 혹은 pinkeye(홍안병)는 결막 표면이 손상받아 자극된 결과로 발생한다. 가장 뚜렷한 증상인 redness(적열) 상태는 결막 상피 깊은 부위의 혈관들이 팽창하여 생긴 것이다. 이러한 상태는 결막 표면이 병원체에 감염되거나 물리적 또는 화학적 자극 및 알러지에 의해 일어날 수 있다.

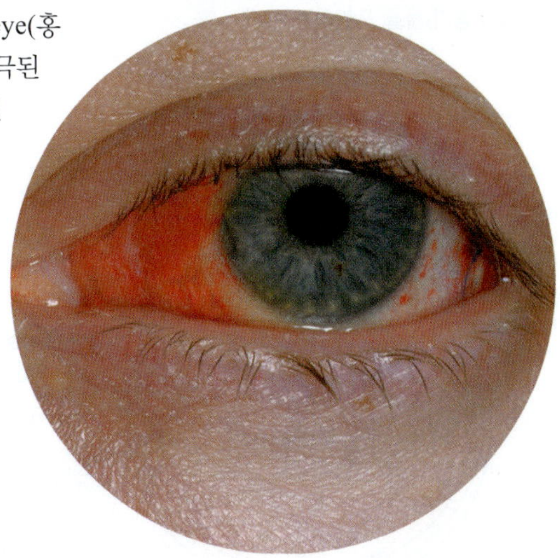

### 모듈 7.9 복습

a. 눈과 연관된 부속 구조들을 열거하시오.
b. Conjunctivitis(결막염)를 설명하시오.
c. 눈의 어느 층이 부적절한 눈물 생성에 영향을 먼저 받게 될까?

# 눈은 층으로 된 벽으로 이루어지고, 속은 비어서 앞뒤 방이 액체로 차 있다

**1** 눈(안구) 벽은 세 층으로 되어 있다.

### Fibrous Layer(섬유층)

눈의 가장 바깥층은 **fibrous layer(섬유층)**로 각막 및 **sclera(공막**; SKLER-uh)로 구성되어 있다. 이 두 구조는 연속되어 있는데, 둘 사이 경계를 **corneal limbus(각막가장자리)**라고 한다. 섬유층은 (1) 기계적 지지작용과 물리적 보호작용, (2) 외재성 눈 근육의 부착장소로 작용하며 (3) 각막을 포함하고 있다.

### Vascular Layer(혈관층)

**Vascular layer(혈관층)**에는 다수의 혈관, 림프관 및 내재성(평활근) 눈 근육들이 포함되어 있다. 이 중간층의 기능은 (1) 눈 조직에 혈관과 림프관들을 제공하고, (2) 눈으로 들어오는 빛의 양을 조절한다. 또한 (3) 눈의 chamber(방)들에서 순환하는 수양액을 분비하고 재흡수하며, (4) 초점을 맞추는데 필수 부위인 수정체의 모양을 조절한다.

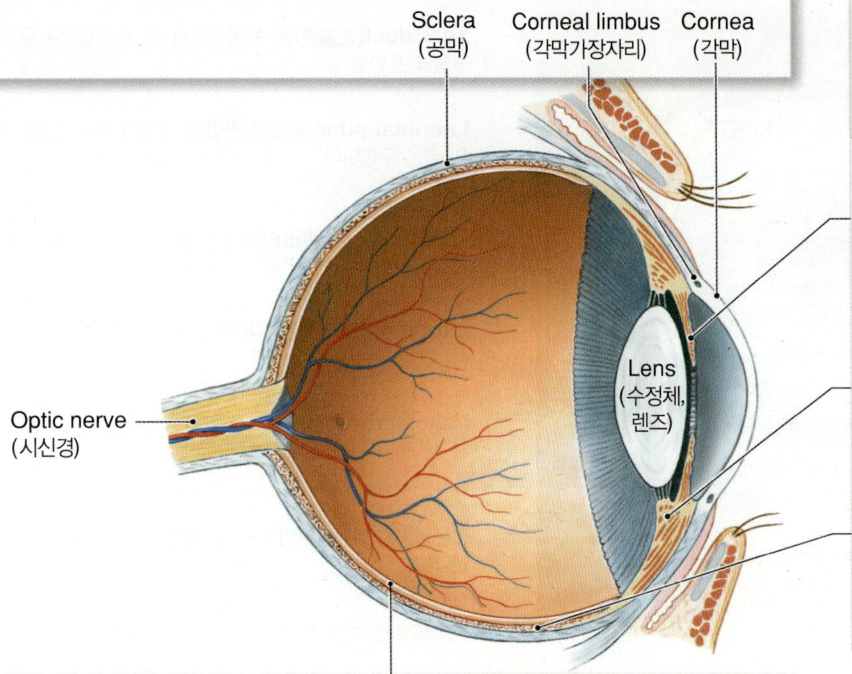


**Iris(홍채)**는 투명한 각막 표면을 통해 눈에 보인다. 여기에는 혈관, 색소 세포들 및 평활근 섬유층들이 포함되어 있다. 이 근육들을 수축하면, 동공의 지름과 눈으로 들어오는 빛의 양이 변하게 된다.

**Ciliary body(섬모체)**는 눈 안으로 두껍게 불룩 나온 부위이다. 여기에는 평활근 고리와 **aqueous humor(방수)**라고 하는 액체를 분비하는 상피세포들이 있다. 섬모체에서 뻗어나온 인대들이 홍채와 동공 뒤에서 수정체를 붙들어 매고 있다.

**Choroid(맥락막)**는 공막에 덮힌 혈관층이다. 맥락막에는 발달된 모세혈관망이 포함되어 있어서 망막층 안의 신경조직에 산소와 영양소를 운반해준다.

### Neural Layer(신경층)

**Neural layer(신경층)** 즉 **retina(망막)**는 눈에서 가장 안쪽 층이다. 망막은 빛을 흡수하는 얇은 바깥층(색소층)과 빛에 민감한 세포들인 **photoreceptor(빛수용기)**들을 포함하는 두꺼운 안층으로 이루어져 있다.

**2** 위에서 본 단면도로서 섬모체와 수정체가 눈 안을 작은 **anterior cavity(앞공간)**와 큰 **posterior cavity(뒷공간)**로 나눈다.

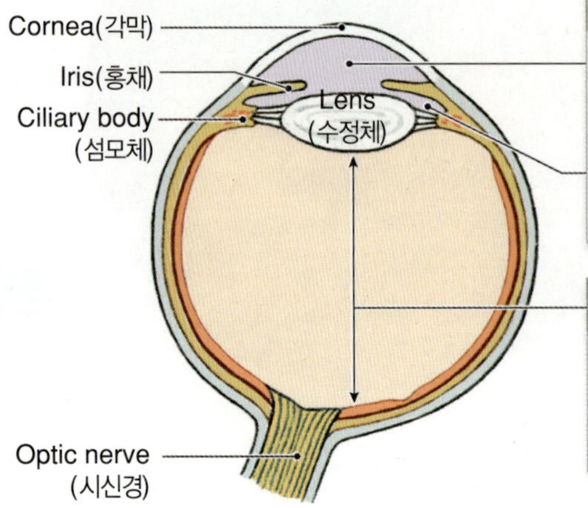


### Anterior Cavity(앞공간)

**Anterior chamber(앞방)**는 각막에서 홍채까지 확장되어 있다.

**Posterior chamber(뒷방)**는 홍채와 섬모체 및 수정체 사이로 확장되어 있다.

### Posterior Cavity(뒷공간)

뒷공간의 대부분은 **vitreous body(유리체)**, 즉 유리체액이라고 알려진 젤라틴성 물질로 차 있다.

## Extrinsic Eye Muscle(외재성 눈근육)

외재성 눈 근육은 눈의 위치를 잡아준다.

**3** 6개의 외재성 근육들 중 5개는 오른 눈 옆면도에서 볼 수 있다.

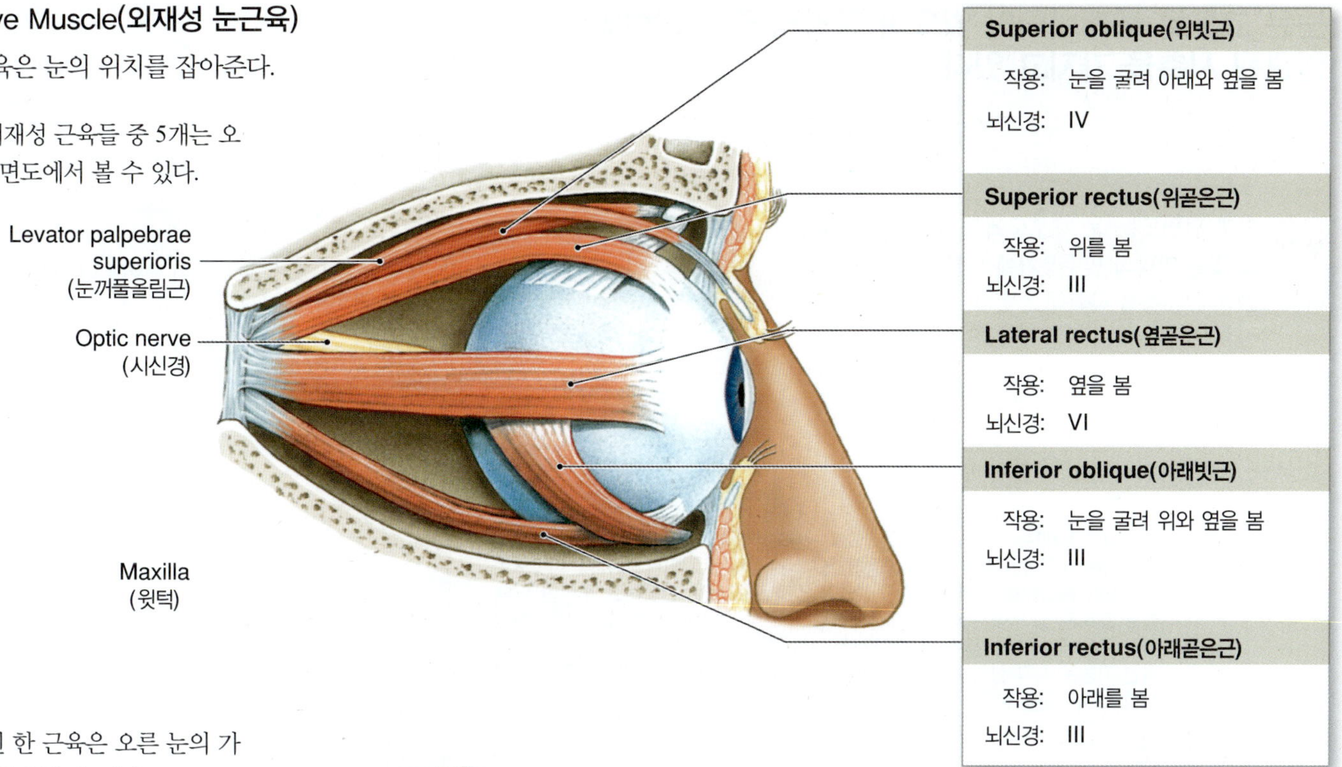


**4** 추가적인 한 근육은 오른 눈의 가운데 면에서 볼 수 있다.

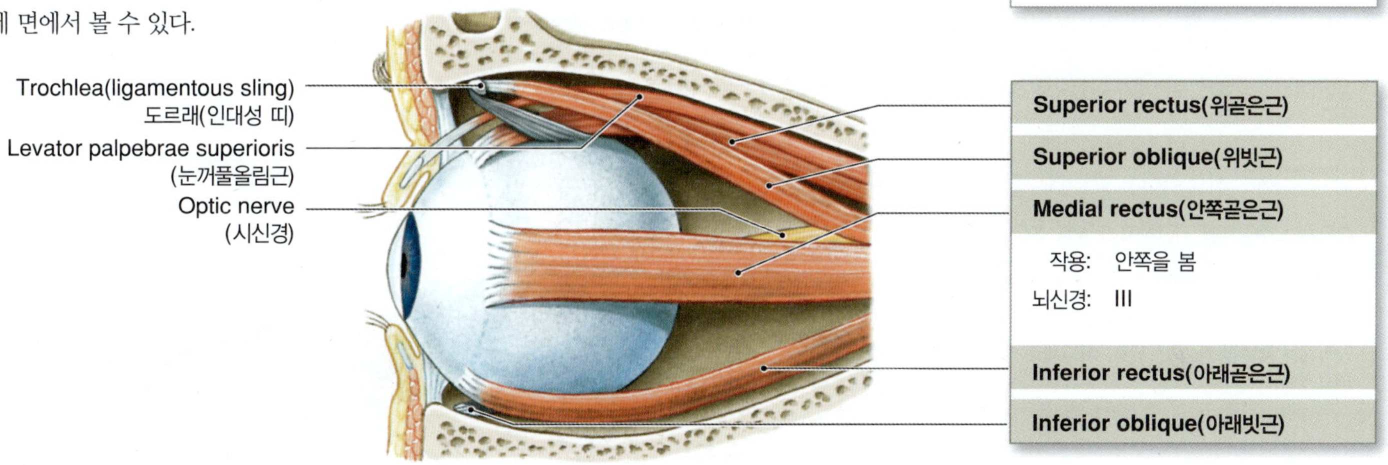


**5** 이 오른 눈의 앞면도는 각자 독립적으로 작용하는 외재성 눈 근육들의 수축으로 일어나는 눈의 운동방향을 보여주고 있다.

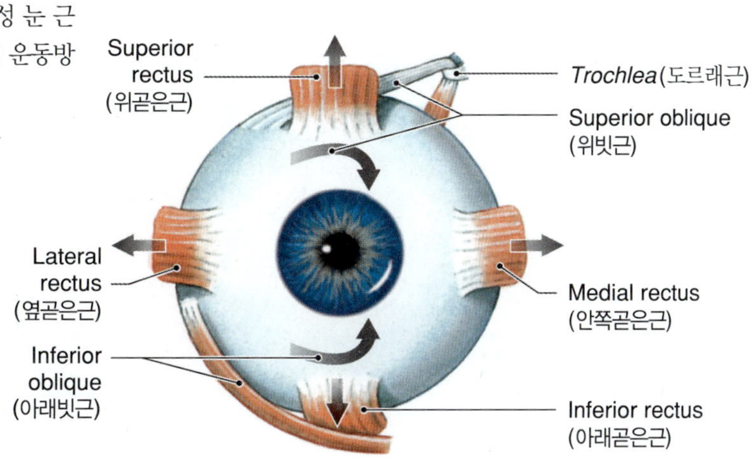


### 모듈 7.10 복습

a. 눈의 세 층의 이름을 말하시오.

b. 특징적인 눈의 색깔을 결정하는 것은 무엇인가?

c. Extrinsic eye muscle(외재성 눈 근육)들의 명칭을 말하고 어떤 방향으로 눈을 움직이는지 설명하시오.

# 눈은 고도로 체계화되어 있으며 망막의 중심오목에 빛을 모으는 일관된 시축을 가지고 있다

**1** 아래 단면도는 눈 해부도에서 눈의 위치 설정 및 빛을 망막의 빛수용기에 도달시키는 일과 관련된 중요한 구조들을 나타내고 있다.

Cornea(각막)는 빛이 눈으로 들어가도록 하기 때문에 이 구조가 투명하고 깨끗해야 하는 것은 눈의 기능에 필수적이다. 각막은 빛 통과를 방해하지 않도록 주로 여러 층의 콜라겐 섬유들을 포함하는 치밀한 기질로 이루어져 있다. 각막에는 혈관이 없어서 곁상피세포들은 산소와 영양소들을 자유표면을 가로질러 흐르는 눈물로부터 얻는다.

Lens(수정체)는 각막 뒤에 존재하고 섬모체에서 유래한 **suspensory ligament(걸이인대)**에 의해 붙들려 있다. 수정체는 치밀한 섬유성 피막으로 둘러싸인 동심원층의 세포들로 구성되어 있다. 세포들은 길쭉하고 투명한 단백질로 채워져 있어서 수정체가 깨끗하고 빛을 모을 수 있도록 한다. 수정체 가장자리 주위에는 피막섬유들이 걸이인대의 섬유들과 뒤섞여 있다. 수정체의 기본적인 기능은 시각 상의 초점을 빛수용기에 맞추는 것으로, 수정체의 모양을 변화시킴으로써 가능해진다.

걸이인대의 장력은 수정체가 구형으로 되는 것을 막아준다.

섬모체는 수정체를 지탱하고 모양을 조절한다.

망막에는 빛수용기, 색소세포, 지지세포 및 뉴런들이 분포하고 있다.

맥락막의 혈관은 눈 안의 모든 구조들에 직간접적으로 영양소를 공급한다.

공막, 즉 "눈 흰자위"는 콜라겐 및 탄력섬유들을 포함하는 치밀 섬유성 결합조직으로 구성되어 있다. 이 층은 눈 뒤쪽 시신경이 나가는 부분에서 가장 두껍고, 앞쪽 표면에서 가장 얇다. 공막은 눈이 움직이는 동안 눈의 모양을 안정화시킨다. 6개의 외재성 눈 근육들과 공막은 콜라겐 섬유들이 혼합되어 있는 상태로 연결되어 있다.

**Optic nerve**(N II, **시신경**)는 뇌로 시각정보를 운반한다.

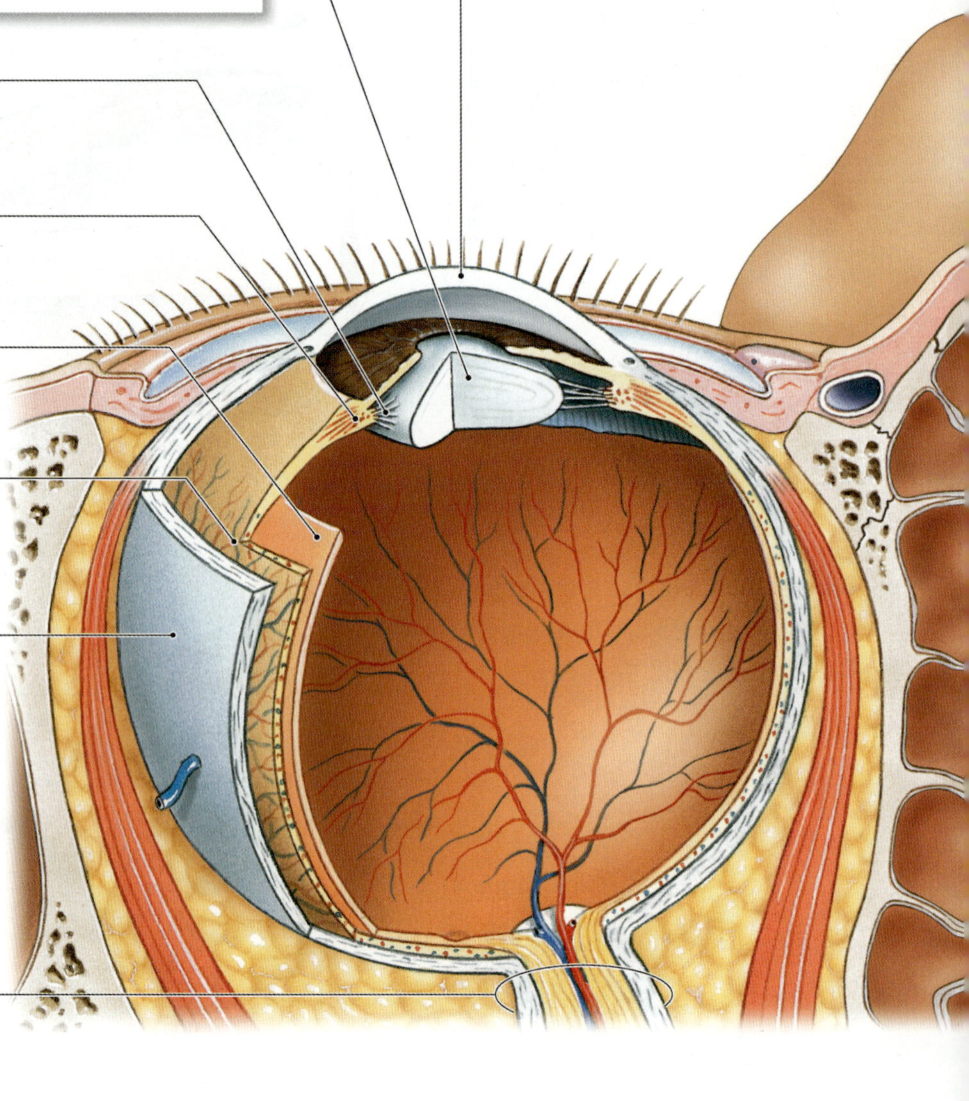

**2** 눈으로 들어오는 빛의 양과 수정체를 통해 지나가는 양은 홍채에 있는 두 층의 동공근육들에 의해 조절된다. 이 평활근이 수축하면 동공의 지름이 변화한다. 두 근육층 모두 자율신경계의 지배를 받고 있다. 밝은 빛에 대한 반응으로 부교감신경이 활성화하면 동공은 작아지고, 반면에 어두운 빛에 대한 교감신경의 활성화로 동공은 확장된다.

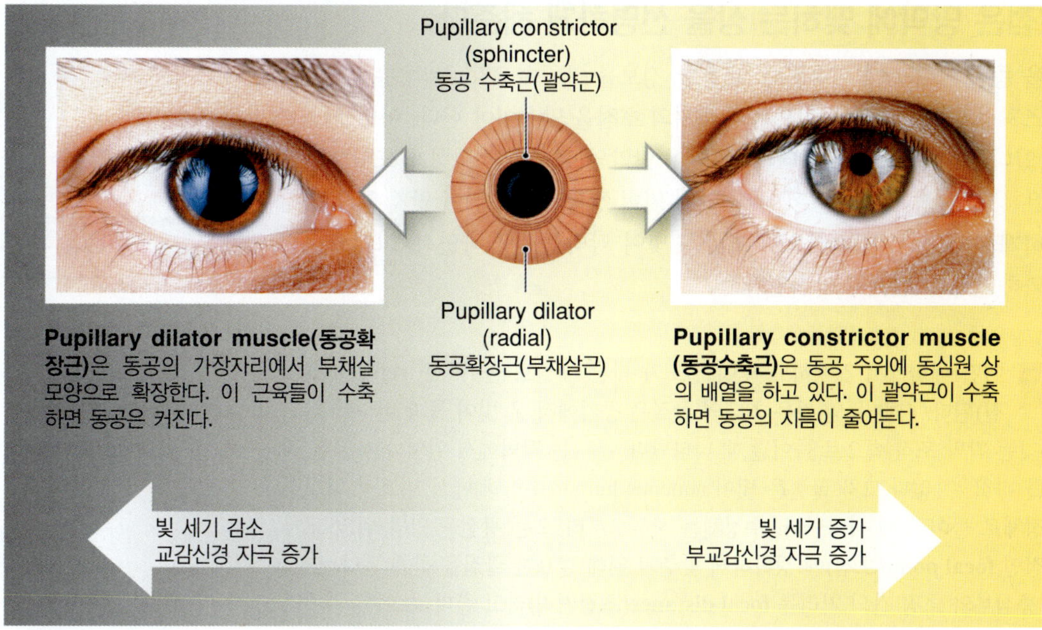


**3** 각막과 수정체 중심을 빛이 지나면서 눈의 어떤 부위보다도 빛수용기들이 최대로 밀집된 특별한 부위를 때리게 된다.

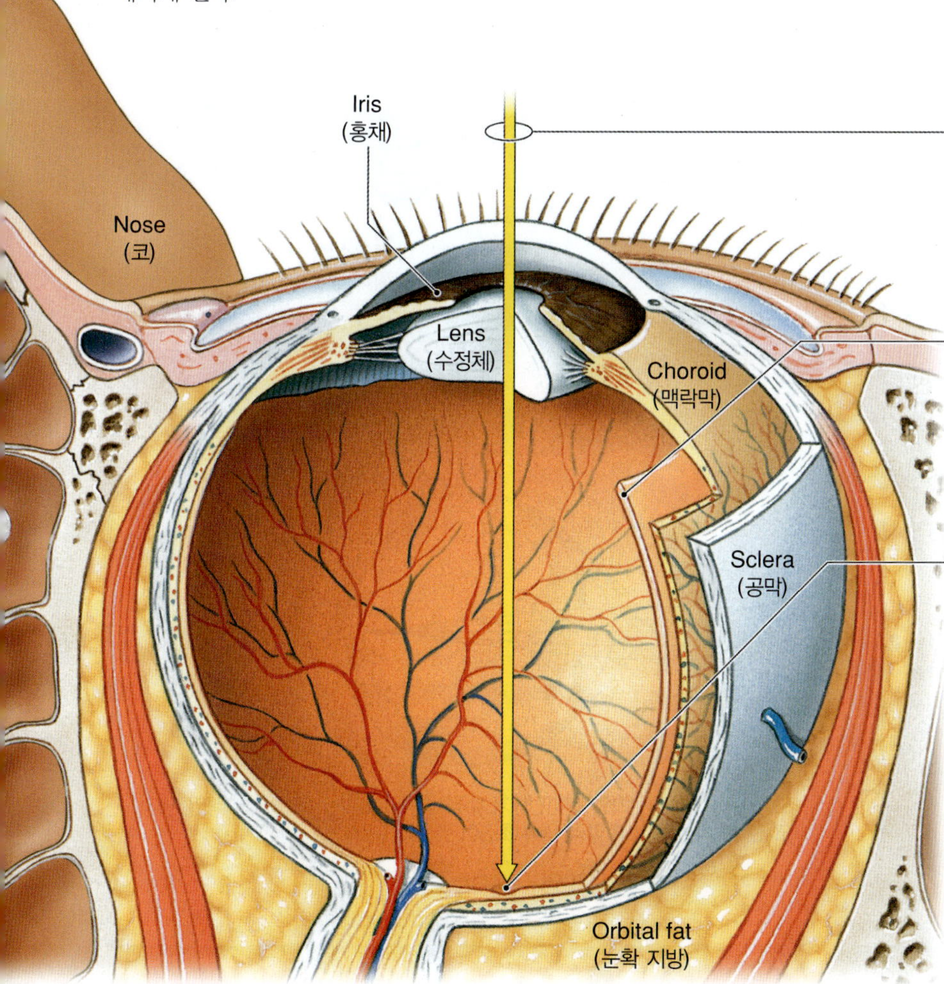


눈의 **visual axis(시축)**는 우리가 정면을 똑바로 볼 때 사물의 중심에서 각막과 수정체의 중심을 지나 망막으로 이은 상상의 선이다.

빛수용기들은 망막의 안쪽 신경부에 분포하고 있다. 수용기의 종류와 밀도는 망막 부위에 따라 다르다.

빛수용기들이 가장 높은 농도로 분포하는 부위는 **macula(황반;** MAK-ū-luh; spot)라고 하는 부위의 중심부이다. 이 중심부를 **fovea(오목;** FŌ-vē-uh) 라고 한다. 오목은 시각이 가장 예민한 곳이다. 우리가 어떤 사물을 직접 볼 때 망막의 이 부위에 상을 맺는 것이다.

## 모듈 7.11 복습

a. 눈의 구조들 중 혈관이 분포하고 있지 않은 것은?

b. 빛이 cornea(각막)를 통해 retina(망막)로 가는 동안 통과하는 구조나 액체들을 열거하시오.

c. 빛의 세기가 줄어들면 동공에는 어떤 일이 일어날까?

## 초점은 망막에 맺히는 상을 선명하게 해준다

눈을 종종 카메라에 비유한다. 유용한 정보를 제공하고자, 눈의 수정체는 카메라 렌즈처럼 마찬가지로 들어오는 이미지의 초점을 맞추어야 한다. 어떤 상의 초점이 "맞았다"는 것은 사물로부터 오는 빛이 망막의 표면에 정확하게 도달해서 사물의 작은 상을 형성해야 하는 것이다. 만일 빛이 정확하게 초점이 맞지 않으면 상은 흐릿하게 나타난다. 일반적으로 초점은 빛이 각막을 통과하면서, 그리고 수정체를 통과하면서 두 단계로 맞춰진다:

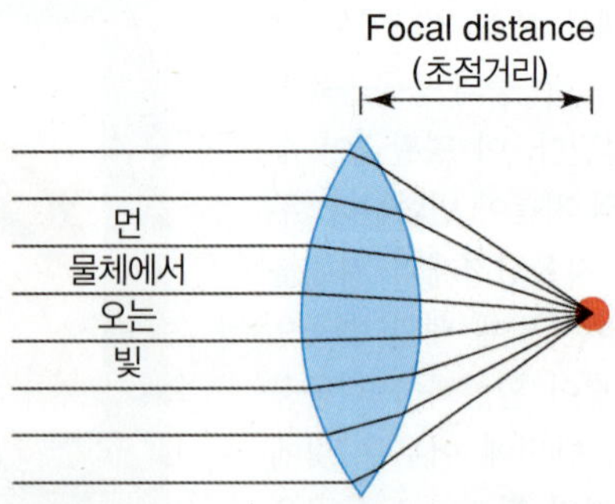


**1** 어떤 매질에서 진행하던 빛이 밀도가 다른 매질로 들어가면 **refracted(굴절)**된다. 사람 눈의 경우 최대의 굴절은 공기에서 온 빛이 물과 비슷한 밀도를 갖는 각막 조직 속으로 들어갈 때 나타난다. 우리는 각막에서 일어나는 굴절 정도를 바꿀 수 없다. 2차 굴절은 빛이 aqueous humor(수양액)에서 비교적 치밀한 수정체로 들어갈 때 나타난다. 수정체는 사물로부터 오는 광선을 망막 위의 교차 지점인 **focal point(초점)**에 정확하게 맞추기 위해 필요한 굴절을 하게 된다. 수정체 중심부와 초점 간의 거리를 **focal distance(초점거리)**라고 한다. 눈이든 카메라든, 초점거리는 물체에서 수정체(렌즈)까지의 거리와 수정체의 모양에 의해 결정된다.

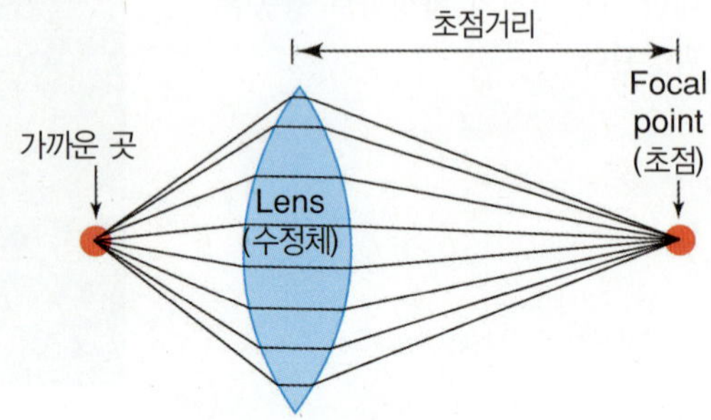


**광원이 가까우면 가까울수록, 초점거리는 길어진다**

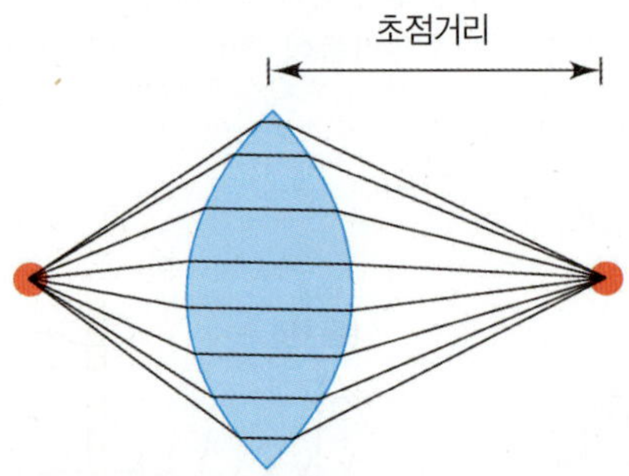


**수정체가 더 둥글수록, 초점거리는 짧아진다**

**2** 카메라는 디지털 이미지 센서에 가깝거나 멀게 렌즈를 이동시키면서 상의 초점을 맞춘다. 이렇게 초점을 맞추는 방법은 수정체에서 황반까지의 거리를 바꿀 수 없기 때문에 우리 눈에서는 일어날 수 없다. 대신 초점거리가 일정하게 유지되도록 하기 위해 수정체의 모양을 변화시킴으로써 상의 초점을 맞추는데, 이 과정을 **accommodation(조절작용)**이라고 한다.

**가까운 곳을 보기 위해서: 섬모체 근육은 수축하고 수정체는 둥글게 변해야 한다**

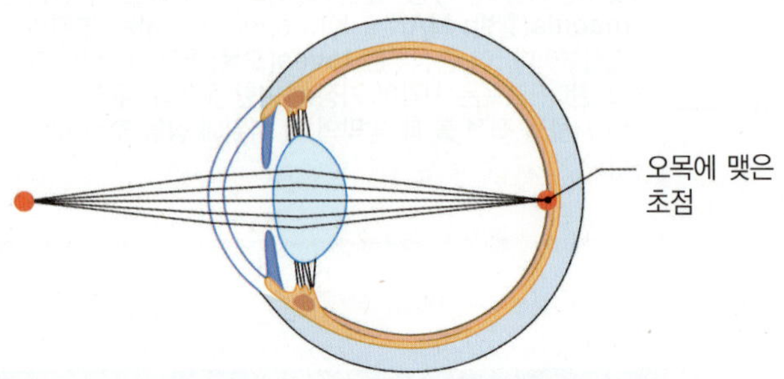


섬모체의 근육이 수축하면, 섬모체는 수정체 쪽으로 움직이고 걸이인대의 장력이 감소한다. 수정체 피막은 수정체를 끌어당겨서 모양을 더욱 구형으로 바꾸고 수정체의 굴절률이 증가하여 가까운 사물에서 나온 빛이 망막 위에 초점이 맺힌다.

**먼 곳을 보기 위해서: 섬모체 근육은 이완하고 수정체는 편평해져야 한다**

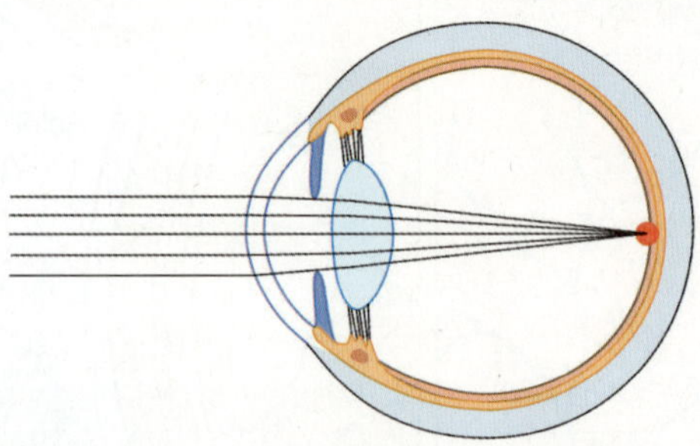

모양체 근육이 이완하면 걸이인대가 수정체를 끌어당겨 수정체가 더 편평해지고 먼 곳 사물의 상이 망막 위에 초점이 맺힌다.

3 보이는 물체는 단일 점이 아닌 컴퓨터 스크린 상의 픽셀처럼 다수의 개별 점들로 이루어져 있다. 눈의 경우, 각 점에서 나온 빛이 망막에 초점이 맺혀 원래의 축소된 상을 만들게 된다. 그러나 상은 거꾸로 역전되어 있다. 뇌는 이 상을 거꾸로 해석하기 때문에 우리는 망막에 맺힌 상의 방향과 물체의 방향 간의 차이를 알 수 없는 것이다. 이러한 보상작용은 경험에 의해 학습된다—Visual image(시각 상)를 거꾸로 바꾸는 안경을 착용한 사람은 변화에 대해 비교적 빠르게 적응할 수 있는 것과 같은 이치이다.

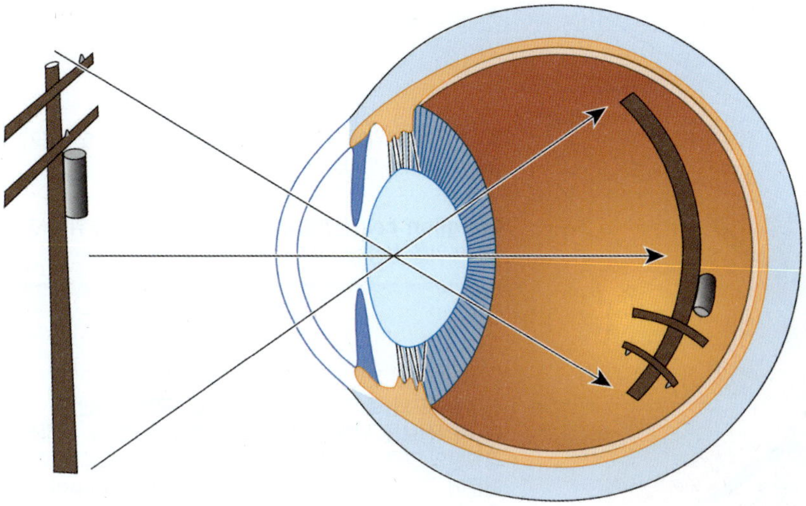

전신주를 보고 있는 눈의 시상단면을 생각해 보자. 전신주 꼭대기의 상은 망막의 바닥에 맺히고, 바닥의 상이 망막 꼭대기에 맺힌다. fovea(오목)는 망막의 단지 작은 면적을 차지하고 있어서 투사된 상이 매우 작기 때문에, 이 그림은 크기의 비율을 맞춰서 그리지 않았다. 따라서 교차는 수정체에서 나타나 있으나 사실상 오목 근처에 있는 것이다.

이번에는 말뚝 울타리를 보고 있는 눈의 시상단면을 생각해 보자. 울타리 왼쪽 가장자리 상은 망막의 오른쪽에 맺히고, 오른쪽 가장자리 상은 망막의 왼쪽에 맺힌다.

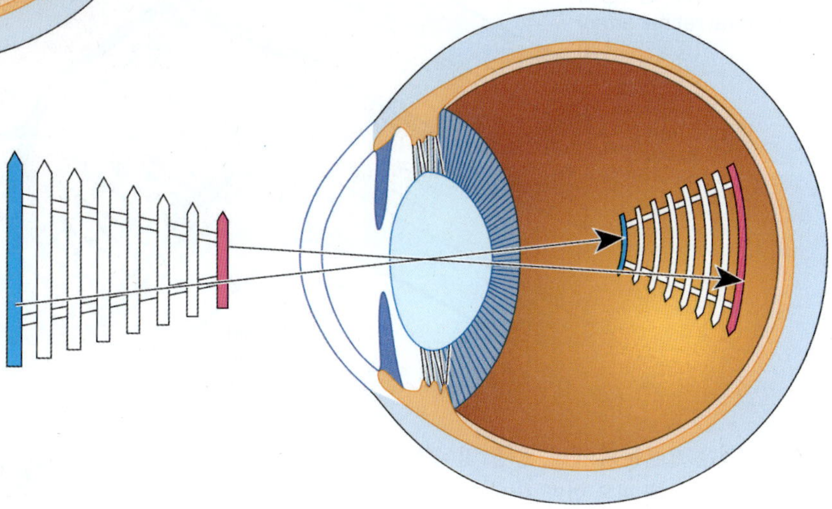

수정체에 매우 가까이 있는 사물을 보기 위해서는 최대한의 굴절이 필요하다. 뚜렷이 볼 수 있는 한계는 수정체의 탄력성의 정도에 의해 결정된다. 어린이들은 보통 눈에서 7~9 cm 떨어진 사물에 초점을 맞추지만, 세월이 흐르면서 수정체는 뻣뻣해지고 반응성이 감소한다. 젊은 성인은 보통 15~20 cm 떨어진 물체에 초점을 맞춘다. 나이가 듦에 따라 그 거리는 점차 증가하여 60세에 근점은 대체로 83 cm 정도이다.

### 모듈 7.12 복습

a. Focal point(초점)를 정의하시오.

b. 모양체 근육들이 이완하였을 때, 가까운 사물 혹은 먼 거리의 사물 중에서 어느 쪽을 보는 것인가?

c. Near point(시각의 근점)는 왜 일반적으로 나이에 따라 증가하는가?

# 망막의 신경조직은 여러 층의 특수한 빛수용기, 뉴런 및 지지세포들로 구성되어 있다

**1** 눈의 단면도로서 시신경이 시작되는 부위 근처에 있는 망막을 보여주고 있다.

**Retina(망막)의 Pigmented Part(색소부위)**

망막의 색소부위는 신경부위를 통과한 빛을 흡수함으로써, 빛이 다시 되돌아와 시각 "메아리(echo)"를 만들지 않도록 한다. 색소세포들은 또한 망막의 신경부위에 존재하는 빛수용기들과 중요한 생화학적 상호작용을 수행한다.

**Retina(망막)의 Neural Part(신경부위)**

망막의 신경부위에는 시각정보의 기초적인 가공과 통합을 수행하는 빛수용기, 지지세포 및 뉴런들이 포함되어 있다.

망막의 색소부위에 근접한 망막 가장 바깥층에는 빛수용기들이 포함되어 있다.

**Ganglion cell(신경절세포)**들이 망막의 신경부위 가장 안쪽부위를 형성하고 있다.

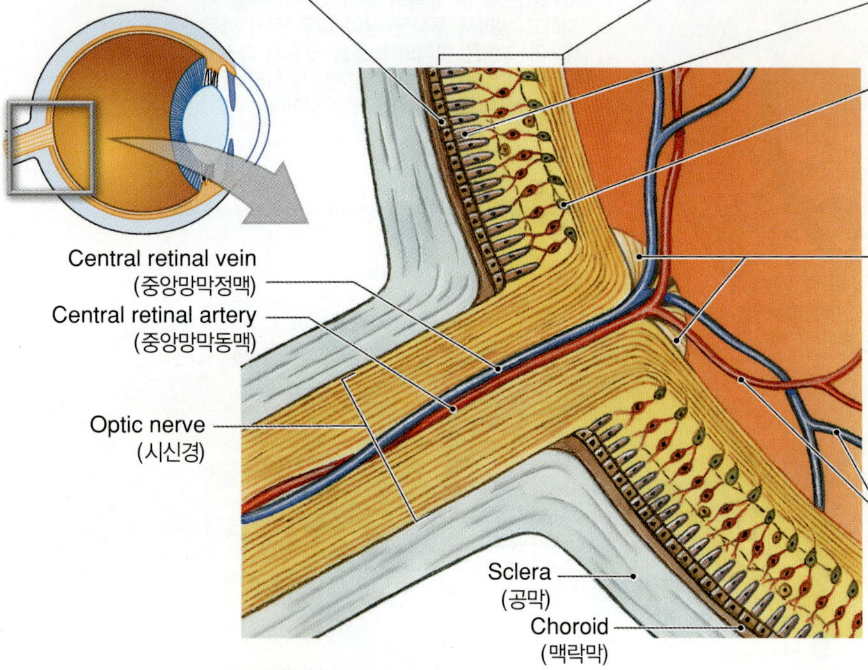


신경절세포의 축삭들은 **optic disc(시각신경원반)**로 모여 시각정보를 뇌에 운반하는 시신경을 형성한다. 시각신경원반의 경우 이 부위 망막에 도달된 상은 감지되지 않기 때문에 광수용기들이 없어서 이 부위를 **blind spot(맹점)**이라고 부른다.

시신경과 함께 혈관들도 눈 안으로 출입한다. 혈관들은 눈 안에서 방사형으로 가로질러 분포함으로써 망막의 신경부위에 있는 내층세포들에 산소와 영양소를 공급해 준다.

**2** 이것은 오른눈의 각막, 동공 및 수정체 부분을 통해 찍은 망막 사진이다.

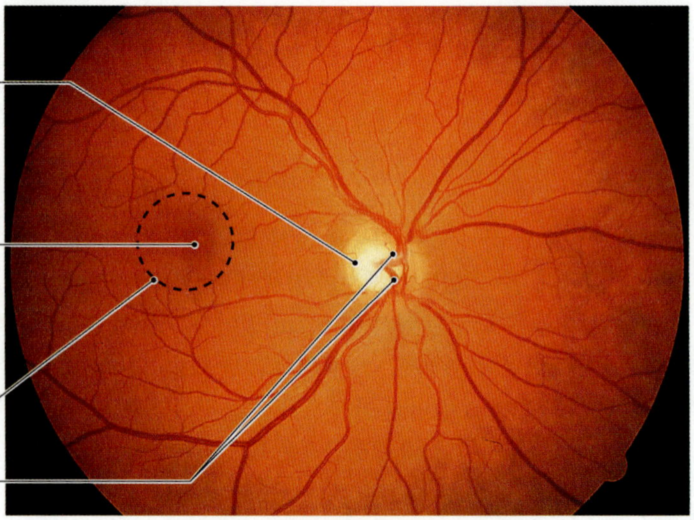

**3** 이 단면도는 망막이 두 종류의 빛수용기인 막대세포와 원뿔세포를 포함한 특수세포들로 여러 층을 형성하고 있음을 보여주고 있다.

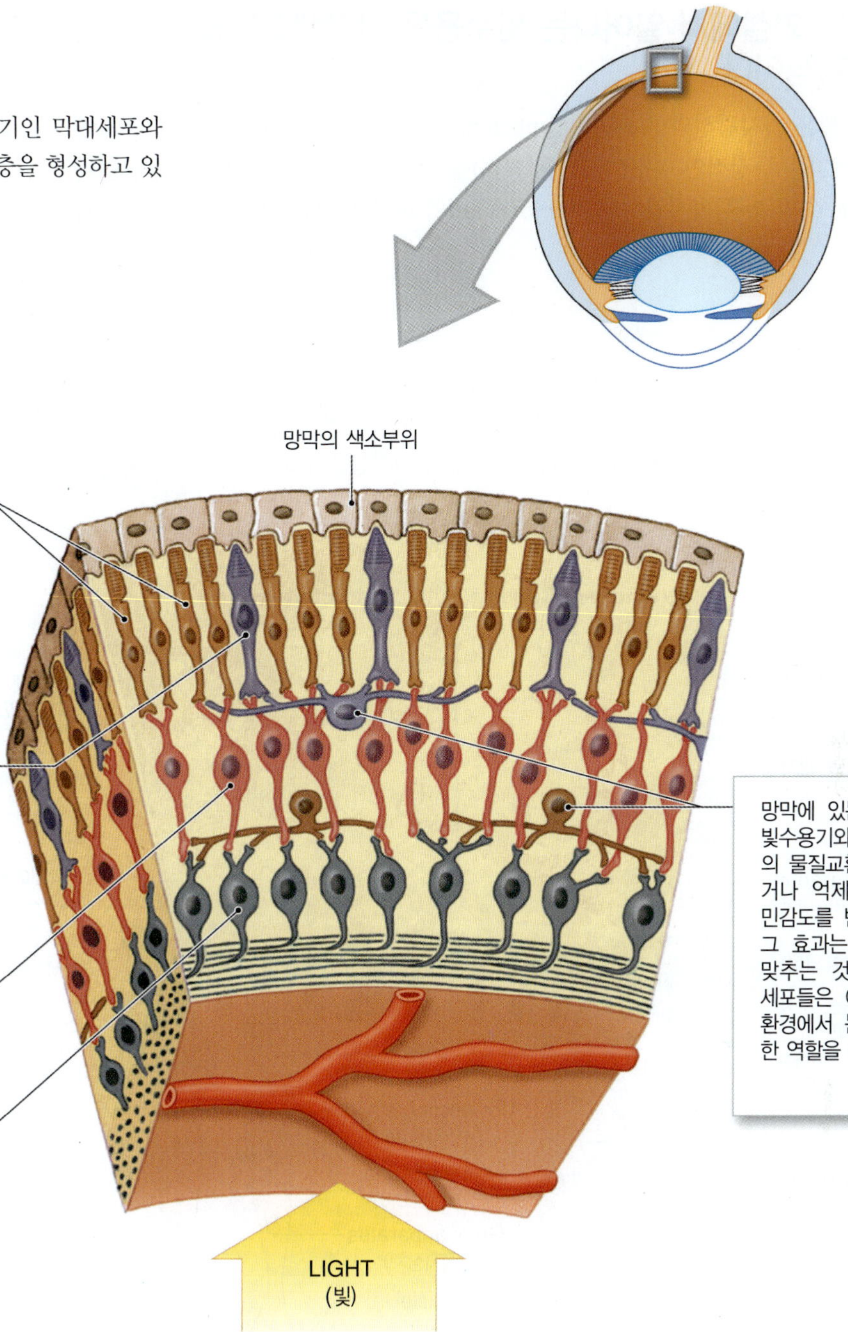


**Retina(망막)의 Photoreceptor (빛수용기)**

**Rod(막대)**는 빛의 색깔들을 구분하지 못한다. 우리가 불빛이 흐릿한 방에서, 새벽에 또는 희미한 달빛 아래에서 볼 수 있게 해준다. 한 쪽 눈의 망막에는 약 1억 2,500만 개의 막대들이 있다. 망막 주변부에서 막대들의 밀도는 가장 높고, 원뿔들은 가장 적다.

**Cone(원뿔)**은 우리들의 색각을 제공한다. 막대의 경우보다 더 예민하고 뚜렷한 상을 제공하지만 원뿔은 보다 강한 빛을 필요로 한다. 각 눈의 망막에는 약 600만 개의 원뿔들이 있다. 황반의 오목부위에서 원뿔들의 밀도는 최대이고, 이곳에 막대는 없다.

막대와 원뿔들이 **bipolar cell(두극세포)** 이라고 하는 뉴런들과 시냅스를 형성한다.

두극세포는 신경절세포와 시냅스를 형성한다.

망막에 있는 다른 세포들은 빛수용기와 신경절세포들 간의 물질교환(소통)을 촉진하거나 억제함으로써 망막의 민감도를 변화시킬 수 있다. 그 효과는 TV에서 색상을 맞추는 것에 비유된다. 이 세포들은 어둡거나 밝은 빛 환경에서 눈의 조절에 중요한 역할을 수행하고 있다.

우리가 사물을 똑바로 쳐다볼 경우 상은 색각 및 상 선명도의 중심인 fovea(오목)에 맺힌다. 그러나 아주 희미한 빛에서는 원뿔이 기능을 발휘할 수 없다. 우리가 직접 응시하면 어두운 별을 볼 수 없으나 시선을 바꾸면서 쳐다보면 상이 좀 더 예민한 막대에 맺혀서 볼 수 있게 되는 것이 바로 이런 이유 때문이다.

### 모듈 7.13 복습

a. 막대와 원뿔을 정의하고, 기능들을 간단하게 진술하시오.

b. 불빛이 흐릿한 방에 들어가면 잘 보일까? 왜 그럴까, 왜 그렇지 않을까?

c. 만일 태어날 때부터 눈에 원뿔이 없었다면, 우리는 볼 수 있을까, 없을까? 이에 관하여 설명하시오.

# 막대와 원뿔의 외절에서 일어나는 빛수용은 시각색소들을 활성화하는 과정이다

망막의 막대와 원뿔은 가시광선의 기본단위인 photon(광자)을 감지하기 때문에 빛수용기라고 부른다. 빛에너지는 특징적인 파장(파고사이거리)을 갖는 파동으로 전달되는 복사 에너지의 한 형태이다. 우리 눈은 가시광선인 400~700 nm의 파장에 민감하다. 1 nm는 1 m의 10억분의 1이다.

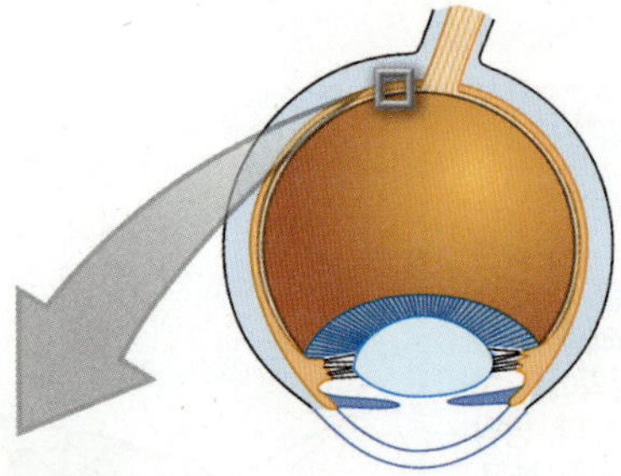

**1** 이 그림은 막대와 원뿔, 그리고 색소상피와 두극세포들의 구조적 특징을 보여주고 있다. 막대와 원뿔 둘 다 막성 판인 disc(원반)를 가지고 있으며, 여기에 **visual pigment(시각색소)**라고 하는 특별한 유기화합물이 포함되어 있다.

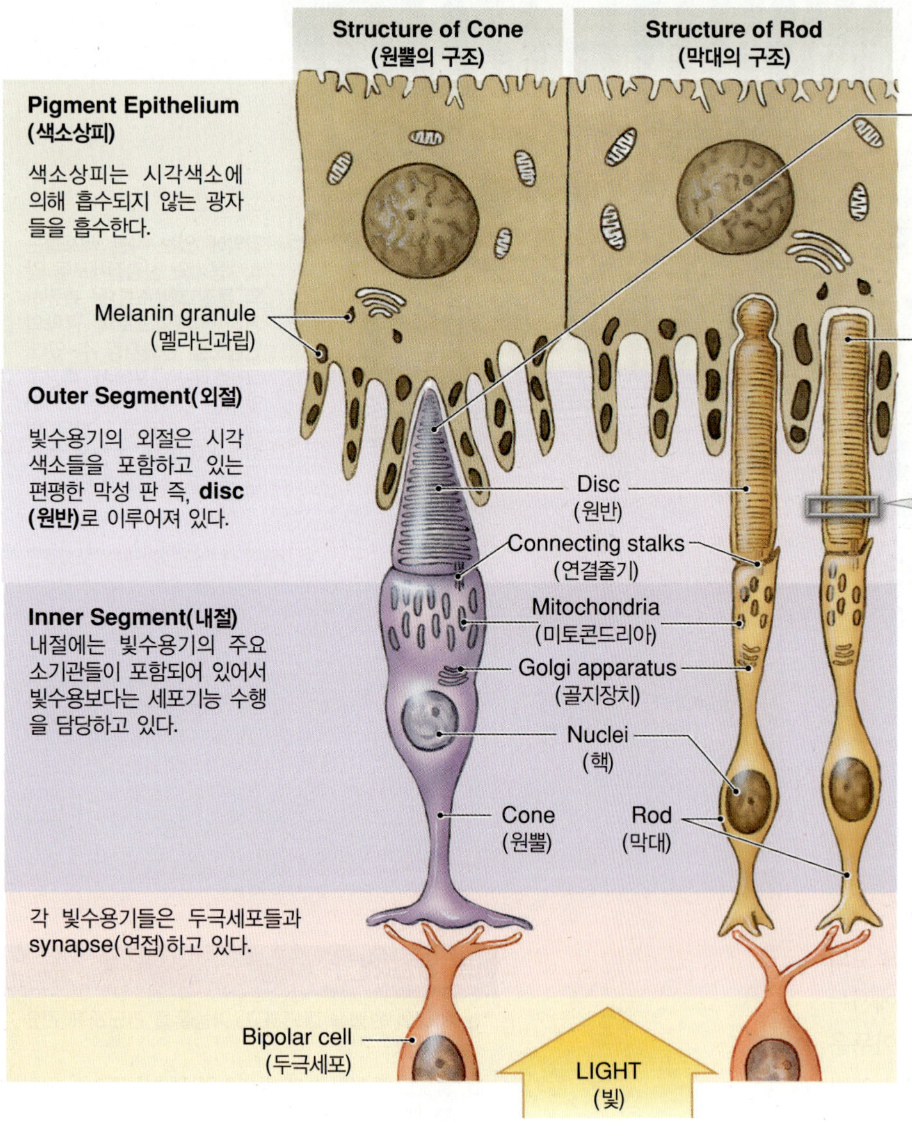


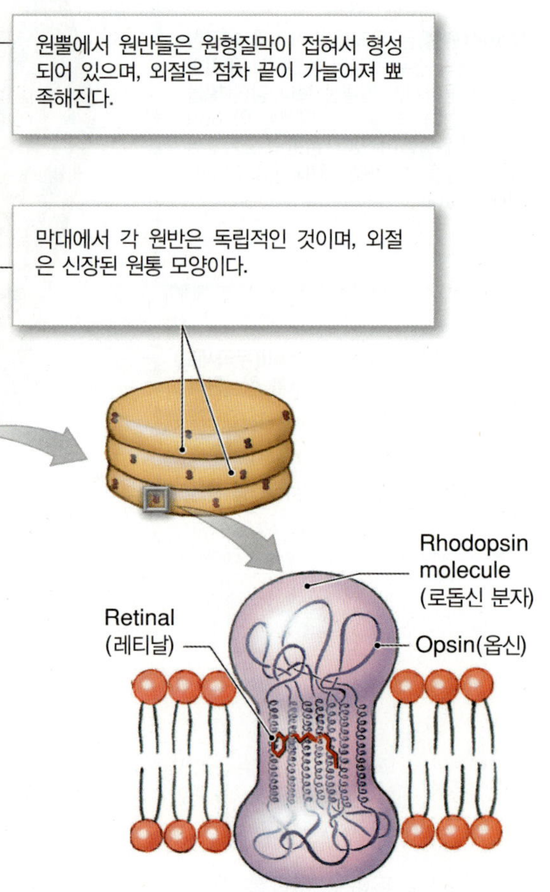


**2** 시각색소들은 막대에 존재하는 **rhodopsin(로돕신)**이라는 visual purple(시홍) 화합물에서 유래된 것들이다. 로돕신은 opsin(옵신)이라는 단백질이 비타민 A로부터 합성되는 **retinal(레티날;** RET-i-nal) 색소에 결합하고 있다. 옵신의 종류에 따라 레티날에 의해 흡수될 수 있는 빛의 파장이 결정된다.

**3** 빛이 시각색소에 도달하면, 레티날 분자는 모양의 변화가 나타나고, 이것이 외절의 투과성을 바꾼다. 투과성의 변화는 빛에너지를 신경충격으로 전환시키는 것과 같이 눈에서 신호전달의 열쇠가 된다.

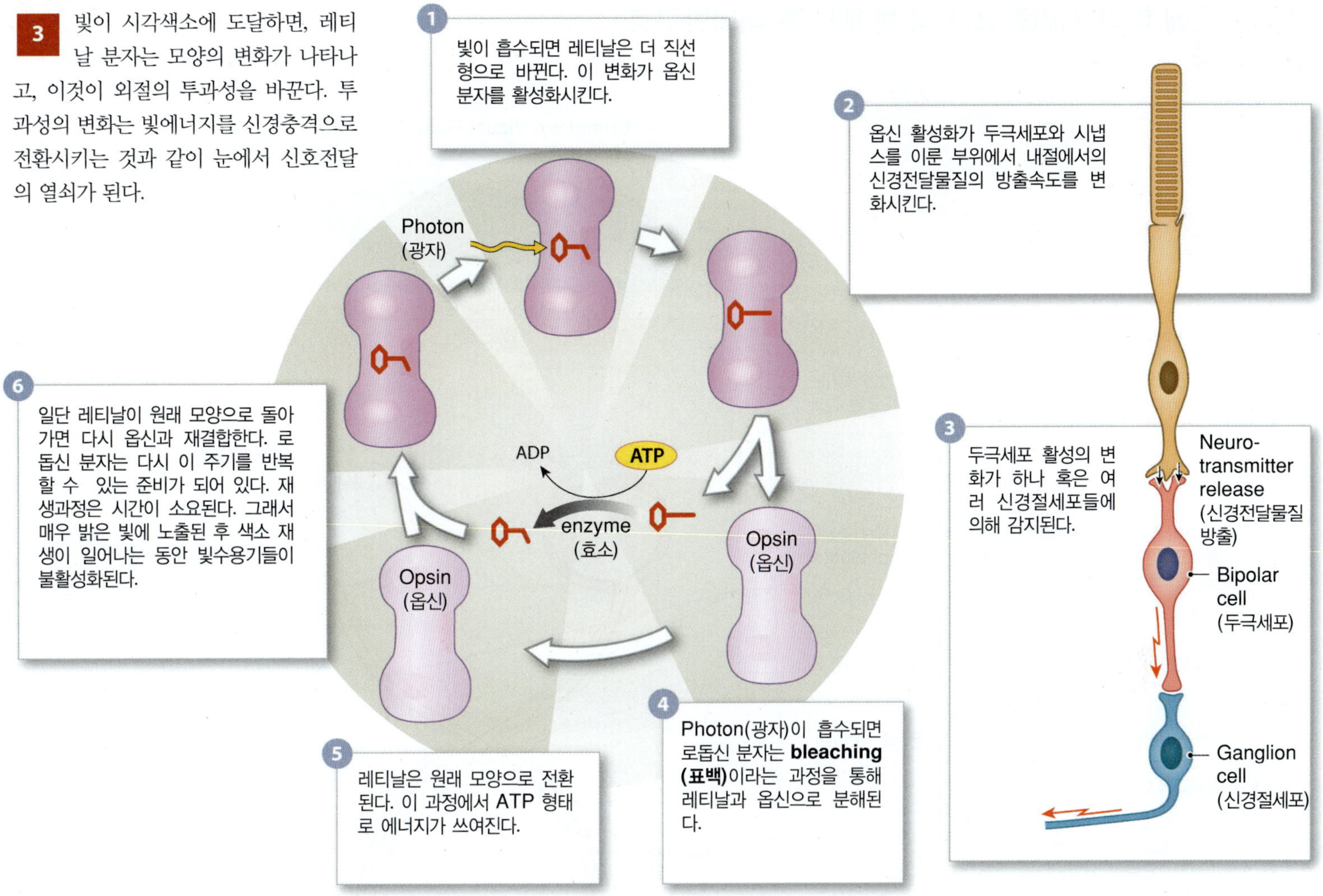


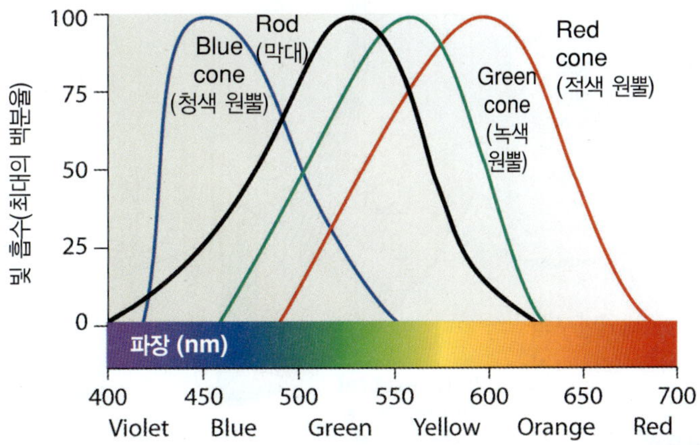


**주목**

만일 어떤 사람이 하나 이상의 원뿔색소가 결여되면 **color blindness (색맹)**가 된다. 보통의 경우 반성유전이고, 유전적 기초에 대해서는 뒷장에서 다루어질 것이다. 원뿔색소들이 없는 total color blindness(전색맹)는 매우 희귀하지만, 남성의 2%는 적색 혹은 녹색 원뿔색소가 없어서 부분적으로 색맹이다.

**4** 원뿔에는 세 종류가 있다: **blue cone(청색 원뿔), green cone(녹색 원뿔), red cone(적색 원뿔)**. 종류에 따라 서로 다른 범위의 파장에 민감한 옵신들을 가지고 있다. 여러 조합에 의한 자극들은 color vision(색각)의 기초가 된다. 정상 시력을 갖는 사람의 경우 전체 원뿔의 16%는 청색 원뿔, 10%는 녹색 원뿔 그리고 74%가 적색 원뿔이다. 파장의 감수성이 중복되기는 하지만 각 종류는 특별한 스펙트럼에 가장 민감하게 자극된다. 세 종류 모두 자극되면 흰색으로 인식된다. 또한 막대(원뿔이 아니라)가 자극되었을 때에도 흰색으로 인식된다. 이것이 우리가 빛이 어두운 곳으로 들어가거나 별빛 아래에서 걸어갈 때 모든 것들이 흑백으로만 보이는 이유이다.

## 모듈 7.14 복습

a. 세 종류의 원뿔들에 대하여 설명하시오.

b. 카메라 플래시를 보고 난 후 일시적으로 앞이 잘 보이지 않는 이유를 설명하시오.

c. 비타민 A가 결핍된 식사는 시각에 어떤 영향을 미칠 수 있는가?

# 시각경로에 따라 시각정보가 각 눈에서 두 대뇌반구로 분배된다

**Visual Pathway(시각경로)**

시각경로는 망막의 빛수용기에서부터 시작된다. 각 빛수용기는 특정 receptive field(수용야)를 가지고 있고, 자극이 오면 정보를 두극세포를 통해 신경절세포로 보낸다.

약 100만 개의 신경절세포들로부터 나온 축삭들은 시각신경원반 위에 수렴되고, 안구 벽을 지나 시신경(II)이 diencephalon(사이뇌, 간뇌) 쪽으로 진행한다.

각 눈에서 나온 두 시신경들은 간뇌의 optic chiasm(시신경교차)에 도달한다.

그 지점에서 섬유들 중 절반 정도는 뇌의 같은 쪽 lateral geniculate nucleus(가쪽무릎핵)로 가고, 한편 나머지 절반 정도는 교차되어 반대쪽 가쪽무릎핵에 도달한다.

각 가쪽무릎핵으로부터 시각정보는 그쪽 대뇌반구의 후두피질로 보내어진다. 각 가쪽무릎핵에 연결된 섬유다발은 시각피질과 함께 **optic radiation(시각부챗살)**으로 알려져 있다.

우리가 보는 상은 뒤통수엽(후두엽)의 시각피질에 도달한 정보의 통합을 반영하는 것이다. 각 눈은 약간 다른 시각상을 받아들인다. 왜냐하면 (1) 오목은 5~7.5 cm 떨어져 있고, (2) 코와 안와 때문에 반대쪽을 볼 수 없기 때문이다.

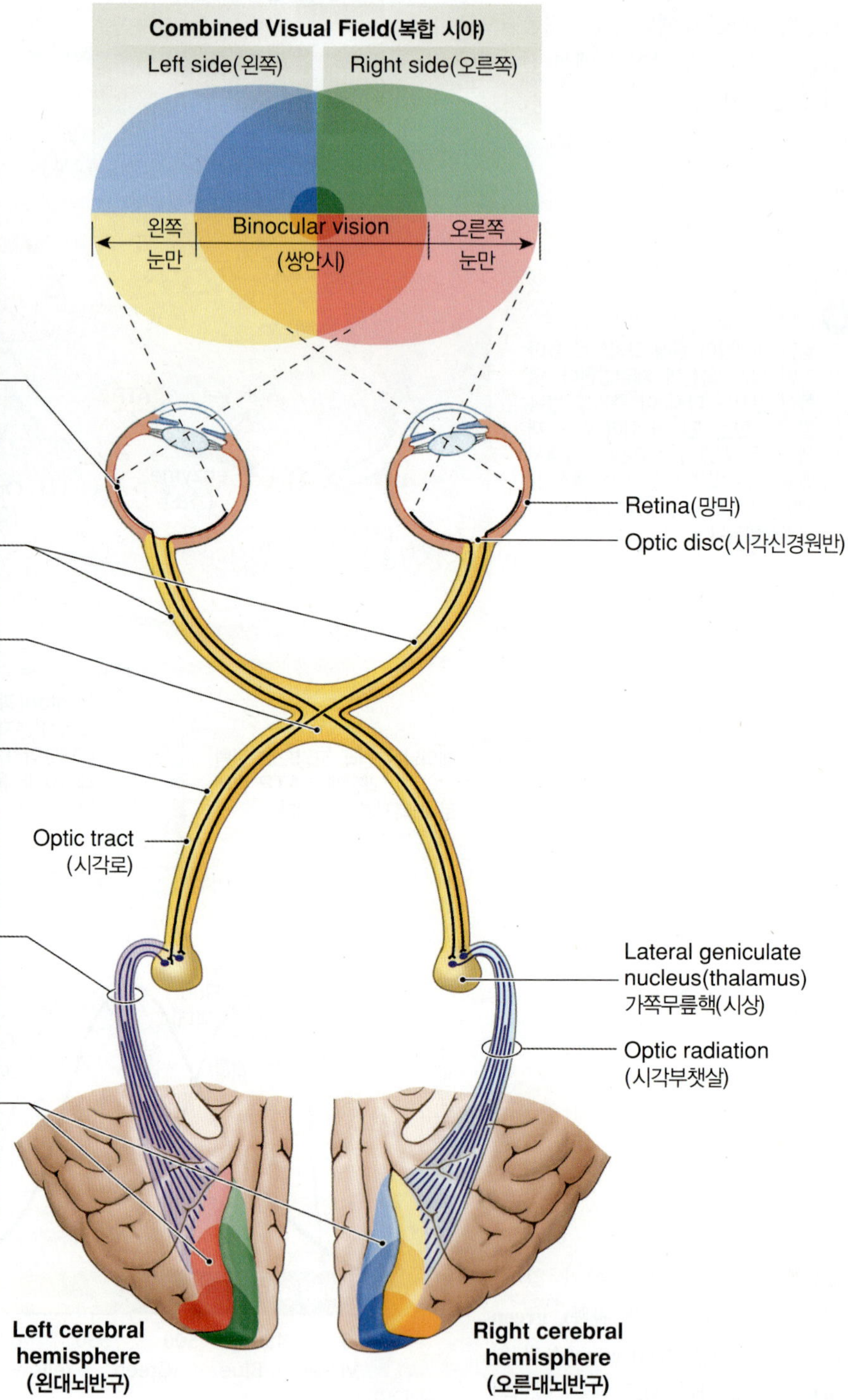


**1** 왼눈과 오른눈의 시각상이 중복되고, 각 대뇌반구의 시각피질은 두 눈에서 오는 정보를 받아들인다. 그러나 정보는 분류되어서 왼쪽 시각피질은 시야의 왼쪽 절반에 대한 정보를 받아들인다. 뇌는 두 눈이 받아들인 상에 있는 물체들의 상대적인 위치를 비교함으로써, 보이는 물체들 사이의 3차원적인 관계를 해석하는 **depth perception(거리감각, 깊이감각)**이 가능하다. 망막에서 시각상의 방향을 중복시키면서 시각피질의 지도 위아래가 뒤바뀌어 있다.

**모듈 7.15 복습**

a. 시각부챗살을 정의하시오.

b. 시각상은 어디에서 인지되는가?

c. 망막의 빛수용기에서부터 시각경로를 추적하시오.

# 원근조절 문제는 각막이나 수정체 혹은 눈 모양이 비정상적인 원인들 때문에 발생한다

### Emmetropia(정시안)

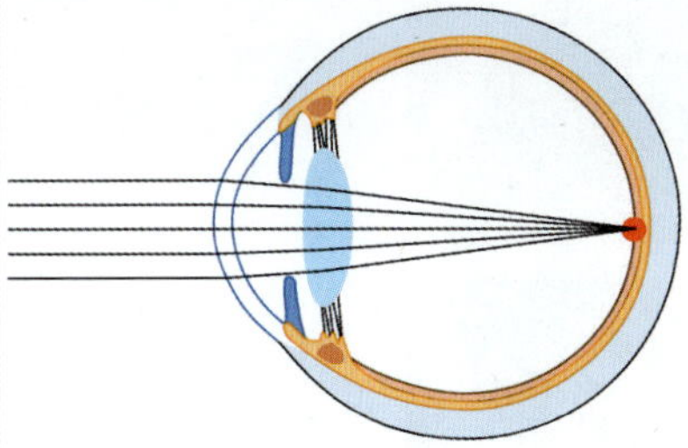

정상적인 건강한 눈의 경우, 모양체 근육이 이완하고 수정체가 편평해지면 먼 곳의 사물이 망막 표면에 초점이 맺힌다. 이런 상태를 **emmetropia(정시안;** *emmetro-*, 적절한 + *-opia*, 시력)라고 한다.

### Myopia(근시)

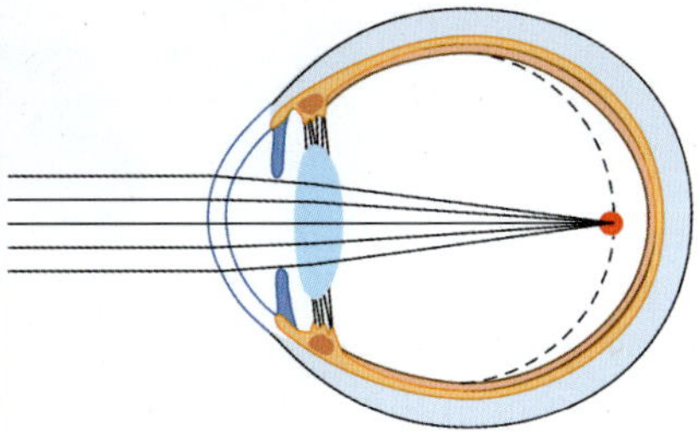

만약 안구가 너무 깊거나 수정체의 곡률이 너무 크면 먼 곳의 사물은 망막 앞에 초점이 형성된다. 이러한 사람은 가까운 곳의 시각은 뚜렷하지만 먼 곳의 사물은 초점이 맞지 않기 때문에 근시상태라 한다. 이런 상태를 공식적인 용어로는 **myopia(근시;** *myo-*, 눈을 감다 + *-opia*, 시력)라고 한다.

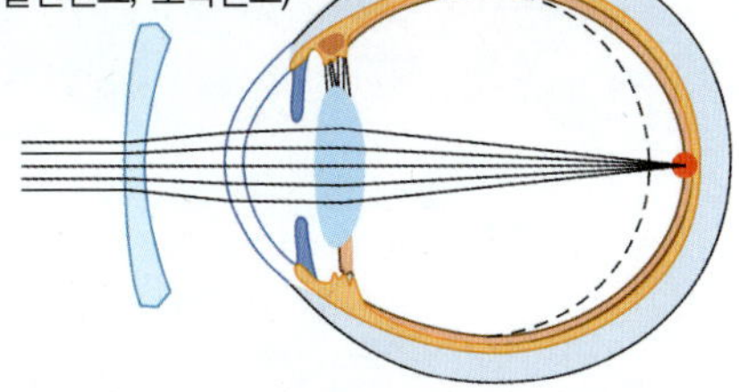


근시는 오목렌즈를 착용함으로써 치료될 수 있다. 오목렌즈는 적어도 하나의 오목한 표면을 보유하고 있기 때문에 빛을 펼쳐서 사물이 마치 관찰자 가까이 있는 것처럼 하는 것이다.

**1** 수정체의 기능이나 눈의 구조에 대한 작은 변이들은 외부 렌즈(안경 혹은 컨텍트 렌즈)로 교정될 수 있다.

### Hyperopia(원시)

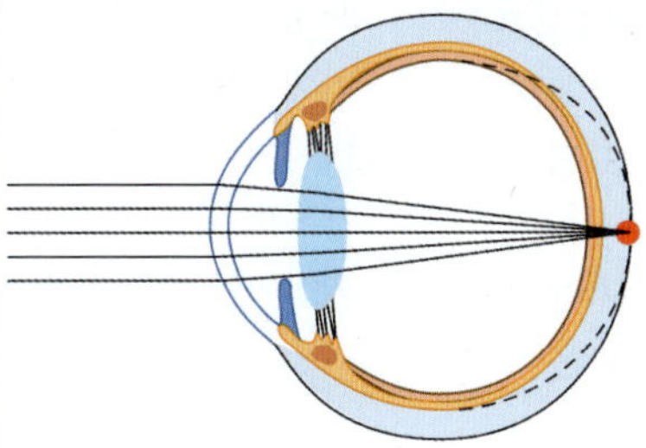

안구가 너무 얕거나 수정체가 너무 편평하면 **hyperopia(원시)**가 된다. 섬모체 근육은 심지어 먼곳에 있는 사물마저도 초점을 맞추기 위해서 수축하지 않으면 안 된다. 가까운 범위에서 렌즈는 망막에 초점을 맺을 만큼 충분히 굴절하지 않는다. 이러한 문제를 지닌 사람들을 먼 거리의 사물을 가장 분명하게 볼 수 있기 때문에 farsighted(원시상태)라 한다.

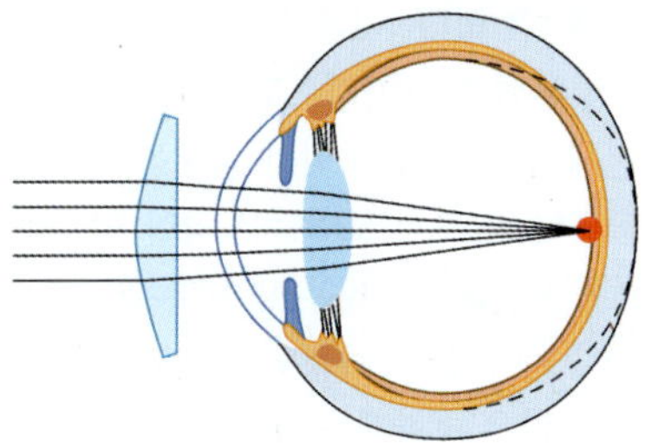

원시는 수렴렌즈(볼록렌즈)를 착용함으로써 교정될 수 있다. 수렴렌즈는 적어도 한 개의 볼록한 표면을 가지고 있어서 가까운 사물을 초점 맞추는데 필요한 부가적인 굴절률을 제공해준다.

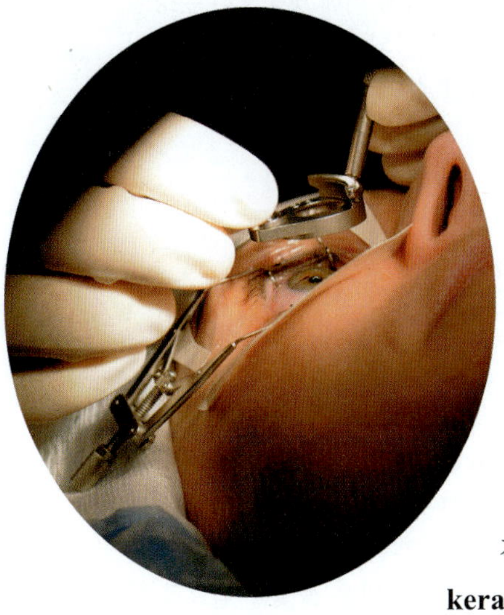

각막의 모양을 교정하는 수술로 근시와 원시를 교정하는 일이 가능해졌다. **Photorefractive keratectomy(PRK, 광회절각막절제술)**는 컴퓨터에 의해 작동되는 레이저로 각막을 정확한 형태로 교정하는 방법이다. 각막 두께의 약 10% 이하에 해당하는 10~20 mm 깊이의 조직만 제거한다. 전체 시술이 1분 이내에 완료될 수 있다. PRK의 변형인 **laser-assisted in-situ keratomileusis (LASIK, 라식수술)**가 있다. 이 시술은 각막의 내층의 모양을 교정하고 정상 각막상피 덮개를 덮는다. LASIK 환자의 약 70%가 정상 시력을 회복한다; 이 시술은 현재 가장 흔한 굴절수술 방식으로서, 미국에서는 해마다 10만 명의 사람들이 PRK 치료를 받는 것으로 추정된다. Corneal scarring(각막반흔)도 드물게 나타나며, 약 1,000만 명의 미국인들이 각막 굴절수술을 받았다. 그러나 아직도 많은 사람들은 독서용 안경이 필요하며 급성 혹은 장기적인 시각장애들이 발생하고 있다.

### 모듈 7.16 복습

a. Emmetropia(정시안)를 정의하시오.

b. 근시와 원시를 교정하는 두 가지 외과적 시술을 말하시오.

c. 원시를 교정하는 렌즈 종류는?

# 노화는 여러 특수감각 질병들과 관련이 있다; 외상, 감염 및 비정상적 자극은 특정 연령대에서 문제를 야기할 수 있다

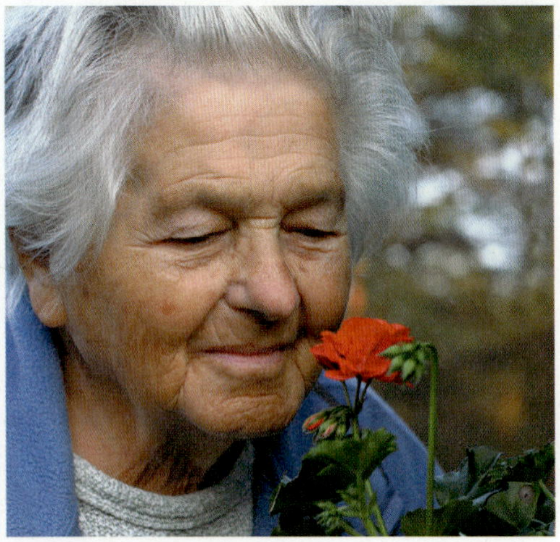

## Olfaction(후각)

**1** 후각 질병은 머리가 다치거나 노화에 따른 변화로 일어날 수 있다. 만일 머리에 어떤 손상이 가해지면 후신경(N I)이 파괴되어 냄새를 느낄 수 없다. 다른 뉴런들과들 다르게 후각수용기 세포들은 줄기세포의 분열로 규칙적으로 교체된다. 이런 과정에도 불구하고 수용기의 전체 수는 나이에 따라 줄어들며, 남아 있는 수용기들도 덜 민감해지게 된다. 따라서 노인들은 약한 냄새를 감지하는데 어려움이 있다. 할머니들이 향수를 너무 많이 뿌리고 할아버지들이 면도 후에 바르는 화장수들이 강한 이유도 이 때문이다-자신들이 냄새를 맡을 수 있으려면 더 많은 방향제를 사용하지 않으면 안 된다.

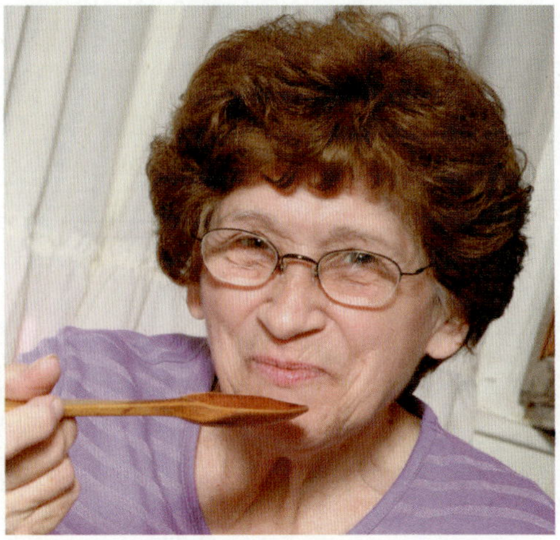

## Gustation(미각)

**2** 미각 질병은 후각수용기, 맛봉오리(미뢰) 손상, 뇌신경 손상 및 노화관련 변화 등과 같은 문제들이 원인이 될 수 있다. 냄새자극은 또한 우리가 맛을 느끼는 일에 관여하기 때문에 감기처럼 후각수용기에 영향을 주는 질병에 걸리면 맛을 느끼는 감각이 매우 둔해진다. 미각이 떨어지는 원인이 입안 염증 혹은 감염에 의해 맛봉오리 손상일 경우도 있다. 그렇지 않으면 미각을 전달하는 뇌신경들(VII, IX, X)이 외상이나 종양에 의한 압박 때문에 나타날 수도 있다.

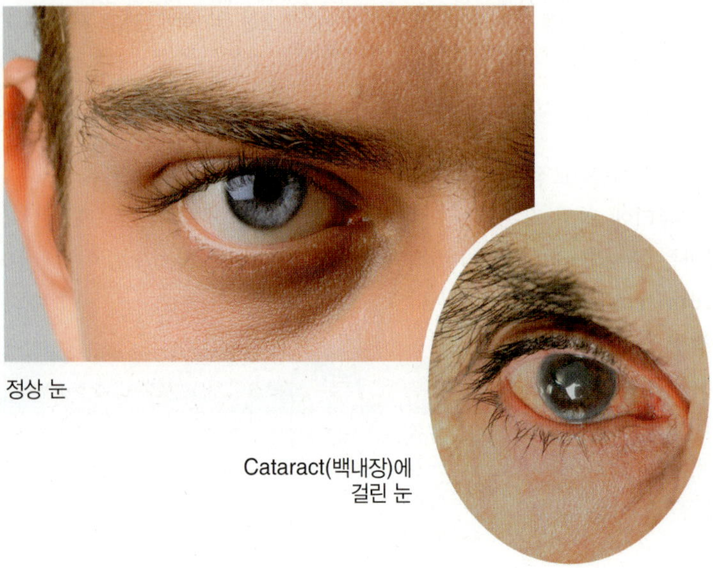

정상 눈

Cataract(백내장)에 걸린 눈

## Vision(시각)

**3** 앞에서 이미 눈과 관련된 문제들에 대해 소개하였다. 수정체가 투명하지 못한 상태가—**cataract(백내장)**—손상, 방사선 혹은 약물에 대한 반응으로 나타날 수도 있으나 **senile cataract(노인성백내장)**는 노화의 자연스러운 결과이며 가장 흔한 형태이다. 상태가 진행되어 감에 따라 환자는 독서하는데 점점 더 밝은 불빛을 필요로 하게 되며, 결국 시력이 거의 없는 상태에 이를 수도 있다. 손상되거나 기능을 못하는 수정체를 인공수정체로 교체하고 눈에 잘 맞는 안경이나 콘택트렌즈를 사용한다.

## Equilibrium(평형감각)

4 **Vertigo(현기증)**는 운동 착시이다. 현기증은 속귀 수용체, 청신경, 혹은 감각신경핵 및 중추신경계 경로와 관련된 기능 변화로 야기된다. 인위적으로 안림프(내림프)를 움직이게 하면 평형수용기들이 자극을 받고 현기증이 일어날 수 있다. 예를 들어 외이도를 통해 찬물을 밀어넣으면 미로의 바깥부위 속림프가 차가워지고 일시적으로 약간의 현기증이 발생할 수 있다. 술을 과도하게 마시거나 어떤 약물을 복용하면 속림프 성분이 변하거나 털세포들을 혼란스럽게 하여 현기증이 생길 수도 있다. 아마도 가장 흔한 현기증의 원인은 **motion sickness(멀미)**일 것이다. 증상으로는 두통, 발한, 얼굴 창백, 메스꺼움 및 구토 등이 있다. 멀미를 예방하기 위해 흔하게 사용하는 약은 뇌줄기의 작용을 억제하는 것으로 보인다.

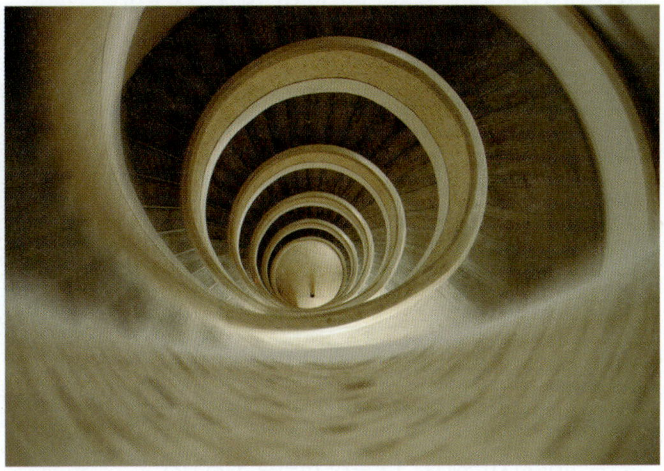

## Hearing(청각)

5 최소한 600만 명의 미국인들이 부분적인 청각결손 즉 난청을 지니고 있는 것으로 추정된다. **Conductive deafness(전도성 난청)**는 고막에서 발생한 진동이 안뜰창으로 제대로 전달되지 않아서 발생된다. 그 원인들로는 외이도에 귀지가 지나치게 많거나 물이 차 있는 경우 또는 고막의 반흔 혹은 천공, 액체 때문에 귀속뼈의 불가동, 종양, 비정상적으로 뼈가 자라 귀속뼈의 운동을 제한(귀 경화증, otosclerosis)하는 것들이 있다. **Nerve deafness(신경성 난청)**는 달팽이관 혹은 청신경 경로에 문제가 있는 경우이다. 안뜰창에 도달한 진동을 수용기들이 반응하지 못하거나 그 반응이 중추신경계에 전달되지 못한다. 아주 큰 소음은 수용기 세포 위의 감각섬모들을 손상시켜 신경성 난청을 유발할 수 있다. 세균이나 바이러스 감염도 수용기 세포들을 파괴시키거나 감각신경에 손상을 입힐 수도 있다. 어린아이들이 최대 청각 범위를 갖고 있는데, 그들은 20 헤르츠의 윙윙거리는 소리에서 20,000 헤르츠의 끼익끽하는 소리까지 감지할 수 있다. 나이와 함께 고음이나 다른 손상들이 축적된다: 따라서 고막은 점점 탄력을 잃어가게 되고, 귀속뼈 사이의 관절도 뻣뻣해지고 달팽이창도 골화되어 간다. 결과적으로 나이가 많은 사람은 일반적으로 어느 정도의 청력 소실을 보일 수밖에 없다.

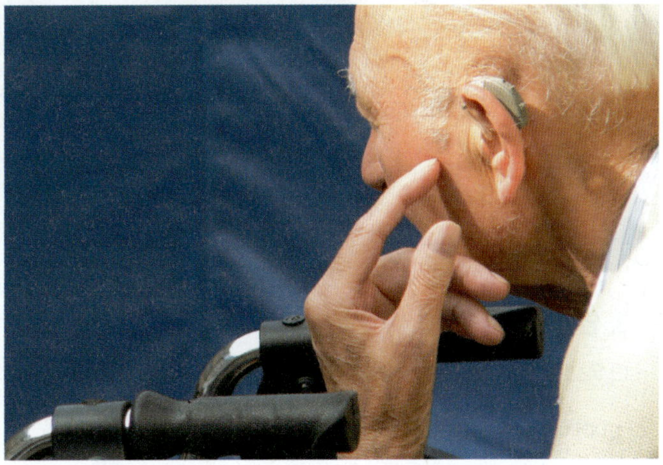

### 모듈 7.17 복습

a. 혀로부터 미각을 전달하는 뇌신경은?

b. 흔하게 보이는 두 개의 청각 관련 질병은 무엇인가?

c. Vertigo(현기증)의 원인은 무엇인가?

### 1. 명칭 표기

왼눈의 시상단면에 대한 다음 모식도에서 구조들의 명칭을 적으시오.

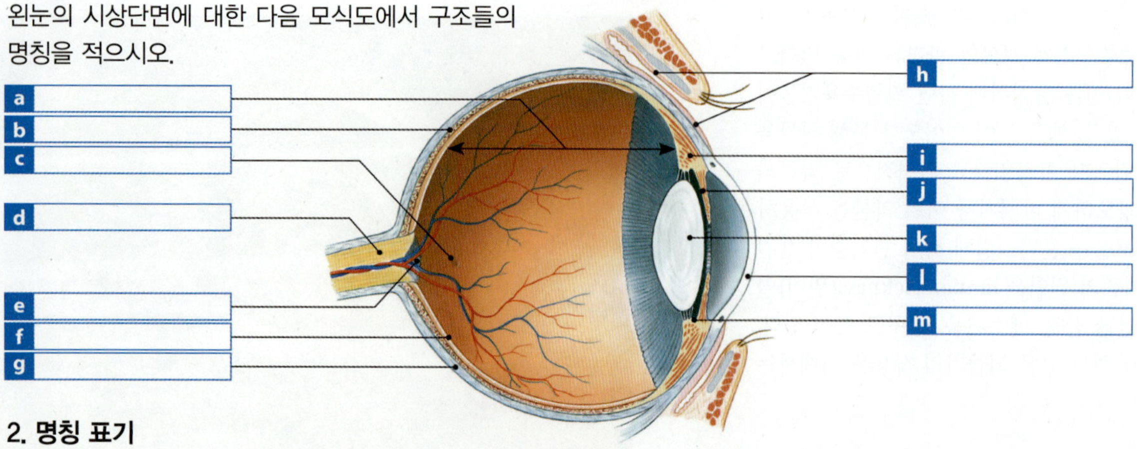


### 2. 명칭 표기

오른귀의 모식도에서 구조들의 명칭을 적으시오.

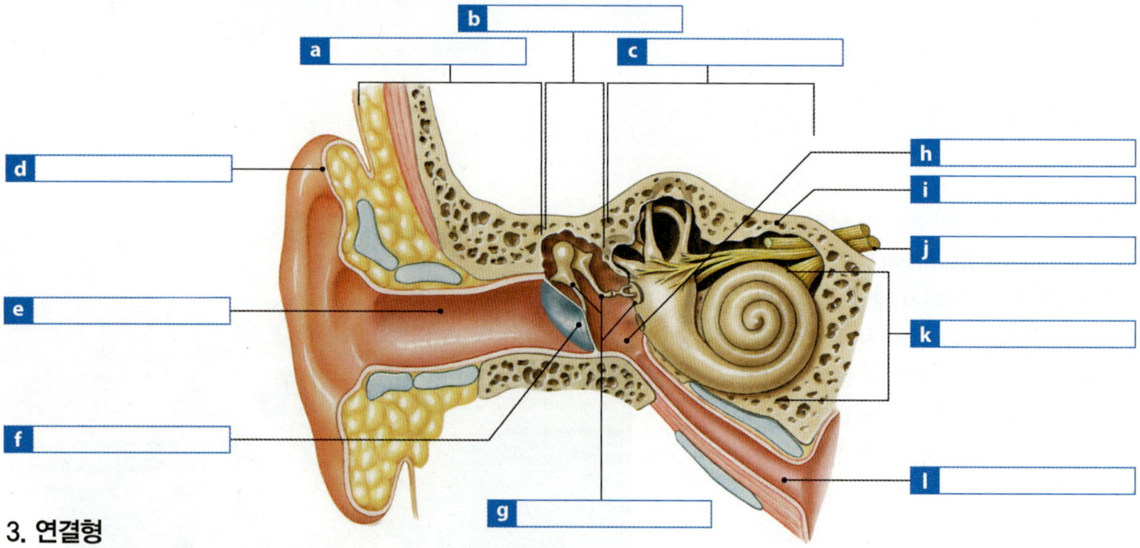


### 3. 연결형

다음의 용어들에 대해 가장 가깝게 설명한 것을 연결하시오.

- optic disc(시각신경원반)
- lingual papillae(혀유두)
- olfactory bulb(후각망울)
- stape(등자뼈)
- spiral organ(나선기관)
- taste bud(맛봉오리, 미뢰)
- endolymph(속림프, 내림프)
- cerebral cortex(대뇌피질)
- cone(원뿔)

a ______________ 혀의 상피 돌기

b ______________ 미각수용기들의 무리

c ______________ 색을 인식하는 빛수용기

d ______________ 모든 특수감각을 받아들임

e ______________ "맹점"이라고 하는 망막부위

f ______________ 안뜰창에 부착함

g ______________ 후각수용들에 의해 첫 시냅스가 형성되어 있는 부위

h ______________ 달팽이관 안에 털세포들을 포함

i ______________ 속귀의 방과 관에 채워져 있는 액체

### 4. 절 종합 문제

가까이에서 터진 불꽃놀이의 밝은 플래시 빛 때문에 레이첼이 앞을 보지 못하게 된다. 이 결과는 그녀 망막에 일시적으로 남아 있던 "ghost" image("다중" 영상) 때문이다. 이러한 상은 무엇 때문에 나타나고, 어떻게 해서 사라지는가?

______________________________________________

______________________________________________

# 핵심 용어로 윤곽 파악하기

각 모듈마다 차례대로 열거한 용어를 이용하여 내용을 요약하시오.

**1절**

## General Sense(일반감각)

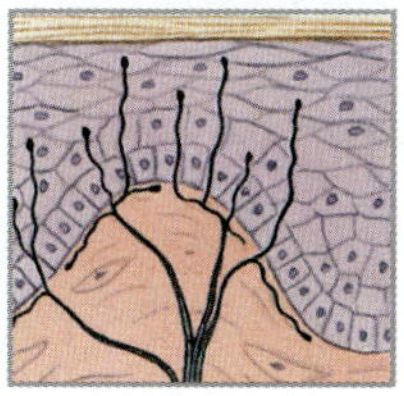

- sensory receptor(감각수용기)
- nociceptor(통각수용기)
- thermoreceptor(온도수용기)
- mechanoreceptor(기계적 수용기)
- proprioceptor(고유수용기)
- baroreceptor(압수용기)
- tactile receptor(촉각수용기)
- chemoreceptor(화학수용기)

**7.1**

### 피부의 일반 감각수용기들의 형태와 기능은 매우 다양하다

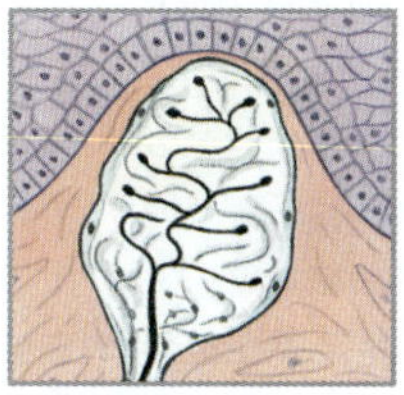

- free nerve ending (자유신경종말)
- root hair plexus (털뿌리 신경얼기)
- tactile disc (촉각원반)
- tactile corpuscle (촉각소체)
- lamellated corpuscle (층판소체)
- Ruffini corpuscle (루피니소체)
- adaptation(적응)

**7.2**

### 압수용기와 화학수용기는 내장 감각경로와 같은 중요한 자율반사를 시작한다

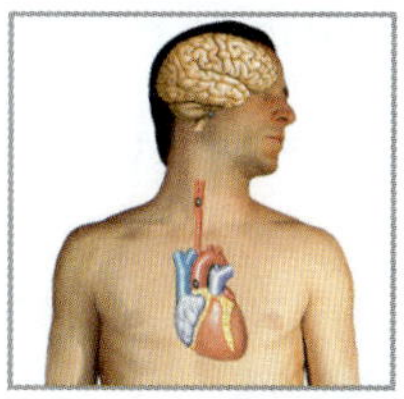

- baroreceptor(압수용기)
- chemoreceptor(화학수용기)
- carotid artery(목동맥, 경동맥)
- aortic body(대동맥토리, 대동맥체)

**2절**

## Special Sense(특수감각)

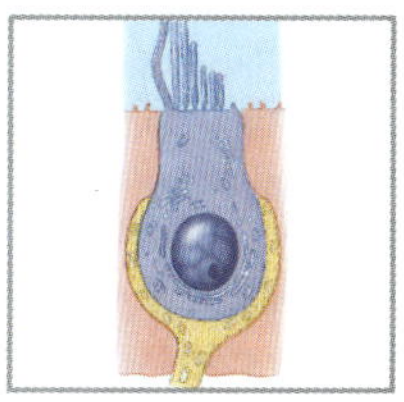

- special sense (특수감각)
- olfaction(후각)
- vision(시각)
- gestation(미각)
- equilibrium (평형감각)
- hearing(청각)
- ○ internal ear (속귀, 내이)
- hair cell(털세포)

**7.3**

### 후각작용에는 특수한 화학수용기 뉴런들이 관여하며 미각수용기는 특수한 상피세포들이다

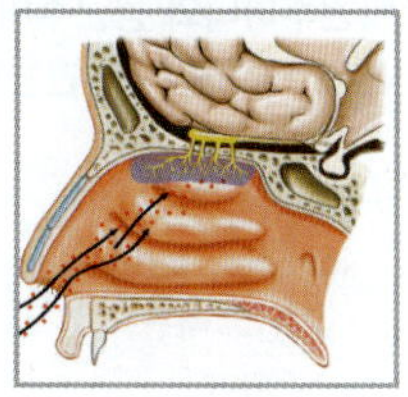

- olfactory organ (후각기관)
- olfactory bulb (후각망울)
- olfactory tract (후각로)
- odorant(냄새물질)
- gestation(미각)
- taste receptor (맛수용기)
- gustatory receptor (미각수용기)
- lingual papillae (혀유두)
- taste bud (맛봉오리, 미뢰)
- circumvallate papillae (벽유두)
- umami(감칠맛)
- water receptor (물수용기)

**7.4**

### 귀는 바깥귀, 가운데귀 및 속귀로 나누어진다

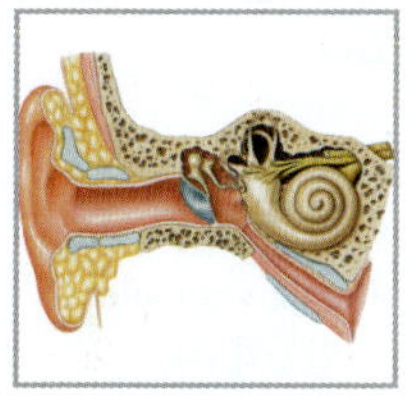

- external ear(외이)
- auricle(귓바퀴)
- external acoustic meatus (바깥귀길)
- ceruminous gland (귀지샘)
- cerumen(귀지)
- middle ear(가운데귀)
- auditory ossicle (귀속뼈)
- tympanic membrane (고막)
- internal ear(속귀)
- bony labyrinth (뼈미로)
- auditory tube(귀관)
- otitis media(중이염)
- malleus(망치뼈)
- incus(모루뼈)
- stape(등자뼈)

**7.5**

### 뼈미로는 막미로를 보호해 준다

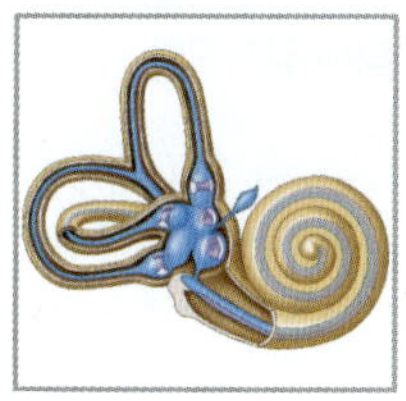

- internal ear(속귀)
- bony labyrinth (뼈미로)
- perilymph(바깥림프)
- semicircular canal (반고리관)
- vestibule(안뜰)
- cochlea(달팽이)
- membranous labyrinth(막미로)
- endolymph(속림프)
- semicircular duct (반고리관)
- utricle(타원주머니)
- saccule(둥근주머니)
- cochlear duct (달팽이관)
- vestibular complex (안뜰복합체)

• = 해당 모듈에서 굵은 문자로 표시한 용어

## 7.6

### 반고리관 털세포들은 회전에 반응하고, 타원주머니와 둥근주머니 털세포들은 중력과 선형 가속에 대해 반응한다

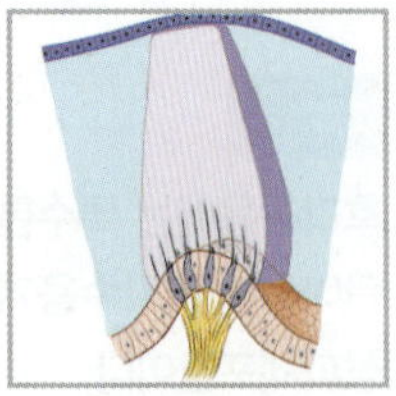

- anterior semicircular duct(앞 반고리관)
- posterior semicircular duct(뒤 반고리관)
- lateral semicircular duct(옆 반고리관)
- ampulladuct(팽대부)
- crista ampullaris(팽대능선)
- cupula(팽대마루)
- otolith(평형모래)
- maculae(평형반)

## 7.7

### 달팽이관에는 나선기관의 털세포들이 포함되어 있다

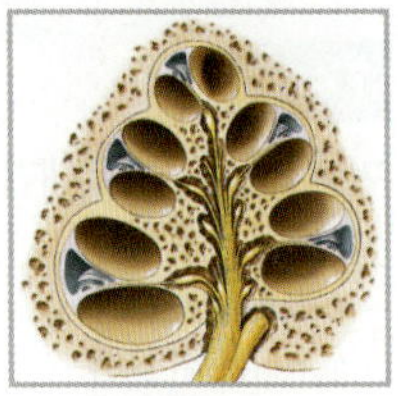

- cochlear duct(달팽이관)
- scala vestibule(안뜰계단)
- scala tympani(고실계단)
- oval window(안뜰창)
- round window(달팽이창)
- vestibular membrane(안뜰막)
- basilar membrane(바닥막)
- spiral organ(나선기관)
- tectorial membrane(덮개막)

## 7.8

### 소리높이와 음량은 바닥막이 움직이는 정도에 의해 감지된다

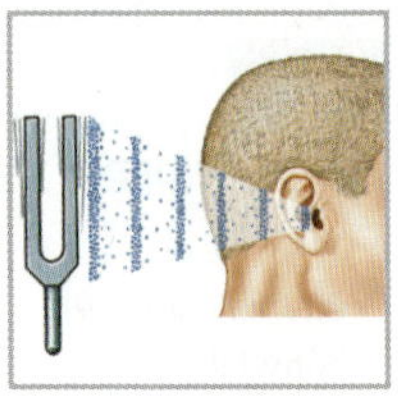

- wavelength(파장)
- frequency(진동수)
- hertz(Hz, 헤르츠)
- amplitude(진폭)
- intensity(세기)
- decibels(dB, 데시벨)
- resonance(공명)
- pitch(소리높이)
- volume(음량)

## 7.9

### 눈의 부속구조들은 눈 속으로 빛을 모으는 한편 보호기능을 수행한다

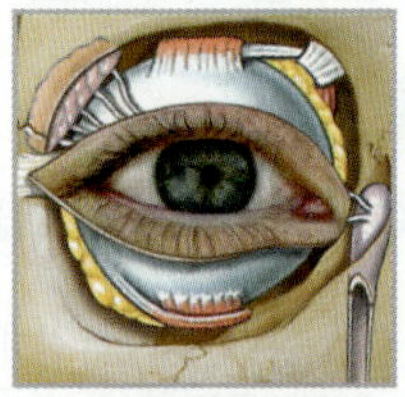

- accessory structure(부속구조)
- cornea(각막)
- lateral canthus(옆 안각)
- pupil(동공)
- iris(홍채)
- lacrimal caruncle(눈물언덕)
- eyelash(속눈썹)
- palpebral(눈꺼풀)
- medial canthus(중간 안각)
- palpebral fissure(눈꺼풀 틈새)
- conjunctiva(결막)
- tarsal gland(눈꺼풀판샘)
- lacrimal apparatus(눈물기관)
- lacrimal gland(눈물샘)
- lysozyme(리소자임)
- tear duct(눈물관)
- lacrimal puncta(눈물구멍)
- lacrimal canaliculi(눈물소관)
- lacrimal sac(눈물주머니)
- nasolacrimal duct(코눈물관)
- conjunctivitis(결막염)

## 7.10

### 눈은 층으로 된 벽으로 이루어지고, 속은 비어서 앞뒤 방이 액체로 차 있다

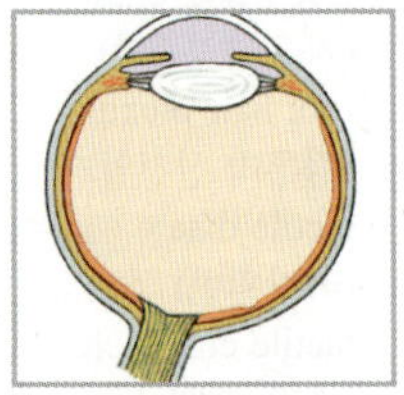

- fibrous layer(섬유층)

○ cornea(각막)

- sclera(공막)
- corneal limbus(각막가장자리)
- vascular layer(혈관층)
- iris(홍채)
- ciliary body(섬모체)
- choroid(맥락막)
- neural layer, retina(신경층, 망막)
- photoreceptor(빛수용기)
- anterior cavity(앞공간)
- anterior chamber(앞방)
- posterior chamber(뒷방)
- posterior cavity(뒷공간)
- vitreous body(유리체)

## 7.11

### 눈은 고도로 체계화되어 있으며 망막의 중심오목에 빛을 모으는 일관된 시축을 가지고 있다

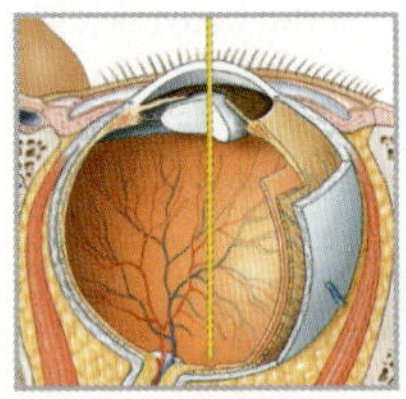

- suspensory ligament(걸이인대)
- optic nerve(시신경)
- pupillary dilator muscle(동공확장근)
- pupillary constrictor muscle(동공수축근)
- visual axis(시축)
- macula(황반)
- fovea(오목)

• = 해당 모듈에서 굵은 문자로 표시한 용어

**7.12**

**초점은 망막에 맺히는 상을 선명하게 해준다**

• refracted(굴절)
• focal point(초점)
• focal distance (초점거리)
• accommodation (조절작용)

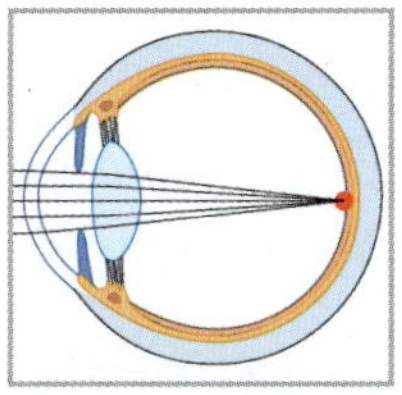

**7.13**

**망막의 신경조직은 여러 층의 특수한 빛수용기, 뉴런 및 지지세포들로 구성되어 있다**

• ganglion cell (신경절세포)
• optic disc (시각신경원반)
• blind spot(맹점)
• rod(막대)
• cone(원뿔)
• bipolar cell (두극세포)

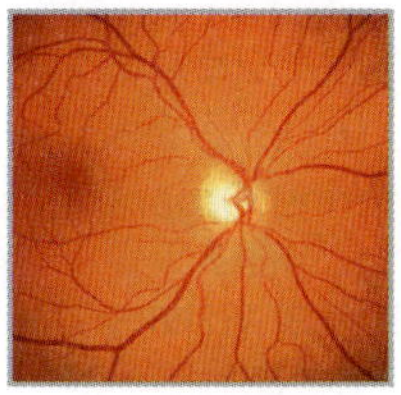

**7.14**

**막대와 원뿔의 외절에서 일어나는 빛수용은 시각색소들을 활성화하는 과정이다**

• visual pigment (시각색소)
• pigment epithelium (색소상피)
○ photoreceptor (빛수용기)
• outer segment(외절)
• disc(원반)
• inner segment(내절)
• rhodopsin(로돕신)
• opsin(옵신)
• retinal(레티날)
• bleaching(표백)
• blue cone (청색 원뿔)
• green cone (녹색 원뿔)
• red cone(적색 원뿔)

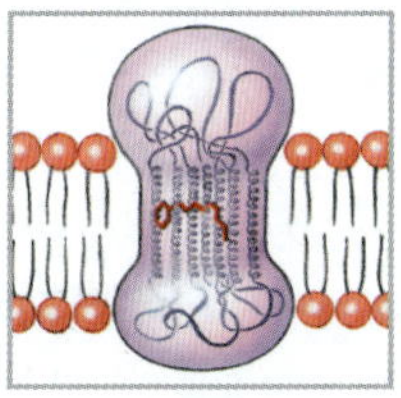

• color blindness (색맹)

• = 해당 모듈에서 굵은 문자로 표시한 용어

**7.15**

**시각경로에 따라 시각정보가 각 눈에서 두 대뇌반구로 분배된다**

• depth perception(거리감각, 깊이감각)
• optic radiation(시각부챗살)
○ lateral geniculate nucleus(가쪽무릎핵)

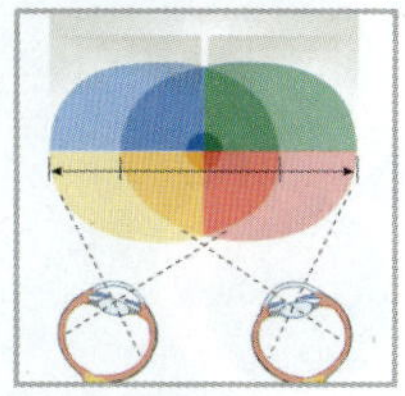

**7.16**

**원근조절 문제는 각막이나 수정체 혹은 눈 모양이 비정상적인 원인들 때문에 발생한다**

• emmetropia(정시안)
• myopia(근시)
• hyperopia(원시)
• photorefractive keratectomy(PRK, 광회절각막절제술)
• laser-assisted in-situ keratomileusis(LASIK, 라식수술)

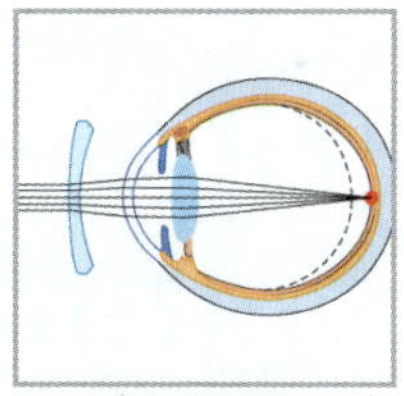

**7.17**

**노화는 여러 특수감각 질병들과 관련이 있다; 외상, 감염 및 비정상적 자극은 특정 연령대에서 문제를 야기할 수 있다**

• cataract(백내장)
• senile cataract (노인성백내장)
• vertigo(현기증)
• motion sickness (멀미)
• conductive deafness (전도성 난청)
• nerve deafness (신경성 난청)

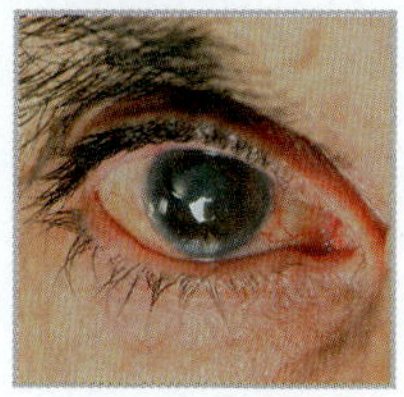

## 7장 종합 복습 문제

1. 우리 몸에서 일반감각과 특수감각을 비교하시오.
2. 후각이 오래 지속되고 우리 기억과 정서에 중요한 부분이 되는 이유는 무엇인가?
3. 여러분이 공원에서 약 10 m 떨어진 곳에 있는 사슴을 보고 있다. 친구가 당신의 어깨를 톡 치면서 질문을 던진다. 당신이 60 cm 떨어진 친구를 보려고 고개를 돌린다. 이 경우 당신 눈의 동공, 근육 및 수정체에서는 어떤 변화가 일어나는가?
4. 미국 독립기념일 축제의 불꽃놀이에 다녀온 후, 모나는 정상적인 말소리를 듣기가 어려워졌고, 귀에서는 "웅웅" 하는 소리가 들린다. 무엇이 그녀의 청각에 문제가 되었을까?
5. 20층에서 1층으로 고속 엘리베이터를 탄 후, 분명히 멈추었는데도 수 초간 우리는 계속 내려가는 느낌을 받게 된다. 왜 그럴까?

7장에 있는 모든 모듈, 절, 종합 복습 문제의 풀이를 알고 싶으면 이 책의 뒷부분에 청색 식별표로 표시한 해당 페이지를 참조하시오.

# 8

# 내분비계통 (The Endocrine System)

## 학습성과

다음 각 학습성과 번호는 본문의 모듈 번호와 일치하며, 독자는 8장을 모두 공부한 후에 각 학습성과를 실천할 수 있어야 한다.

### 1절 • Hormone(호르몬)과 Intercellular Communication(세포간 연락)

**8.1** 호르몬을 분류하여 설명하고, 내분비계통의 기관에서 분비되는 호르몬의 주요기능을 알아본다. 그리고 내분비의 2차적인 기능을 가진 기관을 열거한다.

**8.2** 비스테로이드 호르몬과 스테로이드 호르몬의 작용기전을 비교한다.

**8.3** 시상하부가 다른 내분비 기관을 어떻게 조절하는지 설명한다.

### 2절 • Endocrine Organ(내분비기관)

**8.4** 뇌하수체의 위치와 구조를 설명하고, 뇌하수체 호르몬, 표적세포 및 기능을 설명한다.

**8.5** 갑상샘의 위치와 구조를 설명하고, 갑상샘에서 분비하는 호르몬을 알아본다. 그리고 말초조직에서 갑상샘 호르몬의 효과를 설명한다.

**8.6** 부갑상샘의 위치와 구조를 설명하고, 부갑상샘이 생성하는 호르몬을 알아본다. 그리고 말초조직에서 부갑상샘 호르몬의 효과를 설명한다.

**8.7** 부신의 위치, 구조, 일반적인 기능을 설명하고, 부신겉질과 부신속질에서 생성되는 호르몬을 알아본다. 그리고 각 호르몬의 효과를 설명한다.

**8.8** 이자의 위치와 구조 및 이자의 주요 세포들과 이 세포들이 생성하는 호르몬을 알아본다. 또한 각 호르몬의 특성을 기능별로 분류하고, 혈당의 항상성을 요약한다.

**8.9** 송과샘의 위치를 설명하고, 멜라토닌의 기능을 알아본다.

**8.10** + **임상의학 모듈** 당뇨의 정의 및 제1형과 제2형 당뇨를 설명한다. 당뇨로 인해 발생하는 임상적인 문제점과 유형별 처방에 대해 설명한다.

**8.11** 스트레스 반응과 각 상태별로 나타날 수 있는 증상을 요약한다.

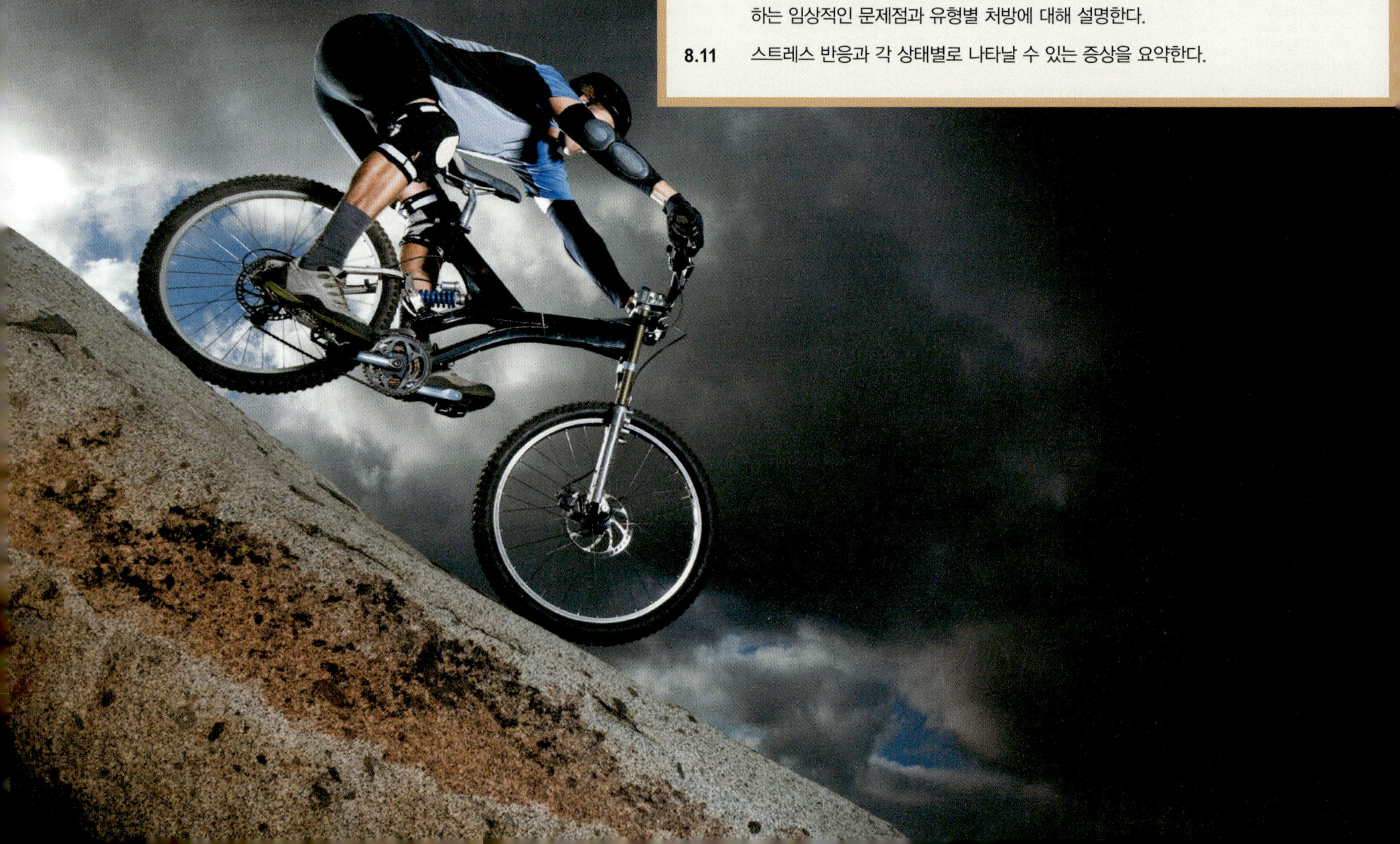

# Hormone(호르몬)과 Intercellular Communication (세포간 연락)

항상성을 유지하기 위해서는 세포활동이 신체와 조화를 이루어야 한다. 이런 소통의 대부분은 화학전령물질이 세포외액(세포간질액과 혈액)으로 분비되어 일어난다. 화학물질에 의한 소통은 흔히 주변세포 사이에서 일어난다. 아래 표는 더 멀리 떨어져 있는 세포간 소통이 신경계통과 내분비계통 및 화학전령물질에 의해 조절되는 것을 나타낸다.

**내분비계통과 신경계통에 의한 세포간 연락**

| 세포형태 | 전달방식 | 화학전령물질 | 효과 |
|---|---|---|---|
| Endocrine glandular cell (내분비샘 세포) 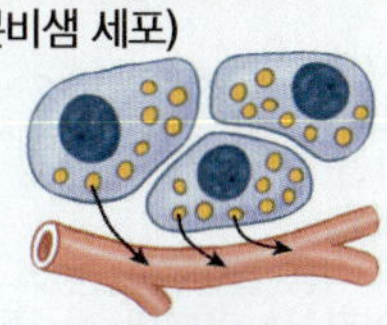 | 혈류 | Hormone(호르몬; 특정조직에서 분비되어 혈류를 타고 신체의 다른 조직에 있는 표적세포로 이동함) | 표적세포는 주로 다른 조직과 기관에 있으며 이에 알맞은 수용체가 있어야 함. 성장이나 발달 같은 장기간의 소통 |
| Neuron (신경) 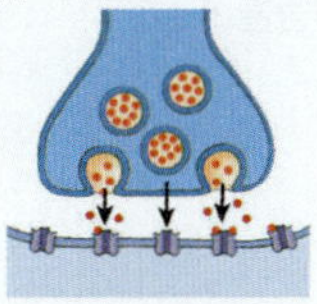 | 세포간극 | 신경전달물질 | 특정 부위로 한정됨; 표적세포에 알맞는 수용체가 있어야 함. 반사작용과 같은 짧고 빠른 소통 |

신경계통과 내분비계통의 차이는 비교적 분명해 보인다. 사실상 위에 설명한 차이점은 두 계통을 구분하는 근거가 된다. 하지만 자세히 살펴보면 이 두 계통 사이에는 구성방식에서 다음과 같은 공통점이 있다.

- 두 계통 모두 표적세포에 있는 특정 수용체와 결합하는 화학물질의 배출이 일어난다.
- 두 계통은 다양한 화학전령물질을 같이 사용한다. 예를 들어, 노르에피네프린과 에피네프린이 혈류로 분비되면 호르몬이라고 하고, 시냅스로 분비되면 신경전달물질이라고 한다.
- 두 계통의 활성은 주로 negative feedback(음성되먹임)으로 조절된다. 신경의 활동이나 분비된 호르몬은 처음 자극을 차단하거나 반대로 작용한다.
- 두 계통의 공통 목표는 서로 다른 세포, 조직, 기관 및 계통을 조화롭게 조절하여 항상성을 유지하는 것이다.

이 절에서는 내분비계통의 구조와 기능을 소개하고, 신경계통과 내분비계통의 상호작용에 대해 알아보기로 한다.

## 8.1

# 호르몬에는 아미노산 유도체, 펩티드 또는 지질 유도체 등이 있다

**1** 호르몬은 화학구조에 따라 세 그룹으로 나눌 수 있다. (1) **amino acid derivative(아미노산 유도체)**, (2) **peptide derivative(펩티드 유도체)**, (3) **lipid derivative(지질 유도체)**

### 아미노산 유도체

아미노산 유도체는 구조적으로 아미노산과 연관된 작은 분자이며, 아미노산은 단백질의 기본단위이다

#### 티로신 유도체

**갑상샘호르몬**

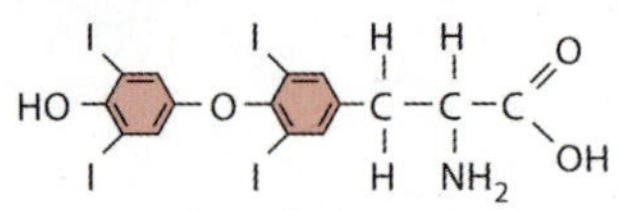

Thyroxine($T_4$, 티록신)

**카테콜아민**

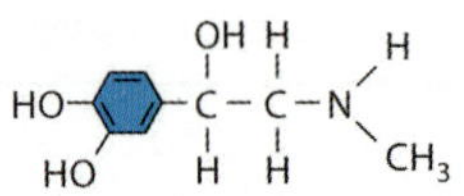

Epinephrine(에피네프린)

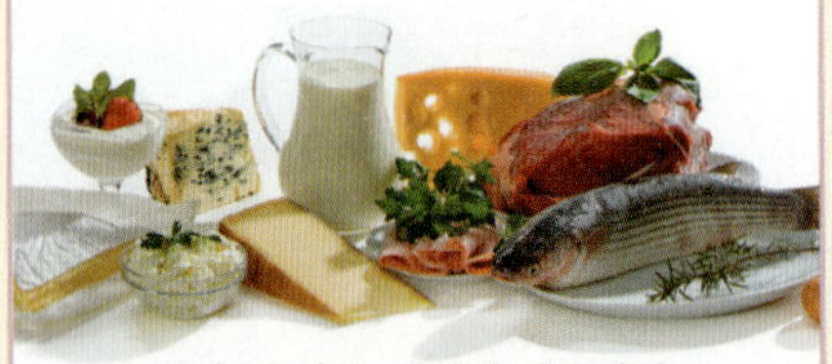

고기, 유제품, 생선이 티로신의 공급원이다.

#### 트립토판 유도체

멜라토닌

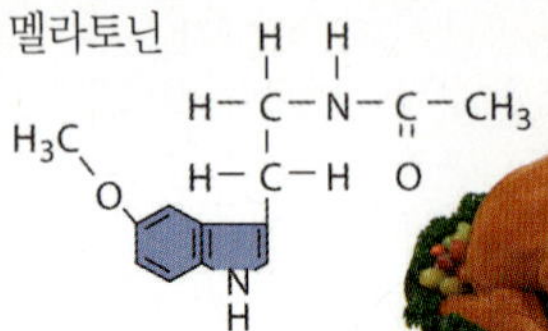

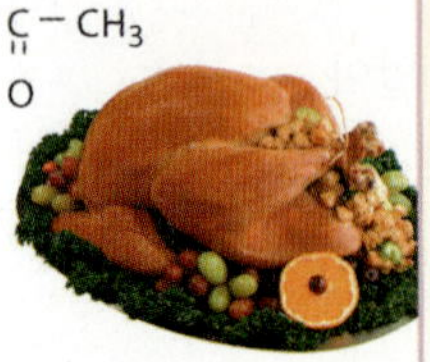

### 펩티드호르몬

**Peptide hormone(펩티드호르몬)**은 아미노산의 사슬 형태이**며, 대부분이 prohormone(프로호르몬)**으로 합성된다. 호르몬의 비활성분자는 분비되기 전이나 후에 활성 호르몬으로 전환된다.

#### 당단백질

200개 이상의 아미노산이 길게 연결된 단백질이며 탄수화물이 곁사슬로 연결된다. 뇌하수체 앞엽에서 분비하는 TSH(갑상샘자극호르몬), LH(황체형성호르몬), FSH(난포자극호르몬)가 여기에 포함된다.

#### 짧은 폴리펩티드/작은 단백질

펩티드호르몬 그룹은 크고 다양하다. *Antidiuretic hormone*(ADH, 항이뇨호르몬)과 *oxytocin*(OXT, 옥시토신; 아미노산 9개의 길이) 같은 **short chain polypeptide(짧은사슬 폴리펩티드)** 사슬에서부터 growth hormone(GH, 성장호르몬; 191개의 아미노산), *prolactin*(PRL, 프로락틴; 198개의 아미노산) 같은 **small protein(작은 단백질)**에 이르기까지 다양하다. 시상하부, 심장, 흉선, 소화관, 이자 및 뇌하수체 뒤엽에서 분비하는 모든 호르몬이 여기에 포함된다.

### 지질 유도체

지질 유도체는 두 종류가 있으며, **eicosanoid(아이코사노이드)**와 steroid(스테로이드)이다. 아이코사노이드는 20개의 탄소로 구성된 지방산으로 아라키돈산 유도체이며 **steroid hormone(스테로이드호르몬)**은 콜레스테롤 유도체이다.

#### 아이코사노이드

**Eicosanoid (아이코사노이드)**는 세포활성을 조절하고 세포외액에서 효소의 작용(혈액응고 등)에 영향을 준다. 아이코사노이드의 한 종류인 **prostaglandin(프로스타글란딘)**은 주로 국소적인 세포활동을 조절한다.

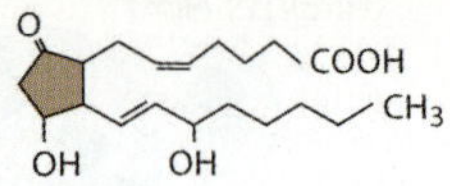

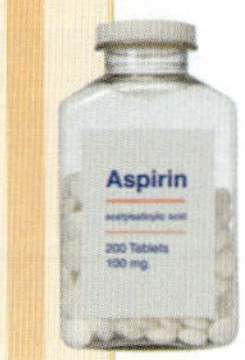


아스피린은 프로스타글란딘 생성을 억제한다.

#### 스테로이드호르몬

**Steroid hormone(스테로이드호르몬)**은 생식기관(남성의 정소에서 안드로겐, 여성의 난소에서 프로게스테론)과 부신겉질(코르티코스테로이드), 콩팥(칼시트리올)에서 분비된다. 순환하는 스테로이드호르몬은 혈장에서 특수 운반단백질과 결합하므로, 분비된 펩티드호르몬의 작용보다 더 오랫동안 순환계에 남아 있다.

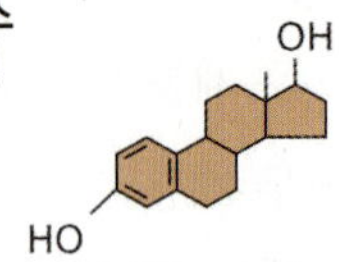

에스트로겐

**2** **Endocrine system(내분비계통)**에는 호르몬 생성이 주기능인 기관(보라색으로 표시)들만 포함된다. 호르몬 분비조직을 포함한 기타 기관들이 많이 있지만 이것은 2차적인 내분비 기능이기 때문에 내분비계통에는 포함되지 않는다. 심장, 콩팥, 장, 흉선 및 생식기관 등을 예로 들 수 있으며 뒷부분에서 이 기관들의 내분비 기능을 알아보기로 한다.

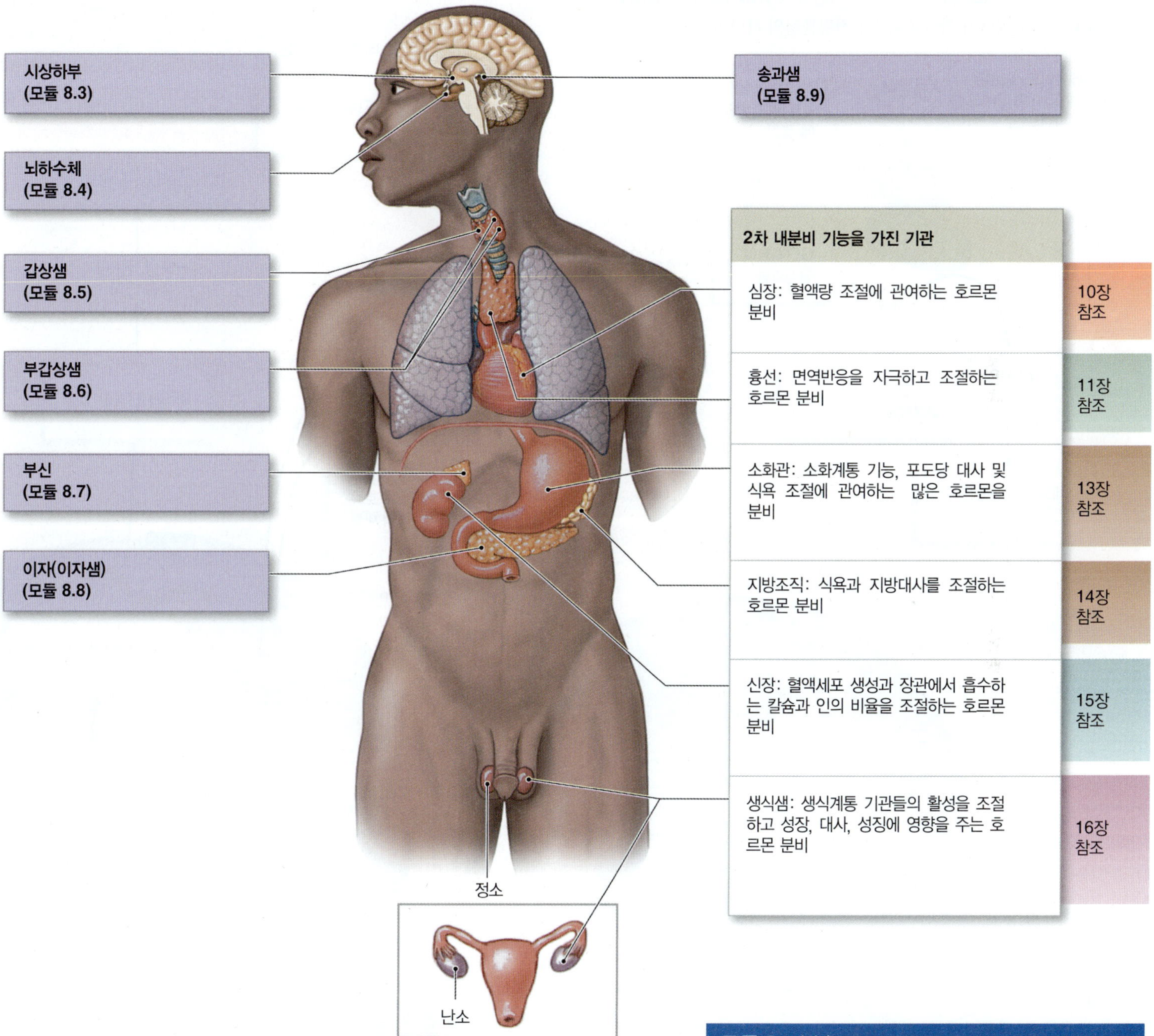


### 모듈 8.1 복습

a. 내분비계통을 정의하시오.

b. 호르몬의 구조적인 분류를 설명하시오.

c. 내분비계통의 1차 기관의 명칭과, 2차적인 내분비 기능을 가진 기관과 조직의 명칭을 나열하시오.

8.2

## 호르몬이 표적세포에 작용하는 데에는 2가지 주요 기전이 있다

**1** 비스테로이드 호르몬은 세포막의 수용체와 결합하여 G단백질을 활성화한다. G단백질은 **second messenger(2차 전령물질)**를 통해 표적세포에 효과를 발휘하는데, 2차 전령물질은 세포 사이의 중간물질로서 세포에 존재하는 효소의 활성을 변화시킨다. **Cyclic-AMP(c-AMP, 고리 AMP)** 같은 고에너지 화합물도 2차 전령물질의 하나이다.

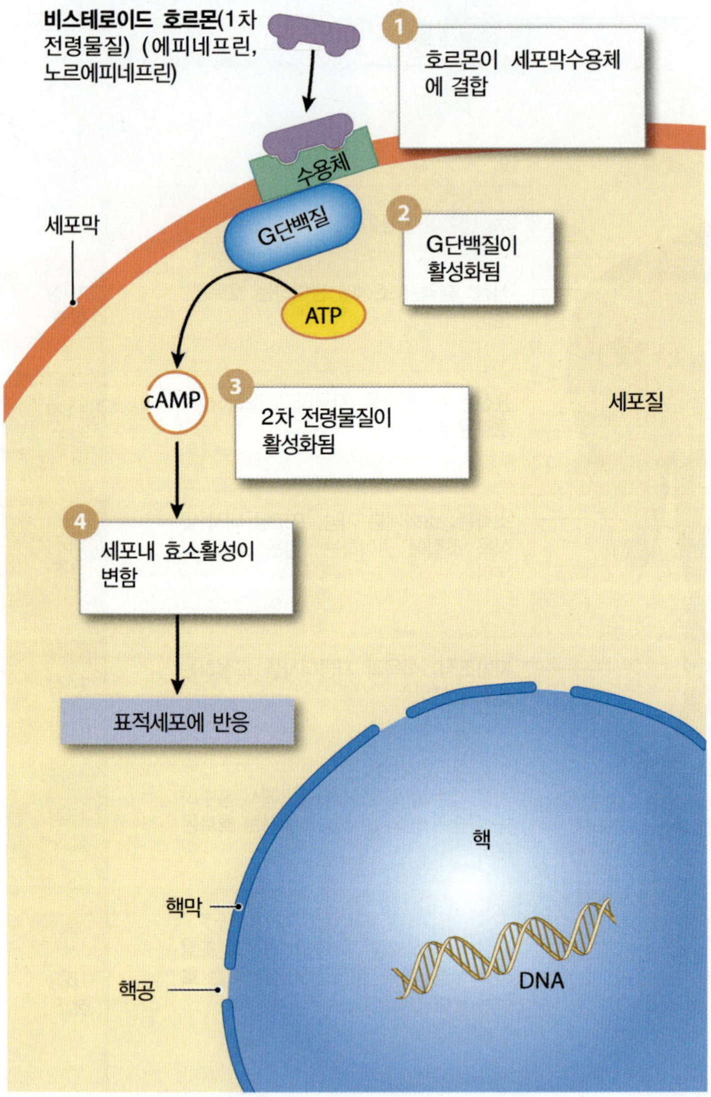


카테콜아민(E와 NE), 펩티드호르몬 및 아이코사노이드의 수용체는 표적세포의 세포막에 있다. 카테콜아민과 펩티드호르몬은 지용성이 아니기 때문에 세포막을 통과할 수 없다. 따라서 이 호르몬들은 세포막 표면에 있는 수용체 단백질과 결합한다. 아이코사노이드는 지용성이므로 세포막을 통해 확산되어 막 내부에 있는 수용체 단백질에 도달한다.

**2** 스테로이드호르몬은 지용성이므로 표적세포의 세포막을 직접 통과한다. 이 호르몬은 세포질과 핵 모두에 존재하는 수용체와 결합하여 유전자 활성과 단백질 합성에 영향을 준다.

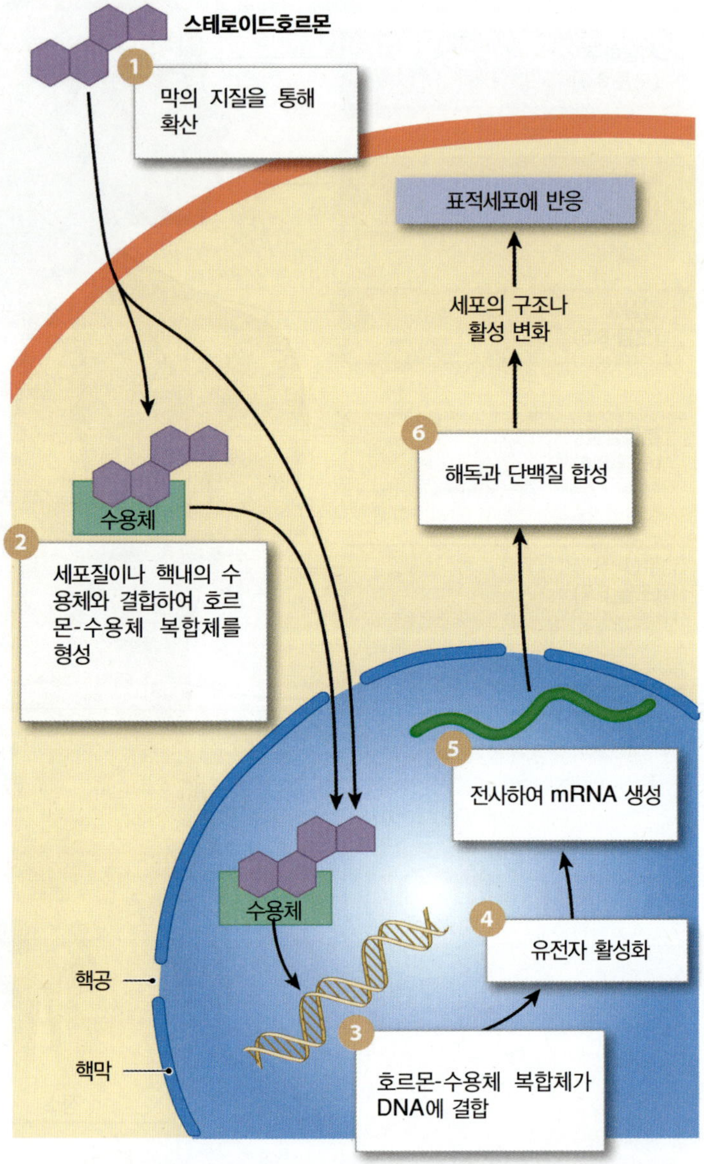


### 모듈 8.2 복습

a. 호르몬 작용의 2가지 기전을 설명하시오.

b. 어떤 종류의 호르몬이 세포막의 수용체와 결합하는가? 그 이유는 무엇인가?

c. 어떤 종류의 호르몬이 세포막을 통해 확산되어 세포질에 있는 수용체와 결합하는가?

8.3

# 시상하부는 직접 또는 간접으로 많은 내분비기관을 조절한다

**1** **Hypothalamus(시상하부)**는 최고 수준의 내분비 조절에 해당하는 신경계통과 내분비계통의 활성을 제어한다. 시상하부는 다음의 3가지 기전을 통해 제어작용을 한다.

**1** 시상하부의 뉴런은 ADH(항이뇨호르몬)와 OXT(옥시토신) 두 종류의 호르몬을 합성하며 이 호르몬을 축삭을 따라 뇌하수체 뒤엽으로 분비한다.

**2** 시상하부는 분비호르몬과 억제호르몬이라는 **regulatory hormone(조절호르몬)**을 분비한다. **releasing hormone(RH, 분비호르몬)**은 뇌하수체 앞엽에서 호르몬의 분비를 자극하며, **Inhibitory hormone(IH, 억제호르몬)**은 분비를 억제한다.

**3** 시상하부는 부신속질의 내분비세포를 직접 신경조절하는 해부학적인 중추이다. 교감신경이 활성화되면 부신속질이 직접 또는 간접으로 자극을 받는다.

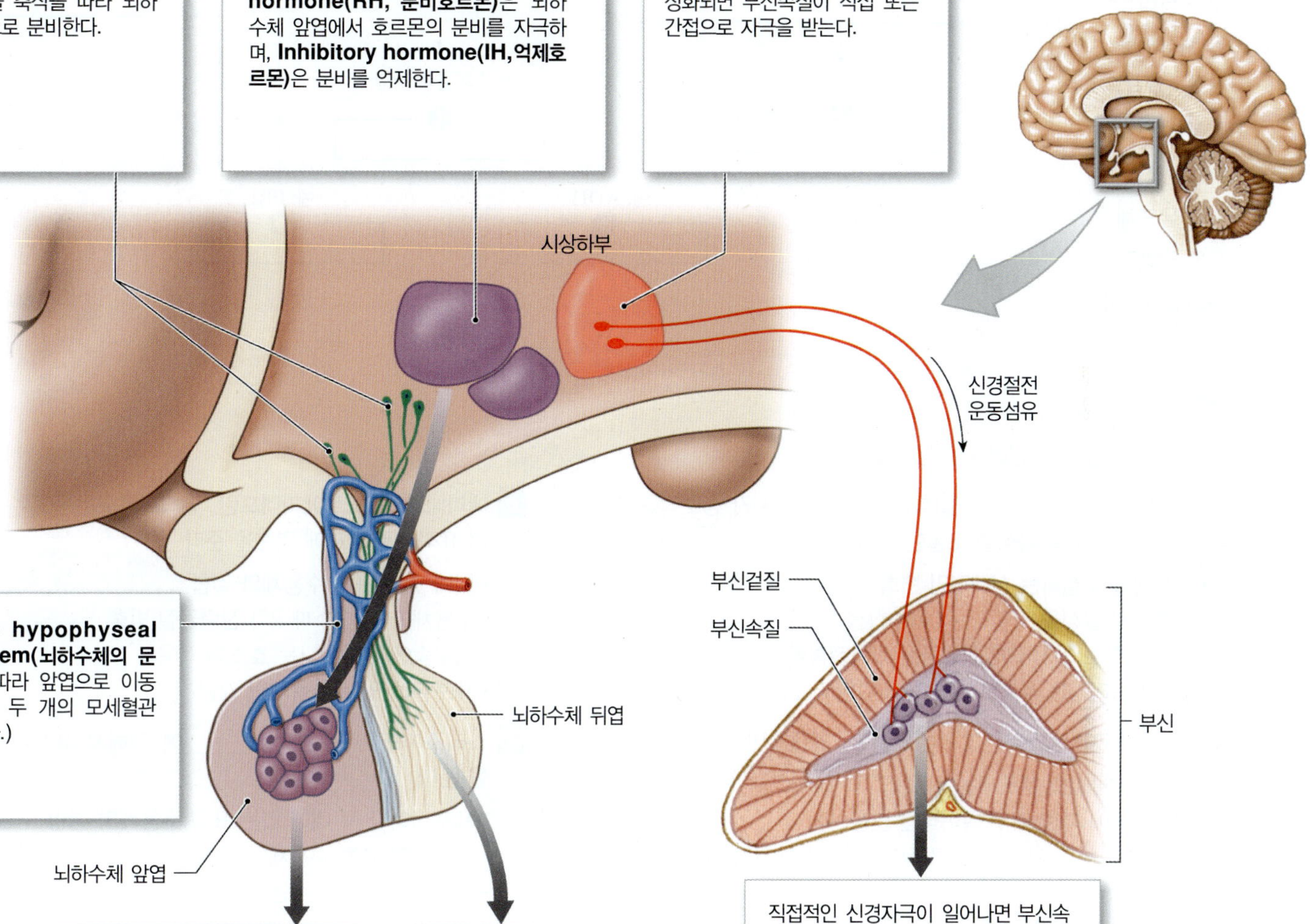


조절호르몬은 **hypophyseal portal system(뇌하수체의 문맥계혈관)**을 따라 앞엽으로 이동한다. (문맥은 두 개의 모세혈관망과 연결된다.)

뇌하수체 앞엽에서 분비된 호르몬은 갑상샘, 부신, 생식기관의 내분비세포의 활성을 조절한다.

항이뇨호르몬과 옥시토신이 시상하부에서 합성되지만 혈류를 통해 뇌하수체 뒤엽으로 분비된다.

직접적인 신경자극이 일어나면 부신속질은 에피네프린과 노르에피네프린을 혈액으로 분비한다.

### 모듈 8.3 복습

a. 시상하부가 신경계통과 내분비계통의 기능을 제어하는 3가지 기전을 설명하시오.

b. 조절호르몬을 설명하시오.

c. 분비호르몬과 억제호르몬을 비교하시오.

### 1. 개념지도

빈칸에 알맞는 용어를 보기에서 골라 호르몬 개념지도를 완성하시오.

- 스테로이드호르몬
- 트립토판 유도체
- 당단백질
- 짧은 폴리펩티드
- 카테콜아민
- 펩티드호르몬
- 갑상샘호르몬
- 수송단백질
- 지질 유도체
- 작은 단백질
- 아이코사노이드

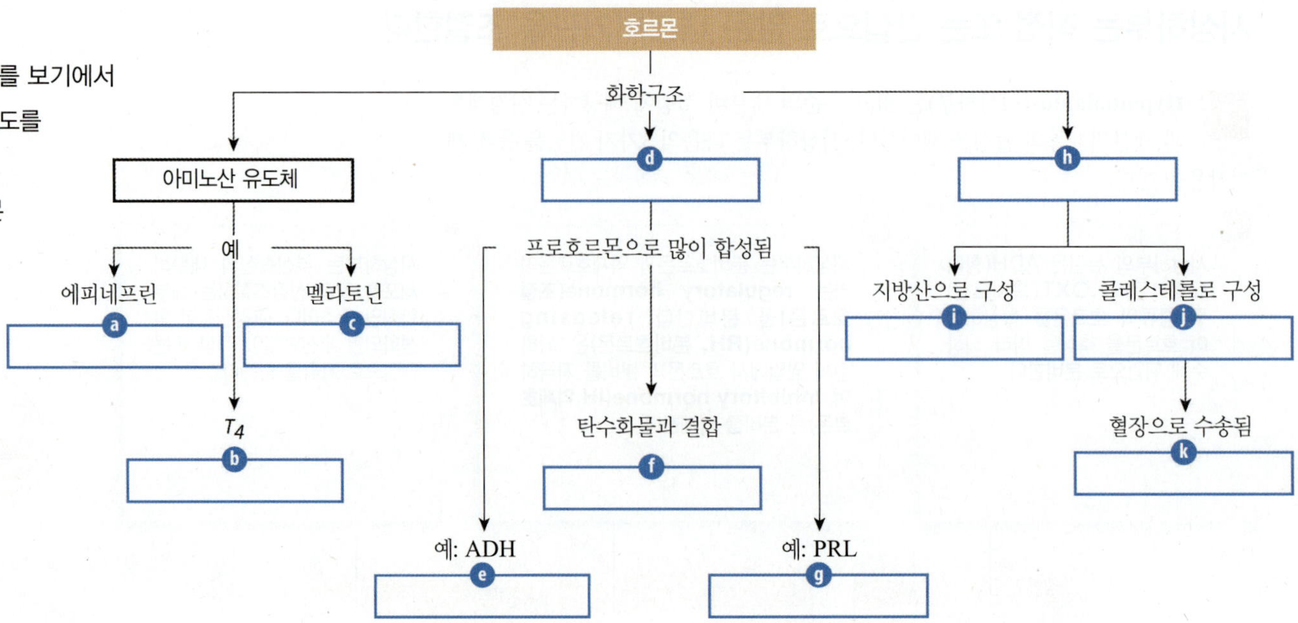


### 2. 선택형

다음 설명을 가장 잘 완성하는 문장을 고르시오.

**a** 내분비계통은 ________을(를) 이용하여 긴 시간 상호작용이 필요한 성장과 발달 과정을 조절한다.

- 항상성을 조절하는 신체적인 변화
- 세포대사 활성을 조절하는 DNA 합성
- 세포간 정보와 지시에 관여하는 화학전령물질
- 미토콘드리아를 추가로 생산하기 위한 세포의 핵 조절

**b** 내분비 세포에서 호르몬이 분비되면 ___을(를) 변화시킨다.

- 신경전달물질의 분비되는 비율
- 환경자극에 대한 매우 특이적인 반응
- 같은 수용체를 가진 많은 조직과 기관이 동시에 대사활성을 갖는 것
- 신경계통과 내분비계통 사이의 해부학적 경계

**c** 내분비계통과 신경계통 사이의 구조적인 유사성은 _______ 두 계통 모두 호르몬을 혈류로 분비한다.

- 두 계통의 세포는 기능적으로 같다.
- 둘 다 환경 자극에 빠르게 반응한다.
- 두 계통 모두 표적세포와 특정 수용체가 결합하도록 하는 화학전령물질에 의존한다.

**d** 시상하부의 조절호르몬을 두 가지로 분류하면 ______________

- 체액성과 신경성이다.
- 방출성과 억제성이다.
- c-AMP와 G단백질이다.
- 스테로이드와 펩티드이다.

**e** 에피네프린, 노르에피네프린, 펩티드호르몬은 ________에 의해서 표적기관 세포에 영향을 준다.

- 핵내 있는 표적 수용체와 결합
- 수용체가 결합할 때 2차 전령물질 방출
- 리보솜에서 나타나는 효소의 작용
- 세포질에 있는 수용체와 결합

**f** 스테로이드호르몬은 ________에 의해서 표적기관 세포에 영향을 준다.

- 세포질이나 핵 내에 있는 표적 수용체와 결합
- 세포막의 표적 수용체와 결합
- 말초조직의 표적 수용체와 결합
- 세포막 수용체에서 2차전령물질을 분비

**g** 스테로이드호르몬은 펩티드호르몬보다 순환계에 더 오래 남아 있는데 그 이유는 ________

- 프로호르몬으로 생성되기 때문이다.
- 기본적인 탄소고리 구조에 곁가지가 연결되기 때문이다.
- 혈장에 있는 특정 수송단백질에 결합하기 때문이다.
- 헤모글로빈 분자에 붙어 세포에 이용되기 때문이다.

**h** 호르몬은 ________이 변화함으로써 표적세포의 작용을 변화시킨다.

- 세포막의 투과성
- 중요한 효소와 구조 단백질의 형태, 양, 활성
- 세포막을 구성하는 분자의 배열
- 호르몬이 표적기관의 세포에 영향을 주는 비율

# Endocrine Organ(내분비기관)

다음은 호르몬 분비가 주기능인 6개의 기관을 중심으로 설명한 것이다.

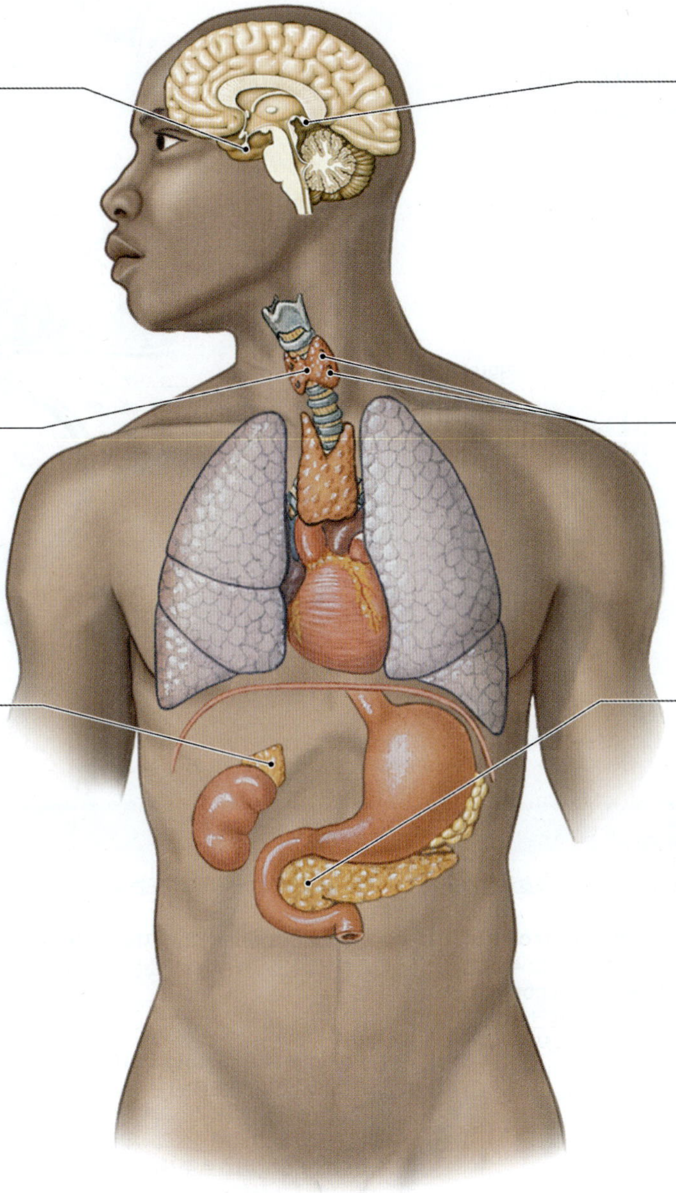

**뇌하수체**

**Pituitary gland(뇌하수체)**는 부신 겉질, 갑상샘, 생식기관의 내분비활동을 조절하는 많은 호르몬과 멜라토닌 생성을 자극하는 호르몬을 분비한다.

**송과샘**

**Pineal gland(송과샘)**는 멜라토닌을 분비하며, 이는 생식기능에 영향을 주고 일주기(낮/밤)리듬에 도움을 준다.

**갑상샘호르몬**

**Thyroid gland(갑상샘)**는 대사율과 체액의 칼슘농도를 조절하는 호르몬을 분비한다.

**부갑상샘**

**Parathyroid gland(부갑상샘)**는 체액의 칼슘이온 농도를 조절하는데 중요한 호르몬을 분비한다.

**부신**

**Adrenal gland(부신)**는 무기질 평형, 대사조절 및 스트레스에 대한 저항력과 관계된 호르몬을 분비한다. 부신속질은 교감신경이 활성화된 동안 E와 NE를 분비한다.

**이자(이자섬)**

**Pancreatic islet(이자섬)**은 포도당 흡수 조절과 체조직의 활용을 조절하는 호르몬을 분비한다.

뇌하수체, 부갑상샘, 송과샘, 이자섬의 호르몬과 일부 부신 호르몬은 2차 전령계통을 통해 효과를 발휘하며, 주로 효소활성에 영향을 준다. 갑상샘호르몬과 기타 부신호르몬은 주로 유전자 활성을 변화시키는 작용을 하며 그 결과 호르몬 효과가 더 길게 나타난다.

8.4

## 뇌하수체는 주분비샘으로 작용한다

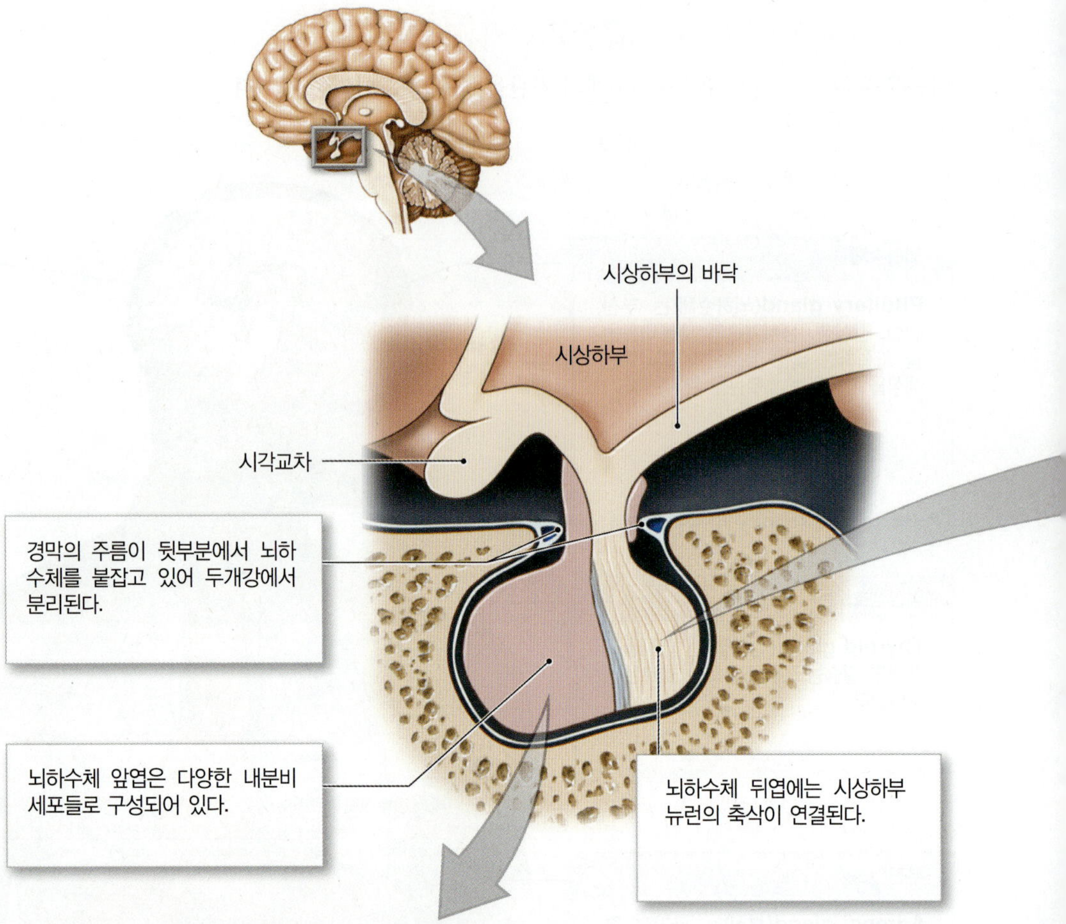


**1** 뇌하수체는 계란 모양의 작은 분비샘으로 sphenoid bone(나비뼈)에 있는 오목한 부분인 sella tunica(안장) 안에 들어 있다. 뇌하수체는 9가지 중요한 펩티드호르몬을 분비하는데, 앞엽에서 7가지, 뒤엽에서 2가지를 분비한다. 뒤엽호르몬은 시상하부에서 만들어진다. 9가지 호르몬 모두 막수용체에 결합하며 같은 2차 전령물질을 사용한다. 앞엽 호르몬을 **trophic hormone(자극호르몬**; *trope*, 돌려놓다)이라고도 하는데 이는 다른 분비샘을 작동시키거나 다른 기관의 기능을 지원하기 때문이다.

### 뇌하수체 전엽 호르몬

#### TSH(갑상샘자극호르몬)

Thyrotropin이라고도 하는 **thyroid stimulating hormone(TSH, 갑상샘자극 호르몬)**은 갑상샘이 표적이며, 갑상샘호르몬 분비를 자극한다.

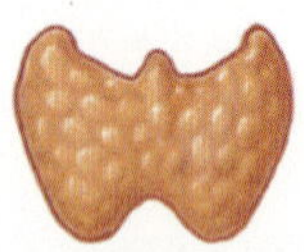

Thyroid gland
(갑상샘)

#### ACTH(부신겉질자극호르몬)

**Adrenocoticotrophic hormone(ACTH, 부신겉질자극호르몬)**, coticotropin은 부신의 바깥부분인 겉질에서 스테로이드호르몬을 분비하도록 자극한다. 이 호르몬은 포도당 대사에 영향을 미치는 호르몬을 생성하는 표적세포에 작용한다.

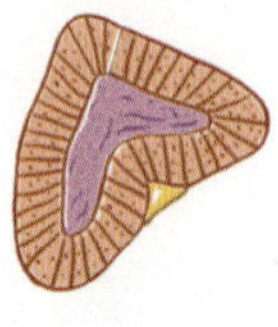

Adrenal gland
(부신)

#### Gonadotropin(FSH 또는 LH, 생식샘자극호르몬)

**Gonadotrophin(생식샘자극호르몬)**은 생식샘의 활동을 조절한다. (남자의 정소와 여자의 난소는 생식세포를 만들어낸다.)

**Follicle-stimulating hormone (FSH, 난포자극호르몬)**은 여성의 난포발달을 촉진시키며, 황체형성호르몬과의 조화로 난소의 세포에서 **estrogen(에스트로겐)**의 분비를 자극한다. 남성의 경우 FSH는 고환에서 정자의 발달을 촉진한다. 고환과 난소의 세포에서 분비되는 펩티드 호르몬인 **inhibin(인히빈)**에 의해 억제된다.

**Luitenizing hormone(LH, 황체형성 호르몬)**은 배란을 유도하며, 여성의 생식세포 형성을 돕는다. 이 호르몬은 난소에서 에스트로겐과 프로게스틴 분비를 촉진시키며, 두 호르몬은 임신에 대비하여 신체를 준비시키는 호르몬이다. 남성의 경우, 정소의 interstitial cell(사이질 세포)에서 **androgen(안드로겐**; *andros*, 남성)이라는 성호르몬 분비를 자극하며, 가장 중요한 안드론겐이 테스토스테론이다.

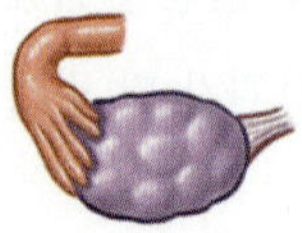

Ovary
(난소)

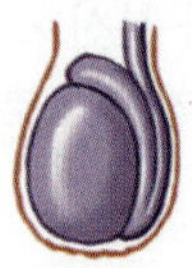

Testis
(정소)

## 뇌하수체 뒤엽 호르몬

### ADH(항이뇨호르몬)

**Vasopressin(바소프레신)**으로도 알려진 **antidiuretic hormone(ADH, 항이뇨호르몬)**은 혈액의 용질 농도가 현저히 높거나 혈액량 또는 혈압이 떨어지는 다양한 자극으로 인해 분비된다. 용질농도가 상승하면 삼투수용기를 자극하며, 이는 체액의 삼투압 농도변화에 반응하는 특수화된 시상하부 뉴런이다. 삼투수용기는 신경분비뉴런을 자극하여 ADH를 분비한다.

- ADH의 주기능은 콩팥에서 소변으로 빠져나가는 수분의 양을 줄이는 것이다. 수분 손실을 최소화하면서 소화관에서 흡수된 수분도 유지되어 세포외액의 전해질 농도를 낮추게 된다.
- ADH는 또한 혈관수축, 즉 말초혈관을 수축시켜 혈압을 높인다.
- 알코올은 ADH의 분비를 억제하는데, 술을 마시면 소변의 양이 증가하는 것도 이런 이유 때문이다.

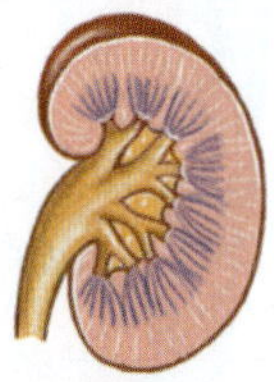

Kidney
(콩팥)

### OXT(옥시토신)

여성의 경우 **oxytocin(OXT, 옥시토신;** *okytokos*, 빠른 출산)은 출산과 분만 시 자궁벽의 민무늬근을 자극한다. 분만 후 옥시토신은 젖샘의 분비세포와 배출관을 둘러싼 근상피 세포를 수축하도록 자극하여 모유가 분비되도록 한다. 성행위에 대한 옥시토신의 기능은 아직 불확실하지만 남성과 여성 모두성적 흥분을 느끼는 동안 혈중내 옥시토신 농도가 올라가는 것으로 알려져 있다.

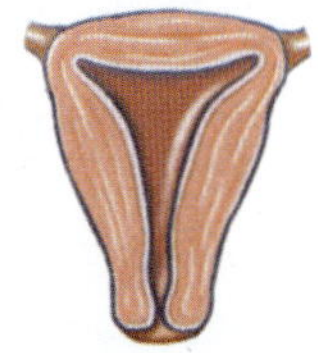

Uterus
(자궁)

### GH(성장호르몬)

**Growth hormone(GH, 성장호르몬)**은 단백질의 합성률을 촉진시켜 세포성장과 생식을 자극한다. 골격근세포와 연골세포가 특히 GH에 민감하다.

- 상피조직과 결합조직에서 GH는 줄기세포의 세포분열과 딸세포의 분화를 촉진한다.
- 지방조직에서 GH는 지방세포를 자극하여 저장된 트리글리세리드를 분해하여 지방산을 혈액으로 방출하면, 여러 조직들이 포도당 분해를 멈추고 대신 지방산으로 ATP를 생산하는데 이를 **glucose-sparing effect(포도당 절약효과)**라고 한다.
- GH는 간에 저장된 글리코겐 분해를 자극하여 포도당을 혈류로 방출하도록 한다.

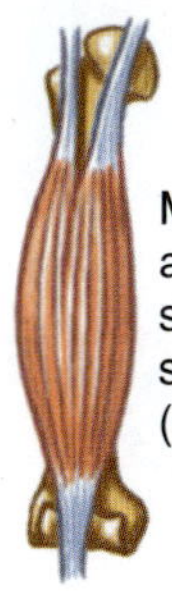

Muscular and skeletal system
(근골격계통)

### PRL(젖분비호르몬)

**Prolactin(PRL, 프로락틴;** *pro-*, before + *lac*, 우유, 젖)은 다른 호르몬과 함께 젖샘의 발달을 자극한다. 또한 임신과 출산 후 수유기간 동안 PRL은 젖샘의 모유 생산을 촉진한다.

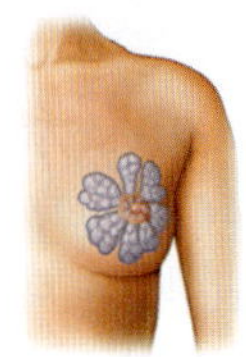

### MSH(멜라닌세포자극호르몬)

뇌하수체 앞엽과 뒤엽이 근접한 좁은 부위에 해당하는 중간엽에서는 **melanocyte stimulating hormone (MSH, 멜라닌세포자극호르몬)**을 분비한다. MSH는 피부에 있는 멜라닌세포를 자극하여 멜라닌 생성을 촉진시킨다. 성인에서는 이 부위가 활동을 거의 하지 않으므로 순환혈액에 MSH가 거의 포함되어 있지 않다.

### 모듈 8.4 복습

a. 뇌하수체의 2개 엽의 명칭을 쓰고 이곳에서 분비되는 세포의 근원을 설명하시오.

b. 9개의 앞엽 호르몬과 표적세포를 설명하시오.

c. 탈수상태인 사람의 경우 뇌하수체 후엽에서 분비된 ADH 양은 어떠한가?

# 갑상샘호르몬은 대사와 칼슘이온 농도를 조절한다

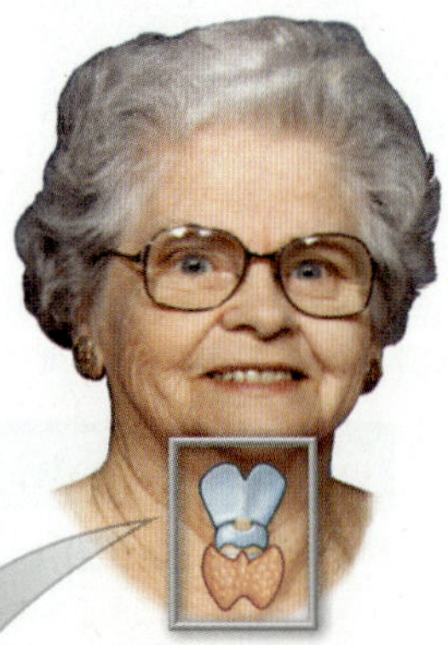

**1** **Thyroid gland(갑상샘)**는 기관의 앞부분, thyroid cartilage(방패연골) 바로 아래 위치하며 후두의 앞면을 대부분 차지한다. 갑상샘의 두 개의 엽은 isthmus(갑상샘잘룩)라는 얇은 연결부위에 의해 연결되어 있다. 손가락으로 쉽게 갑상샘 부위를 느낄 수 있다. 갑상샘의 크기는 유전이나 환경, 영양조건에 따라 매우 다양하지만 평균 무게는 약 34 g 정도이다. 혈액이 많이 공급되므로 진한 붉은색을 띤다.

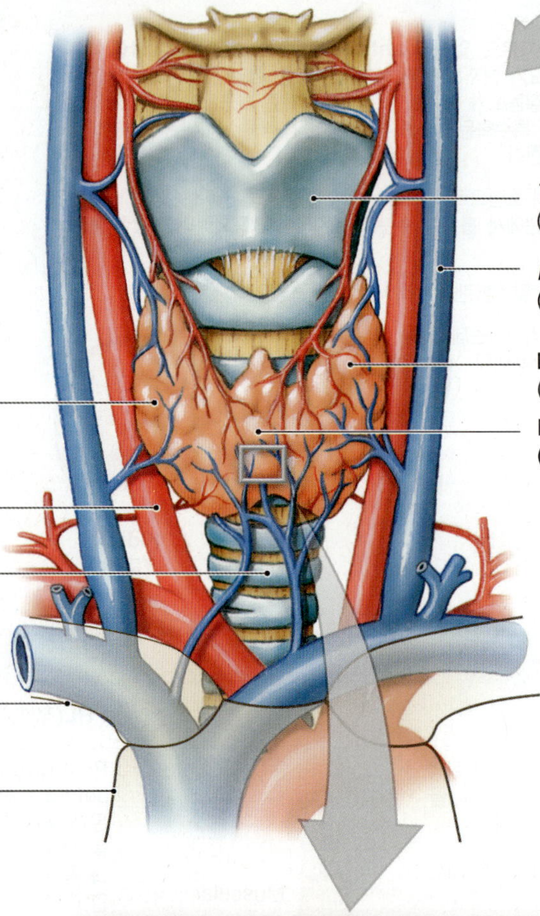


**2** 갑상샘에는 단층입방상피조직으로 덮인 구슬 모양의 수많은 **thyroid follicle(갑상샘소포)**이 있다. 소포 안에는 단백질을 다량 함유한 끈끈한 액체인 colloid(콜로이드)를 포함하고 있다. 모세혈관그물이 소포 주위를 둘러싸고 양분과 조절호르몬을 샘세포에 공급하며 분비물과 대사노폐물을 배출한다. 소포세포들은 **thyroglobulin(티로글로불린)**이라는 구형단백질을 합성한다. 티로글로불린 분자는 thyrosine(티로신)이라는 아미노산을 함유하고 있다. 티로신 분자에 요오드이온이 첨가되어 갑상샘호르몬이 만들어진다. 그런 뒤 티로글로불린-호르몬 복합체는 갑상샘소포에 저장된다.

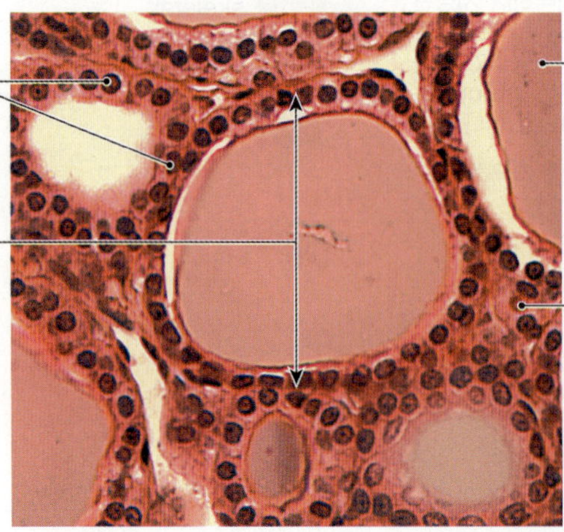


**갑상샘소포의 단면** LM × 260

소포세포의 바닥막 사이에 끼어 있는 **C(clear) cell(C 세포)** 또는 **parafollicular** cell(소포곁세포)은 크고 희미하게 보이며, **calcitonin (CT, 칼시토닌)**을 분비하여 체액의 칼슘이온 농도를 조절한다.

**3** 갑상샘소포는 티로글로불린을 두 분자의 갑상샘호르몬인 **$T_3$(삼요오드티로닌)**와 **$T_4$(티록신)**로 분해하여 혈류로 보낸다(3과 4라는 수는 호르몬에 포함된 요오드이온의 수를 나타낸다). 갑상샘호르몬의 약 75%는 혈류로 들어가 운반단백질인 **thyroid-binding globulin(TBG, 갑상샘결합글로불린)**에 결합한다. 운반단백질은 갑상샘호르몬을 서서히 유리하며, 결합된 갑상샘 호르몬의 상당한 양을 비축하게 된다. 혈액에는 정상적으로 일주일 이상 사용할 수 있는 갑상샘호르몬이 있다.

**4** 갑상샘호르몬은 우선 수용체에 의해 세포막을 통과한다. 세포 내로 들어온 호르몬은 미토콘드리아나 핵에 있는 수용체와 결합한다. 이 호르몬이 미토콘드리아와 결합하면 ATP 생성을 증가시킨다. 핵에 있는 호르몬-수용체 복합체는 특정 유전자를 활성화하거나 전사율을 높이며, 이는 특정 효소의 농도를 증가 또는 감소시켜 세포대사율에 영향을 준다.

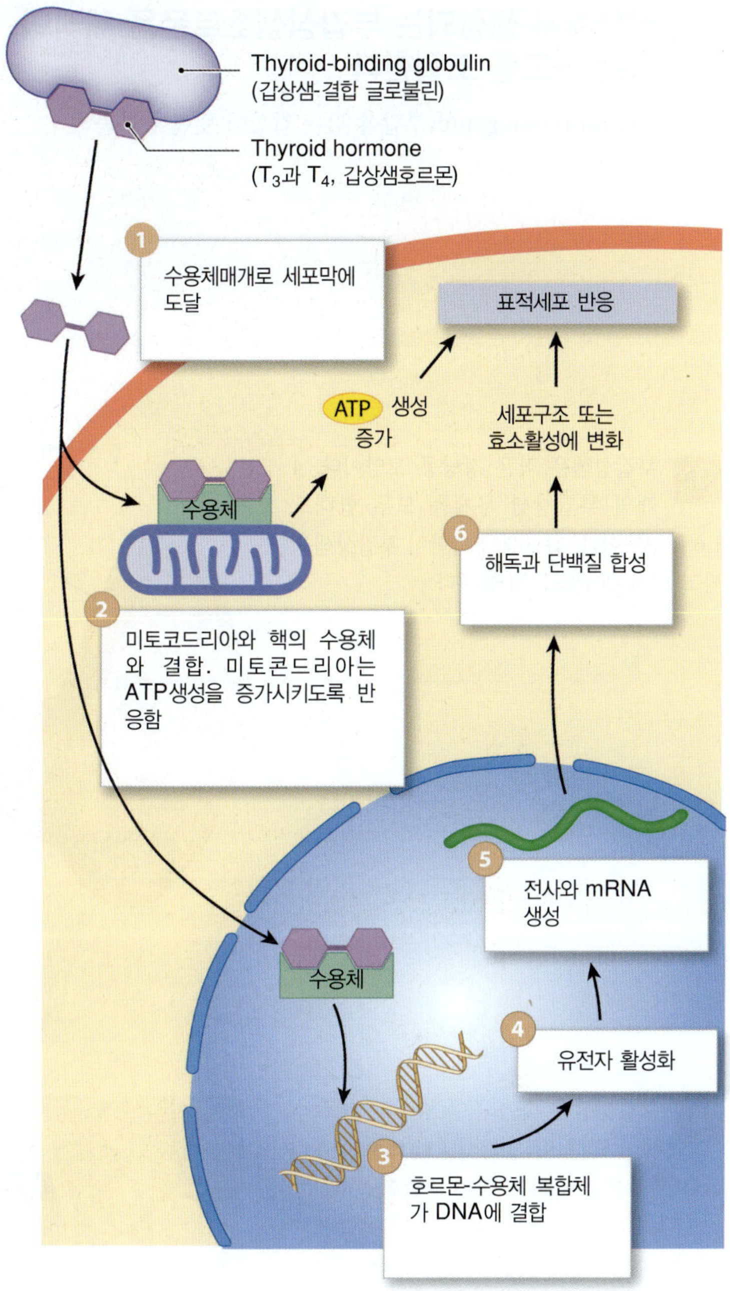


**5** 다음 표는 갑상샘호르몬이 말초조직에 나타내는 중요한 효과를 요약한 것이다.

### 말초조직에서 $T_3$와 $T_4$의 효과

- 대사율을 높인다(산소와 에너지 소모 증가); 어린이의 경우 체온 증가
- 심박률과 수축력이 증가; 일반적으로 혈압상승
- 교감신경 자극 활성 증가
- 산소와 이산화탄소 농도 변화에 의한 호흡중추의 정상활동 유지
- 적혈구 생성을 자극하여 산소운반을 높임
- 기타 내분비 조직의 활성을 자극
- 뼈의 무기질 교체율을 가속화

### 모듈 8.5 복습

a. 갑상샘에서 분비되는 세 종류의 호르몬 명칭을 쓰시오.

b. 갑상샘호르몬이 말초조직에 나타내는 5가지 효과를 설명하시오.

c. 갑상샘 제거 후(외과적으로 적출), 갑상샘호르몬의 농도 감소로 인한 증상이 나타나는데 약 일주일 걸린다. 왜 그런가?

# 부갑상샘에서 생성되는 부갑상샘호르몬은 체액의 칼슘이온 농도를 조절한다

두 쌍의 **parathyroid gland(부갑상샘)**는 갑상샘 뒷면에 파묻혀 있다.

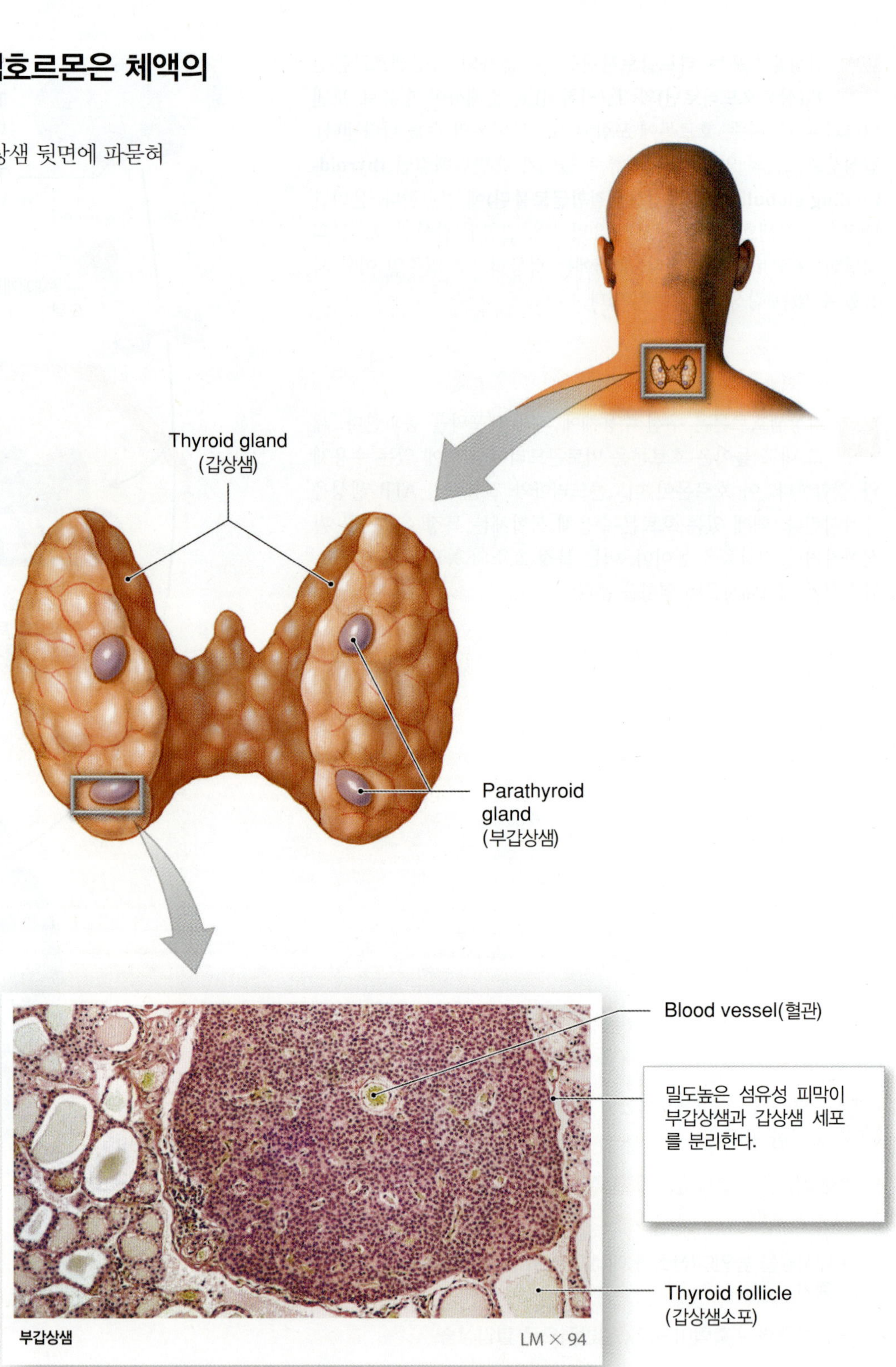


**1** 부갑상샘은 작은 강낭콩 모양이다. 4개의 부갑상샘 무게를 모두 합해도 1.6 g 정도이다. 갑상샘의 피막이 부갑상샘을 싸고 있어 위치를 고정해 준다.

**2** 부갑상샘은 적어도 두 종류의 세포로 구성된다. (1) **Parathyroid cell(부갑상샘세포)**은 부갑상샘호르몬을 만든다. (2) 다른 세포로는 기능이 잘알려져 있지 않은 **oxyphil(호산성세포)**이 있다. 갑상샘의 C세포처럼 부갑상샘세포도 순환하는 칼슘이온의 농도를 모니터한다. 혈액의 칼슘농도가 정상 이하로 떨어지면, 부갑상샘세포는 **parathyroid hormone (PTH, 부갑상샘호르몬)**을 분비한다. PTH 분비는 체액의 $Ca^{+}$농도를 높인다.

**3** 부갑상샘호르몬과 칼시토닌(갑상샘에서 분비)은 체액의 칼슘이온 농도에 반대효과를 나타낸다. 하지만 건강한 성인의 경우 PTH는 콩팥에서 칼시트리올의 분비를 도와 순환하는 칼슘이온 농도의 1차 조절자로 작용한다. 갑상샘을 제거하여도 칼슘이온의 항상성에 별 영향을 주지 않는데 그 이유는 음식물로 섭취되는 것과 대사에 필요한 양이 아주 밀접하게 균형을 맞추어 혈액의 칼슘농도를 높이는 경우가 매우 드물기 때문이다. 하지만 몇 가지 대사질환을 치료하기 위해 칼시토닌을 임상적으로 처치할 경우 칼슘농도가 올라가 뼈형성 과정을 과다하게 일으킬 수 있다.

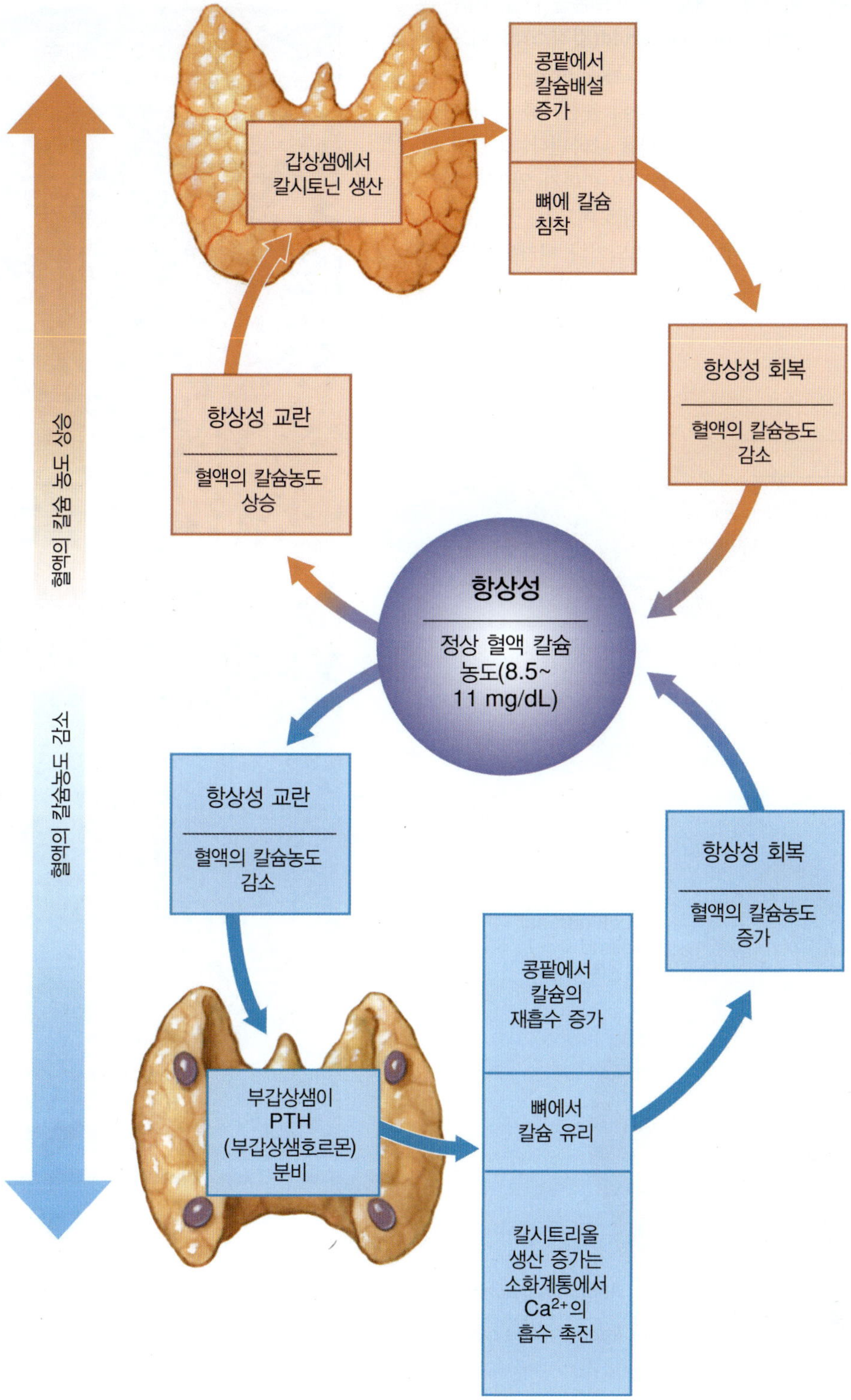


### 말초조직에서 부갑상샘의 효과

- *Osteoblast*(뼈모세포)와 *osteoclast*(뼈파괴세포)의 활동에 의해 뼈로부터 칼슘을 이동시킨다. PTH는 뼈모세포를 억제하여, 뼈에 칼슘 침착률을 억제한다. 뼈파괴세포의 활동은 지배적이며, 뼈기질을 침식시켜 혈장의 $Ca^+$농도를 높인다.
- 콩팥에 의한 $Ca^+$재흡수를 높인다.
- 콩팥에서 칼시트리올의 형성과 분비를 자극한다. 대체로 칼시트리올이나 PTH의 효과를 높이지만 칼시트리올의 중요한 효과 중 하나는 소화관에서 $Ca^+$과 $PO_4^{3-}$의 흡수를 높이는 일이다.

### 모듈 8.6 복습

a. 부갑상샘의 위치를 설명하시오.
b. 부갑상샘호르몬 농도가 혈액의 칼슘농도를 어떻게 높이는지 설명하시오.
c. 혈액의 칼슘농도가 증가되면 어느 호르몬의 분비가 증가되는가?

# 부신은 대사조절에 관여하는 호르몬을 생성한다

**1** 노란 피라미드 모양의 **adrenal gland(부신)**는 콩팥의 위 모서리에 위치한다. 부신도 콩팥처럼 복막 뒤에 있으며, 앞쪽 표면만 벽측복막으로 싸여 있다. 다른 내분비샘들처럼 부신도 혈관이 풍부하게 분포되어 있다.

**2** 부신은 저장지방 특히 콜레스테롤과 다양한 지방산으로 인해 노란색을 띤다. 부신겉질은 20여 가지 이상의 스테로이드호르몬을 만들어내는데 이를 모두 합해서 **corticosteroid(겉질스테로이드)**라고 한다. 다른 스테로이드호르몬과 마찬가지로 겉질스테로이드는 표적세포 핵 속의 유전자를 일정 비율로 전사하도록 결정하는 효과를 나타낸다. 그 결과 세포질에서 효소의 특성과 농도의 변화가 일어나 세포대사에 영향을 준다. 겉질스테로이드는 생명유지에 필수적이다. 만일 부신이 파괴되거나 제거될 경우 겉질스테로이드를 투여하지 않으면 죽게 된다.

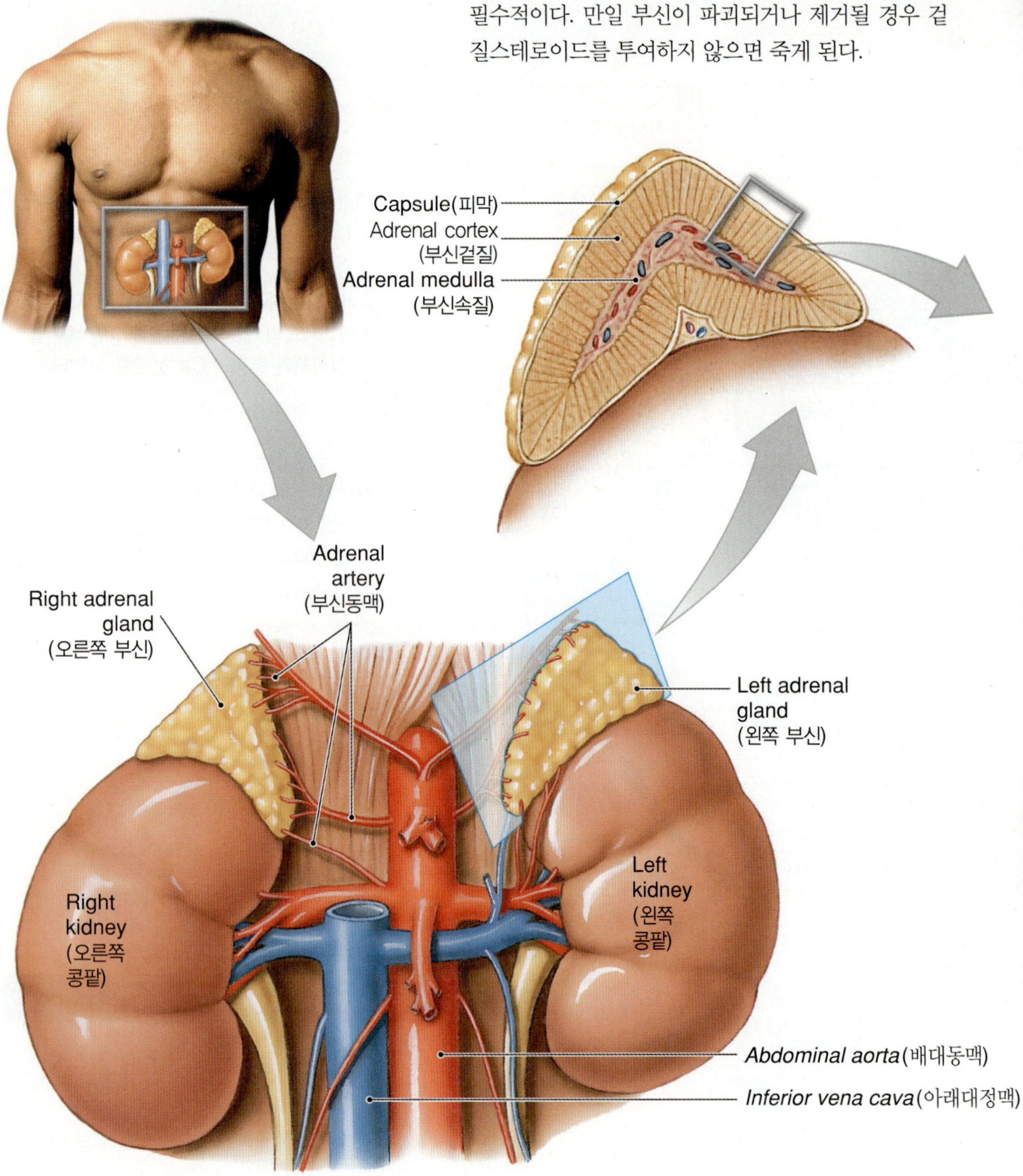


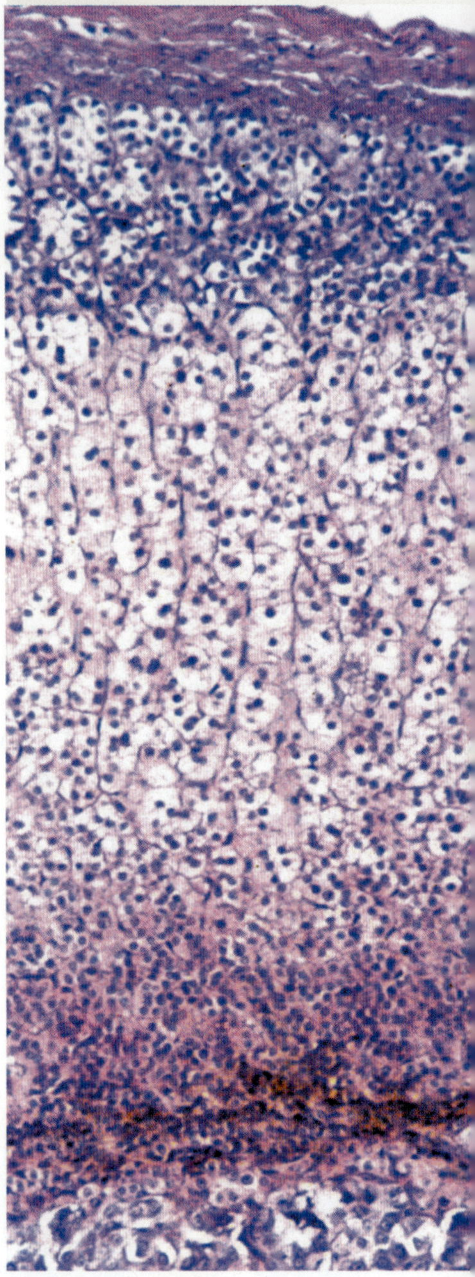

부신 LM × 250

**3** 부신겉질은 뚜렷하게 3부위로 나뉜다. 각 층은 특정 스테로이드호르몬을 합성한다. 겉질 안쪽에 있는 부신속질은 에피네프린과 노르에피네프린을 합성한다.

**부신호르몬**

| 부위 | 호르몬 | 표적세포/기관 | 호르몬 작용 | 조절 |
|---|---|---|---|---|
| 피막 | | | | |
| 부신겉질 | | | | |
| 부신겉질 외부 | **Mineralocorticoid (MC, 무기질코르티코이드)**,주로 **aldosterone (알도스테론)** | 콩팥 | 알도스테론은 특히 ADH가 있을 때 콩팥에서 $Na^+$와 수분 재흡수를 증가. 소변으로 $K^+$손실 증가 | 무기질코르티코이드 분비는 레닌-안지오텐신계의 활성으로 자극되며 이 호르몬의 반대작용을 하는 호르몬에 의해 억제됨 |
| 부신겉질의 넓은 중심부위 | **Glucocorticoid(GC, 글루코코르티코이드)**는 포도당 대사에 영향을 주는 스테로이드호르몬, 주요 호르몬으로 **cortisol(코티솔**; 일명 하이드로코티손), 소량의 **corticosterone(코르티코스테론)**. 간은 순환하는 코티솔을 **cortisone(코티손)**으로 전환하며, 이는 대사적으로 활성화된 당질코르티코이드임 | 대부분의 세포 | 글루코코르티코이드는 간에서 포도당과 글리코겐 생성률을 증가시킴. 골격근에서 아미노산과 지방조직에서 지방유리를 자극하고 말초세포의 지질대사 촉진. 이 작용이 성장호르몬의 포도당 절약효과를 도와줌(모듈 10.4). 코티솔도 염증을 줄여주는 **anti-inflammatory effect (항염작용)**가 있음 | 글루코코르티코이드 분비는 뇌하수체 전엽에서 분비되는 ACTH(부신피질자극호르몬)에 의해 자극됨 |
| 부신속질과 경계가 되는 좁은 부위 | 소량의 안드로겐(남성호르몬)이 혈액에서 에스트로겐으로 전환될 수 있음 | 피부, 뼈, 기타조직. 정상 성인의 경우 효과가 적음 | 부신의 안드로겐은 사춘기 이전 청소년의 음모발달을 자극 | 안드로겐 분비가 ACTH에 의해 분비됨 |
| 부신속질 | 에피네프린(E)과 노르에피네프린(NE) | 대부분의 세포 | 에피네프린과 노르에피네프린은 심장활동, 혈압, 글리코겐 분해, 혈당농도를 증가시킴 | 에피네프린과 노르에피네프린은 교감신경 활성 중 교감신경 절전섬유에 의해 자극되어 분비됨 |

**모듈 8.7 복습**

a. 부신의 두 부위를 밝히고 각 부위에서 분비되는 호르몬을 나타내시오.

b. 알도스테론의 표적세포를 나타내시오.

c. 코티솔의 농도가 올라가면 혈당수치에 어떤 영향을 주는가?

# 이자섬에서는 인슐린과 글루카곤을 분비하여 세포 대부분이 이용하는 포도당을 조절한다

**1** **Pancreas(이자)**는 stomach(위)의 아랫부분과 작은창자 근처에 있는 고리형태로 배골반강 내 위치한다. 가느다랗고 밝은색의 표면이 울퉁불퉁한 기관이다. 성인의 이자는 길이가 20~ 25 cm 정도이고 무게는 약 80 g이다. 이자는 외분비와 내분비의 두 가지 기능을 모두 가진다. **Exocrine pancreas(이자의 외분비부분)**는 이자 부피의 약 99%를 차지하며, 샘분비세포는 덩어리로 구성되어 분비관에 연결되어 있다. 샘조직과 분비관세포는 많은 양의 알카리성 효소가 풍부한 액체를 1~2개의 이자관을 통해 소화관의 내강으로 분비한다.

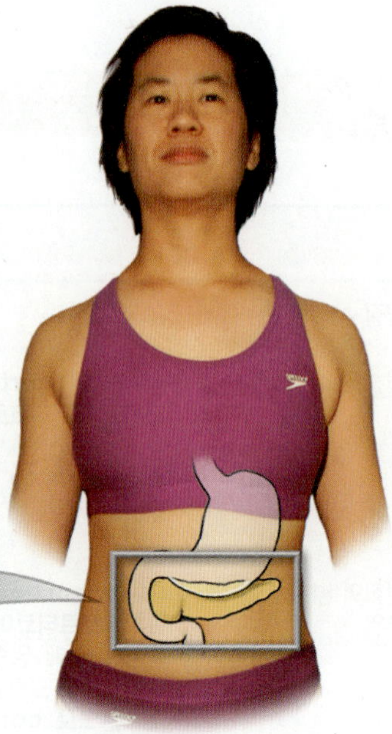

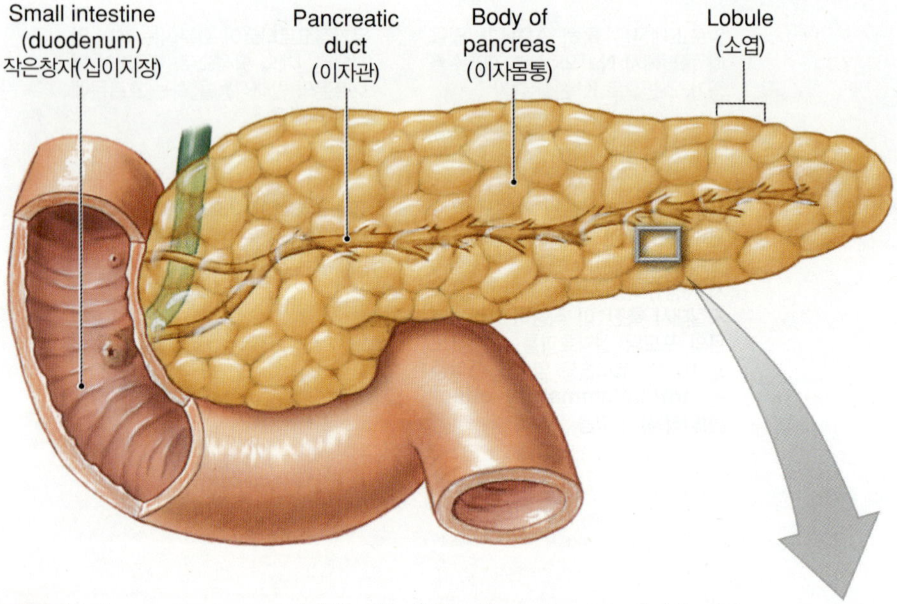


**2** **Endocrine pancreas(이자의 내분비부분)**의 세포는 작은 집단을 이루어 외분비 세포 사이에 흩어져 있다. **Pancreatic islet(이자섬)** 또는 랑게르한스섬이라고 하는 내분비 집단은 이자 전체세포의 약 1%밖에 되지 않는다. 그럼에도 불구하고 이자에는 대략 200만 개의 이자섬이 있으며 이곳에서 분비하는 호르몬들은 생명유지에 필요하다.

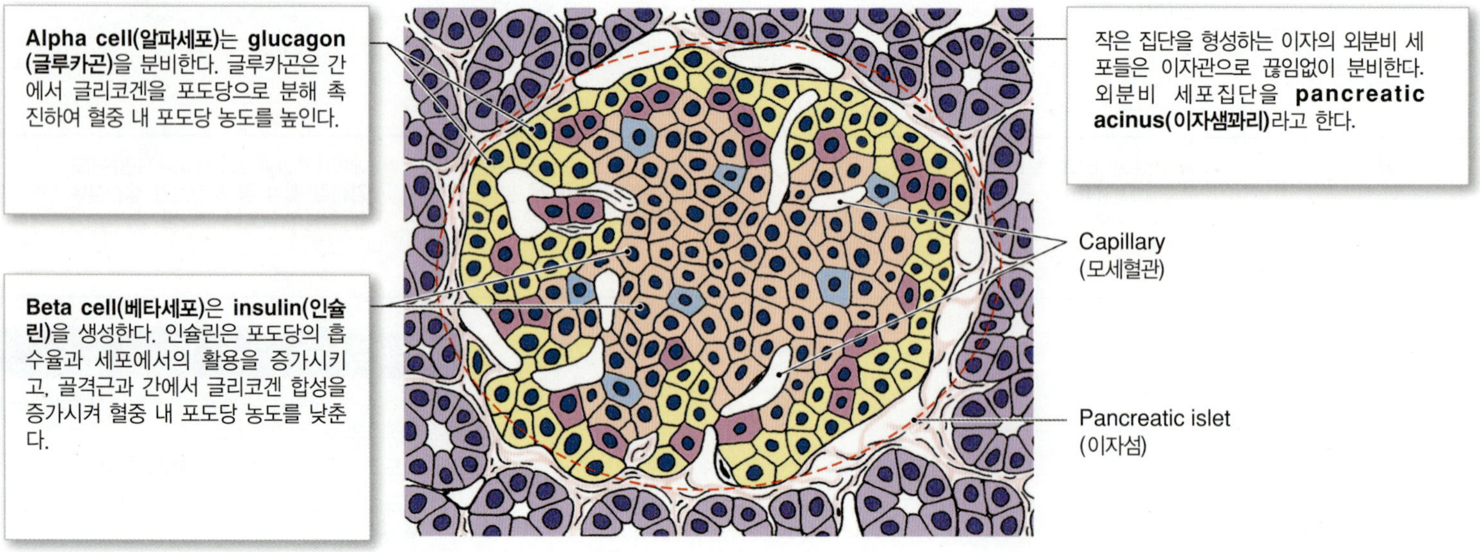

**3** 인슐린과 글루카곤은 혈중 포도당 농도를 조절하는 주요 호르몬이다. 혈중 포도당 농도가 증가하면 베타세포에서 인슐린이 분비되어 세포막을 통해 표적세포로 포도당의 수송을 자극한다. 혈중 포도당 농도가 감소하면 알파세포에서 글루카곤이 분비되어 간에서 글리코겐을 포도당으로 분해 촉진한다.

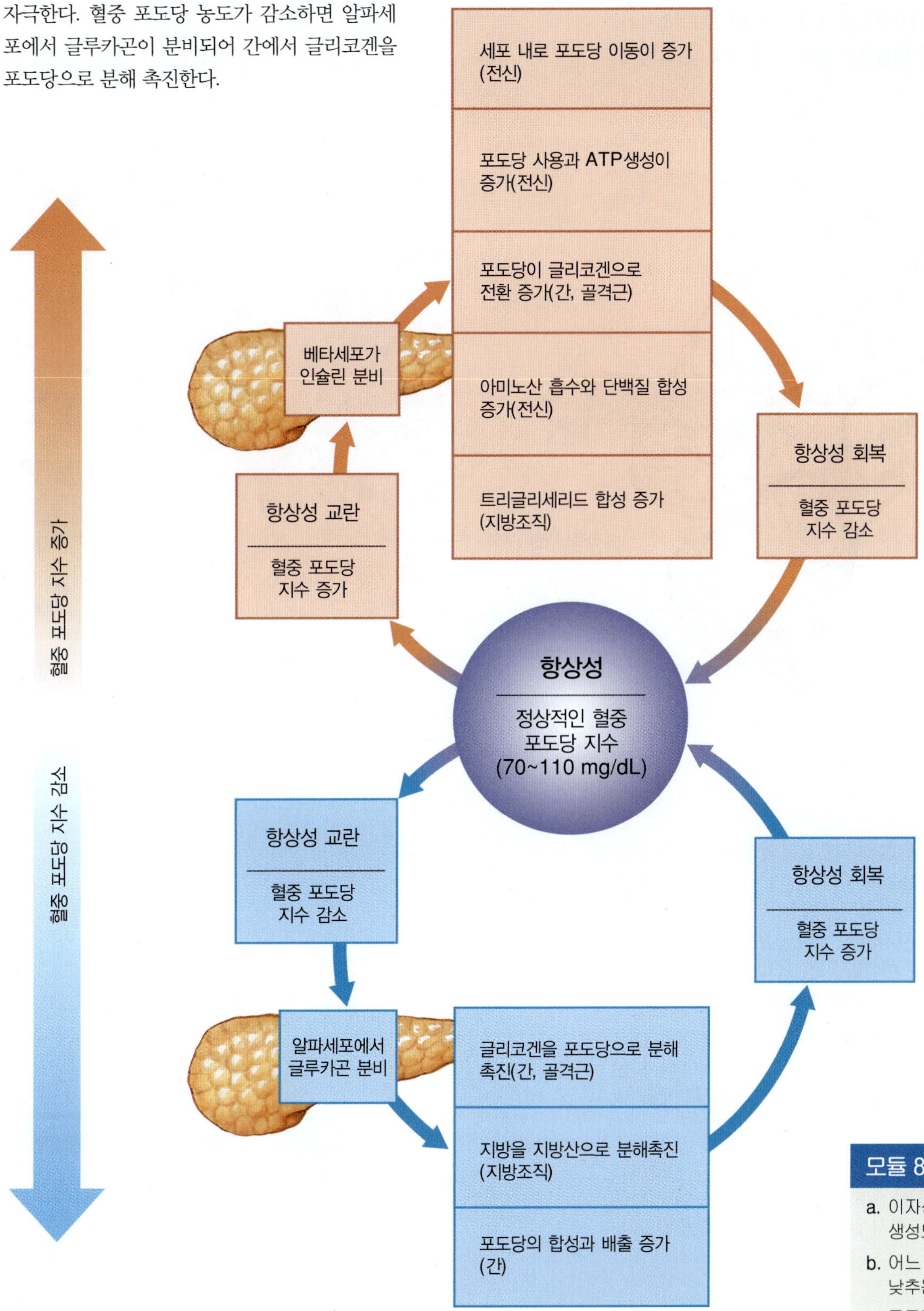


## 모듈 8.8 복습

a. 이자섬의 중요한 두 종류의 세포와 각각에서 생성되는 호르몬을 확인하시오.

b. 어느 호르몬이 분비되면 혈중 포도당 농도를 낮추는가?

c. 글루카곤의 농도가 오르면 간의 글리코겐 저장량에 어떤 영향을 주는가?

8.9

# 시상상부의 송과체(솔방울샘)는 멜라토닌을 분비한다

**1** **Pineal gland(송과체)**는 시상상부의 일부이며, 셋째 뇌실의 천정 뒷부분에 놓여 있다. 송과체는 신경, 신경절, **melatonin(멜라토닌)**을 합성하는 특정 분비세포를 포함하고 있다. 시각경로를 이루는 신경세포의 축삭가지는 송과체로 들어와 멜라토닌 생성에 영향을 주는데 낮에 가장 낮고 밤에 가장 높다.

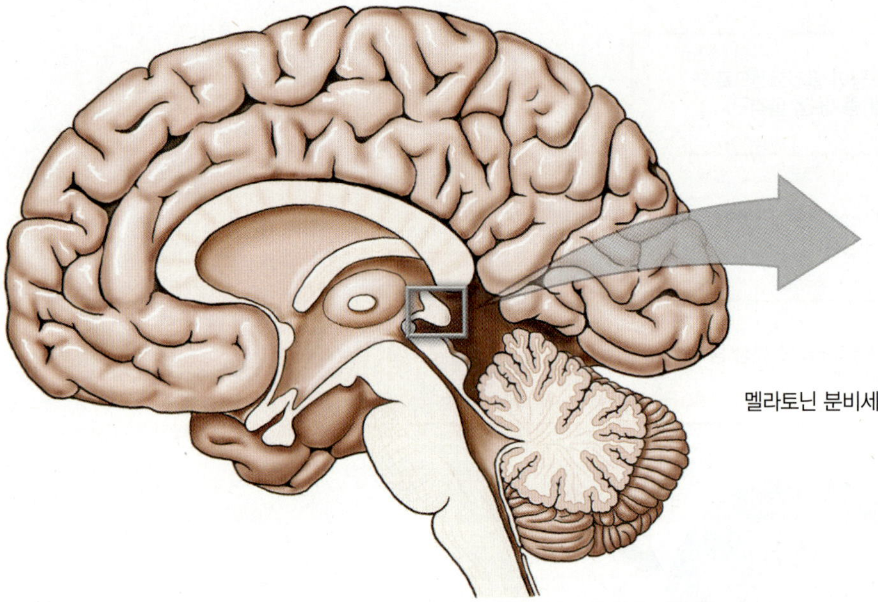

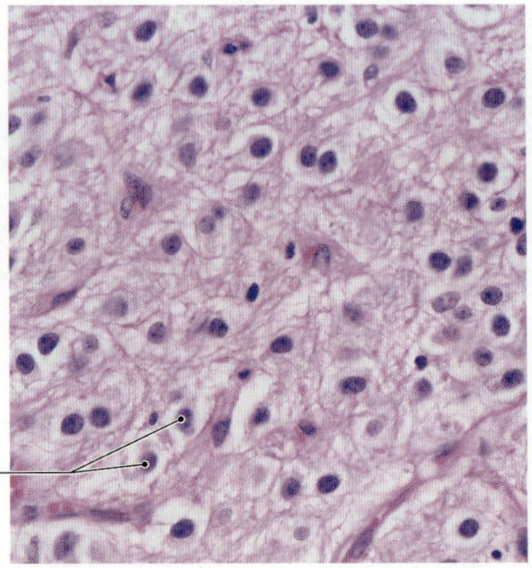


송과체 LM × 450

## 사람에서 멜라토닌의 기능

- 생식기능의 억제. 일부 포유류에서 생식샘자극호르몬의 분비 저하로 멜라토닌은 정자, 난자 및 생식기관의 성숙을 지연시킨다. 이 효과의 중요성은 아직도 확실하지 않지만, 사람에서 성적 성숙의 타이밍을 조절하는 역할을 할 수 있다는 증거가 많이 제시되고 있다. 사춘기에는 멜라토닌의 혈중 농도가 감소하여, 멜라토닌 생산을 하지 못하는 송과체 종양이 생기면 어린아이에게 사춘기가 일찍 나타나게 된다.
- 자유라디칼에 의한 조직손상을 막아줌. 멜라토닌은 항산화효과가 매우 탁월하여, 활동적인 신경조직에서 생길 수 있는 산화질소(NO)나 과산화수소($H_2O_2$) 같은 **free radical(자유라디칼)**로부터 중추신경계를 보호한다.
- 낮과 밤의 행동주기 확립. 송과체는 활동이 주기적이므로, 기본적인 **circardian rhythm(하루주기 리듬)**을 유지하는데 관여한다—이 리듬은 매일 규칙적인 낮과 밤의 패턴을 따르면서 일어나는 생리적 변화를 말한다.

### 모듈 8.9 복습

a. 송과체의 위치를 설명하시오.

b. 여름 동안 낮이 길어지면 멜라토닌 생성에 어떤 영향을 미치는가?

c. 멜라토닌의 3가지 기능을 나열하시오.

# 당뇨는 혈중 포도당 농도가 지나치게 높아서 나타나는 내분비질환이다

## Diabetes Mellitus(당뇨)

**Diabetes Mellitus(당뇨;** *mellitum*, honey)는 콩팥이 재흡수할 능력을 감당하지 못할 정도로 포도당 농도가 높은 것이 특징이다. 비정상적으로 혈중 포도당 농도가 높은 것을 **hyperglycemia(고혈당증)**라고 한다. 당뇨의 경우 소변으로 당이 배출(**glycosuria; 당뇨**)되며, 소변량이 크게 늘어난다(**polysuria, 다뇨증**). 당뇨병은 유전적 결함이나 돌연변이에 의해서도 일어날 수 있다. 충분한 양의 인슐린이 생성되지 않고, 비정상적인 인슐린분자가 합성되거나 결함이 있는 인슐린수용체 단백질이 만들어지는 경우도 있다.

### 제1형 당뇨병(인슐린 의존성)

**Type 1(insulin dependent) diabetes(제1형 인슐린 의존성 당뇨병)**의 경우, 이자의 베타세포가 충분한 인슐린을 합성하지 못한다. 제1형 당뇨환자들은 살기 위해 매일 여러 차례 인슐린 주사를 맞거나 인슐린 펌프 또는 장치를 통해 계속 인슐린 공급을 받아야 한다. 제1형 당뇨병은 전체 당뇨의 5~10% 정도를 차지하며 보통 소아기에 나타난다.

### 제2형 당뇨병(인슐린 비의존성)

**Type 2(non-insulin dependent) diabetes(제2형 인슐린 비의존성 당뇨병)**는 가장 흔한 당뇨병 형태이다. 제2형 당뇨환자들은 적어도 처음에는 정상적인 양의 인슐린을 생성하지만 조직이 적절히 반응하지 않는 인슐린 저항력이 있는 상태이다. 제2형 당뇨는 비만과 관련이 있으므로 식사와 운동으로 체중조절을 하는 것이 효과적인 치료방법이며, 특히 간에서 포도당의 합성과 분비율을 변화시키는 약물을 병행 투여하면 효과를 볼 수 있다.

**1** 당뇨를 치료하지 않으면 몸 전체의 대사활성에 문제가 생긴다. 조직의 에너지 위기, 즉 조직 대부분이 만성 기아상태가 되어 주변조직에서 포도당을 흡수할 수 없으므로 지질이나 심지어 단백질까지도 분해하게 되므로 임상질환이 나타날 수도 있다. 이들 대사물질의 부산물인 케톤체가 증가하면서 체액이 산성으로 위험해질 수 있다. 이런 상태를 **diabetic ketoacidosis(당뇨병성 케톤산증)**라고 한다. 게다가 혈관의 구조도 비정상적으로 변하여 더욱 위험하다.

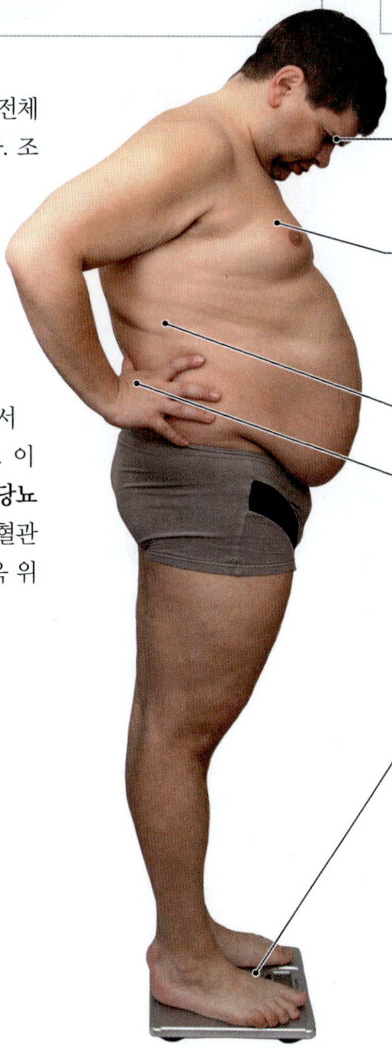

### 당뇨병에 의한 임상 질환

모세혈관이 증식하고 망막에 출혈이 생겨 부분적으로 또는 완전히 눈이 멀 수 있다. 이를 diabetic **retinopathy(당뇨망막병증)**라고 한다.

심장마비 초기에 퇴행성 심장혈류 차단이 일어날 수 있다. 특정 연령층에서 당뇨병인 사람이 정상인에 비해 심장마비가 3~5배 더 많다.

**Diabetic nephropathy(당뇨병성 신장질환)**은 콩팥에서 일어나는 퇴행성 변화로 신부전증을 일으킬 수 있다.

신경조직에 혈류가 잘 흐르지 못하여 말초신경과 비정상적인 자율신경 기능에 여러 가지 문제를 일으킬 수 있다. 이런 질병을 묶어서 **diabetic neuropathy(당뇨병성 신경질환)**라고 한다.

발끝까지 혈류 순환이 되지 않아 말초조직이 손상된다. 한 예로 발로 가는 혈류가 감소하여 조직이 죽거나 괴사, 감염, 한쪽 또는 양쪽 발가락이나 주요 부위가 소실될 수도 있다.

### 모듈 8.10 복습

a. 당뇨병을 정의하시오.

b. 당뇨병의 2가지 종류를 들고 설명하시오.

c. 당뇨병에 의한 3가지 임상 질환을 설명하시오.

8.11

# 스트레스는 항상성을 심각하게 위협하는 예측가능한 반응이다

물리적이든 정서적이든 항상성을 위협하는 상황은 어느 것이나 일종의 **stress(스트레스)**이다. 스트레스를 많이 받으면 특정 항상성의 적응력을 저하시킨다. 예를 들어, 체온이 떨어지면 몸을 떨거나 혈류변화가 일어나 체온을 정상으로 회복하게 된다. 게다가, 우리 몸은 스트레스를 받으면 이에 대한 좀 더 특별한 반응을 준비하면서도, 한편으로 몸이 대처할 수 있는 일반적인 반응을 나타낸다. 다양한 스트레스를 유발하는 인자에 노출되면 호르몬과 생리적인 조절의 기본 유형을 가지고 똑같은 반응을 시작하게 만든다. 이런 반응을 **stress response(스트레스 반응)**라고 하며 **general adaptation syndrome(GAS, 전신순응증후군)**이라고도 한다. 스트레스 반응에는 3단계인 알림기, 저항기, 탈진기가 있다.

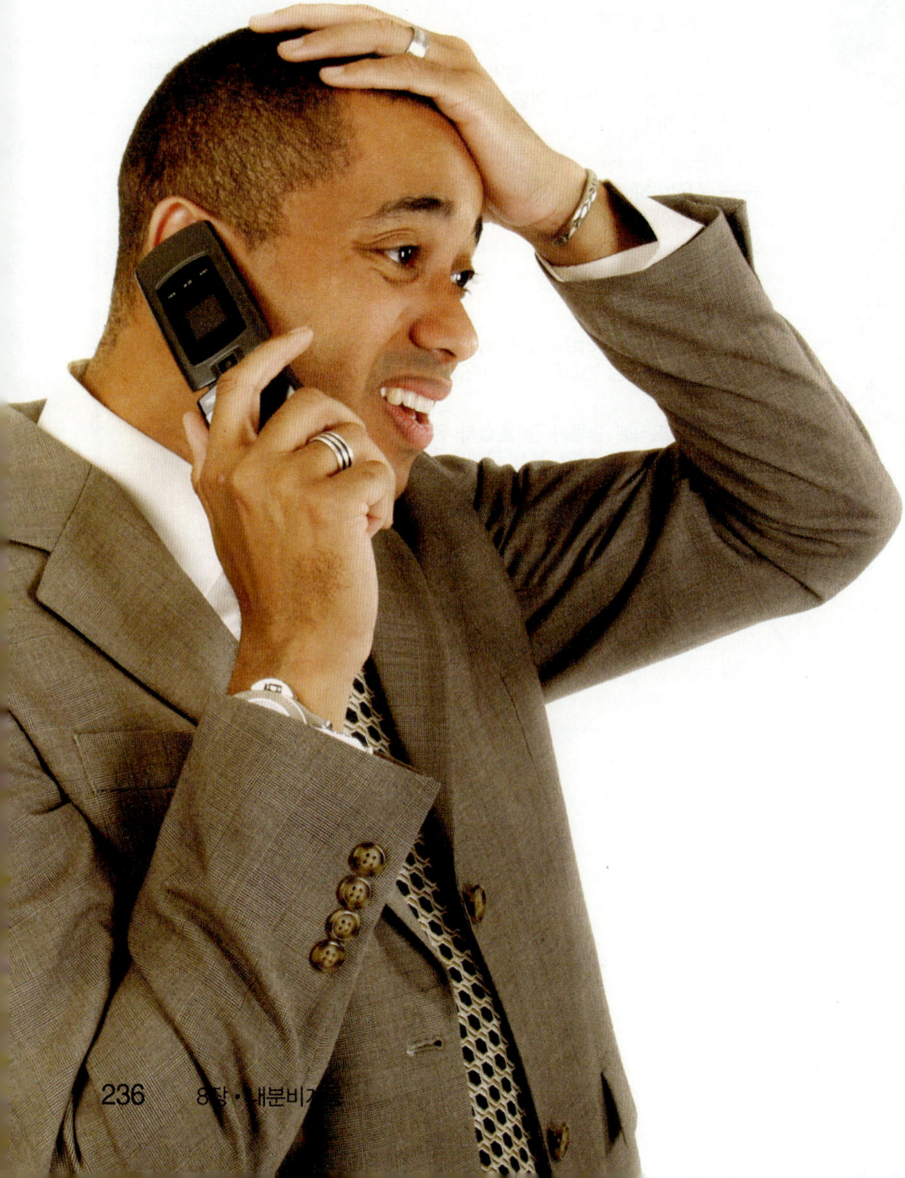

## 알림기

**Alarm phase(알림기)** 동안에는 스트레스에 대한 즉각적인 반응이 나타난다. 자율신경계통의 교감신경이 지시를 따르게 된다. 이 단계에서는 (1) 저장된 에너지가 주로 포도당 형태로 동원되고 (2) 신체가 "fight or fight" response(알림반응, 도피반응)를 통해 스트레스를 일으키는 원인에 대처하게 된다. 에피네프린은 알림기의 주된 호르몬으로 이것이 분비되면 교감신경도 활성화된다.

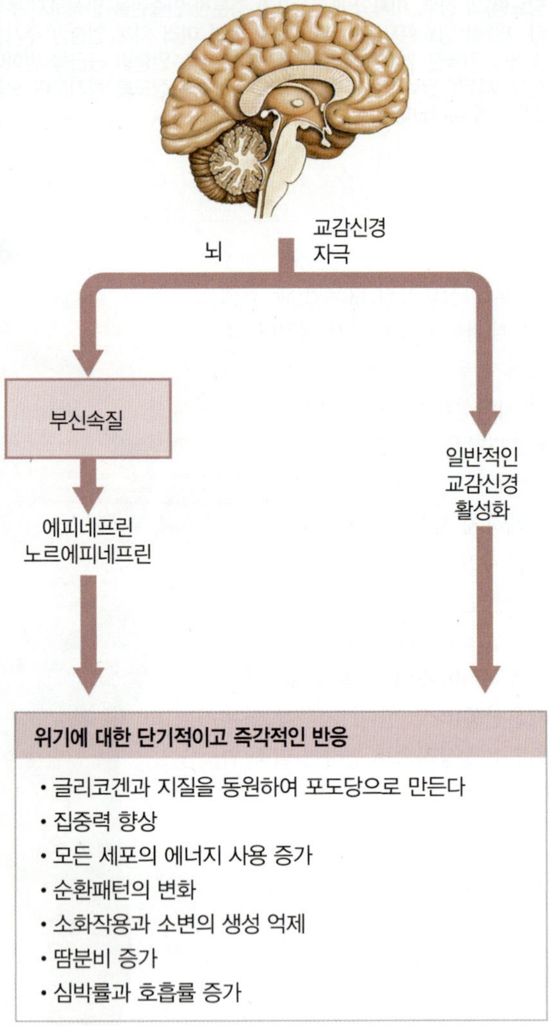

## 저항기

만일 스트레스가 몇 시간 이상 지속되면 **resistant phase(저항기)**로 진입하게 된다. 이 시기에는 당질코르티코이드가 중요한 호르몬이다. 에피네프린, GH, 갑상샘 호르몬도 이 시기에 관여한다. 이들 호르몬의 병용효과로 인해 저항기에는 더 많은 에너지를 필요로 한다. 신경조직은 많은 에너지를 필요로 하므로 신경은 적당한 양의 포도당을 공급해야 한다. 알림기에는 정상적인 포도당 농도를 유지하기 위해 글리코겐 저장량이 적절하지만 몇 시간 뒤에는 거의 고갈된다. 저항기에 호르몬은 포도당이 아닌 체내 저장된 대사물질을 동원하여 포도당을 신경조직에서 사용할 수 있도록 절약하게 된다.

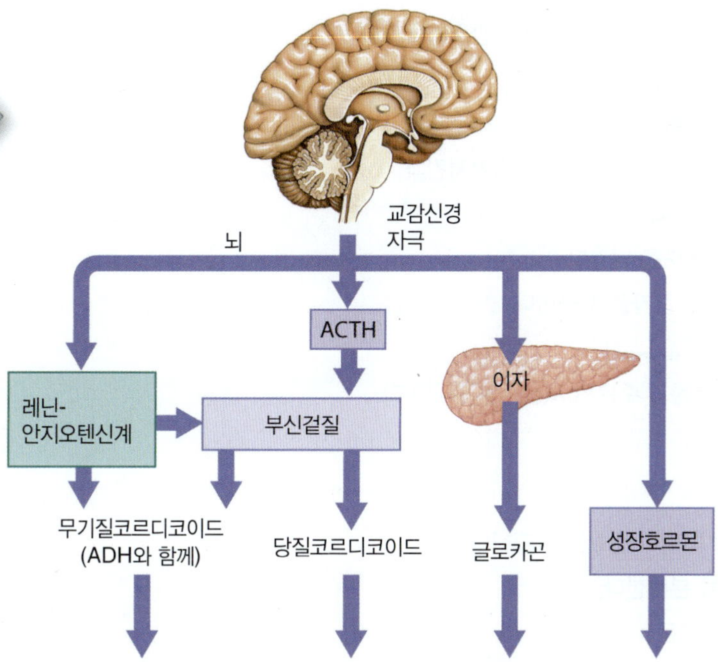


### 장기적인 대사성 조절

- 남아 있는 비축에너지를 동원. 지방조직이 지질을 배출, 골격근에서 아미노산 유리
- 포도당의 보존. 말초조직(신경조직 제외)은 지질을 분해하여 에너지를 얻음
- 혈중 포도당 농도 증가, 간에서 기타 탄수화물, 아미노산, 지질로부터 포도당 합성
- 염분과 물의 보존. 칼륨이온과 수소이온 손실

## 탈진기

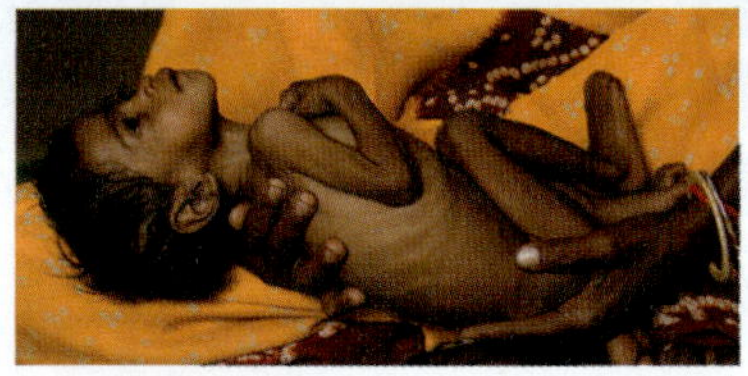

체내 지방 비축량이 수주간이나 수개월간 저항기를 유지시키기에 충분하지만 저항기가 계속 지속될 수는 없다. 저항기가 끝나면, 항상성 조절이 무너지면서 **exhaustion phase (탈진기)**가 시작된다. 즉각적으로 교정활동을 취하지 않으면 한 가지 이상의 계통이 기능을 잃어 치명적인 상태에 이르게 된다. 이미 주요 계통에 생긴 문제점에 무기질 불균형까지 겹치게 된다. 저항기에 생성된 알도스테론은 칼륨이온 대신 나트륨이온을 축적시킨다. 체내 칼륨량이 감소하면서, 특히 신경섬유나 근육섬유 등 여러 세포가 제 기능을 상실하게 된다. 심장기능 상실 같은 하나만으로 사망의 원인이 될 수도 있지만, 저항기에서 내분비와 대사 조절작용을 유지할 능력이 없어진다는 데에도 문제점이 포함되어 있다.

### 탈진기를 유발할 수 있는 요인들

- 신체의 주에너지원인 비축된 지방이 고갈되며 구조단백질이 분해되어 생명유지에 필요한 기관이 손상된다.
- 염증과 면역반응의 억제로 인한 감염이 나타나고, 저항기 대사활성에 필요한 당질코르티코이드의 2차 효과가 나타난다.
- 항이뇨호르몬과 알도스테론에 의한 혈압과 혈액량이 증가하여 심혈관계 손상이 나타난다.
- 부신겉질이 당질코르티코이드를 계속 생산하지 못하여 혈중 포도당 농도를 유지하기 힘들다.
- 적절한 체액과 전해질 균형을 유지하기 힘들다.

### 모듈 8.11 복습

a. 스트레스의 3단계 반응을 정리하시오.
b. 저항기를 설명하시오.
c. 생리활성계통이 붕괴되는 것은 스트레스의 어느 단계 중에 일어나는가?

### 1. 단답형

분비되는 호르몬의 주요 효과를 토대로 내분비샘을 표기하시오.

a ______________ 낮과 밤의 일주기를 나타낸다.

b ______________ 인슐린을 분비하여 포도당의 흡수와 사용을 조절한다.

c ______________ 무기질 평형, 대사조절 및 스트레스에 저항력을 조절한다.

d ______________ 부신겉질, 갑상샘, 생식기관의 분비를 조절한다.

e ______________ 대사율과 체액의 칼슘농도를 조절한다.

f ______________ 2쌍으로 구성된 샘조직으로, 감소된 체액의 칼슘농도에 반응하는 중요한 역할을 한다.

### 2. 연결하기

체내 작용에 맞는 호르몬을 골라 빈칸에 넣으시오.

| | | |
|---|---|---|
| • PTH(부갑상샘호르몬) | a ______________ | 젖샘의 젖분비를 자극한다. |
| • 코티솔 | b ______________ | 세포의 성장과 분열을 자극한다. |
| • 글루카곤 | c ______________ | 더 많은 산소와 에너지 소모를 자극한다. |
| • 칼시토닌 | d ______________ | 콩팥에서 수분의 손실을 줄이고 혈관수축을 일으킨다. |
| • 알도스테론 | e ______________ | 혈중 포도당 농도를 증가시킨다. |
| • 인슐린 | f ______________ | 출산과 분만을 촉진시키는 자궁근의 수축을 자극한다. |
| • $T_3$,$T_4$(갑상샘호르몬) | g ______________ | 소화관에서 칼슘과 인의 흡수를 증가시킨다. |
| • GH(성장호르몬) | h ______________ | 염증을 감소시킨다. |
| • PRL(프로락틴) | i ______________ | 혈중 포도당 농도를 낮춘다. |
| • OXT(옥시토신) | j ______________ | 혈중 칼슘 농도 증가를 자극한다. |
| • ADH(항이뇨호르몬) | k ______________ | 혈중 칼슘 농도를 낮춘다. |
| • 칼시트리올 | j ______________ | 콩팥에서 나트륨과 수분의 재흡수를 자극한다. |

### 3. 연결하기

왼쪽의 용어와 가장 밀접한 관계가 있는 설명과 연결하시오.

| | | |
|---|---|---|
| • 요오드이온 | a ______________ | 혈중내 용질 농도의 변화를 감지한다. |
| • 당질코르티코이드 | b ______________ | 자극호르몬을 분비한다. |
| • 뇌하수체 | c ______________ | 생식샘자극호르몬 |
| • 항상성 위협 | d ______________ | 부신겉질의 스테로이드호르몬 방출을 자극한다. |
| • 교감신경활성 | e ______________ | 비정상적으로 혈당 농도가 높다. |
| • 고혈당증 | f ______________ | 스트레스 |
| • FSH | g ______________ | 고혈당증, 당뇨, 다뇨증 |
| • 당뇨병 | h ______________ | GAS의 알림기 |
| • ACTH | i ______________ | GAS의 저항기 |
| • 삼투수용기 | j ______________ | 갑상샘호르몬을 만드는데 필요하다. |

### 4. 절 종합 문제

호르몬은 다르게 만들어지지만 특정 조직과 기관에서 상호보완적인 작용을 하기도 한다. 칼슘대사와 관련하여 조직에서 칼시트리올과 부갑상샘 호르몬이 어떤 다른 효과를 나타내는지 설명하시오.

______________________________________________

______________________________________________

______________________________________________

# 핵심 용어로 윤곽 파악하기

각 모듈마다 차례대로 열거한 용어를 이용하여 내용을 요약하시오.

## 1절

### Hormone(호르몬)과 Intercellular Communication(세포간 연락)

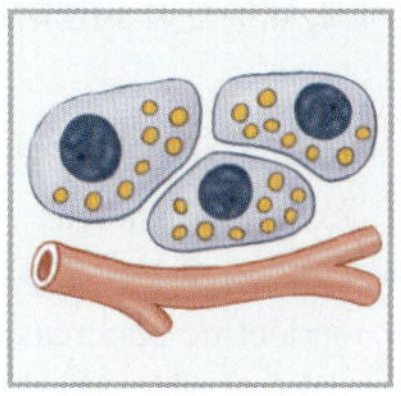

- ○ endocrine system(내분비계통)
- • hormones(호르몬)
- ○ nervous system(신경계통)
- ○ neurotransmitters(신경전달물질)

## 8.1

### 호르몬에는 아미노산 유도체, 펩티드 또는 지질 유도체 등이 있다

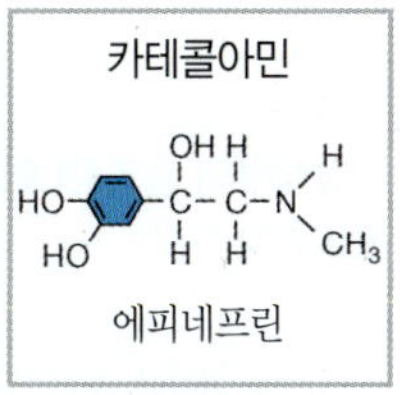


- • aminoacid derivatives (아미노산 유도체),
- • peptide derivatives (펩티드 유도체)
- • lipid derivatives (지질 유도체)
- • catecholamine (카테콜아민)
- • prohormone (프로호르몬)
- • short chain polypeptide (짧은사슬 펩티드)
- • small protein (작은 단백질)
- • eicosanoid (아이코사노이드)
- • prostaglandin (프로스타글란딘)
- • steroid hormone (스테로이드호르몬)
- • endocrine system (내분비계통)
- ○ hypothalamus (시상하부)
- ○ pituitary gland (뇌하수체)
- ○ thyroid gland (갑상샘)
- ○ adrenal gland(부신)
- ○ pancreatic islets (이자섬)
- ○ pineal gland(송과샘)
- ○ parathyroid gland (부갑상샘)

## 8.2

### 호르몬이 표적세포에 작용하는 데에는 2가지 주요 기전이 있다

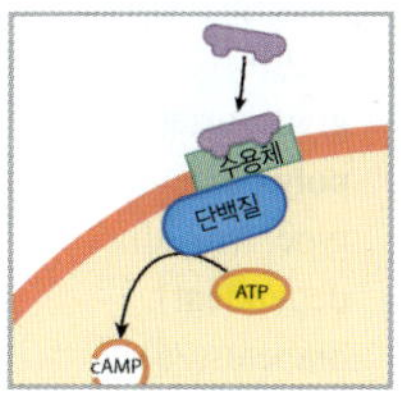


- • second messenger (2차 전령물질)
- • cyclic-AMP (c-AMP, 고리 AMP)
- ○ nonsteroid hormone (비스테로이드 호르몬)
- ○ steroid hormone (스테로이드호르몬)
- ○ thyroid hormone (갑상샘 호르몬)

## 8.3

### 시상하부는 직접 또는 간접으로 많은 내분비 기관을 조절한다

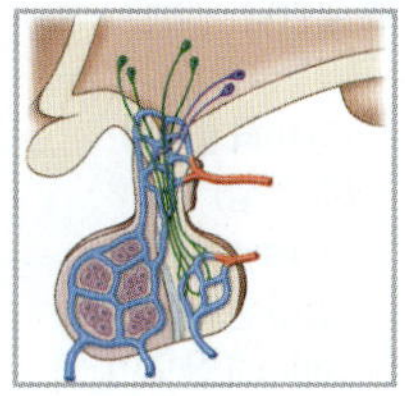

- • hypothalamus (시상하부)
- • regularatory hormone | (조절호르몬)
- • releasing hormone (RH, 분비호르몬)
- • Inhibitory hormone (IH, 억제호르몬)
- • hypophyseal portal system (뇌하수체의 문맥계 혈관)

## 2절

### Endocrine Organ(내분비기관)

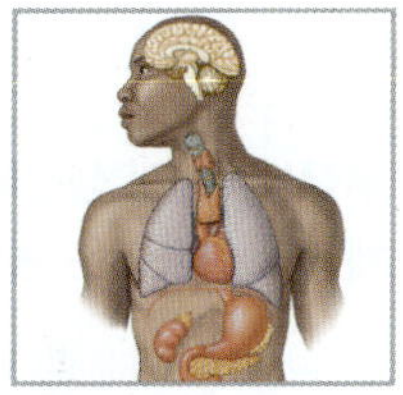

- • pituitary gland(뇌하수체)
- • thyroid gland(갑상샘)
- • adrenal gland(부신)
- • pineal gland(송과샘)
- • parathyroid gland(부갑상샘)
- • pancreatic islets(이자섬)

## 8.4

### 뇌하수체는 주분비샘으로 작용한다

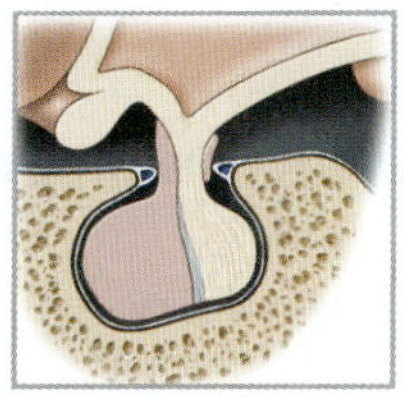

- • trophic hormone (자극호르몬)
- • antidiuretic hormone(ADH, 항이뇨호르몬)
- • vasopressin (바소프레신)
- • osmoreceptor (삼투수용기)
- • oxytocin(OXT, 옥시토신)
- • thyroid stimulating hormone (갑상샘자극호르몬)
- • adrenocoticotrophic hormone(ACTH, 부신겉질자극호르몬)
- • gonadotrophin (생식샘자극호르몬)
- • follicle-stimulating hormone(FSH, 난포자극호르몬)
- • estrogen (에스트로겐)
- • inhibin(인히빈)
- • luitenizing hormone (LH, 황체형성 호르몬)
- • androgen(안드로겐)
- • growth hormone (GH, 성장호르몬)
- • glucose-sparing effect (포도당 절약효과)
- • prolactin (PRL, 프로락틴)
- • melanocyte stimulating hormone(MSH, 멜라닌세포자극 호르몬)

• = 해당 모듈에서 굵은 문자로 표시한 용어

8.5

## 갑상샘호르몬은 대사와 칼슘이온 농도를 조절한다

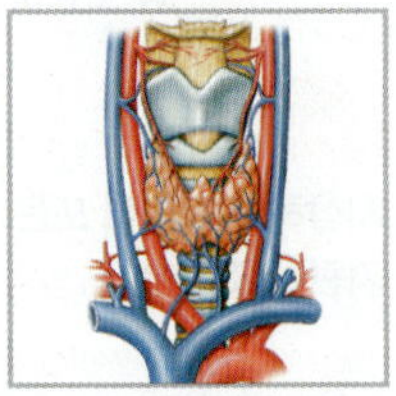

- thyroid gland (갑상샘)
- thyroid follicle (갑상샘소포)
- colloid(콜로이드)
- thyroglobulin (티로글로불린)
- C(clear) cell (C 세포)
- ○ parafollicular cell (소포곁세포)
- calcitonin(CT, 칼시토닌)
- $T_3$(triiodothyronine, 삼요오드티로닌)
- $T_4$(thyroxine, 티록신)
- thyroid-binding globulin(TBG, 갑상샘결합글로불린)

8.6

## 부갑상샘에서 생성되는 부갑상샘호르몬은 체액의 칼슘이온 농도를 조절한다

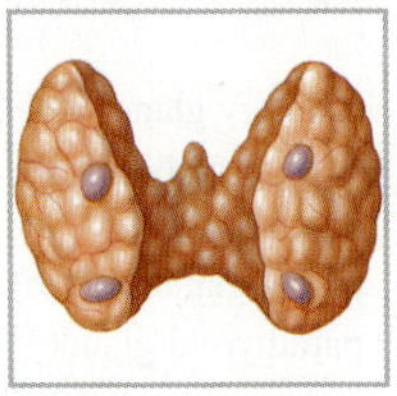

- parathyroid gland(부갑상샘)
- parathyroid cell(부갑상샘세포)
- oxyphil(호산성세포)
- parathyroid hormone(PTH, 부갑상샘호르몬)
- ○ calcitriol(칼시트리올)

8.7

## 부신은 대사조절에 관여하는 호르몬을 생성한다

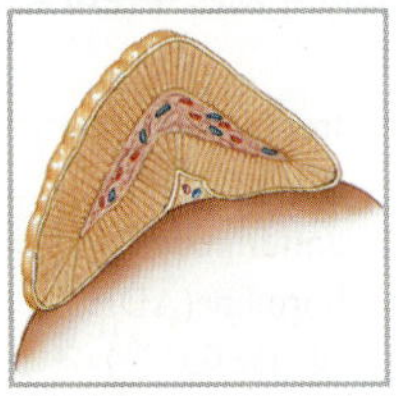

- adrenal gland(부신)
- ○ retroperitoneal (복막 뒤)
- ○ adrenal cortex (부신겉질)
- corticosteroid (겉질스테로이드)
- mineralocorticoid (MC, 무기질코르티코이드),
- aldosterone (알도스테론)
- glucocorticoid (GC, 글루코코르티코이드)
- cortisol(코티솔)
- corticosterone (코르티코스테론)
- cortisone(코티손)
- ○ glucose-sparing effect (포도당 절약효과)
- anti-inflammentory effect(항염작용)
- ○ androgen(안드로겐)
- ○ adrenal medulla (부신속질)
- ○ epinephrine (E, 에피네프린)
- ○ norepinephrine (NE, 노르에피네프린)

8.8

## 이자섬에서는 인슐린과 글루카곤을 분비하여 세포 대부분이 이용하는 포도당을 조절한다

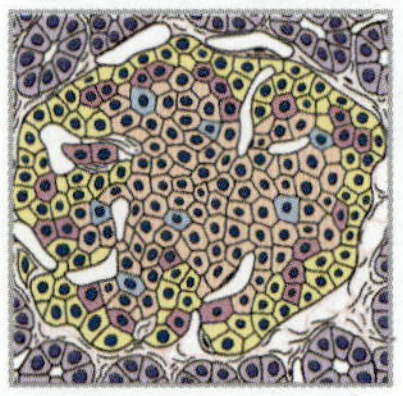

- pancreas(이자)
- exocrine pancreas (이자의 외분비부분)
- endocrine pancreas (이자의 내분비부분)
- pancreatic islets (이자섬)
- alpha cell(알파세포)
- glucagon(글루카곤)
- beta cells(베타세포)
- insulin(인슐린)
- pancreatic acini (이자샘꽈리)

8.9

## 시상상부의 송과체(솔방울샘)는 멜라토닌을 분비한다

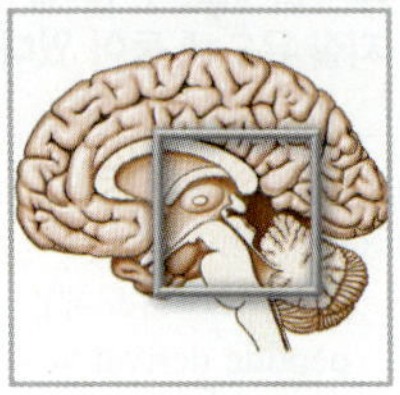

- pineal gland(송과체)
- melatonin(멜라토닌)
- free radical(자유라디칼)
- circardian rhythm(하루주기 리듬)

8.10

## 당뇨는 혈중 포도당 농도가 지나치게 높아서 나타나는 내분비질환이다

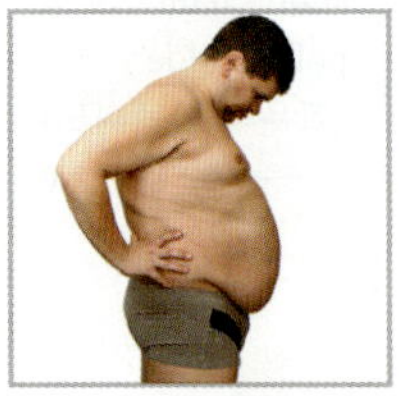

- diabetes mellitus (당뇨)
- hyperglycemia (고혈당증)
- glycosuria(당뇨)
- polysuria(다뇨증)
- type 1(insulin dependent) diabetes(제1형 인슐린 의존성 당뇨병)
- type 2(non-insulin dependent) diabetes(제2형 인슐린 비의존성 당뇨병)
- diabetic ketoacidosis (당뇨병성 케톤산증)
- diabetic retinopathy (당뇨망막병증)
- diabetic nephropathy (당뇨병성 신장질환)
- diabetic neuropathy (당뇨병성 신경질환)

• = 해당 모듈에서 굵은 문자로 표시한 용어

8.11

**스트레스는 항상성을 심각하게 위협하는 예측가능한 반응이다**

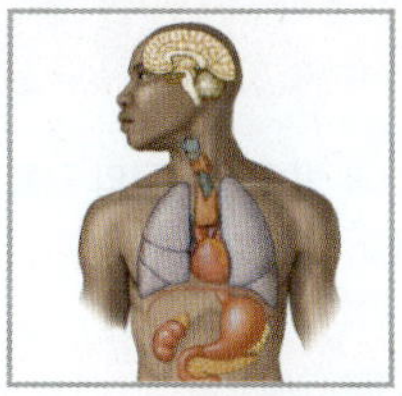

- stress(스트레스)
- stress response (스트레스 반응)
- general adaptation syndrome (GAS, 전신순응증후군)
- alarm phase(알림기)
- resistant phase (저항기)
- exhaustion phase (탈진기)

• = 해당 모듈에서 굵은 문자로 표시한 용어

## 8장 종합 복습 문제

1. 해부생리학 시간에 조교선생님이 시상하부가 중추신경계의 일부라고 주장한다. 당신은 시상하부가 신경계통과 내분비계통을 통합조절한다는 내용을 어떻게 주장할 것인가?
2. 부신속질의 조절은 겉질의 조절과 어떻게 다른가?
3. 문맥계 혈관이 시상하부와 뇌하수체 앞엽을 연결하고 있는데, 두 가지 장점은 무엇인가?
4. Julie는 임신 중이지만 어떤 출산전 관리도 받지 않고 있다. 그녀는 대부분 패스트푸드로 형편없는 식사를 하고 있다. 우유도 마시지 않고, 대신 콜라를 마신다. 이런 상황이 Julie의 부갑상샘호르몬 농도에 어떤 영향을 주겠는가?
5. a. 임상의가 진단한 바에 의하면, 환자 A와 환자 B에 나타나는 증세와 증상은 어떤 내분비기능을 하지 못하는 경우인가?

   환자 A: (↑) 소변배출량, (↑) 혈중내 포도당농도, 탈수, (↑) 갈증, (↑) 체액의 산성도

   환자 B: 피하밑조직이 부풀어움, 탈모, 건조한 피부, 저체온, 근육약화, 느린 반사

   b. 각 질병은 어떤 샘조직과 관련이 있는가?

8장에 있는 모든 모듈, 절, 종합 복습 문제의 풀이를 알고 싶으면 이 책의 뒷부분에 청색 식별표로 표시한 해답 페이지를 참조하시오.

# 9

# 혈액 및 혈관 (Blood and Blood Vessels)

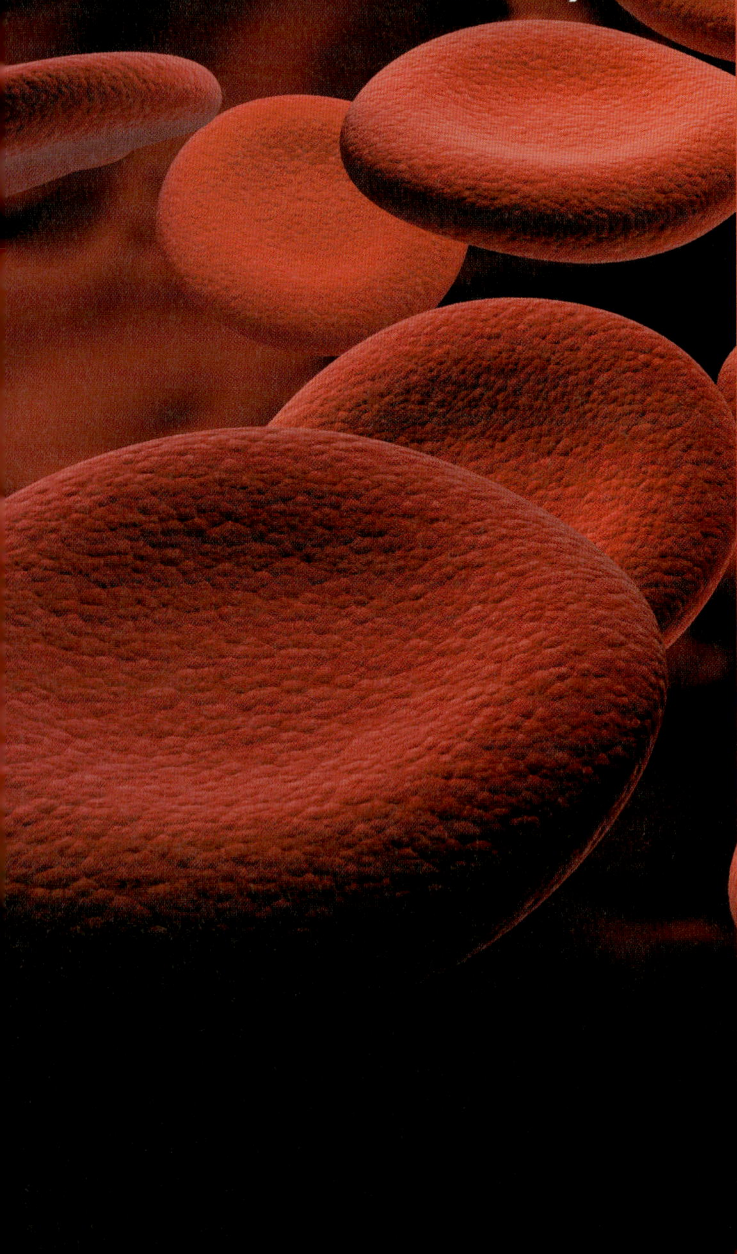

## 학습성과

다음 각 학습성과 번호는 본문의 모듈 번호와 일치하며, 독자는 9장을 모두 공부한 후에 각 학습성과를 실천할 수 있어야 한다.

### 1절 • Blood(혈액)

**9.1** Blood(혈액)의 중요 성분과 특성을 설명한다.

**9.2** Red blood cell(적혈구)의 특성과 기능을 열거하고, hemoglobin(헤모글로빈, 혈색소)의 구조 및 기능을 설명한다.

**9.3** ABO blood type(ABO식 혈액형)과 Rh factor(Rh 인자)의 원리와 혈액형 및 혈액 적합성 검사의 중요성을 설명한다.

**9.4** ⊞ **임상의학 모듈** 신생아의 hemolytic disease(용혈성 질환)에 대하여 서술한다. 태아와 어머니 혈액형 사이에서 일어나는 cross-reaction(교차반응)의 임상적 중요성을 설명하고, 예방을 위한 조치들의 예를 들어 본다.

**9.5** White blood cell(백혈구)의 다양한 유형을 알고, 그 유형을 과립형과 무과립형으로 분류한다. 각 유형의 구조 및 기능을 설명한다.

**9.6** 혈액 내 혈구성분의 분화 기원을 설명하고, platelet(혈소판)과 erythropoietin(적혈구 형성인자)의 역할에 대하여 서술한다.

**9.7** 혈액응고 반응의 3단계를 설명하고, clot retraction(피떡수축)에 대하여 서술한다. Embolus(색전)와 thrombus(혈전)를 비교한다.

**9.8** ⊞ **임상의학 모듈** Venipuncture(정맥천자)의 유용성을 설명하고, 임상적으로 나타나는 혈액장애 유형에 대하여 서술한다.

### 2절 • Blood Vessels(혈관)의 Functional Anatomy(기능해부학)

**9.9** 혈관의 구조 및 기능에 근거하여 혈관 유형을 구별한다.

**9.10** ⊞ **임상의학 모듈** Arteriosclerosis(동맥경화)와 atherosclerosis(죽상경화)를 정의한다. 각 증상을 유발하는 위험인자들을 알고, 치료방법을 예시한다.

**9.11** 모세혈관계의 구조를 설명하고, 혈액과 간질액 간의 용해물질 교환에서 모세혈관의 기능에 대하여 서술한다.

**9.12** 정맥계를 서술하고, cardiovascular system(심장혈관계) 내 혈액 분포에 대해 말해 본다.

**9.13** 허파의 주요 동맥, 정맥 및 이들의 위치를 예로 들어 폐순환계를 설명한다.

**9.14** 체순환계의 주요 동맥과 정맥을 알고, 각각의 위치를 말해 본다.

**9.15** Aortic arch(대동맥활) 및 superior vena cava(위대정맥)의 분지를 알고, 각각의 위치를 말해 본다.

**9.16** Carotid artery(목동맥)의 분지와 external jugular vein(바깥목정맥)의 지맥을 알고, 각각의 위치를 말해 본다.

**9.17** Internal carotid artery(속목동맥)과 vertebral artery(척추동맥)의 분지 및 internal jugular vein(속목정맥)의 지맥을 알고, 각각의 위치를 말해 본다.

**9.18** Descending aorta(내림대동맥)의 분지와 vena cava(대정맥)의 지맥을 알고, 각각의 위치를 말해 본다.

**9.19** Visceral arterial vessel(내장동맥)의 분지 및 hepatic portal system(간문맥계)의 지맥을 알고, 각각의 위치를 말해 본다.

**9.20** Common iliac artery(온엉덩동맥)의 분지와 common iliac vein(온엉덩정맥)의 지맥을 알고, 각각의 위치를 말해 본다.

# Blood(혈액)

**1** **Cardiovascular system(심장혈관계통)**은 체액(혈액), 신체 여러 부위로 체액을 분배하는 일련의 전달관(혈관) 및 체액이 계속 흐르게 하는 펌프(심장)로 구성된다.

### 심장혈관계통의 구성요소

**BLOOD(혈액)**는 산소, 이산화탄소 및 혈액 세포를 분배한다. 영양분과 호르몬을 배달하고 노폐물을 수송한다. 체온조절 및 질병방어를 지원한다.

**BLOOD VESSL(혈관)**은 신체 곳곳에 혈액을 분배한다.

- **Capillary(모세혈관)**를 통해 혈액과 interstitial fluid(간질액) 사이에서 확산이 일어난다.
- **Artery(동맥)**는 심장으로부터 모세혈관으로 혈액을 운반한다.
- **Vein(정맥)**은 모세혈관으로부터 심장으로 혈액을 되돌려 준다.

**THE HEART(심장)**은 혈액을 밀어내며 혈압을 유지한다.

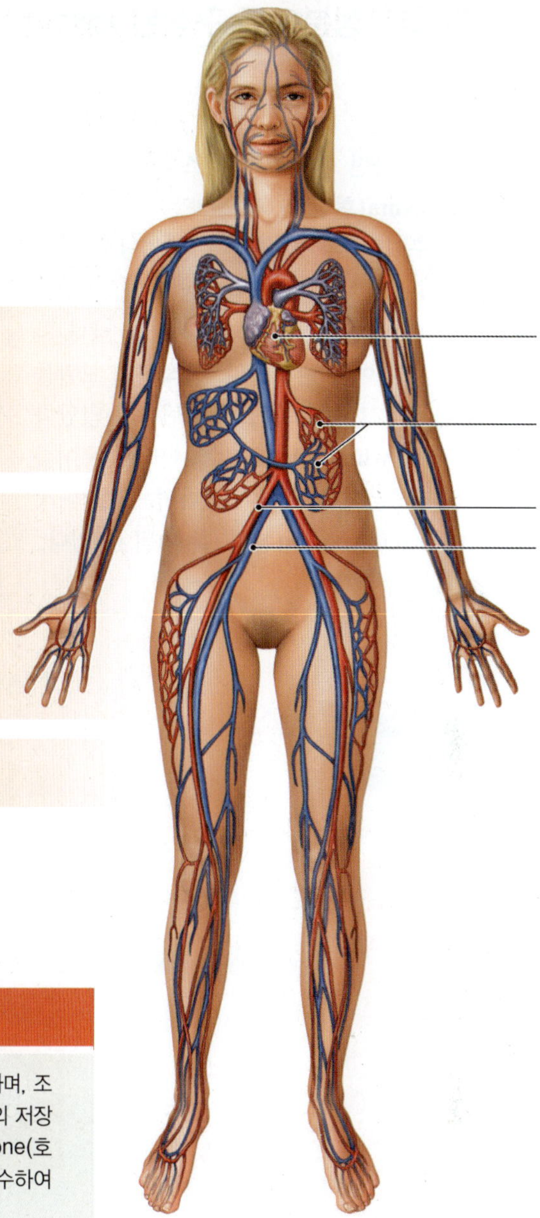


### 혈액의 기능

- **기체, 영양분, 호르몬 및 대사 노폐물의 수송.** 혈액은 허파로부터 말초조직으로 산소를 운반하며, 조직으로부터 허파로 이산화탄소를 수송한다. 혈액은 소화관에서 흡수되거나 지방조직 또는 간의 저장소에서 방출된 영양분을 분배한다. 혈액은 endocrine gland(내분비샘)로부터 분비된 hormone(호르몬)을 target cell(표적세포)로 운반하며, 배설을 위해 세포에서 생성된 노폐물을 흡수하여 kidney(신장)로 수송한다.
- **간질액의 pH 및 이온 조성 조절.** 골격근에 의해 생성되는 젖산처럼, 활동적인 조직에서 생성되는 acid(산)를 흡수하여 중화시킨다. 간질액과 혈액 사이의 확산은 칼슘 및 potassium(포타슘)과 같은 이온의 국소적 결핍 또는 과잉을 제거한다.
- **손상부위에서의 체액손실 제한.** 혈액에는 혈관벽 파괴에 반응하는 효소와 기타 물질들이 포함되어 있다. Blood clot(피떡)은 더 이상의 혈액손실을 방지하기 위한 임시 반창고로서 작용한다.
- **독소와 병원체에 대한 방어.** 혈액은 white blood cell(백혈구)을 수송하는데, 이들은 말초조직으로 이동하여 감염과 싸우거나 세포 잔해를 제거하기 위해 분화한다. 또한 혈액은 침입하는 미생물을 특이적으로 공격하는 antibody(항체) 단백질을 수송하기도 한다.
- **체온 안정화.** 혈액은 활동적인 골격근에 의해 생성된 heat(열)를 흡수하고, 그 열을 다른 조직에 재분배한다. 체온이 이미 높으면, 그 열은 피부 표면을 통해 소실될 것이다. 체온이 너무 낮으면, 따뜻한 혈액은 뇌와 기타 온도에 민감한 기관들로 보내진다.

**2** 이 절에서는 혈액의 구성과 기능에 대하여 살펴본다. 혈액은 다양한 기능과 놀라운 특성을 가진 fluid(체액)이다. 성인에서, 순환하는 혈액은 대략 75조의 신체 각 세포에 영양분, 산소 및 화학적 신호전달물질들을 제공하며, 노폐물을 제거할 장소까지 운반하는 수단을 제공한다. 또한 감염과 질병으로부터 말초조직을 방어하도록 분화된 세포들을 수송하기도 한다. 이러한 기능들은 매우 중요하기 때문에 혈액공급이 차단된 신체부위는 겨우 몇 분 내에 죽게 된다.

9.1

## 혈액은 혈장과 혈구성분으로 구성된 체액성 결합조직이다

혈액은 독특한 조성을 가진 체액성 결합조직으로 액상의 matrix(바탕질)인 **plasma(혈장)**와 세포 또는 세포파편인 formed element(혈구성분)로 구성된다. 성인 남성의 심장혈관계통에는 5~6 L의 혈액이 포함되어 있다. 여성의 경우 4~5 L의 혈액이 포함되어 있다. 혈액량의 남녀 차이는 신체의 평균크기 차이를 반영한다. 분석이나 보관을 위해 혈액을 채취한 후, 그 혈액의 조성이 변하지 않았다는 것을 표시하기 위해 **whole blood(전혈)**이라는 용어를 사용한다. 그러나 한 성분에만 관심이 있다면, 전혈의 성분들은 분리되거나 **fractionation(분할, 분획)**될 수 있다.

**1** 혈장은 전혈 부피의 약 55%를 차지한다. 여러 가지 면에서, 혈장의 조성은 간질액과 유사하다. 이 유사성은 모세혈관벽을 통해 혈장과 간질액 사이에서 수분, 이온 및 작은 용질이 끊임없이 교환되기 때문에 나타난다.

| 혈장의 조성 | |
|---|---|
| 혈장 단백질 | 7% |
| 기타 용질 | 1% |
| 수분 | 92% |

혈장은 유기 및 무기 분자, 혈구성분 및 열을 수송한다

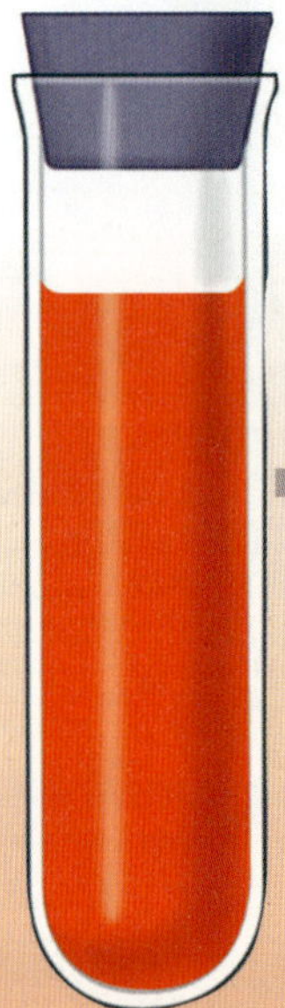


**혈장**

55%
(범위: 46~63%)

+

**혈구성분**

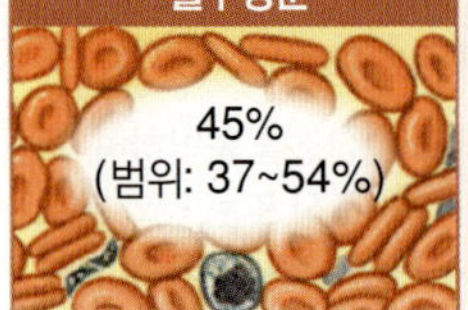

45%
(범위: 37~54%)

**Hematocrit(헤마토크릿**; 적혈구용적률)은 전혈에서 혈구성분이 차지하는 부피의 백분율로서, 헤마토크릿의 99.9%는 적혈구이다. 성인 남성의 정상 헤마토크릿 또는 **packed cell volume(PCV, 농축세포용적)**은 평균 47%(범위: 40~54%)이며, 여성에서는 42%(범위: 37~ 47%)이다. 성별 헤마토크릿의 차이는 주로 androgen(안드로겐, 남성 호르몬)이 적혈구 생성을 촉진시키는 반면, estrogen(에스트로겐, 여성 호르몬)은 그렇지 않다는 사실을 반영한다.

| 혈구성분 | |
|---|---|
| 혈소판 | < .1% |
| 백혈구 | < .1% |
| 적혈구 | 99.9% |

**2** 혈구성분은 혈장에 부유하는 혈액 세포들과 세포파편들이며, 전혈 부피의 약 45%를 차지한다.

**전혈의 특성**

- 혈액의 온도는 대략 38°C로, 정상 체온보다 약간 높다.
- 혈액의 점성은 물보다 5배 강하다. 즉, 5배 짙다. 높은 혈액의 점성도는 혈장에 녹아 있는 단백질, 혈구성분 및 물 분자 간의 상호 작용을 유발한다.
- 혈액의 pH는 평균 7.4(범위: 7.35~7.45)로 약알칼리성이다.

## Plasma protein(혈장 단백질)

Loose connective tissue(성긴결합조직) 또는 cartilage(연골)와 같은 다른 결합조직에서 단백질들이 불용성 섬유질을 형성하는데 반해, 혈장 단백질은 용해된 상태로 존재한다. 평균적으로 100 mL의 혈장에는 7.6 g의 단백질이 포함되어 있는데, 간질액 농도의 5배이다. 대부분의 혈액 단백질은 크기가 크며, 구형의 형태를 가지고 있어 보통 혈류에서 벗어나지 못한다. 간은 모든 혈장 단백질의 90% 이상을 합성하여 방출한다.

**Albumin(알부민)**은 혈장 단백질의 약 60%를 차지한다. 가장 많은 혈장 단백질로서, 이 용질은 혈장 삼투압의 주요 발생인자로 작용한다.

**Globulin(글로불린)**은 혈장 단백질의 약 35%를 차지한다. 주요 혈장 글로불린에는 항체와 운반글로불린이 포함된다. Antibody(항체)는 **immunoglobulin(면역글로불린)**으로 불리기도 하며 외래 단백질과 병원체를 공격한다. **Transport globulin(운반글로불린)**은 작은 이온, 호르몬, 지질 및 기타 화합물에 결합한다.

**Fibrinogen(피브리노겐**; 섬유소원)은 혈액응고의 기능을 수행하며, 보통 혈장 단백질의 약 4%를 차지한다. 특정 조건에서, 피브리노겐 분자들은 **fibrin(피브린**; 섬유소)이라는 큰 불용성 섬유가닥을 만들기 위해 상호작용한다. 피브린은 피떡을 위한 기본적인 골격을 형성한다.

혈장에는 농도가 계속 변하는 활성 및 불활성 효소들과 호르몬들이 포함되어 있다.

## 기타 용질

일반적으로 기타 다른 용질들의 농도는 혈장과 간질액에서 유사하다. 그러나 영양분과 노폐물의 농도 차이가 동맥혈과 정맥혈 사이에 있을 수 있다.

**Electrolyte(전해질):** 정상적인 세포외액의 이온조성은 세포의 생명 활동에 필수적이다. 주요 혈장 전해질은 $Na^+$, $K^+$ $Ca^{2+}$, $Mg^{2+}$, $Cl^-$, $HCO_3^-$, $HPO_4^-$ 및 $SO_4^{2-}$이다.

**Organic nutrient(유기 영양분):** 유기 영양분은 ATP 생성, 성장 및 세포 부양을 위해 사용된다. 유기 영양분에는 지질(지방산, 콜레스테롤 및 글리세리드), 탄수화물(주로 포도당) 및 아미노산이 포함된다.

**Organic waste(유기 노폐물):** 노폐물은 분해 또는 배설 장소로 운반된다. 노폐물의 예로는 urea(요소), uric acid(요산), creatinine(크레아티닌), bilirubin(빌리루빈) 및 암모니아 이온 등이 있다.

## 혈소판

**Platelet(혈소판)**은 막으로 이루어진 작은 cell fragment(세포파편)로서 혈액응고 과정에 중요한 효소들과 기타 물질들을 가지고 있다.

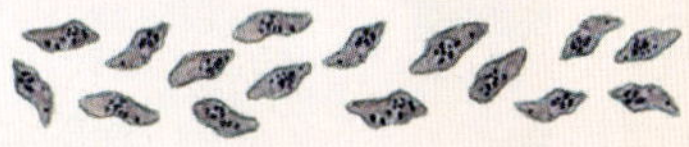

## 백혈구

**White blood cell(WBC 또는 leukocyte, 백혈구**; *leukos*, white + *-cyte*)은 신체방어 기전에 참여한다. 약간씩 다른 기능을 수행하는 5 종류의 백혈구가 존재하는데, 이 장의 뒤에서 알아볼 것이다.

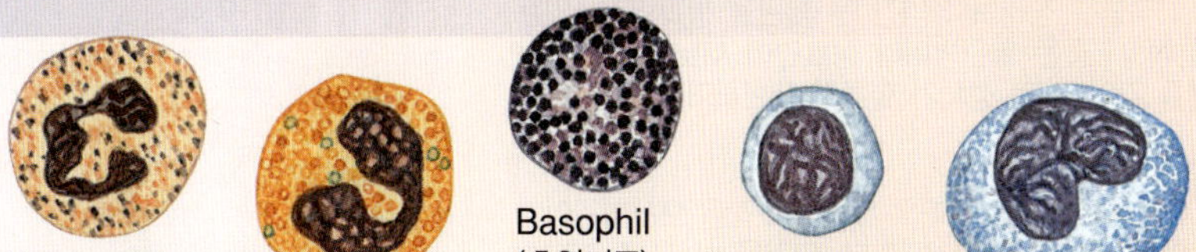


## 적혈구

**Red blood cell(RBC 또는 erythrocyte, 적혈구**; *erythros*, red + *-cyte*)은 가장 많은 혈액세포이다. 이 분화된 세포들은 혈액에서 산소운반에 필수적이다.

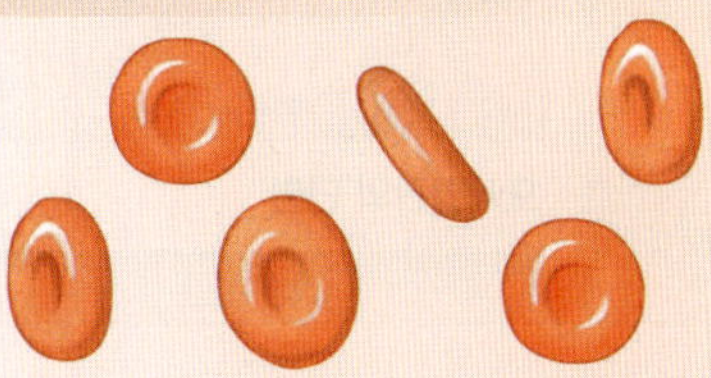

### 모듈 9.1 복습

a. 헤마토크릿을 정의하시오.

b. 전혈을 구성하는 2가지 성분을 확인하고, 각각의 조성을 열거하시오.

c. 감염이 일어나는 동안 혈액의 어떤 성분이 증가할 것인가?

# 가장 흔한 혈구성분인 적혈구에는 헤모글로빈이 포함되어 있다

**1** 인체는 막대한 수의 적혈구를 포함한다. 표준혈액검사, 즉 **red blood cell count(적혈구 수 계산)**는 전혈 1 mL당 적혈구 수를 나타낸다. 성인 남성의 전혈 1 μL 또는 1 $mm^3$에는 450만~630만 개의 적혈구가 들어 있으며, 여성의 경우 1 μL의 혈액에 420만~550만 개가 포함되어 있다. 전혈 한 방울에는 약 2억 6,000만 개의 적혈구가 들어 있으며, 성인의 전체 혈액에는 25조 개의 적혈구가 포함되어 있다. 따라서 적혈구는 모든 인체 세포들의 2/3를 차지한다.

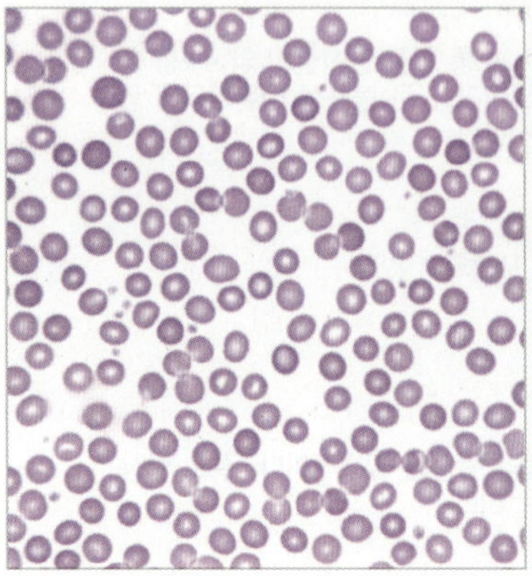

염색된 혈액 도말 표본 LM × 450

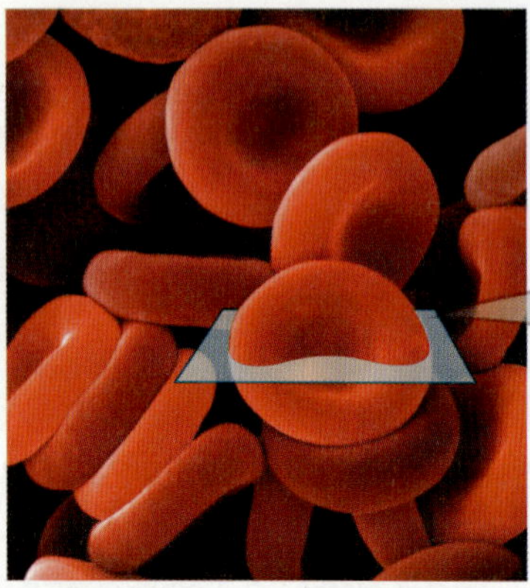

적혈구 채색된 SEM × 2100

**2** 적혈구는 중앙은 얇고 밖은 두터운 양면이 오목한 원반 모양이다.

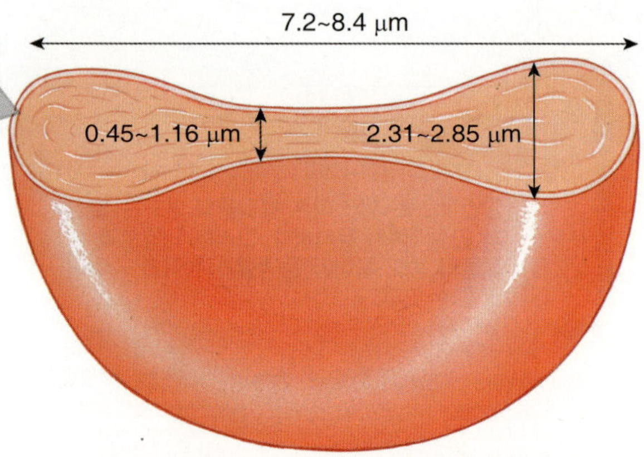


**3** 적혈구의 특이한 모양은 상세히 설명된 아래 표의 3가지 이유 때문에 중요하다.

## 적혈구의 기능적 측면

- **부피에 대한 넓은 표면적 비율.** 적혈구는 헤모글로빈이라는 세포 내 단백질에 결합된 산소를 운반하는데, 그 산소는 적혈구가 모세혈관을 지날 때 신속히 흡수되거나 방출되어야 한다. 단위 부피당 표면적이 클수록, 적혈구 내부와 주위 혈장 사이에서 일어나는 산소 교환이 더 빨라진다.
- **적혈구는 쌓일 수 있다.** 큰 접시들처럼, 적혈구들은 쌓일 수 있는데, 이로 인해 좁은 혈관을 통한 흐름이 용이하게 된다. 쌓인 적혈구들은 하나의 적혈구 직경보다 약간 큰 혈관을 통과할 수 있는 반면, 개개의 적혈구들은 혈관벽이나 상호간에 부딪치고 충돌하여 정체를 만들 것이다. 이 정체가 혈류를 제한하거나 차단할 수 있다.
- **Flexibility(유연성).** 적혈구는 매우 유연하여 작은 모세혈관이나 그 분지로 들어갈 때, 구부러질 수 있다. 모양을 변화시킴으로써, 개개의 적혈구들은 4 μm 직경의 좁은 모세혈관을 헤집고 나갈 수 있다.

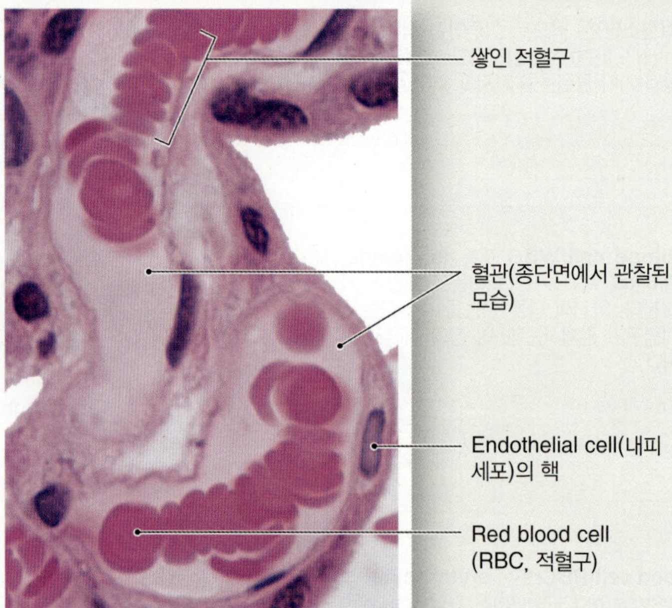


**모세혈관의 단면** LM × 1430

**4** 적혈구는 우리가 3장에서 논의한 “전형적인 세포”와는 매우 다르다. 적혈구가 발생할 때, 핵을 포함한 대부분의 cell organelle(세포소기관)은 잃고, 오직 cytoskeleton(세포골격)만 보유하게 된다. 성숙한 적혈구에는 핵과 ribosome(리보소체)이 존재하지 않기 때문에, 적혈구는 세포분열을 할 수 없으며, 구조단백질이나 효소들도 합성할 수 없다. 그 결과, 적혈구는 상해로부터 스스로 회복될 수 없으며, 그 수명은 보통 120일 이하이다. 요컨대, 발생 중인 적혈구는 호흡기체 수송과 직접 관련되지 않은 세포소기관은 모두 잃는다. 호흡기체 수송기능은 **hemoglobin(Hb, 헤모글로빈)** 분자들에 의해 수행되는데, 이 헤모글로빈은 적혈구 내 단백질의 95% 이상을 차지한다. 전혈의 헤모글로빈 함유량은 전혈 100 mL(dL)당 Hb의 그램 수(g/dL)로 표시된다. 정상범위는 남성의 경우 14~18 g/dL이며, 여성은 12~16 g/dL이다.

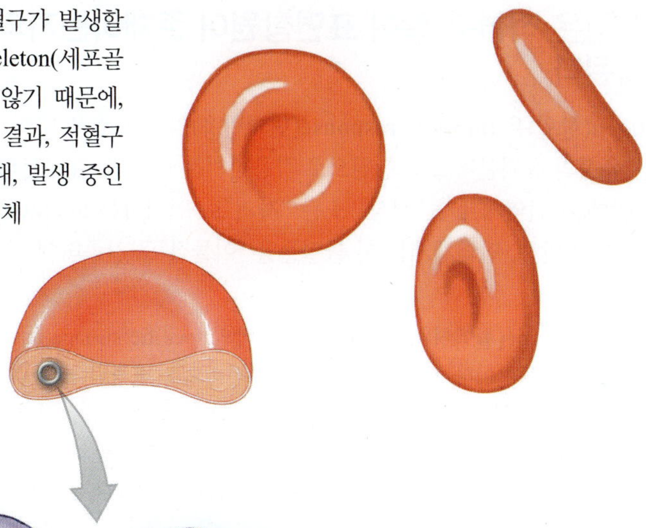

**5** 헤모글로빈은 4개의 globin subunit(글로빈 소단위)들로 구성된 복잡한 구조를 가지고 있다. 각 소단위들은 비단백질성 색소 복합체인 **heme(헴)** 분자를 하나씩 포함하고 있다.

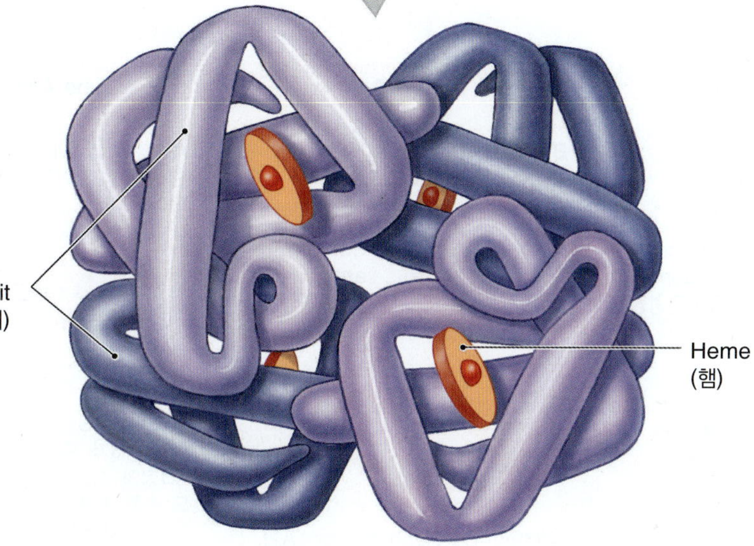


**6** 각 헴 단위는 철이온 하나씩을 보유하고 있는데, 철은 하나의 산소분자와 반응하여 **oxyhemoglobin($HbO_2$, 산소헤모글로빈)**을 형성할 수 있다. 산소헤모글로빈으로 채워진 적혈구를 포함하는 혈액은 선홍색을 띤다. 산소와 결합되지 않은 철을 포함한 헤모글로빈 분자를 **deoxyhemoglobin(탈산소헤모글로빈)**이라고 한다. 탈산소헤모글로빈으로 채워진 적혈구를 포함하는 혈액은 거의 포도주 같은 암적색을 띤다. 혈액으로 운반되는 산소의 약 98.5%가 적혈구 내부의 Hb 분자에 결합된 형태로 혈류를 통해 이동하며, 나머지 산소는 혈장에 녹아 있다.

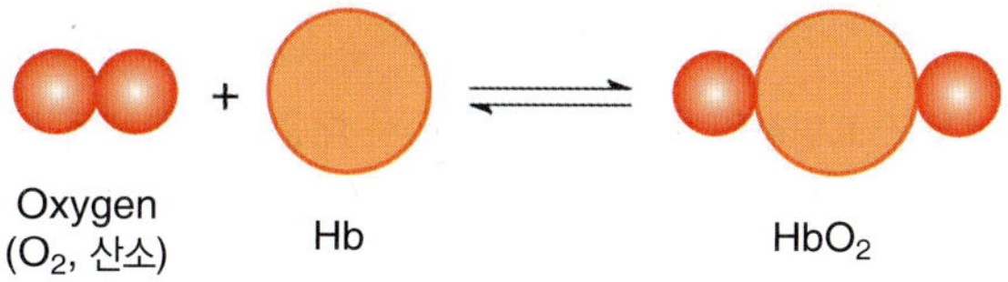


적혈구는 끊임없이 생성되며 재활용된다. 순환하는 적혈구의 약 1%가 매일 대체되는데, 그 과정에서 대략 300만 개의 새로운 적혈구가 매초마다 혈류에 입장한다. 전형적인 적혈구의 수명이 상대적으로 짧기 때문에 이런 빠른 대체 속도가 필요하다. 120일 동안 약 1,120 km를 순환한 후, 적혈구는 원형질막이 터지거나 간, 비장 또는 red bone marrow(적색골수)에서 대식세포에 의해 포획되어 그 수명을 다한다. 제거되는 속도와 비슷한 속도로 새로운 적혈구들이 혈류에 들어오는 한, 적혈구의 끊임없는 제거는 별로 눈에 띄지 않는다.

### 모듈 9.2 복습

a. 적혈구가 부피에 대한 넓은 표면적 비율을 갖는 것이 왜 중요한가?

b. 헤모글로빈에 대하여 설명하시오.

c. 산소헤모글로빈과 탈산소헤모글로빈을 비교하시오.

## 9.3

# 혈액형은 적혈구 특이 표면항원이 존재하는지의 여부에 의해 결정된다

**Antigen(항원)**은 **immune response(면역반응)**라는 보호용 방어기전을 촉발하는 물질이다. 일부 다른 유형의 유기분자들도 항원으로 작용하기는 하지만, 대부분의 항원은 단백질이다. 세포의 원형질막에는 면역체계가 "정상" 또는 "자기"로 인식하는 **surface antigen(표면항원)**이 포함되어 있다. 다시 말해, 면역체계는 이 물질들을 "이물질"로 간주하여 공격하기보다는 무시한다.

**1** **blood type(혈액형)**은 적혈구 원형질막의 specific surface antigen(특이 표면항원)에 의해 결정된 유형이다. 이 표면항원들은 유전적으로 결정된다. 우리의 면역체계는 고유의 적혈구에 있는 표면항원들은 무시한다. 그러나 혈장에는 이질적인 적혈구의 항원을 공격할 **antibody(항체)**들이 포함되어 있을 수 있다. 적어도 50여 종의 표면항원들이 적혈구에 발현되지만, A, B 및 Rh(또는 D)의 3가지 표면항원들이 특히 중요하다. A 및 B 표면항원의 존재 여부에 따라 4가지 혈액형이 존재한다.

| Type A(A형) | Type B(B형) | Type AB(AB형) | Type O(O형) |
|---|---|---|---|
| **A형**의 혈액에는 A 표면항원만 발현하는 적혈구가 포함되어 있다. 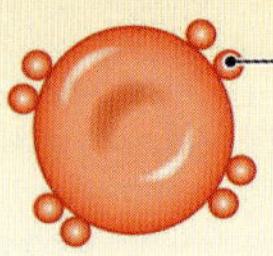 Surface antigen A (A 표면항원) | **B형**의 혈액에는 B 표면항원만 발현하는 적혈구가 포함되어 있다. 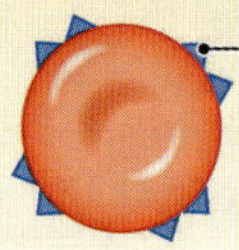 Surface antigen B (B 표면항원) | **AB형**의 혈액에는 A 및 B 표면항원 모두를 발현하는 적혈구가 포함되어 있다. 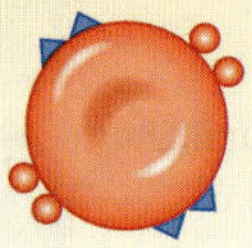 | **O형**의 혈액에는 A 및 B 표면항원이 모두 없는 적혈구가 포함되어 있다. 응급상황 시, 소량의 O형 혈액은 cross reaction(교차반응)의 우려 없이 거의 수혈이 가능하다. O형의 사람들은 보통 **universal donor(만능 공혈자)**로 불린다. 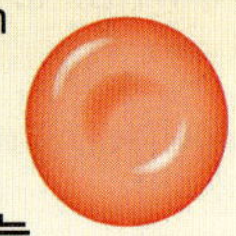 |
| 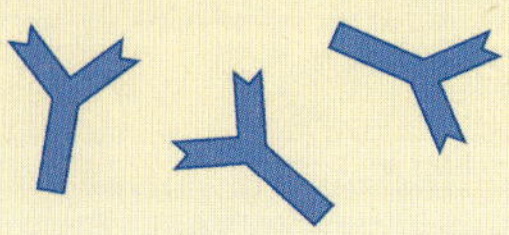 혈액형이 A형이라면, 혈장에는 B형 표면항원을 공격하는 anti-B antibody(항B 항체)가 들어 있다. | 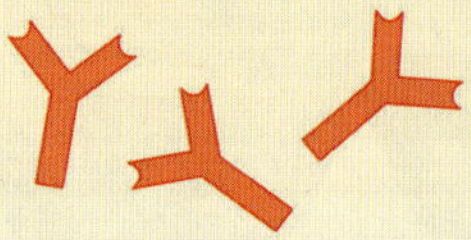 혈액형이 B형이라면, 혈장에는 A형 표면항원을 공격하는 anti-A antibody(항A 항체)가 들어 있다. | 혈액형이 AB형이라면, 혈장에는 항A와 항B가 모두 들어 있지 않다. AB형의 사람은 어떤 유형의 혈액도 수혈 받을 수 있다. 이런 사람들을 대개 **universal recipient(만능 수혈자)**라고 한다. | 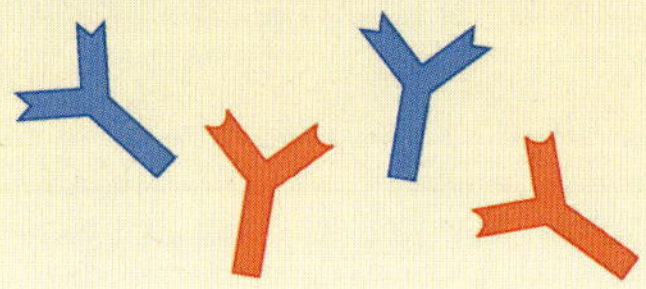 혈액형이 O형이라면, 혈장에는 항A와 항B가 모두 들어 있다. |

**2** 한 혈액형의 적혈구 표면항원이 다른 혈액형에서 대응하는 항체에 노출되면, 적혈구는 **agglutinate(응집하다)** 또는 서로 엉켜 붙을 것이다. 이 과정을 **agglutination(응집)**이라고 한다. 적혈구에서는 막이 터지는 **hemolysis(용혈)**가 일어날 수 있다. 이런 **cross-reaction(교차반응)**은 매우 위험한데, 적혈구의 덩어리나 파편이 신장, 허파, 심장 또는 뇌의 작은 혈관을 틀어 막아서 영향을 받은 조직이 손상되거나 또는 파괴될 수 있기 때문이다. 심각한 출혈 때문에 치료를 받는 사람이 부적합한 혈액형의 혈액을 우연히 수혈 받으면 뜻밖의 교차반응이 발생할 수 있다.

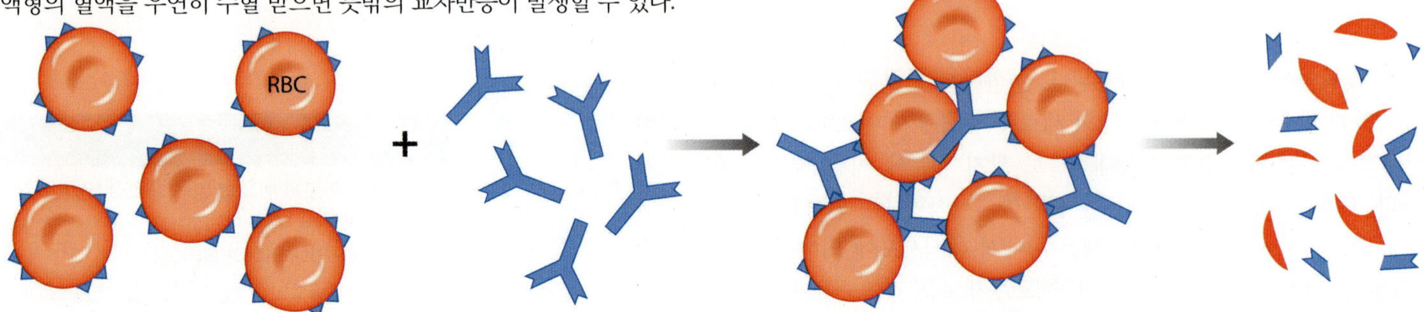

**3** 이 표가 나타내듯이, 다양한 혈액형이 인구에 고르게 분포하는 것은 아니다. **Rh positive(Rh⁺, Rh 양성)**이라는 용어는 Rh surface antigen(Rh 표면항원)의 존재를 나타낸다. 이 항원의 부재는 **Rh negative(Rh⁻, Rh 음성)**로 표시된다. 완전한 혈액형이 기록될 때, "Rh"는 보통 생략되며 혈액형은 O negative($O^-$, O 음성), A positive($A^+$, A 양성) 등으로 기록된다.

**혈액형 분포의 차이**

| 인구 | 각 혈액형의 비율 (%) | | | | |
|---|---|---|---|---|---|
| | O | A | B | AB | $Rh^+$ |
| **미국(평균)** | 46 | 40 | 10 | 4 | 85 |
| 아프리카계 미국인 | 49 | 27 | 20 | 4 | 95 |
| 백인 | 45 | 40 | 11 | 4 | 85 |
| 중국계 미국인 | 42 | 27 | 25 | 6 | 100 |
| 필리핀계 미국인 | 44 | 22 | 29 | 6 | 100 |
| 하와이 원주민 | 46 | 46 | 5 | 3 | 100 |
| 일본계 미국인 | 31 | 39 | 21 | 10 | 100 |
| 한국계 미국인 | 32 | 28 | 30 | 10 | 100 |
| **북아메리카 원주민** | 79 | 16 | 4 | <1 | 100 |
| **남아메리카 원주민** | 100 | 0 | 0 | 0 | 100 |
| **오스트레일리아 원주민** | 44 | 56 | 0 | 0 | 100 |

**4** 네 명의 혈액 샘플에 대한 혈액형 검사 결과가 나타나 있다. 한 방울씩의 혈액을 표면항원 A, B 및 Rh에 대한 항체가 들어 있는 용액들과 섞는다. 샘플이 상응하는 표면항원 또는 항원을 가지고 있을 때, 응괴(응집)가 일어난다. 각 사람의 혈액형은 오른쪽에 나타나 있다. 교차반응 또는 **transfusion reaction(수혈반응)**이 매우 위험하기 때문에, 공혈자와 수혈자의 혈액형이 **적합(compatible)**한가에 대한 주의가 반드시 요구된다. 즉, 공혈자의 혈액 세포와 수혈자의 혈장이 교차반응을 일으키지 않아야 한다.

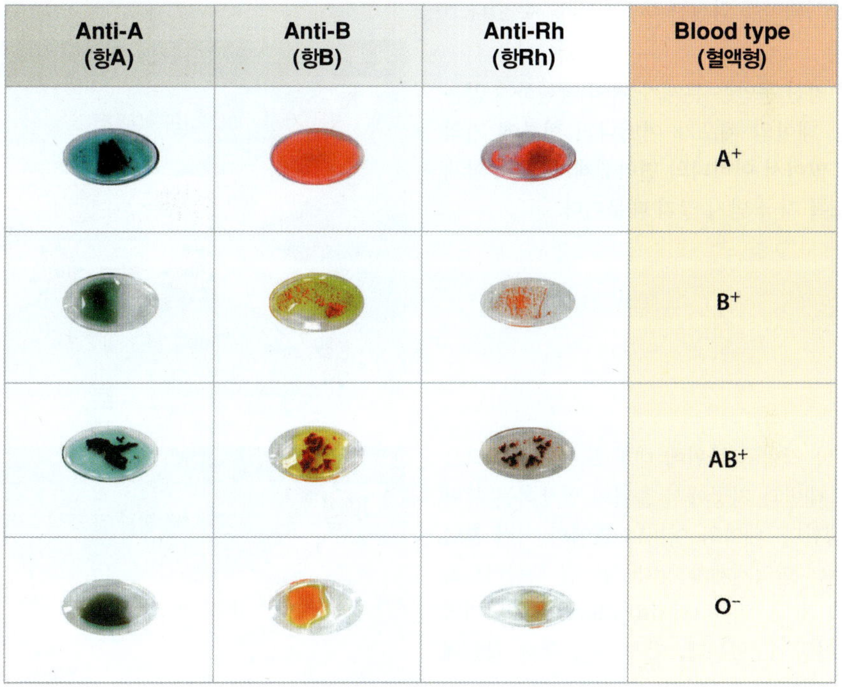


항A 및/또는 항B 항체의 존재는 유전적으로 결정되며, 이질적인 적혈구에 노출된 경험의 여부와 상관없이 일생 동안 변하지 않는다. 반면, Rh 음성인 사람의 혈장에 반드시 항Rh 항체가 있는 것은 아니다. 이 항체는 Rh 음성인 사람이 예전에 Rh 양성 적혈구에 노출되어 민감화되었을 경우에만 존재한다.

**모듈 9.3 복습**

a. 적혈구에 있는 표면항원의 기능은 무엇인가?

b. 어떤 혈액형(들)이 O형인에게 안전하게 수혈될 수 있는가?

c. A형인은 왜 B형인으로부터 안전하게 혈액을 받을 수 없는가?

# 신생아 용혈성 질환은 태아와 어머니 혈액형 사이의 교차반응으로 인한 적혈구 관련 장애질환이다

적혈구 원형질막에 표면항원의 발현을 조절하는 유전자들은 양부모로부터 제공된다. 아이는 부모와는 다른 유전자조합을 물려받을 것이며, 따라서 부모와 다른 혈액형을 가질 수 있다. 태아와 어머니의 혈관계가 밀접하게 얽혀 있는 임신기간 동안, 어머니의 항체가 태반을 건너 태아의 적혈구를 공격 또는 파괴할 수 있다. 그 결과로 나타나는 **hemolytic disease of the newborn(HDN, 신생아 용혈성 질환)**에는 여러 유형이 있는데, 일부는 확인 안 될 만큼 증상이 가볍다. Rh 표면항원과 관련된 이 질환들은 상당히 위험한데, 항A와 항B 항체와는 다르게, 항Rh 항체가 태반을 건너 태아의 혈류로 들어갈 수 있기 때문이다.

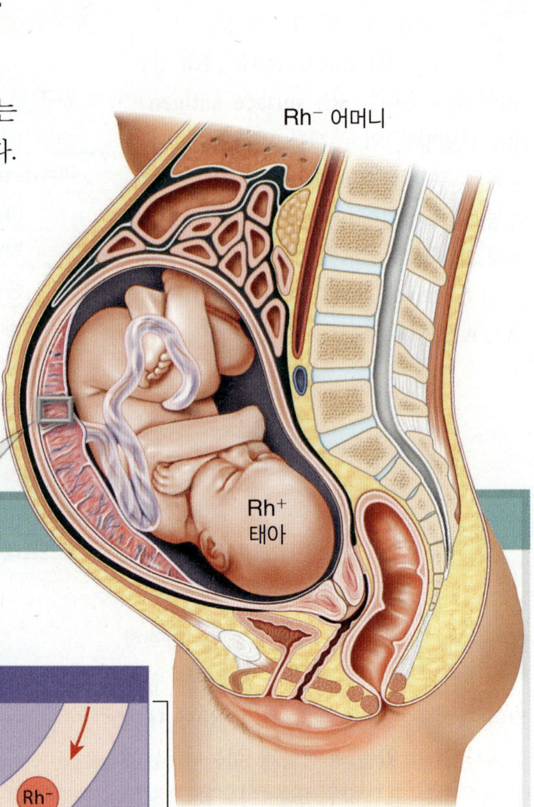


## Rh⁻ 어머니의 첫 Rh⁺ 아기 임신

신생아 용혈성 질환의 가장 일반적인 형태가 Rh⁻ 여성이 Rh⁺ 태아를 임신한 후에 발생할 수 있다.

**1** 첫 임신 동안은 문제가 거의 발생하지 않는데, 태아의 세포가 어머니의 혈류에 거의 들어가지 않아서 어머니의 면역체계가 항Rh 항체를 만들도록 자극 받지 않기 때문이다.

**2** 태아 적혈구 항원에 대한 노출은 일반적으로 태반과 자궁에서 출혈이 발생하는 분만 시에 발생한다. 태아와 어머니 혈액의 이런 혼합이 어머니의 면역체계가 항Rh 항체를 생산하도록 자극할 수 있다. 이는 **sensitization(민감화, 면역화)**로 이어질 수 있는데, 이 반응을 통해 항원에 대한 특이 항체가 발생한다.

**3** Rh⁺ 아이를 낳은 Rh⁻ 어머니들의 약 20%가 분만 후 6개월 내에 면역화된다. 분만 후까지는 항Rh 항체가 충분히 생산되지 않기 때문에, 해당 여성의 첫 아기는 영향을 받지 않는다.

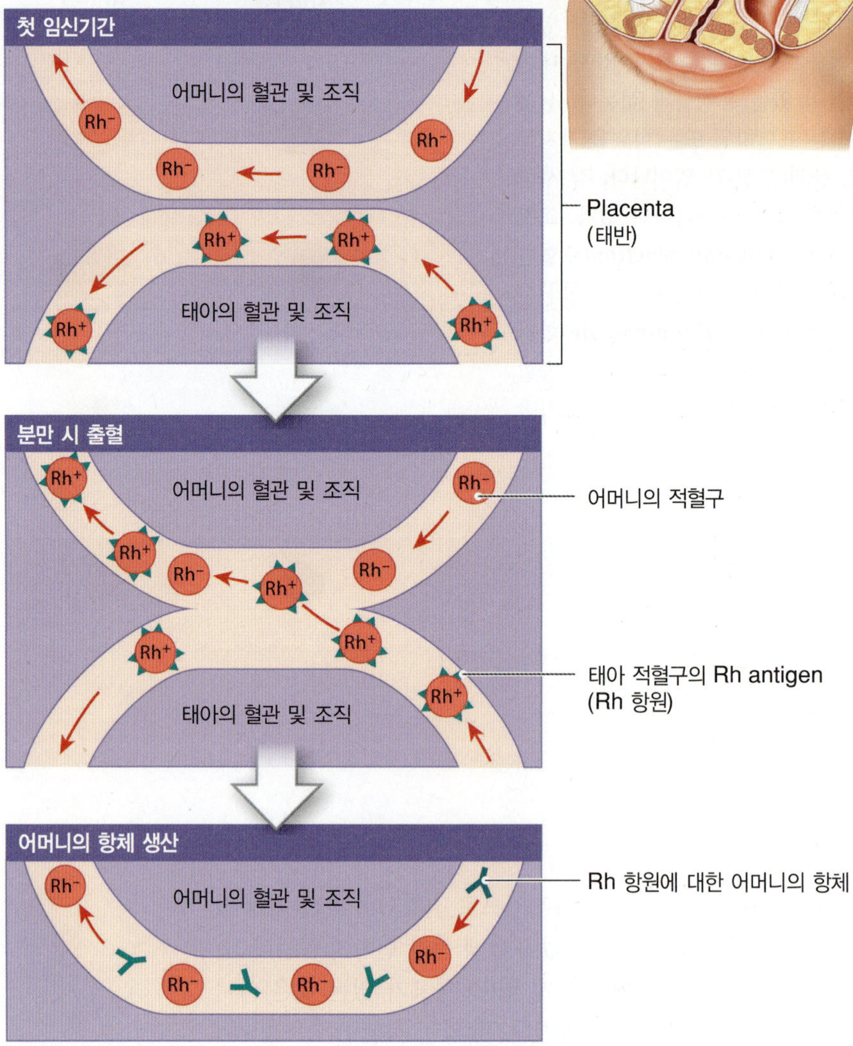

## Rh⁻ 어머니의 두 번째 Rh⁺ 아기 임신

**4** Rh⁺ 태아를 다시 임신하게 되면, 첫 분만 후 생산된 어머니의 항Rh 항체는 태반을 건너 태아의 혈류로 들어간다. 이 항체들은 태아의 적혈구를 파괴함으로써 위험한 빈혈(적혈구 부족)을 유발한다. 태아의 적혈구 요구량이 증가함에 따라, 적혈구는 발생을 마치기 전에 적색골수를 나와 혈류로 들어가기 시작한다. 이 미성숙 적혈구들이 erythroblast(적혈구모세포)이기 때문에, 신생아 용혈성 질환은 **erythroblastosis fetalis(태아적혈구모구증)**로도 알려져 있다. 치료를 안하면, 태아는 아마 분만 전 또는 출생 후 곧 사망할 것이다. 분만 후 1~2개월 동안 어머니의 항체가 신생아에서 활동적이기 때문에, 손상된 적혈구는 물론 이 항체들을 제거하기 위해 갓난 아기의 전체 혈액을 대체해야 할지도 모른다. 다행히, RhoGAM(로감)이라는 이름으로 판매되는 항Rh 항체를 임신 26~28주차, 분만 시 및 분만 후에 어머니에게 주사함으로써 어머니의 항Rh 항체 생산을 예방할 수 있다. 태아의 적혈구가 어머니의 면역반응을 자극하기 전에, 이 항체들은 태반을 넘어오는 태아의 적혈구를 파괴한다. 어머니의 면역화가 발생하지 않기 때문에 항Rh 항체는 생산되지 않는다. 상대적으로 간단한 이 시술은 Rh 부적합으로 야기되는 신생아 용혈성 질환으로 인한 사망을 미국에서 거의 없앴다.

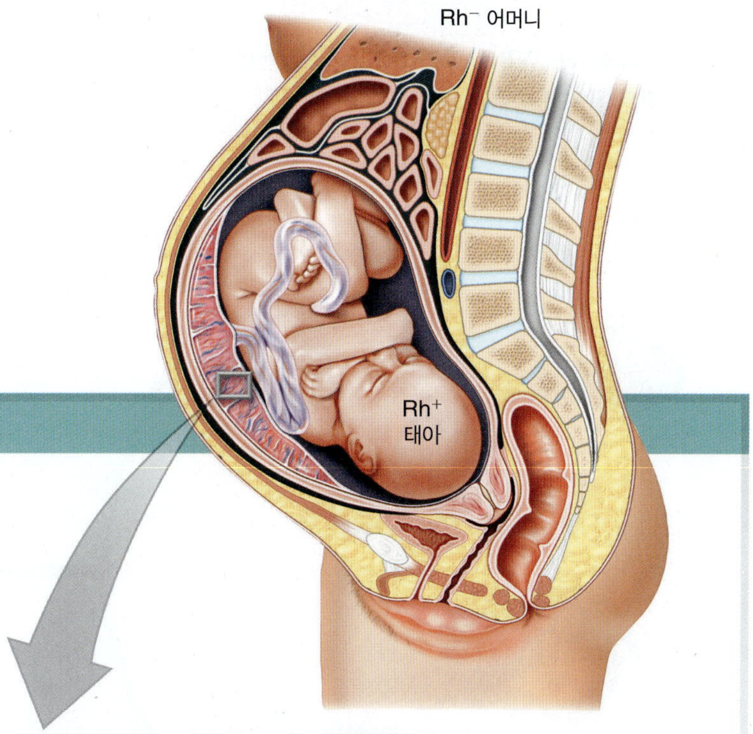


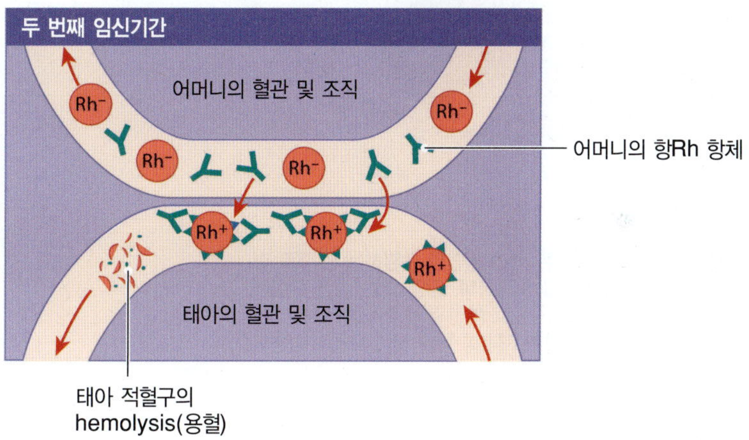


### 모듈 9.4 복습

a. 신생아 용혈성 질환을 정의하시오.

b. Rh⁻ 어머니에게 RhoGAM을 주사하는 이유는?

c. Rh⁻ 태아를 임신한 Rh⁺ 어머니에게 RhoGAM 주사가 필요한가? 당신의 대답을 설명하시오.

# 백혈구는 병원체, 독소, 세포 잔해 및 비정상적이거나 손상된 세포들로부터 신체를 방어한다

**White blood cell(WBC 또는 leukocyte, 백혈구)**은 아래 설명된 특성을 공유한다.

**1** **Granular leukocyte(과립백혈구)**는 풍부한 세포질 과립을 가지고 있는데, 이 과립들이 Wright(라이트) 또는 Giemsa(김자) 같은 조직염색약을 흡수한다.

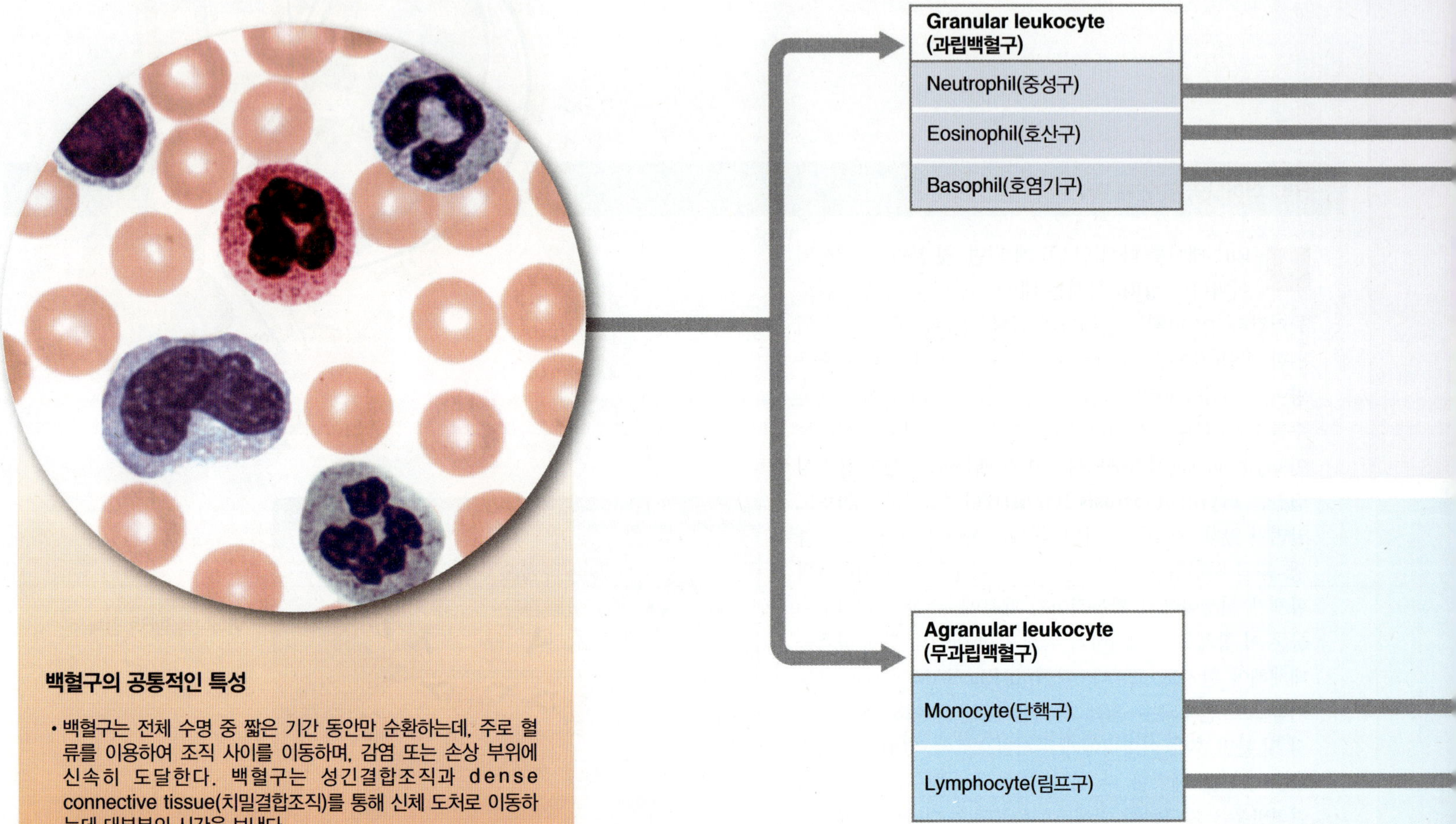


**2** **Agranular leukocyte(무과립백혈구)**에는 조직염색약을 흡수하는 세포질 과립이 거의 없다.

### 백혈구의 공통적인 특성

- 백혈구는 전체 수명 중 짧은 기간 동안만 순환하는데, 주로 혈류를 이용하여 조직 사이를 이동하며, 감염 또는 손상 부위에 신속히 도달한다. 백혈구는 성긴결합조직과 dense connective tissue(치밀결합조직)를 통해 신체 도처로 이동하는데 대부분의 시간을 보낸다.
- 모든 백혈구는 혈류 밖으로 이동할 수 있다. 혈류에서 순환하는 백혈구가 활성화될 때, 백혈구는 혈관벽에 맞닿아 부착하고, 주변 조직으로 들어가기 위해 인근의 내피세포들 사이를 비집고 나온다. 이 과정을 **diapedesis(혈구누출)**이라고 한다.
- 모든 백혈구는 특정한 화학적 자극에 끌린다. **Positive chemotaxis**(양성 화학주성)라고 하는 특성이 백혈구를 침입하는 병원체, 손상된 조직 및 다른 활성 백혈구로 안내한다.
- Neutrophil(중성구), eosinophil(호산구) 및 monocyte(단핵구)들은 phagocytosis(포식작용)를 할 수 있다. 이 phagocyte(포식세포)들이 pathogen(병원체), cell debris(세포 잔해) 또는 기타 물질들을 집어 삼킬 수 있다. Macrophage(대식세포)는 혈류에서 나와 활발한 포식성을 갖게 된 단핵구이다.

| White Blood Cell(백혈구) | | | |
|---|---|---|---|
| 세포유형 | 평균 세포 수 / μL | 염색된 혈액 도말 표본에서의 모습 | 기능 |
| **Neutrophil(중성구)** 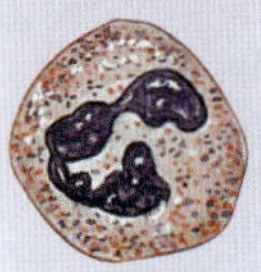 | 4150<br>(범위: 1,800~7,300)<br>감별계산: 50~70% | 구형의 세포, 갈라진 나뭇잎 모양 또는 구슬을 꿴 실 모양의 핵, 크고 희미한 과립을 포함하는 세포질 | 포식작용: 손상되거나 감염된 조직에서 병원체 또는 세포 잔해를 집어 삼킴, cytotoxic(세포독성) 효소 및 화학물질 방출 |
| **Eosinophil(호산구)** 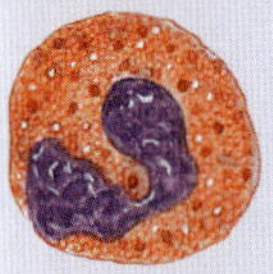 | 165(범위: 0~700)<br>감별계산: 2~4% | 구형의 세포, 보통 2개의 엽으로 구성된 핵, 일반적으로 선홍색으로 염색되는 큰 과립을 포함하는 세포질 | 포식작용: 항체로 표지된 물질을 삼킴, 세포독성 효소 방출, 염증 완화, 알레르기 반응 및 기생충 감염 시 증가 |
| **Basophil(호염기구)** 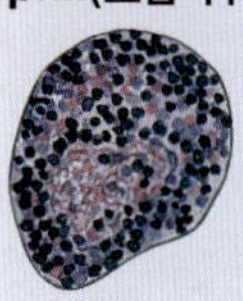 | 44(범위: 0~150)<br>감별계산: <1% | 구형의 세포, 푸르게 염색되는 세포질의 치밀한 과립들에 의해 핵은 보통 보이지 않음 | 손상된 조직으로 입장하여 히스타민 및 염증을 촉진하는 기타 화학물질을 방출 |
| **Monocyte(단핵구)** 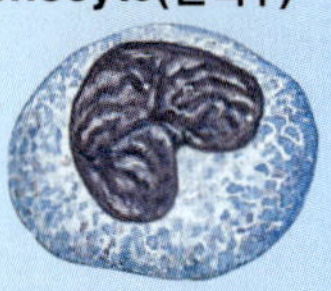 | 456(범위: 200~950)<br>감별계산: 2~8% | 매우 큰 세포, 콩팥이나 말 편자 모양의 핵, 풍부한 세포질 | 포식작용: 조직으로 들어가 대식세포가 됨, 병원체 또는 세포 잔해를 집어 삼킴 |
| **Lymphocyte(림프구)** 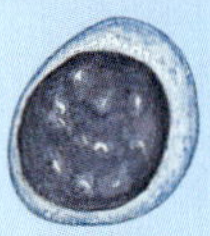 | 2185<br>(범위: 1,500~4,000)<br>감별계산: 20~40% | 보통 구형의 세포, 적혈구보다 약간 큰 크기, 둥근 핵, 매우 적은 세포질 | 림프계의 세포, 특이 병원체 또는 독소에 대한 방어 |

혈액 1 mL에는 평균 7,000개(범위: 5,000~10,000)의 백혈구가 들어 있다. 병원체 감염, 염증 및 알레르기 반응을 포함하는 다양한 상황들이 순환하는 백혈구 개체군에서 특유의 변화들을 유발한다. 염색된 혈액 도말 표본을 검사하면, 백혈구 개체군의 **different count(감별계산)**가 가능해진다. 감별계산으로 보고된 값들은 100개의 백혈구 샘플 중 각 유형의 백혈구 수를 나타낸다.

### 모듈 9.5 복습

a. 백혈구의 5가지 유형을 확인하시오.

b. 베어 감염된 상처에서 가장 많이 발견될 백혈구의 유형은 무엇인가?

c. 염증이 일어나는 동안, 호염기구는 어떻게 반응하는가?

## 9.6

# 혈구성분들은 혈구모세포로부터 유래된 줄기세포에 의해 생성된다

**1** 혈구성분의 발생은 혈관이 매우 많이 분포하는 성인의 적색골수에서 **hematopoiesis(조혈)**라는 과정을 통해 일어난다.

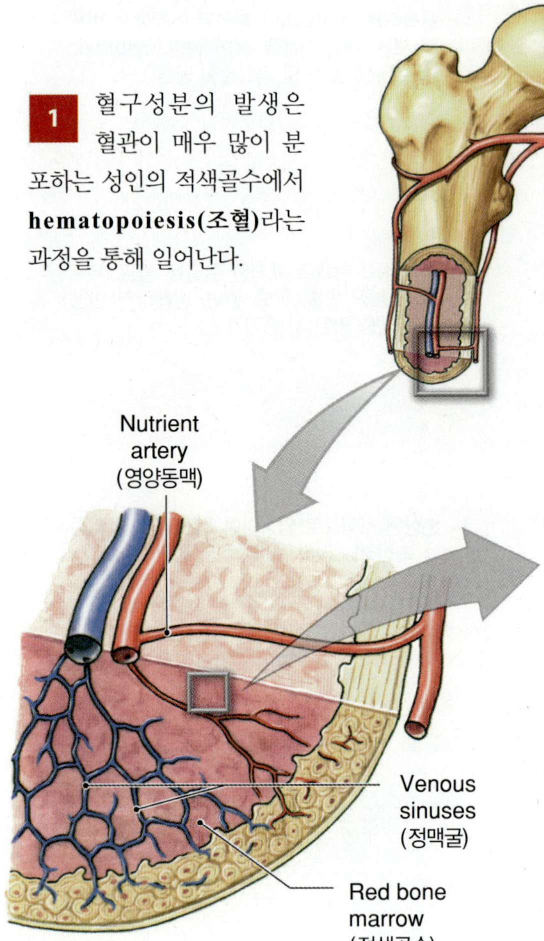


**혈구모세포**

**Hemocytoblast(혈구모세포)** 또는 multipotent stem cell(뭇분화 줄기세포)이 성인의 적색골수에서 발견된다. 이들의 분열은 모든 혈구성분을 생산하는 2가지 유형의 줄기세포를 낳는다.

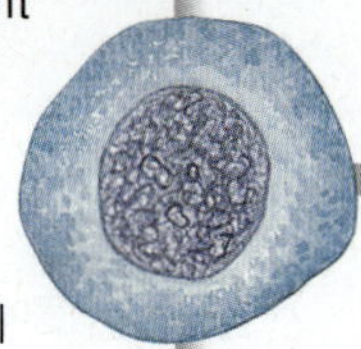

**림프줄기세포**

림프구 생성을 담당하는 **lymphoid stem cell (림프줄기세포)**은 적색골수에서 유래한다. 일부는 골수에 남지만, 다른 줄기세포들은 골수로부터 thymus(가슴샘), spleen(비장) 및 lymph node(림프절)를 포함하는 다른 **lymphoid tissue(림프조직)**로 이주한다. 그 결과, 적색골수뿐만 아니라 이 기관에서도 림프구들이 생성된다.

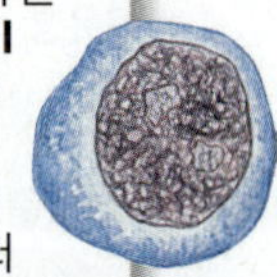

**골수줄기세포**

**Myeloid stem cell(골수줄기세포)**은 림프구 외 모든 유형의 혈구성분을 생성하기 위해 분열하는 적색골수의 줄기세포이다.

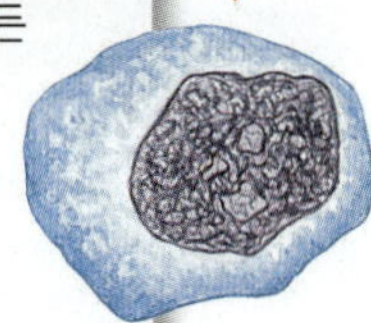

**2** 혈소판이 분화된 세포라기보다는 세포파편이기 때문에 "혈구성분"이란 용어가 적절하다. 이 표에는 혈소판에 대한 중요한 정보가 요약되어 있다.

**혈소판의 구조와 기능**

| 염색된 혈액 도말 표본에서의 모습 | 평균 개수/ μL | 기능 | 비고 |
|---|---|---|---|
| **Platelet(혈소판)**은 편평한 접시 모양으로 위에서 보면 구형으로, 단면 또는 혈액 도말 표본에서는 방추체 모양으로 나타난다. 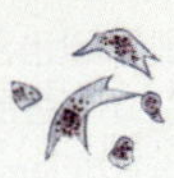 | 350,000(범위: 150,000 ~500,000) | 혈소판은 서로 엉켜 손상된 혈관벽에 달라 붙으며, 혈액응고를 자극하는 화학물질들을 방출한다. | 혈소판은 끊임없이 대체된다. 각 혈소판은 포식세포들에 의해 주로 비장에서 제거되기 전에 9~12일 동안 순환한다. |

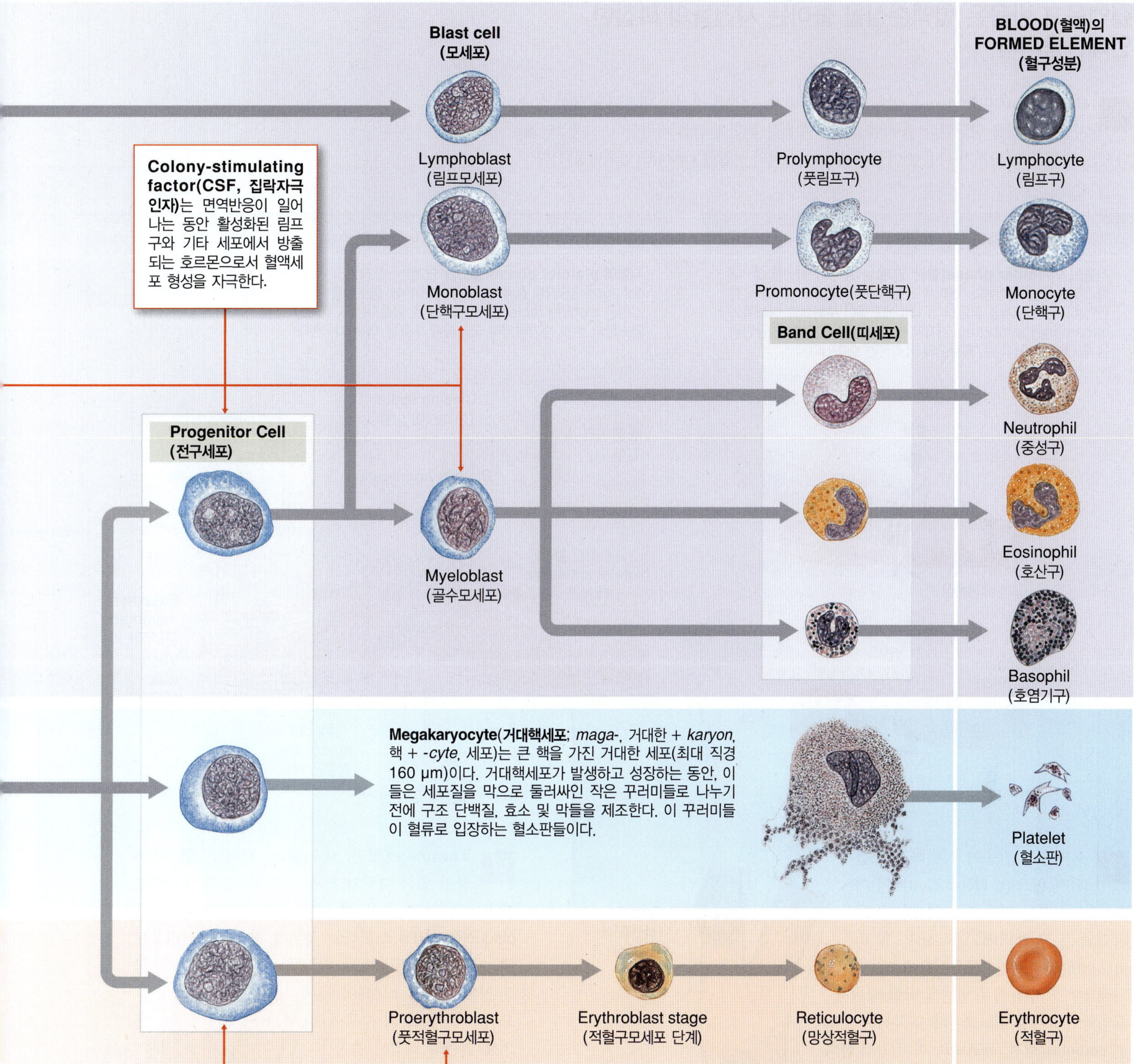


**Erythropoietin(EPO, 적혈구형성인자)**은 말초조직, 특히 신장이 낮은 산소 농도에 노출될 때 혈장에 방출된다. 조직의 산소량이 낮은 상태를 **hypoxia(저산소증**; *hypo-*, ~이하 + *oxy-*, 산소의 존재)라고 한다. 적혈구형성인자는 다음과 같은 상황에서 방출된다. (1) Anemia(빈혈), (2) 신장으로의 혈류가 감소할 때, (3) 폐질환 또는 높은 고도 때문에 허파 공기의 산소성분이 감소할 때, (4) 허파의 respiratory surface(호흡면)가 손상될 때. 일단 혈류에 방출되면, EPO는 적색골수 영역으로 운반되며, 그곳에서 적혈구를 생성하기 위해 줄기세포를 자극한다.

### 모듈 9.6 복습

a. Hemocytoblast(혈구모세포)를 정의하시오.

b. Erythropoietin(적혈구형성인자)의 역할을 설명하시오.

c. Lymphoid stem cell(림프줄기세포)과 myeloid stem cell(골수 줄기세포)이 생성하는 세포들의 유형을 비교하시오.

# 혈액응고 반응은 혈액손실을 줄이는 사건들의 복잡한 연쇄반응이다

**1** **Hemostasis(지혈**; *haima*, 혈액 + *stasis*, 중지) 과정은 손상된 혈관벽을 통한 혈액손실을 차단하는 일을 담당한다. 동시에 조직의 수리를 위한 발판을 마련한다. 보통 3단계로 구분되지만, 지혈은 한 단계가 다음 단계를 촉발하는 일련의 복잡한 **cascade(연쇄반응)**이다.

### Vascular Phase(혈관 단계)

지혈의 **vascular phase(혈관 단계)**는 손상이 발생한 후 대략 30분 동안 지속된다. 내피세포 반응과 vascular spasm(혈관연축)이 이 단계를 담당한다. 내피세포들이 수축하고 아래쪽의 basement membrane(기저막)이 혈류에 노출된다. 혈관연축은 혈관벽을 구성하는 평활근의 국소적인 수축이다.

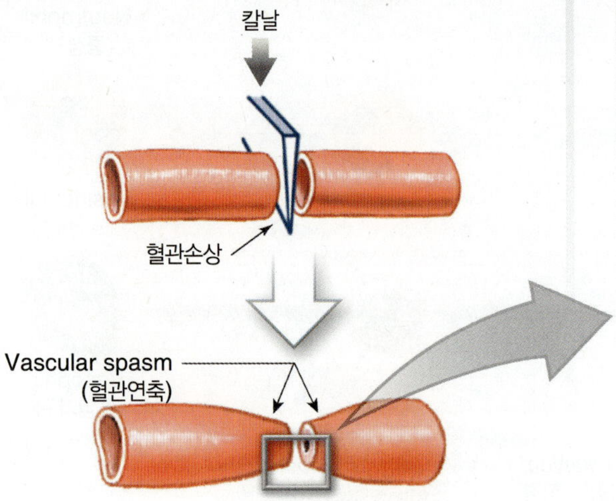


### Platelet Phase(혈소판 단계)

지혈의 **platelet phase(혈소판 단계)**는 끈적거리는 내피세포 표면, 기저막, 노출된 collagen(콜라겐) 섬유 및 다른 혈소판에 혈소판들이 서로 부착하면서 시작된다. 혈소판은 clotting factor(응고인자)들을 방출하는데, 이 인자들은 상처부위에 응집하는 혈소판의 수를 증가시키며 국소혈관 수축을 더욱 자극한다.

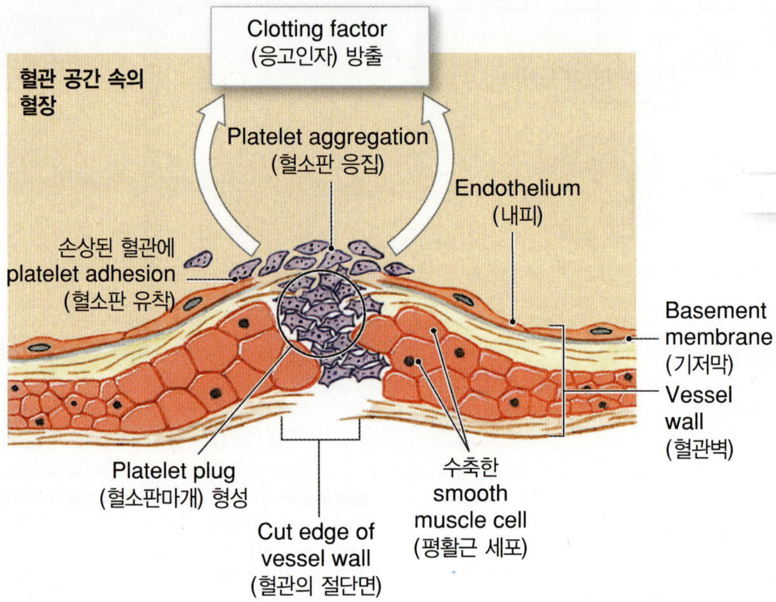


**2** 혈액응고 반응이 적절하게 조절되지 않으면, blood clot(피떡)이 손상부위보다는 혈류 중에 생성된다. 이 피떡들은 혈관벽에 달라붙지 않고, plasmin(플라스민, 섬유소용해효소)에 의해 분해되거나 작은 혈관에 박힐 때까지 끊임없이 표류할지도 모른다. 표류하는 피떡을 **embolus(색전**; *embolos*, 마개)라고 한다. 색전에 의해 혈관이 막히면, 그 아래 영역으로의 혈액순환이 차단됨으로써 해당 조직은 사멸한다. 색전에 의한 갑작스런 혈관의 봉쇄를 **embolism(색전증)**이라고 하며, 혈액순환 차단에 의해 손상된 조직부위를 **infarction(경색)**이라 부르는데, 대개 줄여서 infarct라 한다. 뇌에서의 경색은 stroke(뇌졸중)으로 알려져 있으며, 심장에서의 경색은 myocardial infarction(심근경색) 또는 heart attack이라고 불린다.

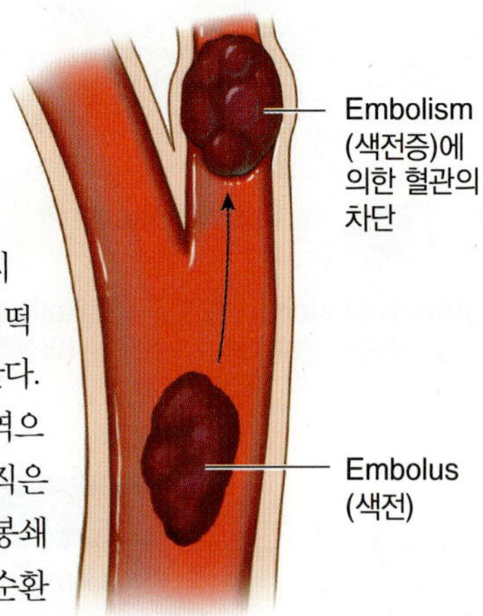


**3** **Thrombus(혈전**; *thrombos*, 피떡)은 혈관벽에 붙어 있는 피떡이다. 혈전은 혈소판이 정상적인 혈관벽에 달라 붙을 때 형성되기 시작한다. 대개, plaque(플라크)라고 불리는 부위에 혈소판이 달라붙는데, 이 부위 혈관벽의 내피세포와 평활근 세포에는 많은 양의 지질이 포함되어 있으며, 이 세포들의 수축에 의해 혈관의 직경이 좁아져 있다.

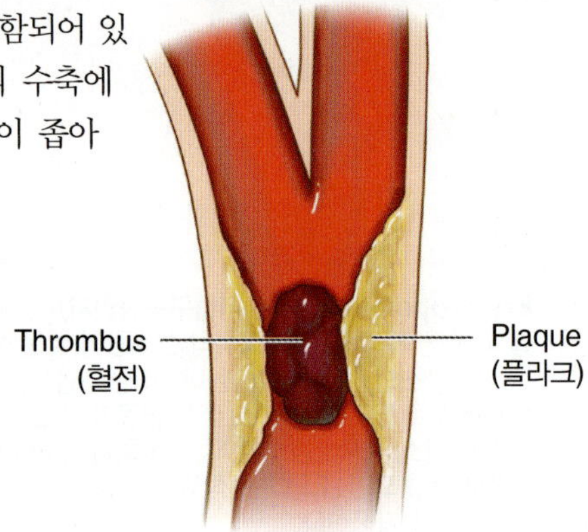

## Coagulation Phase(응고 단계)

지혈의 **coagulation phase(응고 단계)**는 혈관이 손상된 후 30초 이상이 경과하지 않으면 시작되지 않는다. Coagulation(응고) 또는 blood clotting(혈액응고)는 순환하는 fibrinogen(섬유소원)을 불용성 단백질인 **fibrin(섬유소)**으로 전환시키는 연속적인 복잡한 단계에 관련된다. 섬유소의 망상구조가 커지면서, 얽힌 섬유소 안에 혈액 세포들과 추가적인 혈소판들이 갇히게 됨으로써 피떡이 형성된다. 이 피떡이 혈관의 손상된 부분을 봉쇄한다. 혈장의 **procoagulant**(clotting factor, **응고인자**)들이 이 단계에서 핵심적인 역할을 수행한다. 중요한 응고인자에는 $Ca^{2+}$과 로마 숫자로 표시되는 11가지의 단백질들이 포함된다. 많은 응고인자들이 proenzyme(효소전구체)인데, active enzyme(활성 효소)으로 전환될 때 혈액응고 과정에서 필수적 반응들을 유도한다. 하나의 효소전구체가 활성화되면 연쇄반응이 일어난다.

### Common Pathway(공통경로)

**Common pathway(공통경로)**는 외인성 경로 또는 내인성 경로의 효소들이 X인자를 활성화시킬 때 시작되는데, 그로 인해 **prothrombinase(프로트롬빈분해효소)**가 형성된다. 프로트롬빈분해효소는 효소전구체인 **prothrombin(프로트롬빈)**을 **thrombin(트롬빈)** 효소로 전환시킨다. 트로빈에 의해 수용성 혈장단백질인 섬유소원이 불용성의 섬유소 가닥으로 전환됨으로써 혈액응고 과정이 완성된다.

### Extrinsic Pathway(외인성 경로)

**Extrinsic pathway(외인성 경로)**는 손상된 내피세포 또는 말초조직에 의한 **tissue factor(조직인자)**의 방출과 함께 시작된다. 손상부위가 클수록, 더 많은 조직인자들이 방출되며 더 빠른 혈액응고가 일어난다. 방출된 조직인자는 X인자를 활성화시킬 수 있는 효소복합체를 형성하기 위해 다른 응고인자와 결합하는데, X인자의 활성화가 common pathway(공통경로)의 첫 단계이다.

### Intrinsic Pathway(내인성 경로)

**Intrinsic pathway(내인성 경로)**는 손상부위에서 콜라겐 섬유에 노출된 효소전구체들이 활성화되면서 시작된다. 응집하는 혈소판들에서 방출되는 platelet factor(혈소판인자)의 도움으로 이 경로가 진행된다. 일련의 연쇄반응 후, 활성화된 응고인자들은 X인자를 활성화시킬 수 있는 효소복합체를 형성하기 위해 결합한다.

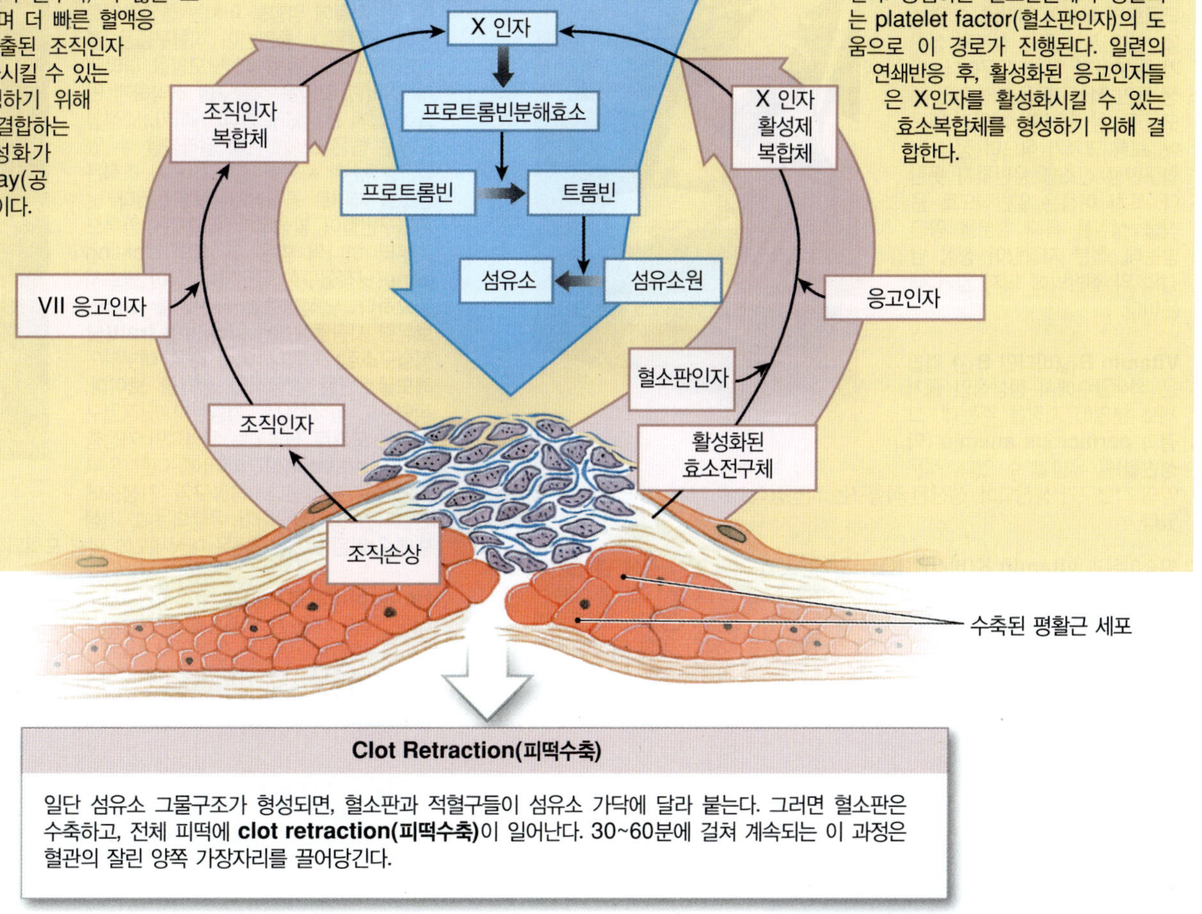


### Clot Retraction(피떡수축)

일단 섬유소 그물구조가 형성되면, 혈소판과 적혈구들이 섬유소 가닥에 달라 붙는다. 그러면 혈소판은 수축하고, 전체 피떡에 **clot retraction(피떡수축)**이 일어난다. 30~60분에 걸쳐 계속되는 이 과정은 혈관의 잘린 양쪽 가장자리를 끌어당긴다.

손상된 혈관의 수리가 진행되면서, 피떡은 점차 용해된다. **Fibrinolysis(섬유소용해)**라는 이 과정은 효소전구체인 **plasminogen(플라스미노겐)**의 활성화와 함께 시작되는데, 플라스미노겐은 공통경로에 의해 생성되는 트롬빈과 손상된 조직에서 방출되는 **tissue plasminogen activator(t-PA, 조직플라스미노겐 활성제)**에 의해 활성화된다. 플라스미노겐의 활성화는 **plasmin(플라스민)** 효소를 생성하며, 이 플라스민이 피떡의 기초를 서서히 파괴한다.

### 모듈 9.7 복습

a. 지혈과 그 3단계의 명칭을 정의하시오.
b. 지혈의 혈관 단계, 혈소판 단계 및 응고 단계를 간략히 설명하시오.
c. Embolus(색전)와 thrombus(혈전)를 비교하시오.

# 혈액장애는 그 기원과 혈액특성의 변화에 의해 분류될 수 있다

**1** **Venipuncture(정맥천자**; *vena*, 정맥 + *punctura*, 구멍) 과정은 혈액장애를 진단하는데 매우 중요하다. 신선한 전혈은 보통 팔꿈치 앞쪽 표면의 median cubital vein(팔오금중간정맥)과 같은 얕은정맥에서 채혈된다. 다음과 같은 이유로 정맥천자가 일반적으로 사용된다. (1) 얕은 정맥은 찾기가 쉽다. (2) 같은 크기의 동맥에 비해 혈관벽이 얇다. (3) 정맥계의 혈압이 상대적으로 낮아서 천자부위의 상처가 신속히 봉쇄된다. 대부분의 일반적인 임상과정에서는 정맥혈액을 검사한다.

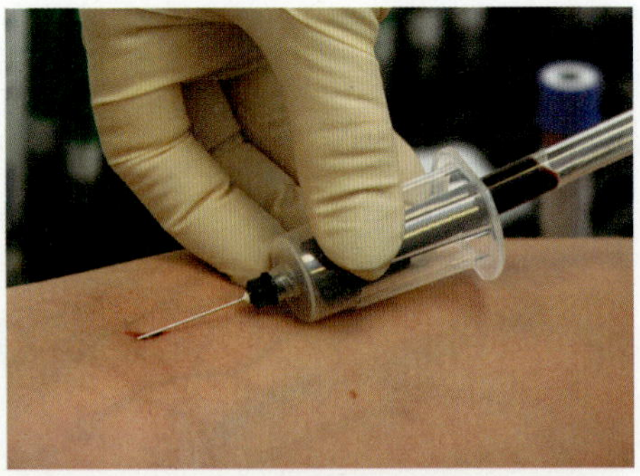

**2** 혈액장애의 원인은 다양할 수 있다. 혈액장애의 주요 유형은 다음과 같다.

## Nutritional Blood Disorder(영양상의 혈액장애)

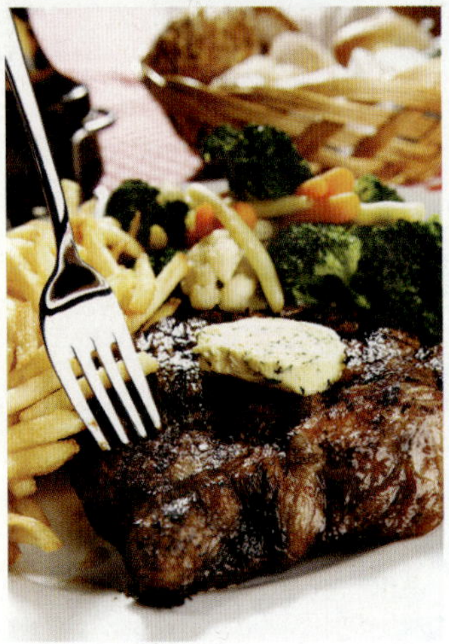

**Iron deficiency anemia (철결핍빈혈)**에서, 정상적인 헤모글로빈 합성이 일어날 수 없는데, 철분 저장 또는 철분의 섭취가 충분하지 않기 때문이다. 발생 중인 적혈구들은 기능적인 헤모글로빈을 합성할 수 없기 때문에, 보통 크기가 작으며 정상 적혈구만큼 산소를 운반하지 못한다. 특히 여성은 일반적으로 음식물 섭취를 통해 철분을 공급받는데, 철분 저장량이 정상 남성의 약 절반밖에 되지 않기 때문이다.

**Vitamin $B_{12}$(비타민 $B_{12}$)** 결핍은 적색골수에서 정상적인 줄기세포 분열에 지장을 주는데, 그 결과 **pernicious anemia (악성빈혈)**을 유발할 수 있다. 적은 양의 적혈구가 생산되며, 생산된 적혈구는 비정상적으로 크고, 기형이 생길 수 있다.

칼슘이온과 **vitamin K(비타민 K)**는 혈액응고의 거의 전 과정에 영향을 미친다. 혈액응고 경로에 $Ca^{2+}$가 필요하기 때문에, 혈장의 $Ca^{2+}$ 농도를 낮추는 어떤 장애라도 혈액응고의 문제를 유발할 수 있다. 게다가, 간에서 프로트롬빈을 포함하여 4가지 응고인자를 합성하기 위해서는 적당한 양의 비타민 K가 필요하다.

## Congenital Blood Disorder(선천성 혈액장애)

**Sickle cell anemia(낫적혈구빈혈)**는 헤모글로빈 분자에서 글로빈 소단위의 아미노산 서열에 영향을 미치는 돌연변이로 인해 유발된다. 돌연변이 적혈구들은 결합된 산소가 방출될 때 낫모양을 나타낸다. 이러한 모양은 적혈구를 허약하게 만들어 쉽게 손상되게 한다. 게다가, 낫적혈구들은 좁은 모세혈관에 달라붙을 수 있다. 혈액순환 차단의 결과로, 근처 조직은 산소를 제대로 공급받지 못하게 된다. 낫적혈구빈혈이 발생하기 위해서는 양부모로부터 하나씩 받은 두 개의 sickling gene(낫적혈구화 유전자) 사본이 반드시 필요하다. 낫적혈구화 유전자를 하나만 보유한 사람들에게는 **sickling trait(낫적혈구소질)**가 있다. 이런 경우, 대부분의 헤모글로빈은 정상적인 형태를 보이며, 적혈구도 정상적으로 기능한다. 낫적혈구소질은 모기로 전염되는 치명적인 기생충 질환인 malaria(말라리아)에 대한 일부 저항성을 나타낸다. 적혈구가 기생충에 감염되면 낫적혈구화가 유발되는데, 기생충에 감염된 낫적혈구들은 대식세포에 의해 포획되어 파괴된다.

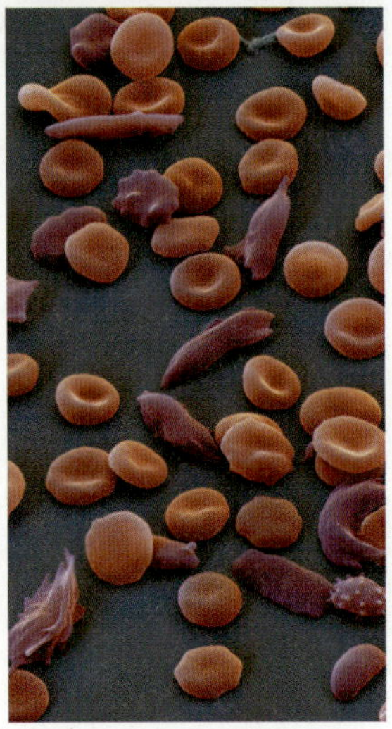

정상 및 낫모양의 적혈구

**Hemophila(혈우병)**는 유전적인 bleeding disorder(출혈성 장애)이다. 대략 10,000명 중 1명에서 혈우병이 발생하며, 그 중 80~90%가 남성이다. 대부분의 혈우병은 응고인자 하나가 적게 생성됨으로 써 유발된다. 응고인자가 얼마나 적게 생성되는가에 따라 혈우병의 심각성은 다양하다. 심각한 경우, 상대적으로 미미한 접촉에도 관절 및 근육주변에서 광범위한 출혈이 발생한다.

**Thalassemia(지중해빈혈)**는 헤모글로빈을 구성하는 정상적인 단백질 소단위를 적정량 생산하는 능력이 유전적으로 결핍되어 유발되는 다양한 혈액장애이다. 지중해빈혈의 심각성은 비정상적인 단백질 소단위의 종류 및 양에 따라 결정된다.

## Infections of the Blood(혈액감염)

보통 혈액에는 미생물이 존재하지 않지만, 상처 또는 감염을 통해 혈액에 침투할 수 있다. **Bacteremia(세균혈증)**는 세균이 혈액 중에 순환하는 상태이지만, 혈액에서 증식하지는 않는다. **Viremia(바이러스혈증)**는 바이러스가 혈액 중에 순환하는 유사한 상태이다. **Sepsis(패혈증;** SEP-sis)는 신체조직의 광범위한 pathogenic infection(병원성 감염)을 의미한다. 혈액의 패혈증 또는 **septicemia(패혈증**, 이전에는 "blood poisoning"으로 알려짐)는 병원체가 혈액에서 증식하여 신체로 확산될 때 발생한다.

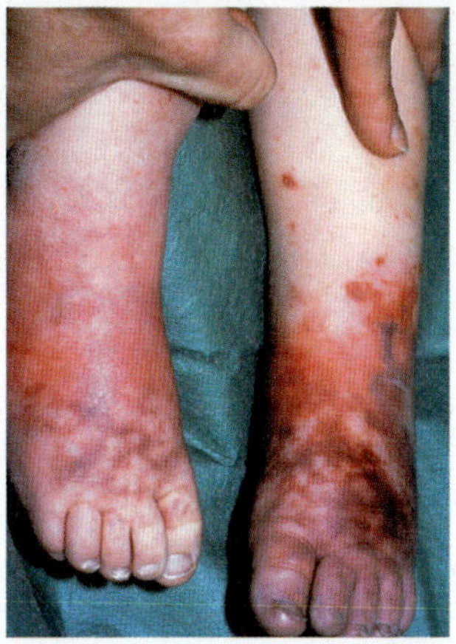

Meningococcal bacteria(수막구균)에 의한 septicemia(패혈증)에 걸린 유아

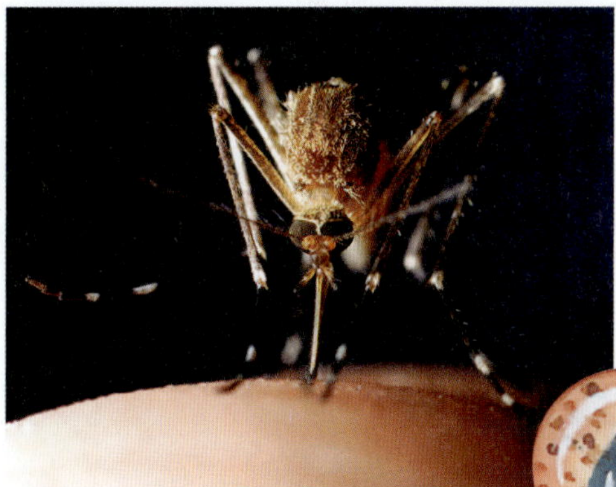

사람을 물고 있는 모기

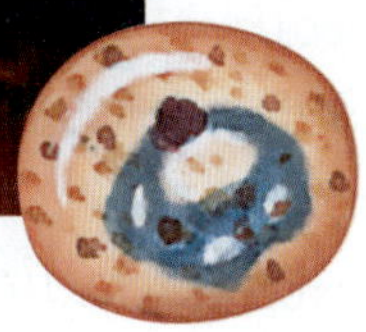

*Plasmodium*(열원충)에 감염된 적혈구

**Malaria(말라리아)**는 *Plasmodium*(열원충)이라는 몇몇 종의 원생동물에 의해 유발되는 기생충질환이다. 열대지역 국가에서 가장 심각한 질병 중의 하나로 매년 150만~300만 명이 말라리아로 목숨을 잃는데, 그 중 절반가량이 5세 이하의 어린이들이다. 말라리아는 모기에 의해 전염된다. 기생충은 처음 간세포에 감염된 뒤, 성장하여 적혈구를 감염시키는 작은 형태로 분열한다. 2~3일 간격의 주기로, 감염된 모든 적혈구는 일시에 터져 버리는데, 그 과정에서 다른 적혈구를 감염시키는 더 많은 기생충이 방출된다. 기생충 방출과 적혈구의 재감염은 말라리아를 특징짓는 발열과 오한의 주기와 일치한다. 죽은 적혈구들이 혈관을 차단할 수 있는데, 신장과 뇌 같은 생명유지 기관에서 tissue death(조직사)로 이어질 수 있다.

## Cancers of the Blood(혈액암)

**Leukemia(백혈병)**는 혈액생성 조직의 암이다. 백혈병의 암세포들은 치밀한 tumor(종양)를 형성하지는 않지만, 대신 적색골수의 기원으로부터 신체 도처로 전이된다. 두 가지 유형의 백혈병, 즉 myeloid(골수성) 및 lymphoid(림프) 백혈병 모두 혈액 중에 백혈구가 증가하는 것이 특징이다. **Myeloid leukemia(골수성 백혈병)**의 특징은 비정상적인 과립구(중성구, 호산구 및 호염기구) 또는 적색골수의 다른 비정상적 세포들이 나타나는 것이다. **Lymphoid leukemia(림프 백혈병)**는 림프구 및 그들의 줄기세포와 관련된다. 미성숙한 비정상적 백혈구들이 혈액 중에 출현할 때 첫 증상이 나타난다. 백혈병은 치료되지 않으면 생명에 치명적이다.

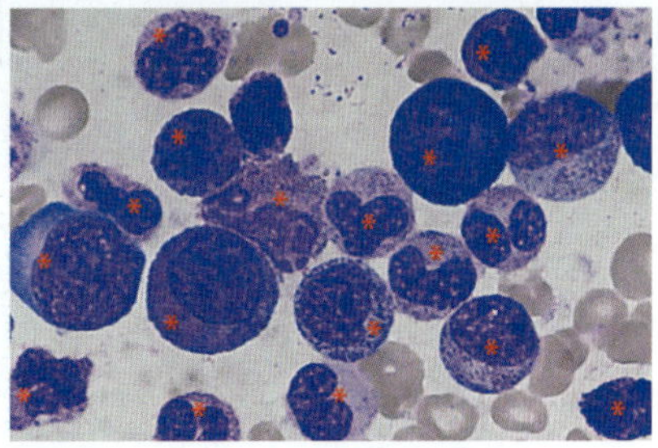

골수성 백혈병 환자의 혈액 도말 표본에서 관찰되는 비정상적인 백혈구들(*).

## Degenerative Blood Disorder(퇴행 혈액장애)

**Disseminated intravascular coagulation(DIC, 파종혈관내응고)**은 세균독소들이 혈액응고 과정의 몇몇 단계를 활성화시켜 순환하는 혈액 내에서 fibrogen(섬유소원)이 fibrin(섬유소)으로 전환되는 질환이다. 비록 많은 양의 섬유소가 포식세포들에 의해 제거되거나 플라스민에 의해 용해되지만, 작은 피떡들이 좁은 혈관을 막아 근처 조직을 손상시킬 수 있다. 섬유소원이 제거되는 속도에 맞춰 간이 충분한 섬유소원을 생산하지 못하면, 혈액응고는 저하되며 통제할 수 없는 출혈이 발생할 수 있다.

### 모듈 9.8 복습

a. Venipuncture(정맥천자)를 정의하시오.

b. 두 가지 유형의 leukemia(백혈병)를 확인하시오.

c. Iron deficiency anemia(철결핍빈혈)와 pernicious anemia(악성빈혈)를 비교하시오.

## 1. 개념지도

다음 목록의 용어를 사용하여 전혈 개념도의 빈칸을 채우시오.

- globulin(글로빈)
- electrolyte(전해질), glucose(포도당), urea(요소)
- protein(단백질)
- albumin(알부민)
- leukocyte(백혈구)
- fibrinogen(섬유소원)
- solute(용질)
- basophil(호염기구)
- erythrocyte(적혈구)
- formed element (혈구성분)
- plasma(혈장)
- eosinophil(호산구)
- lymphocyte(림프구)
- water(수분)
- platelet(혈소판)
- monocyte(단핵구)
- neutrophil(중성구)

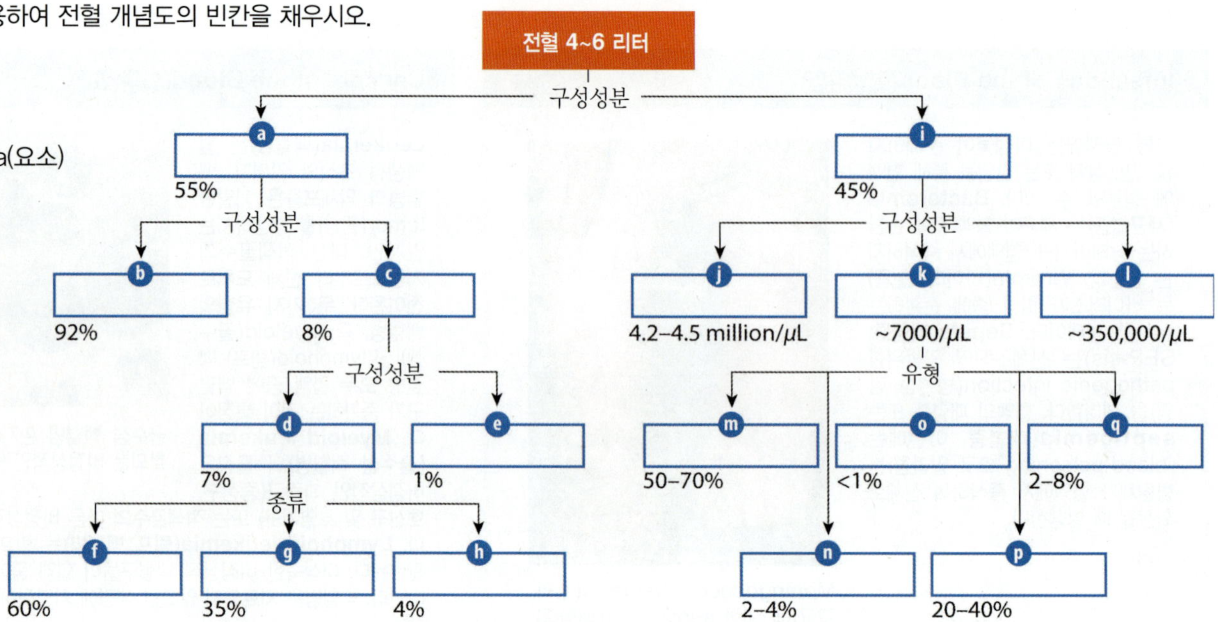


## 2. 연결하기

다음 용어들을 가장 어울리는 설명에 연결하시오.

- liquid matrix(액상의 바탕질)
- transport protein(운반단백질)
- RBC rupture(적혈구 파열)
- venipuncture(정맥천자)
- drifting blood clot(표류하는 피떡)
- mature RBC(성숙한 적혈구)
- pigment complex(색소복합체)
- platelet(혈소판)
- erythropoietin(적혈구형성인자)
- cross–reaction(교차반응)
- monocyte(단핵구)
- lymphocyte(림프구)

a ______________ embolus(색전)

b ______________ lack nuclei(핵이 없음)

c ______________ plasma(혈장)

d ______________ macrophage(대식세포)

e ______________ globulin(글로빈)

f ______________ agglutination(응집)

g ______________ specific immunity(특이면역)

h ______________ malaria(말라리아)

i ______________ median cubital vein(팔오금중간정맥)

j ______________ heme(헴)

k ______________ hormone(호르몬)

l ______________ blood clotting(혈액응고)

## 3. 절 종합 문제

사람의 성숙한 적혈구는 왜 단백질 합성과 mitosis(유사분열)를 할 수 없는가?

______________________________________________

______________________________________________

# Blood Vessel(혈관)의 Functional Anatomy (기능해부학)

혈액은 심장과 말초조직 사이에 뻗쳐 있는 혈관망을 통해 흐른다. 이 혈관들은 **pulmonary circuit(폐순환계)**와 **systemic circuit(체순환계)**로 편성될 수 있는데, 폐순환계는 심장과 허파의 가스교환 표면 사이로 혈액을 운반하며, 체순환계는 심장과 신체의 나머지 부분 사이에 혈액을 운반한다. 각 순환계는 심장에서 시작하여 심장에서 끝나며, 혈액은 이 순환계를 통해 순차적으로 흐른다. 따라서 체순환계로부터 돌아오는 혈액은 다시 체순환계로 들어가기 전에 폐순환을 마쳐야 한다. 혈액은 **artery(동맥)** 또는 efferent vessel(수출혈관)을 통해 심장으로부터 멀리 운반되며, **vein(정맥)** 또는 afferent vessel(수입혈관)을 통해 심장으로 되돌아온다. **Capillary(모세혈관)**라고 하는 미세한 벽을 가진 혈관들이 가장 작은 동맥과 정맥들을 연결한다. 모세혈관을 exchange vessel(교환혈관)이라고 하는데, 얇은 벽을 통해 혈액과 주변 조직 사이에서 영양분, 용해된 가스 및 노폐물의 교환이 일어나기 때문이다.

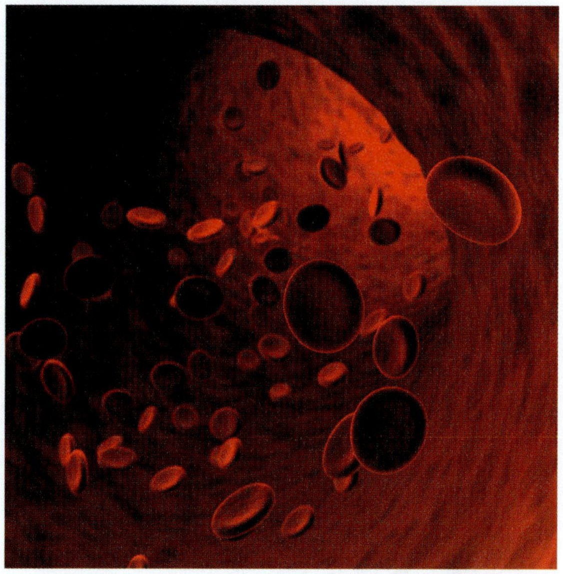

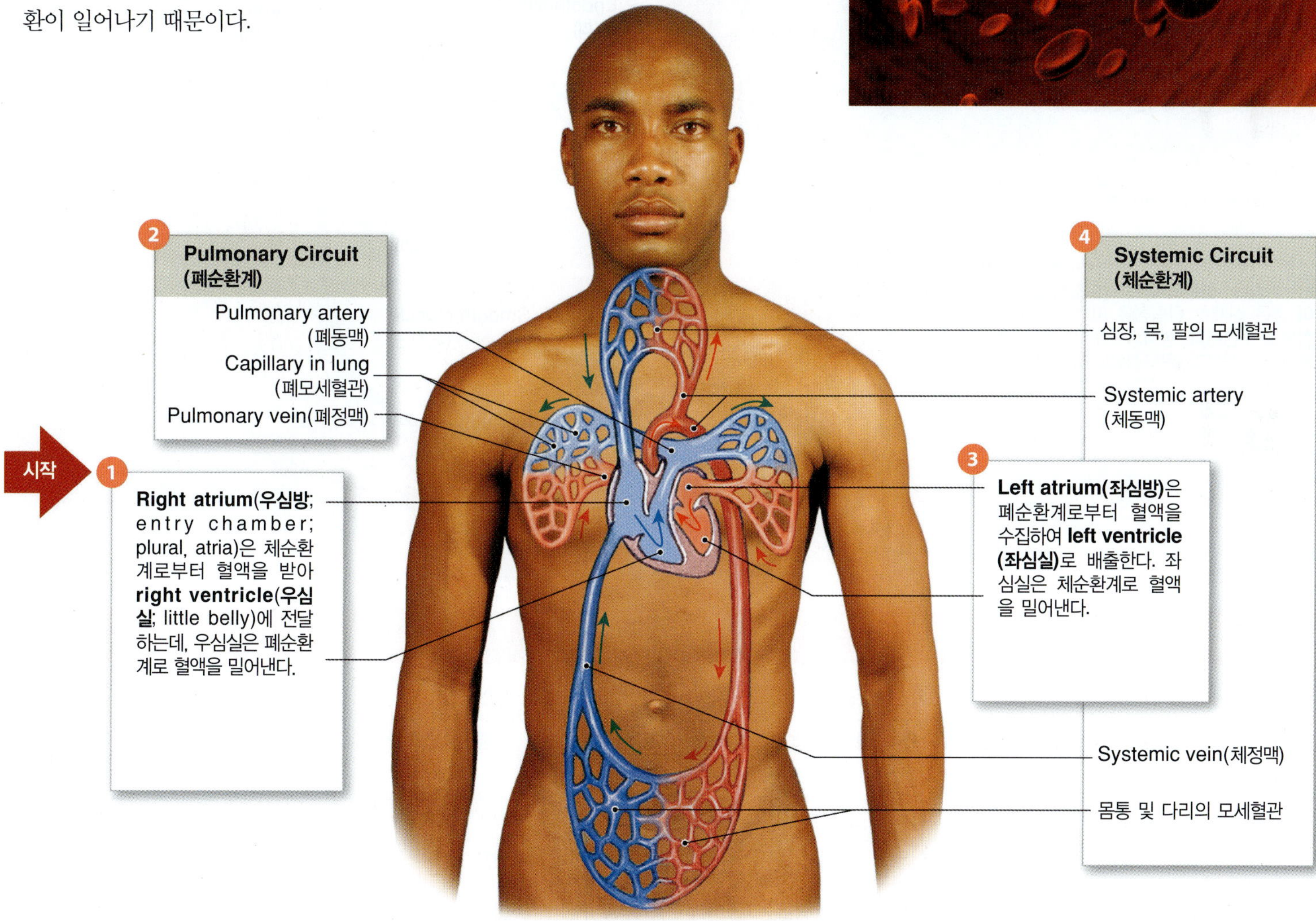


이 절에서 우리는 신체 주요 혈관들의 구조 및 분포에 대하여 자세히 알아볼 것이다.

**9.9**

## 동맥과 정맥의 벽 구조 및 두께는 다르다

**1** 동맥과 정맥의 벽은 뚜렷한 3개의 층으로 구성된다: tunica intima(혈관내막), tunica media(혈관중간막)과 tunica externa(혈관외막).

**Tunica intima(tunica interna, 혈관내막)**는 혈관의 가장 안쪽 층이다. 이 층에는 내피세포층과 그 아래 elastic fiber(탄력섬유)를 포함하는 결합조직층으로 구성된다. 동맥에서 혈관내막의 바깥쪽 가장자리에는 **internal elastic membrane(내탄력막)**이라고 하는 두꺼운 탄력섬유층이 포함되어 있다.

중간층인 **tunica media(혈관중간막)**는 성긴결합조직층의 기본구조에 동심원적인 평활근들로 구성된다. 평활근이 수축할 때, 혈관의 직경은 감소하는데, 이를 **vasoconstriction(혈관수축)**이라 한다. 평활근이 이완할 때, 직경이 넓어지는데, 이를 **vasodilation(혈관이완)**이라고 한다. External elastic membrane(외탄력막)은 동맥에서만 관찰된다.

혈관의 가장 바깥층인 **tunica externa**(tunica adventitia, **혈관외막**)는 결합조직층이다. 동맥에서, 이 층은 산재한 탄력섬유 띠와 collagen(콜라겐) 섬유로 구성된다. 정맥의 혈관외막은 보통 혈관중간막보다 두꺼우며, 탄력섬유망과 평활근 다발들을 포함한다. 혈관외막의 결합조직성 섬유들은 보통 인접한 조직의 결합조직과 섞이게 됨으로써 혈관을 안정되게 고정시킨다.

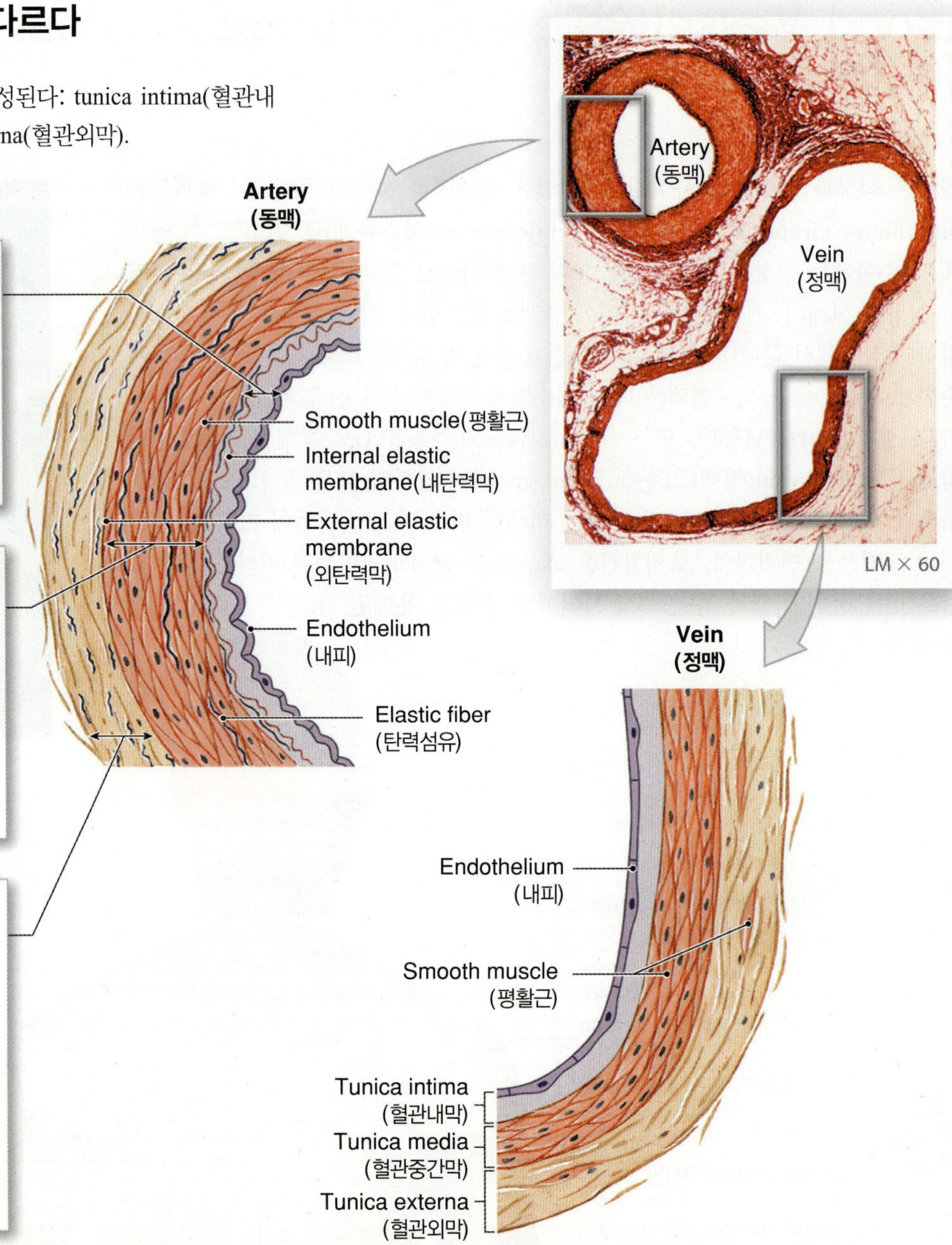


### 일반적인 동맥과 정맥의 특징

| 특징 | 일반적인 동맥 | 일반적인 정맥 |
|---|---|---|
| **단면에서의 일반적인 모습** | 보통 구형이며, 상대적으로 벽이 두꺼움 | 보통 편평하거나 접혀 있으며, 상대적으로 벽이 얇음 |
| **Tunica Intima(혈관내막)** | | |
| Endothelium(내피) | 혈관수축에 의해 보통 주름져 있음 | 대개 평활근 |
| Internal elastic membrane(내탄력막) | 있음 | 없음 |
| **Tunica Media(혈관중간막)** | 두꺼우며, 주로 평활근 세포들과 탄력섬유로 구성 | 얇으며, 주로 평활근 세포들과 콜레겐 섬유로 구성 |
| External elastic membrane(외탄력막) | 있음 | 없음 |
| **Tunica Externa(혈관외막)** | 콜라겐과 탄력섬유로 구성 | 콜라겐, 탄력섬유 및 평활근 세포들로 구성 |

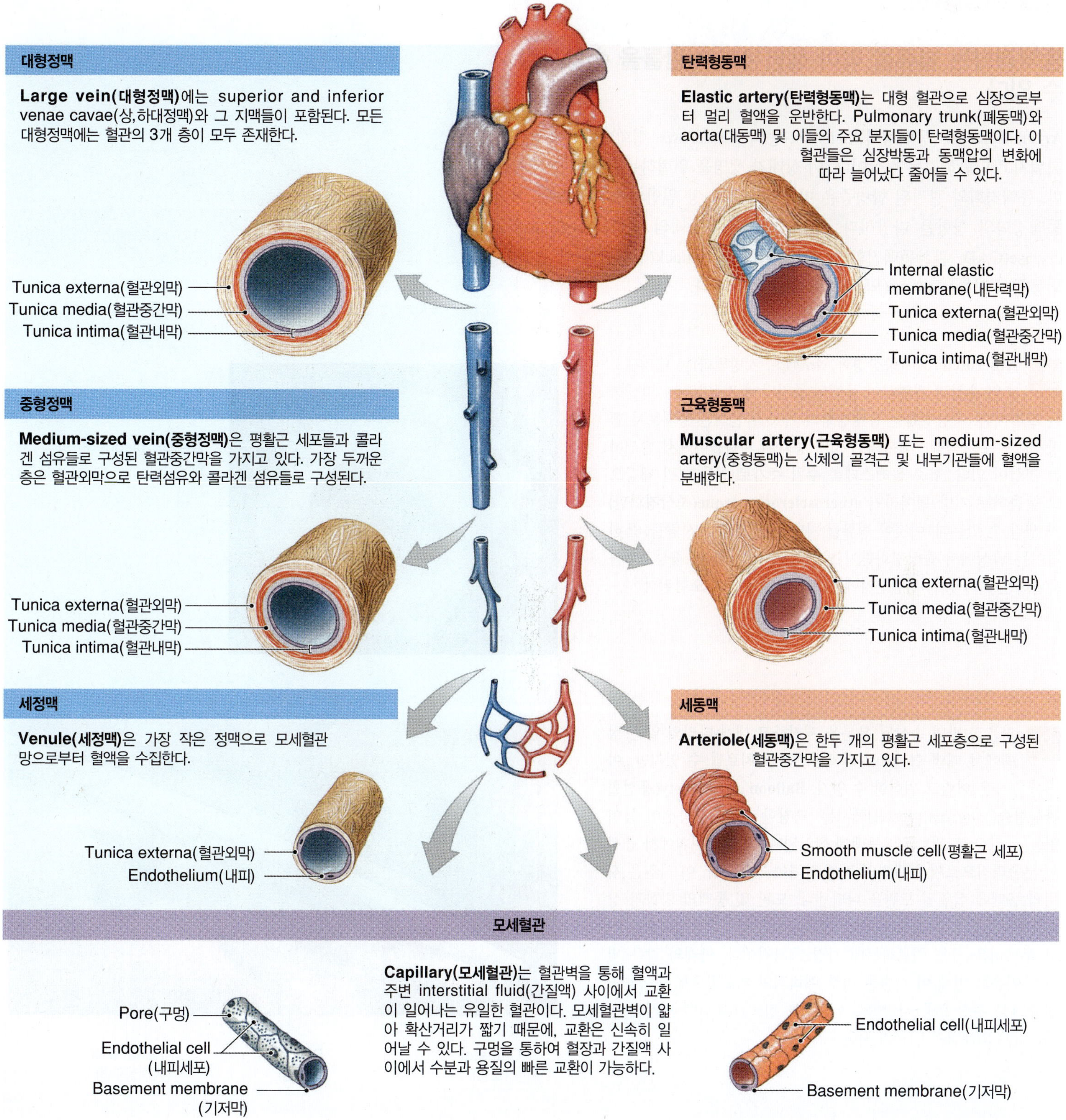


**2** 일반적으로 5종류의 혈관이 있다: 동맥, 세동맥, 모세혈관, 세정맥 및 정맥. **Artery(동맥)**는 심장으로부터 멀리 혈액을 운반한다. 동맥이 말초조직으로 들어감에 따라 반복적으로 분지가 이루어지는데, 이 분지들의 직경은 감소한다. 가장 작은 동맥의 분지를 arteriole(세동맥)이라 한다. 혈액은 세동맥으로부터 모세혈관으로 이동하는데, 이곳에서 혈액과 간질액 간에 확산이 일어난다. 모세혈관의 혈액은 작은 정맥 또는 venule(세정맥)로 들어간다. 세정맥들은 더 큰 **vein(정맥)**을 형성하기 위해 합쳐지는데, 이 정맥들이 혈액을 심장으로 되돌아오게 한다.

### 모듈 9.9 복습

a. 일반적인 혈관의 종류 5가지를 열거하시오.

b. 모세혈관에 대하여 설명하시오.

c. 조직의 단면에서는 혈관중간막에 매우 적은 평활근 조직이 분포하며 작고 얇은 벽을 갖은 여러 개의 혈관들이 나타난다. 이 혈관들의 종류는 무엇인가?

# 동맥경화는 혈류를 막아 생명유지 기관들을 손상시킬 수 있다

**Arteriosclerosis(동맥경화**; *arterio*-, 동맥 + *sklerosis*, 경화)는 동맥 혈관벽이 두꺼워지고 단단해지는 현상이다. 이 상태가 생명을 위협하는 것처럼 들리지는 않지만, 동맥경화와 관련된 합병증은 미국의 모든 사망 원인의 거의 절반을 차지한다. 동맥경화의 영향은 다양하다. 예를 들어, 심장동맥의 경화는 coronary artery disease(CAD, 관상동맥질환)와 잠재적인 heart attack(심장발작)의 원인이 되며, 뇌동맥의 경화는 stroke(뇌졸중)을 유발할 수 있다.

**1** **Atherosclerosis(죽상경화**; *arterio*-, 지방퇴화)는 내피세포층의 손상과 관련하여 동맥의 중간막에 지질침착이 발생하는 질환이다. 죽상경화는 동맥경화의 가장 일반적인 형태로서 혈장 지질, 특히 콜레스테롤의 수치가 증가된 사람들에게서 발생하는 경향이 있다. 혈중 콜레스테롤 수치 증가로 인해 혈관 내강으로 돌출하는 지방 덩어리인 **atherosclerotic plaque(죽상경화판)**가 생길 수 있는데, 이것이 혈류를 차단한다. 나이든 사람들, 특히 나이든 남성에서 죽상경화판이 발생하기 가장 쉽다. 죽상경화를 유발하는 기타 중요 위험인자에는 고혈압과 흡연이 포함된다.

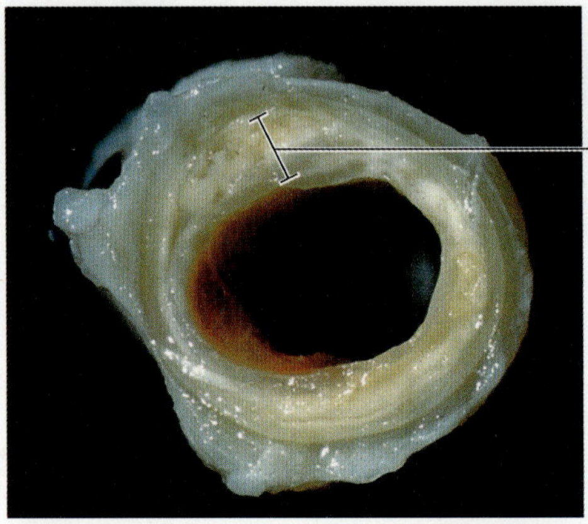


**2** 판은 혈관의 손상된 부분을 제거하고 대개 다리의 얕은 정맥에서 떼낸 혈관으로 대체함으로써 치료될 수 있지만, 이러한 수술은 어렵고 위험할 수 있다. **Balloon angioplasty(풍선혈관성형술**; *angeion*, vessel)에서는, 팽창할 수 있는 풍선이 들어있는 catheter(도관) 끝이 동맥에 삽입된다. 적당한 위치에서 풍선이 부풀려짐으로써 혈관벽의 판에 압력이 가해진다. 이 사진은 시체의 동맥에 삽입된 도관을 나타낸다. 도관 및 동맥의 방향과 상대적 크기를 알 수 있게 동맥이 개방되었다. 풍선혈관성형술은 작고 부드러운 판을 치료하는데 가장 효과적이다. 아래와 같은 몇 가지 이유로 인해 이 시술은 아주 매력적인 치료법으로 받아들여진다: (1) 수술 도중 사망률이 겨우 1% 정도, (2) 90% 이상의 성공률, (3) 외래환자 원칙의 시술.

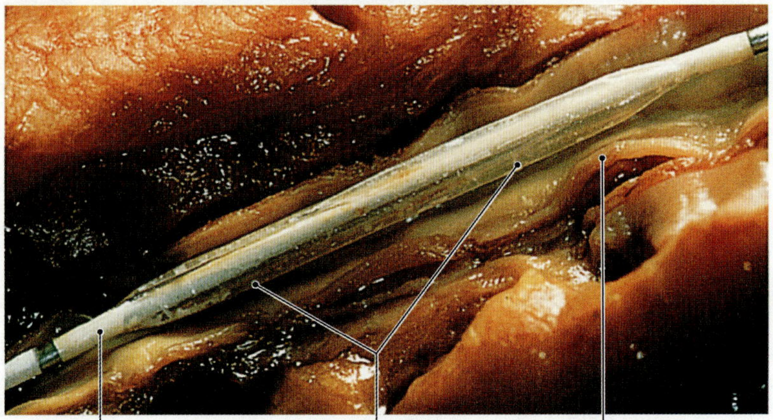


**모듈 9.10 복습**

a. 동맥경화와 죽상경화를 비교하시오.
b. 죽상경화를 유발하는 위험인자들을 확인하시오.
c. 풍선혈관성형술에 대하여 설명하시오.

# 9.11

## 모세혈관계라는 연결망의 일원으로서 모세혈관의 기능

**1** **Capillary bed(모세혈관계)**에는 세동맥과 세정맥이 상대적으로 직접 연결된 곳이 몇몇 포함되어 있다. 이런 통로의 시작부분의 혈관벽에는 혈관의 직경을 변화시킬 수 있는 평활근이 분포한다. 이 부분을 **metarteriole(메타세동맥)**이라고 한다. 통로의 나머지 부분은 구조적으로 모세혈관과 유사하다. 혈액은 보통 세동맥으로부터 세정맥으로 모세혈관계를 일정한 속도로 흐르지만, 각 모세혈관에서의 혈류속도는 매우 다양하다. Precapillary sphincter(모세혈관이전괄약근)가 분당 약 12회에 걸쳐 수축과 이완을 반복함으로써 각 모세혈관으로의 혈류를 조절한다. 이런 혈관직경의 율동적인 변화를 **vasomotion(혈관운동)**이라고 한다. 혈관운동이 일어나는 모세혈관에서는 안정적이고 일정하기보다는 간헐적인 혈류가 유발된다.

모세혈관계는 하나 이상의 동맥으로부터 혈액을 받을 수 있다. 이 **collateral artery(곁동맥)**들이 모세혈관계로 들어가서 하나로 합쳐져 세동맥을 형성한다. 하나의 모세혈관계에 들어오는 두 개의 곁동맥이 합쳐지는 예가 **arterial anastomosis(동맥연결, 동맥문합)**다. 동맥연결은 사실 일종의 보험과도 같은 것이다: 하나의 동맥이 눌리거나 막히더라도, 모세혈관에서의 순환은 계속될 것이다.

하나의 세동맥은 보통 수십 개의 모세혈관으로 갈라지며, 이 모세혈관들은 몇몇 세정맥으로 합쳐진다.

각 모세혈관으로의 혈류는 **precapillary sphincter (모세혈관이전괄약근)**라는 평활근의 띠에 의해 조절된다. 평활근 세포들의 수축 또는 이완이 모세혈관 입구의 직경을 변화시킴으로써 모세혈관으로의 혈류를 조절한다.

**Arteriovenous anastomosis(동정맥연결)**는 세동맥과 세정맥의 직접적인 연결이다. 이 연결의 폭이 확대될 때, 혈액은 모세혈관계를 우회하여 정맥순환으로 직접 흐를 것이다. 이런 연결을 통한 혈류의 유형은 medulla oblongata(연수)의 cardiovascular center(심장혈관 중추)의 조절 하에서 교감신경에 의해 주로 조절된다.

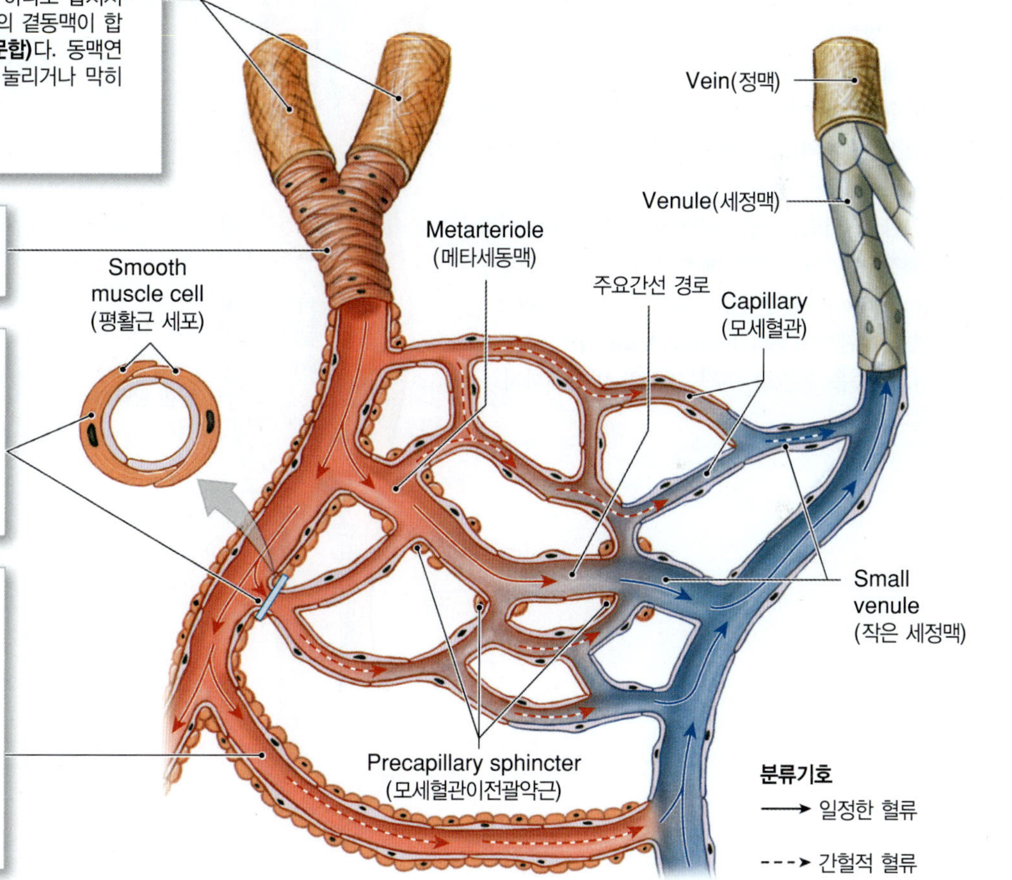


### 모듈 9.11 복습

a. Precapillary sphincter(모세혈관이전괄약근)의 역할은 무엇인가?

b. Vasomotion(혈관운동)을 정의하시오.

c. Arteriovenous anastomosis(동정맥연결)를 통한 혈류에 대하여 설명하시오.

## 정맥계의 혈압은 낮으며 신체 혈액량의 거의 2/3가 정맥계에 분포한다

동맥계의 혈압은 높다. 심장에 의해 발생한 거의 모든 힘이 동맥망과 수 km에 걸친 모세혈관으로 혈액을 밀어내는데 필요하다. 말초 세정맥에서의 혈압은 ascending aorta(오름대동맥)의 겨우 10%에 불과하며, 그 압력은 정맥계를 따라 계속 감소한다.

**1** 세정맥과 중형정맥에서의 혈압은 매우 낮아 중력을 극복할 수 없다. 이 크기의 다리정맥에는 **valve(판막)**가 있는데, 판막은 혈관내막이 접혀 혈관벽으로부터 돌출한 것으로 혈류의 방향을 지시한다. Venous valve(정맥판)는 모세혈관 쪽으로 혈액이 역류하는 것을 방지하기 위해 한쪽 방향으로만 혈액이 흐르도록 한다. 판막 근처의 정맥 혈관벽이 약해지거나 늘어나 꼬이게 되면, 판막은 적절히 기능하지 못할 수도 있다. 그러면 혈액이 정맥에 고여 혈관은 심하게 팽창된다. 그 결과는 대퇴부와 다리 피부에서의 **varicose vein(정맥류)**과 같은 미용상의 다소 불편한 문제에서부터 **hemorrhoid(치액)**에서처럼, 통증을 동반한 인접 조직의 변형에까지 이른다.

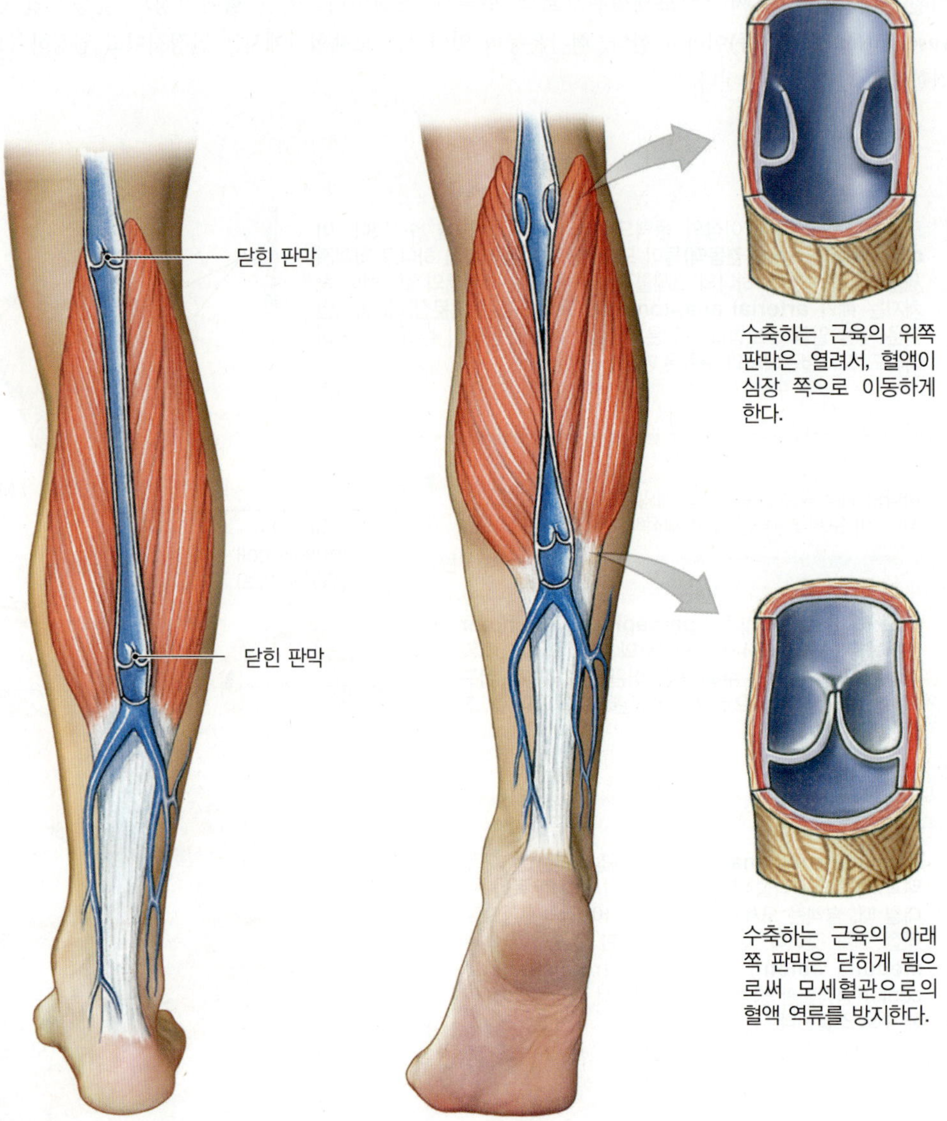


수축하는 근육의 위쪽 판막은 열려서, 혈액이 심장 쪽으로 이동하게 한다.

수축하는 근육의 아래쪽 판막은 닫히게 됨으로써 모세혈관으로의 혈액 역류를 방지한다.

서 있을 때, 발의 정맥혈액은 심장으로 올라가기 위해 중력의 끌어내리는 힘을 극복해야만 한다. 판막은 정맥 내의 혈액을 구획화함으로써, 구획 간에 혈액을 나눈다.

혈관을 둘러싸는 골격근의 어떤 수축도 혈액을 심장 쪽으로 짜 올린다. 당신이 서 있을 때, 알아채지 못할 수도 있지만, 수축과 이완의 빠른 주기가 당신의 다리 근육에서 일어나고 있으며, 그것이 몸통 쪽으로 혈액을 밀어 올리는데 도움을 준다.

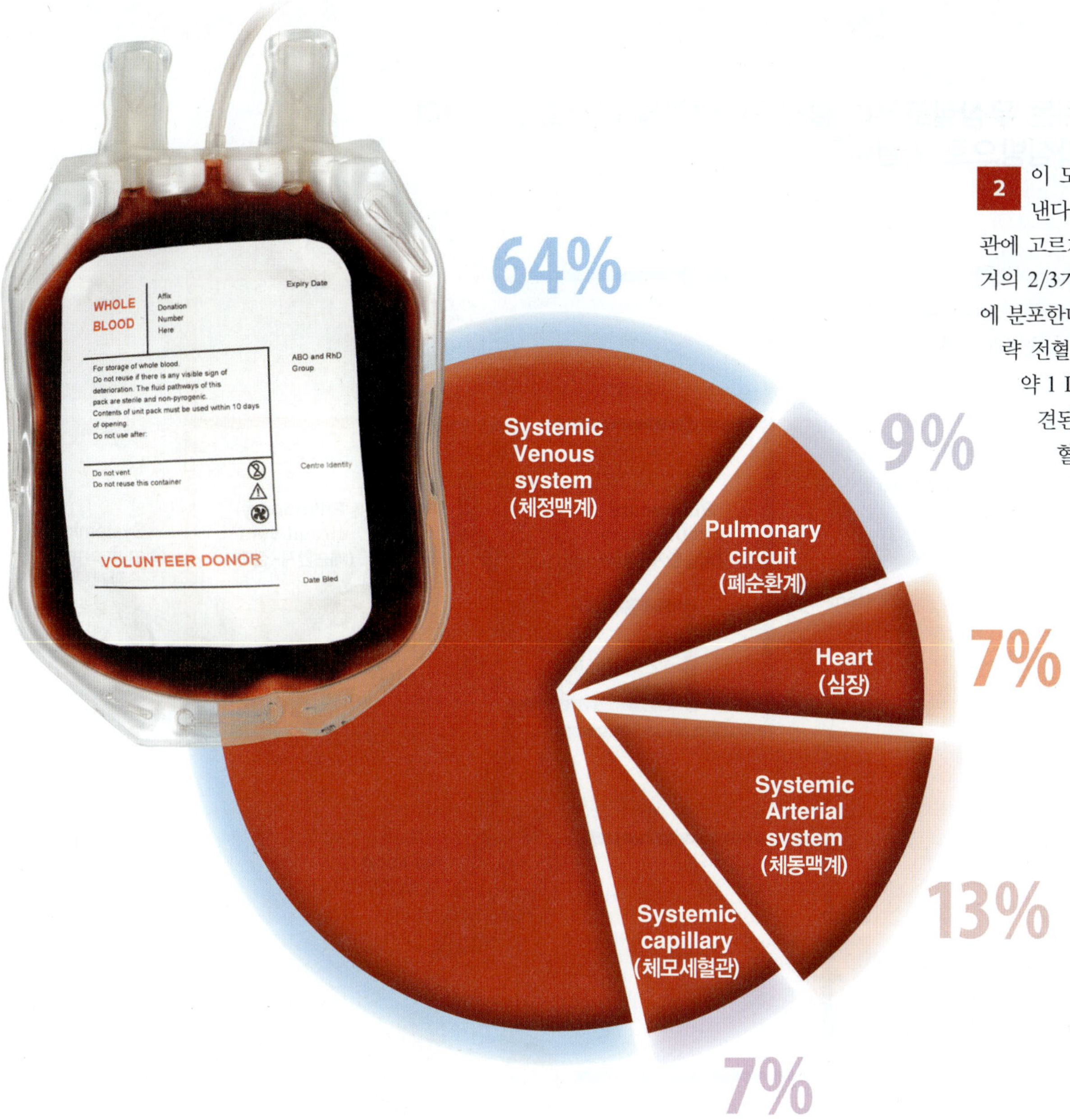


**2** 이 도표는 신체 총 혈액량의 분포를 나타낸다. 전체 혈액량이 동맥, 정맥 및 모세혈관에 고르게 분포하지는 않는다. 전체 혈액량의 거의 2/3가 systemic venous system(체정맥계)에 분포한다. 전체 혈액량이 6 L인 사람에서, 대략 전혈 3.5 L가 체정맥에 분포한다. 이 중, 약 1 L가 간, 골수 및 피부의 정맥망에서 발견된다. 폐순환, 심장 및 체동맥과 체모세혈관에 나머지 혈액(약 2.5 L)이 분포한다.

**3** 심각한 hemorrhage(출혈)가 발생하면, 신체는 정맥계의 혈액량을 줄임으로써 동맥계의 혈액량을 거의 정상 수준으로 유지한다. 관련된 기전에서, 연수의 vasomotor center(혈관운동중추)는 중형정맥 혈관벽의 평활근 세포를 지배하는 교감신경을 자극한다. 평활근의 수축은 **venoconstriction(정맥수축)**을 유발하여 정맥의 직경을 줄이고 정맥계에 분포하는 혈액의 양을 감소시킨다. 게다가 간, 골수 및 피부의 정맥망으로부터 혈액이 일반적인 순환으로 입장한다. 현저한 혈액손실에도 불구하고, 정맥계의 혈액량을 감소시킴으로써 동맥계의 혈액량을 거의 정상 수준으로 유지할 수 있다.

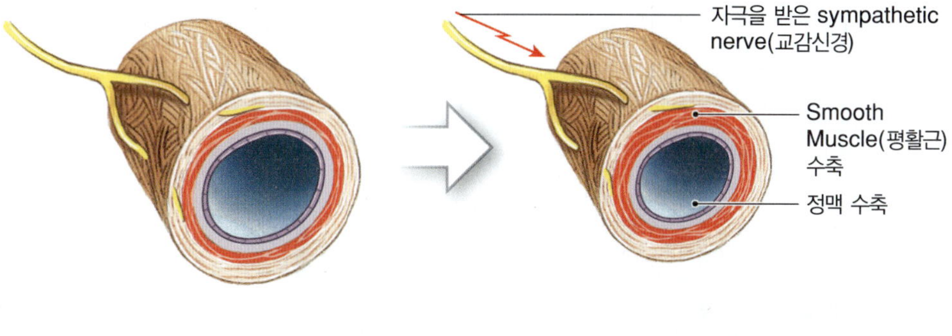


### 모듈 9.12 복습

a. Varicose vein(정맥류)을 정의하시오.

b. 판막은 왜 동맥이 아닌 정맥에 위치하는가?

c. 중력의 끌어내리는 힘에 대항하기 위해 정맥에서의 혈류는 어떻게 유지되는가?

# 상대적으로 짧은 폐순환계는 우심실로부터 탈산소화혈액을 허파로 운반하며 산소화혈액을 허파에서 좌심방으로 귀환시킨다

**1** 이 흐름도는 cadiovascular system(심장혈관계통)의 구성에 대한 개요를 제공한다. Pulmonary circuit(폐순환계)는 심장과 허파 사이에서 혈액을 수송하는 동맥과 정맥들로 구성된다. 이 순환계는 right ventricle(우심실)에서 시작하여 left atrium(좌심방)에서 끝난다. Systemic circuit(체순환계)의 동맥들이 좌심실로부터 oxygenated blood(산소화 혈액)와 영양분을 모든 기관과 조직에 운반하는데, 결국 deoxygenated blood(탈산소화 혈액)는 우심방으로 되돌아온다.

**2** 아래 표는 신체의 전체적인 혈관 구성을 요약하여 나타낸다.

**혈관구성의 주요 경향**

1. 가장 큰 혈관들이 심방 또는 심실에 연결되는 심장을 제외하면, 말초 동맥과 정맥의 분포는 좌우 신체에서 동일하다.
2. 하나의 혈관이 특정 해부학적 경계를 지나감에 따라 여러 개의 이름을 가질 수 있는데, 이를 통해 혈관이 말초로 멀리 뻗어 나갈 때 정확한 해부학적 기술이 가능하다. 예를 들어, external iliac artery(바깥엉덩동맥)는 몸통을 지나 다리로 들어감에 따라 femoral artery(넙다리동맥, 대퇴동맥)가 된다.
3. 조직과 기관들에는 보통 여러 개의 동맥과 정맥들이 분포한다. 대개 인접한 동맥 또는 정맥 간의 anastomosis(연결)는 하나의 혈관에서 일어나는 일시적이거나 심지어 영구적인 **occlusion(폐쇄)**의 영향을 감소시킨다.

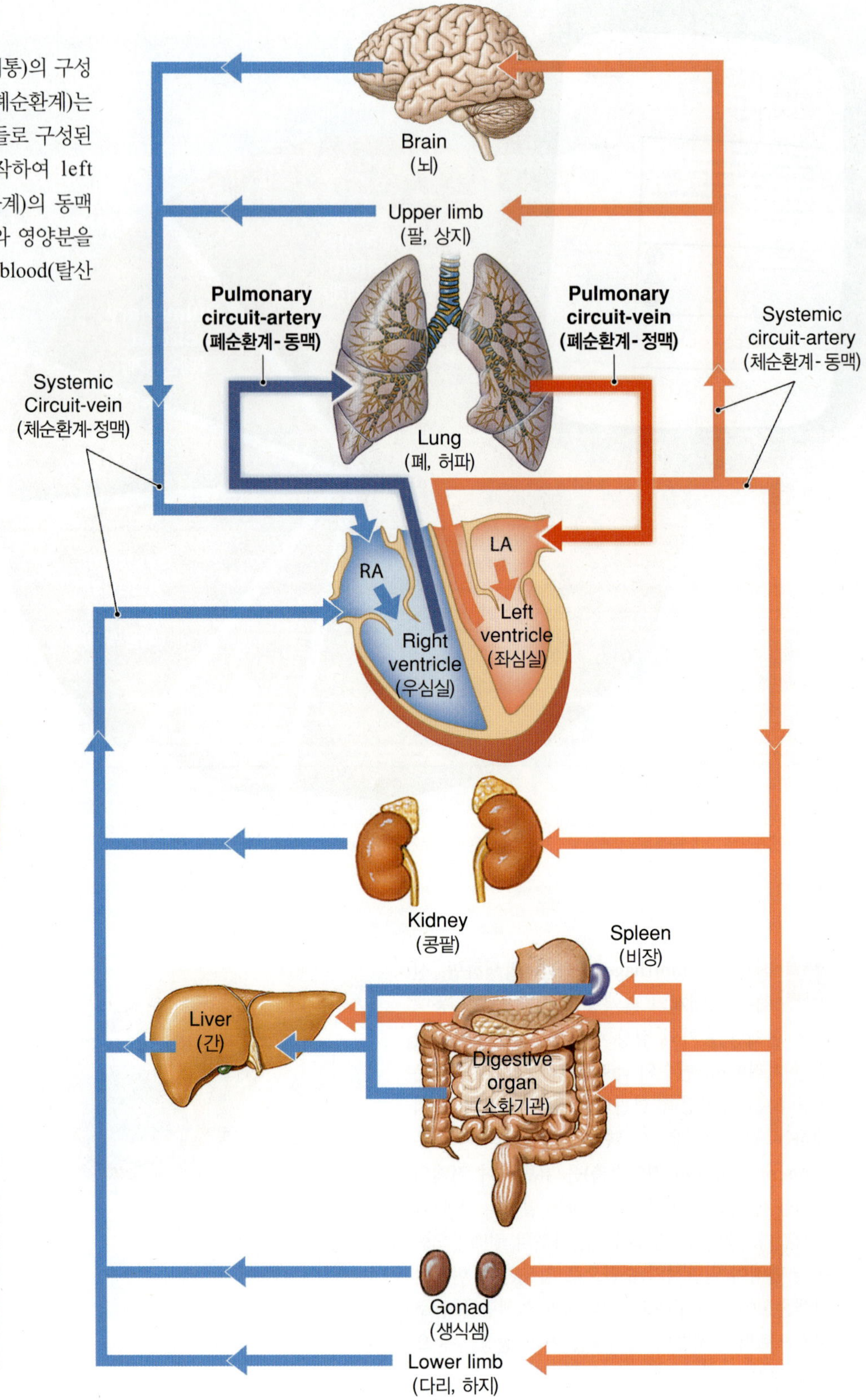

**3** 폐순환계의 동맥들은 탈산소화 혈액을 운반한다는 측면에서 체순환계의 동맥들과는 다르다. (이것이 대부분의 도표에서 폐동맥이 체정맥과 같은 청색으로 처리되는 이유이다.) 관례상, 몇몇 대형동맥들을 trunk(동맥)라고 부르는데, **pulmonary trunk(폐동맥)**가 하나의 좋은 예가 된다. 폐동맥이 심장의 위쪽 경계를 넘어 휘어질 때, 좌우 **pulmonary artery(허파동맥)**으로 분지한다. 이 대형동맥들은 반복적으로 분지하여 점점 더 작은 동맥이 되기 전에 허파로 들어간다. 가장 작은 분지인 **pulmonary arteriole(허파세동맥)**은 **alveolus(폐포)**라는 작은 공기 주머니를 둘러싸는 **alveolar capillary(폐포모세혈관)**에 혈액을 공급한다. 폐포의 벽은 모세혈관의 혈액과 흡식공기 사이에 가스교환이 일어날 수 있을 정도로 충분히 얇다; 혈액은 산소를 흡수하고 이산화탄소를 방출한다. 폐포모세혈관을 나온 산소화 혈액은 세정맥으로 입장하는데, 이 세정맥들은 합쳐져 **pulmonary vein(허파정맥)** 쪽으로 혈액을 운반하는 좀 더 큰 혈관을 형성한다. 한쪽 폐로부터 2개씩, 총 4개의 허파정맥이 산소화 혈액을 좌심방에 배달함으로써 폐순환은 끝난다.

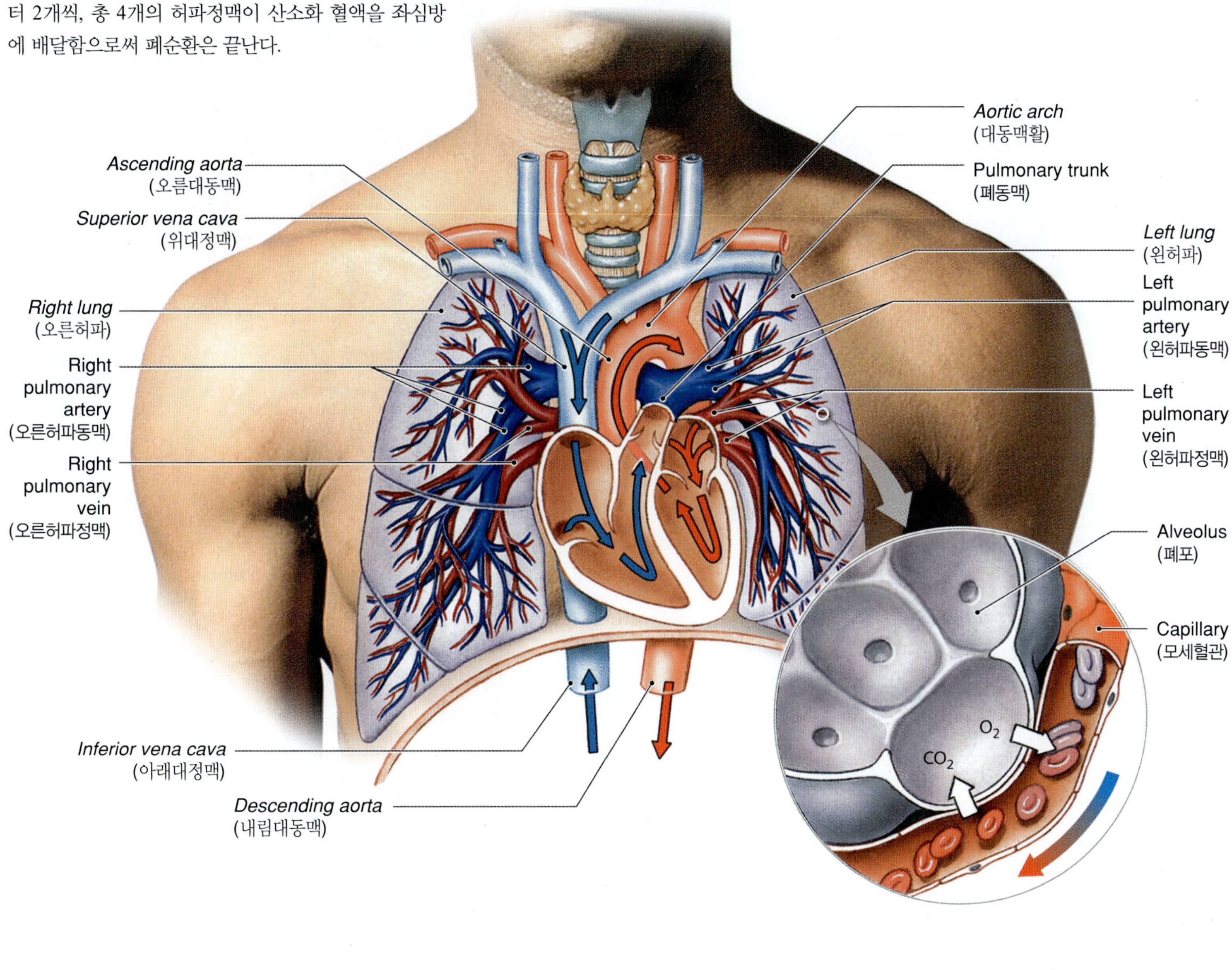


### 모듈 9.13 복습

a. 심장혈관계통의 2가지 순환을 확인하시오.

b. 혈관구성의 3가지 주요 경향에 대하여 간략히 설명하시오.

c. 허파를 통한 혈액순환의 경로를 우심실에서 시작하여 좌심방에서 끝나도록 추적하시오.

## 체동맥계 및 체정맥계는 평행하게 작동하며, 주요 혈관들의 이름은 대개 비슷하다

**1** 이 그림은 **systemic arterial system(체동맥계)**의 전반적인 개요를 나타낸다. 체동맥계의 모든 혈관들은 심장의 좌심실에서 연장되는 대형 탄력형동맥인 대동맥에서 기원한다는 것에 유의하라. 다음에 이어지는 6개의 각 모듈에서, 왼쪽 페이지는 체동맥과 그들의 분지들에 대한 그림과 설명을 다룰 것이다. 혼란을 줄이기 위해, "artery(동맥)"는 매 명칭에서 반복되지 않을 것이다. 주요 동맥들의 대부분이 신체 좌우에 하나씩 쌍으로 이루어져 있기 때문에, "오른" 및 "왼" 용어는 동맥들이 양쪽에 모두 표시될 때에만 그림 설명에 나타날 것이다.

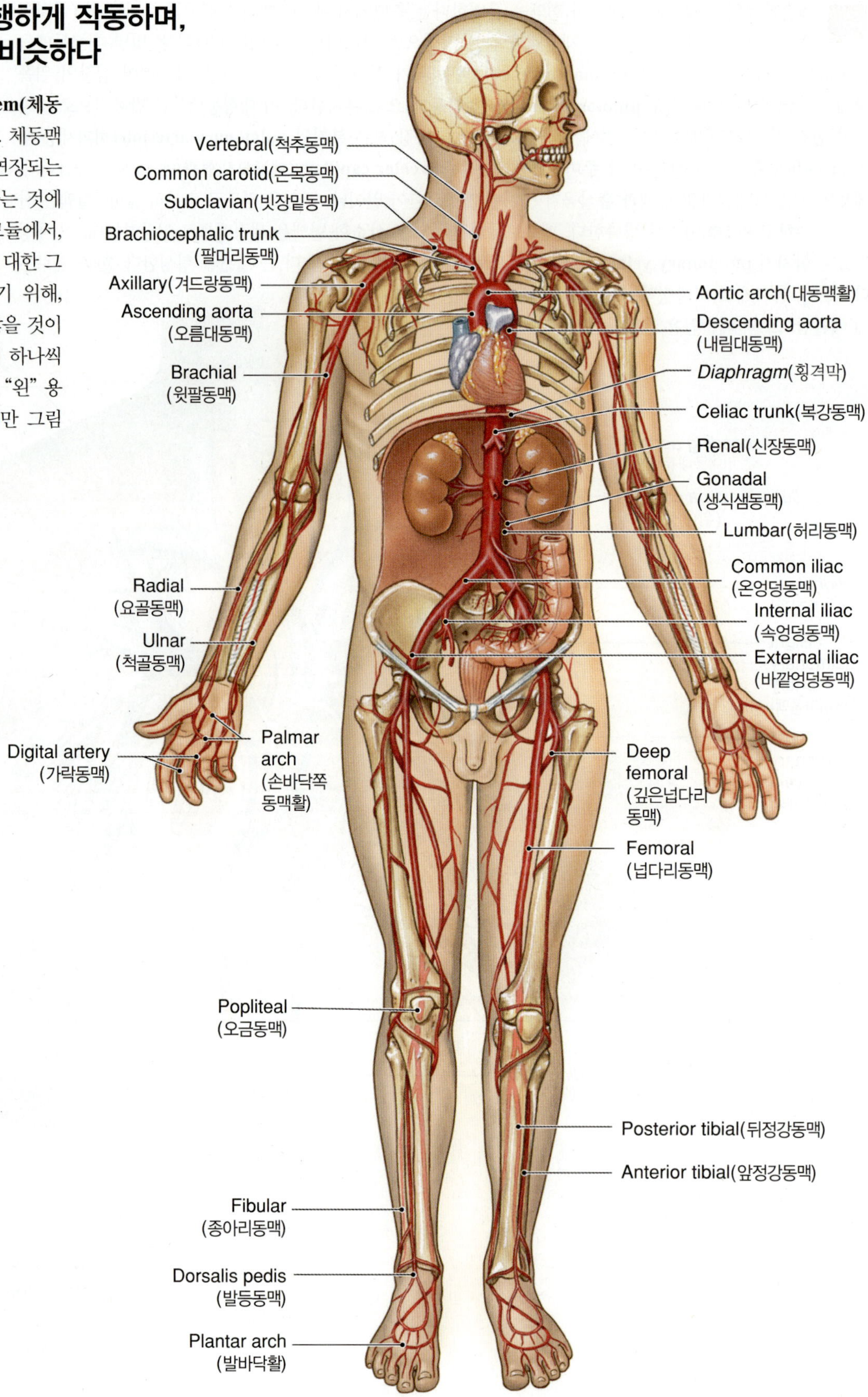

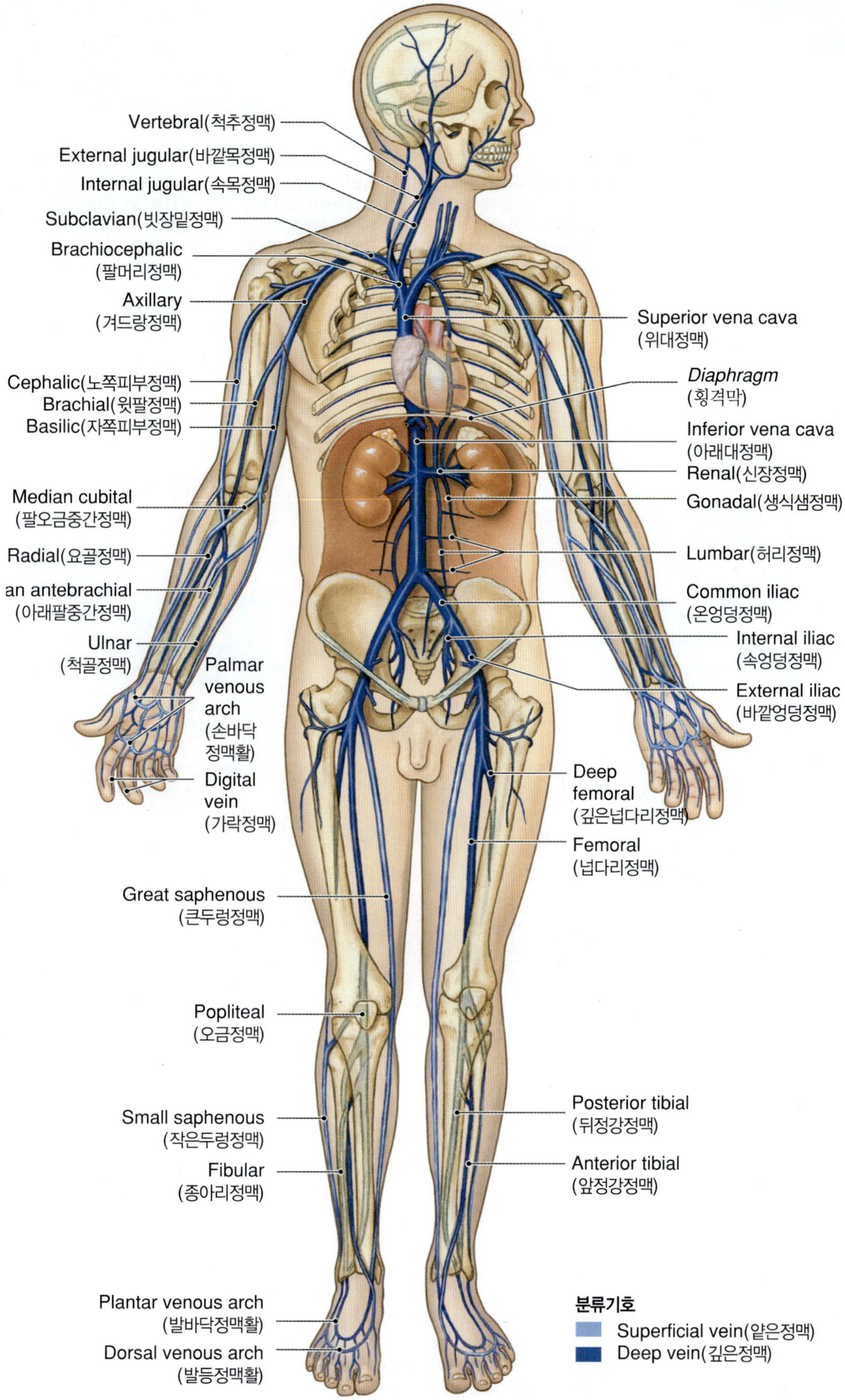


**2** 이 그림은 **systemic venous system(체정맥계)**의 전반적인 개요를 나타낸다. 체정맥계의 모든 혈관은 2개의 대형 정맥으로 합쳐진다는 것을 유의하라: **superior vena cava(위대정맥)**는 머리, 가슴 및 팔로부터 체순환 혈액을 수집하며, **inferior vena cava(아래대정맥)**는 diaphragm(횡격막) 아래의 모든 구조들로부터 체순환 혈액을 모은다. 다음에 이어지는 6개의 각 모듈에서, 오른쪽 페이지는 체정맥과 그들의 지맥들에 대한 그림과 설명을 다룰 것이다. "Vein(정맥)"이라는 용어는 모든 그림설명에서 반복적으로 쓰이지 않을 것이다. 대개 동일한 이름이 하나의 특정 구조 또는 영역에 분포하는 동맥과 정맥에 모두 적용된다. 덧붙여, "오른" 및 "왼"은 정맥들이 양쪽에 모두 표시될 때에만 그림 설명에 나타날 것이다.

동맥계와 정맥계에 나타나는 하나의 중요한 차이는 목과 사지의 주요 정맥 분포와 관계가 있다. 이 영역들에서 동맥들은 피부 깊이 위치함으로써 뼈와 부드러운 주변 조직들의 보호를 받는다. 반면, 목과 사지에는 보통 2세트의 말초정맥이 분포하는데, 한 세트는 표면에, 다른 하나는 피부 깊이 위치한다. 이 이중 배수장치는 체온조절에 중요하다. 더운 날씨에는 정맥혈액이 superficial vein(얕은정맥)을 통해 흘러 열 손실이 유발될 수 있는 반면, 추운 날씨에는 열 손실을 최소화하기 위해 deep vein(깊은정맥)으로 혈액이 보내진다.

### 모듈 9.14 복습

a. 체순환으로부터 혈액을 수집하는 2개의 대형 정맥을 명명하시오.

b. 신체에서 가장 큰 동맥을 확인하시오.

c. 판막을 포함하는 것 외에, 동맥계와 정맥계의 다른 주요 차이를 언급하시오.

# 대동맥활의 분지들은 위대정맥에 혈액을 배출하는 구조들에 혈액을 공급한다

**1** Aorta(대동맥)는 체동맥계의 중심적인 대형동맥이다. 대동맥은 심장의 좌심실 기부에서 기원하며 ascending aorta(오름대동맥), aortic arch(대동맥활) 및 descending aorta(내림대동맥)로 세분된다.

시작

## Aortic Arch(대동맥활)의 분지들

대동맥활을 따라 기원하며 3개의 탄력형동맥들이 머리, 목, 어깨 및 팔에 혈액을 전달한다:

**Brachiocephalic trunk(팔머리동맥)**가 대동맥활에서 나오는 첫 번째 분지이다. 팔머리동맥은 **right subclavian artery (오른빗장밑동맥)**와 **right common carotid artery(오른온목동맥)**를 형성하기 위해 분지하기 전에 약간 위로 올라간다.

**Left common carotid artery (왼온목동맥)**는 대동맥활에서 기원하는 두 번째 혈관으로 머리와 목의 왼쪽 부분에 혈액을 공급한다.

**Left subclavian artery(왼빗장밑동맥)**는 대동맥활에서 유래하는 세 번째 동맥이며 right subclavian artery(오른빗장밑동맥)와 동일한 분포경향을 나타낸다.

## Right Subclavian Artery (오른빗장밑동맥)

빗장밑동맥이 흉강을 나가기 전에 2개의 분지가 나타난다: (1) **internal thoracic artery(속가슴동맥)**는 심장의 pericardium(심장막)과 가슴의 앞쪽 벽에 혈액을 공급하며, (2) **vertebral artery(척추동맥)**는 뇌와 척수에 혈액을 공급한다.

### Arm(위팔)의 동맥

빗장밑동맥은 흉강을 나와 첫 번째 갈비뼈의 위쪽 경계를 통과한 후 **axillary artery(겨드랑동맥)**가 된다. 이 동맥은 axilla(겨드랑이)를 통과하여 팔로 들어가 upper limb(팔)에 혈액을 공급하는 **brachial artery(위팔동맥)**가 된다. 위팔동맥은 윗팔 뒤쪽의 깊은 구조물들에 혈액을 공급하는 deep brachial artery(깊은위팔동맥)와 팔꿈치 주변 부위에 혈액을 제공하는 ulnar collateral artery(자쪽곁동맥)들로 분지한다.

### Forearm(아래팔)의 동맥

위팔동맥이 humerus(위팔뼈)의 coronoid fossa(갈고리오목)에 근접하면서 요골을 따라가는 **radial artery(요골동맥)**와 척골을 따라 손목으로 내려가는 **ulnar artery(척골동맥)**로 분지된다.

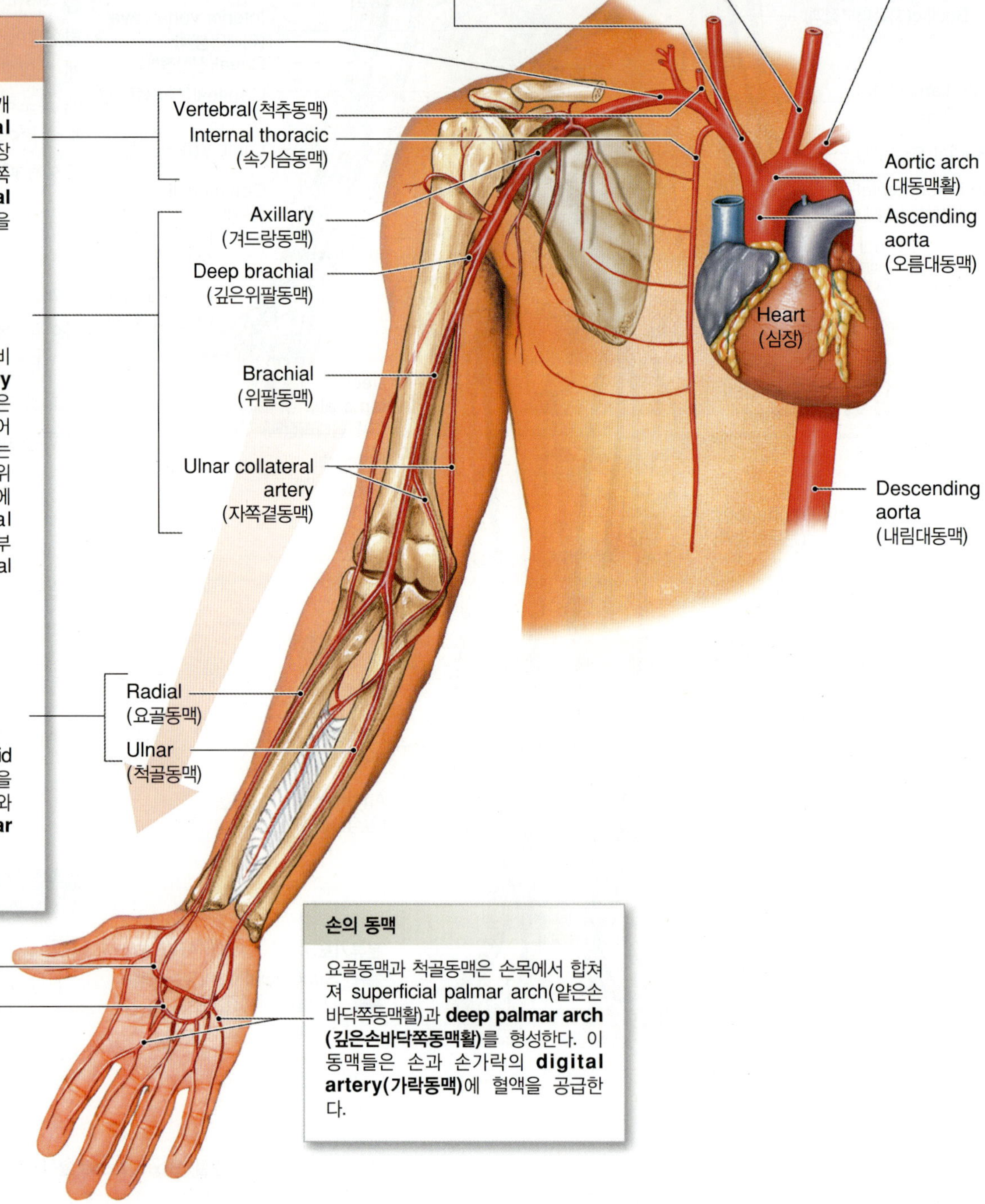


### 손의 동맥

요골동맥과 척골동맥은 손목에서 합쳐져 superficial palmar arch(얕은손바닥쪽동맥활)과 **deep palmar arch (깊은손바닥쪽동맥활)**를 형성한다. 이 동맥들은 손과 손가락의 **digital artery(가락동맥)**에 혈액을 공급한다.

**2** Superior vena cava(위대정맥)는 머리, 가슴 및 팔로부터 체순환 혈액을 모은다. 팔에서의 정맥 혈류 경로는 바뀔 수 있다는 점에 유의하라.

**목의 정맥**

| External jugular vein(바깥목정맥) | Vertebral vein | Internal jugular vein(속목정맥) |
|---|---|---|
| **External jugular vein(바깥목정맥)**은 머리와 목의 얕은 구조들로부터 혈액을 받는다. | **Vertebral vein (척추정맥)**은 cervical spinal cord(목척수)와 두개골의 뒤쪽 표면으로부터 혈액을 받는다. | **Internal jugular vein(속목정맥)**은 머리와 목의 깊은 구조들로부터 혈액을 받는다. |

**Right Subclavian Vein(오른빗장밑정맥)**

Axillary vein(겨드랑정맥)은 첫 번째 갈비뼈 측면에서 **cephalic vein(노쪽피부정맥)**과 연결되어 가슴으로 이어지는 **subclavian vein(빗장밑정맥)**을 형성한다.

**위팔의 정맥**

**Brachial vein(위팔정맥)**이 **basilic vein(자쪽피부정맥)**과 합쳐져 겨드랑이로 들어가는 **axillary vein(겨드랑정맥)**이 된다.

**Cephalic vein(노쪽피부정맥)**은 윗팔의 측면을 따라 올라간다.

**아래팔의 정맥**

**Median cubital vein(팔오금중간정맥)**은 노쪽피부정맥과 자쪽피부정맥을 연결한다. (채혈은 보통 팔오금중간정맥에서 실시한다.)

**Ulnar vein(척골정맥)**과 **radial vein(요골정맥)**은 **deep palmar arch(깊은손바닥정맥활)**로부터 혈액을 받는다. 팔꿈치를 지난 후, 척골정맥과 요골정맥이 합쳐져 윗팔정맥을 형성한다.

위팔정맥, **median antebrachial vein (아래팔중간정맥)** 및 자쪽피부정맥은 **superior palmar arch(얕은손바닥정맥활)**로부터 혈액을 받는다.

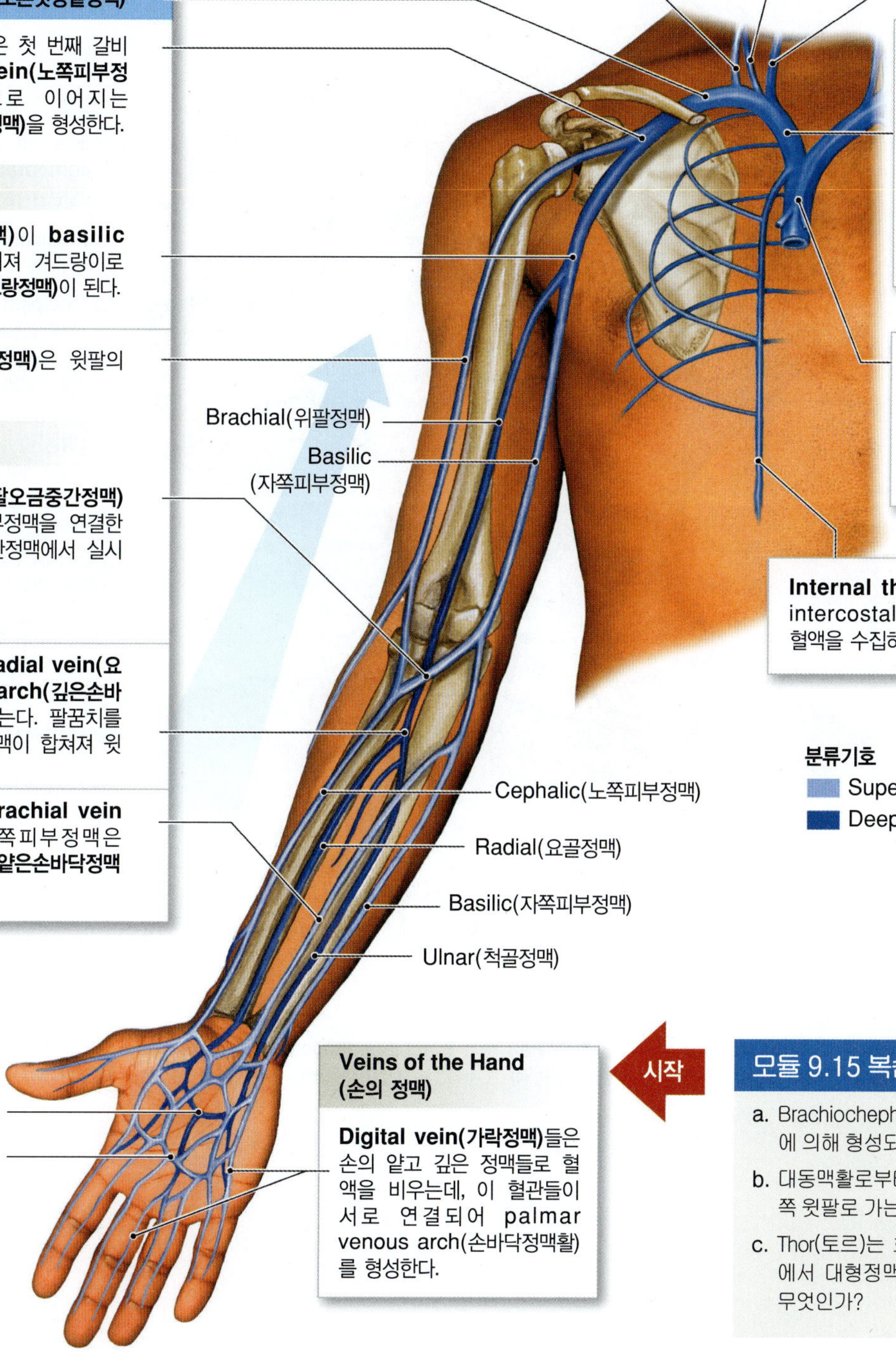


**Brachiocephalic vein (팔머리정맥)**은 목정맥들이 겨드랑정맥에 합류되어 형성된다. 이 혈관은 척추정맥과 internal thoracic vein(속가슴정맥)으로부터 혈액을 받는데, 속가슴정맥은 앞쪽 흉벽에서 혈액을 받는다.

**Superior vena cava(SVC, 위대정맥)**은 두 개의 팔머리정맥 혈액을 심장의 우심방으로 운반한다.

**Internal thoracic vein(속가슴정맥)**은 intercostal vein(갈비사이정맥)으로부터 혈액을 수집하여 팔머리정맥으로 전달한다.

**분류기호**

- Superficial vein(얕은정맥)
- Deep vein(깊은정맥)

**Veins of the Hand (손의 정맥)**

**Digital vein(가락정맥)**들은 손의 얕고 깊은 정맥들로 혈액을 비우는데, 이 혈관들이 서로 연결되어 palmar venous arch(손바닥정맥활)를 형성한다.

시작

## 모듈 9.15 복습

a. Brachiochephalic trunk(팔머리동맥)의 분지에 의해 형성되는 2개의 혈관을 명명하시오.

b. 대동맥활로부터 분지되는 혈관의 차단이 왼쪽 윗팔로 가는 혈류를 방해하게 될까?

c. Thor(토르)는 화날 때마다 그의 측면 목부위에서 대형정맥이 부풀어 오른다. 이 정맥은 무엇인가?

## 바깥목동맥이 목, 아래턱뼈 및 얼굴에 혈액을 공급하고 속목동맥과 척추동맥이 뇌에 혈액을 제공하는 반면,…

**1** **Common carotid artery(온목동맥)**는 목 조직 깊은 곳으로 올라가며 얼굴, 목 및 뇌에 혈액을 공급한다. 목동맥의 위치를 파악하기 위해 보통 강한 맥박이 느껴질 때까지 trachea(기관)라고 하는 숨통의 한쪽을 손가락으로 누른다. 자세한 뇌 동맥분포는 모듈 9.17에서 다루기로 한다.

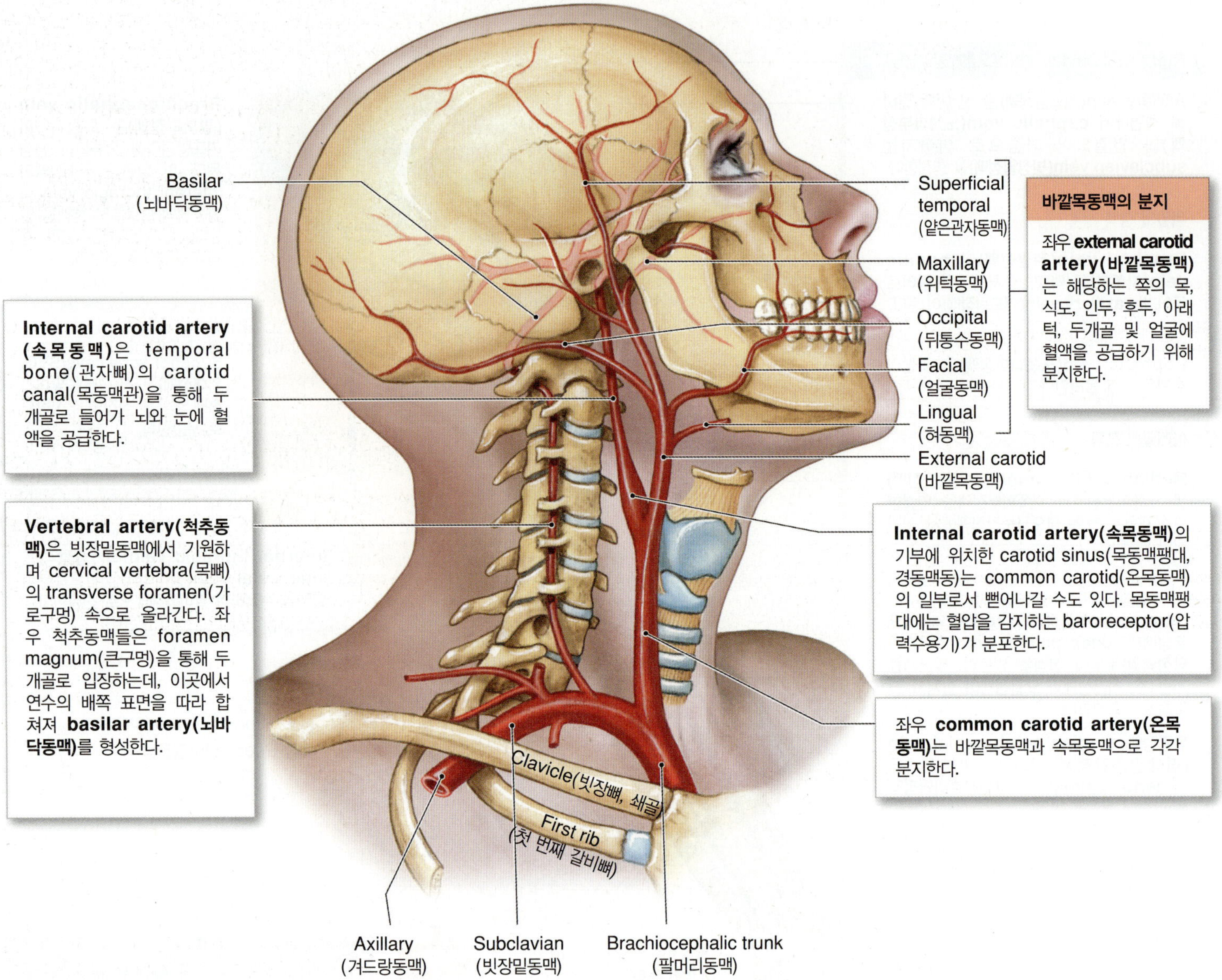

# …바깥목정맥은 바깥목동맥의 공급을 받은 부위로부터 혈액을 받으며 속목정맥은 뇌로부터 혈액을 받는다

**2** **External jugular vein(바깥목정맥)**이 maxillary(위턱정맥)와 temporal vein(관자정맥)에 의해 형성되는 반면, **internal jugular vein(속목정맥)**은 두개골 내의 다양한 venous sinus(정맥굴, 정맥동)로부터 혈액을 받는다. 바깥목정맥과 속목정맥들은 척추정맥 및 빗장밑정맥과 통합되어 **brachicephalic vein(팔머리정맥)**을 형성한다.

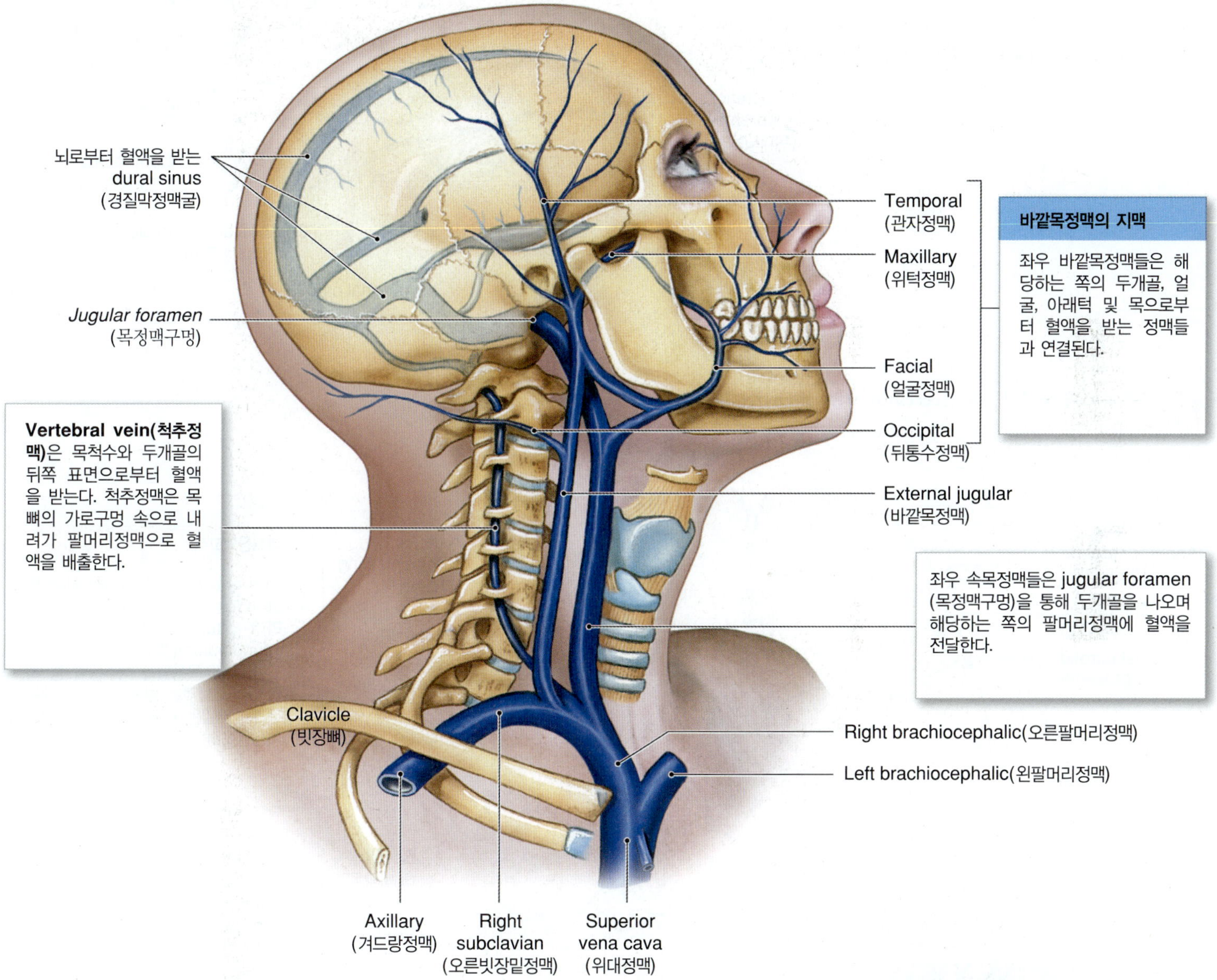


## 모듈 9.16 복습

a. 압력수용기가 분포하는 목 부위의 동맥 구조를 명명하시오.

b. 바깥목동맥의 분지들을 확인하시오.

c. 팔머리정맥을 형성하기 위해 통합되는 정맥들을 확인하시오.

# 속목동맥과 척추동맥들이 뇌에 혈액을 공급하는데…

**1** 이 측면도는 뇌에 혈액을 공급하는 주요 동맥들을 나타낸다. 속목동맥은 보통 대뇌의 앞쪽 절반에 있는 동맥에 혈액을 공급하며, 뇌의 나머지 부위들은 척추동맥과 뇌바닥동맥으로부터 혈액을 받는다. 속목동맥은 시신경의 위치까지 올라가는데, 그곳에서 3개의 분지로 나뉜다: (1) 눈에 혈액을 공급하는 **ophthalmic artery(눈동맥)** (2) 뇌의 frontal(전두엽)과 parietal lobe(두정엽)에 혈액을 공급하는 **anterior cerebral artery(앞대뇌동맥)** (3) 중뇌와 대뇌반구의 측면에 혈액을 공급하는 **middle cerebral artery(중간대뇌동맥)**.

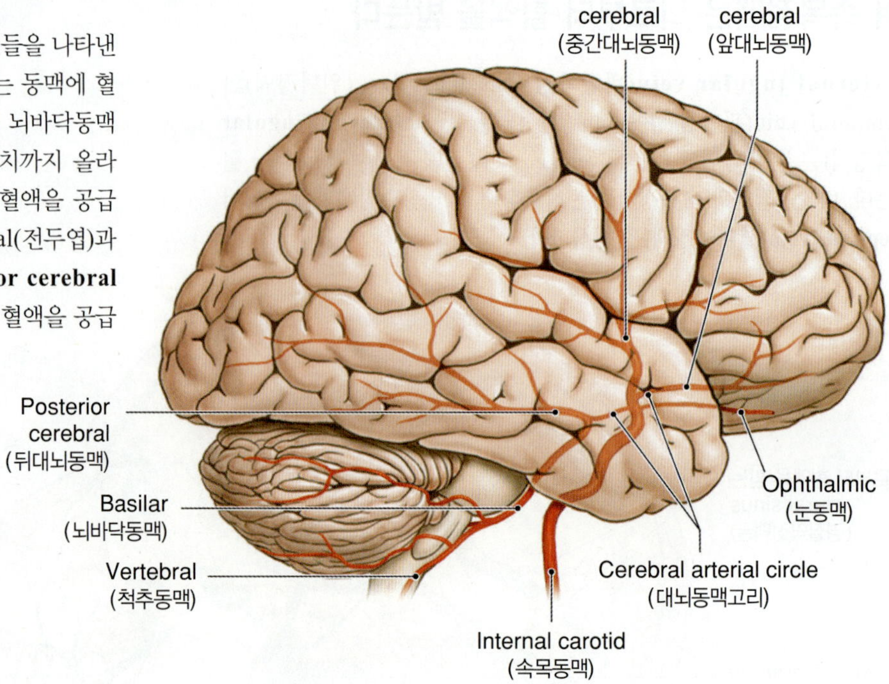


**2** 속목동맥과 뇌바닥동맥은 **cerebral arterial circle(대뇌동맥고리)**이라고 하는 링모양의 anastomosis(연결)를 통해 서로 연결된다.

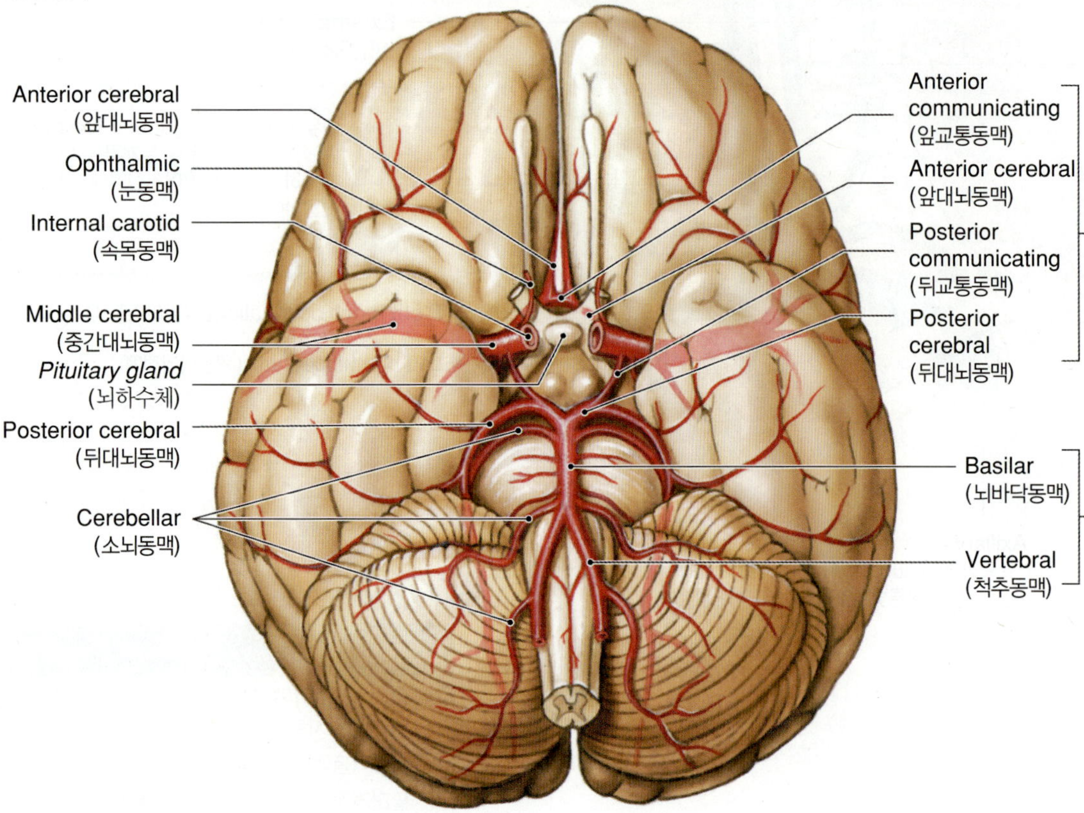


**대뇌동맥고리**

Cerebral arterial circle(대뇌동맥고리) 또는 circle of Willis(윌리스고리)는 pituitary gland(뇌하수체)의 infundibulum(깔대기, 누두)을 에워싼다. 뇌가 목동맥과 척추동맥 중 하나로부터 혈액을 받을 수 있기 때문에, 이 배열은 대뇌 혈류가 심각하게 차단될 가능성을 줄인다.

두개골 내에서, 척추동맥과 뇌바닥동맥들은 posterior cerebral artery(뒤대뇌동맥)로 분지하기 전에 척수, 연수, 교뇌 및 대뇌에 혈액을 공급한다. 뒤대뇌동맥은 이어 posterior communicating artery(뒤교통동맥)로 분지된다.

## 뇌는 경질막정맥굴과 속목정맥으로 혈액을 배출한다

**3** 얕은대뇌정맥과 뇌의 작은 정맥들은 dural sinus(경질막정맥굴)들로 혈액을 배출한다. 대부분의 깊은대뇌정맥들이 뇌 안에서 합쳐져 **great cerebral vein(큰대뇌정맥)**을 형성한다. 큰대뇌정맥은 대뇌반구의 앞부분과 choroid plexus(맥락얼기)로부터 **straight sinus(곧은정맥굴)**로 혈액을 전달한다. Orbit(안와)로부터 오는 많은 작은 정맥들과 기타 대뇌정맥들의 혈액이 **cavernous sinus(해면정맥굴)**로 흘러들어간다.

**Superior sagittal sinus(위시상정맥굴)**가 falx cerebri(대뇌낫)에서 가장 큰 경질막정맥굴이다.

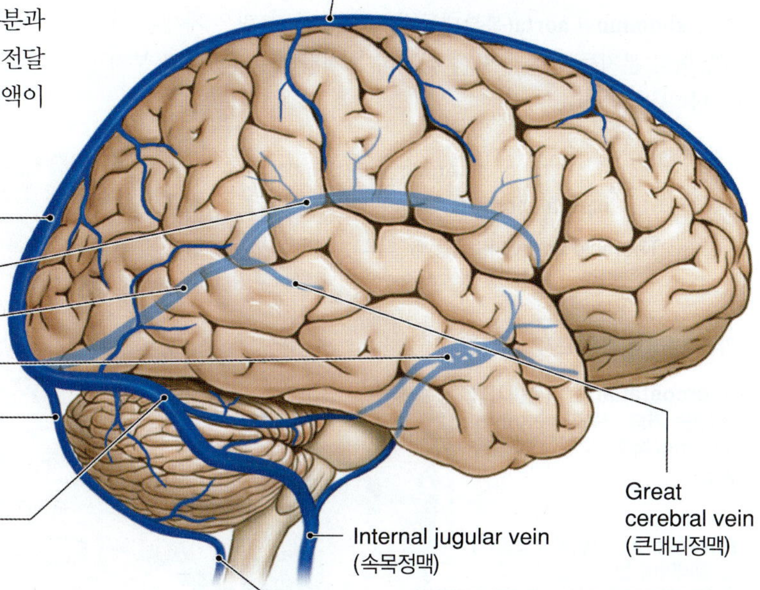


좌우의 **vertebral vein(척추정맥)**은 두개골의 얕은정맥과 목뼈들의 정맥은 물론 경질막정맥굴에서도 혈액을 받는다.

**4** 가로정맥굴, 곧은정맥굴 및 위시상정맥굴은 속목정맥으로 합쳐져 목정맥구멍을 통과하여 두개골을 나온다.

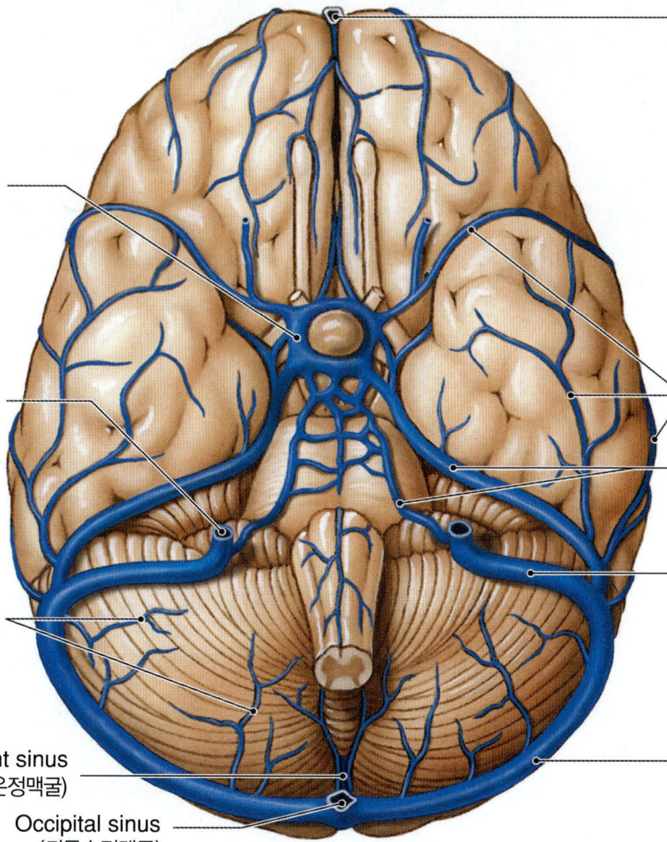


### 모듈 9.17 복습

a. 뇌의 dural sinus(경질막정맥굴)로부터 혈액을 받는 정맥을 명명하시오.

b. 속목동맥의 분지 3개와 이들로부터 혈액을 공급받는 구조들을 명명하시오.

c. Cerebral arterial circle(대뇌동맥고리)의 구조와 기능에 대하여 설명하시오.

## 내림대동맥의 혈액공급을 받는 부위는…

**1** Decending aorta(내림대동맥)는 대동맥활로부터 이어진다. 횡격막은 내림대동맥을 위쪽 **thoracic aorta(가슴대동맥)**와 아래쪽 **abdominal aorta(복부대동맥)**로 나눈다. 그림은 자세한 가슴대동맥의 분지들과 아래 표에 상세히 소개된 복부대동맥의 분지들을 나타낸다.

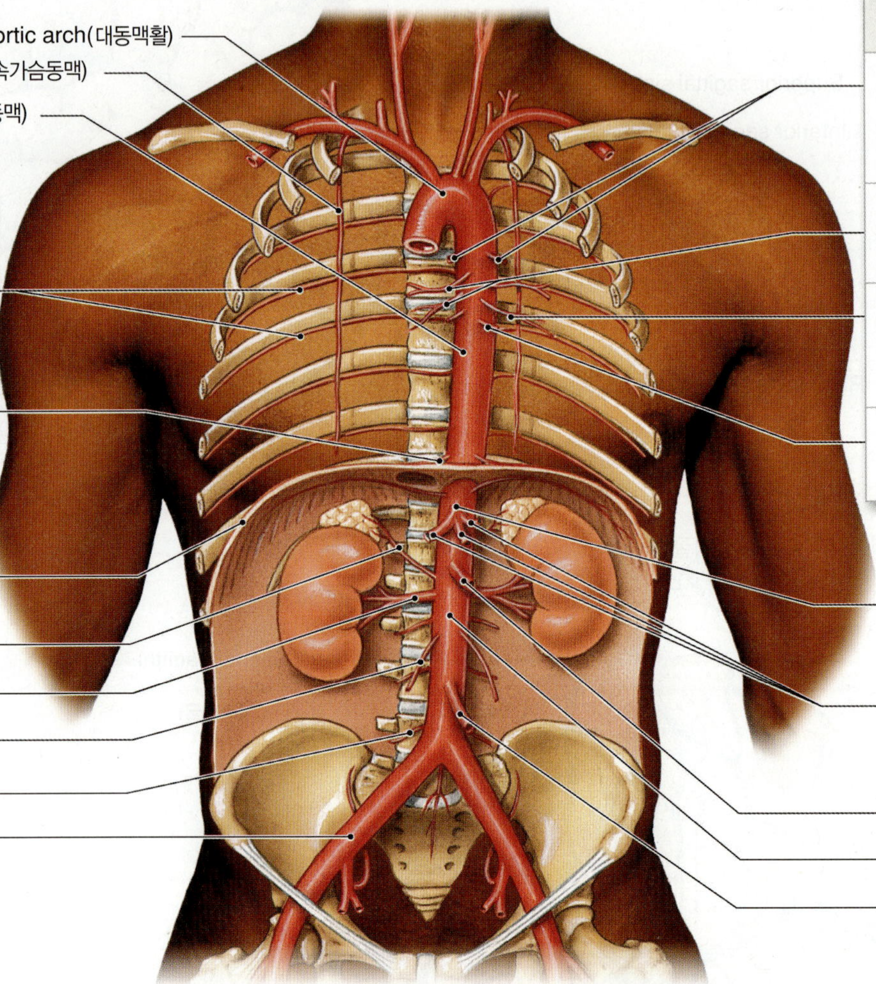


### 가슴대동맥의 몸통 분지

**Intercostal artery(갈비사이동맥)**는 가슴 근육과 vertebral column(척주) 부위에 혈액을 공급한다.

**Phrenic artery(횡격막동맥)**는 횡격막에 혈액을 전달한다.

### 가슴대동맥의 내장 분지

가슴대동맥의 내장 분지들은 가슴의 기관들에 혈액을 공급한다.

**Bronchial artery(기관지동맥)**는 가스교환과 관련이 없는 허파의 조직에 혈액을 공급한다.

**Esophageal artery(식도동맥)**는 식도에 혈액을 공급한다.

**Mediastinal artery(가슴세로칸동맥)**는 mediastinum(가슴세로칸) 조직에 혈액을 공급한다.

**Pericardial artery(심장막동맥)**는 pericardium(심장막)에 혈액을 공급한다.

### 복부대동맥에서 쌍으로 분지하는 주요 혈관들

- **Phrenic artery(횡격막동맥)**는 횡격막과 식도의 아래 부분에 혈액을 공급한다.
- **Adrenal artery(부신동맥)**는 adrenal gland(부신)에 혈액을 공급한다.
- 짧은 **renal artery(신장동맥)**는 신장에 혈액을 공급한다.
- **Gonadal artery(생식샘동맥)**는 남성에서는 testicular artery(고환동맥), 여성에서는 ovarian artery(난소동맥)로 불린다.
- 작은 **lumbar artery(허리동맥)**는 척추, 척수 및 복벽에 혈액을 공급한다.

### 복부대동맥에서 쌍으로 분지하지 않는 주요 혈관들

- **Celiac trunk(복강동맥)**는 세 개의 분지들로 나뉘는데, 이 분지들이 식도의 아래 부분, 비장, 췌장, 위, 간, 담낭 및 소장의 근위부에 혈액을 공급한다.
- **Superior mesenteric(위창자간막동맥)**은 췌장(이자), 십이지장, 소장 및 대장의 대부분에 혈액을 공급한다.
- **Inferior mesenteric(아래창자간막동맥)**은 결장과 직장 끝부분으로 혈액을 배달한다.

## …위대정맥과 아래대정맥으로 혈액을 배출한다

**2** **Superior vena cava(위대정맥)**은 머리, 목, 어깨, 가슴 및 팔로부터 혈액을 받는다. 가슴의 혈액을 모으는 주된 혈관은 **azygos vein(홀정맥)**과 **hemiazygos vein(반홀정맥)**이다. 이 정맥들은 **intercostal vein(갈비사이정맥)**, **esophageal vein(식도정맥)**, **bronchial vein(기관지정맥)** 및 **mediastinal vein(가슴세로칸정맥)**으로부터 혈액을 받는다. 갈비사이정맥은 가슴근육, 식도정맥은 식도의 아랫부분, 기관지정맥은 허파의 통로, 가슴세로칸정맥은 가슴세로칸 구조들로부터 각각 혈액을 받는다. **Inferior vena cava(아래대정맥)**는 횡격막 아래쪽 혈액의 대부분을 모은다.

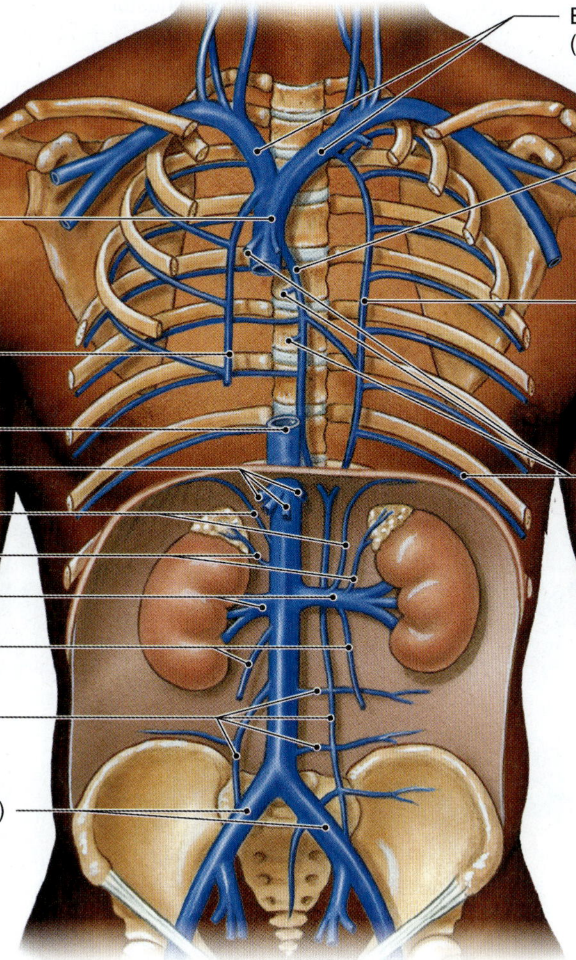


**Azygos(홀정맥)와 Hemiazygos Vein(반홀정맥)**

홀정맥은 위대정맥의 주요 지맥이다.

좀 더 작은 반홀정맥은 홀정맥으로 혈액을 비우는데, 왼팔머리정맥에 혈액을 보낼 수도 있다.

이 정맥들이 함께 식도, 가슴세로칸, 허파의 전달통로 및 흉벽으로부터 혈액을 모은다.

**아래대정맥의 주요 지맥들**

- **Lumbar(허리정맥)**는 척수와 체벽의 근육으로부터 혈액을 받는다.
- **Gonadal(생식샘정맥**, 난소정맥 또는 고환정맥)은 난소 또는 고환으로부터 혈액을 받는다.
- **Hepatic(간정맥)**은 간의 sinusoid(굴모양혈관)로부터 혈액을 받는다.
- **Renal(신장정맥)**은 신장으로부터 혈액을 모은다.
- **Adrenal(부신정맥)**은 부신으로부터 혈액을 받는다.
- **Phrenic(횡격막정맥)**은 횡격막의 혈액을 받는다.

**모듈 9.18 복습**

a. 횡격막 아래의 정맥혈액 대부분을 수집하는 혈관은 무엇인가?

b. 아래대정맥의 주요 지맥들을 확인하시오.

c. 자동차 사고를 당한 Grace(그레이스)의 celiac trunk(복강동맥)가 파열되었다. 이 손상으로 인해 어느 장기가 가장 직접적인 영향을 받을 것인가?

## 복강동맥과 창자간막동맥의 혈액공급을 받는 내장들은…

**1** Abdominal aorta(복부대동맥)는 횡격막의 바로 아래에서 시작된다. 쌍을 이루지 않는 3개의 분지들이 복부 내장에 혈액을 공급한다: celiac trunk(복강동맥), superior mesenteric artery(위창자간막동맥) 및 inferior mesenteric artery(아래창자간막동맥).

**복강동맥**

| | | | |
|---|---|---|---|
| **Celiac trunk(복강동맥)**는 common hepatic artery(온간동맥), left gastric artery(왼위동맥) 및 splenic artery(비장동맥)로 분지한다. | **Common hepatic artery(온간동맥)**는 간, 위, 담낭 및 십이지장(소장의 근위부)에 혈액을 공급하기 위해 분지한다. | **Left gastric artery(왼위동맥)**는 위에 혈액을 공급한다. Right gastric artery(오른위동맥)와의 anastomosis(연결)는 위에 끊임없는 혈액을 공급할 수 있게 한다. | **Splenic artery(비장동맥)**는 비장에 혈액을 공급하며 위와 췌장에도 분지를 보낸다. |

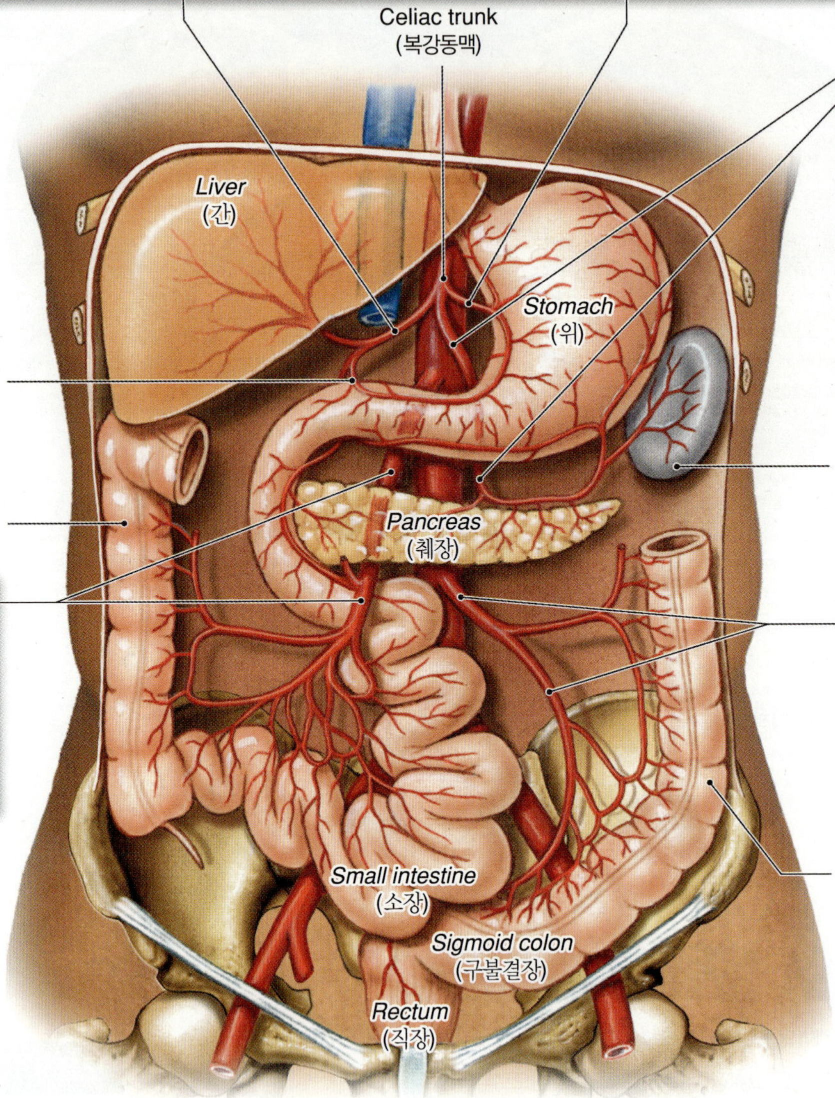


**위창자간막동맥**

**Superior mesenteric artery(위창자간막동맥)**는 췌장, 십이지장, 소장 및 대장의 대부분에 혈액을 공급하기 위해 분지한다.

**아래창자간막동맥**

**Inferior mesenteric artery(아래창자간막동맥)**는 결장과 직장의 끝부분에 혈액을 배달한다.

## …간문맥의 지맥에 혈액을 배출한다

**2** **Hepatic portal vein(간문맥)**은 위창자간막정맥, 아래창자간막정맥 및 비장정맥이 통합되어 형성된다. 가장 많은 양의 혈액(대부분의 영양분과 함께)이 위창자간막정맥을 통해 흐른다. 위의 중앙 가장자리로부터 혈액을 받는 좌우 **gastric vein(위정맥)**과 담낭으로부터 오는 **cystic vein(쓸개정맥)**이 간문맥에 혈액을 배출한다.

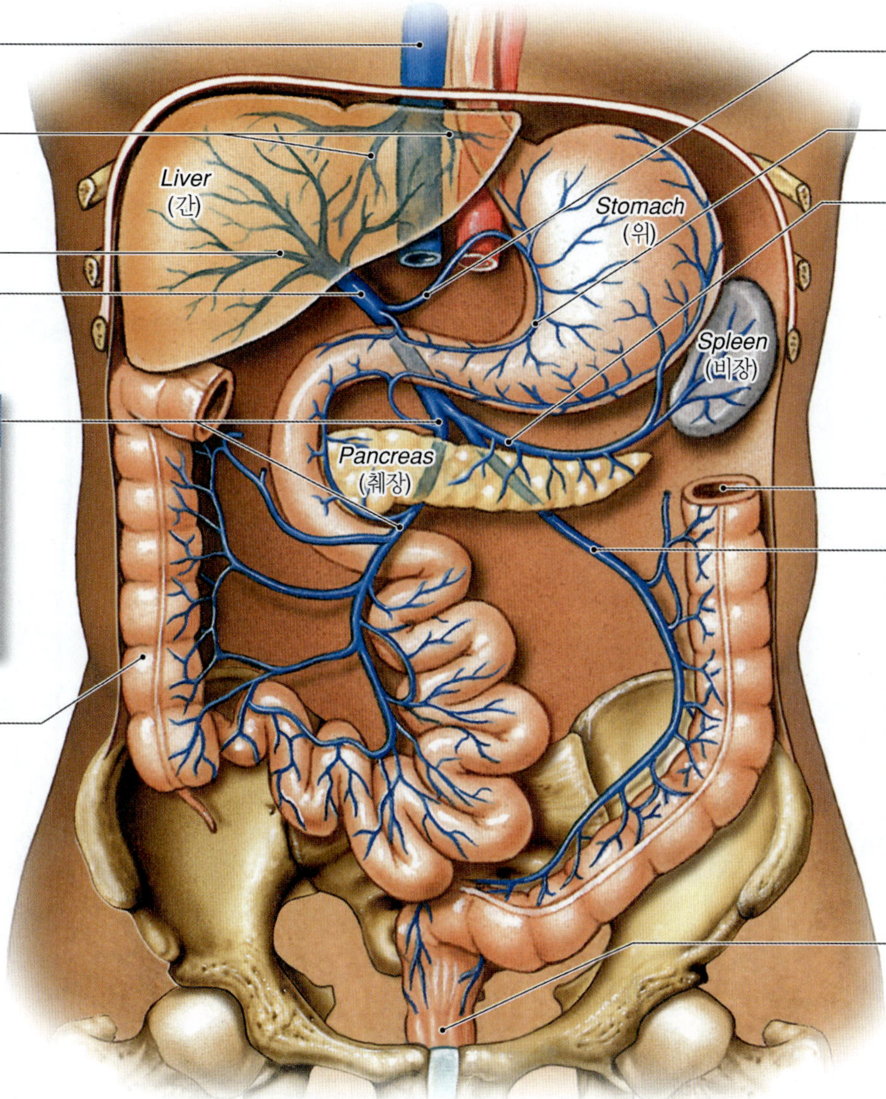


**위창자간막정맥**

**Superior mesenteric vein(위창자간막정맥)**은 위, 소장 및 대장의 앞쪽 2/3로부터 혈액을 모은다.

**비장정맥**

**Splenic vein(비장정맥)**은 위, 비장 및 췌장으로부터 혈액을 모은다.

**아래창자간막정맥**

**Inferior mesenteric vein(아래창자간막정맥)**은 대장 뒤쪽의 1/3과 직장으로부터 혈액을 모은다.

### 모듈 9.19 복습

a. Abdominal aorta(복부대동맥)에서 쌍으로 분지하지 않으며 내장기관들에 혈액을 공급하는 정맥들을 열거하시오.

b. 통합되어 hepatic portal vein(간문맥)을 형성하는 세 개의 정맥들을 확인하시오.

c. Celiac trunk(복강동맥)의 분지들을 확인하시오.

# 골반과 다리는 온엉덩동맥의 분지들에 의해 혈액공급을 받으며···

**1** $L_4$ 척추 위치에서, 복부동맥은 분지하여 한 쌍의 탄력형동맥을 형성한다; 좌우 **common iliac artery(온엉덩동맥)**. Lumbosacral joint(허리엉치관절) 위치에서, 각 온엉덩동맥은 분지하여 **internal iliac artery(속엉덩동맥)**와 **external iliac artery(바깥엉덩동맥)**를 형성한다.

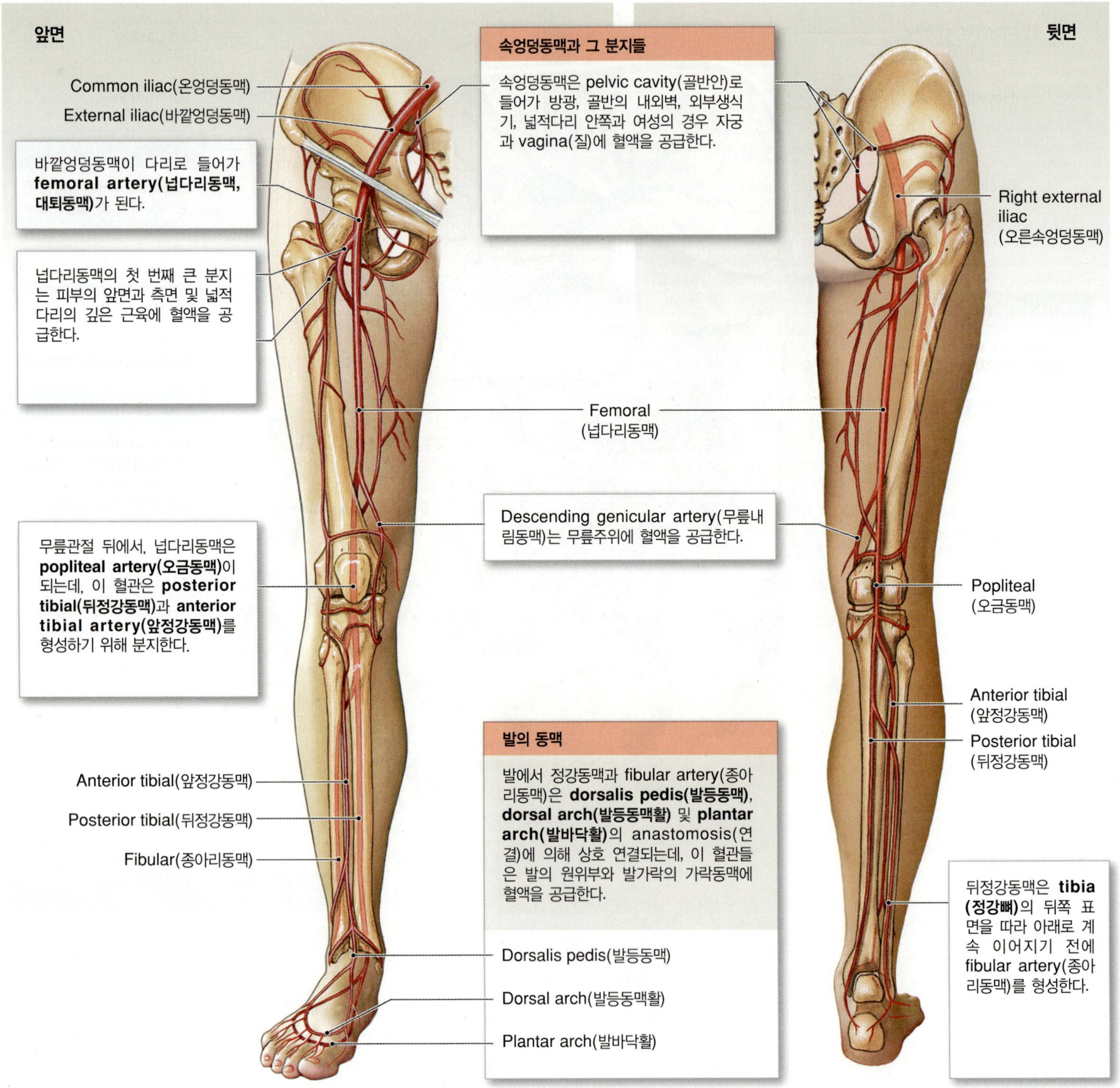

## …온엉덩정맥의 지맥들에 혈액을 배출한다

**2** External iliac vein(바깥엉덩정맥)은 다리, 골반 및 아래쪽 복부로부터 혈액을 받는다. 좌우 바깥엉덩정맥이 ilium(엉덩뼈)의 안쪽 표면을 횡단할 때, 골반의 기관들로부터 혈액을 받는 internal iliac vein(속엉덩정맥)이 합류한다. 속엉덩정맥은 gluteal(볼기정맥), internal pudendal(속음부정맥), obturator(폐쇄정맥) 및 lateral sacral vein(가쪽엉치정맥)이 통합되어 형성된다. 바깥엉덩정맥과 속엉덩정맥이 합쳐져 **common iliac vein(온엉덩정맥)**을 형성한다.

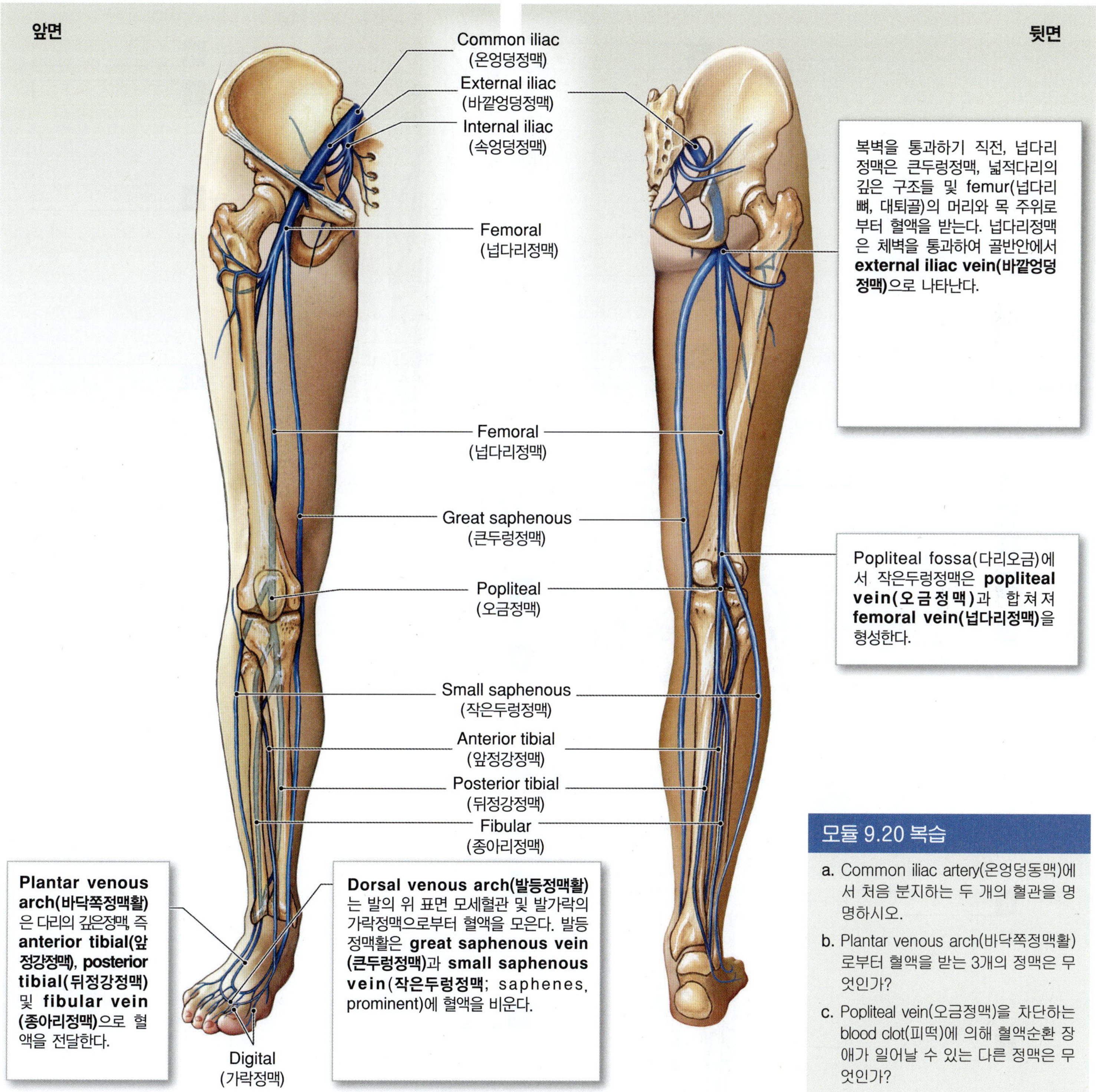


### 모듈 9.20 복습

a. Common iliac artery(온엉덩동맥)에서 처음 분지하는 두 개의 혈관을 명명하시오.

b. Plantar venous arch(바닥쪽정맥활)로부터 혈액을 받는 3개의 정맥은 무엇인가?

c. Popliteal vein(오금정맥)을 차단하는 blood clot(피떡)에 의해 혈액순환 장애가 일어날 수 있는 다른 정맥은 무엇인가?

### 1. 명칭 표기

도표의 오른쪽에 주요 동맥의 이름을 적으시오.

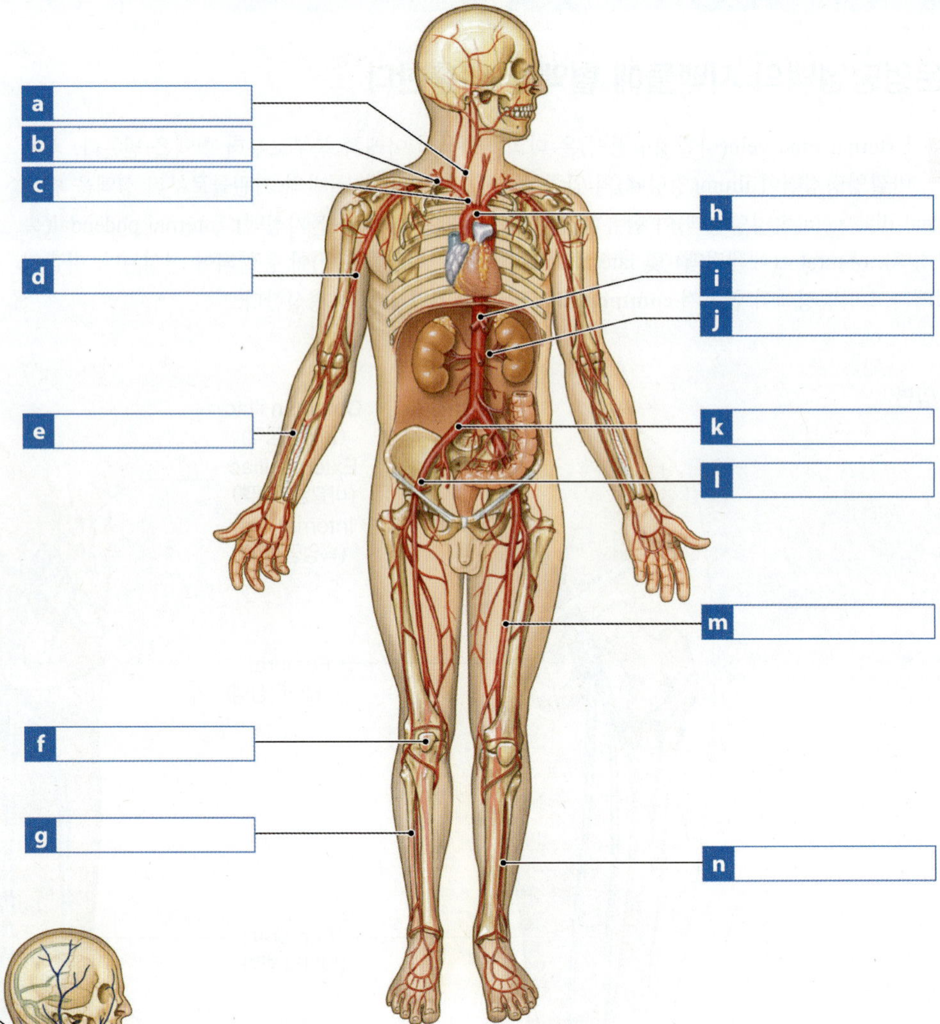


### 2. 명칭 표기

도표 안에 주요 정맥의 이름을 적으시오.

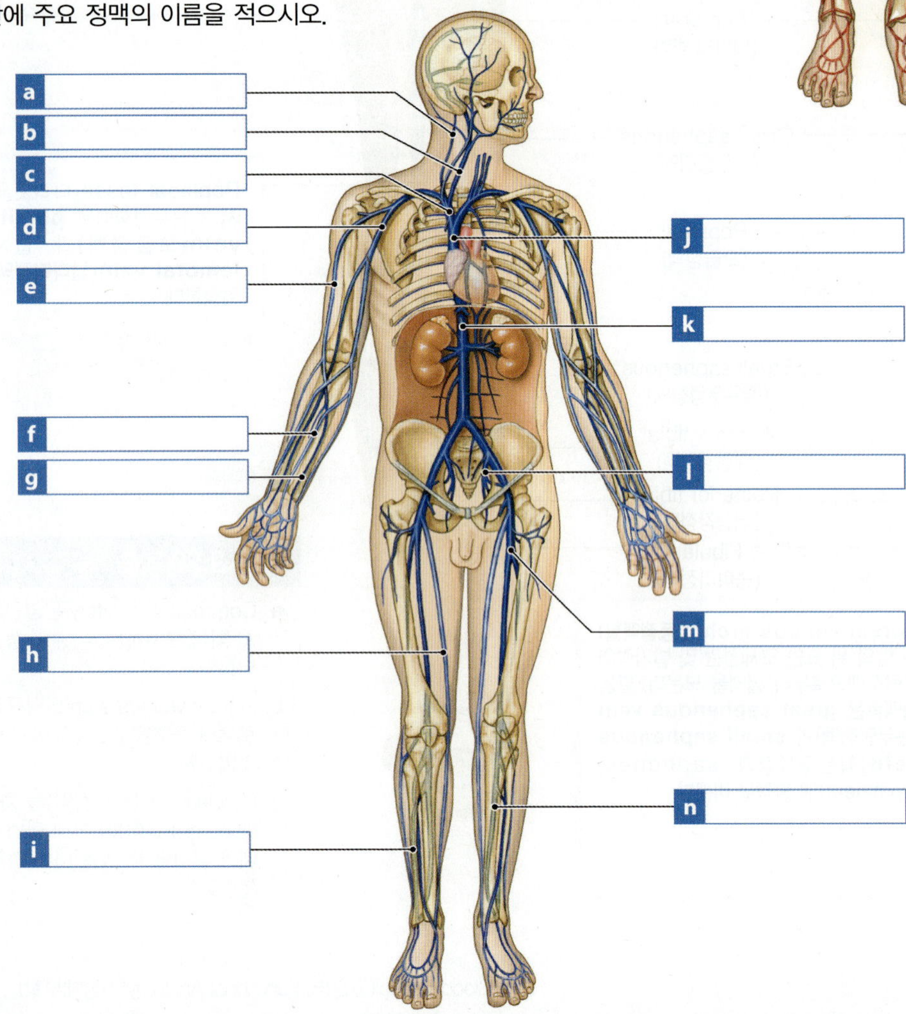

# 핵심 용어로 윤곽 파악하기

각 모듈마다 차례대로 열거한 용어를 이용하여 내용을 요약하시오.

## 1절

### Blood(혈액)

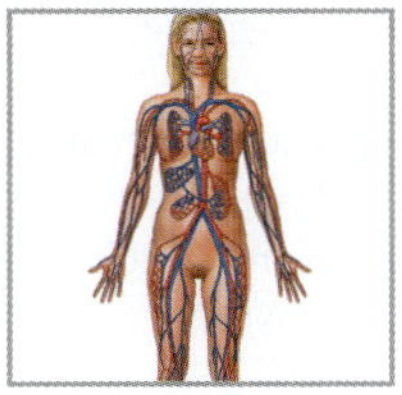

• cardiovascular system(심장혈관계통)
o blood(혈액)
o blood vessel(혈관)
o heart(심장)

## 9.1

### 혈액은 혈장과 혈구성분으로 구성된 체액성 결합조직이다

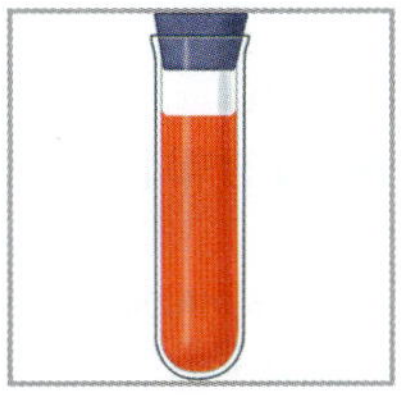

• plasma(혈장)
• formed element (혈구성분)
• whole blood(전혈)
• fractionated (분획화된)
• hematocrit (헤마토크릿)
• packed cell volume(PVC, 농축세포용적)
• albumin(알부민)
• globulin(글로불린)
• immunoglobulin (면역글로불린)
• transport globulin (운반글로불린)
• fibrinogen (섬유소원)
• fibrin(피브린, 섬유소)
• electrolytes(전해질)
• organic nutrients (유기영양분)
• organic wastes (유기노폐물)
• platelets(혈소판)
• white blood cell(WBC, 백혈구)
• red blood cell (RBC, 적혈구)

## 9.2

### 가장 흔한 혈구성분인 적혈구에는 헤모글로빈이 포함되어 있다

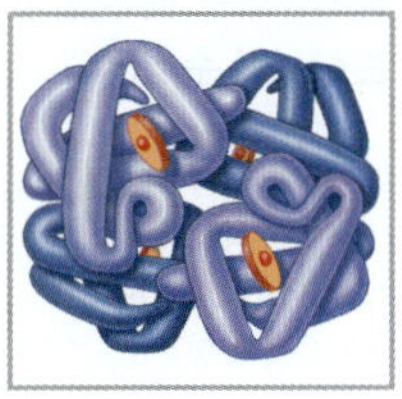

• red blood cell count (적혈구 수 계산)
• hemoglobin (Hb, 헤모글로빈)
• heme(헴)
• oxyhemoglobin ($HbO_2$, 산소헤모글로빈)
• deoxyhemoglobin (탈산소헤모글로빈)

## 9.3

### 혈액형은 적혈구에 특이 표면항원이 존재하는지의 여부에 의해 결정된다

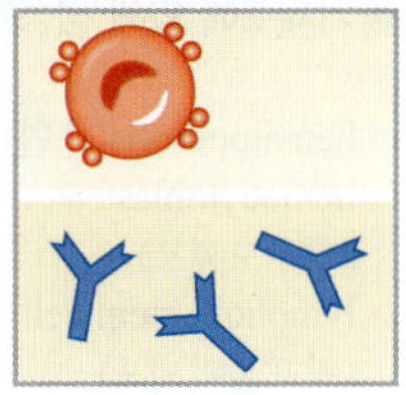

• antigen(항원)
• immune response (면역반응)
• surface antigen (표면항원)
• blood type(혈액형)
• antibody(항체)
• Type A(A형)
• Type B(B형)
• Type AB(AB형)
• universal recipient (만능 수혈자)
• Type O(O형)
• universal donor (만능 공혈자)
• agglutinate (응집하다)
• agglutination(응집)
• hemolysis(용혈)
• cross-reaction (교차반응)
• Rh positive (Rh+, Rh 양성)
• Rh surface antigen (Rh 표면항원)
• Rh negative (Rh-, Rh 음성)
• transfusion reaction (수혈반응)
• compatible(적합)

## 9.4

### 신생아의 용혈성 질환은 태아와 어머니 혈액형 사이의 교차반응으로 인한 적혈구 관련 장애 질환이다

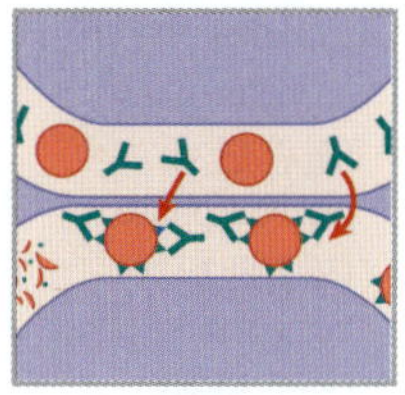

• hemolytic disease of the newborn (HDN, 신생아 용혈성 질환)
• sensitization(민감화, 면역화)
• erythroblastosis fetalis(태아적혈구모구증)

## 9.5

### 백혈구는 병원체, 독소, 세포 잔해 및 비정상적이거나 손상된 세포들로부터 신체를 방어한다

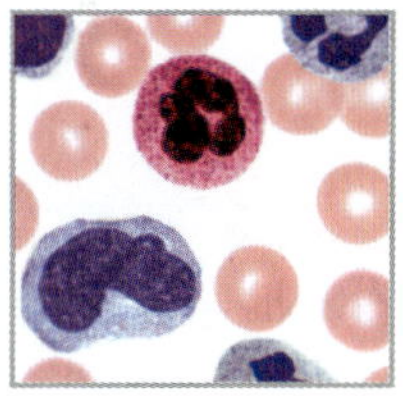

• white blood cell (WBC, 백혈구)
• diapedesis (혈구누출)
• positive chemotaxis (양성 화학주성)
• granular leukocyte (과립백혈구)
• neutrophil(중성구)
• eosinophil(호산구)
• basophil(호염기구)
• agranular leukocyte (무과립백혈구)
• monocyte(단핵구)
• lymphocyte(림프구)
• differential count (감별계산)

• = 해당 모듈에서 굵은 문자로 표시한 용어

**9.6**

### 혈구성분들은 혈구모세포로부터 유래된 줄기세포에 의해 생성된다

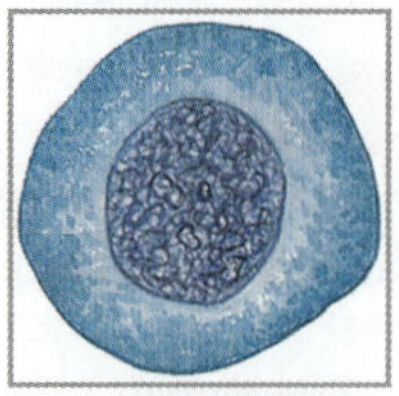

• hematopoiesis(조혈)
• hemocytoblast (혈구모세포)
• lymphoid stem cell (림프줄기세포)
• lymphoid tissue (림프조직)
• colony-stimulating factor(CSF, 집락자극인자)
• blast cell(모세포)
• myeloid stem cell (골수줄기세포)
○ progenitor cell (전구세포)
○ band cell(띠세포)
• megakaryocyte (거대핵세포)
• erythropoietin (EPO, 적혈구형성인자)
• hypoxia(저산소증)
• platelet(혈소판)

**9.7**

### 혈액응고 반응은 혈액손실을 줄이는 사건들의 복잡한 연쇄반응이다

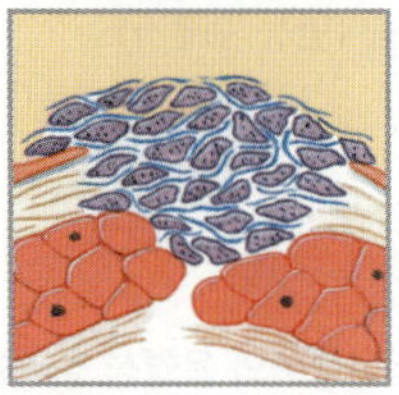

• hemostasis(지혈)
• cascade(연쇄반응)
• vascular phase (혈관 단계)
• platelet phase (혈소판 단계)
• coagulation phase (응고 단계)
• coagulation(응고)
○ fibrinogen (섬유소원)
• fibrin(섬유소)
• procoagulant (응고인자)
• embolus(색전)
• embolism(색전증)
• infarction(경색)
• thrombus(혈전)
• clot retraction (피떡수축)
• fibrinolysis (섬유소용해)
• plasminogen (플라스미노겐)
• tissue plasminogen activator(t-PA, 조직플라시미노겐 활성제)
• plasmin (플라스민, 섬유소 용해효소)

**9.8**

### 혈액장애는 그 기원과 혈액특성의 변화에 의해 분류될 수 있다

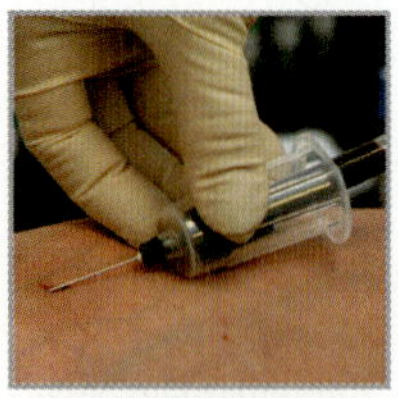

• venipuncture (정맥천자)
• iron deficiency anemia(철결핍빈혈)
• vitamin $B_{12}$ (비타민 $B_{12}$)
• pernicious anemia (악성빈혈)
• vitamin K(비타민 K)
• sickle cell anemia (낫적혈구빈혈)
• sickling trait (낫적혈구소질)
• hemophilia(혈우병)
• thalassemias (지중해빈혈)
• bacteremia (세균혈증)
• viremia (바이러스혈증)
• sepsis(패혈증)
• septicemia(패혈증)
• malaria(말라리아)
• leukemia(백혈병)
• myeloid leukemia (골수성 백혈병)
• lymphoid leukemia (림프 백혈병)
• disseminated intravascular coagulation (DIC, 파종혈관내응고)

• = 해당 모듈에서 굵은 문자로 표시한 용어

**2절**

## Blood Vessel(혈관)의 Functional Anatomy(기능해부학)

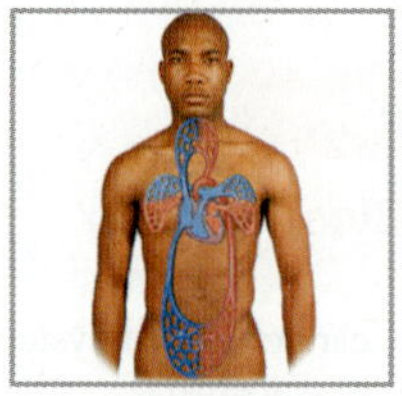

• pulmonary circuit (폐순환계)
• systemic circuit (체순환계)
• artery(동맥)
• vein(정맥)
• capillary(모세혈관)
• right atrium(우심방)
• right ventricle (우심실)
• left atrium(좌심방)
• left ventricle(좌심실)

**9.9**

### 동맥과 정맥의 벽 구조 및 두께는 다르다

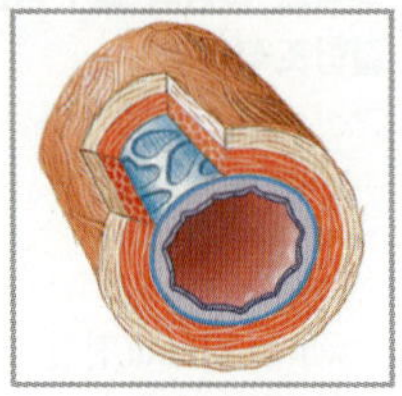

• tunica intima (혈관내막)
• internal elastic membrane (내탄력막)
• tunica media (혈관중간막)
• vasoconstriction (혈관수축)
• vasodilation (혈관이완)
• tunica externa (혈관외막)
• large vein(대형정맥)
• medium-sized vein (중형정맥)
• venule(세정맥)
• elastic artery (탄력형동맥)
• muscular artery (근육형동맥)
• arteriole(세동맥)
• capillary(모세혈관)
• artery(동맥)
• vein(정맥)

**9.10**

### 동맥경화는 혈류를 막아 생명유지 기관들을 손상시킬 수 있다

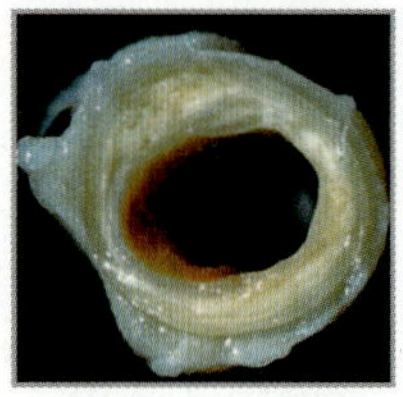

• arteriosclerosis (동맥경화)
• atherosclerosis (죽상경화)
• plaque(판)
• balloon angioplasty (풍선혈관성형술)

**9.11**

### 모세혈관계라는 연결망의 일원으로서 모세혈관의 기능

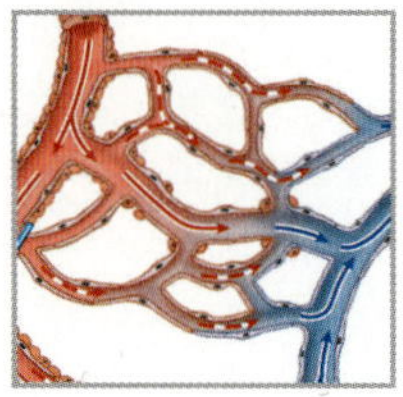

• capillary bed (모세혈관계)
• metarteriole (메타세동맥)
• vasomotion (혈관운동)
• collateral artery (결동맥)
• arterial anastomosis (동맥연결, 동맥문합)
• precapillary sphincter (모세혈관이전괄약근)
• arteriovenous anastomosis (동정맥연결)

### 9.12

**정맥계의 혈압은 낮으며 신체 혈액량의 거의 2/3가 정맥계에 분포한다**

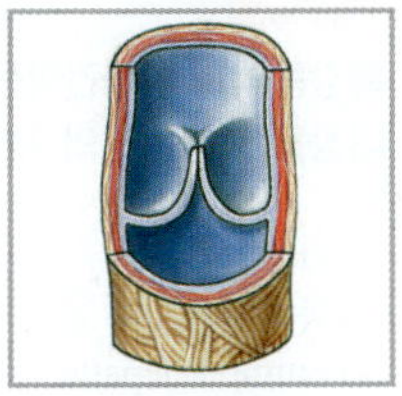

- valve(판막)
- varicose vein (정맥류)
- hemorrhoid (치액, 치질)
- venoconstriction (정맥수축)

### 9.13

**상대적으로 짧은 폐순환계는 우심실로부터 탈산소화혈액을 허파로 운반하며 산소화혈액을 허파에서 좌심방으로 귀환시킨다**

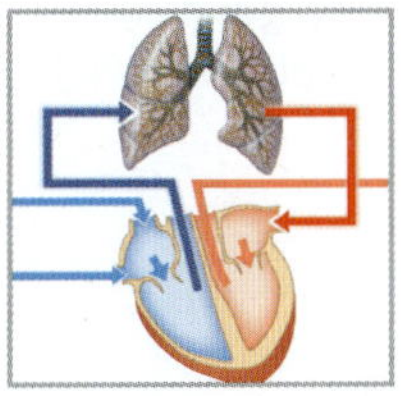

- occlusion(폐쇄)
- trunk(동맥)
- pulmonary trunk (폐동맥)
- pulmonary artery (허파동맥)
- pulmonary arteriole (허파세동맥)
- alveolar capillary (폐포모세혈관)
- alveolus(폐포)
- pulmonary vein (허파정맥)

### 9.14

**체동맥계 및 체정맥계는 평행하게 작동하며, 주요 혈관들의 이름은 대개 비슷하다**

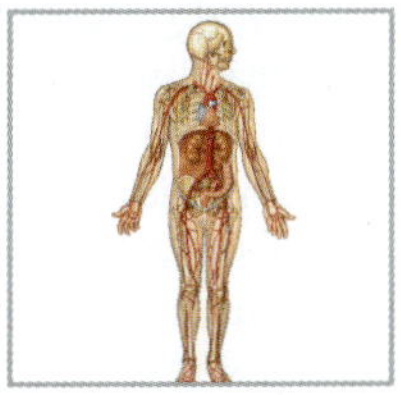

- arterial system (동맥계)
- venous system (정맥계)
- superior vena cava (위대정맥)
- inferior vena cava(아래대정맥)
- dual venous drainage (이중 정맥배수)

### 9.15

**대동맥활의 분지들은 위대정맥에 혈액을 배출하는 구조들에 혈액을 공급한다**

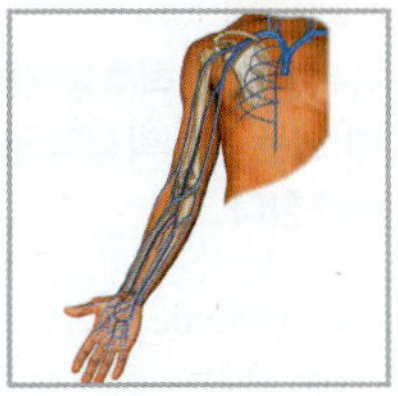

- brachiocephalic trunk(팔머리동맥)
- right subclavian artery (오른빗장밑동맥)
- right common carotid artery (오른온목동맥)
- left common carotid artery(왼온목동맥)
- left subclavian artery(왼빗장밑동맥)
- internal thoracic artery(속가슴동맥)
- vertebral artery (척추동맥)
- axillary artery (겨드랑동맥)
- brachial artery (위팔동맥)
- radial artery (요골동맥)
- ulnar artery (척골동맥)
- palmar arch (손바닥쪽동맥활)
- digital artery (가락동맥)
- digital vein (가락정맥)
- superficial palmar arch (얕은손바닥쪽정맥활)
- deep palmar arch (깊은손바닥쪽정맥활)
- median antebrachial vein (아래팔중간정맥)
- radial vein (요골정맥)
- ulnar vein(척골정맥)
- median cubital vein(팔오금중간정맥)
- cephalic vein (노쪽피부정맥)
- axillary vein (겨드랑정맥)
- basilic vein (자쪽피부정맥)
- brachial vein (윗팔정맥)
- subclavian vein (빗장밑정맥)
- external jugular vein(바깥목정맥)
- internal jugular vein(속목정맥)
- vertebral vein (척추정맥)
- brachiocephalic vein(팔머리정맥)
- superior vena cava (SVC, 위대정맥)
- internal thoracic vein(속가슴정맥)

### 9.16

**바깥목동맥이 목, 아래턱뼈 및 얼굴에 혈액을 공급하고 속목동맥과 척추동맥이 뇌에 혈액을 제공하는 반면, 바깥목정맥은 바깥목동맥의 공급을 받은 부위로부터 혈액을 받으며 속목정맥은 뇌로부터 혈액을 받는다**

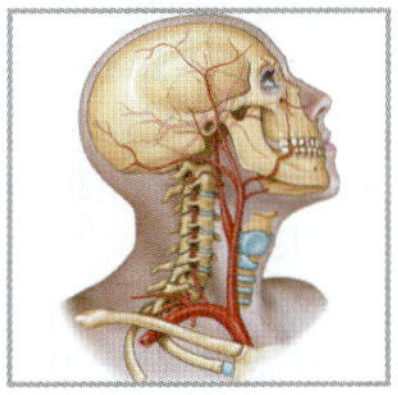

- common carotid artery(온목동맥)
- internal carotid artery(속목동맥)
- vertebral artery (척추동맥)
- basilar artery (뇌바닥동맥)
- external carotid artery(바깥목동맥)
- carotid sinus(목동맥 팽대, 경동맥동)
- common carotid artery(온목동맥)
- external jugular vein(바깥목정맥)
- internal jugular vein(속목정맥)
- brachiocephalic vein(팔머리정맥)
- vertebral vein (척추정맥)

• = 해당 모듈에서 굵은 문자로 표시한 용어

## 9.17

**속목동맥과 척추동맥들이 뇌에 혈액을 공급하는 데 뇌는 경질막정맥굴과 속목정맥으로 혈액을 배출한다**

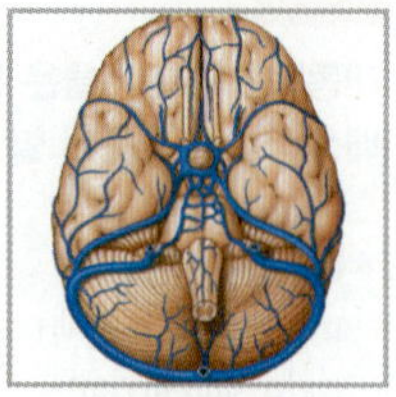

- ophthalmic artery (눈동맥)
- anterior cerebral artery(앞대뇌동맥)
- middle cerebral artery(중간대뇌동맥)
- cerebral arterial circle(대뇌동맥고리)
- great cerebral vein(큰대뇌정맥)
- straight sinus (곧은정맥굴)
- cavernous sinus (해면정맥굴)
- superior sagittal sinus(위시상정맥굴)
- vertebral vein (척추정맥)

## 9.18

**내림대동맥의 혈액공급을 받는 부위는 위대정맥과 아래대정맥으로 혈액을 배출한다**

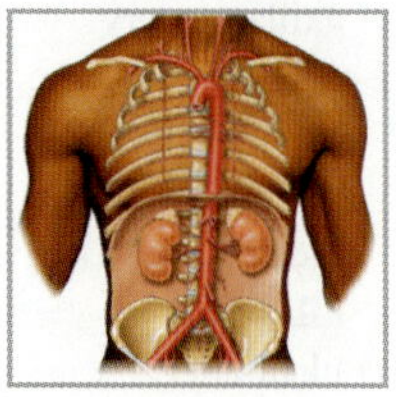

- thoracic aorta (가슴대동맥)
- abdominal aorta (복부대동맥)
- intercostal artery (갈비사이동맥)
- phrenic artery (횡격막동맥)
- bronchial artery (기관지동맥)
- esophageal artery (식도동맥)
- mediastinal artery (가슴세로칸동맥)
- pericardial artery (심장막동맥)
- adrenal artery (부신동맥)
- renal artery (신장동맥)
- gonadal artery (생식샘동맥)
- lumbar artery (허리동맥)
- celiac trunk (복강동맥)
- superior mesenteric artery (위창자간막동맥)
- inferior mesenteric artery (아래창자간막동맥)
- superior vena cava (위대정맥)
- azygos vein(홀정맥)
- hemiazygos vein (반홀정맥)
- intercostal vein (갈비사이정맥)
- esophageal vein (식도정맥)
- bronchial vein (기관지정맥)
- inferior vena cava(아래대정맥)
- mediastinal vein (가슴세로칸정맥)
- lumbar vein (허리정맥)
- gonadal vein (생식샘정맥)
- hepatic vein(간정맥)
- renal vein(신장정맥)
- adrenal vein (부신정맥)
- phrenic vein (횡격막정맥)

## 9.19

**복강동맥과 창자간막동맥의 혈액공급을 받는 내장들은 간문맥의 지맥에 혈액을 배출한다**

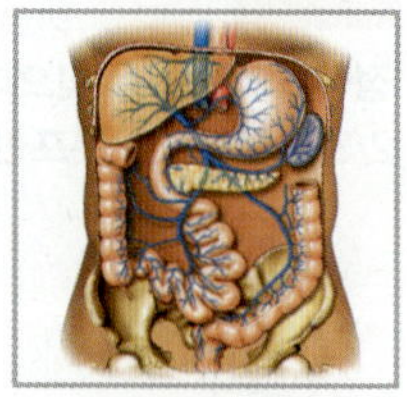

- celiac trunk (복강동맥)
- common hepatic artery(온간동맥)
- left gastric artery (왼위동맥)
- splenic artery (비장동맥)
- superior mesenteric artery (위창자간막동맥)
- gastric vein(위정맥)
- cystic vein (쓸개정맥)
- inferior mesenteric artery (아래창자간막동맥)
- hepatic portal vein (간문맥)
- splenic vein (비장정맥)
- superior mesenteric vein (위창자간막정맥)
- inferior mesenteric vein (아래창자간막정맥)

## 9.20

**골반과 다리는 온엉덩동맥의 분지들에 의해 혈액공급을 받으며 온엉덩정맥의 지맥들에 혈액을 배출한다**

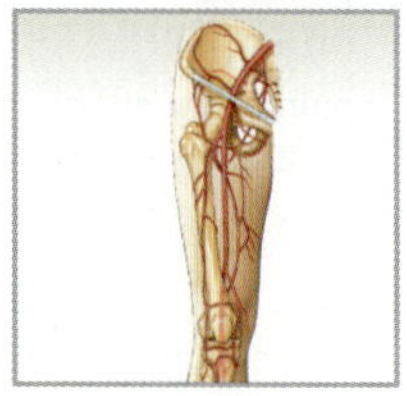

- right common iliac artery (오른온엉덩동맥)
- left common iliac artery(왼온엉덩동맥)
- internal iliac artery(속엉덩동맥)
- external iliac artery(바깥엉덩동맥)
- femoral artery (넙다리동맥, 대퇴동맥)
- popliteal artery (오금동맥)
- posterior tibial artery(뒤정강동맥)
- anterior tibial artery(앞정강동맥)
- dorsalis pedis (발등동맥)
- dorsal arch (발등동맥활)
- plantar arch (발바닥활)
- fibular artery (종아리동맥)
- common iliac vein (온엉덩정맥)
- plantar venous arch (바닥쪽정맥활)
- anterior tibial vein (앞정강정맥)
- posterior tibial vein (뒤정강정맥)
- fibular vein (종아리정맥)
- dorsal venous arch(발등정맥활)
- great saphenous vein (큰두렁정맥)
- small saphenous vein (작은두렁정맥)
- external iliac vein(바깥엉덩정맥)
- popliteal vein (오금정맥)
- femoral vein (넙다리정맥, 대퇴정맥)

• = 해당 모듈에서 굵은 문자로 표시한 용어

## 9장 종합 복습 문제

1. 동맥과 정맥의 해부학적 차이를 그들의 기능과 연관시키시오.
2. 달리기를 하는 동안 동맥의 평활근에는 무슨 일이 일어나는가?
3. 체온 안정화와 유지에서 혈액의 역할은 무엇인가?
4. 짧은 수명을 갖게 하는 적혈구의 세포 특성들에 대하여 설명하시오.
5. 뇌로 가는 혈류는 왜 상대적으로 일정하고 지속적인가?

9장에 있는 모든 모듈, 절과 종합 복습 문제의 풀이를 알고 싶으면 이 책의 뒷부분에 청색 식별표로 표시한 해답 페이지를 참조하시오.

# 10

# 심장과 혈관계통 (The Heart and Cardiovascular System)

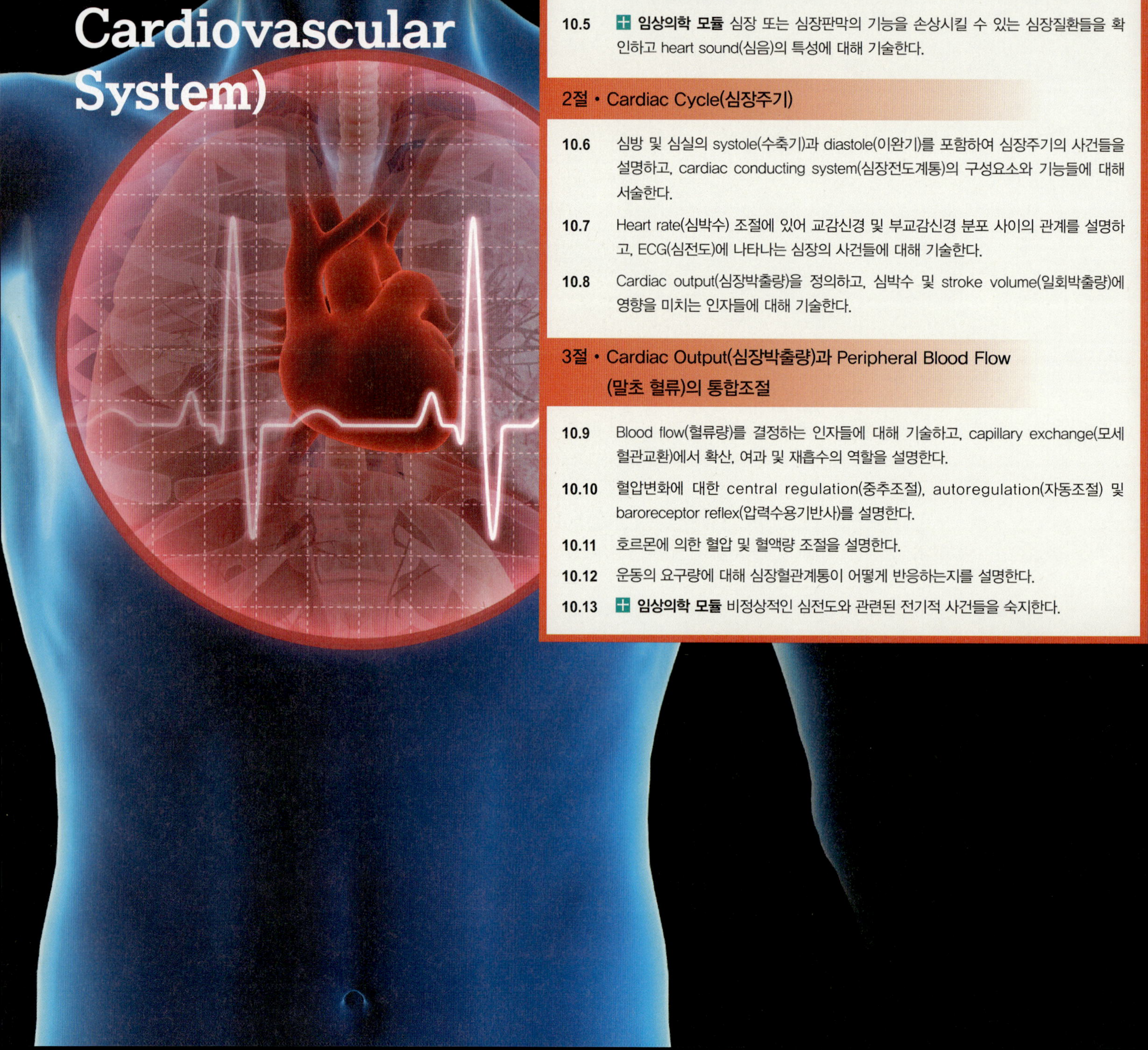

## 학습성과

다음 각 학습성과 번호는 본문의 모듈 번호와 일치하며, 독자는 10장을 모두 공부한 후에 각 학습성과를 실천할 수 있어야 한다.

### 1절 • Heart(심장)의 구조

**10.1** Pericardium(심장막)의 구조와 기능을 기술하고, heart wall(심장벽)의 층들을 확인하며 cardiac muscle(심장근육)의 구조 및 기능을 설명한다.

**10.2** 심장의 위치와 일반적 특성들에 대해 기술한다.

**10.3** 심장에 혈액을 공급하는 주요 혈관들을 기술하고, 이 혈관들의 위치를 언급한다.

**10.4** 주요 혈관, 심장 내 공간 및 heart valve(심장판막)들을 확인함으로써 심장을 통한 혈액의 흐름을 알아낸다.

**10.5** ➕ **임상의학 모듈** 심장 또는 심장판막의 기능을 손상시킬 수 있는 심장질환들을 확인하고 heart sound(심음)의 특성에 대해 기술한다.

### 2절 • Cardiac Cycle(심장주기)

**10.6** 심방 및 심실의 systole(수축기)과 diastole(이완기)를 포함하여 심장주기의 사건들을 설명하고, cardiac conducting system(심장전도계통)의 구성요소와 기능들에 대해 서술한다.

**10.7** Heart rate(심박수) 조절에 있어 교감신경 및 부교감신경 분포 사이의 관계를 설명하고, ECG(심전도)에 나타나는 심장의 사건들에 대해 기술한다.

**10.8** Cardiac output(심장박출량)을 정의하고, 심박수 및 stroke volume(일회박출량)에 영향을 미치는 인자들에 대해 기술한다.

### 3절 • Cardiac Output(심장박출량)과 Peripheral Blood Flow (말초 혈류)의 통합조절

**10.9** Blood flow(혈류량)를 결정하는 인자들에 대해 기술하고, capillary exchange(모세혈관교환)에서 확산, 여과 및 재흡수의 역할을 설명한다.

**10.10** 혈압변화에 대한 central regulation(중추조절), autoregulation(자동조절) 및 baroreceptor reflex(압력수용기반사)를 설명한다.

**10.11** 호르몬에 의한 혈압 및 혈액량 조절을 설명한다.

**10.12** 운동의 요구량에 대해 심장혈관계통이 어떻게 반응하는지를 설명한다.

**10.13** ➕ **임상의학 모듈** 비정상적인 심전도와 관련된 전기적 사건들을 숙지한다.

# Heart(심장)의 구조

**1** 심장은 앞 흉벽 근처, sternum(흉골)의 바로 뒤에 위치한다. 몸통을 지나는 midsagittal section(정중시상단면)은 심장을 절반으로 똑같이 나눌 수 없는데, 심장의 중앙이 midline(중간선)에서 약간 왼쪽으로 놓여져 있기 때문이다. 전체적으로 심장이 왼쪽으로 돌아가 있기 때문에, 앞에서 보면 right atrium(우심방)과 right ventricle(우심실)이 우세적으로 보인다.

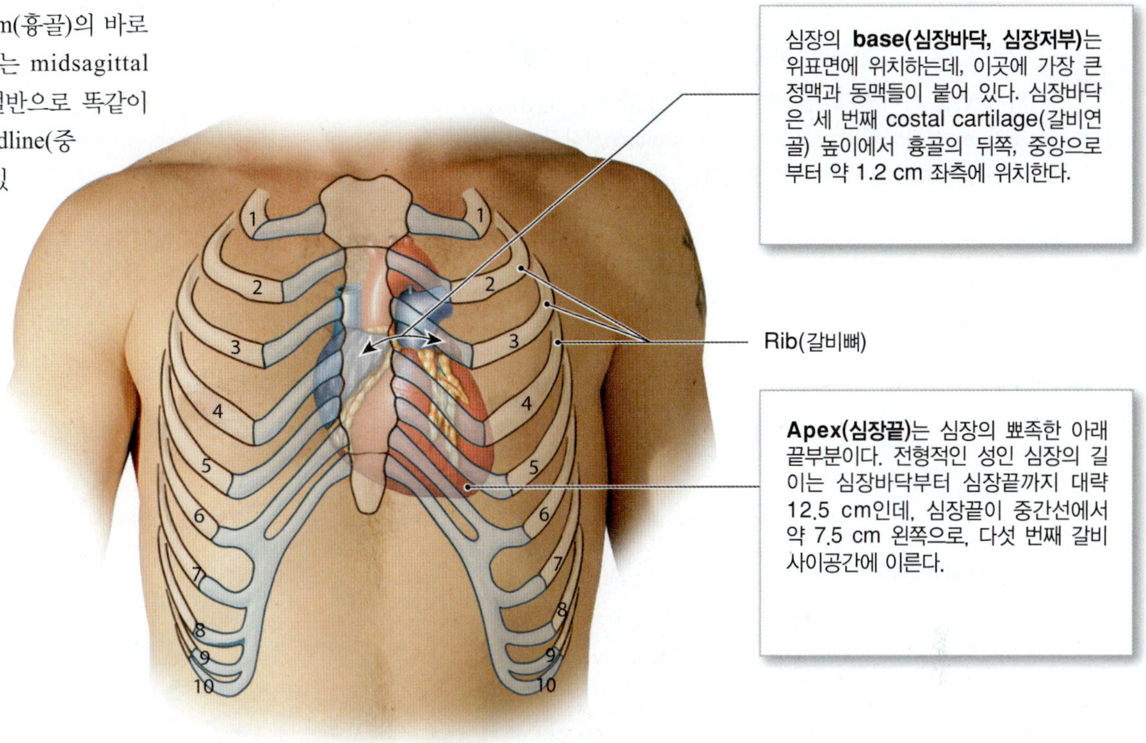


**2** 이 전면도는 심장의 모서리들을 나타낸다. 심장바닥이 **superior border(위모서리)**를 형성한다. 심장의 **right border(오른모서리)**는 우심방에 의해 형성되며, **left border(왼모서리)**는 좌심실과 일부 좌심방에 의해 설정된다. 왼모서리는 심장끝까지 연장되어 아래모서리와 만난다. **Inferior border(아래모서리)**는 주로 우심실의 아래벽에 의해 형성된다.

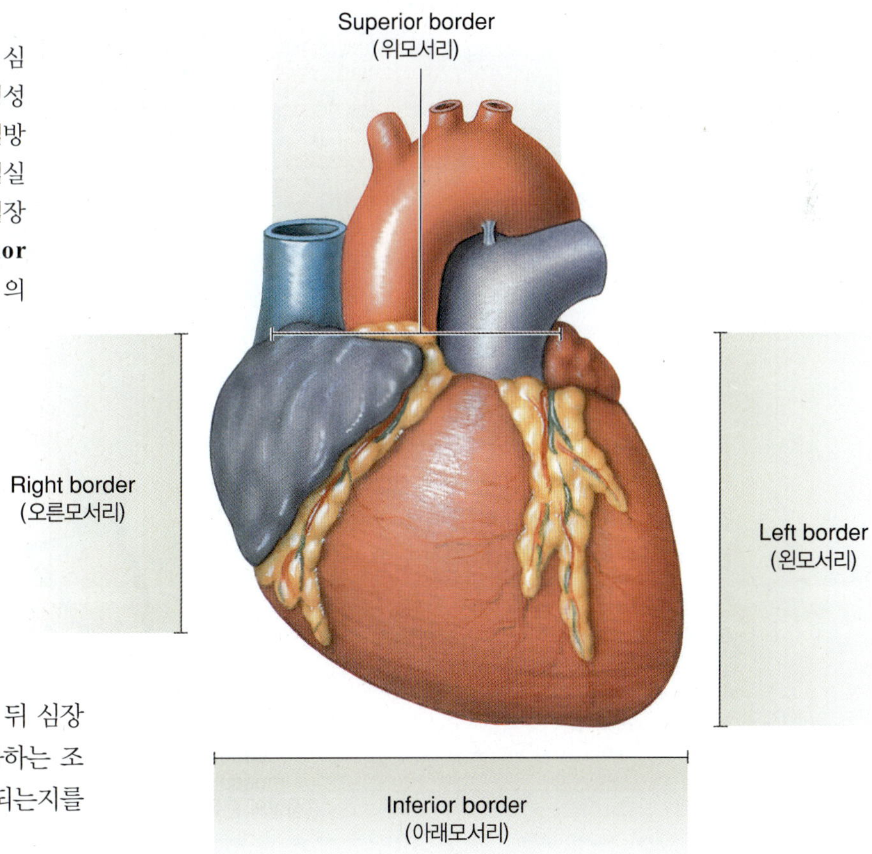


이 절에서는 심장의 해부학적 구조를 살펴본 뒤 심장 기능조절을 다음 절에서 검토할 것이며, 변화하는 조건에서 심장의 활동과 혈류량이 어떻게 조절되는지를 3절에서 알아볼 것이다.

# 심장벽에는 심장근육 조직으로 이루어진 동심원 층들이 포함되어 있다

**1** 이 그림은 heart wall(심장벽)과 주변 pericardium(심장막)의 단면을 나타낸다. 심장벽은 세 개의 층으로 구성된다: epicardium(심장바깥막, 심외막), myocardium(심장근육층, 심근) 및 endocardium(심장속막, 심내막).

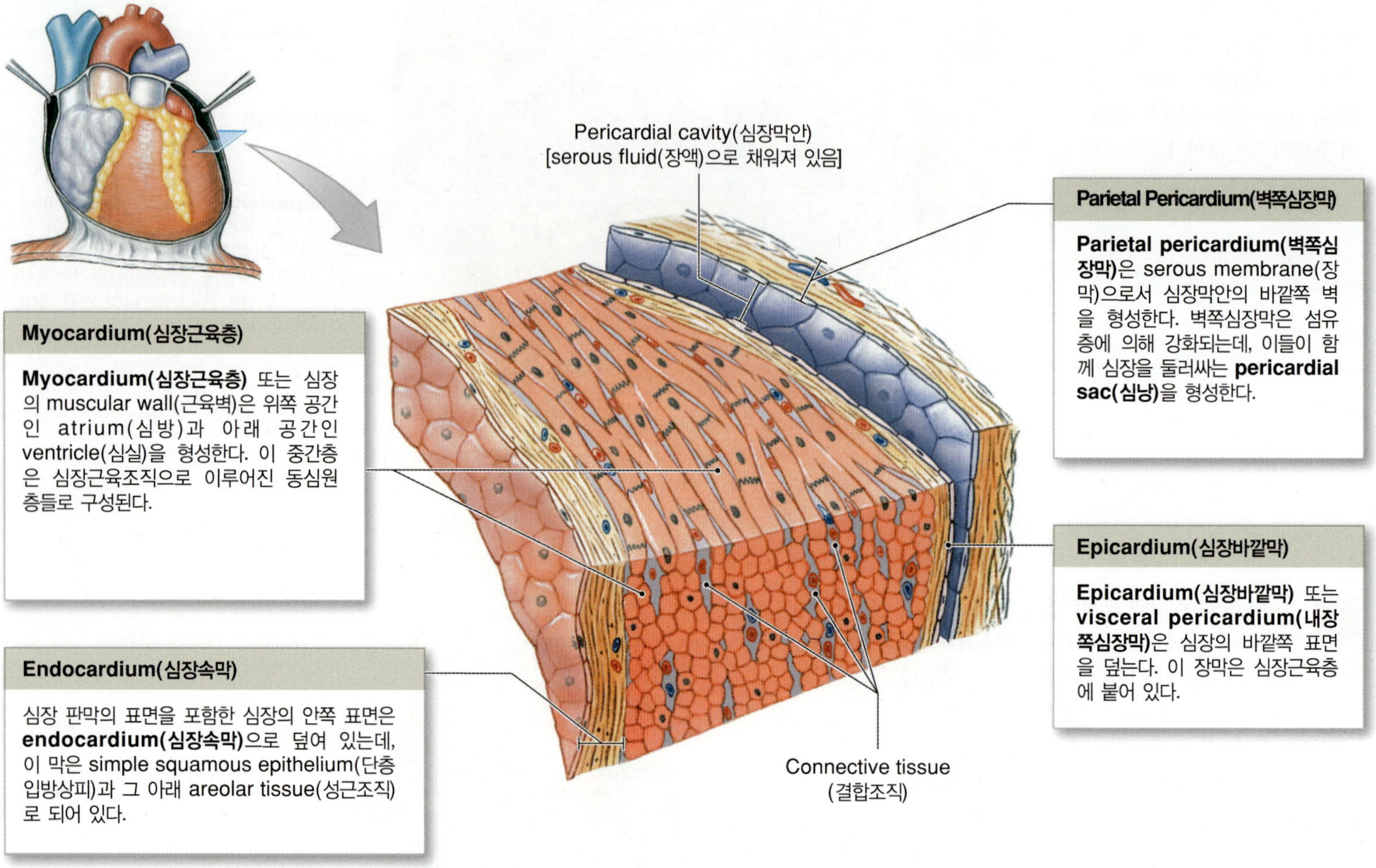


**2** 심방의 심장근육층에는 근육다발이 포함되어 있는데, 이 다발들은 심방의 주위를 감싸며 심장바닥에서 대형 동맥과 정맥의 둘레를 8자 모양으로 에워싼다. 심실의 얕은 근육들이 좌우 심실을 감싸는 반면, 깊은 근육층은 양쪽 심실 및 심실 사이를 8자 모양으로 심장끝쪽을 향해 나선형으로 둘러싼다.

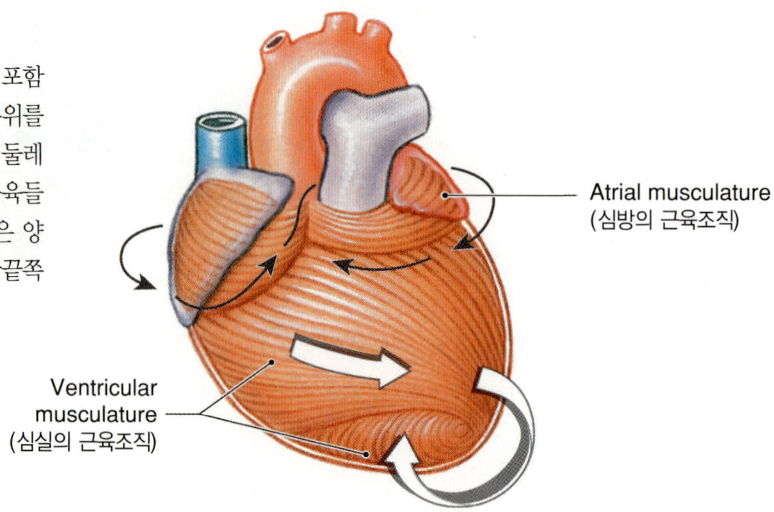

**3** 이 광학현미경 사진은 골격근과 구별되는 심장근육의 조직학적 특성들을 나타낸다: 작은 세포크기, 세포중앙에 위치하는 하나의 핵, 분지하는 세포간의 상호연결 및 특수분화된 세포간 연결.

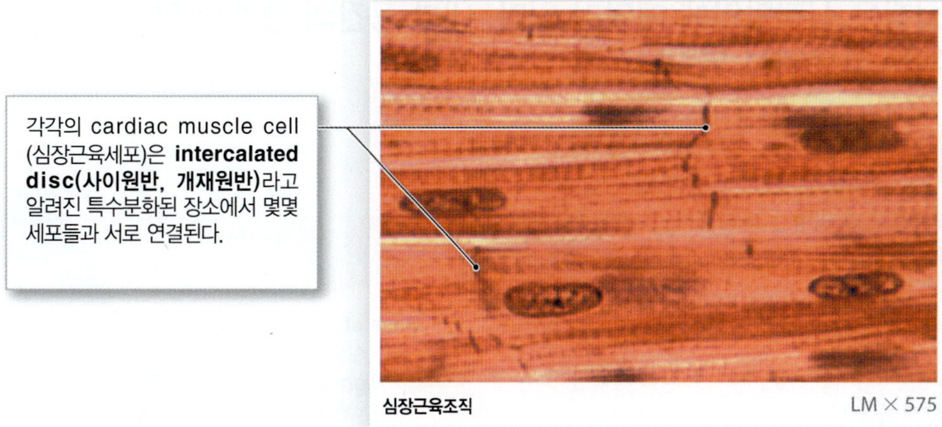

**심장근육조직** LM × 575

**4** 심장근육세포는 심장에서만 발견된다. 골격근 세포처럼, 심장근육세포에도 조직화된 myofibril(근원섬유)들이 포함되어 있으며, 정렬된 많은 sarcomere(근절)에 의해 세포에 가로무늬가 나타난다. 심장근육세포는 끊임없는 수축에 필요한 에너지를 얻기 위해 거의 전적으로 aerobic metabolism(산소대사)에 의존한다. 심장근육세포의 sarcoplasm(근형질)에는 많은 미토콘드리아가 존재하며 산소를 저장하는 myoglobin(미오글로불린)이 풍부하게 비축되어 있다. 이 세포들의 대사활성이 높고 산소 및 영양분에 대한 요구량이 매우 크기 때문에 심장근육조직은 모세혈관을 통해 풍부한 혈액공급을 받는다.

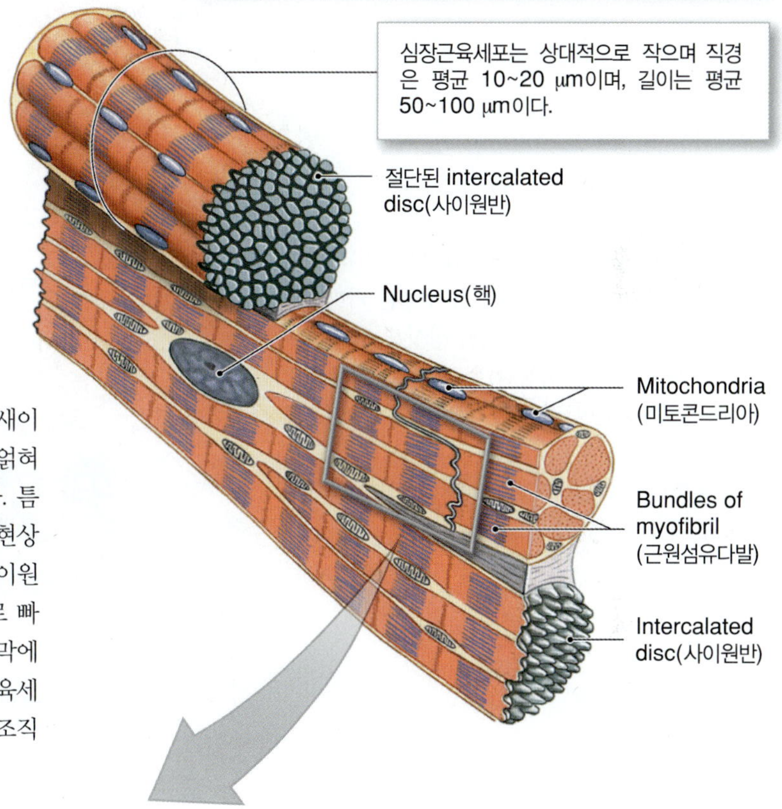


**5** 사이원반에서, 두 개의 인접한 심장근육세포들은 gap junction(틈새이음)과 desmosome(부착반점, 데스모솜)에 의해 광범위하게 서로 얽혀 결합한다. 이 연결은 인접한 세포의 위치를 안정화시키는데 도움을 준다. 틈새이음은 이온과 작은 분자들의 세포간 이동을 가능하게 한다. 이러한 현상은 두 근육세포 간에 직접적인 전기적 연결을 형성한다. 활동전위가 사이원반을 통해 이동할 수 있기 때문에 하나의 심장근육세포에서 다른 세포로 빠르게 전달된다. 연동된 두 개의 근육세포의 근원섬유들은 사이원반에서 막에 견고하게 고정되며, 매우 효율적으로 "함께 끌어당겨"질 수 있다. 심장근육세포들이 기계적, 화학적 및 전기적으로 서로 연결되어 있기 때문에, 전체 조직은 하나의 거대한 근육세포와 유사하다.

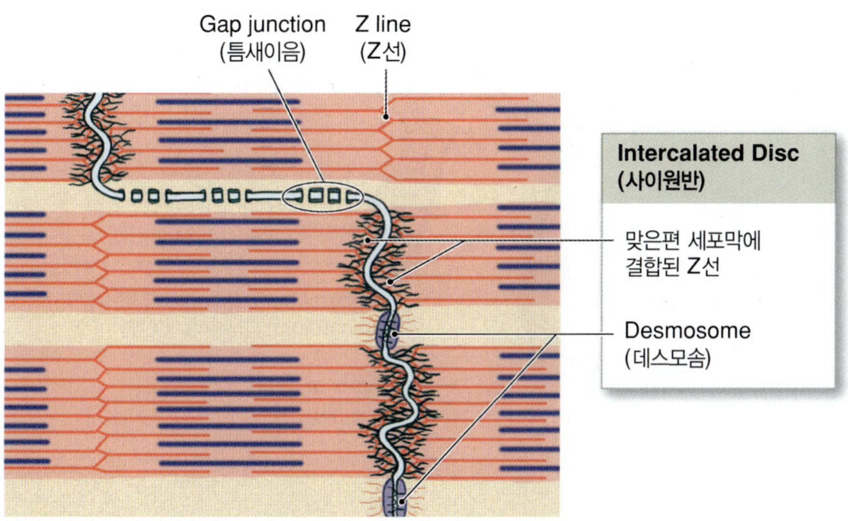


### 모듈 10.1 복습

a. 심장벽의 층들을 표면부터 명명하시오.

b. Pericardial cavity(심장막안) 안쪽의 serous membrane(장막)에 대하여 기술하시오.

c. 심장조직에 풍부한 미토콘드리아와 모세혈관이 분포하는 것이 왜 중요한가?

## 심장은 심장막안에 매달려 있다; 내부 공간의 경계선들이 외부 표면에서 보인다

**1** 이 전면도는 주요 혈관들과 rib(갈비뼈), sternum(흉골) 및 허파와 관련하여 심장의 위치 및 방향을 나타낸다. Pericardial sac(심낭)에 싸인 심장은 양쪽 pleural cavity(흉강) 사이 공간인 **mediastinum(가슴세로칸)**의 앞쪽 부분에 위치한다. 가슴세로칸에는 혈관과 thymus (가슴샘), 식도 및 trachea(기관)도 포함되어 있다.

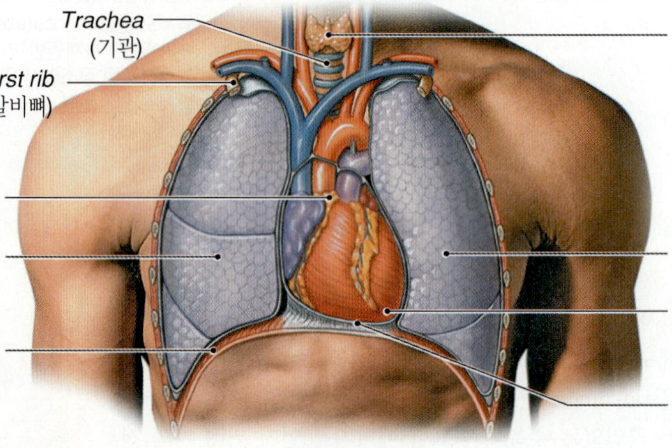


**흉강의 전면도**

**2** 심장과 pericardial cavity(심장막안)의 관계를 알기 위해, 부분적으로 부풀은 커다란 고무풍선을 주먹으로 누르는 것을 상상해 보라. 고무풍선은 pericardium(심장막)을, 주먹은 심장을 의미한다. 고무풍선이 접혀 올라오는 손목부위는 심장바닥에 해당하며, 이 부위에 신체에서 **가장 큰** 정맥과 동맥이 부착된다. 공기로 채워진 고무풍선 안의 공간이 심장막안에 해당된다.

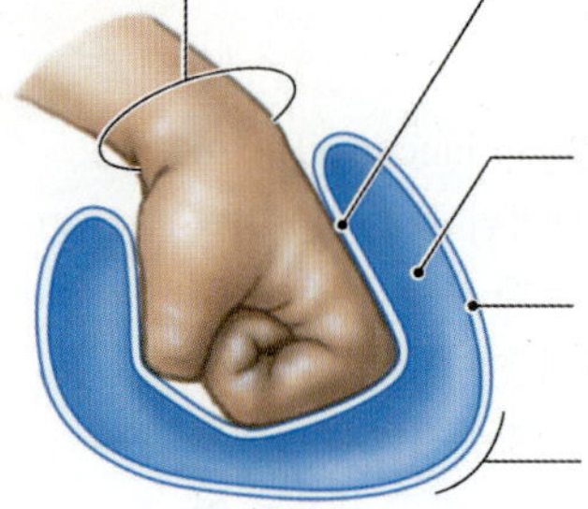


심장막안에는 내장쪽 serous pericardium(장막심장막)에서 분비된 15~50 mL의 pericardial fluid(심장막액)가 채워져 있다. 이 체액은 심장이 박동할 때 마주보는 표면과의 마찰을 줄이는 윤활제 역할을 한다. 병원체가 심장막에 감염되어 **pericarditis(심장막염)**를 유발할 수 있다. 염증이 일어난 심장막 표면들이 서로 맞비벼짐으로써 청진기로 들을 수 있는 특유의 긁히는 소리를 낸다.

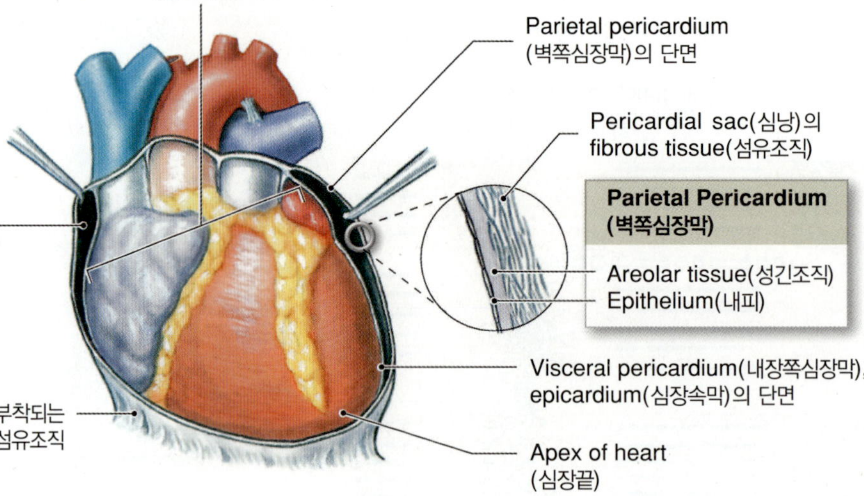

**3** 심장의 **anterior surface(앞표면)**를 겉에서 보면 4개의 심장 내 공간을 쉽게 확인할 수 있다. 좌우 atrium(심방)은 상대적으로 얇은 근육벽을 가지고 있으며, 신축성이 매우 좋다. 혈액이 채워지지 않을 때, 각 심방의 바깥부분은 오그라들며 울퉁불퉁하게 주름이 진다. **Sulcus(고랑)**라고 하는 얕은 홈들은 심방과 심실의 경계 및 좌우 심실의 경계를 나타낸다.

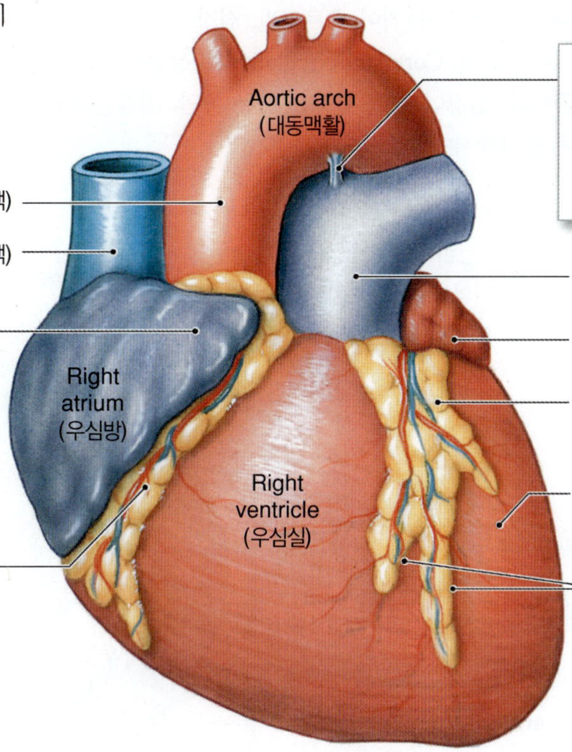


폐동맥을 대동맥활에 부착시키는 **ligamentum arteriosum(동맥관인대)**은 태아에서 대동맥과 폐동맥 사이를 연결하던 섬유조직의 흔적이다.

**Auricle(심방귀**; *auris*, ear**)**은 신축성이 있는 심방의 연장부분이다. 초기 해부학자들이 이 구조물을 보고 external ear(외이)를 떠올렸기 때문에 이 명칭을 가지게 되었다.

**Coronary sulcus(방실사이고랑)**는 심방과 심실 사이의 깊은 홈을 말한다. 지방조직이 종종 이 위치에 축적된다.

**Anterior interventricular sulcus(앞심실사이고랑)**는 앞표면에 있는 얕은 함몰부위로서 좌우 심실의 경계를 나타낸다.

**앞표면**

**4** 심장의 **posterior surface(뒤표면)**에 대한 이 관점은 좌심방과 여기에 연결된 허파정맥들을 나타낸다. 또한 우심방과 이에 연결된 coronary vein(관상정맥) 및 대정맥들을 보이기도 한다.

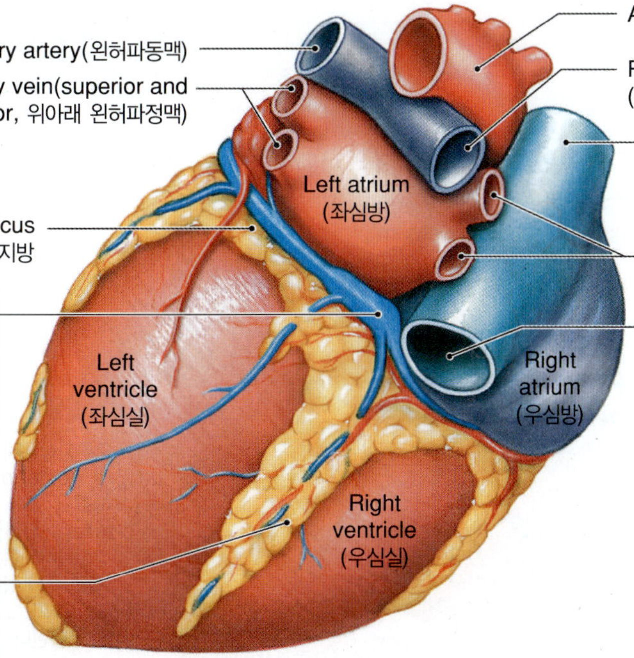


**Coronary sinus(관상정맥동)**는 심장근육층으로부터 수집한 혈액을 우심방으로 수송한다.

**Posterior interventricular sulcus(뒤심실사이고랑)**는 얕은 함몰부위로서 좌우 심실 사이의 경계를 나타낸다.

**뒤표면**

### 모듈 10.2 복습

a. Mediastinum(가슴세로칸)을 정의하시오.

b. 심장의 위치에 대하여 기술하시오.

c. 심장의 외부 표면에서 발견되는 얕은 함몰부위와 홈들을 명명하고 설명하시오.

## 심장은 막대한 혈액공급을 받는다

심장은 끊임없이 일을 하기 때문에, 심장근육세포들은 확실한 산소 및 영양분 공급을 필요로 한다. 심장의 공간들로 많은 양의 혈액이 흐르지만, 심장근육층은 자신만을 위한 독립된 혈액공급을 필요로 한다. Coronary circulation(관상동맥순환)은 심장의 근육조직에 혈액을 공급한다. 심장이 최대 활동을 하는 동안, 심장근육층으로의 혈류는 안정상태보다 9배 증가할 수 있다.

**1** 좌우 **coronary artery(관상동맥)**는 체순환에서 혈압이 가장 높은 오름대동맥의 기부에서 기원한다. 그러나 심장근육층으로의 혈류는 간헐적이다; 이 혈류는 심장근육이 이완할 때 최고치에 도달하는 반면, 심장근육이 수축하는 동안은 거의 정지한다.

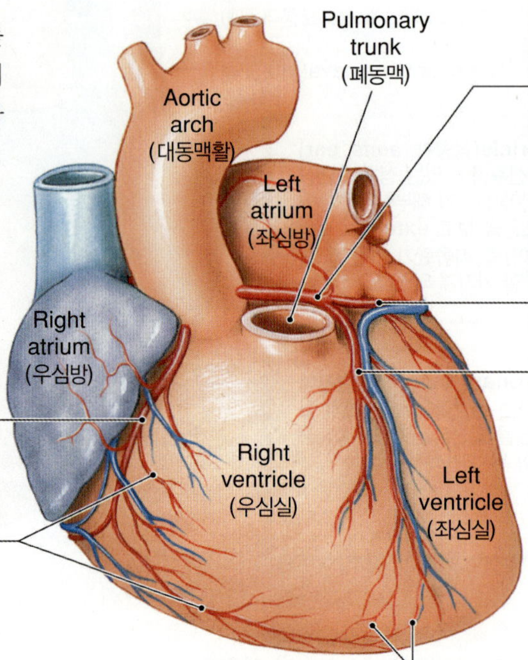


**Right coronary artery(오른관상동맥)**

**Right coronary artery(오른관상동맥)**는 심장 주위의 coronary sulcus(방실사이고랑)를 따라간다. 이 혈관은 우심방과 양쪽 심실부위에 혈액을 공급한다.

오른관상동맥에서 분지하는 **marginal artery(모서리동맥)**는 우심실 표면에 혈액을 공급한다.

**Left coronary artery (왼관상동맥)**

**Left coronary artery (왼관상동맥)**는 좌심실, 좌심방 및 interventricular septum(심실사이막, 심실중격)에 혈액을 공급한다.

Circumflex artery (휘돌이동맥)

Left anterior descending artery(왼앞내림동맥)라고도 하는 커다란 **anterior interventricular artery (앞심실사이동맥)**가 앞심실사이고랑 내에서 표면을 따라 내려간다.

앞뒤 심실사이동맥들의 arterial anastomosis(동맥결합)는 좌우 관상동맥에서의 혈압변동에도 불구하고 끊임없는 혈류를 유지한다.

**2** 좌우 관상동맥의 분지들은 심장의 뒤쪽 표면으로 이어진다.

**Circumflex artery(휘돌이동맥)**는 방실사이고랑 주위에서 왼쪽으로 휘어지는 왼관상동맥의 분지이며, 최종적으로 오른관상동맥의 작은 분지들과 만나 합쳐진다.

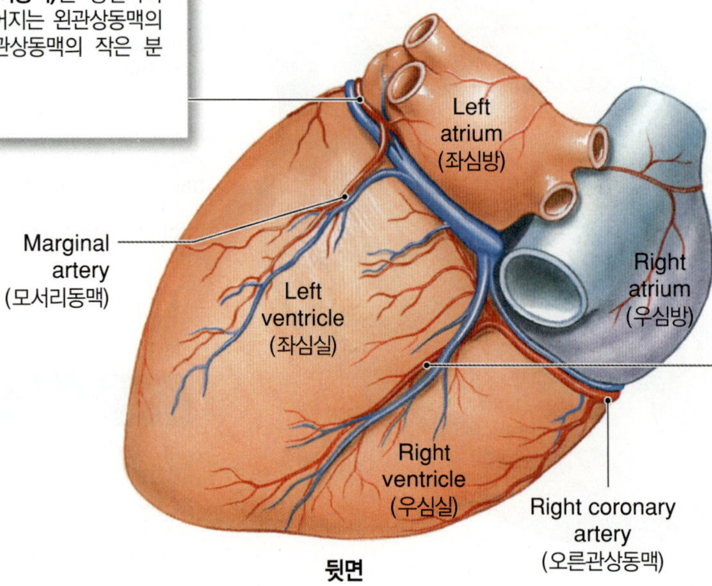


오른관상동맥은 심장의 뒤쪽 표면을 따라 이어지며, posterior descending artery(뒤내림동맥)라고도 하는 **posterior interventricular artery(뒤심실사이동맥)**에 혈액을 공급한다. 뒤심실사이동맥은 뒤심실사이고랑 내에서 심장끝을 향해 내려가는데, interventricular septum(심실중격)과 그에 인접한 양쪽 심실의 일부에 혈액을 공급한다.

**3** 이 관점은 심장의 앞쪽 표면에 위치하는 주요 수집혈관들을 나타낸다.

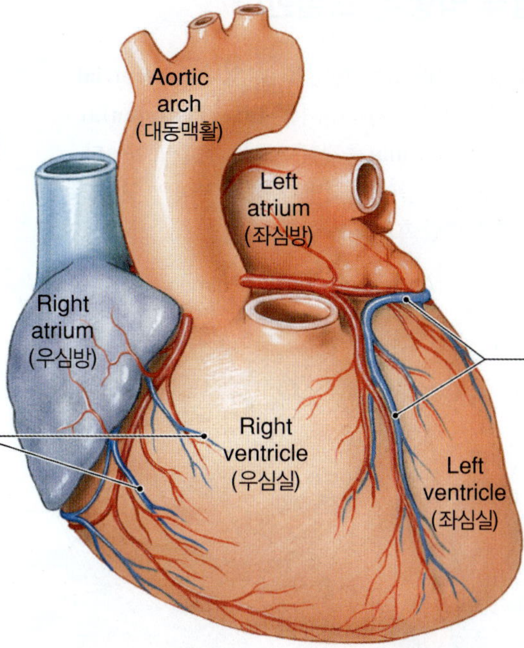


앞면

**Anterior cardiac vein(앞심장정맥)**은 우심실의 앞표면으로부터 혈액을 받아 우심방에 직접 배출한다.

**Great cardiac vein(큰심장정맥)**은 interventricular sulcus(심실사이고랑)를 따라 심실의 앞표면에서 시작된다. 이 정맥은 anterior interventricular artery(앞심실사이동맥)의 공급을 받는 영역으로부터 혈액을 받는다. 큰심장정맥은 심방의 위치까지 올라와 coronary sulcus(방실사이고랑)를 통해 심장의 왼편으로 휘어져 coronary sinus(관상정맥동)에 혈액을 비운다.

**4**

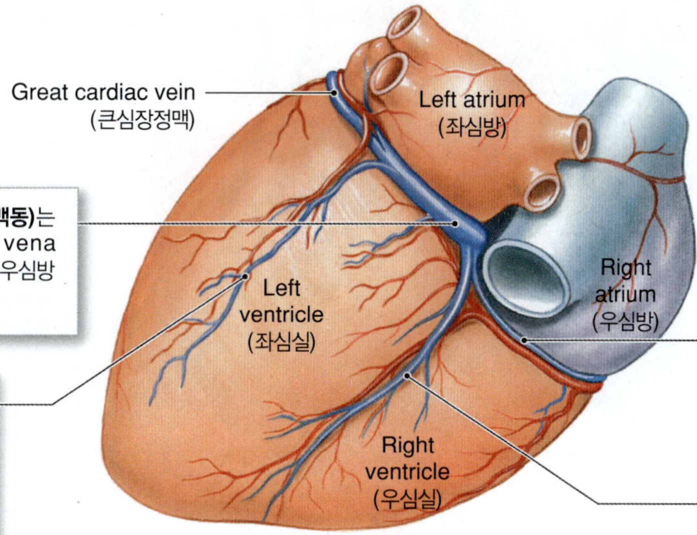


뒷면

**Coronary sinus(관상정맥동)**는 확대된 정맥으로 inferior vena cava(아래대정맥) 근처에서 우심방에 열린다.

**Posterior cardiac vein(뒤심장정맥)**은 circumflex artery(휘돌이동맥)의 공급을 받는 영역으로부터 혈액을 받는다.

**Small cardiac vein(작은심장정맥)**은 우심방과 우심실의 뒤표면으로부터 혈액을 받으며, middle cardiac vein(중간심장정맥)과 함께 관상정맥동에 혈액을 비운다.

**Middle cardiac vein(중간심장정맥)**은 posterior interventricular artery(뒤심실사이동맥)의 혈액공급을 받는 영역에서 혈액을 받아 관상정맥동에 비운다.

좌심실이 수축할 때마다 혈액은 대동맥으로 내보내진다. 혈압이 높아졌을 때 대동맥으로 나오는 추가적인 혈액은 탄력적인 대동맥의 벽을 늘린다. 좌심실이 이완할 때, 혈압은 낮아지고 대동맥의 벽은 반동에 의해 원위치로 돌아간다. **Elastic rebound(탄력반동)**라고 하는 이 반동은 앞뒤 양쪽, 즉 systemic circuit(체순환계)와 관상동맥 쪽으로 혈액을 밀어낸다. 따라서 혈압과 탄력반동의 조합은 활동적인 심장근육조직의 요구를 충족시키기 위해 혈액을 연속적으로 흐르게 한다.

### 모듈 10.3 복습

a. Coronary circulation(관상동맥순환)의 동맥과 정맥들을 열거하시오.

b. Elastic rebound(탄력반동)가 일어나는 동안, 대동맥의 혈류에는 어떤 일이 벌어지는지 설명하시오.

c. 심장근육층의 모세혈관으로부터 혈액을 받는 주요 혈관들을 확인하시오.

## 10.4

# 내부 판막들은 심장 내 공간 사이의 혈류 방향을 조절한다

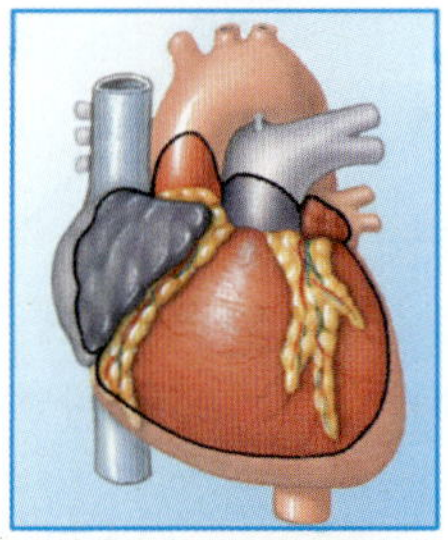

**1** 단면으로 보면, 우심방은 우심실에, 좌심방은 좌심실에 열려 있는 것을 볼 수 있다. **Interatrial septum(심방사이막, 심방중격)**은 좌우 심방을 분리한다. 훨씬 두꺼운 **interventricular septum(심실사이막, 심실중격)**은 좌우 심실을 분리한다. Septum(중격)은 근육성 칸막이이다. **Atrioventricular(AV) valve(방실판막, AV판막)**는 섬유조직의 주름이며 심방과 심실 사이의 구멍으로 뻗쳐 있다. AV판막은 심방에서 심실로 혈액이 한쪽 방향으로만 흐르도록 한다.

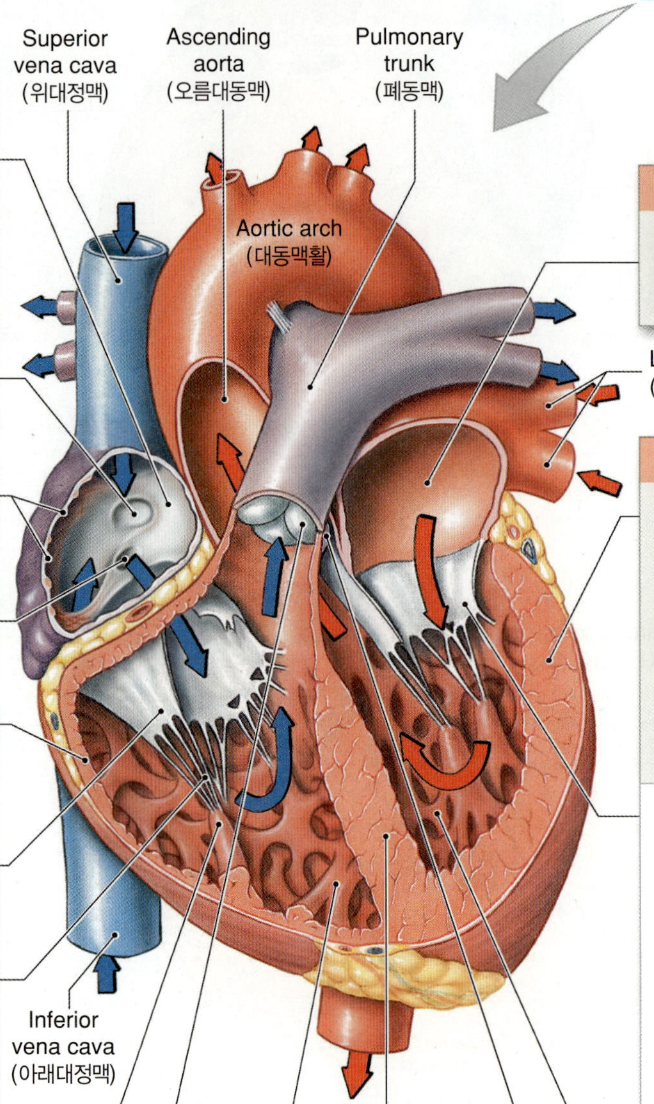


### Right Atrium(우심방)

우심방은 위아래 대정맥들로부터 deoxygenated blood(탈산소화 혈액)를 받는다. 또한 coronary sinus(관상정맥동)를 통해 심장정맥의 혈액을 받기도 한다.

**Fossa ovalis(타원오목)**가 embryo(배아) 시기 foramen ovale(타원구멍)의 위치를 나타낸다. 타원구멍은 출생 시 닫히며, 심방 사이의 이 구멍은 출생 후 1년 내에 영구적으로 봉쇄된다.

심방의 앞쪽 벽과 auricle(심방귀)의 안쪽 표면에는 **pectinate muscle(빗살근)**이라고 불리는 눈에 띄는 muscular ridge(근육능선)들이 분포한다.

관상정맥동의 구멍을 통해 심장정맥으로부터 혈액이 운반된다.

### Right Ventricle(우심실)

우심방의 혈액은 **right atrioventricular (AV) valve(오른방실판막, 오른AV판막)**가 붙어 있는 폭이 넓은 구멍을 통해 우심실로 이동한다. 오른방실판막은 **tricuspid valve (삼첨판막)**로도 알려져 있다.

자유로운 각 판막의 가장자리는 세 개의 flap(덮개) 또는 **cusp(첨판)**로 구성되어 있는데, 각각은 **chorda tendinea(힘줄끈, 건삭)**라고 하는 결합조직성 힘줄 섬유들에 부착되어 있다.

섬유들은 **papillary muscle(꼭지근, 유두근)**이라고 하는 원뿔모양의 근육돌기에서 기원한다.

우심실의 윗부분은 **pulmonary valve(폐동맥판,** 또는 pulmonary semilunar valve(폐반월판막) 쪽으로 갈수록 좁아진다. 우심실을 떠나는 혈액은 pulmonary trunk(폐동맥)로 들어가기 위해 폐동맥판을 통과한다.

**Moderator band(조정띠)**는 빠른 전달경로를 제공하며, 심실의 심장근육층이 수축하기 전에 papillary muscle(유두근)을 긴장시킨다. 유두근의 긴장은 심실 수축 시 오른방실판막의 첨판이 "slamming(세게 닫히는 현상)"을 방지한다.

### Left Atrium(좌심방)

좌심방은 pulmonary vein(허파정맥)으로부터 oxygenated blood(산소화 혈액)를 받는다.

### Left Ventricle(좌심실)

좌심실 벽은 우심실의 벽보다 훨씬 두꺼워서 거대한 체순환계로 혈액을 밀어낼 수 있는 충분한 혈압을 발생시킬 수 있다. 반면, 우심실은 바로 옆의 허파에 혈액을 보내기에 충분한 압력을 만들기만 하면 된다.

**Bicuspid valve(이첨판막)**라고도 하는 **left atrioventricular(AV) valve (왼방실판막, 왼AV판막)**는 좌심방에서 좌심실로 혈액이 흐르도록 하며, 심실이 수축하는 동안은 좌심방으로의 역류를 방지한다. 이 첨판막이라는 이름이 의미하듯, 왼AV판막에는 두 개의 첨판이 존재한다. 임상의사들은 대개 이 판막을 **mitral valve(승모판막**; *mitre*, a bishop's)라고 부른다.

**Trabecula carnea(근육기둥**; *carneus*, 다육질의)는 좌우 심실의 내부표면에 존재하는 일련의 근육능선이다.

혈액은 **aortic valve(대동맥판막,** 또는 aortic semilunar valve, 대동맥반월판막)를 통해 좌심실을 떠나 ascending aorta(오름대동맥)로 들어간다.

**2** 심실이 이완할 때, chorda tendinea(힘줄끈)들은 느슨해지고, AV판막들은 심방에서 심실로 가는 혈류에 저항을 주지 않는다. 폐순환 및 체순환에서의 혈압이 심실이 수축할 때까지 대동맥판막과 폐동맥판을 닫혀 있게 한다.

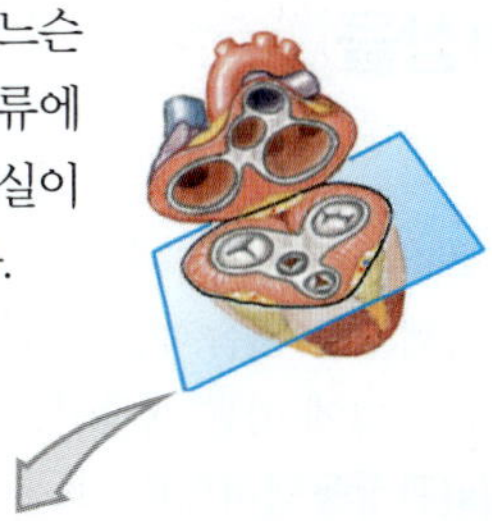

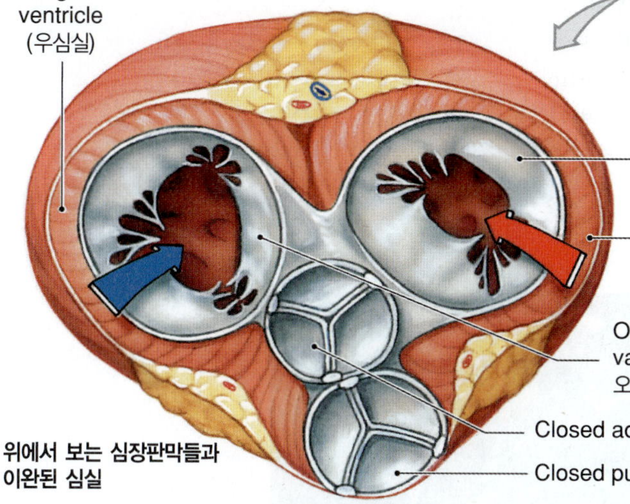


**위에서 보는 심장판막들과 이완된 심실**

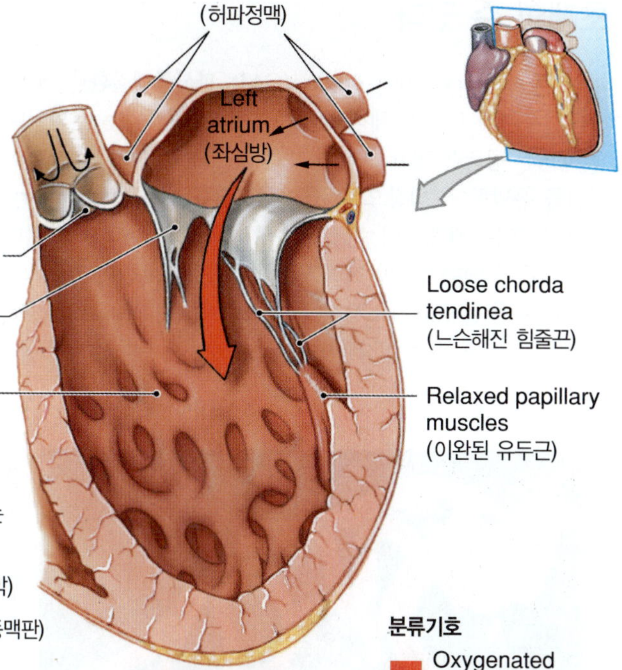


**좌심방과 좌심실을 관통하는 앞쪽 단면**

**분류기호**

- Oxygenated blood(산소화 혈액)
- Deoxygenated blood(탈산소화 혈액)

**3** 심실이 수축할 때, 혈액이 AV판막의 첨판들을 밀어 올려 닫음으로 심방으로의 역류를 방지한다. 동시에 papillary muscle(유두근)이 수축하여 힘줄끈이 팽팽해짐으로써 첨판들이 심방쪽으로 뒤집혀 열리기 전에 첨판들을 정지시킨다. Ventricular pressure(심실압)가 폐순환계 및 체순환계의 압력보다 높아짐에 따라 대동맥판막과 폐동맥판은 열리고, 혈액은 심실에서 흘러나간다.

**Aortic sinus(대동맥굴, 대동맥동)** 는 대동맥판막의 각 첨판 근처에 존재하는 주머니 모양의 팽대부들이다. 좌우 관상동맥들이 이 대동맥굴에서 기원한다.

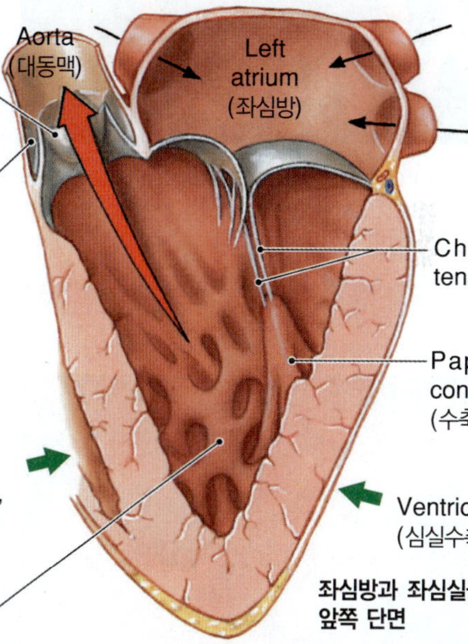


**좌심방과 좌심실을 관통하는 앞쪽 단면**

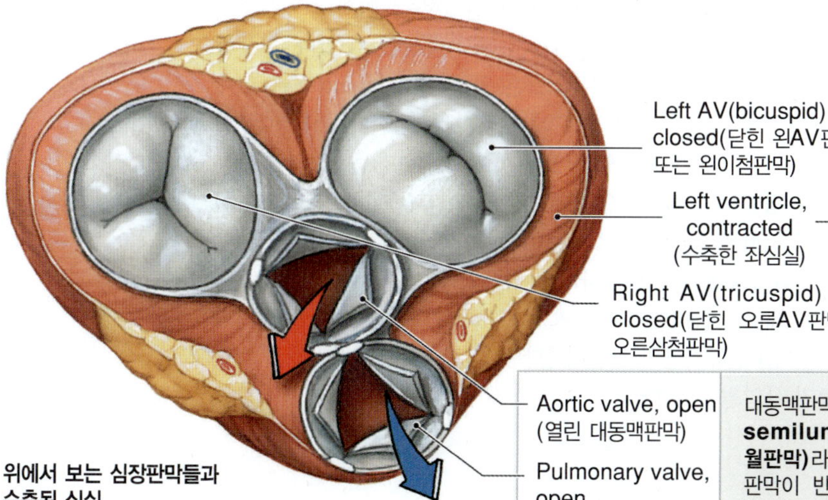


대동맥판막과 폐동맥판은 **semilunar valve(반월판막)**라고 하는데, 각 판막이 반달모양을 하는 세 개의 첨판으로 구성되어 있기 때문이다.

**위에서 보는 심장판막들과 수축된 심실**

### 모듈 10.4 복습

a. 심장의 오른쪽 반월판막 손상은 어느 혈관의 혈류에 영향을 미칠 것인가?

b. AV판막이 심방 쪽으로 뒤집히는 것을 방지하는 것은 무엇인가?

c. 우심실보다 좌심실의 심장근육층이 두꺼운 이유는 무엇인가?

## 심장근육층 또는 심장판막의 손상은 심장기능 이상을 초래할 수 있다

**1** **Coronary artery disease(CAD, 관상동맥질환)**는 coronary circulation(관상동맥순환)이 부분적 또는 전체적으로 차단될 때 나타나는 질환이다. 심장근육세포는 지속적인 산소 및 영양분 공급을 필요로 하기 때문에, 심장근육으로의 어떠한 혈류감소도 그에 따른 심장기능 저하를 유발한다. 심장으로의 줄어든 혈류공급, 즉 **coronary ischemia(관상동맥허혈)**는 보통 부분적 또는 전체적인 관상동맥의 차단으로부터 유발된다. 관상동맥의 atherosclerotic plaque(죽경화판)가 일반적인 원인이다. Plaque(판) 또는 이와 관련된 **thrombus(혈전, 피떡)**가 혈관을 좁혀 혈류를 감소시킨다. 혈관벽 평활근의 spasm(연축)은 혈류를 더욱더 감소시켜 정지시킬 수도 있다. 판은 임상촬영 또는 고해상 초음파 검사를 통해 찾아낼 수 있다.

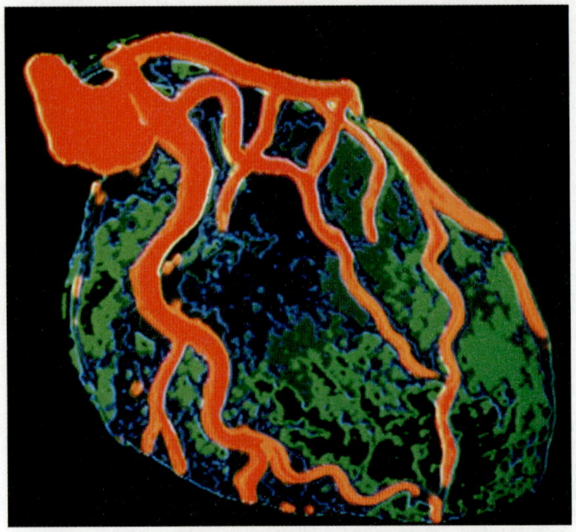

색깔로 해상도를 높인 이 그림은 정상 심장의 **digital subtraction angiography(DSA, 디지털감산혈관조영술)** 영상이다. 좌우 관상동맥의 주요 분지들이 선명하게 보인다.

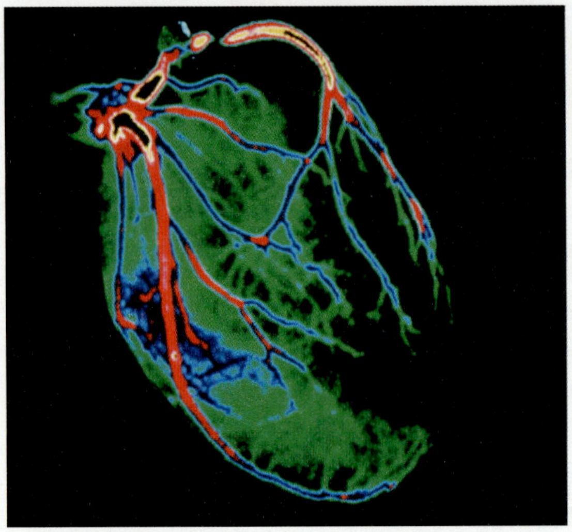

이 그림은 관상동맥질환이 진행된 환자의 심장 DSA 영상이다. 심실 심장근육층의 혈류가 심각하게 줄어들어 있다.

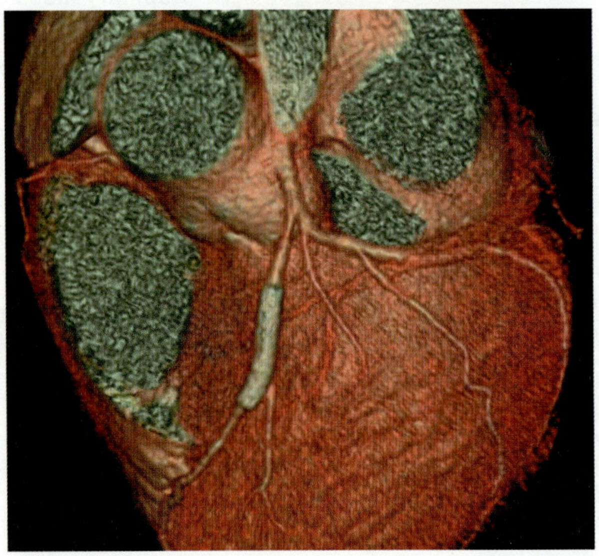

**2** Balloon angioplasty(풍선혈관성형술)에 의해 대부분의 판들은 제거되지만, 판들은 다시 발생할 수 있다. 판생성을 예방하기 위해 심장전문의들은 일상적으로 **stent(스텐트, 내관)**라고 부르는 미세한 금속망을 혈관에 삽입한다. 스텐트는 혈관벽을 밀어내 혈관이 열려 있게 함으로써 혈관성형술의 효과를 보다 강화하고 지속적으로 유지한다. 이 3D spiral scan(3차원 나선스캔)은 anterior interventricular artery(앞심실사이동맥)에 삽입된 스텐트를 나타낸다. (이 영상기술은 혈관 자체보다는 혈관의 내강을 드러내기 때문에, 스텐트가 혈관을 둘러싸는 것처럼 보인다.) 혈류차단이 광범위하다면, 혈관을 따라 여러 개의 스텐트가 삽입될 수 있다.

**3** Pulmonary valve(폐동맥판)와 aortic valve(대동맥판막)는 섬유성 결합조직인 세 개의 반달모양 첨판으로 구성된다. 그 결과로서 semilunar valve(반월판막)에는 근육지지대가 필요 없다. 반월판막이 닫힐 때, 세 개의 대칭형 첨판들은 삼각대의 각 다리처럼 서로를 지지한다.

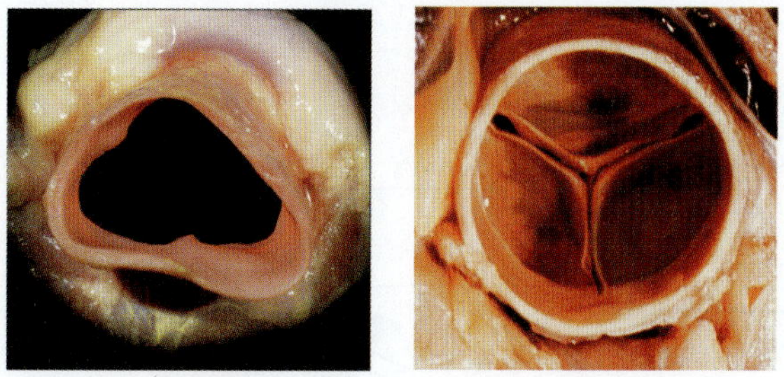

열림　　　　당힘

**위에서 보는 관점**

**4** 심장에 존재하는 4개의 판막 중 어느 것이라도 결함이 있거나 손상되면 심장기능은 훼손된다. 어떤 판막의 기능이 나빠져 심장이 그쪽으로 적절한 혈류를 유지할 수 없게 되면, **valvular heart disease(VHD, 판막성심장병)** 증상이 나타난다. 이 질환은 판막의 선천성 기형이 원인이 될 수 있지만, 다수의 경우 심장의 염증인 **carditis(심장염)**의 결과로 발생한다. 심각한 경우, 유일한 치료법은 손상된 판막을 bioprosthetic valve(생체인공판막)와 같은 인공판막으로 대체하는 것이다.

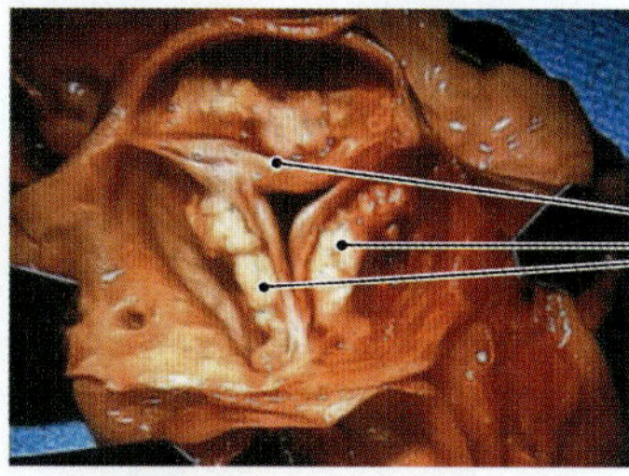

이 사진은 손상된 대동맥판막을 위에서 촬영한 것이다. 첨판들의 모양이 불규칙하며 뻣뻣하고 경직되어 있다. 이와 같은 판막은 적절히 열리거나 완벽하게 닫힐 수 없다.

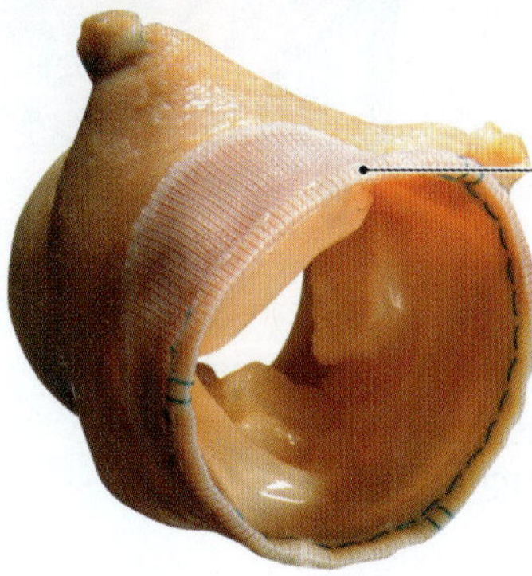

이 생체인공판막은 돼지심장의 첨판들을 이용한 인공판막이다. 돼지 또는 소의 판막들이 혈액응고를 자극하지는 않지만, 대략 시술 10년 후에는 마모될 수 있다.

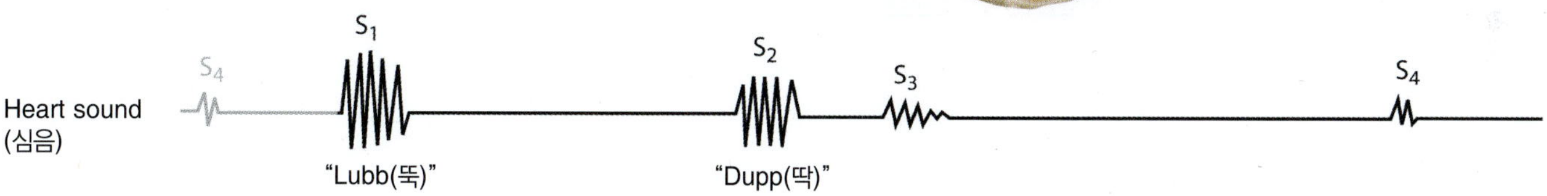


**5** 심장판막의 폐쇄, 심장을 통한 혈액의 쇄도 및 심장수축—이 모든 사건들은 심음이라는 소음을 유발한다. $\mathbf{S_1}$부터 $\mathbf{S_4}$로 지정되는 4개의 heart **sound(심음)**가 존재한다. 청진기로 심장 소리를 들으면, 당신은 제1심음과 제2심음을 명확하게 들을 것이다. "Lubb(뚝)"($S_1$)으로 알려진 제1심음은 "dupp(딱)"($S_2$)라고 불리는 제2심음보다 약간 길다. 심실수축의 시작을 나타내는 $S_1$은 AV판막의 폐쇄에 의해 유발되며, $S_2$는 반월판막이 닫힐 때 발생한다. 제3심음과 제4심음은 보통 약해서 정상 성인에서는 들리지 않는다. 이 심음들은 판막작용보다는 심실로의 혈류($S_3$)와 심방수축($S_4$)과 관련된다.

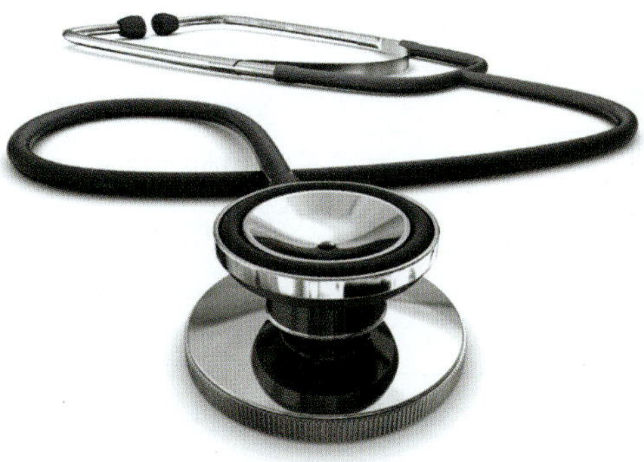

### 모듈 10.5 복습

a. Coronary ischemia(관상동맥허혈)가 무엇이며, 이것에 의해 어떤 위험이 초래되는가?

b. Stent(스텐트)의 목적에 대해 기술하시오.

c. 청진기로 들을 수 있는 독특한 heart sound(심음)들과 이 심음을 유발하는 사건들에 대해 요약하시오.

### 1. 명칭 표기

아래 그림의 각 구조물에 대한 명칭을 기입하시오.

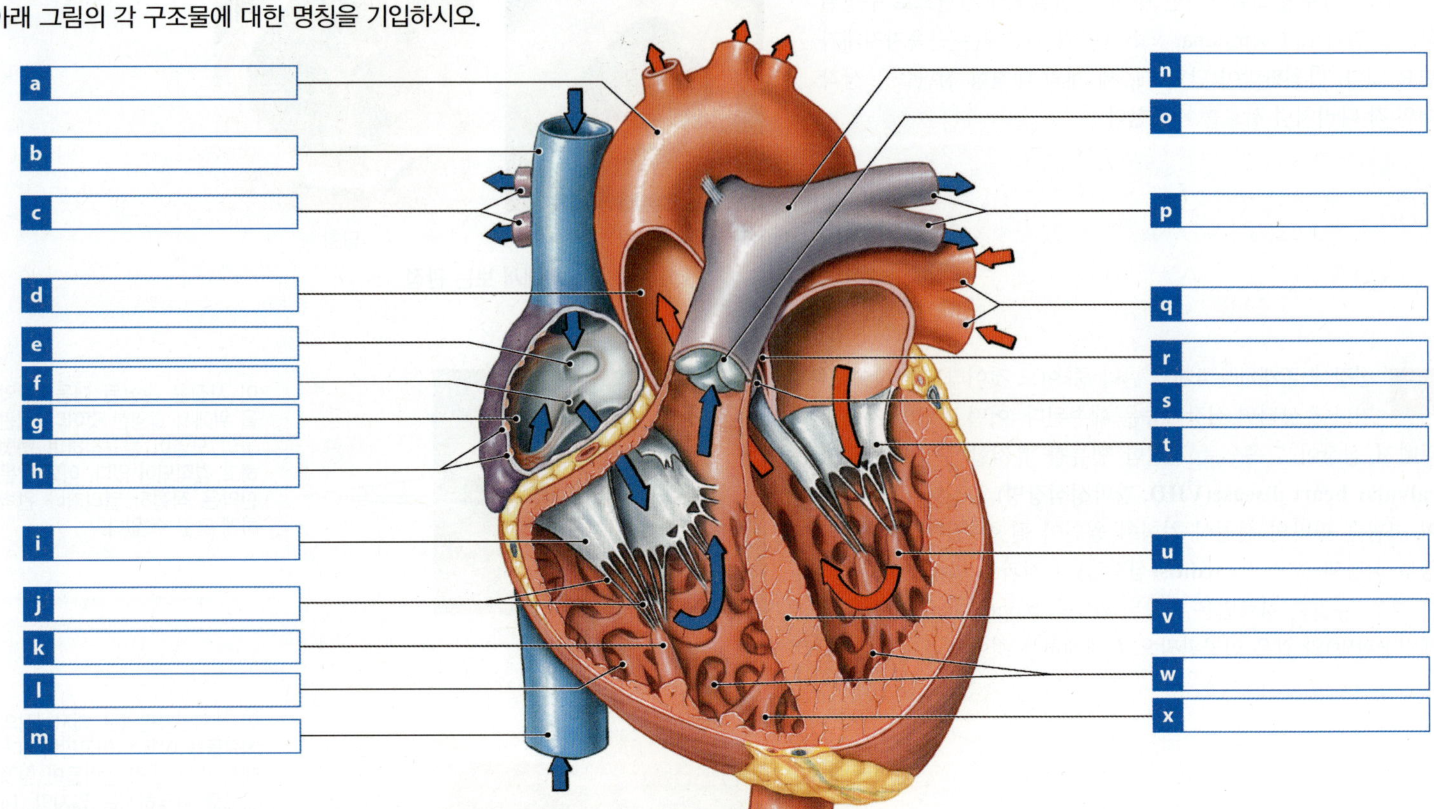


### 2. 단답형

우심방을 시작으로, 심장 내 chamber(공간)들과(a) deoxygenated blood(탈산소화 혈액, 청색) 및(b) oxygenated blood(산소화 혈액, 적색)가 통과하는 판막들을 순서대로 열거하시오.

___

___

___

### 3. 연결하기

가장 밀접한 관련이 있는 설명에 다음 용어를 연결하시오.

| 용어 | | | 설명 |
|---|---|---|---|
| • apex(심장끝) | a | ______ | 체순환으로 가는 혈액 |
| • fossa ovalis(타원오목) | b | ______ | Serous fluid(장액) 포함 |
| • intercalacted disc(사이원반) | c | ______ | 심장의 근육층 |
| • coronary artery(관상동맥) | d | ______ | 심장벽으로부터 심장으로 혈액 귀환 |
| • tricuspid valve(삼첨판막) | e | ______ | Interatrial septum(심방중격)의 함몰부위 |
| • aortic valve(대동맥판막) | f | ______ | 오른방실사이판막 |
| • endocardium(심장속막) | g | ______ | 체순환계 및 폐순환계로 추가적인 혈류제공 |
| • aorta(대동맥) | h | ______ | 심장근육섬유들의 연결 |
| • myocardium(심장근육층) | i | ______ | 심장근육조직에 혈액 제공 |
| • elastic rebound(탄력반동) | j | ______ | 심장의 안쪽 표면 |
| • coronary sinus(관상정맥동) | k | ______ | 심장의 아래쪽 끝 |
| • pericardial cavity(심장막안) | l | ______ | Semilunar valve(반월판막) |

# Cardiac Cycle(심장주기)

**1** 매회 심장박동 뒤에는 짧은 휴식기가 오는데, 이 시기는 네 개의 방이 이완하고 다음 박동을 위해 준비할 시간을 제공한다. 심장박동의 시작과 다음 박동 시작 사이의 기간을 일회 **cardiac cycle(심장주기)**이라 한다. 따라서 심장주기에는 수축과 이완이 번갈아 일어나는 기간이 포함된다.

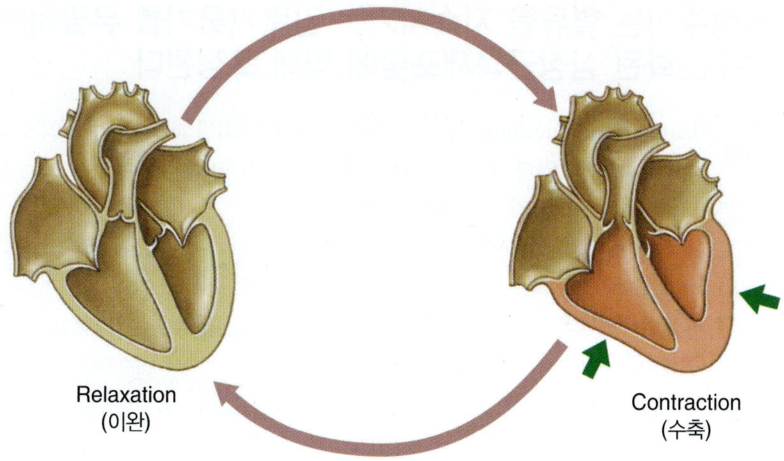


**2** 우리가 심장을 하나의 펌프로 생각하지만, 실제 심장은 쌍으로 작동하는 4개의 펌프이며, 따라서 일회 심장박동은 복잡한 사건이다. 4개의 모든 방들이 일시에 수축한다면, 정상적인 혈류는 발생할 수 없다. 대신 2개의 심방이 먼저 수축하여 혈액을 심실로 밀어 넣고, 그런 다음 두 개의 심실이 수축하여 폐순환계와 체순환계로 혈액을 떠밀어서 이 혈액이 심방으로 돌아오게끔 한다. 심장 내 정교한 pacemaking system(박동조율계)과 conducting system(전도계)이 심방과 심실 수축 사이에 필요한 간격을 정상적으로 제공한다.

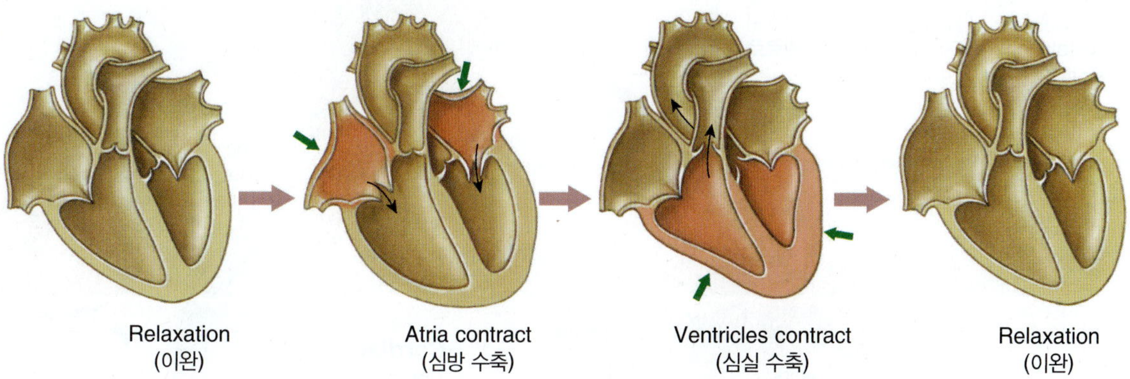


**3** 심장 내 어느 chamber(공간)에서라도, 심장주기는 2개의 단계로 나뉠 수 있다: 수축기와 이완기. **Systole**(contraction, **수축기**; SIS-tō-lē) 동안 공간은 수축하여 인접한 공간 또는 동맥으로 혈액을 밀어낸다. 수축기 뒤에는 **diastole**(relaxation, **이완기**)이 따른다. 이완기 동안 공간은 혈액으로 채워지며 다음 수축을 위해 준비한다. Beats per minute(bpm, 분당 심장박동수)로 나타내는 heart rate(심박수)는 전형적으로 75회/분인데, 이 심박수에서 심방 또는 심실의 한 주기는 총 800 msec 동안 지속된다. 이 장에서는 전형적인 심장주기—어떻게 시작되고 조정되는지와 공간들의 수축에 의해 생긴 압력이 어떻게 혈액을 한 방향으로 이동시키는지—에 대해 알아본다. 편의상 우리는 심방들이 심장주기를 결정하며, 심방의 수축기 및 이완기가 일회주기에 포함되는 것으로 가정할 것이다.

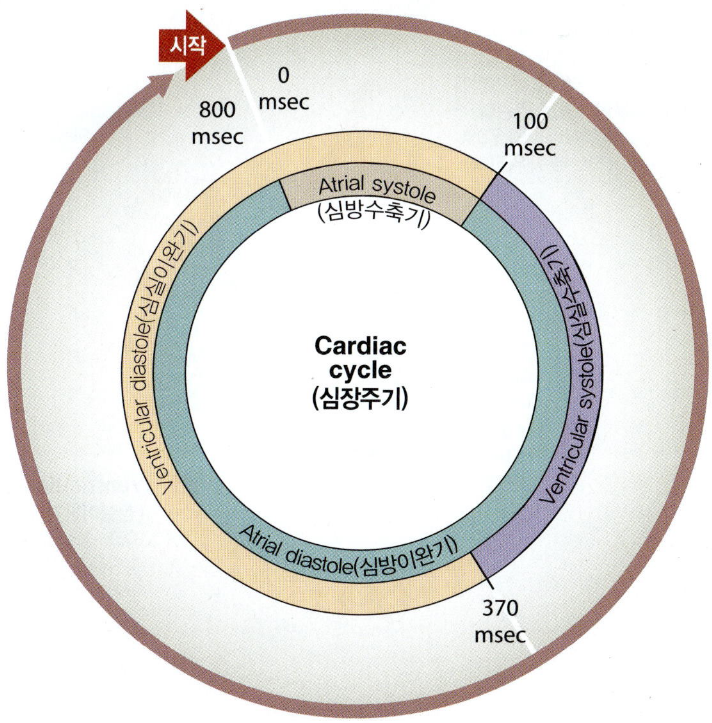

# 10.6

## 심장주기는 혈류를 지속시키는 압력기울기를 유발하는데, 특수분화된 심장근육세포들에 의해 조정된다

**1** Beats per minute(bpm, 분당 심장박동수)가 75회일 때, 심장주기의 단계들이 그림으로 나타나 있다. Heart rate(심박수)가 증가하면, 심장주기의 모든 단계가 짧아진다. 최대감소는 이완기 기간에서 발생한다. 심박수가 75 bpm에서 200 bpm으로 증가할 때, 수축기는 40% 미만으로 감소하지만 이완기는 거의 75%까지 줄어든다.

심실이완기는 530 msec(첫 심장주기의 430 msec에 다음 주기의 첫 100 msec를 더한 값) 동안 지속된다. 이 심장주기의 휴식기 동안 ventricular filling(심실충만)은 수동적으로 발생하며, 좌우 심방과 심실은 이완된다. 다음 심장주기는 atrial systole(심방수축기)와 심실충만의 완료로 시작된다.

시작

1 **Cardiac cycle(심장주기) 시작:** 4개의 모든 공간들이 이완되어 있으며, 심실은 부분적으로 혈액으로 채워진다.

2 **Atrial systole(심방수축기):** 심방이 수축함으로써 이완된 심실을 혈액으로 완전히 채운다. 심방수축기는 100 msec 동안 지속된다.

3 **Atrial diastole (심방이완기):** 심방 이완기가 시작되어 다음 심장주기가 시작될 때까지 지속된다.

심방수축기가 끝남에 따라 ventricular systole(심실수축기)이 시작된다. 심실수축기는 270 msec 동안 지속되는데, 2단계로 구분될 수 있다.

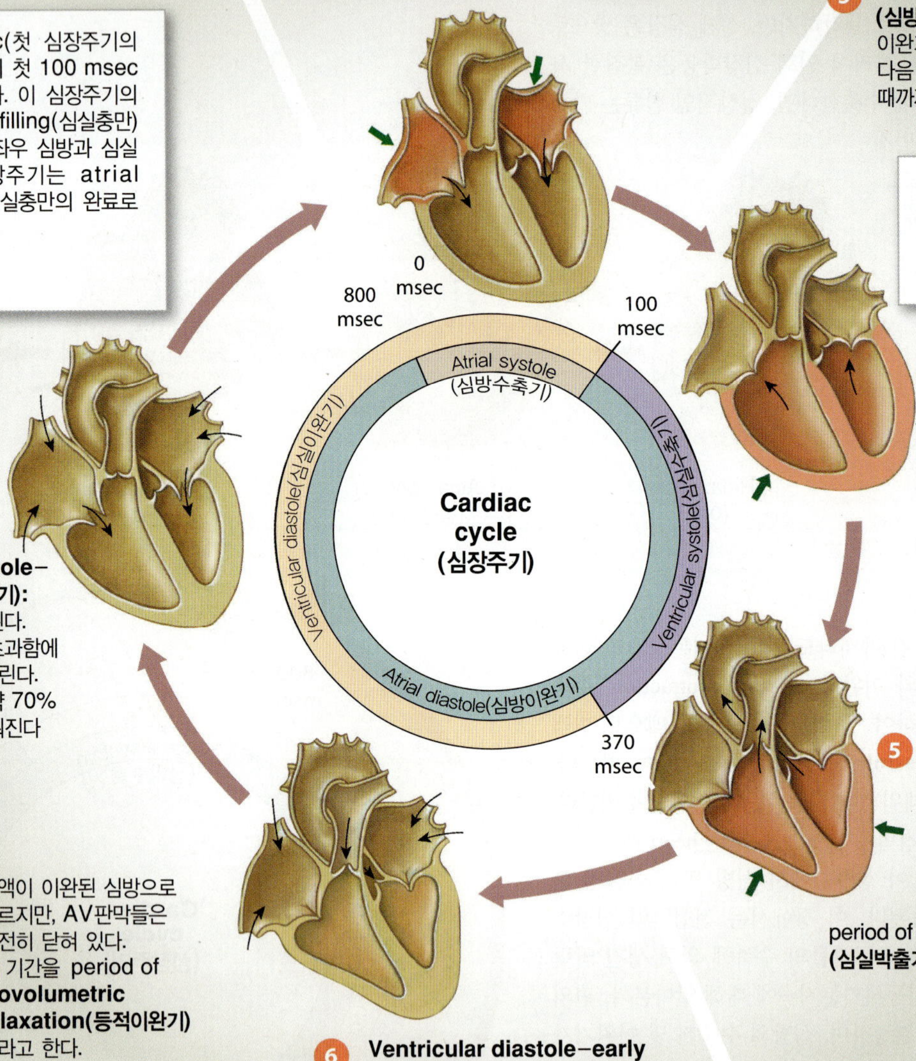


4 **Ventricular systole–first phase(심실수축기–1단계):** 심실수축은 AV판막을 밀어 닫지만, 반월판막을 열 정도의 충분한 압력을 만들지는 못한다. 이 기간을 period of **isovolumetric contraction(등적수축기)**이라고 하는데, 반월판막을 열 때까지 심실 내 혈액의 부피가 변할 수 없기 때문이다.

5 **Ventricular systole–second phase(심실수축기–2단계):** 심실압이 상승하여 대동맥과 폐동맥압을 초과함에 따라 반월판막들은 열리고 혈액이 심실 밖으로 밀려나간다. 이 기간을 period of **ventricular ejection (심실박출기)**이라고 한다.

6 **Ventricular diastole–early (심실이완기–초기):** 심실이 이완함에 따라, 심실압은 내려간다. 반월판막의 첨판들로 혈액이 역류하여 판막들이 닫히게 된다.

7 혈액이 이완된 심방으로 흐르지만, AV판막들은 여전히 닫혀 있다. 이 기간을 period of **isovolumetric relaxation(등적이완기)** 이라고 한다.

8 **Ventricular diastole–late(심실이완기–후기):** 모든 공간들이 이완된다. 심방압이 심실압을 초과함에 따라 AV판막들은 열린다. 심실은 최종부피의 약 70%까지 수동적으로 채워진다

**2** 심장근육조직은 신경 또는 호르몬 자극 없이도 스스로 수축한다. 이 특성을 **automaticity(자동능, 자발성)**라고 한다. **Conducting system(전도계)**은 수축을 위한 자극의 개시 및 전달을 담당하기 위해 특수분화된 심장근육세포들의 연결망이다. 이 그림은 심장 전도계의 구성요소들을 소개한다.

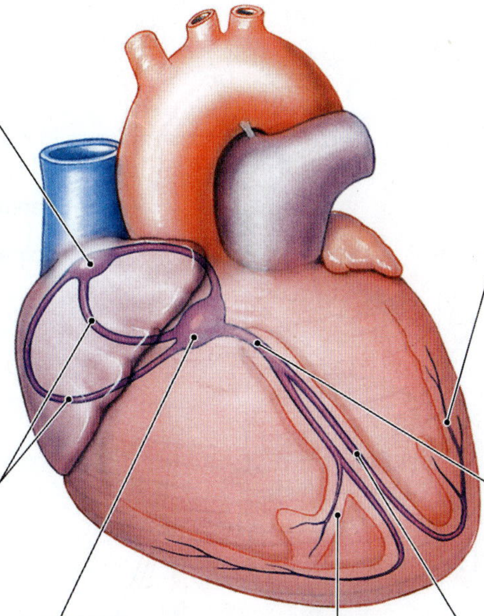


**1** 매 심장박동은 **sinoatrial node(동심방결절)** 또는 간단히 **SA node(SA결절)**에서 유발되는 활동전위에 의해 시작된다. SA결절은 위대정맥이 들어 오는 근처의 우심방 뒤쪽 벽에 박혀 있다. 심장의 이 pacemaker(박동조율기)에서 생성되는 전기자극은 전도계의 다른 세포들에 의해 확산된다.

**2** 심방의 **intermodal pathway(결절간경로)**에 있는 전도세포들은 전기자극이 심실 쪽으로 전달될 때 심방근육세포들에게 수축 자극을 분배한다.

**3** **Atrioventricular(AV) node(방실결절, AV결절)**는 심방과 심실의 연결 부위에 위치한다. AV결절에도 박동조율기 세포들이 분포하지만, 대개 심박수에 영향을 미치지는 않는다. 그러나 SA결절 또는 결절간경로가 손상되면, SA결절로부터의 명령 없이도 AV결절이 분당 40~60회의 속도로 전기자극을 유발하기 때문에 심장은 계속 박동할 것이다.

**4** AV결절은 interventricular septum(심실중격) 내에 위치한 **AV bundle(방실다발)**에 자극을 전달한다. 보통 방실다발이 심방과 심실 사이의 유일한 전기적 연결이다.

방실다발은 좌우 **bundle branch(다발갈래)**로 나누어진다. 육중한 좌심실에 공급되는 left bundle branch(왼다발갈래)가 right bundle branch(오른다발갈래)보다 훨씬 크다. 양쪽 다발갈래들은 심장의 apex(심장끝)를 향해 뻗다가 방향을 바꾸어 심장속막 표면으로 깊이 퍼져 나간다.

**5** **Purkinje fiber(푸르킨예섬유)**들은 굵은 전도세포들로서 작은 유수신경의 축삭 만큼이나 빠르게 활동전위를 전달한다. 푸르킨예섬유들은 활동전위 배포망의 가는 연결선들로서 심실수축기를 촉발하는 심실의 심장근육층 세포들의 depolarization(탈분극)을 담당한다.

AV결절의 세포들도 분당 최대 230회의 속도로 전기자극을 발생시킬 수 있다. 각 전기자극이 심실수축을 유발하기 때문에 이 값은 최대 정상 심박수가 된다. SA결절이 훨씬 빠른 속도로 전기자극을 발생시킨다 해도, 심실은 분당 230회보다 빠르게 수축하지는 않을 것이다. 이와 같은 빠른 심박수는 심장 또는 전도계가 손상되었거나 약물에 의해 자극 받을 때에만 발생한다.

### 모듈 10.6 복습

a. 심장 내 공간들의 contraction(수축)과 relaxation(이완)을 대체할 용어를 제시하시오.

b. 심장주기의 단계들에 대해 기술하시오.

c. 좌심실압이 상승할 때, 심장은 언제나 혈액을 밀어내고 있는가? 설명하시오.

# 자율신경계가 심장에 분포하며, 심전도는 심장의 활동을 표시할 수 있다

## Cardiac Innervation(심장의 신경분포)

**1** Medulla oblongata(연수)의 심장 조절중추들에는 심장기능조절을 위한 자율신경계의 본부들이 포함되어 있다. Autonomic nervous system(ANS, 자율신경계)이 심박수와 수축력 모두를 조절한다.

**Cardioinhibitory center(심장억제중추)**는 심박수를 느리게 하는 parasympathetic neuron(부교감신경)들을 조절한다.

**Cardioacceleratory center(심장촉진중추)**는 심박수를 증가시키는 sympathetic neuron(교감신경)들을 조절한다.

**Sympathetic(교감신경)**

심장의 교감신경은 cardiac nerve(심장신경) 안의 postganglionic fiber(신경절이후섬유)를 통해 온다. 이 신경섬유들은 conducting system(전도계)과 심방 및 심실의 myocardium(심장근육층)에 분포한다.

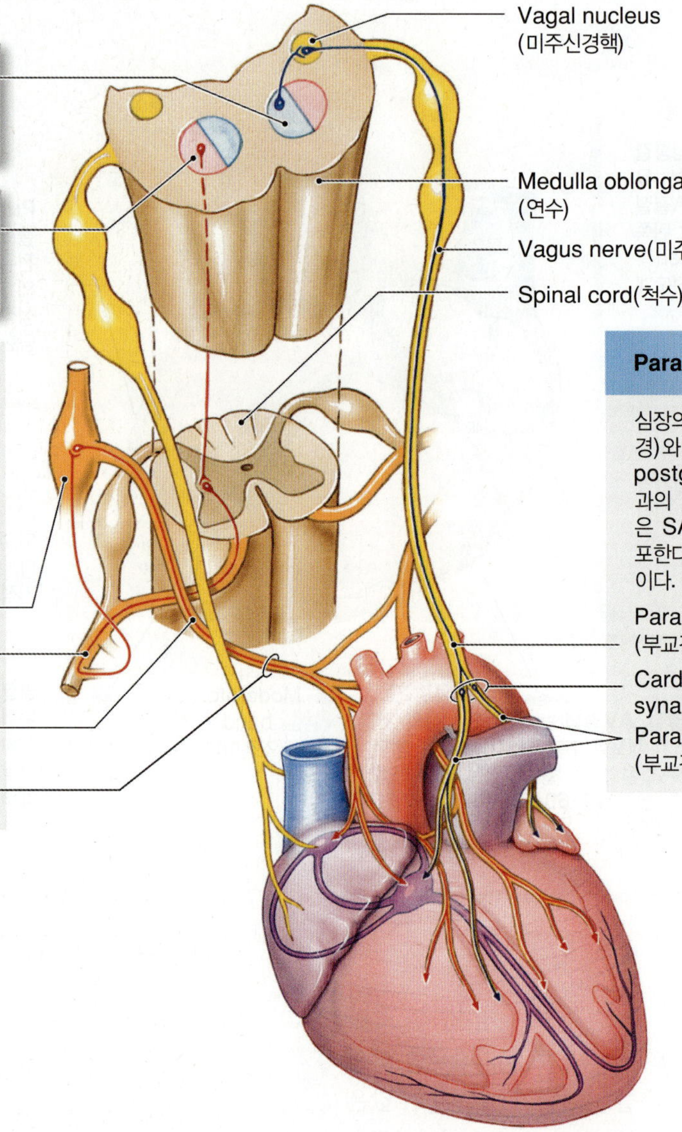


**Parasympathetic(부교감신경)**

심장의 부교감신경은 vagus nerve(미주신경)와 cardiac plexus(심장신경얼기) 내 postganglionic neuron(신경절이후신경)과의 시냅스를 통해 온다. 신경절이후섬유들은 SA결절, AV결절 및 심방의 근육들에 분포한다; 심실 근육에서의 분포는 매우 한정적이다.

**2** 우리는 저마다 독특한 안정시 심박수를 가지고 있는데, 나이, 일반적인 건강도 및 신체조건에 따라 다양하다. 미국 심장협회에 따르면, 안정시 심박수의 정상범위는 분당 60~100회이다.

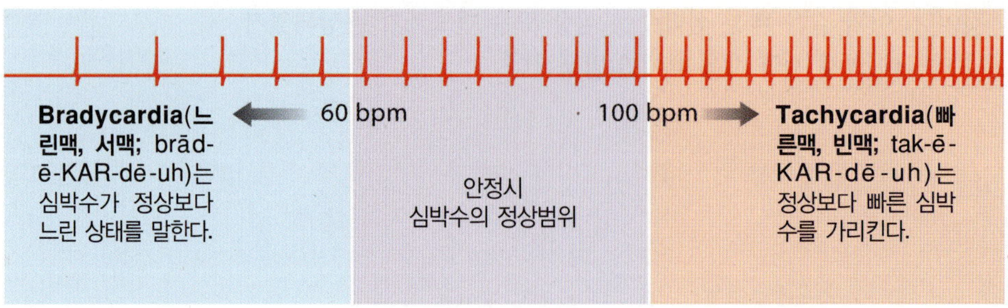

## Electrocardiogram(ECG, 심전도)

**3** 심장에서 일어나는 전기적 사건들은 신체표면의 전극에 의해 감지될 정도로 강력하다. 시간경과에 따른 이 사건들의 기록이 **electrocardiogram(심전도)**이며, **ECG** 또는 **EKG**로 불린다. ECG의 모양은 기록하는 전극의 위치 또는 lead(유도법)에 따라 다양하다. 사진은 전극의 표준배치에 따른 심전도 유도를 보여주며, 아래 그래프는 그 배치를 이용하여 얻은 ECG의 중요 특성들을 나타낸다.

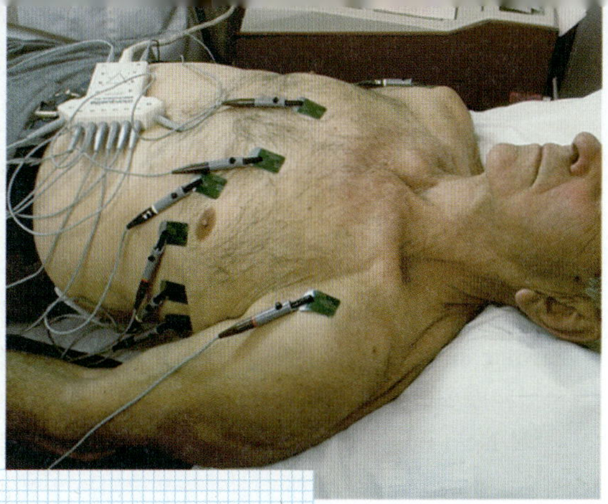

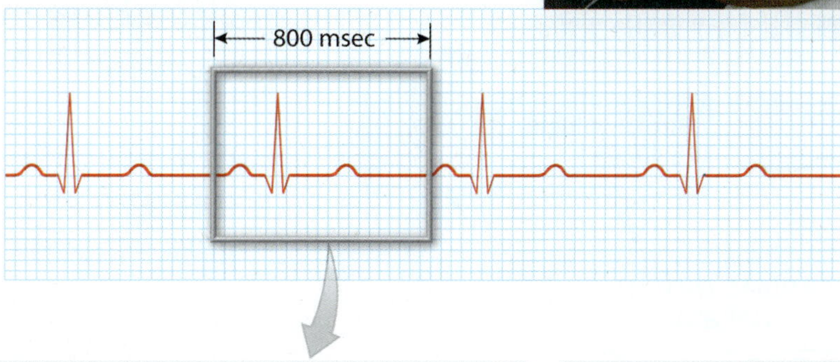


작은 **P wave(P파)**는 심방의 depolarization(탈분극)을 수반한다. 심방은 P파가 시작되고 약 25 msec 후에 수축하기 시작한다.

**QRS complex(QRS 복합파)**는 심실이 탈분극할 때 나타난다. 이 파는 상대적으로 강한 전기적 신호인데, 심실 근육이 심방 근육보다 훨씬 크고 무겁기 때문이다. 또한 이 파는 복합적인 신호인데, 심실을 통해 탈분극이 전파되는 경로가 매우 복잡하기 때문이다. **R wave(R파)**의 정점에 도달하고 잠시 후에 심실이 수축하기 시작한다.

좀 작은 **T wave(T파)**는 ventricular repolarization(심실 재분극)에 해당된다. 심방의 재분극에 해당하는 A wave(A파)는 나타나지 않는데, 심실이 탈분극하는 동안 심방 재분극의 전기적 사건이 QRS 복합파에 가려지기 때문이다.

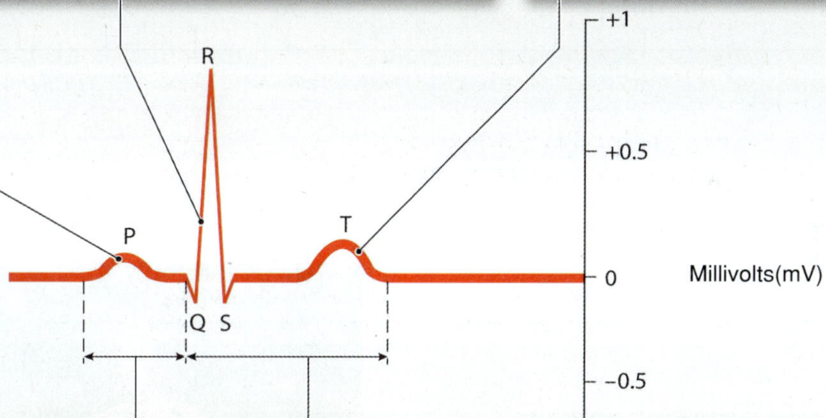


**P-R interval(P-R간격)**은 심방 탈분극의 시작부터 QRS 복합파의 시작(심실의 탈분극)까지를 의미하는데, P-R간격이 R파까지가 아닌 이유는 비정상적인 심전도에서 R파의 정점을 결정하기가 어려울 수 있기 때문이다. 200 msec 이상 지속되는 P-R간격은 전도경로 또는 AV결절의 손상을 의미할 수 있다.

**Q-T interval(Q-T간격)**은 심실이 탈분극과 재분극의 한 주기를 완수하기 위해 필요한 시간을 나타낸다. 보통 Q파의 바닥이 아닌 P-R간격의 끝에서부터 측정된다.

임상의사들은 특정 결절, 전도 및 수축 요소들의 기능수행을 평가하기 위해 ECG를 사용한다. 예를 들어, 심근경색에 의해 심장의 특정 부위가 손상될 때, ECG는 비정상적인 자극전도 유형을 나타낼 것이다.

### 모듈 10.7 복습

a. Cardioinhibitory center(심장억제중추) 및 cardioacceleratory center(심장촉진중추)의 위치와 작용에 대하여 기술하시오.

b. Bradycardia(서맥)와 tachycardia(빈맥)를 비교하시오.

c. ECG의 중요한 특성 5가지를 열거하고, 각각이 무엇을 나타내는지를 설명하시오.

# 10.8

## 심박수 및 일회박출량의 조정을 통해 심박출량이 조절된다

**1** 심장혈관계통의 조절목적은 살아 있는 조직으로 적절한 혈류를 유지시키는 것이다. 말초혈류량의 가장 좋은 지표는 **cardiac out(CO, 심박출량)**인데, 이는 1분 동안 좌심실에 의해 박출되는 혈액의 양을 의미한다. 심박출량은 2가지 인자에 의해 결정된다: heart rate(심박수)와 **stroke volume(일회박출량)**. 일회박출량은 1회 심장박동에 의해 심실에서 박출되는 혈액량이다.

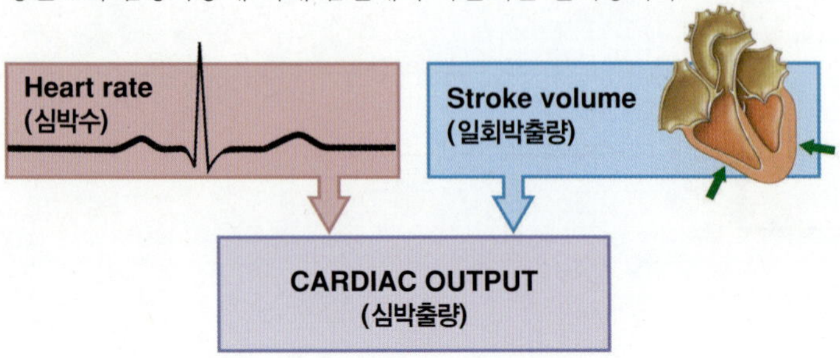


**2** 심박출량의 계산은 수월하다: HR(심박수)에 평균 SV(일회박출량)를 곱한다. 예를 들어, 심박수가 75 bpm이고 일회박출량이 80 mL이면

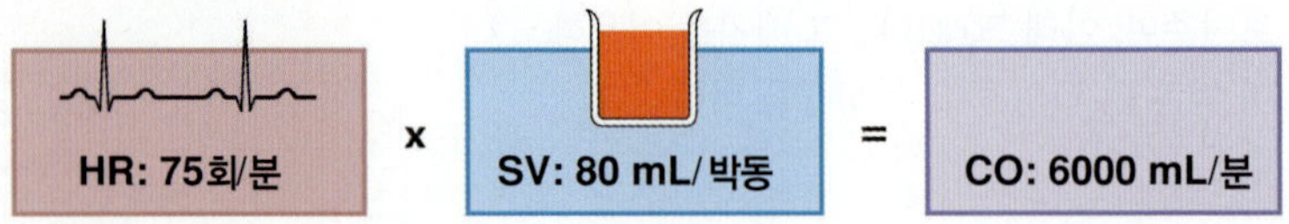


다양한 조건에서도 말초조직들이 적절한 혈액공급을 받을 수 있도록 신체는 심박출량을 정확하게 조절한다. 필요할 때, 심박수는 250%까지 증가할 수 있으며, 정상 심장에서 일회박출량은 거의 두 배가 될 수 있다.

**3** 이 그림이 나타내듯 심박출량은 대사요구량에 따라 변하며, 신체는 이 변화들을 면밀히 감시하고 치밀하게 조절한다.

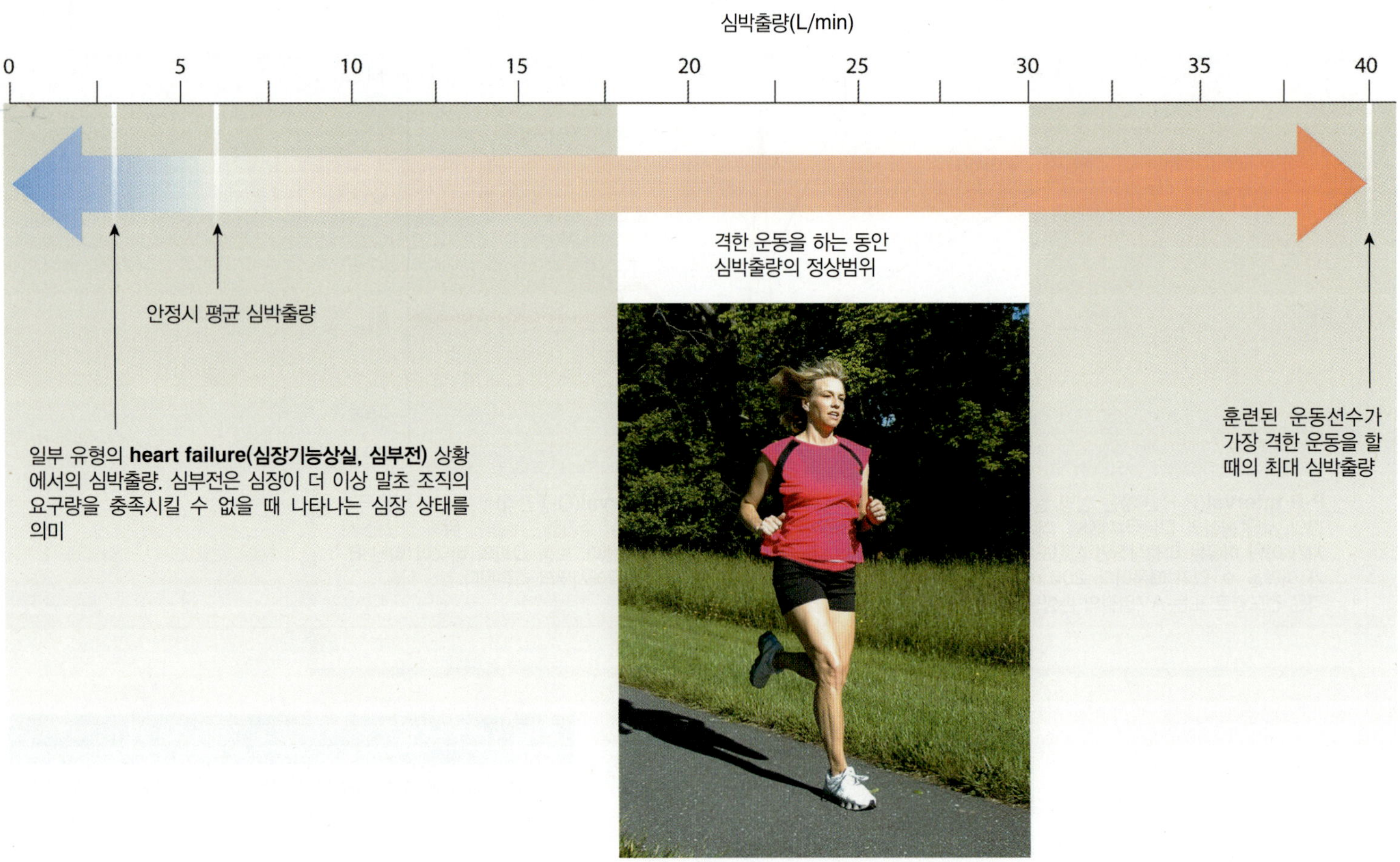

심박출량(L/min)
0
5
10
15
20
25
30
35
40
격한 운동을 하는 동안
심박출량의 정상범위
안정시 평균 심박출량
일부 유형의 heart failure(심장기능상실, 심부전) 상황에서의 심박출량. 심부전은 심장이 더 이상 말초 조직의 요구량을 충족시킬 수 없을 때 나타나는 심장 상태를 의미
훈련된 운동선수가
가장 격한 운동을 할
때의 최대 심박출량

**4** 심박수 또는 일회박출량을 변화시키는 것은 모두 심박출량을 변화시킬 수 있다. 이 도표는 심박출량에 영향을 미치는 중요한 인자들을 요약한다. 다음 절을 시작하기 전에 이 표를 주의 깊게 복습하라.

## 심박수(HR)에 영향을 미치는 인자들

### Body Temperature(체온)

체온이 상승할 때, 심박수는 빨라진다. 이것이 열이 날 때 심장이 뛰는 것 같은 이유이다. 체온이 떨어지면 심박수가 느려진다; 심장수술을 하는 동안 체온은 인위적으로 낮출 수 있다.

### Neural Regulation (신경조절)

교감신경자극은 HR을 증가시킨다; 부교감신경 자극은 HR을 감소시킨다.

### Hormonal Regulation (호르몬조절)

많은 호르몬들이 심박수를 증가시킨다[특히, epinephrine(에피네프린)과 thyroid hormone(갑상선호르몬)].

## 일회박출량(SV)에 영향을 미치는 인자들

### Venous Return(복귀정맥혈)

**Venous Return(복귀정맥혈)**은 체순환계에 의해 매 분마다 심장으로 배달되는 정맥혈액의 양이다. 혈액량, 근육활동 및 말초모세혈관을 통한 혈류속도가 복귀정맥혈을 결정짓는 주요 인자들이다.

**Filling time(충만시간)**은 심실 이완기의 지속기간이다. 충만시간이 길수록, 심실이 수축을 시작할 때 더 많은 혈액이 심실에 채워져 있을 것이다. 심실에 혈액량이 많을수록, 수축은 강해진다. "심실의 혈액량이 많을수록 박출되는 혈액량이 많아진다"는 관계는 **Starling's law of the heart(심장의 스탈링 법칙)**으로 알려져 있다. 늘어난 충만시간과 증가된 심실의 혈액량 모두 일회박출량의 증가를 초래한다.

- 근육수축은 정맥을 압박하여 판막들이 우심방 쪽으로 정맥혈액을 보내는 것을 돕는다.
- 출혈 또는 탈수에 의해 혈액량이 많이 감소하면 복귀정맥혈이 줄어든다.
- 말초혈류 유형의 변화가 복귀정맥혈을 증가 또는 감소시킬 수 있다.

일반적으로, 복귀정맥혈이 증가할 때, SV가 증가한다; 복귀정맥혈이 줄어들 때, SV는 감소한다.

### Contractility(수축력)

**Contractility(수축력)**은 심실이 수축하는 동안 생성된 힘을 의미한다. 많은 약물들이 수축력 감소를 위해 사용된다; 이런 약물들의 예로는, propranolol(프로프라놀롤) 또는 timolol(티몰롤)과 같은 "beta-blocker(베타차단제)"와 nifedipine(니페디핀) 또는 verapamil(베라파밀)과 같은 칼슘통로 차단제가 포함된다.

#### Neural Regulation (신경조절)

교감신경 자극은 수축력을 증가시킨다; 부교감신경 자극은 수축력을 감소시킨다.

#### Hormonal Regulation (호르몬조절)

Epinephrine(에피네프린), norepinephrine(노르에피네프린) 및 갑상선 호르몬을 포함한 많은 호르몬들이 수축력을 증가시킨다.

**HEART RATE(HR, 심박수)**

**STROKE VOLUME(SV, 일회박출량)**

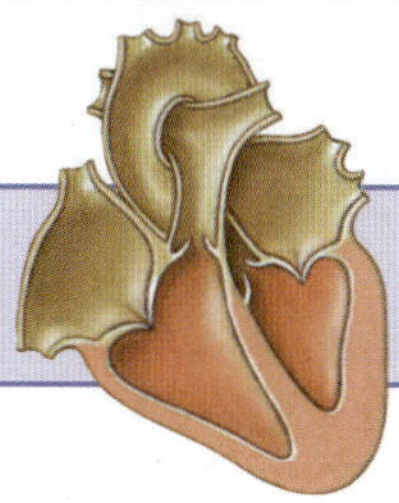

**CARDIAC OUT(CO, 심박출량) = HR × SV**

### 모듈 10.8 복습

a. Cardiac output(심박출량)을 정의하시오.

b. 증가된 venous return(복귀정맥혈)이 어떻게 stroke volume(일회박출량)에 영향을 미칠 것인가?

c. 심장이 너무 빨리 박동하면 왜 잠재적인 문제가 되는가?

**1. 단답형**

모듈 10.6의 심장주기에 대한 설명을 참고하여 아래 질문에 답하시오.

a 수축하고 있는 심장의 공간은 ________________[diastole(이완기)/systole(수축기)]에 있으며, 이완하는 심장의 공간은 ________________[diastole(이완기)/systole(수축기)]에 놓여 있다.

b 심장주기가 시작될 때, 심실은 혈액으로 ________________(부분적으로/전체적으로) 채워져 있다.

c 좌심실압이 좌심방압 이상으로 상승할 때 왼쪽 AV판막에는 무슨 일이 벌어지는가?

d 심실이완기 대부분 동안, 좌심실압은 좌심방압보다 ________________(높다/같다/낮다).

e 좌심실압이 대동맥압보다 커질 때, 대동맥판막에는 무슨 일이 일어나는가?

f Isovolumetric contraction(등적수축)이 일어나는 동안, 반월판막은 ________________(열려/닫혀) 있다.

g 등적이완이 일어나는 동안, AV판막과 반월판막은 ________________(열려/닫혀) 있다.

**2. 단답형**

SA node(SA결절)를 시작으로 심장 전도계를 통해 활동전위를 운반하는 구조들의 이름과 역할에 대하여 기술하시오.

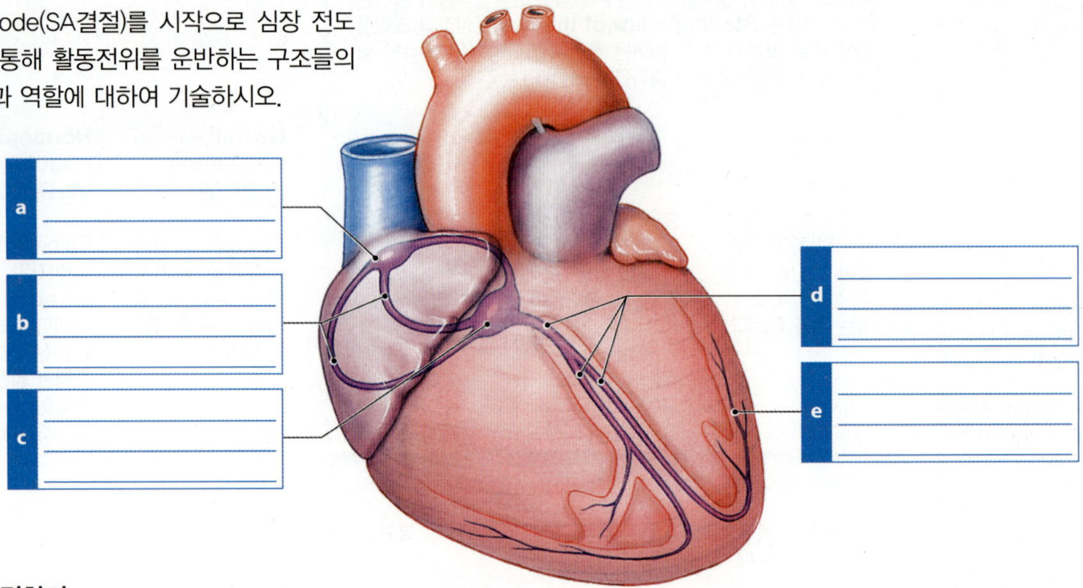


**3. 연결하기**

가장 밀접한 관련이 있는 설명에 다음 용어를 연결하시오.

- P wave(P파)
- cardiac output(심박출량)
- automaticity(자동능)
- Purkinje fiber(푸르킨예섬유)
- contractility(수축력)
- filling time(충만시간)
- sympathetic neuron(교감신경)
- QRS complex(QRS 복합파)
- stroke volume(일회박출량)
- tachycardia(빈맥)
- bradycardia(서맥)
- parasympathetic neuron(부교감신경)

a ________________ 심실수축기 동안 생성된 힘

b ________________ 스스로의 자극에 의한 심장근육 수축

c ________________ 심방의 탈분극

d ________________ 1회 심장박동에 의해 좌심실에서 박출되는 혈액량

e ________________ 심실의 탈분극

f ________________ 심박수를 감소시킨다.

g ________________ 정상 심박수보다 느린 상태에 대한 용어

h ________________ 심박수를 증가시킨다.

i ________________ 심실의 심장근육층 세포들을 탈분극시킨다.

j ________________ 정상 심박수보다 느린 상태에 대한 용어

k ________________ 심박수 × 일회박출량

l ________________ 심실이완기의 기간

# Cardiac Output(심장박출량)과 Peripheral Blood Flow(말초 혈류)의 통합조절

당신은 이제 심박출량 조절에 관련되는 인자들에 익숙하다. 활동적인 조직들의 요구량에 부응하기 위해 심박출량과 폐순환계 및 체순환계로의 혈액분배는 끊임없이 조절되어야만 한다. 심장혈관계통 조절의 장소와 기전들이 여기에 요약되어 있다.

### Cardiac Output(심박출량)

**Cardiac output(심박출량)**을 유지하기 위해, 심장은 수천 km의 말초모세혈관을 통해 혈액을 밀어낼 수 있는 충분한 압력을 생성해야 한다. 대부분의 말초모세혈관의 직경은 적혈구보다 약간 클 뿐이다.

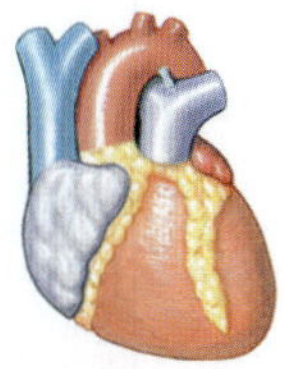

### Arterial Blood Pressure(동맥압)

**Blood pressure(혈압)**는 심장혈관계통 내의 전체 압력을 말한다. **Arterial blood pressure(동맥압)**는 **venous pressure(정맥압)**보다 훨씬 높다. 동맥압이 높지 않으면, 혈액은 점점 작아지는 동맥들과 그 뒤 헤아릴 수 없이 많은 모세혈관망들을 통과할 수 없다.

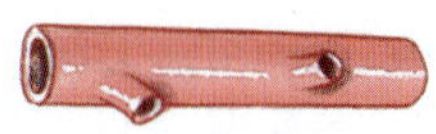

### Peripheral Resistance(말초저항)

**Resistance(저항)**는 이동을 방해하는 힘이다. **Peripheral resistance(말초저항)**는 동맥계 전체의 저항을 의미한다. 동맥의 분지들이 점점 작아질 때, 저항은 증가한다.

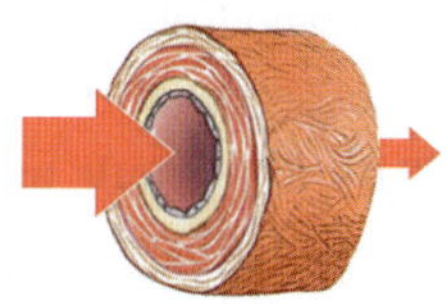

### Capillary Pressure(모세혈관압)

모세혈관압이 매우 낮기 때문에, 혈류는 느리고 따라서 혈액과 주변 interstitial fluid(간질액) 사이에서 확산이 일어날 충분한 시간이 허락된다. **Capillary exchange(모세혈관교환)**라고 하는 상호작용이 전체 심장혈관계통의 일차적인 주안점이다.

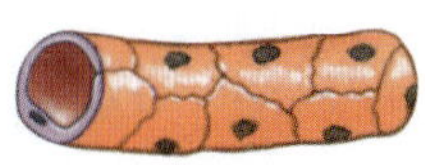

Capillary exchange (모세혈관교환)

Interstitial fluid(간질액)

### Venous Pressure(정맥압)

말초정맥의 판막과 주변근육의 압박이 정맥압과 정맥혈류 유지에 중요한 역할을 수행한다. 혈액이 심장 쪽으로 이동함에 따라, 혈관의 직경은 점점 커지고 저항은 계속 감소한다.

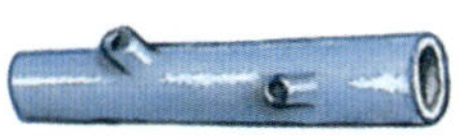

### Venous Return(복귀정맥혈)

**Venous return(복귀정맥혈)**은 매 분마다 우심실에 도달하는 혈액량을 말한다. 평균적으로 복귀정맥혈은 심박출량과 동일하다.

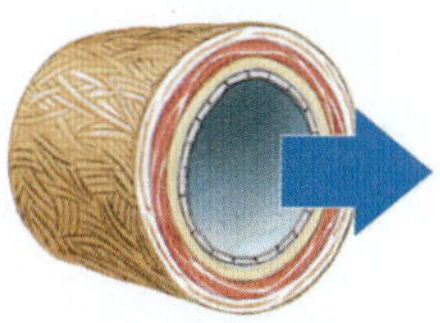

### Neural(신경) 및 Hormonal Regulation(호르몬 조절)

**Neural(신경) 및 hormonal regulation (호르몬 조절)**은 심박수, 일회박출량, 말초저항 및 정맥압의 통합조절을 이끌어 낸다. 따라서 심박출량은 말초조직의 요구량에 맞추는데 충분하다.

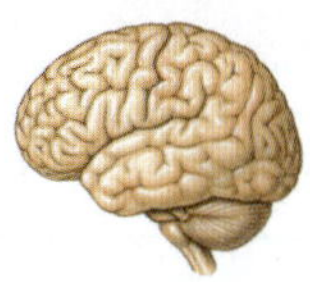

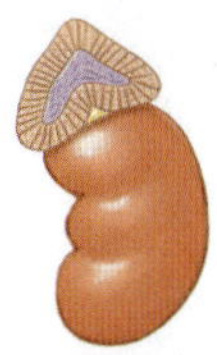

이 절에서는 전체 심장혈관계통의 기능을 검토할 것이며, 신경학적 및 호르몬 기전들이 어떻게 심장혈관계통의 기능을 조절하는지에 대해 학습할 것이다.

10.9

## 동맥압과 말초저항이 혈류량을 결정하며 모세혈관교환에 영향을 미친다

**Blood flow(혈류량)**는 단위시간 당 하나의 혈관 또는 혈관들의 집단을 통해 흐르는 혈액의 양을 말한다. 혈류량은 **blood pressure(혈압)** 또는 **arterial pressure(동맥압**; 동맥압의 증가는 혈류량의 증가로 이어진다)에 비례하며, **peripheral resistance(말초저항**; 말초저항의 증가는 혈류량의 감소를 초래한다)에 반비례한다. 그러나 혈압의 절대값은 **pressure gradient(압력기울기, 압력차)**보다 덜 중요하다. 압력기울기는 혈관의 양쪽 끝 사이의 압력차이를 말한다. 가장 큰 압력기울기는 대동맥 기부와 말초모세혈관계의 근위부 말단 사이에서 발견된다. 심장혈관계통의 조절중추는 심방출량과 말초저항을 조정함으로써 이 기울기를 수정할 수 있으며, 따라서 모세혈관에서의 혈류속도를 조절한다.

**1** 동맥압은 일정하지 않다; 탄력성 동맥벽이 늘어나고 반동으로 줄어듦에 따라 심실수축기 동안은 상승하고 심실이완기 동안은 감소한다. 심실수축기 동안 측정된 최대 혈압을 **systolic pressure(수축기압)**이라고 하며, 심실이완기 끝의 최소 혈압을 **diastolic pressure(이완기압)**라고 부른다. 혈압을 기록할 때, 우리는 수축기압과 이완기압을 빗금으로 구분한다. 따라서 그림에 나타난 혈압은 120/90로 기록된다["one-twenty over ninety (120에 90)"으로 읽는다].

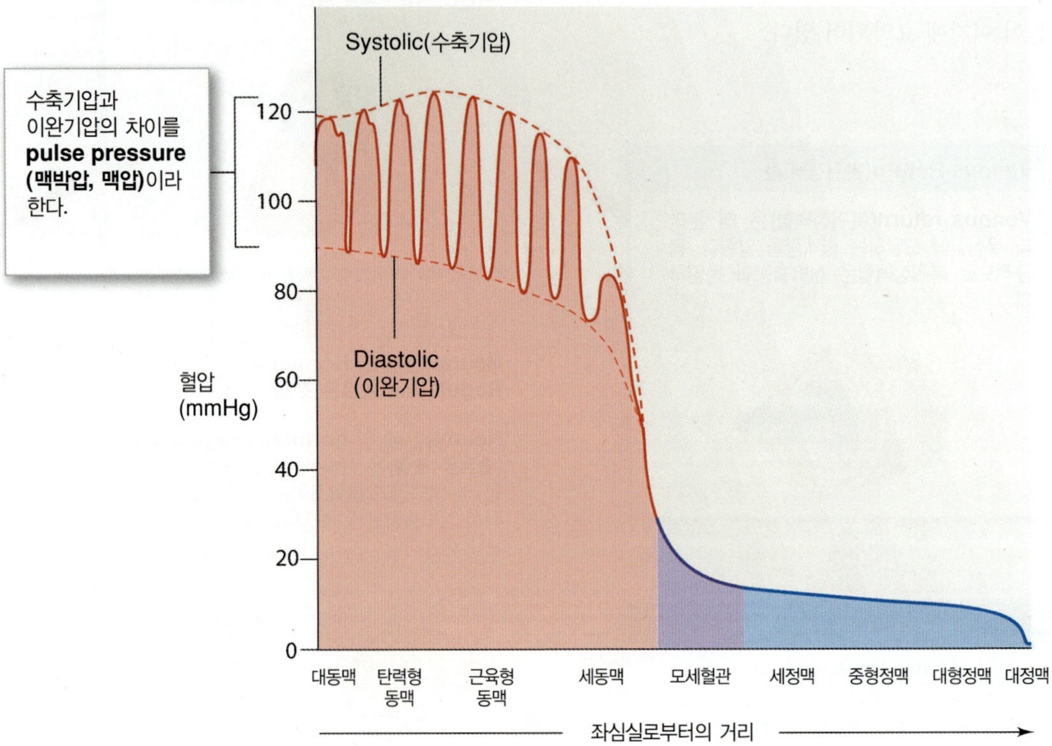


**2** **Capillary exchange(모세혈관교환)**는 filtration(여과), diffusion(확산) 및 osmosis(삼투)의 조합에 관련된다. **Capillary hydrostatic pressure (CHP, 모세혈관정수압)**는 모세혈관계의 혈압이며, 여과를 위한 원동력을 제공한다. 전형적인 모세혈관의 경우, CHP는 수분과 수용성 분자들을 혈류 밖, 즉 간질액으로 밀어낸다. 작은 용질들은 endothelium(내피)을 통과할 수 있다. 혈장단백질과 같은 큰 분자들은 혈류에 남아 있을 것이다. 이 크기에 따른 선택적인 과정을 **filtration(여과)**이라고 부른다.

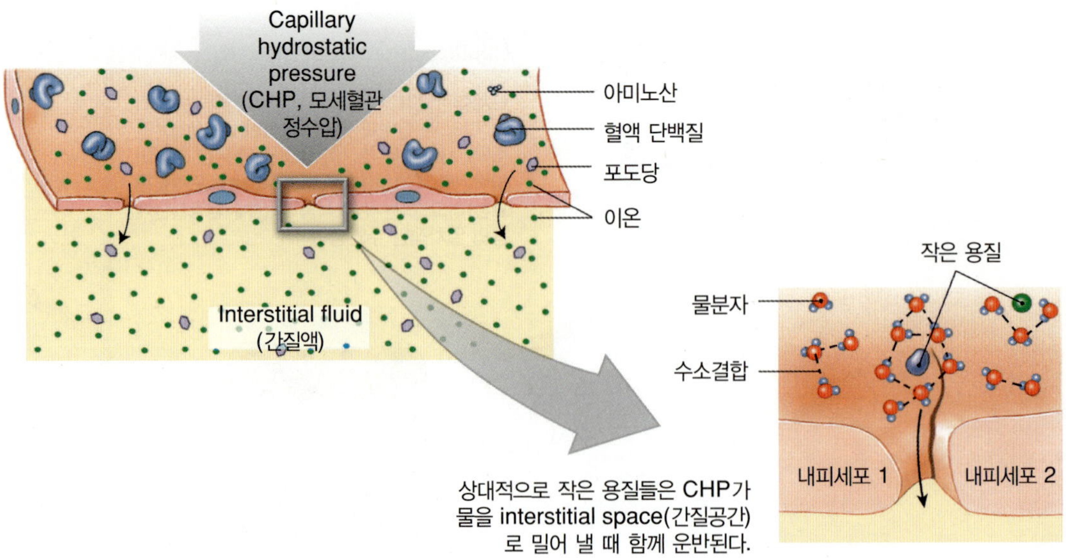

**3** Diffusion(확산)은 용질의 농도가 높은 곳에서 낮은 곳으로 발생하는 이온 또는 분자들의 net movement(순이동)를 말한다. 관련된 거리가 짧고, 농도기울기가 크며 이동하는 이온 또는 분자들의 크기가 작을 때 확산은 대부분 빠르게 일어난다. 확산은 모세혈관벽에서 끊임없이 일어나지만, 이 표에 언급되어 있듯이, 여러 물질들이 다양한 경로를 이용한다.

### 모세혈관벽을 통한 확산 경로들

- 수분, 이온 및 포도당, 아미노산, 요소와 같은 작은 유기분자들: 보통 인접한 내피세포들 사이 또는 특정 모세혈관의 구멍을 통한 확산으로 혈류에 출입한다.
- Sodium(나트륨), potassium(칼륨), 칼슘 및 염소이온을 포함하는 많은 이온들. 원형질막의 channel(통로)을 통과하여 내피세포를 건너 확산된다.
- 크기가 큰 수용성 화합물: hypothalamus(시상하부), 신장, 많은 내분비 기관 및 소화관과 같은 곳의 특정 모세혈관에서가 아니면 혈류에 출입할 수 없다.
- 지질(지방산과 콜레스테롤 등)과 지용성 물질들(산소 및 이산화탄소와 같은 수용성 기체 포함): 내피세포의 원형질막을 통한 확산으로 모세혈관벽을 통과한다.
- 혈장단백질: 혈장단백질이 혈류로 입장하는 liver(간)의 sinusoid(굴맥관)과 같은 굴모양 혈관을 제외하면 혈장단백질은 보통 내피세포층을 통과할 수 없다.

**4** 모세혈관의 동맥쪽 끝에서 정맥쪽 끝으로 혈액이 흘러감에 따라 모세혈관압은 감소한다. 그 결과, 여과와 재흡수 비율은 모세혈관을 따라 점진적으로 변한다. 아래 그림이 관련된 인자들을 설명한다.

모세혈관의 약 2/3 지점에서, 혈압은 모세혈관으로 출입하는 체액의 순이동이 없는 수준으로 감소하였다.

**Reabsorption(재흡수) 우세**

모세혈관의 마지막 1/3에서, 혈압은 가장 낮으며 혈액의 osmotic concentration(삼투농도)은 가장 높다. Osmosis(삼투)에 의해 수분이 모세혈관으로 역류한다. 재흡수에 의해 회수되는 수분보다 여과에 의해 훨씬 많은 수분이 혈류를 떠난다는 점에 주목하자. 여과와 재흡수 간의 이 차이는 대략 하루 3.6 L에 해당되는데 신체 조직으로 흘러나가며 근처에 있는 lymphatic vessel(림프관)로 들어간다. 림프관은 이 수분을 결국 정맥계에 돌려보낸다.

**Filtration(여과) 우세**

혈장단백질 농도는 증가한다.

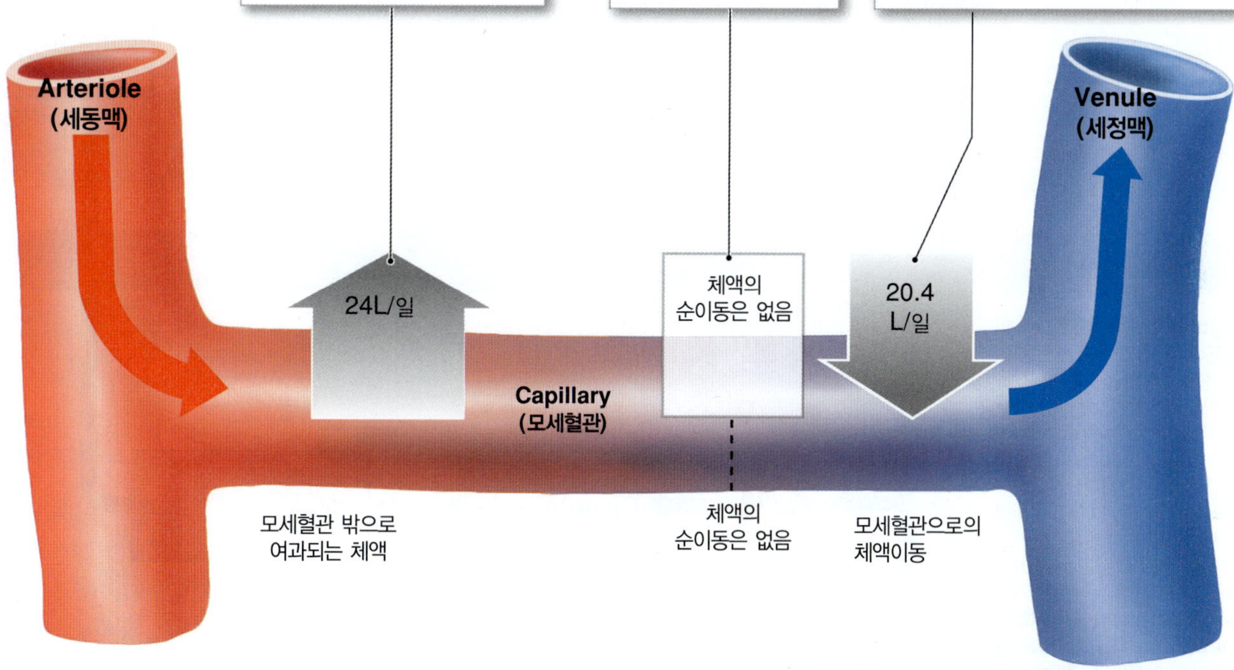


### 모듈 10.9 복습

a. Blood flow(혈류량)를 정의하고, blood pressure(혈압)와 peripheral resistance(말초저항)의 관계에 대해 기술하시오.

b. 건강한 사람에서, 혈압은 대동맥에서 높은가? 아니면 대정맥에서 높은가? 설명하시오.

c. 재흡수되는 수분보다 더 많은 수분이 모세혈관 밖으로 나간다. 이 수분은 어디로 가는가?

## 10.10

# 심장혈관계통의 조절 기전들은 혈압변화에 반응한다

**1** Homeostatic mechanism(항상성 기전)들은 **tissue perfusion(조직관류)**—조직으로의 혈류—이 조직의 산소 및 영양분 요구량에 부응하도록 심장혈관계통의 활성을 조절한다. 두 가지 조절경로가 존재한다: (1) autoregulation(자동조절). 이것이 효과적이지 않으면 (2) 신경 및 내분비 기전에 의한 central regulation(중추조절).

### Autoregulation(자동조절)

**Autoregulation(자동조절)**은 모세혈관계 내 혈류 유형의 변화에 관련된다. 이 변화들은 간질액의 화학적 변화에 반응하여 모세혈관을 열거나 닫는 precapillary sphincter(모세혈관이전괄약근)에 의해 유발된다. 혈관이완을 촉진하는 인자들을 **vasodilator(혈관확장제)**라고 부른다. 젖산과 같은 국소 혈관확장제는 그 물질들의 출처가 되는 조직으로의 혈류를 촉진한다.

### Central Regulation(중추조절)

**Central regulation(중추조절)**은 신경학적 및 내분비 기전 모두에 관련된다. 심장혈관계 조절중추의 활성화는 심장을 자극하는 **cardioacceleratory center(심장촉진중추)**와 말초 혈관수축의 정도를 조절하는 vasomotor center(혈관운동중추) 모두에 관련된다. 신경학적 기전들은 심박출량을 증가시키고 생명에 필수적이지 않거나 비활동적인 조직으로의 혈류를 감소시킨다. Neural regulation(신경조절)에 관련된 가장 중요한 **vasoconstrictor(혈관수축제)**는 norepinephrine(NE, 노르에피네프린)이다. 내분비 기전들은 혈액량 및 혈압의 장기적 증가에 관련된다.

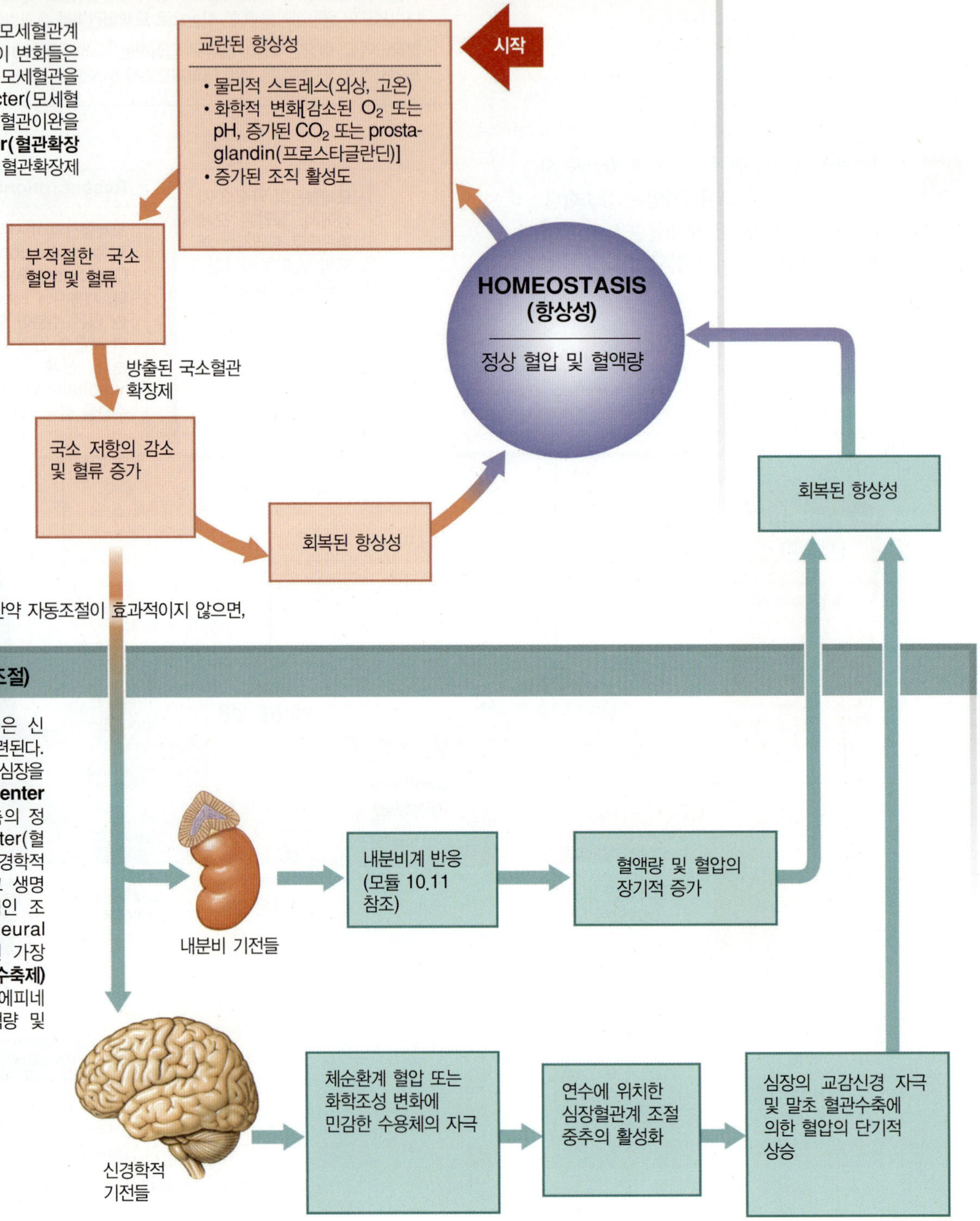

**2** **Baroreceptor reflex(압력수용기반사)**는 혈압변화에 반응한다. 압력수용기는 다음과 같은 곳에 분포한다: (1) 목부위의 internal carotid artery(속목동맥) 기부 근처에서 팽창된 공간인 carotid sinus(목동맥팽배, 경동맥동)의 벽 (2) 심장에 인접한 ascending aorta(오름대동맥) 벽 속의 주머니 모양인 aortic sinus(대동맥굴, 대동맥동) 및 (3) 우심방.

**증가된 압력수용기 자극에 대한 반응**

- 부교감신경 자극 및 교감신경활성 억제에 의한 심박출량의 감소.
- Vasomotor center(혈관운동중추) 억제에 의한 광범위한 말초 혈관이완.

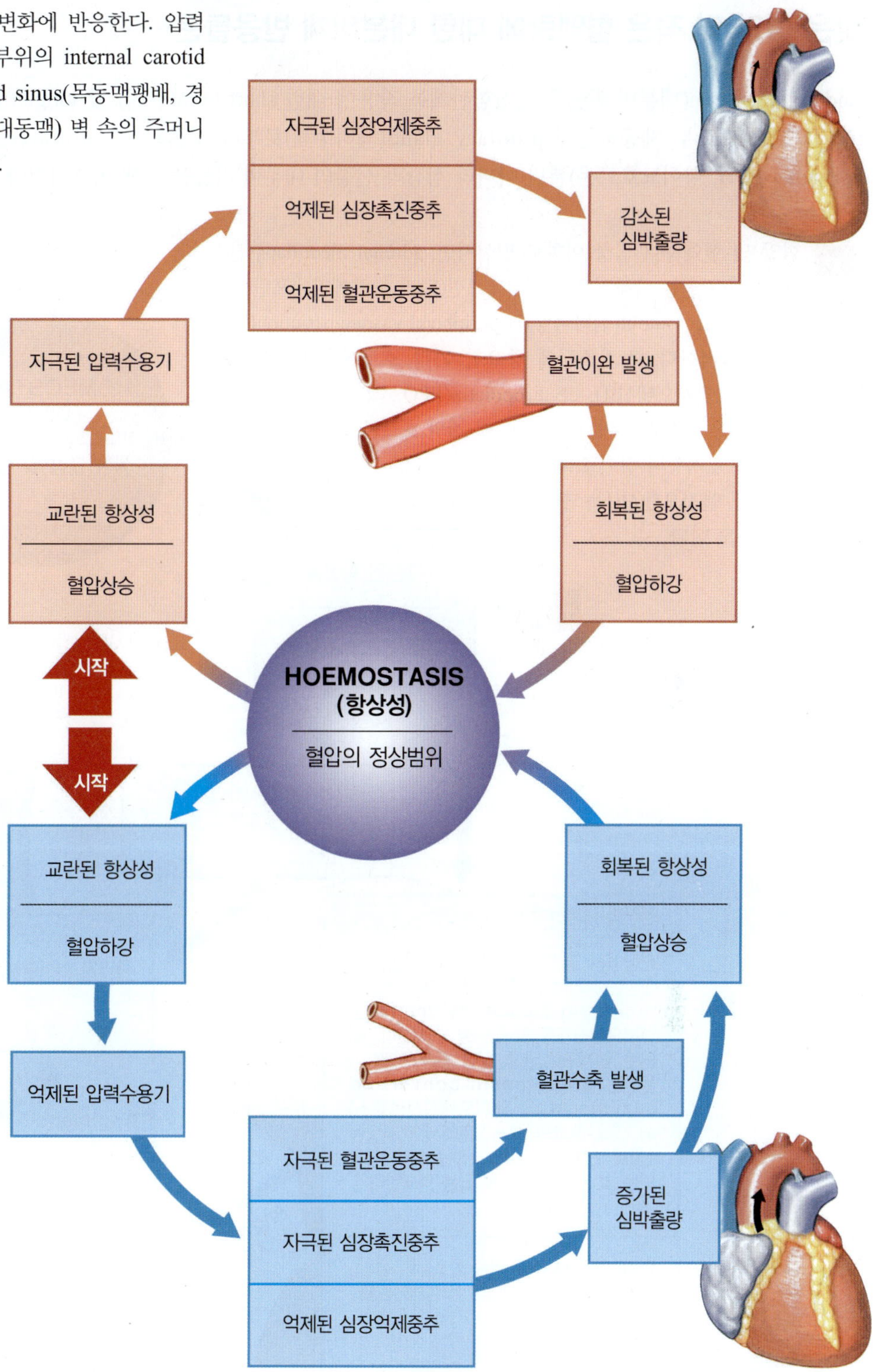


**감소된 압력수용기 자극에 대한 반응**

- 심장에 분포하는 교감신경자극을 통한 심박출량의 증가. 이 반응은 cardioacceleratory center(심장촉진중추) 자극과 cardioinhibitory center(심장억제중추) 억제에 의해 유발된다.
- 혈관운동중추 자극에 의한 광범위한 말초 혈관수축.
- 많은 양의 혈액손실과 같은 위기 상황에서, 교감신경 활성화가 발생한다. NE와 epinephrine(E, 에피네프린)이 전체 순환계에 방출된다. 순효과는 심박출량의 즉각적인 증가와 전신의 혈관수축이며, 이 효과들의 협동에 의해 혈압은 빠르게 상승한다.

**모듈 10.10 복습**

a. Tissue perfusion(조직관류)을 정의하시오.

b. 심장혈관계통 기능에 관련되는 autoregulation(자동조절)에 대하여 기술하시오.

c. Baroreceptor reflex(압력수용기반사)의 기능을 설명하시오.

## 낮은 혈압 및 적은 혈액량에 대한 내분비계 반응들은…

Endocrine system(내분비계통)은 심장혈관계통 작용에 대한 short-term(단기) 및 longterm(장기) 조절을 모두 제공하는데 pituitary gland(뇌하수체)로부터 방출되는 antidiuretic hormone(ADH, 항이뇨호르몬)뿐만 아니라 심장과 신장의 내분비 기능을 통해 이루어진다.

**1** 혈압 및 혈액량이 정상 이하로 떨어지면, adrenal medulla(부신속질, 부신수질)는 즉각적으로 에피네프린(E)과 노르에피네프린(NE)을 방출하여 cardiac output(심박출량)과 peripheral vasoconstriction(말초혈관수축)을 자극한다. 장기조절에 중요한 기타 호르몬들에는 ADH, angiotensisn II(앤지오텐신II), erythropoietin(EPO, 적혈구형성인자) 및 aldosterone(알도스테론)이 포함된다. 네 개의 호르몬 모두 기본적으로 혈액량의 장기조절에 관련된다. ADH와 앤지오텐신II는 혈압에 영향을 미치기도 한다.

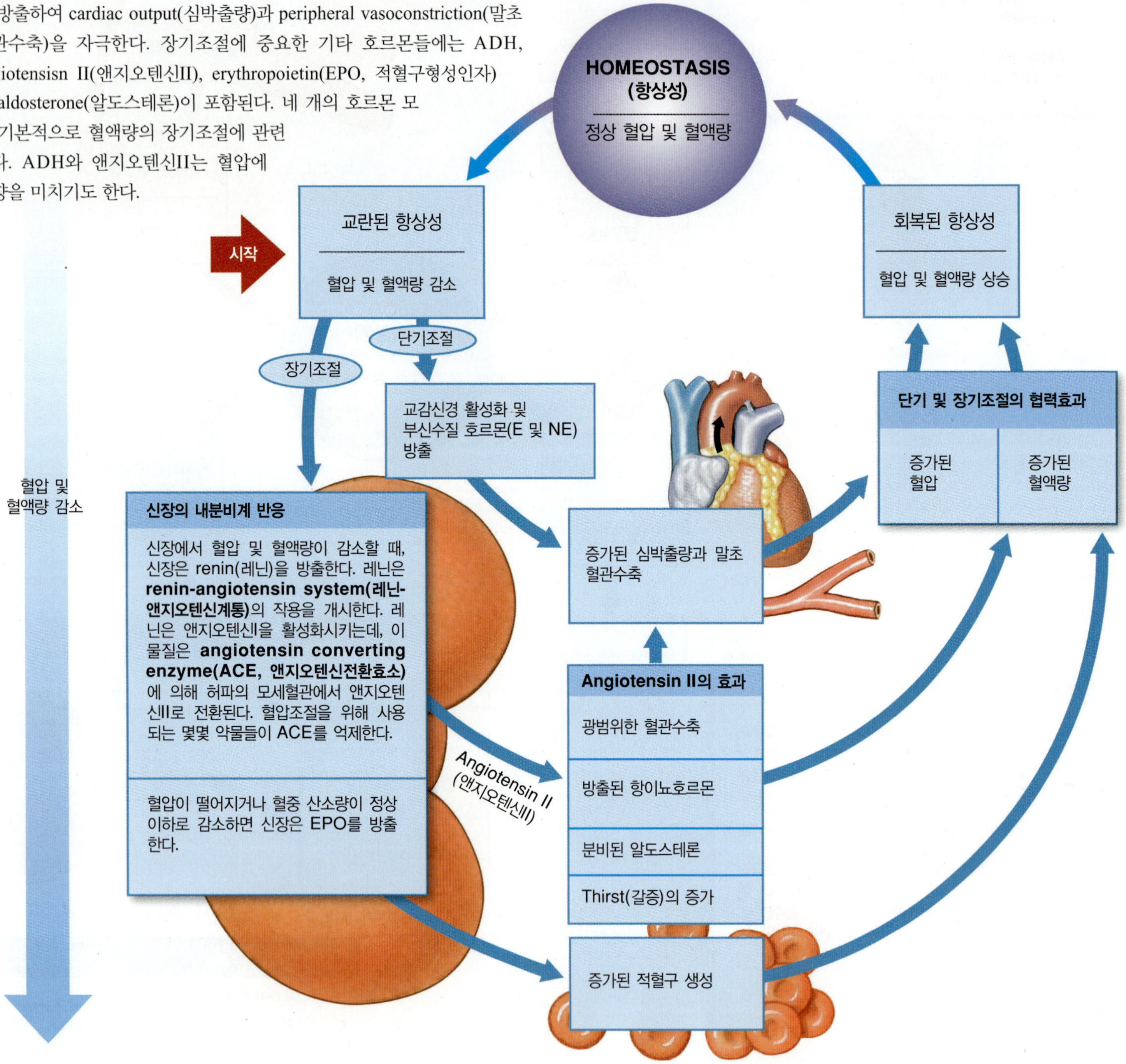

## … 높은 혈압과 많은 혈액량에 대한 반응과는 매우 다르다

**2** 과도한 혈액량은 심장벽에 영향을 줌으로써 반응을 촉발한다. 이완기 동안 심장벽이 비정상적으로 늘어날 때, 심장근육세포들은 펩티드 호르몬을 방출한다. **Atrial natriuretic peptide(ANP, 심방나트륨이뇨펩티드;** *natrium*, 소듐 + *ouresis*, 배뇨)는 우심방 벽의 근육세포들에서 생성된다. 혈액량 및 혈압의 감소는 심장벽에 대한 스트레스를 줄이며, ANP 생성을 중지시킨다.

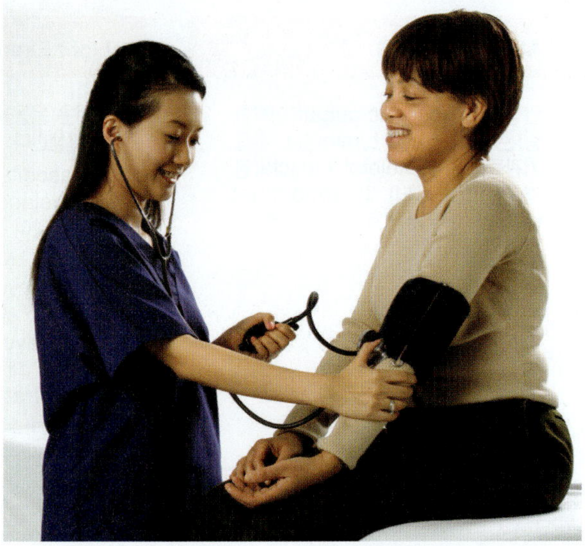

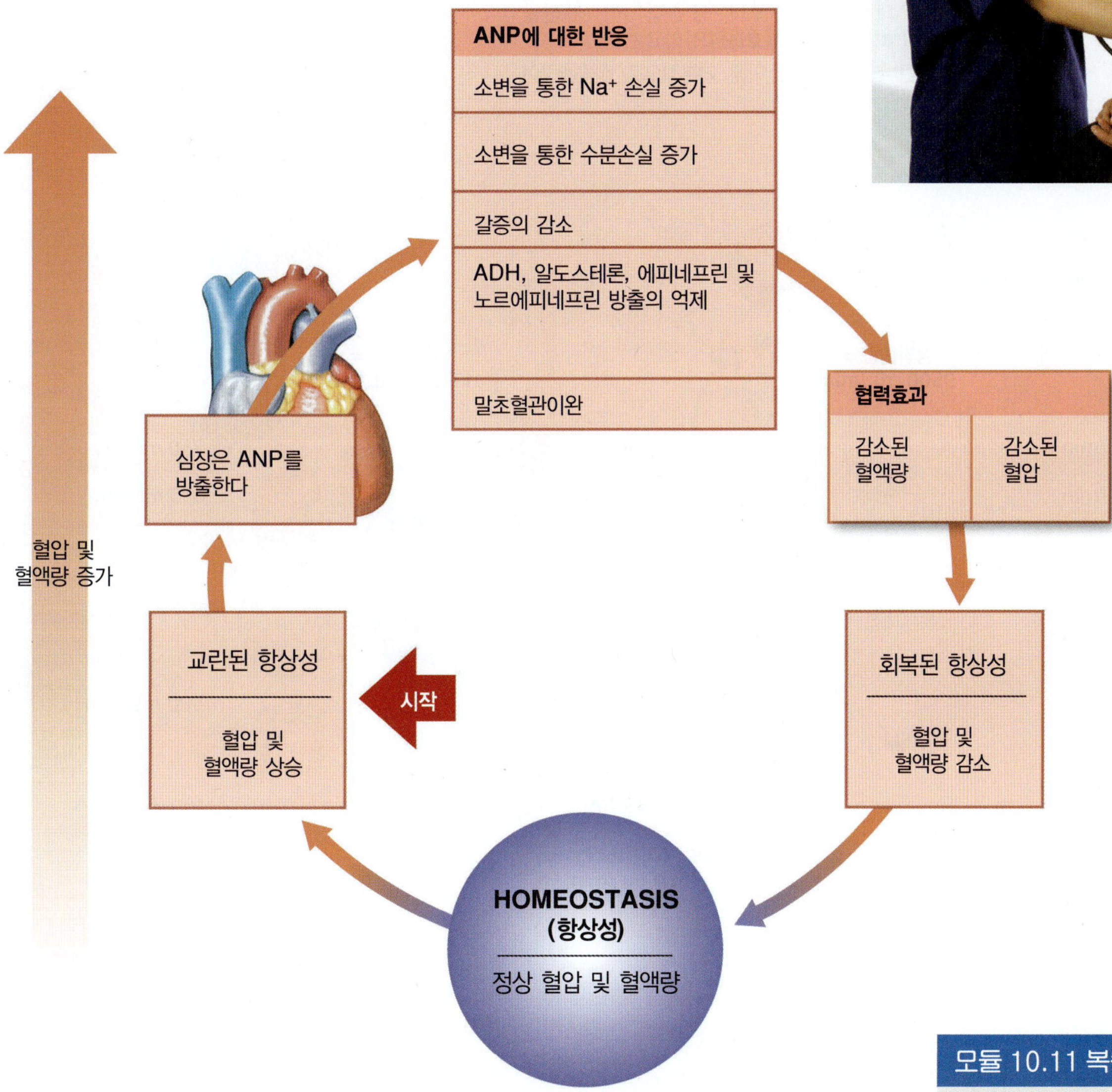


### 모듈 10.11 복습

a. 혈압 및 혈액량 감소에 대한 단기조절에 관여하는 호르몬들을 확인하시오.

b. 혈압 및 혈액량 감소에 대한 장기조절에 관여하는 호르몬들을 열거하시오.

c. Renal artery(신장동맥)의 혈관수축에 대해 신장은 어떤 방식으로 반응할 것인가?

10.12

# 심장혈관계통 조절중추들은 운동을 하는 동안 심박출량과 혈액분배를 광범위하게 조정한다

### At Rest(안정상태)

안정상태의 cardiac output(심박출량)은 심실당 5.8 L/min이다. 주요 기관들, 특히 skeletal muscle(골격근), brain(뇌) 및 abdominal viscera(복부내장)로의 혈액분배 유형에 주목하라.

### Light Exercise(가벼운 운동)

가벼운 운동을 시작할 때, 상호 관련되는 3가지 변화들이 발생한다:

1. Vasodilation(혈관이완)이 일어나며, peripheral resistance(말초저항)가 감소하고 모세혈관을 통한 혈류량이 증가한다.
2. 골격근 수축이 말초정맥을 따라 혈액을 짜 올리기 때문에 venous return(복귀정맥혈)이 증가한다. 동시에, 허파에서의 매 흡입에 의해 생성된 가슴안의 negative pressure(음압)는 대정맥 분지들의 혈액을 대정맥으로 끌어 당긴다. 이 기전을 **respiratory pump(호흡펌프)**라고 한다.
3. 증가된 복귀정맥혈에 의해 기본적으로 심박출량이 증가한다.

### Heavy Exercise(격한 운동)

심한 운동 시, 심박출량은 최대값을 향해 증가한다. 혈액의 말초분배에서 나타나는 주요 변화들이 잠재적인 체순환계 혈압의 심각한 감소를 방지하는 동시에, 골격근으로의 막대한 혈류량 증가를 가능하게 한다. 강력한 교감신경 자극 상황에서, vasomotor center(혈관운동중추)는 복부내장과 같이 "생명에 필수적이지 않은 기관"으로의 혈류를 심하게 제한한다. 대부분 조직으로의 혈류 감소에도 불구하고, 체온은 상승하고 열손실을 촉진하기 위해 skin perfusion(피부관류)은 증가한다. 뇌에 대한 혈액공급만은 변하지 않는다.

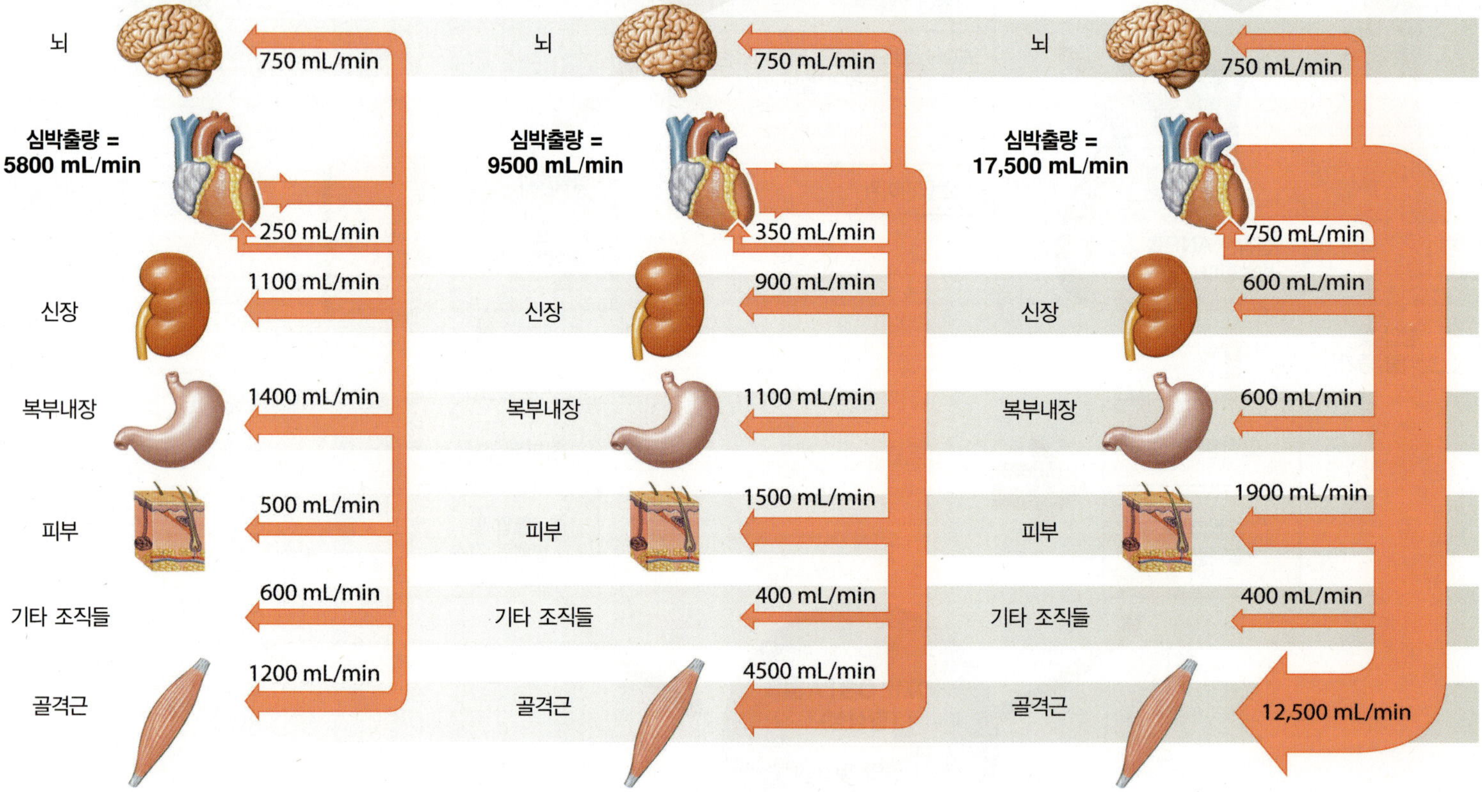


심장혈관계통의 성능은 훈련을 통해 현저하게 향상된다. 훈련된 운동선수는 평범한 사람들에 비해 더 큰 근육성 심장을 가지고 있으며, 일회박출량도 더 크다. 심박출량이 일회박출량과 심박수의 곱이므로, 주어진 심박출량에서 일회박출량이 클수록 심박수는 느려진다. 안정상태의 운동선수는 분당 32회의 느린 심장박동으로도 말초조직에 정상적인 혈류량을 유지시킬 수 있다. 또한 필요하다면, 최적의 상태에서 평범한 사람의 것보다 50% 더 큰 수준으로 심박출량을 증가시킬 수 있다.

### 모듈 10.12 복습

a. Respiratory pump(호흡펌프)에 대하여 기술하시오.

b. 운동 중 심박출량과 혈류량에 일어나는 변화에 대하여 기술하시오.

c. 왜 운동 중 내장기관으로의 혈류량이 감소하는가?

10.13 임상의학 모듈

# 심전도는 심장부정맥들을 밝혀낼 수 있다

심장기능 평가에 사용할 수 있는 다양하고 세련된 장치들이 있음에도 불구하고, 대부분의 경우 ECG(심전도)가 가장 중요한 진단학적 정보를 제공한다. 심전도 분석은 **cardiac arrhythmia(심장부정맥)**를 찾아내고 진단하는데 특히 유용하다. 심장부정맥은 심장의 비정상적인 전기적 활동 유형이다. 순간적인 심장부정맥이 반드시 위험한 것은 아니다; 건강한 사람의 약 5%가 매일 어느 정도 비정상적인 심장박동을 경험한다. 심장부정맥이 펌프로서의 심장 효율성을 감소시킬 때 임상적 문제들이 나타난다. 몇몇 중요한 심장부정맥에 대하여 기술한다.

### Normal ECG(정상 심전도)

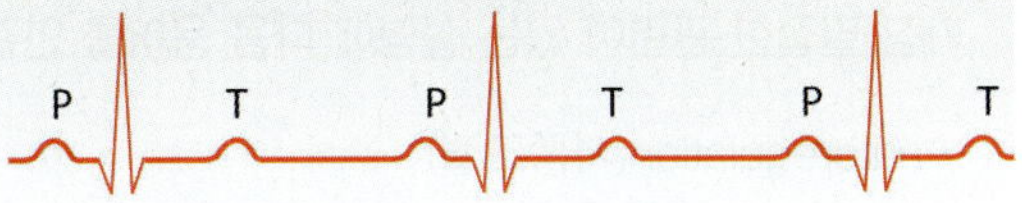


### Premature Atrial Contraction(PAC, 심방조기수축)

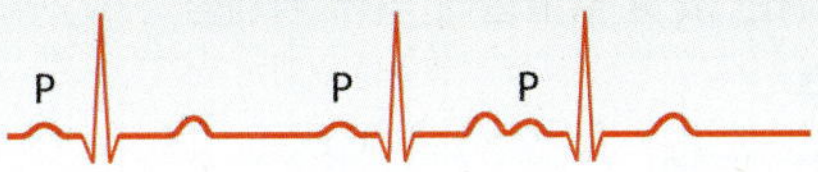


**Premature atrial contraction(심방조기수축)**은 건강한 사람에서도 발생할 수 있다. PAC에서, 정상적인 심방리듬이 "surprise(기습적인)" 심방수축에 의해 일시적으로 중단된다. 스트레스, 카페인 및 다양한 약물들이 PAC의 발생률을 증가시킬 수 있는데, 아마 SA pacemaker(SA박동조율기)의 membrane permeability(막투과도)가 증가하기 때문인 것 같다. 자극은 전도경로를 따라 확산되며, 심방박동 뒤에는 정상적인 심실수축이 따른다.

### Paroxysmal Atrial Tachychardia(PAT, 발작성심방빈맥)

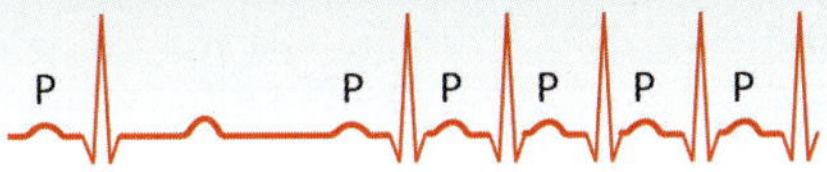


**Paroxysmal atrial tachychardia(발작성심방빈맥)**에서, 하나의 심방조기수축이 심방 활동의 혼란을 촉발한다. 심실은 여전히 보조를 맞출 수 있으며, 심박수는 분당 약 180회로 급상승한다.

### Atrial Fibrillation(AF, 심방세동)

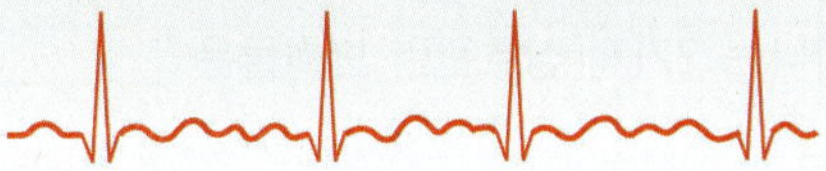

**Atrial fibrillation(AF, 심방세동)**이 일어나는 동안, 자극은 아마 분당 500회의 속도로 심방의 표면으로 이동할 것이다. 심방벽은 조직적인 수축을 유발하는 대신 미세하게 떨린다. 심실의 속도가 심방의 속도를 따라갈 수 없는데, 정상 범위 내에서 유지될 수도 있다. 이제 심방의 기능은 비정상적이지만, 심실혈액량(수축 직전 심실의 혈액량)에 대한 심방의 정상적인 기여가 워낙 작아서 노인들에게서는 이 상태가 눈에 띄지 않을 수도 있다.

### Premature Ventricular Contraction(PVC, 심실조기수축)

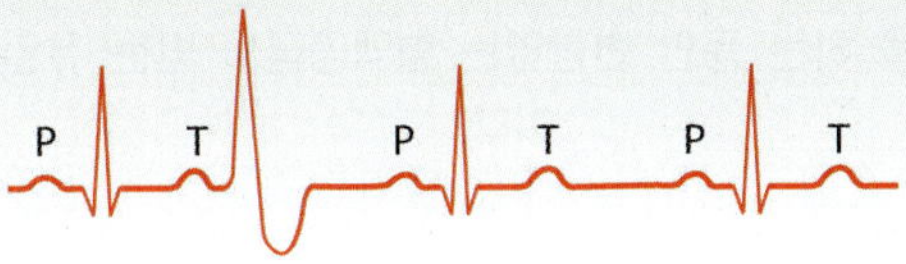


**Premature ventricular contraction(PVC, 심실조기수축)**은 Purkinje fiber(푸르킨예섬유) 또는 심실의 심장근육층 세포들이 역치로 탈분극하여 조기수축을 유발할 때 나타난다. 단일 PVC가 비정상적인 심장박동의 일반적인 유형이지만 위험하지는 않다. PVC를 유발하는 세포를 **ectopic pacemaker(이소성심장박동조율기)**라고 부른다. Sinoatrial node(동심방결절) 이외의 심장박동조율기가 이소성심장박동조율기이다. 에피네프린, 자극성 약물들, 카페인 및 심장근육세포막을 탈분극시키는 이온 변화들이 PVC의 발생빈도를 증가시킬 수 있다.

### Ventricular Tachycardia(VT, 심실성빈맥)

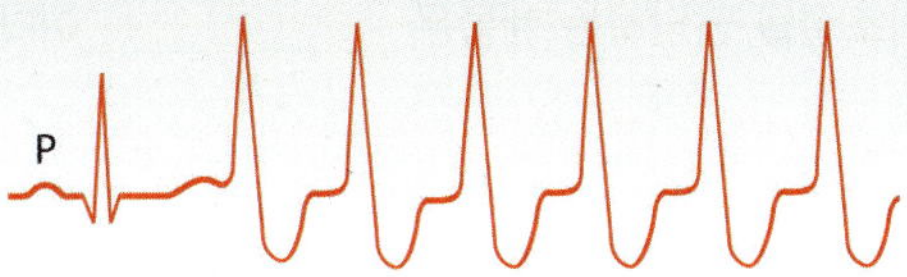


**Ventricular tachycardia(심실성빈맥)**는 정상 심장박동이 없는 4개 이상의 연속된 PVC로 정의된다. 심실성빈맥은 **VT** 또는 **V-tach**라고도 한다. VT는 심장에 심각한 문제가 존재한다는 것을 나타낼지도 모른다.

### Ventricular Fibrillation(VF, 심실세동)

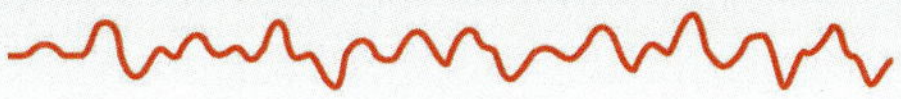

**Ventricular fibrillation(VF, 심실세동)**은 **cardiac arrest(심장정지)**라고 알려진 상태를 의미한다. VF가 발생하면 곧바로 생명에 치명적인데, 심실이 미세하게 떨려 혈액의 펌프작용이 정지되기 때문이다.

### 모듈 10.13 복습

a. Cardiac arrhythmia(심장부정맥)를 정의하시오.

b. Ventricular fibrillation(심실세동)이 왜 치명적인가?

c. 심방 활동의 혼란을 촉발하는 premature atrial contraction(심방조기수축)이 특징적으로 나타나는 상태는?

### 1. 단답형

혈압과 혈류에 영향을 미치는 3가지 주요 인자들은 무엇인가? ______________________________

### 2. 연결하기

가장 밀접한 관련이 있는 설명에 다음 용어를 연결하시오.

- autoregulation(자동조절)
- venous return(복귀정맥혈)
- local vasodilator(국소혈관확장제)
- atrial natriuretic peptide(심방나트륨이뇨펩티드)
- vasoconstriction(혈관수축)
- baroreceptor(압력수용기)
- ACE(앤지오텐신전환효소)
- capillary hydrostatic pressure(모세혈관정수압)
- medullar oblongata(연수)
- cardiac arrest(심장정지)
- pulse pressure(맥박압)
- vasodilation(혈관이완)

a ______________ 혈압변화 감지

b ______________ 억제된 혈관운동중추

c ______________ 호흡에 의한 흉강압의 변화와 골격근 활동에 의해 촉진됨

d ______________ 즉각적이고 국소적인 항상성 반응 유발

e ______________ 감소된 조직 산소 및 증가된 이산화탄소

f ______________ 고혈압을 조절하기 위한 몇몇 약물들에 의해 억제됨

g ______________ 자극된 혈관운동중추

h ______________ 수축기압과 이완기압의 차이

i ______________ 심실세동

j ______________ 모세혈관 밖으로 수분을 밀어냄

k ______________ 심장벽이 비정상적으로 늘어날 때, 과도한 혈액량에 의해 방출이 촉발됨

l ______________ 심장혈관계 조절중추

### 3. 선택형

다음 문장을 가장 잘 완성시킬 수 있는 말을 아래 제시된 항목에서 선택하시오.

a 다음 혈관 중 혈압이 가장 많이 감소하는 곳은 ______________ 이다.

- capillary(모세혈관)
- vein(정맥)
- venule(세정맥)
- arteriole(세동맥)

b Cardiac output(심박출량)의 신경조절은 기본적으로 __________ 에 관련된다.

- somatic nervous system(체성신경계)
- central nervous system(중추신경계)
- autonomic nervous system(자율신경계)
- all of these(이상 모두)

c ADH, 에피네프린, 앤지오텐신II 및 노르에피네프린에 의한 호르몬 조절은 ______________를 유발한다.

- 말초혈관수축 감소
- 말초혈관수축 증가
- 말초혈관이완 증가
- 모두 정답

d 운동을 시작할 때 나타나는 3가지 상호관련 변화들은 ________ 이다.

- 감소된 혈관이완, 증가된 복귀정맥혈, 증가된 심박출량
- 증가된 혈관이완, 감소된 복귀정맥혈, 증가된 심박출량
- 감소된 혈관이완, 감소된 복귀정맥혈, 감소된 심박출량
- 증가된 혈관이완, 증가된 복귀정맥혈, 증가된 심박출량

e 극도로 심한 운동을 하는 동안 변함없는 혈액공급을 받는 유일한 신체 부위는 ______________이다.

- heart(심장)
- brain(뇌)
- kidney(신장)
- skin(피부)

f 심박수 변경과 혈압조절을 담당하는 계통은 ___________이다.

- 호흡계와 근육계
- 호흡계와 신경계
- 근육계와 비뇨계
- 신경계와 내분비계

### 4. 절 종합 문제

왜 동맥압이 정맥압보다 높은지 설명하시오.

______________________________________________

______________________________________________

# 핵심 용어로 윤곽 파악하기

각 모듈마다 차례대로 열거한 용어를 이용하여 내용을 요약하시오.

## 1절

### Heat(심장)의 구조

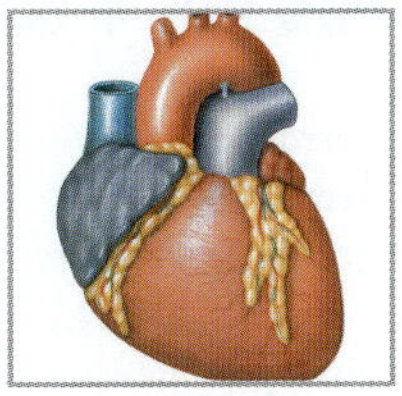

- base(심장바닥)
- apex(심장끝)
- superior border (위모서리)
- right border (오른모서리)
- left border(왼모서리)
- inferior border (아래모서리)

## 10.1

### 심장벽에는 심장근육 조직으로 이루어진 동심원적 층들이 포함되어 있다

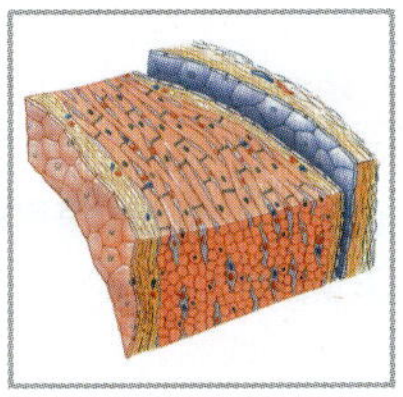

- myocardium (심장근육층)
- endocardium (심장속막)
- parietal pericardium (벽쪽심장막)
- pericardial sac(심낭)
- epicardium (심장바깥막; visceral pericardium, 내장쪽심장막)
- intercalated disc (사이원반)

## 10.2

### 심장은 심장막안에 매달려 있다; 내부 공간의 경계선들이 외부 표면에서 보인다

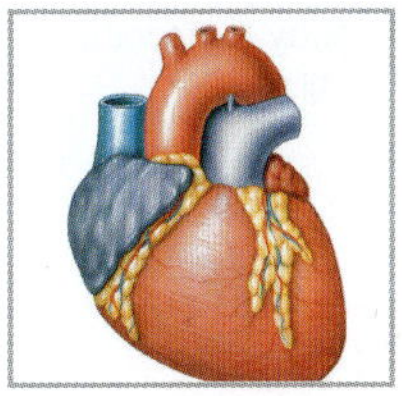

- mediastinum (가슴세로칸)
- great vessels (큰혈관)
- pericarditis (심장막염)
- anterior surface (앞표면)
- sulcus(고랑)
- auricle(심방귀)
- coronary sulcus (방실사이고랑)
- ligamentum arteriosum (동맥관인대)
- anterior interventricular sulcus (앞심실사이고랑)
- posterior surface (뒤표면)
- coronary sinus (관상정맥동)
- posterior interventricular sulcus (뒤심실사이고랑)

## 10.3

### 심장은 막대한 혈액공급을 받는다

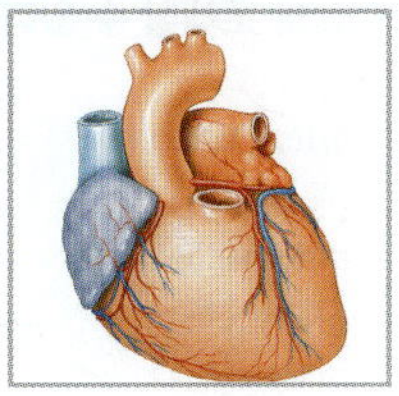

- coronary artery (관상동맥)
- right coronary artery (오른관상동맥)
- marginal artery (모서리동맥)
- left coronary artery (왼관상동맥)
- anterior interventricular artery (앞심실사이동맥)
- circumflex artery (휘돌이동맥)
- posterior interventricular artery (뒤심실사이동맥)
- anterior cardiac vein (앞심장정맥)
- great cardiac vein (큰심장정맥)
- coronary sinus (관상정맥동)
- posterior cardiac vein(뒤심장정맥)
- small cardiac vein(작은심장정맥)
- middle cardiac vein(중간심장정맥)
- elastic rebound (탄력반동)

## 10.4

### 내부 판막들은 심장 내 공간 사이의 혈류 방향을 조절한다

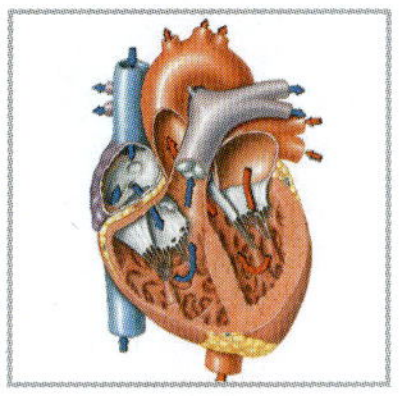

- interatrial septum (심방중격)
- interventricular septum (심실중격)
- atrioventricular (AV) valves(방실판막, AV판막)
- fossa ovalis (타원오목)
- pectinate muscle (빗살근)
- right atrioventricular (AV) valve (오른방실판막, 오른AV판막)
- tricuspid valve (삼첨판막)
- cusp(첨판)
- chorda tendinea (힘줄끈)
- papillary muscle (유두근)
- pulmonary valve (폐동맥판)
- moderator band (조정띠)
- left atrioventricular (AV) valve (왼방실판막, 왼AV판막)
- bicuspid valve (이첨판막)
- mitral valve (승모판막)
- trabecula carnea (근육기둥)
- aortic valve (대동맥판막)
- aortic sinus (대동맥동)
- semilunar valve (반월판막)

• = 해당 모듈에서 굵은 문자로 표시한 용어

## 10.5

**심장근육층 또는 심장판막의 손상은 심장기능 이상을 초래할 수 있다**

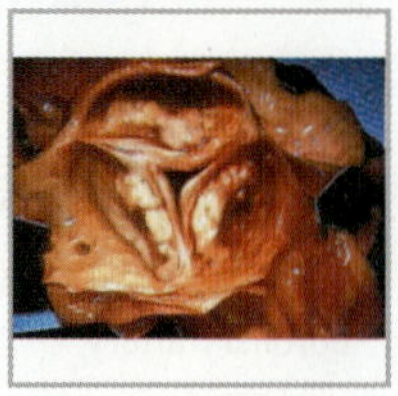

- arteriosclerosis (동맥경화)
- atherosclerosis (죽상경화)
- plaque(판)
- balloon angioplasty (풍선혈관성형술)
- coronary artery disease(CAD, 관상동맥질환)
- coronary ischemia (관상동맥허혈)
- thrombus(혈전)
- digital subtraction angiography (DSA, 디지털감산혈관조형)
- stent(스텐트)
- valvular heart disease (VHD, 판막성심장병)
- carditis(심장염)
- heart sound($S_1$~$S_4$, 심음)

## 2절

## Cardiac Cycle(심장주기)

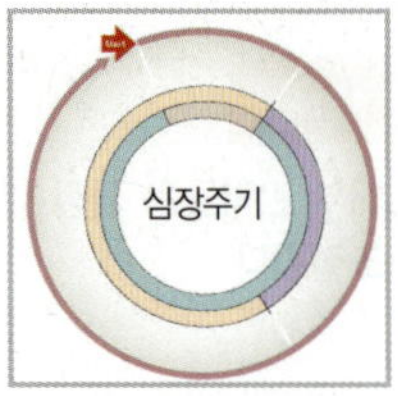


- cardiac cycle(심장주기)
- systole(수축기)
- diastole(이완기)

## 10.6

**심장주기는 혈류를 지속시키는 압력기울기를 유발하는데, 특수분화된 심장근육세포들에 의해 조정된다**

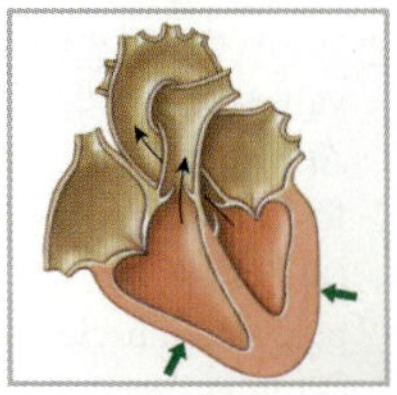

- ○ cardiac cycle (심장주기)
- atrial systole (심방수축기)
- atrial diastole (심방이완기)
- ventricular systolefirst phase (심실수축기-1단계)
- isovolumetric contraction (등적수축)
- ventricular systolesecond phase (심실수축기-2단계)
- ventricular ejection (심실박출)
- ventricular diastole-early (심실이완기-초기)
- isovolumetric relaxation (등적이완)
- ventricular diastole-late (심실이완기-후기)
- automaticity(자동능)
- conducting system (전도계)
- sinoatrial node (SA node, 동심방결절, SA결절)
- internodal pathway (결절간경로)
- atrioventricular node(AV node, 방실결절, AV결절)
- AV bundle (방실다발, AV다발)
- bundle branch (다발갈래)
- Purkinje fiber (푸르킨예섬유)

## 10.7

**자율신경계가 심장에 분포하며, 심전도는 심장의 활동을 표시할 수 있다**

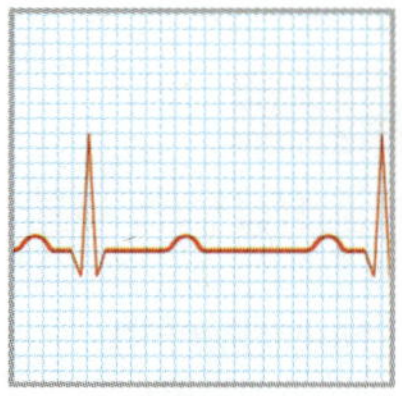

- cardioinhibitory center(심장억제중추)
- cardioacceleratory center(심장촉진중추)
- bradycardia(서맥)
- tachycardia(빈맥)
- electrocardiogram (ECG or EKG, 심전도)
- P wave(P파)
- QRS complex (QRS 복합파)
- R wave(R파)
- T wave(T파)
- P-R interval (P-R간격)
- Q-T interval (Q-T간격)

## 10.8

**심박수 및 일회박출량의 조정을 통해 심박출량이 조절된다**

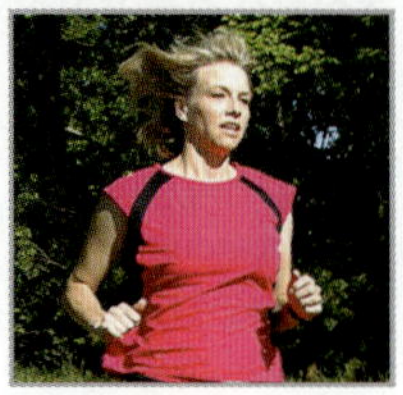

- cardiac output (CO, 심박출량)
- stroke volume (일회박출량)
- heart failure(심부전)
- ○ factors affecting heart rate (심박수에 영향을 미치는 인자들)
- ○ body temperature (체온)
- ○ neural regulation (신경조절)
- ○ hormonal regulation (호르몬조절)
- venous return (복귀정맥혈)
- filling time (충만시간)
- Starling's law of the heart (심장의 스탈링 법칙)
- Contractility (수축력)

## 3절

## Cardiac Output(심장박출량)과 Peripheral Blood Flow(말초 혈류)의 통합조절

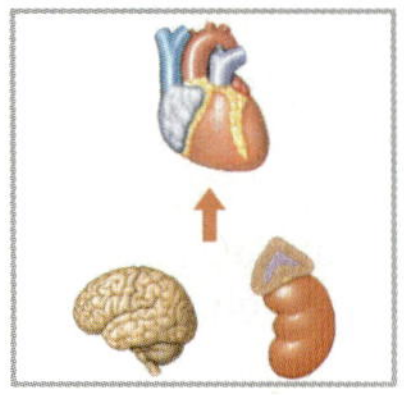

- cardiac output (심박출량)
- blood pressure(혈압)
- arterial pressure (동맥압)
- venous pressure (정맥압)
- resistance(저항)
- peripheral resistance(말초저항)
- capillary exchange (모세혈관교환)
- venous return (복귀정맥혈)
- neural and hormonal regulation (신경 및 호르몬 조절)

• = 해당 모듈에서 굵은 문자로 표시한 용어

**10.9**

### 동맥압과 말초저항이 혈류량을 결정하며 모세혈관교환에 영향을 미친다

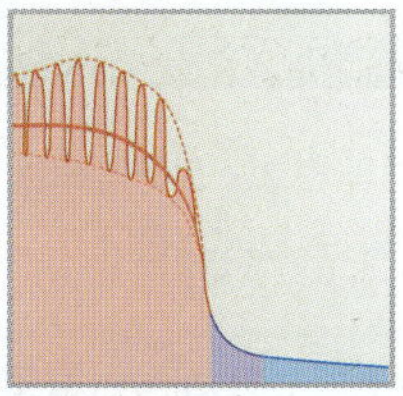

- blood flow (혈류, 혈류량)
- blood pressure(혈압)
- arterial pressure (동맥압)
- peripheral resistance (말초저항)
- pressure gradient (압력기울기)
- systolic pressure (수축기압)
- diastolic pressure (이완기압)
- pulse pressure (맥박압)
- capillary exchange (모세혈관교환)
- capillary hydrostatic pressure (CHP, 모세혈관정수압)
- filtration(여과)
- o diffusion(확산)

**10.10**

### 심장혈관계통의 조절 기전들은 혈압변화에 반응한다

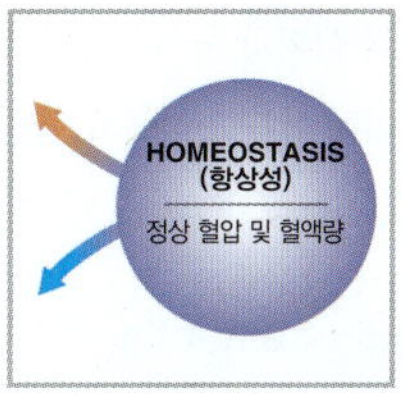


- tissue perfusion (조직관류)
- autoregulation (자동조절)
- vasodilator (혈관확장제)
- central regulation (중추조절)
- cardioacceleratory center (심장촉진중추)
- vasoconstrictor (혈관수축제)
- baroreceptor reflexes (압력수용기반사)

**10.11**

### 낮은 혈압 및 적은 혈액량에 대한 내분비계 반응들은 높은 혈압과 많은 혈액량에 대한 반응과는 매우 다르다

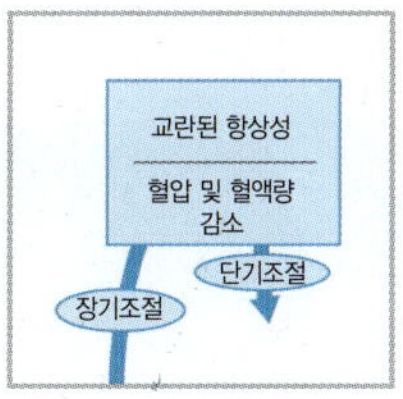


- renin-angiotensin system (레닌-앤지오텐신계통)
- angiotensin converting enzyme (ACE, 앤지오텐신전환효소)
- atrial natriuretic peptide (ANP, 심방나트륨이뇨펩티드)

**10.12**

### 심장혈관계통 조절중추들은 운동을 하는 동안 심박출량과 혈액분배를 광범위하게 조정한다

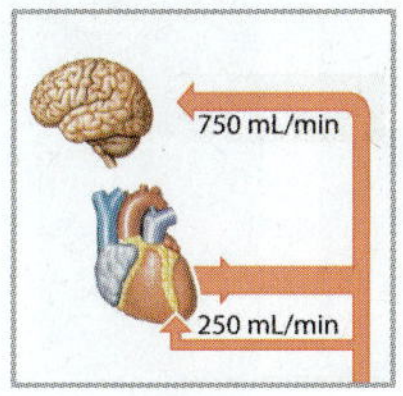


- o cardiac output (심박출량)
- respiratory pump (호흡펌프)
- o light exercise (가벼운 운동)
- o heavy exercise (격한 운동)

**10.13**

### 심전도는 심장부정맥들을 밝혀낼 수 있다

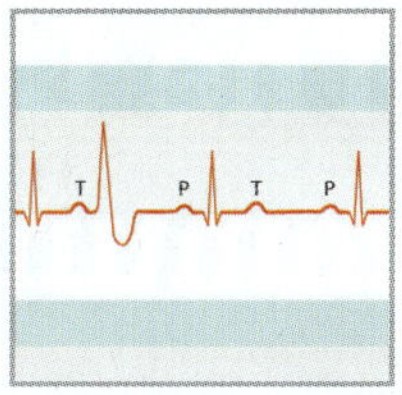

- cardiac arrhythmia (심장부정맥)
- premature atrial contraction (PAC, 심방조기수축)
- paroxysmal atrial tachycardia (PAT, 발작성심방빈맥)
- atrial fibrillation (AF, 심방세동)
- premature ventricular contraction (PVC, 심실조기수축)
- ectopic pacemaker (이소성심장박동조율기)
- ventricular tachycardia (VT 또는 V-tach, 심실성빈맥)
- ventricular fibrillation (VF, 심실세동)
- cardiac arrest (심장정지)

## 10장 종합 복습 문제

1. 심장 내 4개의 방(chamber)과 폐순환계 및 체순환계 간의 관계에 대하여 기술하시오.
2. 왜 심박출량은 무한정 증가할 수 없는가?
3. 한 환자의 심전도(ECG)에서 2개의 P파 뒤에 하나의 정상 QRS복합파와 T파가 따르는 일관된 심전도 파형이 관찰된다. 이 비정상적인 파형의 원인은 무엇인가?
4. 다음은 두 사람에서 측정된 값들이다(1시간 동안 안정시킨 후 기록된 수치임):
   A 사람: 심박수 75 bpm; 일회박출량 60 mL
   B 사람: 심박수 90 bpm; 일회박출량 95 mL
   누구의 venous return(복귀정맥혈)이 더 많은가? 누구의 ventricular filling time(심실충만시간)이 더 길까?
5. Karen은 심장 수축력을 감소시키는 약물인 verapamil(베라파밀)을 투여 받고 있다. Karen의 일회박출량에 미치는 이 약물치료의 효과는 어떤 것일까?

10장에 있는 모든 모듈, 절과 종합 복습 문제의 풀이를 알고 싶으면 이 책의 뒷부분에 청색 식별표로 표시한 해답 페이지를 참조하시오.

• = 해당 모듈에서 굵은 문자로 표시한 용어

# 11 림프계통과 면역 (The Lymphatic Immunity)

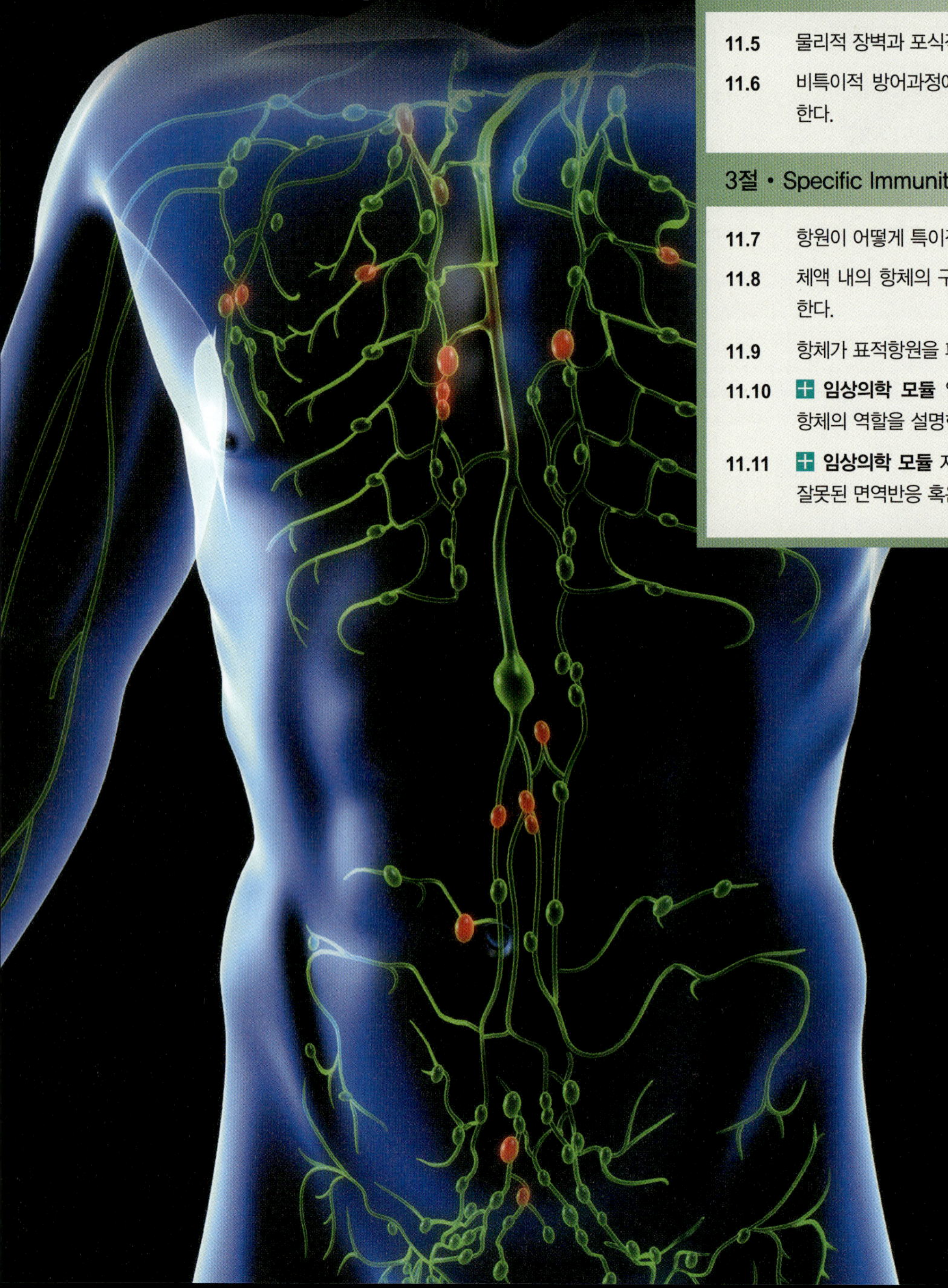

## 학습성과

다음 각 학습성과 번호는 본문의 모듈 번호와 일치하며, 독자는 11장을 모두 공부한 후에 각 학습성과를 실천할 수 있어야 한다.

### 1절 • Lymphatic System(림프계통)의 형태

**11.1** 주요 림프관의 구조와 기능 및 혈관과의 관계를 기술하고 림프의 흐름을 파악한다.

**11.2** 림프집합관을 기술하고 림프가 정맥계통으로 합류되는 구조를 확인하며 림프부종을 설명한다.

**11.3** 림프구생성과정을 정의하고 림프구의 종류와 역할 및 분포를 논의한다.

**11.4** 림프조직과 림프기관을 확인하고 기술한다. 그리고 림프절내에서의 림프흐름도를 추적한다.

### 2절 • Nonspecific Immunity(비특이적 면역)

**11.5** 물리적 장벽과 포식작용이 비특이적 방어과정에서 어떻게 작용하는지 설명한다.

**11.6** 비특이적 방어과정에서 염증과 발열의 의의를 설명하고 비특이적 방어과정을 요약한다.

### 3절 • Specific Immunity(특이적 면역)

**11.7** 항원이 어떻게 특이적 방어과정과 면역반응을 야기시키는지 설명한다.

**11.8** 체액 내의 항체의 구조와 유형을 논의하고 항원 노출에 따른 1차와 2차반응을 설명한다.

**11.9** 항체가 표적항원을 파괴시키는 기전을 설명한다.

**11.10** **임상의학 모듈** 알러지반응과 과민반응을 정의하고 알러지반응과 과민반응에서 항체의 역할을 설명한다.

**11.11** **임상의학 모듈** 자가면역질환, 이식거부반응, 알러지반응, 면역결핍증, 과도하거나 잘못된 면역반응 혹은 부적절한 면역반응을 기술한다.

# Lymphatic System(림프계통)의 형태

**Lymphatic system(림프계통)**은 외부적 위험(여러 종류의 미생물)과 내부적 위협(암세포)에 대응하여 신체를 방어하는 세포, 조직, 기관으로 구성된다.

**1** 이전 장에서 림프계통의 일차세포인 **lymphocyte(림프구)**를 소개하였다. 림프구는 침투한 병원균(박테리아 혹은 바이러스), 변형세포(바이러스감염세포 혹은 암세포), 이질단백질(박테리아 분비 독소)을 방어한다. 림프계통에서 림프구는 사이물질과 유사한 액체인 lymph(림프) 속에 존재한다.

**2** 림프계통은 조직에서 시작하여 정맥과 연결되어 끝나는 **lymphatic vessels** 혹은 **lymphatic(림프관)**얼기로 구성된다. 또한 림프계통은 우리 몸에 흩어져 있는 림프조직과 기관도 포함한다. 우리 몸에 있는 대부분의 림프구는 림프조직과 기관에서 만들어져 저장된다. 그러나 일부 림프구는 단핵구나 큰포식세포 같은 방어세포와 함께 골수에서 생산되기도 한다.

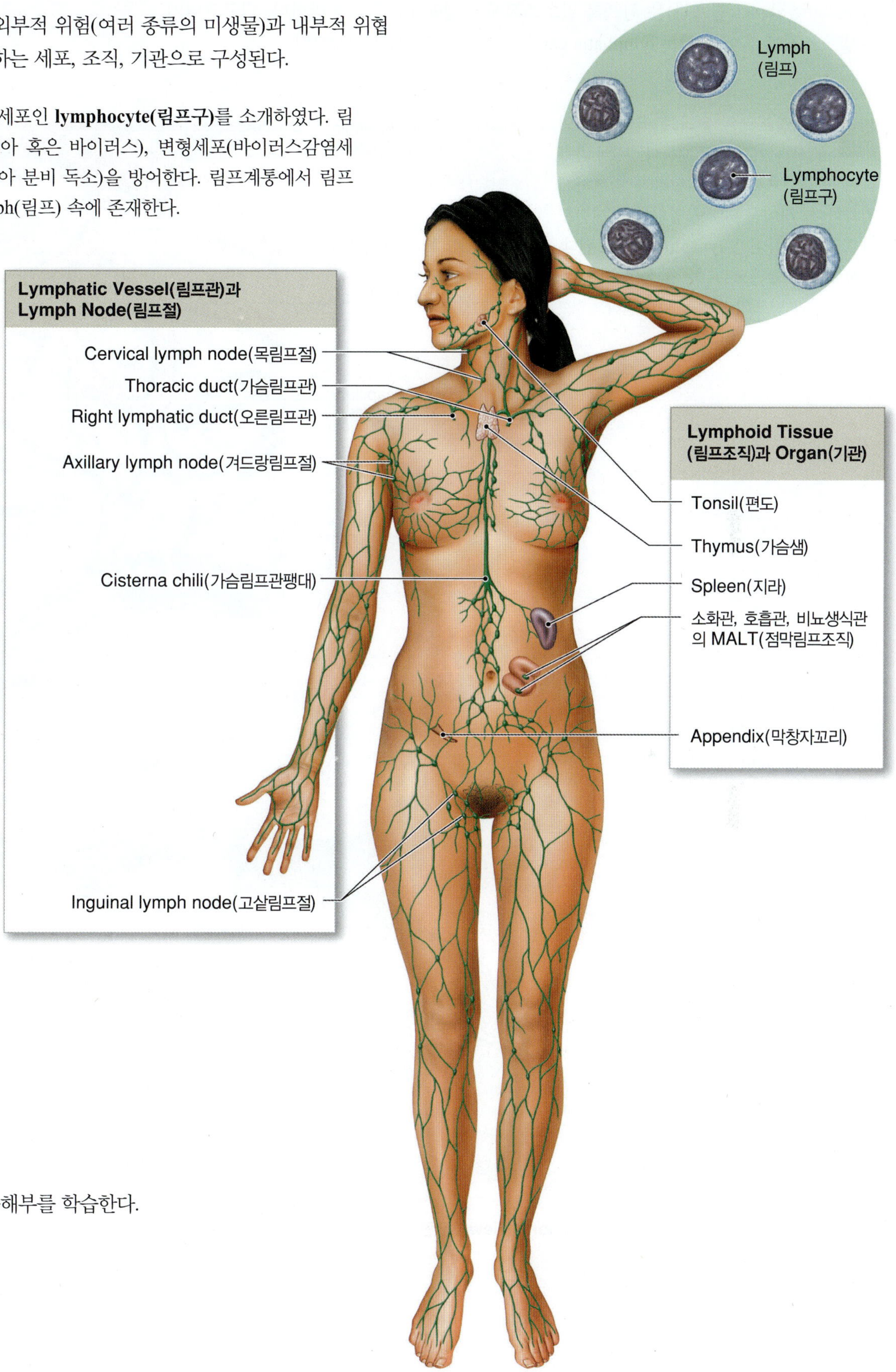


이 절에서 림프계통의 구성과 기능해부를 학습한다.

## 사이질액은 모세림프관으로 모여 림프관 속의 림프가 된다

Lymphatic vessel(림프관)은 림프를 말초조직에서 정맥계통으로 운반한다. 림프관얼기는 말초조직에 흩어져 있는 lymphatic capillary(모세림프관)로 시작한다.

**1** 모세림프관은 우리 몸의 대부분의 조직과 기관에 존재한다. 보는 바와 같이 모세림프관은 모세혈관과 밀접하게 위치한다. 사이물질은 끊임없이 모세림프관으로 흘러들어가 **lymph(림프)**가 된다. 화살표는 모세관으로부터 물질의 이동 및 사이물질과 림프의 흐름을 나타낸다.

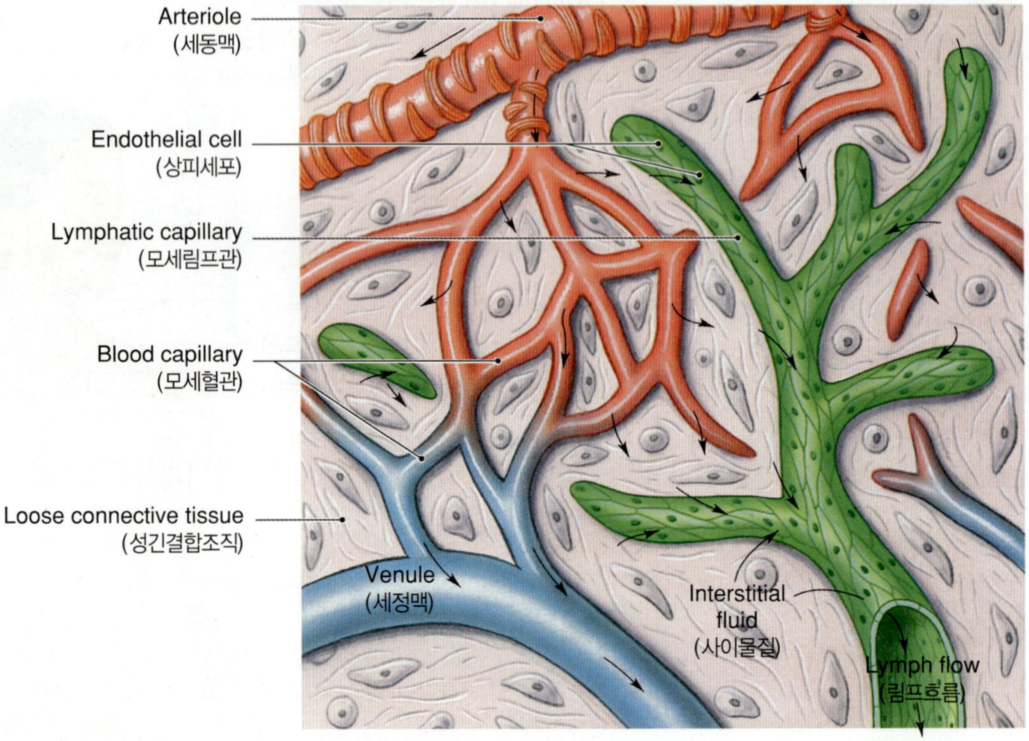


**2** Lymphatic capillary(모세림프관)는 다음과 같은 측면에서 모세혈관과 다르다.

1) 연속된 관이 아닌 주머니로 시작한다.
2) 직경이 크다.
3) 벽이 얇다.
4) 절단면상에서 특징적으로 편평하고 불규칙하게 보인다.

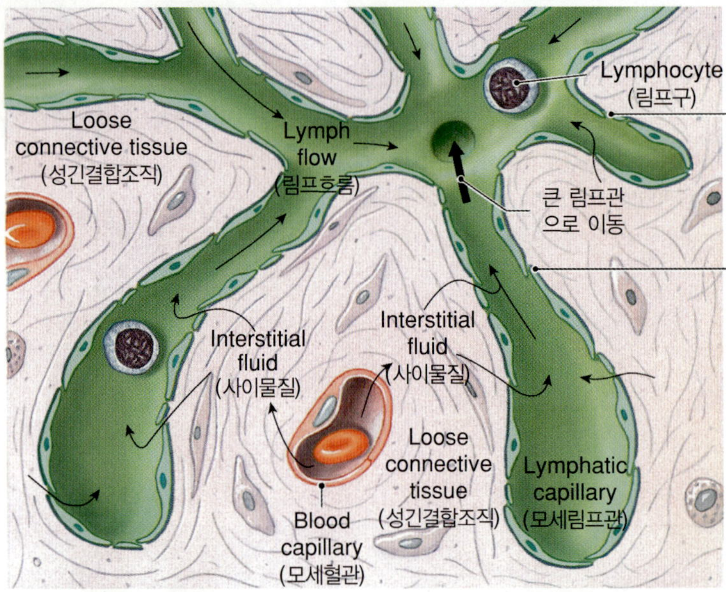


Sectional view(절단면)

모세림프관이 내피세포로 둘러싸이지만 바닥막은 불완전하거나 전반적으로 결핍되어 있다.

모세림프관의 내피세포는 겹쳐진다. 겹쳐진 부분은 판막역할을 하여 사이물질과 바이러스, 박테리아, 세포파쇄물은 물론 용질(단백질 포함)이 쉽게 유입되어 세포사이공간으로 역류하는 것을 방지한다.

**3** 림프는 모세림프관으로부터 몸통에 위치하는 큰 림프관으로 흐른다. 림프관은 보통 동맥과 정맥 주위에 존재한다.

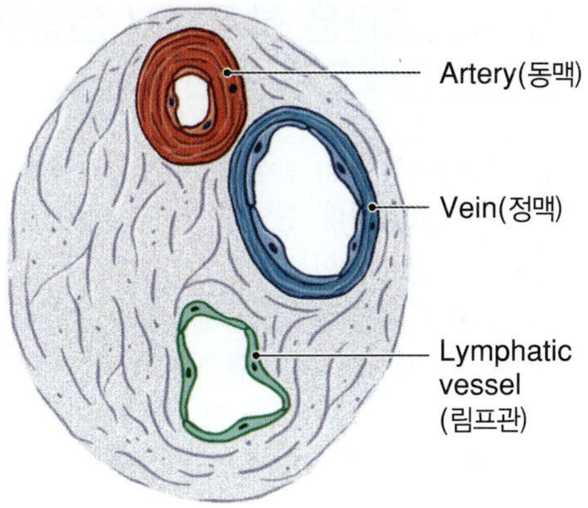


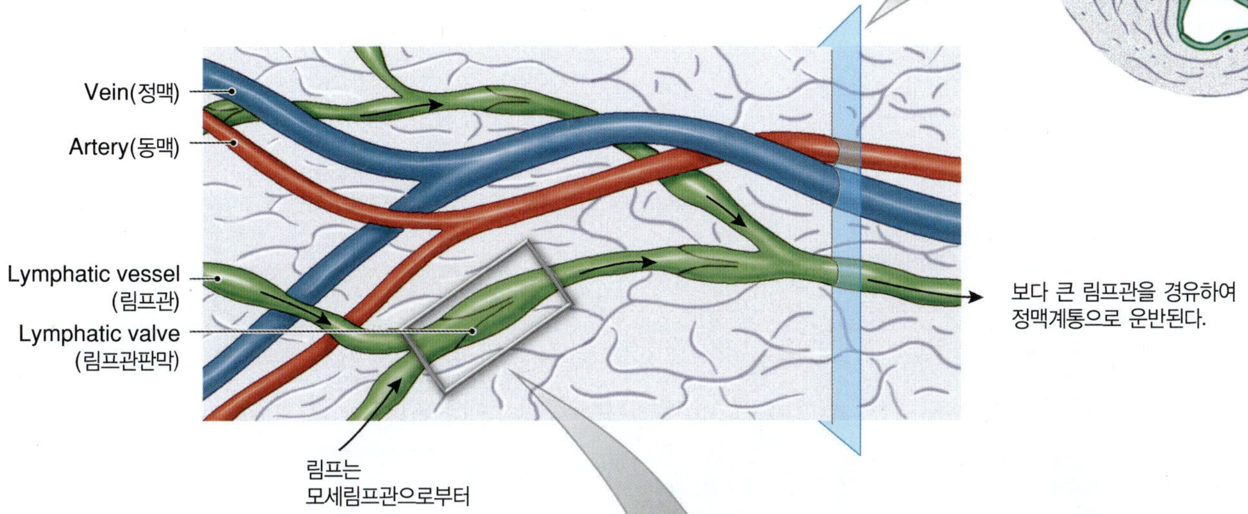


**4** 정맥과 같이 큰 림프관에는 판막이 있다. 판막은 서로 근접하여 있고 각 판막이 있는 부위에서 림프관은 현저하게 팽대된다. 따라서 큰 림프관은 구슬목걸이를 닮았다. 림프관의 압력은 아주 낮아 판막은 역류를 방지하여 정상적인 림프흐름을 유지하는데 필요하다.

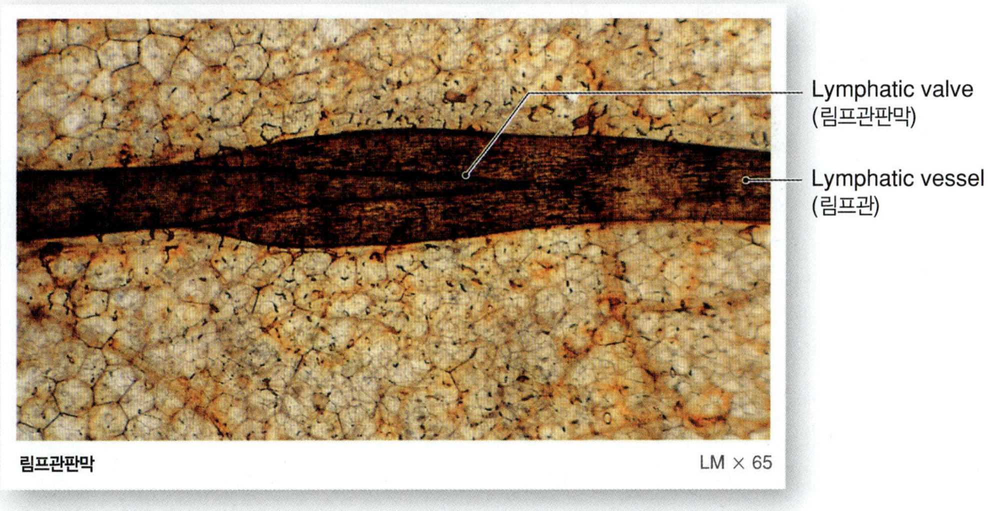


**림프관판막** LM × 65

눈의 각막과 같이 혈관이 없는 부분에는 모세림프관이 없다. 적색골수와 중추신경계통 역시 림프관이 없다.

### 모듈 11.1 복습

a. 림프관은 어떤 기능을 하는가?

b. 림프란 무엇인가?

c. 모세림프관의 겹쳐져 있는 내피세포는 어떤 기능을 하는가?

## 작은 림프관은 합쳐져서 큰림프관을 형성하여 림프를 빗장밑정맥으로 운반한다

**1** **Blood(혈액)**는 심장혈관계통의 혈관 내에 위치하며 심장의 수축력으로 이동한다. 혈액이 조직을 이동하는 과정에서 수분과 용질이 혈장으로부터 주위의 사이물질로 이동한다. 림프는 사이물질을 이루어 말초조직의 림프관으로 운반되어 정맥계통으로 합류한다. 이러한 끊임없는 사이물질의 재순환은 항상성 유지에 필수적이다. 그 이유는 1) 양분, 수분, 독소 등의 국소적 농도차를 해소하고, 2) 혈액량을 유지하며, 3) 말초조직에서 일어날 수 있는 감염에 대비할 수 있게 면역계통을 환기시키기 때문이다.

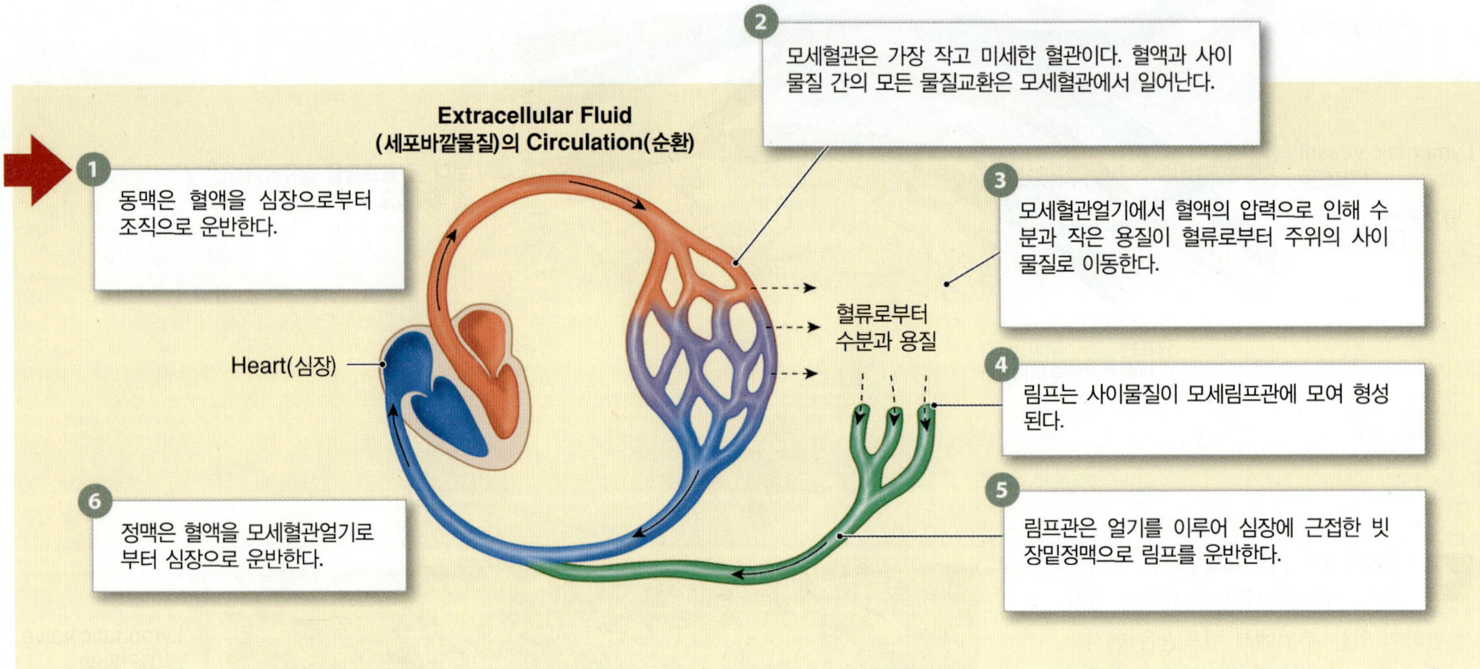


**2** 얕은 혹은 깊은 림프관은 큰 림프관인 **lymphatic trunk(림프관줄기)**를 형성하며 뒤이어 큰 집합림프관인 가슴림프관과 오른림프관으로 합체한다. **Thoracic duct(가슴림프관)**는 가로막 아래쪽 전체와 가로막 위쪽의 왼쪽 반에서 유입되는 림프를 받는다. **Right lymphatic duct(오른림프관)**는 가슴림프관보다 조금 작고 가로막 위의 오른쪽 반에서 유입되는 림프를 받는다.

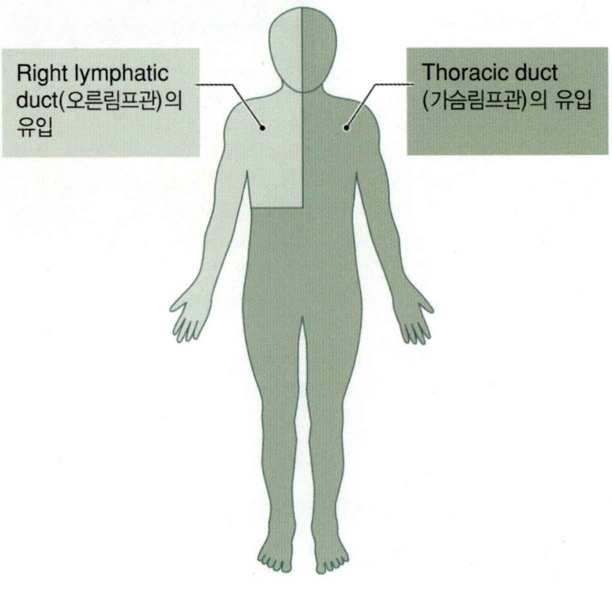

**3** 이 그림은 림프관과 정맥계통의 관계를 보여준다. 가슴림프관은 왼빗장밑정맥으로 합류한다. 오른림프관은 오른빗장밑정맥으로 합류한다.

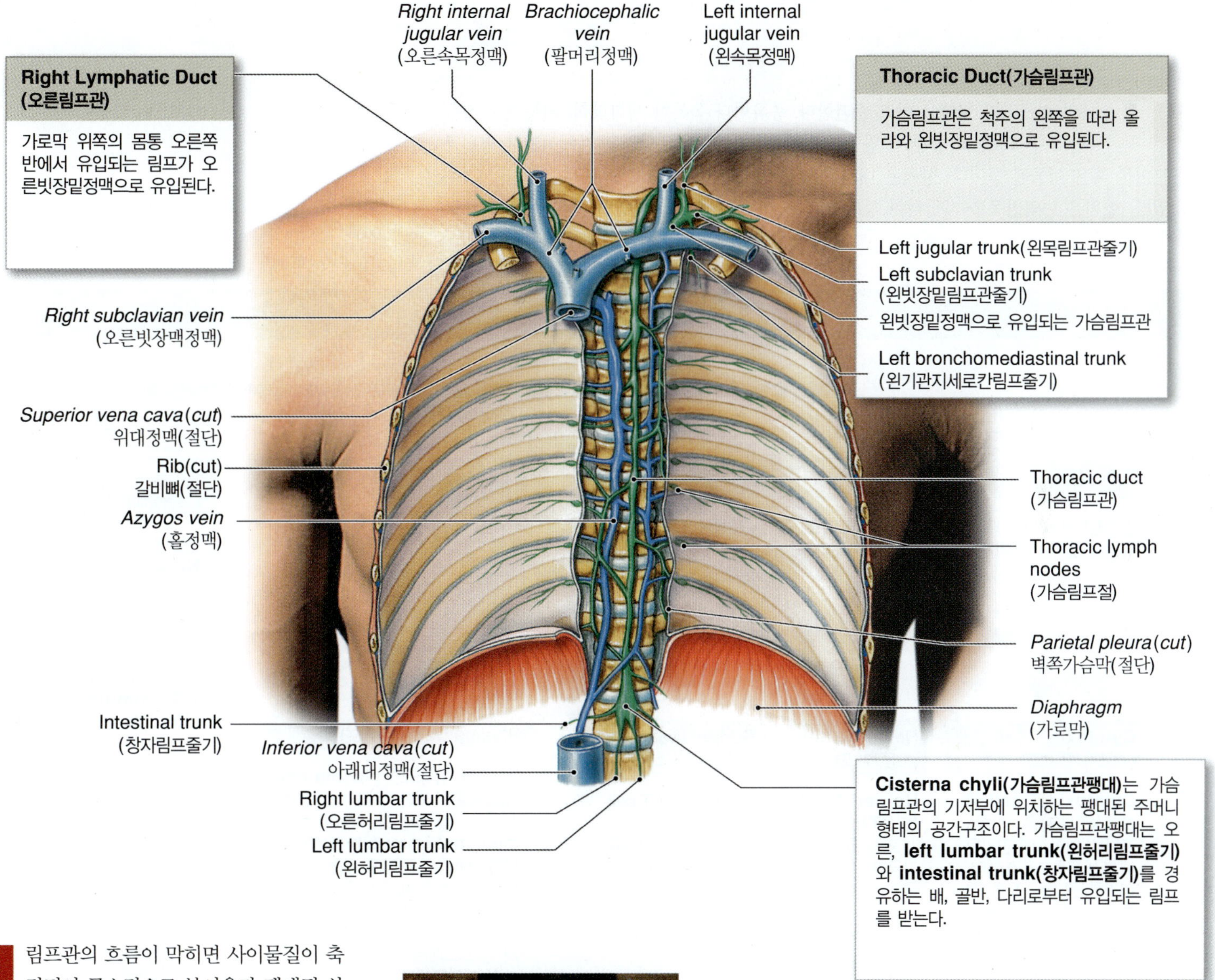


**4** 림프관의 흐름이 막히면 사이물질이 축적되어 국소적으로 부어올라 팽대된 상태인 **lymphedema(림프종)**를 야기한다. 림프종은 사진에서 보듯 대부분 다리에 발생하지만 다른 부위에서도 간혹 생긴다. 림프종이 지속되면 결합조직이 탄력성을 잃어 부은상태가 영구화된다. 림프종에서는 사이물질이 정체되기 때문에 독소, 병원균 등이 축적되어 면역계통이 최대로 작용하지 않을 경우 국소적인 방어체계를 무력화시킨다.

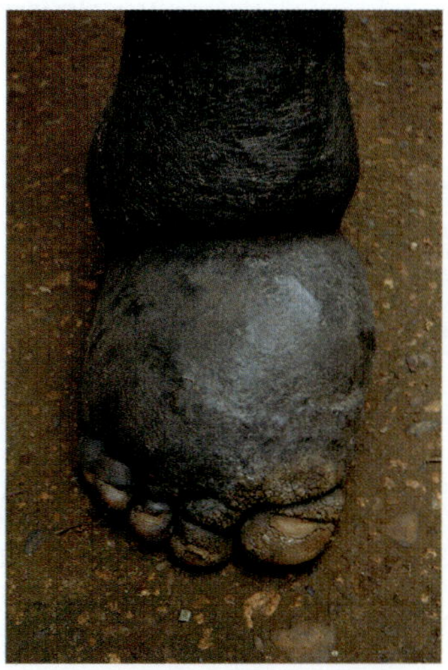

### 모듈 11.2 복습

a. 림프관줄기로 유입되는 두 개의 큰 림프관을 열거하시오.

b. 오른림프관과 가슴림프관의 유입을 기술하시오.

c. 림프종을 설명하시오.

11.3

## 림프구는 림프계통의 면역기능을 담당한다

림프구는 순환백혈구의 20~40%를 차지한다. 그러나 순환림프구는 전체 림프구 중 일부에 해당한다. 우리 몸에는 약 1012개의 림프구가 있으며 이것은 1 kg 이상의 복합중량에 달한다.

**1** 세 종류의 림프구가 혈액을 타고 순환한다. 종류마다 독특한 생화학적, 기능적 특징을 지니지만 모두 **antigen(항원)**에 민감하게 반응한다. 항원은 병원균 자체이거나 병원균의 분비물 혹은 이물질 등이다. 항원은 대분분 단백질이지만 일부 지질, 다당류, 핵산인 경우도 있다. 항원은 면역반응을 자극하여 항원 역할을 하는 이물질이나 병원균등을 궁극적으로 파괴한다.

### 림프구의 분류

#### T Cell(T세포)

순환림프구의 약 80% 정도가 T cell(T세포)로 구성된다. 물론 T세포에도 유형이 많지만 세 가지 주요 종류만 다룰 것이다.

##### Cytotoxic T Cell (세포독성T세포)

**Cytotoxic T cell(세포독성T세포)**은 외부세포나 바이러스에 감염된 내부세포를 공격한다. 이러한 공격은 직접 접촉을 통해 이루어진다. 세포독성T세포는 **cell-mediated immunity (세포매개면역,** 세포면역)에 관계된 일차세포이다.

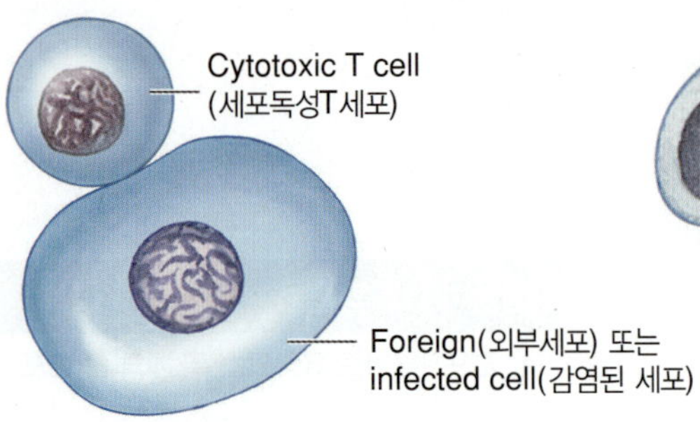


##### Helper T Cell (도움T세포)

**Helper T cell (도움T세포)**은 T세포와 B세포를 자극한다.

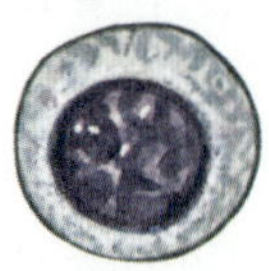

##### Suppressor T Cell(억제T세포)

**Suppressor T cell (억제T세포)**은 T세포와 B세포의 작용을 억제한다. 억제T세포와 도움T세포의 상호작용으로 인해 면역반응의 민감도가 조절된다.

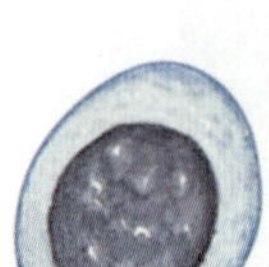

#### B Cell(B세포)

B cell(B세포)은 순환림프구의 약 10~15%를 차지한다.

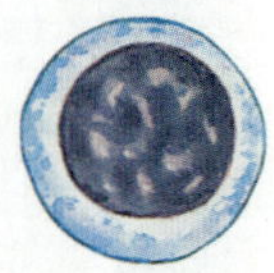

##### Plasma Cell(형질세포)

B세포가 자극되면 **plasma cell (형질세포)**이 되어 항체(단백질)를 생산, 분비한다. B세포는 **andtibody-mediated immunity(항체매개면역, 체액성 면역)**를 담당하는데 이것은 항체가 체액에 폭넓게 순환하여 표적을 공격하기 때문이다. 일부 B세포는 형질세포로 분화하지 않고 그대로 남아 **memory B cell(기억B세포)**이 되며 동일한 항원이 다시 침투해 오는 것에 대비한다.

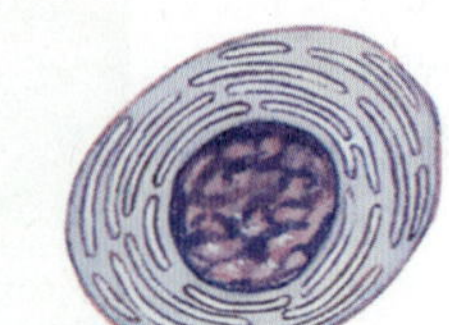

#### NK Cell (자연살해세포)

순환림프구 중 5~10%는 **NK cell(NK세포, 자연살해세포)**이 차지한다. NK세포는 외부세포, 바이러스감염내부세포 및 암세포를 공격한다. 이 세포의 지속적인 말초조직 감시를 **immunological surveillance(면역감시)**라 한다.

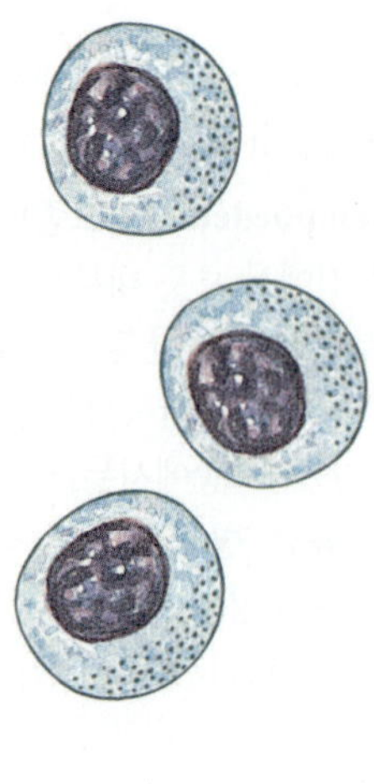

2 성인의 경우 적혈구생성은 적색골수로 한정된다. 그러나 **lymphopoiesis(림프구생성)**는 적색골수, 가슴샘, 말초림프조직에서 일어난다. 이중 적색골수가 림프구의 정상 개수를 유지하는데 일차적 역할을 한다.

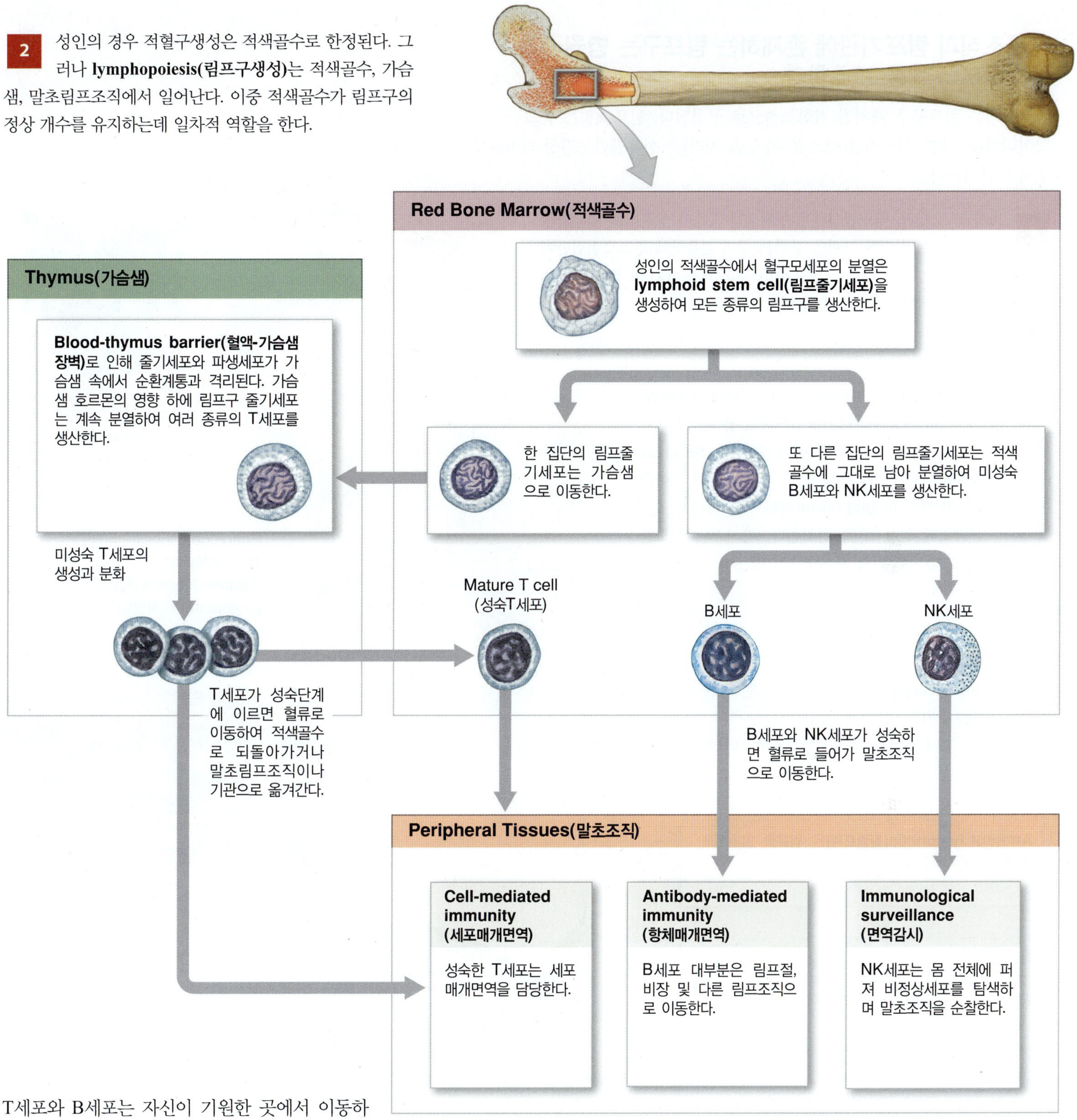


T세포와 B세포는 자신이 기원한 곳에서 이동하지만 분열능력은 유지한다. 세포분열로 같은 종류의 딸세포가 생산된다. 예를 들어, 분열하는 B세포는 T세포나 NK세포가 아닌 B세포를 생산한다. 림프구의 이러한 증식능력은 면역반응에 필수적이다.

### 모듈 11.3 복습

a. 림프구의 주요 세 종류를 확인하시오.

b. 항체매개면역을 담당하는 세포는 무엇인가?

c. 림프구생성에 관여하는 조직은 무엇인가?

## 림프조직과 림프기관에 존재하는 림프구는 병원균과 독소로부터 몸을 보호한다

림프조직은 림프구로 채워진 결합조직으로 구성된다. 림프소절은 동그란 림프조직 덩어리이다. 반면, 림프기관(림프절, 가슴샘, 지라)은 섬유결합조직성 피막으로 주위 조직과 분리된다.

**1** 소화관, 호흡관, 비뇨생식관은 병원균과 독소가 상존하는 외부환경에 노출된다. 이러한 도관을 감싸는 상피 깊은곳에 림프소절집단이 존재한다. 이러한 림프소절집단은 **mucosa-associated lymphoid tissue(MALT, 점막연관림프조직)**를 형성한다.

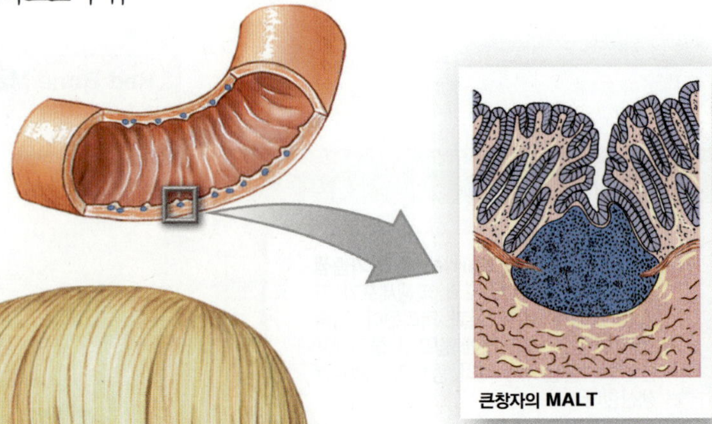


**2** **Tonsil(편도)**은 큰 림프소절로 인두 벽에 위치한다. 한 개의 **pharyngeal tonsil(인두편도)**을 아데노이드라고 하는데 코인두의 뒤위쪽 벽에 위치한다. **Palatine tonsil(목구멍편도)**은 입안과 인두와의 경계를 따라 뒤아래에 위치한다. 한 쌍의 **lingual tonsil(혀편도)**은 혀의 기저부를 덮는 점막상피 깊은 곳에 위치한다. 따라서 혀편도는 **tonsillitis(편도염)**으로 인해 부어오르지 않는 한 잘 보이지 않는다.

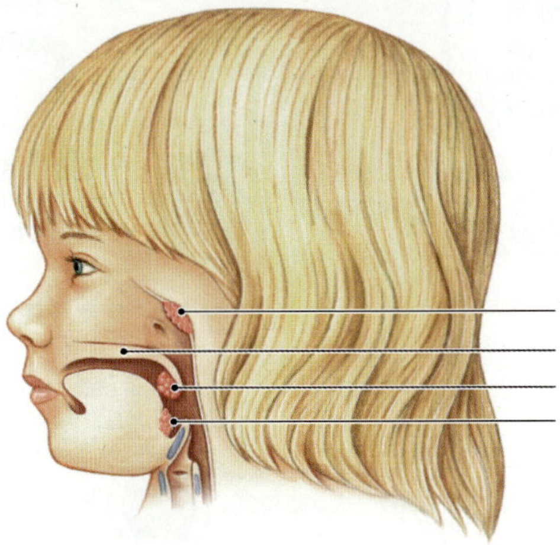


**3** **Lymph node(림프절)**는 콩 모양을 한 작은 림프기관이다. 림프절은 부엌의 정수기와 같은 역할을 하여 림프가 정맥계통으로 합류하기 전 여과한다. 림프가 림프절을 흐르며 약 99%의 항원이 제거되며 필요 시 면역반응이 일어난다.

**Afferent lymphatic(들림프관)**은 림프를 말초조직에서 림프절로 운반한다.

↓

들림프관은 망상섬유, 큰포식세포 및 **dendritic cell (가지돌기세포)**로 구성된 얼기로 림프를 흘려보낸다. 가지돌기세포는 면역반응의 시작에 관여한다.

↓

림프절 속에서 림프는 B세포와 형질세포가 존재하는 지역을 통과한다.

↓

**Efferent lymphatic(날림프관)**은 림프절을 나오는 관으로 림프를 정맥계통으로 보낸다.

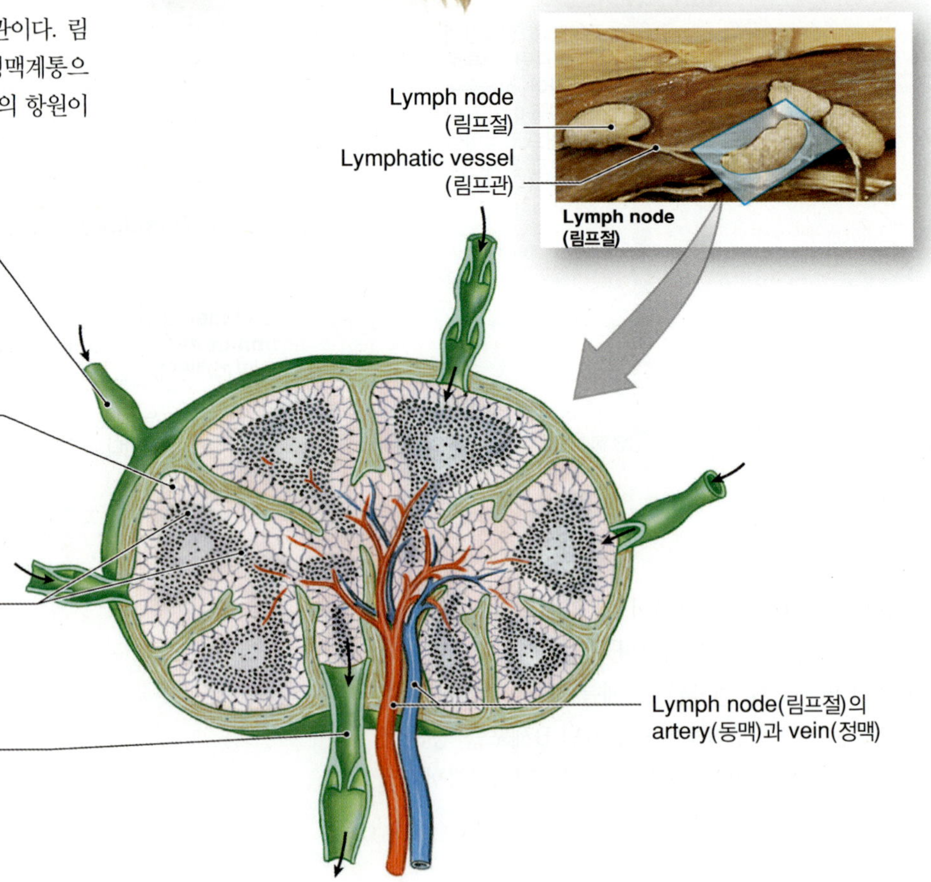

4 가슴샘은 T세포를 발달 성숙시켜 정상 면역방어를 유지하는 데 중요한 역할을 하는 여러 호르몬을 생산한다. Thymosin(티모신)은 원래 림프구의 발달과 성숙을 촉진하는 가슴샘 추출물에 붙여진 이름이다. 이 추출물은 실제로 **thymosin(티모신)**으로 알려진 여러 보체호르몬을 함유한다. 나이가 들면서 가슴샘의 크기와 분비능력이 점차 감소하며 질병에 잘 걸리게 된다.

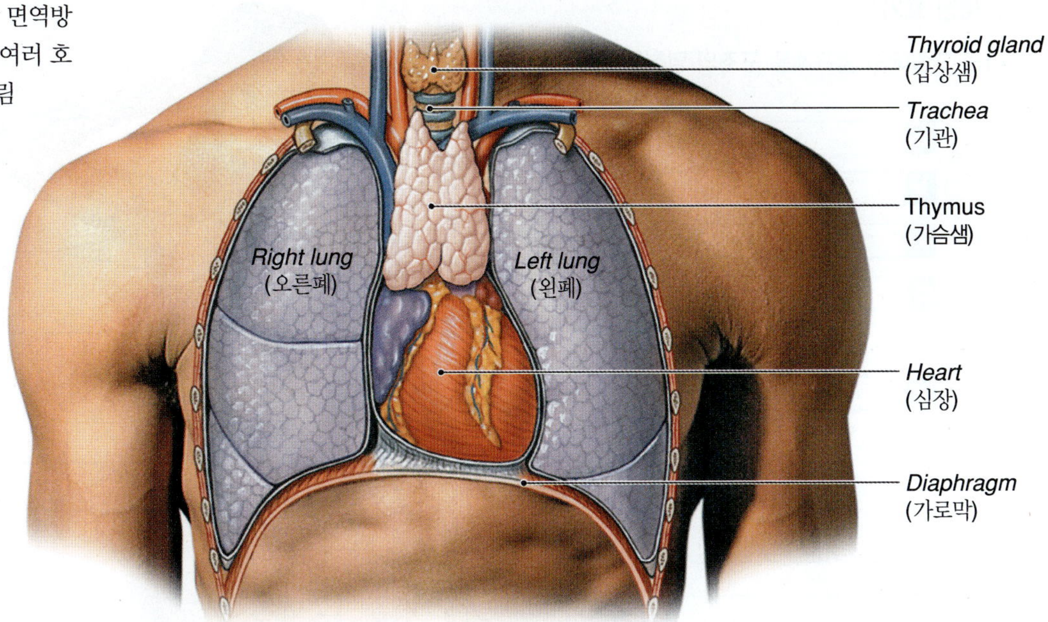


5 성인의 경우 지라(비장)는 가장 큰 림프조직을 함유한다. 실제로 지라는 림프절이 림프를 걸러내듯 혈액을 걸러낸다. 따라서 지라는 1) 비정상적인 적혈구를 포식작용을 통해 제거하고 2) 적혈구에서 유리된 철이온을 저장하고 3) B세포와 T세포에 의한 면역반응을 시작하게 한다.

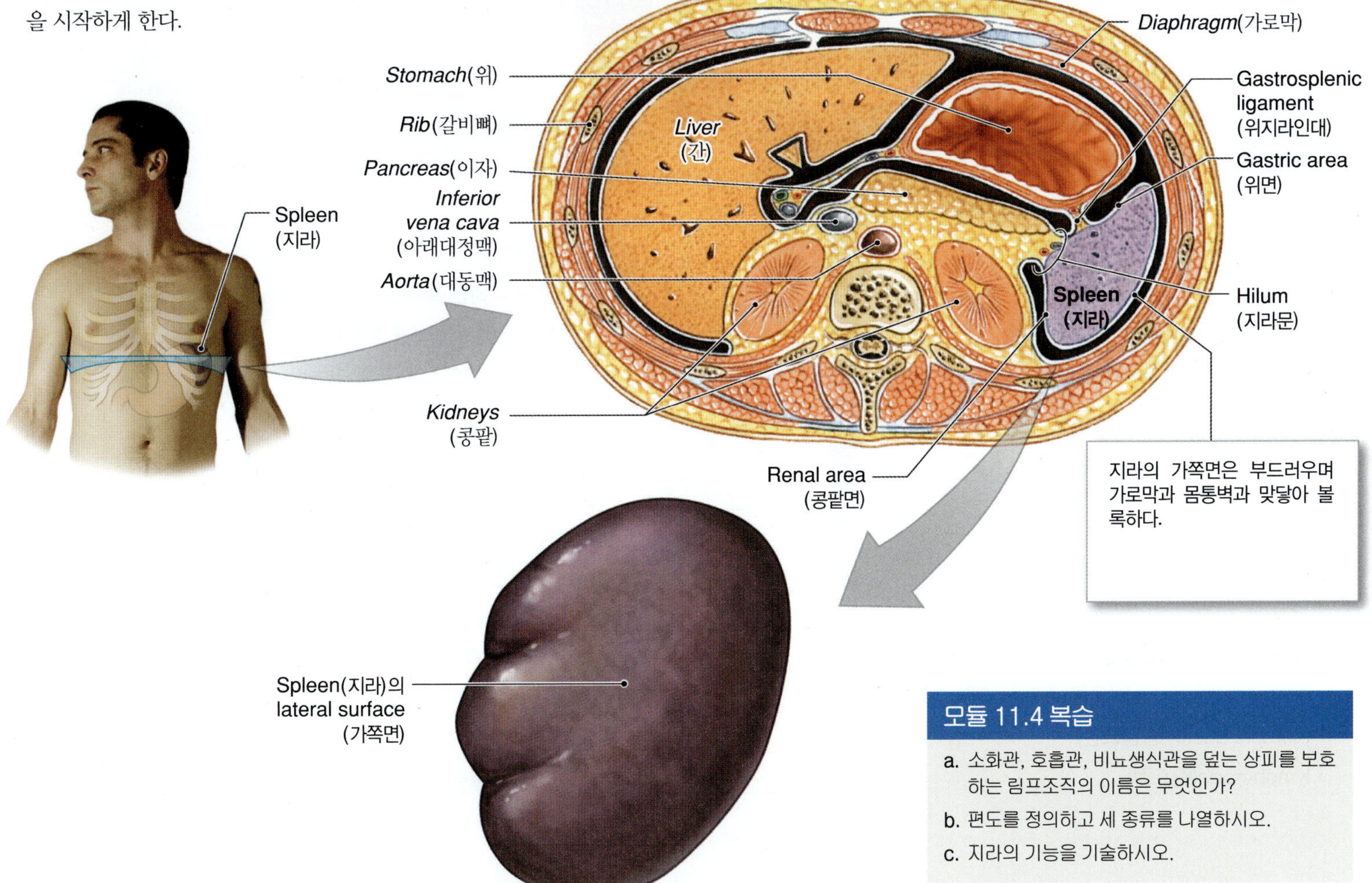


## 모듈 11.4 복습

a. 소화관, 호흡관, 비뇨생식관을 덮는 상피를 보호하는 림프조직의 이름은 무엇인가?

b. 편도를 정의하고 세 종류를 나열하시오.

c. 지라의 기능을 기술하시오.

**1. 명칭 표기**

다음 그림에서 림프계통 구조의 명칭을 쓰시오.

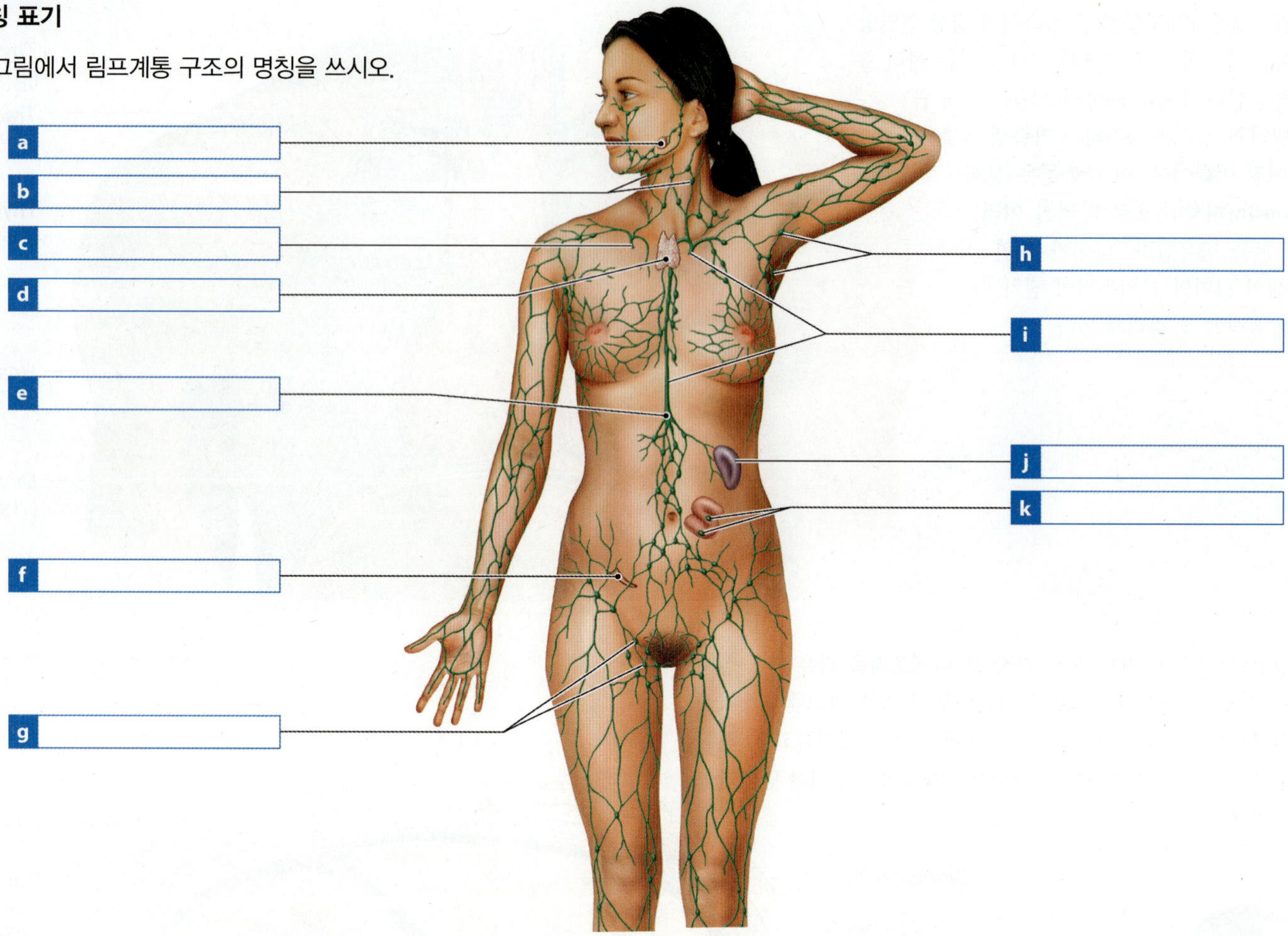


**2. 연결하기**

다음 용어와 가장 밀접한 설명을 연결하시오.

|  | | |  |
|---|---|---|---|
| • B cell(B세포) | a | ______ | 림프계통의 시작 |
| • spleen(지라) | b | ______ | 림프관이 막히면 발생한다. |
| • lymphatic capillary(모세림프관) | c | ______ | 오른림프관에서 림프를 받는다. |
| • cytotoxic T cell(세포독성T세포) | d | ______ | 머리의 왼쪽 반에서 림프를 받는다. |
| • efferent lymphatic(날림프관) | e | ______ | 가슴샘, 지라, 림프절 |
| • tonsils(편도) | f | ______ | 가장 작은 림프기관 |
| • lymphopoiesis(림프구생성) | g | ______ | 림프절에서 림프를 운반한다. |
| • lymphedema(림프종) | h | ______ | 우리 몸에서 가장 큰 림프조직 |
| • lymphoid organ(림프기관) | i | ______ | 림프구가 민감하게 반응하는 특정 화학물질 |
| • antigen(항원) | j | ______ | 적색골수, 가슴샘, 림프조직에서 발생한다. |
| • afferent lymphatic(들림프관) | k | ______ | 세포-매개면역 |
| • right subclavian vein(오른빗장밑정맥) | l | ______ | 인두의 벽에 위치하는 림프소절 |
| • thoracic duct(가슴림프관) | m | ______ | 항체-매개면역 |
| • lymph node(림프절) | n | ______ | 림프를 림프절로 운반한다. |

# Nonspecific Immunity(비특이적 면역)

**Immunity(면역)**는 병원균인 미생물로 인해 야기되는 감염과 질병에 대항하는 능력이다. 우리 몸은 단독 혹은 집단으로 활동하는 두 종류의 면역체계를 갖는다. 즉 nonspecific(innate) immunity[비특이적(선천적인) 면역]와 specific(adaptive) immunity[특이적(후천적) 면역]이다. 우리 몸에는 여러 구조적 장벽과 방어기전을 갖는다. 따라서 감염성 미생물의 침투를 차단하거나 침투한 미생물을 공격한다. 이번 절에서 우리는 비특이적(선천적) 면역을 학습한다.

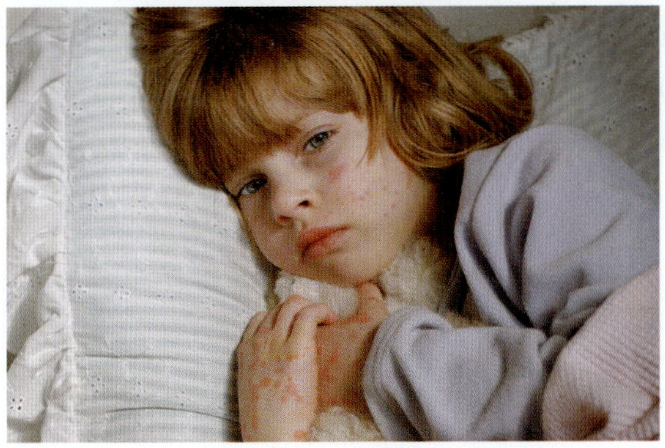

**Immunity(면역)**

**Nonspecific(Innate) Defense 비특이적(선천적) 방어**

**Nonspecific defense(비특이적 방어)**는 병원균을 구별하지 않는다. 침투한 병원균이 무엇이든 상관없이 동일한 반응을 보인다. 선천적인 이러한 방어는 **nonspecific resistance(비특이적 저항)**이라고 하는 방어능력을 제공한다.

**Physical barrier(물리적 장벽)**는 위험한 미생물이나 물질을 차단한다. 한 예로 머리에 앉은 모기는 머리털로 인해 두피 표면에 도달할 수 없다.

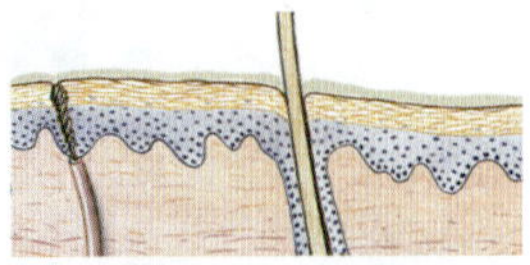

**Phagocyte(포식세포)**는 병원균과 세포파쇄물을 포식한다. 포식세포로는 말초조직에 큰포식세포가 있으며 혈액에 호산백혈구와 호중백혈구가 존재한다.

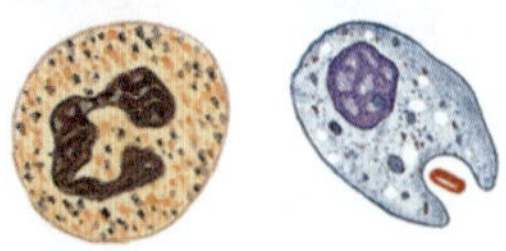

**Immunological surveillance(면역감시)**는 말초조직에서 자연살해세포(NK세포)에 의한 비정상 세포의 파괴를 의미한다.

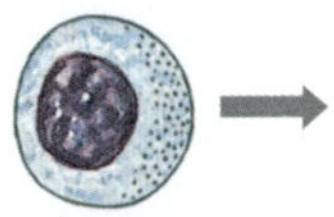


**Interferon(인터페론)**은 바이러스 감염에 대항하는 방어를 중재하는 화학적 전달자를 일컫는다.

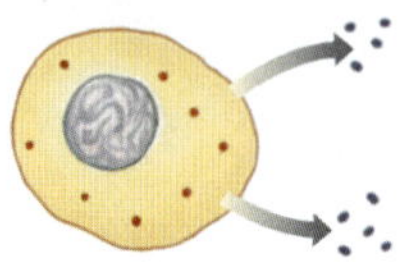

**Complement system(보체계통)**은 병원균을 파괴하는 항체를 돕는 순환단백질 집단을 일컫는다.

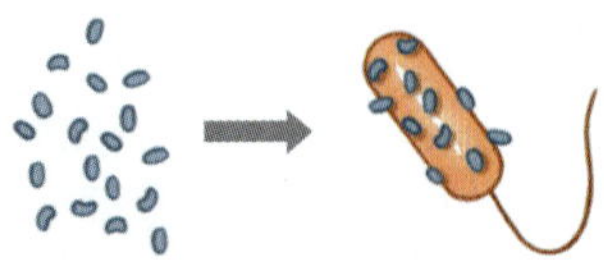

**Inflammatory response(염증반응)**는 상처나 감염의 확산을 막는 국소적인 조직반응을 일컫는다.

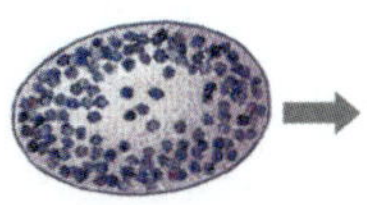


**Fever(발열)**는 체열을 증가시켜 조직의 대사와 방어활동을 촉진한다.

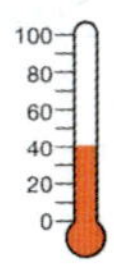


**Specific(Adaptive) Defense 특이적(후천적) 방어**

**Specific defense(특이적 방어)**는 특정 병원균에 대항하는 방어체계이다. 즉, 특이적 방어는 한 종류의 박테리아 감염에는 대항할 수 있으나 다른 종류의 박테리아나 바이러스에는 대항하지 못한다. 특이적 방어는 특정 림프구 활성에 의해 이루어진다. 우리 몸의 특이적 방어는 **specific resistance(특이적 저항)**라는 방어상태를 유도한다. 3절에서 특이적 면역을 학습한다.

## 물리적 장벽과 포식세포가 비특이적 방어를 담당한다

질병이 발생하려면 항원물질이나 병원균이 신체의 조직으로 들어와야 한다. 침투는 상피에 해당하는 피부나 점막을 통과해야 한다.

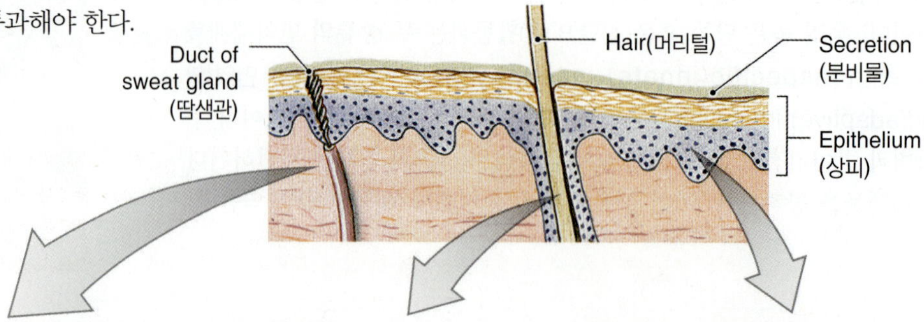


**1** 표피계통이 외부환경에 대한 물리적 장벽역할을 한다.

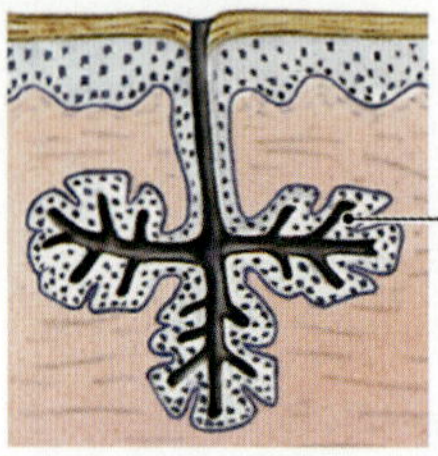


분화된 부속구조물과 분비물이 상피를 보호한다. 표피의 표면도 기름샘과 땀샘의 분비물로 덮인다. 이러한 분비물은 표면을 적셔 미생물과 화학물질을 씻어 내며 박테리아를 파괴할 수 있는 효소(리소자임)와 항체를 함유하기도 한다.

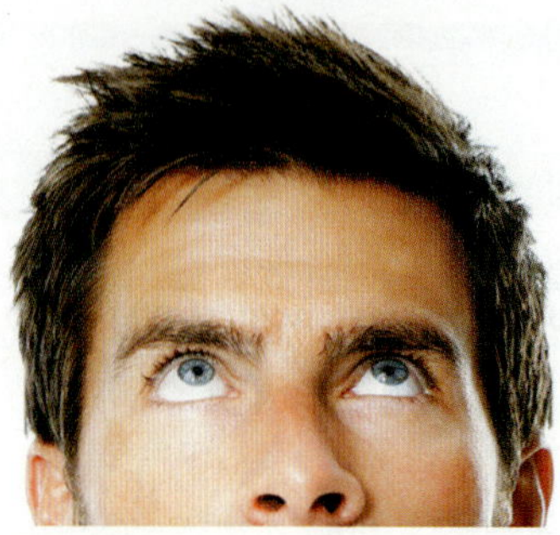

털은 몸의 대부분을 덮고 있는데 기계적인 마찰을 막아주며(특히 두피에 있는 털의 경우) 종종 위험물질이나 곤충이 피부와 접촉하는 것을 차단한다.

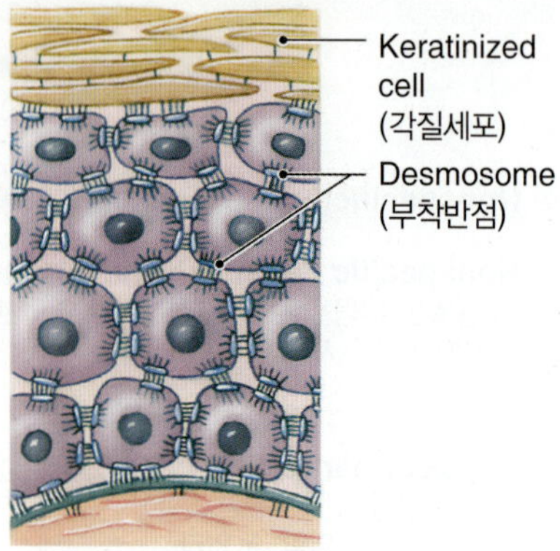


피부를 덮는 상피는 여러 층으로 구성되고 각질세포로 덮이며 이웃하는 세포를 하나로 묶어 병원균이 침투하는 것을 차단하는 부착반점이 발달되어 있다.

**2** 소화관, 호흡관, 비뇨생식관을 싸는 상피는 항원복합체와 병원균의 침투를 막는 장벽을 형성한다. 모듈 11.4에서 언급했듯이 MALT가 이 부위에 비특이적 방어작용을 한다.

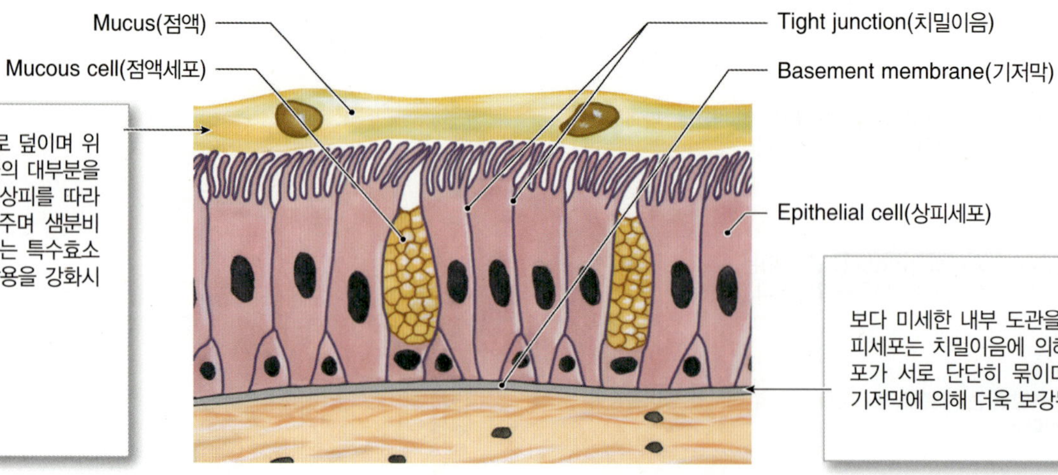


소화관의 가장 표면에는 점액으로 덮이며 위는 강력한 산을 함유하여 병원균의 대부분을 파괴한다. 점액은 소화관의 표면상피를 따라 이동하고 오줌은 비뇨관을 씻어주며 샘분비물은 생식관을 보호한다. 항체라는 특수효소와 산성 pH로 인해 분비물의 작용을 강화시킨다.

보다 미세한 내부 도관을 따라 상피세포는 치밀이음에 의해 이웃세포가 서로 단단히 묶이며 섬유성 기저막에 의해 더욱 보강된다.

**3** 포식세포는 말초조직에서 세포파쇄물을 제거하고 이물질이나 병원균의 침투를 차단하는 청소부 혹은 경찰 역할을 한다. 포식세포는 병원균의 침투를 막는 세포방어의 최일선의 역할을 한다. 많은 포식세포는 림프구가 미생물을 검출하기 이전 단계에도 공격하여 제거한다. 포식세포는 유형에 따라 서로 다른 표적을 공격하지만 모든 포식세포의 작용은 아래에 기술한 것과 같이 동일하다.

**Phagocyte(포식세포) 유형**

12 μm

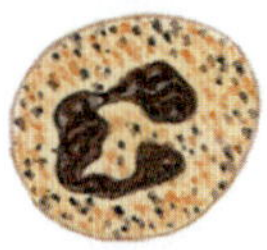

**Neutrophil(호중백혈구)**은 풍부하고 활동성이 강하며 세포파쇄물 혹은 침투한 박테리아를 신속히 포식한다. 호중백혈구는 혈류를 타고 순환하다가 상처부위나 감염부위로 모인다.

8~10 μm

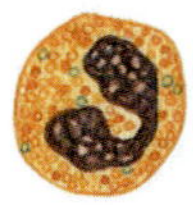

**Eosinophil(호산백혈구)**은 호중백혈구보다 수가 적으며 항체가 붙은 이물질이나 병원균을 포식한다.

**Macrophage(큰포식세포)**는 혈액의 단핵구에서 유래하며 두 종류가 있다. 이러한 포식세포집단을 **monocyte-macrophage system(단핵구-큰포식세포 계통)** 혹은 세망내피계통이라 한다.

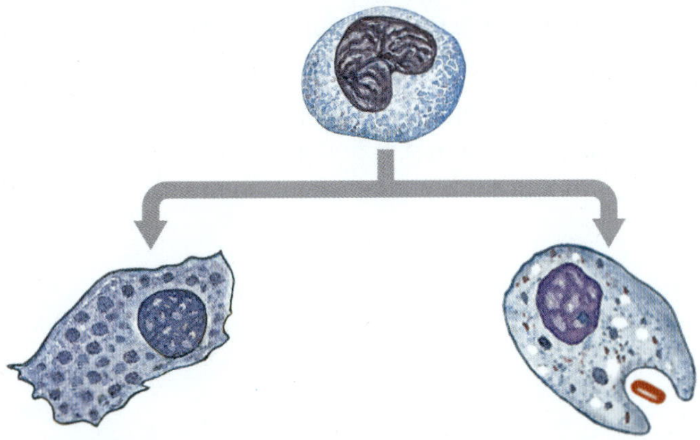

**Fixed macrophage(고정큰포식세포)**는 특정 조직이나 기관에 영구적으로 상주하며 결합조직 사이에 흩어져 있다. 이 세포는 조직 내에서 이동하지 않는다.

**Free macrophage(이동큰포식세포)**는 몸 전체를 이동하다가 이웃 조직이나 혈액에서 상처부위로 이동한다.

**4** 모든 포식세포는 여러 가지 능력을 공유하며 내용은 다음과 같다.

**포식세포의 기능적 특징**

- 포식세포는 **diapedesis(혈관외유출)**라는 과정으로 모세혈관의 내피세포사이를 통과할 수 있다.
- 포식세포는 화학물질에 의해 모이고 흩어지는데 이것을 **chemotaxis(화학주성)**라 한다. 특히 신체의 세포나 병원균에서 유리된 화학물질에 민감하게 반응한다.
- 포식작용은 포식세포가 표적물체에 결합함으로써 시작된다. 즉, 포식세포의 형질막에 있는 수용체가 표적물의 표면에 결합한다.
- 결합후 포식세포는 표적물을 직접 파괴하거나 특정방어작용을 활성화해서 파괴를 촉진시킨다.

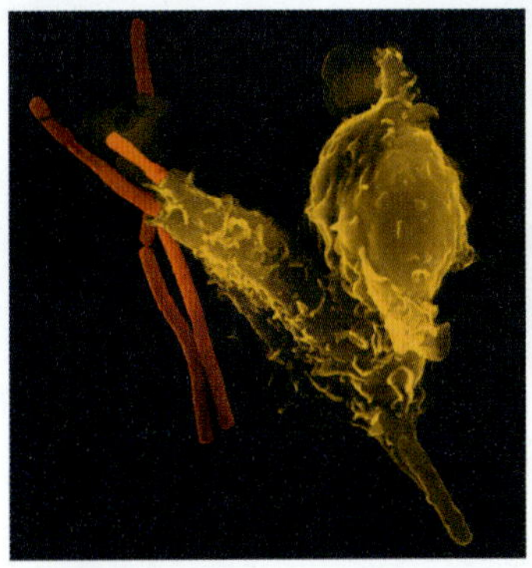

**포식세포(노란색)** SEM × 2900
**포식되는 박테리아(주황색)**

**모듈 11.5 복습**

a. 표피계통은 몸을 어떻게 보호하는가?

b. 몸의 포식세포 유형을 확인하고 고정큰포식세포와 이동큰포식세포를 구분하시오.

c. Chemotaris(화학주성)를 정의하시오.

# 염증은 상처로 인해 발생되는 국소적 조직반응이다; 발열은 조직손상과 감염에 따른 일반적 반응이다

## Inflammation(염증)

**1** **Inflammation(염증, 염증반응)**은 상처에 대한 국소적 조직반응이다. 염증은 국소적으로 붓고 붉어지고 열이 나며 통증을 유발한다. 여러 자극—충격, 마찰, 꼬집음, 화학적 자극, 병원균의 감염, 극단적인 온도(뜨거움이나 추움)—등은 염증을 유발할 수 있다. 이러한 자극은 세포를 죽이고 결합조직섬유를 손상시키며 조직에 손상을 가하게 된다. 따라서 사이물질의 화학조성이 바뀐다. 또한 손상된 세포는 프로스타그란딘, 단백질, 칼륨이온 등을 배출하고 손상으로 인해 병원균이 침투하게 된다. 이러한 사이질 환경의 변화로 인해 복잡한 염증반응이 시작된다.

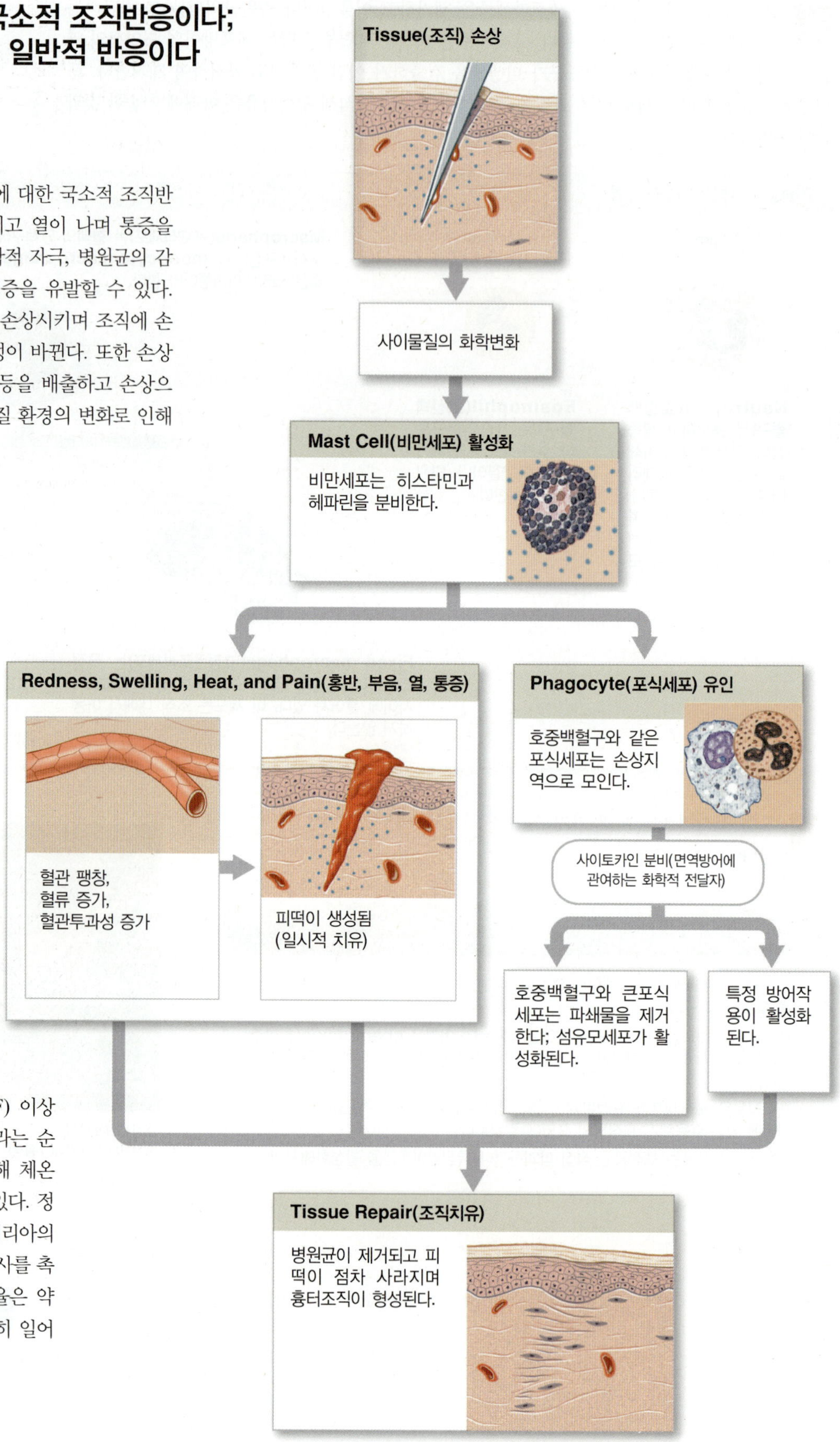


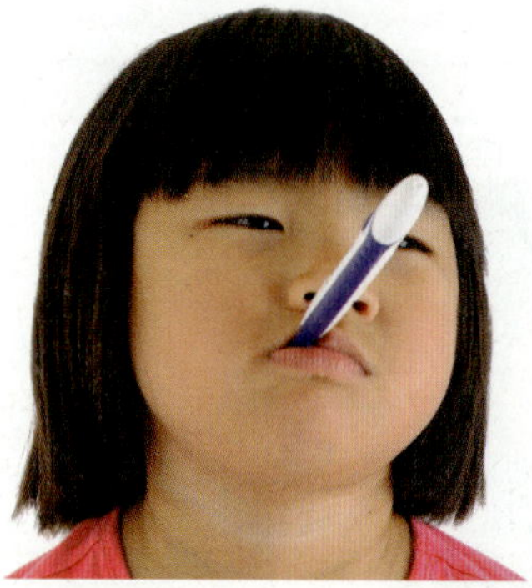

## Fever(발열)

**2** **Fever(발열)** 시 심부체온이 37.2℃(99℉) 이상으로 올라간다. 즉, **pyrogen(피로젠)**이라는 순환단백질이 시상하부의 온도조절기능을 자극해 체온이 증가한다. 제한적으로 발열은 유용한 면이 있다. 정상체온보다 높은 체온은 일부 바이러스와 박테리아의 활동도 억제하지만 가장 유용한 효과는 신진대사를 촉진한다는 것이다. 체온이 1℃ 증가하면 대사율은 약 10%가 증가한다. 그 결과 조직의 방어가 신속히 일어나고 치유과정이 촉진된다.

## Summary of Nonspecific Immunity(비특이적 면역의 요약)

**3** 이 표는 비특이적 방어를 요약하였다.

### Physical Barrier(물리적 장벽)

병원균의 접근 방지

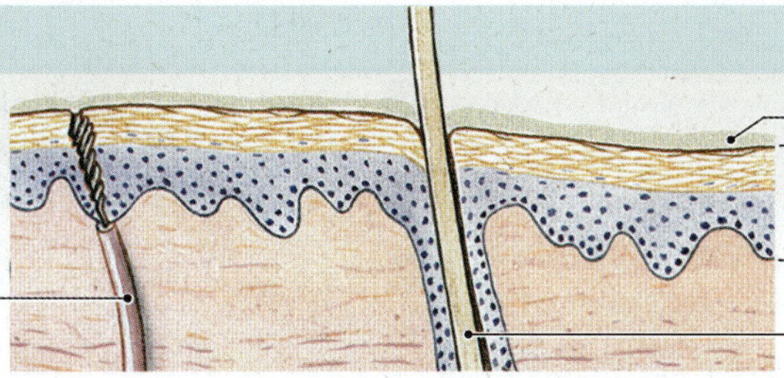


### Phagocyte(포식세포)

파쇄물과 병원균의 제거

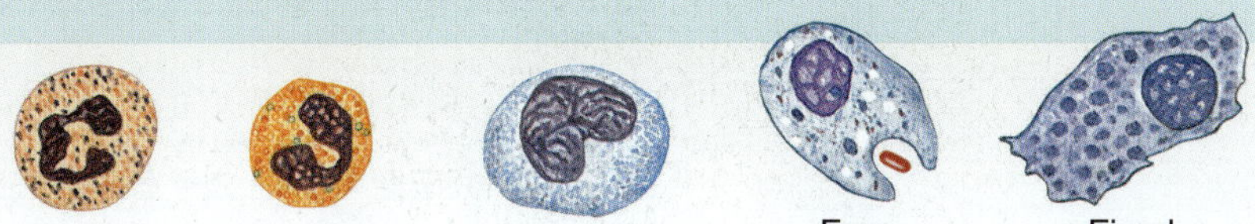


### NK cell(NK세포)의 Immune Surveillance(면역감시)

정상조직의 지속적인 감시와 비정상 세포의 파괴

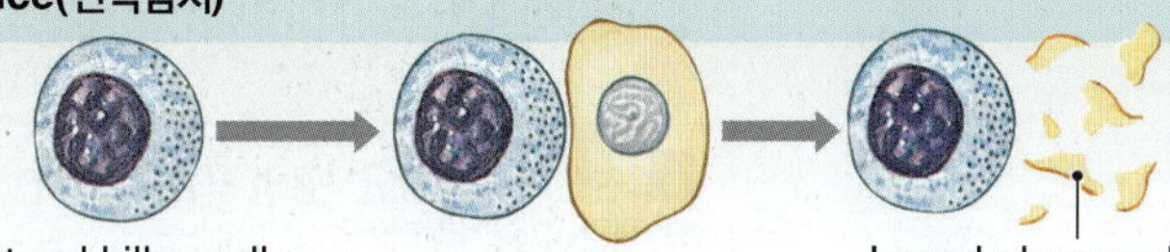


비정상 세포가 확인되면 NK세포는 **perforin(퍼포린)**이라는 세포독성화학물질을 분비해 비정상 세포의 형질막을 파괴한다.

### Interferon(인터페론)

바이러스감염에 대한 세포의 저항성 증가; 질병확대 지연

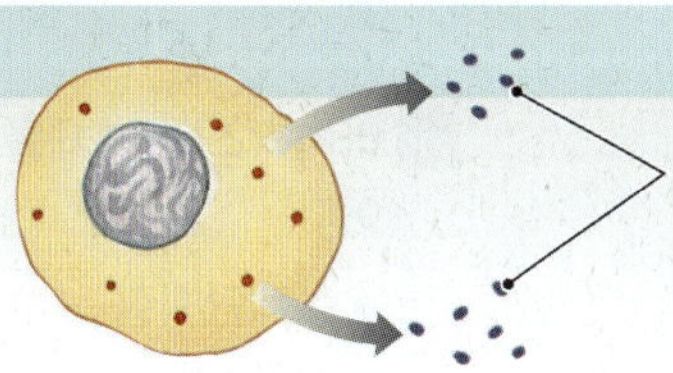

활성화된 림프구, 큰포식세포, 바이러스감염세포 등에서 인터페론이 분비된다. 분비된 인터페론은 정상세포의 세포질에서 항바이러스 단백질을 생산하게 한다. 또한 큰포식세포와 NK세포의 활성을 자극한다.

### Complement System(보체계통)

활성화되면 세포, 박테리아, 바이러스의 표면을 공격해 파괴한다. 포식세포를 유인하며 염증을 자극한다.

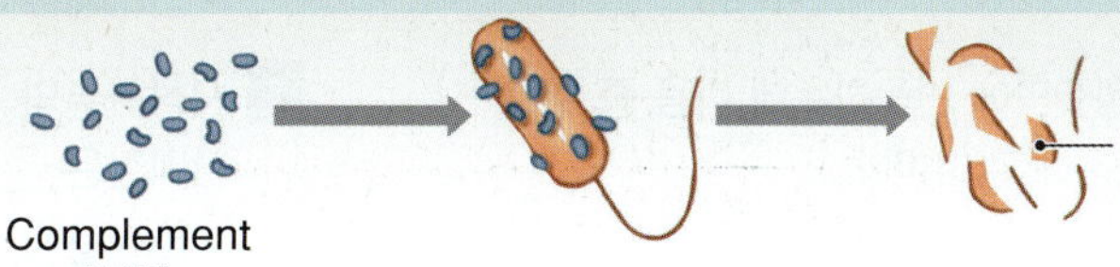


### Inflammation(Inflammatory Response) 염증(염증반응)

여러 인자가 비특이적 또는 특이적 방어에 영향을 미친다.

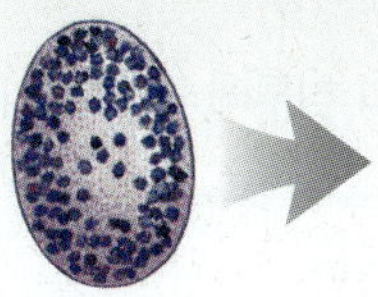


- 혈류증가
- 포식세포 활성화
- 혈액응고로 인해 상처 격리
- 모세혈관의 투과성 증가
- 보체 활성화
- 상처부위의 온도 증가
- 특이적 방어의 활성화

### Fever(발열)

방어작용 동원; 치유촉진; 병원균 억제

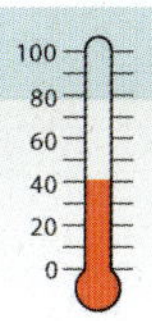


피로젠 영향하에 37.2°C 이상으로 체온증가

### 모듈 11.6 복습

a. 비만세포가 활성화되면 어떤 결과가 생기는가?

b. 비특이적 방어를 요약하시오.

c. 인터페론 농도의 증가는 어떤 감염에 의해 야기되는가?

## 1. 명칭 표기

오른쪽에 설명한 비특이적 방어의 유형을 빈 곳에 적으시오.

a ________________ ________________

b ________________

c ________________ ________________

d ________________

e ________________ ________________

f ________________

g ________________

a 외부의 미생물과 위험물질로부터 지킨다. 한 예로 머리에 앉은 모기는 머리털로 인해 두피에 접근할 수 없다.

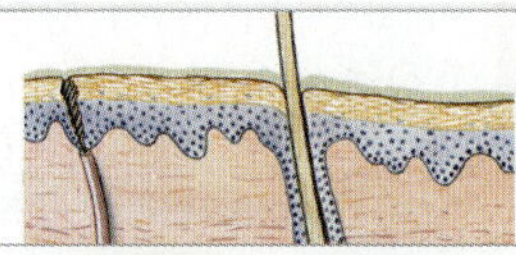

b 병원균과 세포파쇄물을 포식하는 세포이다. 말초조직의 큰포식세포와 혈액의 호산백혈구와 호중백혈구가 예이다.

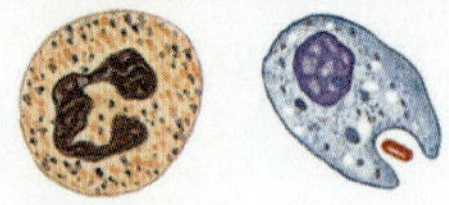

c 말초조직에서 NK세포에 의한 비정상세포의 파괴이다.

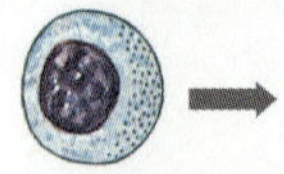


d 바이러스감염에 대한 방어를 조절하는 화학적 전달자이다.

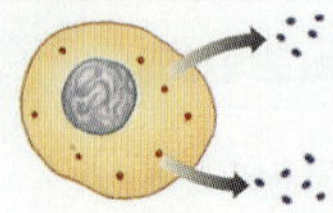

e 항체가 병원균을 파괴하는 것을 돕는 순환단백질의 집단이다.

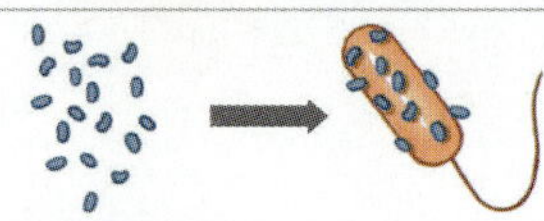

f 손상이나 감염이 확산되는 것을 막는 국소적 조직반응이다.

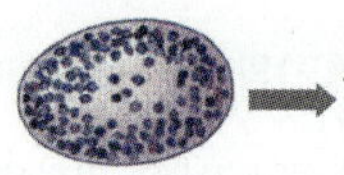


g 신진대사와 방어작용의 활성화를 촉진하기 위해 체열이 증가한다.

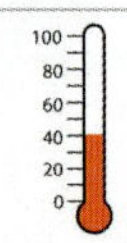


## 2. 선택형

다음 설명을 완성할 적절한 항목을 고르시오.

a 피부와 같은 물리적 장벽은 비특이적 방어를 제공하는데 ________________ 특징에 기인한다.

- 중층
- 각질세포층
- 세포를 서로 묶는 부착반점 얼기
- 모두 정답

b NK(자연살해)세포는 비정상형질막에 반응하는데 다음 중 주로 ________________ 작용에 관여한다.

- 특정 병원균에 대한 방어
- 포식세포 활성
- 복잡하고 시간이 소비되는 방어체계
- 면역감시

c 세포를 파괴하고 포식세포를 유인하고 염증을 촉진하는 비특이적 방어는 ________________이다.

- 염증반응
- 인터페론의 작용
- 보체계통
- 면역감시

d 바이러스의 복제를 억제하는 단백질은 ________________이다.

- 보체단백질
- 헤파린
- 피로젠
- 인터페론

e 시상하부의 온도조절기능에 영향을 미쳐 체온을 증가시키는 순환단백질은 ________________이다.

- 발열물질
- 인터페론
- 용해소체
- 보체단백질

f 병원균의 침투에 대한 초기 세포방어를 담당하는 하는 것은 ________________이다.

- 포식세포
- 점액
- 털
- 인터페론

## 3. 단답형

질병과 발열은 연관되어 있다. 발열은 유익할 수 있는가? 답하시오.

________________________________________

# Specific Immunity(특이적 면역)

**1** T세포와 B세포의 상호활성이 **specicif defense(특이적 방어, 후천적 방어)**를 담당하여 특정 병원균을 막는다. 이러한 작용은 잠재적 위험을 지닌 항원에 대한 특이적 저항성을 보이는 **specific immunity(특이적 면역)**를 유도한다. 보통 T세포는 세포-매개면역을 담당하며 비정상세포와 세포내부의 병원균을 방어한다. B세포는 항체-매개면역을 담당하며 체액의 항원과 병원균을 방어한다. 하지만 아래 도표처럼 다른 형태의 면역도 있다.

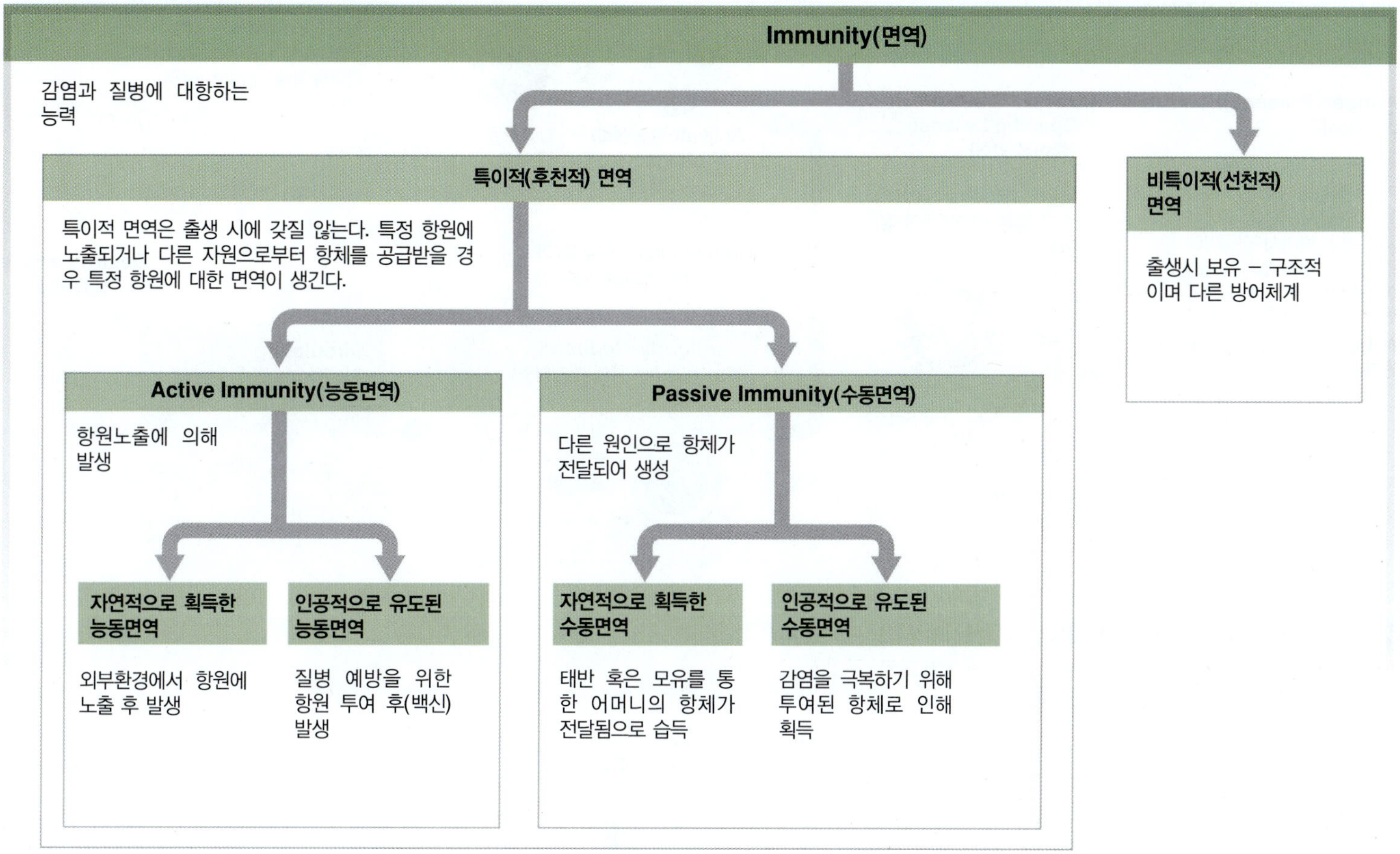


**2** 유형과 상관없이 면역은 네 가지 일반 특징을 지니며 그것은 다음과 같다.

### 특이적 면역의 특성

- **Specificity(특이성)**는 특정 림프구의 활성과 그에 따른 항체의 생성으로 생긴다. T세포와 B세포는 특정 항원에 결합할 수 있는 수용체를 지녀 다른 항원에는 반응하지 않는다.
- **Versatility(다능성)**는 림프구의 다양성으로 생긴다. 림프구 집단은 서로 다른 수백만 개의 집단을 이루며 각 집단은 특정 항원에 반응한다. 따라서 특이성을 지니는 항원에 의해 활성화되면 증식하여 동일한 특이성을 지니는 수많은 림프구를 생산한다. 이와 같이 생산된 활성화된 림프구 집단을 **clone(클론)**이라 한다.
- 활성화된 림프구는 두 집단으로 증식하여 한 집단은 즉시 침입자를 공격하고 다른 집단은 나중에 동일한 항원에 노출될 때까지 불활성 상태로 남기 때문에 **immunologic memory(면역적 기억)**가 생긴다. 결국 이 불활성 상태의 **memory cell(기억세포)**로 인해 면역계통이 이전에 노출된 항원을 기억하여 또 다시 동일 항원에 노출될 경우 신속하고 강력하며 지속적인 반격을 할 수 있게 한다.
- 면역반응이 정상(자신) 조직은 무시하고 독소, 비정상세포와 외부세포(타아)를 표적으로 삼기 때문에 **tolerance(관용)**가 생긴다. 또한 관용은 항원에 만성적으로 노출될 경우 생길 수 있다. 이러한 관용은 노출이 지속될 경우에만 생긴다.

# 특이적 방어는 항원에 노출될 경우 유발된다

**1** 이 도표는 면역반응 전체를 개괄하였다. 항원에 노출되면 포식세포가 활성화 된다. 포식세포는 1) T세포에 의한 공격인 세포-매개면역 2) B세포에서 파생된 형질세포의 의한 항체의 형성으로 유발되는 항체-매개면역을 자극한다. 나중에 각 반응을 보다 면밀히 학습한다. 이번 단원은 항원이 면역반응을 유발하는 초기단계에 집중한다.

**Antigen Presentation (항원제시)**

항원은 대부분 세포에 감염되거나 특정방어체계가 활성화되기에 앞서 포식세포에 의해 처리된다. 따라서 형질막에 항원이나 항원의 일부가 출현하여 면역반응이 유발되는데 이와 같은 항원의 출현을 **antigen presentation(항원제시)**이라 한다.

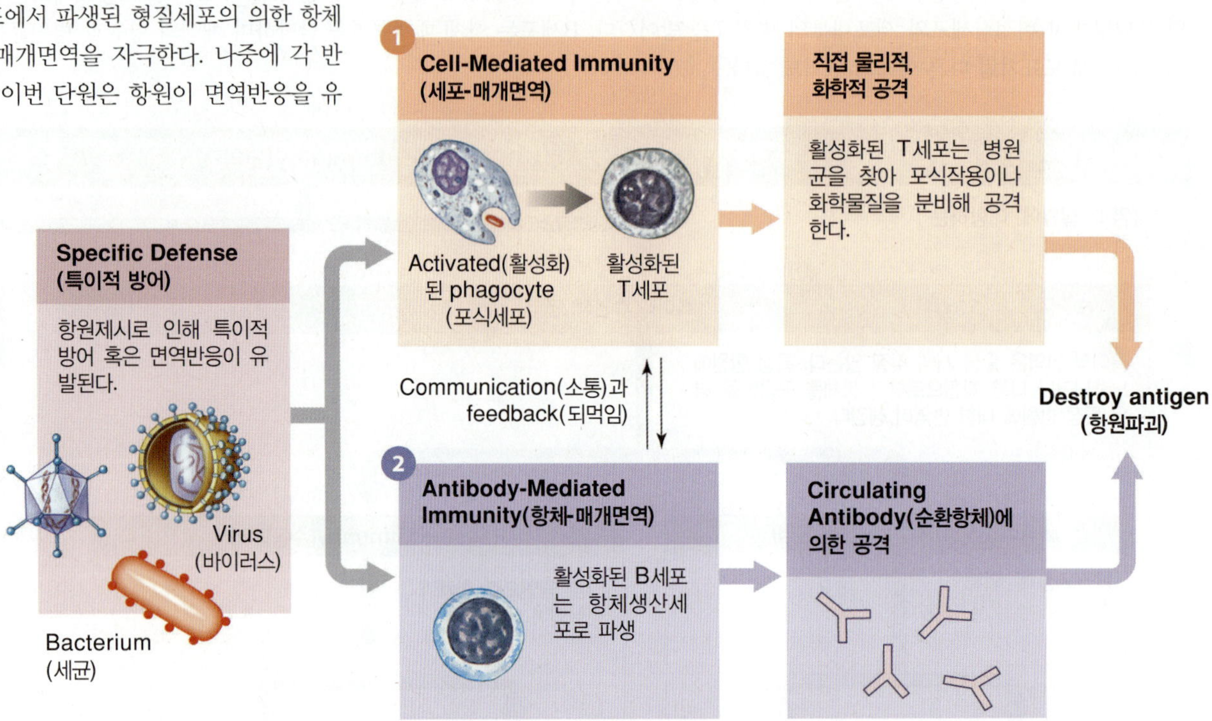


**2** **Antigen-presenting cell(APC, 항원제시세포)**은 피부와 림프기관의 단핵구, 큰포식세포, 가지돌기세포로 구성된다. 포식세포에 의한 항원제시과정을 보여준다.

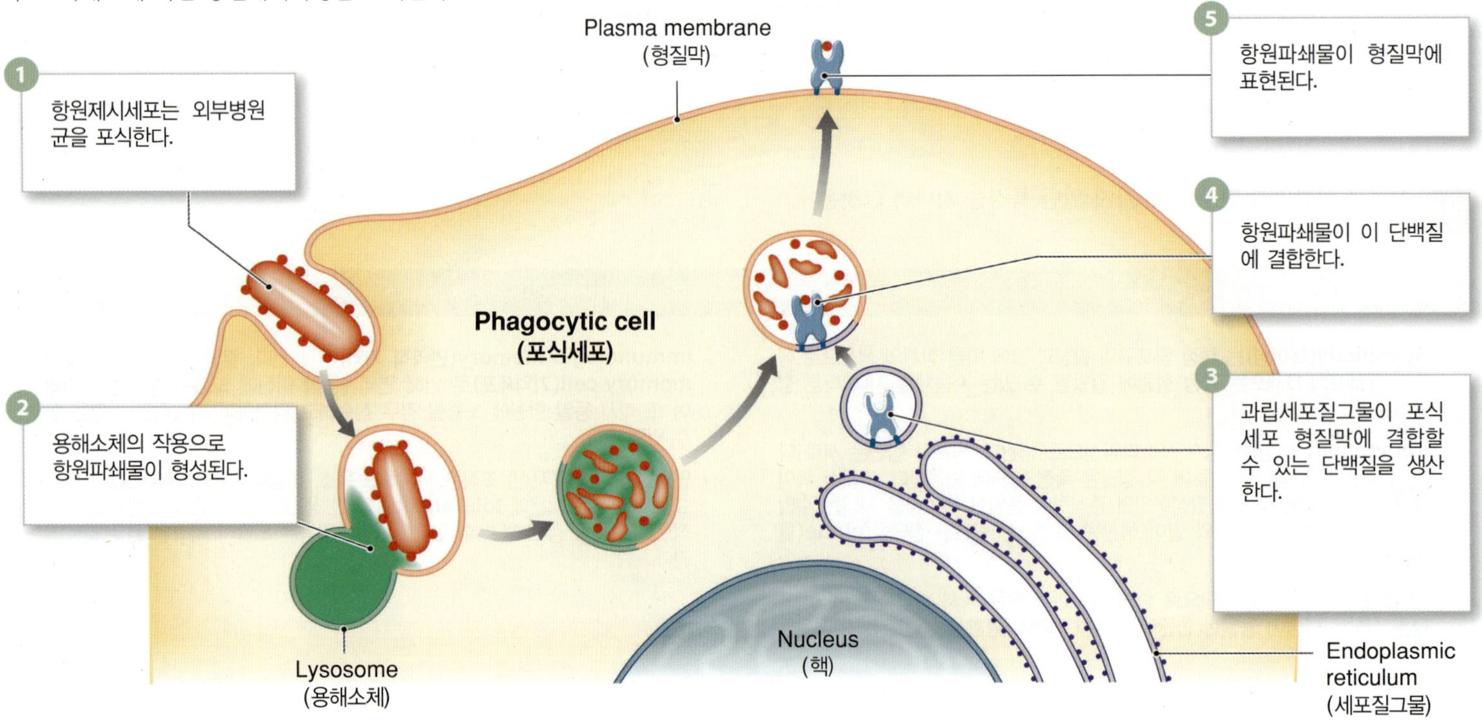

**3** 세균에 대한 방어는 보통 활발한 큰포식세포의 의해 시작된다.

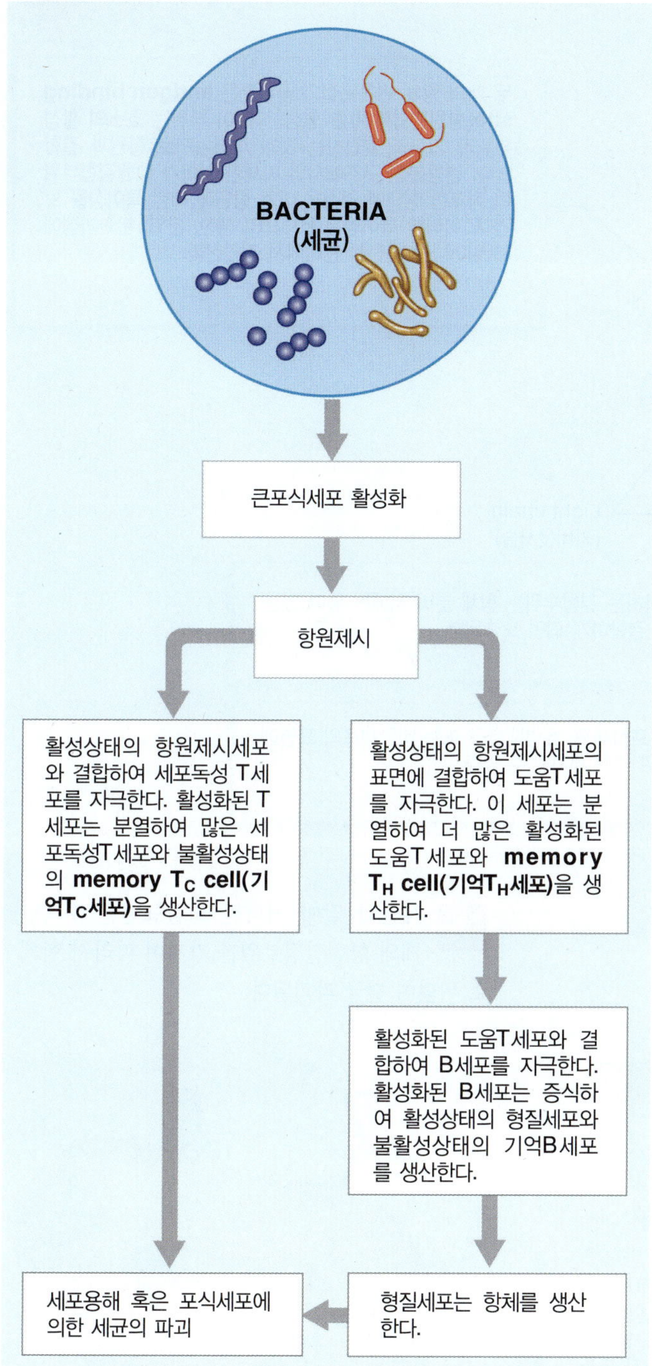


**4** 바이러스에 대한 방어는 바이러스에 감염된 세포 그리고 항원제시세포와 직접 접촉하여 이루어진다.

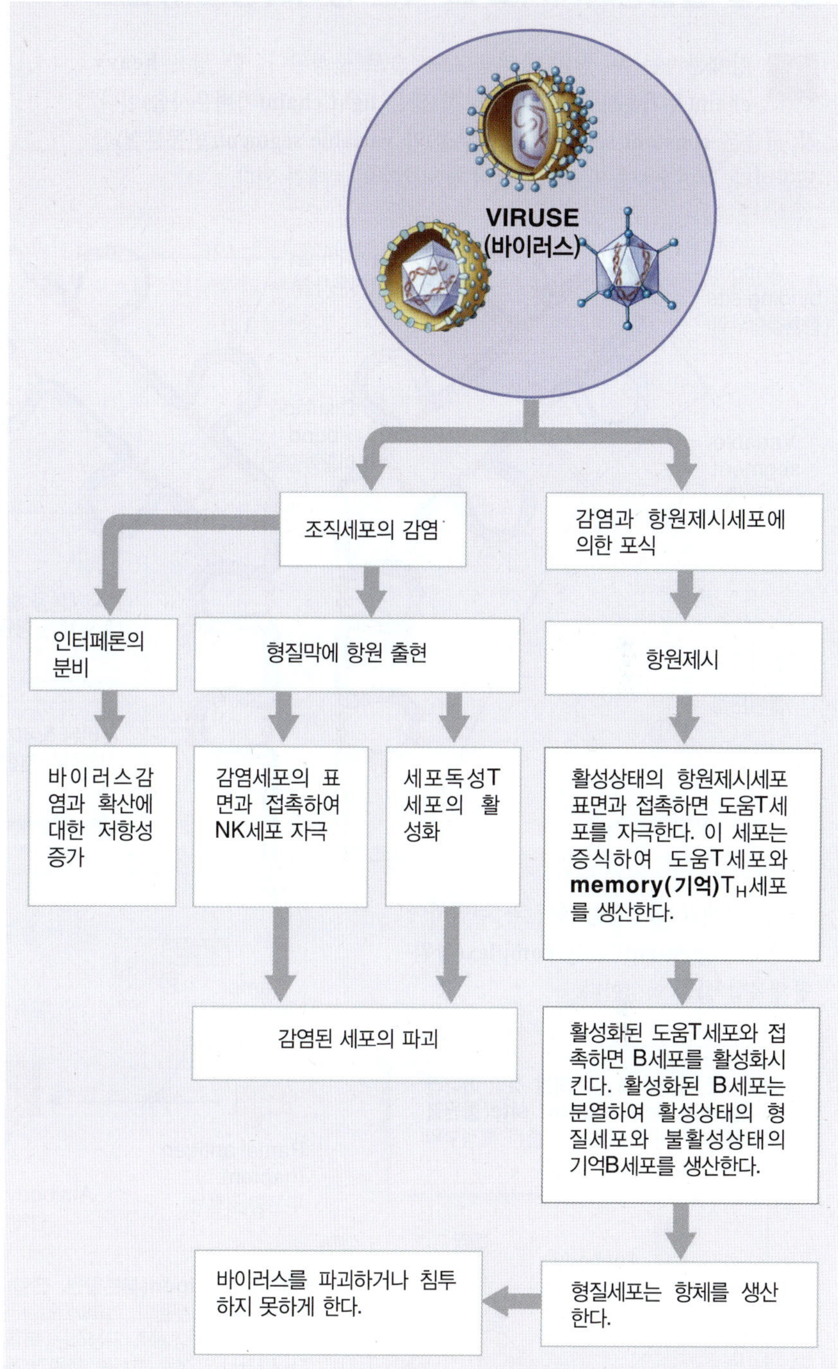


기억세포는 초기감염에 기여하지 못한다. 그러나 동일한 병원균이 나중에 다시 나타나면 기억세포는 감염에 따른 반응시간을 현저하게 줄여준다. 즉, 동일한 병원균에 재차 노출될 경우 기억세포는 즉시 분화하여 1) 세포독성T세포를 형성(기억$T_C$세포), 2) 도움T세포 형성(기억$T_H$세포), 3) 형질세포를 형성하고(기억B세포), 감염균을 공격하기 시작한다. 이 반응은 빠르고 신속하게 일어나 감염이 있었는지 모르는 경우도 있다.

### 모듈 11.7 복습

a. 항원제시를 설명하시오.

b. 바이러스-감염세포와 직접 접촉함으로써 활성화되는 세포는 어떤 것인가?

c. 항체를 생산하는 세포는 어떤 것인가?

## 11.8

# 항체는 작은 수용성 단백질로서 특정 항체에 결합한다; 항체는 항원을 불활성화시키고 또 다른 방어과정을 유발한다

**1** 항체분자는 두 쌍의 폴리펩티드사슬로 구성된다: 한 쌍은 **heavy chain(무거운사슬)**이고 다른 한 쌍은 **light chain(가벼운사슬)**이다. 각 사슬은 **constant segment(불변분절)**와 **variable segment(변동분절)**를 포함한다. 무거운사슬의 불변분절이 항체분자의 토대가 된다.

두 개의 항체 변동분절의 끝부분은 **antigen binding site(항원결합부위)**를 형성한다. 이 부위는 효소의 활성부위가 기질과 결합하는 것과 마찬가지로 항원과 결합한다. 변동분절 구조에서의 미세한 차이가 항원결합부위의 정교한 형태에 영향을 미쳐 항원에 대한 특이성을 보인다. 이러한 특이성은 B세포의 생산, 분열, 분화과정에서 일어나는 유전적 변이에서 기인한다.

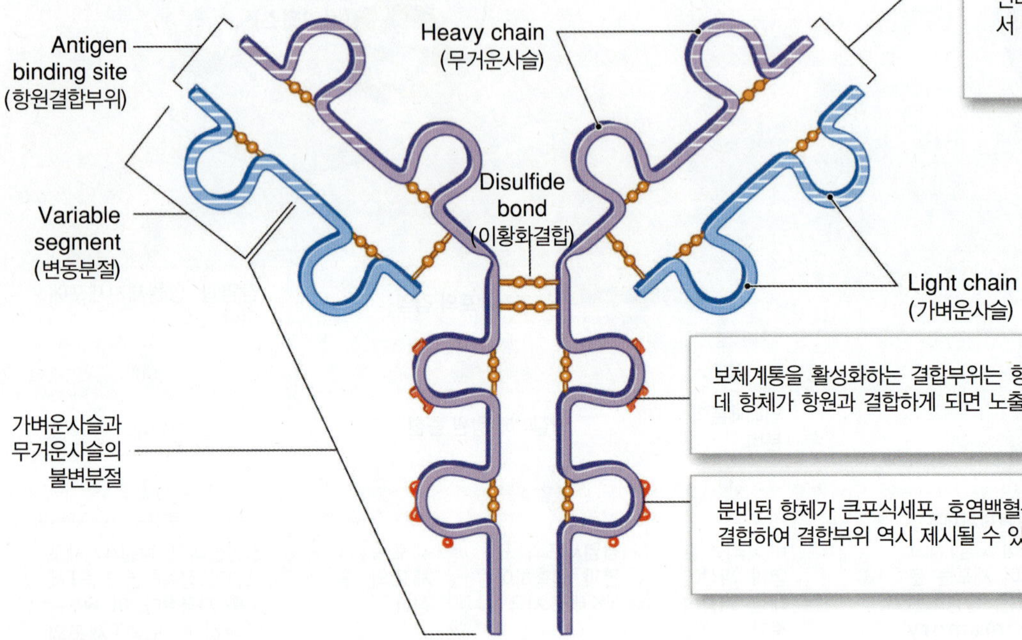


보체계통을 활성화하는 결합부위는 항체 분비 시에는 덮여 있는데 항체가 항원과 결합하게 되면 노출된다.

분비된 항체가 큰포식세포, 호염백혈구 또는 비만세포의 표면에 결합하여 결합부위 역시 제시될 수 있다.

**2** 항체가 상응하는 항원과 결합하여 **antigen-antibody complex(항원-항체복합체)**를 형성한다.

① 항체는 전체 항원과 결합하는 것이 아니라 **antigenic determinant site(항원결정부위)**라고 하는 표면에 노출된 특정부위와 결합한다.

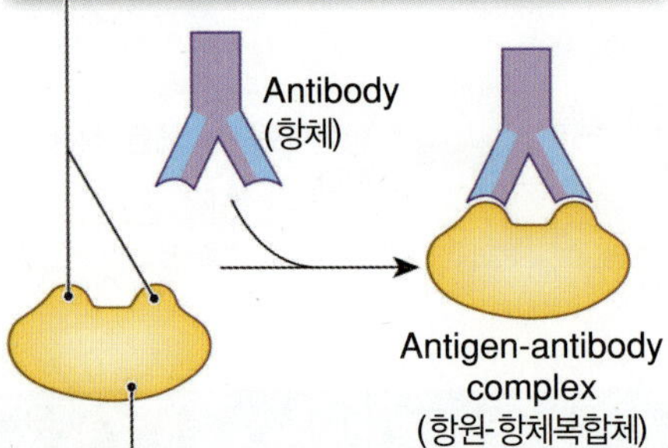


② **Complete antigen(완전항원)**은 적어도 두 개의 항원결정부위를 가지고 있으며 각각 항체의 항원결합부위와 반응한다.

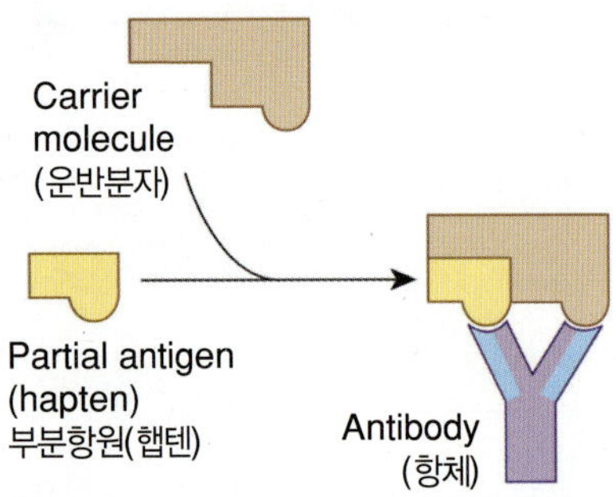


③ **Partial antigen(부분항원, 햅텐)**은 B세포를 활성화시키지 못한다. 그러나 햅텐은 운반분자와 결합하여 완전항체로 기능하는 복합체를 형성한다. 따라서 생성된 항체는 햅텐과 운반분자 모두를 공격한다. 운반분자가 조직 내에 정상적으로 존재할 경우 항체는 정상세포를 공격하여 파괴한다. 이것이 페니실린 알러지반응과 같은 여러 약물 부작용의 토대가 된다.

**3** 세균과 같이 커다란 노출표면은 수백만 개의 항원결정부위를 가지며 따라서 항체로 뒤덮여 결국 파괴된다.

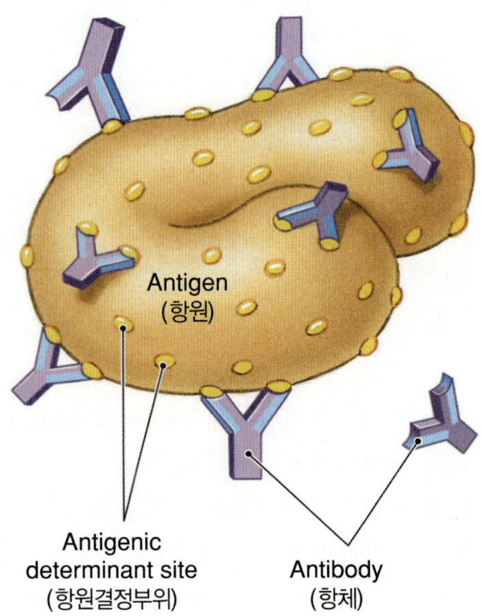

**4** **Immunoglobulin(Ig, 항체)**에는 다섯 종류가 있다. 각각은 무거운 사슬의 불변분절의 구조적 차이로 구별되며 따라서 항원결합부위로 결정되는 항체의 특이성과는 관계없다.

**Classes of Antibody(항체의 분류)**

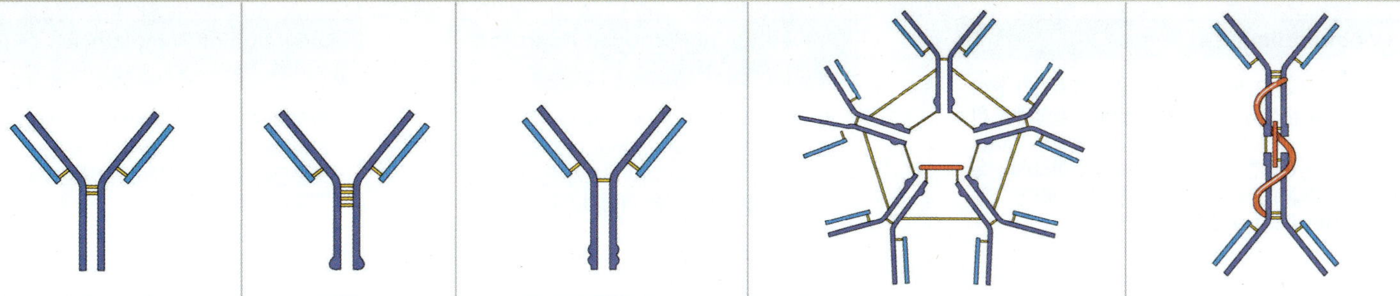

| IgG | IgE | IgD | IgM | IgA |
|---|---|---|---|---|
| **IgG** 항체는 바이러스, 세균, 세균배출독소에 저항성을 갖는다. 전체 항체의 약 80%에 달한다. | **IgE**는 호염백혈구와 비만세포에 결합하여 히스타민을 분비하게 하여 염증반응 촉진한다. | **IgD**는 B세포 표면에 노출되어 세포밖기질에 있는 항원과 결합한다. 이러한 결합으로 인해 B세포가 자극된다. | **IgM**은 항원을 만난 후 분비되는 첫 번째 항체이다. IgM 농도는 IgG의 생산량이 증가할수록 감소한다. 서로 맞지 않는 혈액의 응집을 담당하는 항A형와 항B형 항체는 IgM항체이다. | **IgA**는 주로 점액, 눈물, 침, 정액과 같은 샘분비물에서 관찰된다. 이 항체는 병원균이 몸의 내부조직으로 침투하기 전에 공격한다. |

**5** 항원노출에 따른 초기 반응을 일차반응이라 한다. **Primary response(1차반응)**는 시간이 걸리는데 이것은 항원에 적합한 B세포가 활성화되어 항체를 분비하는 형질세포로 분화되어야 하기 때문이다. 1차반응기간 중에 **antibody titer(항체치)** 혹은 항체농도가 항원이 존재하는 상태에서 최대에 도달하는데 1~2주 소요된다. 따라서 항원에 더 이상 노출되지 않는다면 항체치는 점차 감소한다.

**6** 동일한 항원을 또 다시 만나면 보다 효과적이고 오래 지속되는 **secondary response(2차반응)**이 유도된다. 2차반응이 일어나는 동안 항체치는 1차반응에 나타난 것 보다 신속하고 몇배 높은 농도에 도달한다. 이것은 그 항원에 이미 대비한 수많은 기억세포가 존재하기 때문이다. 기억B세포는 초기노출에 자극되는 B세포보다 훨씬 빠르게 즉시 반응한다. 2차반응은 몇 년 후에라도 나타나는데 이것은 기억세포가 20년 이상 생존하기 때문이다.

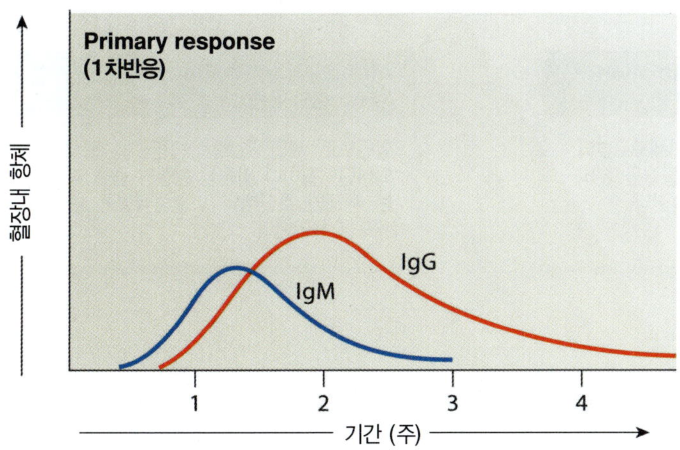


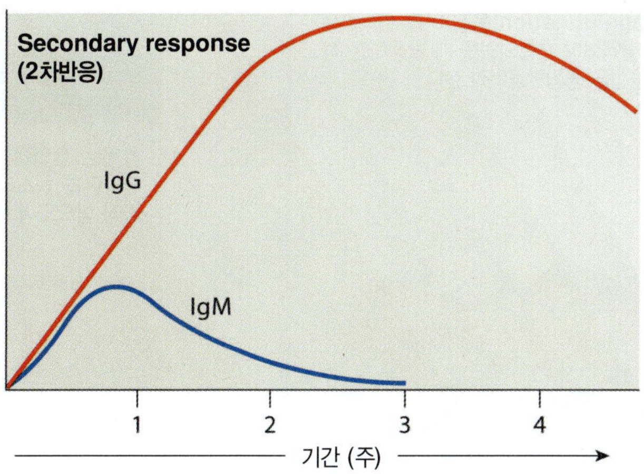


**모듈 11.8 복습**

a. 항원결정부위를 정의하시오.
b. 항체의 구조를 서술하시오.
c. 다섯 가지 면역글로불린을 열거하고 각각의 기능을 서술하시오.

# 항체는 표적항원을 파괴하기 위해 여러 상이한 기전을 사용한다

한 집단으로써 다양한 종류의 항체가 다양한 병원균에 대항하여 효과적인 방어를 담당한다. 항원-항체 복합체의 형성은 7가지의 상이한 방법으로 항원을 제거한다.

### Neutralization(중화)

바이러스와 세균 독소는 세포 내로 유입되기 전이나 세포를 손상시키기 전에 형질막에 결합해야 한다. 결합은 세균 혹은 독소의 표면 쪽에서 일어난다. 항체는 이러한 부위에 결합하여 바이러스나 독소가 형질막에 결합하지 못하게 한다. 이러한 기전을 **neutralization(중화)**이라고 한다.

### Prevention of Pathogen Adhesion (병원균 유착 억제)

침, 점액, 눈물, 땀 등에 녹아 있는 항체는 또다른 방어층을 형성하는데 이와 같은 항체 덮개는 세균이나 바이러스가 몸의 표면에 붙어 침투하는 것을 어렵게 한다.

### Activation of Complement (보체활성화)

항원에 결합한 후 항체분자는 형태가 변화하여 보체단백질과 결합할 수 있는 부위가 노출된다. 따라서 결합한 보체단백질은 보체계통을 활성화한다.

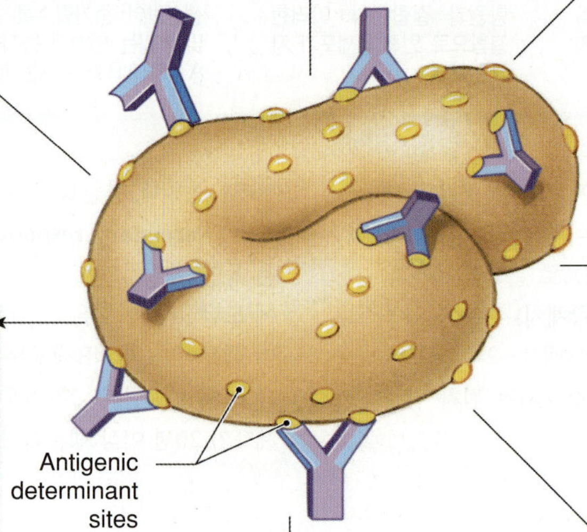


### Opsonization(옵소닌작용)

포식세포는 항체와 보체단백질로 덮인 표면에 보다 쉽게 결합한다. 따라서 항체와 보체단백질 덮개는 포식세포가 보다 효과적으로 작용하게 한다. 이것을 **opsonization(옵소닌작용)**이라 한다. 일부 세균은 매끈한 형질막 혹은 피막을 가지고 있어 포식세포가 포식하는데 애를 먹는다.

### Agglutination(응집)

항원이 밀집된 경우 두 개의 상이한 항원에 위치하는 항원결정부위에 항체가 결합한다. 이러한 방법으로 항체는 다수의 항원을 한 덩어리로 만들어 **immune complex(면역복합체)**를 형성한다. 표적 항원이 세포나 바이러스의 표면에 위치하면 이때의 면역복합체 형성을 **agglutination(응집)**이라 한다. 서로 다른 혈액형이 혼합되었을 때 발생하는 적혈구의 응집을 응집반응이라 한다.

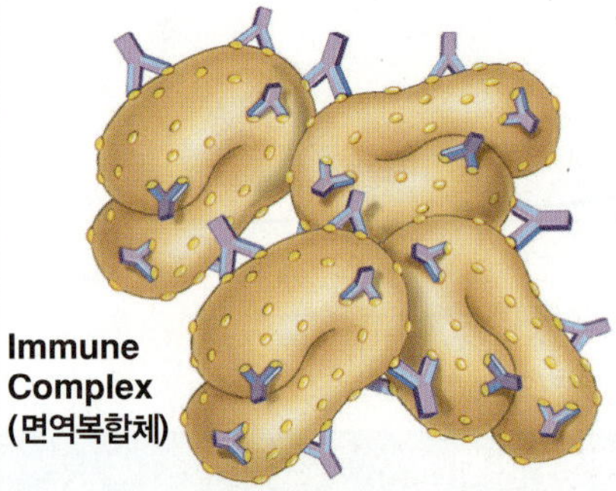


### Stimulation of Inflammation (염증자극)

항체는 호염백혈구와 비만세포로부터 헤파린과 히스타민 같은 물질을 분비하게 함으로써 염증을 유발한다.

### Attraction of Phagocyte (포식세포의 유인)

항원으로 싸인 항체는 병원균을 포식하고 외부단백질이나 비정상 형질막 등을 파괴하는 세포인 호산백혈구, 호중백혈구, 큰포식세포를 유인한다.

### 모듈 11.9 복습

a. 항원-항체복합체가 표적항원을 파괴하는 방법을 서술하시오.

b. 옵소닌작용을 정의하시오.

c. 염증에 관련된 세포에는 어떤 것이 있는가?

## 항체반응은 알러지반응 혹은 과민증을 유도하기도 한다

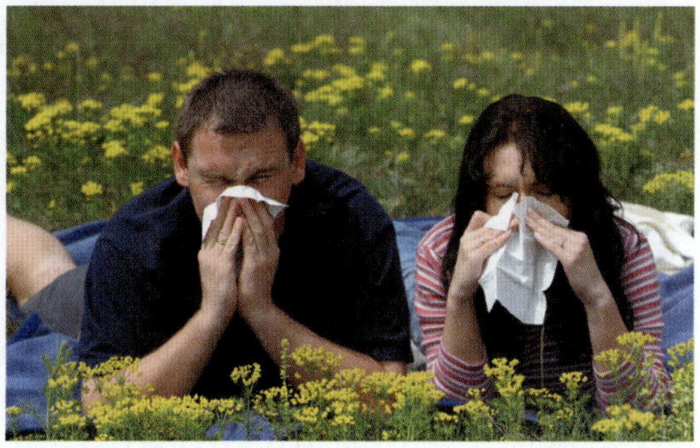

**Allergy(알러지반응)**는 항원에 대해 과도하게 일어나는 면역반응이다. 세포활성 혹은 항체치의 급격한 증가로 인해 부작용이 발생할 수 있다. 한 예로 호중백혈구 혹은 세포독성T세포는 항원을 공격할 때 정상세포를 파괴하기도 한다. 또 항원-항체복합체는 과도한 염증을 유발할 수 있다. 알러지반응을 유발하는 항원을 **allergen(알러지항원)**이라 한다.

**1** 초기노출 시 알러지항원에 대한 민감도에 따라 다량의 IgE를 생산한다. 특정 알러지항원에 대한 반응으로 IgE 항체를 생산할 수 있는 능력은 유전적으로 결정된다.

**2** **Immediate hypersensitivity(즉시과민반응)**는 어떤 항체의 존재에 대한 신속하고 과도한 반응이다. 한 예로 **allergic rhinitis(알러지비염)**는 건초열과 다른 환경적 알러지를 유도하며 대략 미국인의 15%가 앓고 있다. 알르레기성 비염은 코안의 막에 생기는 염증으로 신체표면에서 발생하는 **hypersensitivity reaction(과민반응)**이다. 알러지항원이 혈액으로 유입되면 아마도 치명적일 것이다. **Anaphylaxis(과민증)**의 경우 혈액 속의 알러지항원이 몸 전체에서 비만세포를 자극해 히스타민을 분비하게 한다. 심한 경우 광범위한 말초혈관확장이 발생해 혈압을 떨어뜨려 순환계통을 붕괴시킨다. 이러한 반응을 **anaphylactic shock(과민충격)**라고 한다.

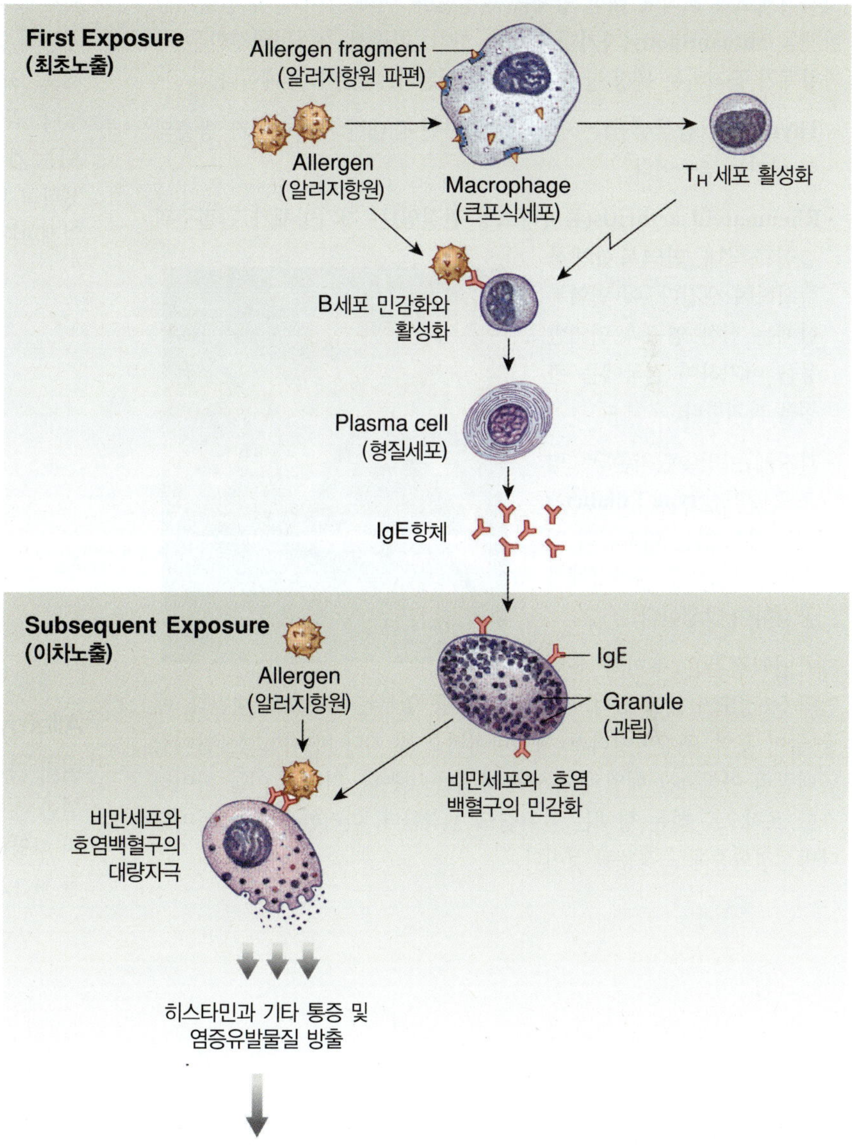


| Localized Allergic Reaction (국소적 알러지반응) | Systemic Allergic Reaction (계통적 알러지반응) |
|---|---|
| 알러지항원이 체표면에 있는 경우: 국소적 염증, 통증, 가려움<br>예: 알르레기성 비염 | 알러지항원이 혈액 내에 있을 경우 가려움, 부풀음, 호흡곤란(기도수축에 기인)<br>예: anaphylaxis(과민증) |

### 모듈 11.10 복습

a. 알러지와 알러지항원을 정의하시오.
b. Anaphylaxis(과민증)란 무엇인가?
c. 알러지반응으로 비만세포와 호염백혈구에서 어떤 물질이 배출되는가?

# 과도한 활성과 낮은 활성이 수반된 면역질환은 위험하다

## 과도하거나 잘못된 면역반응

### Autoimmune Disorders(자가면역질환)

**Autoimmune disorder(자가면역질환)**에 있어 면역계통이 자기 자신의 조직을 공격한다. 일반적으로 면역계통은 몸 안에 있는 자기항원-정상항원을 인지하여 무시한다. 인식계통이 잘못되면 활성화한 B세포가 정상자기세포와 조직에 대한 항체를 형성한다. 이와 같이 잘못 만들어진 항체를 **autoantibody(자가항체)**라고 한다. 따라서 자가면역질환은 자가항체가 공격하는 특정 항원에 따라 결정된다. 다음이 그 예이다.

- **Thyroiditis(갑상샘염)**는 갑상샘글로불린에 대한 자가항체가 방출되어 생기는 염증이다.
- **Rheumatoid arthritis(류마티스성 관절염)**는 자가항체가 관절주위 결합조직내 면역복합체를 형성하여 생긴다. 이 면역복합체는 심한 염증과 면역반응을 야기하여 결국에는 관절을 파괴한다.

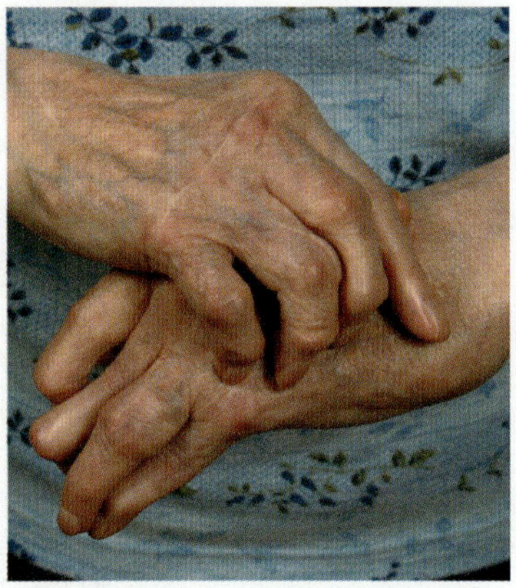

- 과거에는 인슐린의존당뇨병으로 알려진 **type 1 diabetes (1형 당뇨병)**는 이자섬의 인슐린생산세포를 자가항체가 공격하여 발생한다.

자가면역질환은 북미와 유럽인의 5%정도가 앓고 있다. 이러한 질환 중 일부는 오인으로 생긴다. 예를 들어 홍역, 포진바이러스, 독감바이러스 및 기타 바이러스는 말이집 단백질의 아미노산 배열과 유사한 배열을 갖는다. 따라서 이들 바이러스를 표적으로 하는 항체는 말이집도 공격한다. 이러한 기전은 아마도 다발성경화증에도 적용될 것이다.

### Graft Rejection(이식거부)

기관이식 후 발생하는 큰 문제가 **graft rejection(이식거부반응)**이다. 이식거부반응은 이식한 조직의 형질막에 위치한 단백질을 만나게 되면 이식받은 조직의 T세포가 활성화한다. 따라서 세포독성T세포가 형성되어 외부세포를 공격하여 파괴한다. **Immunosuppression(면역억제)**—면역계통의 민감도를 저하—을 통해 이식성공률을 향상시킨다. T세포, 큰포식세포, B세포 간의 정보전달을 이해하면 보다 효과적인 약물을 개발할 수 있다. 곰팡이에서 추출한 복합물인 **cyclosporin A(CsA, 사이클로스포린 A)**는 가장 중요한 면역억제 약물이다. 이 물질은 도움T세포의 활성은 억제하고 억제T세포의 활성은 비교적 덜 억제시키는 방식으로 면역반응을 억제한다.

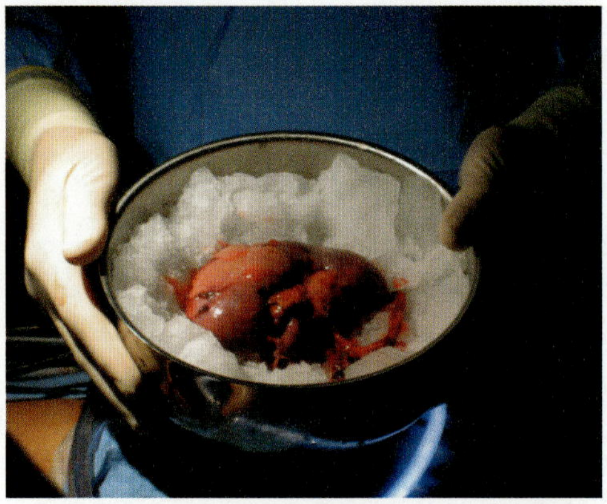

### Allergy(알러지)

여러 가지 알러지의 효과는 덜한 것에서 치명적인 것까지 다양하다. (예를 들어, 모듈 11.12 참조)

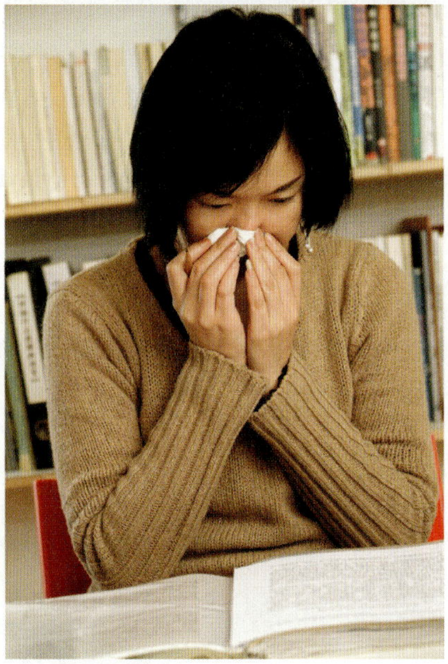

부적절한 면역반응

## Immunodeficiency Diseases(면역결핍질환)

**Immunodeficiency disease(면역결핍질환)**은 (1) 림프기관과 조직의 발생에서의 문제 (2) 면역기능을 억제하는 바이러스에 감염 또는 (3) 방사선 혹은 약물 같은 면역억제인자에 노출 등으로 발생한다.

**Acquired immune deficiency syndrome(후천성면역결핍증후군; AIDS)**은 가장 일반적인 면역결핍질환인데 **human immnodeficiency virus(HIV, 사람면역결핍바이러스)**로 인해 유발된다. 이 바이러스는 CD4라는 막단백질에 결합하여 도움T세포를 감염시킨다. 감염된 세포는 바이러스의 단백질을 합성하여 퍼뜨리기 시작한다. HIV에 감염된 세포는 결국 바이러스나 면역방어작용에 의해 파괴된다. 도움T세포의 점진적인 파괴는 항원에 대한 세포-매개면역과 항체-매개면역반응을 손상시킨다. 문제를 악화시키는 것은 이 바이러스에 의해 억제T세포가 비교적 덜 영향을 받아 오랜 시간에 걸쳐 과도한 억제인자가 정상면역반응을 못하게 한다. 결국 순환 항체의 농도가 떨어져 세포-매개 면역이 감소하여 신체가 세균 침입에 취약해진다. 면역기능이 억제되면 보통은 해가 없는 미생물이 치명적인 **opportunistic infection(기회감염)**을 촉발한다. 면역감시 기능도 저하되므로 암발생 위험을 증가한다. HIV의 감염은 감염된 사람의 체액과 접촉을 통하여 발생한다. 모든 체액이 이 바이러스를 포함하고 있지만 전염의 주요 경로는 혈액, 정액, 질분비물과의 접촉이다. 전세계 인구 중 약 3,300만 명이 감염되었고 이 중 2,200만 명이 사하라사막 아래쪽 아프리카에 있으며 120만 명은 북아메리카에 있다. AIDS는 미국에서만 1년에 17,000명을 죽음에 이르게 하고 전세계적으로는 200만 명을 죽게 한다.

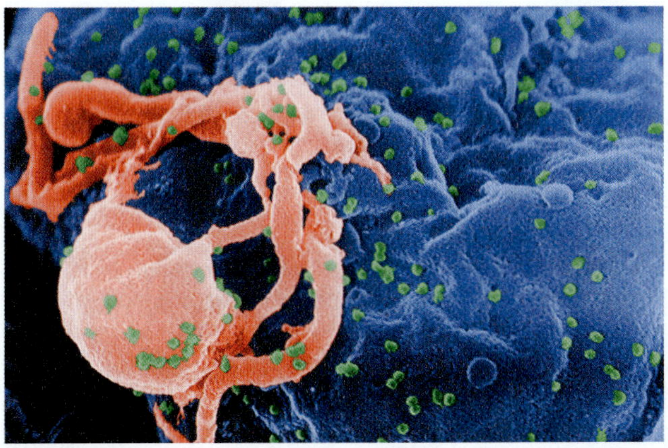

감염된 $T_H$세포에서 분리되는 HIV(녹색) SEM × 40,000

## 나이에 따른 면역력 감소

나이가 듦에 따라 면역계는 질병에 대한 저항성이 떨어지게 된다. T세포는 항원에 잘 반응하지 않아 세포독성T세포의 감염에 대한 반응이 약화된다. 이러한 약화는 부분적으로 가슴샘의 점진적인 위축에 따른 가슴샘호르몬의 혈중농도가 감소하는 것과 연관이 있다. 도움T세포의 개수 역시 감소하므로 B세포도 반응도가 낮아 항원에 노출되어도 신속하게 항체의 양이 증가하지 않는다. 따라서 바이러스와 세균에 쉽게 감염된다. 그래서 플루(독감), 폐렴구균과 같은 질병에 대한 예방접종이 노인에게는 필요하다. 노인에서 암 발생률도 증가하는데 이것은 면역감시가 약화되어 암세포가 효과적으로 제거되지 못하기 때문이다.

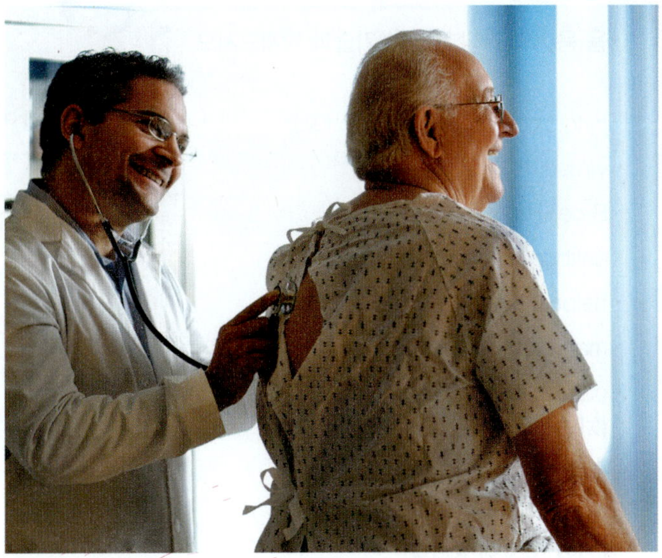

### 모듈 11.11 복습

a. 자가면역질환을 정의하시오.
b. 면역억제를 서술하시오.
c. 노인에 있어 암 발병률이 증가하는데 그 이유를 설명하시오.

### 1. 연결하기

다음 용어와 가장 밀접한 설명을 짝지으시오.

- opsonization(옵소닌작용)
- helper T cell(도움T세포)
- antibody(항체)
- complete antigen(완전항원)
- neutralization(중화)
- IgM
- agglutination(응집)
- IgG
- passive immunity(수동면역)
- anaphylaxis(과민증)
- graft rejection(이식거부)
- acquired immunity(후천면역)
- B cell(B세포)

a ________ 두 쌍의 폴리펩티드 사슬
b ________ 기관이식 후 생기는 심각한 부작용
c ________ 능동적이고 수동적인
d ________ 항체의 전달을 수반한다.
e ________ HIV에 의한 공격
f ________ 포식작용을 향상
g ________ 맞지 않는 혈액형이 혼합되면 적혈구가 응집된다.
h ________ 기억세포와 형질세포로 분화
i ________ 적어도 두개의 항원결정부위를 갖는 항원
j ________ 혈액형을 결정하는 항체
k ________ 바이러스 혹은 독소가 자신의 세포에 결합하는 것을 방지하는 항체기전
l ________ 바이러스, 박테리아와 독소에 대한 저항성을 제공하는 풍부한 항체
m ________ 순환 알러지항원이 체내 비만세포를 자극한다.

### 2. 연결하기

다음 용어와 가장 적절한 기술과 짝지으시오.

- cytotoxic T cell(세포독성T세포)
- viruse(바이러스)
- B cell(B세포)
- antibody(항체)
- helper T cell(도움T세포)
- macrophage(큰포식세포)
- natural killer(NK) cell (자연살해세포)
- suppressor T cell(억제T세포)
- memory T cell and B cell (기억T세포와 B세포)

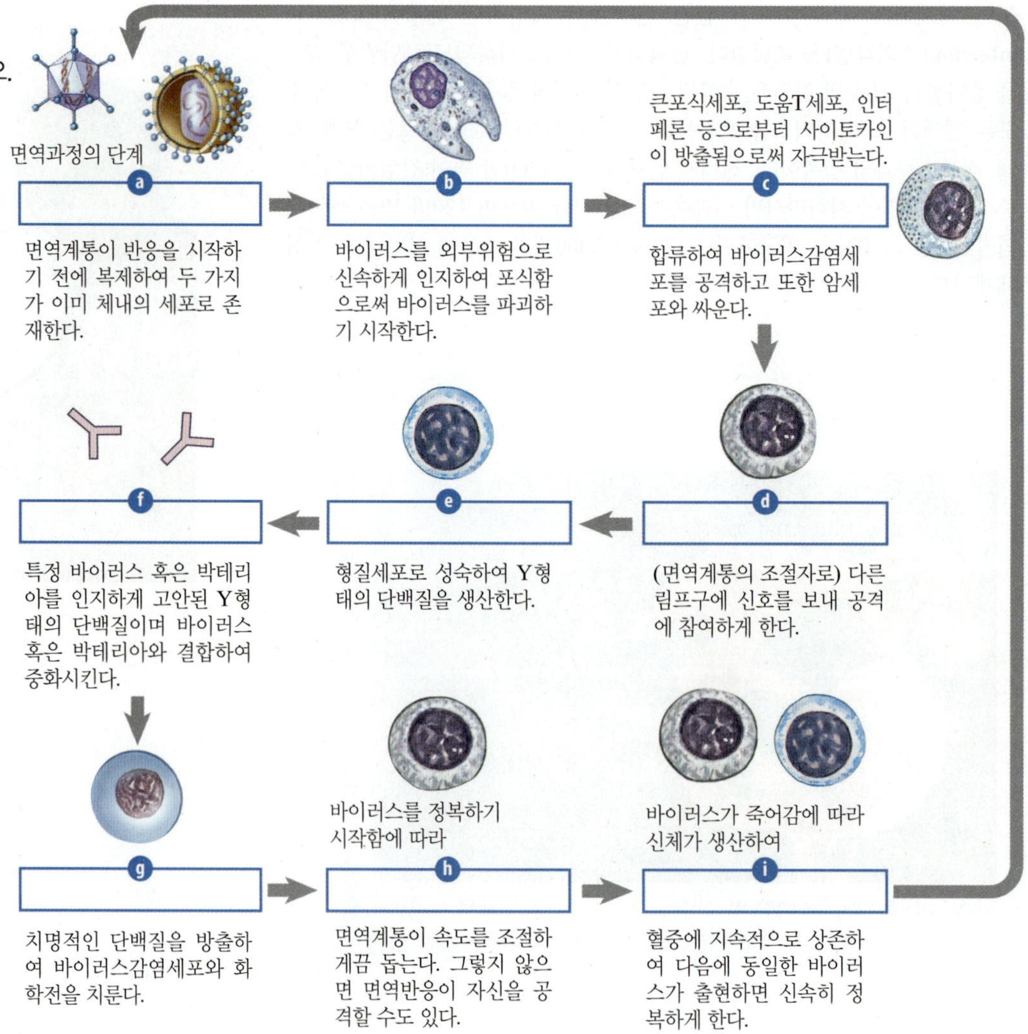

# 핵심 용어로 윤곽 파악하기

각 모듈마다 차례대로 열거한 용어를 이용하여 내용을 요약하시오.

## 1절

### Lymphatic System(림프계통)의 형태

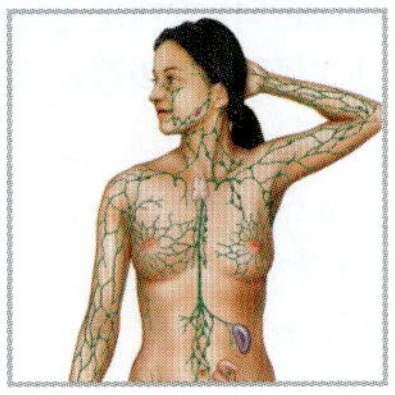

- lymphatic system(림프계통)
- lymphocyte(림프구)
- lymph(림프)
- lymphatic vessel(림프관)
- lymphatic(큰림프관)

## 11.1

### 사이물질은 모세림프관에 모여 림프관 속의 림프가 된다

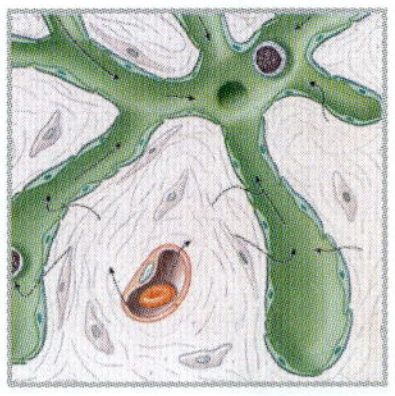

- lymphatic vessel(림프관)
- lymphatic capillary(모세림프관)
- lymph(림프)

## 11.2

### 작은 림프관은 합쳐져서 큰림프관을 형성하여 림프를 빗장밑정맥으로 운반한다

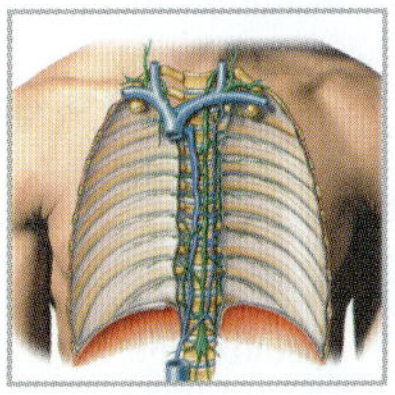

- blood(혈액)
- lymphatic trunk (림프관줄기)
- thoracic duct (가슴림프관)
- right lymphatic duct (오른림프관)
- cisterna chili (가슴림프관팽대)
- lumbar trunk (허리림프관줄기)
- intestinal trunk (창자림프줄기)
- lymphedema (림프종)

## 11.3

### 림프구는 림프계통의 면역기능을 담당한다

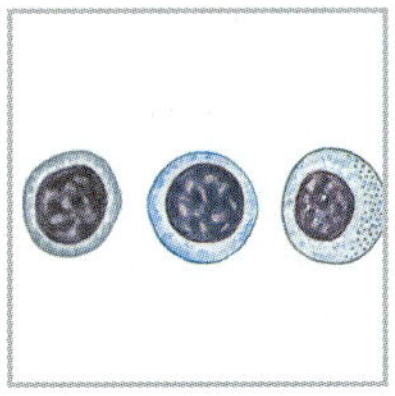

- antigen(항원)
- T cell(T세포)
- cytotoxic T cell (세포독성T세포)
- cell-mediated immunity (세포매개면역)
- helper T cell (도움T세포)
- suppressor T cell (억제T세포)
- B cell(B세포)
- plasma cell (형질세포)
- antibody-mediated immunity (항체매개면역)
- memory B cell (기억B세포)
- NK(natural killer) cell(자연살해세포)
- immunological surveillance (면역감시)
- lymphopoiesis (림프구생성)
- o red bone marrow (적색골수)
- lymphoid stem cell (림프줄기세포)
- o thymus(가슴샘)
- blood-thymus barrier (혈액-가슴샘장벽)

## 11.4

### 림프조직과 림프기관에 존재하는 림프구는 병원균과 독소로부터 몸을 보호한다

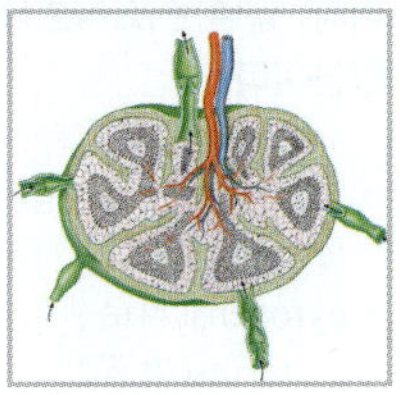

- o lymphoid tissue (림프조직)
- o lymphoid nodule (림프소절)
- o lymphoid organ (림프기관)
- mucosa-associated lymphoid tissue(MALT, 점막연관림프조직)
- tonsils(편도)
- pharyngeal tonsil (인두편도)
- palatine tonsil (목구멍편도)
- lingual tonsil (혀편도)
- tonsillitis(편도염)
- lymph node (림프절)
- efferent lymphatic (날림프관)
- dendritic cell (가지돌기세포)
- afferent lymphatic vessel(들림프관)
- thymosin(티모신)

## 2절

### Nonspecific Immunity(비특이적 면역)

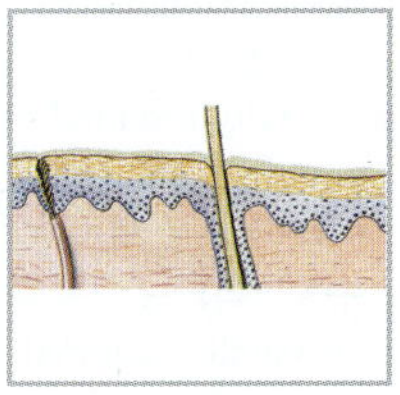

- immunity(면역)
- nonspecific defense (비특이적 방어)
- nonspecific resistance (비특이적 저항)
- physical barrier (물리적 장벽)
- phagocyte (포식세포)
- immune surveillance (면역감시)
- interferon (인터페론)
- complement system (보체계통)
- inflammatory response(염증반응)
- fever(발열)
- specific defense (특이적 방어)
- specific resistance (특이적 저항)

## 11.5

### 물리적 장벽과 포식세포가 비특이적 방어를 담당한다

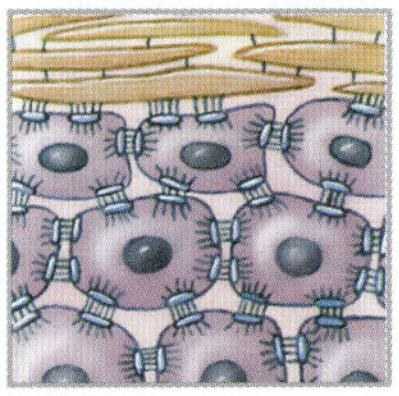

- o integumentary system(표피계통)
- o epithelia(상피)
- o phagocyte (포식세포)
- neutrophil (호중백혈구)
- eosinophil (호산백혈구)
- macrophage (큰포식세포)
- monocytemacrophage system (단핵구-큰포식세포 계통)
- fixed macrophage (고정큰포식세포)
- free macrophage (이동큰포식세포)
- diapedesis (혈관외유출)
- chemotaxis (화학주성)

• = 해당 모듈에서 굵은 문자로 표시한 용어

## 11.6

**염증은 상처로 인해 발생되는 국소적 조직반응이다; 발열은 조직손상과 감염에 따른 일반적인 반응이다**

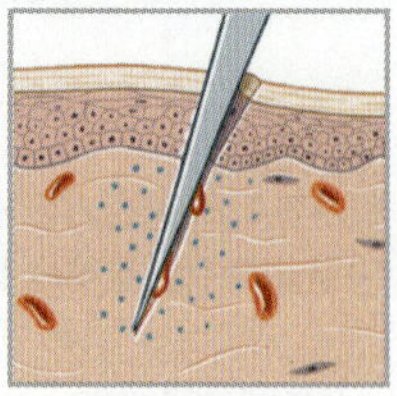

- inflammation(염증)
- fever(발열)
- pyrogens(피로젠)
- perforins(퍼포린)

## 3절

## Specific Immunity(특이적 면역)

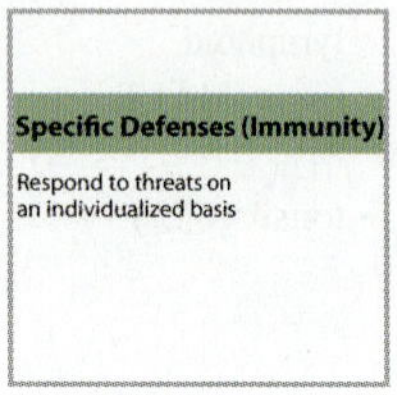

Specific Defenses (Immunity)
Respond to threats on an individualized basis


- specific defense (특이적 방어)
- immunity(면역)
- acquired immunity (후천면역)
- o passive immunity (수동면역)
- o naturally acquired passive immunity (자연적으로 획득한 수동면역)
- o artificially acquired passive immunity (인공적으로 획득한 수동면역)
- o active immunity(immune response) (능동면역, 면역반응)
- o naturally acquired active immunity (자연적으로 유도된 능동면역)
- o artificially acquired active immunity (인공적으로 유도된 능동면역)
- o innate immunity (선천적 면역)
- specificity(특이성)
- versatility(다능성)
- clone(클론)
- immunologic memory(면역적 기억)
- memory cell (기억세포)
- tolerance(관용)

## 11.7

**특이적 방어는 항원에 노출될 경우 유발된다**

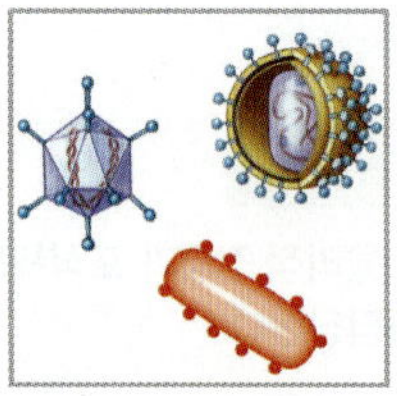

- antigen presentation(항원제시)
- antigen-presenting cell(APC, 항원제시세포)
- memory $T_C$ cell(기억$T_C$세포)
- memory $T_H$ cell(기억$T_H$세포)

## 11.8

**항체는 작은 수용성 단백질로서 특정 항체에 결합한다; 항체는 항원을 불활성화시키고 또 다른 방어과정을 유발한다**

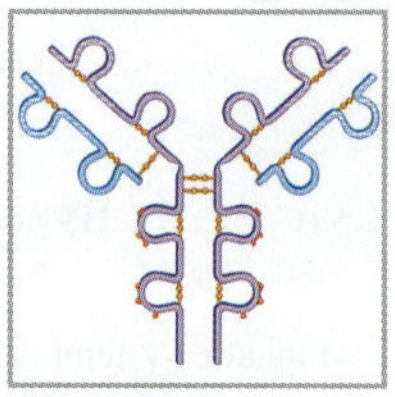

- o antibody molecule (항체분자)
- heavy chain (무거운사슬)
- light chain (가벼운사슬)
- constant segment (불변분절)
- variable segment (변동분절)
- antigen binding site(항원결합부위)
- antigen-antibody complex (항원-항체복합체)
- antigenic determinant site (항원결정부위)
- complete antigen (완전항원)
- partial antigen (부분항원)
- immunoglobulin (Ig, 면역글로불린)
- IgG, IgE, IgD, IgM, IgA
- primary response (1차반응)
- antibody titer (항체치)
- secondary response (2차반응)

## 11.9

**항체는 표적항원을 파괴하기 위해 여러 상이한 기전을 사용한다**

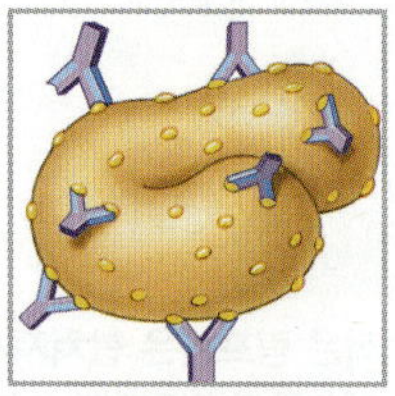

- neutralization(중화)
- prevention of adhesion(유착 억제)
- activation of complement (보체활성화)
- opsonization (옵소닌작용)
- attraction of phagocyte (포식세포의 유인)
- stimulation of inflammation (염증자극)
- agglutination(응집)
- immune complex (면역복합체)

## 11.10

**항체반응은 알러지반응 혹은 과민증을 유도하기도 한다**

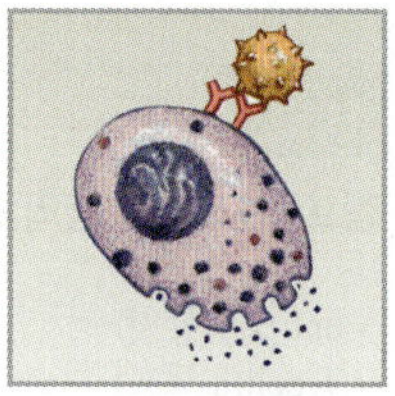

- Allergy(알러지반응)
- Allergen (알러지항원)
- immediate hypersensitivity (즉시과민반응)
- allergic rhinitis (알러지비염)
- hypersensitivity reaction(과민반응)
- anaphylaxis (과민증)
- anaphylactic shock (과민충격)
- o localized allergic reaction (국소적 알러지반응)
- o systemic allergic reaction (계통적 알러지반응)

• = 해당 모듈에서 굵은 문자로 표시한 용어

**11.11**

**과도한 활성과 낮은 활성이 수반된 면역질환은 위험하다**

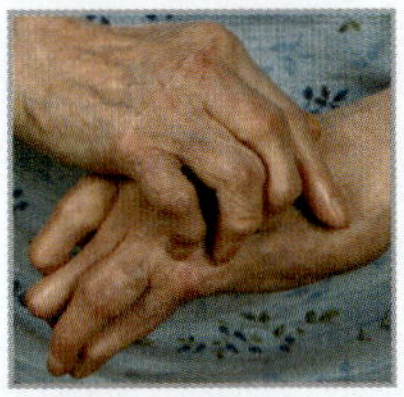

- autoimmune disorder (자가면역질환)
- autoantibody (자가항체)
- thyroiditis(갑상샘염)
- rheumatoid arthritis (류마티스성 관절염)
- Type 1 diabete (1형 당뇨병)
- graft rejection (이식거부)
- immunosuppression (면역억제)
- cyclosporin A(CsA, 사이클로스포린 A)
- ○ allergy(알러지)
- immunodeficiency disease (면역결핍질환)
- acquired immune deficiency syndrome (AIDS, 후천성면역결핍증후군)
- human immunodeficiency virus(HIV, 사람면역결핍바이러스)
- opportunistic infection (기회감염)

• = 해당 모듈에서 굵은 문자로 표시한 용어

## 11장 종합 복습 문제

1. 면역의 일반 특성 네 가지를 열거하고 설명하시오.
2. 항원-항체복합체의 형성이 어떻게 항원을 제거하는가?
3. 캐시의 할아버지는 폐암진단을 받았다. 주치의가 주변의 여러 림프절에서 조직샘플(생검)을 채취하였는데 캐시는 그 이유가 궁금했다. 왜냐하면 암은 할아버지의 폐에 있기 때문이다. 여러분은 캐시에게 어떻게 설명하겠는가?
4. 토니는 자신이 홍역에 노출되어 그 병을 앓고 있는지 알고 싶었다. 주치의는 혈액샘플을 채취해 항체수치를 측정하기 위해 실험실로 보냈다. 그 결과 홍역 바이러스에 대한 IgM 항체의 수치가 증가하였으나 IgG의 수치는 오히려 낮았다. 토니가 홍역에 걸린 것인가?
5. 범죄현장 감식반은 희생자의 옷에 묻은 체액의 일부를 발견한다. 감식반은 분석을 위해 조심스럽게 샘플을 채취해 범죄전담실험실로 보낸다. 면역글로불린의 분석을 토대로 범죄전담 실험실에서 그 샘플이 혈액인지 정액인지를 결정할 수 있겠는가? 답하시오.

11장에 있는 모든 모듈, 절, 종합 복습 문제의 풀이를 알고 싶으면 이 책의 뒷부분에 청색 식별표로 표시한 해당 페이지를 참조하시오.

# 12 호흡계통 (The Respiratory System)

## 학습성과

다음 각 학습성과 번호는 본문의 모듈 번호와 일치하며, 독자는 12장을 모두 공부한 후에 각 학습성과를 실천할 수 있어야 한다.

### 1절 • General Organization of the Respiratory System (호흡계통의 일반적인 구성)

**12.1** 호흡 점막의 역할을 기술하고, 호흡계를 구성하는 기관들에 대해 알아보며 그들의 기능을 설명한다.

**12.2** 폐로 이어지는 공기 통로 구조와 기능을 살펴보고 폐의 외부 구조에 대해 설명한다.

**12.3** 폐포의 기능에 따른 구조를 기술한다.

### 2절 • Respiratory Physiology(호흡 생리)

**12.4** 폐 안팎으로의 공기 이동을 조절하는 물리학적 원리를 요약한다.

**12.5** 호흡근육들의 명칭을 알아보고 호흡 운동에 관한 근육들의 작용을 기술한다.

**12.6** 외호흡과 내호흡이 일어나는 동안 산소와 이산화탄소의 확산에 대해 알아보고, 혈류를 통해 기체들이 어떻게 운반되는지 설명한다.

**12.7** 호흡조절에 영향을 주는 brain stem(뇌줄기) 구조와 호흡 속도에 미치는 이산화탄소의 영향에 대해 알아본다.

**12.8** ＋ **임상의학 모듈** 폐질환과 흡연이 어떻게 해서 호흡에 영향을 주는지 설명하고 노화에 따른 호흡계통 변화에 대해 기술한다.

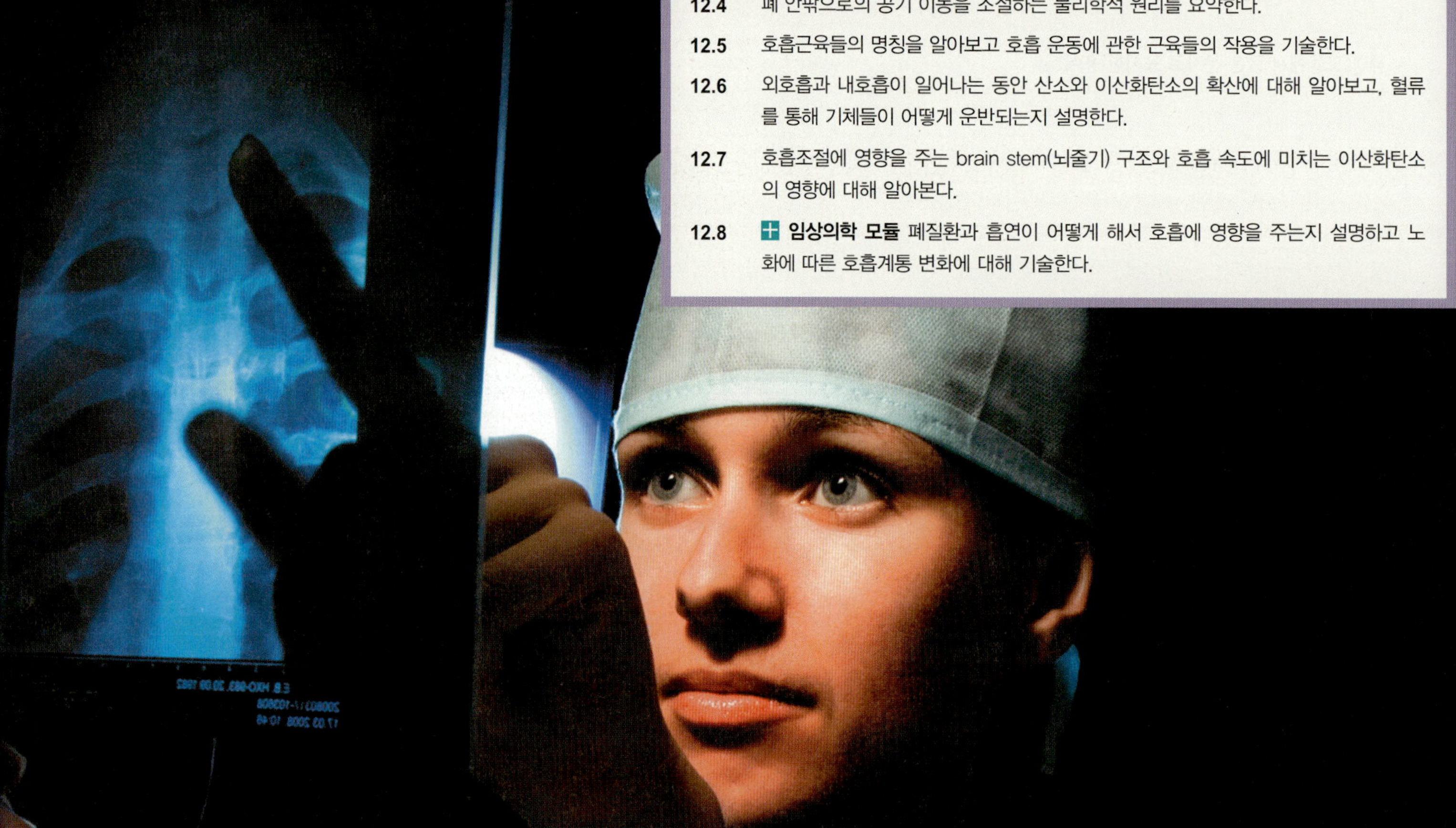

# General Organization of the Respiratory System(호흡계통의 일반적인 구성)

**Respiratory system(호흡계통)**은 공기가 허파(폐) 안팎으로 이동하고 공기와 혈액 간 기체 교환에 관여하는 구조들로 이루어져 있다. 이 장에서 우리는 이러한 기관계의 기능과 구조에 대하여 살펴볼 것이다.

**1** 호흡계통은 해부학적으로 **upper respiratory system(위호흡계)**과 **lower respiratory system(아래호흡계)**으로 나눌 수 있다. 두 부분 모두 허파의 기체교환 표면을 출입하는 공기를 운반하는 통로인 **respiratory tract(호흡관)**을 이루고 있다. 이 관은 공기가 지나가는 **conducting portion(유도부)**과 기체교환이 일어나는 **respiratory portion(호흡부)**으로 이루어져 있다. 유도부는 콧구멍에서 시작하여 **bronchiole(세기관지)**이라고 하는 좁은 통로까지 확장된다. 호흡부는 가장 작은 세기관지와 공기주머니인 **alveoli(허파꽈리, 폐포)**를 포함한다. 공기와 혈액 사이의 기체교환은 폐포에서 이루어진다.

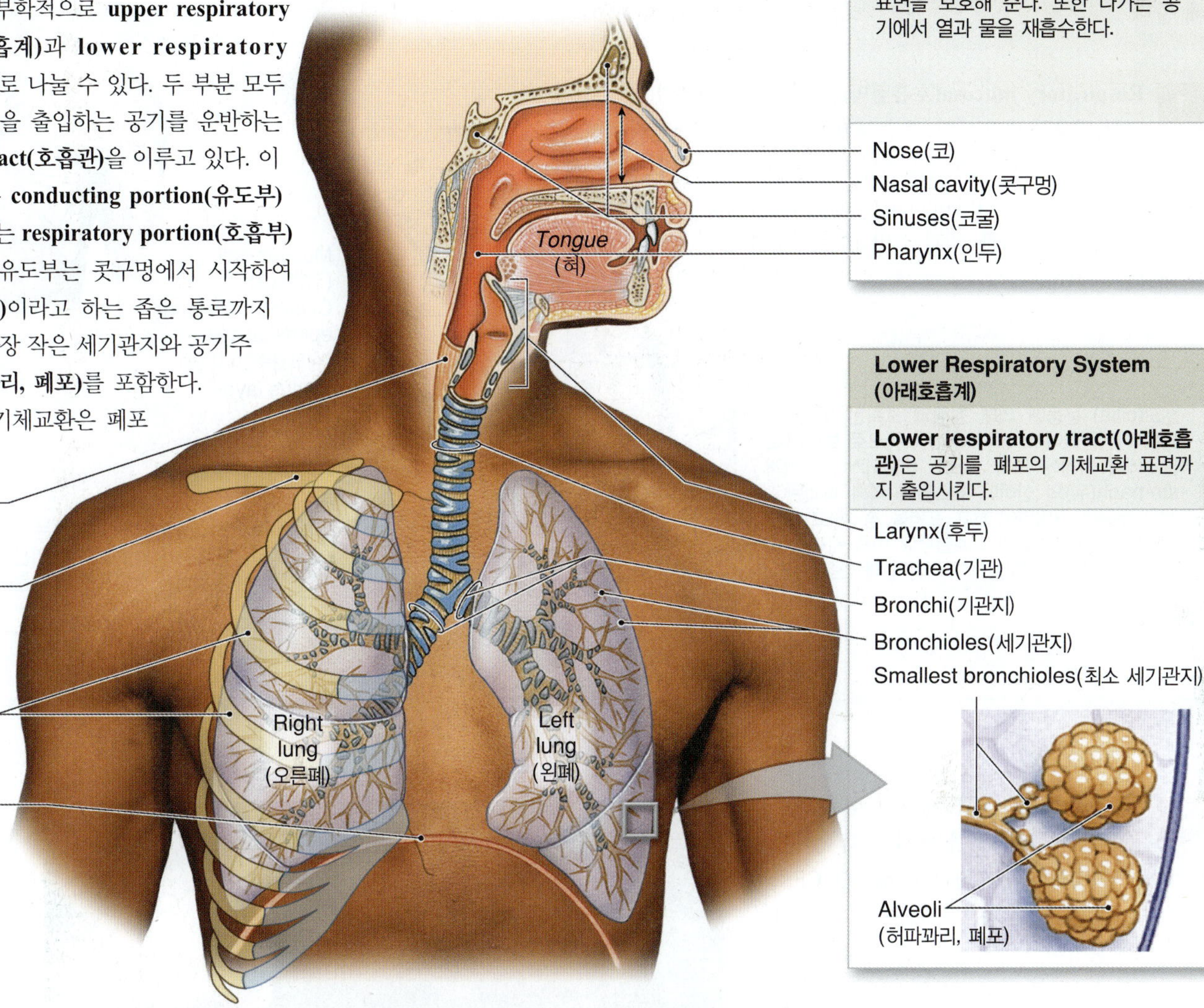


**Upper Respiratory System (위호흡계)**

**Upper respiratory tract(위호흡관)**은 들어오는 공기를 여과하고 데우며 축축하게 해서 아래호흡계의 연한 표면을 보호해 준다. 또한 나가는 공기에서 열과 물을 재흡수한다.

**Lower Respiratory System (아래호흡계)**

**Lower respiratory tract(아래호흡관)**은 공기를 폐포의 기체교환 표면까지 출입시킨다.

**2** 이 표는 호흡계통의 주요 기능을 요약하고 있다.

**Major Functions of the Respiratory System(호흡계통의 주요 기능)**

- 공기와 순환 혈액 사이에서 기체교환을 위해 최대의 표면적을 제공한다.
- 호흡관을 따라 폐의 기체교환 표면으로 공기를 출입시킨다.
- 호흡 표면의 탈수와 온도변화를 막아주고 병원체 감염으로부터 보호해 준다.
- 말하고, 노래부르며 기타 다른 유형의 의사소통을 위한 소리를 생성한다.
- 콧구멍 위쪽 부위의 후각 수용체들에 의해 냄새를 맡도록 해준다.

## 호흡점막은 들어오는 공기를 정화시키고 데우며 축축하게 해준다

우리 호흡계통의 기체교환 표면은 연약해서 우리가 들이마시는 공기에 먼지나 병원체가 있으면 심하게 손상될 수 있다. 코털은 먼지나 곤충들이 들어오지 못하게 한다. 코 안쪽 벽에 있는 혈관 그물은 콧구멍으로 열을 발산하여 들어오는 공기를 따뜻하게 데워주며, 콧구멍과 코굴에 있는 점액선에서 나오는 분비물은 공기에 습기를 더해 준다.

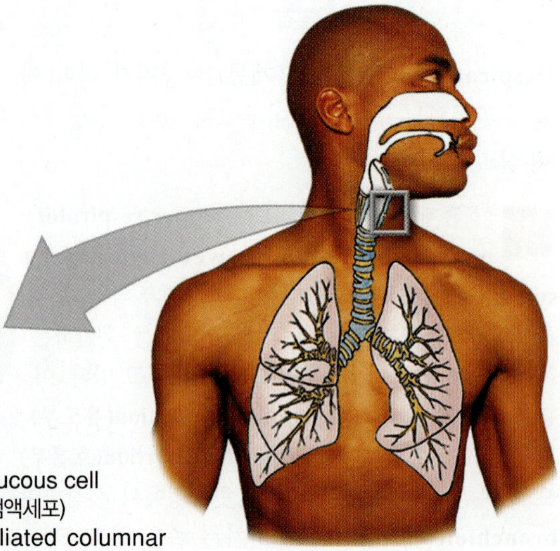

**1** **Respiratory mucosa(호흡점막)**는 호흡관 대부분의 유도부 내강을 싸고 있다. 호흡상피의 구조는 호흡관을 따라 변화한다. 다수 점액세포들을 지닌 위중층 섬모원주상피(pseudostratified ciliated columnar epithelium)가 콧구멍, 인두 윗부분, 기관, 기관지 및 큰 세기관지의 내강을 싸고 있다.

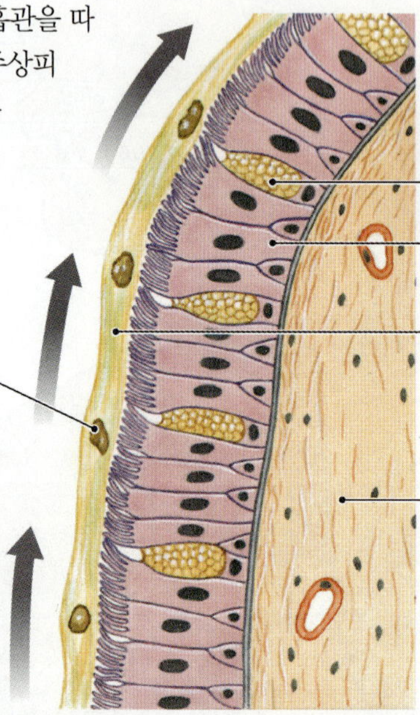


섬모(cilia) 운동에 의해 점액과 포획된 부스러기 혹은 미생물들이 pharynx(인두) 쪽으로 보내지고, 그곳에서 기침에 의해 밖으로 배출되거나 삼켜져 stomach(위)의 산이나 효소들에 의해 파괴된다. 섬모 운동은 끊임없이 호흡 표면을 청소하고 보호해준다. 공기가 호흡관의 호흡부에 이를 때까지 크기 5 μm 이상의 입자들은 포획되어 제거된다.

**Lamina propria(점막고유판)**는 호흡상피를 지탱하는 성긴조직의 아래층이다. 위호흡계, 기관 및 기관지의 고유판에는 점액샘이 있어서 상피표면 위로 분비물을 방출한다.

**2** **Cystic fibrosis(CF, 낭포성 섬유증)**는 북유럽 혈통의 백인들에서 가장 흔하게 발병하는 치명적인 유전병이다. 해마다 CF로 새롭게 진단받는 경우가 1,000건에 이른다. 가장 위험한 증상이나 증후군은 비정상적으로 두껍고 끈적거리는 점액을 생성하기 때문에 나타난다. 점액이 밀집되어 쌓이면 공기 흐름이 제한된다. 쌓인 점액에서 세균이 번식하면 호흡통로와 폐에 치명적인 감염이 일어날 수 있다. 시간이 지나면서, 만성 염증과 감염이 호흡계통을 영구적으로 손상시킬 수도 있다. 이 CF 환자들은 점액을 일시적으로 얇게 해주는 호흡치료(breathing treatment)를 받게 된다.

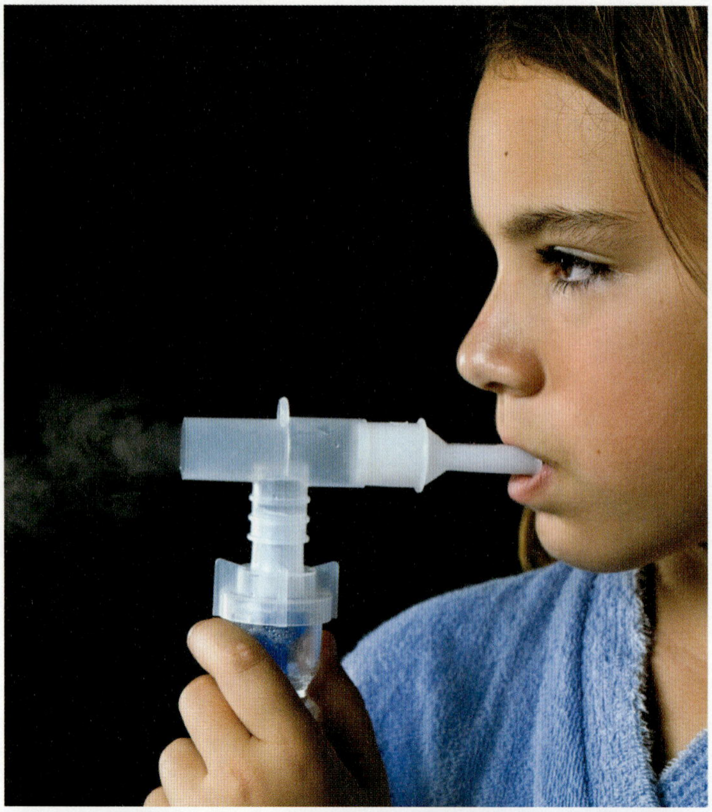

**3** 그림에서 위호흡계와 아래호흡계로 연결되는 구조들의 모습을 시상단면으로 보여주고 있다.

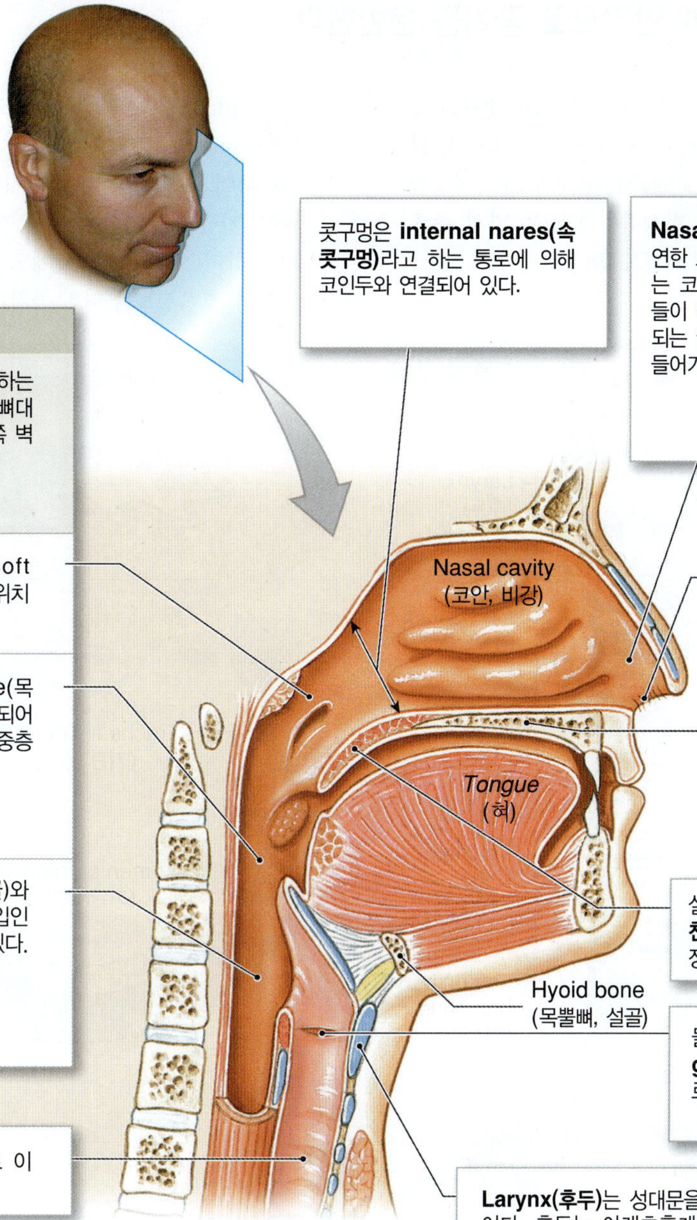


**Pharynx(인두)**

**Pharynx(인두)**는 소화계통과 호흡계통이 공유하는 방이다. 인두의 위와 뒤쪽 구부러진 부위는 몸통뼈대(axial skeleton)에 가까이 결합되어 있으나, 옆쪽 벽은 근육성으로 신축성이 있다.

**Nasopharynx(코인두)**는 인두 윗부분으로 soft palate(물렁입천장, 연구개)와 속콧구멍 사이에 위치하고 있다.

**Oropharynx(입인두;** *oris*, 입)는 hyoid bone(목뿔뼈) 높이의 물렁입천장과 혀 바닥 사이로 확장되어 있다. 코인두와 입인두 사이 주변부에서 상피가 위중층 원주상피에서 중층 편평상피로 바뀐다.

좁은 **laryngopharynx(후두인두)**는 목뿔뼈(설골)와 후두 및 식도 입구의 후두 부분을 포함하고 있다. 입인두의 경우처럼 후두인두도 중층 편평상피로 싸여 있다.

**Trachea(기관,** windpipe)는 공기를 폐 쪽으로 이동시킨다.

콧구멍은 **internal nares(속콧구멍)**라고 하는 통로에 의해 코인두와 연결되어 있다.

**Nasal vestibule(코안뜰)**은 코의 유연한 조직 안에 포함된 공간이다. 상피에는 코 바깥까지 나오기도 하는 굵은 털들이 나 있다. 이 털들은 공기 속에 포함되는 굵은 입자들을 걸러내어 코 안으로 들어가지 않도록 해준다.

공기는 정상적으로 비강으로 열린 한 쌍의 **external nares(바깥콧구멍;** nostril)를 통해 코 안으로 들어간다.

뼈로 이루어진 **hard palate(단단입천장, 경구개)**는 코 마루를 형성하여 입안과 분리시킨다.

살로 이루어진 **soft palate(물렁입천장, 연구개)**는 단단입천장 뒤로 연장되어 있다.

들이마신 공기는 인두를 나와 **glottis(성대문)**라고 하는 좁은 통로를 통해 후두로 들어간다.

**Larynx(후두)**는 성대문을 둘러싸서 보호해 주는 연골성 구조이다. 후두는 아래호흡계가 시작되는 부분이고 성대(vocal cord)를 포함하고 있다.

코 내벽에는 고도로 확장할 수 있는 정맥 혈관그물이 있어서 radiator(방열기)처럼 열을 방출할 수 있다. 차고 건조한 공기가 코 속 표면 위를 통과하는 동안, 공기가 데워지고 점액 속 물이 증발되어 공기에 포함된다. 따라서 코 안을 떠나 폐로 가는 공기는 체온에 거의 가깝게 가열되고 수증기로 포화된다. 이렇게 해서 연약한 호흡 표면이 냉기 혹은 건조상태로부터 보호될 수 있는 것이다. 입으로 숨쉬기를 하면 들어오는 공기에 열과 수분 공급이 훨씬 어려워지고, 공기를 내뱉을 때마다 열과 수분 손실이 늘어나게 된다.

### 모듈 12.1 복습

a. 호흡점막층을 싸는 cilia(섬모)의 역할은 무엇인가?

b. Cystic fibrosis(낭포성 섬유증)가 치명적인 이유는?

c. 들이마시는 공기는 어떻게 데워지는가?

# 기관 및 1차 기관지는 폐 안팎으로 공기를 운반한다

**1** **Trachea(기관**; windpipe)는 지름이 약 2.5 cm 정도의 강하고도 유연한 관이다. 기관은 가지를 쳐서 오른쪽 및 왼쪽 **primary bronchi(1차 기관지**; singular, *bronchus*)를 형성한다. 기관지가 세분화되고 가지를 형성하는 모양을 따서 종종 bronchial tree(기관지 나무)라고 부르기도 한다.

**2** 이 그림은 기관 단면도이다. 탄력성이 있는 인대와 **trachealis muscle(기관근육)**이 C자 모양의 기관연골의 끝을 연결하고 있다. 기관근육이 수축하면, 기관의 지름은 줄어들어 공기 흐름에 대한 저항이 증가한다. 기관의 이러한 수축은 기침하는 과정에서 공기 유출의 힘을 증가시키기도 하며 자극물의 배출에도 도움이 된다. 근육이 이완하면 기관의 지름은 더 커져 호흡통로를 따라 공기가 이동하기에 더 용이해진다.

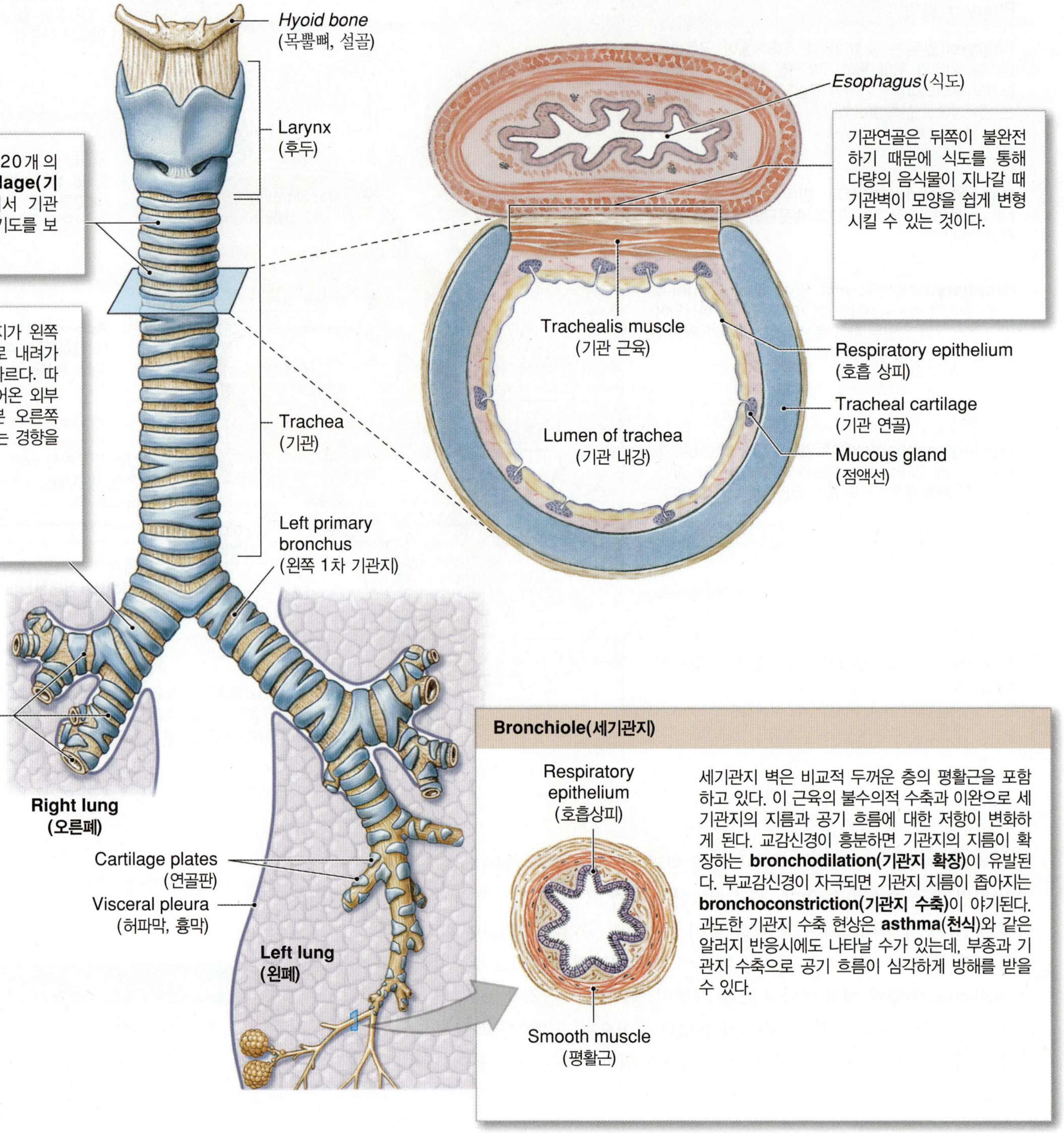


기관에는 15~20개의 **tracheal cartilage(기관연골)**들이 있어서 기관벽을 강화시키고 기도를 보호해 준다.

오른쪽 1차 기관지가 왼쪽보다 더 크고, 폐로 내려가는 각도가 더 가파르다. 따라서 기관으로 들어온 외부 이물질들은 대부분 오른쪽 기관지를 따라 가는 경향을 나타낸다.

기관연골은 뒤쪽이 불완전하기 때문에 식도를 통해 다량의 음식물이 지나갈 때 기관벽이 모양을 쉽게 변형시킬 수 있는 것이다.

**Bronchiole(세기관지)**

세기관지 벽은 비교적 두꺼운 층의 평활근을 포함하고 있다. 이 근육의 불수의적 수축과 이완으로 세기관지의 지름과 공기 흐름에 대한 저항이 변화하게 된다. 교감신경이 흥분하면 기관지의 지름이 확장하는 **bronchodilation(기관지 확장)**이 유발된다. 부교감신경이 자극되면 기관지 지름이 좁아지는 **bronchoconstriction(기관지 수축)**이 야기된다. 과도한 기관지 수축 현상은 **asthma(천식)**와 같은 알러지 반응시에도 나타날 수가 있는데, 부종과 기관지 수축으로 공기 흐름이 심각하게 방해를 받을 수 있다.

**3** 허파는 뭉툭한 원뿔 모양이고 끝 부분이 1번 갈비뼈 높이까지 올라와 있다. 각 폐의 넓고 오목한 아랫부분에는 가로막의 위 표면이 붙어 있다.

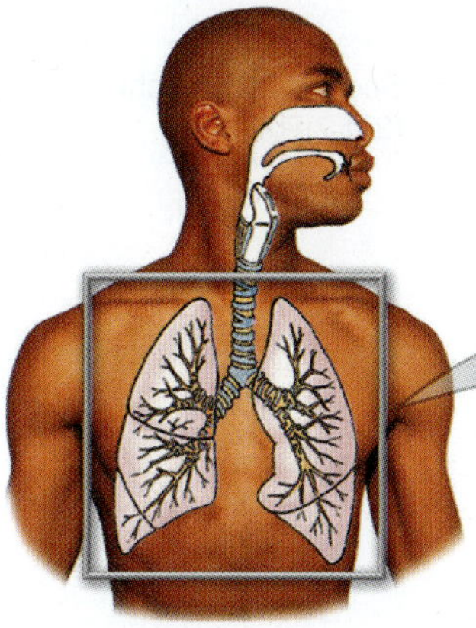

**Anterior view**
**(앞면도)**

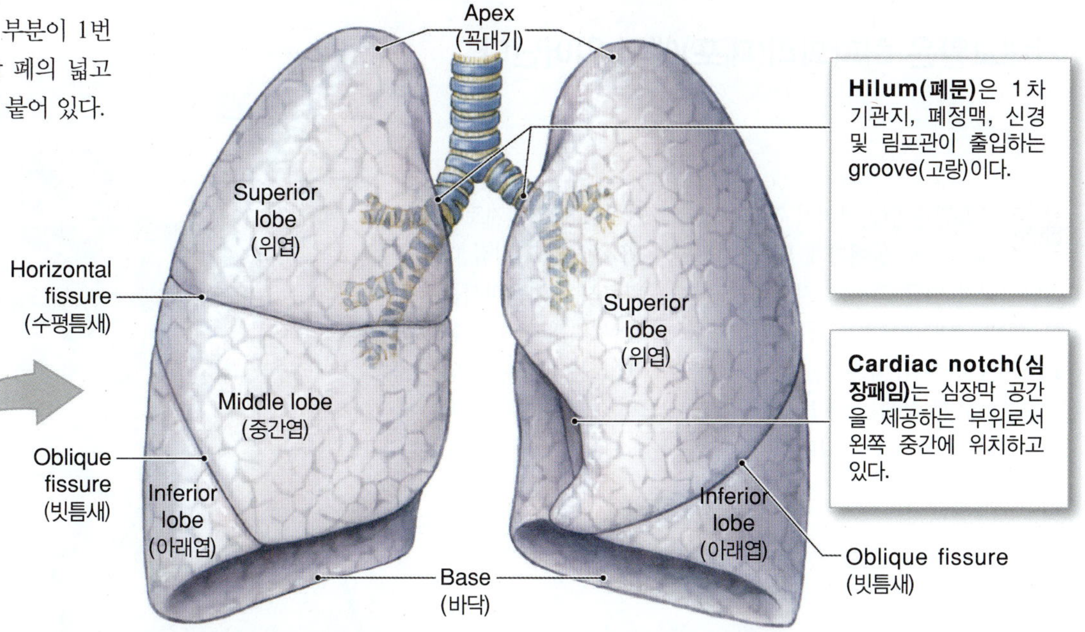


**Horizontal fissure(수평틈새) 및 oblique fissure(빗틈새)**가 오른폐를 세 엽으로 나눈다: **superior lobe(위엽), middle lobe(중간엽), inferior lobe(아래엽).**

**Oblique fissure(빗틈새)**는 왼폐를 두 엽으로 나눈다: **superior lobe(위엽), inferior lobe(아래엽).**

**4** 가슴안 단면을 위에서 본 모습으로서 폐, 심장 및 mediastinum(가슴세로칸)의 관계를 보여주고 있다. pleural cavity(흉막강, 가슴막안)는 폐를 둘러싸고, pericardial cavity(심막강, 심장막안)가 심장을 둘러싸고 있다. 흉막강 내벽은 **pleura(흉막)**라고 하는 장막이 싸고 있다. Parietal pleura(벽흉막)는 가슴벽의 내표면을 싸고, visceral pleura(내장흉막)는 폐표면을 덮고 있다. 흉막강은 이 두 막 사이의 공간이다.

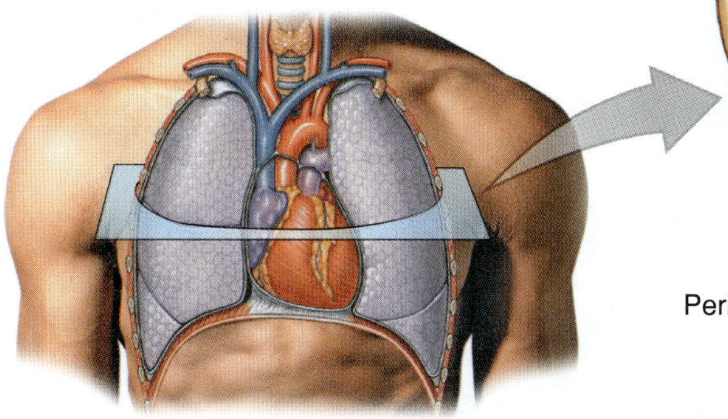

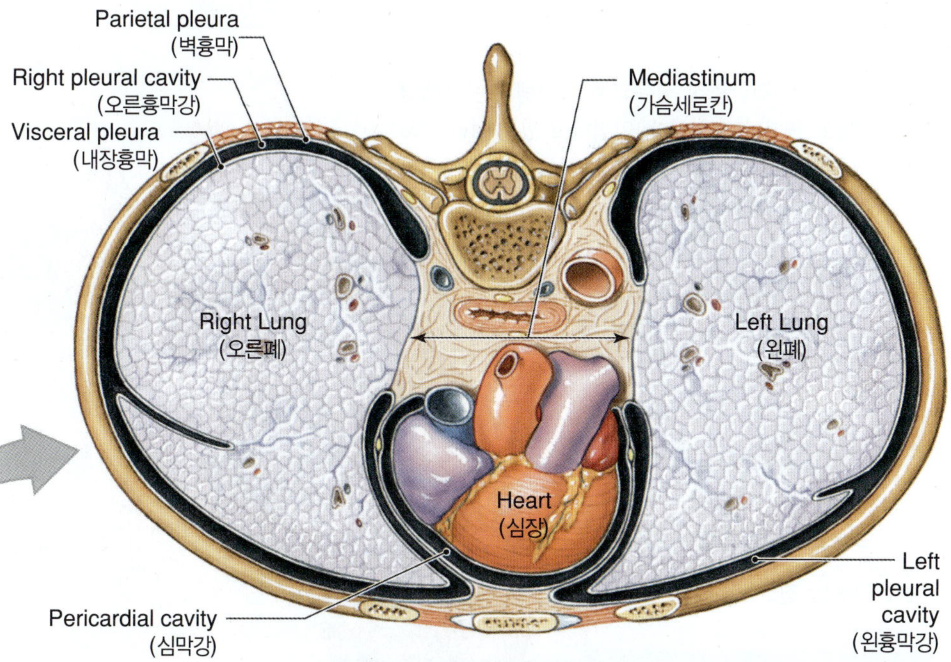


### 모듈 12.2 복습

a. 기관연골은 왜 완전한 고리가 아니라 C자형일까?

b. 만약 음식물이 기관으로 넘어가는 사고가 일어나면 그것은 어느 쪽 기관지에 있을 가능성이 높을까? 왜 그럴까?

c. Cardiac notch(심장패임)는 어느 쪽 폐의 특징인가? 왜 그 구조가 존재하는가?

## 기체교환은 허파꽈리(폐포)에서 일어난다

**1** 호흡관은 연골고리가 지탱하고 지름이 큰 1차 기관지로서 폐 속으로 들어가게 된다. 기관지가 가지를 치고 점점 더 좁아지면서 연골 고리로 지탱되던 것이 세기관지에 이르러서는 한 층의 평활근으로 전환된다. 가장 작은 세기관지의 끝은 **alveoli(허파꽈리, 폐포**; 단수는 alveolus)라고 하는 주머니로 연결된다. 각 폐 속에는 약 1억 5천 개가 있으며 이것들 때문에 폐가 스펀지 모양을 하고 있다.

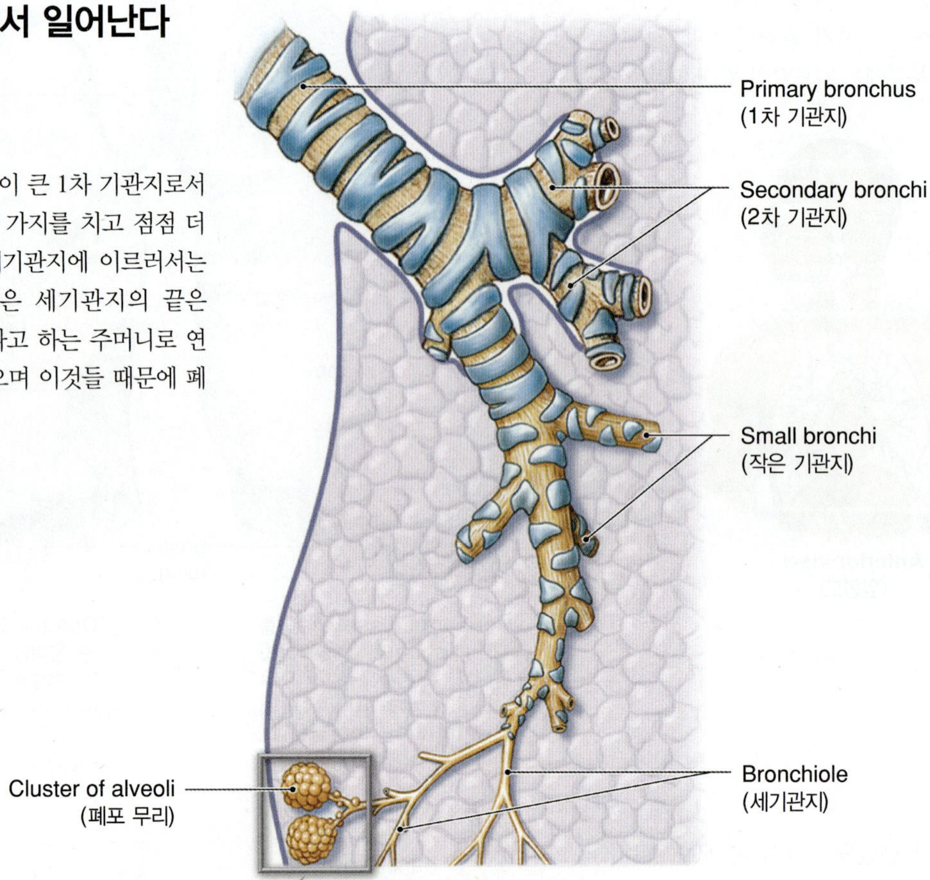


**2** 각 폐포는 결합조직 섬유그물로 지탱되는 모세혈관들로 둘러싸여져 있다. 인접하고 있는 여러 폐포들은 대부분 단일 세기관지에서 연결되어 포도송이처럼 무리를 이루어 형성되어 있다.

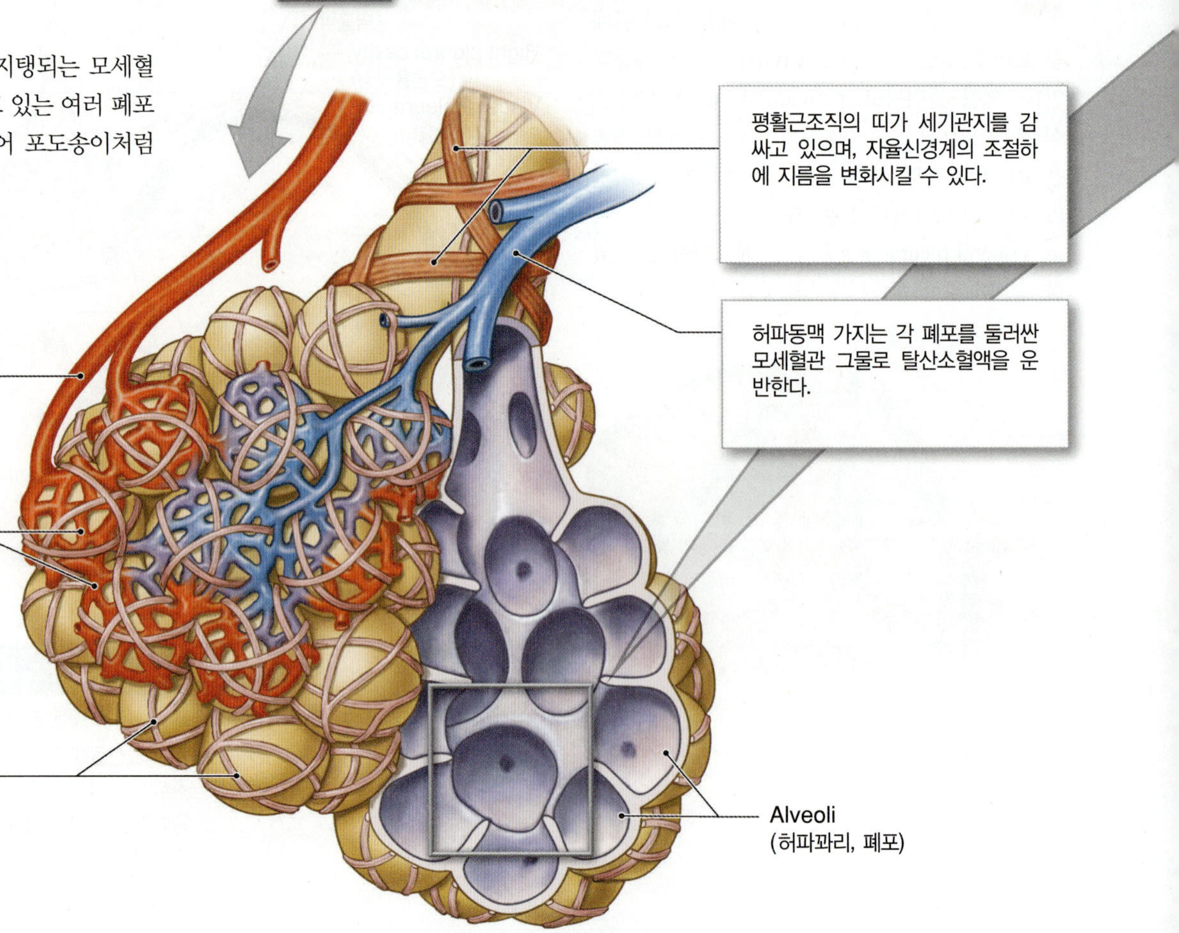

**3** 폐포 상피는 주로 단순 편평상피이다. 폐포를 둘러싸는 모세혈관은 폐포의 산소분압이 높으면 팽창하고, 낮으면 수축하는 면에서 다른 모세혈관들과는 기능적으로 다르다. 산소 농도에 대한 이 반응이 산소를 최대한 포함하고 있는 폐포로 혈류를 보내도록 해준다. 특별히 얇고 섬세한 편평상피 세포들은 기체교환이 일어나는 장소가 된다.

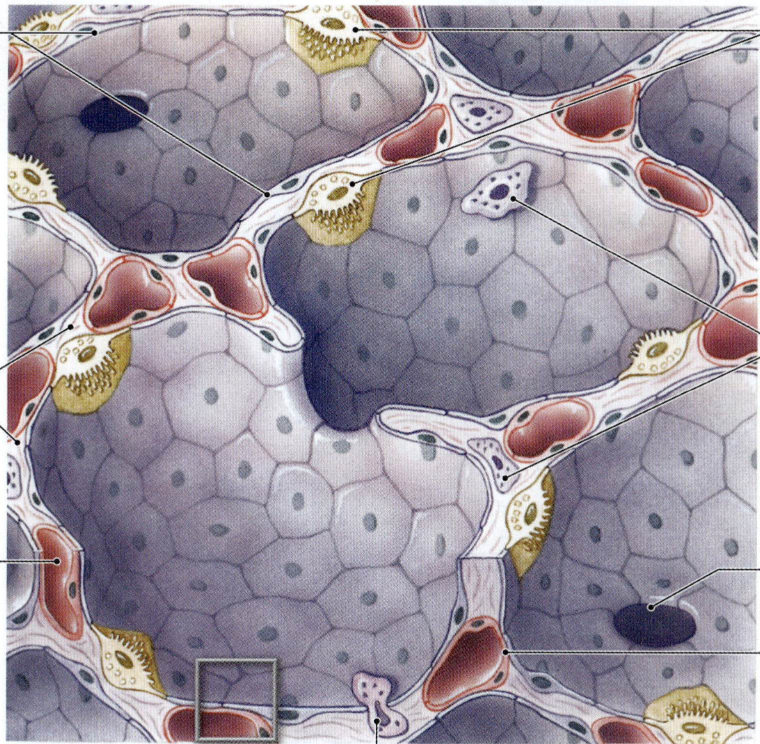


**4** 각 폐포에서 **respiratory membrane(호흡막)**을 통한 기체교환은 확산에 의해 이루어진다. 확산은 거리가 짧고 산소와 이산화탄소 둘 다 지질에 용해되기 때문에 호흡막을 가로질러 빠르게 일어난다.

**Respiratory Membrane(호흡막)**

혈액과 폐포 속 공기 사이의 전 길이는 0.1 ㎛로 매우 가깝다. 가장 얇은 호흡막은 적혈구 지름의 약 1/70 정도이다.

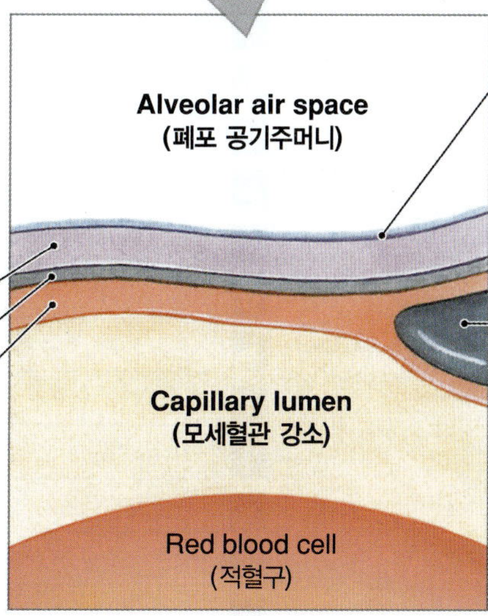


### 모듈 12.3 복습

a. 폐포와 연관된 세포들의 세 종류의 역할을 기술하시오.

b. 호흡막의 구조가 어떻게 해서 기체교환을 증대시킬 수 있는지 설명하시오.

c. 표면활성제가 생성되지 않으면 폐포는 어떻게 될까?

## 1. 명칭 표기

다음 호흡계통 그림에서 구조 명칭을 적으시오.

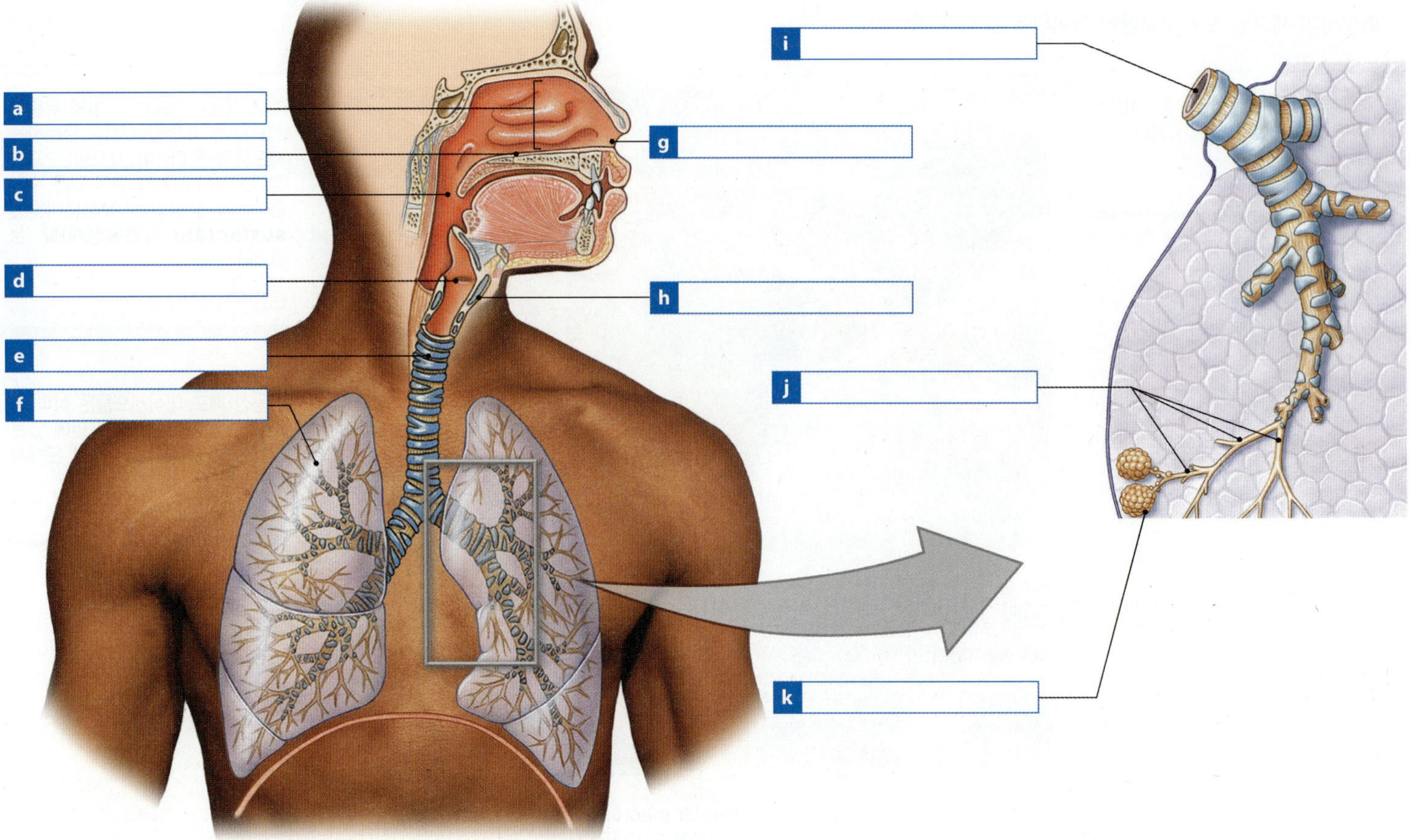


## 2. 연결하기

다음 용어들과 관련된 설명이 가장 가까운 것을 연결하시오.

- left bronchus(왼기관지)
- respiratory mucosa(호흡 점막)
- soft palate(물렁입천장, 연구개)
- bronchodilation(기관지 팽창)
- right bronchus(오른기관지)
- internal nares(속코)
- simple squamous epithelial cell(단층편평상피세포)
- surfactant(표면활성제)
- cystic fibrosis(낭포성 섬유증)
- trachea(기관)
- pharynx(인두)
- respiratory membrane(호흡막)
- larynx(후두)
- bronchoconstriction(기관지 수축)

a ____________ 포의 파괴 방지
b ____________ 공기 파이프
c ____________ 호흡막의 폐포 요소
d ____________ 교감신경 활성
e ____________ 2엽 폐로 공기 공급
f ____________ 부교감신경 활성
g ____________ 흡입 외부 이물질 공통 부위
h ____________ 기체교환 표면
i ____________ 단단입천장(경구개) 뒤쪽
j ____________ 호흡 및 소화계의 공통 공간
k ____________ 발성 및 성대문 보호
l ____________ 치명적인 호흡계 유전병
m ____________ 호흡관의 유도부 내벽을 쌈
n ____________ 코와 코인두 연결

# Respiratory Physiology(호흡 생리)

**Respiration(호흡)**이라는 일반 용어는 external respiration(외호흡)과 internal respiration(내호흡)을 통합하여 일컫는다.

**1** 이 그림은 호흡의 개요를 보여주고 있다. 외호흡(폐 기체교환, 기체 확산 및 기체 수송) 및 내호흡의 관련성이 나타나 있다.

## Respiration(호흡)

### External Respiration(외호흡)

**External respiration(외호흡)**은 체조직과 외부환경 사이에서 산소와 이산화탄소의 교환을 말한다. 외호흡의 목적과 호흡계의 1차적인 기능은 세포의 호흡 요구를 충족시키는 것이다.

### Internal Respiration(내호흡)

**Internal respiration(내호흡)**은 조직 세포가 산소를 흡수하고 이산화탄소를 방출하는 과정이다. (우리는 14장에서 산소를 이용하고 이산화탄소를 방출하는 생화학적 경로를 살펴보게 될 것이다.)

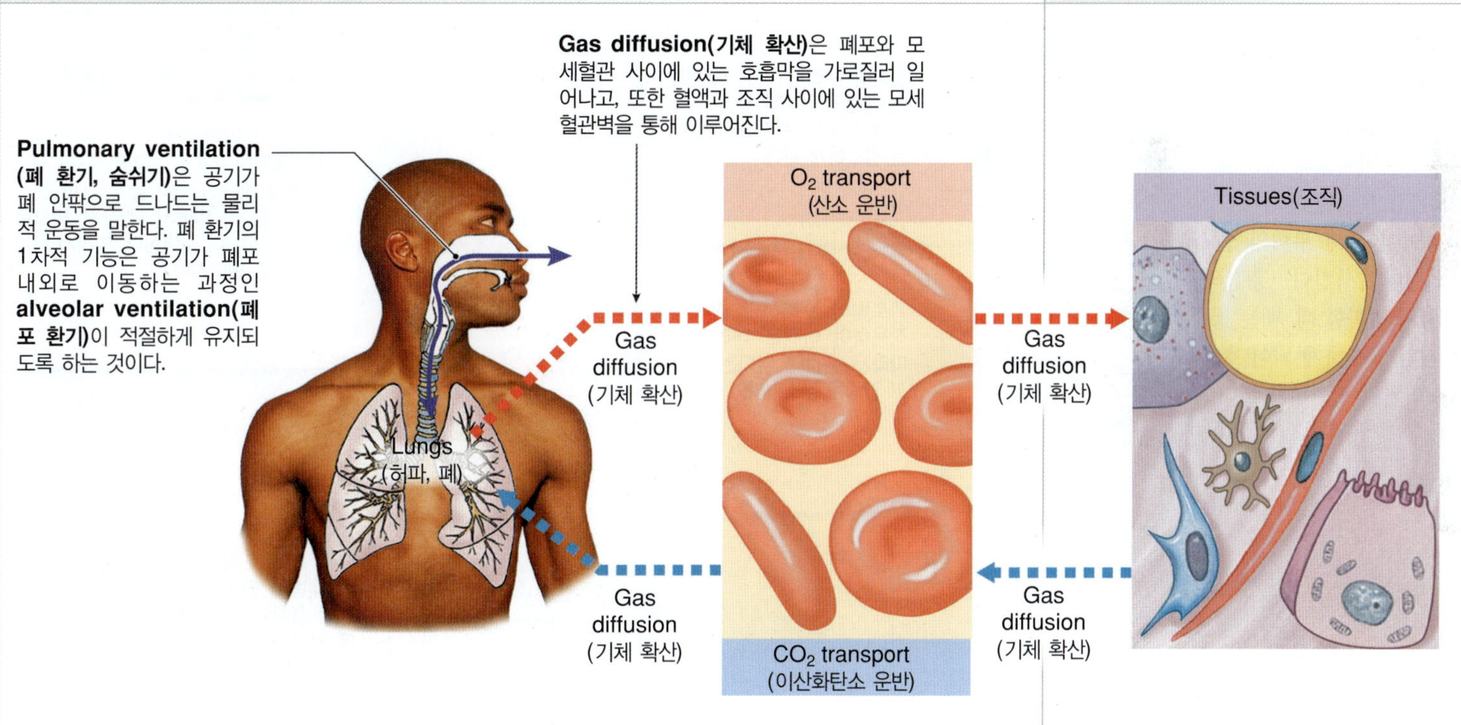


외호흡의 어떤 과정이 비정상적으로 일어날 경우 결국 조직이 이용할 수 있는 산소 농도가 영향을 받게 된다. **Hypoxia(저산소증)**에 걸리면 영향 받은 부위에서의 대사작용은 심각하게 제한을 받게 된다. 만약 산소 공급이 완전히 차단되면 **anoxia(산소결핍증**; *a*-, 없이 + *ox*-, 산소)라는 상태에 빠진다. Stroke(뇌졸중)이나 heart attack(심장마비)에 의해 야기되는 커다란 손상은 그 부위에의 세포들이 산소 결핍 때문에 죽기 때문이다.

## 흉강내 압력 변화가 폐 환기를 일으킨다

공기와 같은 기체 분자들은 주변에서 자유롭게 충돌한다. 정상 대기압에서 기체 분자들은 액체의 경우보다 분자간 거리가 멀어서 공기의 밀도가 비교적 낮은 것이다. 만일 기체를 어떤 용기 안에 가두어두면 용기 벽에 충돌하는 기체 분자들 때문에 압력이 발생하게 된다. 충돌 횟수가 많을수록 기압도 더 높아진다.

**1** 이 모식도는 여러분이 공기 부피와 기압의 관계를 이해하는데 도움이 될 것이다. 밀폐 용기 속에 일정 온도의 공기가 포함되어 있을 경우 기체 부피를 줄이면 압력은 증가하게 될 것이다. 만일 기체의 부피를 증가시키면 압력은 떨어지게 될 것이다. 즉 공기 부피(V)와 압력(P)은 반비례 하기 때문에 V↓(부피 감소), P↑(압력 증가)가 된다.

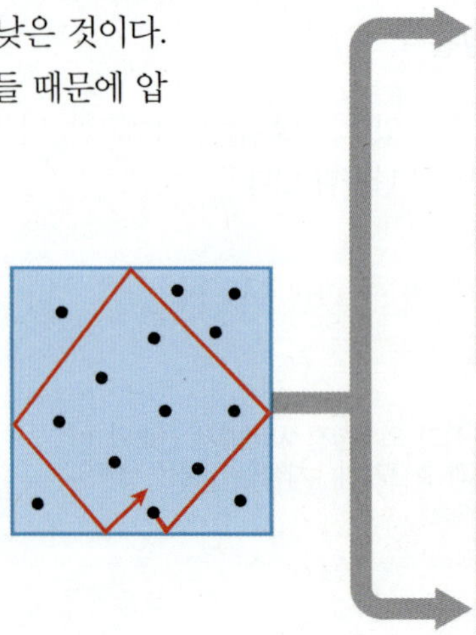

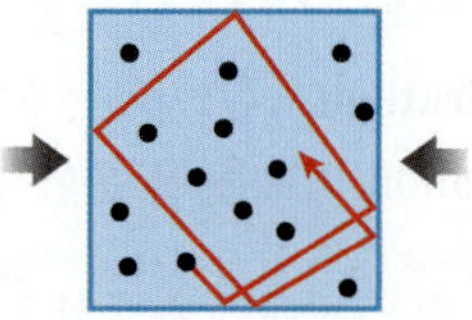

부피 감소, 압력 증가
만일 용기의 부피를 줄이면, 단위 시간당 충돌이 더 잦아지고 기체의 압력을 올리게 된다.

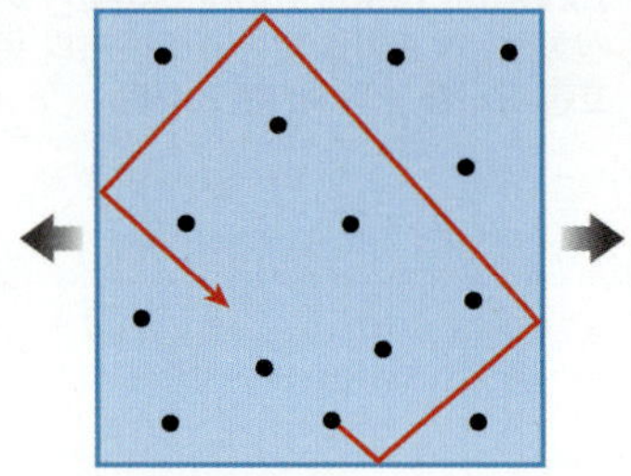

부피 증가, 압력 감소
만일 용기의 부피를 늘리면, 단위 시간당 충돌 횟수는 줄어들어 기체 분자 하나가 한 쪽 벽에서 다른 쪽 벽으로 가는 시간이 더 길어진다. 따라서 용기 속 기압은 떨어진다.

**2** 이것이 숨쉬기와 무슨 관련이 있을까? Diaphragm(가로막, 횡격막)과 갈비뼈들의 움직임이 흉강 부피를 변화시킨다. 이것이 폐 부피의 변화를 야기시킨다. 흉강의 모양이 변화할 때, 폐는 팽창하거나 압축하게 되어 호흡관 속 기압이 변하게 된다.

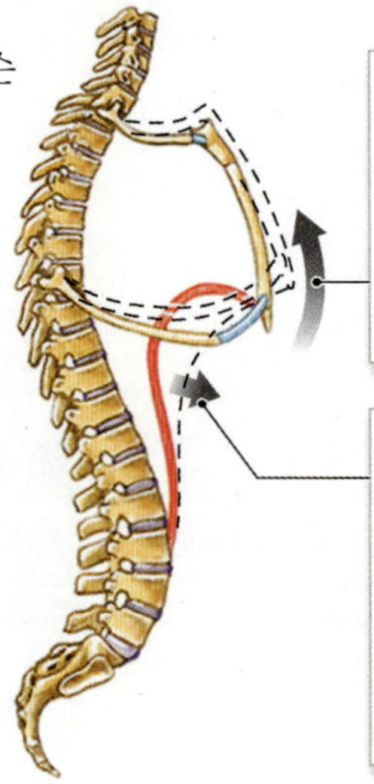

갈비뼈 우리가 위로 움직이면 흉강의 깊이와 폭이 증가하여 부피는 증가하고 압력은 감소하게 된다.

가로막이 수축하면 장력이 작용하여 아래로 내려간다. 따라서 흉강의 부피는 커지고 압력은 감소한다.

**3** 숨쉬기 시작할 즈음, 흉강 안팎의 기압(P)은 같아서, 폐를 출입하는 공기는 없다.

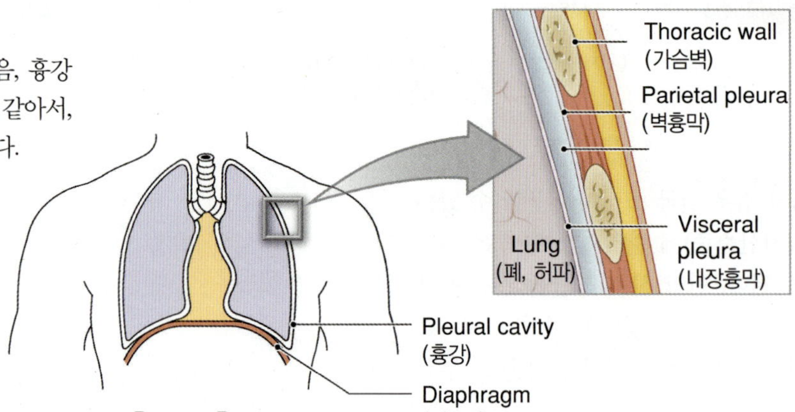


$P_{outside} = P_{inside}$
(외부압) (내부압)

안팎의 압력이 같고, 공기 이동이 일어나지 않는다.

흉강 속에 포함된 흉막액 층은 폐를 가슴 내벽에 달라붙도록 해준다. 이런 종류의 접착액의 작용은 젖은 유리잔 바닥에 컵받침이 달라붙는 것과 비슷한 이치이다. 폐의 탄력조직은 언제나 폐를 수축시켜서 부피를 약 5% 정도 줄이려고 한다. 벽흉막과 내장흉막 사이에 있는 접착액은 이렇게 붕괴되는 일을 막아준다. 어떤 손상 때문에 흉강으로 공기가 유입되면 접착이 깨지고 폐는 터지게 된다. 흉강 속에 공기가 차 있는 상태를 **pneumothorax(기흉)**라 하고, 그 결과로 폐가 터지는 상태를 **atelectasis(폐확장부전)**라고 한다.

**4** 공기는 기압이 높은 곳에서 낮은 곳으로 이동한다. Inhalation(들숨, 흡기) 시 흉강이 커지면 폐 속 압력이 떨어지고 공기는 안으로 유입된다. Exhalation(날숨, 호기) 시 흉강의 부피가 줄어들면 폐 속 압력이 증가하여 공기는 호흡관으로부터 폐 속으로 들어간다.

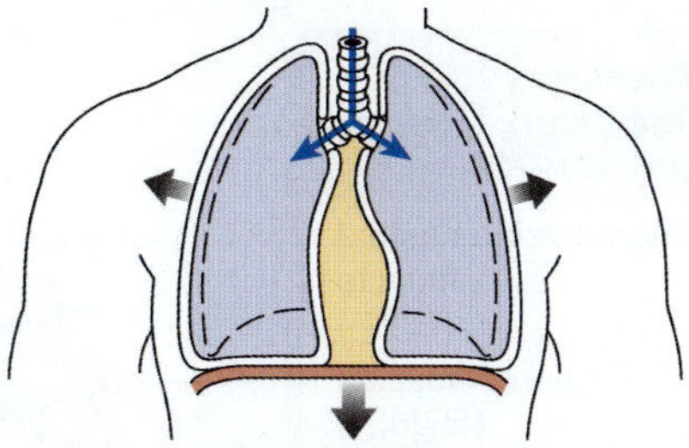

흡기: 부피 증가
외부압 > 내부압
내부압 감소, 공기가 안으로 들어감

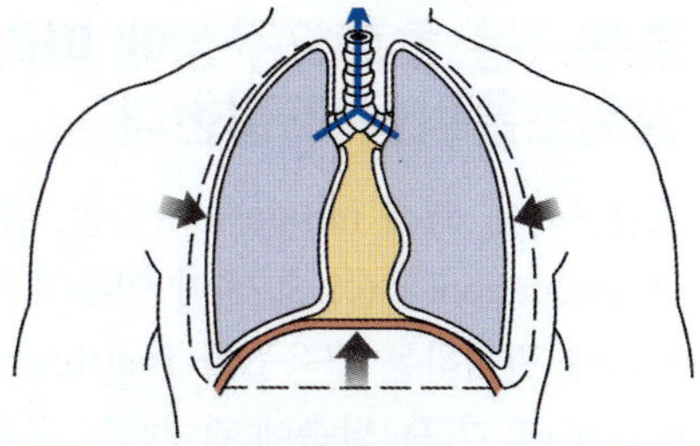

호기: 부피 감소
외부압 < 내부압
내부압 증가, 공기가 밖으로 나감

**5** 공기 이동 방향은 무엇이 결정할까? 대기압과 호흡관 내 압력인 **intrapulmonary pressure(폐 속 압력)**의 차이 때문이다. **Alveolar pressure(폐포압)**는 폐포에서 측정되는 폐 속 압력이다.

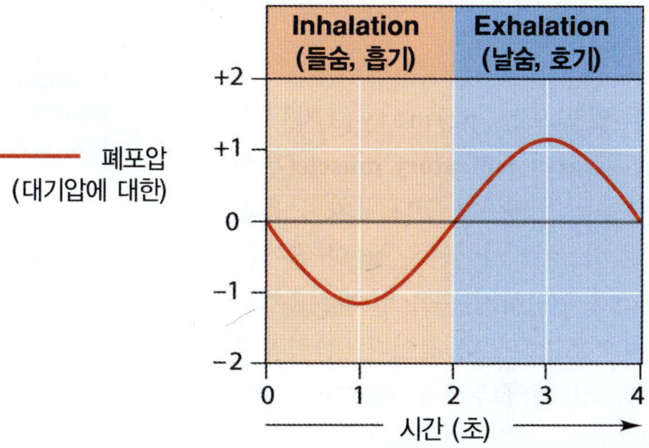


대기압과 폐 속 압력이 같으면 기압차는 0 mm Hg이다. 폐 속 압력이 양성(높은)이면 공기를 폐 밖으로 밀어내고; 폐 속 압력이 음성(낮은)이면 공기를 폐 속으로 밀어 넣는 원인이 된다.

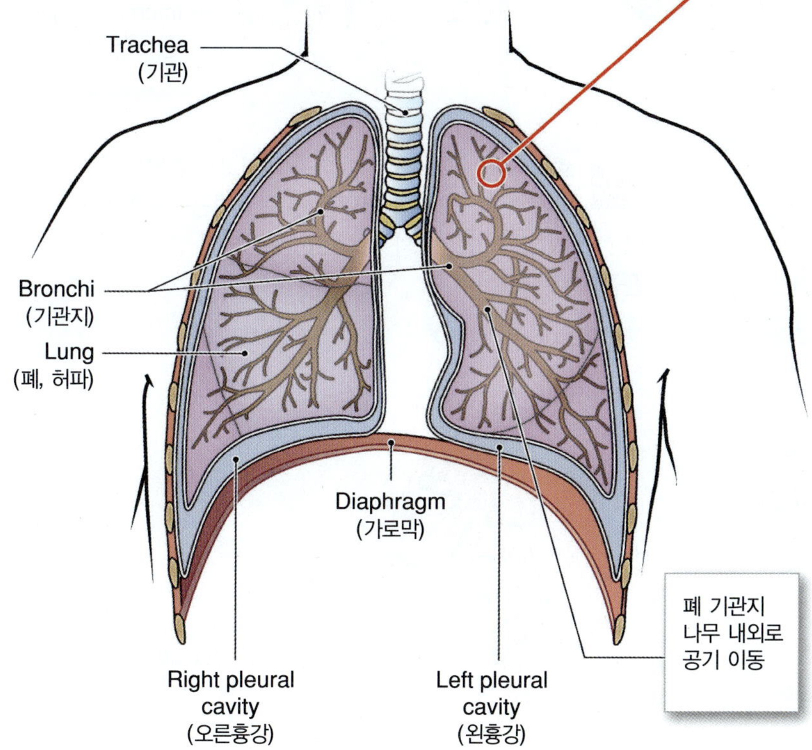


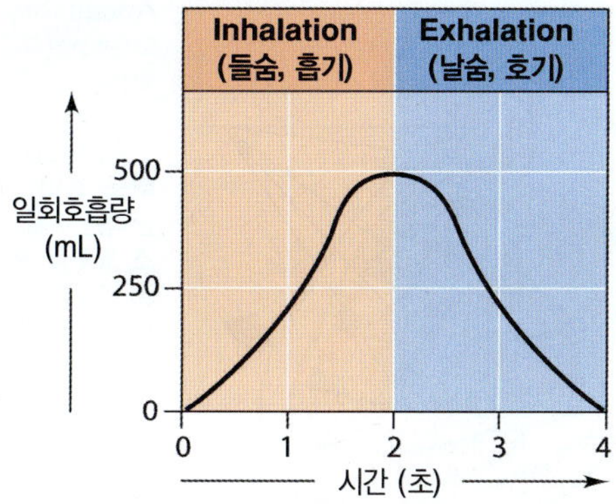


**Tidal volume($V_T$, 일회호흡량)**은 흡기 시 폐 속으로 들어오거나 호기 시 폐 밖으로 나가는 공기의 양이다. 휴식 시 일회호흡량은 약 500 mL이다.

### 모듈 12.4 복습

a. 기체 부피와 압력 사이의 관계를 기술하시오.

b. 폐의 부피에 영향을 주는 신체적 변화는 무엇인가?

c. 호흡관 안에서 공기의 이동 방향을 결정하는 것은 어떤 압력인가?

## 호흡근은 호흡요구성에 따라 일회호흡량을 조절한다

호흡근육에 의해 inhalation(들숨, 흡기)과 exhalation(날숨, 호기)이 이루어진다. 들숨에 관여하는 근육들을 **inspiratory muscle(흡기근)**, 날숨에 관여하는 근육들을 **expiratory muscle(호기근)**이라고 한다.

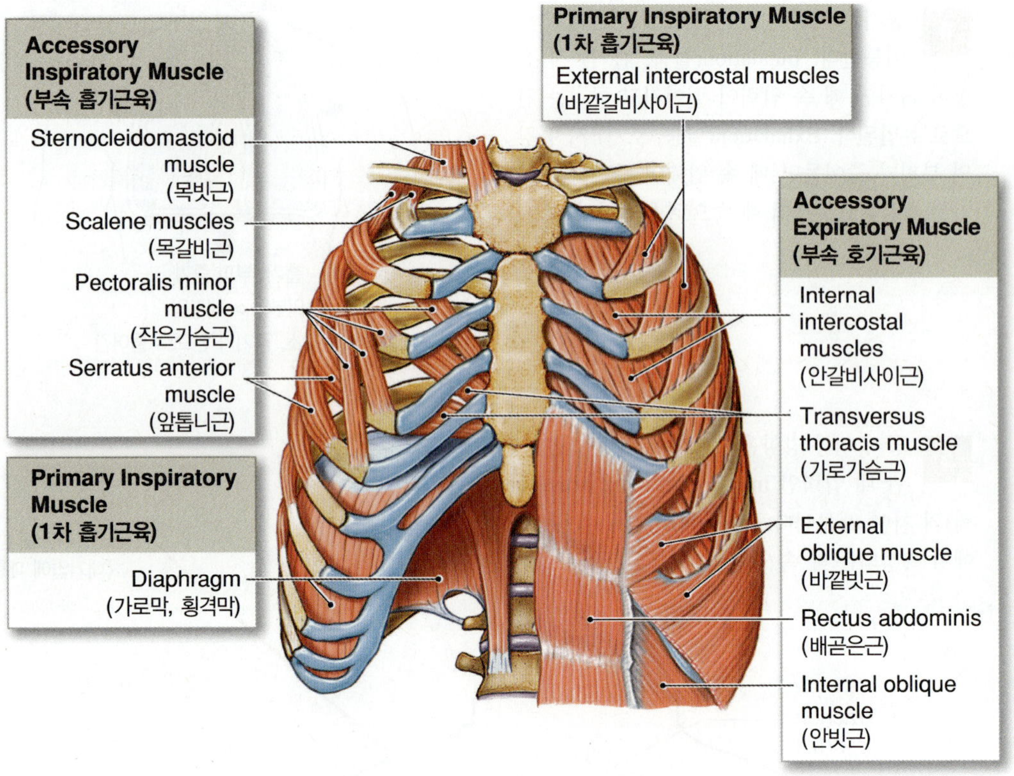


**1** 이 앞면도는 primary(1차) 및 **accessory respiratory muscle(부속 호흡근육)**들을 보여주고 있다. 1차 근육인 가로막 및 바깥갈비사이근은 둘 다 흡기근이다. 우리가 편안하게 숨을 쉴 때, 흡기는 능동적이나 호기는 수동적이다—탄력적인 힘과 중력으로 폐의 부피를 줄이기에 충분하기 때문이다.

**2** 이 옆면도는 흡기 동안 갈비뼈를 들어올리고 가로막을 아래로 내려 흉강을 확장시키는 흡기근육을 보여주고 있다.

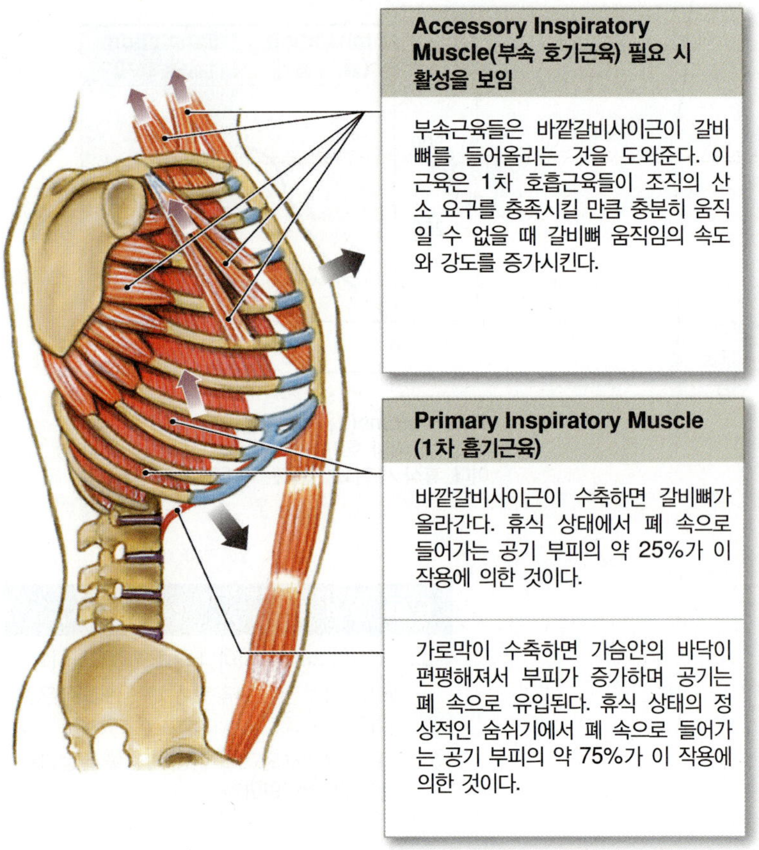


**3** 호기 시 옆면도로서 갈비뼈를 내리고 이완된 가로막을 가슴안으로 밀어내는 부속 호기근육들을 보여주고 있다. 호기를 도와주는 배근육은 단일 근육(배곧은근)으로 대표된다.

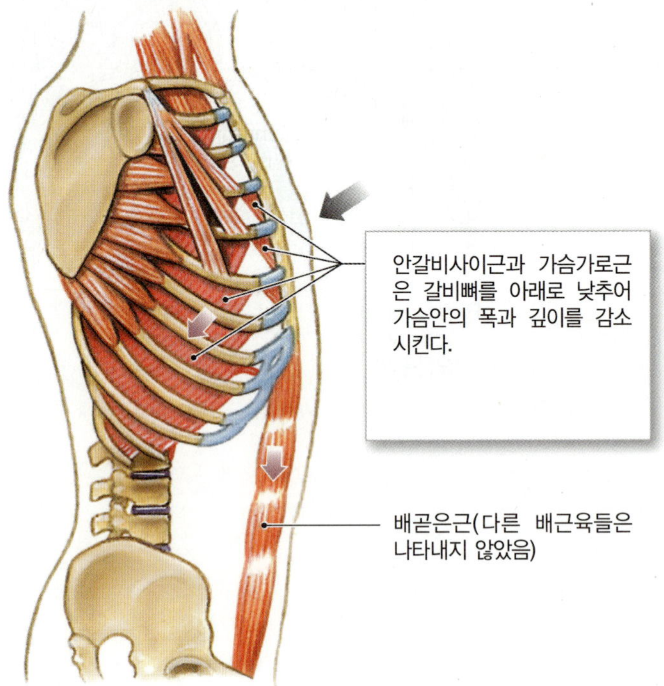

**4** **Respiratory cycle(호흡주기)**은 한 번의 inhalation(흡기, 들숨)과 한 번의 exhalation(호기, 날숨)으로 이루어져 있다. 편안한 호흡주기 한 번 동안에 폐 속의 공기 소량만 교환된다. 우리는 숨을 세게 들이마신 후 완전히 배출해냄으로써 tidal volume(일회호흡량)을 늘릴 수 있다. 이 그래프에서 나타난 것처럼, 폐의 전체 부피를 노력의 정도에 따라, 일련의 **volume(부피)**과 **capacity(용량)**로 나눌 수 있다. 붉은 선은 호흡과정에서 폐 안의 공기량을 보여주고 있다. 이 부피와 용량은 의학적으로 각종 호흡기 질환을 진단하거나 폐 질환의 상태나 회복정도를 진단하는데 유용한 수단이다.

**Pulmonary Volume(폐 용적)과 Capacity(용량), 성인 남자**

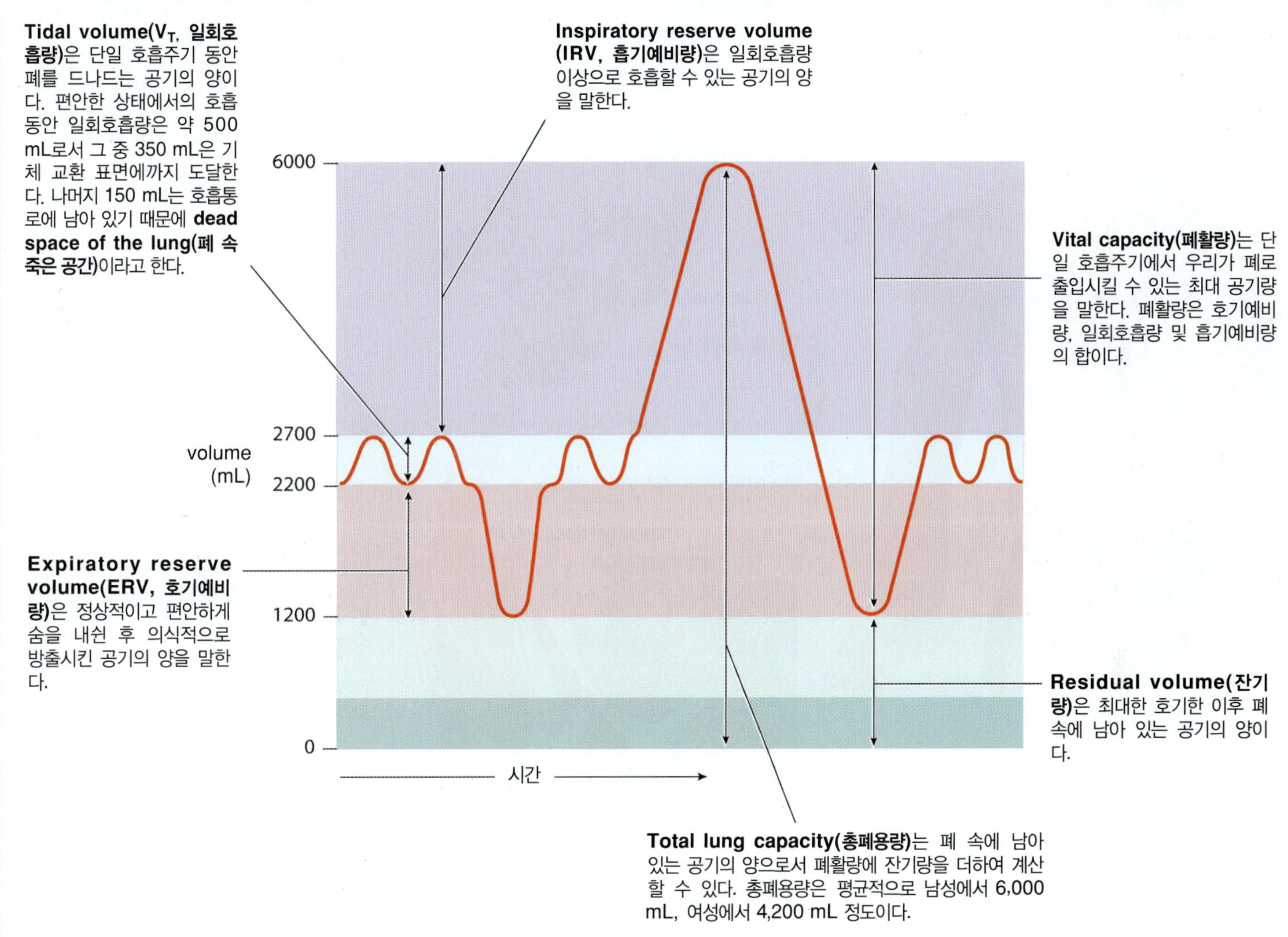


**5** 이 표는 건강한 남성과 여성의 폐용적을 비교한 것이다.

**Pulmonary Volumes(폐용적)**

| | | 남성 | 여성 |
|---|---|---|---|
| Vital capacity (폐활량) | IRV | 3300 | 1900 |
| | $V_T$ | 500 | 500 |
| | ERV | 1000 | 700 |
| Residual volume(잔기량) | | 1200 | 1100 |
| Total lung capacity(총폐용량) | | 6000 mL | 4200 mL |

### 모듈 12.5 복습

a. 측정 가능한 각종 pulmonary volume(폐용적)들의 명칭을 제시하시오.

b. Primary inspiratory muscle(1차 흡기근육)들은 무엇인가?

c. Accessory respiratory muscle(부속 호흡근육들)은 언제 활성을 보이는가?

## 기체 확산은 기체의 상대적 농도와 용해도에 의존한다

**1** 이 그림은 폐순환의 외호흡 및 체순환의 내호흡에서 산소와 이산화탄소의 확산에 대해 보여주고 있다.

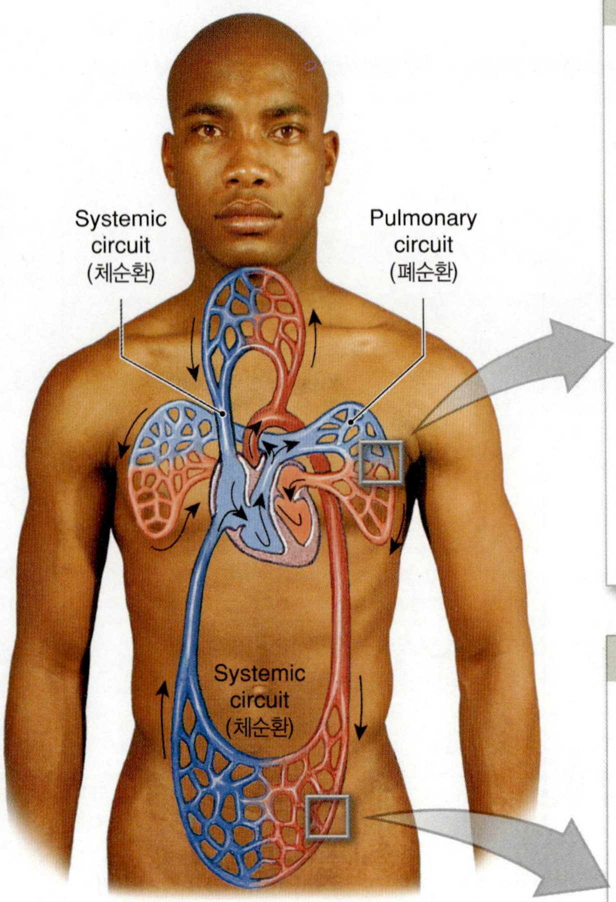


**External Respiration(외호흡)**

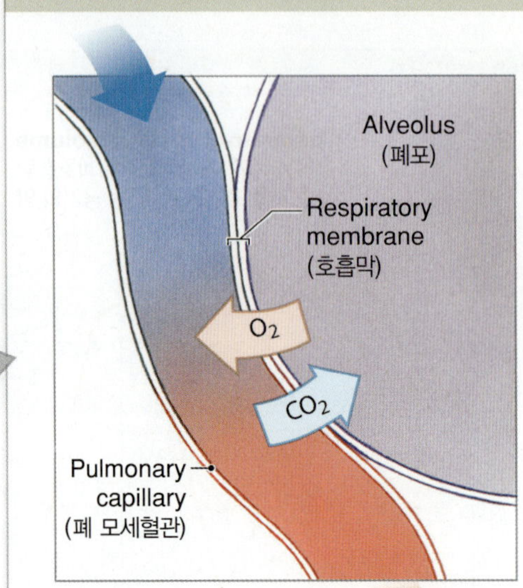


폐동맥내 혈액은 폐포의 경우보다 산소 농도가 낮고 이산화탄소 농도가 높다. 폐포와 폐 모세혈관 사이에서 확산은 혈액내 산소량을 증가시키고 $CO_2$ 농도는 감소시킨다. 혈액이 폐정맥으로 들어가는 시점에 폐포 공기와 평형에 이른다. 따라서 혈액은 산소 농도가 높고 이산화탄소 농도는 낮은 상태로 폐포를 떠난다.

**Internal Respiration(내호흡)**

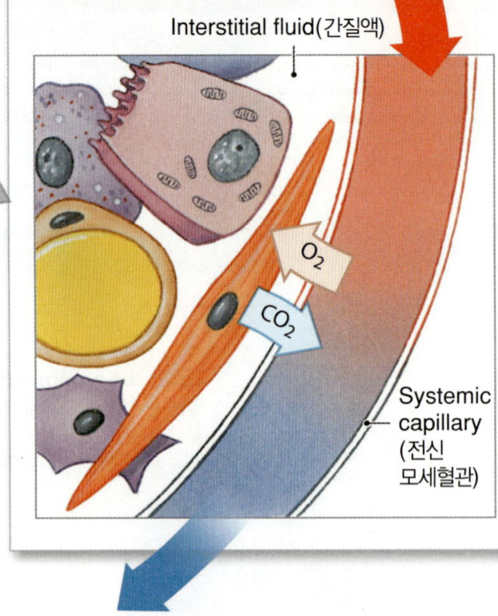


말초조직의 세포들은 끊임없이 산소를 소비하고 이산화탄소를 발생시킨다. 그 결과, 정상적인 간질액 안에는 산소 농도가 낮고 이산화탄소 농도는 모세혈관에 있는 혈액보다 훨씬 높게 된다. 이러한 농도 차이 때문에 산소는 혈액에서 나오고 이산화탄소는 혈액 속으로 확산하게 된다.

말초조직으로 가는 산소 분자는 폐포에서 흡수되는 산소 분자와 균형을 맞추게 되며, 흡수된 산소 분자는 다음 호흡주기에서 교체될 것이다. 그러나 만일 조직의 산소 요구가 가속화되면—수업시간에 맞춰 뛰어가고 있다고 생각해보라—평형은 깨지게 된다. 이 경우, 호흡 속도와 일회호흡량이 증가하지 않으면 안 된다.

**2** 이 그림은 폐(왼쪽) 및 말초조직(오른쪽)에서 혈류가 산소와 이산화탄소를 어떻게 운반하는지를 요약하고 있다.

### Oxygen pickup from the lung(폐에서 산소 받음)

폐 모세혈관에서 혈류로 확산하는 대부분의 산소는 적혈구(RBC)에 흡수되어 헤모글로빈(Hb)과 가역적으로 결합한다. 소량의 산소는 혈장에 녹아 운반되기도 한다.

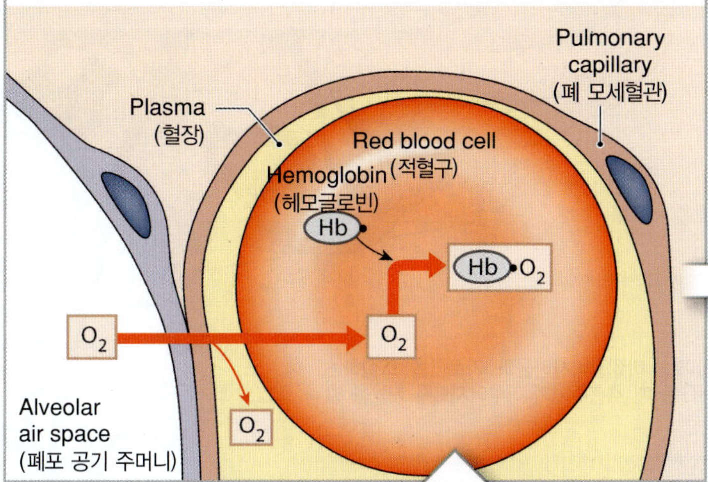


### Oxygen delivery to the tissue(조직으로 산소 운반)

전신 모세혈관에서 헤모글로빈은 산소를 방출하고 이 산소는 주변 조직 속으로 확산된다.

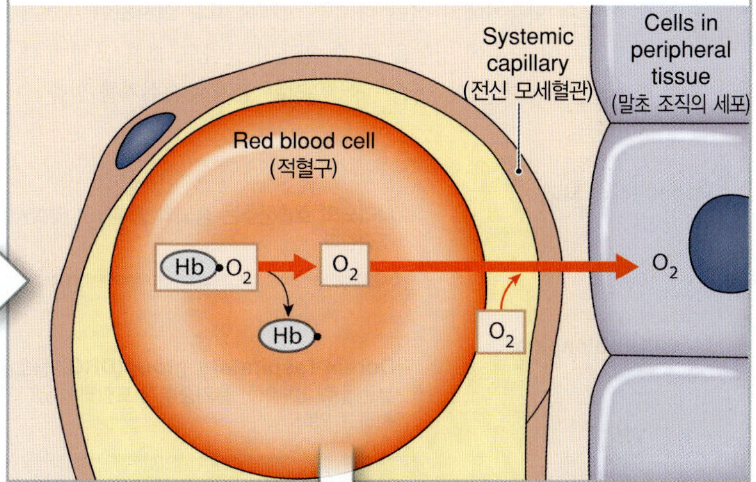


### Carbon dioxide delivery to the lung(폐로 이산화탄소 운반)

폐에서는 반대로, 이산화탄소가 모세혈관에서 나와 폐포 공기주머니 속으로 확산된다.

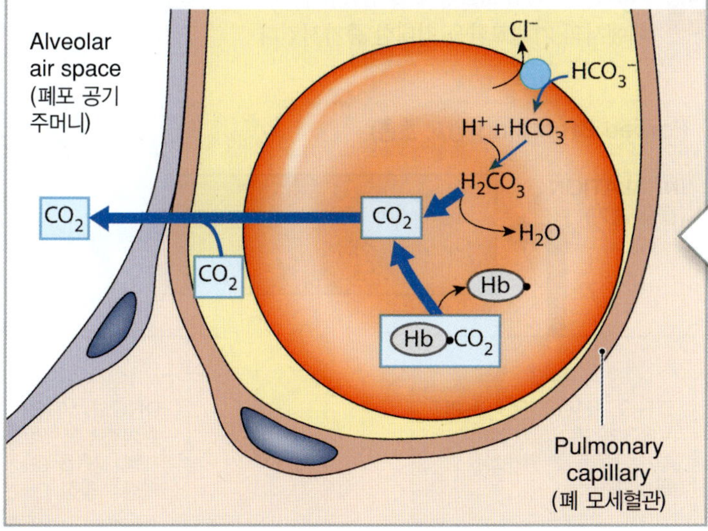


### Carbon dioxide pickup from the tissue(조직으로부터 이산화탄소 받음)

전신 모세혈관에서 일부 이산화탄소는 혈장에 용해되지만, 대부분은 적혈구에 흡수된다. 그 이산화탄소는 거의 탄산($H_2CO_3$)으로 전환되고 나머지는 헤모글로빈에 결합한다.

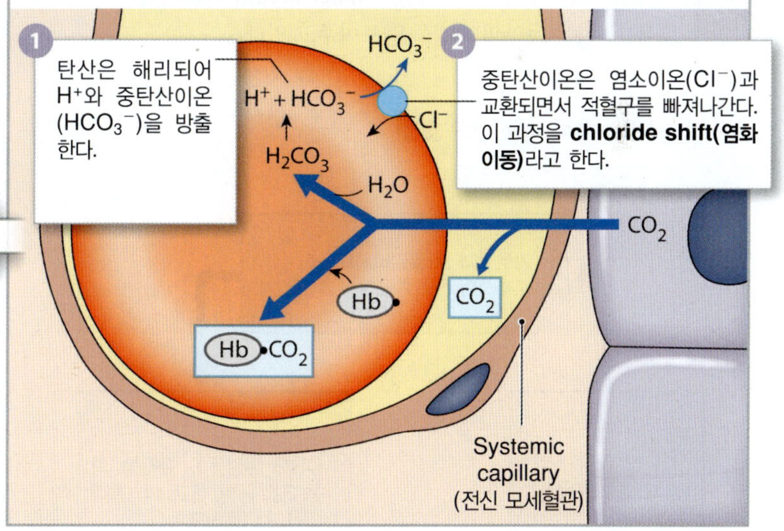


### 모듈 12.6 복습

a. 산소와 이산화탄소가 respiratory membrane(호흡막)을 가로질러 이동하는 원동력에 대해 기술하시오.

b. 적혈구에서 산소는 어떤 물질과 결합하는가?

c. 혈류를 통해 이산화탄소가 수송되는 세 가지 방법에 대해 기술하시오.

## 호흡조절은 뇌줄기의 소통중추에서 수행된다

호흡은 의식하지 않아도 살아 있는 동안 계속된다. Pons(다리뇌, 뇌교)와 medulla oblongata(숨뇌, 연수)의 잠재의식 중추가 호흡주기를 조절한다.

뇌의 고차원 중추가 뇌줄기에 있는 호흡중추의 작용을 변화시킬 수 있으나 근본적으로 정상적인 호흡주기는 다리뇌 위의 뇌줄기가 파괴되지 않는 한 계속된다.

**1** 호흡 조절은 뇌줄기에서 여러 단계로 이루어진다. 의식적인 노력은 일시적으로 이 중추에 영향을 줄 수 있을지 몰라도, 호흡 조절에 대한 최종 결정권은 중추에 있다. 예를 들어 우리는 영원히 숨쉬기를 멈출 수는 없는 것이다.

**Pons(다리뇌, 뇌교)**

다리뇌의 호흡중추는 숨뇌의 중추에서 맞춰놓은 호흡 속도를 조정한다.

**Medulla oblongata (숨뇌, 연수)**

**Dorsal respiratory group(DRG, 등호흡군)**에는 바깥갈비사이근과 가로근을 조절하는 뉴런들로 이루어진 흡기중추가 포함되어 있다. DRG는 매 호흡주기가 이루어지도록 기능을 발휘하고 있다.

**Ventral respiratory group(VRG, 배호흡군)**은 흡기 및 호기 중추 둘 다 포함하고 있으나, 산소 요구량이 커졌거나 부속 호흡근육들이 관여되었을 때만 기능을 수행한다.

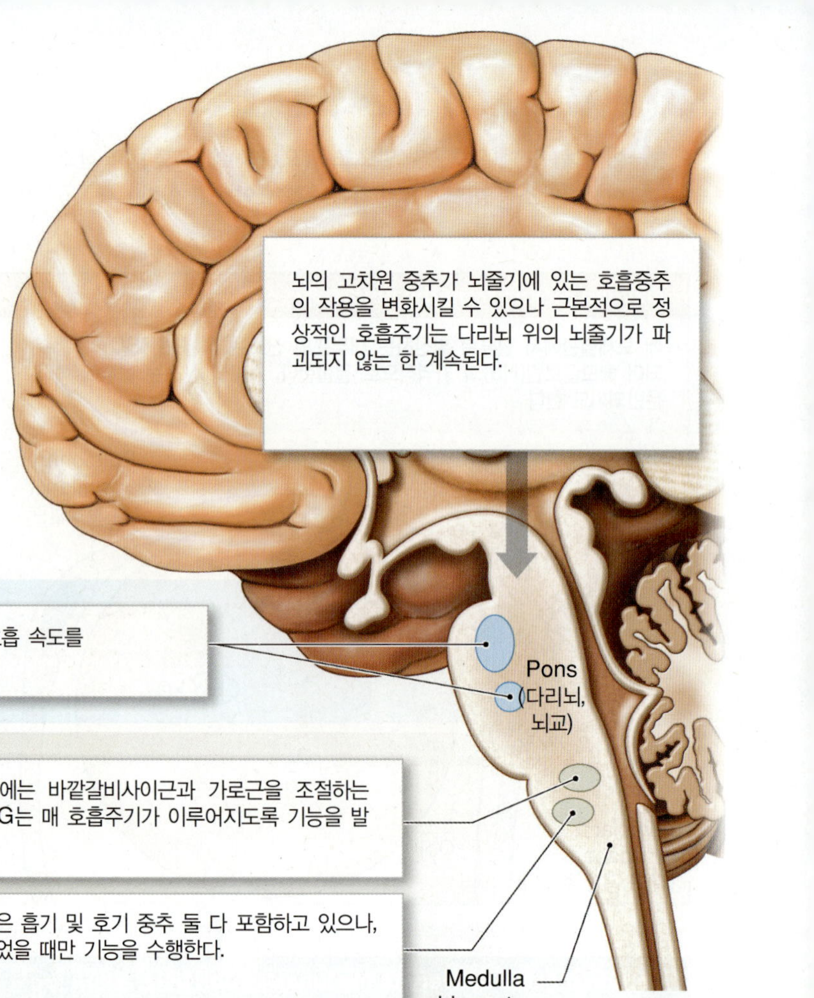


**2** 이 흐름도는 휴식 중인 사람이 **quiet breathing(편안한 호흡)**을 하는 동안의 과정들을 보여주고 있다.

**3** **Forced breathing(강제 호흡)**은 부속 호흡근육들이 폐에서의 기체교환을 최대한 증가시킨다.

**Quiet Breathing(편안한 호흡)**

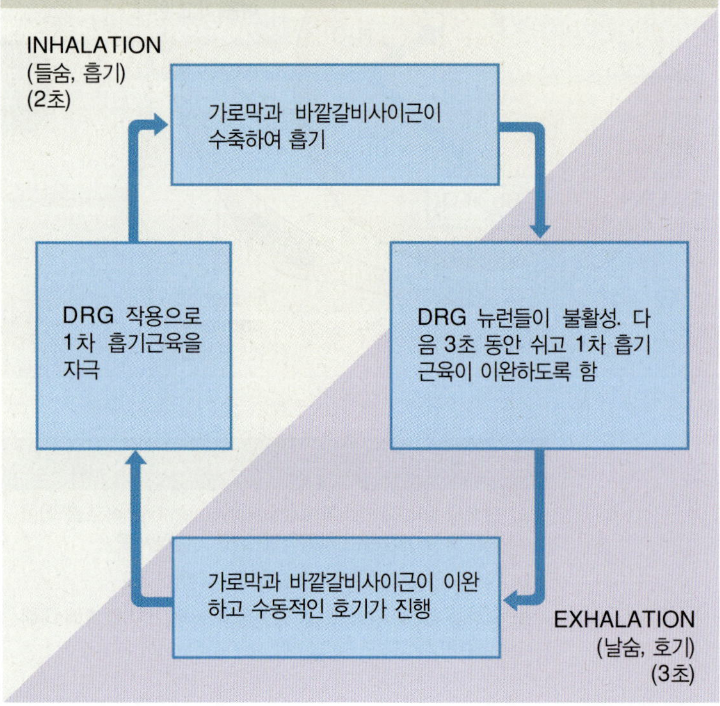


**Forced Breathing(강제 호흡)**

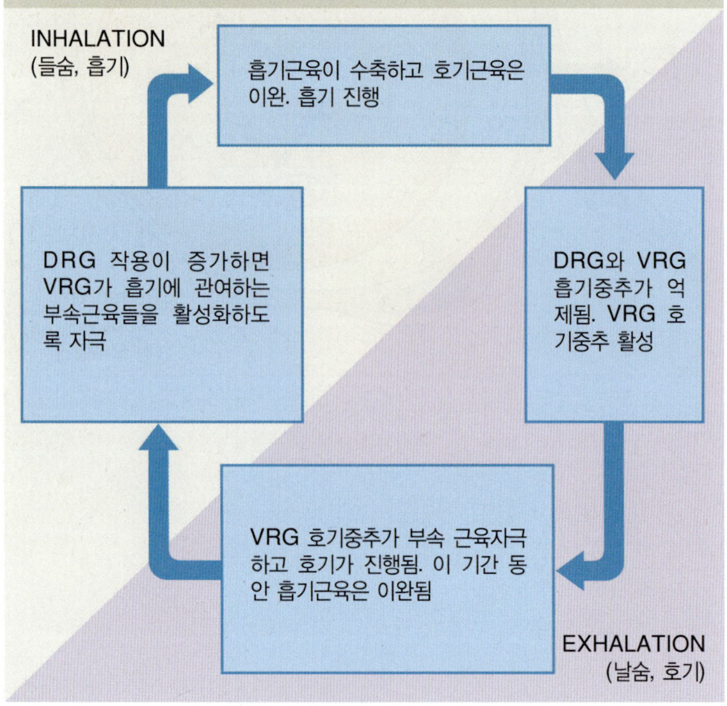

정상 상태에서 호흡작용에 영향을 미치는 가장 중요한 요인은 이산화탄소이다. 동맥 속에 이산화탄소의 농도가 10% 올라가면 산소 농도가 완벽하게 정상일지라도 호흡 속도는 2배 빨라진다. 이와 반대로, 동맥 내 산소 농도가 크게 감소하여도 호흡중추에 별 영향을 주지 않는다.

**4** 이 모식도는 이산화탄소의 농도 변화가 어떻게 호흡 속도에 영향을 주는지 보여 주고 있다.

동맥 혈액 속의 이산화탄소 농도가 올라가는 것을 **hypercapnia(과탄산증)**라고 한다. 가장 흔한 과탄산증의 원인은 산소를 운반하고 이산화탄소를 제거하는 요구를 충족시킬 수 없을 만큼 비정상적으로 느린 호흡 속도 때문이다. 이 불균형의 가장 두드러진 증상은 **hypoventilation(저호흡증)**으로서 이산화탄소가 혈액 속에 축적된다.

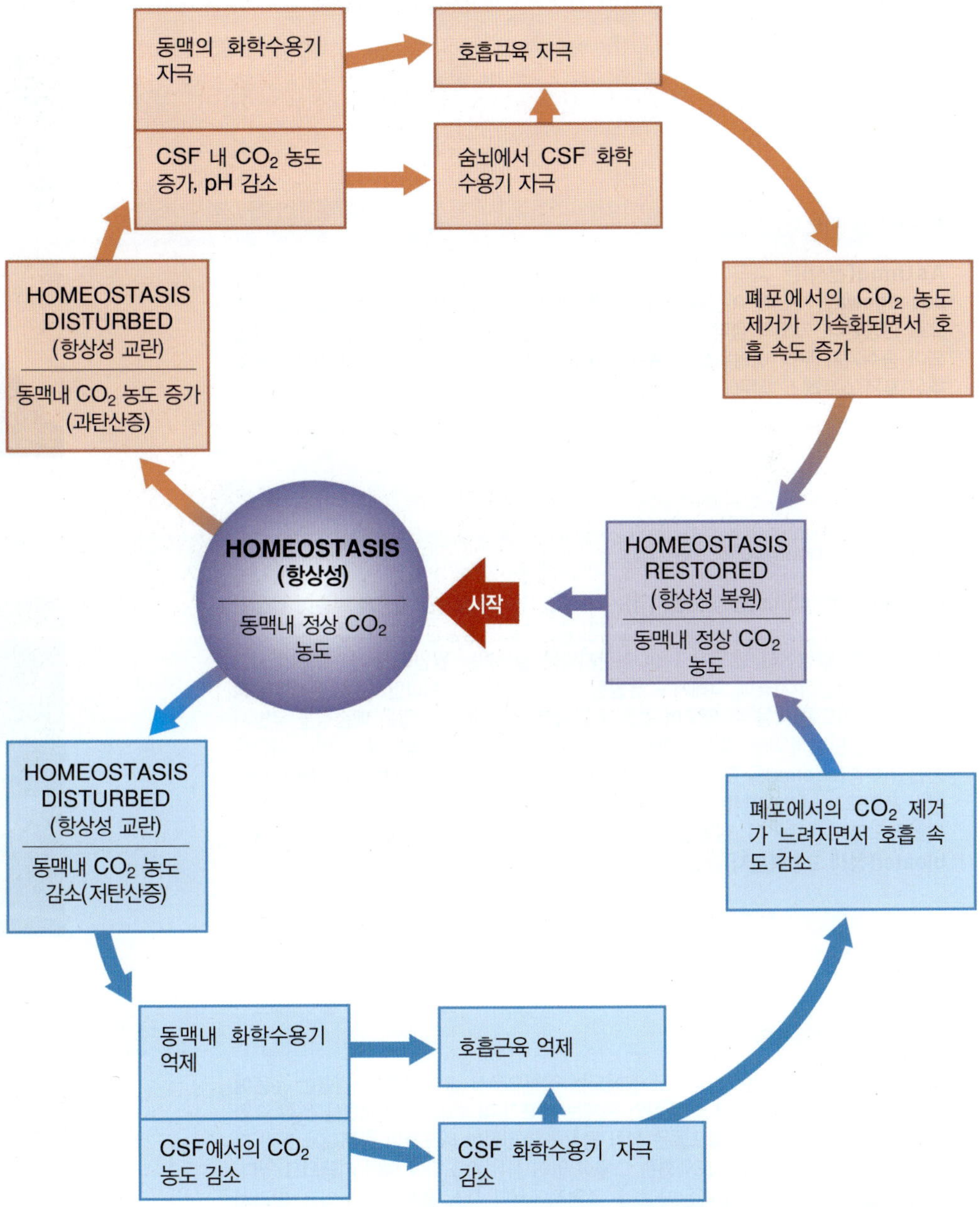


**Hyperventilation(과호흡증),** 즉 호흡 속도와 깊이가 산소를 운반하고 이산화탄소를 제거하는 정도를 초월하여 일어나는 현상 때문에 점차 비정상적으로 이산화탄소의 농도가 낮아지는 **hypocapnia(저탄산증)**가 유발된다. 가끔 잠수부들은 물속에 있는 시간을 연장하기 위해 과호흡을 하는 경우도 있는데, 이산화탄소가 호흡작용을 자극하기 때문에 이런 일이 일어난다. 만일 이산화탄소 농도가 너무 낮아지면, 잠수부는 뇌에 산소 부족으로 호흡 충동을 느끼지도 못한 채 의식을 잃어버릴 수도 있다. 이러한 위험한 상태를 **shallow water blackout(얕은물 기절)**이라고 한다.

### 모듈 12.7 복습

a. 호흡 속도를 조절하는 중추는 어디에 위치하고 있는가?

b. Medulla oblongata(숨뇌, 연수)에 존재하는 두 개의 respiratory group(호흡군)들에 대해 기술하시오.

c. 어떤 조건에서 hyperventilation(과호흡증)과 hypoventilation(저호흡증)이 유발되는가?

# 호흡기 질환과 노화는 모두 폐기능을 떨어뜨린다; 흡연은 설상가상으로 악화시킨다

## Chronic Obstructive Pulmonary Disease (만성 폐쇄성 폐질환)

1 **Chronic obstructive pulmonary disease(COPD, 만성 폐쇄성 폐질환)**는 호흡통로에서 공기 흐름과 환기가 억제되는 진행성 질환이다: 천식, 만성 기관지염, 폐기종

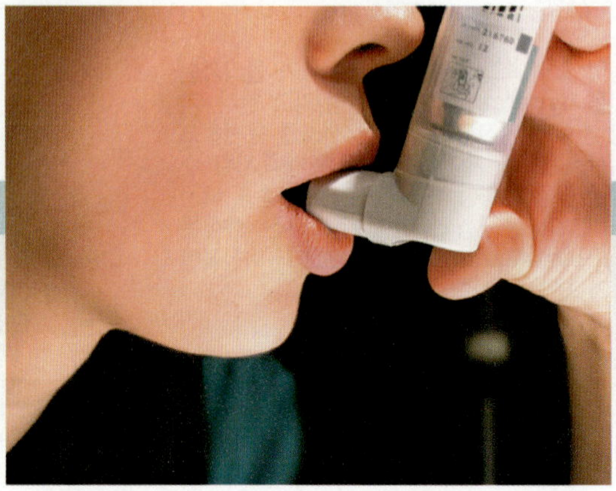

### Asthma(천식)

**Asthma(천식)**는 자극에 대해 극도로 지나치게 반응한 결과로 respiratory passageway(기도)에 이상을 나타내는 질환이다. 기도는 전체적으로 평활근의 수축으로 반응한다. 기도의 점막이 부어오르고, 점액 생성이 증가한다. 이 두 가지가 복합되어 숨쉬기가 무척 어려워진다. Asthma attack(천식 발작)은 알러지, 독소, 운동, 추위 혹은 스트레스 때문에 유발될 수 있다.

### Chronic Bronchitis(만성 기관지염)

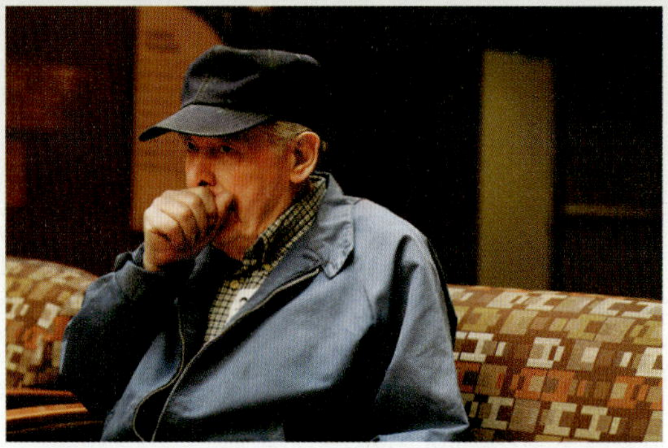

**Chronic bronchitis(만성 기관지염)**는 기관지 내벽에 장기간 염증과 부종이 발생하여 점액이 과잉 생성되는 질환이다. 특징적인 증상으로는 상당한 양의 가래 생성과 함께 잦은 기침이 발생한다. 흡연은 만성 기관지염을 일으키는 원인이 된다. 화학 증기와 같은 다른 환경적 자극에 의해서도 유발될 수 있다. 시간이 지나면서 증가된 점액 생성이 좁은 기도를 막을 수 있으며 호흡 효율성이 떨어진다. 더 많은 폐손상을 유발시킬 수 있는 만성적 세균 감염이 흔하게 동반된다. 만성 기관지염을 앓고 있는 사람은 전신의 부종(edema)을 포함하여 심부전(heart failure) 증상을 보이기도 한다. 혈액 산소 포화도가 낮고, 피부는 푸르스름한 색을 띤다. 전신 부종과 푸르스름한 피부색을 복합적으로 보이는 이 질병을 갖고 있는 사람을 수사학적 용어를 써서 **blue bloater(청색 고창증환자)**라고 한다.

### Emphysema(폐기종)

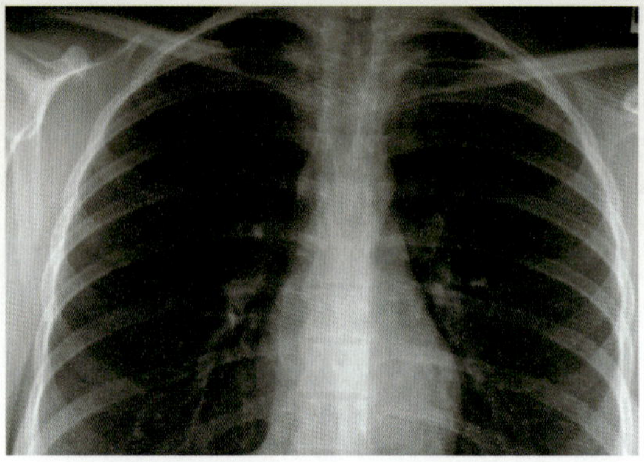

**Emphysema(폐기종)**는 만성으로 진행되는 질병으로서 숨이 가쁘고 격렬한 운동에 견딜 수 없는 특징을 보인다. 근본적인 문제는 폐포가 파괴되어 기체교환을 위한 표면이 제공되지 않는 것이다. 폐포들은 점차 팽창하고 인접한 폐포들이 합쳐져서 훨씬 더 큰 주머니가 형성되어 폐포 모세혈관 그물이 없이 섬유성 조직에 의해 지탱되고 있다. 탄력 결합조직이 파괴되기 때문에 호흡 표면적에서의 산소 흡수가 저해되고, 따라서 환자는 숨이 가빠지게 된다. 호흡 근육들도 잘 작동하지 않고, 숨쉬는 데 더 많은 에너지를 소모하기 때문에 환자들은 점점 야위어진다. 흉부 X선 상에서, 오른쪽 사진에서처럼 폐가 과도하게 팽창되어 보인다. 폐기종을 앓는 사람들은 거칠게 호흡하고 거의 정상 범위의 혈액내 산소 농도를 유지할 수 있어야 하기 때문에 피부가 일반적으로 분홍색으로 보인다. 거친 호흡과 분홍 피부색의 복합적인 특징 때문에 이 환자들을 수사학적 용어를 써서 **pink puffer(분홍빛 숨찬사람)**라고 한다.

## Lung Cancer(폐암)

2 **Lung cancer(폐암)**는 현재 남성 및 여성에서 새롭게 발병하는 암의 12.6%를 차지하고 있다. 해마다 폐암으로 사망하는 사람이 결장암, 유방암 및 전립선암으로 사망하는 사람의 합보다 더 많다. 폐암 환자의 50% 이상이 진단 후 1년 이내에 사망한다. 연구에 따르면 전체 폐암의 85~90%가 흡연의 결과로 발생한다고 알려져 있다. 심지어 second hand smoke(간접흡연)도 유해한 것으로 알려져 있는데, 흡연자와 함께 사는 비흡연자도 폐암이 발생할 위험성이 20~30% 더 높다. 1970년 이전에는 이 질병이 주로 중년 남자에게 대부분 발생하였으나 여성 흡연자의 수가 증가하면서 폐암에 걸리는 여성의 수도 증가하고 있다. 이 그래프는 남성의 폐암 발생 빈도가 1992년 이래로 점차 감소해왔음을 보여주고 있다. 이와는 반대로, 여성들의 폐암 발병률은 큰 감소율을 보이지 않고 있다.

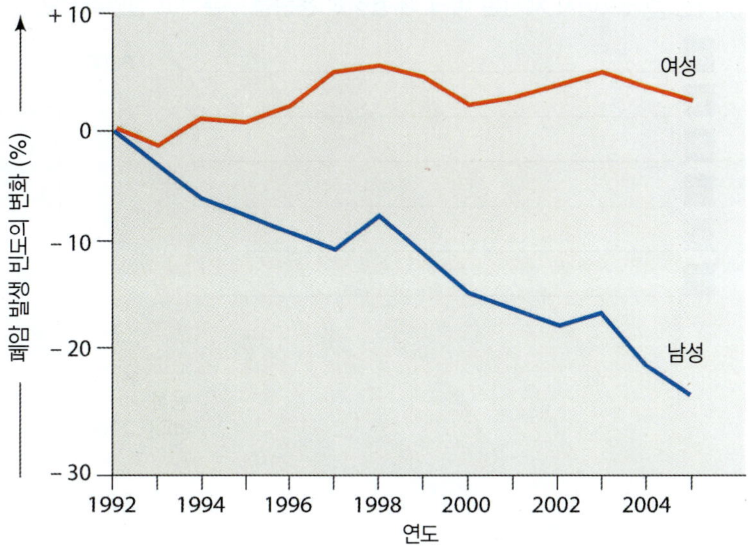


## Effects of Aging(노화의 영향)

노화는 호흡계의 기능에 모든 측면에서 영향을 준다. 탄력조직이 몸 전체적으로 퇴화하고 폐활량이 감소하면서 폐 안팎으로 공기를 이동시키는 일이 더 어려워진다. 이러한 호흡의 한계들 때문에 강렬한 운동은 더욱 어렵게 된다.

3 노화에 따른 골격 및 결합조직의 변화와 더불어 50세 이상의 사람들에서 어느 정도의 폐기종은 정상이다. 그러나 그 정도는 살아오는 과정에서 흡연 및 기타 호흡계 자극요인들에 노출된 정도에 따라 다양해진다. 이 그래프는 담배를 한 번도 피우지 않은 사람과 다양한 기간 동안 담배를 피웠던 사람들의 호흡 능력을 비교한 것이다. 메시지는 분명하다. 어느 정도 호흡 기능의 저하는 피할 수 없을지라도 금연하거나 아예 흡연을 시작하지 않음으로써 심각한 호흡 문제들을 막을 수 있다. 결코 늦지 않았다, 금연!

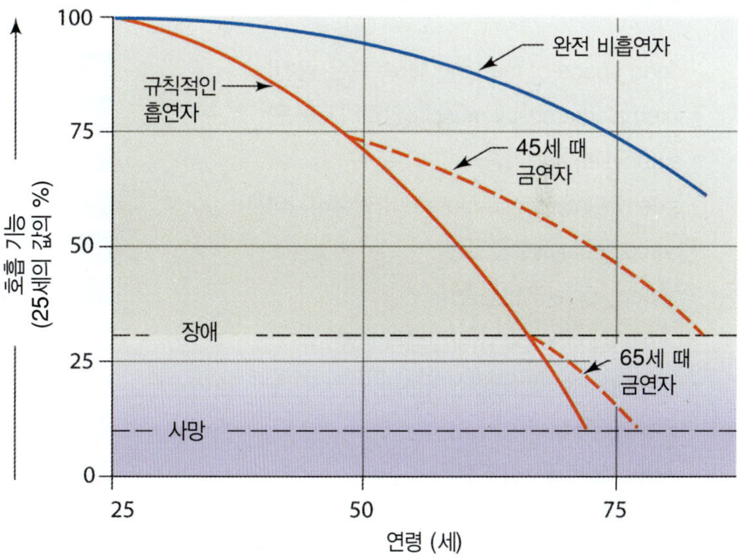


### 모듈 12.8 복습

a. Chronic obstructive pulmonary disease(COPD, 만성 폐쇄성 폐질환)에 대해 기술하시오.

b. 폐암 발생에 대한 2개의 중요한 위험요소를 제시하시오.

c. 호흡계통에 영향을 주는 노화 관련 인자들을 제시하시오.

## 1. 단답형

다음 그래프에서 제시된 여러 폐 용적과 용량을 구분하고 설명하시오.

a ______________________

b ______________________

c ______________________

d ______________________

e ______________________

f ______________________

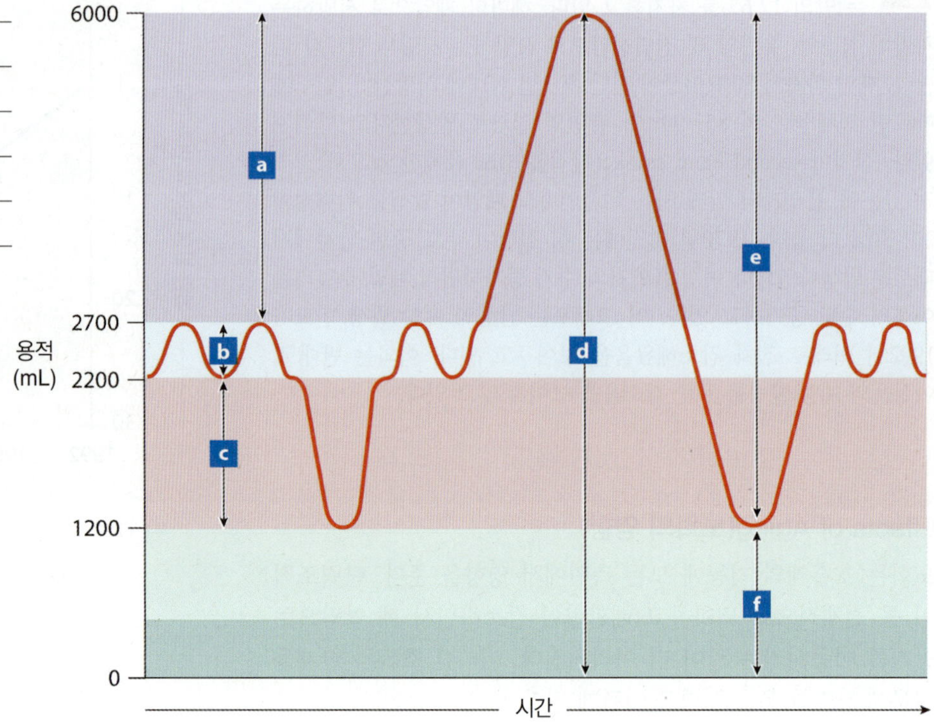


## 2. 연결하기

다음 용어들을 가장 가깝게 설명한 내용과 연결하시오

- dead space of the lung(폐 속 죽은 공간)
- internal intercostal muscle(안갈비사이근)
- emphysema(폐기종)
- external intercostal muscle(바깥갈비사이근)
- hemoglobin(헤모글로빈)
- hypercapnia(고탄산증)
- centers in the pons(다리뇌의 중추)
- bicarbonate ion(중탄산이온)
- anoxia(무산소증)
- atelectasis(폐확장부전)
- respiratory cycle(호흡주기)
- chloride shift(염화 이동)
- DRG and VRG center(DRG 및 VRG 중추)
- hypocapnia(저탄산증)

a ______________ 적혈구-혈장 이온 교환

b ______________ 조직 죽음의 원인

c ______________ 호흡 속도 설정

d ______________ 갈비뼈 내리는 작용

e ______________ 혈액 속 $CO_2$ 운반

f ______________ 분홍색 숨찬사람

g ______________ 갈비뼈를 올리는 작용

h ______________ 적혈구에서 산소와 결합

i ______________ 과호흡의 결과

j ______________ 일회호흡량의 일부

k ______________ 호흡 속도 조정

l ______________ 저호흡의 결과

m ______________ 폐 파열

n ______________ 들숨(흡기) 및 날숨(호기)

## 3. 절 종합 문제

외호흡, 폐 환기 및 내호흡을 비교 설명하시오.

______________________________________________

______________________________________________

# 핵심 용어로 윤곽 파악하기

각 모듈마다 차례대로 열거한 용어를 이용하여 내용을 요약하시오.

## 1절

### Respiratory System(호흡계통)의 Functional Anatomy(기능해부학)

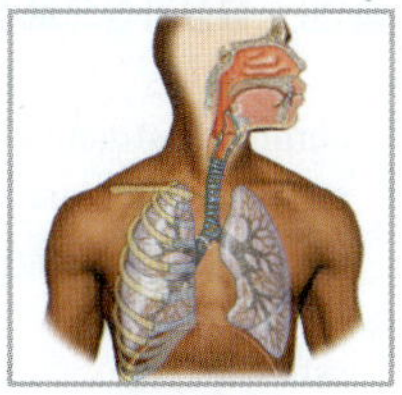

- respiratory system (호흡계통)
- upper respiratory system (위호흡계)
- lower respiratory system (아래호흡계)
- respiratory tract (호흡관)
- conducting portion (유도부)
- bronchioles (세기관지)
- respiratory portion (호흡부)
- alveoli (허파꽈리, 폐포)
- upper respiratory tract (위호흡통로)
- lower respiratory tract (아래호흡통로)

## 12.1

### 호흡점막은 들어오는 공기를 정화시키고 데우며 축축하게 해준다

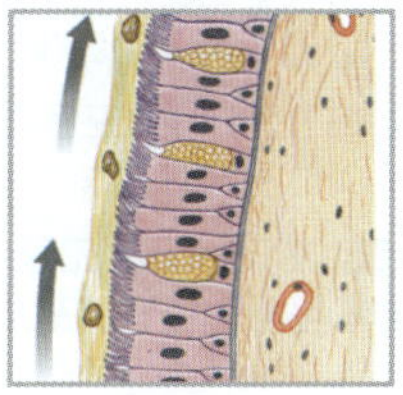

- respiratory mucosa (호흡점막)
- lamina propria (점막고유판)
- cystic fi brosis(CF, 낭포성 섬유증)
- pharynx(인두)
- nasopharynx (코인두)
- oropharynx(입인두)
- laryngopharynx (후두인두)
- trachea(기관)
- internal nares(속콧구멍)
- nasal vestibule (코안뜰)
- external nares (바깥콧구멍)
- hard palate (단단입천장, 경구개)
- soft palate (물렁입천장, 연구개)
- glottis(성대문)
- larynx(후두)

## 12.2

### 기관 및 1차 기관지는 폐 안팎으로 공기를 운반한다

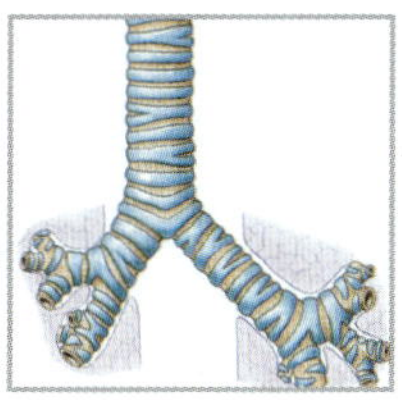

- trachea(기관)
- primary bronchi (1차 기관지)
- tracheal cartilages (기관연골)
- trachealis muscle (기관근육)
- bronchioles (세기관지)
- bronchodilation (기관지 확장)
- bronchoconstriction (기관지 수축)
- asthma(천식)
- ○ right lung (오른폐, 허파)
- horizontal and oblique fissures (수평 및 빗틈새)
- superior, middle, and inferior lobes (위, 중간 및 아래엽)
- hilum(폐문)
- cardiac notch (심장패임)
- ○ left lung(왼폐, 허파)
- oblique fi ssure (빗틈새)
- superior and inferior lobes(위 및 아래엽)
- pleura(흉막)

## 12.3

### 기체교환은 허파꽈리(폐포)에서 일어난다

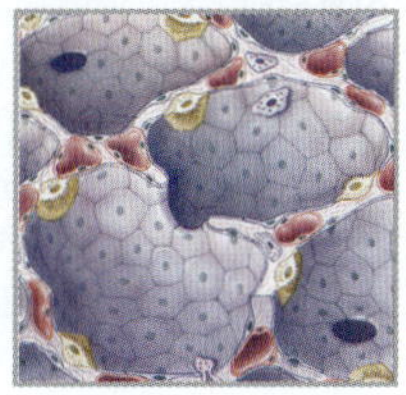

- alveoli(허파꽈리, 폐포)
- surfactant(표면활성제)
- respiratory membrane(호흡막)

## 2절

### Respiratory Physiology(호흡 생리)

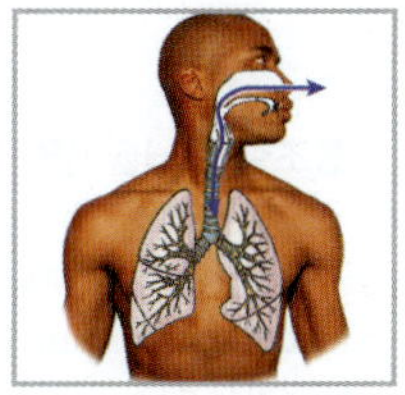

- respiration(호흡)
- external respiration(외호흡)
- pulmonary ventilation(폐 환기)
- alveolar ventilation(폐포 환기)
- gas diff usion(기체 확산)
- internal respiration(내호흡)
- hypoxia(저산소증)
- anoxia(산소결핍증)

## 12.4

### 흉강내 압력 변화가 폐 환기를 일으킨다

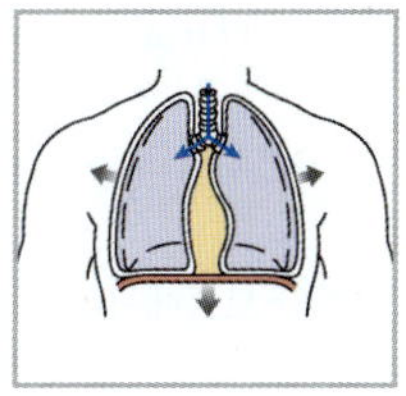

- pneumothorax(기흉)
- atelectasis(폐확장부전)
- intrapulmonary pressure(폐 속 압력)
- alveolar pressure(폐포압)
- tidal volume($V_T$, 일회호흡량)

## 12.5

### 호흡근은 호흡요구성을 충족시키는 일회호흡량을 조절한다

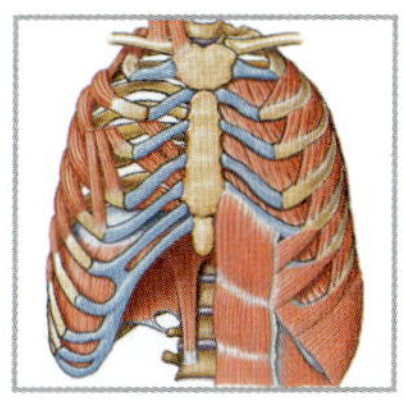

- inspiratory muscles (들숨근, 흡기근)
- expiratory muscles (날숨근, 호기근)
- primary respiratory muscles (1차 호흡근육)
- accessory respiratory muscles (부속 호흡근육)
- ○ diaphragm (가로막, 횡격막)
- ○ external intercostal muscle (바깥갈비사이근)
- respiratory cycle (호흡주기)
- volume(부피)
- capacity(용량)
- inspiratory reserve volume(IRV, 흡기예비량)
- tidal volume($V_T$, 일회호흡량)
- dead space of the lungs (폐 속 죽은 공간)
- expiratory reserve volume(ERV, 호기예비량)
- vital capacity (폐활량)
- residual volume (잔기량)
- total lung capacity (총폐용량)

• = 해당 모듈에서 굵은 문자로 표시한 용어

12.6

**기체 확산은 기체의 상대적 농도와 용해도에 의존한다**

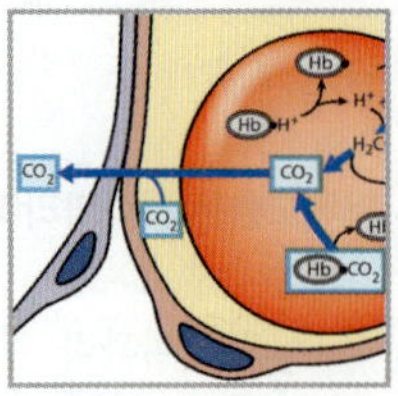

- o external respiration(외호흡)
- o respiratory membrane(호흡막)
- o internal respiration(내호흡)
- o hemoglobin(헤모글로빈)
- o carbonic acid(탄산)
- • chloride shift(염화 이동)

12.7

**호흡조절은 뇌줄기의 소통중추에서 수행된다**

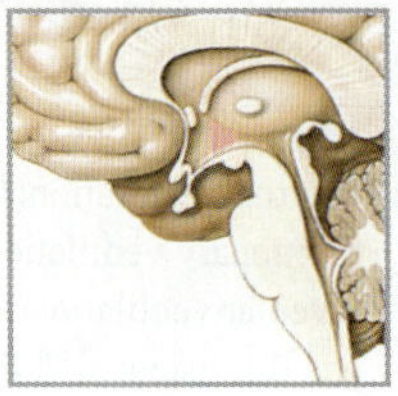

- o pons(다리뇌, 뇌교)
- o medulla oblongata (연수)
- • dorsal respiratory group(DRG, 등호흡군)
- • ventral respiratory group(VRG, 배호흡군)
- • quiet breathing (편안한 호흡)
- • forced breathing (강제 호흡)
- • hypercapnia (과탄산증)
- • hypoventilation (저호흡증)
- • hyperventilation (과호흡증)
- • hypocapnia (저탄산증)
- • shallow water blackout (얕은물 기절)

• = 해당 모듈에서 굵은 문자로 표시한 용어

12.8

**호흡기 질환과 노화는 모두 폐기능을 떨어뜨린다; 흡연은 설상가상으로 악화시킨다**

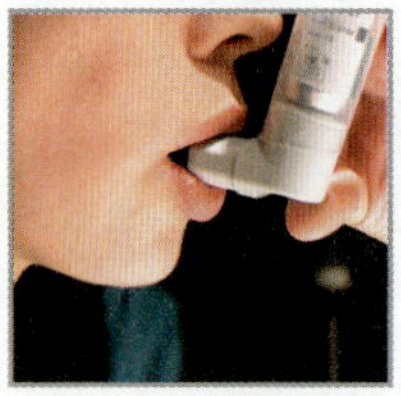

- • chronic obstructive pulmonary disease (COPD, 만성 폐쇄성 폐질환)
- • asthma(천식)
- • chronic bronchitis (만성 기관지염)
- • blue bloater (청색 고창증환자)
- • emphysema(폐기종)
- • pink puff ers (분홍빛 숨찬사람)
- • lung cancers(폐암)

## 12장 종합 복습 문제

1. 친구 집에서 겨울밤을 보낸다고 생각하자. 친구의 집은 꽤 낡았고 난방기에 가습기가 없었다. 아침에 일어났을 때 약간 코막힘이 있어서 감기에 걸릴 것 같았다. 따뜻한 물에 샤워를 하고 아침 식사로 약간의 주스를 마신 후에 코막힘이 사라졌다. 이에 대해 설명하시오.
2. 존의 갈비뼈가 부러져 왼쪽 가슴을 찔렀다. 어떤 구조가 손상되었을까, 그리고 결과적으로 폐에는 어떤 일이 일어날 것으로 예견할 수 있는가?
3. 폐기종에서 폐포들은 커다란 공기 주머니와 섬유성 결합조직으로 대체된다. 이런 변화가 폐에는 어떤 영향을 미칠까?

12장에 있는 모든 모듈, 절, 종합 복습 문제의 풀이를 알고 싶으면 이 책의 뒷부분에 청색 식별표로 표시한 해답 페이지를 참조하시오.

# 13

# 소화계통 (The Digestive System)

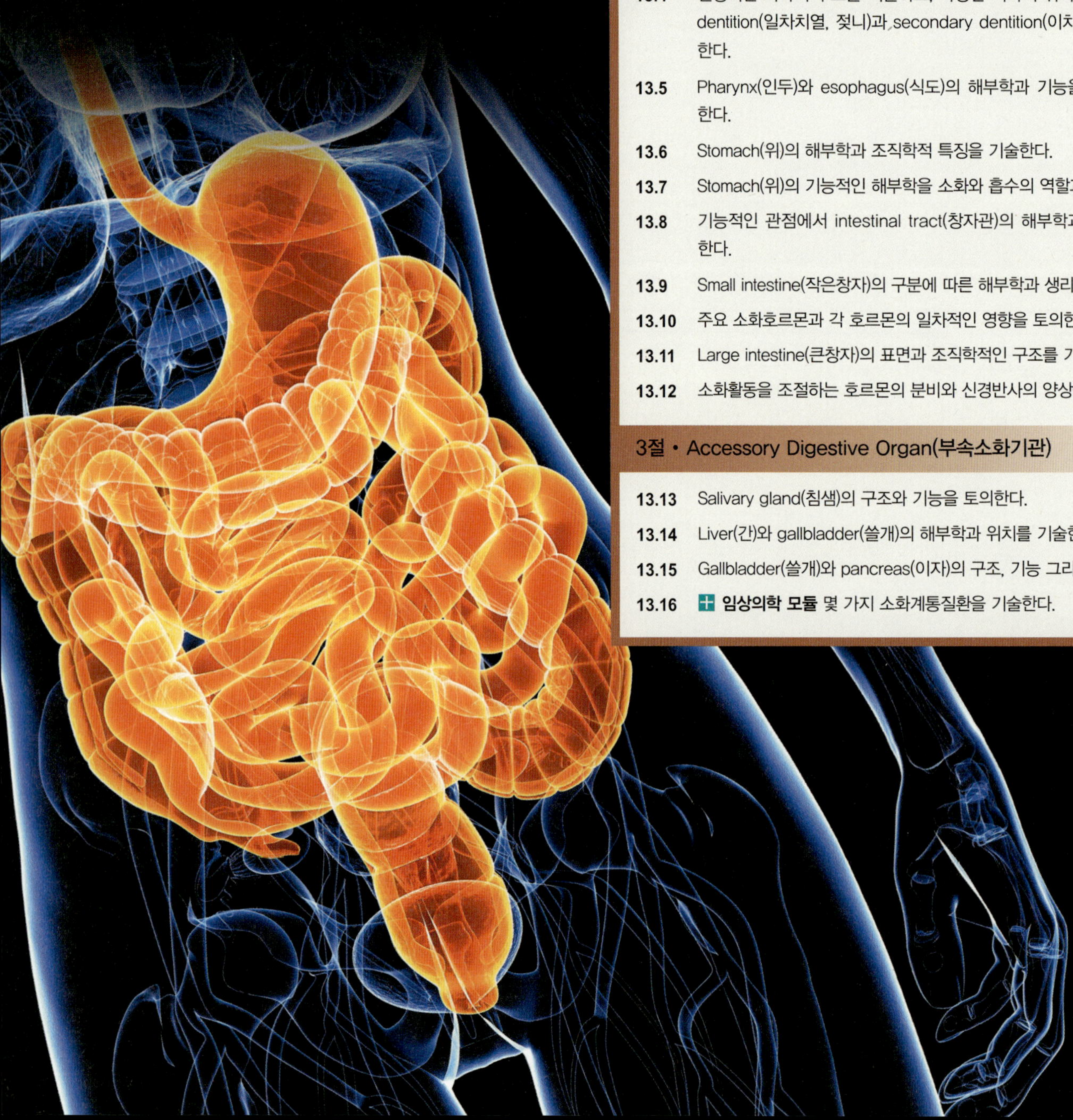

## 학습성과

다음 각 학습성과 번호는 본문의 모듈 번호와 일치하며, 독자는 13장을 모두 공부한 후에 각 학습성과를 실천할 수 있어야 한다.

### 1절 • General Organization of the Digestive System(소화계통의 일반적 구성)

- **13.1** Digestive tract(소화관)의 기능적인 조직학을 기술한다.
- **13.2** 평활근조직의 구조 및 기능적인 특징을 기술하고 소화관을 통한 음식물의 이동과정을 설명한다.

### 2절 • Digestive Tract(소화관)

- **13.3** Oral cavity(입안)의 해부학을 기술하고 입안의 주요 구조와 영역의 기능을 토의한다.
- **13.4** 전형적인 치아의 구조를 기술하고, 다양한 치아의 위치를 명시한다. 그리고 primary dentition(일차치열, 젖니)과 secondary dentition(이차치열, 간니)의 차이점을 구별한다.
- **13.5** Pharynx(인두)와 esophagus(식도)의 해부학과 기능을 기술하고 삼킴과정을 설명한다.
- **13.6** Stomach(위)의 해부학과 조직학적 특징을 기술한다.
- **13.7** Stomach(위)의 기능적인 해부학을 소화와 흡수의 역할과 관련하여 기술한다.
- **13.8** 기능적인 관점에서 intestinal tract(창자관)의 해부학과 조직학적인 특징들을 기술한다.
- **13.9** Small intestine(작은창자)의 구분에 따른 해부학과 생리학을 기술한다.
- **13.10** 주요 소화호르몬과 각 호르몬의 일차적인 영향을 토의한다.
- **13.11** Large intestine(큰창자)의 표면과 조직학적인 구조를 기술한다.
- **13.12** 소화활동을 조절하는 호르몬의 분비와 신경반사의 양상을 요약한다.

### 3절 • Accessory Digestive Organ(부속소화기관)

- **13.13** Salivary gland(침샘)의 구조와 기능을 토의한다.
- **13.14** Liver(간)와 gallbladder(쓸개)의 해부학과 위치를 기술한다.
- **13.15** Gallbladder(쓸개)와 pancreas(이자)의 구조, 기능 그리고 조절기전을 기술한다.
- **13.16** **임상의학 모듈** 몇 가지 소화계통질환을 기술한다.

# General Organization of the Digestive System (소화계통의 일반적인 구성)

**Digestive system(소화계통)**은 gastrointestinal(GI) tract(위장관)라 부르는 근육형 소화관과 다양한 부속기관들로 구성되어 있다. 음식물이 입안으로 들어와서 소화관을 통과한다. 소화관을 통해 내려가는 동안 부속소화기관들은 물, 효소, 완충액, 유기영양분과 무기영양분의 흡수를 위한 다른 구성성분들을 포함하는 분비물을 생산한다.

**1** 소화계통은 외부환경과 직접적인 연결이 없거나 영양분을 섭취할 수 있는 방법이 없는 조직을 지지하기 위해 다른 계통과 상호작용을 한다.

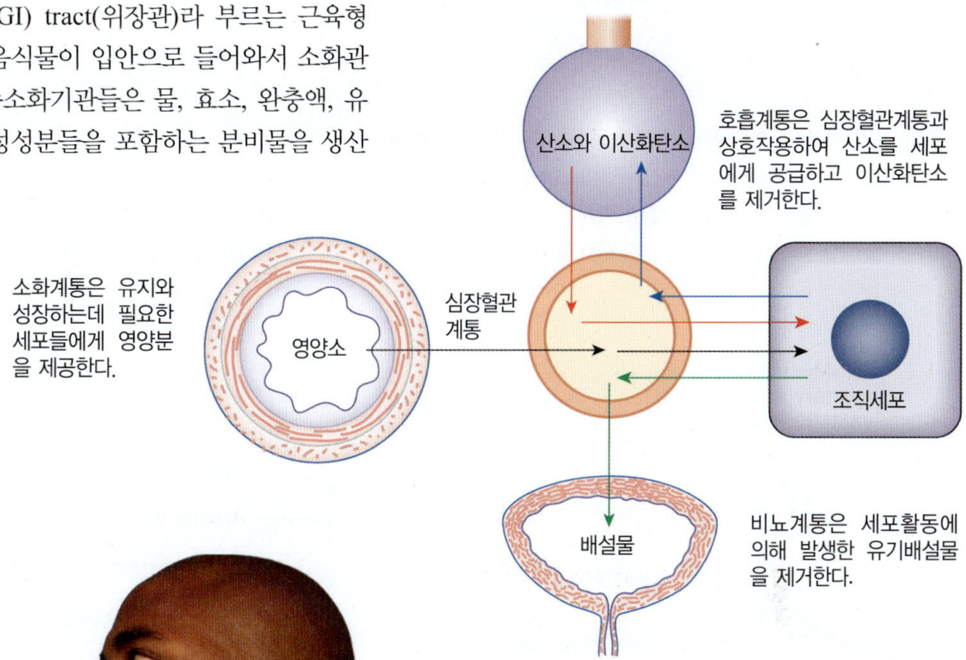


**2** **Digestive tract(소화관)**는 입에서 시작하여 입안, 인두, 식도, 위, 작은창자 및 항문을 통해 외부와 연결되는 큰창자까지 연결된다. 소화관은 특징적인 구조와 기능적인 차이점은 있지만 조직학적인 구성양상(조직구조)이 모두 비슷하다. 부속장기들은 소화관으로 분비물을 분비하는 샘기관들이다.

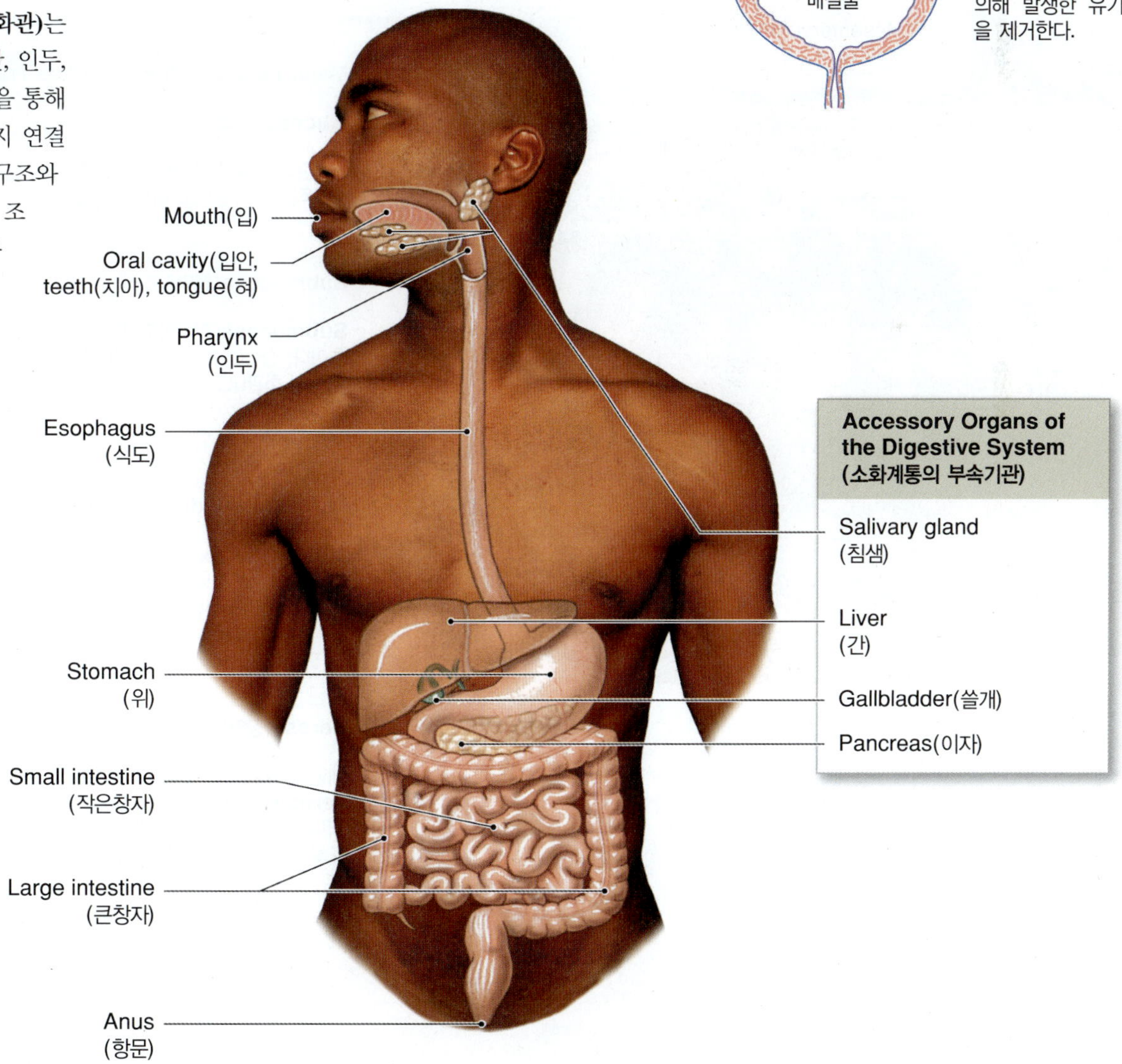

13.1

## Digestive tract(소화관)는 점막으로 둘러싸인 근육형 관이다

소화관의 구조는 부위별로 다양하다. 이 모듈에서 보이는 모식도는 소화관의 가장 긴 부분인 작은창자와 매우 유사하다.

**1** 일반적으로 소화관은 점막으로 둘러싸인 긴 근육형 관이다. 소화관 내면은 영구적인 능선과 통로가 가득 찰 때 사라지는 일시적인 주름이 있다. 능선과 주름은 영양분을 흡수할 수 있는 면적을 효율적으로 증가시킨다.

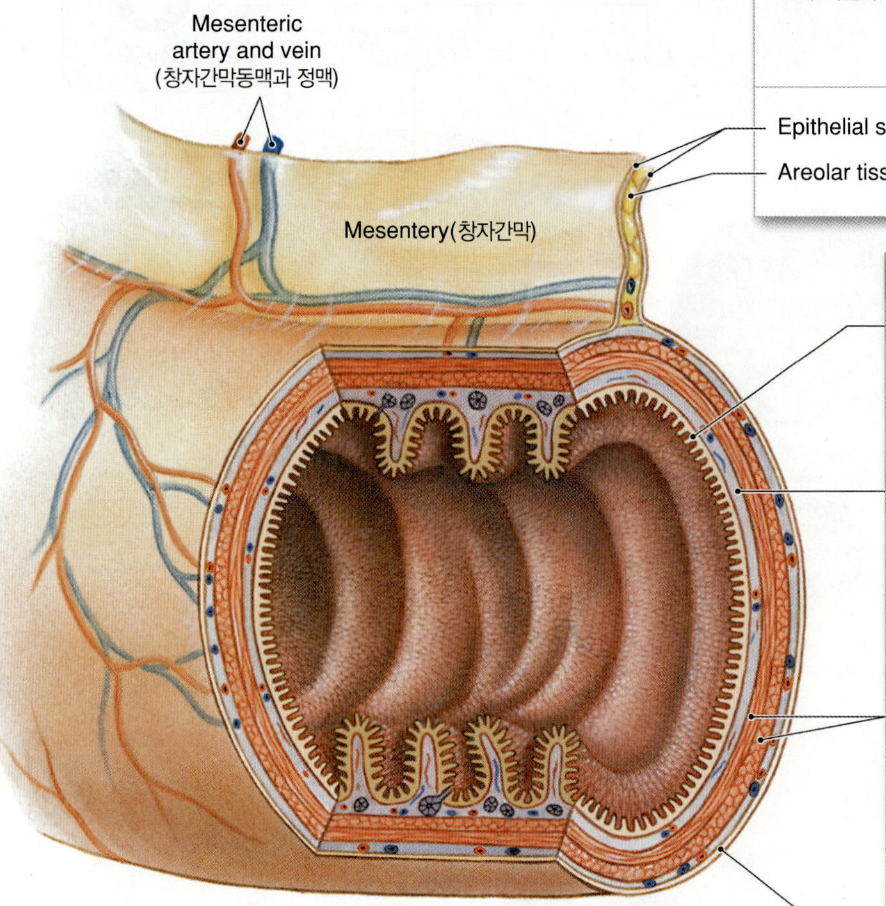


**Mesentery(창자간막)**

**Mesentery(창자간막)**는 두 겹의 복막이다. 상피표면 사이의 성긴조직은 소환관 사이의 혈관, 신경 및 림프관들이 지나갈 수 있도록 공간을 제공한다. 창자간막은 주위 장기를 고정시키고 소화운동과 체위변화에 따른 갑작스런 변화에 소화장기가 얽히지 않도록 해준다.

Epithelial surface(상피표면)

Areolar tissue(젖꽃조직)

**Major Layers of the Digestive Tract(소화관의 주요층)**

**Mucosa(점막)**

소화관의 안쪽층인 **mucosa(점막)**는 샘분비에 의한 윤활성 상피와 젖꽃조직의 고유판으로 이루어져 있다.

**Submucosa(점막밑조직)**

**Submucosa(점막밑조직)**는 점막을 둘러싸는 불규칙한 치밀결합조직층이다. 점막밑조직은 큰혈관과 림프관들을 포함하고 있고 어떤 부분에서는 소화관내로 분비되는 완충액과 효소를 분비하는 외분비샘도 포함한다.

**Muscularis Externa(근육층)**

**Muscularis externa(근육층)**는 속돌림층과 바깥세로층의 2층의 평활근세포로 구성되어 있다. 이러한 근육층은 소화관을 따라 음식물이 움직이거나 기계적 연동을 하는데 중요한 역할을 한다.

**Serosa(장막)**

배안에 위치하는 대부분의 소화관의 근육층을 둘러싸는 내장쪽복막층을 **serosa(장막)**라고 한다. 입안, 인두, 식도, 그리고 항문의 근육층을 둘러싸는 장막은 없다. 장막 대신 소화관이 주위 구조물에 단단히 고정되도록 아교섬유들이 치밀하게 서로 연결되어 있다.

**2** 소화관 벽의 각 층은 서로 다른 기능을 가지고 있다. 점막은 소화관 내로부터 영양소를 효율적으로 흡수할 수 있는 구조적 특징을 가지고 있다. 이 모식도는 각 층의 특징을 요약한다.

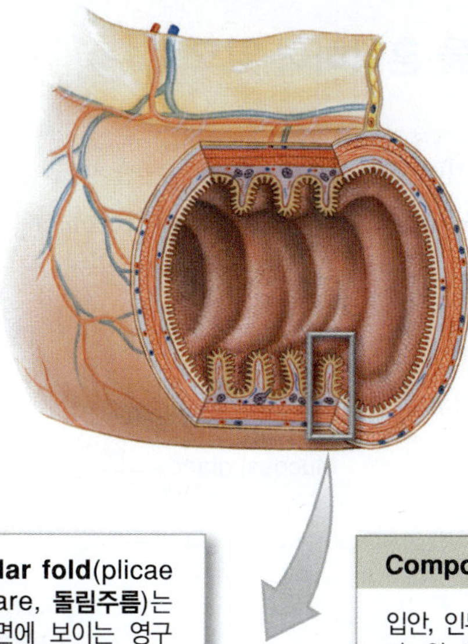

**Secretory Glands(분비샘)**

분비관은 mucosa(점막)와 submucosa(점막밑조직) 또는 부속샘기관에 위치하는 샘세포의 분비물을 상피표면까지 운반한다.

**Circular fold**(plicae circulare, **돌림주름**)는 창자내면에 보이는 영구적인 가로주름이다.

**Component of the Mucosa(점막의 구성요소)**

입안, 인두 및 식도의 점막상피는 중층편평상피로 둘러싸여 있다. 위, 작은창자 및 대부분의 큰창자는 점막세포를 포함하는 단순입방상피로 둘러싸여 있다.

**Villi(융모;** 단수는 *villus*)는 작은창자 내로 돌출된 손가락모양의 작은 점막돌출물이다. 융모는 흡수가 잘 될 수 있도록 표면면적을 증가시키는 특징이 있다.

점막고유판은 혈관, 감각신경종말, 림프관, 평활근세포, 분산된 림프조직을 포함하는 성긴조직층으로 구성되어 있다. 어떤 부위에서는 점막샘도 포함한다.

**muscularis mucosae(점막근육판)**는 두 층의 조밀한 평활근육으로 구성되어 있다. 속층은 돌림근육층으로 소화관 내를 둘러싸고 있으며, 바깥층은 소화관의 긴축과 평행하게 달리는 세로근육층이다. 이러한 두 층의 수축이 속공간의 모양을 바꾸고 돌림주름과 융모를 움직이게 한다.

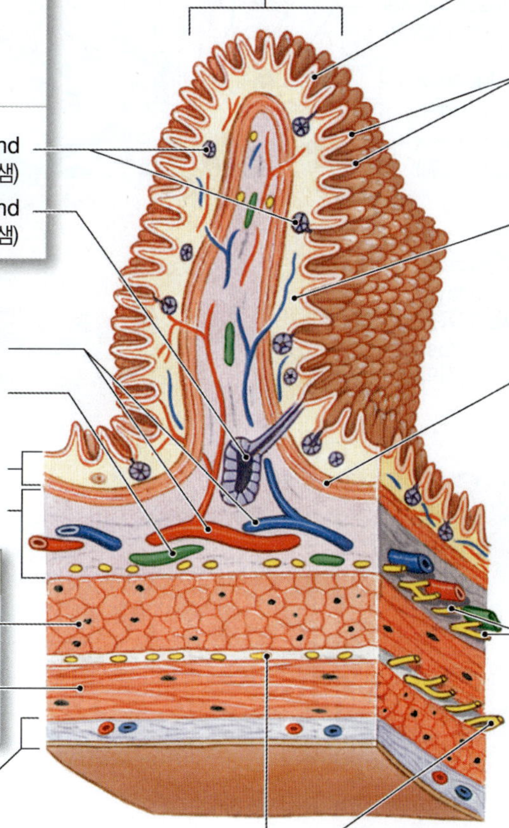


근육층의 얕은층인 점막밑층은 점막과 점막밑조직을 신경지배하는 감각신경세포, 부교감신경절세포, 교감신경절이후섬유로 구성된 신경연결인 **submucosal plexus(점막밑신경얼기)**를 포함한다.

근육층은 **myenteric plexus**(*mys*, 근육 + *enteron*, 창자, **근육층신경얼기**)를 포함한다. 부교감신경절, 감각신경세포, 사이신경세포, 그리고 교감신경절이후섬유 등의 연결이 돌림층과 세로층사이에 위치한다. 근육층과 점막밑신경얼기는 부위별 소화활동 조절에 관여한다. 일반적으로 부교감신경자극은 소화근육과 소화활동을 증가시키고 교감신경자극은 근육을 이완시켜 근육활동을 억제한다.

### 모듈 13.1 복습

a. 소화관의 4가지 층을 얕은층에서 깊은층 순으로 열거하시오.

b. 창자간막의 중요성은 무엇인가?

c. 근육층신경얼기와 점막밑신경얼기를 비교설명하시오.

## 평활근수축은 소화관을 따라 음식물을 혼합하여 앞으로 나아가게 한다

Smooth muscle tissue(평활근조직)는 거의 모든 기관에서 조직을 둘러싸는 판, 다발, 또는 덮개를 형성한다. 혈관을 둘러싸는 평활근은 생명유지에 필요한 기관의 혈류를 조절한다. 소화계통과 비뇨계통에서는 조임근이라 불리는 고리모양의 평활근이 체내 통로를 따라 음식물의 이동을 조절한다.

**1** 평활근조직이 층을 형성하는 곳은 어디든지 세포들은 서로 평행하게 잘 배열되어 있다. 일반적으로 소화관에서는 속돌림층과 바깥세로층이 있다. 소화관의 세로절단면에서는 근육층의 돌림층에 있는 근육세포들이 작은 둥근 공처럼 보이는 반면 세로층에 위치하는 근육세포들은 긴방추처럼 보인다.

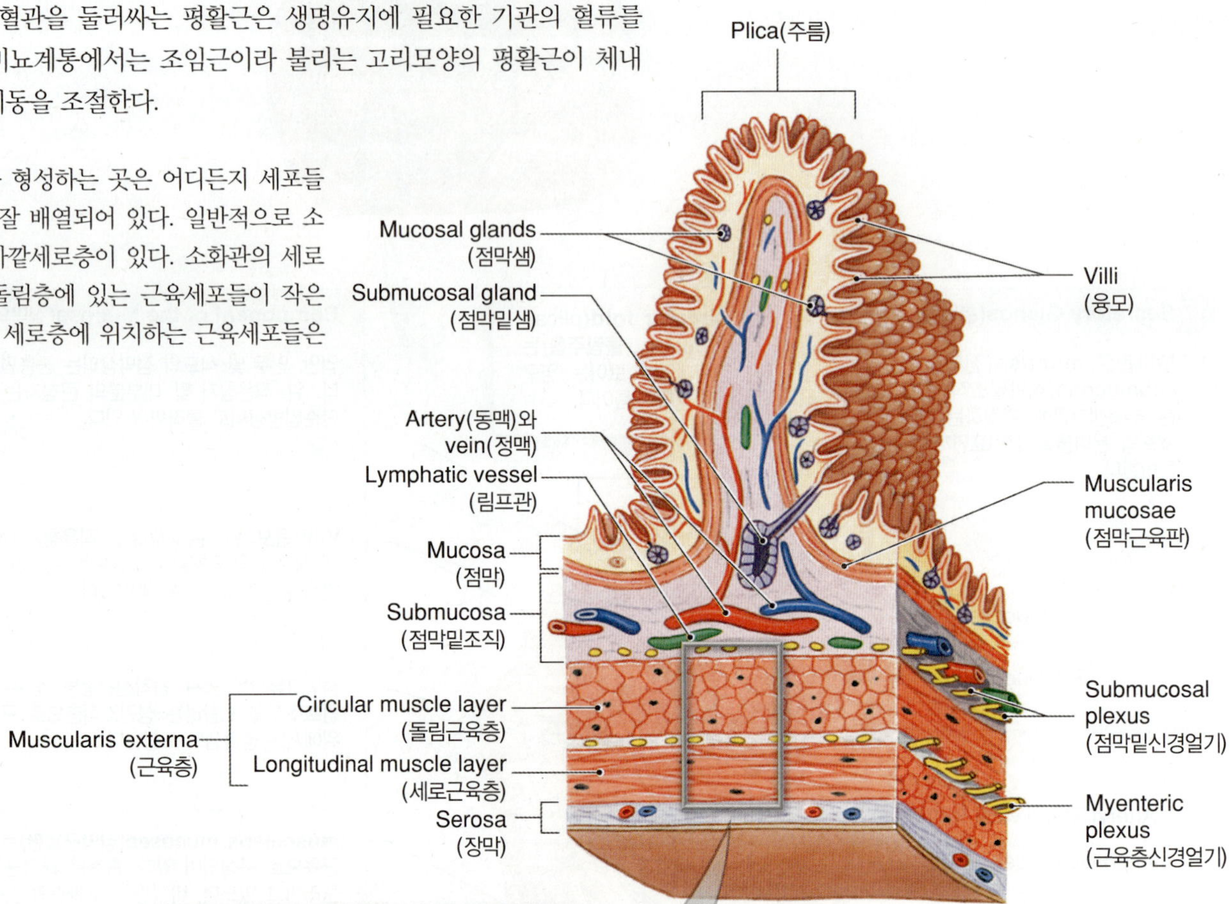


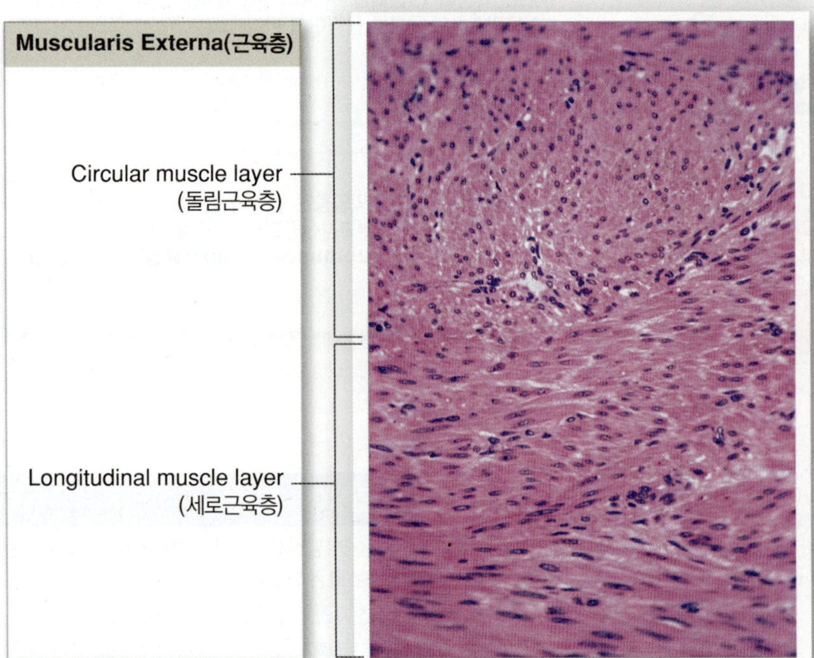


Smooth muscle tissue
(평활근조직)

### Peristalsis(꿈틀운동)

**2** 음식물은 수분이 있고 밀집된 덩어리인 **bolus(음식덩이)**로 소화관에 들어간다. 근육층은 음식덩이를 소화관의 한 부분에서 다른 부분으로 **peristalsis(꿈틀운동)**의 수축에 의해 내보낸다. 꿈틀운동 중 돌림근의 수축파는 음식덩이를 앞으로 나아가게 한다.

### Segmentation(분절운동)

**3** 대부분의 small intestine(작은창자)과 large intestine(큰창자)의 일부분은 여러 번의 수축과정을 거쳐 음식덩이를 휘젓고 분절시켜 창자분비물과 혼합되게 한다. 이러한 운동을 **segmentation(분절운동)**이라 한다. 분절운동의 수축 rhythmic cycle(리듬주기)은 정해진 양상을 따르지 않고 일어나기 때문에 소화관을 따라 음식물을 한 방향으로 이동시키지는 못한다.

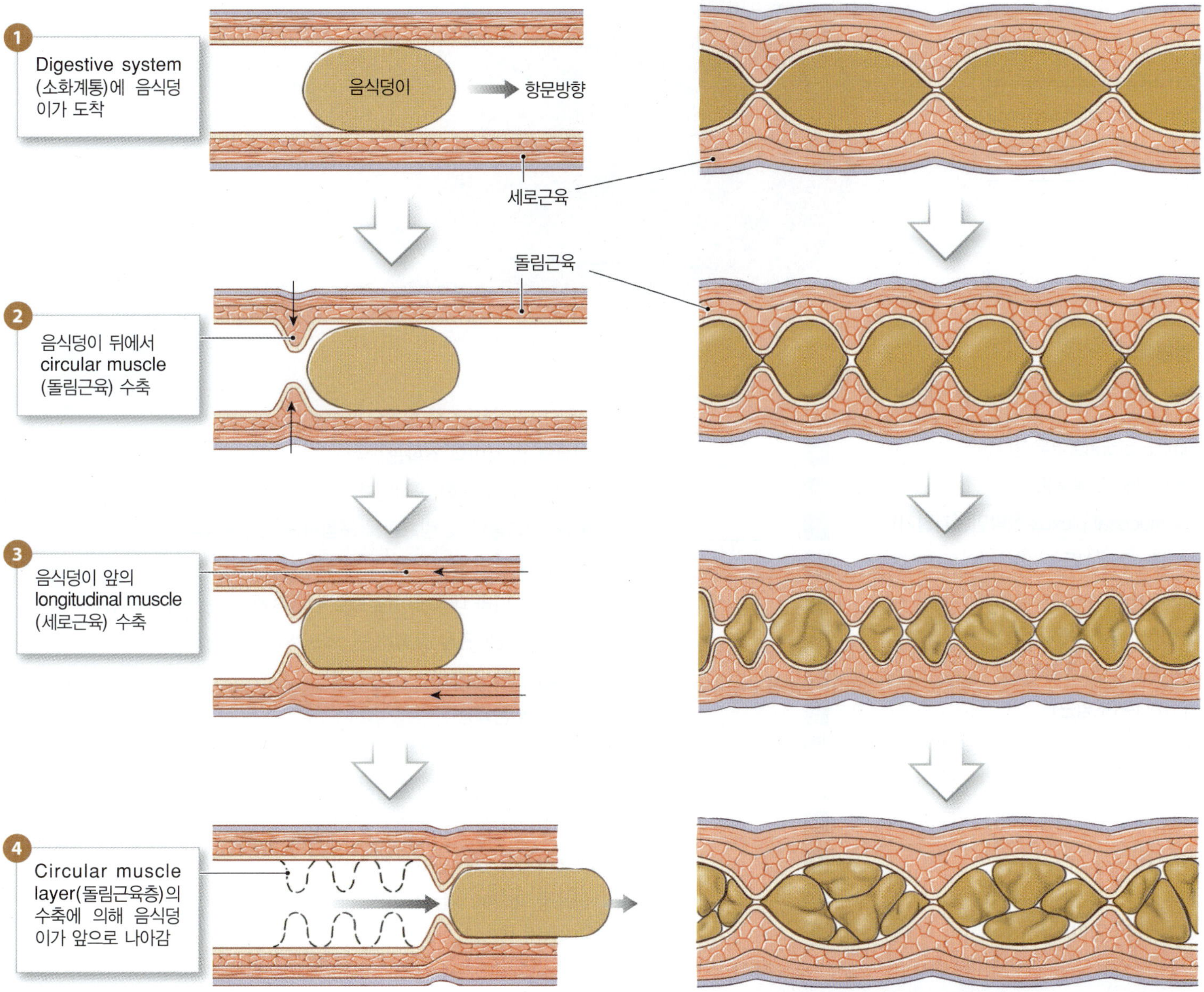


### 모듈 13.2 복습

a. 소화관의 근육층에 있는 평활근섬유의 기원을 기술하시오.

b. Bolus(음식덩이)를 정의하시오.

c. Compare peristalsis(꿈틀연동)와 segmentation(분절운동)을 비교 설명하시오. 어느 것이 소화관을 따라 창자 속의 내용물이 앞으로 나아가게 하는데 있어 가장 효율적인가?

### 1. 명칭 표기

아래의 그림에서 각 digestive tract(소화관)의 구조물의 명칭을 기입하시오.

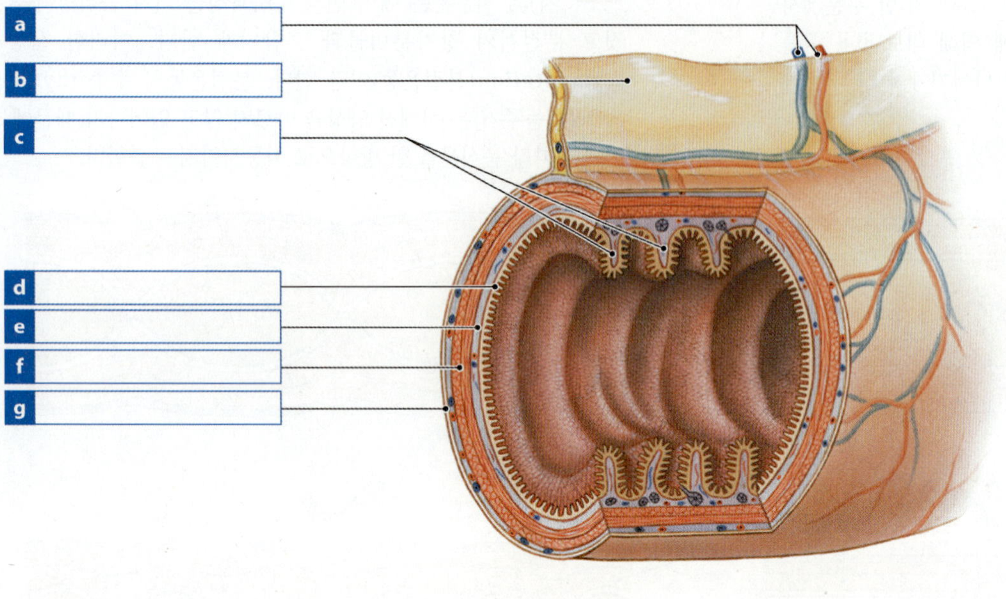


### 2. 연결하기

설명과 가장 관련이 있는 용어를 기입하시오.

- lamina propria(고유판)
- peristalsis(꿈틀운동)
- submucosal plexus(점막밑신경얼기)
- esophagus(식도)
- muscularis mucosae(점막근육판)
- segmentation(분절운동)
- circular folds(돌림주름)
- sphincter(조임근)
- myenteric plexus(근육층신경얼기)
- smooth(평활근)
- submucosa(점막밑조직)
- liver(간)
- muscularis externa(근육층)
- bolus(음식덩이)

a ________ 인두와 위 사이의 소화관
b ________ 돌림주름과 융모를 움직인다.
c ________ 혈관, 신경종말 및 림프관을 포함하는 성긴조직층
d ________ 소화관 속면의 영구적인 가로주름
e ________ 소화관을 따라 내용물이 앞으로 나아가게 하는 근육수축파동
f ________ 큰혈관과 림프관을 포함하는 소화관의 층
g ________ 근육층 안에 존재하는 신경연결
h ________ 소화관의 근육층
i ________ 소화계통의 부속기관
j ________ 소화관에서 내용물을 혼합하는 율동적인 근육수축
k ________ 소화관으로 들어오는 음식물 덩어리
l ________ 소화관벽에 있는 근육조직 형태
m ________ 근육층 표면에 있는 신경연결
n ________ 근육조직의 고리

### 3. 절 종합 문제

평활근 긴장도의 감소는 어떻게 소화과정에 영향을 미쳐 변비(드문 장운동)를 유발할 수 있는가?

# Digestive Tract(소화관)

소화관은 약 10 m 길이의 근육형 관이다. 조직학적인 구조와 기능에 따라 여러 부위로 나누어진다. 2절에서는 아래에 요약한 소화관의 각 주요 부위를 고려한다. 3절에서는 소화관의 부속기관에 대해서 기술할 것이다.

| Major Subdivisions of the Digestive Tract (소화관의 주요 구분) |
|---|
| **Oral Cavity(입안), Teeth(치아), Tongue(혀)** |
| 기계적과정(음식물의 으깸과 분쇄), 음식물이 침과 혼합하여 수분함유 |
| **Pharynx(인두)** |
| 근육추진으로 음식물을 식도로 이동 |
| **Esophagus(식도)** |
| 삼킨 음식물을 위로 이동 |
| **Stomach(위)** |
| 산과 효소에 의한 음식물의 화학적분해; 근육수축을 통한 기계적과정(혼합과 으깸) |
| **Small Intestine(작은창자)** |
| 효소에 의한 소화와 물, 유기물, 비타민, 이온의 흡수 |
| **Large Intestine(큰창자)** |
| 탈수와 배출과정에서의 흡수되지 않은 내용물의 밀집 |

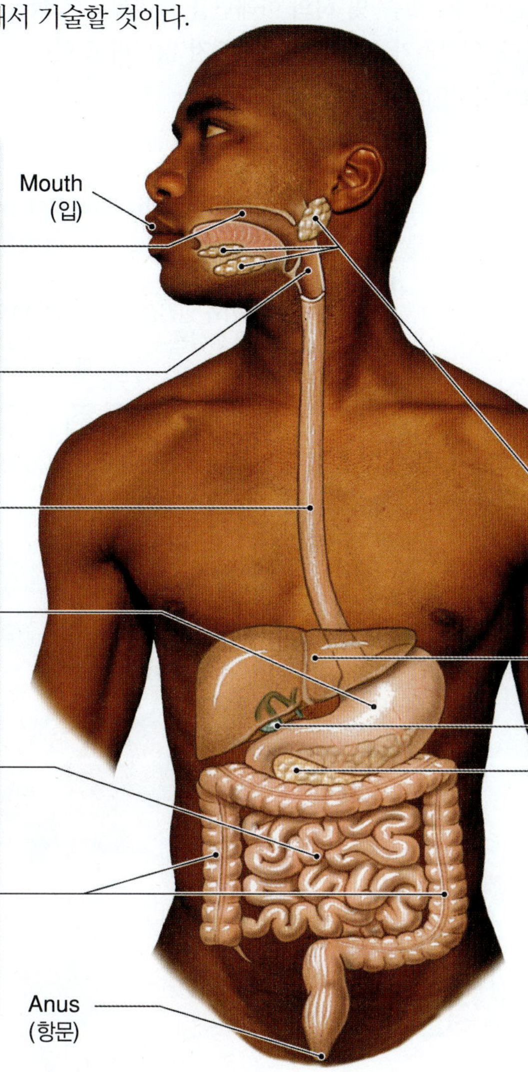


| Accessory Organs of the Digestive System (소화계통의 부속장기) |
|---|
| Salivary gland (침샘) |
| Liver(간) |
| Gallbladder(쓸개) |
| Pancreas(이자) |

**1** 이 표는 소화관의 일반적 기능을 요약한다. 소화관 속을 둘러싸는 상피는 소화관 내의 digestive acid(위산), enzyme(효소), abrasim(침윤), pathogen (병원체)으로부터 주위조직을 보호한다.

## General Functions of the Digestive Tract(소화관의 일반적 기능)

- **Ingestion(섭취)**: 음식물과 액체는 입을 통해 소화관으로 들어온다.
- **Mechanical processing(기계적과정)**: 삼키기 전의 섭취된 고형물이나 소화관의 근위부에 위치한 음식물은 입안에서 으깨지거나 분쇄되고 위에서 삼킨 음식물은 혼합되어 으깨진다.
- **Digestion(소화)**: 화학적분해와 효소분해에 의해 음식물이 작은 유기분자로 바뀌어 소화상피에 쉽게 흡수된다.
- **Secretion(분비)**: 대부분의 소화관 전체에서 이루어진다. (하지만 부속소화기관들이 소화에 필요한 대부분의 산, 효소, 완충액을 제공한다.)
- **Absorption(흡수)**: 소화관상피를 가로지르는 유기분자, 전해질, 비타민, 물의 이동과 소화관 조직액으로의 이동
- **Compaction(밀집)**: 몸밖으로 배출되기 전에 흡수되지 않은 음식물과 유기노폐물의 탈수가 진행됨. 응축된 물질을 **feces(대변)**라 부른다. 몸 밖으로 대변을 제거하는 것을 **defecation(배변)**이라고 한다.

13.3

## 입안은 혀, 침샘, 치아를 포함하고 침샘에서 침이 분비된다

**Oral cavity(입안)**는 stratified squamous epithelium(중층편평상피)인 **oral mucosa(입안점막)**에 의해 둘러싸여 있다. 각질화세포층은 심한 박리에 노출되는 혀의 윗면과 마주하는 단단입천장을 덮는다. 볼, 입술 및 혀의 아래면을 둘러싸는 상피는 얇고, 비각질화되어 있으며 섬세하다. 영양소가 입안에서 흡수되지 않더라도 탄수화물과 지질의 소화는 입안에서 시작된다.

**1** 이 시상단면은 입안경계를 형성하는 주요 구성 구조물을 보여준다.

**Superior Boundary of the Oral Cavity (입안의 위쪽경계)**

**Hard palate(단단입천장)**는 위턱뼈의 입천장돌기와 입천장뼈의 수평판에 의해 형성된다.

**Soft palate(물렁입천장)**의 근육은 단단입천장 뒤에 위치한다.

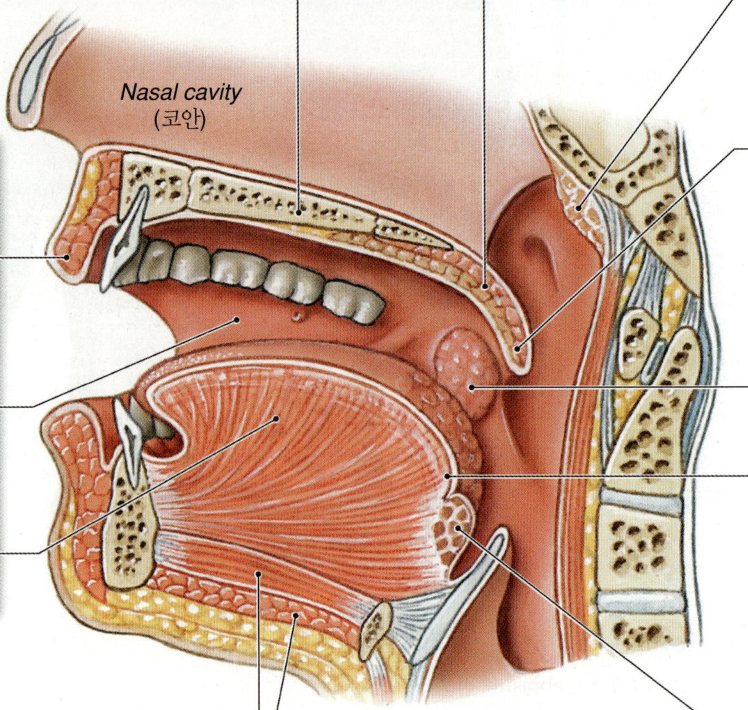


**Anterior and Lateral Boundary of the Oral Cavity (입안의 앞쪽과 가쪽경계)**

앞경계에는 뺨의 점막이 **labia(입술; 단수는 *labium*)**와 연속되어 있다.

입안 가쪽벽인 **cheeks(뺨)**의 점막은 지방체와 볼근에 의해 지지된다.

혀 **body(몸통)**는 앞쪽에 위치하여 움직인다.

**Posterior Boundary of the Oral Cavity(입안의 뒤쪽경계)**

물렁입천장의 뒤쪽경계는 **uvula (목젖)**이다. 목젖은 인두로 음식물이 넘어 가는 것을 막는데 필요한 대롱돌기이다.

Palatine tonsil(목구멍편도)은 인두로 들어가는 입구의 양옆에 위치한다.

혀 **root(뿌리)**는 인두방향으로 고정되어 있다. V모양의 circumvallate papillae(성곽유두)는 혀뿌리와 혀몸통 사이 경계를 표시해준다.

Lingual tonsil(혀편도)은 혀뿌리에 위치한다.

**Inferior Boundary of the Oral Cavity (입안의 아래쪽경계)**

혀아래에 위치한 입안의 바닥은 그 아래쪽에 위치하는 외부근육들이 지지한다.

**2** 입안의 앞면은 왼쪽 시상단면에서 보이지 않은 것들을 보여준다.

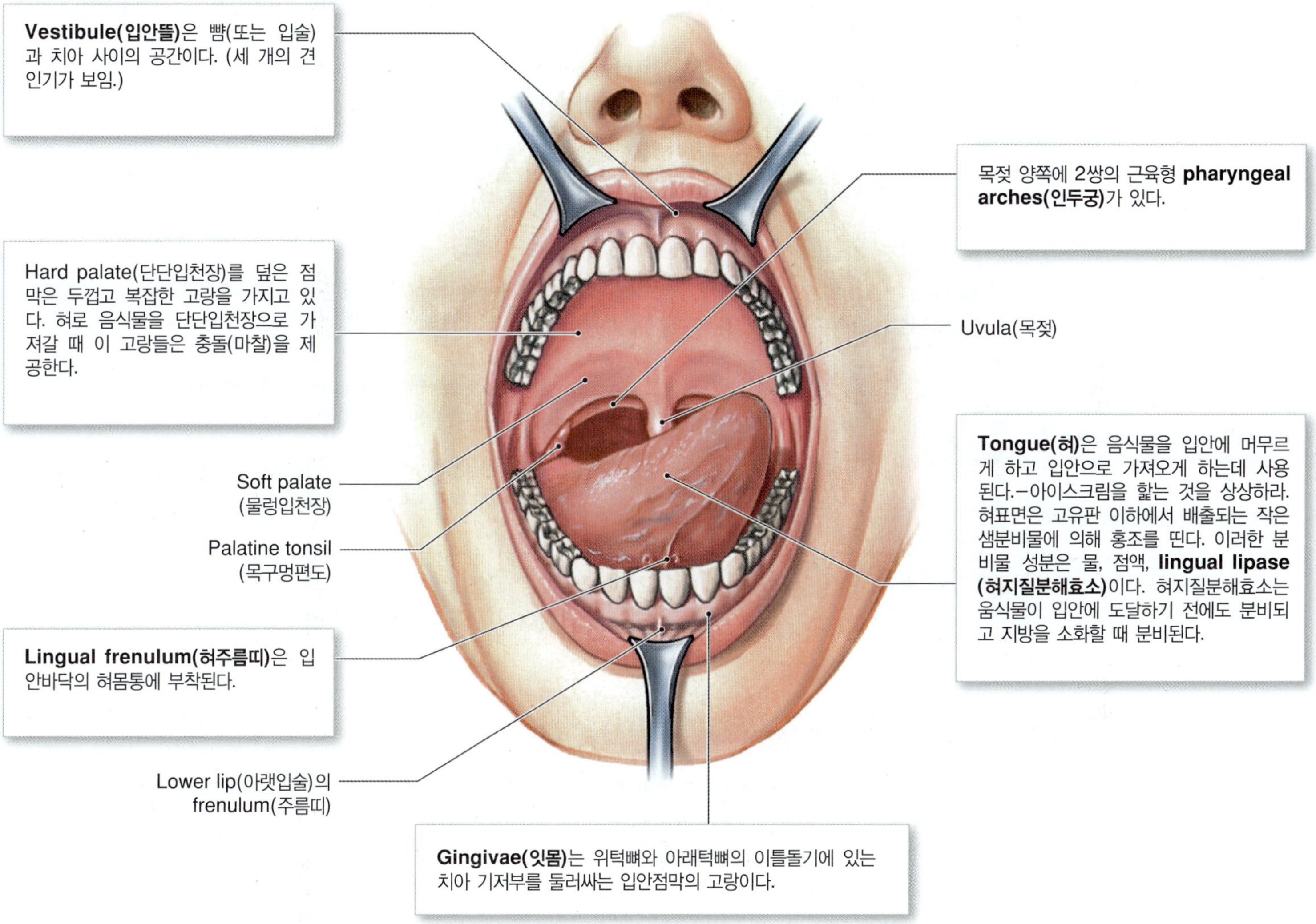


입안에서 치아는 음식물을 부수고 잘게 자른다. **Mastication (chewing, 씹기)**이라는 과정은 음식물 표면이 침샘 분비물에 많이 노출되게 한다. 3쌍의 침샘과 부속샘은 탄수화물을 소화시킨다. 다음 장에서 침샘에 대해 언급할 것이다.

### 모듈 13.3 복습

a. Oral cavity(입안)의 천장을 형성하는 구조물의 명칭을 말하시오.

b. 입안을 둘러싸는 상피 형태와 역할은 무엇인가?

c. 입안에서 지질을 소화시키는 효소의 명칭을 말하시오.

13.4

## 서로 다른 턱부위에 있는 치아는 크기, 모양, 기능이 다양하다

**1** 아래 치아 절단면은 대표적인 성인치아를 보여준다. 각 치아의 대부분은 뼈의 기질과 유사한 석화된 기질인 **dentin(상아질)**으로 구성되어 있지만 뼈와 달리 상아질은 세포를 포함하지 않는다. 대신에 세포형질돌기가 안쪽 공간인 중심 **pulp cavity(치아속질공간)**에 있는 세포에서 상아질까지 뻗어 있다.

**1** **Crown(치아머리)**은 잇몸 표면에서 입안 방향으로 돌출되어 있다.

**2** **Neck(치아목)**은 치아머리와 치아뿌리사이의 경계를 표시한다.

**3** **Root(치아뿌리)**는 **alveolus(이틀)**라 부르는 뼈구멍에 놓여 있다.

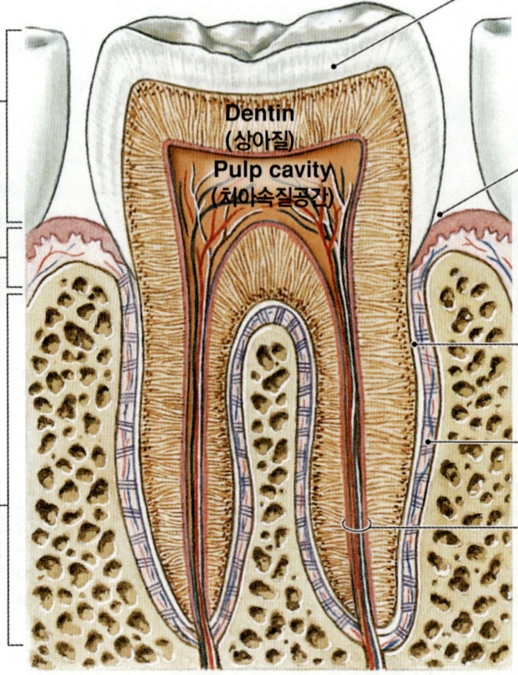


**Components of a Tooth(치아 구성요소)**

**Enamel(사기질)**은 치아머리의 상아질을 덮는다. 결정체 형태인 인산칼슘을 함유한 사기질은 생물학적으로 만들어진 가장 단단한 물질이다. 유아기 동안의 칼슘, 인산, 비타민들의 알맞은 양은 사기질을 더 단단하게 하고 부식되지 않도록 하는데 필수적이다.

얕은고랑은 치아목주위를 두른다. 잇몸상피는 치아뿌리주위 깊은 조직에 세균이 칩입하지 못하도록 고랑기저부에서 치아에 결합된다.

**Cementum(시멘트질)**층은 치아뿌리의 상아질을 덮는다. 시멘트질은 상아질보다 침식에 약하다.

**Periodontal ligament(치아주위인대)**의 아교섬유는 치아뿌리 상아질에서 이틀뼈까지 뻗어 있다.

치아속질공간은 치아뿌리속의 가는 공간인 **root canal(치아뿌리관)**을 통해 혈관과 신경을 받는다.

**2** 서로 다른 방법으로 음식물을 저작할 수 있는 4가지 다른 형태의 치아가 있으며 특징적인 모양과 뿌리양상을 가지고 있다.

**The Four Types of Teeth(치아의 4가지 유형)**

**Incisor(앞니)**는 입의 앞면에 위치한 날카로운 모양의 치아이다. 앞니는 잘라내기에 유용하며 하나의 뿌리를 가지고 있다.

**Cuspid(송곳니)**는 끝이 뾰족한 원뿔모양이다. 송곳니는 물어뜯거나 깨무는데 유용하며 하나의 뿌리를 가지고 있다.

**Bicuspid(작은어금니)**는 독특한 능선이 있는 평평한 치아머리를 가지고 있다. 작은어금니는 부스거나, 으깨거나 가는데 유용하며 하나 또는 두 개의 뿌리를 가지고 있다.

**Molar(큰어금니)**는 매우 크고 편평한 치아머리를 가지고 있으며, 치아머리는 부수고 으깨는데 유용한 능선이 있다. 전형적으로 3개 이상의 뿌리를 가지고 있다.

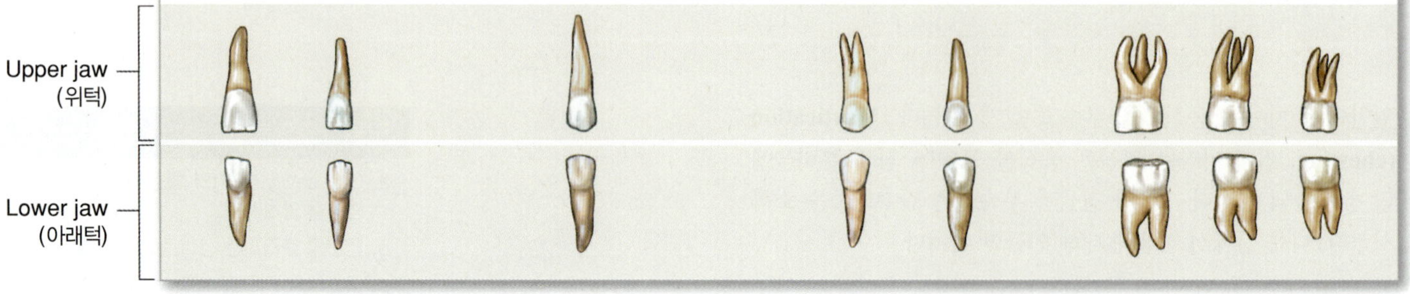

**3** 태아발생기 동안 두 벌의 치아가 형성된다. 잇몸에서 처음으로 나는 이를 **deciduous teeth**(*deciduus*, 탈락, **젖니**; de-SID-ū-us)라고 하며 다른 말로 일시적인 **primary dentition(1차치열)**이라고 한다. 또한 젖니를 primary teeth, milk teeth, 또는 baby teeth라고 부른다. 2세가 되면 어린이는 20개의 젖니를 가진다. (위턱과 아래턱 각 양쪽에 5개: 2개의 앞니, 하나의 송곳니, 한쌍의 어금니)

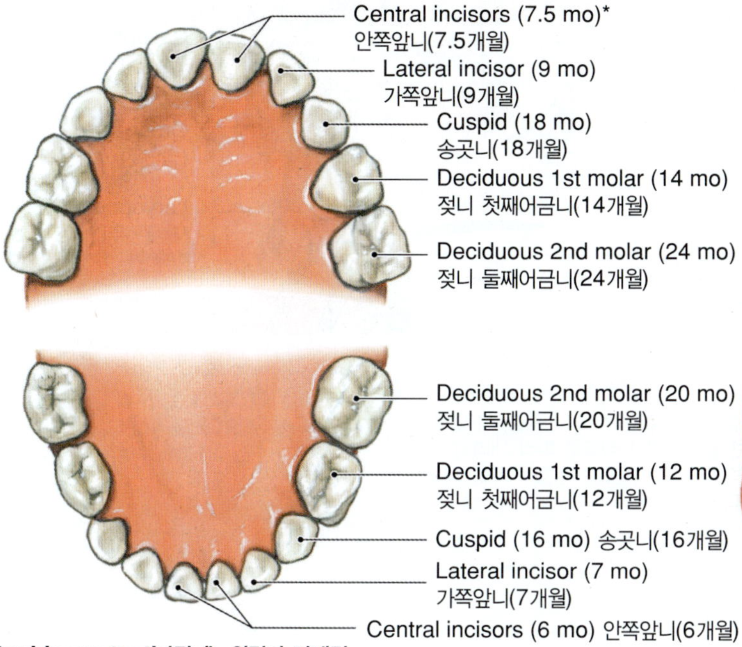


**Deciduous teeth(젖니), 위턱과 아래턱**

*시간은 이돋이의 나이를 나타냄

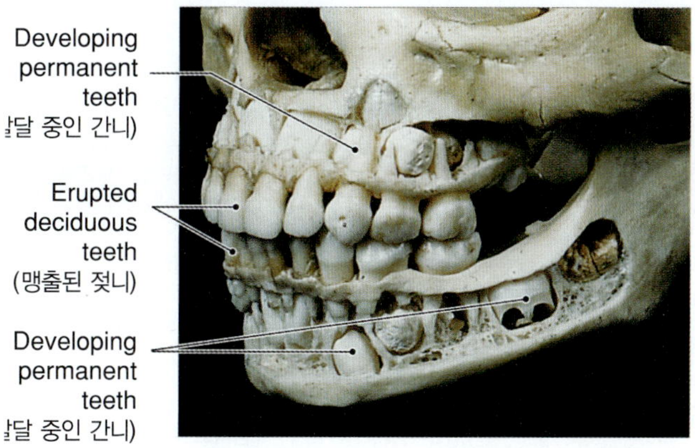


**발달 중인 간니를 보여주기 위해 노출된 위턱뼈와 아래턱뼈**

**4** 턱이 커질수록 일차치열은 점차적으로 **secondary dentition(2차치열)**으로 교체된다. 나이별로 위턱과 아래턱의 양쪽에 3개의 큰어금니가 더 나와서 모두 32개의 간니를 가진다. 교체과정 동안 젖니가 부러지거나 나오는 2차치아에 의해 옆으로 밀리기 전까지 1차치아의 치아인대와 뿌리가 침식된다.

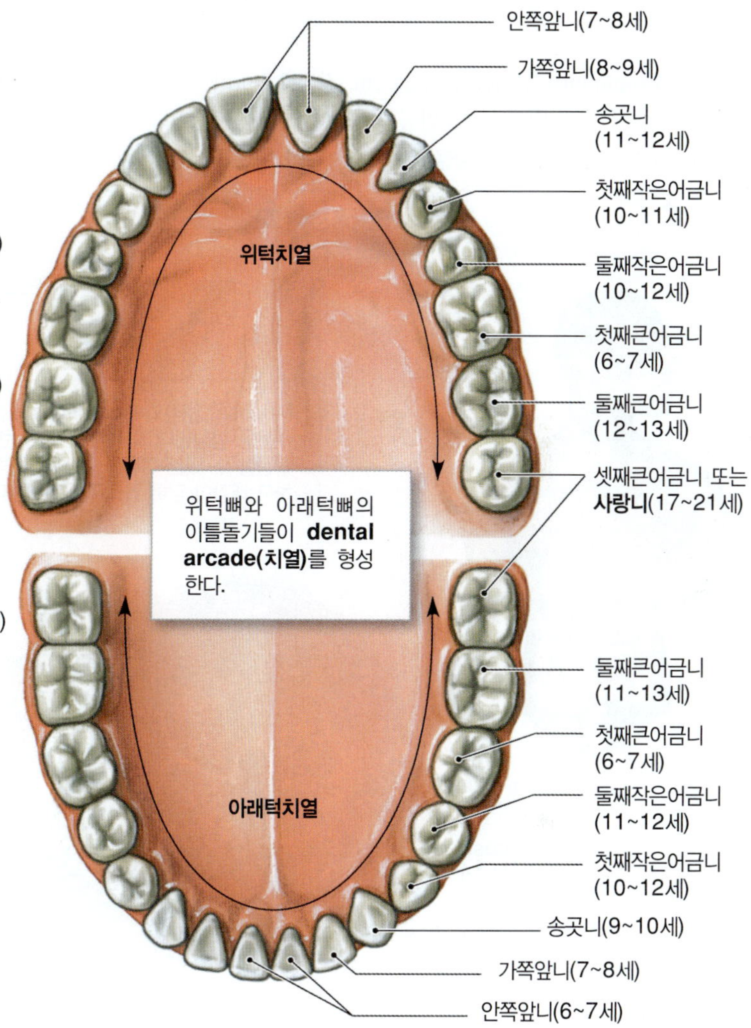


**성인치아, 위턱과 아래턱**

*시간은 이돋이의 나이를 나타냄.

**Tooth decay(충치)**는 일반적으로 입안에 정상적으로 사는 세균에 의해 발생된다. 치아표면에 붙어 있는 세균은 음식물입자를 포착하는 접착물을 만들어내 **dental plaque(치태)**라고 하는 침착물을 만들어낸다. 치아목부위의 잇몸부착이 약해지면 잇몸의 염증인 **gingivitis(잇몸염, 치은염)**가 생긴다. 세균감염에 의한 심한 잇몸염은 잇몸을 침식하여 치아뿌리를 손상시키고 때로는 치아를 빠지게도 한다. 정기적인 치아솔질과 치실사용은 치태를 제거하고 잇몸을 마사지하며, 치아에 부착된 상피를 자극하거나 강하게 하는데 중요하다.

### 모듈 13.4 복습

a. 4가지 치아의 형태와 전형적인 치아의 3가지 주요 부분의 명칭을 말하시오.

b. 3번째 어금니를 다른 말로 무엇이라 하는가?

c. 1차치열(젖니)과 2차치열(간니)을 구별하시오.

13.5

## 인두와 식도의 근육층은 삼킴작용에 있어 중요한 역할을 한다

**1** **Pharynx(인두)**는 코와 입 뒤에 위치하며 막으로 둘러싸인 공간으로 고형 음식물, 액체, 공기가 지나가는 통로이다. 음식물은 oropharynx(입인두)와 laryngopharynx(후두인두)를 지나 식도에 도달한다. 오른쪽에 있는 그림은 인두의 주요 표지점과 경계를 보여준다.

**2** **Esophagus(식도)**는 길이 25 cm, 직경 2 cm(가장 넓은 지점)인 속이 빈 근육형 관이다. 식도의 1차기능은 음식물과 액체를 인두에서 위까지 운반하는 것이다.

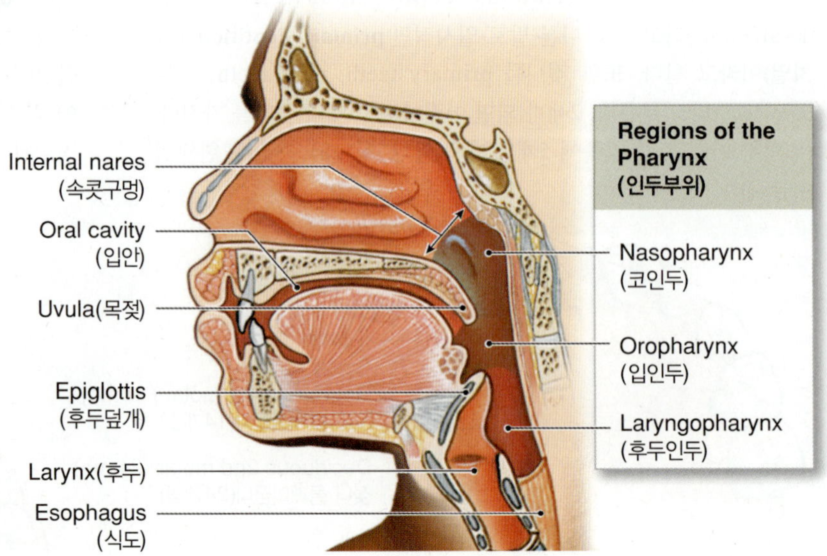


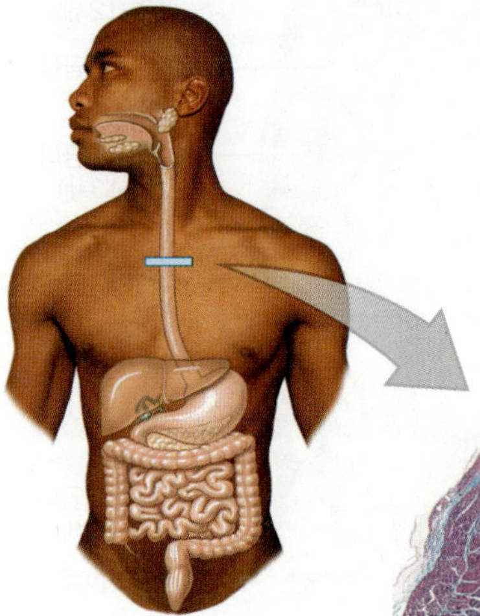

Mucosa(점막)와 submucosa(점막밑조직)는 식도 전체를 따라 큰 주름을 형성한다. 이러한 주름은 큰 음식덩이가 식도를 따라 내려갈 때 확장할 수 있는 여유를 준다. 식도벽의 근육 긴장도는 삼켰을 때를 제외하고 내강이 닫혀 있도록 유지해준다.

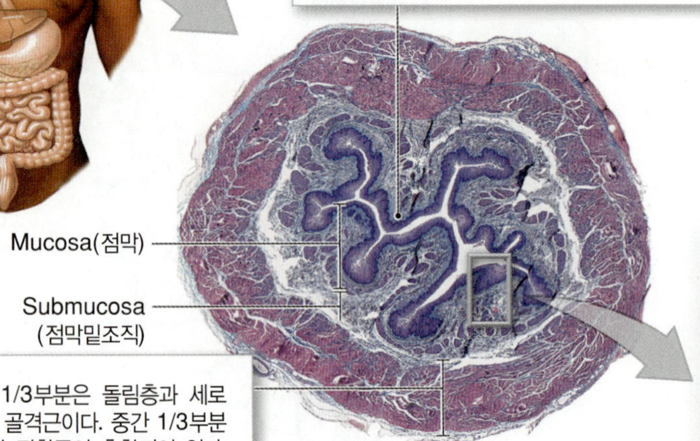


식도의 위 1/3부분은 돌림층과 세로층근육층인 골격근이다. 중간 1/3부분은 골격근과 평활근이 혼합되어 있다. 아래 1/3부분에는 smooth muscle(평활근)로만 되어 있다.

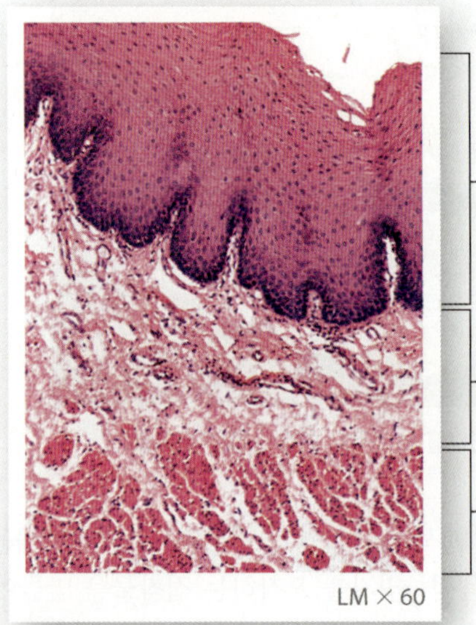


식도점막을 둘러싸는 epithelium(상피)은 인두와 입안과 같은 비각질화 중층편평상피이다.

점막고유판은 불규칙한 평활근층으로 구성되어 있다.

**3** 식도벽의 층은 소화관의 다른 부분과 비슷하지만 식도에서는 내강의 모양과 근육층의 구조가 특이하다. Serosa(장막)는 없지만 근육층 바깥의 결합조직인 **adventitia(바깥막)**가 식도를 체벽 뒤에 고정시켜준다.

**4** 현미경사진은 상피의 두꺼운층이 esophageal mucosa layer(식도점막층)를 형성한다는 것을 보여준다.

**5** Swallowing(**deglutition**; 삼키기)은 복잡한 과정으로, 처음에는 수의운동으로 시작되지만 그 다음에는 자율적인 과정을 거친다. 음식을 섭취하거나 물을 마실 때 의식적으로 조절한다 할지라도 삼키기는 무의식적인 수준에서 조절된다. 하루에 우리는 약 2400번을 삼킨다. 삼키기는 볼기, 인두기, 식도기인 3단계로 구분한다.

### Buccal Phase(볼기)

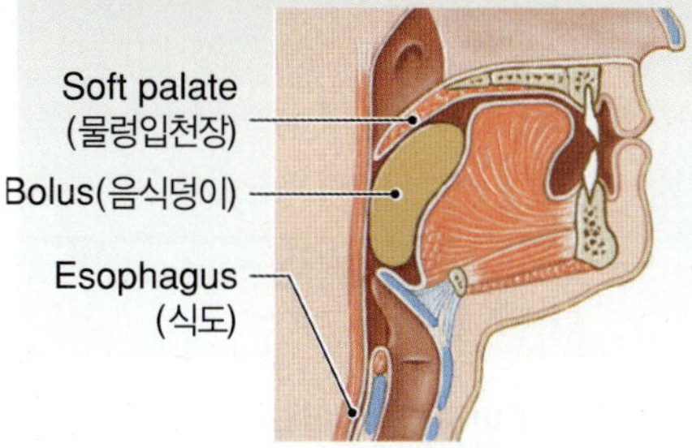


**Buccal phase(볼기)**는 음식덩이가 단단입천장에 의해 눌려졌을 때 시작된다. 혀가 음식덩이를 입인두로 밀어보내고 물렁입천장을 올려 코인두가 닫힌다. 볼기는 제한적인 수의운동이다. 음식덩이가 입인두로 들어가면 반사반응이 시작되어 음식덩이가 위방향으로 움직이게 한다.

### Pharyngeal Phase(인두기)

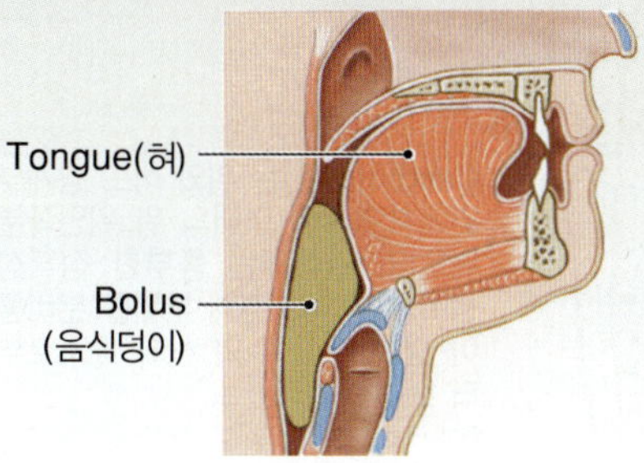


**Pharyngeal phase(인두기)**는 인두궁과 목젖에 있는 촉각수용체가 자극이 되었을 때 시작된다. 연수에 있는 삼킴중추의 운동명령이 인두근육을 직접 수축시켜 움직이게 한다. 인두근육의 수축은 후두를 상승시켜 후두덮개를 접는다. 반면 입천장근육은 목젖을 올려 물렁입천장이 코인두의 입구를 막도록 한다. 인두수축근은 음식덩이가 인두를 통과한 후 접혀 있는 후두덮개를 지나 식도로 들어가도록 강하게 민다.

### Esophageal Phase(식도기)

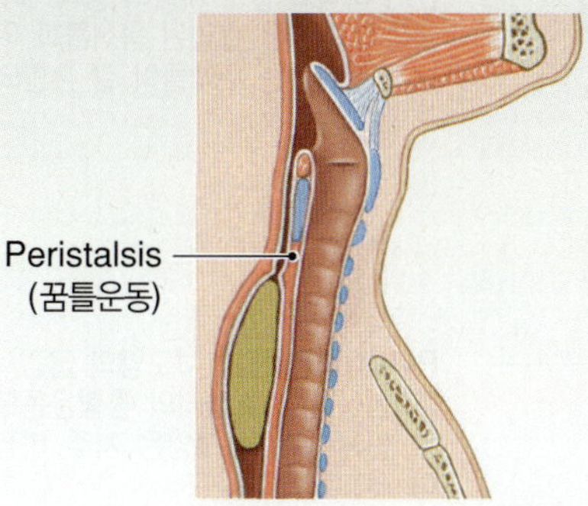


삼키기의 **esophageal phase(식도기)**는 인두근의 수축으로 인해 음식덩이가 식도 입구로 들어갈 때 시작된다. 식도에 도달하면 꿈틀운동이 음식덩이를 위방향으로 민다. 음식덩이가 도달하면 아래식도괄약근이 열려 위로 들어가게 된다. 전형적인 음식덩이인 경우 약 9초가 걸린다. 액체는 중력과 더불어 꿈틀운동에 의해 더 빨리 지나간다. 마르거나 매끄럽지 못한 음식덩이는 훨씬 더 느리고, 연속적인 국소반사인 **secondary peristaltic wave(2차꿈틀파)**가 필요하게 되어 같은 방법으로 위로 밀어낸다.

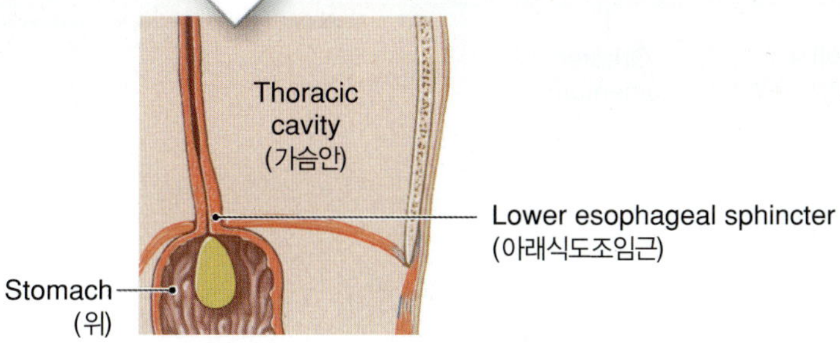


식도는 반지연골 뒤에서 시작된다. 직경이 가장 좁은 이 부분에서 식도는 기도 뒤를 따라 가슴안으로 내려간다. 세로칸의 뒤벽을 따라 아래로 내려가 가로막의 구멍인 **esophageal hiatus(식도틈새)**를 통해 배골반안으로 들어간다. 식도신경얼기로부터의 부교감과 교감신경섬유들이 식도를 신경지배한다. 일반적으로 식도의 머리쪽 3 cm에 있는 돌림근육층의 근육긴장도는 안정시 공기가 식도로 들어오지 못하도록 한다. 평활근띠의 기능은 위식도조임근 역할을 한다. 상대적으로 식도아래끝부분인 평활근은 **lower esophageal sphincter(아래식도조임근)**를 형성한다. 항상 수축상태를 유지하여 위에서 식도로 음식물이 역류하지 못하도록 막는다.

#### 모듈 13.5 복습

a. Pharynx(인두)의 구조와 기능을 기술하시오.

b. 인두와 위를 연결하는 구조의 명칭을 말하시오.

c. 3가지 삼킴기에서 각 단계의 중요한 것을 기술하시오.

## 13.6

# 위는 근육형의 확장가능한 J모양의 기관이며 3개의 근육층을 가지고 있다

**1** 이 그림은 위의 주요 표면과 부분을 보여준다. 위모양은 실제로 아주 다양하다. 비어 있을 때의 위는 좁고 수축된 공간을 가진 J모양의 근육형 관과 유사한다. 가득찼을 때는 1~1.5리터의 내용물을 담을 수 있다. 침과 위샘의 분비물에 의해 소화된 음식물인 내용물은 끈적하고 강한 산성을 띠며 걸쭉한 혼합물인 **chyme(미즙**; Kīm)을 형성한다.

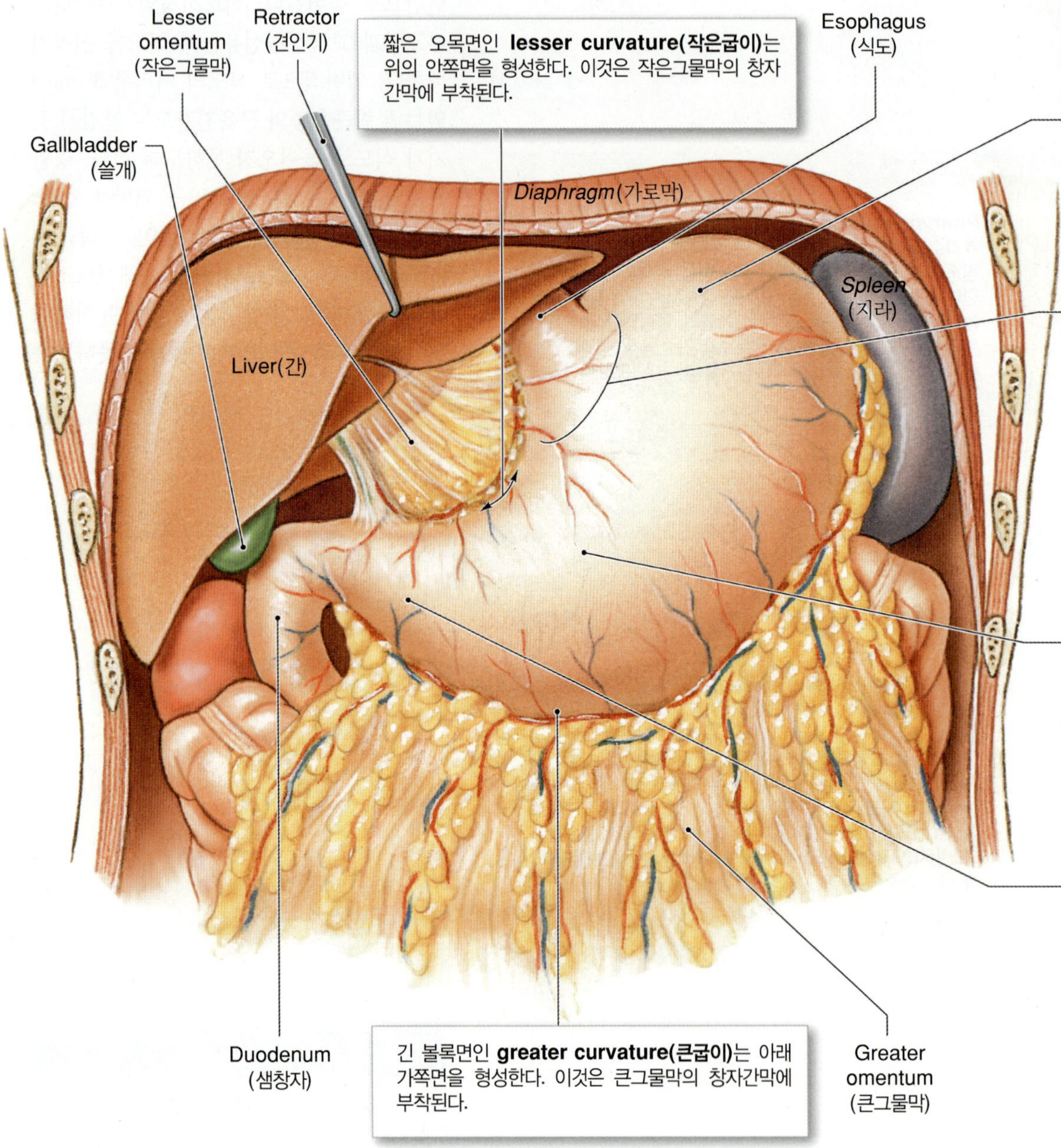


**Regions of the Stomach (위 영역)**

**Fundus(위바닥)**는 위와 식도의 경계부위보다 위에 위치한다. 위바닥은 가로막의 아래뒤면과 접한다.

**Cardia(들문)**는 위와 식도 경계부위에서 3 cm 이내의 위 위안쪽부위이다. 날문에는 풍부한 점액성 샘이 있어 식도경계 부위를 분비물이 덮고 있어 위의 산과 효소로부터 보호를 한다.

위의 가장 큰 부분인 **body(몸통)**는 위바닥과 날문 사이의 영역이다. 몸통의 기능은 흡입된 음식물과 위에서 분비되는 위액들이 잘 혼합되게 한다.

**Pylorus(날문)**는 J모양의 급경사를 형성한다. 소화시의 혼합운동으로 인해 날문의 모양은 자주 바뀐다.

2 다음의 해부사진은 사람의 위, 작은그물막 및 큰그물막을 보여준다.

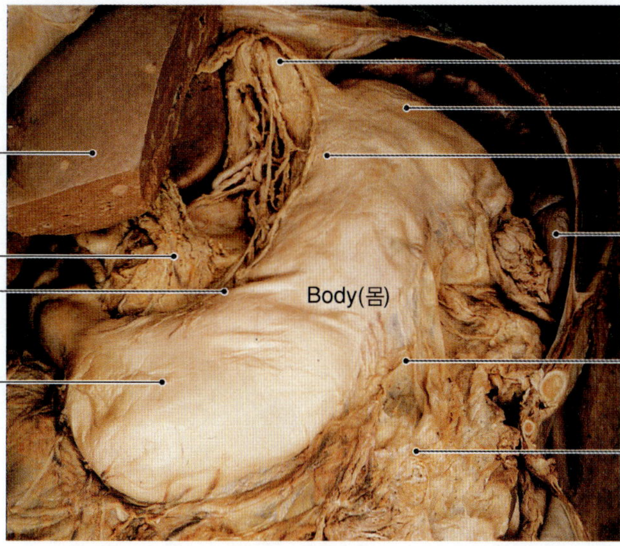


3 부분적인 절단면과 해부된 위는 추가적인 자세한 속구조를 보여준다.

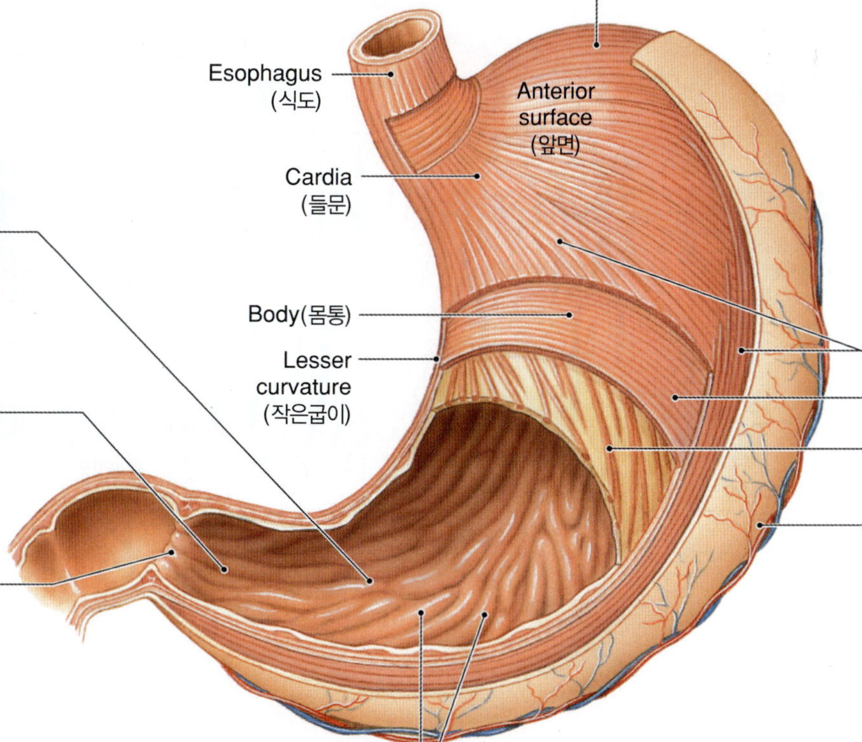


**Pylorus(날문)**

**Pyloric antrum**(*antron*, cavity, **날문방**)은 위몸통과 연결되는 날문의 한 부분이다.

**Pyloric canal(날문관)**은 작은창자의 근위부인 샘창자로 이어진 부분이다.

근육인 **pyloric sphincter(날문조임근)**는 미즙이 샘창자로 들어가는 것을 조절한다.

**Layers of the Muscularis Externa(근육층)**

근육층은 3층의 평활근으로 구성되어 있다. 빗근육층은 위벽을 조여서 혼합하고 휘젓어 미즙이 잘 형성되도록 도와준다.

**Rugae**(wrinkles, **위주름**)는 특이하게 일시적으로 점막주름을 형성하고 있다가 위내강이 팽창될 수 있게 한다. 위가 가득 찰 때 위주름은 점점 펴지다가 최대로 팽창되었을 때 거의 사라진다.

### 모듈 13.6 복습

a. 식도에서 작은창자까지 연결되는 위를 순서대로 주요 4부분의 명칭을 말하시오.

b. 위의 속면을 둘러싸는 것을 기술하시오.

c. 씹어서 미즙을 형성하는 위벽의 해부학적 특징은 무엇인가?

# 13.7

## 위는 음식물 속의 유기영양소를 분해한다

**1** 위벽은 상대적으로 두꺼운 근육이다. 위점막은 위샘을 형성하는 깊은 주름을 가지고 있다.

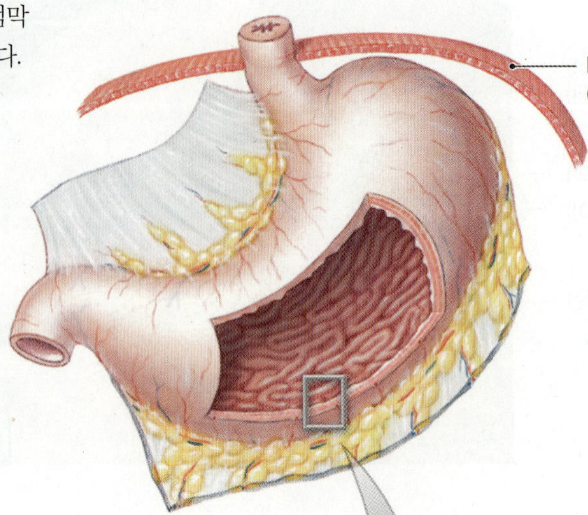


**Layers of the Stomach Wall(위벽의 층)**

**Mucosa(점막)**

위의 모든 부분은 단층원주상피로 둘러싸여 있다. 이 상피는 위 속면을 덮는 점액융단을 생산한다. 알칼리성 점액층은 위내강에 존재하는 산과 효소에 대하여 상피세포들을 보호한다. 위속은 여전히 강하여 전형적인 위상피세포의 반감기는 단지 3~7일이다.

Muscularis mucosae (점막고유판)

**Submucosa(점막밑조직)**

**Muscularis Externa(근육층)**

Oblique muscle (빗근육)

Circular muscle (돌림근육)

Longitudinal muscle (세로근육)

**Serosa(장막)**

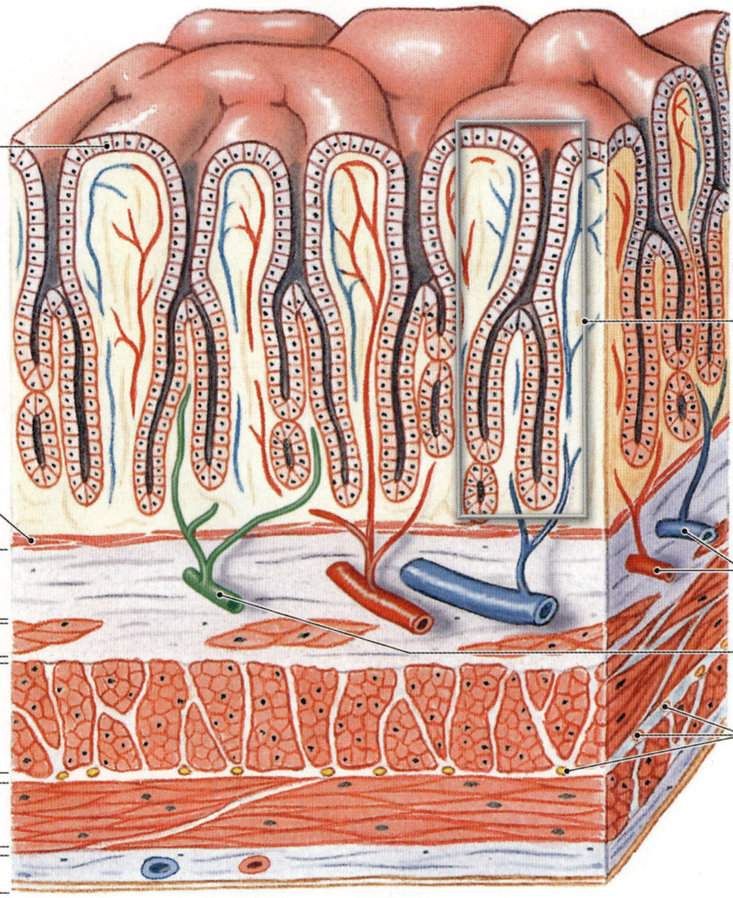

**2** 위바닥과 몸통에 있는 **gastric gland(위샘)**는 위소화에 관여하는 대부분의 산과 효소들을 분비한다. 이 부위에 있는 위샘은 parietal cell(벽세포)과 chief cell(으뜸세포)들로 구성되어 있다. 이 두 세포는 하루에 약 1500 mL의 위액을 분비한다. **Gastric juice(위액)**는 효소를 포함하는 얕은 무색의 산성액이다. 날문에 있는 gastric gland(위샘)는 소화 활동이 잘 되도록 조절하는데 관여하는 점액과 호르몬을 분비한다.

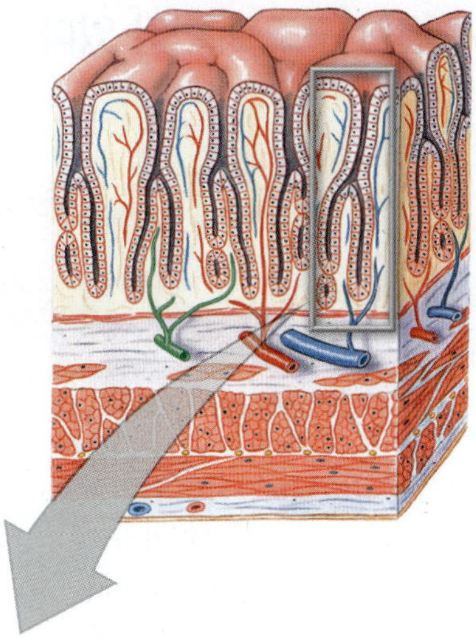

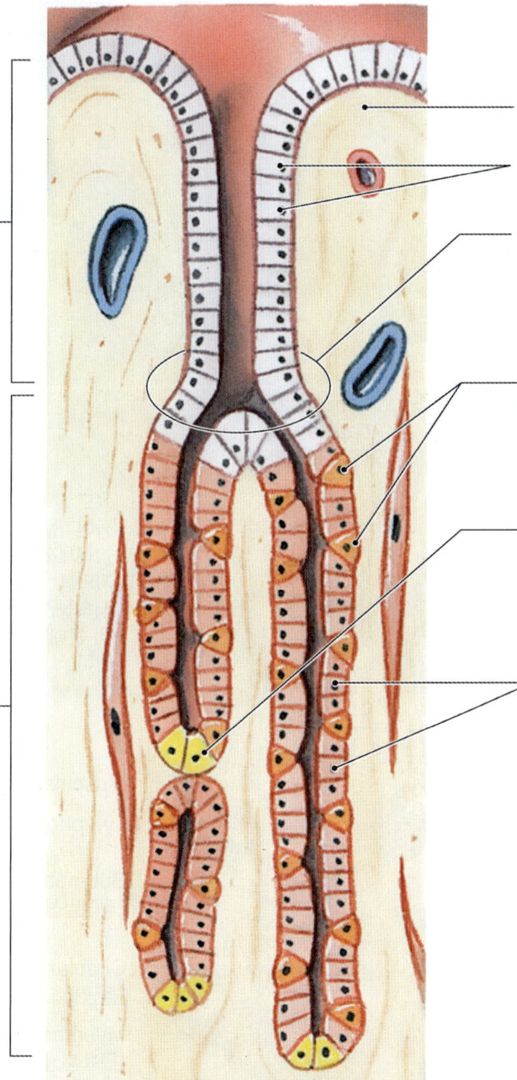


얕은 오목인 **gastric pit(위오목)**는 위안쪽면으로 열려 있다. 위오목의 기저부에 있는 줄기세포는 활동적으로 분열하여 미즙을 분출하는 상피세포로 재생된다.

위오목은 고유판까지 깊게 뻗어 있는 여러 개의 위샘과 교통하고 있다.

**Cell of Gastric Gland(위샘의 세포)**

**Parietal cell(벽세포)**은 **intrinsic factor(내인인자)**를 분비한다. 내인인자는 비타민 $B_{12}$가 창자속면을 가로질러 흡수되게 도움을 주는 당단백질이다. 또한 벽세포는 hydrochloric acid(HCl, 염산)를 분비한다.

**Enteroendocrine cell(창자내분비세포)**은 다양한 호르몬을 생산한다. 모듈 13.10에서 이 호르몬과 그 기능을 공부할 것이다.

**Chief cell(으뜸세포)**은 비활성 효소전구체인 **pepsinogen(펩시노겐)**을 분비한다. 위의 내강에서 염산이 펩시노겐을 활성 단백질분해효소인 **pepsin(펩신)**으로 전환시킨다. 신생아의 위에서는 **rennin(레닌)**과 우유를 분해하는데 중요한 효소인 **gastric lipase(위지질분해효소)**를 생산한다.

## 모듈 13.7 복습

a. 벽세포의 기능은 무엇인가?

b. 위속면을 둘러싸는 알칼리성 점막층의 중요성을 설명하시오.

c. 펩시노겐과 펩신 사이의 상호작용을 기술하시오.

## 13.8

# 창자관은 영양소를 흡수하기 위한 특별한 구조로 되어 있다

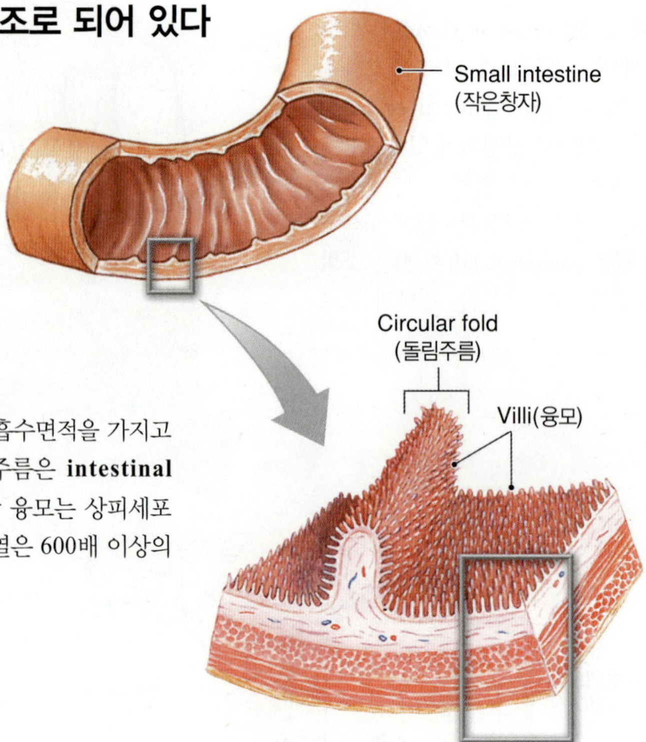


**1** 창자의 속면은 **circular fold(돌림주름)**라는 연속된 가로주름으로 덮여 있다. 위의 위주름과 달리 돌림주름은 영구적인 구조로 작은창자가 가득찰 때 사라지지 않는다. 약 800개의 돌림주름이 있고 대부분 작은창자의 두 번째 부분인 빈창자에 존재한다. 이러한 돌림주름은 영양분을 흡수할 수 있는 표면면적을 증가시키는 역할을 한다.

**2** 작은창자는 평활근벽의 작은 관으로 전체 약 3300 $cm^2$의 흡수면적을 가지고 있다. 작은창자의 점막은 돌림주름을 포함하고 각 돌림주름은 **intestinal villi(창자융모)**라는 손가락모양의 돌출돌기 다발을 지지한다. 각 융모는 상피세포로 덮여 있으며 노출된 표면은 미세융모로 덮여 있다. 이러한 배열은 600배 이상의 200만 cm2에 해당하는 흡수면적을 증가시킨다.

**3** 창자벽의 자른 단면은 모든 작은창자의 공통적인 특징을 보여준다.

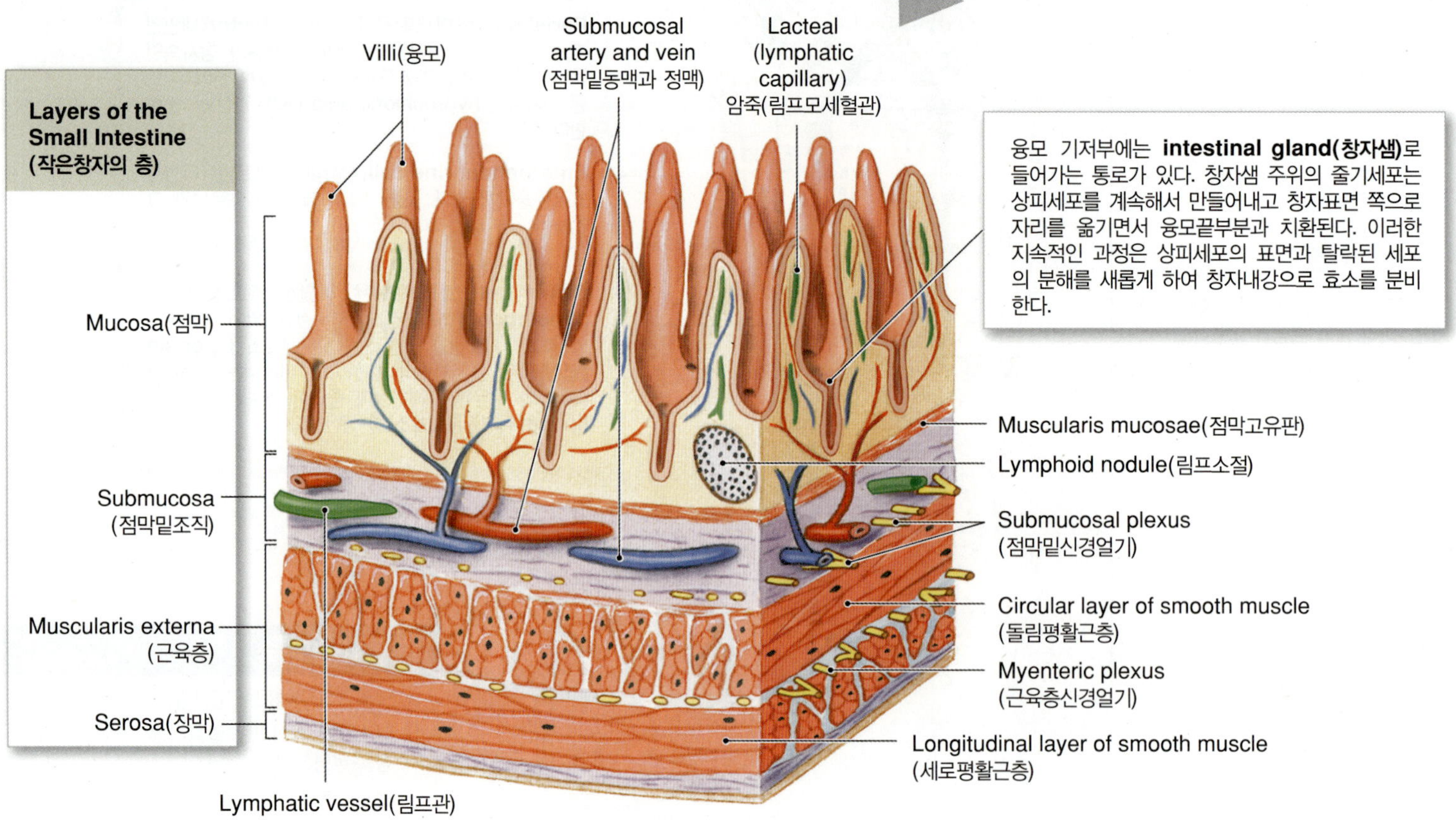

4 각 융모는 복잡한 내부구조를 가지고 있다. 각 융모의 고유판은 점막밑조직 내에서 기원한 광범위한 모세혈관 연결을 포함한다. 혈액이 systemic circulation(체순환)으로 도달하기 전에 영양소들은 농축되어 간으로 보내지는데 이때 모세혈관이 흡수된 영양분을 hepatic portal circulation(간문맥순환)을 통해 간으로 전달한다.

5 융모표면은 미세융모가 표면에 깔려 있는 단순원주상피로 구성되어 있다. 미세융모는 솔에 곤두서 있는 거센 털처럼 상피로부터 돌출되어 있기 때문에 **brush border(솔가장자리)**라고 불린다. 솔가장자리의 효소는 창자미세융모 표면에 위치한 완전한 막단백질이다. 이 효소들이 솔가장자리에 접촉한 물질을 분해한 후 상피세포들은 분해된 부산물을 흡수한다.

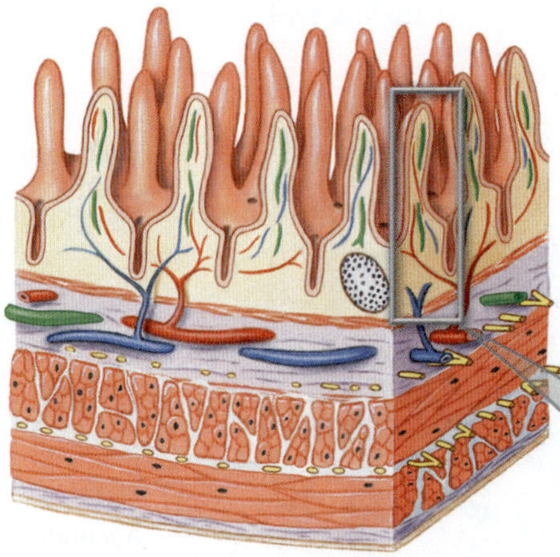

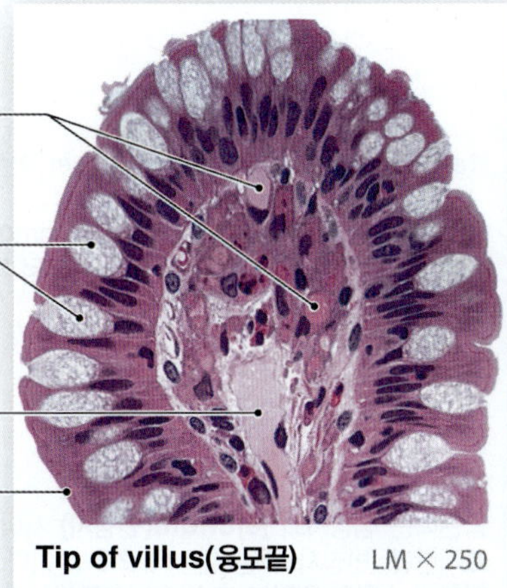


**Tip of villus(융모끝)**

원주상피세포 사이의 점액세포는 창자표면으로 점액을 방출한다.

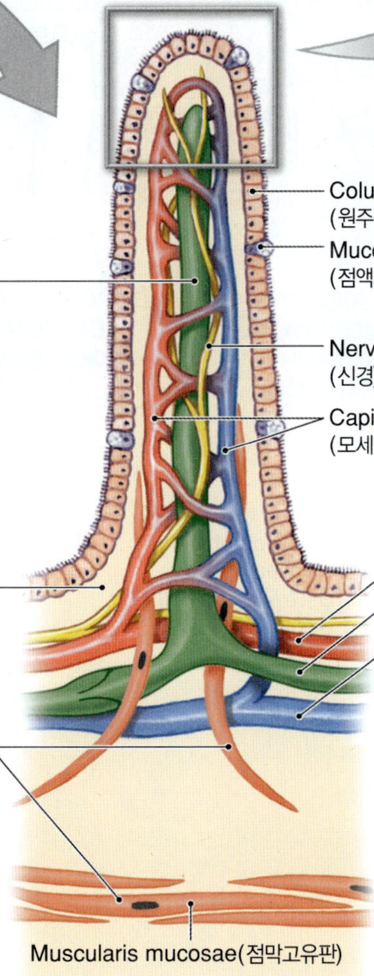


각 융모는 **lacteal(암죽관**; *lacteus*, 우유빛)이라는 림프성모세혈관을 포함한다. 암죽관은 모세혈관으로 들어갈 수 없는 물질을 운반한다. 예를 들어 흡수된 지방산은 단백질-지질복합체로 너무 커서 혈류로 확산되지 못한다. 림프가 가슴관을 통해 왼쪽빗장밑정맥에 도달되는 것처럼 암죽관으로 흡수된 지질이 풍부한 소화물은 정맥순환을 하게 된다.

창자융모내에 있는 점막고유판과 평활근세포의 수축은 융모를 앞뒤로 움직여 표면상피를 액화된 창자내용물에 노출시킨다. 이러한 운동은 서로 다른 농도로 분포되어 있는 영양분을 효율적으로 흡수하는데 유용하다. 융모의 움직임은 암죽관을 쥐어 짜게 되어 림프가 융모밖으로 배출하도록 도움을 준다.

### 모듈 13.8 복습

a. 작은창자층의 명칭을 얇은 층에서 깊은 층 순으로 말하시오.
b. 창자점막의 해부학적으로 기술하시오.
c. 암죽관의 기능을 설명하시오.

13.9

## 작은창자는 샘창자, 빈창자, 돌창자로 구성되어 있다

작은창자는 영양소를 소화하고 흡수하는데 중요한 역할을 한다. 영양소 흡수의 90%는 작은창자에서 일어나고 나머지는 큰창자에서 흡수된다.

**1** 작은창자는 배안의 대부분을 차지한다. 작은창자의 평균길이는 6 m이다. 직경은 다양하며 위와 연결되는 부위는 4 cm이고 큰창자와 연결되는 부위는 2.5 cm이다.

**Regions of the Small Intestine(작은창자 부위)**

**Duodenum(샘창자)**의 길이는 25 cm이고 위와 가장 가까운 부분이다. 샘창자는 위로부터 미즙, 이자와 간으로부터 소화분비물을 받는다.

굽은띠는 샘창자와 **jejunum(빈창자)** 사이의 경계를 표시한다. 빈창자의 길이는 약 2.5 m이다. 대부분의 화학적 소화와 영양분 흡수는 빈창자에서 일어난다.

작은창자의 마지막 부분인 **ileum(돌창자)**은 가장 길고 평균 3.5 m이다. 돌창자의 끝에는 **ileocecal valve (돌막창자판막)**가 있고 이것은 막창자에서 큰창자로의 내용물 흐름을 조절하는 조임근이다.

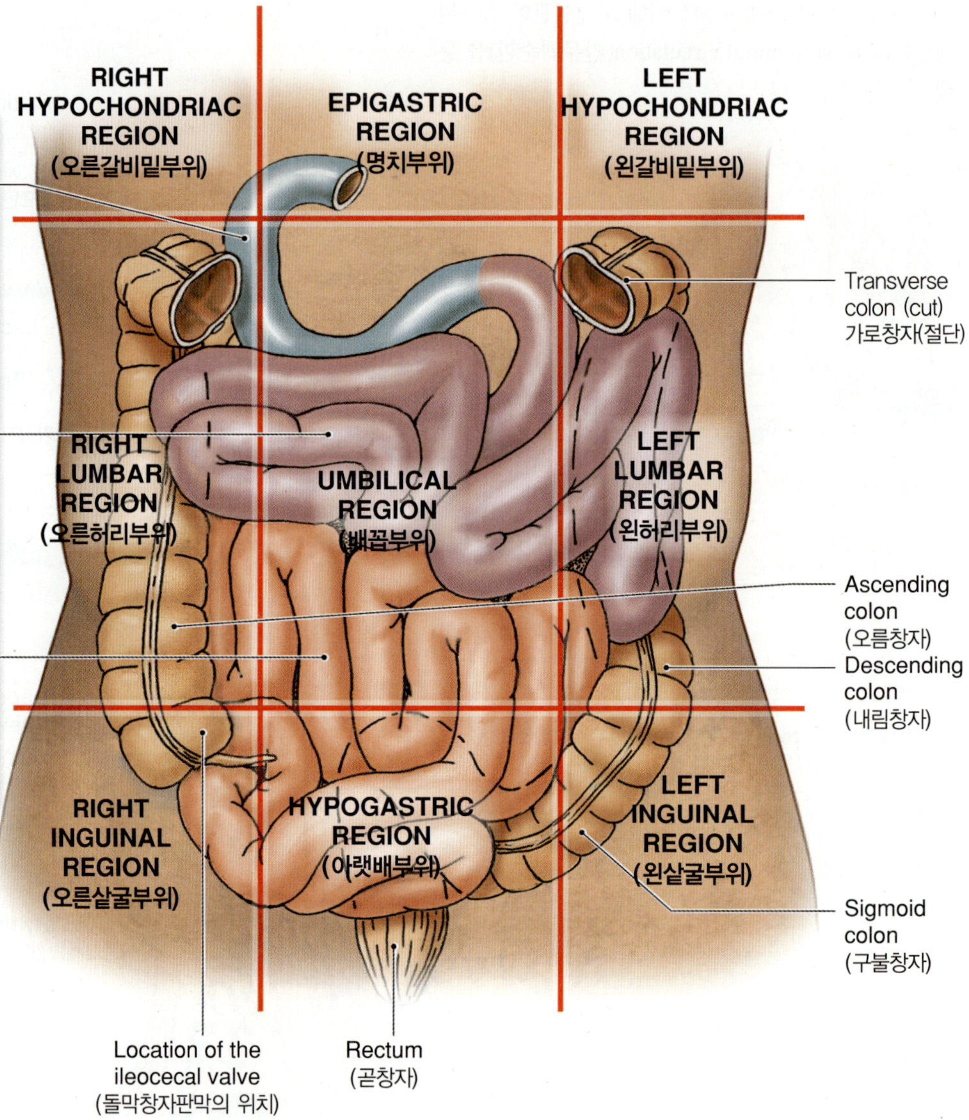


**모듈 13.9 복습**

a. 작은창자의 근위부에서 원위부까지의 3개 부위 명칭을 말하시오.

b. 명치부위 아래에 위치하는 작은창자의 일부분을 확인하시오.

c. 샘창자의 1차적인 기능은 무엇인가?

## 소화활동을 조절하는데 관여하는 5가지 호르몬이 있다

**1** 5가지 호르몬인 gastrin(가스트린), secretin(세크레틴), gastric inhibitory peptide(위억제펩티드), cholescystokinin(콜레시스토키닌), vasoactive intestinal peptide(혈관작용성 장펩티드)는 소화기능을 조절한다: 5가지 중 4가지는 위에서 부분적으로 소화된 음식물을 받는 샘창자에서 분비된다. 샘창자는 위 활동을 적절하게 조절하고 도달되는 미즙의 특징에 따라 부속소화기관의 분비물을 알맞게 분비하도록 한다.

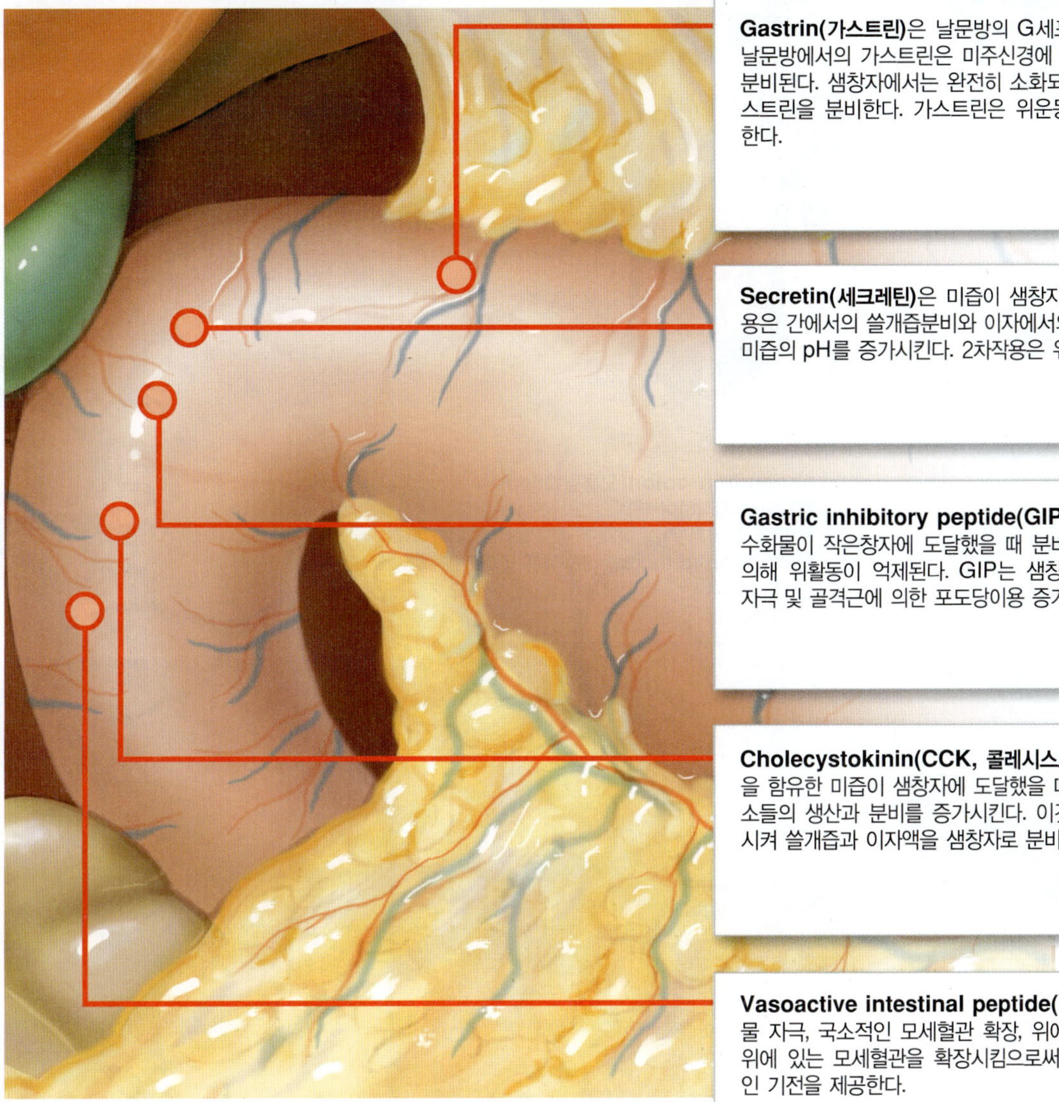

**Gastrin(가스트린)**은 날문방의 G세포와 샘창자의 창자내분비세포에서 분비된다. 날문방에서의 가스트린은 미주신경에 의해 자극받거나 위에 음식물이 도달했을 때 분비된다. 샘창자에서는 완전히 소화되지 못한 많은 양의 단백질이 도달했을 때 가스트린을 분비한다. 가스트린은 위운동성을 증가시켜 위액과 효소의 생산을 자극한다.

**Secretin(세크레틴)**은 미즙이 샘창자에 도달했을 때 분비된다. 세크레틴의 1차작용은 간에서의 쓸개즙분비와 이자에서의 완충액분비를 증가시킨다. 이자의 완충액은 미즙의 pH를 증가시킨다. 2차작용은 위운동성과 분비율을 감소시킨다.

**Gastric inhibitory peptide(GIP, 위억제펩티드)**는 지방과 포도당과 같은 탄수화물이 작은창자에 도달했을 때 분비된다. 이자섬에서 분비되는 인슐린의 자극에 의해 위활동이 억제된다. GIP는 샘창자샘의 활동 자극, 지방세포에서의 지방합성 자극 및 골격근에 의한 포도당이용 증가와 같은 2차작용들이 있다.

**Cholecystokinin(CCK, 콜레시스토키닌)**은 지질과 부분적으로 소화된 단백질을 함유한 미즙이 샘창자에 도달했을 때 분비된다. 이자에서 CCK는 다양한 소화효소들의 생산과 분비를 증가시킨다. 이것은 간이자조임근을 이완시키고 쓸개를 수축시켜 쓸개즙과 이자액을 샘창자로 분비하게 한다.

**Vasoactive intestinal peptide(VIP, 혈관작용성 장펩티드)**는 창자샘의 분비물 자극, 국소적인 모세혈관 확장, 위에서의 위산생산을 억제한다. 창자관의 흡수부위에 있는 모세혈관을 확장시킴으로써 VIP는 흡수된 영양분을 제거하는데 효율적인 기전을 제공한다.

### 모듈 13.10 복습

a. 소화활동을 조절하는 5가지 주요 호르몬을 명명하고 각각의 효과를 요약하시오.

b. 고지방음식은 혈액 내에 CCK의 농도를 높이는가 아니면 낮추는가?

c. Secretin(세크레틴)을 생산하지 않는 작은창자의 샘창자를 가정해보시오. 창자내용물의 pH에 어떻게 영향을 미치는가?

# 큰창자는 대변성분을 저장하고 농축시킨다

큰창자관인 **large intestine(큰창자)**의 길이는 1.5 m이고 직경은 7.5 cm이다. 큰창자의 주요 기능은 다음과 같다. (1) 잘록창자에서는 세균에 의해 생산된 중요한 비타민을 흡수한다. (2) 창자내용물로부터 수분을 재흡수한다. (3) 소화되지 않은 장내용물을 압축하여 대변을 만든다. (4) 배변하기 전에 변을 저장한다. 큰창자는 cecum(막창자), colon(잘록창자), rectum(곧창자) 등 세 부분으로 구성되어 있다.

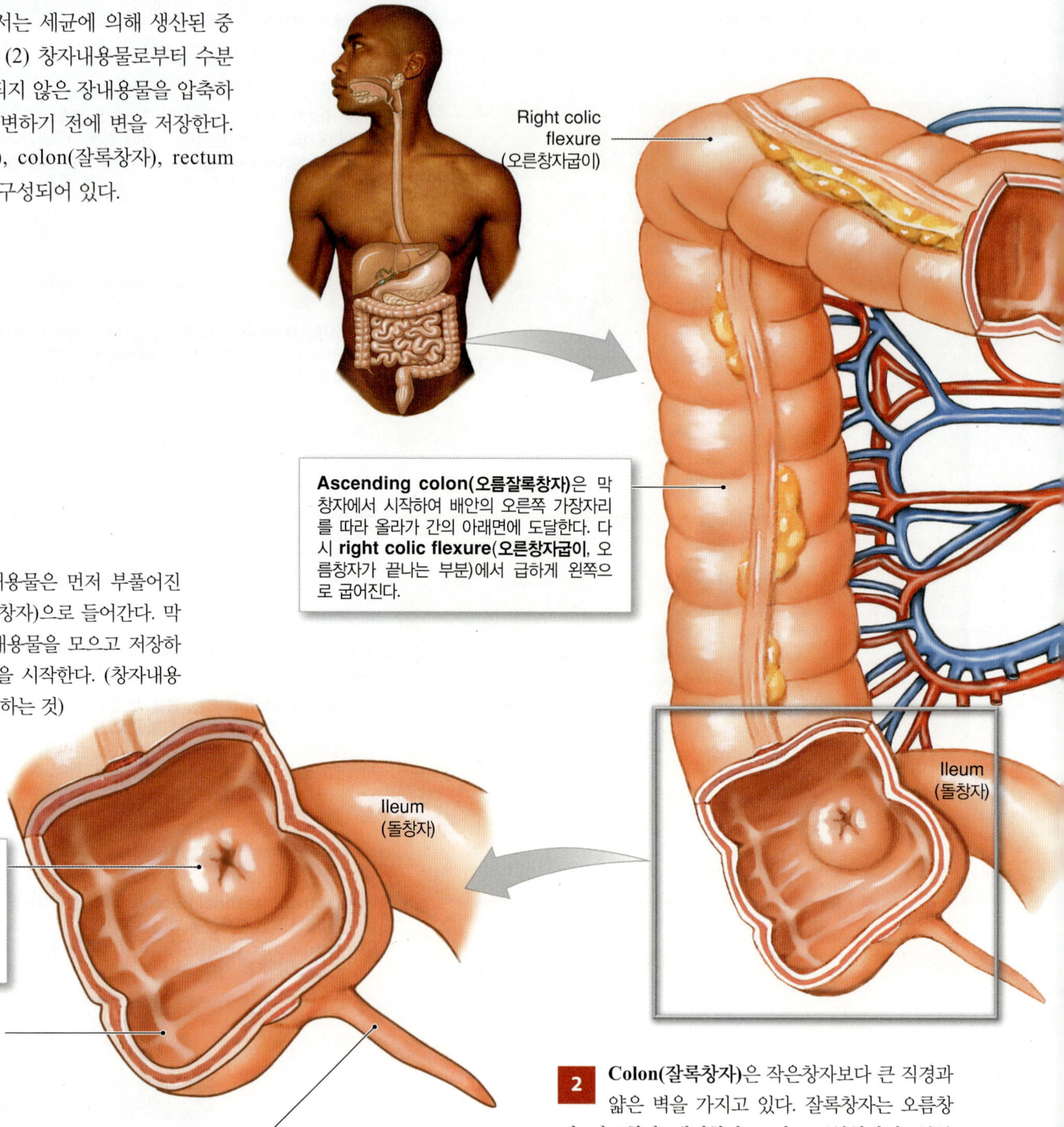


**Ascending colon(오름잘록창자)**은 막창자에서 시작하여 배안의 오른쪽 가장자리를 따라 올라가 간의 아래면에 도달한다. 다시 **right colic flexure(오른창자굽이**, 오름창자가 끝나는 부분)에서 급하게 왼쪽으로 굽어진다.

**1** 돌창자에서 나온 내용물은 먼저 부풀어진 주머니인 cecum(막창자)으로 들어간다. 막창자는 돌창자에서 나온 내용물을 모으고 저장하여 **compaction(밀착)**과정을 시작한다. (창자내용물을 압축하여 대변을 형성하는 것)

돌창자는 막창자의 안쪽 면에 부착되어 있고 **ileocecal valve(돌막창자판막)**에서 막창자를 향해 열려 있다.

가늘고 속이 빈 **appendix(막창자꼬리)**는 막창자에 부착되어 있다. 막창자꼬리의 길이는 약 9 cm이지만 크기와 모양은 아주 다양하다. 막창자꼬리의 점막과 점막밑층은 림프절로 꽉 채워져 있고 1차적인 기능은 림프계통의 기능을 한다. 막창자꼬리의 염증을 **appendicitis(막창자꼬리염)**라고 한다.

**2** **Colon(잘록창자)**은 작은창자보다 큰 직경과 얇은 벽을 가지고 있다. 잘록창자는 오름창자, 가로창자, 내림창자, 그리고 구불창자인 4부분으로 구분한다. 오름창자와 내림창자는 단단하게 배벽에 부착되어 있다. 가로창자와 구불창자는 창자간막에 의해 지지를 받는다.

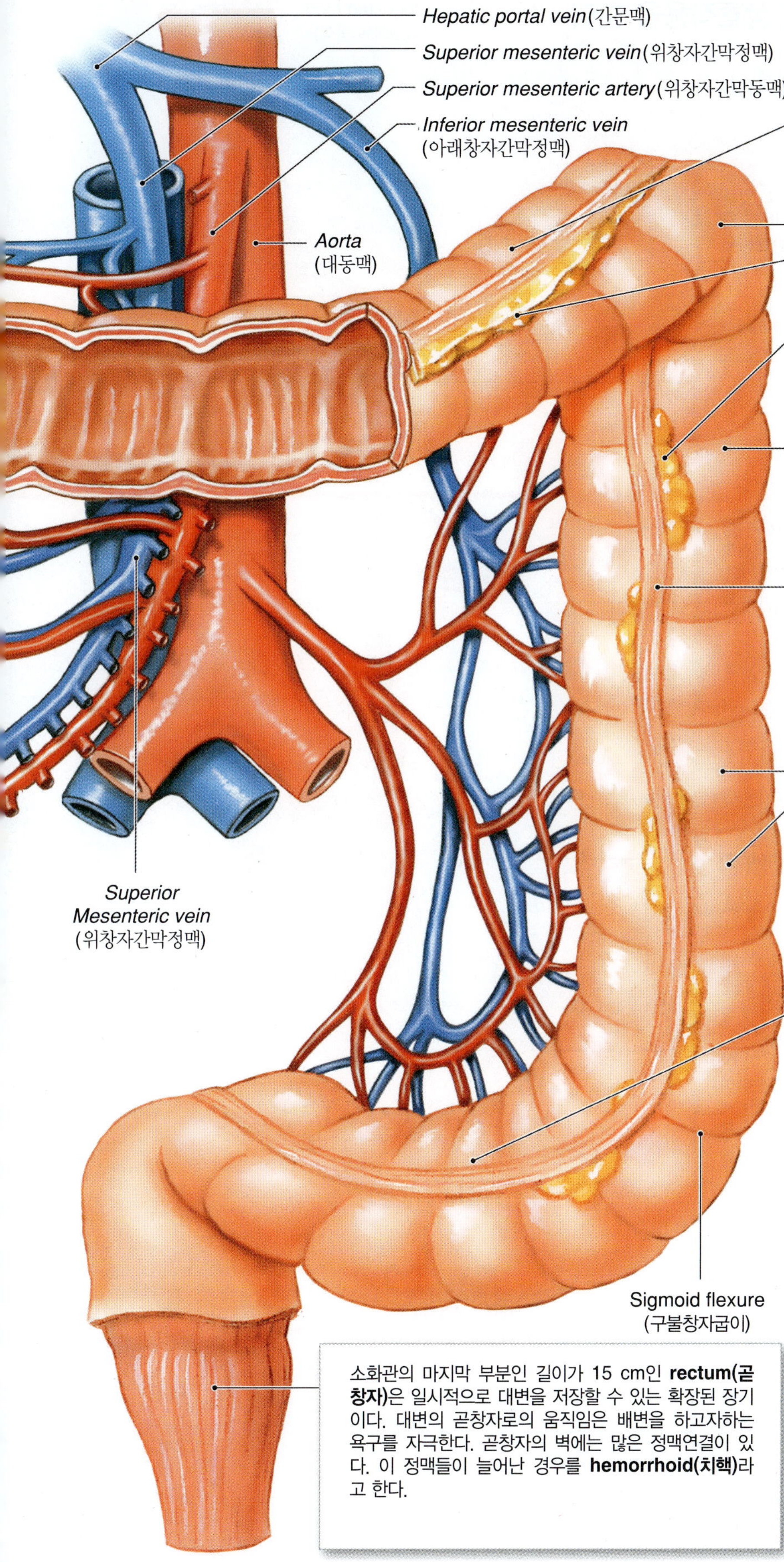


**Transverse colon(가로창자)**은 배를 오른쪽에서 왼쪽으로 가로지른다. 가로창자가 몸의 왼쪽면에 도달했을 때 잘록창자는 **left colic flexure(왼창자굽이)**에서 90도로 굽는다.

잘록창자의 장막에는 **fatty appendice(복막주렁)**라는 수많은 눈물방울 모양의 지방주머니들이 있다.

**Descending colon(내림잘록창자)**은 엉덩뼈오목에 도달할 때까지 몸의 왼쪽면을 따라 아래로 내려간다. 엉덩뼈오목에서 내림창자는 **sigmoid flexure(구불창자굽이)**로 끝난다.

민무늬근으로 이루어진 세 개의 세로띠인 **taeniae coli(잘록창자띠)**는 잘록창자의 바깥면을 따라 장막 깊은 곳까지 뻗어 있다. 잘록창자띠는 다른 소화관에서 근육층의 바깥층에 해당된다.

잘록창자띠 내의 근육긴장도에 의해 잘록창자벽의 연속된 주머니인 **haustra(잘록창자팽대)**를 형성한다. 창자내강을 절단해서 보면 팽대 사이의 접힘으로 인해 연속된 창자주름이 형성된다. 잘록창자팽대는 아코디언을 길게 해주는 풀무처럼 잘록창자를 늘리거나 길게 해준다.

**Sigmoid colon(구불잘록창자)**은 S모양인 구불창자에서 시작된다. 구불창자의 길이는 약 15 cm이고 곧창자로 들어간다.

소화관의 마지막 부분인 길이가 15 cm인 **rectum(곧창자)**은 일시적으로 대변을 저장할 수 있는 확장된 장기이다. 대변의 곧창자로의 움직임은 배변을 하고자하는 욕구를 자극한다. 곧창자의 벽에는 많은 정맥연결이 있다. 이 정맥들이 늘어난 경우를 **hemorrhoid(치핵)**라고 한다.

**Mass movement(덩이운동)**인 강한 꿈틀수축운동은 위와 샘창자의 확장에 반응하여 하루에 여러 번 일어난다. 이러한 수축운동은 가로창자에서 시작하여 큰창자의 끝부분으로 대변을 강하게 밀어낸다.

### 모듈 13.11 복습

a. 큰창자의 3부분을 명명하고 잘록창자의 4부분을 구분하시오.

b. 큰창자의 주요 기능을 말하시오.

c. 덩이운동을 기술하시오.

13.12

## 신경반사와 호르몬은 소화활동을 조절하기 위해 상호작용을 한다

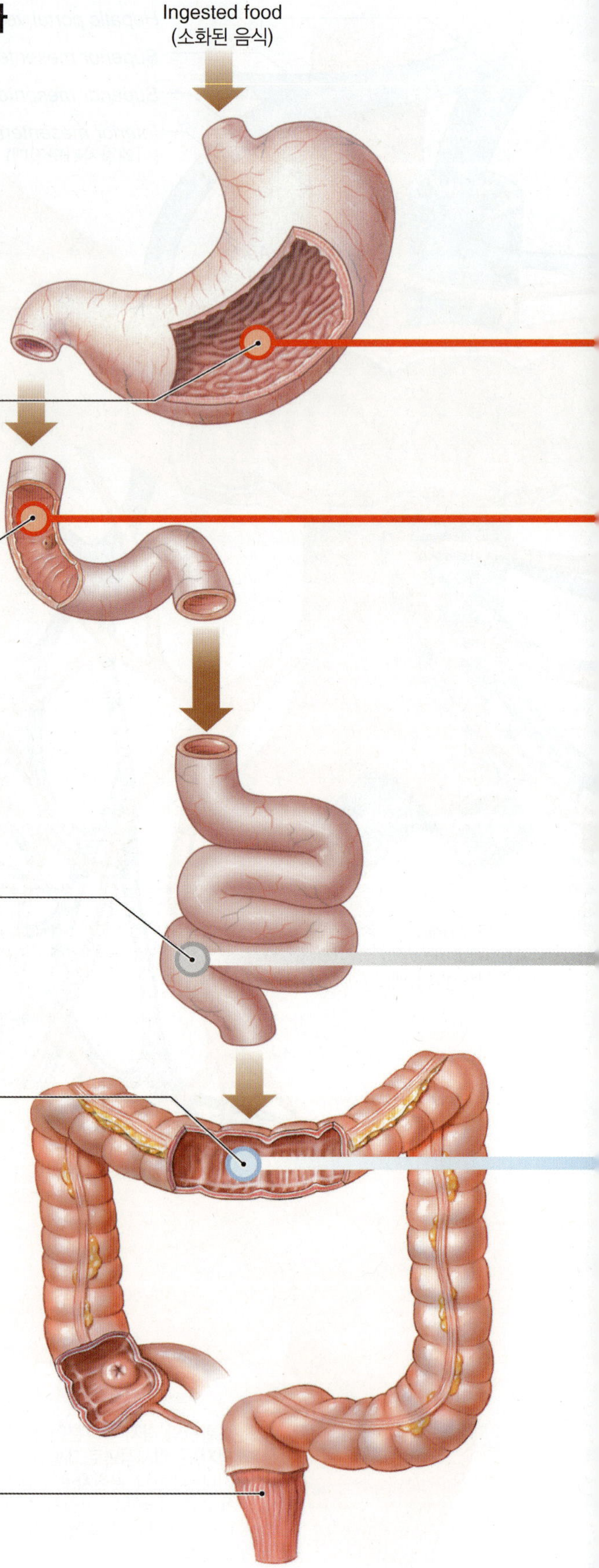


1 이 흐름표는 소화계통 내의 호르몬 분비양상과 각 호르몬의 효과를 요약한다.

1 위액분비는 음식물이 위에 도달하기 전에 시작된다. 음식을 보고, 냄새를 맡고, 맛을 느끼고, 생각을 할 때 자율신경계의 부교감신경이 식사를 하기 위해 위를 준비하도록 한다. Vagus nerve(미주신경)는 위에 있는 점액세포, 주세포, 벽세포, 창자내분비세포를 신경지배한다. 자극에 반응하여 위액의 생산이 빠르게 분비된다.

2 음식물이 위에 도달하면 물리적인 뒤틀림이 가스트린의 생산을 자극한다.

3 미즙이 샘창자에 도달하면 물리적 자극과 화학적인 자극이 신경활동을 활성화시켜 창자관, 간, 쓸개의 상호활동을 조절하여 다수의 호르몬 분비를 증가시킨다. 또한 국소적인 팽창도 **enterogastric reflex(위창자반사)**를 촉진하는 신장수용체를 자극한다. 이러한 반사는 가스트린생산과 위수축을 억제하여 미즙이 샘창자로 들어가는 속도를 조절한다.

4 빈창자에 도달한 소화물은 소화효소에 의해 더욱더 분해된다. Intestinal epithelium(창자상피)은 소화된 부산물을 흡수한다.

5 일반적으로 하루에 1500 mL의 내용물이 잘록창자로 들어온다. 1 L 이상의 물이 삼투를 통해 재흡수되고 단지 200 mL만 대변으로 배출된다. 상피는 수분을 재흡수하여 탈수를 방지할 뿐만 아니라 잘록창자에 존재하는 정상적인 세균에 의해 만들어진 세 가지 비타민(비타민K, 비타민$B_5$, 비타민$B_7$)을 흡수한다. 배출된 대변의 내용물은 75%수분와 5%세균이다. 나머지는 흡수되지 못한 내용물, 무기물, 상피세포 잔유물이다.

6 곧창자는 일반적으로 비어 있으나 강한 꿈틀수축운동에 의해 구불창자로부터 대변을 받는다. 곧창자벽의 확장은 **defecation reflex(배변반사)**를 시작하게 한다. 하지만 대변은 바깥항문조임근이 수의적으로 이완되었을 때만 배출된다.

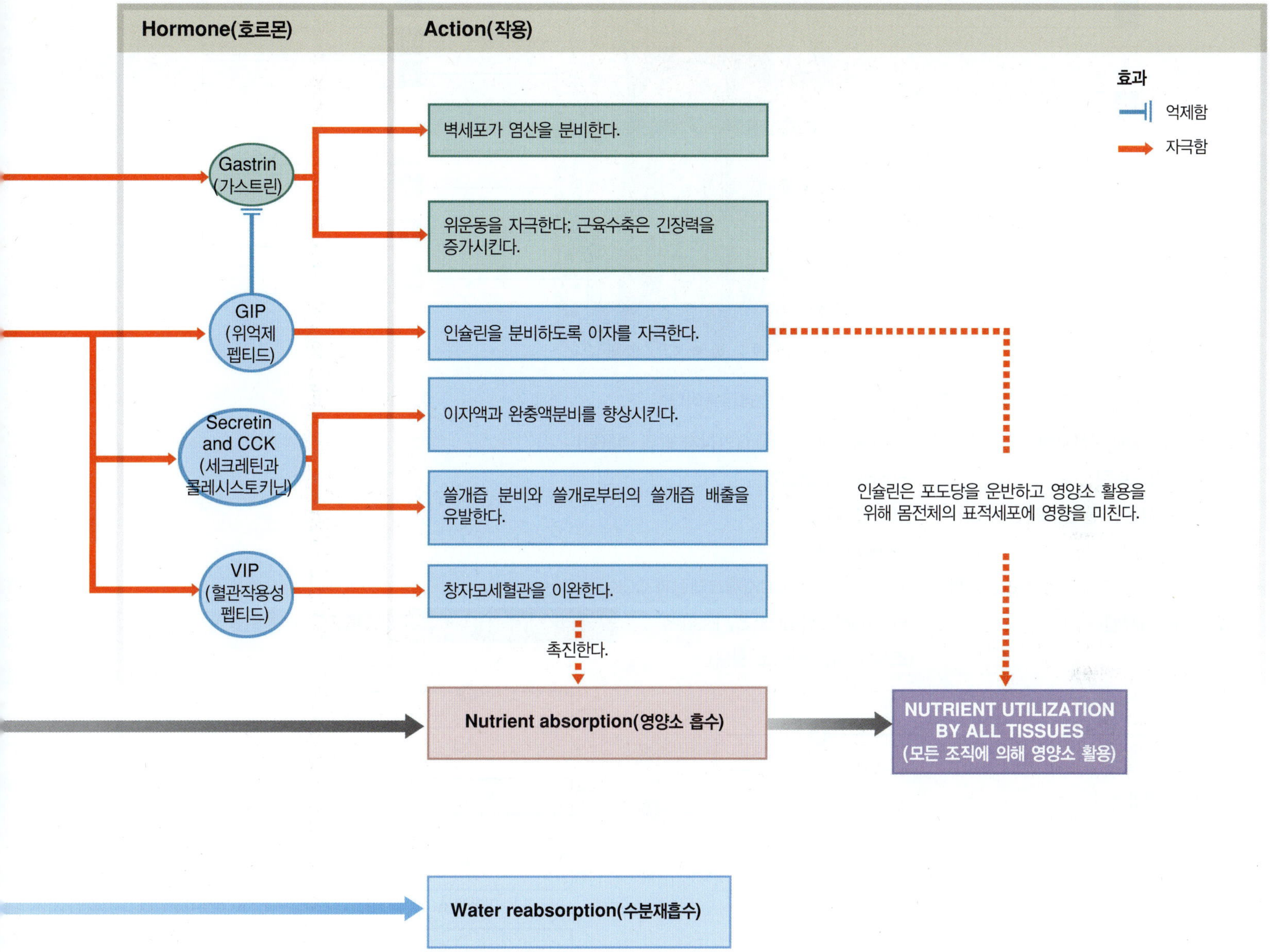


## 모듈 13.12 복습

a. 신장수용체의 자극에 의해 촉진되는 2가지 반사를 기술하시오.

b. GIP의 역할은 무엇인가?

c. 대변의 구성 성분을 기술하시오.

## 1. 명칭 표기

아래의 그림에서 보이는 전형적인 치아의 구조를 표시하시오.

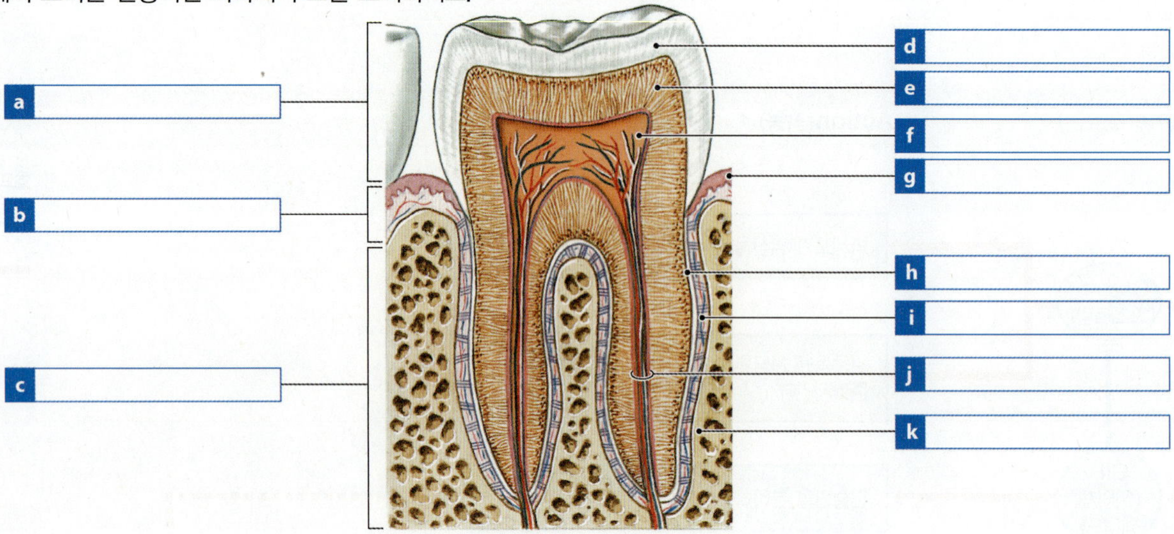


## 2. 개념지도

아래 용어를 사용하여 빈칸을 채우시오. 소화활동에 필요한 호르몬들이다.

- acid production(산분비)
- gastrin(가스트린)
- VIP(혈관작용성 장펩티드)
- insulin(인슐린)
- intestinal capillaries(창자모세혈관)
- GIP(위장억제펩티드)
- material in jejunum(빈창자 속의 내용물)
- gallbladder(쓸개)
- bile(쓸개즙)
- inhibit(억제)
- secretin and CCK(세크레틴과 CCK)
- nutrient utilization by tissues (조직에 의한 영양소 활용)

**소화활동에 필요한 호르몬**

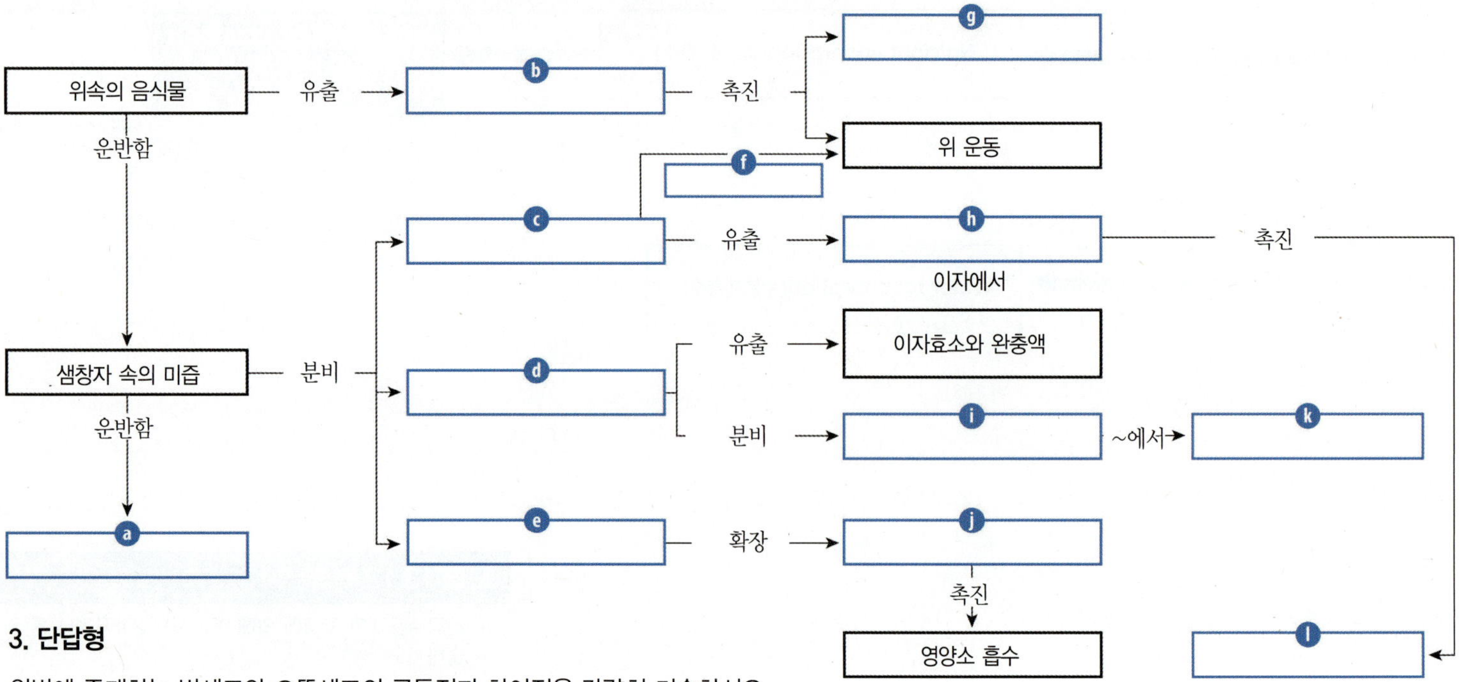


## 3. 단답형

위벽에 존재하는 벽세포와 으뜸세포의 공통점과 차이점을 간략히 기술하시오.

# Accessory Digestive Organ(부속소화기관)

주요 부속소화기관들은 salivary gland(침샘), liver(간), gallbadder (쓸개), pancreas(이자)이다. 침샘과 이자는 효소와 정상적인 소화기능에 필요한 완충액을 생산하고 저장한다. 이러한 기능 이외에 침샘, 간, 이자는 생체에 필요한 대사기능과 내분비기능을 가지고 있다.

| Accessory Digestive Organ(부속소화기관) |
|---|
| **Salivary Gland(침샘)** |
| 3쌍의 침샘은 점액과 효소를 포함하는 침을 생산한다. |
| **Liver(간)** |
| 간은 약 200가지의 알려진 기능이 있다. 아래에 열거된 표에는 가장 중요한 것을 나열한다. |
| **Gallbladder(쓸개)** |
| 쓸개는 간에서 분비되는 쓸개즙을 저장하고 농축한다. |
| **Pancreas(이자)** |
| 외분비세포는 완충액과 소화효소를 분비한다. 내분비세포는 인슐린과 글루카곤을 분비한다. 호르몬은 모듈 10.8에서 소개한다. |

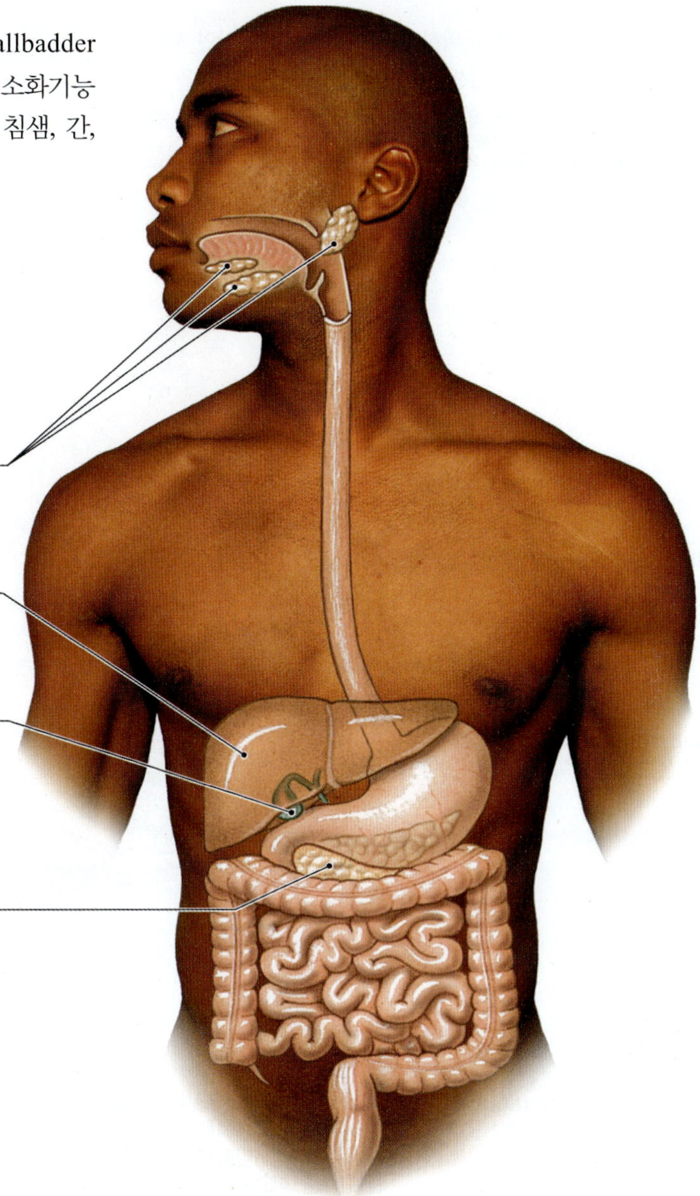

## Digestive and Metabolic Functions of the Liver(간의 소화기능과 대사기능)

- 쓸개즙을 생산하고 분비한다.
- 글리코겐을 저장하고 지질을 비축한다.
- 혈액 속의 당, 아미노산 및 지방산의 정상 농도를 유지한다.
- 영양소 형태를 합성하고 전환시킨다. (예를 들어 탄수화물을 지방으로 전환)
- 콜레스테롤을 합성하고 분비시켜 단백질을 운반하는데 결합한다.
- 독성을 비활성화시킨다.
- 철을 저장한다.
- 지용성 비타민을 저장한다.

**다른 주요 기능**

- 혈장 단백질을 합성한다.
- 응고인자를 합성한다.
- 포식작용에 의해 손상된 적혈구를 파괴시킨다.(쿠퍼세포)
- 혈액을 저장한다.
- 순환하는 호르몬과 면역글로불린을 흡수하고 분해한다.
- 지용성약물을 흡수하고 비활성화시킨다.

13.13

## 3쌍의 침샘으로부터 침이 분비된다

1 3쌍의 침샘은 입안으로 침을 분비한다. 각 침샘은 특징적인 세포를 구성하고 서로 다른 특징의 침샘을 만들어낸다. 입안에 먹을 것이 있으면 자율신경계의 부교감신경에 의해 **salivary reflex(침반사)**가 촉진된다. 이러한 반사는 많은 양의 침을 생산하기 위해 모든 침샘의 분비물을 증가시킨다.

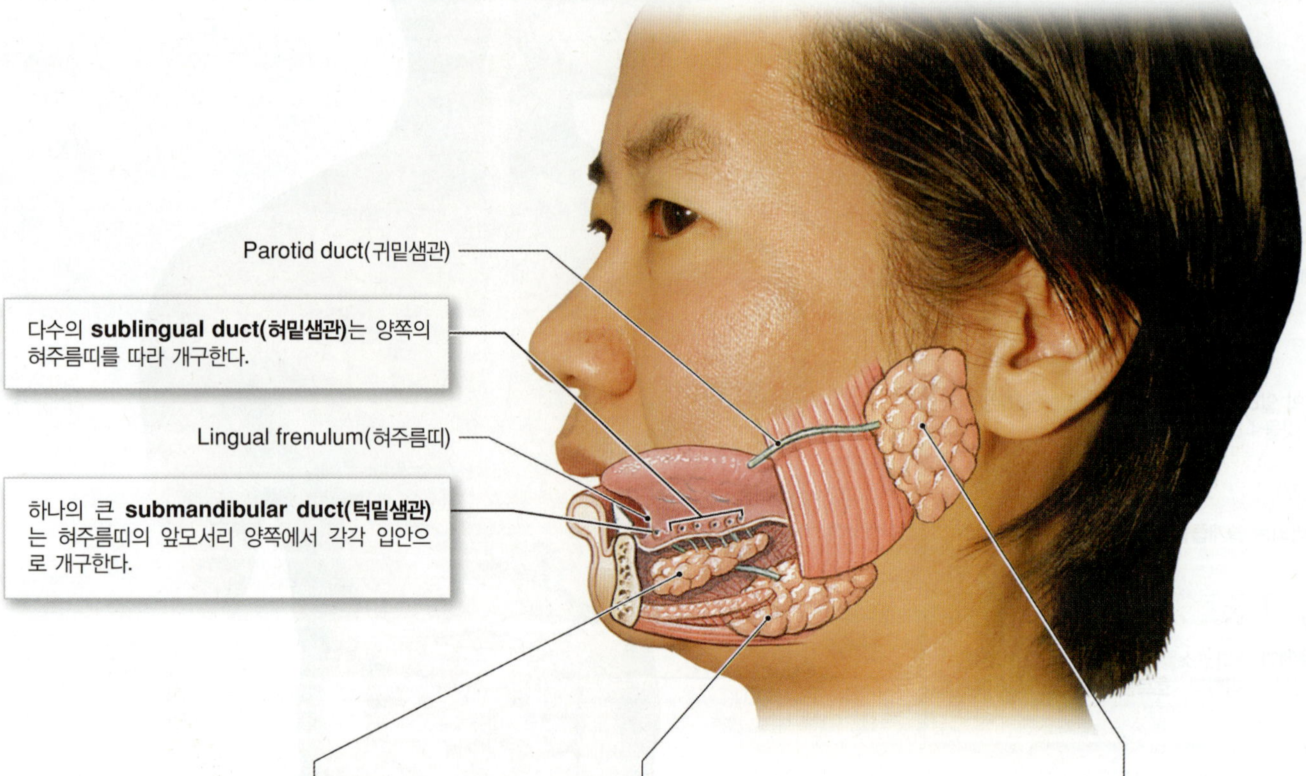


| The Salivary Gland(침샘) | | |
|---|---|---|
| **sublingual salivary gland(혀밑침샘)**는 완충액과 윤활액 역할의 점액을 분비한다. | **submandibular salivary gland(턱밑침샘)**는 완충액, 점액, 다당류를 분해하는 효소인 **salivary amylase(침아밀라제)**의 혼합물을 분비한다. 침샘세포는 항체를 침으로 운반시켜 음식물 속에 있는 병균에 대항한다. | 가장 큰 **parotid salivary gland(귀밑침샘)**는 많은 양의 침아밀라제가 함유된 침을 분비한다. 양쪽의 귀밑샘관을 통해 두번째 위어금니 위치의 맞은편의 입안뜰로 열린다. |

지속적인 침샘의 분비는 입안표면을 씻어 청결하게 유지시켜준다. 침샘의 완충액은 pH 7.0을 유지하여 세균에 의한 산 축적을 예방한다. 더불어 침은 입안세균의 증식을 조절하는데 도움이 되는 항체를 함유하고 있다.

### 모듈 13.13 복습

a. 3쌍의 침샘의 명칭을 말하고 분비물을 열거하시오.
b. 침의 여러 가지 기능을 열거하시오.
c. 귀밑샘이 손상받았다면 어떤 영양소의 소화에 영향을 받는가?

13.14

# 가장 큰 생체기관인 간은 왼엽, 오른엽, 꼬리엽, 네모엽으로 구분된다

**1** **Liver(간)**는 생체에서 가장 큰 장기로 무게가 약 1.5 kg이다. 간의 앞면과 뒤면에서는 4개의 간엽(오른엽, 왼엽, 꼬리엽, 네모엽)과 주요 해부학적 표지점이 보인다. 425페이지의 표는 몇 가지 간의 기능을 요약한다.

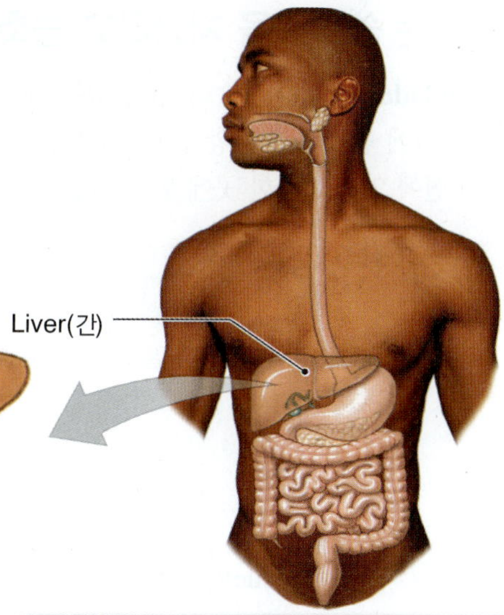


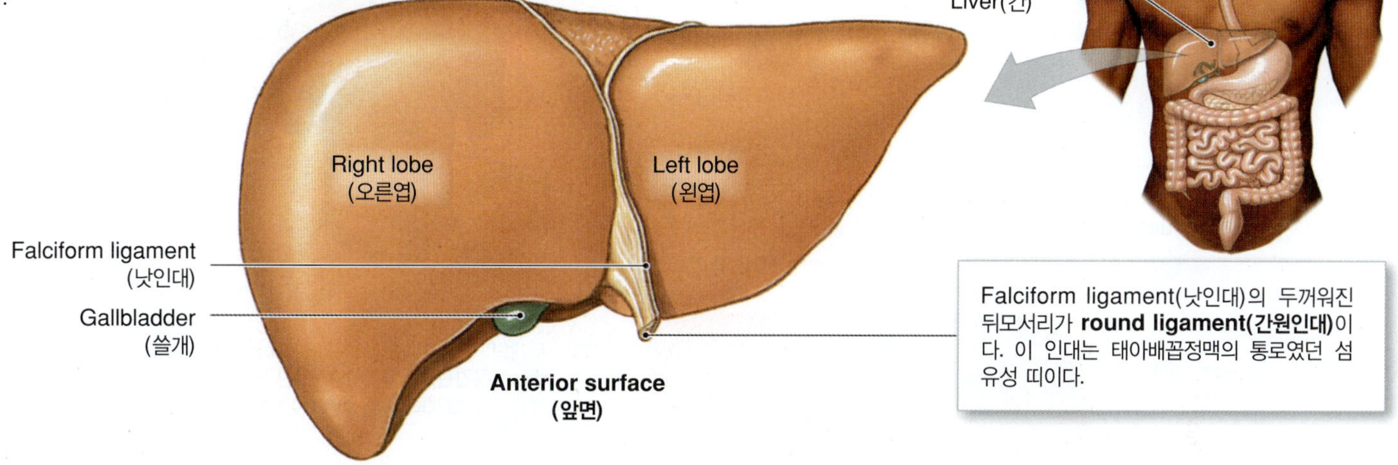


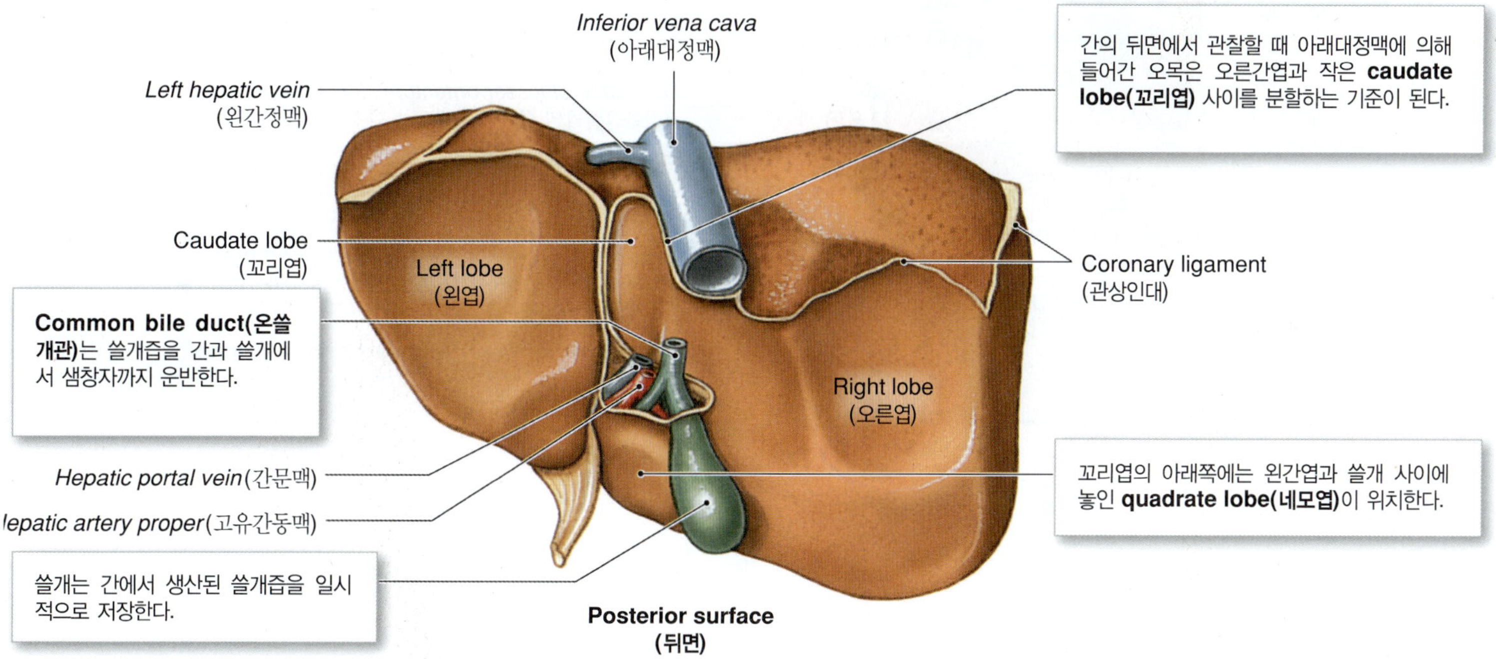


소화관에서 흡수된 영양소가 풍부한 혈액은 간문맥을 통해 간에 도달한다. 정상적인 간문맥계의 압력은 평균 10 mmHg보다 작다. 간의 염증이나 알코올중독 같은 상태는 간의 퇴행성 변화를 유발하여 정상적인 혈류를 방해한다. 만약 간으로의 혈류가 제한된다면 간문맥계의 압력은 현저히 증가하여 **portal hypertension(문맥고혈압)**이 발생한다. 압력이 상승하면 문맥계 내의 작은 말초정맥과 모세혈관이 확장된다. 이러한 혈관들이 파열되면 많은 양의 출혈이 발생된다. 더불어 문맥고혈압은 간의 장막면과 내장쪽면을 가로질러 배안으로 체액을 배출시켜 복수를 만들어 낸다.

## 모듈 13.14 복습

a. 간엽의 명칭을 쓰시오.

b. 간의 왼엽과 오른엽 사이의 경계를 표시하는 구조물은 무엇인가?

c. 간의 퇴행성 변화가 왜 과도한 출혈을 유발하는지를 설명하시오.

## 13.15

# 쓸개는 쓸개즙을 저장하고 농축시키며…

**Gallbladder(쓸개)**는 속이 비어 있는 배모양의 기관으로 작은창자로 배출하기 전에 쓸개즙을 저장하고 농축시킨다. 쓸개의 근육주머니는 간의 오른 엽뒤면에 있는 오목한 곳에 위치한다.

**1** 그림에서는 간을 위로 올려 쓸개와 관련된 관들을 보이도록 하였다.

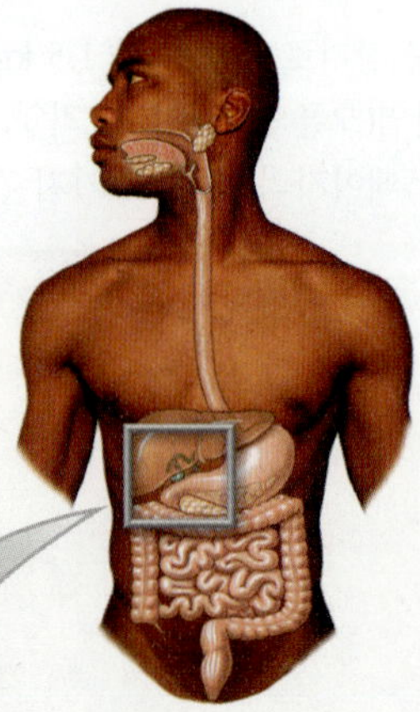

**Right hepatic duct(오른간관)**와 **left hepatic duct(왼간관)**는 간엽의 쓸개관으로부터 쓸개즙을 모은다.

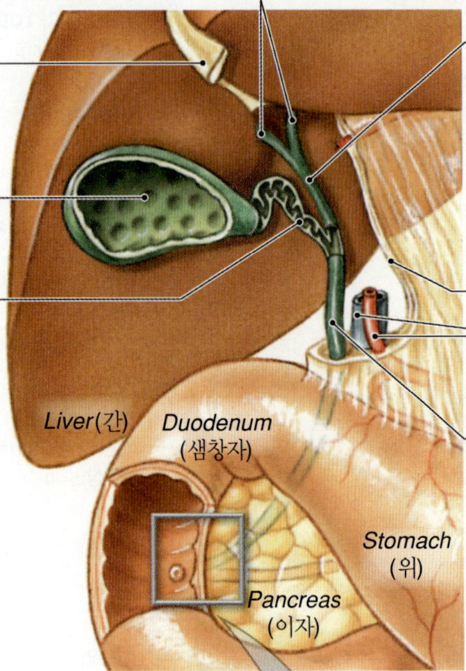


두개의 간관이 하나가 되어 **common hepatic duct(온간관)**를 형성한다. 온간관의 쓸개즙은 온쓸개관이나 쓸개로 가는 **cystic duct(쓸개주머니관)**로 흐른다.

온간관과 쓸개주머니관은 하나가 되어 **common bile duct(온쓸개관)**를 형성한다. 온쓸개관은 샘창자로 개구한다.

**2** 온쓸개관은 위방향의 작은그물막 속을 지나가다가 샘창자벽을 통과한다. 창자내강으로 열려 있는 **duodenal ampulla(샘창자팽대)** 내의 공간인 **duodenal papilla(샘창자유두)**의 입구에서 이자관과 만난다.

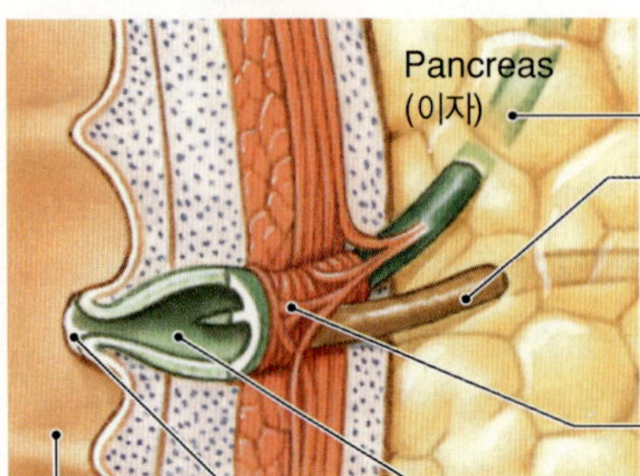


근육형 **hepatopancreatic sphincter(쓸개이자관조임근)**는 온쓸개관, 이자관 및 샘창자팽대를 둘러싼다. 식사 때를 제외한 안정시의 조임근 긴장도는 쓸개즙이 샘창자로 흐르는 것을 막는다.

## …이자는 생체의 중요한 내분비와 외분비기능을 가지고 있다

**Pancreas(이자, 췌장)**는 위의 뒤면에 위치하고 샘창자에서 가쪽으로 지라까지 뻗어 있다.

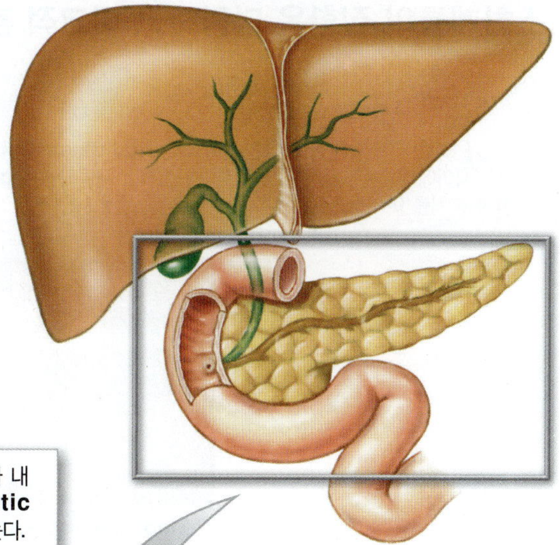

**3** 이자는 날문에서 시작되는 샘창자에 의해 형성되는 고리 속에 위치한다.

큰 **pancreatic duct(이자관)**는 외분비샘 분비물을 샘창자로 보낸다. 이자관과 작은 가지를 둘러싸고 있는 상피세포는 수분과 이온을 분비하여 외분비샘 세포의 분비물과 혼합되어 수용성 **pancreatic juice(이자액)**를 형성한다.

결합조직의 분할선은 이자 내부를 특이한 **pancreatic lobule(이자소엽)**로 나눈다.

3~10%의 사람에서는 이자관에서 유래한 작은 **accessory pancreatic duct(덧이자관)**가지가 분리되어 샘창자로 개구한다.

이자관은 샘창자팽대의 입구에서 온쓸개관과 만난다.

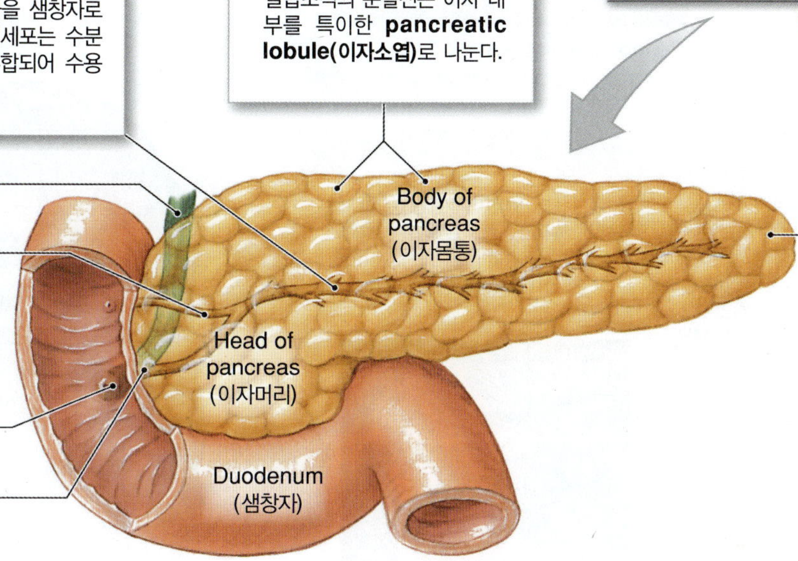


**4** 이자는 다양한 효소와 완충액이 포함된 약 1000 mL의 이자액을 매일 분비한다. 이 표는 분비되는 2차이자효소들을 소개한다; 다음 장에서 각각의 기능을 설명한다.

### Major Pancreatic Enzymes(주요 이자효소)

- **Pancreatic alpha-amylase(이자아밀라제)**는 녹말을 분해하는 탄수화물 분해효소이다. 이자아밀라제는 salivary amylase(침아밀라제)와 거의 유사하다.
- **Pancreatic lipase(이자지질분해효소)**는 지질을 분해하여 쉽게 흡수되는 지방산과 같은 부산물을 만들어낸다.
- **Nuclease(핵산분해효소)**는 RNA 또는 DNA를 분해한다.
- **Proteolytic enzyme(단백분해효소)**은 단백질을 분해한다. 비활성상태인 효소전구체로 분비되어 자신의 다른 효소로부터 이자를 보호한다. 효소전구체는 샘창자에 분비될 때만 활성화된다. 활성화 효소들에는 트립신, 키모트립신, 카르복시펩티드분해효소 및 엘라스타제가 있다. 이 효소들은 함께 작용하여 단백질을 트리펩티드, 디펩티드 및 아미노산의 혼합물로 분해한다.

### 모듈 13.15 복습

a. 간관에서부터 샘창자 내면까지 쓸개즙의 경로를 따라가 보시오.

b. 이자액을 기술하시오.

c. 주요 이자효소의 명칭을 말하고 1차적인 기능을 언급하시오.

## 소화계통의 질환은 다양하고 비교적 흔하다

### Oral Cavity(입안)

치아가 빠지는 가장 흔한 이유인 **periodontal disease(치주질환)**는 잇몸과 치아 사이에 형성된 치태가 있을 때 발생한다. 세균활동은 **gingivitis(잇몸염증)**와 충치를 야기하고 치주인대와 주위 뼈를 손상시킨다.

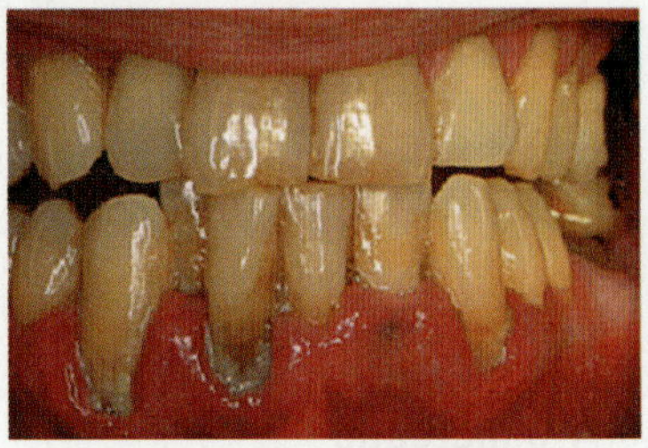

Periodontal disease(치주질환)

### Salivary Gland(침샘)

**Mumps virus(볼거리바이러스)**는 침샘의 감염으로 **mumps(볼거리)**를 유발한다. 대부분 귀밑침샘에서 감염이 발생하지만 때로는 다른 침샘이나 생식샘과 뇌막도 감염된다. 전형적으로 5세에서 9세 사이에 감염이 일어난다. 사춘기가 지난 성인남자에서는 볼거리가 정소를 감염시켜 불임을 유발하기도 한다. 효과적인 볼거리 백신이 있고 일반적으로 홍역과 풍진백신을 혼합한 MMR 백신이 있다. 15개월 이후의 소아에게 예방주사를 한다.

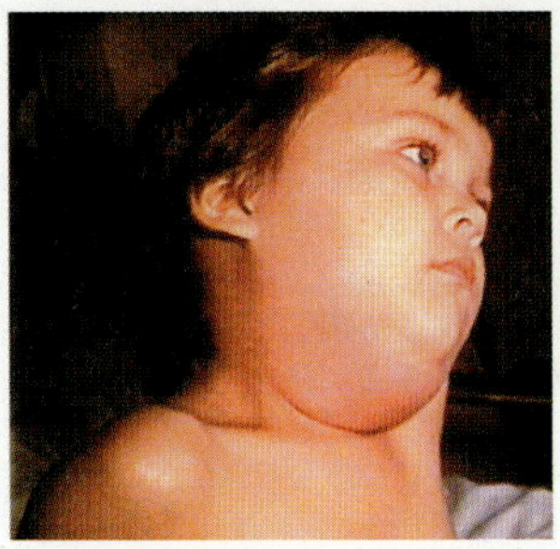

Mumps in parotid gland
(귀밑샘의 볼거리)

### Esophagus(식도)

**Esophagitis(식도염)**는 식도의 염증이다. 식도의 내시경사진에서 보이는 고통스러운 위점막상태는 약해지거나 이완된 아래식도조임근을 통해 위산이 역류하여 유발된다. 이러한 역류를 **gastroesophageal reflux(위식도역류)**라고 하며 가슴통증의 증상을 나타낸다.

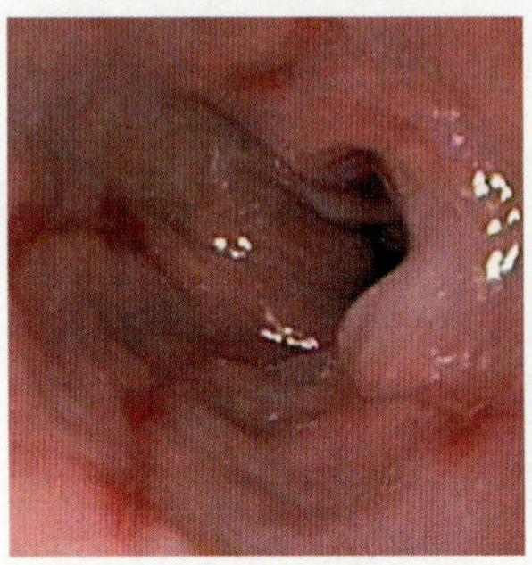

Esophagitis seen on endoscopy
(내시경상에서 관찰되는 식도염)

### Liver(간)

간이 심하게 손상된 경우는 생명에 치명적이다. 간의 염증인 **Hepatitis(간염)**는 정도가 심한 알코올섭취, 약물, 또는 감염에 의해 유발된다. **Cirrhosis(간경화)**는 간세포의 퇴행과 섬유성 결합조직의 치환(흉터형성 과정)을 특징으로 하는 간염의 한 형태이다. 살아남은 세포는 세포분열하지만 섬유성조직이 정상조직구조의 재배치를 막는다.

그 결과로 간기능은 떨어지고 다양한 합병증이 발생된다. 여러 형태의 많은 바이러스간염이 있다. 가장 흔한 것은 **A형**, **B형**, **C형 hepatitis(간염)**이다. 간염바이러스는 간세포를 공격하고 파괴시켜 간기능을 떨어뜨린다. 감염된 환자는 고열을 동반하고 간이 붓고 만지면 아프다. 피부와 눈이 노란색으로 변하는 **jaundice(황달)**가 발생하는데 이것은 쓸개즙에서 나온 정상적인 빌리루빈이 체액에 축적되기 때문이다.

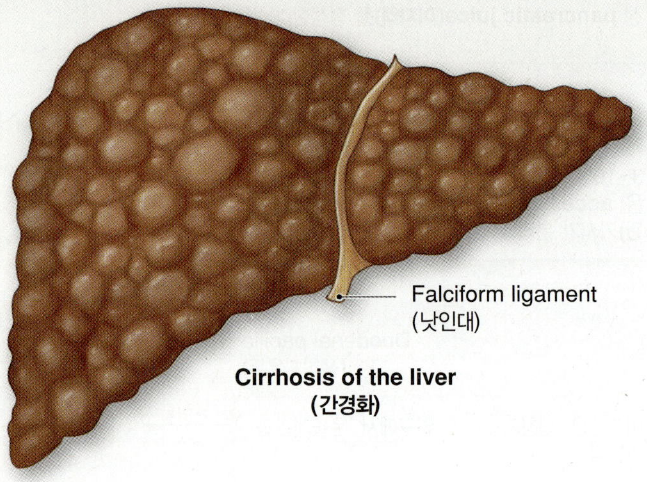


**Cirrhosis of the liver**
**(간경화)**

### Gallbladder(쓸개)

쓸개즙이 너무 많이 축적되면 불용성미네랄과 염의 결정체인 **gallstones(쓸개돌)**을 형성한다. 작은 쓸개돌은 쓸개관을 통과하여 배출되는 이상 큰 문제를 야기하지 않는다. **Cholecystitis(쓸개염)**인 경우에는 쓸개돌 이 너무 커서 쓸개벽을 손상시키거나 쓸개주머니관 또는 온쓸개관을 막는다. 이러한 경우에는 쓸개를 수술적으로 제거할 필요가 있다. 쓸개를 제거한다고 하더라도 쓸개즙 생산은 정상적으로 이루어지기 때문에 소화에는 큰 지장을 주지 않는다.

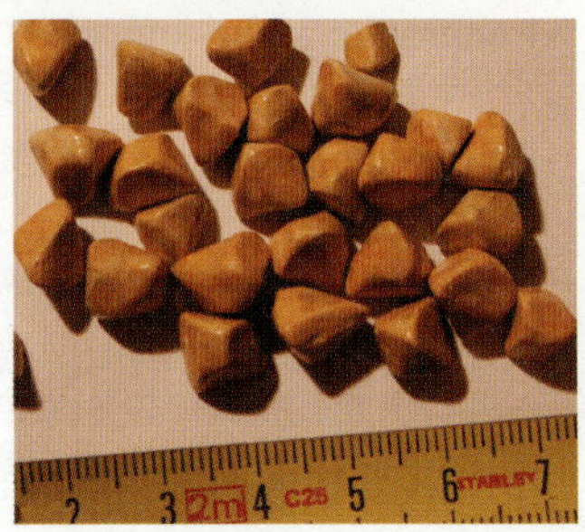

Gallstones(쓸개돌, 담석)

### Stomach(위)

위속면의 점막염증을 **gastritis(위염)**라고 한다. 위염은 아스피린과 알코올과 같은 약을 섭취한 후에 생긴다. 심한 정신적 또는 물리적 스트레스 후에도 발생되며 위벽의 세균감염이나 강한 화학약물을 섭취 후에도 발생한다. 위염은 궤양을 유발하기도 한다. **Peptic ulcer(소화성궤양)**는 위효소와 위산이 위 또는 샘창자속면을 침식했을 때 발생한다. **Gastric ulcer(위궤양)**는 위에서 발생하고 **duodenal ulcer(샘창자궤양)**는 샘창자에서 발생한다. *Helicobacter pylori*(헬리코박터 파이로리)에 의한 세균감염은 소화성궤양의 80% 이상을 차지한다. 궤양치료는 위샘에서 분비되는 산생산을 억제하는 **cimetidine**(Tagamet, **시메티딘**) 같은 약을 복용한다. 만약 *Helicobacter pylori*가 있다면 항생제를 같이 복용한다.

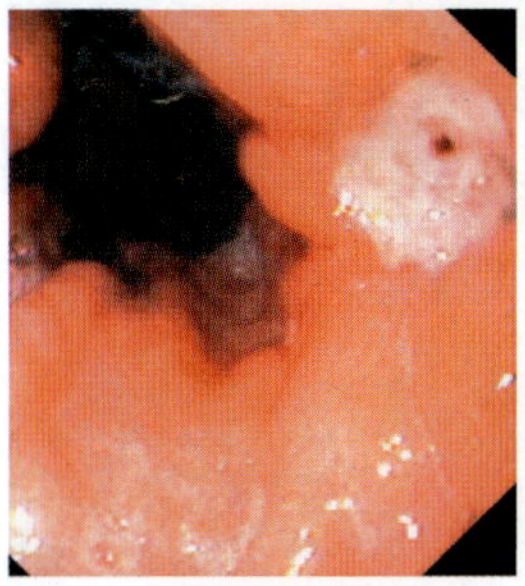

Gastric ulcer(위궤양)

### Pancreas(이자)

**Pancreatitis(이자염, 췌장염)**는 이자의 염증이다. 이자염의 원인은 배출관을 막는 쓸개돌, 바이러스감염, 알코올과 같은 독성 약물이다. 이러한 자극들은 외분비세포를 손상시킨다. 약 8명 중에서 한 명은 이자염이 계속 진행되어 분비된 lysosomal enzyme(리소좀 효소)에 의해 이자가 파괴되어 죽음에 이른다.

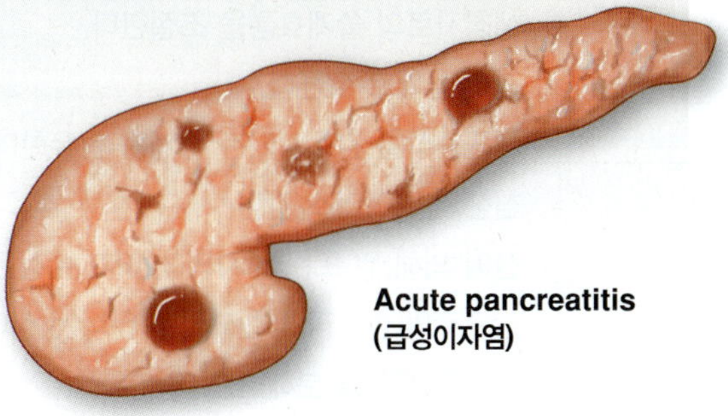

**Acute pancreatitis (급성이자염)**

### Small Intestine(작은창자)

**Enteritis(장염)**는 작은창자의 염증이다. 전형적으로 장염은 수인성 장운동 또는 **diarrhea(설사)**를 유발한다. 장염에 의한 설사의 원인 중 하나는 *Giardia lamblia* 원충이다. **Dysentery(이질)**는 혈액과 점액성분의 설사를 유발하는 작은창자와 큰창자의 염증이다.

**Gastroenteritis(위창자염)**는 세균, 바이러스, 원충 또는 기생충감염에 의한 위와 창자의 염증이다. 대부분의 경우 위생상태가 불량하거나 수질상태가 좋지 않은 지역에서 호발한다.

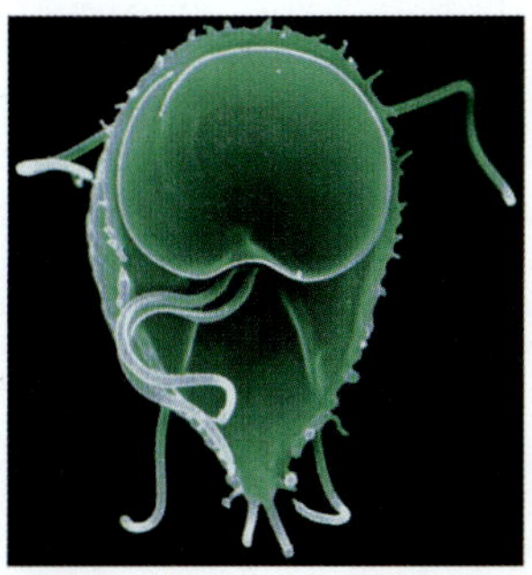

*Giardia lamblia* (람블편모충) SEM × 4000

### Large Intestine(큰창자)

**Colitis(잘록창자염, 대장염)**는 설사 또는 변비와 관련 있는 잘룩창자의 염증과 관련되는 일반적인 용어이다. 창자의 속면이 정상적인 수분을 흡수할 수 없거나 수분을 흡수할 수 있는 한계를 초과했을 때 설사가 유발된다. **Constipation(변비)**은 빈번하지 못한 장운동(배변)으로 인한 건성이고 단단한 대변과 관련있다. 대변이 잘룩창자를 통해 천천히 움직여 과도한 수분이 재흡수될 때 변비가 생긴다.

매년 미국에서는 대략 152,000명의 **colorectal cancer(대장암)** 환자가 새롭게 진단을 받고 57,000명이 사망한다. 대부분 50세 이상이며 대장암의 위험인자로 동물성 지방이 풍부한 식사와 낮은 섬유성 식사가 있다. 유전적인 경우에는 창자를 따라 상피암을 형성한다. 대부분의 대장암은 국소적인 암인 창자벽의 속면인 점막에서 자라는 **polyps(용종)**에서 시작된다. 전이가 발생하기 전에 암유발 용종을 제거한다면 극적으로 예후가 향상된다.

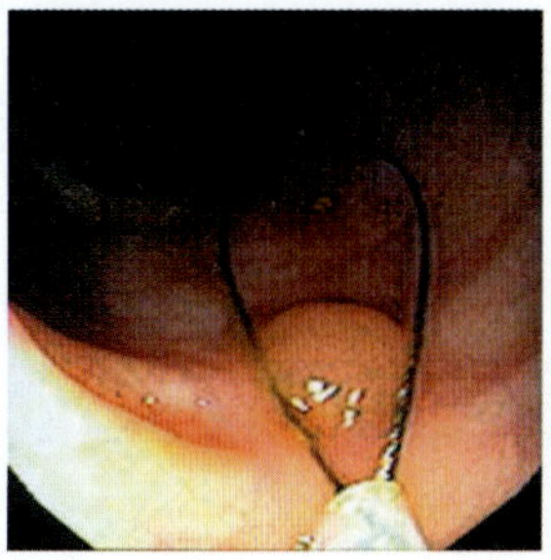

Colon polyp seen on colonoscopy (큰창자내시경상에서 관찰되는 용종)

#### 모듈 13.16 복습

a. 치아주위질환을 기술하시오.
b. 쓸개염을 기술하시오.
c. 소화성궤양을 유발하는 대표적인 세균은 무엇인가?

### 1. 명칭 표기

아래의 그림에 맞는 해부학적 구조물을 표시하시오.

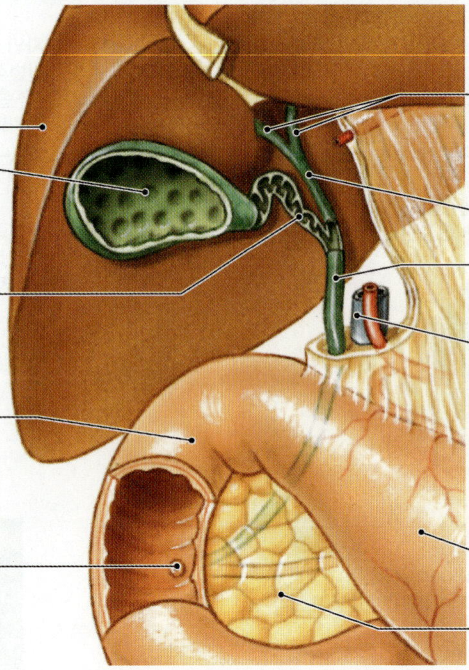


### 2. 연결하기

용어설명과 가장 유사한 해부학 용어를 고르시오.

- saliva(침)
- pancreatic juice(이자액)
- gallstone(쓸개돌)
- portal hypertension(문맥고혈압)
- pancreatic lipase(이자지질분해효소)
- liver(간)
- starch(녹말)
- insulin(인슐린)
- hepatopancreatic sphincter(간이자조임근)
- salivary reflex(침샘반사)
- gallbladder(쓸개)
- mumps(볼거리)
- common bile duct(온쓸개관)
- peptic ulcer(소화성궤양)

a ________ 이자 알파아밀라제의 부산물
b ________ 샘창자로의 쓸개흐름을 조절한다.
c ________ 간과 쓸개로 흐른다.
d ________ 세균증식을 감소시키는 항체를 함유한다.
e ________ 침샘의 바이러스 감염
f ________ 산에 의해 위 또는 창자의 상피가 손상된 상태
g ________ 간으로의 혈류가 제한되어 나타나는 상태
h ________ 복잡한 지질을 분해하는 이자효소
i ________ 쓸개즙을 합성하고 분비하는 기관
j ________ 이자로부터 분비되는 내분비 물질
k ________ 이자로부터 분비되는 외분비 물질
l ________ 입안의 내용물에 의해 자극받는 것
m ________ 쓸개즙을 저장하는 기관
n ________ 쓸개염을 야기하다.

### 3. 단답형

침샘의 장점을 기술하시오. ________

### 4. 절 종합 문제

샘창자유두를 막는 암의 예상되는 결과를 기술하시오.

________

# 핵심 용어로 윤곽 파악하기

각 모듈마다 차례대로 열거한 용어를 이용하여 내용을 요약하시오.

## 1절

### General Organization of the Digestive System(소화계통의 일반적 구성)

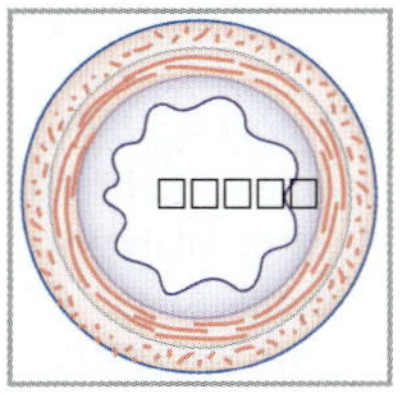

- digestive system(소화계통)
- digestive tract(소화관)
- ○ gastrointestinal(GI) tract(위장관)

## 13.1

### Digestive tract(소화관)은 점막으로 둘러싸인 근육형 관이다

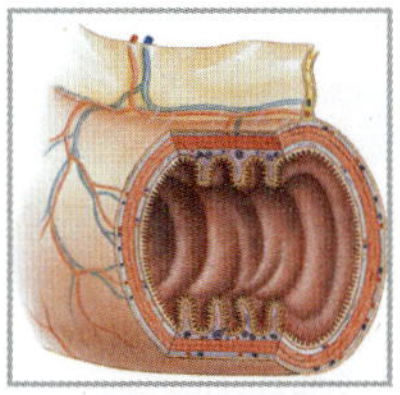

- mesentery(창자간막)
- mucosa(점막)
- submucosa (점막밑조직)
- muscularis externa(근육층)
- serosa(장막)
- ○ secretory gland (분비샘)
- circular fold (돌림주름)
- villi(융모)
- muscularis mucosae (점막근육판)
- submucosal plexus (점막밑신경얼기)
- myenteric plexus (근육층신경얼기)

## 13.2

### 평활근수축은 소화관을 따라 음식물을 혼합하여 앞으로 나아가게 한다

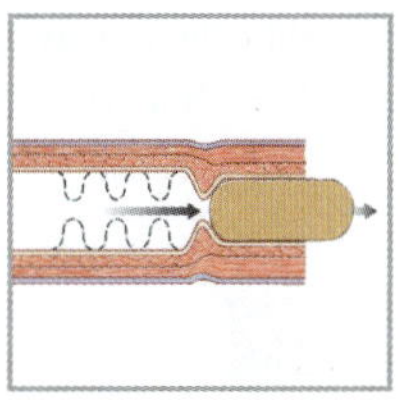

- bolus(음식덩이)
- peristalsis(꿈틀운동, 연동)
- segmentation(분절운동)

## 2절

### Digestive Tract(소화관)

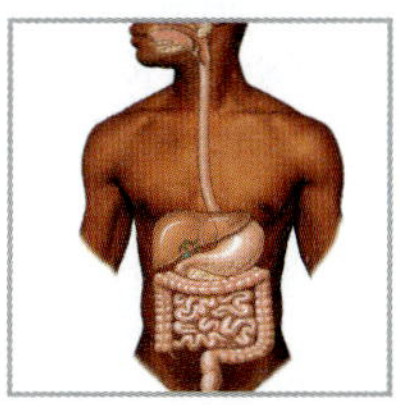

- ○ oral cavity(입안), teeth(치아), tongue(혀)
- ○ pharynx(인두)
- ○ esophagus(식도)
- ○ stomach(위)
- ○ small intenstine (작은창자)
- ○ large intenstine (큰창자)
- ingestion(섭취)
- mechanical processing (기계적과정)
- digestion(소화)
- secretion(분비)
- absorption(흡수)
- compaction(밀집)
- feces(대변)
- defecation(배변)

## 13.3

### 입안은 혀, 침샘, 치아를 포함하고 침샘에서 침이 분비된다

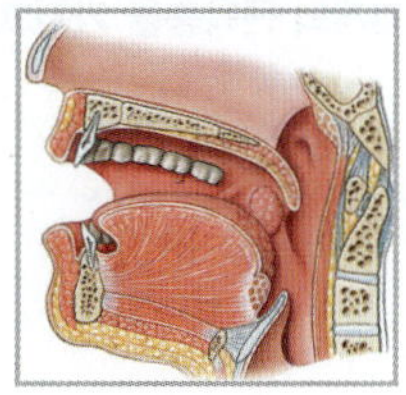

- oral cavity(입안)
- oral mucosa (입안점막)
- hard palate (단단입천장)
- soft palate (물렁입천장)
- uvula(목젖)
- root(of the tongue) (혀뿌리)
- labia(입술)
- cheek(볼)
- body(of the tongue) (혀몸통)
- vestibule(입안뜰)
- lingual frenulum (혀주름띠)
- pharyngeal arch (인두궁)
- tongue(혀)
- lingual lipase (혀지질분해효소)
- gingivae(잇몸)
- mastication(씹기)

## 13.4

### 서로 다른 턱부위에 있는 치아는 크기, 모양, 기능이 다양하다

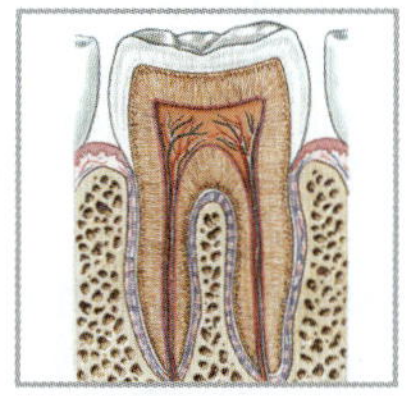

- dentin(상아질)
- pulp cavity (치아속질공간)
- crown(치아머리)
- neck(치아목)
- root(치아뿌리)
- alveolus(치조)
- enamel(사기질)
- cementum (시멘트질)
- periodontal ligament (치아주위인대)
- root canal (치아뿌리관)
- incisors(앞니)
- cuspid (송곳니, 견치)
- bicuspid (작은어금니)
- molars(큰어금니)
- deciduous teeth (젖니)
- primary dentition (1차치열, 젖니)
- secondary dentition (2차치열, 간니)
- wisdom teeth (사랑니)
- dental arcade (치열)
- tooth decay(충치)
- dental plaque (치태, 치면세균막)
- gingivitis (잇몸염, 치은염)

## 13.5

### 인두와 식도의 근육층은 삼킴작용에 있어중요한 역할을 한다

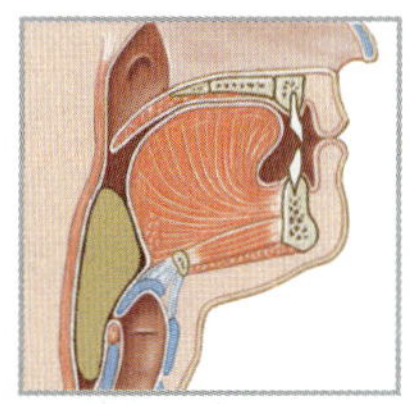

- pharynx(인두)
- esophagus(식도)
- adventitia(바깥막)
- deglutition (삼키기, 연하)
- buccal phase(볼기)
- pharyngeal phase (인두기)
- esophageal phase (식도기)
- secondary peristaltic wave (2차꿈틀파, 2차연동파)
- esophageal hiatus (식도틈새)
- lower esophageal sphincter (아래식도조임근)

• = 해당 모듈에서 굵은 문자로 표시한 용어

**13.6**

### 위는 근육형의 확장가능한 J모양의 기관이며 3개의 근육층을 가지고 있다

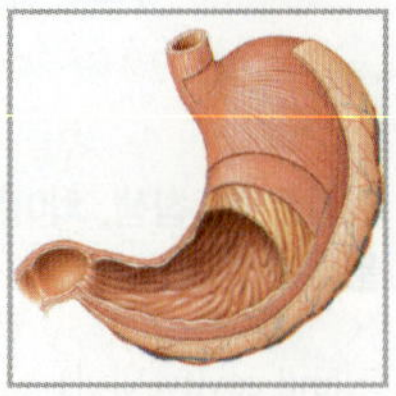

- chyme(미즙)
- lesser curvature (작은굽이)
- greater curvature (큰굽이)
- fundus(위바닥)
- cardia(들문)
- body(몸통)
- pylorus(날문)
- pyloric antrum (날문방)
- pyloric canal (날문관)
- pyloric sphincter (날문조임근)
- rugae(위주름)

**13.7**

### 위는 음식물 속의 유기영양소를 분해한다

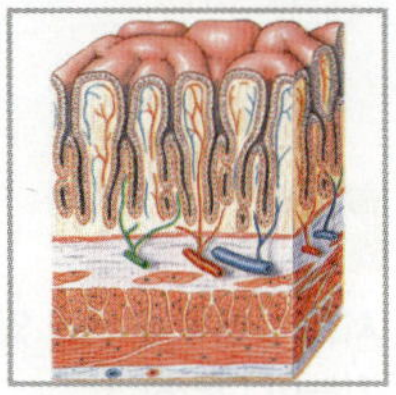

- ○ mucosa(점막)
- ○ submucosa (점막밑조직)
- ○ muscularis externa (근육층)
- serosa(장막)
- gastric gland(위샘)
- gastric juice(위액)
- gastric pit(위오목)
- parietal cell (벽세포)
- intrinsic factor (내인인자)
- enteroendocrine cell (창자내분비세포)
- chief cell(으뜸세포)
- pepsinogen (펩시노겐)
- pepsin(펩신)
- rennin(레닌)
- gastric lipase (위지질분해효소)

**13.8**

### 창자관은 영양소를 흡수하기 위한 특별한 구조로 되어 있다

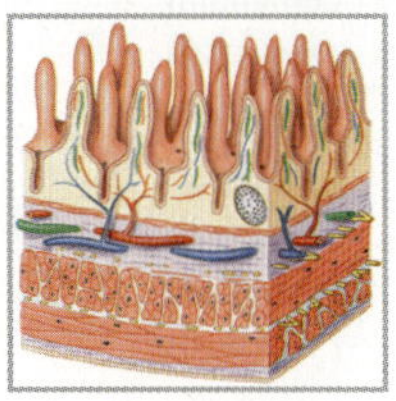

- plicae circular (돌림주름)
- intestinal villi (창자융모)
- intestinal gland (창자샘)
- lacteal(암죽관)
- brush border (솔가장자리)

**13.9**

### 작은창자는 샘창자, 빈창자, 돌창자로 구성되어 있다

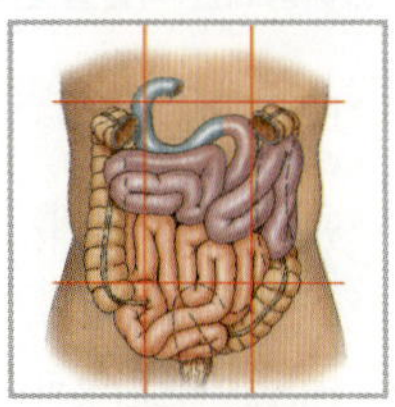

- duodenum(샘창자)
- jejunum(빈창자)
- ileum(돌창자)
- ileocecal valve (돌막창자판막)

**13.10**

### 소화활동을 조절하는데 5가지 호르몬이 있다

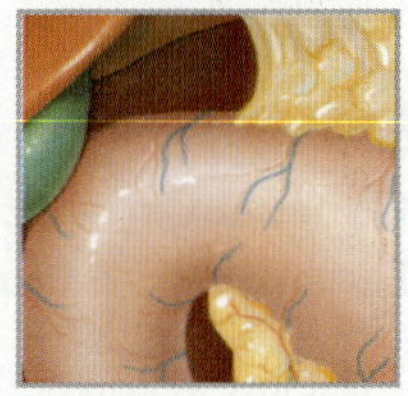

- gastrin(가스트린)
- secretin(세크레틴)
- gastric inhibitory peptide (GIP, 위억제펩티드)
- cholecystokinin (CCK, 콜레시스토키닌)
- vasoactive intestinal peptide (VIP, 혈관작용성 장펩티드)

**13.11**

### 큰창자는 대변성분을 저장하고 농축시킨다

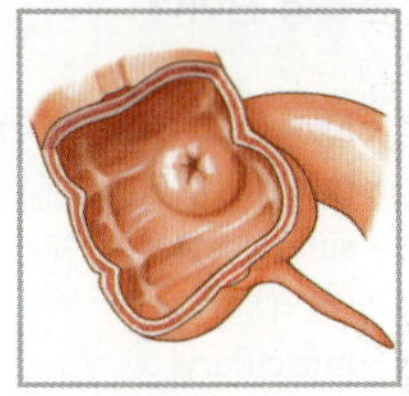

- large intestine (큰창자)
- cecum(막창자)
- compaction(밀집)
- ileocecal valve (돌막창자판막)
- appendix (막창자꼬리)
- appendicitis (막창자꼬리염)
- ascending colon (오름잘록창자)
- right colic flexure (오른창자굽이)
- colon(잘록창자)
- transverse colon (가로창자)
- left colic flexure (왼창자굽이)
- fatty appendice (복막주렁, 지방결자취)
- descending colon (내림잘록창자)
- sigmoid flexure (구불창자굽이)
- taeniae coli (잘록창자띠)
- haustra (잘록창자팽대)
- sigmoid colon (구불잘록창자)
- rectum(곧창자)
- hemorrhoids(치핵)
- mass movement (덩이운동)

**13.12**

### 신경반사와 호르몬은 소화활동을 조절하기 위해 상호작용을 한다

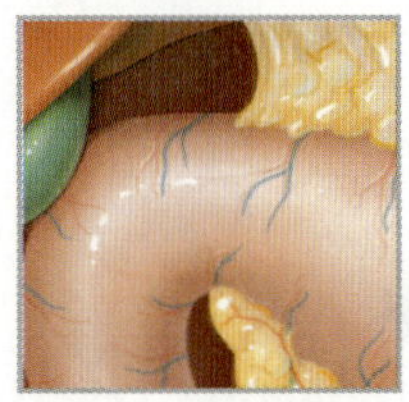

- ○ gastrin(가스트린)
- enterogastric reflex(위창자반사)
- defecation reflex(배변반사)

**3절**

## Accessory Digestive Organ (부속소화기관)

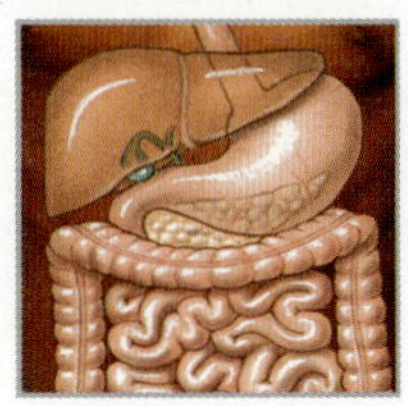

- ○ salivary gland(침샘)
- ○ liver(간)
- ○ gallbladder(쓸개)
- ○ pancreas(이자)

• = 해당 모듈에서 굵은 문자로 표시한 용어

## 13.13

### 3쌍의 침샘으로부터 침이 분비된다

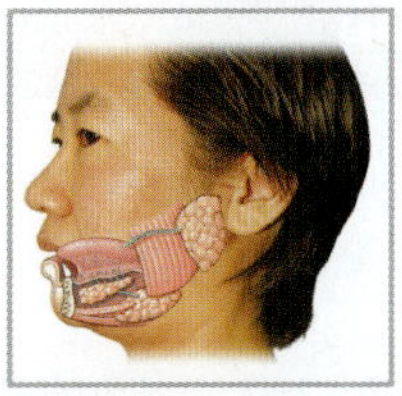

- salivary reflex (침반사)
- sublingual duct (혀밑샘관)
- submandibular duct (턱밑샘관)
- sublingual salivary gland(혀밑침샘)
- submandibular salivary gland (턱밑침샘)
- salivary amylase (침아밀라제)
- parotid salivary gland (귀밑침샘)
- parotid duct (귀밑샘관)

## 13.14

### 가장 큰 생체기관인 간은 왼엽, 오른엽, 꼬리엽, 네모엽으로 구분한다

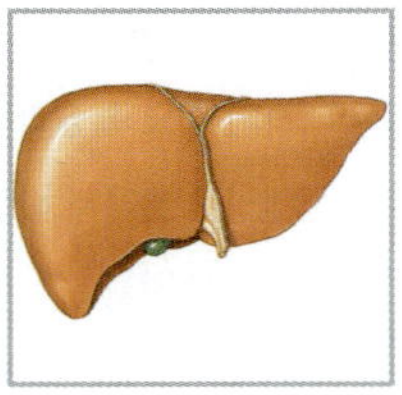

- liver(간)
- round ligament (간원인대)
- ○ right lobe(오른엽)
- ○ left lobe(왼엽)
- caudate lobe (꼬리엽)
- quadrate lobe (네모엽)
- common bile duct (온쓸개관)
- ○ gallbladder(쓸개)
- portal hypertension (문맥고혈압)

## 13.15

### 쓸개는 쓸개즙을 저장하고 농축시키며 이자는 생체의 중요한 내분비와 외분비기능을 가지고 있다

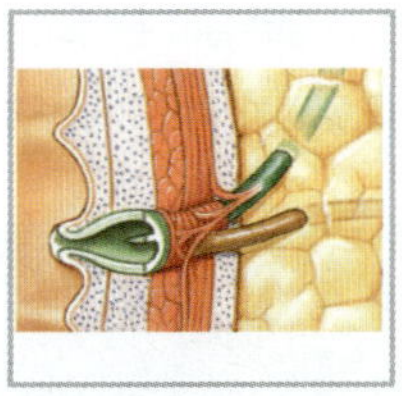

- gallbladder(쓸개)
- right and left hepatic duct (오른간관과 왼간관)
- common hepatic duct(온간관)
- cystic duct (쓸개주머니관)
- common bile duct (온쓸개관)
- duodenal ampulla (샘창자팽대)
- duodenal papilla (샘창자유두)
- hepatopancreatic sphincter (쓸개이자조임근)
- pancreas(이자)
- pancreatic duct (이자관)
- pancreatic juice (이자액)
- pancreatic lobule (이자소엽)
- accessory pancreatic duct(덧이자관)
- pancreatic alpha-amylase (이자아밀라제)
- pancreatic lipase (이자지질분해효소)
- nuclease (핵산분해효소)
- proteolytic enzyme (단백분해효소)

## 13.16

### 소화계통의 질환은 다양하고 비교적 흔하다

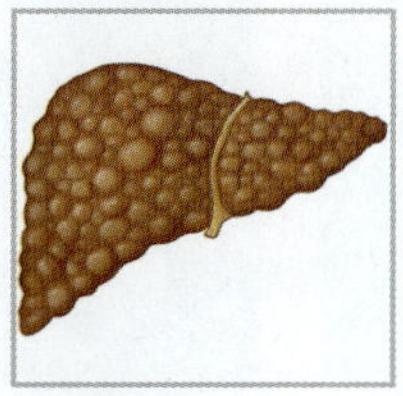

- periodontal disease(치주질환)
- gingivitis (잇몸염, 치은염)
- mumps virus (볼거리바이러스)
- mump(볼거리)
- esophagitis(식도염)
- gastroesophageal reflux(위식도역류)
- hepatitis(간염)
- cirrhosis(간경화)
- hepatitis A, B, and C(A형, B형, C형 간염)
- jaundice(황달)
- gallstone (쓸개돌, 담석)
- cholecystitis(쓸개염)
- gastritis(위염)
- peptic ulcer (소화(성)궤양)
- gastric ulcer(위궤양)
- duodenal ulcer (샘창자궤양)
- cimetidine (시메티딘)
- pancreatitis(이자염)
- enteritis (창자염, 장염)
- diarrhea(설사)
- dysentery(이질)
- gastroenteritis (위창자염)
- colitis (잘록창자염, 대장염)
- constipation(변비)
- colorectal cancer (대장암)
- polyps(용종)

## 13장 종합 복습 문제

1. 위는 소화과정에서 어떤 역할을 하는가?
2. 쓸개돌이 있는 환자에서 왜 이자염이 유발되는지를 설명하시오.
3. Barb은 아직 완전히 밝혀지지 않은 유전적 원인의 국소적인 창자염증인 크론병을 앓고 있다. 병이 갑자기 재발했을 때 복통, 체중감소, 그리고 빈혈이 나타났다. 창자의 어느 부분이 관여 하였으며 환자의 증상과 징후의 원인은 무엇인가?
4. 치과의사는 큰어금니의 어떤 층을 가로질러 치아뿌리관에 구멍을 뚫었는가? (심하게 감염된 치아의 신경, 혈관, 그리고 치아속질조직의 제거를 위해)
5. 최근 들어 많은 사람들은 수술로 체중을 감소시키려고 한다. 수술로 체중을 감소시키는 원리는 위의 일부분을 스테플링으로 문합하여 작은 위를 만든다. 이러한 수술은 어떻게 체중감소를 유발하는가?

13장에 있는 모든 모듈, 절, 종합 복습 문제의 풀이를 알고 싶으면 이 책의 뒷부분에 청색 식별표로 표시한 해답 페이지를 참조하시오.

• = 해당 모듈에서 굵은 문자로 표시한 용어

# 14

# 대사와 에너지학 (Metabolism and Energetics)

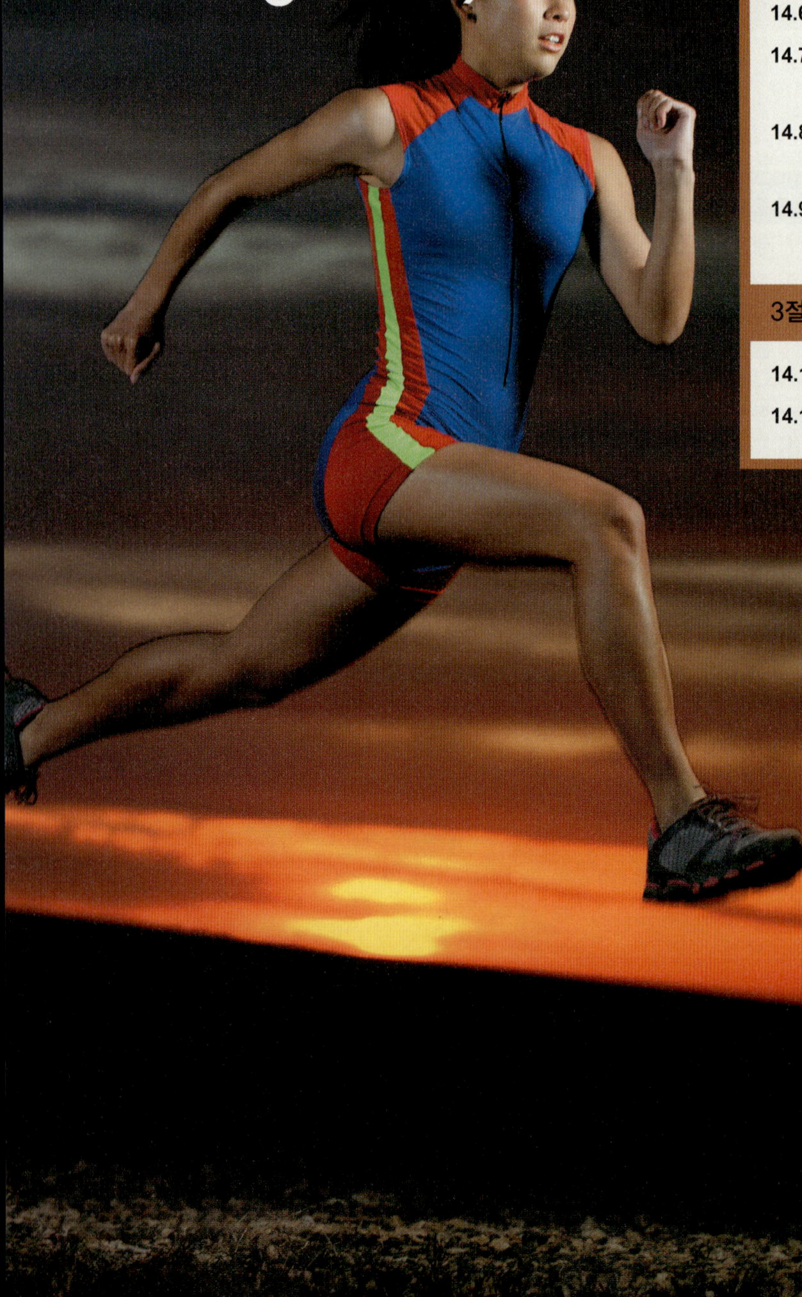

## 학습성과

다음 각 학습성과 번호는 본문의 모듈 번호와 일치하며, 독자는 14장을 모두 공부한 후에 각 학습성과를 실천할 수 있어야 한다.

### 1절 • Cellular Metabolism((세포대사) 개요

**14.1** 시트르산 회로 및 전자전달계의 기본 과정을 논의한다.

**14.2** 세포에너지 생산에 있어 각종 영양소 저장고의 역할을 기술한다.

### 2절 • 영양소의 소화와 대사

**14.3** 탄수화물 대사에 대해 요약한다.

**14.4** 지질이 운반되고 배분되는 과정을 기술한다.

**14.5** 단백질 대사의 주요 특징과 단백질을 에너지원으로 사용하는 과정을 요약한다.

**14.6** 정상적 신체의 기능에서 비타민과 미네랄의 역할을 설명한다.

**14.7** 무엇이 적절한 영양을 구성하는지 그리고 왜 균형잡힌 식사가 중요한지를 설명한다.

**14.8** 음식 섭취의 조절에 있어 포만중추와 섭식중추의 역할을 기술하고 식욕부진, 폭식증 및 비만에 대해 논의한다.

**14.9** **임상의학 모듈** 부적절한 영양, 생화학적 문제 또는 기아로 인한 다양한 영양학적 문제들을 기술한다.

### 3절 • 대사와 에너지 사용

**14.10** 열생산과 열손실에 관여하는 기전을 논의한다.

**14.11** 체온을 일정하게 유지하는 기전을 논의한다.

# Cellular Metabolism(세포대사) 개요

**Metabolism(대사**; me-TAB-ō-lizm)은 유기체에서 일어나는 모든 화학반응을 일컫는 말이다. 세포 내에서 일어나는 화학반응을 **cellular metabolism(세포대사)**이라 하는데, 이는 항상성을 유지하고 본질적 기능을 수행하는데 필요한 에너지를 공급한다. **Catabolism(이화작용**, 분해대사)은 체내 유기물질을 분해하는 것이고, **anabolism(동화작용, 합성대사)**은 새로운 유기물질을 합성하는 것이다(2장에 기술되어 있음).

**세포대사의 개략**

**대사적 재편성(metabolic turnover)** 과정을 통하여 세포는 DNA를 제외한 모든 유기성분들을 분해하고 다시 합성한다. 이화작용은 ATP의 형태로 에너지를 방출한다. 세포의 모든 유기물들은 유기물질의 비축저장소로서 대사적 재편성 또는 에너지 생산을 위해 사용될 수 있다.

세포는 주변 간질액(사이질액)으로부터 계속 유기물질들을 흡수하여, 이화작용을 통하여 분해된 물질들을 보충한다. 영양소 저장고 내 성분들은 동화작용을 위해 사용되거나 ATP의 생산을 위해 분해된다. ATP를 생산하는 이화작용 경로를 개략적으로 살펴보는 것을 시작으로 저장된 영양소들의 기원과 그들의 운명에 대해 생각해 보자.

Mitochondria(사립체, 미토콘드리아)에서는 이화작용에 의해 상당량의 에너지가 방출된다. 이 이화작용 반응에서 방출되는 에너지의 약 40%가 ADP를 ATP로 전환하는데 사용된다. 남은 60%는 열로 방출되어, 세포 내부와 그 주변 조직의 온도를 높인다.

미토콘드리아는 동화작용과 다른 세포 기능에 필요한 ATP를 생산한다.

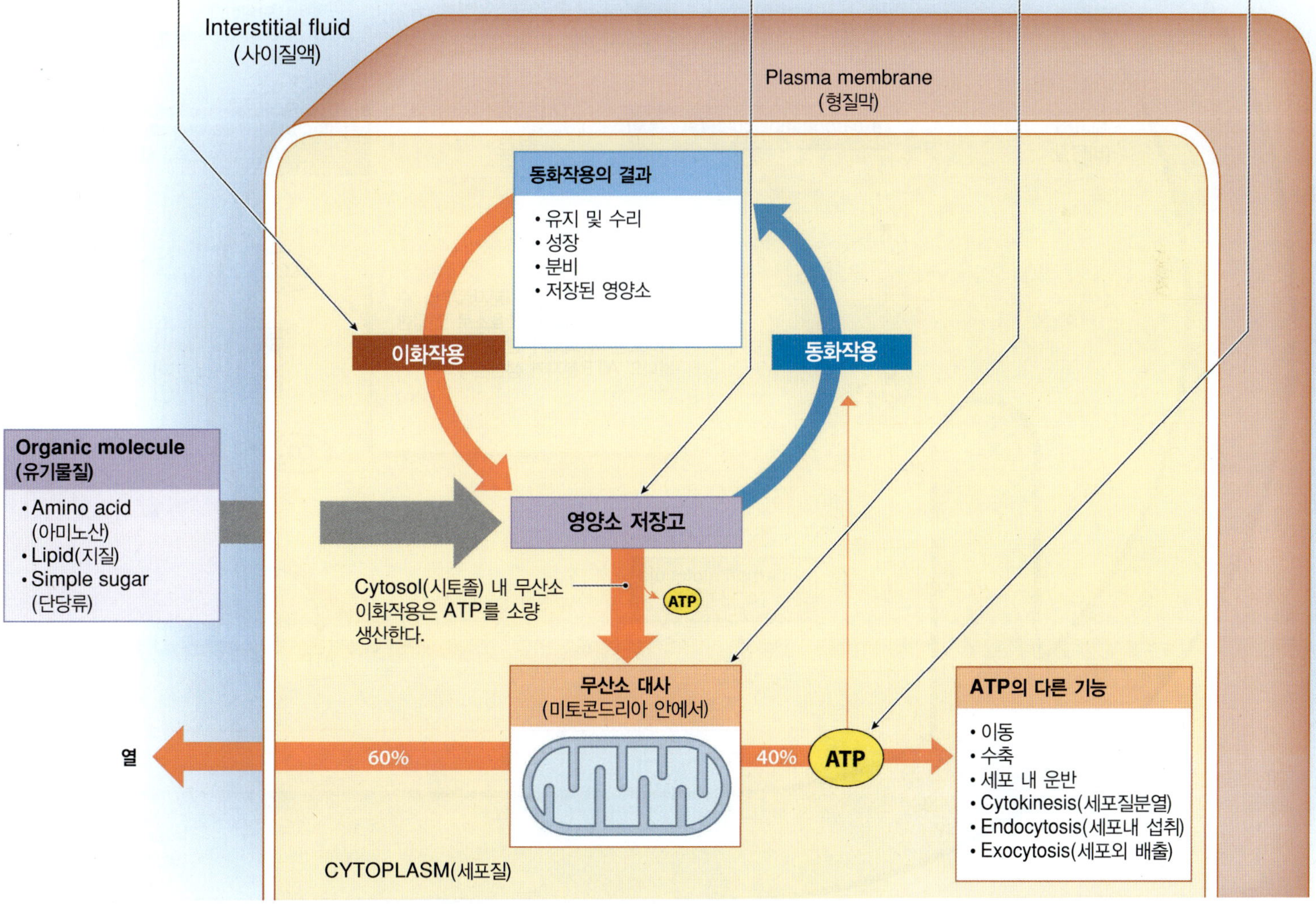

## 세포는 대부분의 ATP를 electron transport system(전자전달계)을 통하여 얻으며, 전자전달계는 citric acid cycle(시트르산 회로)과 연결되어 있다

**1** 미토콘드리아는 세포의 작용에 필요한 거의 모든 에너지를 공급한다. 세포는 그 영양소 저장고로부터 미토콘드리아에 양분을 공급하고 자신이 필요한 ATP를 얻는다. 하지만 미토콘드리아는 까다로운 섭식자라서, 공정 및 에너지 생산에 필요한 특별한 유기물 분자만을 받아들인다.

**시작** 세포질 내 화학반응은 영양소 저장고에서 유기영양소를 얻어서 미토콘드리아가 처리할 수 있는 보다 작은 조각으로 그 영양소를 분해한다. 일단 미토콘드리아로 흡수되면, 그 유래가 탄수화물이든 지질이나 아미노산이든 상관없이, 거기에서 이화작용 경로를 통하여 모두 분해된다.

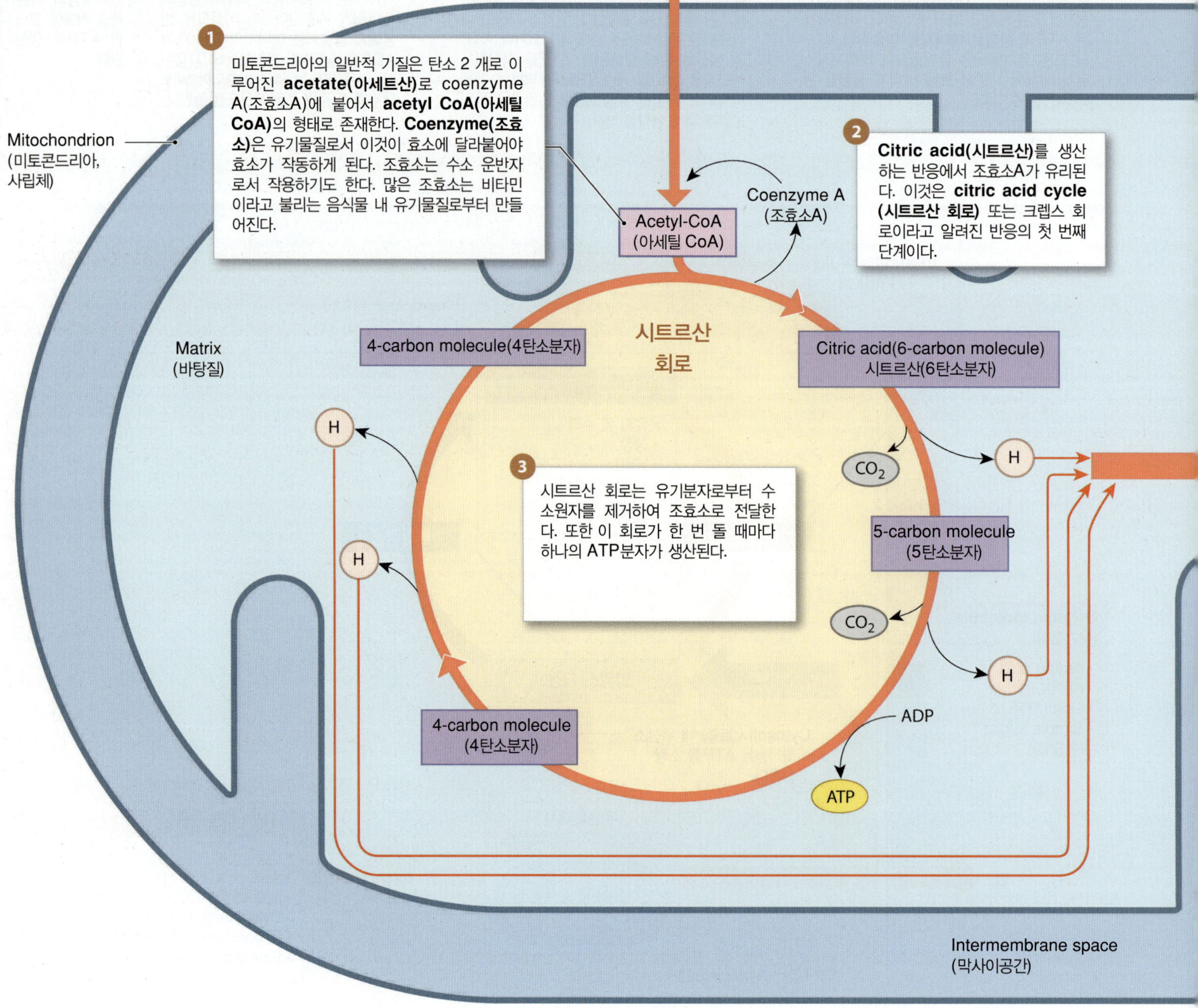

**2** 수소원자들은 각 미토콘드리아 안에서 **oxidative phosphorylation(산화인산화)** 과정을 거쳐 ATP를 만드는데 사용된다. Oxidation(산화)은 전자를 전달하는 것을 말한다. Phosphorylation(인산화)은 ADP에 고에너지 인산기를 부착하여 ATP를 만드는 것을 말한다. 산화인산화에서 ATP가 발생하기 위해서는 시트르산 회로로부터 나온 수소원자와, 조효소, 특수한 전자전달물질 그리고 산소가 필요하다. 산화인산화에서 전자들은 몇 단계를 거쳐 전달되는데, 각 단계마다 작은 양의 에너지가 유리된다. 만약 하나의 단계에서 모든 에너지들이 유리된다면 세포가 파괴될 수도 있다. 체세포에서 소모되는 ATP의 약 95%가 산화인산화를 통하여 만들어진다.

**4** **산화인산화**

조효소는 많은 에너지를 함유한 전자를 가진 수소원자를 시트르산 회로에서 **ETS(전자전달계)**로 운반한다. ETS는 ATP를 생산하고, 산소를 소모하여 물을 만든다.

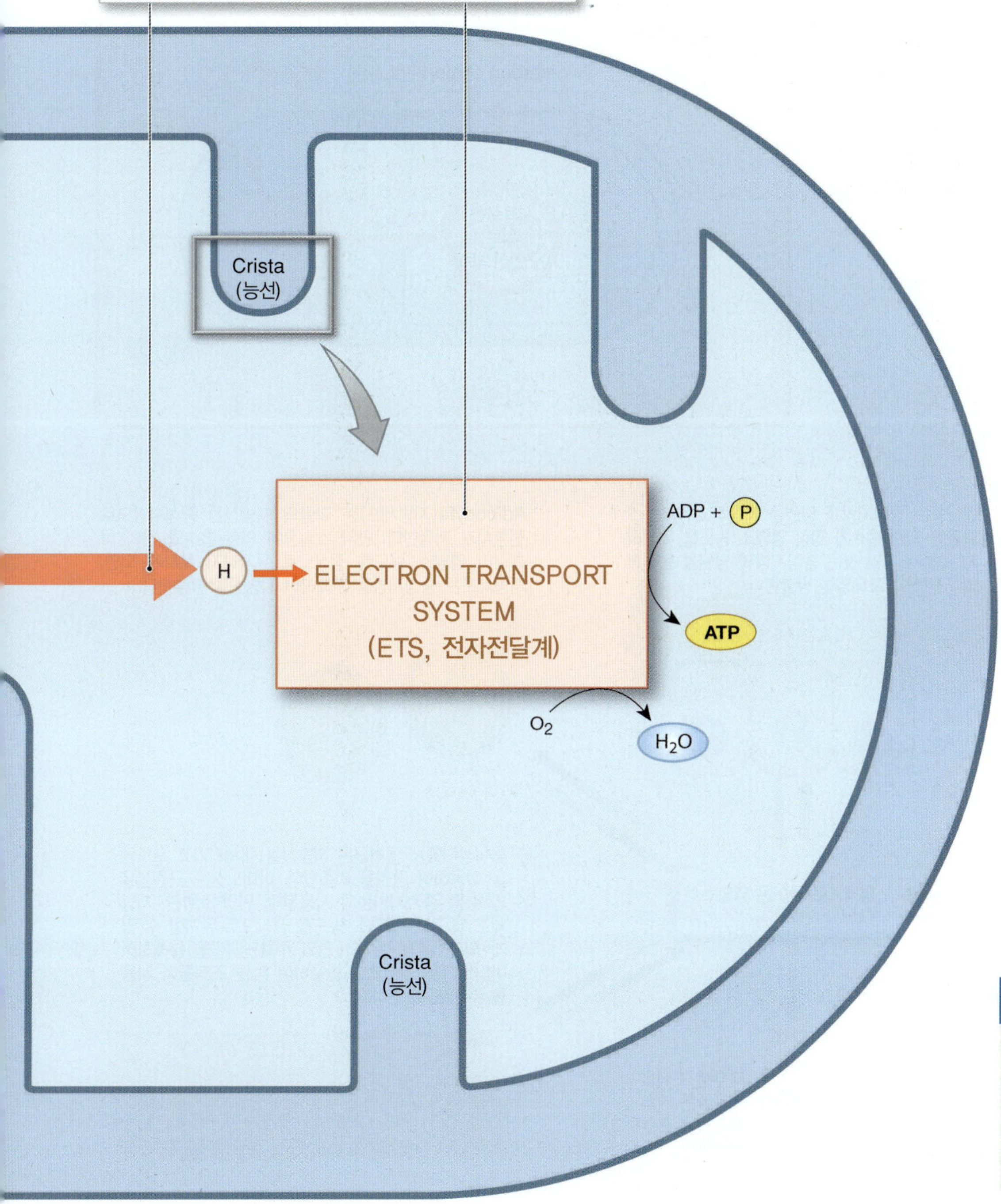


미토콘드리아는 매우 효율이 높지만 aerobic metabolism(산소대사)은 산소가 있어야 한다. 산소는 ETS를 따라 전달되는 전자를 최종적으로 받아들이는 수용물질이다. 산소가 ETS로부터 전자를 받아들인 후에는 수소이온과 결합하여 물을 형성한다. 산소 공급이 부족하면 전자의 전달이 계속될 수 없어서 ETS는 작동을 멈추게 된다. ETS가 멈추면 시트르산 회로도 멈춘다. 이러한 상태가 유지되면 세포는 생명유지에 필요한 기능을 유지하는데 ATP가 부족하게 되어 죽게 된다. Cyanide(시안화물, 청산가리) 같은 독약은 전자가 산소로 흘러가는 것을 방해한다. 이것은 산소부족과 똑같은 영향을 세포에게 주게 된다.

## 모듈 14.1 복습

a. 시트르산 회로를 간단히 기술하고 세포대사에서 그 역할을 설명하시오.

b. 세포대사에서 전자전달계의 역할을 설명하시오.

c. 전자전달계와 산소 사이의 연결을 설명하시오.

## 세포는 nutrient pool(영양소 저장고)로부터 사용할 수 있는 물질을 분해하여 필요한 에너지를 얻는다

영양소 저장고는 catabolism(분해대사) 및 anabolism(합성대사)을 위한 재료의 원천이다. 세포는 새로운 물질을 만드는데 필요한 물질을 보전하고 초과량은 분해하는 경향이 있다.

**1** 에너지 저장고는 합성대사와 분해대사 모두에 필요한 유기물들을 포함하고 있으므로 세포의 생존을 위해 중요하다. 세포는 지속적으로 막, 소기관, 효소 및 구조단백질들을 새로운 것으로 교체해야 하고, 자신들의 특수한 기능도 수행해야 한다. 세포의 모든 기능은 ATP를 필요로 하고, 따라서 세포의 미토콘드리아는 끊임없이 이탄소기질분자를 공급받아야 한다. 이 그림에서 화살표의 굵기는 활동성이 별로 없는 세포에서 그 대사경로의 상대적 중요성을 반영하고 있다.

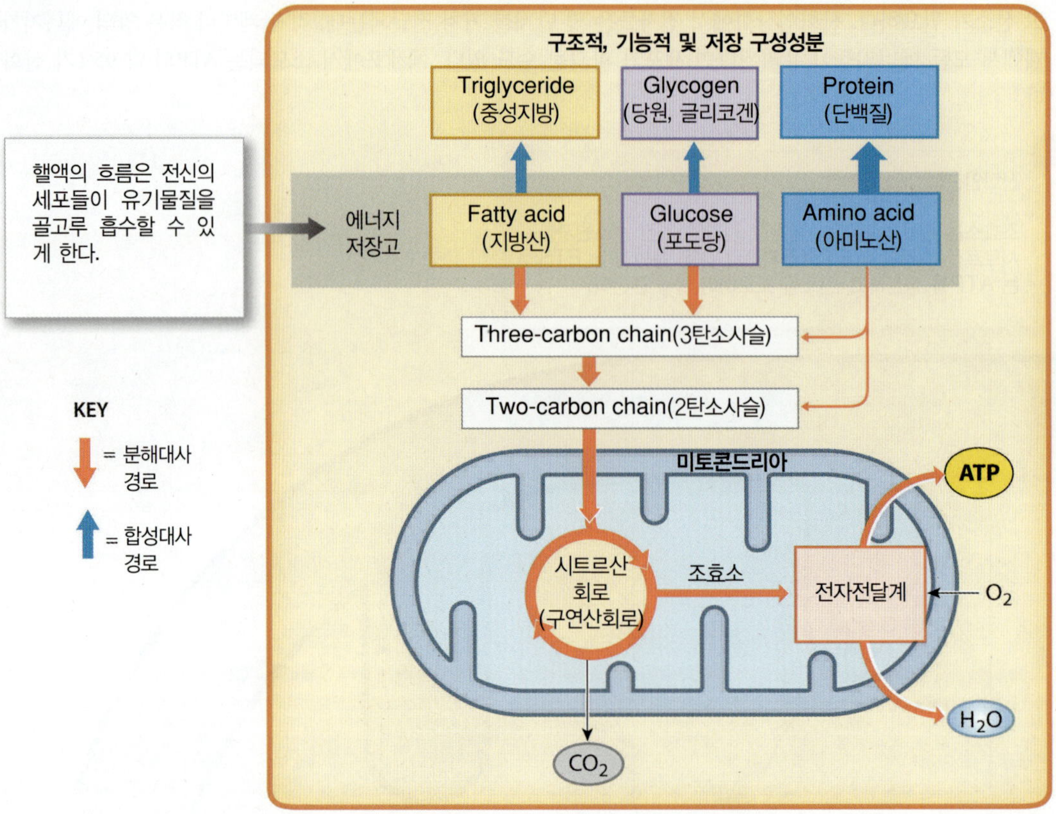


**2** 각 세포의 에너지 저장고는 신체전반의 metabolic reserve(대사비축량)로 기여한다. 소화관을 통한 흡수량이 혈액 내 영양소 농도를 정상으로 유지하는데 충분하지 못하게 되면, 우리 몸은 이 예비량을 동원한다.

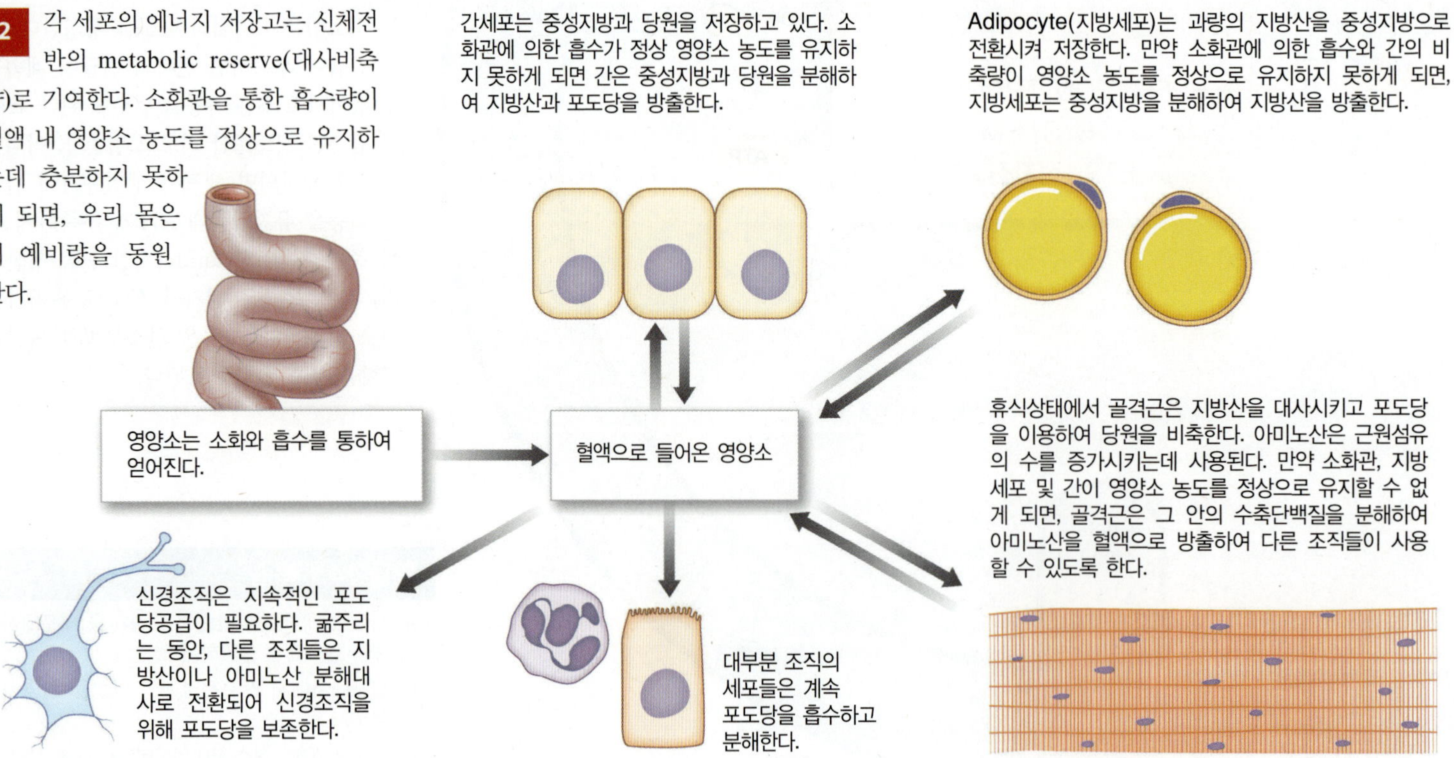

**3** 음식이나 영양소 저장고가 세포가 필요로 하는 단백질, 탄수화물 및 지방을 만드는데 필요한 모든 물질들을 공급하지는 않는다. 몇 가지 예외를 제외하고, 이것이 큰 문제가 되지 않는 것은 이용 가능한 물질들로부터 필요한 물질을 합성할 수 있는 효소들을 세포가 가지고 있기 때문이다. 이 그림은 분해대사 및 합성대사 경로를 요약하여 보여주고 있다.

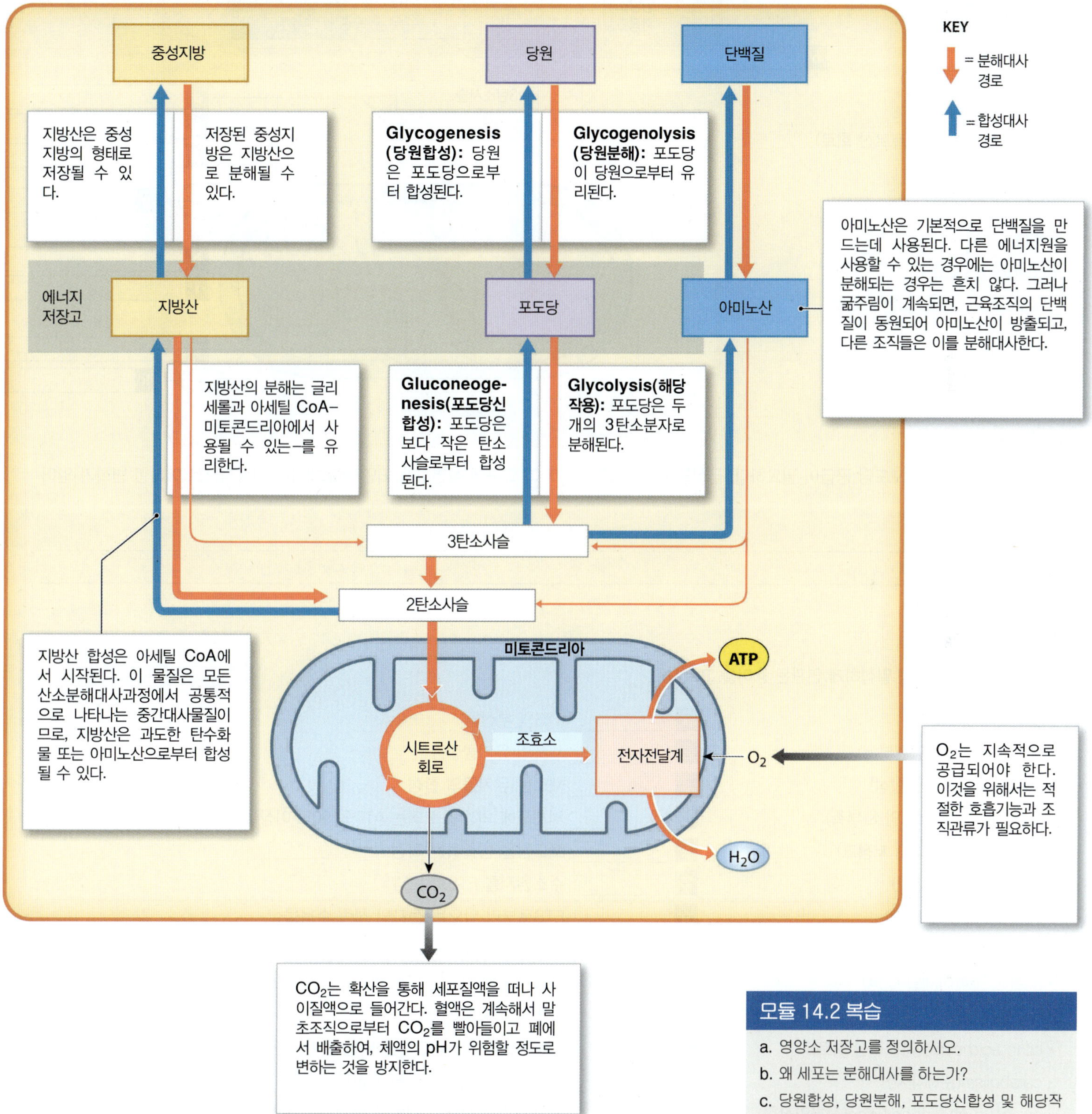


## 모듈 14.2 복습

a. 영양소 저장고를 정의하시오.

b. 왜 세포는 분해대사를 하는가?

c. 당원합성, 당원분해, 포도당신합성 및 해당작용을 정의하시오.

## 1. 연결하기

아래 용어들을 사용하여 오른쪽에 있는 세포대사 그림에 있는 빈칸을 채우시오.

- glucose(포도당)
- electron transsport (전자전달계)
- $O_2$
- fatty acid(지방산)
- protein(단백질)
- citric acid cycle(시트르산 회로)
- ATP
- $CO_2$
- $H_2O$
- coenzyme(조효소)
- two-carbon chain(2탄소사슬)

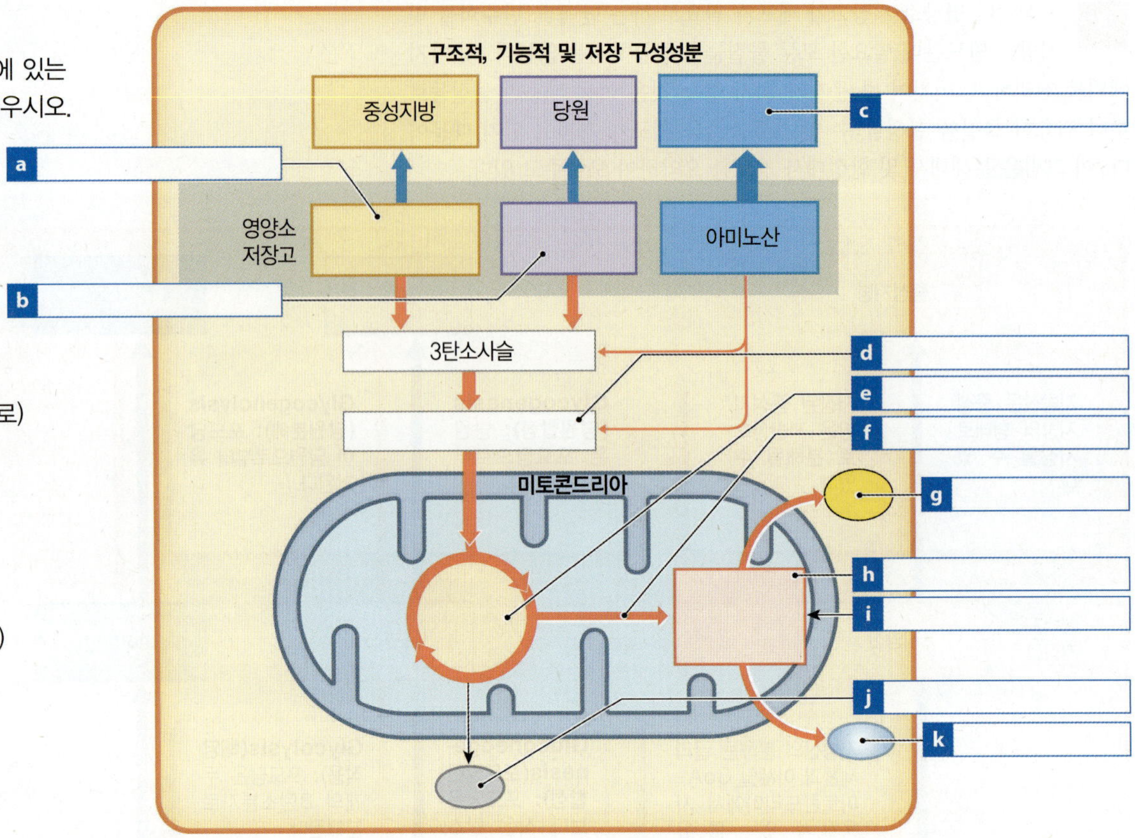


## 2. 단답형

신경조직은 지속적인 포도당 공급이 필요하다. 금식을 하거나 굶주릴 때 이 요구에 직면하게 되면 세포대사에 개략적으로 어떠한 변화가 일어날까?

______________________________

______________________________

## 3. 연결하기

다음의 각 용어와 가장 밀접하게 연관된 용어를 고르시오.

- coenzyme(조효소)
- glycogenolysis(당원분해)
- glycogenesis(당원합성)
- nutrients scarce(영양소 부족)
- nutrient pool(영양소 저장고)
- anabolism(합성대사)
- triglyceride(중성지방)
- water(물)
- acetyl CoA(아세틸 CoA)
- oxygen(산소)
- citric acid cycle(시트르산 회로)
- catabolism(분해대사)
- oxidative phosphorylation(산화인산화)
- nutrients abundant(영양소 과다)

a ________ ETS의 부산물
b ________ 세포의 유기물질들
c ________ 새로운 유기물의 합성
d ________ 체세포에 의해 소모되는 ATP의 90% 이상을 합성하는 과정
e ________ 포도당을 방출하는 과정
f ________ 수소원자를 ETS로 보냄
g ________ ETS로부터 나오는 전자의 최종 수용물질
h ________ 유기물의 분해
i ________ 세포가 탄수화물을 우선적으로 분해하는 상태
j ________ 지방산 비축량
k ________ 미토콘드리아에서 $CO_2$를 발생시키는 연속반응
l ________ 포도당 분자로부터 당원을 만드는 과정
m ________ 세포가 우선적으로 지방을 분해하는 상태
n ________ 미토콘드리아에서 ATP 생산을 위한 공통적인 원료

# 영양소의 소화와 대사

**Nutrient(영양소)**는 음식에 들어 있는 필수 성분으로 정상 생리작용을 위해 필요하다. **Metabolite(대사산물)**는 우리 몸에서 일어나는 화학반응에 의해 만들어지거나 파괴되는 모든 물질들을 일컫는다. 우리가 먹는 음식은 유기질로 이루어진 물리적 구조를 가지고 있으며, 그 속에 함유된 유기물질들은 크기가 크고, 물에 녹지 않는 것도 있다. Digestion(소화)되는 동안 그 물리적 구조는 파괴되고, 화학작용 및 효소작용에 의하여 복잡한 유기물은 보다 단순한 성분으로 파괴된다. 그 성분들은 소화관에 의해 흡수되어 혈액을 타고 퍼져나간다. 우리 몸 전반의 세포들은 이 유기물질들을 이용하여 에너지를 생산하고 세포의 영양소 저장고를 가득 채운다.

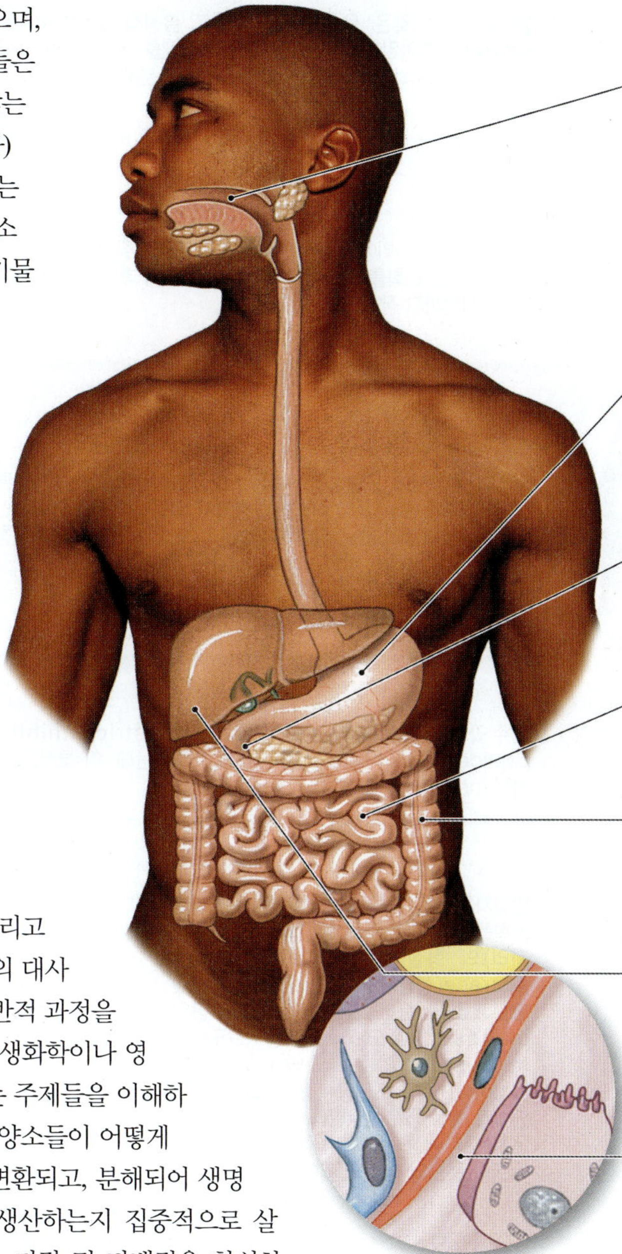

**소화 과정의 단계**

구강에서 침이 몇몇 유기영양소를 녹이고, 혀와 이빨에 의한 기계적 작용은 그 물질의 물리적 구조를 파괴하여 소화효소들이 다가갈 수 있도록 한다. 효소들은 복잡한 탄수화물(다당류)과 지질을 소화하기 시작한다.

Stomach(위)에서, 위산과 낮은 pH에서 작용할 수 있는 효소에 의하여 그 물질은 물리적 및 화학적으로 더욱 파괴된다. 이 효소들은 단백질을 소화하기 시작한다.

Duodenum(샘창자, 십이지장)에서, pancreas(이자)와 liver(간)가 분비한 완충제가 도달하는 chyme(미즙)의 pH를 조정하고, 이자에 의해 분비된 여러 소화효소가 탄수화물, 지질, 단백질 및 핵산의 분해작용을 촉진한다.

영양소의 흡수는 작은창자의 jejunum(빈창자, 공장)에서 주로 일어나고, 흡수된 영양소들은 혈액으로 들어간다.

소화할 수 없는 물질과 폐기물들은 큰창자로 들어가는데, 여기서는 물이 흡수되고 세균작용에 의해 유기영양소와 비타민이 만들어진다. 이 유기산물들은 흡수되고 나머지는 항문에서 배출된다.

소화관에서 흡수된 대부분의 영양소는 hepatic portal vein(간문맥)으로 들어가서 간으로 수송된다. 간은 영양소를 흡수하여 전신순환계의 정상치를 유지한다.

말초조직에서, 세포들은 영양소 저장고를 유지하고 작업을 계속하기 위하여 필요한 영양소를 흡수한다.

이 절에서는 소화, 흡수 그리고 탄수화물, 지질 및 단백질의 대사를 살펴본다. 모듈들은 일반적 과정을 강조하였으므로 여러분이 생화학이나 영양학 과정에서 접하게 되는 주제들을 이해하기 쉬울 것이다. 우리는 영양소들이 어떻게 흡수되고, 저장되며, 상호변환되고, 분해되어 생명 활동에 필요한 에너지를 생산하는지 집중적으로 살펴보도록 하자. (탄수화물, 지질 및 단백질을 합성하는 주요 합성경로는 2장에서 논의하였으므로 여기서는 논의하지 않는다.)

14.3

## 탄수화물은 일반적으로 휴식상태에서 우선적으로 분해대사되어 ATP를 생산한다

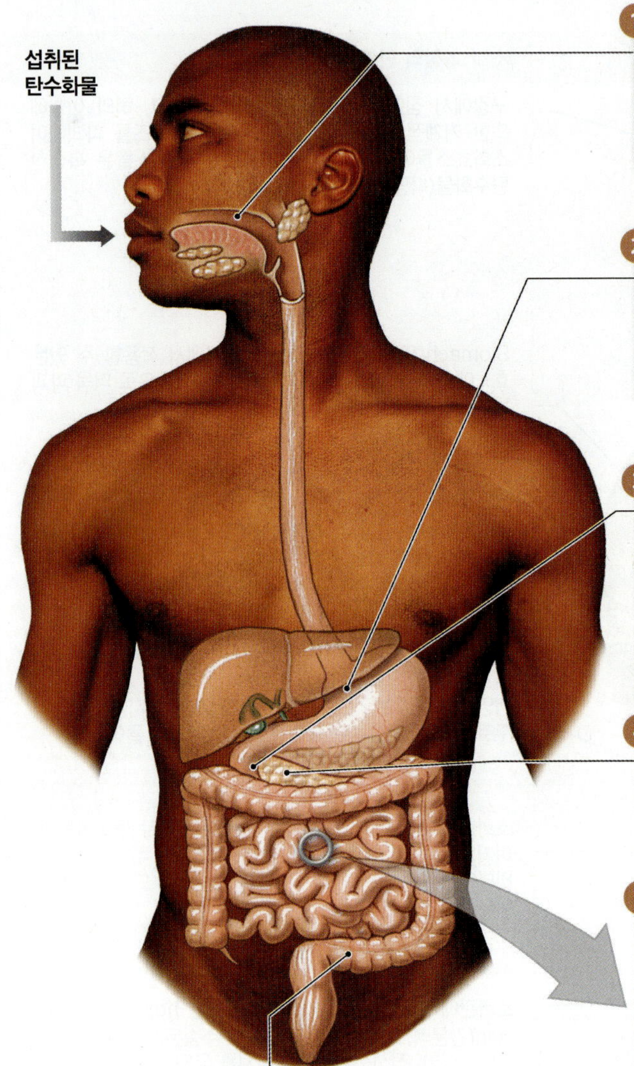


1 입에서 씹는 것은 음식덩이를 침으로 흠뻑적신다. **Salivary amylase(침아밀라아제)**는 탄수화물복합체를 disaccharide(이탄당)와 trisaccharide(삼탄당)의 혼합물로 분해한다.

2 침아밀라아제는 위에서 pH가 4.5 이하로 떨어질 때까지 음식 안의 탄수화물 소화를 계속한다. 이 효소는 식사 후 보통 한 시간에서 두 시간까지 작용한다.

3 미즙이 샘창자에 도달하면, secretin(세크레틴)이 완충액의 분비를 자극하여 샘창자 내 pH를 산성에서 알칼리성으로 변화시킨다(모든 창자의 효소들은 알칼리성 pH가 필요하다). 동시에 샘창자 세포에서 분비되는 cholecystokinin(CCK, 콜레시스토키닌)은 이자의 완충액과 효소의 분비를 촉발한다.

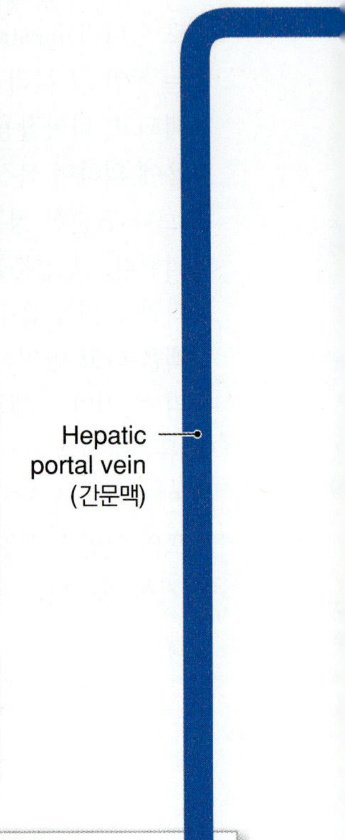


4 탄수화물이 많은 미즙이 도착하면 gastric inhibitory peptide(GIP, 위억제호르몬) 분비가 촉발되는데, 이 호르몬은 이자의 insulin(인슐린) 분비를 자극한다.

5 빈창자를 싸고 있는 상피세포는 탄수화물 소화를 마감한다. Brush border(솔가장자리)의 형질막은 **maltase(말타제)**, **sucrase(설탕분해효소)** 및 **lactase(젖당분해효소)** 등이 가지고 있어 2탄당인 maltose(말토오스, 포도당+포도당), sucrose(설탕, 포도당+과당) 및 lactose(젖당, 포도당+갈락토오스)를 단당류로 분해하여 흡수한다. 이 효소들이 작용하면서 생성되는 단당류는 형질막을 가로질러 운반되어 세포질액으로 들어간다.

내강 쪽 표면에서 세포 안으로 수송된 단당류는 세포질을 가로질러 확산되고, 촉진확산을 통하여 사이질액에 도달한다. 이 단당류는 창자융모의 모세혈관으로 확산되어, 간문맥을 통하여 결국 간으로 수송된다.

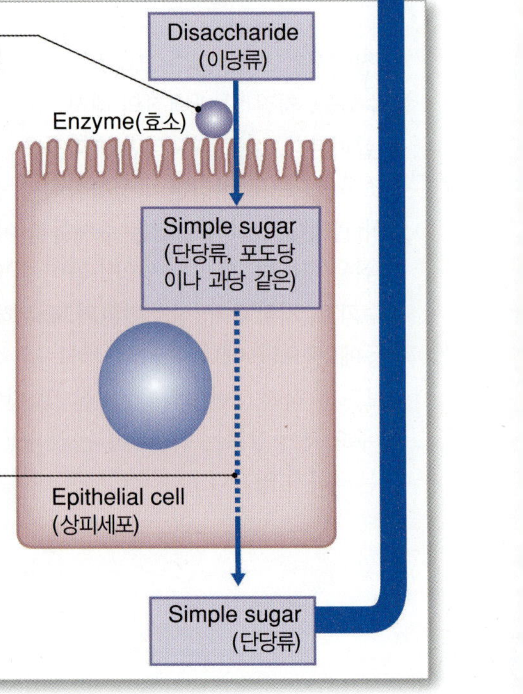


6 창자의 효소는 셀룰로오스와 같은 소화할 수 없는 탄수화물을 분해하지 못하므로, 이들은 사실상 온전한 상태로 colon(잘룩창자)에 도달한다. 이 탄수화물들은 잘룩창자에 있는 세균에게 영양분을 공급하게 되는데, 이 세균의 활동은 적은 양의 기체[**방귀**, 즉 **flatus(창자공기)**]를 발생시킨다. 소화되지 않는 탄수화물(콩과 같은)을 많이 먹게 되면 세균의 기체발생이 자극되어, 잘룩창자가 부풀어올라 경련을 일으키거나 방귀를 자주 방출하게 된다.

**Liver(간)**

단당류는 흡수되어 포도당으로 전환된다. 충분한 포도당을 혈액으로 방출하여, 정상 혈당(~90 mg/dL)이 유지되게 한다.

과량의 포도당은 당원(글리코겐)으로 저장되거나 다른 경로로 사용된다.

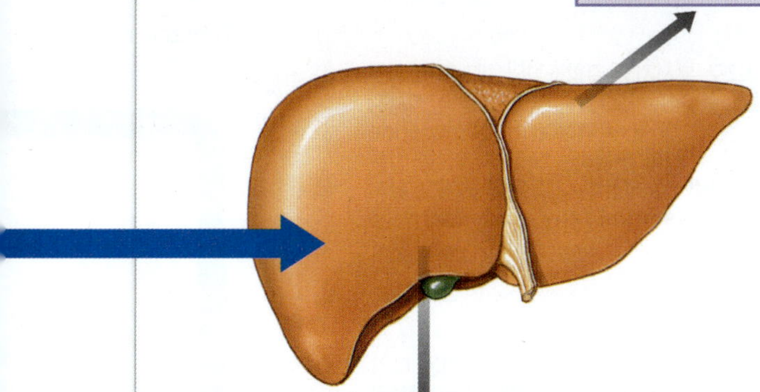

**Skeletal muscle(골격근)**

휴식기의 골격근은 기본적으로 지방산을 분해하여 에너지를 생산하고, 포도당을 흡수하여 글리코겐을 비축한다.

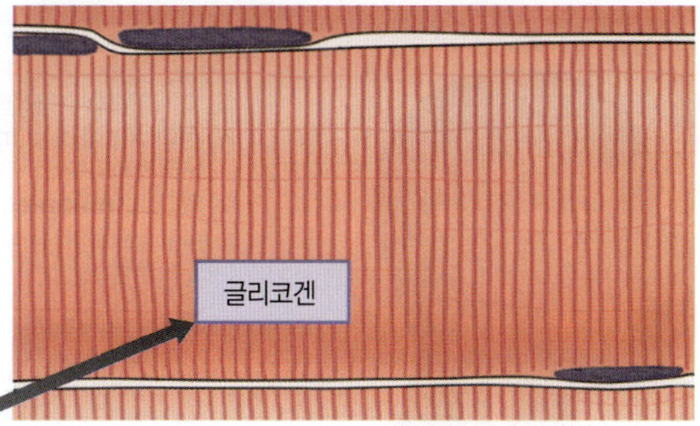


대부분의 조직에서 포도당이 세포 안으로 운반되는 것은 운반단백질이 있느냐 없느냐에 따라 좌우되는데, 그 단백질은 인슐린에 의해 자극된다.

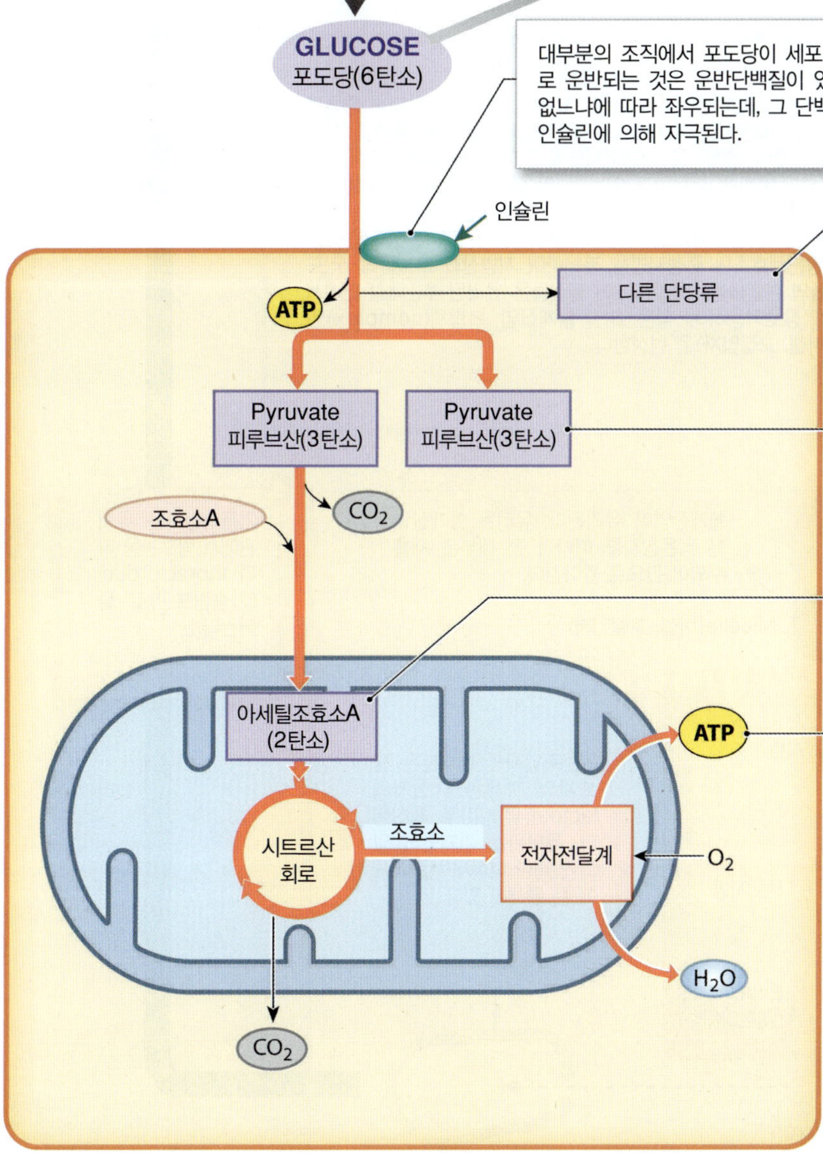


탄수화물(포도당과 같은)은 분해대사작용에 사용되기가 좋다. 단백질과 지질은 세포나 조직을 구축하는 성분으로서 보다 중요하다.

세포 안에서 포도당은 ribose(리보오스) 등과 같은 다른 단당류로 전환되어 구조물의 재료가 되는 당단백질이나 핵산을 구성하는데 사용되기도 한다. 포도당은 glycerol(글리세롤)로 전환되기도 하는데, 글리세롤은 glyderide(글리세리드)를 형성하게 된다.

에너지를 위해 사용될 때, 6탄소분자인 포도당은 **pyruvate (피루브산)**라는 3탄소분자로 쪼개진다. Glycolysis(해당작용)라 불리는 이 반응은 산소가 필요없으며, 포도당 한 분자가 쪼개질 때마다 2 ATP를 생산한다.

각 피루브산 분자는 아세틸조효소A로 바뀐 후에 미토콘드리아(시립체)에서 사용된다

미토콘드리아에서 피루브산 한 분자가 처리될 때마다, 세포는 ATP 17분자를 얻으며, $O_2$ 3분자를 소모하고, $CO_2$ 3분자와 물 6분자가 발생한다. 따라서 한 쌍의 피루브산 분자가 대사될 때마다 세포는 ATP 34개를 얻는다.

## 모듈 14.3 복습

a. 창자 안 기체의 기원을 설명하시오.

b. 세포대사에서 당원(글리코겐)의 기원과 역할을 설명하시오.

c. 에너지원으로서 탄수화물이 단백질 및 지방보다 우선하는 이유를 설명하시오.

14.4

# 지질은 chylomicron(킬로미크론, 기름죽입자)의 형태로 혈액으로 들어간다; cholesterol(콜레스테롤)은 그 후 추출되어 지질단백질의 형태로 분리된다

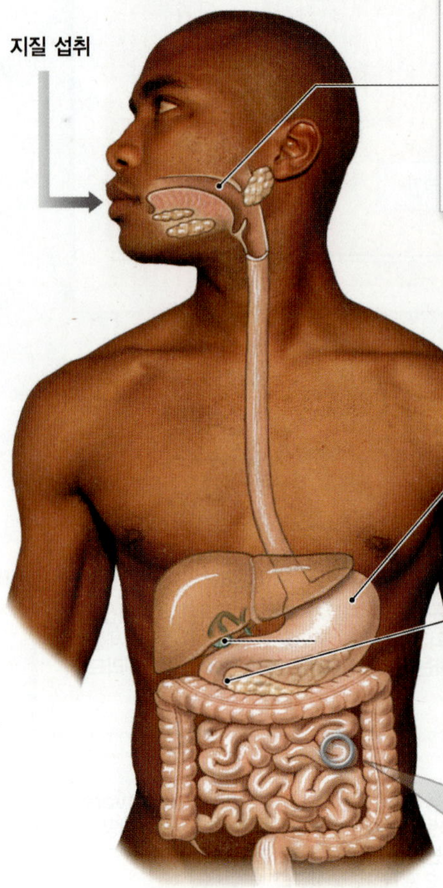


1 음식은 입에서 기계적 과정에 의해 보다 작은 조각으로 부서지고 결합조직의 체계도 파괴된다. 이 과정에서 음식덩어리는 **lipase(지질분해효소)**를 함유하고 있는 침으로 흠뻑 적셔지게 된다. 이 효소는 triglyceride(트리글리세리드, 중성지방)를 공격하여 monoglyceride(모노글리세리드)와 지방산으로 분해한다. 신체 세포는 자신이 분해하는 모든 지방산을 만들 수 없다. **Linolenic acid(리놀렌산)**와 **linoleic acid(리놀레산)**는 세포막을 만들고 유지하는데 필요하며, 음식을 통해 공급되어야 하기 때문에 **essential fatty acid(필수지방산)**이라고 부른다.

2 대부분의 식이지방은 물에 녹지 않는다. 위에서 미즙을 섞는 것은 다양한 지방을 함유한 큰 지방방울을 형성하게 된다. 지질분해효소는 산성의 환경에서 계속 작용할 수 있지만, 지방방울의 표면에 있는 중성지방만을 공격할 수 있다. 결과적으로, 미즙이 위를 떠날 때까지 중성지방의 약 20%만이 파괴된다.

3 미즙이 샘창자에 도달하면 CCK가 분비되는데, CCK는 또 다른 종류의 지질분해효소를 포함하는 이자효소들의 분비를 촉발하며, 쓸개를 자극 수축시켜 쓸개즙이 샘창자로 내뿜어지도록 한다. Bile juice(쓸개즙)는 **bile salt(쓸개산염)**를 함유하고 있는데. 이 쓸개산염은 큰 지방방울을 아주 작은 방울로 부수는 **emulsification(유화작용)**이라 불리는 과정을 수행하여 이자지방분해효소가 지방에 보다 잘 접근할 수 있도록 해준다. 이자지방분해효소는 중성지방을 분해하여 지방산화 모노글리세리드 및 글리세롤의 혼합물을 형성한다. 이 물질들은 유리된 후, 내강 안에서 쓸개산염과 상호작용하여 작은 지질-쓸개산염 복합체(complex)인 **micelle(미셀, 교질입자)**을 형성한다.

4 교질입자가 창자 상피와 접촉하게 되면, 지질은 확산되어 세포막을 가로질러 세포질로 들어간다

창자세포는 모노글리세리드, 지방산 및 글리세롤을 이용하여 새로운 중성지방을 합성한다. 이 중성지방은 흡수된 콜레스테롤, 인지질 및 다른 지방용해물질들과 더불어 단백질로 둘러싸이게 되어 기름죽입자라는 착물을 형성한다. **chylomicron(기름죽입자**; chylos, 우유빛 림프; mikros, 작은)은 녹지 않는 지질을 포함하는 지질-단백질 복합체인 **lipoprotein(지질단백질)**이다. 인지질과 단백질이 감싸고 있는 표면은 착물 전체를 물에 녹게 만든다.

그 후 창자세포는 기름죽입자를 exocytosis(세포외배출)를 통하여 사이질액으로 분비한다. 기름죽입자를 감싸고 있는 표면단백질은 기름죽입자가 사이질액에 떠다니도록 하지만, 그 크기가 커서 모세혈관으로 확산되어 들어가지는 않는다.

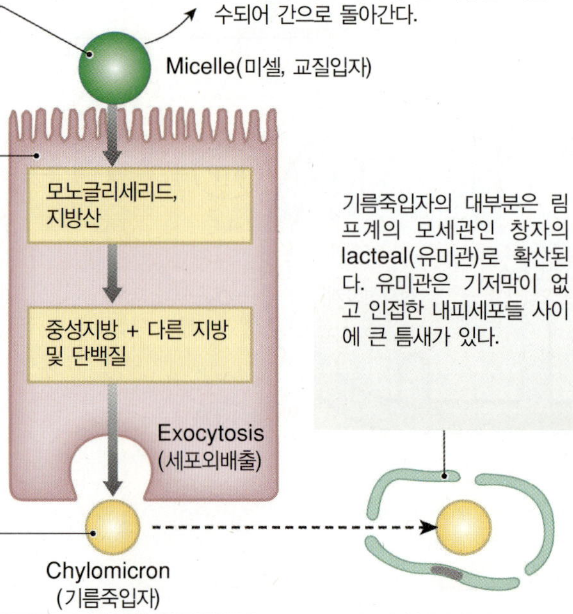


쓸개산염이 유리된다; 유리된 쓸개산염은 작은창자를 떠나기 전 대부분 재흡수되어 간으로 돌아간다.

기름죽입자의 대부분은 림프계의 모세관인 창자의 lacteal(유미관)로 확산된다. 유미관은 기저막이 없고 인접한 내피세포들 사이에 큰 틈새가 있다.

5 기름죽입자는 유미관에서 림프관을 따라 thoracic duct(가슴림프관)로 들어간다.

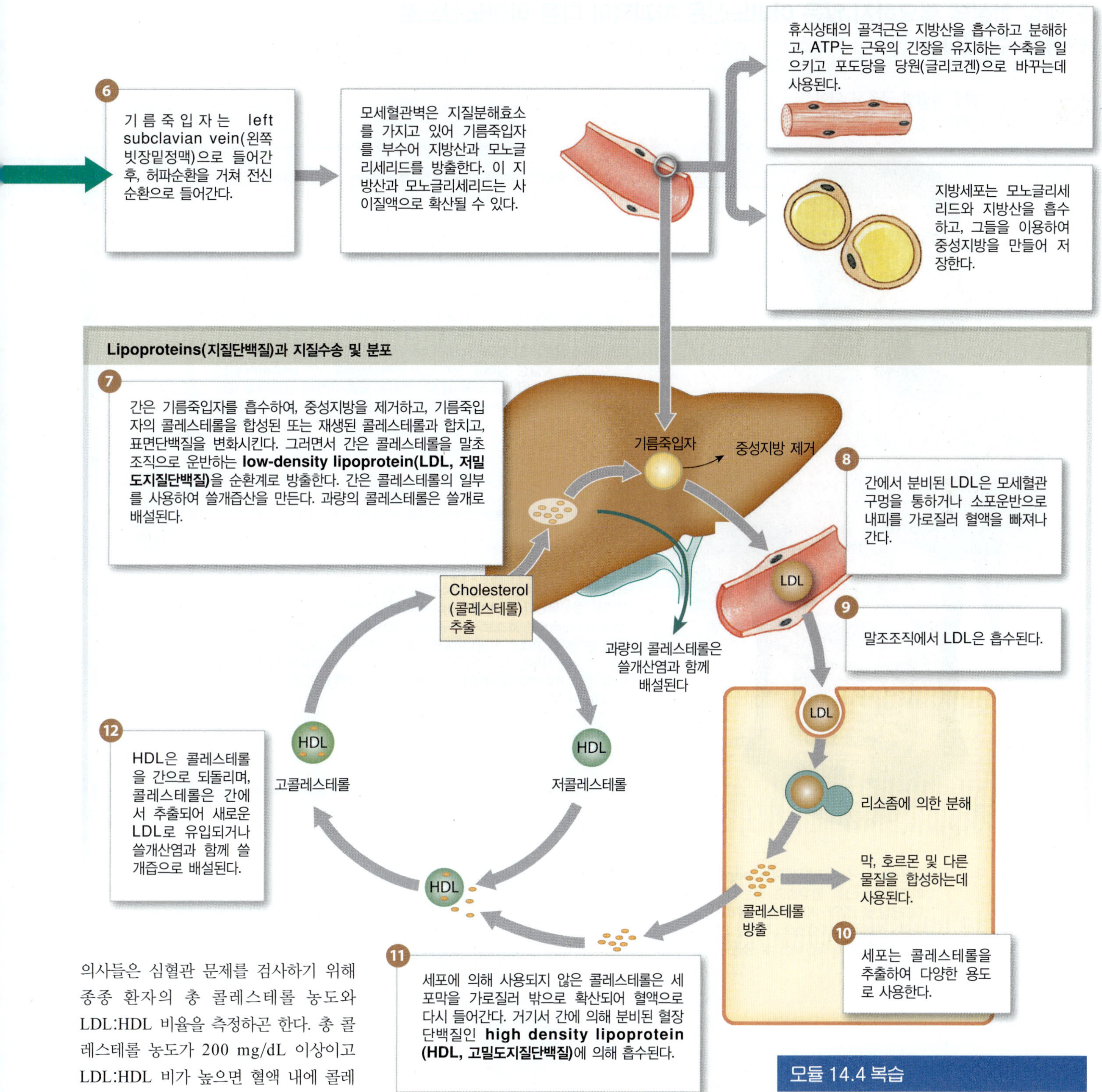


의사들은 심혈관 문제를 검사하기 위해 종종 환자의 총 콜레스테롤 농도와 LDL:HDL 비율을 측정하곤 한다. 총 콜레스테롤 농도가 200 mg/dL 이상이고 LDL:HDL 비가 높으면 혈액 내에 콜레스테롤이 많다는 것을 의미한다. 이는 그 중 대부분이 간으로 돌아와 대사되거나 배설되기 보다는 조직으로 나가 거기에 머문다는 것을 의미한다. 말초조직에 콜레스테롤이 과도하게 있게 되면 atherosclerotic plaque(죽상경화판)(모듈 9.10)에 축적되어 심장발작이나 뇌졸중을 일으킬 수 있다.

### 모듈 14.4 복습

a. Micelle(미셀)과 기름죽입자는 무엇이 다른가?

b. 간은 받아들인 기름죽입자(킬로미크론)를 가지고 어떤 일을 하는가?

c. LDL과 HDL의 역할을 기술하시오.

## 14.5

# 단백질 합성에 필요하지 않은 아미노산은 파괴되어 다른 아미노산으로 변형될 수 있다

**1** 단백질은 매우 복잡한 구조로 되어 있어서, 단백질 소화는 복잡하고 시간이 걸린다.

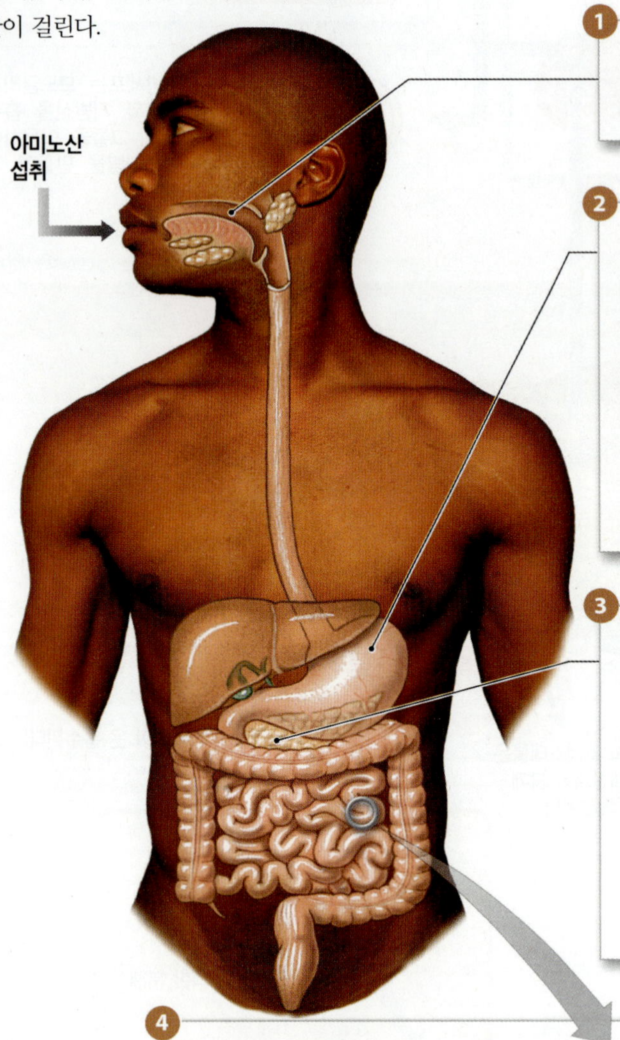


**1** 첫 단계는 음식의 단단한 삼차구조를 붕괴시키는 것이다. 이것은 입에서 음식을 잘게 씹고 침과 섞음으로써 시작한다.

**2** 위에서는 휘젓고 섞는 부가적인 기계적 공정이 일어난다. 음식덩어리를 강한 산성환경에 노출시켜 병원체를 죽이고 결합조직 및 식물세포의 벽을 파괴한다. 또한 위산은 대부분의 단백질을 변성시켜 삼차 및 이차구조를 붕괴시킨다. 이 붕괴는 chief cell(주세포)에서 pepsinogen(펩시노겐)이라는 불활성 상태로 분비되는 단백질분해효소인 **pepsin(펩신)**의 공격에 펩티드결합을 노출시킨다. 펩신은 보통 미즙이 샘창자에 도달하기 전에 충분한 시간 동안 작용하여 복잡한 단백질을 작은 펩티드로 분해한다.

**3** 산성의 미즙이 샘창자에 이르면, CCK가 이자효소의 생산 및 분비를 자극한다. 이 효소들은 불활성 proenzyme(전구효소)으로 분비되고 샘창자에서 활성화된다. **Enteropeptidase(창자펩티드분해효소)**는 샘창자 상피에서 분비되는 효소로서 전구효소 trypsinogen(트립시노겐)을 단백질을 분해하는 효소인 **trypsin(트립신)**이라는 단백질분해효소로 변환시키는 과정을 시작한다. 트립신은 다른 전구효소를 **chymotripsin(키모트립신)**, **carboxypeptidase(카르복시펩티드분해효소)** 및 **elastase(엘라스타아제)** 등으로 전환한다. 각 효소는 특정 아미노산들을 연결하는 펩티드결합을 공격하지만 다른 것에는 작용하지 않는다. 이런 작용들이 모여서 단백질은 이펩티드, 삼펩티드 및 아미노산이 섞여 있는 상태로 파괴된다.

**4** 작은창자의 상피표면은 여러 **peptidase(펩티드분해효소)**를 함유하고 있는데, 이들은 펩티드결합을 잘라 아미노산을 유리시킨다. 그 아미노산들은 이자효소의 작용에 의해 유리되는 것들과 함께 촉진확산 및 공동수송을 통하여 흡수된다.

아미노산은 세포의 기저막측으로 확산된 후 촉진확산 및 공동수송을 통하여 사이질액으로 방출된다. 사이질액에서 아미노산은 창자의 모세혈관으로 들어가 hepatic portal vein(간문맥)을 통하여 간으로 운반된다.

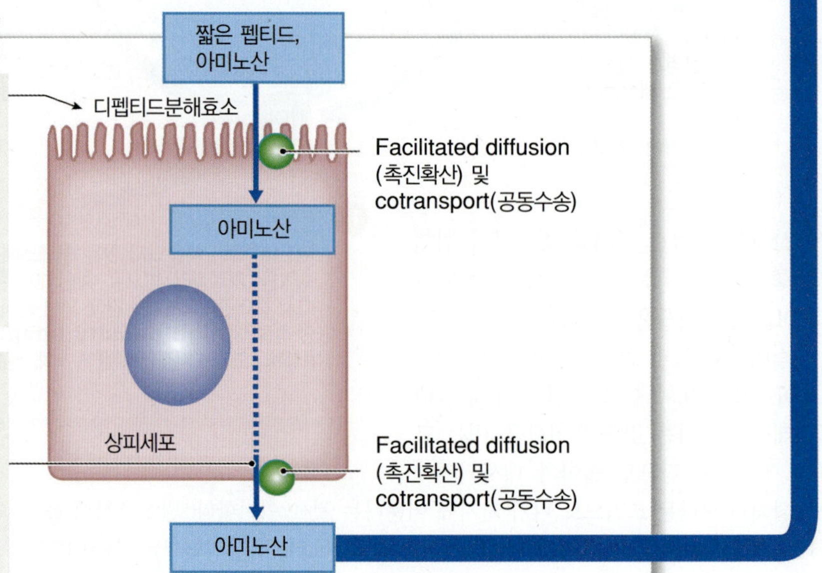

5

간은 순환계 내 아미노산의 농도를 포도당의 경우처럼 정확하게 조절하지는 않는다. 간은 스스로 많은 아미노산을 이용하여 혈장단백질을 만들며, 아미노산을 합성, 전환 또는 분해하는데 필요한 모든 효소들을 다 가지고 있다. 3탄소분자로 분해될 수 있는 아미노산은 다른 포도당원을 이용할 수 없게 되면 gluconeogenesis(포도당신합성)의 재료로 사용되기도 한다.

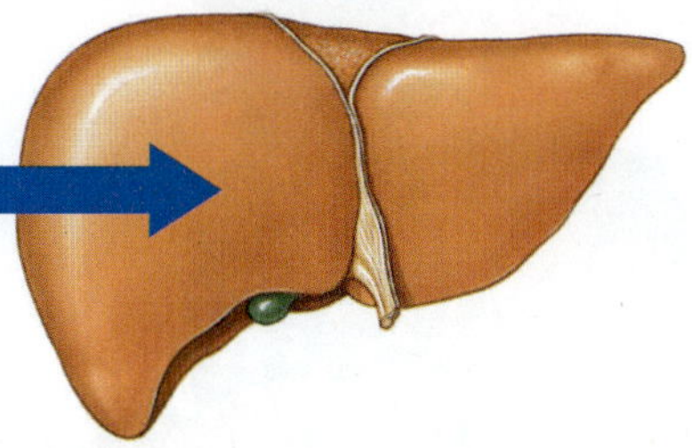

### 아미노산 합성

간세포와 신체의 다른 세포들은 단백질합성에 필요한 20가지의 아미노산 중 10가지를 쉽게 만들 수 있다. 이 아미노산들은 음식에 들어 있을 필요가 없기 때문에 **nonessential amino acid(비필수아미노산)**라고 한다. 반면, **essential amino acid(필수아미노산)**는 우리 몸에서 만들 수 없기 때문에 (또는 생리학적 요구에 충분한 양을 만들 수 없기 때문에) 음식을 통하여 얻어야 한다.

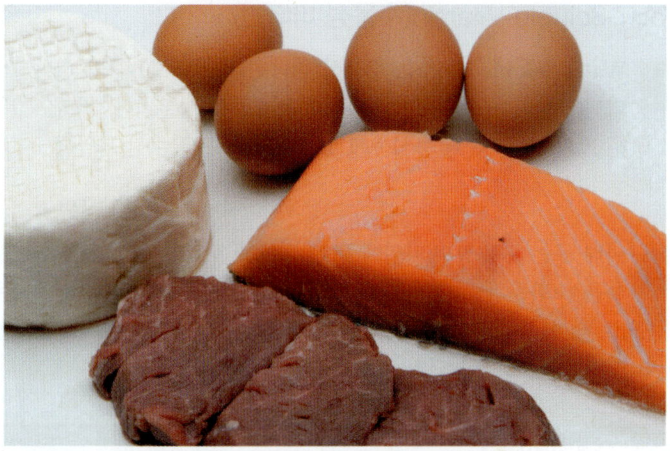

고기, 달걀 및 낙농식품들은 훌륭한 단백질원이다.

**2** 아래의 모식도는 휴식 상태에서 우리 몸이 어떻게 유기성분을 사용하는지 보여준다.

음식에 있는 탄수화물, 지방, 단백질

↓

소화의 결과 발생한 단당류, 지방산 및 아미노산은 흡수되어 혈액으로 들어간다

↓

전신 세포에 의해 흡수된다

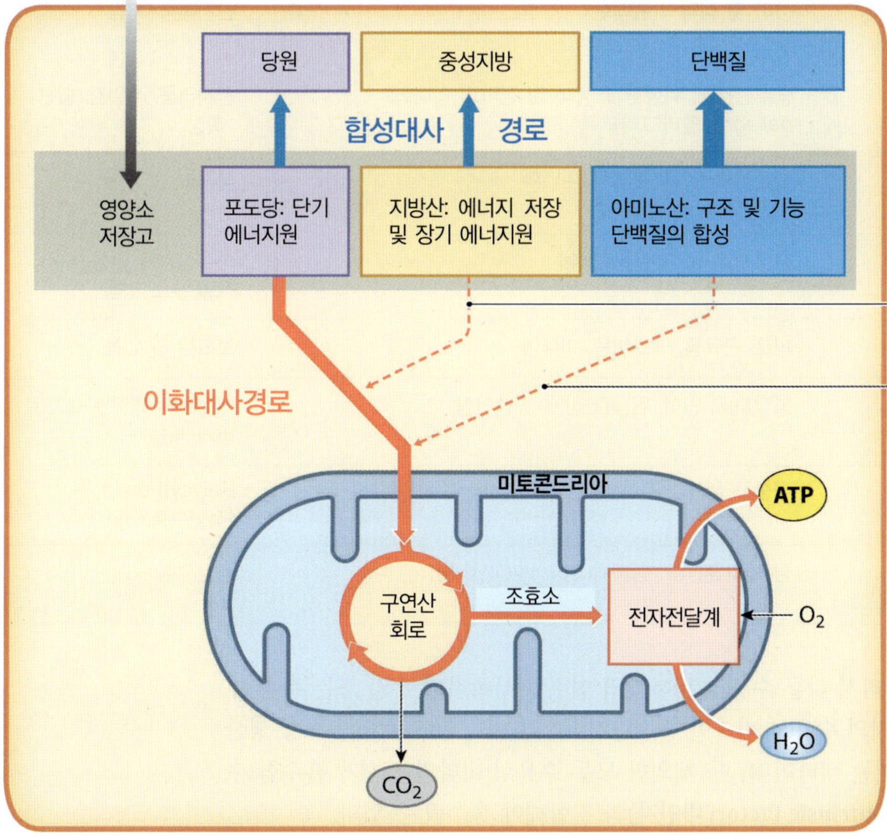


대부분의 지방산은 아세틸 CoA로 분해되어 시트르산 회로에서 처리된다.

아미노산 분해대사에 의해 살아가는 세포는 겨울 오두막에서 마치 따뜻하게 하기 위해 벽을 태우고 있는 사람과 같다. 그것은 일시적으로는 도움이 될지 몰라도, 오래 지속될 수 없으며, 장기적 측면으로 보면 도리어 상태를 악화시킨다.

### 모듈 14.5 복습

a. 창자펩티드분해효소의 역할은 무엇인가?

b. 필수아미노산과 비필수아미노산의 차이는 무엇인가?

c. 휴식상태에서 영양소 저장고 내 영양소에는 무슨 일이 일어나는가?

14.6

## Vitamin(비타민) 및 mineral(미네랄)은 많은 대사경로의 기능에 꼭 필요하다

음식 내 영양소의 섭취와 대사를 **nutrition(영양)**이라고 한다. **Vitamin(비타민)**은 아주 적은 양으로 특정 대사경로에서 중요한 역할을 하는 유기물이다. **Mineral(미네랄)**은 전해질의 해리를 통하여 유리되는 무기이온들이다.

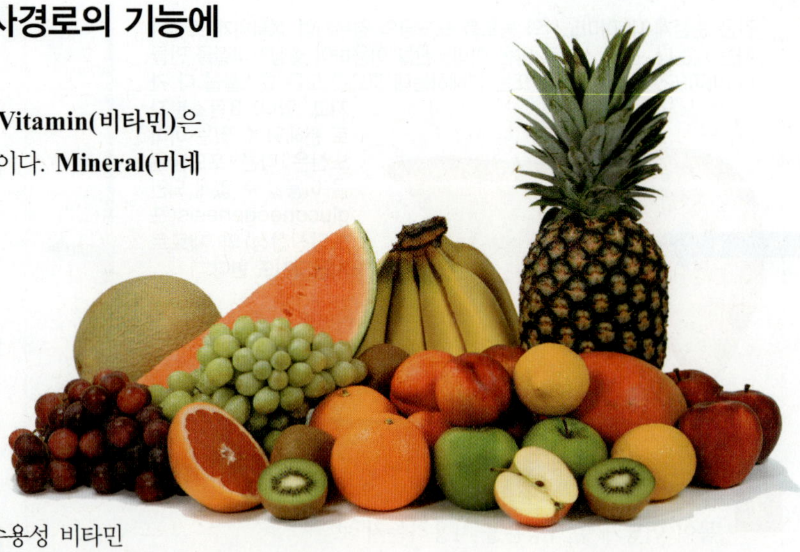

### Water-Soluble Vitamin(수용성 비타민)

1 **Water-soluble vitamin(수용성 비타민)**은 비타민B군과 비타민C 등이다. 이들 중 대부분은 조효소의 성분이다. 비타민B군은 고기, 달걀 및 낙농식품에 있으며, 비타민C는 신 과일에 많다.

2 아래 표는 수용성 비타민에 관한 정보를 정리한 것이다. 이들 수용성 비타민들은 소화관과 혈액의 체액 사이에서 빠르게 교환되며, 넘쳐나는 양은 쉽게 오줌으로 배설된다. 이 때문에 무지막대한 양의 비타민 보충제를 먹지 않는 한, 수용성비타민 과잉은 잘 초래되지 않는다.

**수용성 비타민**

| 비타민 | 중요 작용 | 부족 증상 | 과다 증상 |
|---|---|---|---|
| $B_1$ (thiamine, 티아민) | 많은 경로의 조효소 | 근육쇠약, 중추신경계 및 심혈관계 이상; *beriberi*(베리베리) | Hypotension(저혈압) |
| $B_2$ (riboflavin, 리보플라빈) | 해당작용이나 구연산회로 같은 많은 반응 경로에 관여하는 조효소의 일부분 | 상피 및 점막의 황폐화 | 간지러움, 저림 |
| $B_3$ (niacin, 니아신) | 해당작용이나 구연산회로 같은 많은 반응 경로에 관여하는 조효소의 일부분 | 중추신경계, 위장관계, 상피 및 점막의 황폐화; *pellagra*(펠라그라) | 간지러움, 작열감, 혈관 확장 |
| $B_5$ (pantothenic acid, 판토텐산) | 많은 반응경로에 있는 조효소A의 성분 | 성장지체, 빈혈, 경기, 상피변화 | 보고된 바 없음 |
| $B_6$ (pyridoxine, 피리독신) | 아미노산 및 지질대사의 조효소 | 성장지체, 중추신경계 장애 | 중추신경계 변성, 치명적일 수도 있음 |
| $B_7$ (biotin, 비오틴) | 많은 반응경로의 조효소 | 피로, 근육통, 메스꺼움, 피부염 | 보고된 바 없음 |
| $B_9$ (folate/folic acid, 폴산) | 아미노산 및 핵산 대사의 조효소 | 성장지체, 빈혈, 위장관 장애, 발생이상 | 대량투여 외에는 보고된 바가 적음 |
| $B_{12}$ (cobalamin, 코발라민) | 핵산 대사의 조효소 | 적혈구 생산 부전. 악성빈혈을 야기 | Polycythemia (적혈구증가증) |
| C (ascorbic acid, 아스코르빈산) | 많은 반응경로의 조효소 | 상피 및 점막의 황폐화; *scurvy*(괴혈병) | 콩팥결석 |

우리 몸은 비타민 $B_{12}$와 C만을 상당량 저장하고 있다. 따라서 다른 수용성 비타민의 섭취가 부족하면 수일 또는 수주 내에 비타민 결핍 증상이 나타나게 된다. 장내 세균은 9가지의 수용성 비타민 중 4가지($B_5$, $B_7$, $B_9$, and $B_{12}$)를 소량 생산하여 비타민 부족이 일어나는 것을 막아준다. 창자의 상피는 비타민 $B_{12}$를 제외한 모든 수용성 비타민을 쉽게 흡수할 수 있다. 비타민 $B_{12}$ 분자는 크기가 커서 위점막에서 만드는 **intrinsic factor(내인자)**와 결합해야 흡수될 수 있다.

## Fat-Soluble Vitamin(지용성 비타민)

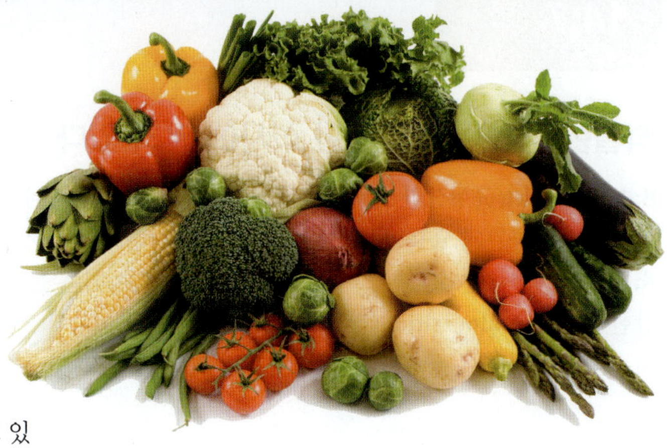

**3** 지용성 비타민에는 비타민 A, $D_3$, E, 및 K가 있다. 이 비타민들은 원칙적으로 미셀의 지질성분과 함께 소화관에서 흡수된다. 야채는 지용성 비타민의 좋은 공급원이다. 이에 더하여, 비타민 K는 창자의 세균에서 일부가 만들어지며, 햇빛에 노출될 때, 피부에서는 비타민 $D_3$가 만들어진다.

**4** 아래 표는 지용성 비타민에 관한 정보를 요약한 것이다. 이 비타민들은 전신의 지방저장소에 저장되므로, 우리 몸은 상당량의 지용성 비타민을 저장하고 있어, 섭취하지 않고도 수개월 동안 정상적인 대사를 유지할 수 있다. 이러한 이유로 인해, 지용성 비타민 섭취 부족으로 인한 **hypovitaminosis(비타민결핍증)**는 흔치 않다. (비타민 $D_3$의 경우는 예외) 너무 많은 비타민은 해가 될 수 있다. **Hypervitaminosis(비타민과다증)**은 음식을 통한 섭취가 우리 몸의 특정 비타민에 대한 저장, 사용 또는 배설능력을 초과했을 때 나타난다.

### 지용성 비타민

| 비타민 | 중요 작용 | 부족 증상 | 과다 증상 |
|---|---|---|---|
| **A** | 상피의 유지; 시색소의 합성; 면역계 및 뼈의 성장을 지지 | 성장지체, 야맹증, 상피막의 황폐 | 간손상, 창백한 피부, 중추신경계 영향(메스꺼움, 식욕부진) |
| **$D_3$** | 뼈 성장, 창자의 칼슘 및 인의 흡수, 이 이온들의 보존에 필요 | Rickets(구루병, 어린이), osteomalacia (뼈연화증, 어른), 골격의 황폐 | 칼슘이 많은 조직에 침착되어 기능을 방해함 |
| **E** | 비타민A 및 지방산의 파괴를 저지 | 빈혈, 다른 증상들도 의심됨 | 메스꺼움, 위경련, 시야가 흐려짐, 피로 |
| **K** | 간의 응고인자의 합성에 꼭 필요함 | 출혈이상 | 간기능장애, jaundice(황달) |

## Mineral(미네랄)

**5** 미네랄은 세 가지 중요한 역할을 한다. (1) 나트륨과 염소 같은 이온들은 체액의 삼투농도를 결정한다. (2) 이온들은 다양한 조합을 통하여 체액의 pH를 조절하는데 중요한 역할을 한다. (3) 다양한 효소반응에 이온들이 반드시 필요하다. 미네랄은 효소와 함께 화학반응을 촉매시키는 **cofactor(보조인자)**이다. 이 표는 주요 미네랄들과 그들의 중요성 및 결핍 또는 과다 효과 중 몇 가지를 보여준다.

### 주요 미네랄

| 미네랄 | 중요성 | 결핍 및 과다 효과 |
|---|---|---|
| **Sodium (나트륨)** | 체액의 주요 양이온; 정상 막기능에 필수; 효소의 보조인자 | 결핍: 근육경련(쥐)<br>과다: 고혈압 |
| **Potassium (칼륨)** | 세포액 내 주요 양이온; 정상 막기능에 필수; 효소의 보조인자 | 결핍: 불규칙한 심장박동<br>과다: 불규칙한 심장박동 |
| **Chloride (염소)** | 체액의 주요 음이온; HCl(염산)을 만드는데 기능 | 결핍: 불규칙한 심장박동 |
| **Calcium (칼슘)** | 근육 및 신경 기능 그리고 정상 뼈의 구축에 필수; 효소의 보조인자 | 결핍: osteoporosis(골다공증)<br>과다: 신장결석(콩팥돌) |
| **Phosphorus (인)** | 고에너지화합물, 핵산, 뼈 기질의 원료 | 결핍: 근육쇠약<br>과다: 근육경련 |
| **Magnesium (마그네슘)** | 효소의 보조인자 | 결핍: 근육경련, 메스꺼움 |

### 모듈 14.6 복습

a. 영양을 정의하시오.

b. 비타민이 에너지원이 아니라면, 우리 몸에서 비타민의 역할은 무엇인가?

c. 우리 몸에서 미네랄의 역할은 무엇인가?

## 적절한 영양은 균형잡힌 식사에 달려 있다

**Balanced diet(균형잡힌 식품)**란 ATP를 생산하는 원료, 필수아미노산, 지방산 및 비타민 등 항상성을 유지하는데 요구되는 모든 성분들을 포함하고 있는 것을 말한다. 이에 더하여 그 식품은 소변, 대변 및 증발에 의한 소실을 충분히 보충할 수 있는 전해질과 물을 포함하여야 한다. 균형잡힌 식품은 **malnutrition(영양실조**; 하나 또는 그 이상의 영양소가 부족하거나 과다하여 초래되는 건강하지 않은 상태)을 방지한다.

**지방, 당, 염류(나트륨) 제한에 대한 지식**

- 지방은 필수지방산의 주 원천인 물고기, 견과류 및 식물성 기름으로 섭취하시오.
- 포화지방과 콜레스테롤이 많은 지방, 쇼트닝, 돼지기름 같은 고체기름의 섭취를 제한하시오.
- 포화지방, 트랜스지방, 나트륨 섭취를 낮추기 위해 영양성분표를 점검하시오.
- 첨가된 설탕이 적은 음식과 음료를 선택하시오. 첨가된 설탕은 과도한 열량섭취의 원인이 된다.

**1** 어떻게 균형잡힌 식사를 하고 있는지 알 수 있을까? 웹사이트 **www.choosemyplate.gov**의 최신 음식 추천을 참고하시오. Department of Agriculture(미국 농무부)는 미국인을 위한 현재 Dietary Guideline(음식지침)에 기초한 개인별 식사계획과 음식평가를 제공하는 도표를 작성해 놓았다. 색깔로 표시된 음식군은 다섯 가지의 기본 음식군(곡물–오렌지, 채소–초록, 과일–빨강, 유제품–파랑 및 고기와 콩–보라) 중 우리가 소비해야 하는 음식의 비율을 보여주고 있다. 이에 더하여 기름을 적게 소비하여야 한다.

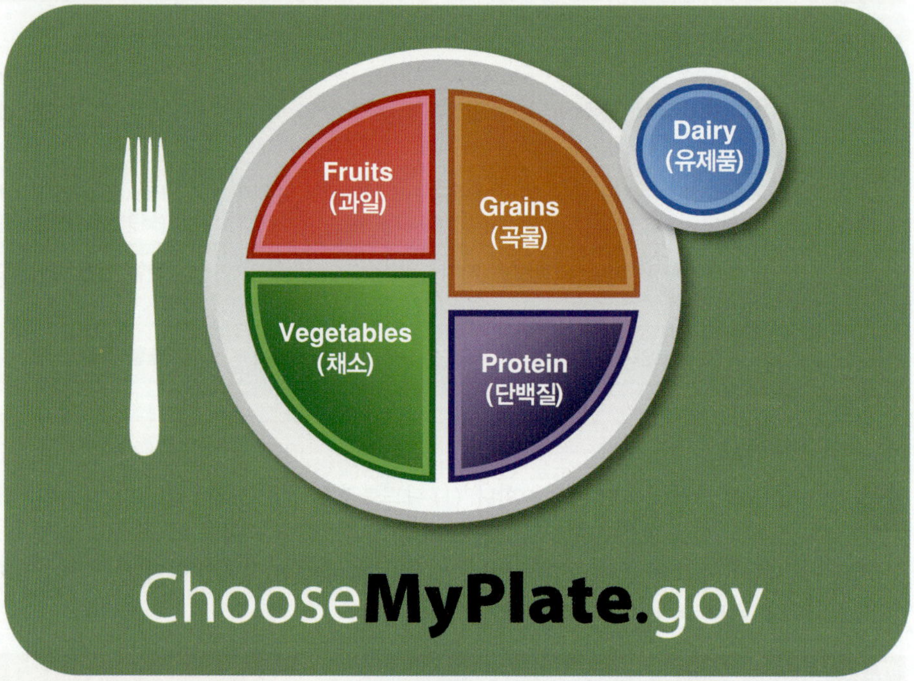


**음식과 육체활동 사이의 균형을 찾아라**

- 일상 칼로리요구량 내에서 식사하기.
- 성인은 일주일 중 대부분의 요일에 적어도 30분 이상 육체적 활동을 해야 한다.
- 하루에 육체활동을 60분 정도 하면 체중의 증가를 막을 수 있다.
- 체중을 줄이려면, 하루에 적어도 60~90분 정도의 육체활동이 필요하다.
- 어린이나 청소년들은 거의 매일 60분 정도의 육체활동을 해야 한다.

| 곡물 | 채소 | 과일 | 기름 | 유제품 | 고기 및 콩 |
|---|---|---|---|---|---|
| 곡물로 반을 채워라 | 다양한 채소를 먹어라 | 과일에 집중하시오 | | 칼슘이 풍부한 음식을 먹어라 | 단백질과 함께 야윈 체형으로 가라 |

**2** 음식 종류를 고려하는 것 외에도, 그 음식이 여러분의 일상 생활에서 사용되는 열량에 비하여 얼마나 많은 열량을 함유하고 있는지도 생각해야 한다. 음식에 포함되어 있는 열량을 **calory(칼로리)**로 표시한다. 1 calory는 물 1 g의 온도를 1℃ 올리는데 필요한 열량이다. 전신 대상에 관하여 이야기할 때는 보통 kilocalory(kcal, 킬로칼로리) 또는 **Calory(Cal 칼로리)** 단위를 쓴다. 1 Calory는 물 1 kg을 1℃ 올리는데 필요한 에너지다. 음식의 조성에 따라 발생하는 열량은 다른데, 탄수화물은 4.18 Cal/g, 단백질은 4.32 Cal/g 그리고 지질은 9.46 Cal/g의 에너지를 발생한다. 활동 강도에 따라 다르지만, 평균적으로 성인이 자신의 체중을 유지하기 위해서는 하루에 2000~3000 Cal이 필요하다. 이것은 많은 미토콘드리아의 활동을 의미한다 –1 Cal은 대략 $83 \times 10^{18}$개의 ATP에 해당한다.

| 음식이름 | 차림 | 열량(Cal) |
|---|---|---|
| 아침 영양바 | 1 바 | 368 |
| 쌀밥 | 1.5 컵 | 308 |
| 호밀빵 | 4 조각 | 277 |
| 버터 | 0.5 테이블스푼 | 51 |
| 맥주 | 360 cc | 160 |
| 콜라 | 360 cc | 140 |

**3** 여러 음식에 대한 보다 자세한 정보가 여기 있다. 음식군 자체보다는 무엇을 얼마나 많이 섭취할 것인가를 선택하는 것이 더 중요하다. 잘못된 선택은 다섯 가지를 모두 선택했다 해도 영양 실조를 일으킬 수 있다.

**다섯 가지 음식군과 그들의 건강에 대한 영향**

| 영양군 | 성분 | 건강효과 |
|---|---|---|
| **곡물[권장: 먹는 양의 반 이상은 whole graim(정제되지 않은 곡식)을 먹어야 한다]** | 탄수화물; 비타민 E, 티아민, 니아신, 엽산; 칼슘; 인; 철; 나트륨; 식이섬유 | 정제되지 않은 곡식(전곡)은 혈당의 빠른 증가와 그에 따른 인슐린 농도의 증가를 방지한다. |
| **채소(권장: 특히 진한 녹색 및 오렌지색 채소** | 탄수화물; 비타민 A, C, E, 엽산; 식이섬유; 칼륨 | 심혈관질환의 위험을 줄인다; 대장암(폴산) 및 전립선암(리코펜)을 방지한다. |
| **과일(권장: 매일 다양한 과일)** | 탄수화물; 비타민 A, C, E, 엽산; 식이섬유; 칼륨 | 심혈관질환의 위험을 줄인다; 대장암을 방지한다(폴산). |
| **유제품(권장: 저지방 또는 무지방우유, 요거트 및 치즈)** | 완전단백질; 지방; 탄수화물; 칼슘; 칼륨; 마그네슘; 나트륨; 인; 비타민 A, $B_{12}$, 판토텐산, 티아민, 리보플라빈 | 뼈를 강화시키는 칼슘의 좋은 공급원. 전유: 열량이 높아 체중증가를 일으킬 수 있다; 포화지방산은 심장질환과 연관될 수 있다. |
| **고기와 콩(권장: 고기, 물고기, 새, 알, 마른 콩, 견과, 콩과류)** | 완전단백질; 지방; 칼슘; 칼륨; 인; 철; 아연; 비타민E, 티아민, $B_6$ | 물고기와 새는 (붉은살에 비해) 심장질환과 결장암의 위험을 낮춘다. 하루 한 개의 달걀은 심장질환을 증가시키지 않는다; 견과와 콩류는 혈액 내 콜레스테롤 비를 개선하고, 심장질환 및 당뇨병의 위험도를 낮춘다. |

**4** 유제품과 고기와 콩류, 예를 들어 우유, 요거트, 쇠고기, 물고기, 새 및 알 등은 모든 필수아미노산을 제공하는데 이들은 **complete protien(완전단백질)**을 함유하고 있다.

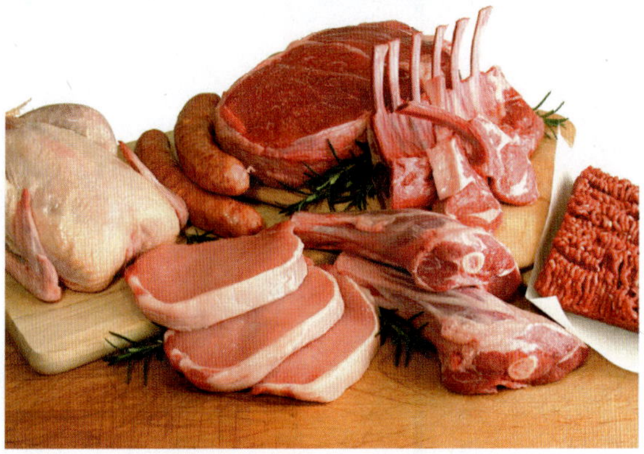

**5** 많은 식물들이 적절한 양의 단백질을 공급하지만, 그것들은 필수아미노산 중 하나 또는 둘이 부족한 **incomplete protein(불완전단백질)**이다. 채식주의자는 곡물, 채소 및 과일군을 주로 소비하기 때문에(유제품을 소비하건 안하건), 아미노산 필요량을 맞추기 위해서는 성분들의 조합에 따라 음식의 선택을 다양하게 하는데 숙련되어야 한다. 적절한 아미노산 균형을 이루고 있다고 해도 동물성 식품을 소비하지 않는 사람들은 비타민 $B_{12}$ 결핍에 직면하게 된다. 이것은 비타민 $B_{12}$의 유일한 공급원이 동물성 식품이나 강화된 식품이기 때문이다.

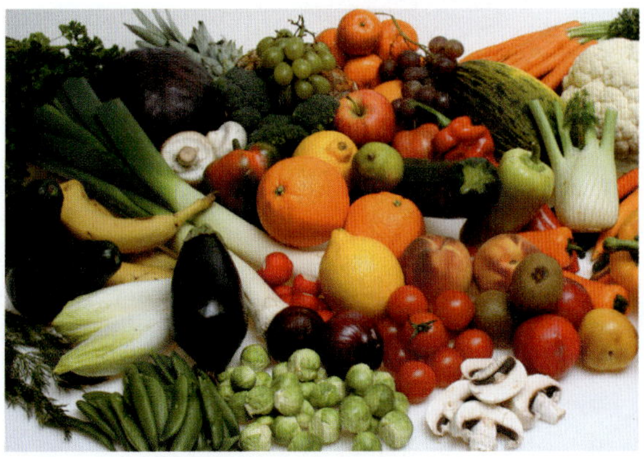

**모듈 14.7 복습**

a. 균형잡힌 식품을 정의하시오.
b. 완전단백질과 불완전단백질의 차이를 기술하시오.
c. 탄수화물, 지질, 단백질 이 셋 중 이화대사 작용 동안 그램당 열량을 제일 많이 방출하는 것은?

# 식욕의 조절은 복잡하며, 단기 및 장기 조절 기전이 있다

**1** **Feeding center(섭식중추)**와 **satiety center(포만중추)**는 시상하부의 신경핵들로서 식욕의 조절에 관여한다. 많은 요인들이 이 중추에 영향을 주는데, 여기서는 가장 중요한 것만을 도식화하였다. 또한 그림에서는 보이지 않지만 사회적 요인, 심리적 압박 및 섭식습관 등도, 그 기전은 아직 알려지지 않았지만, 어떤 역할을 하는 것으로 생각된다.

**식욕의 단기 조절**

**포만중추 자극**

혈당의 증가는 식욕을 억제하고 혈당의 감소는 식욕을 자극한다. 포도당이 들어가는 것이 포만중추의 뉴런을 자극하는 것 같다.

CCK 같은 소화관의 여러 호르몬들은 식사 후 영양소가 흡수되는 동안 식욕을 억제한다.

소화관을 따라 분포하는 신전수용기의 자극은 포만감을 일으켜 식욕을 억제한다.

**섭식중추의 자극**

여러 신경전달물질들이 식욕조절에 연관되어 있다. 예를 들어, **neuropeptide Y(신경펩티드Y)**는 시상하부에 있는 신경전달물질로서 섭식중추를 자극하여 식욕을 증가시킨다.

**Ghrelin(그렐린)**이라는 호르몬은 위점막으로부터 분비되는데, 식욕을 자극한다. 그렐린의 농도는 위가 비었을 때 높다가, 위가 채워지면서 점점 낮아진다.

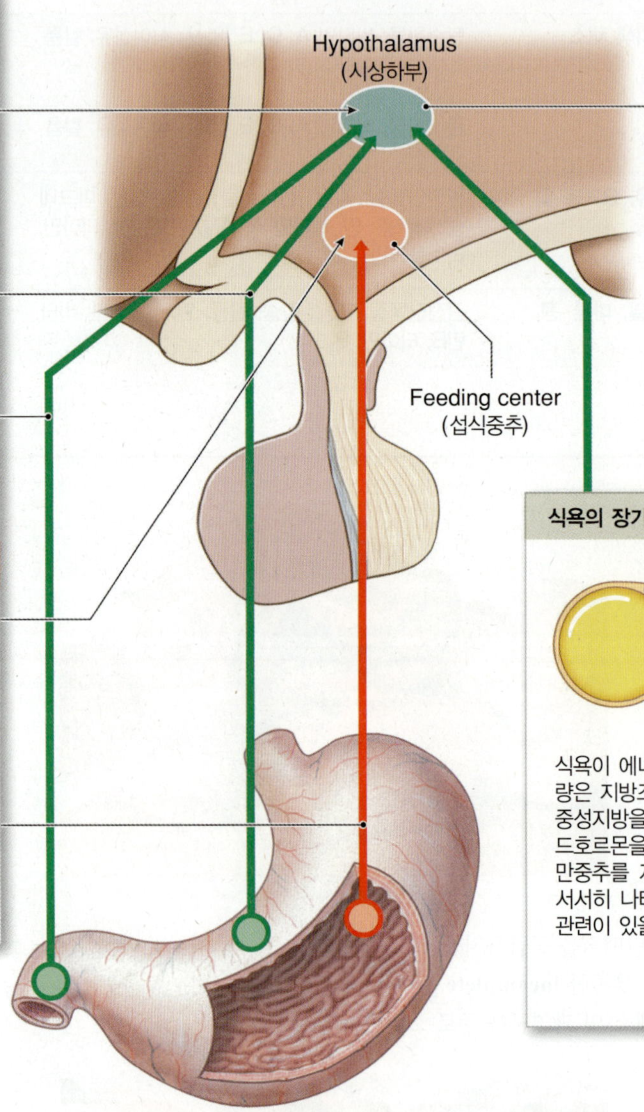


**식욕의 장기 조절**

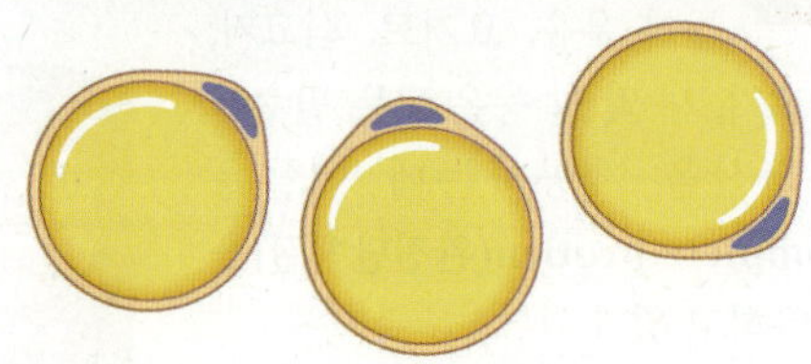

식욕이 에너지 사용을 넘어서게 되면, 과도한 열량은 지방조직에 지방으로 저장된다. 지방조직은 중성지방을 만들면서 **leptin(렙틴)**이라는 펩티드호르몬을 분비한다. 중추신경계에서 렙틴은 포만중추를 자극하여 식욕을 억제한다. 그 효과는 서서히 나타나며 아마도 음식섭취의 장기고절에 관련이 있을 것으로 생각된다.

일반적으로, 포만중추의 자극은 섭식중추를 억제한다. 또한 한 중추를 자극하는 요인은 다른 한 중추에 이차적인 억제효과를 발휘한다.

**2** **Eating disorder(섭식장애)**는 부적절한 또는 과도한 음식소비로 귀결되는 정신적인 장애다. 여기에는 많은 종류가 있는데, 이들 중 공통적인 특징은 음식과 체중에 대한 강박관념이다.

**Anorexia Nervosa(신경성 식욕부진)**

**Anorexia(식욕부진)**는 식욕이 부족하거나 없는 것을 말한다. 이 증상은 다른 계통의 이상을 동반하는 경우도 있다. **Anorexia nervosa(신경성식욕부진)**는 심각한 정신적 장애에 기인하는 스스로 굶는 증상이다. 이것은 정상체중의 30% 가량이 미달인 사춘기 백인 여성들에게서 가장 흔하다. 명백하게 저체중임에도 불구하고, 환자는 자신이 너무 뚱뚱하다고 확신하며 정량의 음식 섭취를 거부한다. 심한 경우에는 사망확률이 10~15%에 이른다.

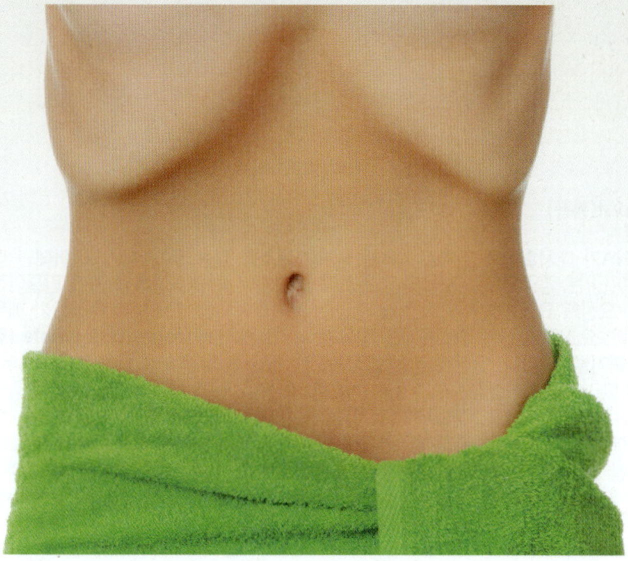

**Bulimia(폭식증)**

**Bulimia(폭식증)**가 있는 사람은 때로 20,000 이상의 칼로리에 이르기까지 먹는 행위를 지속한다. 그 후에는 토하거나, 설사제(음식이 소화관을 통해 빨리 이동할 수 있게 하기 위해) 또는 이뇨제(소변으로 체액의 소실을 촉진하는 약)를 사용하기도 한다. 폭식증은 신경성 식욕부진보다 흔하며, 보통 사춘기 여성들에게 발생한다.

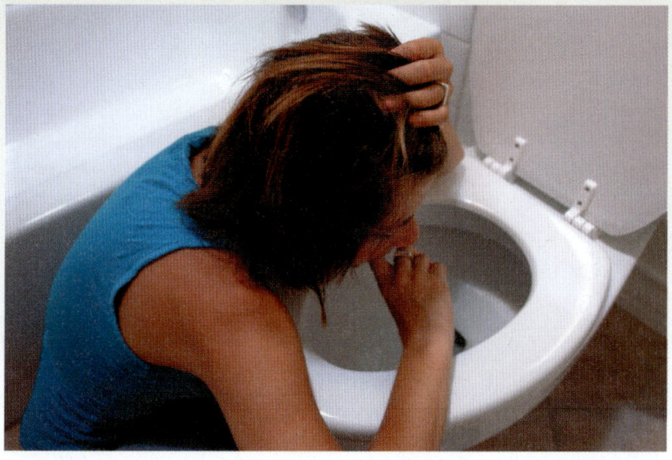

**3** **Obesity(비만)**은 이상적인 체중에서 20%가 더 나가는 것으로 정의하는데, 이것은 그 체중에서 심각한 건강이상이 나타나기 시작하기 때문이다. 미국의 질병조절예방국(U.S. Centers for Disease Control and Prevention)은 미국 내 남성의 32%와 여성의 35%가 비만이라고 추정하고 있다.

**비만(Obesity)**

과체중과 비만의 기준으로 가장 널리 알려진 것은 **body mass index (BMI, 신체질량지수)**로 개인의 킬로그램단위의 체중을 미터단위의 신장의 제곱으로 나눈 것이다. 일반적으로 이상적인 체중과 키의 비율은 BMI 수치 19~25 사이에 해당한다. 임의적이기는 하지만 과체중은 BMI가 25 이상, 비만은 BMI가 30 이상으로 정의한다. 기본적으로 비만한 사람은 사용하는 것보다 많은 양의 음식에너지를 섭취한다. 비만에는 두 유형이 있는데, 조절비만과 대사비만이다. **Regulatory obesity(조절비만)**는 가장 흔한 형태로 음식섭취를 조절하지 못한 결과로서, 식욕, 식사 및 활동이 균형을 이루고 있다. **Metabolic obesity(대사비만)**는 세포 및 조직 대사에 영향을 주는 신체의 기능이상에 의한 이차적인 것이다. 대사비만의 경우는 비교적 드물다.

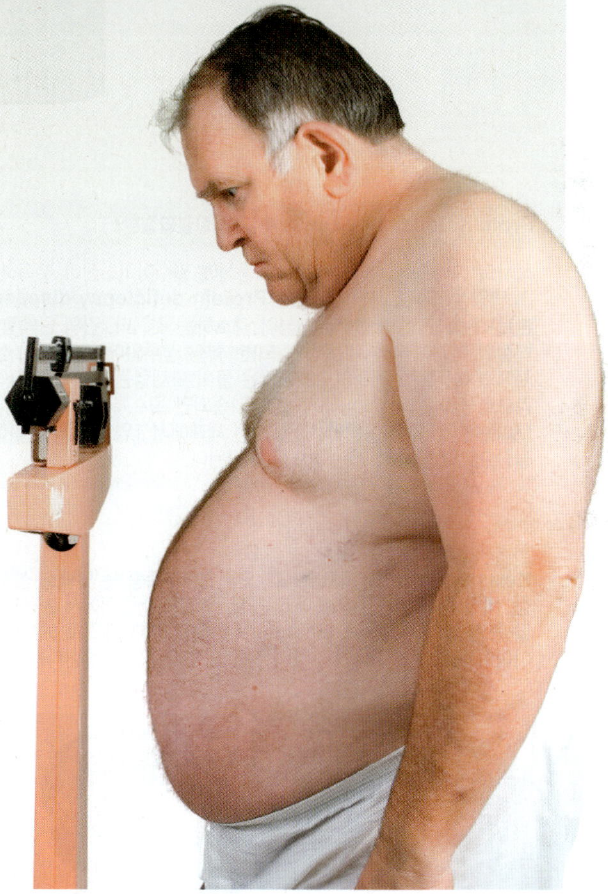

**모듈 14.8 복습**

a. 단기적으로 포만중추를 억제하고 식욕을 촉진하는 호르몬에는 어떤 것이 있나?

b. 렙틴과식욕에 대한그의 효과를기술하시오.

c. 신경성 식욕부진과 폭식증을 비교하시오.

# 대사이상은 부적절한 영양, 생화학적 장애 또는 기아에 의해 발생할 수 있다

## Phenylketonuria(PKU, 페닐케톤뇨증)

몇몇 유전성 대사질환은 아미노산 대사에 포함되는 특별한 효소를 만들지 못하는데 기인한다. 예를 들면, **phenylketonuria(PKU, 페닐케톤뇨증)**을 앓는 사람은 페닐알라닌을 티로신으로 변환시킬 수 없다. 이 반응은 노르에피네프린, 에피네프린, 도파민 및 멜라닌의 합성을 위해 반드시 거쳐야 하는 반응이다. 만약 PKU가 출생 시 검출되지 않더라도, 중추신경계의 발달이 억제되어 심각한 뇌손상이 초래될 수도 있다. 이 질환은 다이어트음료와 같은 페닐알라닌을 함유하는 공산품의 포장에 그 경고가 들어 있을 정도로 흔한 질환이다. PKU를 앓는 환자는 페닐알라닌 함량이 낮은 음식을 먹어야 하며, 단백질 보충제를 섭취해야 한다.

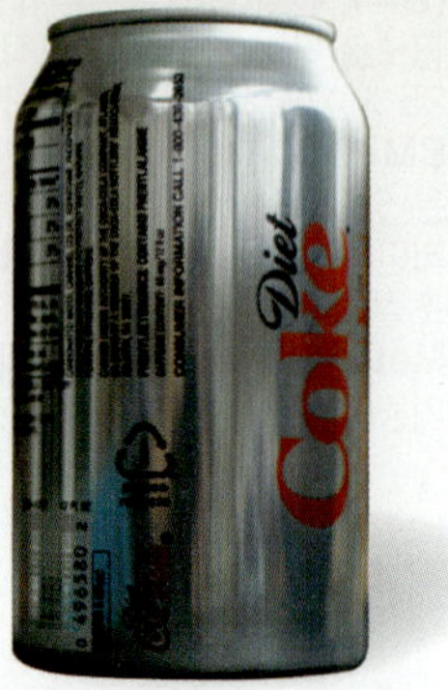


## Protein Deficiency Disease(단백질결핍질환)

식사의 에너지 함량에 상관없이, 음식에 필수아미노산이 부족하다면 어느 정도의 영양실조가 초래될 수 있다. **Protein deficiency disease(단백질결핍질환)**란 신체 전반의 단백질합성이 감소하는 것이다. 간의 단백질 합성이 혈장단백질의 파괴에 맞추지 못하게 되면, 혈장 삼투압에 감소한다. 삼투압의 감소는 체액의 이동을 초래하여, 보다 많은 물이 모세혈관에서 나와 사이질공간이나 복강으로 들어간다. 이 상태가 오래 지속되면 될수록 ascite(복수, 복강에 체액이 모이는 현상)와 부종이 심해진다. 전 세계에서 1억 이상의 어린이가 단백질결핍질환으로 고통받고 있는 것으로 추정된다.

**Kwashiorkor(크와시오르코르, 단백열량부족증)**는 단백질 섭취가 충분하지 못한, 비록 전체 열량은 기준에 맞을지 몰라도, 어린이에서 발생한다. 합병증은 발달 중인 뇌의 손상이다. Ghana(가나) 말로 "제1-제2"로 해석되는 이 말은 첫째 아이가 동생이 태어나면서 어미 젖을 떼게 되면서 발생한다는 것을 의미한다.

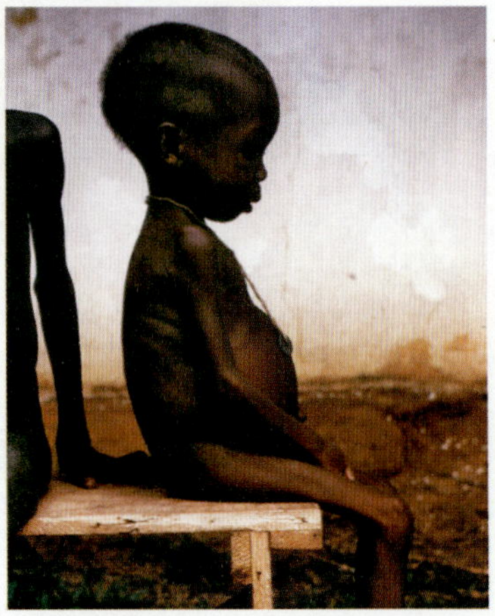

크와시오르코르

## Ketoacidosis(케톤산증)

포도당 공급이 충분치 않게 되면, 지방산과 몇몇 아미노산이 간에서 분해되면서 아세틸 CoA 농도가 증가하고 작은 유기산인 **ketone body(케톤체)**가 생산된다. 이 화합물들의 대부분은 간 밖으로 확산되어 혈액에 축적된다. 끼니를 한번 이상 거른 사람의 숨에서는 종종 케톤체 중의 하나인 acetone(아세톤) 냄새가 나기도 한다. 이러한 상태를 ketosis(케톤증)이라고 한다. 케톤체가 장시간에 걸쳐 축적되면 혈액 pH가 낮아지고 혈액이 산성화가 되는데, 이 상태를 **ketoacidosis(케톤산증)**이라고 한다. 심한 경우에는 혈액 pH가 7.05 아래까지 떨어지기도 하며, 이 때는 혼수, 심부정맥 및 죽음이 초래되기도 한다. 자각하지 못하거나 제대로 관리되지 않는 당뇨병환자는 케톤산증이 발생할 위험이 상당히 높은데, 이는 간이 마치 그 환자가 굶고 있다고 인식하여 단백질 및 지질의 분해작용을 촉진하여 케톤체를 순환계로 계속 쏟아 붓기 때문이다.

## Gout(통풍)

RNA가 대사회전의 일부로 재사용될 때, 질소를 갖는 두 가지 염기(아데닌 및 구아닌)는 영양원으로 사용되지 못하고 파괴되어 **uric acid(요산)**가 만들어진다. 요산도 요소처럼 비교적 독성이 없는 폐기물이지만, 요소보다 용해도가 매우 낮다. 요소와 요산은 질소원자를 함유한 폐기물로서 **nitrogenous waste (질소폐기물)**라 한다. 요산의 정상 혈장농도는 평균 2.7~7.4 mg/dL로 성과 나이에 따라 다르다. 혈장농도가 7.4 mg/dL 이상이 되면 체액이 요산으로 포화되어, 녹지 않는 요산결정(요산나트륨)이 형성되면서 **gout(통풍)**가 유발된다. 처음에는 사지의 관절, 특히 엄지발가락의 발허리뼈와 발가락뼈의 관절이 주로 영향을 받는다. 이 **gouty arthritis(통풍관절염)**는 강한 통증을 수반하며, 수일간 지속되다가 수일 또는 수년 동안 사라지기도 한다. 고기, 해산물 및 맥주는 퓨린이 풍부하기 때문에 섭취하지 않는 것이 좋다.

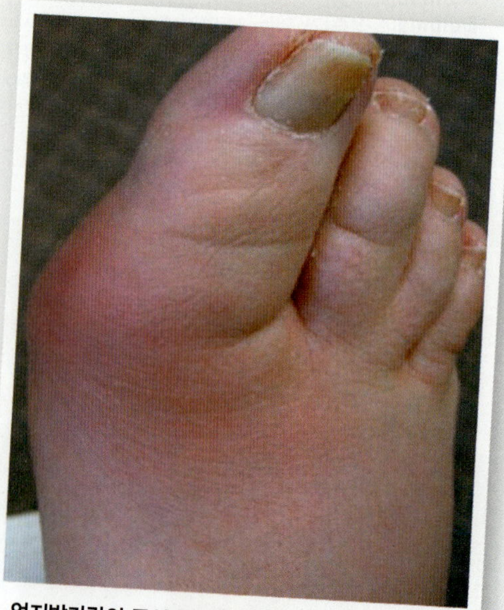

엄지발가락의 급성 통풍관절염

**Starvation(기아)과 Reserve(대사예비량)**

*Metabolic reserve*(대사예비량) 생명유지를 위하여 필요한 ATP를 얻기 위해 분해 대사할 수 있는 신체의 유기물질이다. 전형적인 체중 70 kg인 사람의 대사예비량에는 지질, 단백질 및 탄수화물이 포함된다. 중성지방의 높은 에너지 함량으로 인해 지방조직이 전체 예비량 중 많은 비중을 차지한다. 이용 가능한 단백질 예비량의 대부분은 골격근의 수축단백질이다. 탄수화물예비량은 비교적 적어서 수시간 길게 잡아야 하룻밤 정도만 견딜 수 있다.

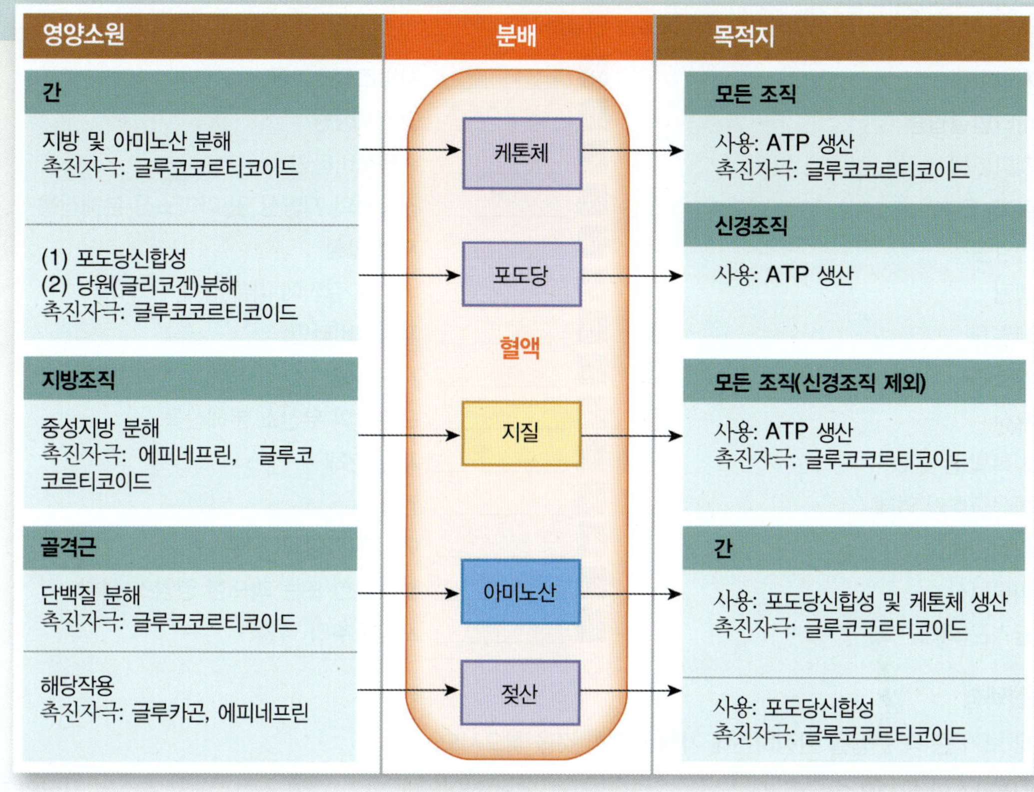


이 그림은 장기간의 기아상태일 때 체중 70 kg인 사람의 대사 저장고의 변화를 보여준다. 단백질이 에너지원으로 사용되고 있는 시점에서 콩팥이 아미노산을 분해하여 포도당을 만듦으로써 간을 돕기 시작한다.

1. 포도당 사용은 그 저장고가 고갈되면서 거의 즉시 감소한다. 혈당이 떨어지면서 글리세롤, 아미노산 및 젖산을 이용한 포도당신합성이 빨라진다. 지방세포는 글리세롤을 골격근은 아미노산과 젖산을 공급한다.

2. 포도당신합성은 지방산의 분해대사과정과 기본적으로 결합되어 있다.

3. 보다 이용하기 쉬운 골격근의 수축단백질과 함께 구조단백질은 맨 나중에 동원된다. 굶고 있는 사람은 단백질의 분해대사작용에 따라 기운이 점점 없어지고, pH의 변화는 말초계통에 스트레스를 주어 쇠약하게 만든다.

4. 포도당 농도가 40~50 mg/dL를 넘지 못하게 되면, 그 사람은 방향감장애 및 정신착란을 보이게 된다. 사망의 궁극적 원인은 신부전, 케톤혈증, 단백질결핍 및 저혈당이다.

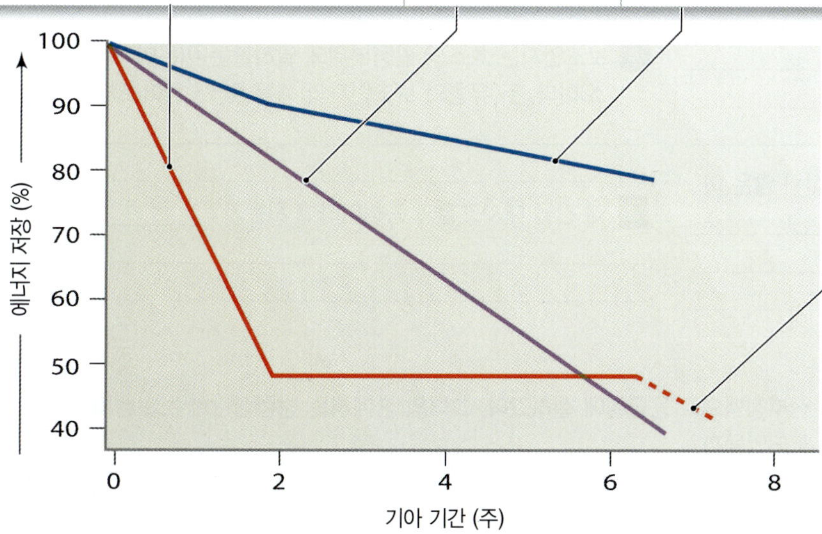


**모듈 14.9 복습**

a. PKU(페닐케톤뇨증)를 간략히 설명하시오.

b. 단백질결핍질환을 정의하고 그 예를 들어 보시오.

c. 대사예비량이란 무엇인가?

### 1. 연결하기

아래의 각 단어를 가장 가깝게 연관된 항목과 연결하시오.

- 지방형성
- 비타민결핍증
- 지방분해
- A, D, E, K
- 영양실조
- 렙틴
- 케톤체
- 칼로리
- 요산
- B 복합군 및 C
- 섭식중추의 억제
- 지질단백질
- 피루브산
- 골격근(뼈대근육)

a ________ 지방조직호르몬
b ________ 당원저장원
c ________ 수용성비타민
d ________ 간에서의 지방산 및 아미노산 분해산물
e ________ 지질 합성
f ________ 비타민 결핍에 따른 상태
g ________ 지용성비타민
h ________ 지질 수송
i ________ 포도당의 무산소 분해산물
j ________ 지질 분해
k ________ 통풍
l ________ 에너지(열량)의 단위
m ________ 부적절한 또는 과도한 영양소 섭취
n ________ 포만중추의 역할

### 2. 선택형

아래 보기 중 각 문장을 완성하는데 가장 적절한 것을 찾으시오.

a 영양소의 창자흡수는 주로 ________에서 일어난다.
- 샘창자
- 돌막창자
- 돌창자
- 빈창자

b 혈중 포도당 농도가 증가하면, 포도당 분자는 ________.
- 에너지 생산을 위해 분해되거나 당원으로 변환되어 저장된다
- 단백질을 만드는데 사용된다
- 조직의 수선을 위해 사용된다
- 모두 정답

c 소화관에서 흡수된 지질의 대부분은 즉시 ________ (으)로 운반된다.
- 간
- 적혈구
- 저장을 위해 간세포
- 가슴관에 의한 정맥순환

d 수용성 비타민이 관여하는 비타민과다증은 비교적 드문데, 그 이유는 ________.
- 넘치는 양은 지방조직에 저장된다
- 과도한 양은 쉽게 소변으로 배설된다
- 과도한 양은 뼈에 저장된다
- 과도한 양은 골격근조직에 쉽게 흡수된다

### 3. 단답형

a 필수아미노산과 비필수아미노산의 차이는 무엇인가? ________

b 단백질 분해대사가 시급한 에너지의 공급원으로서 적절치 않은 이유를 세 개 쓰시오. ________

c 보조인자는 효소의 활성부위에 달라붙는 이온이거나 유기분자(조효소)이다. 두 유형의 보조인자의 예를 몇 개 들어보시오. ________

d 왜 간을 대사조절의 중심이라고 하는가? ________

### 4. 절 종합 문제

Darla는 신경성 식욕부진을 겪고 있다. 어느 오후, 그녀는 심부정맥으로 응급실에 실려갔다. 그녀의 숨에서는 방향성탄화수소 냄새가 났고, 혈액과 소변에서는 케톤체 농도가 높았다. 그녀는 왜 부정맥을 겪게 되었을까?

# 대사와 에너지 사용

영양과 대사는 체온에 직접 영향을 준다. 이 그림은 그 과정의 개략이다.

**1 음식 섭취**

소비한 음식은 탄수화물, 지방 및 단백질의 혼합물이다.

**2 영양소의 소화와 흡수**

소화는 큰 유기분자를 부수어 작은 당, 지방산 및 아미노산을 유리하는 것으로, 이들은 쉽게 흡수되어 전신으로 운반된다.

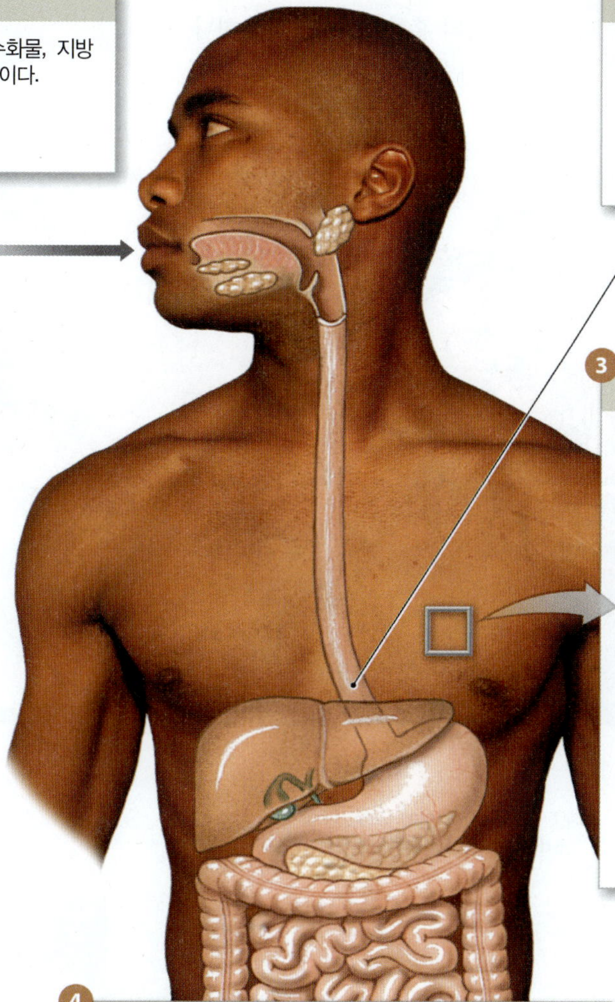

**3 이화(분해)대사**

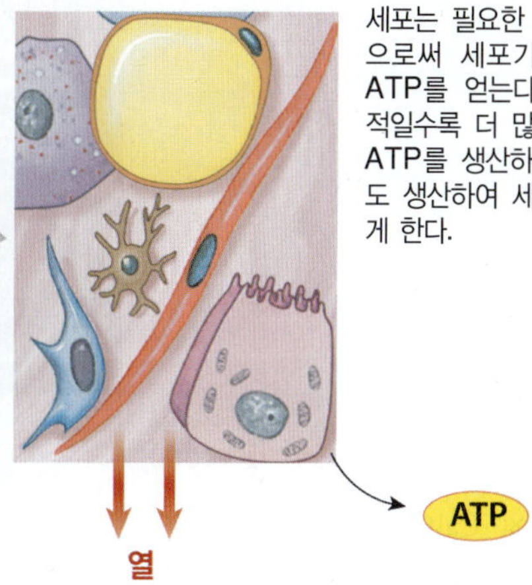


세포는 필요한 영양소를 흡수하여 파괴함으로써 세포기능을 유지하는데 필요한 ATP를 얻는다. 세포가 활동적이면 활동적일수록 더 많은 ATP를 만들어야 한다. ATP를 생산하는 경로는 상당한 양의 열도 생산하여 세포 및 주변 조직을 따뜻하게 한다.

**4 체온**

주변환경으로부터 열을 얻음으로써 올라갈 수 있다.

대사열생산은, 그 발생속도가 활동에 의하여 달라지기는 하지만, 지속적인 과정이다. 체온은 (1) 활동의 정도를 증가시키거나 감소시키거나 (2) 갑상샘호르몬 또는 에피네프린 같은 호르몬을 분비하여 조직의 대사율의 변화시키거나 (3) 피부의 순환과 땀샘의 활동을 변화시키는 것 등을 통하여 일정하게 조절된다.

주변환경으로 열을 잃음으로써 내려갈 수 있다.

이 절에서는 신체의 대사율을 하나의 전체로서 생각한다. 체온을 조절하는데 관여하는 기본적 요인들에 대해서도 살펴보도록 한다.

# 우리 몸은 끊임없이 에너지를 사용하며, 일정한 체온을 유지하기 위해서는 열생산과 열손실이 균형을 이루어야 한다

## Energetics(에너지학)

끊임없는 활동을 유지하기 위해 필요한 에너지의 양은 순간순간 다르다. 에너지의 흐름과 하나의 형태에서 다른 형태로의 변환에 대하여 연구하는 것을 에너지학이라 한다. 에너지학의 흔한 기준점 중의 하나는 **basal metabolic rate(BMR, 기초대사율)**이다. 기초대사율은 깨어 있는 사람이 휴식을 취하고 있을 때의 최소 에너지 소비율을 말한다.

**1** BMR을 측정하는 직접법은 호흡활동을 관찰하는 것이다. 탄수화물, 지질 및 단백질의 평균적인 양을 분해대사한다고 가정하면 산소 1 L를 소모할 때 4.825 Cal의 열량을 소모한 셈이 된다.

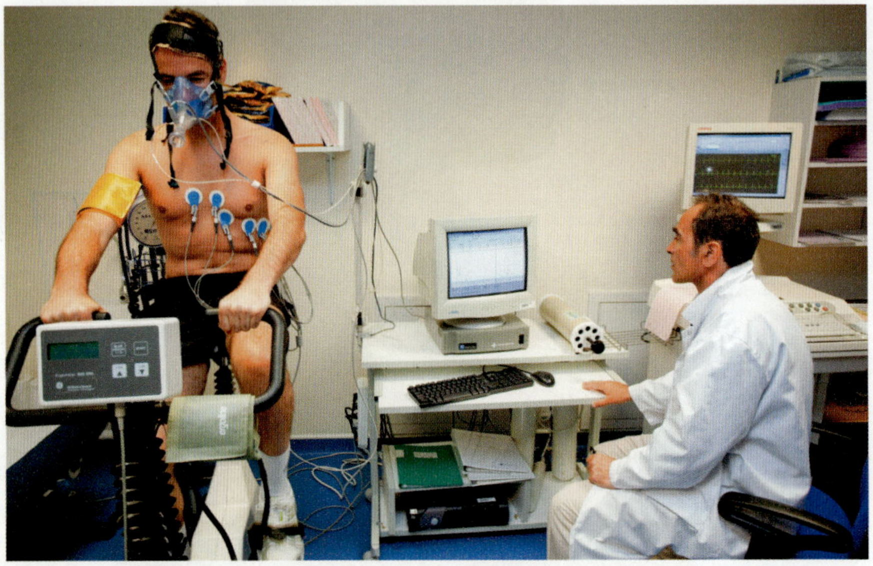

**2** 일반사람의 BMR은 시간당 70 Cal 또는 하루에 1,680 Cal이다. 하루 동안의 실제 에너지 소모량은 그 사람의 크기, 성, 체중 및 육체활동의 정도에 따라 몇 배에 이를 수도 있다. 이 그림은 육체활동의 여러 단계에서 시간당 소모되는 열량의 대략적인 수치를 정리한 것이다.

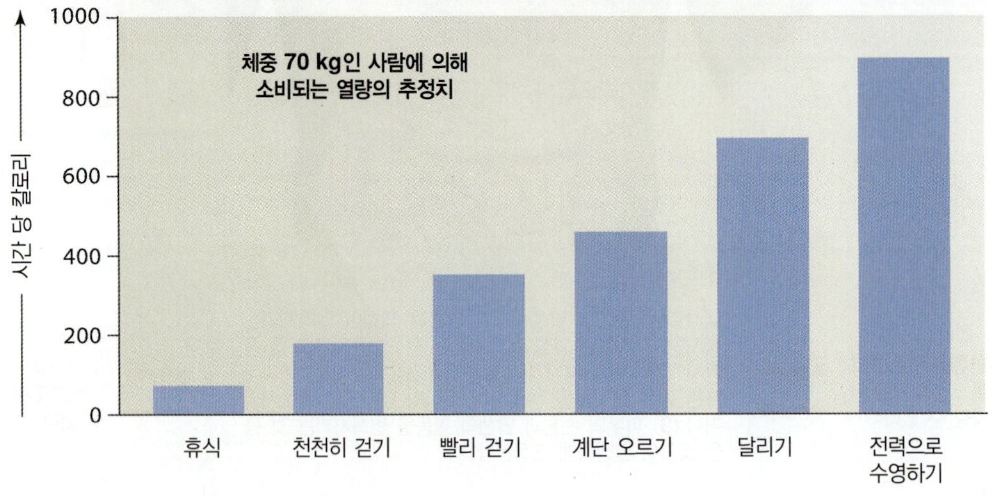


에너지 균형을 유지하기 위해서는 적절한 음식 섭취가 진행 중인 활동을 뒷받침해 주어야 한다. ATP를 발생시키는 모든 반응은 열을 방출한다. 분해대사를 통해 유리되는 에너지의 약 40% 만이 ATP를 합성하는데 사용되고 나머지는 주위의 세포질을 덥힌다. 활동수준이 증가하면, ATP 합성도 빨라지고 더욱 많은 열이 발생한다. 효소는 비교적 좁은 온도 범위에서만 정상적으로 작용할 수 있기 때문에, 열이 발생한 만큼 빨리 방출되지 않으면 대사경로는 위험에 빠지게 된다. 이 절에서는 **thermoregulation(체온조절)**—체온을 일정하게 조절하는 기전-에 대하여 살펴보기로 한다.

## 열생산과 열손실

분해대사에 의해 유리되는 에너지의 약 60%는 주변 조직을 데우는 열로서 나온다. 만약 체온이 일정하게 유지된다면, 다양한 수준의 활동과 주변환경에도 불구하고 열생산과 열손실은 평형관계에서 유지되어야 한다.

**3** 이 삽화는 신체와 주변 환경 사이의 열전달 기전을 소개하고 있다.

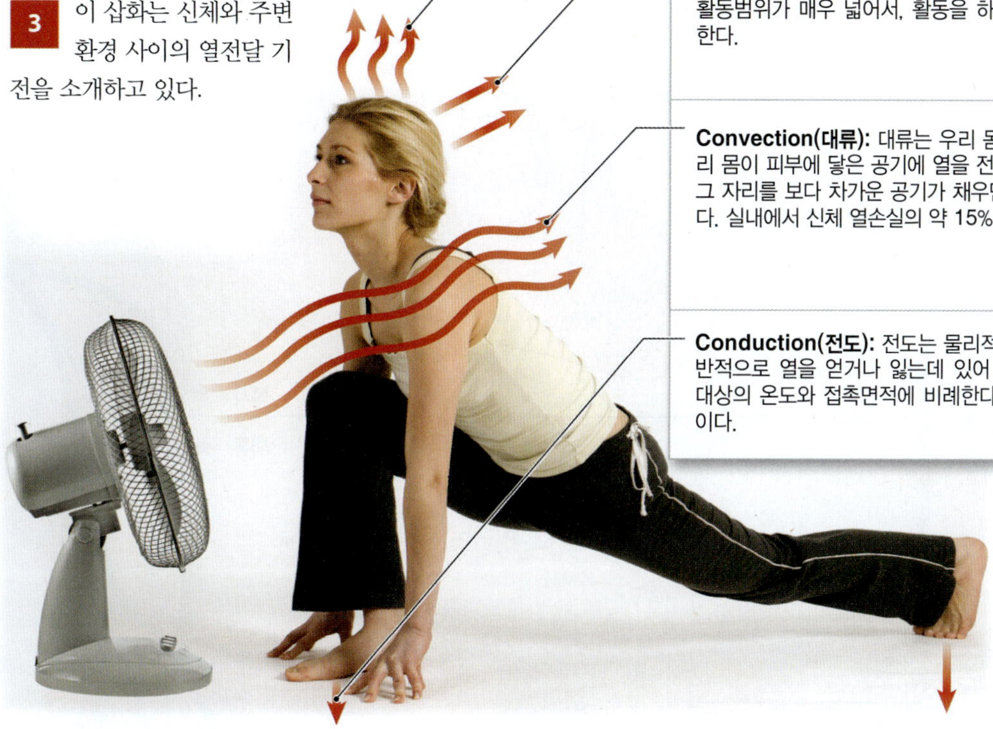

**열전달의 기본 기전**

**Radiation(복사):** 따뜻한 물체는 적외선을 복사하면서 열을 잃는다. 햇볕에서 따뜻함을 느끼는 것은 적외선을 느끼기 때문이다. 신체도 마찬가지 경로를 통해, 비교하면 적은 양이지만, 열을 잃는다. 실내에서 소모하는 열의 50% 이상이 복사를 통한 것이며, 정확한 양은 체온과 피부의 온도에 따라 달라진다.

**Evaporation(증발):** 물은 증발할 때, 액체에서 기체로 변한다. 증발은 에너지를 흡수하는 것—약 0.58 Cal/g $H_2O$—으로 증발이 일어나는 표면을 식힌다. 매 시간마다 20~25 mL의 물이 상피를 통해 새어나오고 허파꽈리 표면과 피부의 표면을 통해 증발한다. 땀샘은 활동범위가 매우 넓어서, 활동을 하지 않기도 하고 시간 당 2~4리터의 땀을 분비하기도 한다.

**Convection(대류):** 대류는 우리 몸의 표피에 닿아 있는 공기로 열을 전도한 결과이다. 우리 몸이 피부에 닿은 공기에 열을 전달하면, 공기는 따뜻해져서 피부를 떠나 위로 올라간다. 그 자리를 보다 차가운 공기가 채우면서 그 공기가 다시 따뜻해진다. 이러한 과정이 반복된다. 실내에서 신체 열손실의 약 15% 정도가 대류를 통하여 일어난다.

**Conduction(전도):** 전도는 물리적 접촉을 통하여 직접 열을 전달하는 것이다. 전도는 일반적으로 열을 얻거나 잃는데 있어 효과적인 기전은 아니다. 그 효과는 피부가 접촉하는 대상의 온도와 접촉면적에 비례한다. 서 있을 때 전도에 의한 열손실은 무시해도 될 정도이다.

**4** 이 그림은 체온조절에 실패했을 때의 효과를 보여준다.

| 원인이 되는 신체 또는 환경조건 | °F | °C | 체온조절능력 | 주요 생리적 효과 |
|---|---|---|---|---|
| CNS 손상<br>열사병 | 114<br>110 | 44<br>42 | 심각하게 손상됨<br>손상됨 | 사망<br>단백질 변성<br>경련<br>세포손상 |
| 질병에 관련된 고열<br>극단적인 활동<br>활동적 어린이 | 106<br>102 | 40<br>38 | 작동함 | 방향감 장애 |
| **정상범위(구강)** | 98 | 36 | | 신체는 정상 |
| 추운 날 이른 아침 | 94 | 34 | 손상됨 | 방향감 장애<br>근육조절 상실<br>의식 소실<br>심장정지 |
| 심각한 노출 | 90<br>86 | 32<br>30 | 심각하게 손상됨 | |
| 심장 절개수술을 위한 저체온증 | 82<br>78<br>74 | 28<br>26<br>24 | 소실 | 사망 |

### 모듈 14.10 복습

a. 기초대사율을 정의하시오.

b. 실내에 있을 때, 우리 몸의 열손실의 약 반을 차지하는 열 전달과정은?

c. 전도와 대류의 차이는 무엇인가? 열손실은 두 기전 사이에서 어떻게 다른가?

# Hypothalamus(시상하부)에 있는 thermoregulatory center(체온조절중추)는 열손실과 열생산을 조정한다

열손실과 열생산은 많은 신체활동을 포함한다. 이들 활동은 시상하부의 시각교차앞구역(preoptic area)에 있는 **heat-loss center(열손실중추)** 및 **heatgain center(열생산중추)**에 의해 따로 조정된다.

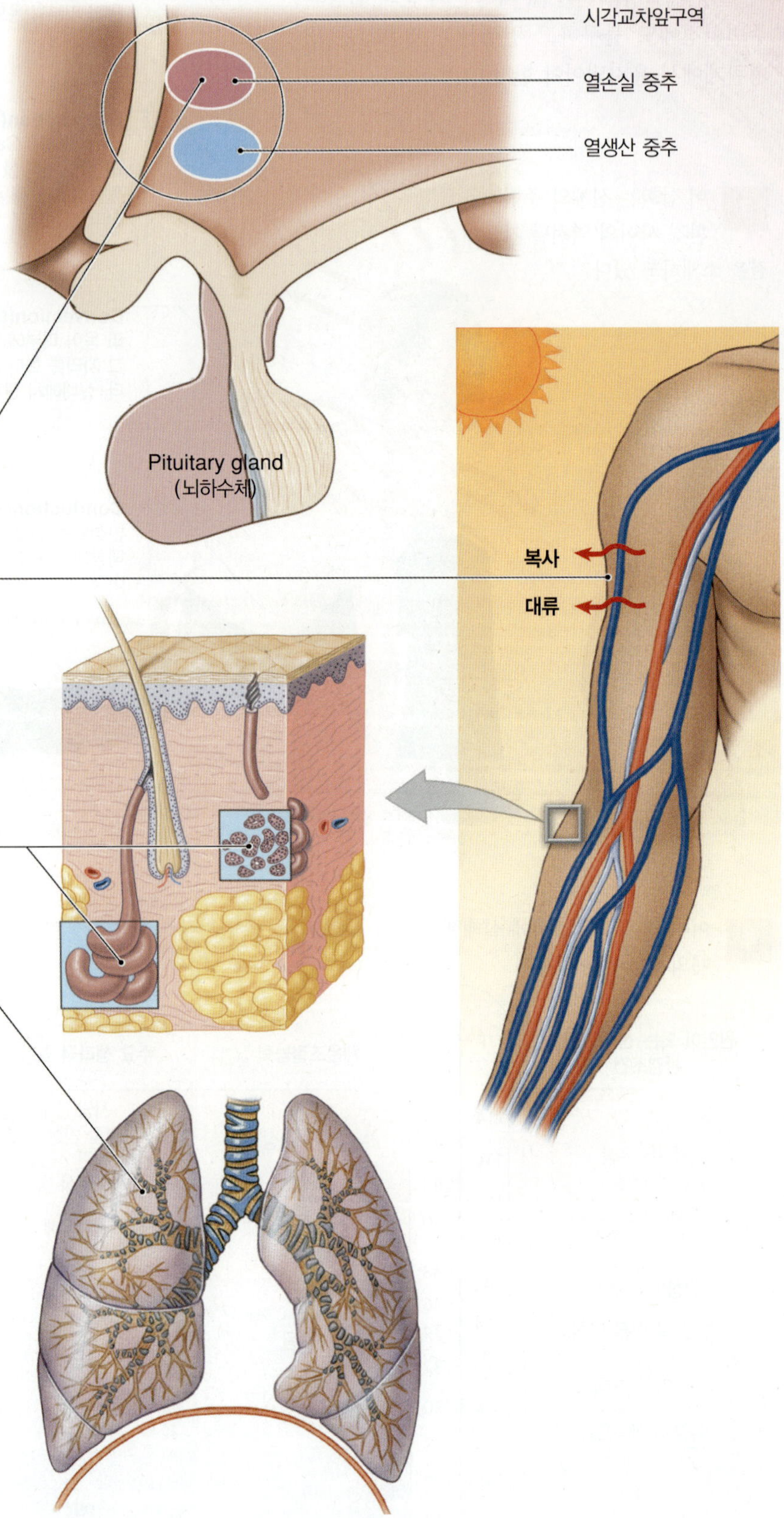


**열손실중추는 체온상승에 대한 반응을 조정한다**

**행동변화:** 불편함이 행동반응을 유발한다.—그늘 찾아가기, 물에 들어가기 또는 체온을 줄이기 위한 다른 의도적 행위들.

**피부표면으로의 혈관 확장 및 혈액의 우회:** 혈관운동중추를 억제하여 말초혈관의 확장을 야기하여, 더운 피를 체표로 보낸다. 피부가 붉은색을 띠면서, 피부온도는 올라가고, 결국 복사 및 대류를 통한 열손실이 증가한다.

**땀 생산:** 피부의 혈류가 증가하면서, 땀샘이 자극되어 땀을 생산한다. 땀은 신체표면을 흐르면서 증발에 의한 열손실이 증가한다. 땀이 최대로 흐르면서 모든 땀이 증발한다면 시간당 2,320 Cal를 발산할 수 있다.

**호흡열손실:** 호흡중추가 자극되어 호흡이 깊어진다. 종종, 코보다는 벌린 입을 통하여 숨을 쉬기 시작하는데, 이때 폐를 통한 증발열손실이 증가한다.

## 체온이 떨어질 때

### 열생산중추는 체온하강에 대한 반응을 조정한다

열생산중추는 두 가지 방법으로 낮은 체온에 반응한다.

#### 체열발생의 증가

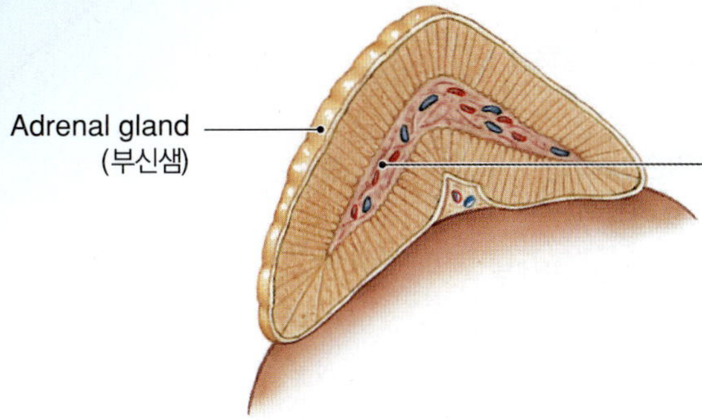


**비오한열생산:** 호르몬이 분비되어 모든 조직에서 대사활동을 증가시킨다. 교감신경에 의한 자극에 의해 부신수질은 에피네프린을 분비하는데, 에피네프린은 간과 골격근의 당원분해속도와 대부분 조직의 대사율을 빠르게 증가시킨다. 어린이들은, 어른과 달리, 체온이 정상보다 떨어지면 열생산중추가 시상하부에서 TRH(갑상샘자극호르몬분비호르몬)의 분비를 증가시킨다. TRH는 뇌하수체 전엽에서 TSH(갑상샘자극호르몬) 분비를 자극하고, 갑상샘호르몬 분비가 증가하면서 신체 전반의 분해대사작용 속도가 증가한다.

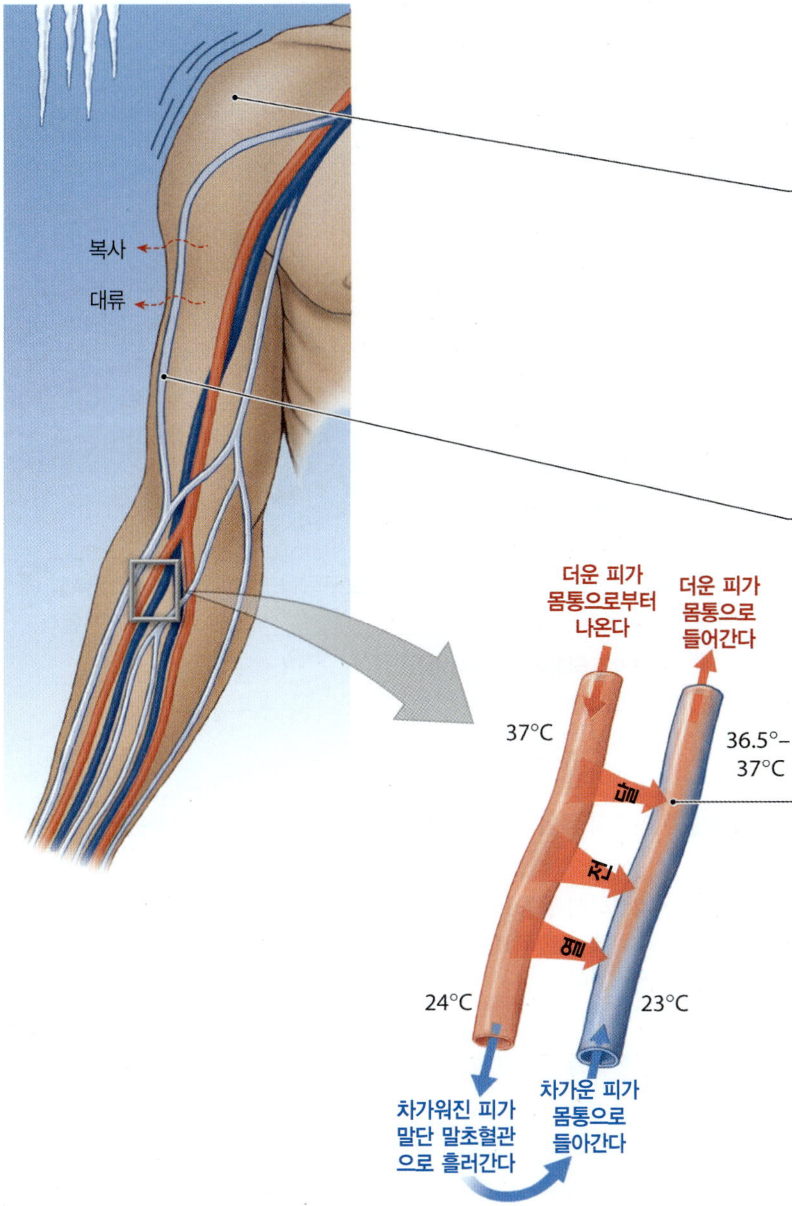


**오한열생산:** 근육 긴장도의 점진적인 증가에 따라 전신에 걸친 골격근 조직의 에너지 소비가 증가한다. 작용근과 대항근이 모두 관여하며, 근육의 긴장도가 점점 증가하면서 신전수용기가 자극되는데, 대항근들이 순간적인 수축을 반복하게 되는 정도까지 자극된다. 다르게 말하면, 떨기 시작한다. 떨기는 열발생 속도를 400%까지 증가시킬 수 있으므로, 상당히 효과적으로 체온을 올릴 수 있다.

#### 체열의 보존

**혈관운동중추:** 이 중추는 피부로 가는 혈류를 감소시켜, 복사와 대류를 통한 열손실을 줄인다. 피부는 차가워지고 혈류가 줄면서 퍼렇거나 창백하게 보이게 된다. 상피세포는 25°C 정도로 낮은 온도에서도 49°C 정도의 높은 온도에서도 상당한 기간을 견딜 수 있으므로 손상되지 않는다.

**역류교환:** 몸속 깊이 있는 정맥은 동맥과 나란히 놓여 있어서, 사지로 가는 더운 피에서 말초에서 돌아오는 시원한 피로 열이 전도된다. 이 배열은 몸의 중심부에 열을 잡아주는 역할을 하여, 열손실을 줄여준다. 반대방향으로 움직이는 용액들 사이에서 일어나는 열, 물 또는 용질의 이동을 **contercurrent exchange(역류교환)**이라 한다.

### 모듈 14.11 복습

a. 사지 깊숙이 있는 동맥으로부터 인접한 정맥으로 열을 전달하는 체열을 보존하는 기전을 무엇이라 하는가?

b. 체온을 조절하는데 있어 비오한열생산의 역할을 설명하시오.

c. 어떤 사람의 체온에 대한 말초혈관이완의 효과를 기술하시오.

## 1. 연결하기

다음 용어를 가장 가깝게 연관된 문항과 연결하시오.

| 용어 | | 문항 |
|---|---|---|
| • 전도 | a ______ | 에너지의 흐름과 그 변화를 연구 |
| • 기초대사율 | b ______ | 실내에서 열손실이 가장 큰 경로 |
| • 40% | c ______ | 체온을 일정하게 조절 |
| • 역류교환 | d ______ | 땀흘림을 동반하는 열손실 과정 |
| • 시상하부 | e ______ | 호르몬의 방출; 대사율의 증가 |
| • 증발 | f ______ | 열로 방출되는 분해에너지의 퍼센트 |
| • 오한열생산 | g ______ | 혈관운동중추를 자극 |
| • 말초혈관수축 | h ______ | 사지 깊숙한 곳의 혈관들 사이의 열전달기전 |
| • 열생산 | i ______ | 휴식 시 에너지 소모량 |
| • 에너지학 | j ______ | 물리적 접촉에 의해 열에너지를 직접 전달 |
| • 복사 | k ______ | 분해에너지 중 ATP에 갈무리되는 에너지의 퍼센트 |
| • 60% | l ______ | 혈관운동중추를 억제 |
| • 말초혈관이완 | m ______ | 열손실중추와 열생산중추의 통합 |
| • 비오한열생산 | n ______ | 골격근 긴장도 증가의 결과 |

## 2. 선택형

각 문장을 완성하는데 가장 알맞는 항목을 고르시오.

a 개인의 BMR은 ______________ 에 따라 달라진다.
- 성
- 체중
- 나이
- 모두 다

b 환경과 열을 교환하는 네 경로는 ______________ 이다.
- 에너지학, 열보존, 열손실, 열생산
- 복사, 전도, 대류, 증발
- 떨기, 땀흘리기, 체온조저, 행동변화
- 에너지학, 증발, 호르몬, 열보존

c 우리 몸에서 열손실을 증가시키는데 가장 기본적인 기전은 ______ 이다.
- 혈관운동과 호흡
- 땀흘림과 떨기
- 생리적 반응과 행동 변화
- 순응과 혈관운동

d 아래 보기 중 체온의 증가에 대한 반응이 아닌 것은 ________ 이다.
- 호흡중추의 자극
- 땀샘의 자극
- 말초혈관수축
- 말초혈관이완

e 일상적 음심섭취가 전체 에너지요구량을 넘어서게 되면, 여분의 에너지는 기본적으로 ______________의 형태로 저장된다.
- 지방조직에서 중성지방
- 간에서 지질단백질
- 간에서 당원(글리코겐)
- 혈액에서 포도당

f 여러분의 몸은 에너지를 ______________ 사용한다.
- 낮에만
- 격렬하게 활동할 때만
- 추위에 노출되었을 때만
- 끊임없이

## 3. 단답형

a 어떻게 휴식 시 산소소비를 측정하여 에너지소모를 추정할 수 있는가?

b 열생산중추에 의해 일어나는 반응을 기술하시오.

c 비오한열생산에 포함되는 단기 및 장기 열생산기전을 설명하시오.

# 핵심 용어로 윤곽 파악하기

각 모듈마다 차례대로 열거한 용어를 이용하여 내용을 요약하시오.

## 1절

### Cellular Metabolism(세포대사) 개요

- metabolism(대사)
- cellular metabolism (세포대사)
- catabolism (분해대사)
- anabolism (합성대사)
- metabolic turnover (대사적 재편성)
- nutrient pool (영양소 저장고)

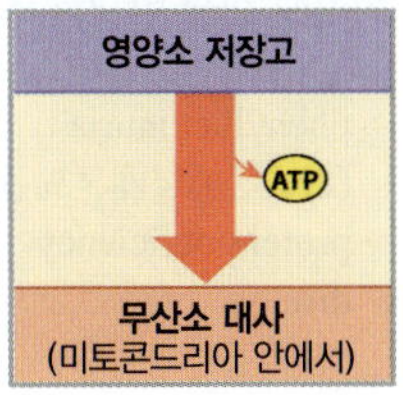


## 14.1

### 세포는 대부분의 ATP를 electron transport system(전자전달계)을 통하여 얻으며, 전자전달계는 citric acid cycle(시트르산 회로)과 연결되어 있다

- acetate(아세트산)
- acetyl-CoA (아세틸 CoA)
- coenzyme(조효소)
- citric acid(시트르산)
- citric acid cycle (시트르산 회로)
- oxidative phosphorylation (산화인산화)
- electron transport system(ETS, 전자전달계)

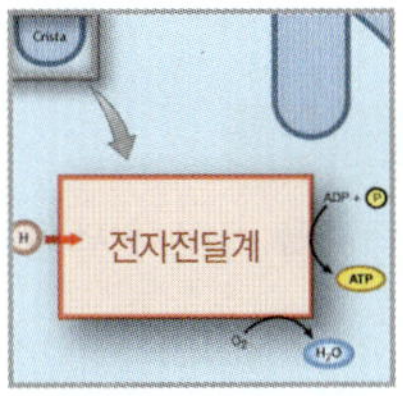


## 14.2

### 세포는 nutrient pool(영양소 저장고)로부터 사용할 수 있는 물질을 분해하여 필요한 에너지를 얻는다

- ○ nutrient pool (영양소 저장고)
- ○ catabolic pathway (분해대사 경로)
- ○ anabolic pathway (합성대사 경로)
- glycogenesis [당원(글리코겐)합성]
- glycogenolysis [당원(글리코겐)분해]
- gluconeogenesis (포도당신합성)
- glycolysis(해당작용)

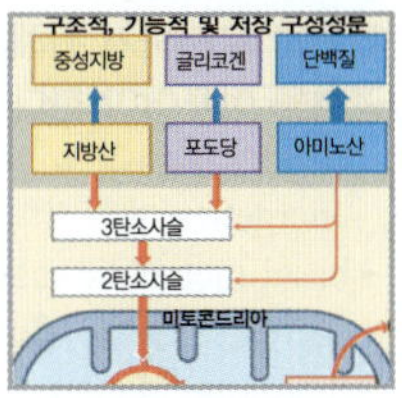


## 2절

### 영양소의 소화와 대사

- ○ oral cavity(구강)
- ○ stomach(위)
- ○ duodenum(샘창자)
- ○ jejunum(빈창자)
- ○ hepatic portal vein (간문맥)
- ○ liver(간)

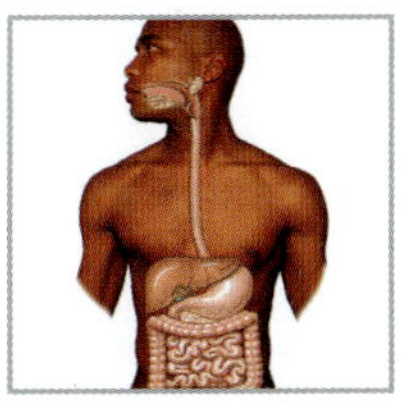

## 14.3

### 탄수화물은 일반적으로 휴식상태에서 우선적으로 분해대사되어 ATP를 생산한다

- salivary amylase (침아밀라아제)
- maltase(말타아제)
- sucrase(설탕분해효소, 수크라아제)
- lactase(젖당분해효소, 락타아제)
- flatus(방귀)
- ○ liver(간)
- ○ skeletal muscle (골격근)
- ○ glucose(포도당)
- ○ glycogen (당원, 글리코겐)
- ○ insulin(인슐린)
- pyruvate(피루브산)

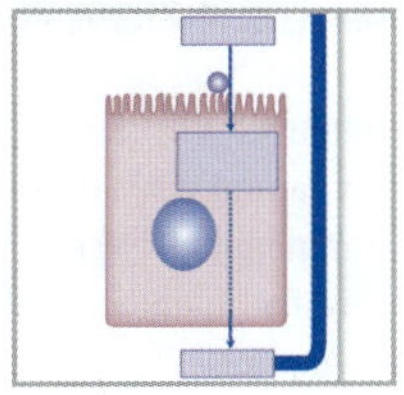

## 14.4

### 지질은 chylomicron(킬로미크론, 기름죽입자)의 형태로 혈액으로 들어간다; cholesterol(콜레스테롤)은 그 후 추출되어 지질단백질의 형태로 분리된다

- lipase(지질분해효소, 리파제)
- linolenic acid (리놀렌산)
- linoleic acid (리놀레산)
- essential fatty acid(필수지방산)
- bile salt(쓸개산염)
- emulsification (유화작용)
- micelle(미셀)
- chylomicron (기름죽입자, 킬로미크론)
- lipoprotein (지질단백질)
- ○ lacteal(유미관)
- ○ thoracic duct (가슴림프관)
- ○ cholesterol (콜레스테롤)
- low-density lipoprotein(LDL, 저밀도지질단백질)
- high-density lipoprotein(HDL, 고밀도지질단백질)

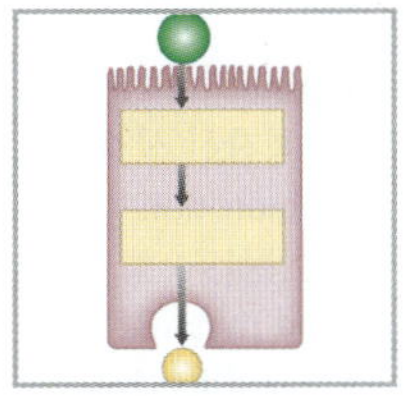

## 14.5

### 단백질 합성에 필요하지 않은 아미노산은 파괴되어 다른 아미노산으로 변형될 수 있다

- pepsin(펩신)
- enteropeptidase (창자펩티드분해효소)
- trypsin(트립신)
- chymotrypsin (키모트립신)
- carboxypeptidase (카르복시펩티드분해효소)
- elastase (엘라스타아제)
- peptidase (펩티드분해효소)
- ○ hepatic portal vein (간문맥)
- ○ liver(간)
- nonessential amino acid (비필수아미노산)
- essential amino acid(필수아미노산)

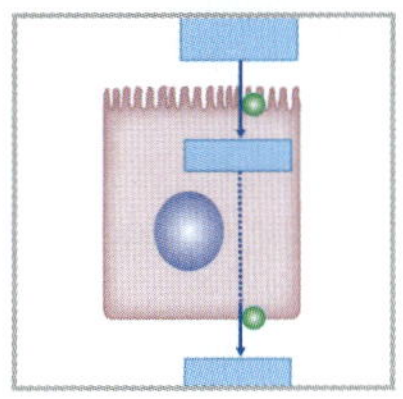

• = 해당 모듈에서 굵은 문자로 표시한 용어

## 14.6

### Vitamin(비타민) 및 mineral(미네랄)은 많은 대사경로의 기능에 꼭 필요하다

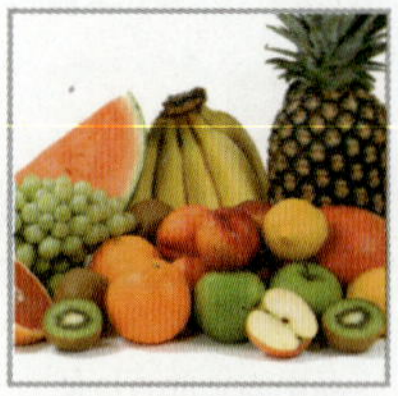

- nutrition(영양)
- vitamin(비타민)
- mineral(미네랄)
- water-soluble vitamins (수용성 비타민)
- intrinsic factor (내인자)
- fat-soluble vitamin (지용성 비타민)
- hypovitaminosis (비타민결핍증)
- hypervitaminosis (비타민과다증)
- cofactor(보조인자)

## 14.7

### 적절한 영양은 균형잡힌 식사에 달려 있다

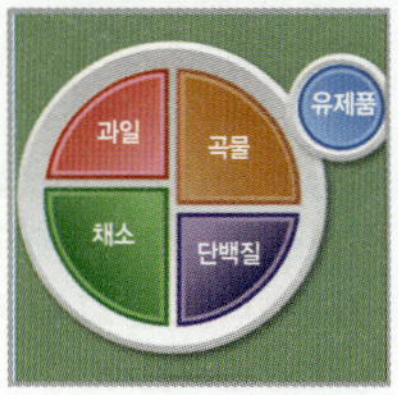


- balanced diet (균형잡힌 식사)
- malnutrition (영양실조)
- ○ food pyramid (음식피라미드)
- www.choosemyplate.gov
- calorie(칼로리)
- kilocalorie (킬로칼로리)
- Calorie(Cal, 칼로리)
- complete protein (완전단백질)
- incomplete protein (불완전단백질)

## 14.8

### 식욕의 조절은 복잡하며, 단기 및 장기 조절 기전이 있다

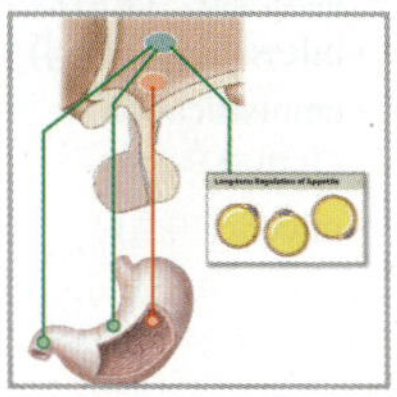

- feeding center (섭식중추)
- satiety center (포만중추)
- neuropeptide Y (NPY, 신경펩티드Y)
- ghrelin(그렐린)
- leptin(렙틴)
- eating disorder (섭식장애)
- anorexia(식욕부진)
- anorexia nervosa (신경성식욕부진)
- bulimia(폭식증)
- obesity(비만)
- body mass index (BMI, 신체질량지수)
- regulatory obesity (조절비만)
- metabolic obesity (대사비만)

## 14.9

### 대사이상은 부적절한 영양, 생화학적 장애 또는 기아에 의해 발생할 수 있다

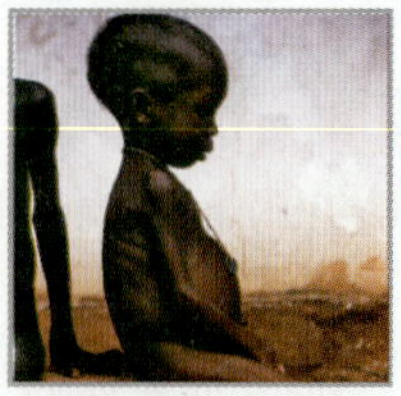

- phenylketonuria (PKU, 페닐케톤뇨증)
- protein deficiency disease (단백질결핍질환)
- kwashiorkor (단백열량부족증, 크와시오르코르)
- ketone body (케톤체)
- ketosis(케톤증)
- ketoacidosis (케톤산증)
- uric acid(요산)
- nitrogenous waste (질소폐기물)
- gout(통풍)
- gouty arthritis (통풍관절염)
- ○ metabolic reserve (대사예비량)

## 3절

### 대사와 에너지 사용

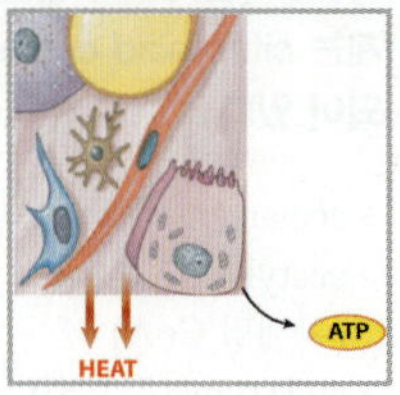


- ○ food intake(음식섭취)
- ○ digestion and absorption of nutrient (영양소의 소화와 흡수)
- ○ catabolism[이화(분해)대사]
- ○ body temperature(체온)

## 14.10

### 우리 몸은 끊임없이 에너지를 사용하며, 일정한 체온을 유지하기 위해서는 열생산과 열손실이 균형을 이루어야 한다

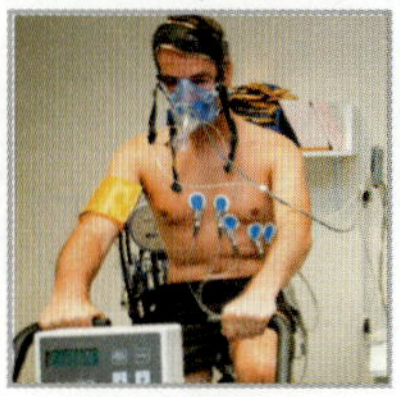

- energetics(에너지학)
- basal metabolic rate (BMR, 기초대사율)
- thermoregulation (체온조절)
- ○ heat transfer(열전달)
- radiation(복사)
- convection(대류)
- evaporation(증발)
- conduction(전도)

• = 해당 모듈에서 굵은 문자로 표시한 용어

**14.11**

**Hypothalamus(시상하부)에 있는 thermoregulatory center(체온조절중추)는 열손실과 열생산을 조정한다**

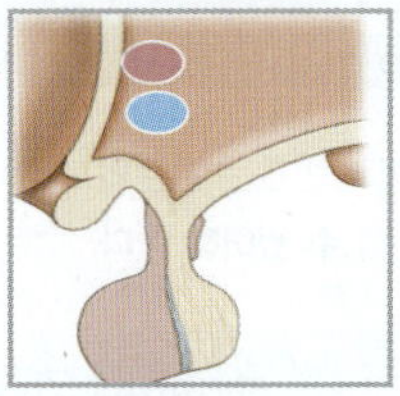

- heat-loss center (열손실중추)
- heat-gain center (열생산중추)
- ○ preoptic area (시각교차앞구역)
- behavioral changes(행동변화)
- vasodilation and shunting of blood to skin surface (피부표면으로의 혈관 확장 및 혈액의 우회)
- sweat production (땀 생산)
- respiratory heat loss(호흡열손실)
- nonshivering thermogenesis (비오한열생산)
- shivering thermogenesis (오한열생산)
- vasomotor center (혈관운동중추)
- countercurrent exchange (역류교환)

• = 해당 모듈에서 굵은 문자로 표시한 용어

## 14장 종합 복습 문제

1. 왜 음식에서 비타민과 미네랄이 필수 성분인가?
2. 찰리는 혈액검사를 했는데, LDL 수치는 정상이고 HDL 수치는 높았다. 심혈관질환을 앓았던 가족이 있는 찰리는 생활습관을 바꾸어야 하는지 궁금해하였다. 여러분은 그에게 무슨 이야기를 해 줄 것인가?
3. 피부 혈관의 혈관수축과 혈관이완은 체온에 어떤 효과를 나타내는가?
4. 체온 조절에 뇌가 어떻게 관여하는가?
5. 기아상태에 있는 사람이 영양상태가 좋은 사람보다 감염에 취약한 이유는 무엇인가?

14장에 있는 모든 모듈, 절, 종합 복습 문제의 풀이를 알고 싶으면 이 책의 뒷부분에 청색 식별표로 표시한 해답 페이지를 참조하시오.

# 15

# 비뇨계통 (The Urinary System)

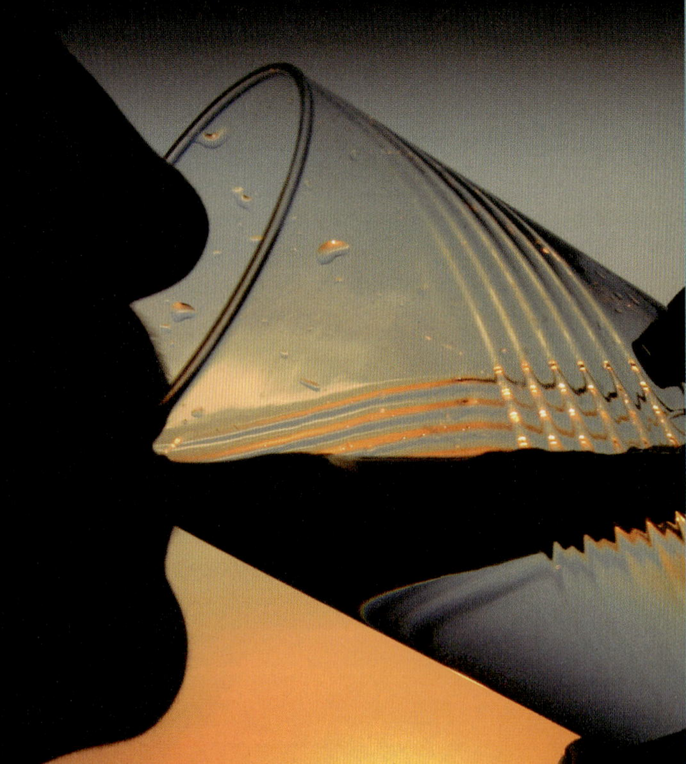

## 학습성과

다음 각 학습성과 번호는 본문의 모듈 번호와 일치하며, 독자는 15장을 모두 공부한 후에 각 학습성과를 실천할 수 있어야 한다.

### 1절 • Urinary System(비뇨계통)의 해부학

**15.1** Kindey(콩팥)의 위치와 구조적 특징을 설명한다.

**15.2** Nephron(콩팥단위)의 구조를 설명하고, 각각의 콩팥단위 부위의 기능을 명시하며, 소변을 생성하는 과정을 요약한다.

**15.3** 콩팥을 관통하는 혈류 경로를 추적하고, cortical nephron(겉질 콩팥단위)과 juxtamedullary nephron(속질곁겉질 콩팥단위)에서 혈류의 양상을 비교한다.

### 2절 • Renal Physiology(콩팥생리학)의 개요

**15.4** 콩팥단위와 집합관계 각 부위의 filtration(여과), reabsorption(재흡수), secretion(분비)에 대하여 논의하고, renal corpuscle(콩팥소체)의 구조와 기능을 설명한다.

**15.5** Antidiuretic hormone(ADH, 항이뇨호르몬)이 어떻게 소변의 양과 농도에 영향을 끼치는지 설명한다.

**15.6** 물의 재흡수와 소변 생산에 관여하는 주요 단계들을 요약한다.

**15.7** ⊞ **임상의학 모듈** 만성과 급성 renal failure(콩팥기능상실, 신부전)의 차이를 비교하고, hemodialysis(혈액투석)의 원리를 설명한다.

### 3절 • Urine(소변)의 저장과 배출

**15.8** Ureter(요관), urinary bladder(방광) 및 urethra(요도)의 구조와 기능을 기술하고, micturition reflex(배뇨반사)를 설명한다.

**15.9** ⊞ **임상의학 모듈** 배설 및 빈도와 관련된 흔한 비뇨기장애를 설명하고, urinalysis(요검사)에 대해 전형적이고 이례적인 예와 함께 설명한다.

### 4절 • 체액 및 전해질평형

**15.10** 체액 및 무기질평형이 무엇을 의미하는지를 설명하고, homeostasis(항상성)에서 그 중요성에 대해 논의한다.

**15.11** 체액 및 전해질평형을 유지하는데 있어 sodium(나트륨)과 수분의 관계를 요약한다.

### 5절 • 산-염기평형

**15.12** 산-염기평형과 pH를 유지하는데 있어 buffer system(완충계)의 역할을 설명한다.

**15.13** Intracellular fluid(세포내액)와 extracellular fluid(세포외액)의 pH를 조절하는데 있어 buffer system(완충계)의 역할을 설명한다.

**15.14** 산-염기평형을 유지하는데 관여하는 보상기전에 대하여 기술한다.

# Urinary System(비뇨계통)의 해부학

**Urinary system(비뇨계통, 비뇨기계)**은 소변을 만듦으로써 과량의 수분, 염분 및 생리적 폐기물들을 제거한다. 이 절에서는 비뇨계통의 구성요소: kidney(콩팥), ureter(요관), urinary bladder(방광) 및 urethra(요도)의 기능적 구조를 이해한다. 이 절의 마지막에서는 어떻게 콩팥이 혈액으로부터 대사산물을 제거하여 소변을 생산하는지, 그 과정이 어떻게 조절되는지, 그리고 소변이 어떻게 **urinary tract(요로)**을 따라 제거되는지 알아본다.

**콩팥(kidney)**은 2개가 있고, 대사가 매우 활발하다. 휴식상태에서 콩팥은 심박출량의 약 25%를 받는다. 콩팥은 비뇨계통의 배설기능을 수행하는 기관이다. 콩팥은 **urine(소변)**을 만드는데, 거기에는 물, 이온 및 작은 수용성 화합물들이 들어 있다.

**Ureter(요관)**는 소변을 콩팥에서 방광까지 운반한다. 소변은 중력과 요관벽 평활근의 수축으로 이동한다.

**Urinary bladder(방광)**는 소변을 받아 몸 밖으로 제거할 때까지 저장한다. 방광벽 평활근의 수축은 소변을 배출하는데 이를 **urination(소변보기, 배뇨)**이라 한다.

**Urethra(요도)**는 소변을 방광에서 몸 밖으로 안내하는 통로이다.

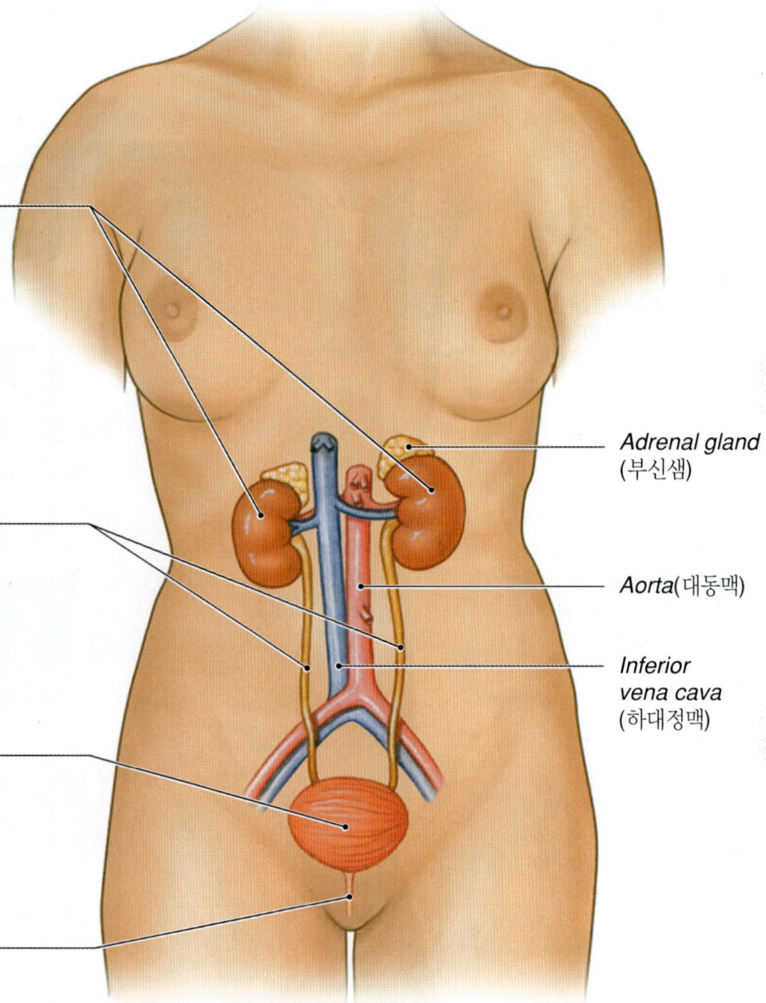


### 비뇨계통의 기능

- 혈액량과 혈압을 조절한다.
- 혈장 내 나트륨, 칼륨, 염소 및 다른 이온들의 농도를 조절한다.
- 혈액의 pH를 안정시킨다.
- 유용한 영양소를 보존한다.
- 약물, 독소 및 대사폐기물을 혈액으로부터 제거한다.

## 콩팥은 복막 뒤에 있는 한 쌍의 기관이다

여기서는 콩팥의 위치와 몸통의 축을 형성하는 뼈대와 복부골반강에 있는 다른 기관들과 연관된 콩팥의 배치를 살펴본다. 여러분은 콩팥이 그 자리에 어떻게 지지되고, 보호되며, 안정하게 있는지 알 수 있을 것이다. [Renal(콩팥-, 신장-)은 "relating to the kidneys(콩팥과 관련됨)"를 의미한다.]

**1** 이 그림은 정면에서 본 것으로 kidney(콩팥), ureter(요관), urinary bladder(방광) 및 관련된 혈관이 보인다. 콩팥은 복막 뒤에 위치하기 때문에, 앞쪽에서는 다른 복부기관이 제거된 후에만 콩팥을 명확하게 확인할 수 있다.

**Renal fascia(콩팥근막)**는 조밀한 섬유바깥층으로 주변의 구조에 콩팥을 고정시킨다.

전형적인 성인의 **kidney(콩팥)**는 적갈색이며, 길이는 10 cm, 넓이는 5.5 cm, 두께는 3 cm이다. 각 콩팥의 무게는 약 150 g이다.

**Hilum(문, 콩팥문)**은 가운데의 오목한 부분으로 renal artery(콩팥동맥)와 renal nerve(콩팥신경)가 들어가고, renal vein(콩팥정맥)과 요관이 나오는 곳이다.

**Ureter(요관)**는 아래로 내려가면서, external iliac artery(바깥엉덩동맥, 외장골동맥)와 정맥의 앞을 가로질러 urinary bladder(방광)의 뒷면 아래로 들어간다.

이것은 제거된 뒤쪽복막의 절단면이다. 콩팥, 부신 및 요관이 뒤쪽 체벽근과 parietal peritoneum(벽쪽복막) 사이의 복막뒤공간에 놓여 있다.

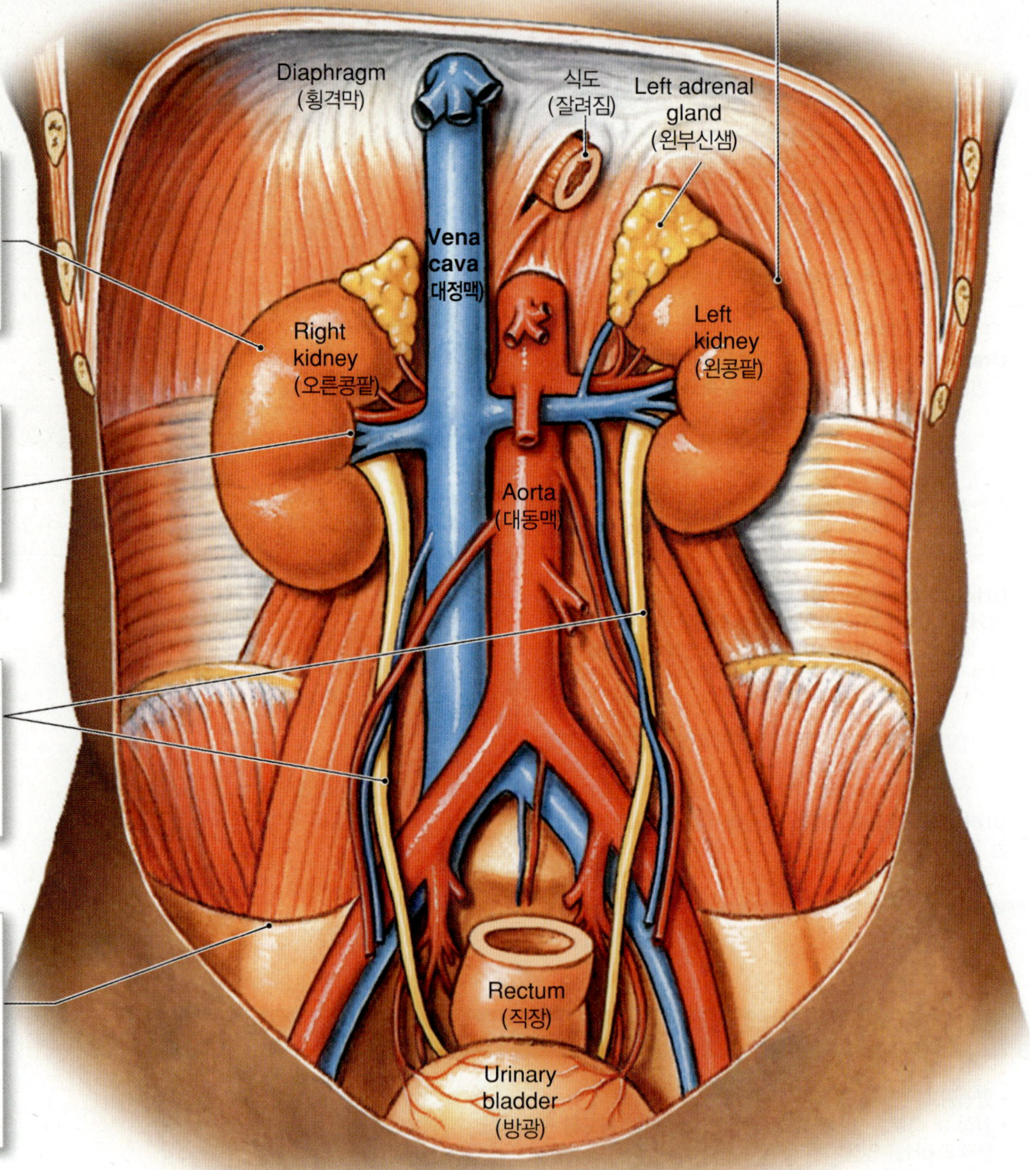

**2** 이 그림은 콩팥단면으로 뚜렷한 구조와 특징들을 보여준다. 콩팥을 담당하는 혈관은 콩팥문으로 들어간다.

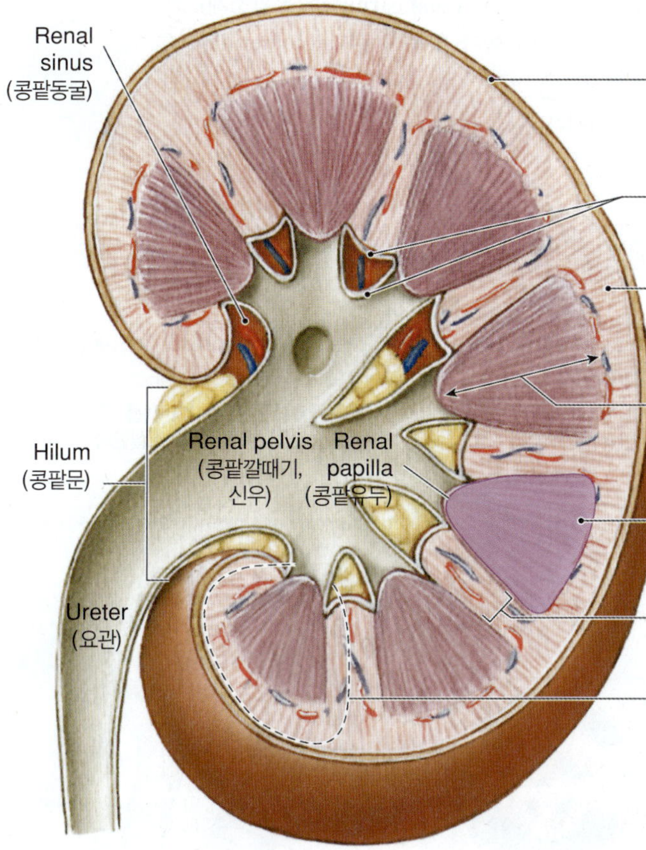


**콩팥의 주요 구조적 표지물**

콩팥의 바깥표면을 덮고 있는 **fibrous capsule(섬유피막)**은 콩팥내강인 **renal sinus(콩팥동굴)**의 안쪽 경계면이기도 하다. 바깥쪽과 안쪽 경계면은 콩팥문에서 이어져 있다.

콩팥동굴 안쪽에는, 섬유피막이 요관, 콩팥혈관 및 콩팥신경의 위치를 고정시킨다.

**Renal cortex(콩팥겉질)**는 콩팥의 바깥 부분으로, 섬유피막과 닿아 있다. 겉질은 연한 적갈색이며 과립형태를 띠고 있다.

**Renal medulla(콩팥속질)**는 콩팥겉질에서 콩팥동굴까지 확장되어 있다. 콩팥속질은 안쪽의 진하고 적갈색을 띤 부분이다.

**Renal pyramid(콩팥피라미드)**는 겉질에서부터 뾰족한 끝부분으로 이어지는 원뿔모양의 구조로 그 끝부분을 **renal papilla(콩팥유두)**라고 한다.

**Renal column(콩팥기둥)**은 과립조직의 띠로 인접한 피라미드를 분리시킨다.

**Kidney lobe(콩팥엽)**는 콩팥피라미드, 그 위의 콩팥겉질 및 콩팥기둥에 인접한 조직으로 구성된다. 각 콩팥은 6~18개의 콩팥엽을 가진다. 소변은 콩팥엽에서 만들어진다.

**3** 이것은 사람 콩팥의 단면을 앞에서 본 것이다. 단계적으로 붙인 설명은 콩팥에서 만들어진 소변이 요관으로 들어가는 경로를 보여준다.

**Minor calyx(작은콩팥잔)**는 하나의 콩팥엽에서 만들어지는 소변을 모은다.

**Major calyx(큰콩팥잔)**는 4~5개의 작은 콩팥잔이 모여 형성된다.

**Renal pelvis(콩팥깔때기)**는 큰 깔때기 모양으로 큰콩팥잔에서 나오는 소변을 모은다. 콩팥깔때기는 요관과 연결된다.

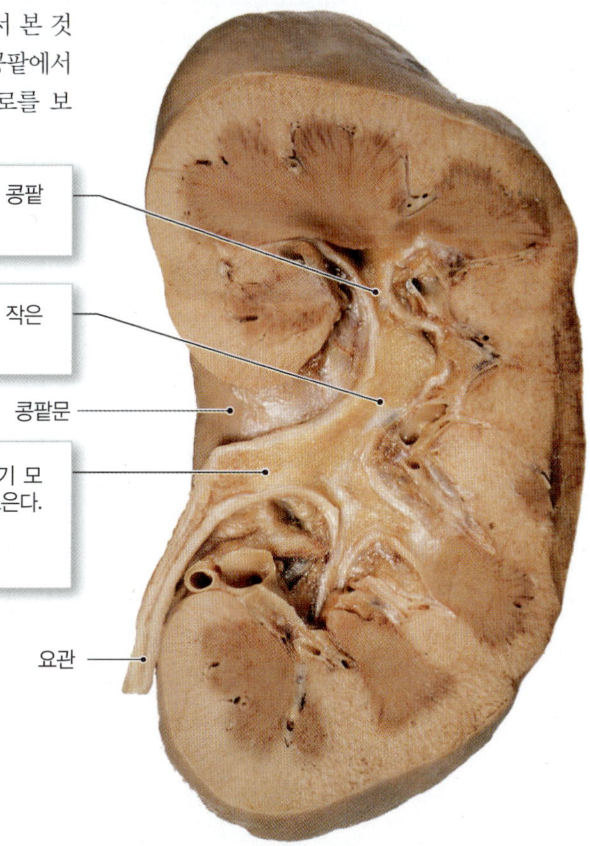


**모듈 15.1 복습**

a. 콩팥의 위치를 설명하시오.

b. 콩팥의 구조적 특징을 설명하시오.

c. 콩팥속질에서 원뿔모양으로 콩팥유두로 끝나는 구조는 무엇인가?

# 콩팥단위는 여러 부위로 나눌 수 있으며, 각 부분은 독특한 기능을 가진다

**1** **Nephron(콩팥단위)**은 콩팥의 본질적인 기능을 수행하는 미세한 구조이다. 콩팥단위는 **renal corpuscle(콩팥소체)**과 renal tubule(콩팥요세관)로 구성된다. 콩팥소체에서 혈압에 의해 물과 물에 녹아 있는 용질이 glomerular capillary(토리모세혈관) 밖으로 밀려 나가 **capsular space(주머니공간)**로 들어가는데, 이 공간은 renal tubule(콩팥요세관)의 속공간으로 연결된다. 여과는 **filtrate(여과액)**를 생산하는데, 여과액은 원칙적으로 단백질이 없다는 점을 빼면 혈장과 유사하다. 여과액은 콩팥요세관과 집합관계를 거친 후에 콩팥 밖으로 나오는데, 이것이 소변이다.

**콩팥단위**

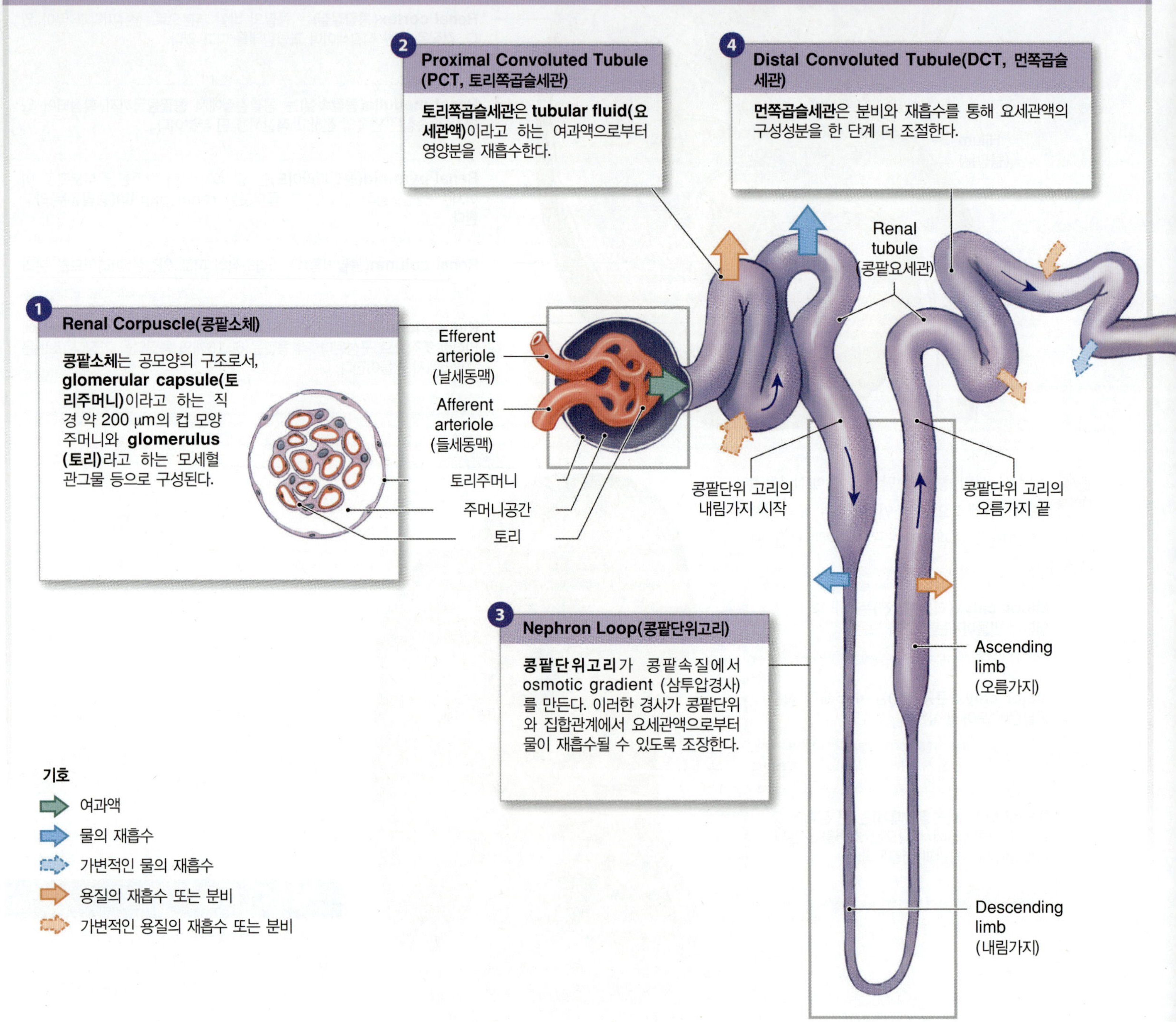

**2** 각 콩팥단위는 **collecting system(집합관계)**으로 요세관액을 비워내는데, 집합관계는 콩팥단위로부터 요세관액이 이동하는 관들로 이루어진 구조이다. Collecting duct(집합관)는 많은 콩팥단위로부터 이 액체를 받는다. 각 집합관은 콩팥겉질에서 시작하여 콩팥속질 속으로 내려오면서, 유두관으로 액체를 운반하여 작은콩팥잔으로 배출한다.

**3** 모든 콩팥단위의 약 85%가 **cortical nephron(겉질콩팥단위)**으로서, 겉질 중 콩팥의 표면에 가까운 데 위치하고 있다. 나머지 15%는 **juxtamedullary nephron(속질결콩팥단위**; 가까운)으로, 긴 콩팥단위고리를 가지고 콩팥속질 안으로 깊게 뻗어 있다. 속질결콩팥단위는 콩팥속질에 특이한 환경을 조성하는데, 그 환경은 물을 보전하고 농축된 소변을 생산하는데 필수적이다.

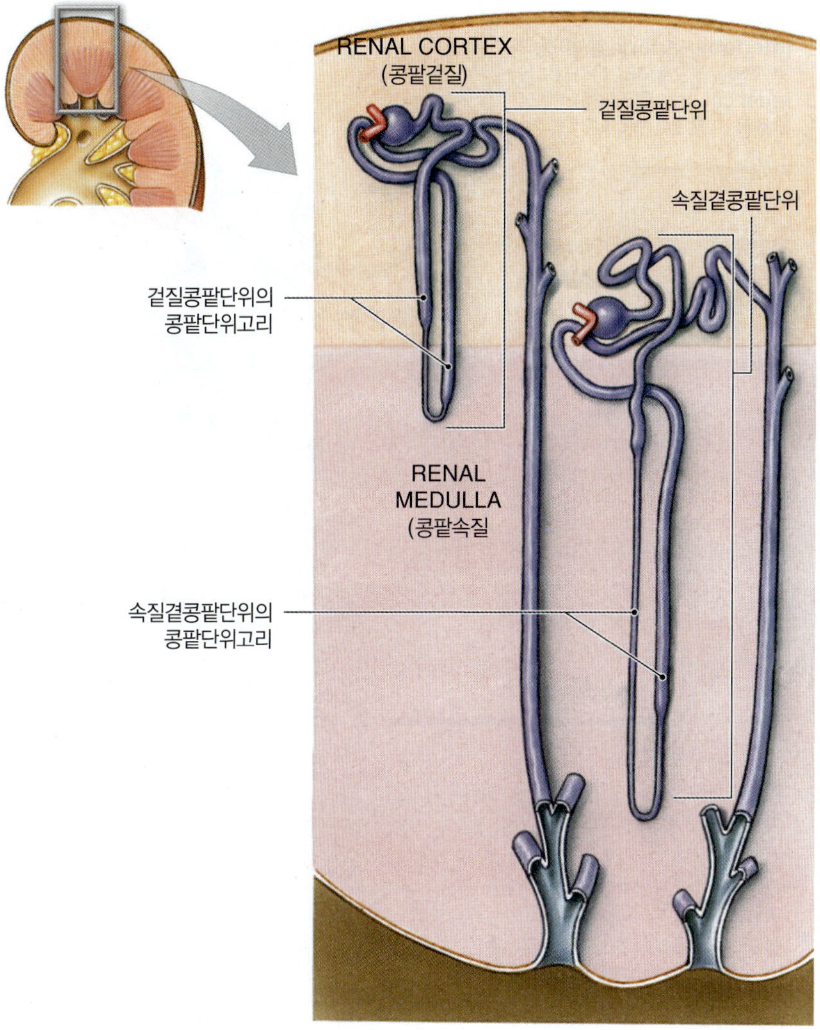


### Collecting system(집합관계)

집합관계는 각 콩팥단위로부터 소변을 받아, 최종적으로 소변의 양과 조성을 조정한 후에, 작은콩팥잔으로 내보낸다.

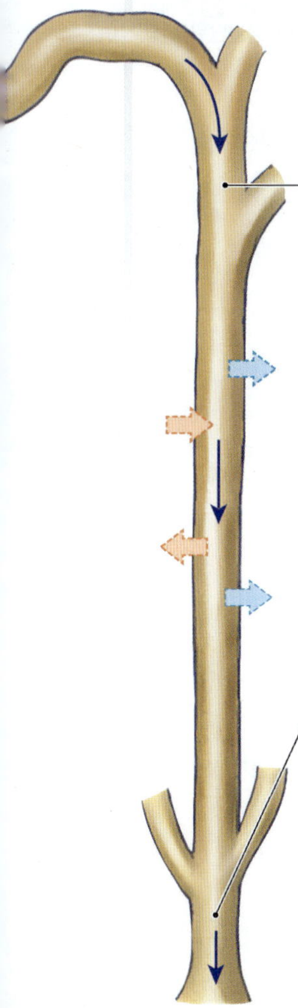

**5 Collecting Duct (집합관)**

**집합관**을 지나면서 요세관액은 삼투농도 차이가 나는 콩팥속질을 통과한다.

**6 Papillary Duct (유두관)**

**유두관**은 많은 집합관으로부터 모인 요세관액을 모아 작은콩팥잔으로 보낸다.

요세관액은 콩팥요세관을 따라 이동하면서 점차적으로 변화한다. 작은콩팥잔으로 들어가는 소변의 특징은 콩팥단위의 각 부위와 집합관계에서 진행되는 활동에 따라 다양하다.

### 모듈 15.2 복습

a. 콩팥단위와 집합관계의 주요 구조를 나열하시오.
b. 콩팥소체의 구성요소를 확인하시오.
c. 토리에서 만들어지는 액체와 혈장의 차이점은 무엇인가?

## 콩팥에는 많은 혈관이 분포하며, 그 순환양상은 복잡하다

**1** 이 그림은 콩팥으로 들어가는 동맥계(위쪽, 빨간 화살표)와 콩팥에서 빠져나오는 정맥계(아래쪽, 파란 화살표)를 보여준다.

각 콩팥은 **renal artery(콩팥동맥)**를 통해 혈액을 공급받는데, 이 동맥은 대동맥에서 superior mesenteric artery(상장간막동맥)가 갈라져 나오는 근처에서 시작된다.

콩팥동맥이 콩팥동굴 안에서 갈라지면서 **segmental artery(구역동맥)**가 형성된다.

**Interlobar artery(엽사이동맥)**는 구역동맥으로부터 갈라져 나와 renal column(콩팥기둥) 안으로 부채꼴 모양으로 뻗어나간다.

**Arcuate artery(활꼴동맥)**는 엽사이동맥으로부터 갈라져 나와, 콩팥겉질과 속질의 경계면을 따라 활 모양을 이룬다.

**Cortical radiate artery(겉질부채꼴동맥)**는 옆에 있는 콩팥엽의 겉질 부위에 혈액을 공급한다.

**Afferent arteriole(들세동맥)**은 겉질부채꼴동맥에서 갈라져 나와 각각의 콩팥단위로 혈액을 공급한다.

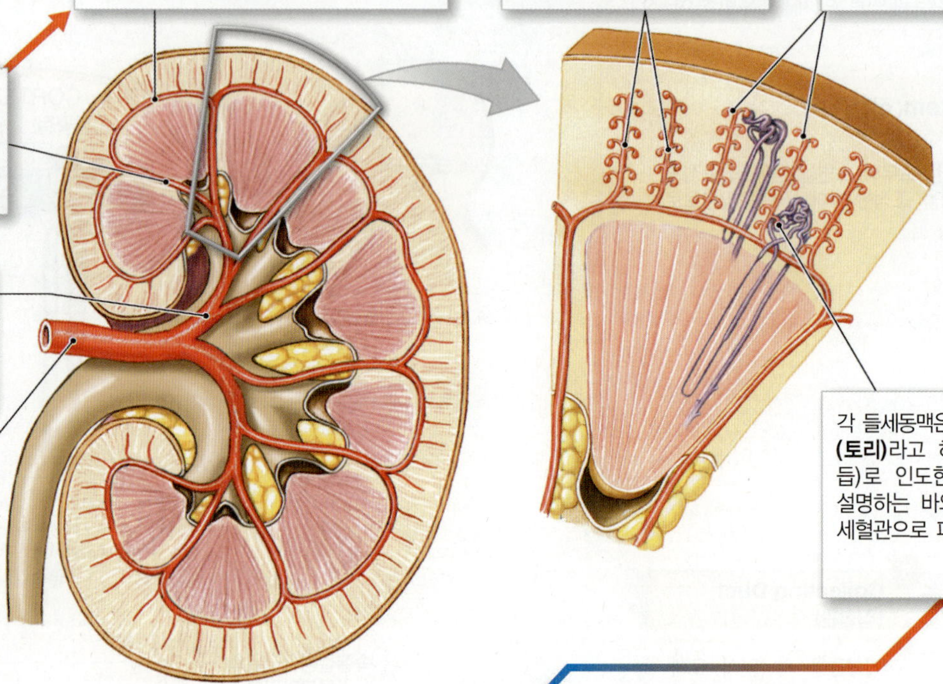

각 들세동맥은 혈액을 **glomerulus(토리)**라고 하는 모세혈관 뭉치(매듭)로 인도한다. 혈액은 **2**번에서 설명하는 바와 같이 콩팥단위의 모세혈관으로 퍼져간다.

**Cortical radiate vein(겉질부채꼴정맥)**은 콩팥단위의 모세혈관으로부터 혈액을 모은다.

겉질부채꼴정맥을 거친 혈액은 **arcuate vein(활꼴정맥)**으로 모인다.

활꼴정맥을 거친 혈액은 **interlobar vein(엽사이정맥)**으로 모인다. 이 정맥은 renal vein(콩팥정맥)으로 직접 빠져나간다. (분절정맥은 없다.)

**Renal vein(콩팥정맥)**을 통해 혈액은 inferior vena cava(아래대정맥, 하대정맥)로 들어간다.

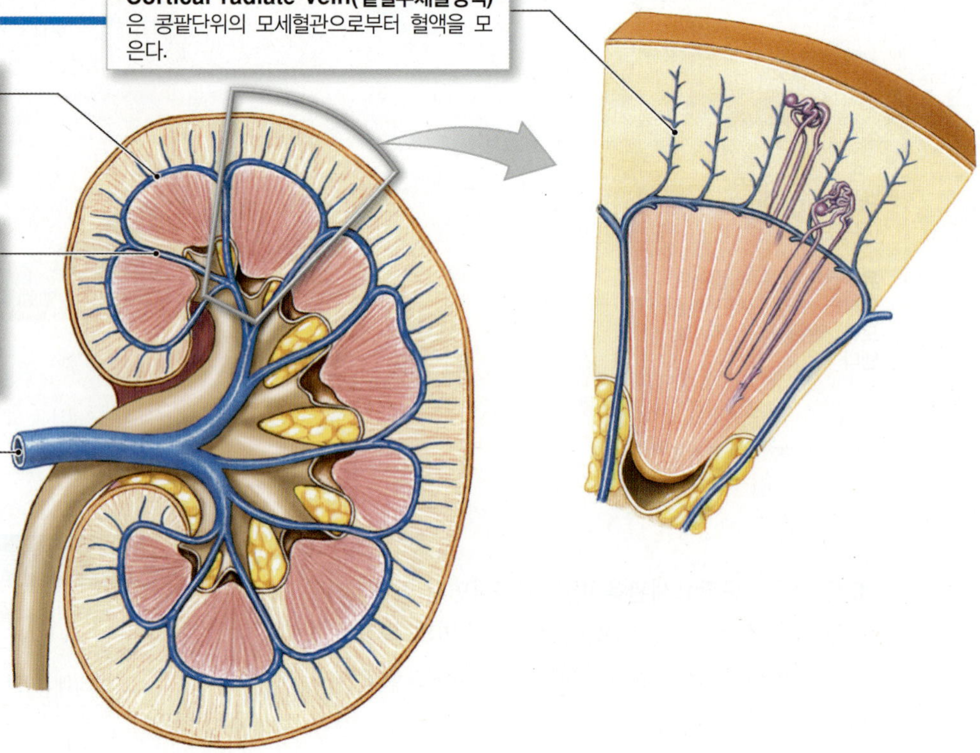

**2** 겉질콩팥단위는 그 콩팥단위고리가 상대적으로 짧다. 겉질 콩팥단위의 **efferent arteriole(날세동맥)**은 콩팥요세관 전체를 감싸는 **peritubular capillary(요세관주위 모세혈관)** 그물로 혈액을 나른다. 콩팥단위와 요세관주위 모세혈관은 peritubular fluid(세관주위액)라 불리는 사이질액에 둘러싸여 있다. 이 모세혈관은 작은 세정맥을 거쳐 겉질부채꼴정맥으로 연결된다.

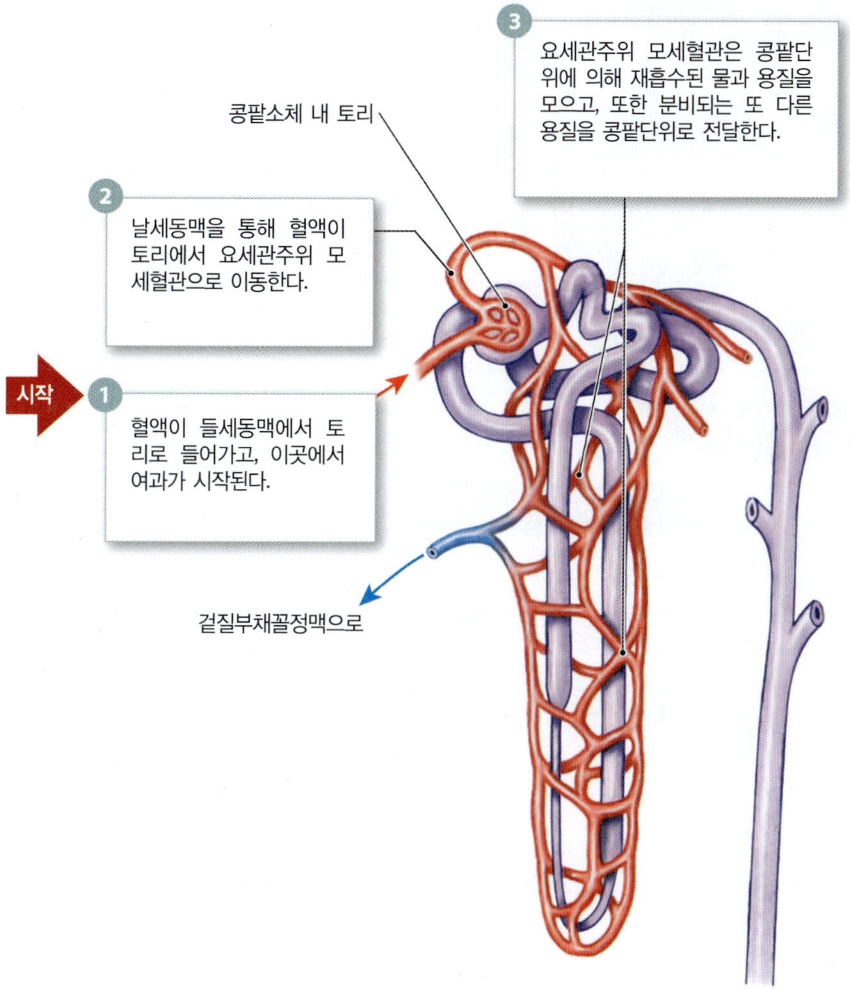


**3** 속질곁콩팥단위의 요세관주위 모세혈관은 **vasa recta(곧은혈관**; vasa, 관, 혈관 + *recta*, 곧은)—콩팥단위고리와 평행하게 놓여 있는 길고 곧은 모세혈관-로 연결된다.

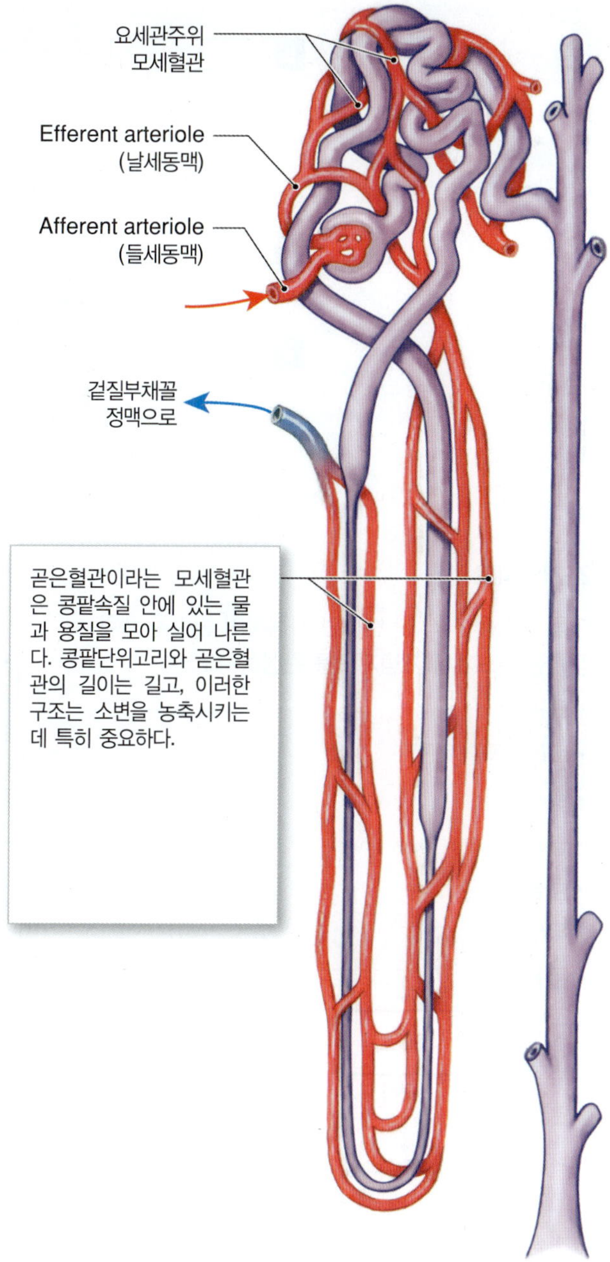


각 콩팥은 약 125만 개의 콩팥단위를 가지고 있으며, 이것들을 길게 이으면 그 길이가 약 145 km에 이른다. 겉질 및 속질곁콩팥단위는 둘 다 신경지배를 받으며, 이를 지배하는 renal nerve(콩팥신경)는 콩팥문으로 들어가 콩팥동맥을 따라 갈라지며 분포한다. 콩팥신경에 있는 대부분의 신경섬유는 celiac plexus(복강신경얼기)와 inferior splanchnic nerve(아래내장신경)에서 비롯된 sympathetic postganglionic fiber(교감신경절이후섬유)이다. Sympathetic innervation(교감신경지배)은 토리의 혈류와 혈압을 조절하고, 효소인 레닌의 방출을 자극한다.

### 모듈 15.3 복습

a. 콩팥동맥에서 콩팥정맥으로 흐르는 혈액의 경로를 추적하시오.

b. 혈액이 토리로 들어가고 나오는 과정을 설명하시오.

c. 곧은혈관을 설명하시오.

## 1. 단답형

다음 그림의 콩팥구조 명칭을 기입하고, 각각의 기능 및 구조를 간단히 설명하시오.

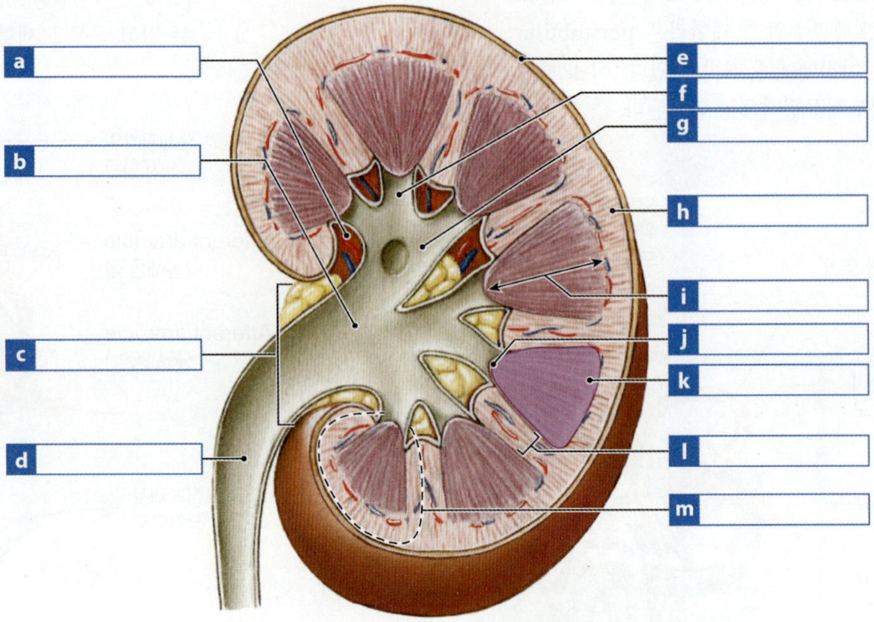


## 2. 개념지도

다음 용어를 각각 한 번씩만 사용하여 빈칸을 채워 정확한 비뇨계통 개념지도를 완성하시오.

- 요관
- 토리쪽곱슬세관
- 토리
- 방광
- 콩팥요세관
- 유두관
- 큰콩팥잔
- 콩팥속질
- 콩팥동굴
- 콩팥단위

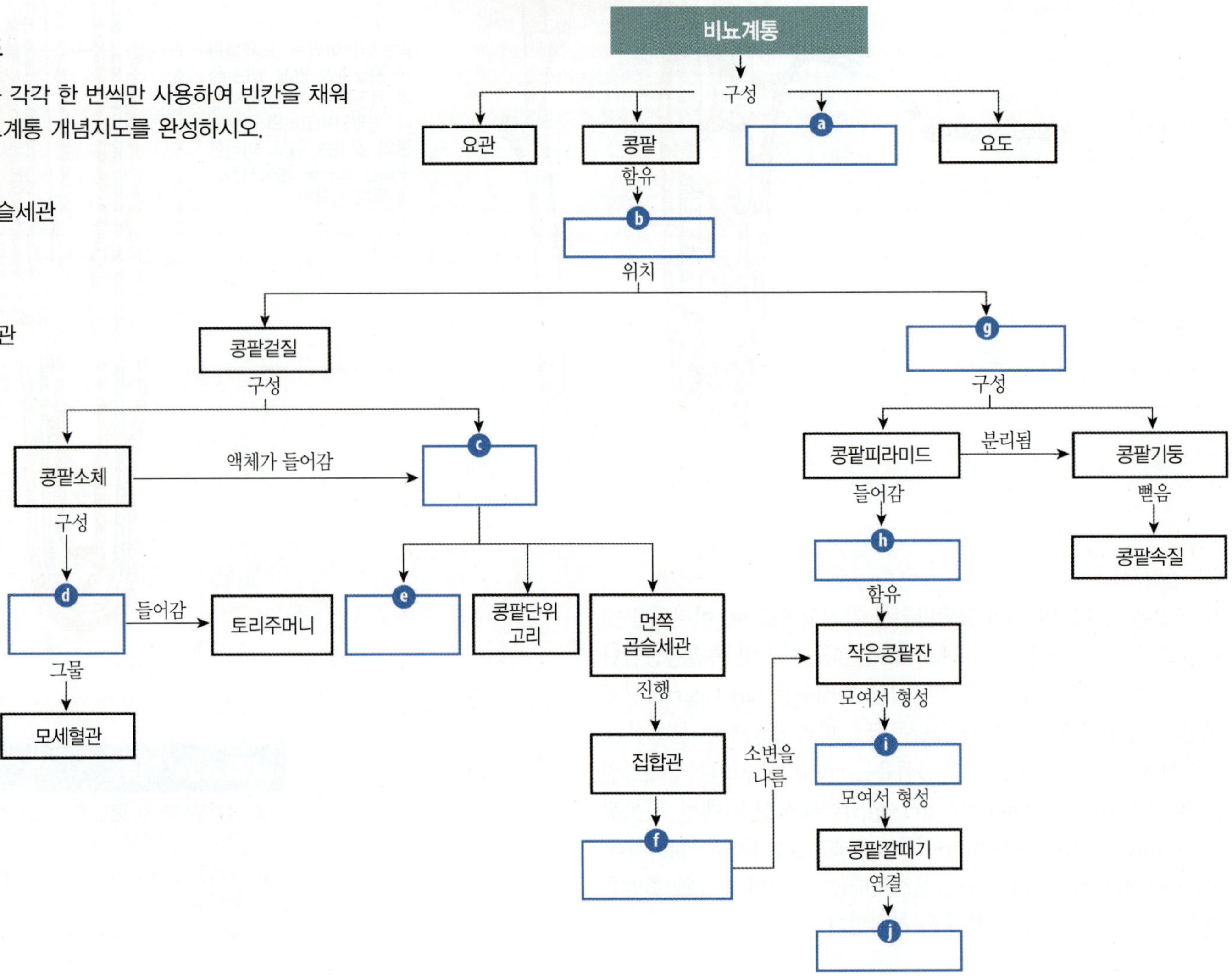

# Renal Physiology(콩팥생리학)의 개요

소변을 만드는 목적은 혈액의 양과 구성성분을 조절하여 항상성을 유지하는 것이다. 이 과정에는 용질 특히 대사폐기물의 배출이 포함된다. 혈장에서 다음 세 가지의 유기폐기물이 중요하다:

- **Urea(요소)**는 가장 많은 유기폐기물이다. 요소는 간에서 일어나는 아미노산 분해의 부산물이다.
- **Creatinine(크레아티닌)**은 골격근조직에서 creatine phosphate(크레아틴인산)가 분해되어 만들어지는데, 크레아틴인산은 고에너지화합물로서 근수축 시 중요한 역할을 한다.
- **Uric acid(요산)**는 RNA분자의 질소를 함유한 염기의 재순환 동안 형성되는 산물이다.

콩팥은 정상에서 삼투농도가 1200~1400 mOsm/L에 이르는, 혈장 삼투농도의 4배에 달하는 농축된 소변을 생산하는 능력을 가지고 있다.

**1** 콩팥은 우리 몸의 체액과는 다른 다양한 조성의 체액을 생산한다. 이 표는 혈장과 소변에서 대표적인 물질들의 농도를 비교한 것으로, 콩팥의 효율성을 보여준다.

**혈장과 소변 검사의 정상치**

| 용질 | 혈장 | 소변 |
|---|---|---|
| **이온(mEq/L)** | | |
| 나트륨($Na^+$) | 135~145 | 40~220 |
| 칼륨($K^+$) | 3.5~5.0 | 25~100 |
| 염소($Cl^-$) | 100~108 | 110~250 |
| 중탄산염($HCO_3^-$) | 20~28 | 1.9 |
| **대사산물과 영양소(mg/dL)** | | |
| 포도당 | 70~110 | 0.009 |
| 지질 | 450~1000 | 0.002 |
| 아미노산 | 40 | 0.188 |
| 단백질 | 6.0~8.0 g/dL | 0.000 |
| **질소폐기물(mg/dL)** | | |
| 요소 | 8~25 | 1800 |
| 크레아티닌 | 0.6~1.5 | 150 |
| 암모니아 | <0.1 | 60 |
| 요산 | 2~6 | 40 |

비고: 표시된 값은 전형적인 범위이다. 수치는 실험실과 측정방법에 따라 다를 수 있다.

**2** 콩팥은 세 가지 뚜렷한 생리적 과정을 통해 기능을 수행한다: 여과, 재흡수, 분비

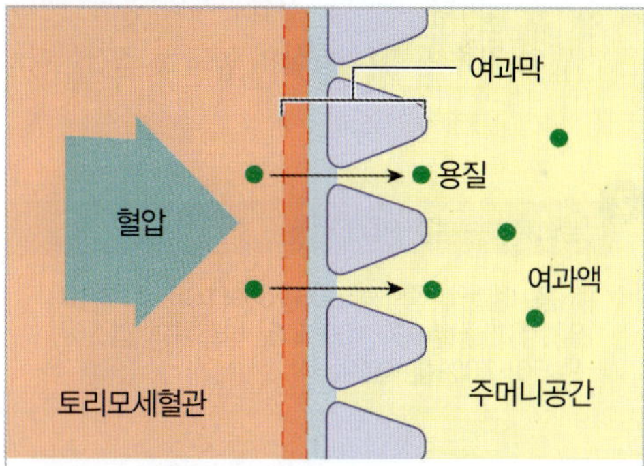


**Filtration(여과)**은 혈압에 의해 물과 용질이 토리모세혈관의 막을 가로질러 주머니공간으로 들어가는 것이다. 여과막을 통과할 수 있을 정도로 작은 용질분자들은 물분자에 둘러싸여 운반된다.

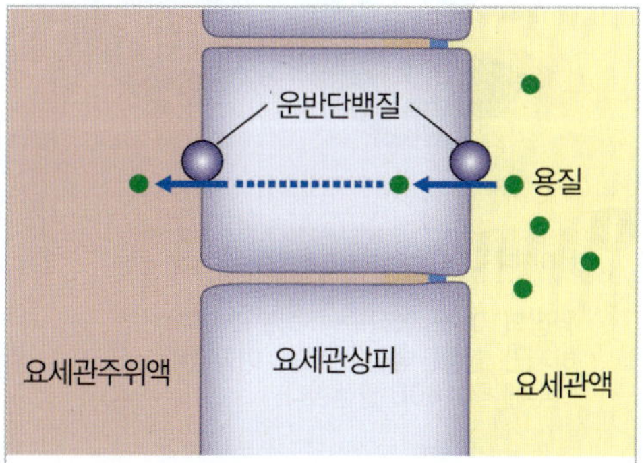


**Reabsorption(재흡수)**은 요세관액에서 물과 용질을 제거하는 것으로, 세관상피를 가로질러 요세관주위액으로 들어가는 것이다.

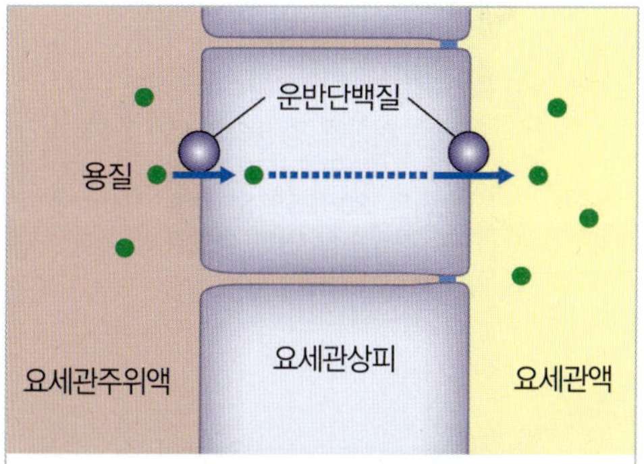


**Secretion(분비)**은 요세관주위액으로부터 요세관상피를 가로질러 요세관액으로 용질을 운반하는 것이다.

15.4

# 여과, 재흡수, 분비는 콩팥단위와 집합관계의 특정 부위에서 발생한다

**1** 이 그림은 소변생성에 있어 콩팥단위와 집합관계 각 부분의 기능을 요약하여 보여준다. 대부분의 부위는 reabsorption(재흡수)과 secretion(분비)을 모두 수행하지만, 두 과정 사이의 균형은 부위마다 다르다. 집합관계와 콩팥단위고리 특히 속질결콩팥단위의 긴고리와의 상호작용은 소변의 최종 용량과 용질의 농도를 조절한다.

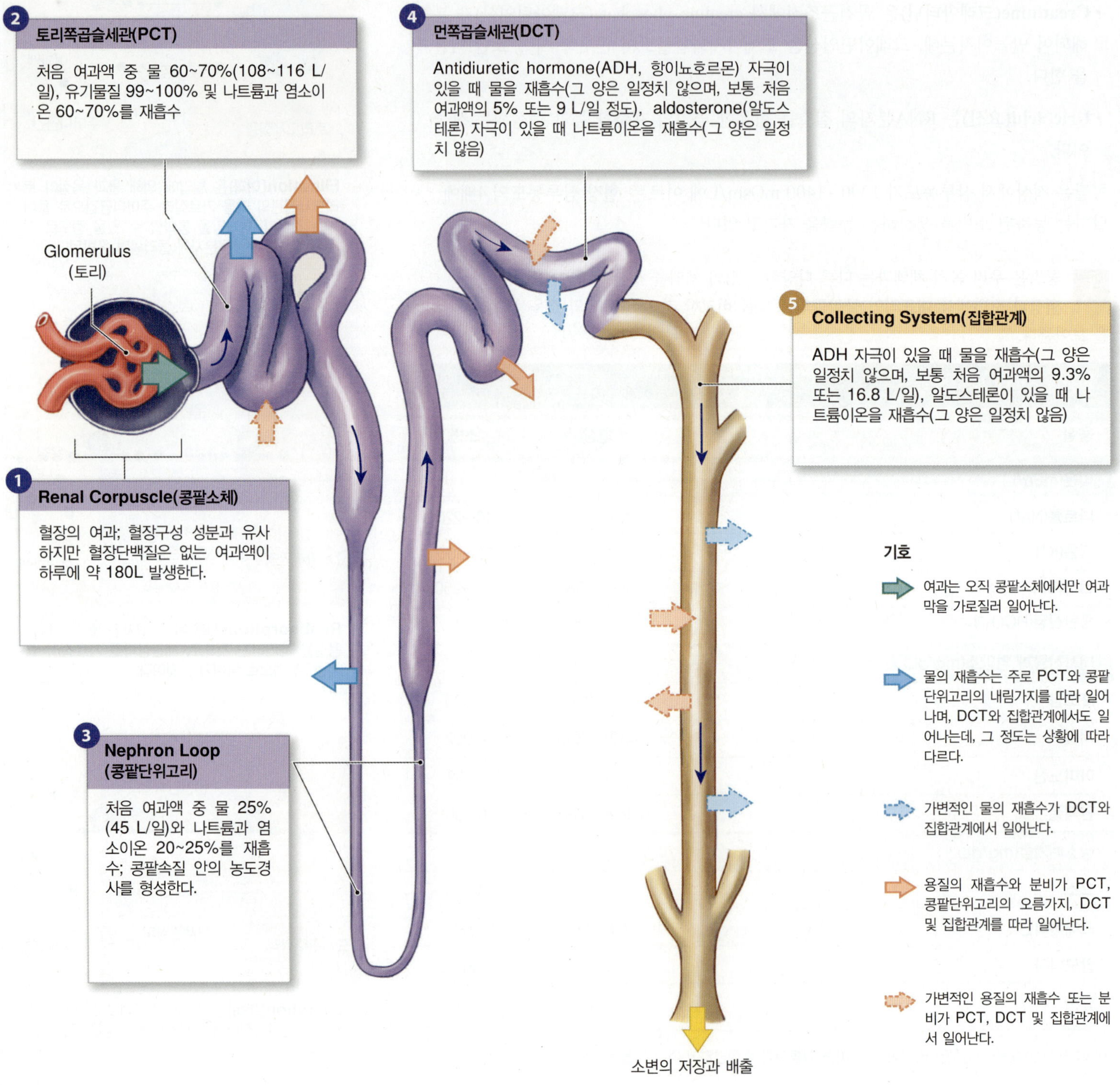

**2** 콩팥단위의 시작인 콩팥소체는 혈액의 여과를 담당한다. 이것은 소변생성의 첫 번째 단계이다. 콩팥소체에서 토리의 모세혈관 뭉치(매듭)는, 심장이 심장주머니 공간 안으로 돌출되어 있는 것처럼, 주머니 공간 안으로 돌출되어 있다. 심장주머니처럼 토리주머니는 바깥벽쪽층과 안쪽내장층을 가지고 있다.

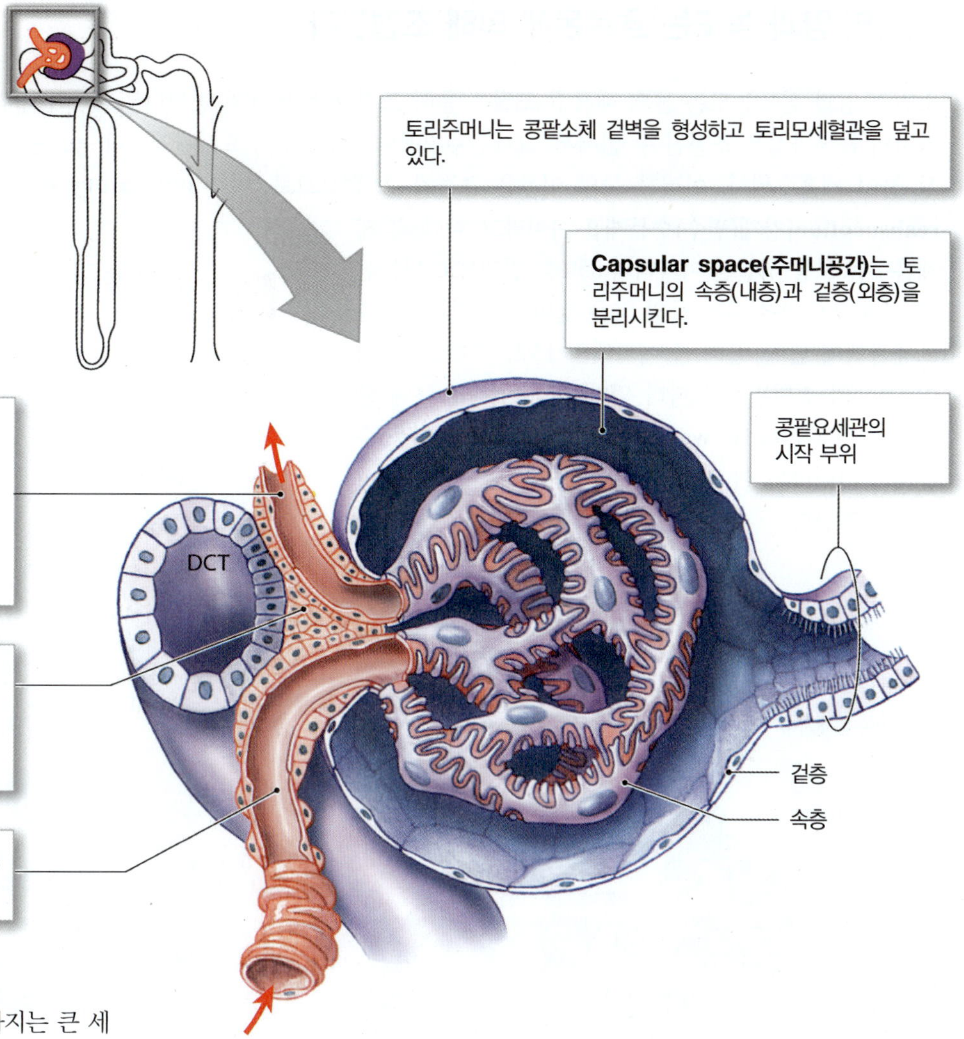


**3** 토리주머니의 속층은 복잡한 돌기 또는 발을 가지는 큰 세포로 구성되는데, 이 돌기들은 토리모세혈관을 감싸고 있다. 이 색다른 세포를 **podocyte(발세포**; podos, foot + *cyte*, cell) 라고 부른다. 토리에서 혈관을 빠져나오는 물질은 기저막을 통해 확산되고 돌기들 사이의 좁은 **filtration slit(여과틈새)**을 통과할 수 있을 만큼 작아야만 한다.

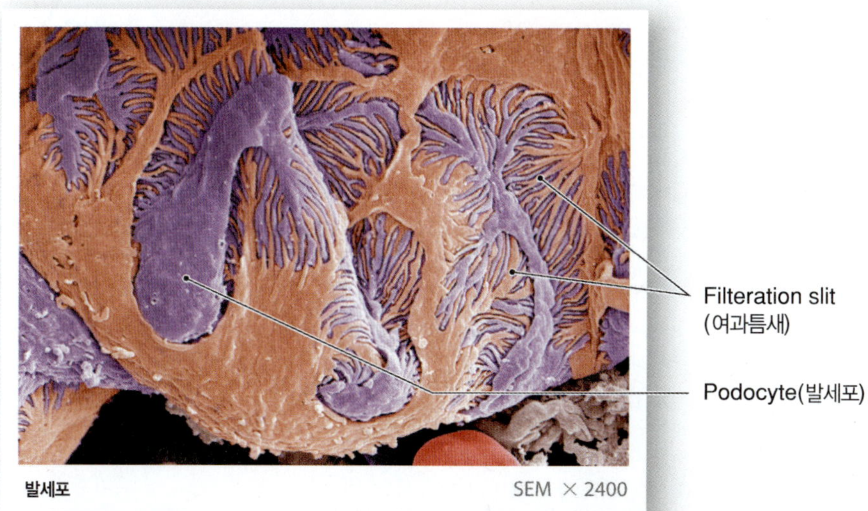


**발세포** SEM × 2400

## 모듈 15.4 복습

a. 콩팥에서 소변 생성의 세 가지 구별되는 과정을 정의하시오.

b. 콩팥에서 여과는 어느 곳에서 일어나는가?

c. DCT와 집합관계에서 나트륨이온 재흡수를 조절하는 호르몬은 무엇인가?

## 소변의 양과 농도는 호르몬에 의해 조절된다

소변의 양과 삼투농도는 물의 재흡수 조절을 통해 조절된다. PCT와 콩팥단위고리의 내림가지의 물투과성은 조절될 수 없어서, 요세관주위액의 삼투농도가 요세관액보다 높으면 항상 물이 재흡수된다. 이러한 물의 이동은 조절될 수 없으므로, 이를 **obligatory water reabsorption[강제(필수)수분재흡수]**이라고 한다. 강제재흡수는 보통 생산된 여과액의 85%를 혈액으로 되돌린다. 소변으로 손실되는 물의 양은 얼마나 될까? 그것은 요세관액에 남아 있는 물(여과액의 15%, 하루 27리터)이 DCT와 집합관계를 따라 얼마나 재흡수되느냐에 달려 있다. **Facultative water reabsorption[융통(허용)수분재흡수]**이라는 이 과정은 재흡수되는 물의 양을 정밀하게 조절한다.

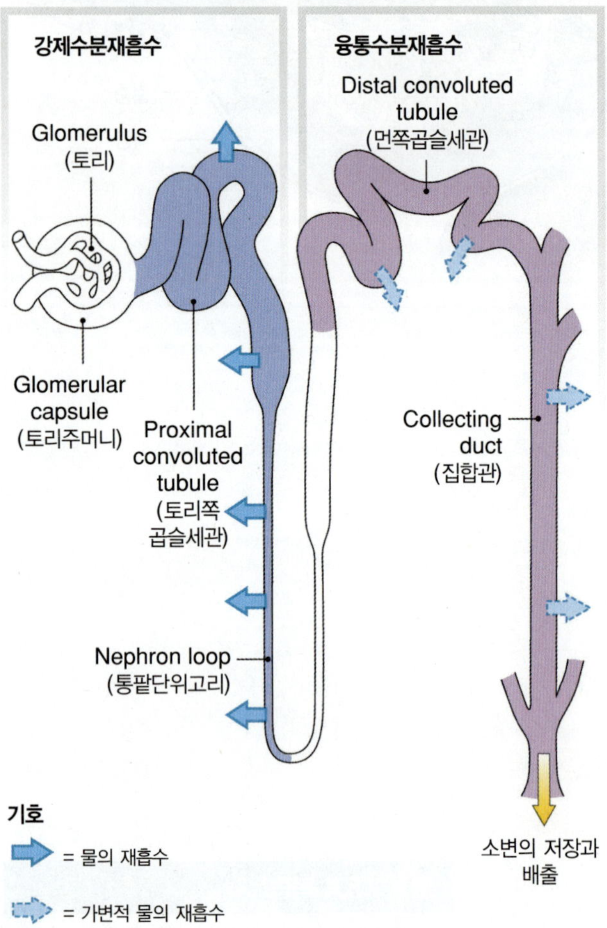


**1** ADH가 없으면, 물은 먼쪽곱슬세관 또는 집합관에서 재흡수되지 않는다. DCT에 도달하는 모든 요세관액은 소변으로 빠져나간다. 어떠한 융통적 수분 재흡수도 일어나지 않아 많은 양의 묽은 소변이 만들어진다.

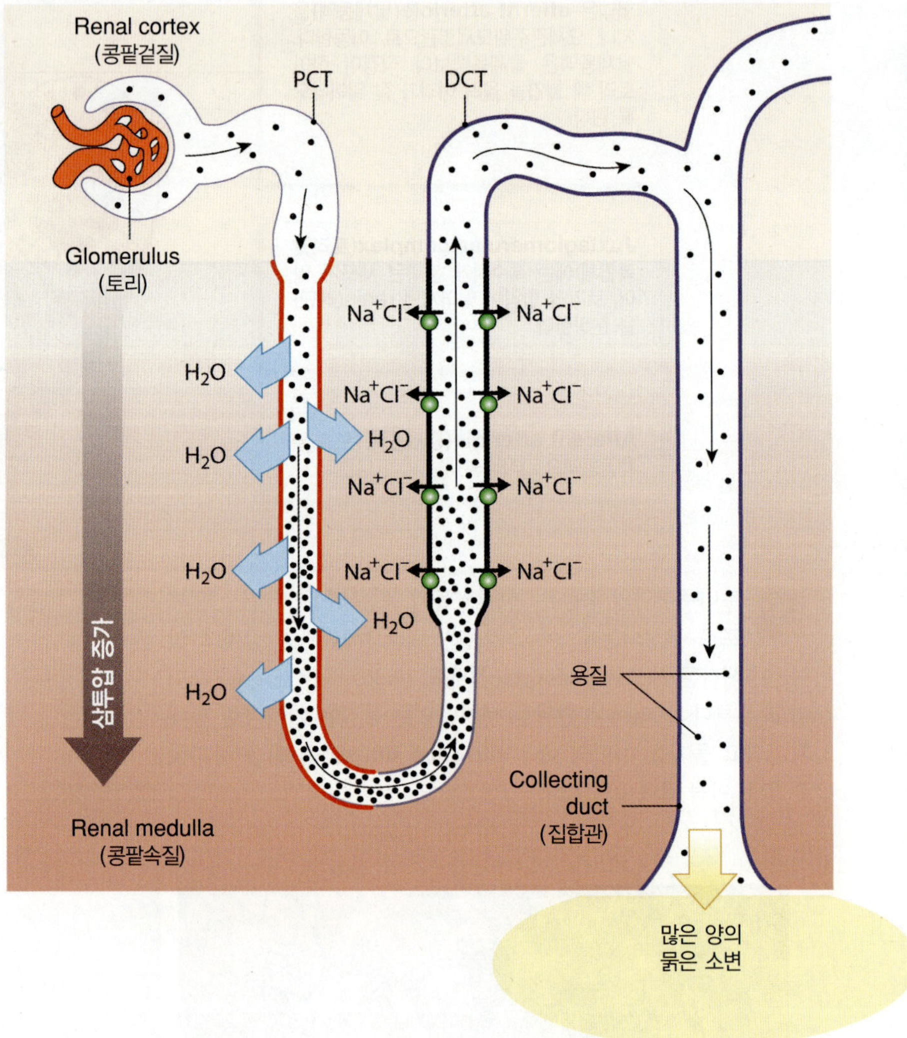

**2** ADH는 DCT와 집합관 안을 싸고 있는 상피세포의 apical plasma membrane(꼭대기형질막)에 **aquaporin(아쿠아포린)**이라는 특수한 water channel(물통로)이 나타나게 한다. 아쿠아포린은 삼투압에 따른 물의 이동속도를 증가시킨다. ADH 수치가 증가함에 따라 DCT와 집합관계는 더 많은 물을 투과시켜 재흡수되는 물의 양이 증가하며, 소변의 삼투농도는 증가한다. ADH에 의한 자극이 최고에 이르면, DCT와 집합관계의 물 투과도가 크게 증가하여, 소변의 삼투농도가 콩팥속질의 가장 안쪽 부위의 농도와 같아지게 된다.

**3** 건강한 성인의 경우 평균적으로 하루 1200 mL(여과액의 약 0.6%)의 소변을 생성하며, 그 삼투농도는 대략 1000 mOsm/L 정도다. 그러나 정상치는 사람마다 각기 다르고 매일 달라질 수 있는데 이는 콩팥이 체액 내 항상성을 유지하기 위해 그 기능을 조정하기 때문이다.

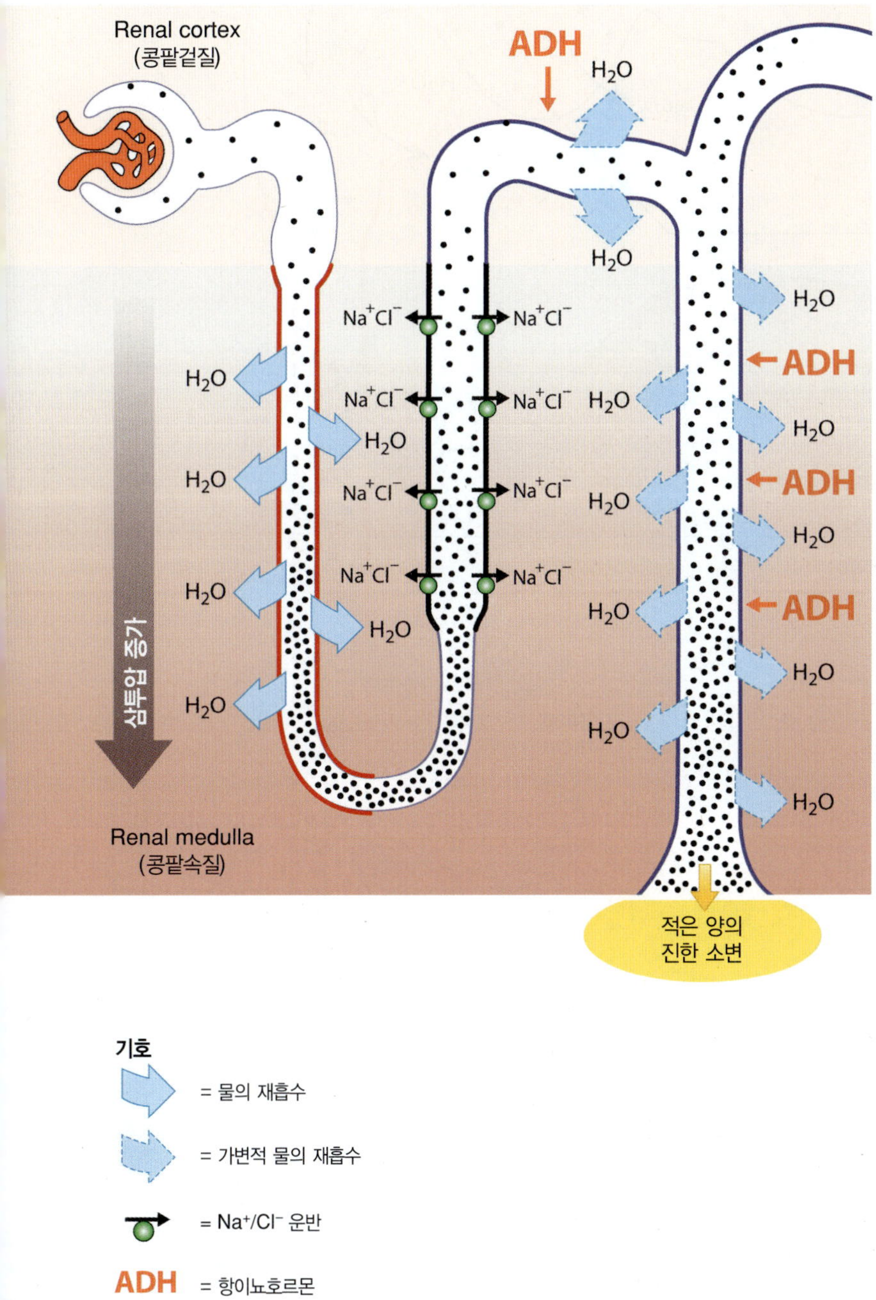


**정상 소변의 일반적 특징**

| 특징 | 정상범위 |
|---|---|
| pH | 4.5~8 (평균: 6.0) |
| 비중 | 1.003~1.030 |
| 삼투농도 | 855~1335 mOsm/L |
| 수분함량 | 93~97% |
| 양 | 700~2000 mL/일 |
| 색 | 맑은 노란색 |
| 냄새 | 조성에 따라 달라진다 |
| 세균함유량 | 없음(무균) |

**Polyuria(다뇨증)**는 너무 많은 양의 소변을 생산하는 경우를 말하는데, 호르몬 이상이나 당뇨병과 같은 대사문제가 원인이다. (당뇨병에 대한 설명은 모듈 8.10을 참조한다.)

**Oliguria(감뇨증**: 소변량 50~500 mL/일)과 **anuria(무뇨증**: 0~50 mL/일)는 콩팥에 심각한 문제가 있음을 나타낸다.

### 모듈 15.5 복습

a. 토리쪽곱슬세관의 물에 대한 투과도는 변할 수 있는가? 그런지 안 그런지 이유를 설명하시오.

b. ADH 농도 증가가 DCT에 어떠한 영향을 주는가?

c. DCT에서 ADH 농도가 감소할 때, 소변의 삼투농도에 어떤 변화가 일어나는가?

## 콩팥의 기능은 통합적 과정이다

**1** Renal corpuscle(콩팥소체)에서 생성된 여과액의 삼투농도는 혈장과 같은 약 300 mOsm/L이다. 여과액의 구성성분은 혈장과 거의 동일하지만, 혈장단백질은 포함하고 있지 않다.

**2** Proximal convoluted tubule (PCT, 토리쪽곱슬세관)에서는 능동적으로 이온과 유기영양분이 제거되면서, 삼투현상에 의해 물이 요세관액으로 지속적으로 유출된다. 그 결과 여과액의 총량은 감소되지만, 관 안팎의 용액은 서로 동일한 삼투농도를 갖게 된다.

**3** PCT와 nephron loop(콩팥단위고리) 내림가지에서는 물이 주변의 요세관주위액으로 이동하고, 그 결과 소량의 농축된 요세관액이 남는다. 이러한 감소는 강제수분재흡수에 의해 일어난다.

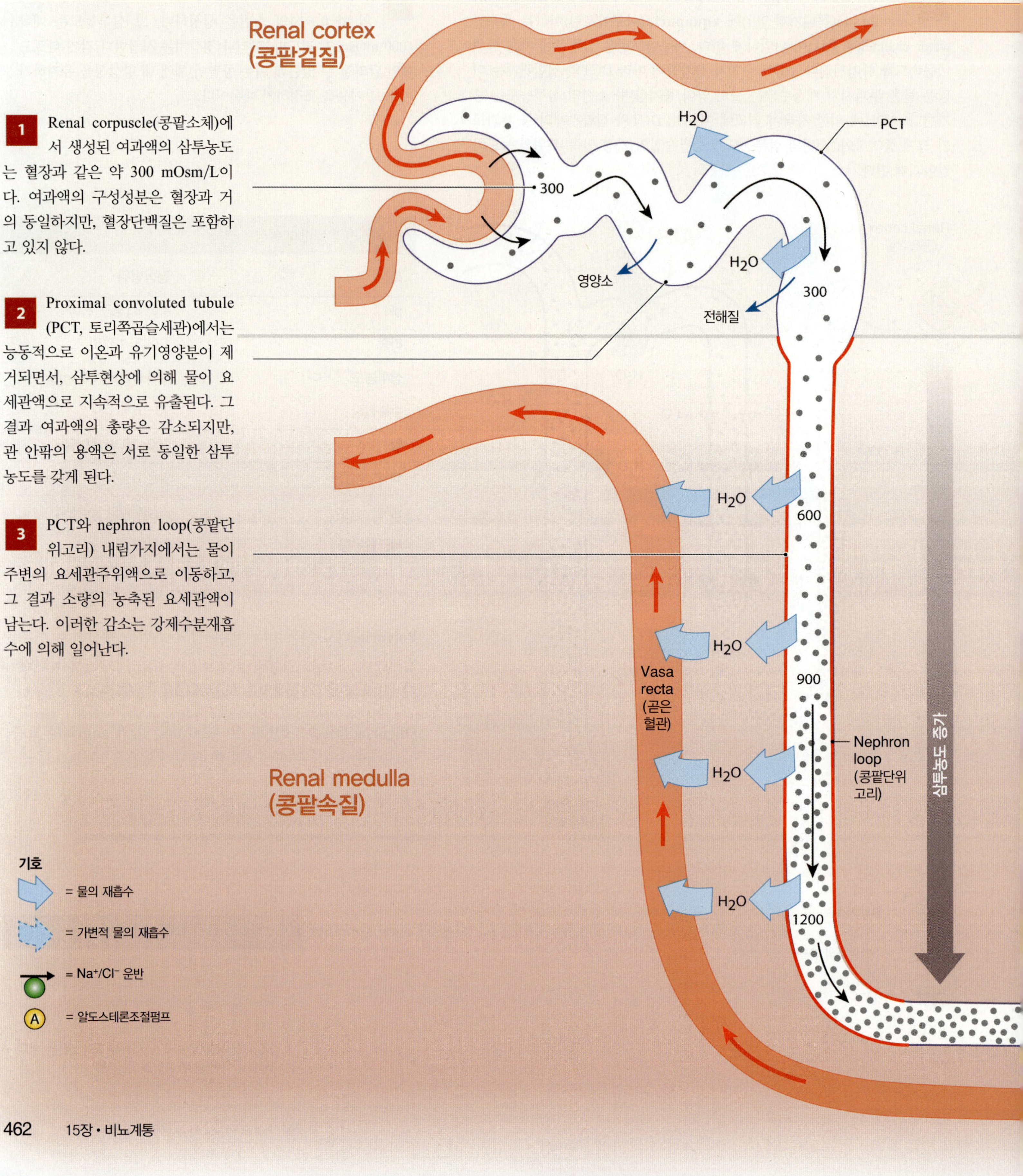

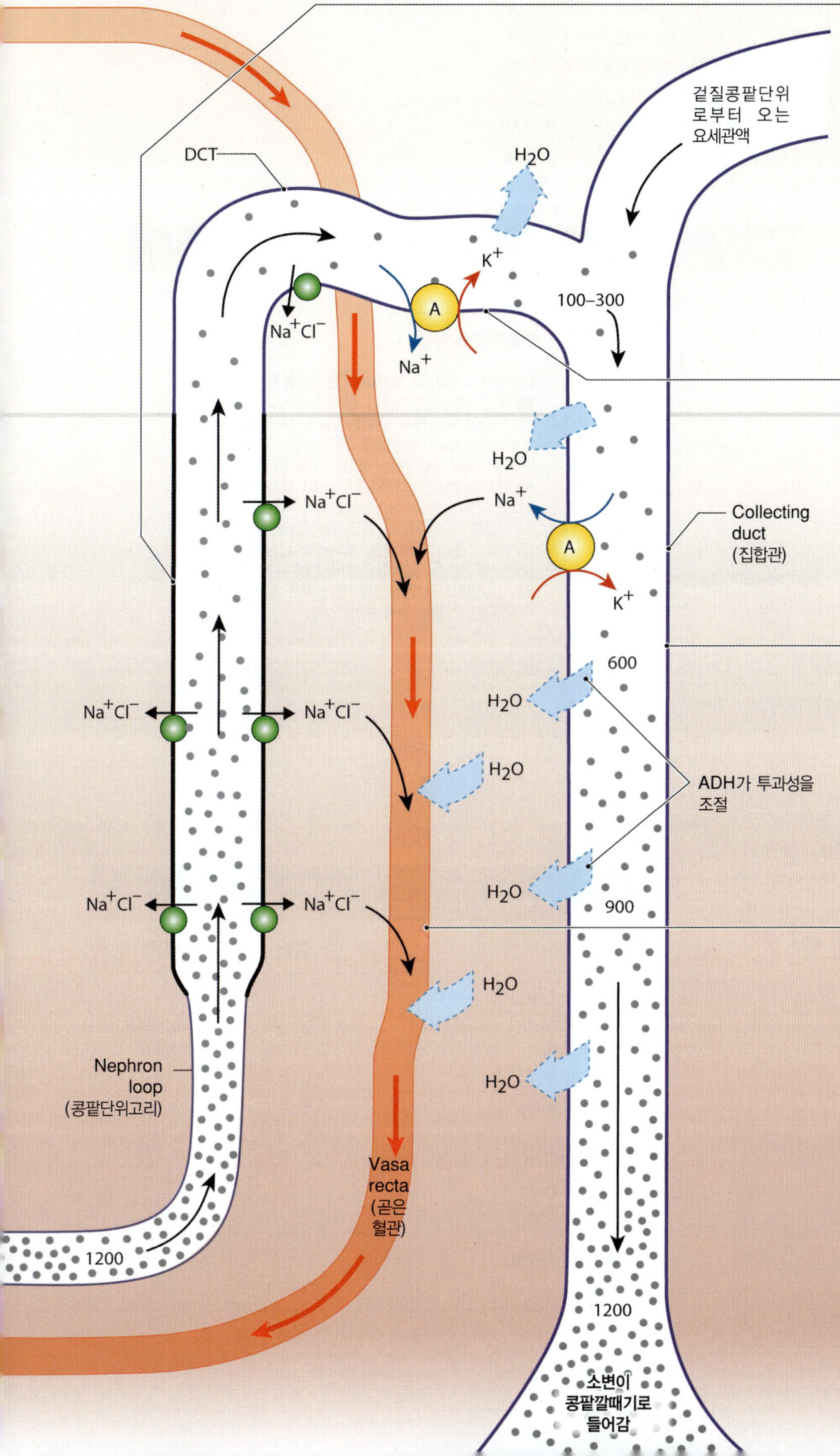


**4** Thick ascending limb(굵은오름가지)은 물과 용질에 대해 불투과적이다. Tubule cell(세관세포)은 세관 밖으로 $Na^+$과 $Cl^-$을 능동적으로 수송하고, 따라서 요세관액의 삼투농도는 낮아진다. $Na^+$과 $Cl^-$이 제거되었으므로, 콩팥단위고리 끝에서는 전체 삼투농도 중 요소가 차지하는 비율이 더 높다.

**5** Tubular fluid(요세관액) 조성의 변화가 DCT(먼쪽곱슬세관)와 집합관계에서도 계속 발생한다. 요세관액의 삼투농도가 능동수송(재흡수 또는 분비)을 통해 조절된다. 예를 들어, aldosterone(알도스테론)은 $Na^+$ 재흡수와 $K^+$ 분비를 촉진시킨다.

**6** 요세관액의 양과 삼투농도는 DCT의 말단부위와 집합관계의 수분투과성 조절을 통하여 최종적으로 조절된다. ADH에 노출되는 정도가 소변의 최종농도를 결정한다.

**7** Vasa recta(곧은혈관)는 콩팥단위고리와 집합관에 의해 재흡수된 용질과 물을 흡수한다. 이렇게 용질과 물을 정맥계 내로 수송함으로써, 곧은혈관은 콩팥속질의 농도경사를 유지한다.

### 모듈 15.6 복습

a. 콩팥소체에서 생성된 여과액은 ________과(와) 같은 삼투압을 갖는다.

b. PCT에서 이온과 유기물질들은 능동적으로 재흡수되는데, 이에 의해 어떤 현상이 일어나는가?

c. 콩팥속질의 농도경사가 어떻게 유지되는가?

## 콩팥기능상실은 생명을 위협하는 질환이다

**1** **Renal failure(콩팥기능상실)**는 항상성 유지를 위해 필요한 배설기능을 콩팥이 수행하지 못하게 되는 현상을 말한다. 어떠한 이유라도 콩팥의 여과가 더디게 되면, 소변생산이 감소한다. 소변생산의 감소가 지속되면, 물, 이온 그리고 대사산물이 체내에 잔류하게 되면서 콩팥기능상실증상이 나타나게 된다. 콩팥기능상실은 결과적으로 체내 모든 계통을 손상시킨다. 예를 들면, 콩팥기능상실은 체액평형, pH, 근수축, 대사 및 소화기능을 교란한다. 이 질환을 앓는 환자는 일반적으로 혈압이 올라가고, 적혈구 생성인자의 생산감소로 인해 빈혈이 발생하며, 중추신경계에 문제가 생겨 불면증, 발작, 섬망과 심하면 혼수상태가 초래되기도 한다.

### 콩팥기능상실

**급성콩팥기능상실**

독성이 강한 약물이나 renal ischemia(콩팥허혈), urinary obstruction(요로폐색) 또는 외상에 의해 갑자기 여과가 느려지거나 멈추게 되면, **acute renal failure(급성콩팥기능상실)**가 나타난다. 콩팥의 기능은 급격히 악화되어 며칠 또는 몇 주까지 지속되기도 한다. 과민한 사람의 경우, 항생제 또는 마취제에 의해 알레르기반응이 일어난 후, 급성콩팥기능상실이 일어날 수 있다. 급성콩팥기능상실에 걸린 환자가 위급상황을 넘기면 회복되기도 한다. 콩팥의 기능은 완전히 또는 부분적으로 회복된다. (지지요법을 실시하는 경우, 생존율이 약 50%이다.)

**만성콩팥기능상실**

**Chronic renal failure(만성콩팥기능상실)**의 경우는, 콩팥기능이 점진적으로 나빠져서, 시간이 흐르면서 관련증상들이 나타나게 된다. 만성콩팥기능상실의 관리는 물, 염 및 단백질섭취를 제한하는 것이다. 이러한 조치는 (1) 생성되는 소변의 양과 (2) 발생하는 질소노폐물의 양을 최소화함으로써 비뇨기계의 피로를 감소시킨다. 콩팥기능상실을 앓는 환자에서 흔히 나타나는 acidosis(산증)는 중탄산염이온을 섭취함으로써 회복시킬 수 있다. 일반적으로 만성콩팥기능상실은 치유될 수 없지만, 진행을 늦출 수는 있다.

**2** **Hemodialysis(혈액투석)**는 인공막을 사용하는 투석기로 혈액의 구성성분을 조절하는 것이다. **Dialysis(투석)** 과정의 기본원칙은 선택적 투과막을 가로지르는 수동적 과정인 확산이다. 이 인공투석막에는 구멍이 있는데, 그 크기가 이온, 영양소 및 유기폐기물의 확산에는 충분하지만 혈장단백질은 통과할 수 없다. 특정 투석액은 막의 반대편으로 흐를 수 있다.

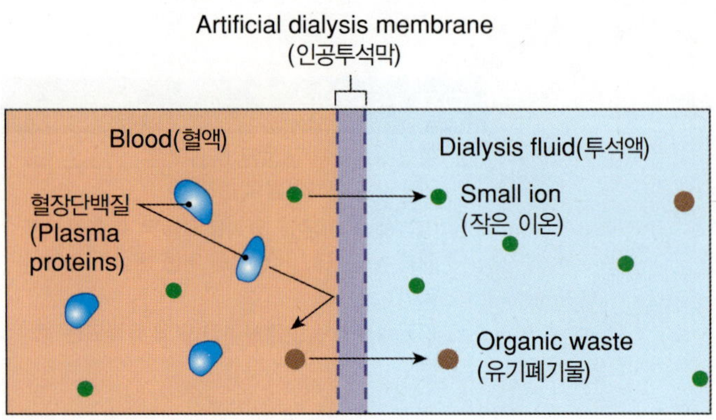


**혈장과 투석액의 구성성분 비교**

| 구성성분 | 혈장 | 투석액 |
|---|---|---|
| **전해질(mEq/L)** | | |
| 나트륨($Na^+$) | 135~145 | 136~140 |
| 칼륨($K^+$) | 3.5~5.0 | 0~3.0 |
| 칼슘($Ca^{2+}$) | 4.3~5.3 | 1.5 |
| 마그네슘($Mg^{2+}$) | 1.4~2.0 | 0.5~1.0 |
| 염소($Cl^-$) | 100~108 | 99~110 |
| 중탄산염($HCO_3^-$) | 21~28 | 27~39 |
| 인산염($PO_4^{2-}$) | 3 | 0 |
| 황산염($SO_4^{2-}$) | 1 | 0 |
| **영양소 (mg/dL)** | | |
| 포도당 | 70~110 | 100 |

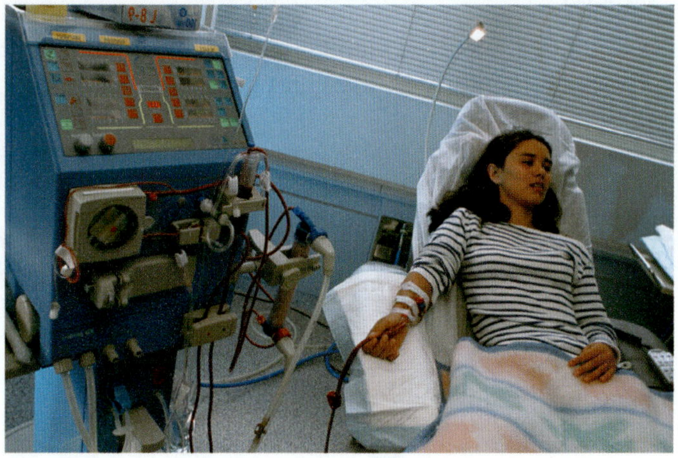

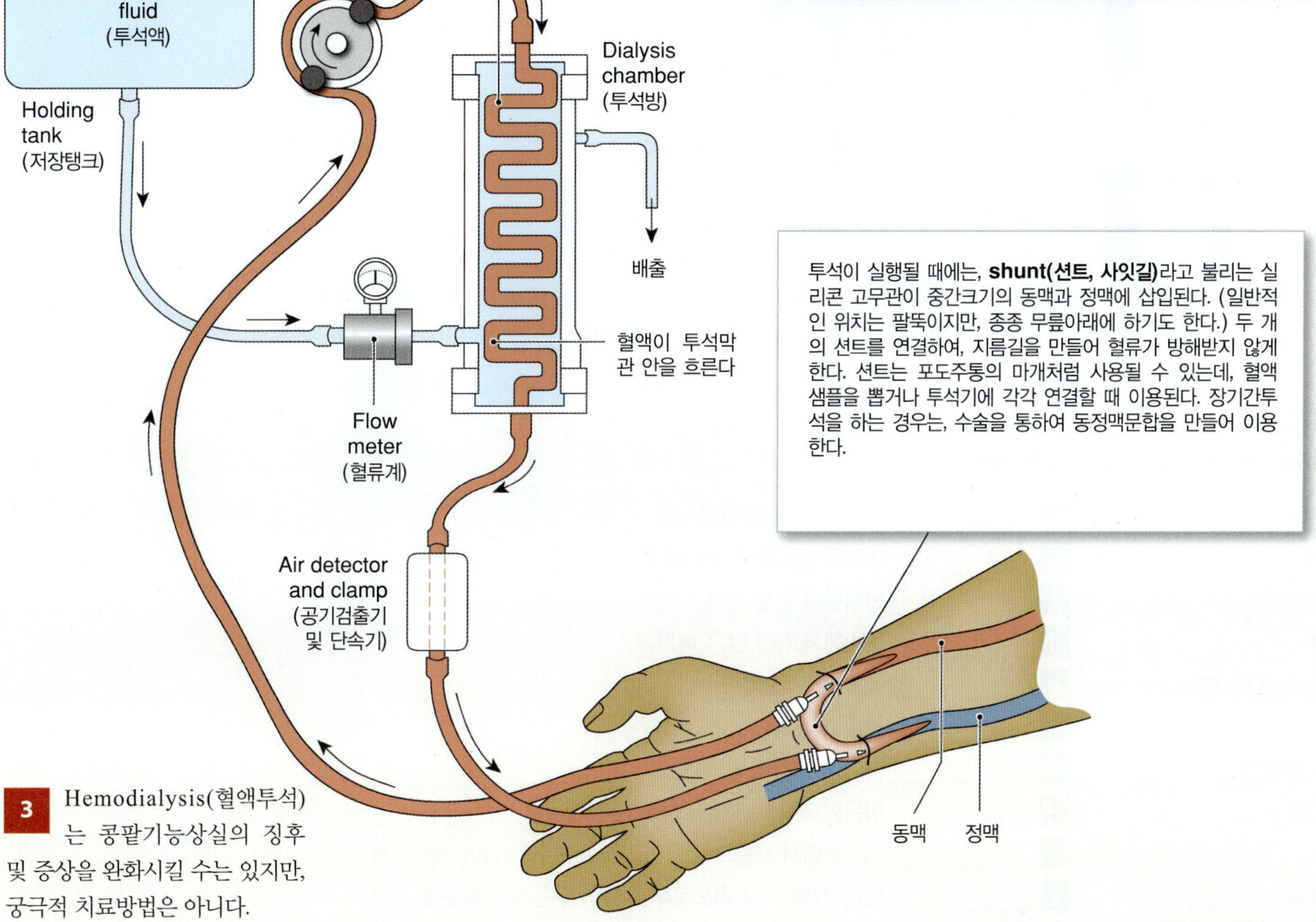


**3** Hemodialysis(혈액투석)는 콩팥기능상실의 징후 및 증상을 완화시킬 수는 있지만, 궁극적 치료방법은 아니다.

중증 콩팥기능상실의 진정한 치료방법은 kidney transplant(콩팥이식)이다. 이 수술은 생체장기제공자나 시신으로부터 기증받은 새 콩팥을 이식하는 것을 말한다. 대개의 경우 손상된 콩팥을 제거하고 그 혈관을 이식한 콩팥으로 연결한다. 이식의 1년 성공률은 현재 85~95%이다. 가까운 인척으로부터 받은 콩팥을 이식하면 성공률은 더 크게 향상된다. 이식수혜자는 남은 평생동안 면역억제제를 투여해야 한다. 이 처치는 조직거부반응을 감소시키지만 불행히도 감염에 대한 저항력 또한 떨어뜨린다.

### 모듈 15.7 복습

a. 혈액투석을 정의하시오.

b. 만성콩팥기능상실과 급성콩팥기능상실 사이의 차이를 간단히 설명하시오.

c. 투석 중인 환자에게 왜 적혈구형성인자의 합성제제인 Epogen(에포겐) 또는 Procrit(프로크릿)을 종종 처방하는지를 설명하시오.

### 1. 단답형

아래 그림에서 콩팥단위의 여러 부위와 집합관계의 명칭을 쓰고 각 부위의 기능을 쓰시오.

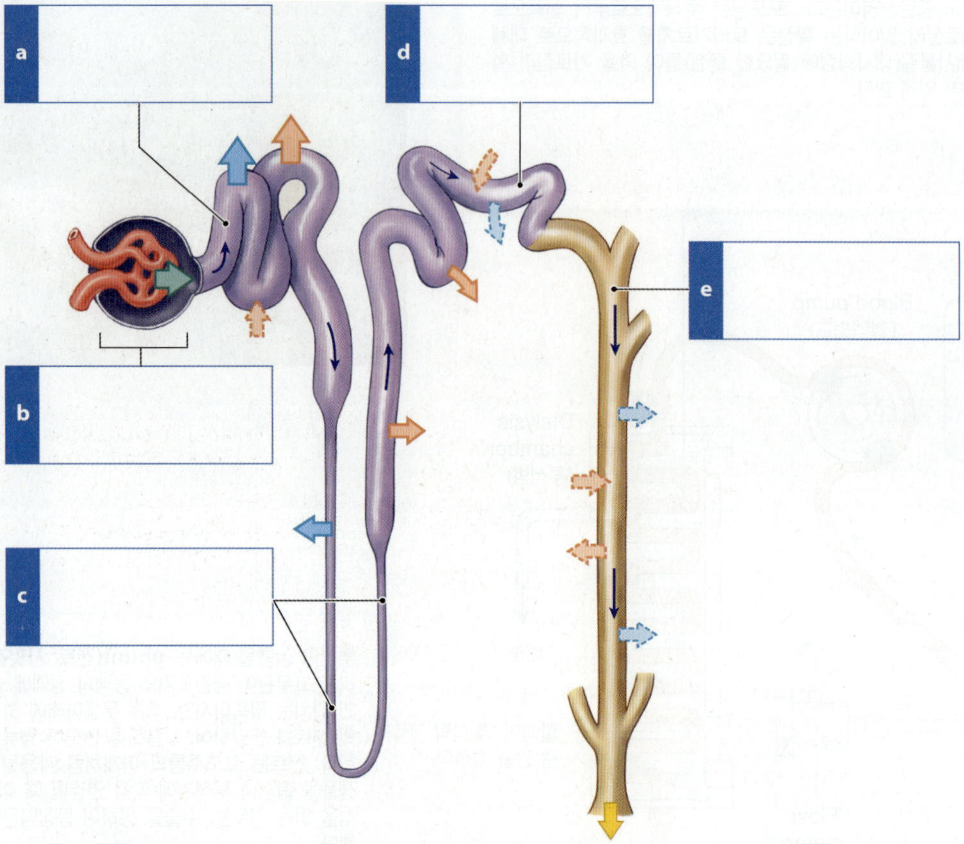


### 2. 연결하기

아래 용어와 가장 가까운 설명을 연결하시오.

- 아쿠아포린
- ADH
- 알도스테론
- PCT
- polyuria(다뇨증)
- 콩팥소체
- 토리곁복합체
- 여과액
- 요소
- 발세포

a ________ 혈장 여과가 일어나는 곳

b ________ 여과틈새를 형성하는 세포

c ________ 단백질이 없는 용액

d ________ 소변에서 가장 많은 폐기물

e ________ 레닌분비세포가 있는 곳

f ________ 물통로

g ________ 과다한 양의 소변 생산

h ________ 이온펌프 – $Na^+$ 재흡수하고 $K^+$ 분비함

i ________ 네프론에서 처음으로 영양소의 재흡수가 일어나는 부위

j ________ 집합관계에서 소변으로부터 물의 수동적 재흡수를 조절

### 3. 절 종합 문제

혈액투석 동안 혈액의 성분은 변한다.

a 투석하는 동안 혈액 밖으로 확산되어 나가는 물질 6개와 혈액 안으로 확산되어 들어가는 물질 2개를 나열하시오.

b 투석기는 어떤 정상 콩팥기능을 대체하는 것인가?

# Urine(소변)의 저장과 배출

여과물의 변화와 소변의 생성은 여과액이 콩팥깔때기로 들어가면서 끝난다. 요로(요관, 방광 및 요도)는 소변의 이동과 저장 및 배출을 담당한다.

**1** **Pyelogram(깔때기조영사진)**은 정맥으로 조영제를 투여한 후 콩팥을 x선으로 찍은 비뇨계통의 영상이다. 깔때기조영사진은 비뇨계통 주요 구조의 상대적 크기와 위치를 보여준다.

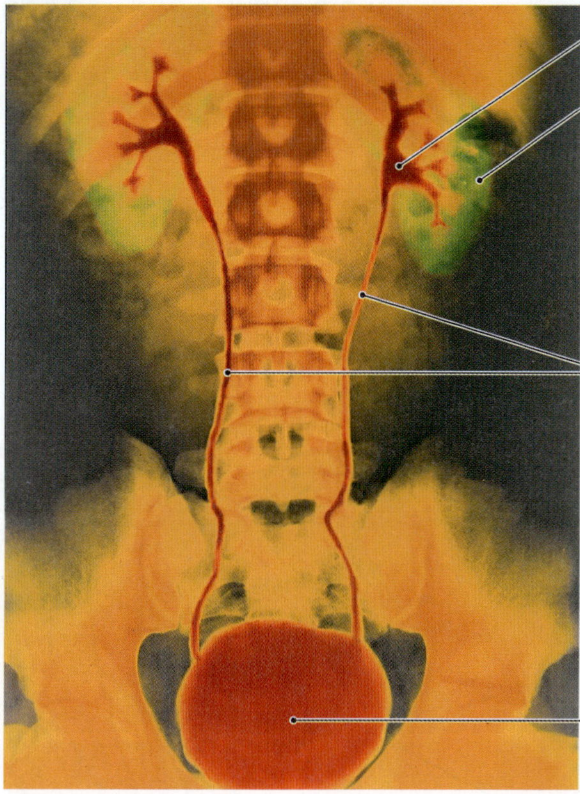


**Ureter(요관)**는 콩팥에서 방광까지 뻗어 있는 약 30 cm 길이의 근육으로 이루어진 한 쌍의 관이다. 요관은 복막 뒤에 있으며, 뒤쪽 복벽에 단단히 달라붙어 있다. 요관은 남성과 여성의 경로가 차이가 있는데, 이는 생식기관의 특성, 크기 및 위치 차이 때문이다.

**Urinary bladder(방광)**는 속이 빈 근육성 기관으로 잠깐 동안 소변을 저장하는 저장고의 역할을 한다. 방광은 최대 1리터에 달하는 소변을 저장할 수 있다.

**2**

**3** 여성 골반의 절단면을 나타낸 이 그림은 요로의 하부구조의 위치를 보여준다.

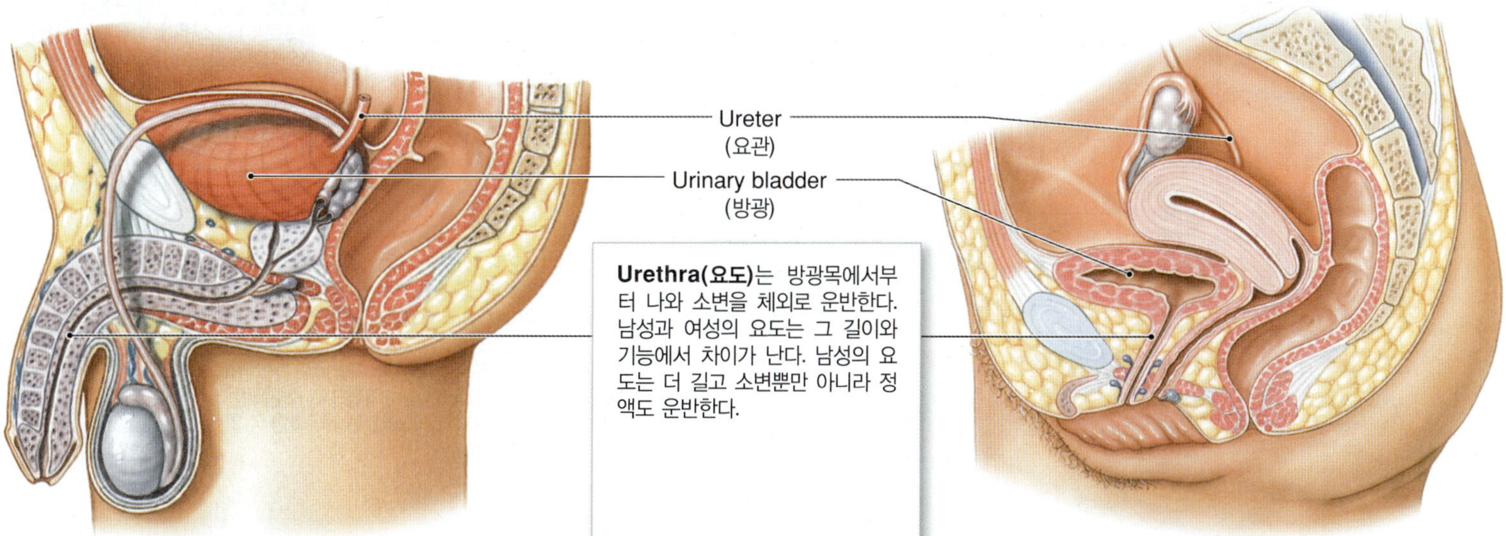


**Urethra(요도)**는 방광목에서부터 나와 소변을 체외로 운반한다. 남성과 여성의 요도는 그 길이와 기능에서 차이가 난다. 남성의 요도는 더 길고 소변뿐만 아니라 정액도 운반한다.

남성

여성

## 요관, 방광 및 요도는 소변을 운반하는데 특화되어 있다

**1** 방광과 요도는 우리 몸에서 소변을 제거한다. 이 과정을 소변누기 또는 **micturition(배뇨)**라 한다.

방광벽은 점막층, 점막밑층 및 근육층으로 구성된다. 근육층은 안쪽 및 바깥에 있는 세로평활근층과, 그 사이에 고리평활근층으로 되어 있다. 이 근육층들이 모여서 방광의 강력한 **detrusor(배뇨근)**를 형성한다. 이 근육의 수축은 방광을 압박하여 그 안의 내용물을 요도로 분출한다.

**Ureter(요관)**는 peritoneal cavity(복막강)으로 들어가지 않고 방광 뒤쪽 벽으로 들어간다. 요관은 비스듬히 방광벽을 관통한다.

**Ureteral opening(요관구멍)**은 둥글지 않고 긴 틈새처럼 생겼다. 이 모양은 방광이 수축할 때 소변이 요관이나 콩팥으로 역류하는 것을 막아준다.

**Trigone(삼각)**은 요관의 구멍과 요도 입구를 연결하는 삼각형 모양의 구역을 말한다.

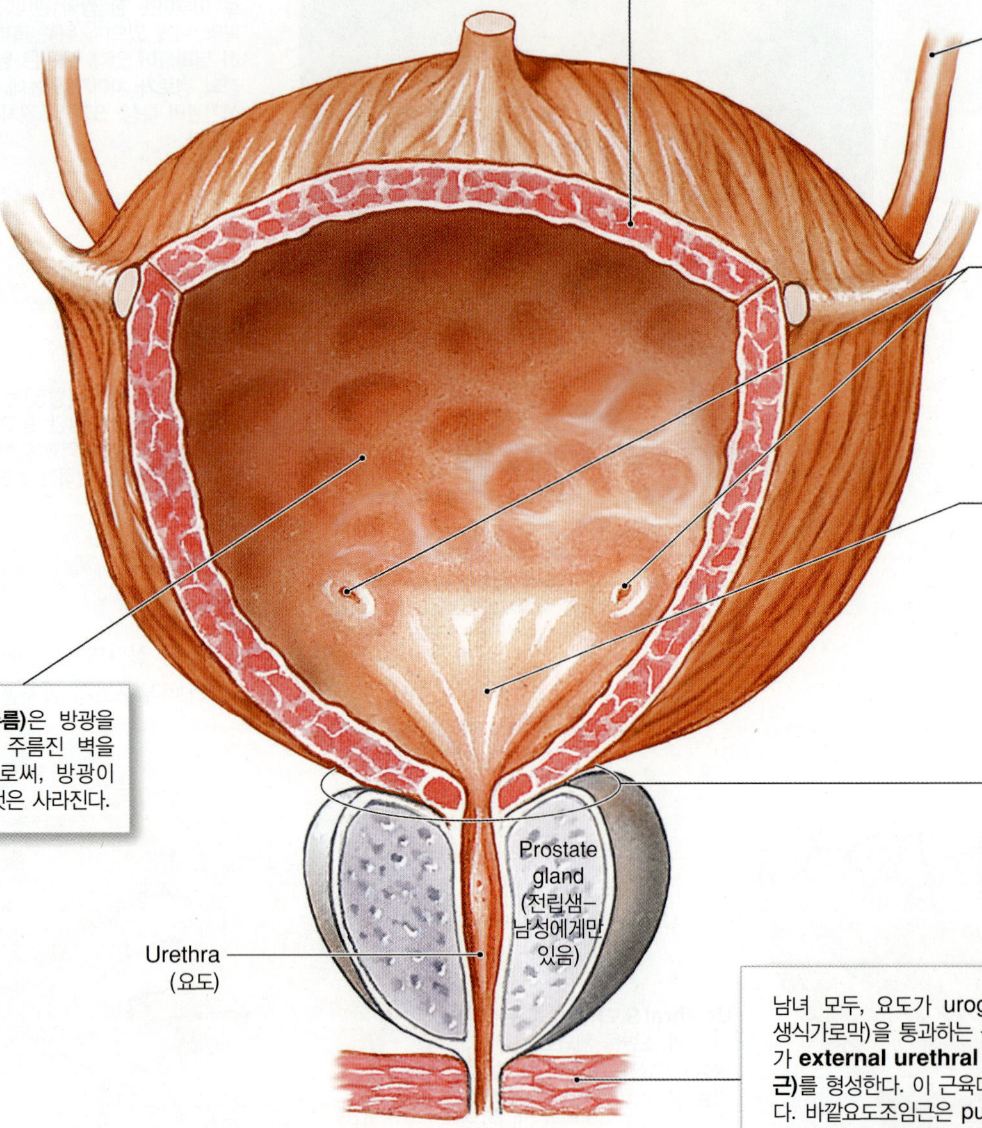


**Rugae(주름)**은 방광을 싸고 있는 주름진 벽을 일컫는 말로써, 방광이 차면서 이것은 사라진다.

요도구멍을 감싸고 있는 부분인 **neck of the urinary bladder (방광목)**에는 **internal urethral sphincter(안요도조임근)**가 있다. 이 조임근의 평활근섬유는 방광으로부터 소변이 방류되는 것을 무의식적으로 조절한다.

남녀 모두, 요도가 urogenital diaphragm(비뇨생식가로막)을 통과하는 곳에 골격근의 고리모양 띠가 **external urethral sphincter(바깥요도조임근)**를 형성한다. 이 근육띠는 valve(판)처럼 작용한다. 바깥요도조임근은 pudendal nerve(음부신경)의 샅가지를 통하여 수의적으로 조절되는데, 휴식근육장력을 가져서 배뇨가 일어나려면 수의적으로 이완되어야 한다.

**2** 소변은 요관의 꿈틀거리는 수축(연동운동)에 의하여 방광으로 옮겨진다. 소변보기의 과정은 국소 반사경로와 대뇌피질을 경유하는 중추경로를 포함하는 **micturition reflex(배뇨반사)**라는 복잡한 과정에 의해 조정된다.

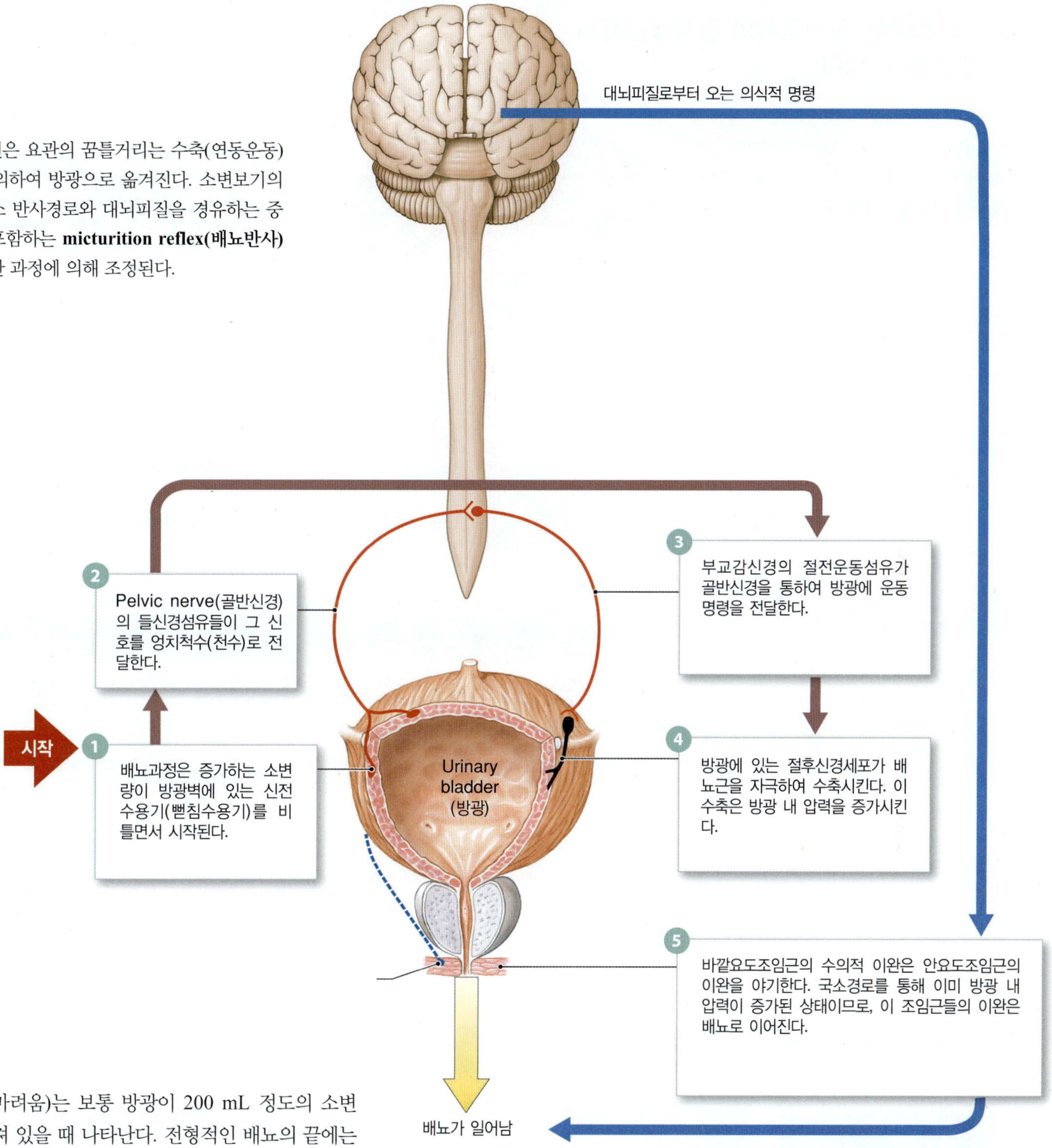


요의(오줌마려움)는 보통 방광이 200 mL 정도의 소변으로 채워져 있을 때 나타난다. 전형적인 배뇨의 끝에는 10 mL 이하의 소변만이 방광에 남는다. 유아는 소변누기에 대한 수의적 조절이 안되는데, 이는 수의적 조절에 필수적인 대뇌척수연결이 아직 확립되지 않았기 때문이다. 따라서 2세 이전의 화장실 훈련은 아이가 의식적인 조절을 수행하기 위한 훈련이라기보다는 많은 경우 부모들이 아이의 반사 시간을 예측하는 훈련이라고 보는 것이 타당하다.

### 모듈 15.8 복습

a. 소변은 ___________에 의해 운반되고, ________ 안에 저장되며, ________를(을) 통해 몸 밖으로 배출된다.

b. 배뇨가 일어나려면 바깥요도조임근에 무슨 일이 일어나야 하는가?

c. 배뇨반사를 기술하시오.

# 비뇨계통 장애는 신체검사와 검사실검사에 의해 발견될 수 있다

**1** 비뇨계통 장애의 기본 징후 및 증상에는 소변의 양과 외관, 소변보기의 빈도 및 통증 등이 있다. 통증의 특징과 위치는 그 원인 부위에 대한 단초를 제공한다.

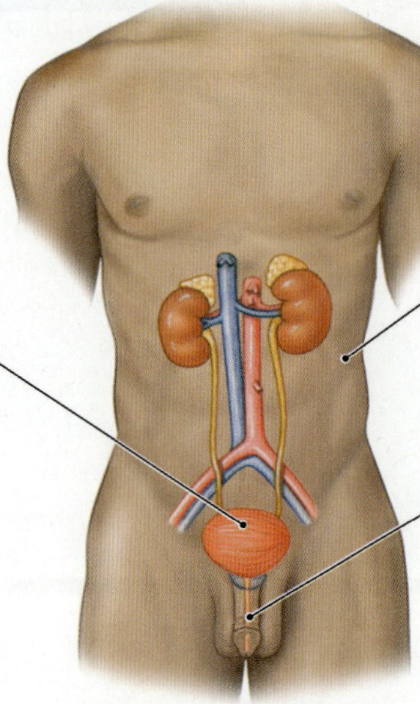


**2** 특정한 전신적인 임상징후가 심각한 비뇨계통 장애에 수반될 수 있다.

### 비뇨계통 장애의 중요한 임상적 징후

- **Edema(부종).** 콩팥의 이상은 종종 소변으로 단백질이 빠져나가는 **proteinuria(단백뇨)**를 초래한다. 심한 경우에는 말초조직에 전신부종을 야기할 수 있다. 보통, 얼굴 특히 눈 주위가 붓는다.
- **Fever(열).** 열은 보통 비뇨계통에 병원체가 감염됐을 때 발생한다. **Cystitis(방광염**, 방광의 감염)는 미열을 일으키고, 깔때기콩팥염과 같은 콩팥감염은 고열을 일으킨다.

**3** 소변의 양과 빈도의 변화는 비뇨계통이나 다른 계통의 이상에 대한 단서가 될 수 있다.

### 비정상적인 소변량과 빈도

| 소변못참음의 증가나 소변보기 빈도의 증가 | 소변량의 변화 | Incontinence(요실금) | Urinary Retention (소변정체) |
|---|---|---|---|
| 요관이나 방광 안의 자극이 소변을 보고자 하는 욕구(요의)를 자주 초래할 수 있다. 그러나 하루에 배출하는 소변량은 정상이다. | 평상의 수분을 섭취하는 사람에서의 소변량 변화는 콩팥이나 콩팥기능조절에 문제가 있음을 나타낸다. | **Incontinence(요실금)**는 수의적으로 소변보기를 조절하지 못하는 것을 뜻하는 말로써, (1) 주기적으로 자신도 모르게 새는(stress incontinence, 복압요실금) (2)소변을 참을 수 없는(urge incontinence, 절박요실금) 그리고 (3) 항상 차 있는 방광으로부터 소변이 계속 조금씩 새는(overflow incontinence, 범람요실금) 증상들이 포함된다. | **Urinary retention(소변정체)**의 경우 콩팥의 기능은 정상이나, 적어도 처음에는, 소변보기가 잘 되지 않는다. 남성에서의 소변정체는 보통 전립샘이 비대해져 요도를 누르기 때문에 발생한다. |

4 Urinalysis(소변검사)는 진단을 위해 소변표본을 검사하는 것이다. 화학분석이 행해지고, 검사용지를 표본에 담가 그 색의 변화를 기록하는 다양한 검사도 행해진다. 이 검사로 소변의 pH의 변화와 포도당, 케톤, 빌리루빈, 우로빌리노겐, 혈장단백질, 헤모글로빈A 등 소변 내 비정상적인 농도를 검출할 수 있다. 소변 내 호르몬 중 하나인 human chorionic gonadotropin(hCG, 사람융모생식샘자극호르몬) 검사는 임신 초기에 임신 여부를 알려주는 신빙성 있는 검사이다.

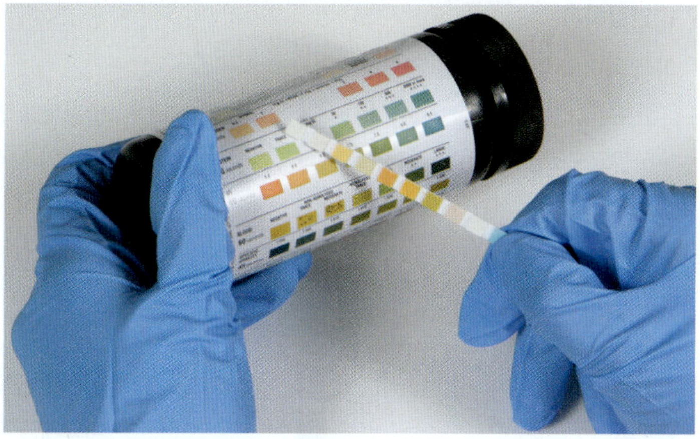

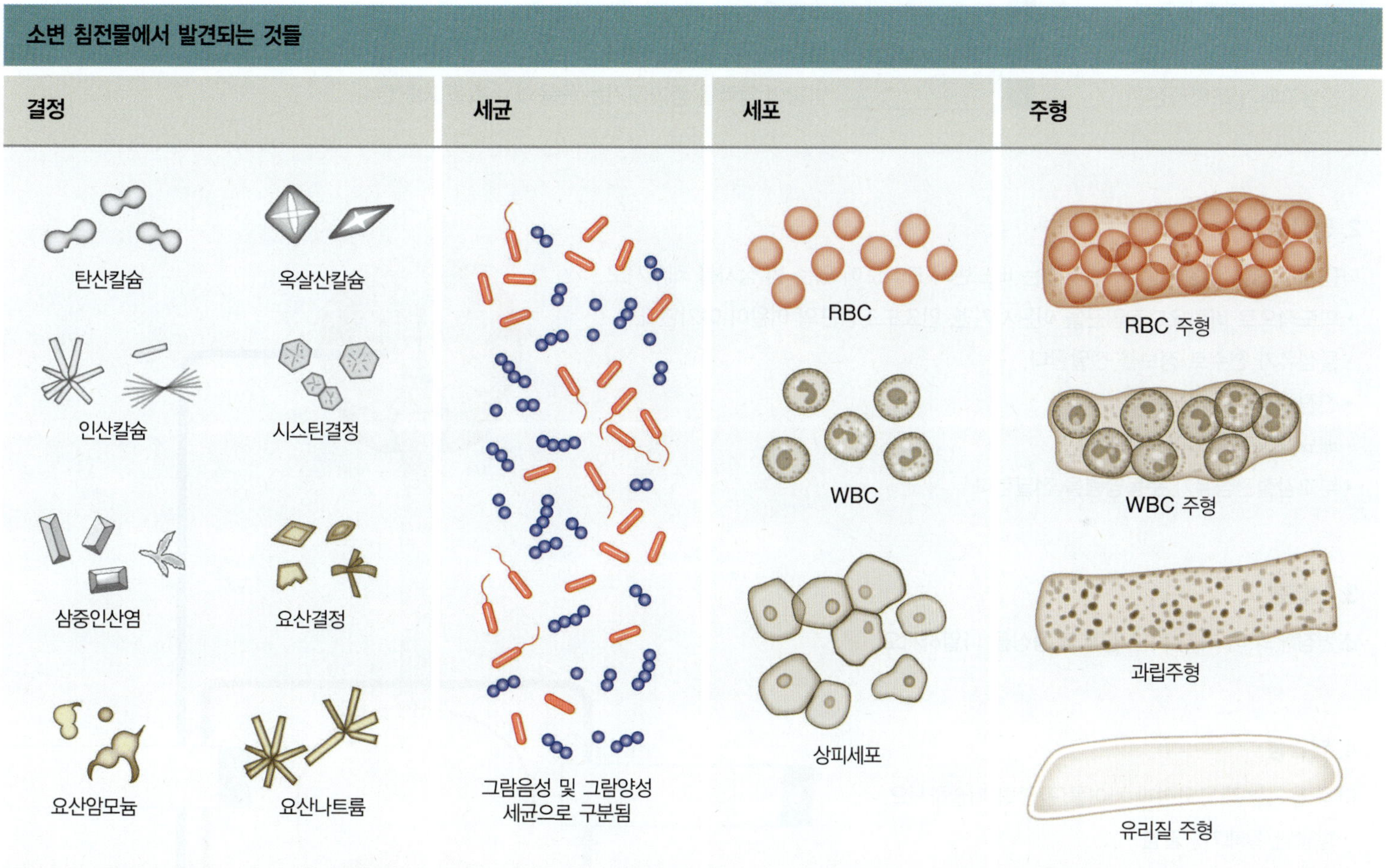


5 소변표본을 원심분리하여 그 침전물을 현미경으로 검사하기도 한다. 침전물에는 무기질결정, 세균 또는 백혈구나 적혈구들이 들어 있을 수 있다. 침전물은 집합적으로 **cast(주형)**라고 알려진 침전물을 함유하고 있을 수도 있다. 주형은 protein coat(단백질피복)를 가지고 있으며, 먼쪽세관, 집합세관 및 집합관에서 형성된다. 주형이 RBC나 WBC를 함유하고 있다면, 이것은 각각 토리에 손상이 있거나 염증이나 감염(깔때기콩팥염과 같은)이 있다는 것을 나타낸다. Urinary tract(요로)이 감염되면, 소변에 있는 세균을 배양, 동정하고, 특정 항생제에 대한 민감도를 검사한다. 그람염색은 차별적 세균염색 방법이다. 그람양성세균은 보라색으로, 그람음성세균은 분홍색으로 염색된다. 그람반응을 확인한 후에야 의사가 적절한 항생제를 처방할 수 있다.

### 모듈 15.9 복습

a. 소변보기가 힘들거나 아플 때를 나타내는 용어는?

b. 콩팥돌에 의해 요관이 막히면, 어느 두 지점 사이의 소변의 흐름이 지장을 받는가?

c. 소변의 침전물에서 발견할 수 있는 주형에는 어떤 것들이 있는가?

**1. 연결하기**

아래 용어와 맞는 설명을 연결하시오.

| 용어 | | | 설명 |
|---|---|---|---|
| • 요도 | a | ________ | 방광목에 있는 평활근 고리 |
| • 바깥요도조임근 | b | ________ | 방광의 삼각형 모양의 부위 |
| • 배뇨근 | c | ________ | 이 근육의 수의적 이완이 결국 배뇨가 시작되게 한다. |
| • 주름 | d | ________ | 콩팥돌(신장결석) |
| • 안요도조임근 | e | ________ | 빈 방광의 표면을 싸고 있는 주름 |
| • 방광삼각 | f | ________ | 남성에서 요도가 관통하는 구조물 |
| • 콩팥돌 | g | ________ | 이 평활근의 수축은 방광의 압력을 증가시킨다. |
| • 배뇨 | h | ________ | 비뇨계통의 영상 |
| • 부교감신경절후섬유 | i | ________ | 소변(오줌)을 체외로 운반하는 관 |
| • 전립샘 | j | ________ | 오줌누기를 뜻하는 용어 |
| • 콩팥깔때기 조영사진 | k | ________ | 방광의 압력을 증가시키는 근육의 수축을 자극한다. |

**2. 명칭 표기**

다음의 기술을 이용하여 아래에 있는 배뇨반사 모식도에 있는 빈 상자를 채우시오.

• 의도적으로 바깥요도조임근을 이완시키면, 안요도조임근의 이완이 야기된다.

• 들섬유가 천수로 정보를 전달한다.

• 신전수용기가 자극된다.

• 배뇨근이 자극되어 수축한다.

• 부교감절전섬유가 운동명령을 전달한다.

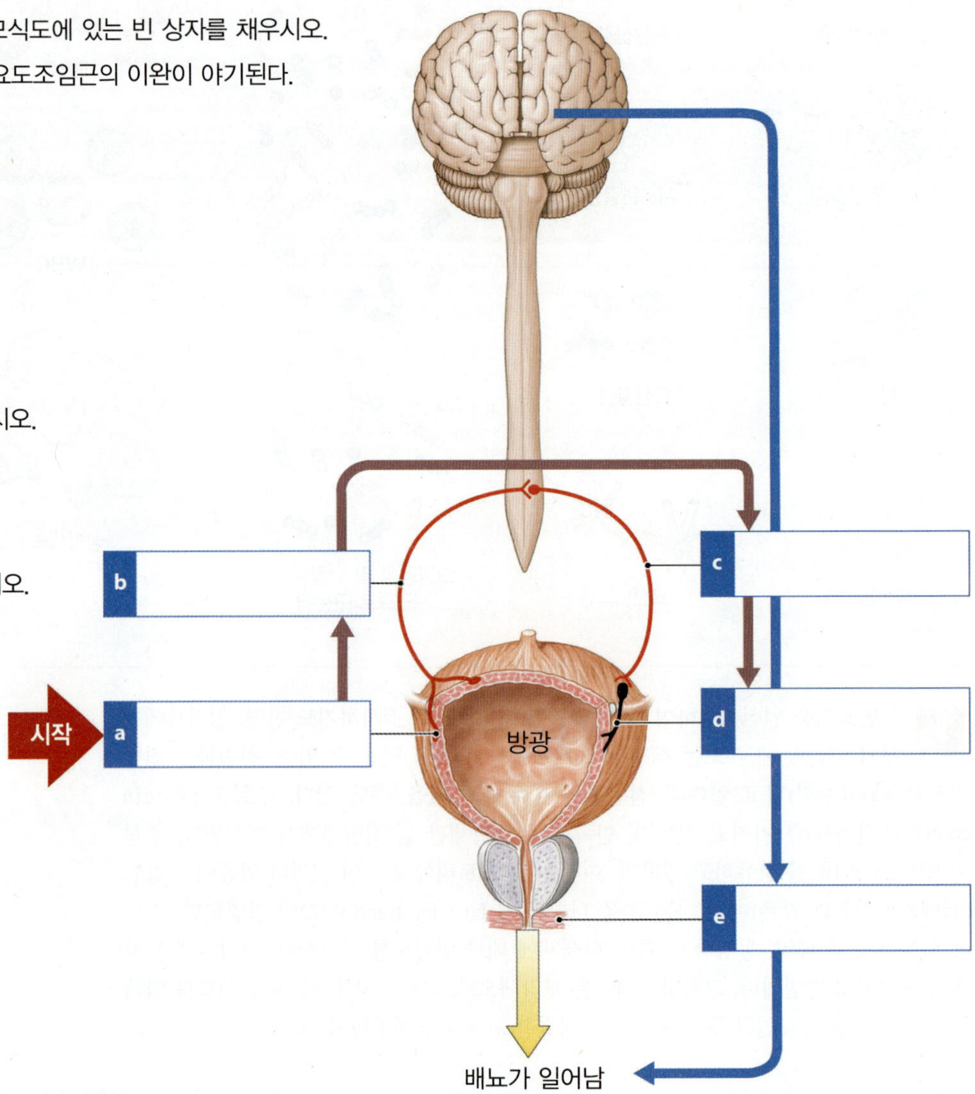


**3. 단답형**

소변장애의 네 가지 기본 징후와 증상을 나열하시오.

**4. 단답형**

다음 용어쌍의 유사성과 차이를 간단히 기술하시오.

• 방광염/깔때기콩팥염

• 복압요실금/범람요실금

# 체액 및 전해질평형

14장에서 신체의 유기성분들의 대사를 이야기했다. 이 장에서는 신체의 성분들을 전체로서 보다 넓게 보고자 한다. 물과 무기질이라는 무기성분에 보다 주목해 보자. **Mineral(무기질**, 광물)이란 체액에서 해리되어 이온을 형성하는 전해질이라는 무기물질을 일컫는다.

**1** 이 파이그래프는 성인 남녀의 전체 신체조성을 비교한 것이다. 가장 크게 차이 나는 것은 ICF(세포내액) 또는 cytosol(시토졸)인데, 이는 지방과 근육의 세포 내 물의 함량의 차이 때문이다. 간질액과 혈액량을 포함하는 ECF(세포외액)의 차이는 조금 덜하다. ECF와 ICF를 **fluid compartment(체액분획)**라고 하는데 이들은 보통 서로 다른 개체처럼 작용하기 때문이다. 세포는 형질막을 가지고 그 막 표면에서는 능동수송이 일어나기 때문에, 세포는 내적환경을 ECF와는 매우 다르게 유지할 수 있다.

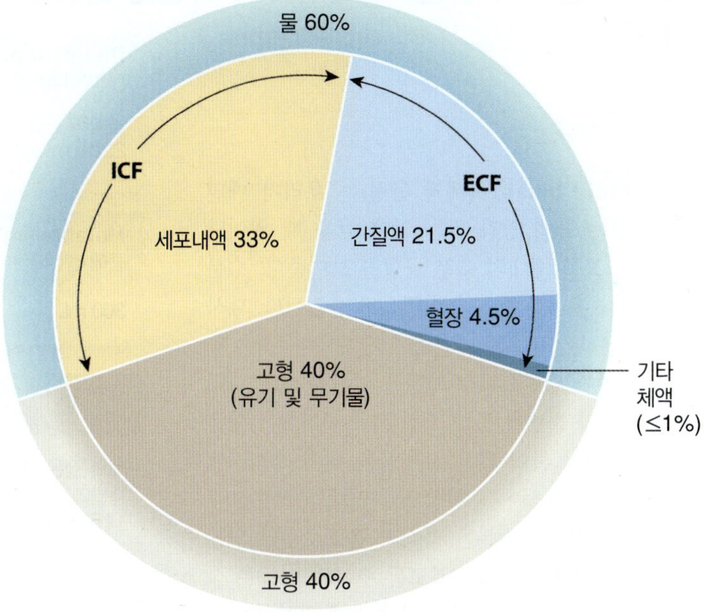


성인 남성

**2** 고형성분은 전체 체질량의 약 40~50%만을 차지한다. 이 막대그래프는 최소한의 지방만을 가지는 체중 70 kg인 사람의 고형성분의 대략을 보여준다. 이 분포는 18~40세 남녀의 평균치이다.

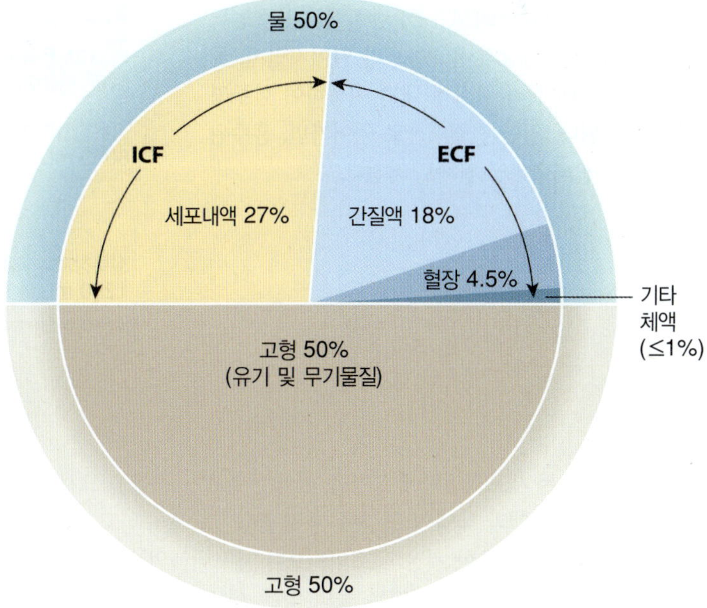


성인 여성

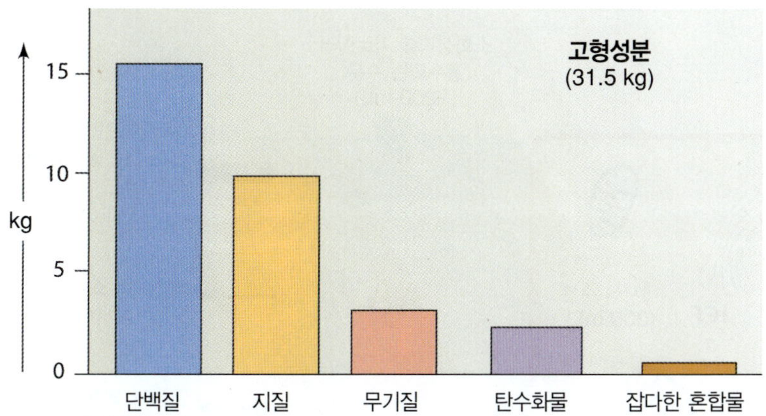


이 절에서는 ECF와 ICF 사이와 우리 몸과 외부환경 사이의 물과 전해질의 교환을 살펴볼 것이다.

15.10

## 증가와 감소가 같을 때 체액과 무기질은 균형을 이룬다

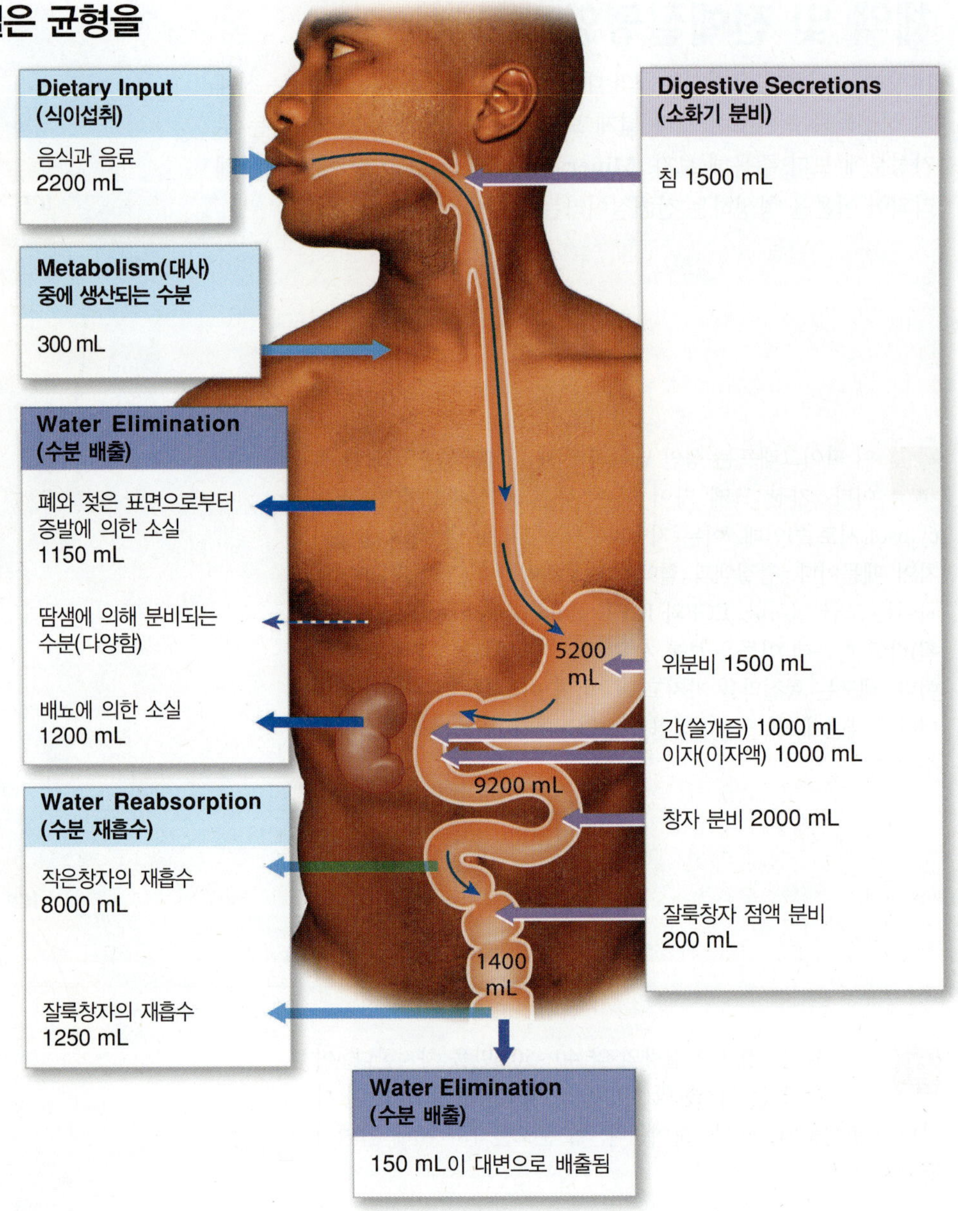


**1** **Fluid balance(체액 균형)**는 우리가 매일 얻는 물의 양과 잃는 양이 같을 때 일어난다. 이 도표는 체내의 수분 균형을 보여준다. 수분은 섭취나 분비를 통해 소화관으로 유입된다. 대사적 과정은 부가적으로 수분을 생산해낸다. 적은 양의 수분만이 대변으로 소화관을 빠져나가고, 나머지는 증발과 소변를 통해 소실된다. 이러한 상황은 부속소화샘이 물이 많은 분비물을 내어 소화기에 도착한 음식과 섞이는 현상으로 인해 복잡해진다. 소실된 대부분의 수분은 음식과 음료로부터 얻는 수분에 의해 보충된다. 이 모든 수분의 이동은 삼투압 차이에 따른 물의 수동적 흐름에 의하여 일어난다. 장상피세포는 계속해서 영양소와 이온을 흡수하고 이러한 활동들은 내강의 용질농도는 점점 낮추고 lamina propria(고유층) 간질액의 용질농도는 증가시킨다. 내강의 용질농도가 떨어지면서, 물은 상피를 가로질러 간질액 내로 이동하여 삼투평형이 유지된다. 일단 간질액으로 들어가면, 흡수된 물은 빠르게 세포외액 전체로 퍼진다.

**2** 이 도표는 세포외액량에 영향을 미치는 주요 요소들을 묘사하였다. 세포외액과 내액의 조성이 매우 다름에도 불구하고 이 둘은 삼투평형에 있다. 주목할 것은 새포외액보다 세포내액의 부피가 더 크다는 것이다. 세포 내에 유지되는 물의 양은 세포외액의 용질과 물의 농도가 갑자기 변하는 것을 방지할 수 있는 중요한 예비량이다. 삼투농도 차이에 반응하여 세포외액과 내액 간에 물이 빠르게 이동하는 것을 **fluid shift(체액이동)**라고 한다. 삼투농도가 변화하면 체액이동이 빠르게 일어나서, 몇 분에서 몇 시간 내에 평형에 도달한다. 수분의 손실은 심각한데도 수분의 섭취가 잘 안되는 경우, 체액이동이 중요한 요소가 될 수 있다.

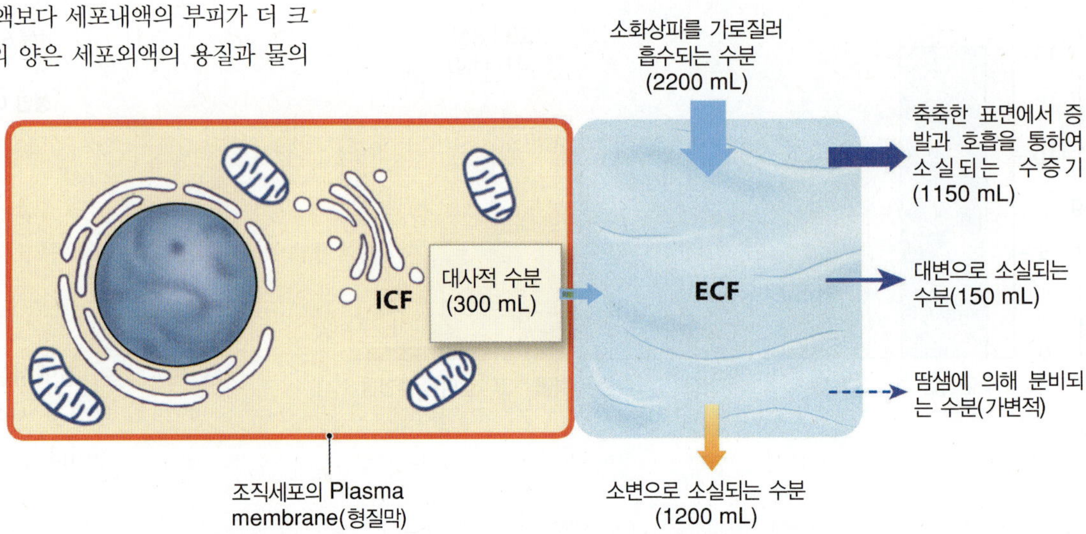

**3** **Mineral balance(무기질 균형)**는 작은창자와 잘룩창자의 내층을 가로질러 일어나는 이온의 흡수와 콩팥에서 기본적으로 일어나는 이온의 배설 간의 균형이다. 땀샘은 물과 무기질을 잃어버리는 잠재적 원인이기는 하지만 그 분비속도는 매우 가변적이다.

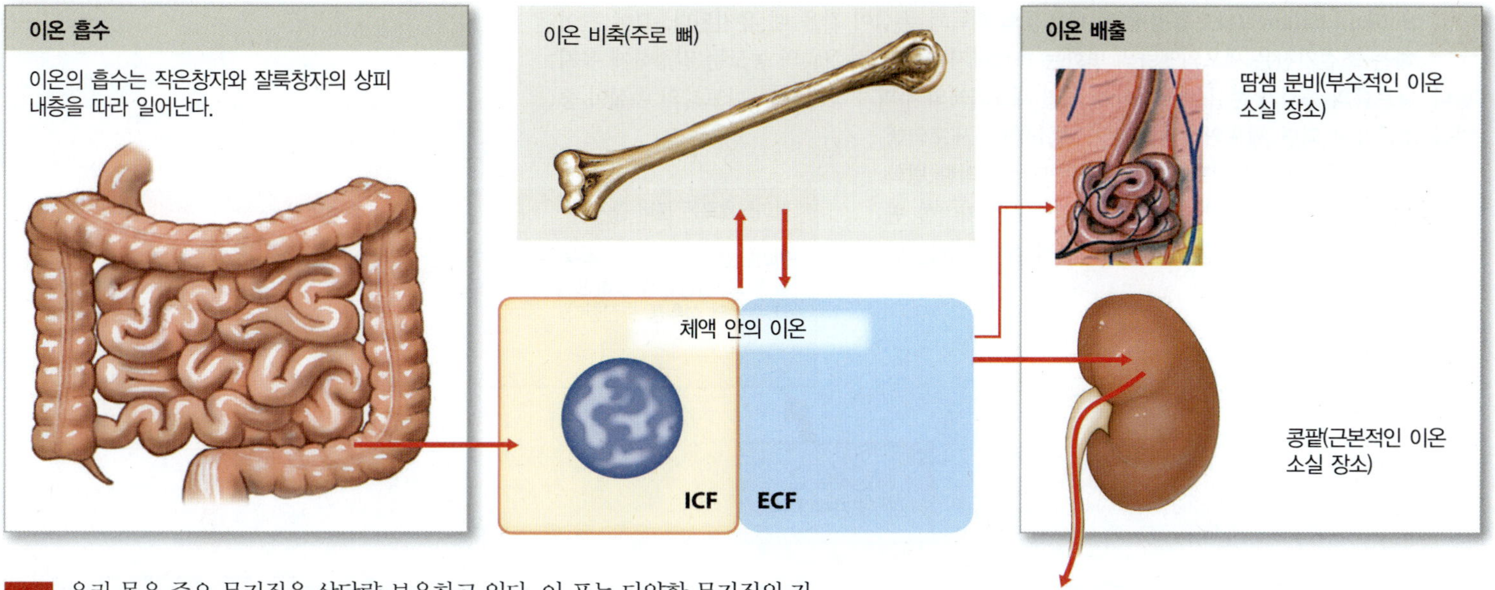


**4** 우리 몸은 주요 무기질을 상당량 보유하고 있다. 이 표는 다양한 무기질의 기능을 요약하고 이온 배설의 주된 경로를 보여주고 있다. 개인이 무기질 균형을 유지하기 위해서는 일일 섭취량이 일일 소실량과 대체로 일치해야 한다.

**무기질 및 그 비축량**

| 무기질 | 기능 | 체내총량 | 기본배설경로 |
|---|---|---|---|
| 나트륨 | 정상적인 세포막 기능에 필수적 | 110 g, 주로 체액 | 소변, 땀, 대변 |
| 칼륨 | 정상적인 세포막 기능에 필수적 | 140 g, 주로 세포질 | 소변 |
| 염소 | 체액의 주요 음이온; HCl 형성 | 89 g, 주로 체액 | 소변, 땀 |
| 칼슘 | 근육 및 신경의 기능과 정상적 뼈구조에 필수적 | 1.36 kg, 주로 뼈 | 소변, 대변 |
| 인 | 뼈의 무기질화, 고에너지화합물의 및 효소의 활성에 필수적 | 744 g, 주로 뼈 | 소변, 대변 |
| 마그네슘 | 효소의 보조인자 | 29 g | 소변 |
| 철 | 미오글로빈과 헤모글로빈의 성분 | 3.9 g | 소변(미량) |
| 아연 | 효소계의 보조인자 | 2 g | 소변, 모발(미량) |
| 구리 | 헤모글로빈 합성을 위한 보조인자 | 127 mg | 소변, 대변(미량) |
| 코발트 | 아미노산 분해를 위한 보조인자 | 1.1 g | 소변, 대변 |

**모듈 15.10 복습**

a. 우리 몸에서 체액손실의 경로를 규명하시오.
b. 체액이동을 설명하시오.
c. 체액평형과 무기질 평형을 정의하시오.

## 수분평형은 나트륨평형에 의존적이고, 이 둘은 동시에 조절된다

1 **Sodium balance(나트륨평형)**은 나트륨의 획득과 손실이 같을 때 유지된다. 그에 관여하는 조절기전은 세포외액량의 변화는 초래하지만, 비교적 $Na^+$의 농도는 일정하게 유지한다. 나트륨의 증가가 손실을 초과하게 되면 세포외액의 부피가 증가하고, 나트륨의 손실이 증가를 초과하게 되면 세포외액의 부피가 감소한다. 세포외액량의 변화는 일어나지만 세포외액의 삼투농도는 유의한 변화가 일어나지 않는다. 이러한 조절은 세포외액량의 미미한 변화만이 일어나도록 하고, 광범위한 생리학적 유해효과는 일어나지 않도록 해준다.

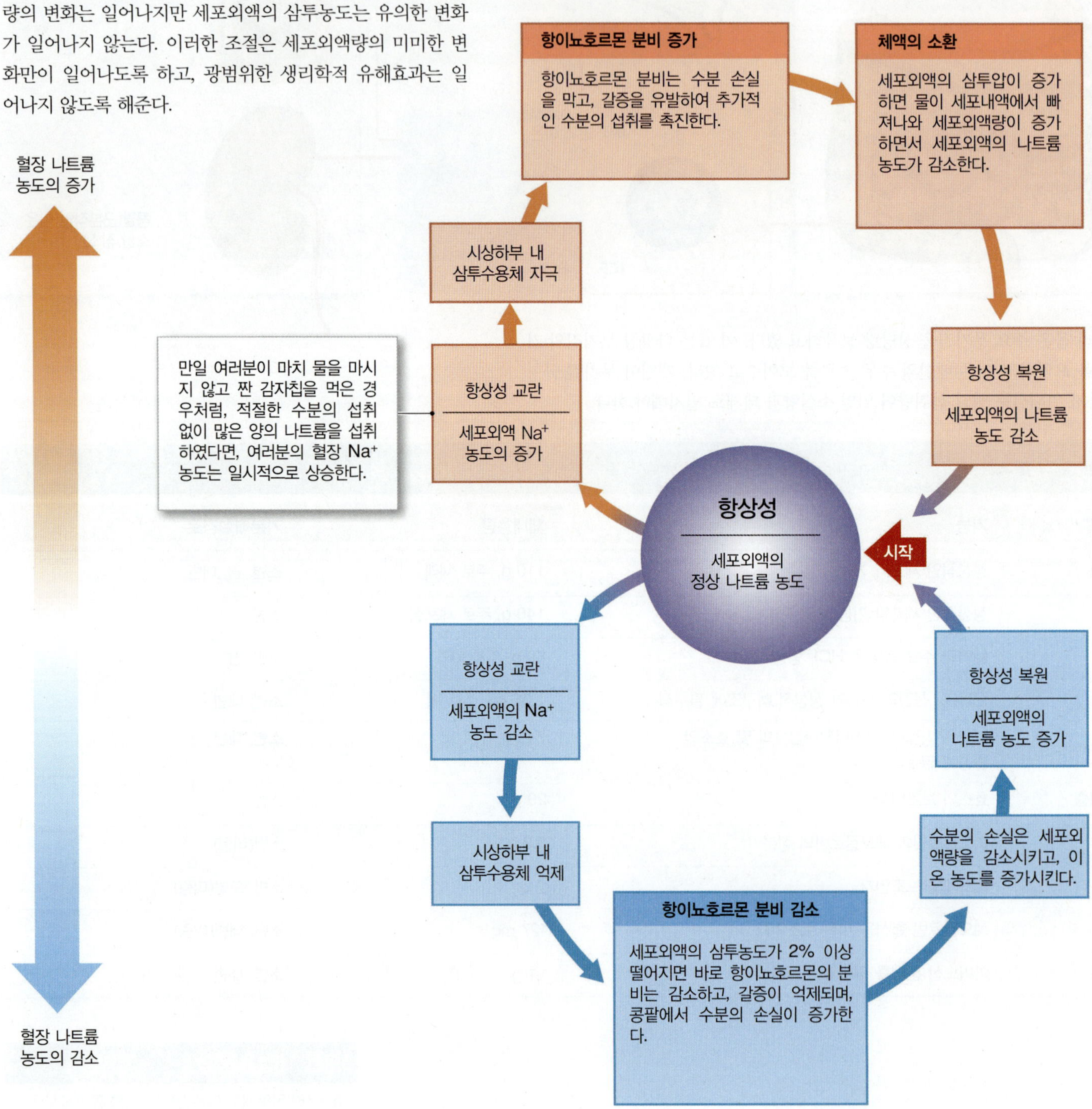

**2** 만약 나트륨평형의 교란이 세포외액량을 의미있게 변화시키게 되면, 혈액량과 혈압조절을 담당하는 항상성 기전이 활성화된다. 왜 그럴까? 그것은 세포외액량이 변하면 혈장량이 변하고, 그로 인해 혈액량이 변하기 때문이다. 따라서 세포외액량이 증가하면 혈액량이 늘어나고, 세포외액량이 감소하면 혈액량도 줄어든다.

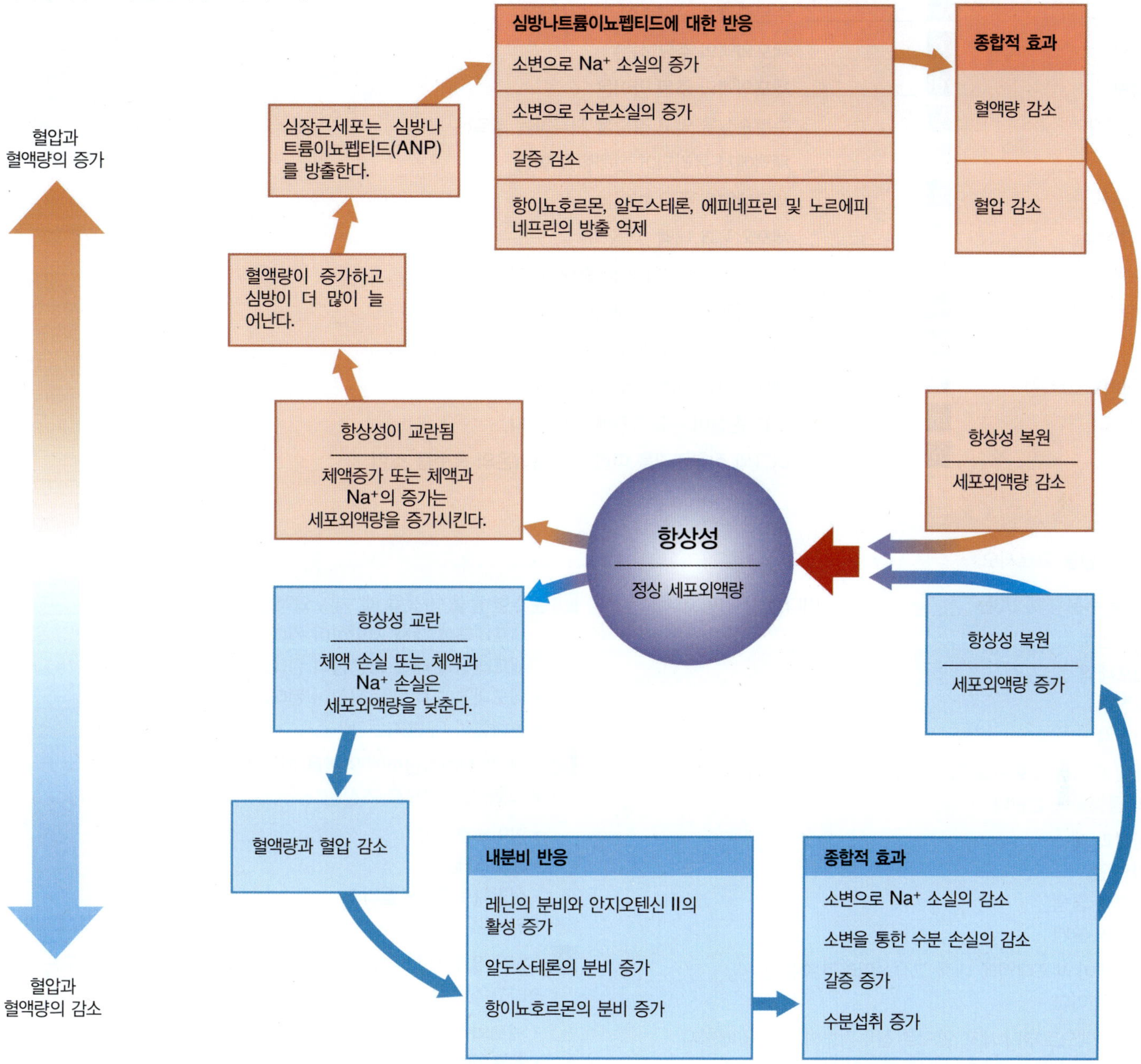


세포외액 내 $Na^+$의 지속적인 이상상태는 오직 체액평형에 심각한 문제가 있을 경우에만 발생한다.

### 모듈 15.11 복습

a. 삼투수용체의 억제는 항이뇨호르몬의 분비와 갈증에 어떤 효과를 끼치는가?

b. 알도스테론은 세포외액의 나트륨이온 농도에 어떤 효과를 갖는가?

c. 나트륨이온 농도와 세포외액 간의 관계에 대해 간단하게 요약하시오.

## 1. 연결하기

다음 용어를 가장 가깝게 연관된 문항과 연결하시오.

| 용어 | | 문항 |
|---|---|---|
| • 콩팥 | a ________ | 혈장삼투농도를 감시한다. |
| • 칼륨 | b ________ | 수분증가 = 수분손실 |
| • 체액구획 | c ________ | 세포외액의 주요 성분 |
| • 체액평형 | d ________ | 세포외액의 주된 양이온 |
| • 고장성 혈장 | e ________ | 수분손실을 막고 갈증을 자극하는 호르몬 |
| • 탈수 | f ________ | 체액에서 유리되어 전해질을 형성 |
| • 알도스테론 | g ________ | 세포내액의 주요 양이온 |
| • 혈장, 간질액 | h ________ | 세포외액과 내액 |
| • 삼투수용기 | i ________ | 나트륨이온조절의 가장 중요한 부위 |
| • 체액이동 | j ________ | 세포외액과 내액 간의 수분이동 |
| • 단백질 | k ________ | 세포로부터 세포외액으로 물이 이동한다. |
| • ADH(항이뇨호르몬) | l ________ | 체내고형성분에 가장 많은 물질 |
| • 무기질 | m ________ | 수분 손실이 수분증가에 비해 크다. |
| • 나트륨 | n ________ | DCT와 집합관계를 따라 나트륨이온의 흡수를 조절 |

## 2. 선택형

가장 적절한 답을 고르시오.

**a** 체내 총 수분량의 2/3는 ____________이다.
- 세포외액
- 세포내액
- 조직액
- 간질액

**b** 전해질 평형은 소화관을 통한 흡수율과 ________에서 손실된 비율의 평형을 포함한다.
- 심장과 폐
- 위와 간
- 콩팥과 땀샘
- 췌장과 쓸개

**c** 세포외액이 세포내액에 대해 고장성이라면 수분은__________ 이동할 것이다.
- 세포외액으로부터 세포 안으로 삼투평형이 복구될 때까지
- 세포로부터 세포외액으로 삼투평형이 복구될 때까지
- 양 방향으로 삼투평형이 복구될 때까지
- 나트륨-칼륨 교환 펌프의 반응에 따라

**d** 순수한 물을 마셨을 때, 세포외액은 ________________.
- 세포내액에 대해 저장성이 된다
- 세포내액에 대해 고장성이 된다
- 세포내액에 대해 등장성이 된다
- 전해질이 더 농축된다

**e** 체액 및 전해질평형에 영향을 미치는 생리학적 적응은 ________에 의해 우선적으로 조절된다.
- 항이뇨호르몬
- 알도스테론
- 심방나트륨이뇨펩티드
- 위의 것 모두

**f** 수분은 잃었지만 전해질은 유지될 때, 세포외액의 삼투농도는 상승하고 삼투는 물을 ________이동시킨다.
- 세포외액으로부터 세포내액으로
- 세포외액과 내액 사이에서 왔다갔다
- 세포내액으로부터 세포외액으로
- 답 없음

## 3. 단답형

나트륨의 농도를 조절하는데 가장 중요한 두 가지 과정은 무엇인가?

______________________________

______________________________

______________________________

# 산-염기평형

수소이온의 생산이 그것의 감소와 정확히 일치하고, 체액의 pH가 정상범위 내에 있을 때, '우리 몸은 **acid-base balance(산-염기평형 상태)**에 있다'라고 한다.

**1** 이 그림은 산-염기평형을 유지하는데 관련된 주요 요인들을 보여준다. 항상성을 교란시키는 주요 원인 중 하나는 우리 몸이 정상적인 대사과정 중에 다양한 산을 만든다는 것이다. 체액의 pH가 유의하게 떨어지는 것은 반드시 방지해야 한다.

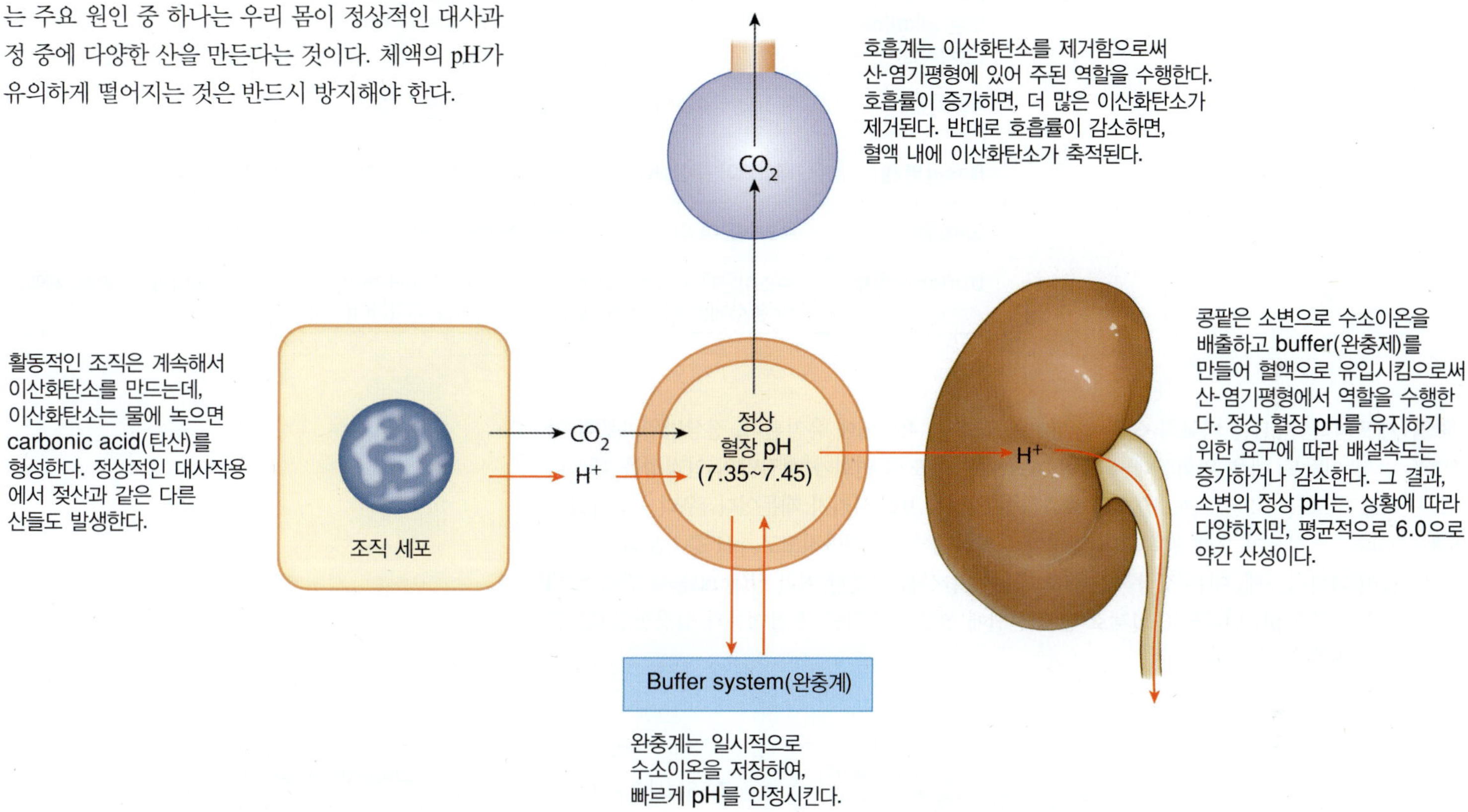


항상성을 유지하려면, 체액의 pH는 특정 범위 내에서 유지되어야만 한다. pH는 수소이온 농도의 척도라는 것을 기억하자. 인체 대사에 의해 만들어지고 소모되는 물질과 체외로 배출되는 산성 또는 염기성 물질들의 상대적 양, 이 둘의 관계로서 혈장 내 정상 산-염기평형은 존재한다. 혈장 내 산-염기평형의 정상 상태는 약한 알칼리성으로서 7.35~7.45이고, 이는 수산화이온이 더 많음을 의미한다. 이 절에서는 산-염기평형을 유지하기 위한 체액의 수소이온을 조절하는 완충계와 보정 기전(호흡과 콩팥)을 살펴보자.

## 완충계는 위험할 수 있는 산-염기평형의 교란에 대항한다

**1** pH와 산, 염기 및 완충제의 화학적 특성은 모듈 2.7에서 이미 논의되었다. 이 표는 앞으로의 설명에 중요한 용어를 정리한 것이다.

| 산-염기평형과 관련된 중요 용어 정리 | |
|---|---|
| **pH** | 용액 내 수소이온의 농도; pH값은 0과 14 사이의 숫자이다. |
| **Neutral(중성)** | pH 7의 용액; 이 용액은 같은 수의 수소이온과 수산화이온을 갖는다. |
| **Acidic(산성)** | pH 7 이하의 용액; 이 용액에서는 수소이온이 더 많다. |
| **Basic(염기성), 또는 alkaline (알카리성)** | pH 7 이상의 용액; 이 용액에서는 수산화이온이 더 많다. |
| **Acid(산)** | 해리되어 수소이온을 유리하는 물질, pH를 낮춤 |
| **Base(염기)** | 해리되어 수산화이온을 유리거나 수소이온을 제거하는 물질, pH를 높임 |
| **Salt(염)** | 수소이온이 아닌 양이온과 수산화이온이 아닌 음이온으로 구성된 이온화합물 |
| **Buffer(완충제)** | 수소이온을 제거하거나 더함으로써 용액의 pH 변화를 억제하는 경향이 있는 물질; 체액 내 완충제는 정상범위 내에서 혈액 pH를 유지한다(7.35~7.45). |

**2** 세포외액의 pH는 비교적 좁은 범위(보통 7.35~7.45) 내에 유지된다. 정상범위로부터 약간의 이탈도 매우 위험한데, 그것은 수소이온 농도의 변화가 형질막의 안정성을 깨뜨리고, 단백질 구조를 변화시키며, 중요한 효소들의 활성을 변화시키기 때문이다. 우리 몸의 pH가 6.8 이하나 7.7 이상이 오래 지속되면 생명이 위험하게 된다. 일반적으로, pH 증가보다는 감소가 더 많이 나타나는데, 이는 정상적인 세포 활동이 탄산을 비롯한 여러 산(acid)들을 만들어 내기 때문이다. 작은 pH 변화라도 실제로 인체 전신에 영향을 주지만, 신경계통과 심장혈관계통은 특히 pH의 변화에 민감하다.

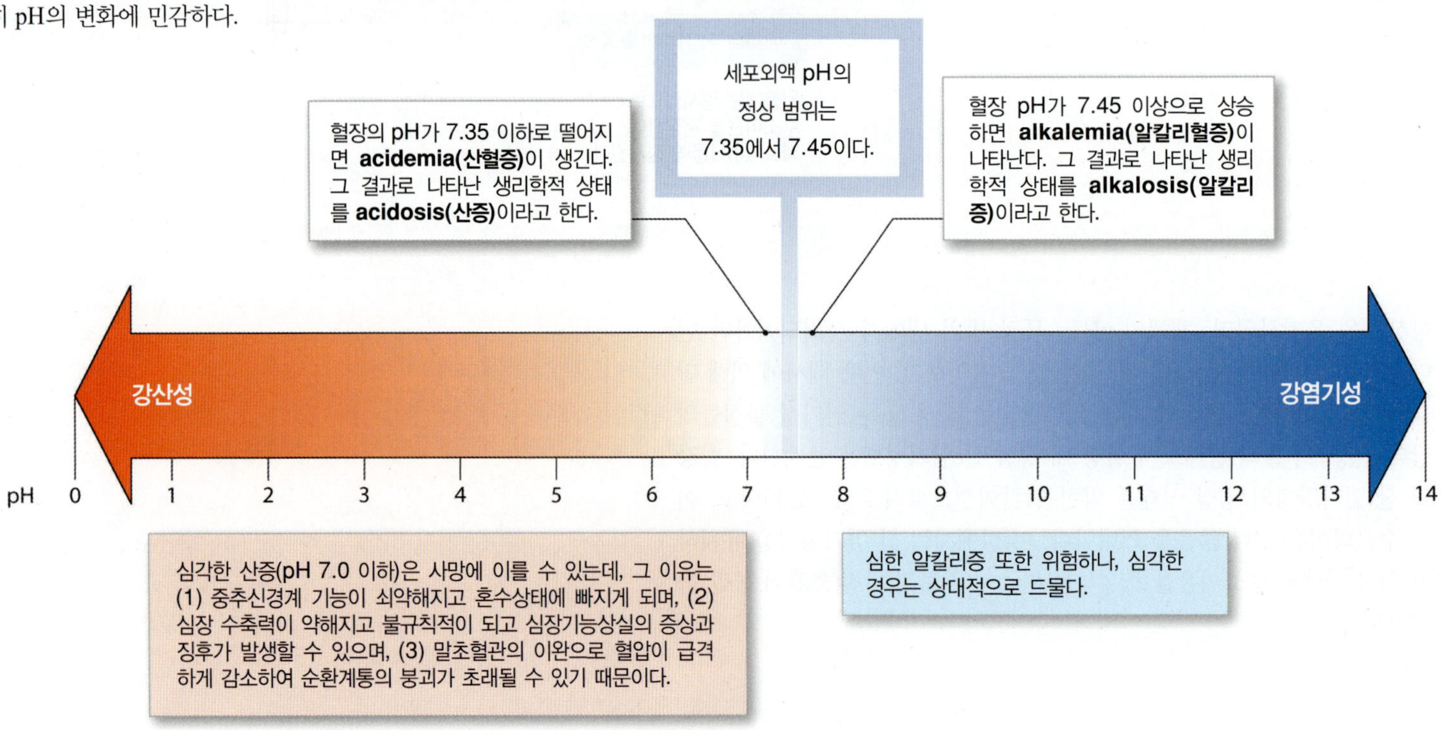

**3** 이산화탄소 농도는 인체 조직의 pH에 영향을 미치는 가장 중요한 요인이다. 이는 이산화탄소가 물과 결합하여 **carbonic acid(탄산**, $H_2CO_3$)를 형성하기 때문이다. Carbonic anhydrase(탄산탈수효소)가 용액 내 이산화탄소를 대부분 탄산으로 전환시키고 대부분의 탄산은 해리되기 때문에 이산화탄소의 농도와 pH 간에 역상관관계가 존재한다.

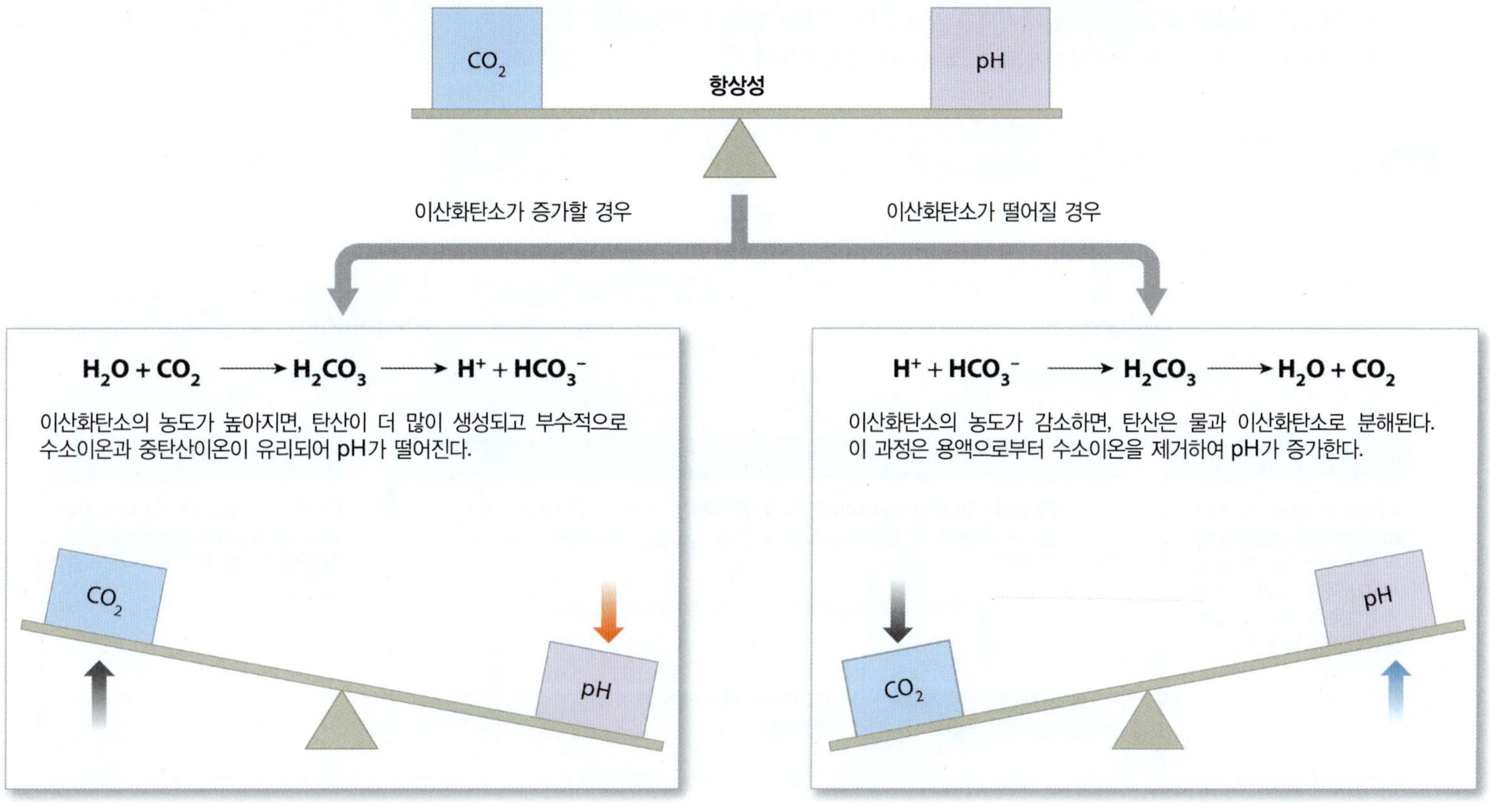


**4** 체액의 **buffer system(완충계)**은 일반적으로 약산(HY)과 그것의 해리에 의해 방출된 음이온($Y^-$)의 조합으로 이루어져 있다. 음이온은 약염기(알칼리)로 작용한다. 용액 내, 약산 분자들은 그것의 해리 산물과 평형을 이룬다. 이 관계는 다음과 같이 식으로 나타낸다.

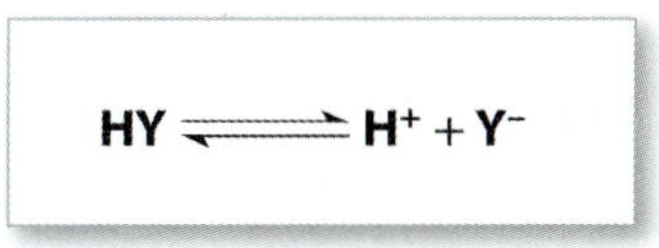


용액에 수소이온을 추가하면, 평형이 깨지고 약산 분자들이 부가적으로 생성되는 결과가 초래된다.

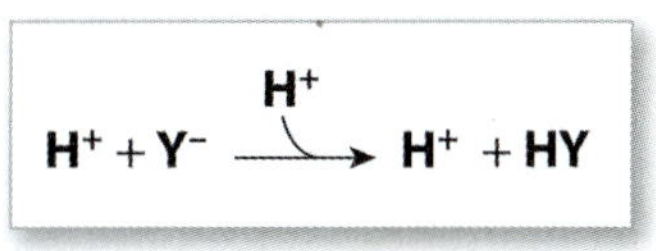


용액으로부터 수소이온을 제거하면, 평형이 깨지고 약산 분자들이 부가적으로 해리되는 결과가 초래된다. 이는 수소이온을 방출한다.

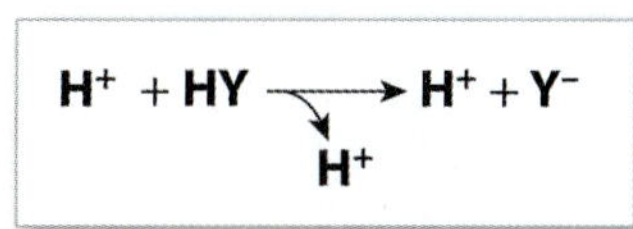


완충계는 임시로 pH의 변화를 상쇄시킬 수 있으나, 활용 가능한 모든 완충액이 다하기 전에 궁극적인 문제가 제거되어야 한다." 조정(fix)"은 **renal compensation(콩팥보상)**과 **respiratory compensation(호흡보상)**의 조합이 관여한다. 콩팥보상 과정에서, 콩팥은 수소이온이나 중탄산이온을 분비하거나 생산한다. 호흡보상 과정에서, 호흡률이 증가하거나 감소하여 이산화탄소를 제거하는 속도를 조절한다.

### 모듈 15.12 복습

a. 산혈증과 알칼리혈증을 정의하시오.
b. 세포외액의 pH에 영향을 주는 가장 중요한 요인은 무엇인가?
c. 이산화탄소의 농도와 pH의 관계를 요약하시오.

# 완충계는 세포내액과 세포외액에서 pH의 변화를 지연시킬 수는 있지만 막을 수는 없다

**1** 우리 몸은 3개의 주된 완충 시스템을 갖고 있으며 각각의 특징과 역할은 약간씩 다르다. 완충계가 과량의 수소이온을 속박할 수 있지만, 그들은 산-염기 균형이 깨진 용액에서 일시적으로 기능하는 것이다. 수소이온들은 제거되지 않고 다만 무해한 상태로 남아 있다. 이 과정에서 완충분자는 더 이상 작용하지 못하게 되며 그 용량은 한계가 있다.

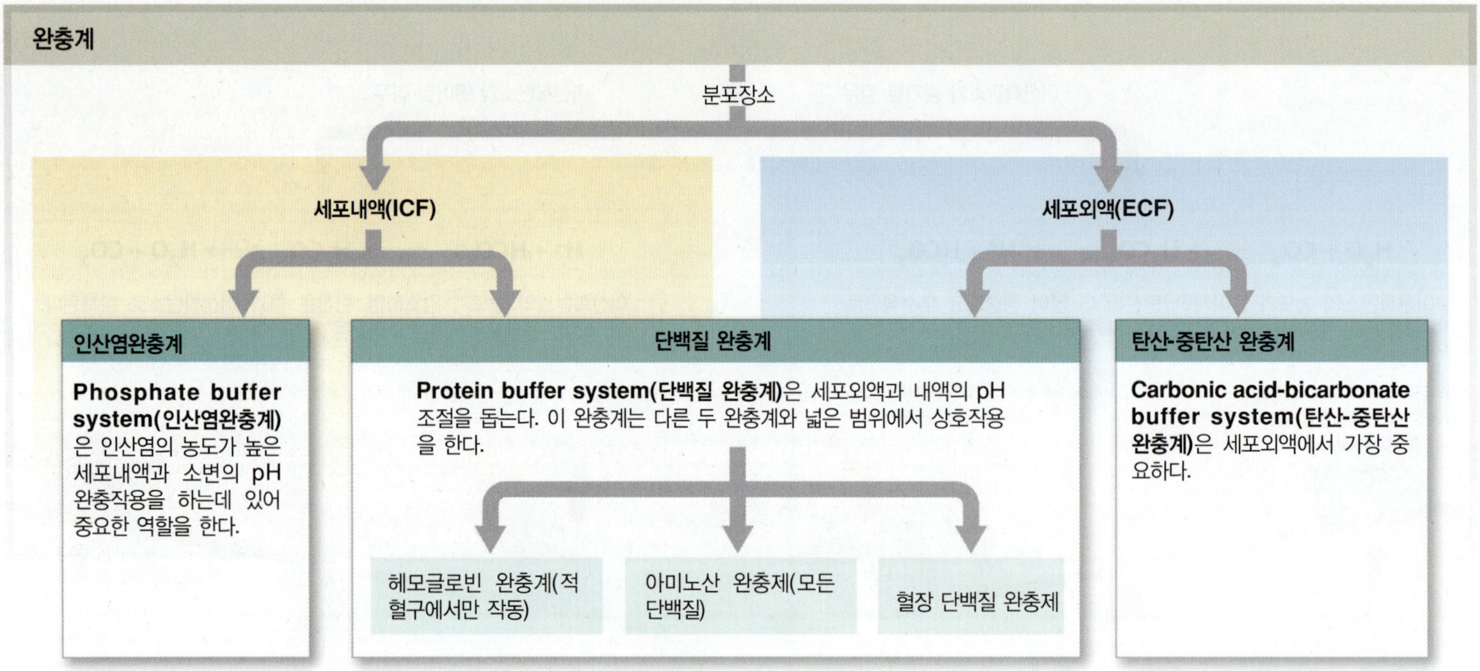


**2** **Hemoglobin buffer system(헤모글로빈 완충계)**은 체액 pH에 즉각적으로 효과를 낼 수 있는 유일한 세포 내 완충계이다. 조직에서 적혈구는 혈장으로부터 이산화탄소를 흡수하여 그것을 탄산으로 전환시킨다. 탄산이 해리될 때, 헤모글로빈 단백질은 완충제로서 수소이온과 결합한다. 폐에서는 이 전체반응이 역으로 진행되어, 이산화탄소는 폐포로 확산되고 날숨으로 배출된다.

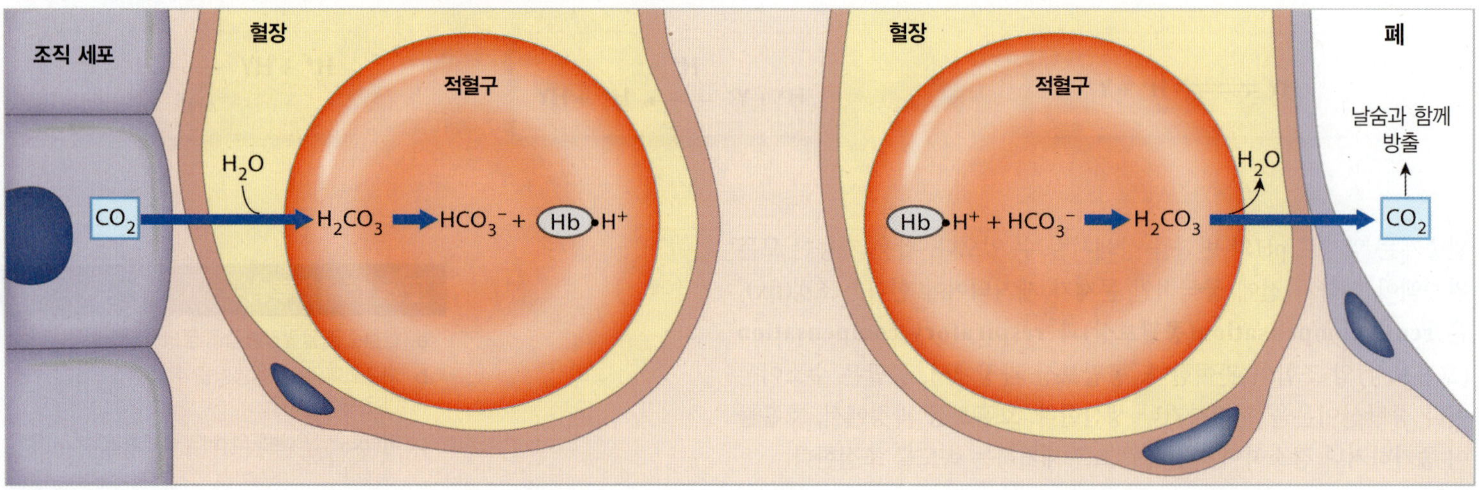

**3** 단백질 완충계는 일반적으로 과량으로 존재하는 수소이온들과 결합함으로써 pH 변화를 감소시킨다. 이 완충계는 pH 변화에 반응하여 수소이온을 방출하거나 받아들이는 아미노산의 능력에 기인한다. 여기에서 기초가 되는 기전을 알아보자. 단백질의 주 사슬에서 대부분의 카르복실기와 아미노기들은 펩티드 결합으로 묶여 있어, 남아 있는 첫째 아미노산의 $-COO^-$와 마지막 아미노산의 $-NH_2$만이 완충제로써 작용할 수 있다. 따라서 구성하는 아미노산의 R-기들이 단백질의 완충능력의 대부분을 담당한다.

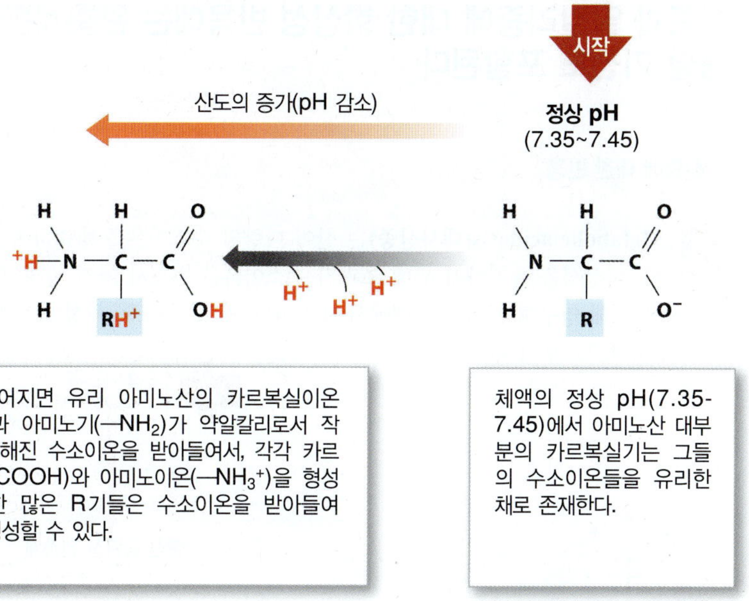


**4** 탄산-중탄산 완충계는 자유로운 가역반응을 포함한다. 참가물질의 농도변화는 이 완충계 내 모든 다른 물질의 농도에 영향을 주고 반응의 방향을 이동시킨다.

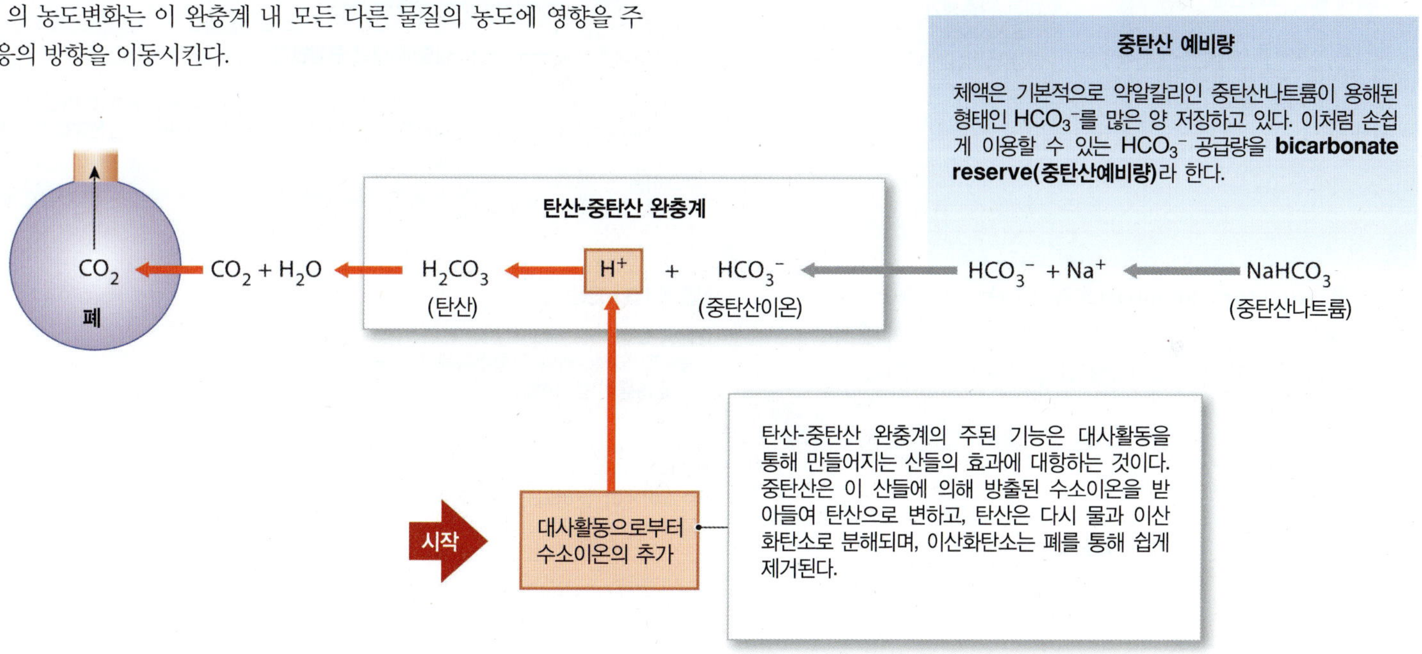


**Metabolic acid-base disorder(대사 산-염기 장애)**는 산을 너무 많이 만들거나 잃어버린 결과이다. 탄산-중탄산 완충계의 주된 역할은 이 같은 장애들을 방지하는 것이다. **Respiratory acid-base disorder(호흡 산-염기 장애)**는 이산화탄소가 만들어지는 속도와 폐에서 이산화탄소가 제거되는 속도의 불균형 때문에 발생한다. 탄산-중탄산 완충계는 호흡장애가 있는 경우 제대로 작동할 수 없다. 불균형은 반사적으로 일어나는 호흡 속도와 깊이의 변화에 의해 교정되어야만 한다.

### 모듈 15.13 복습

a. 인체의 3가지 주요 완충계를 정의하시오.

b. pH가 정상 이하로 떨어졌을 때, 단백질과 유리아미노산이 완충제로서 어떻게 작용하는가?

c. 탄산–중탄산 완충계를 기술하시오.

# 산증과 알칼리증에 대한 항상성 반응에는 완충계뿐만 아니라 호흡과 콩팥 기전도 포함된다

## 산증에 대한 반응

**1** **Metabolic acidosis(대사산증)**는 산이 다량의 수소이온을 방출하여 pH를 떨어뜨릴 때 발생한다. 항상성을 유지하기 위해 초과된 수소이온은 반드시 아래 과정 중 하나를 거쳐야 한다. (1) 물형성을 통해 영구히 격리한다(폐에서 제거되는 이산화탄소의 형성과 관련있는). (2) 콩팥에서 분비를 통해 체액으로부터 제거된다.

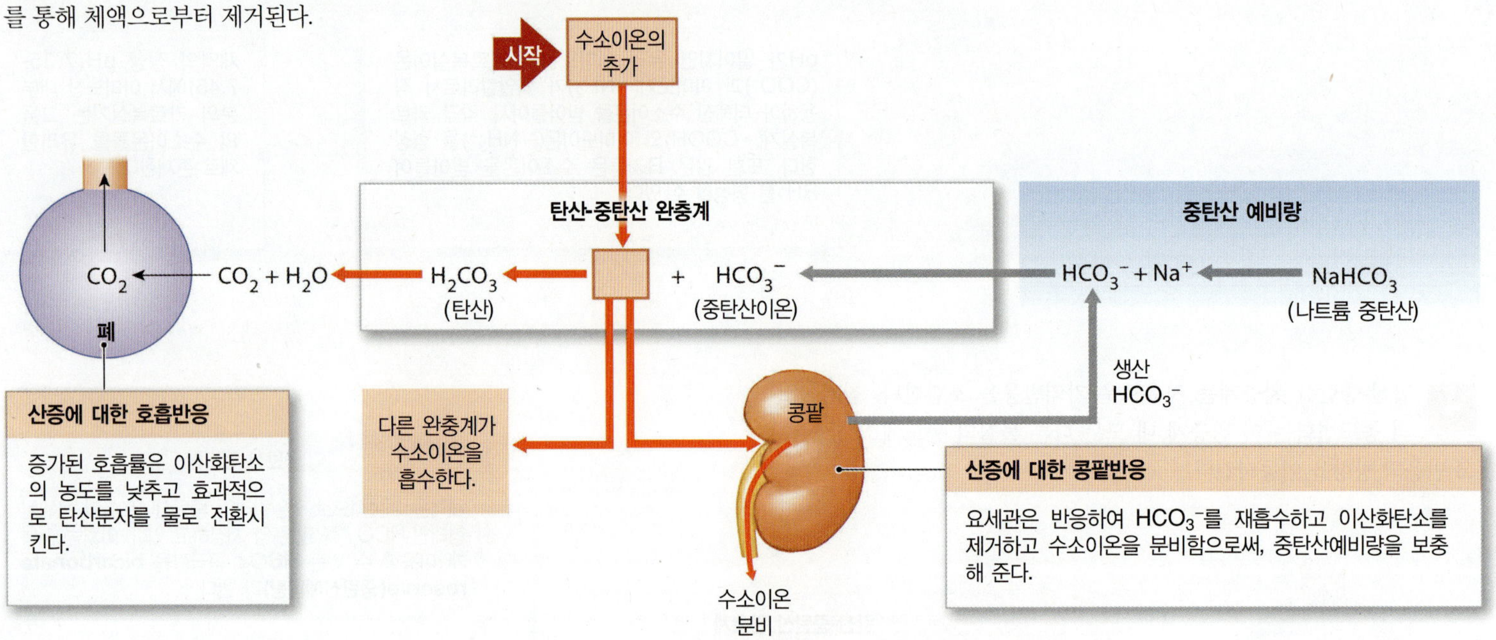


**2** **Respiratory acidosis(호흡산증)**는 이산화탄소의 생산 속도가 제거 속도보다 클 때 발생한다. 이 순서도는 호흡산증에 대한 통합된 반응을 요약하여 보여준다.

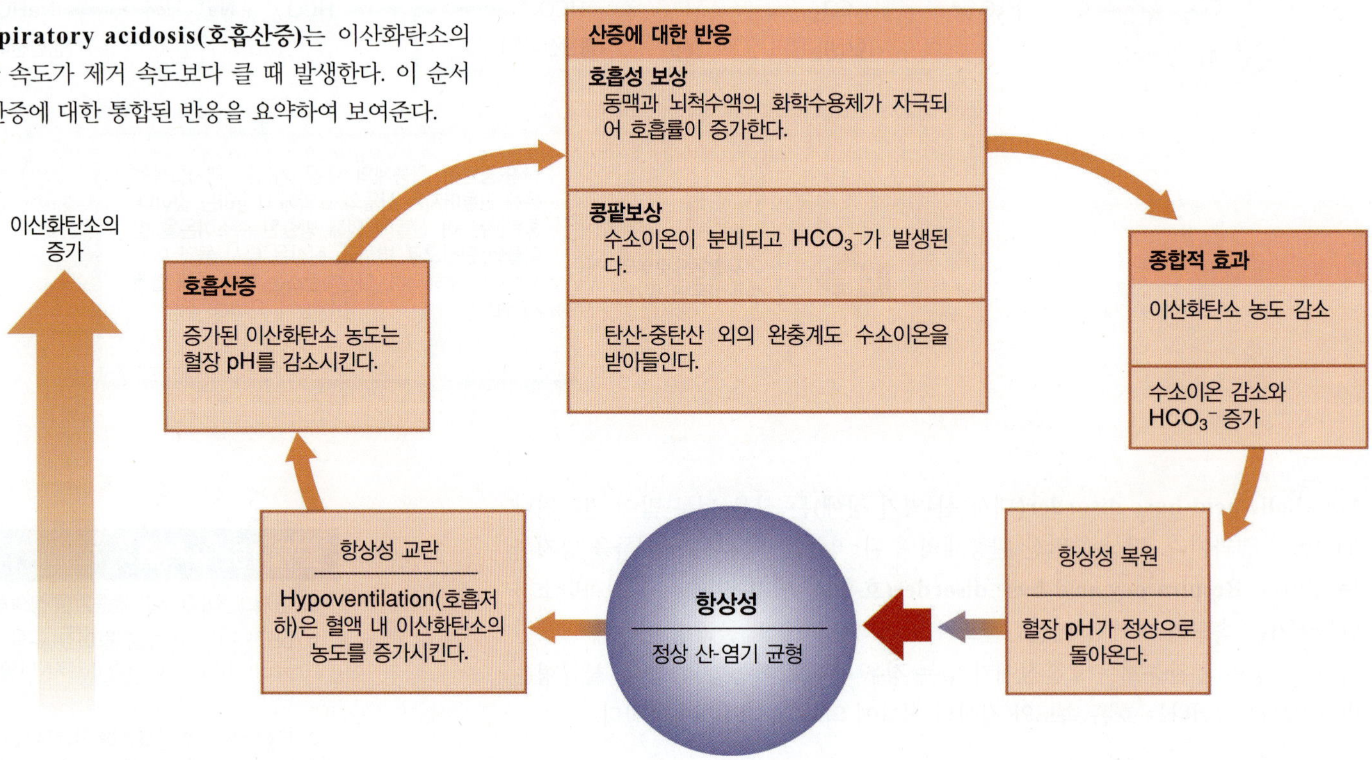

### 알칼리증에 대한 반응

**3** **Metabolic alkalosis(대사알칼리증)**는 많은 수의 수소이온들이 체액으로부터 제거되어 pH가 상승할 때 발생한다. 이 현상이 일어나면 (1) 콩팥에서 수소이온의 분비가 감소하고, (2) 세뇨관 세포가 세관액에서 중탄산염을 재회수하지 않고, (3) 집합관계가 $HCO_3^-$를 세관액으로 보내면서 강산(HCl)을 세포외액으로 이동시킨다.

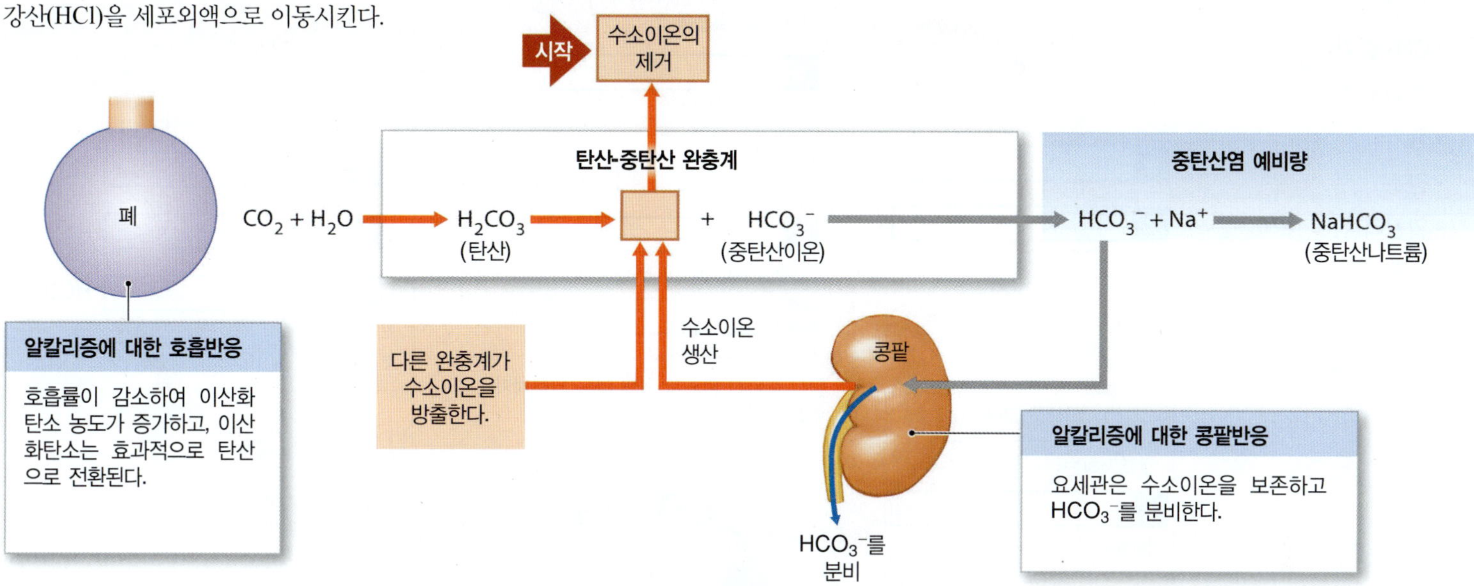


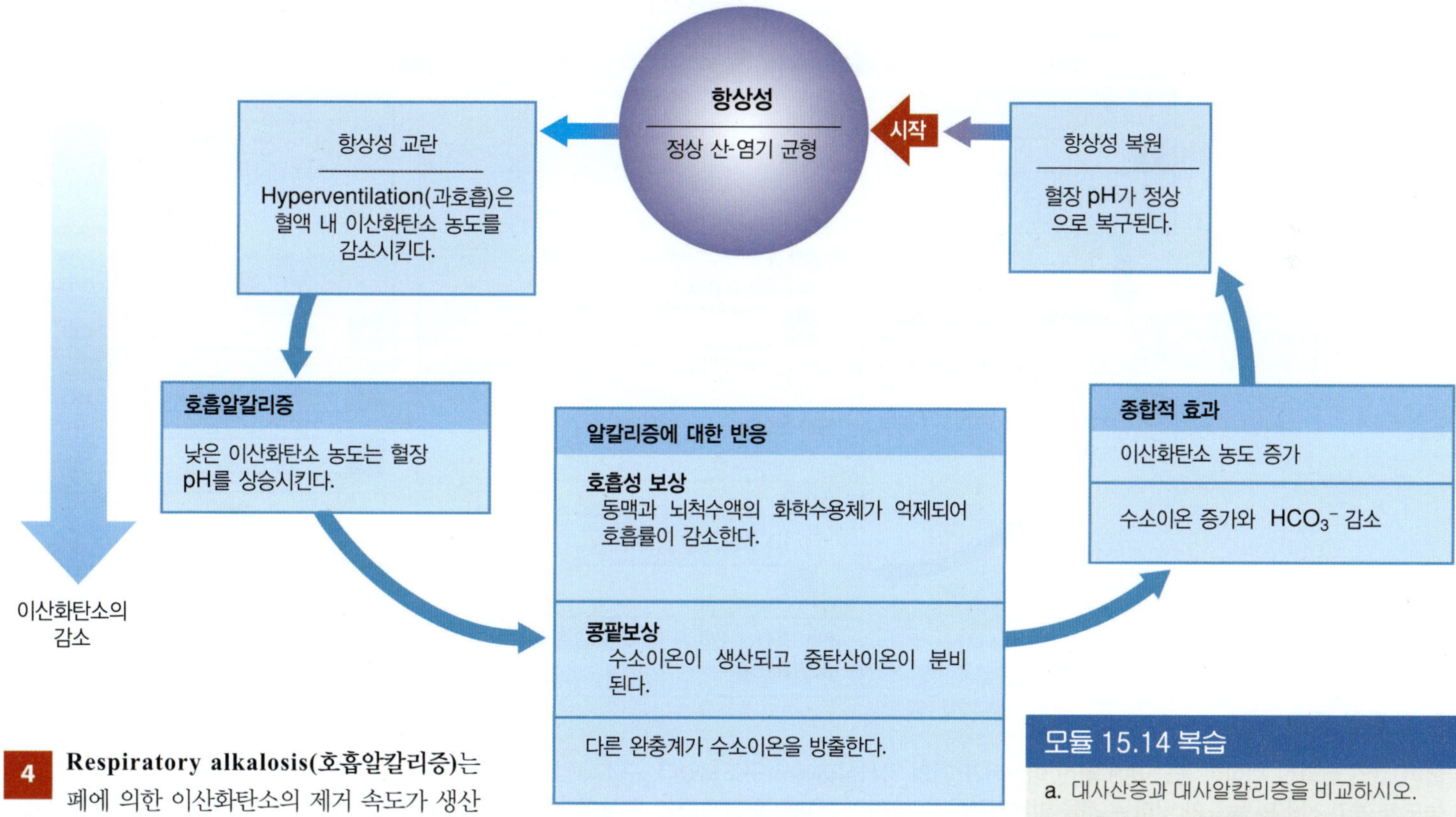


**4** **Respiratory alkalosis(호흡알칼리증)**는 폐에 의한 이산화탄소의 제거 속도가 생산 속도를 초과할 때 발생한다. 이 순서도는 호흡알칼리증에 대한 항상성 반응을 정리한 것이다. 많은 경우가 불안과 관련이 있으며, 초래되는 과호흡은 스스로 제어되고(종종 의식을 잃기도 하지만), 호흡률은 정상수준으로 돌아온다.

#### 모듈 15.14 복습

a. 대사산증과 대사알칼리증을 비교하시오.

b. 호흡산증과 호흡알칼리증을 비교하시오.

c. 콩팥이 $HCO_3^-$를 보존하고 소변으로 수소이온을 제거하고 있다면 콩팥이 반응하고 있는 환경은 어떤 환경인가?

### 1. 명칭 표기

다음 용어를 사용하여 두 도표의 빈 상자를 채우시오. 용어는 한 번 이상 이용될 수 있다.

- 혈장 pH 감소
- 혈장 pH 증가
- $CO_2$ 증가
- $CO_2$ 감소
- 증가
- 감소
- 알칼리증
- 산증
- 생산
- 분비

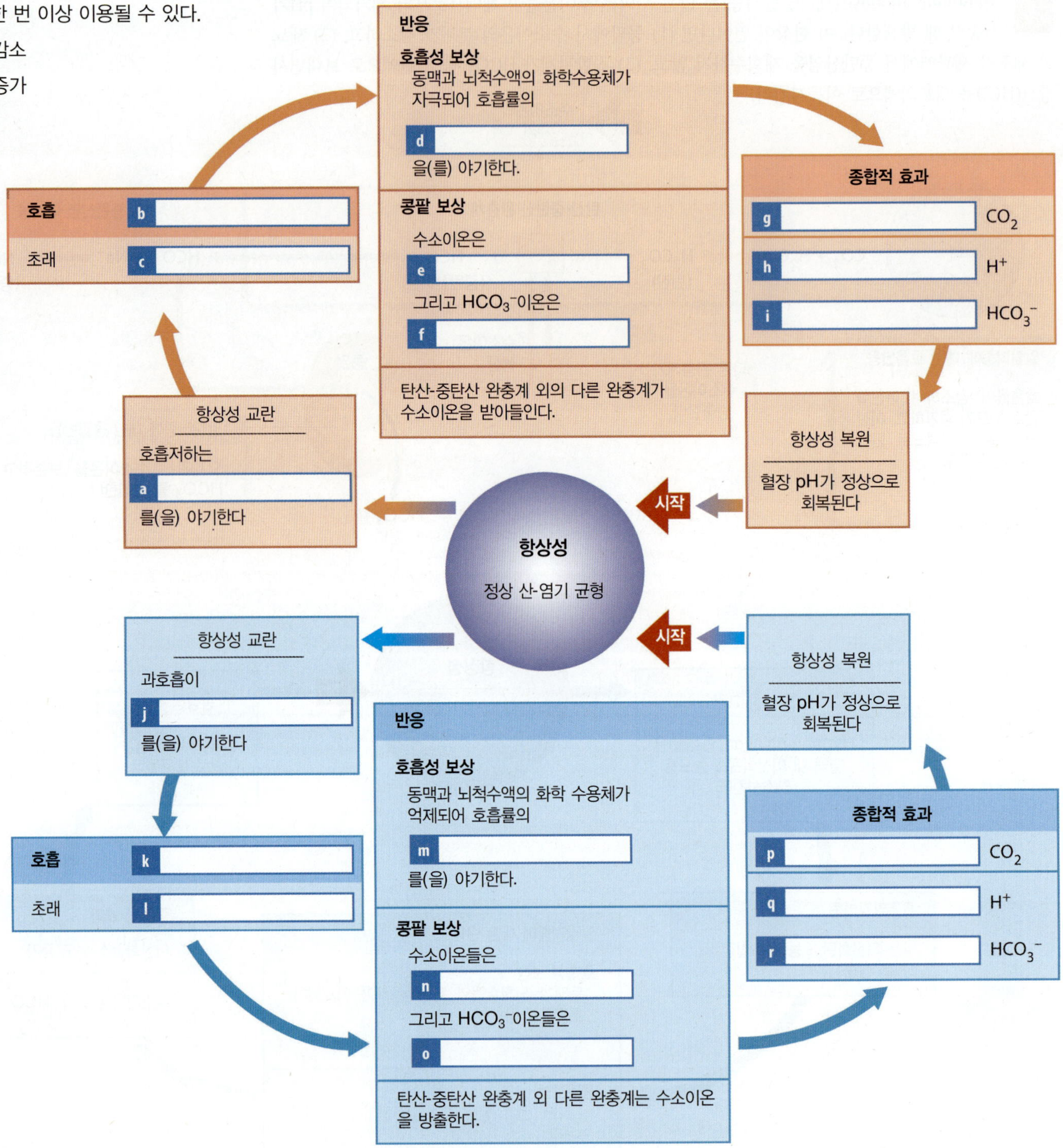


### 2. 절 종합 문제

물이 고인 버려진 채적장 웅덩이에 빠진 어린이가 거의 익사상태에서 구조되었다. 구조대원은 아이의 상태를 파악하고 체액에 이산화탄소와 젖산의 농도가 높고 산소의 농도가 낮다는 것을 발견하였다. 근본적인 문제점을 감정하고, 항상성 상태를 다시 유지하기 위해 꼭 필요한 처치를 제안하시오.

# 핵심 용어로 윤곽 파악하기

각 모듈마다 차례대로 열거한 용어를 이용하여 내용을 요약하시오.

**1절**

## Urinary System(비뇨계통)의 해부학

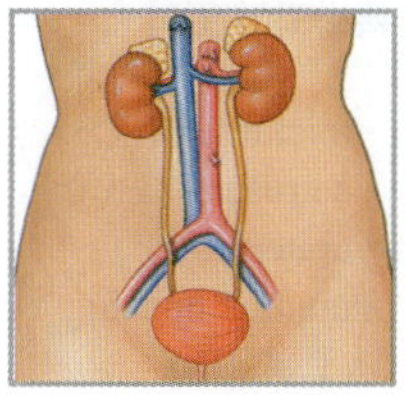

- urinary system (비뇨계통)
- urinary tract(요로)
- kidney(콩팥)
- urine(소변)
- ureter(요관)
- urinary bladder (방광)
- urination(배뇨)
- urethra(요도)

**15.1**

### 콩팥은 복막 뒤에 있는 한 쌍의 기관이다

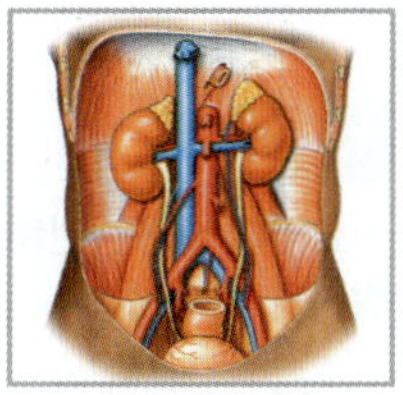

- kidney(콩팥)
- hilum(문, 콩팥문)
- ureter(요관)
- o retroperitoneal (복막 뒤)
- renal fascia (콩팥근막)
- fibrous capsule (섬유피막)
- renal sinus(콩팥동굴)
- renal cortex (콩팥겉질)
- renal medulla (콩팥속질)
- renal pyramid (콩팥피라미드)
- renal papilla (콩팥유두)
- renal column (콩팥기둥)
- kidney lobe(콩팥엽)
- minor calyx (작은콩팥잔)
- major calyx (큰콩팥잔)
- renal pelvis (콩팥깔때기, 신우)

**15.2**

### 콩팥단위는 부위별로 나눌 수 있으며, 각 부분은 독특한 기능을 가진다

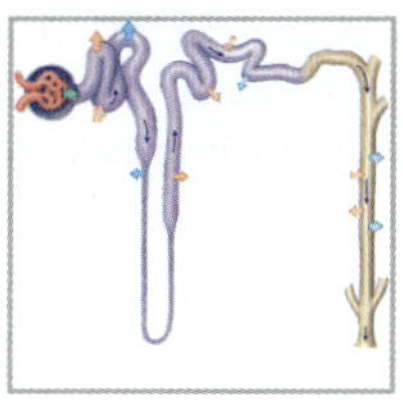

- nephron(콩팥단위)
- renal corpuscle (콩팥소체)
- renal tubule(콩팥 요세관)
- capsular space (주머니공간)
- filtrate(여과액)
- glomerular capsule (토리(사구체)주머니)
- glomerulus (토리, 사구체)
- proximal convoluted tubule(PCT, 토리쪽곱슬세관)
- tubular fluid (요세관액)
- nephron loop (콩팥단위고리)
- distal convoluted tubule(DCT, 먼쪽곱슬세관)
- collecting system (집합관계)
- collecting duct (집합관)
- papillary duct (유두관)
- cortical nephron (겉질콩팥단위)
- juxtamedullary nephron (속질곁콩팥단위)

**15.3**

### 콩팥에는 많은 혈관이 분포하며, 그 순환양상은 복잡하다

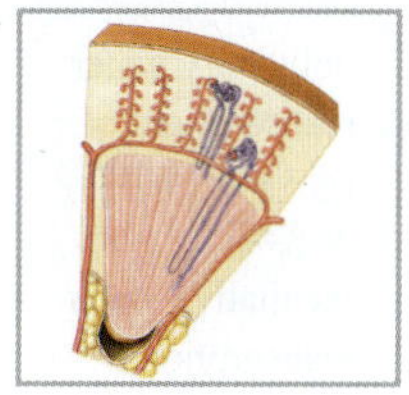

- renal artery (콩팥동맥)
- segmental artery (구역동맥)
- interlobar artery (엽사이동맥)
- arcuate artery (활꼴동맥)
- cortical radiate artery (겉질부채꼴동맥)
- afferent arteriole (들세동맥)
- glomerulus(토리, 사구체)
- cortical radiate vein (겉질부채꼴정맥)
- arcuate vein (활꼴정맥)
- interlobar vein (엽사이정맥)
- renal vein(콩팥정맥)
- efferent arteriole (날세동맥)
- peritubular capillary (요세관주위 모세혈관)
- vasa recta(곧은혈관)

**2절**

## Renal Physiology(콩팥생리학)의 개요

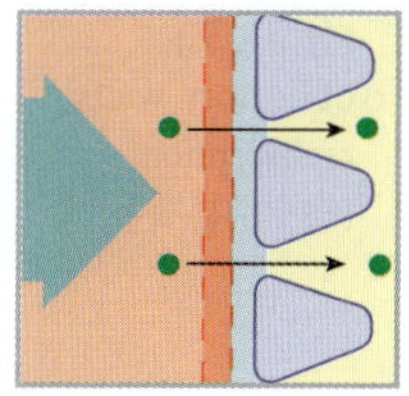

- urea(요소)
- creatinine (크레아티닌)
- uric acid(요산)
- filtration(여과)
- reabsorption(재흡수)
- secretion(분비)

**15.4**

### 여과, 재흡수, 분비는 콩팥단위와 집합관계의 특정 부위에서 발생한다

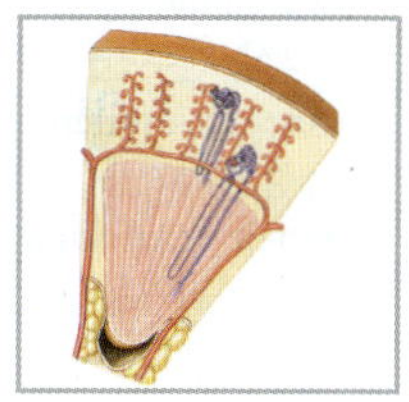

- efferent arteriole (날세동맥)
- juxtaglomerular complex (토리곁복합체)
- afferent arteriole (들세동맥)
- capsular space (주머니공간)
- podocyte(발세포)
- filtration slit (여과틈새)

• = 해당 모듈에서 굵은 문자로 표시한 용어

15.5

### 소변의 양과 농도는 호르몬에 의해 조절된다

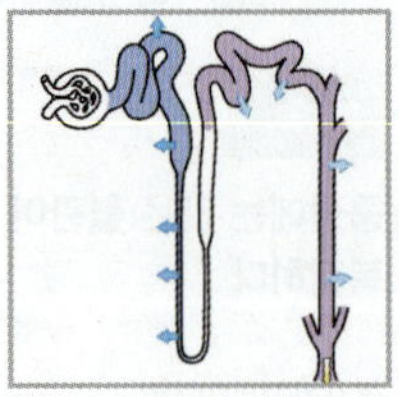

- • obligatory water reabsorption [강제(필수)수분 재흡수]
- • facultative water reabsorption [융합(허용)수분 재흡수]
- ○ distal convoluted tubule (먼쪽곱슬세관)
- ○ collecting duct (집합관)
- ○ antidiuretic hormone(ADH, 항이뇨호르몬)
- • aquaporin (아쿠아포린)
- ○ urine(소변)
- • polyuria(다뇨증)
- • oliguria(감뇨증)
- • anuria(무뇨증)

15.6

### 콩팥의 기능은 통합적 과정이다

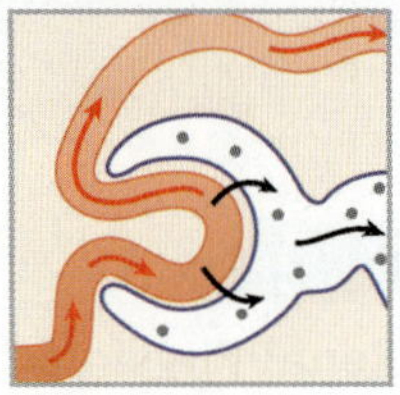

- ○ osmotic concentration (삼투농도)
- ○ obligatory water reabsorption (필수수분재흡수)
- ○ urea(요소)
- ○ ADH(항이뇨호르몬)
- ○ vasa recta(곧은혈관)

15.7

### 콩팥기능상실은 생명을 위협하는 질환이다

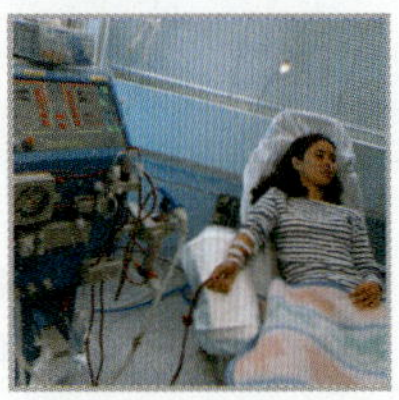

- • renal failure(콩팥기능상실, 신부전)
- • acute renal failure (급성 콩팥기능상실)
- • chronic renal failure (만성 콩팥기능상실)
- • hemodialysis (혈액투석)
- • dialysis(투석)
- ○ dialysis fluid(투석액)
- • shunt (션트, 사잇길)

3절

## Urine(소변) 저장과 배출

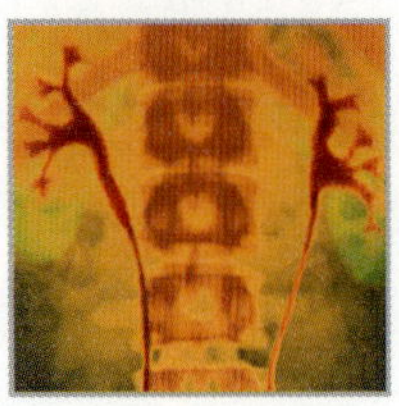

- • pyelogram (콩팥깔때기조영사진)
- • ureter(요관)
- • urinary bladder (방광)
- • urethra(요도)

15.8

### 요관, 방광 및 요도는 소변을 운반하는데 특화되어 있다

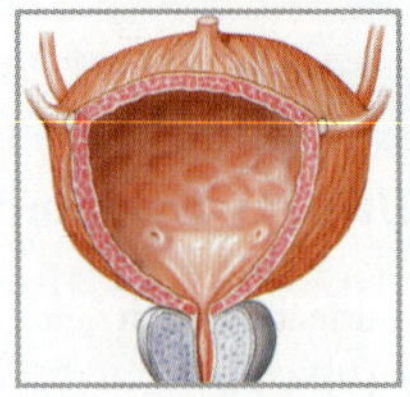

- • micturition(배뇨)
- • detrusor(배뇨근)
- • ureter(요관)
- • ureteral opening (요관구멍)
- • trigone(삼각)
- • rugae(주름)
- • neck of the urinary bladder(방광목)
- • internal urethral sphincter (안요도조임근)
- • external urethral sphincter (바깥요도조임근)
- • micturition reflex(배뇨반사)

15.9

### 비뇨계통 장애는 신체검사와 검사실검사에 의해 발견될 수 있다

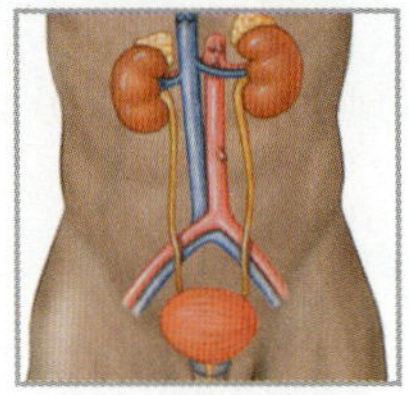

- • pyelonephritis (깔때기콩팥염)
- • renal calculi (콩팥돌, 신장결석)
- • dysuria(배뇨통)
- • edema(부종)
- • proteinuria(단백뇨)
- • fever(열)
- • cystitis(방광염)
- • incontinence(요실금)
- • urinary retention (소변정체)
- • cast(주형)

4절

## 체액 및 전해질평형

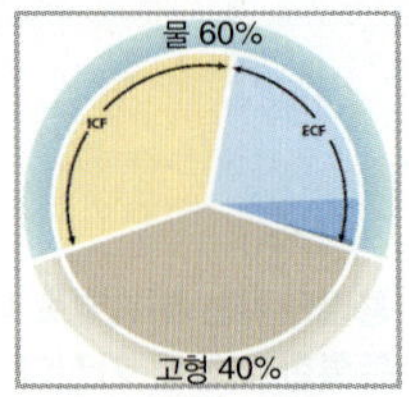


- • mineral(무기질)
- ○ electrolyte(전해질)
- ○ intracellular fluid(ICF, 세포내액)
- ○ extracellular fluid(ECF, 세포외액)
- • fluid compartment(체액분획)

15.10

### 증가와 감소가 같을 때 체액과 무기질은 균형을 이룬다

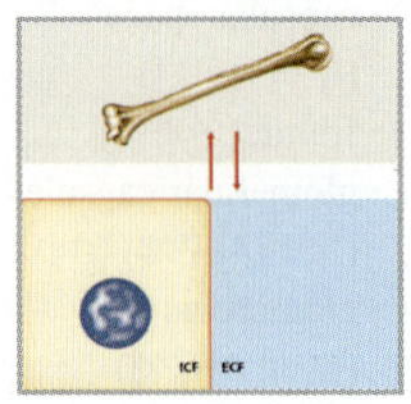


- • fluid balance (체액 균형)
- • fluid shift (체액이동)
- • mineral balance (무기질 균형)
- ○ ion absorption (이온 흡수)
- ○ ion excretion (이온 배출)

• = 해당 모듈에서 굵은 문자로 표시한 용어

**15.11**

**수분평형은 나트륨평형에 의존적이고, 이 둘은 동시에 조절된다**

- • sodium balance(나트륨평형)
- o osmoreceptor(삼투수용체)
- o ECF volume(세포외액량)
- o homeostasis(항상성)

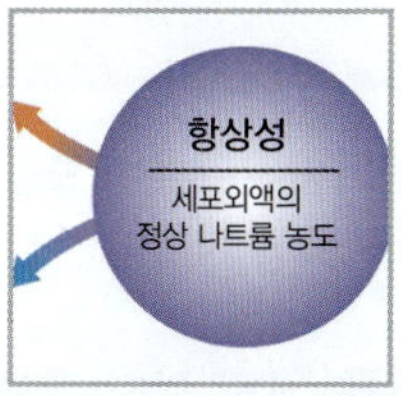


**5절**

## 산-염기평형

- • acid-base balance(산-염기평형)
- o hydrogen ion(수소이온)
- o plasma pH(혈장 pH)

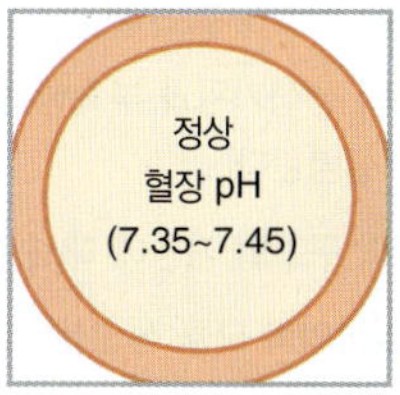


**15.12**

**완충계는 위험할 수 있는 산-염기평형의 교란에 대항한다**

- • acidemia(산혈증)
- • acidosis(산증)
- • alkalemia (알칼리혈증)
- • alkalosis(알칼리증)
- • carbonic acid(탄산)
- • buffer system (완충계)
- • renal compensation (콩팥보상)
- • respiratory compensation (호흡보상)

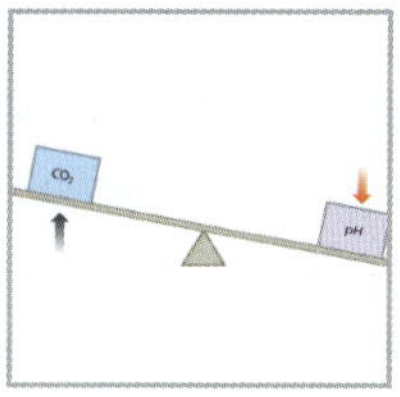

**15.13**

**완충계는 세포내액과 세포외액에서 pH의 변화를 지연시킬 수는 있지만 막을 수는 없다**

- • phosphate buffer system(인산염 완충계)
- • protein buffer systems(단백질 완충계)
- • carbonic acid-bicarbonate buffer system (탄산-중탄산 완충계)
- • hemoglobin buffer system(헤모글로빈 완충계)
- • bicarbonate reserve(중탄산예비량)
- • metabolic acid-base disorder(대사 산-염기 장애)
- • respiratory acid-base disorder(호흡 산-염기 장애)

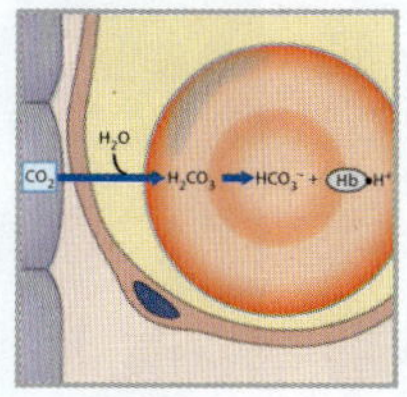

**15.14**

**산증과 알칼리증에 대한 항상성 반응에는 완충계뿐만 아니라 호흡과 콩팥 기전도 포함된다**

- • metabolic acidosis (대사산증)
- o carbonic acidbicarbonate buffer system (탄산-중탄산 완충계)
- o respiratory response to acidosis (산증에 대한 호흡 반응)
- o renal response to acidosis (산증에 대한 콩팥 반응)
- • respiratory acidosis (호흡산증)
- • metabolic alkalosis (대사알칼리증)
- o respiratory response to alkalosis (알칼리증에 대한 호흡반응)
- o renal response to alkalosis (알칼리증에 대한 콩팥반응)
- • respiratory alkalosis (호흡알칼리증)

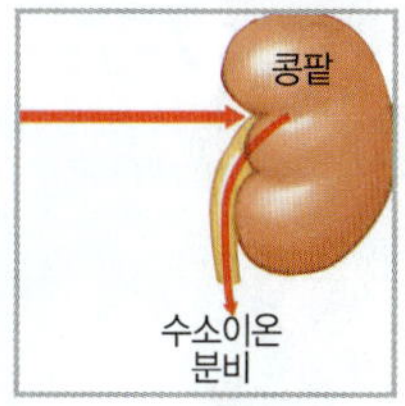


• = 해당 모듈에서 굵은 문자로 표시한 용어

## 15장 종합 복습 문제

1. 실비아는 심한 팔 다리의 부종으로 고통받고 있다. 그녀의 담당의사는 이뇨제를 처방하였다. 이것이 왜 실비아의 문제에 도움을 줄까?
2. Mannitol(만니톨)은 콩팥에 의해 여과되나 재흡수되지 않는 당이다. 만니톨 용액을 마시는 것은 생산되는 소변의 양에 어떤 영향을 미치는가?
3. 단백질은 어떻게 여과로부터 제외되는가?
4. 밀리는 물에 대해 조언을 들은 적이 없어 외국에 방문하는 동안 무심코 물을 마셨다. 그녀는 심한 설사를 일으키는 장 질환으로 고생하였다. 그녀의 상태가 혈액과 소변의 pH와 호흡 양상에 어떠한 영향을 미칠 것으로 예상할 수 있는가?
5. 체액 균형, 전해질 균형 그리고 산-염기 균형을 구분하고, 각각이 왜 항상성에 중요한지를 설명하시오.

15장에 있는 모든 모듈, 절, 종합 복습 문제의 풀이를 알고 싶으면 이 책의 뒷부분에 청색 식별표로 표시한 해답 페이지를 참조하시오.

# 16

# 생식계통 (The Reproductive System)

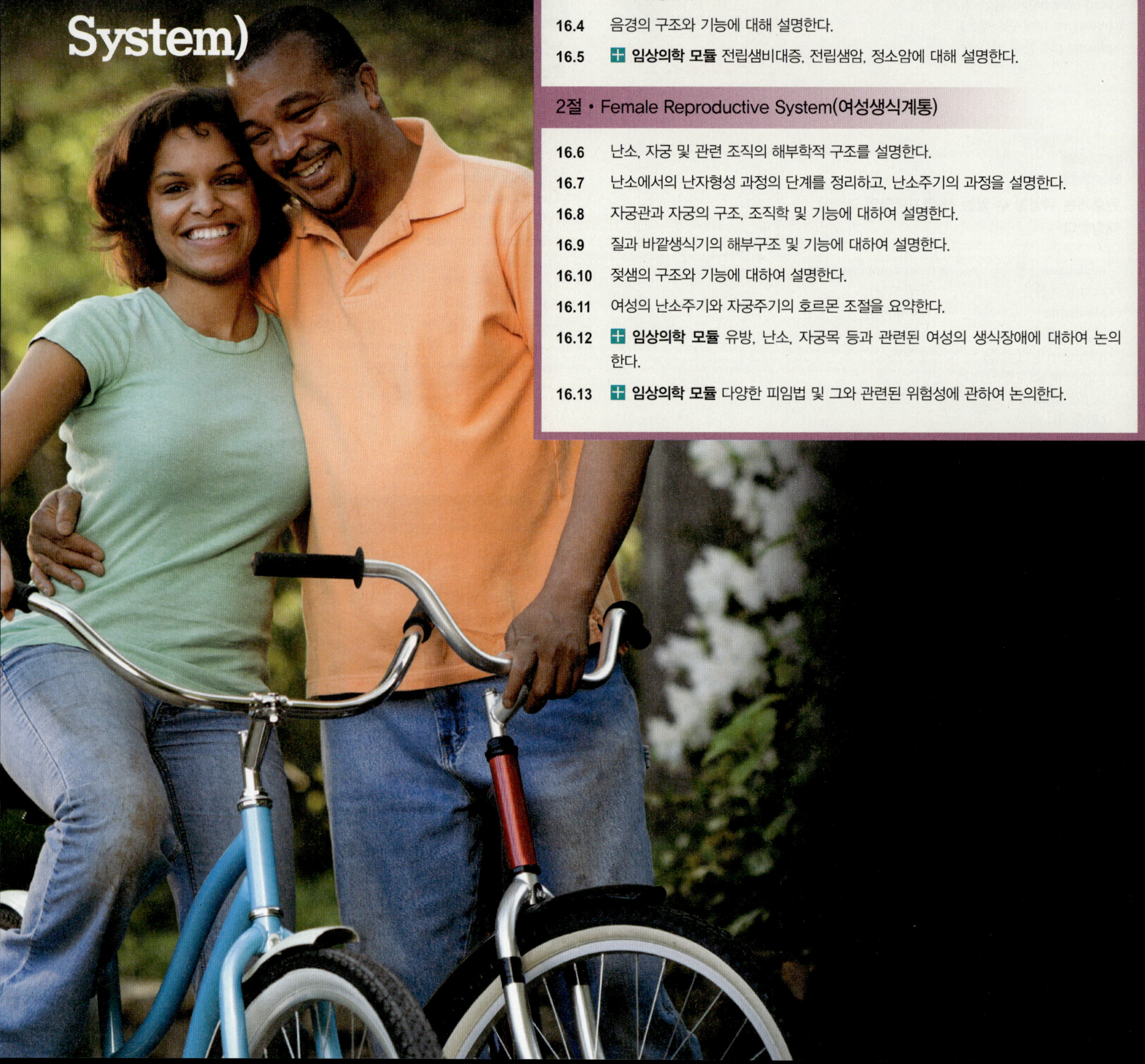

## 학습성과

다음 각 학습성과 번호는 본문의 모듈 번호와 일치하며, 독자는 16장을 모두 공부한 후에 각 학습성과를 실천할 수 있어야 한다.

### 1절 • Male Reproductive System(남성생식계통)

**16.1** 정소(고환)의 구성요소를 설명하고, 정자생성 시 일어나는 감수분열 과정을 요약하라. 그리고 성숙한 정자의 기능적 해부구조를 설명한다.

**16.2** 남성의 성 기능을 형성하고 유지하는 데에 있어 조절호르몬과 테스토스테론이 어떤 역할을 하는지 설명한다.

**16.3** 남성의 생식기관과 부속샘이 정자의 성숙, 영양공급, 저장 및 이동에 어떤 역할을 하는지 설명한다.

**16.4** 음경의 구조와 기능에 대해 설명한다.

**16.5** **임상의학 모듈** 전립샘비대증, 전립샘암, 정소암에 대해 설명한다.

### 2절 • Female Reproductive System(여성생식계통)

**16.6** 난소, 자궁 및 관련 조직의 해부학적 구조를 설명한다.

**16.7** 난소에서의 난자형성 과정의 단계를 정리하고, 난소주기의 과정을 설명한다.

**16.8** 자궁관과 자궁의 구조, 조직학 및 기능에 대하여 설명한다.

**16.9** 질과 바깥생식기의 해부구조 및 기능에 대하여 설명한다.

**16.10** 젖샘의 구조와 기능에 대하여 설명한다.

**16.11** 여성의 난소주기와 자궁주기의 호르몬 조절을 요약한다.

**16.12** **임상의학 모듈** 유방, 난소, 자궁목 등과 관련된 여성의 생식장애에 대하여 논의한다.

**16.13** **임상의학 모듈** 다양한 피임법 및 그와 관련된 위험성에 관하여 논의한다.

# Male Reproductive System(남성생식계통)

남성과 여성의 생식계통은 다음의 기본 구성 요소를 갖추고 있다.

- **Gonad(생식샘**; *gone*, 씨)는 생식세포 및 호르몬을 만들어내는 생식기관
- 생식계통의 관이나 기타 배출관 속으로 액을 분비하는 부속샘 및 부속기관
- 일괄적으로 **external genitalia(바깥생식기관)**로 알려진 살구조

**1** 이 그림은 남성생식계통의 구성 요소를 전체적으로 보여준다. 생식샘은 **testis(정소**; 복수는 *testes*)라고 하며, 이곳에서 **spermatozoa(정자**; 단수는 *spermatozoon*)라고 하는 남성 생식세포가 만들어진다. 성숙한 정자는 **male reproductive tract(남성생식기관)**을 따라 이동한다. 이 과정이 진행될수록 부속샘의 분비물과 섞여 **semen(정액)**을 형성한다.

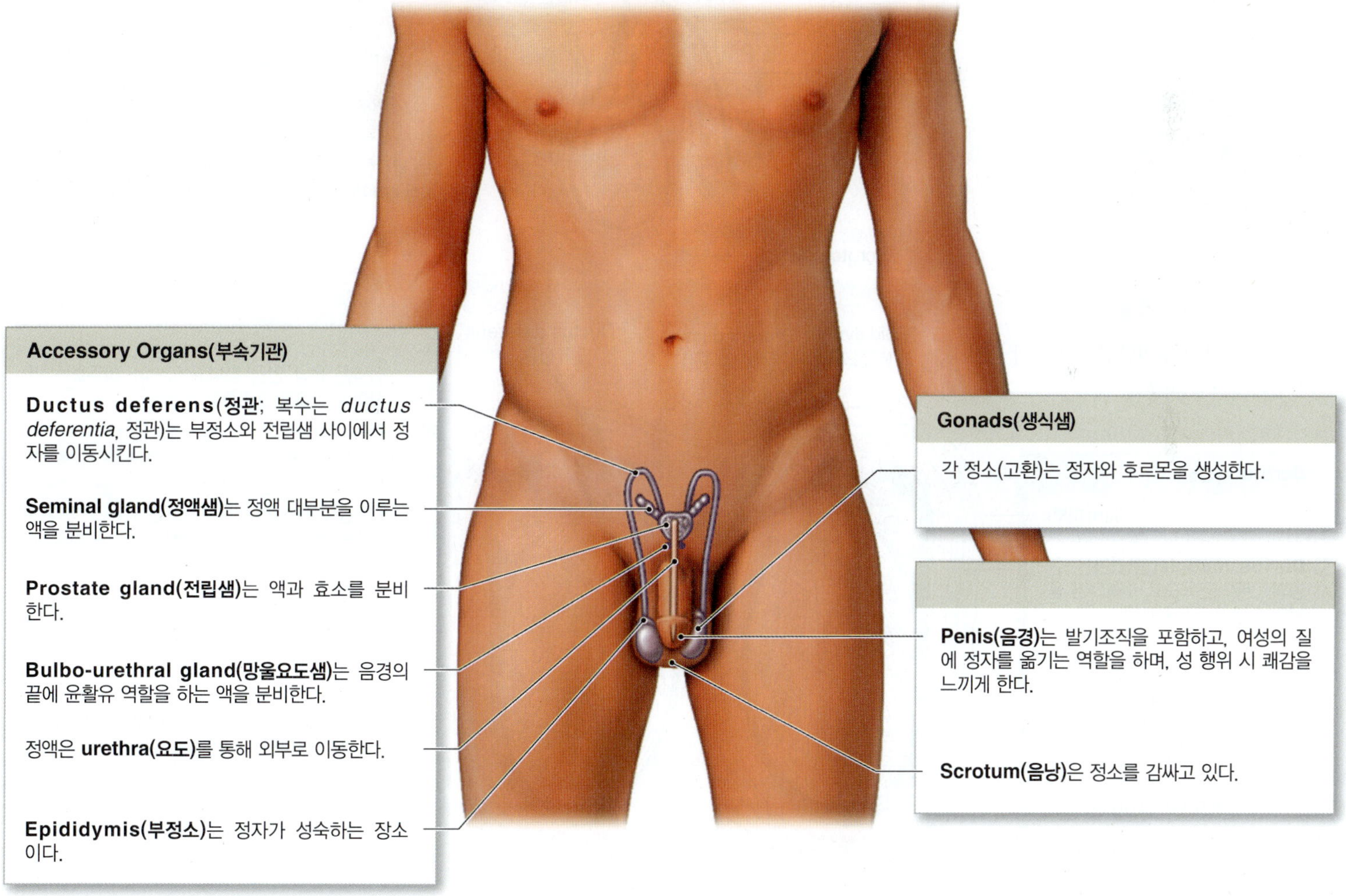

## 정소 내 코일모양의 세정관은 남성생식기관에 연결되어 있다

**1** 남성생식기의 주요 구조는 이 시상면에 나타나 있다. 정자는 정소에서 나와 **epididymis(부정소)** 내를 이동하여 **ductus deferens**(**정관**; DUK-tus DEF-e-renz)를 따라 이동한 후 **ejaculatory duct(사정관)**를 지나 요도를 거쳐 몸 밖으로 나간다. 부속기관인 **seminal gland(정액샘)**, **prostate gland(전립샘)**, **bulbo-urethral gland(망울요도샘)** 등은 다양한 액을 사정관과 요도로 분비한다. 바깥생식기관은 정소를 둘러싼 **scrotum(음낭)**, 요도의 원위부위가 지나가는 발기기관인 **penis(음경)**로 이루어져 있다.

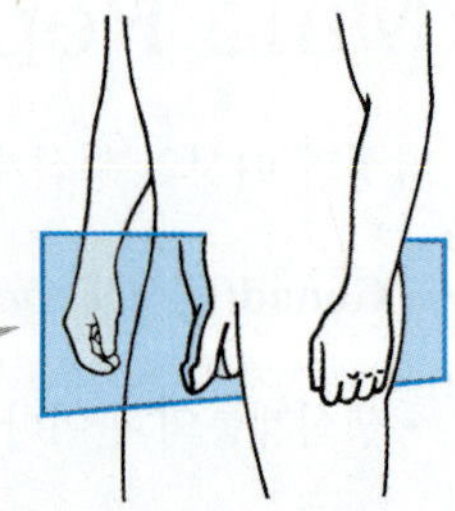

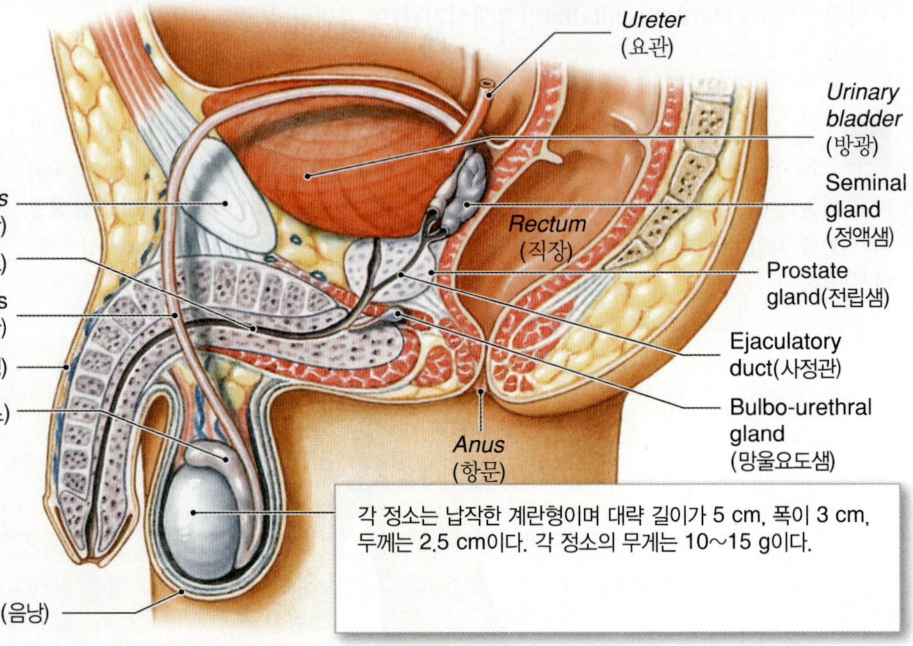


각 정소는 납작한 계란형이며 대략 길이가 5 cm, 폭이 3 cm, 두께는 2.5 cm이다. 각 정소의 무게는 10~15 g이다.

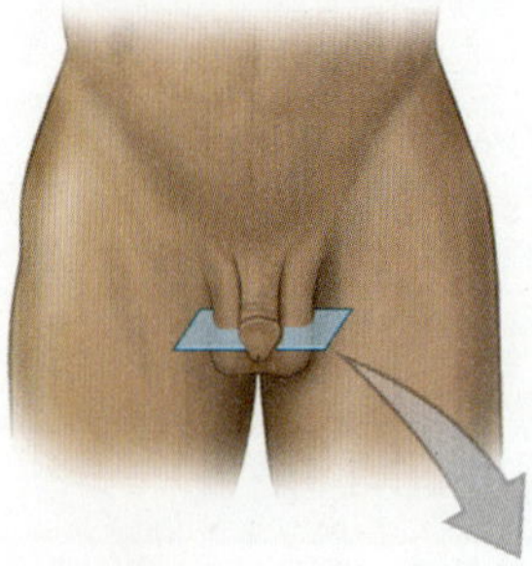

**2** 이 음낭의 수평단면은 정소의 내부 구조를 보여준다.

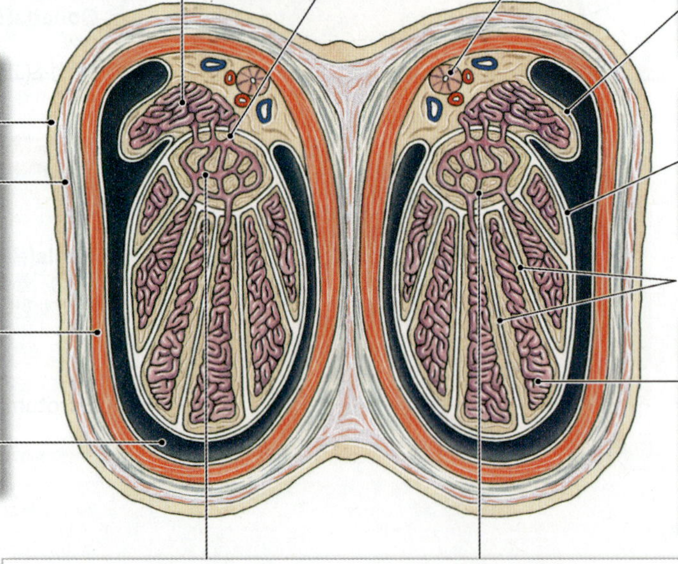


**Scrotum(음낭)**

Skin(피부)

**Dartos muscle(음낭근)**은 한 층의 민무늬근육으로 수축하면 음낭의 피부가 주름지게 된다.

**Cremaster(정소올림근)**가 수축하면 정소를 몸쪽에 더 가까운 쪽으로 움직인다.

Scrotal cavity(음낭안)

장막은 음낭 안을 감싸고 있으며, 마주보는 면 사이의 마찰을 줄여준다.

울퉁불퉁한 섬유피막이 정소를 감싸고 있다. 이 피막은 정소의 내부를 분리된 소엽으로 세분하는 정소사이막과 이어져 있다.

각 소엽에는 코일모양의 **seminiferous tubule(세정관)**이 있는데, 길이는 평균적으로 약 80 cm이다. 그리고 일반적으로 정소에는 약 800 m 길이의 세정관이 있으며, 이곳에서 정자가 만들어진다.

각 세정관은 미로처럼 얽힌 **rete**(*rete*, 그물) **testis(정소그물)**에 연결되어 있다. 15~20개의 큰 **efferent ductule(날세관)**은 정소그물을 부정소와 연결한다.

**3** **Spermatogonia(정원세포; 단수는 *spermatogonium*)**는 세정관에 있는 줄기세포로, **spermatogenesis(정자형성)** 과정에서 정자를 생산하기 위해 분열한다. 각 정원세포는 두배수체이고, 23쌍의 염색체를 가지고 있다. 명확한 이해를 위해 다음과 같은 과정에서 모계인지 부계인지 밝히지 않은 대표적인 염색체 3쌍의 운명을 나타낸다.

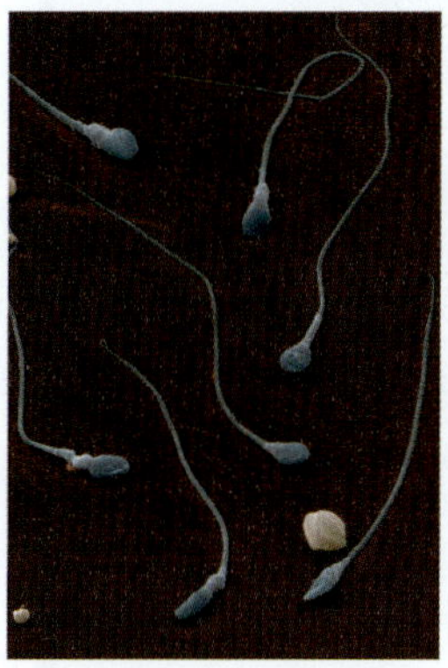

Nature spermatozoon(정자)

## Spermatogenesis(정자형성)

### Mitosis of spermatogonium(정원세포의 유사분열)

두배수체 정원세포의 유사분열로 두 개의 딸세포가 만들어진다. 하나는 정원세포로 세관의 기저막과 연결된 채로 남아 있고, 다른 하나는 **primary spermatocyte(제1정모세포)**가 되어 속공간쪽으로 옮겨져 홑배수성 생식세포가 형성되기 시작한다.

### Meiosis I(제1감수분열)

제1감수분열이 시작될 때, 제1정모세포는 각각 46개의 염색체를 가지고 있다. 제1감수분열이 끝날 때, **secondary spermatocyte(제2정모세포)**라고 하는 딸세포가 생긴다. 모든 제2정모세포는 23개의 염색체를 갖고 있으며, 각 염색체는 염색분체 1쌍으로 이루어져 있다.

### Meiosis II(제2감수분열)

제2정모세포는 곧 제2감수분열에 들어가 4개의 홑배수체 **spermatids(정세포)**가 되며, 각 정세포는 23개의 염색체를 갖는다. 감수분열에 들어간 제1정모세포에서 4개의 정세포가 생성된다.

### Spermiogenesis(physical maturation) 정자완성(물리적 성숙)

정자형성의 마지막 단계인 정자완성시 각 정세포가 성숙하여 하나의 정자가 된다. 정자형성(4주)과 정자완성(5주)의 두 과정이 완료되려면 9주 정도가 걸린다.

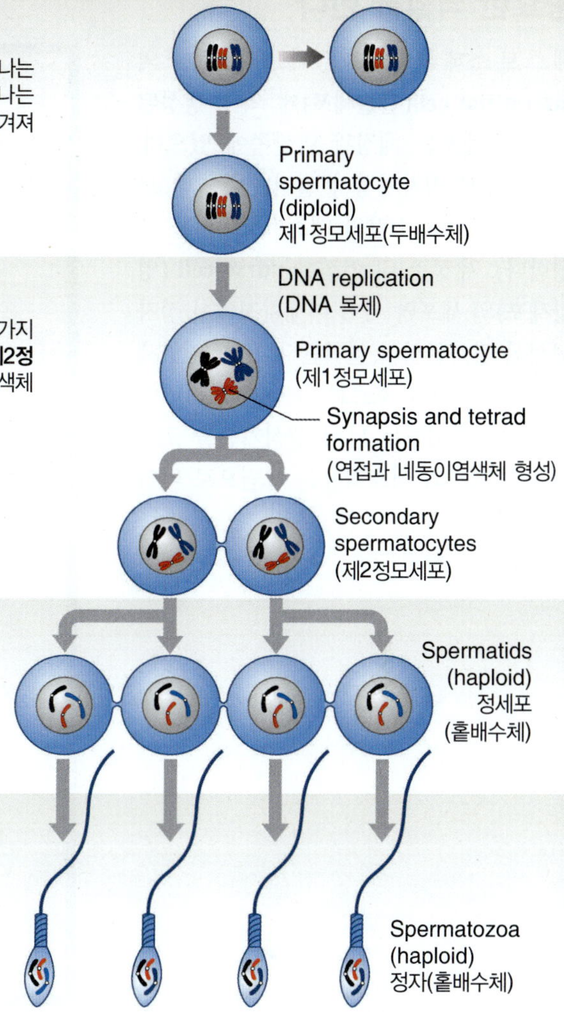


**4** 여기서 **spermatozoon(정자)**의 특징적인 특화된 성질에 대해 알 수 있다. 성숙한 정자는 다른 세포와 달리 특화된 세포로, 세포질그물, 골지복합체, 용해소체, 과산화소체, 포함물 등을 비롯한 다른 세포 내 구조가 없다. 이렇게 소기관이 결핍되어 세포의 크기와 무게가 감소되고, 이것은 궁극적으로 염색체를 이동시키는 운반체 역할을 한다. 무게가 더해지면 느리게 움직이게 된다.

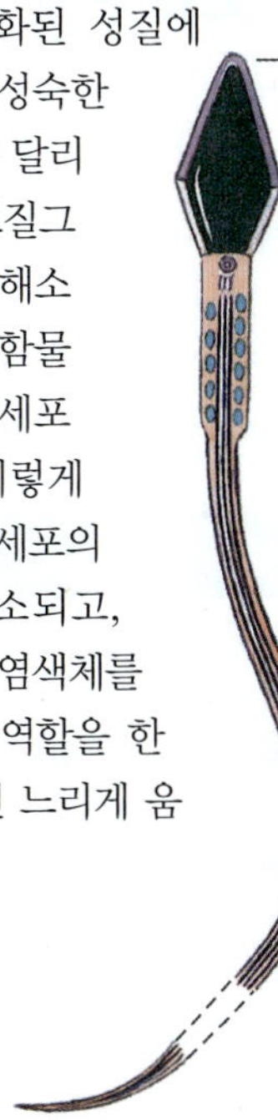

## Spermatozoon(정자)의 구조

**Acrosome(첨단체)**은 수정에 필요한 효소를 가지고 있는 막성구조이다.

**Head(머리)**에는 치밀하게 모여 있는 염색체를 가진 핵이 있으며, 납작한 타원형이다.

**Neck(목)**은 원래의 정자세포 중심소체를 모두 가지고 있다. 먼쪽중심소체의 미세관은 중간부분과 꼬리의 미세관과 연결되어 있다.

**Middle piece(중간부분)**에는 미세관 주위에 나선형으로 배열되어 있는 미토콘드리아가 들어 있다. 미토콘드리아는 꼬리를 움직이는 데 필요한 ATP를 제공한다.

**Tail(꼬리)**은 **flagellum(편모)**으로, 정자를 움직이는 채찍처럼 생긴 소기관이다.

정자의 꼬리는 인체에서 유일한 편모이다. 섬모가 예상 가능하게 물결모양으로 움직이는 반면, 정자의 편모는 복잡하게 코르크마개를 뽑아내는 모양으로 운동을 한다. 정상적인 성인 남자는 하루에 1~2억 개의 정자를 생성한다.

### 모듈 16.1 복습

a. 남성 생식기관의 이름을 말하시오.
b. 정자형성의 정의와 주요 과정을 열거하시오.
c. 일반적인 정자의 기능해부학을 설명하시오.

## 호르몬은 남성의 성기능을 확립하고 유지시키는데 중요한 역할을 한다

테스토스테론은 기본적으로 정소의 **interstitial cell(간질세포)**에 의해 생성된다. 간질세포는 세정관 바깥쪽에 있으며, 세정관에서 정자형성이 일어난다(남녀 모두 부신에서도 소량의 테스토스테론을 생성한다). 세정관 내 인접한 **nurse cell (영양세포)**의 세포막 사이 미세환경에서 정자형성과 정자완성이 일어난다. 또한 영양세포는 이 과정의 호르몬 조절에도 관련이 있다. 이 순서도는 남성 생식기능을 조절하는 호르몬의 상호작용을 그림으로 나타낸 것이다.

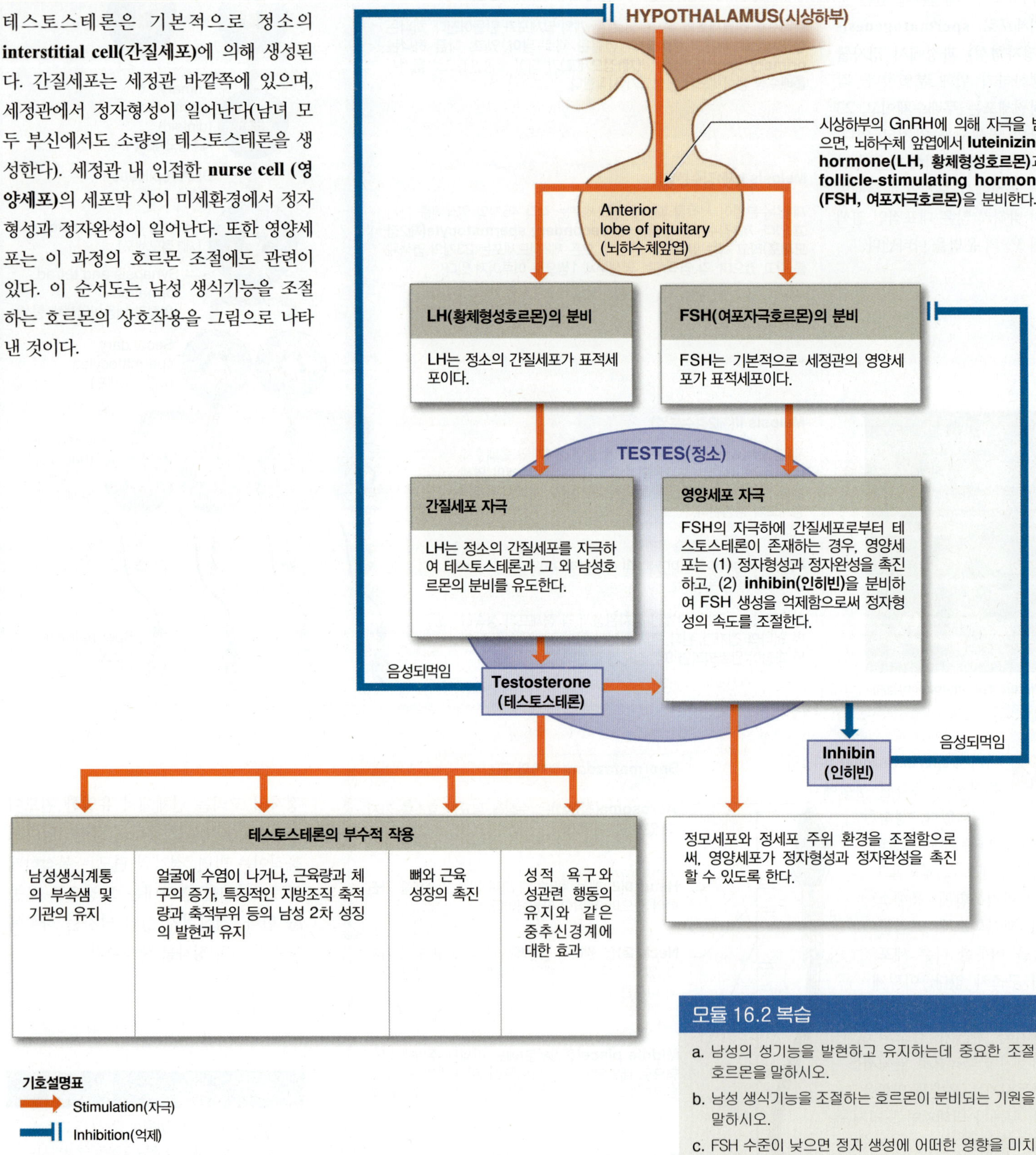


### 모듈 16.2 복습

a. 남성의 성기능을 발현하고 유지하는데 중요한 조절 호르몬을 말하시오.

b. 남성 생식기능을 조절하는 호르몬이 분비되는 기원을 말하시오.

c. FSH 수준이 낮으면 정자 생성에 어떠한 영향을 미치는가?

## 16.3

## 남성생식기관은 정액샘, 전립샘, 망울요도샘으로부터 분비물을 받는다

정소는 물리적으로 성숙한 정자를 생성하고, 남성생식계통의 다른 부위는 정자의 기능적인 성숙, 영양 공급, 저장, 수송의 역할을 한다. 정소를 떠나는 정자는 물리적으로 성숙하지만, 이동성이 없고, 난모세포와 수정할 수 없는 상태이다. 정자가 운동성을 갖고 완전히 제 기능을 하려면, **capacitation(수정능획득)**이라는 과정을 거쳐야 한다. 수정능획득은 일반적으로 다음의 두 단계 과정으로 일어난다. (1) 정자가 정액샘의 분비물과 섞이면 운동성을 갖게 되고, (2) 여성 생식기관의 환경에 노출되면 성공적인 수정이 가능해진다.

**1** 이 뒷모습 그림은 방광, 전립샘 및 그 외 여러 남성생식계통의 구조를 보여준다.

각 **ductus deferens(정관)**는 위쪽으로 올라가 고샅굴을 통과하여 배안으로 들어가고, 뒤쪽으로 지나가 전립샘에 도달한다. 정관은 정자를 수송할 뿐 아니라, 몇 달 동안 정자를 저장할 수 있다. 이 기간 동안 정자는 일시적인 가사상태로, 대사율이 낮게 유지된다.

**Ampulla(팽대)**는 정관의 먼쪽 넓은 부분으로, 정액샘의 관과 만난다.

**Seminal glands(정액샘)**는 정낭이라고도 하는데, 방광 뒤벽과 직장 사이, 중앙선의 양쪽에 위치한다. 정액샘은 **semen(정액)**의 약 60%를 만든다. 정액샘의 분비물과 섞이게 되면, 이전에는 활동을 하지 않던 기능적인 정자가 수정능획득의 첫 번째 단계를 거쳐 편모를 움직이기 시작한다.

**Ejaculatory duct(사정관)**는 정액샘과 팽대에서 나온 액체를 요도로 운반한다.

**Prostate gland(전립샘)**는 작은 근육성의 둥근 모양의 기관으로, 지름이 약 4cm정도 된다. 전립샘은 방광으로부터 연결되는 요도의 몸쪽 부분을 둘러싸고 있다. 전립샘은 정액의 20~30%를 만든다. 전립샘 분비물은 남성 요로의 감염을 막는데 도움이 되기도 한다. 이 분비물은 근육으로 된 전립샘 벽의 연동수축에 의하여 전립샘요도로 분비된다.

한 쌍의 **bulbo-urethral gland(망울요도샘)**는 음경의 기저 부분에 위치하며, 비뇨생식가로막의 근막에 의해 싸여 있다. 각 샘의 관은 요도로 연결되어 비워진다. 이 샘은 진한 알칼리성 점액을 분비하여 요도에 남아 있을 수 있는 오줌의 산성을 중화시키고, 음경의 끝에 윤활유를 바르는 역할을 한다.

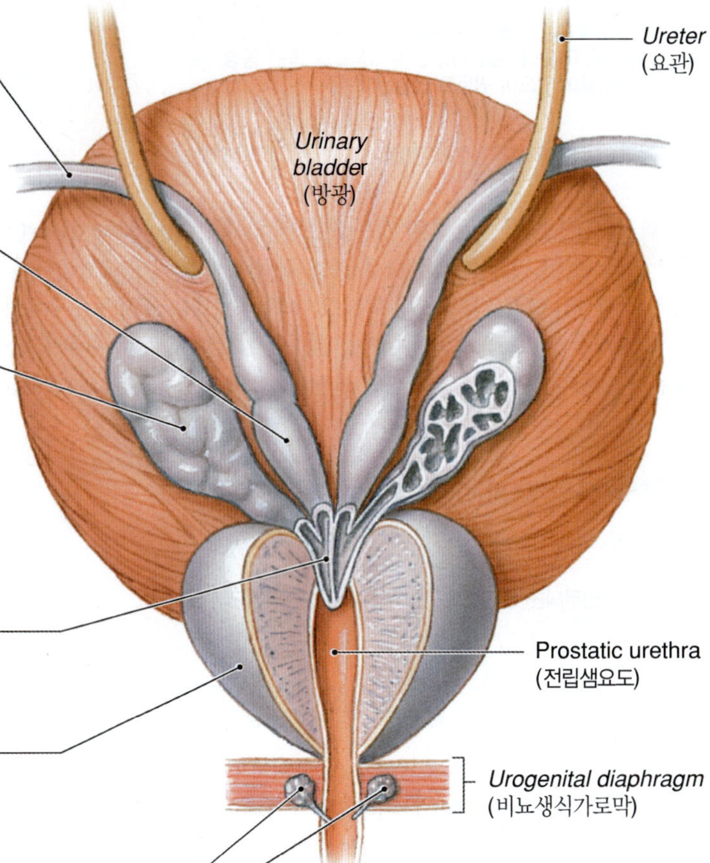

Posterior view(뒷모습)

### 모듈 16.3 복습

a. 수정능획득의 2단계를 설명하시오.

b. 정액의 구성성분을 말하시오.

c. 부정소에서 요도로 가는 관의 경로를 설명하시오.

16.4

## 음경은 정액과 소변을 몸 밖으로 배출시킨다

**1** **Penis(음경)**는 요도의 먼쪽부분이 통과하는 관 모양의 기관이다. 음경은 소변을 몸 밖으로 배출하고, 성교 시 여성의 질 내로 정액을 보낸다.

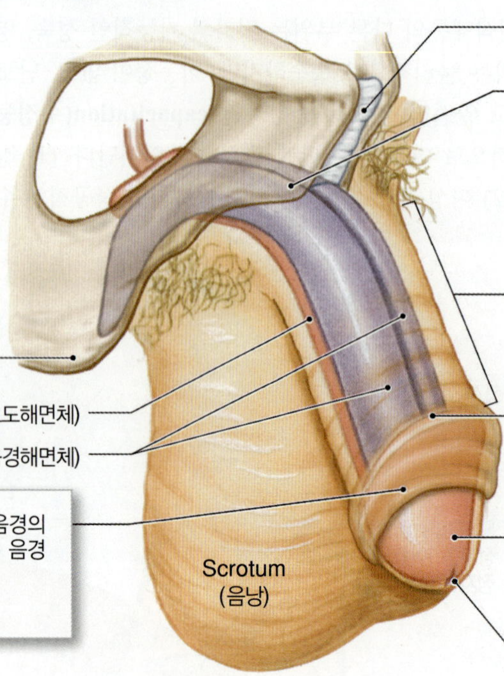


**2** 이 단면은 음경 몸통의 대부분이 3개의 혈관성 **erectile tissue(발기조직)** 줄기로 이루어져 있음을 보여준다. 발기조직은 탄성결합조직 칸막이에 의해 불완전하게 분리된 혈관칸과 민무늬근섬유를 가진 입체적인 그물망으로 이루어져 있다. 안정시에는 동맥이 수축되어 있고, 근육성 칸막이는 긴장상태이다. 따라서 발기조직으로 들어가는 혈류를 제한한다. 성적 자극에 반응하여 동맥혈관에 있는 민무늬근 섬유가 이완되고, 혈류가 증가하여 혈관칸이 충혈되면 음경의 발기가 일어난다.

| Tissue Layers of the Penis(음경의 조직층) |
|---|
| 음경을 덮고 있는 피부는 음낭과 유사하다. |
| 진피는 민무늬근 한 겹으로, 음낭의 음낭근과 연결되어 있다. |
| 진피 아래에 깔려 있는 세망 조직은 얇은 피부가 심부구조를 왜곡하지 않고 움직일 수 있도록 한다. 세망 조직은 얕은 동맥, 정맥, 림프관 등도 포함하고 있다. |
| 세망 조직 아래에는 치밀한 탄성섬유망이 음경의 내부구조를 감싸고 있다. |
| 이완성 음경의 앞면은 **corpora cavernosa(음경해면체)**라고 하는 두 개의 원통형 발기조직 덩어리를 덮고 있다. 음경해면체는 음경의 길이를 따라 목 부위까지 뻗어나온다. |
| 상대적으로 가는 **corpus spongiosum(요도해면체)** 한 개가 요도를 둘러싸고 있다. 이 발기체는 비뇨생식가로 막의 얕은 근막에서부터 음경 끝까지 뻗어 나와 팽창하여 귀두를 형성한다. |

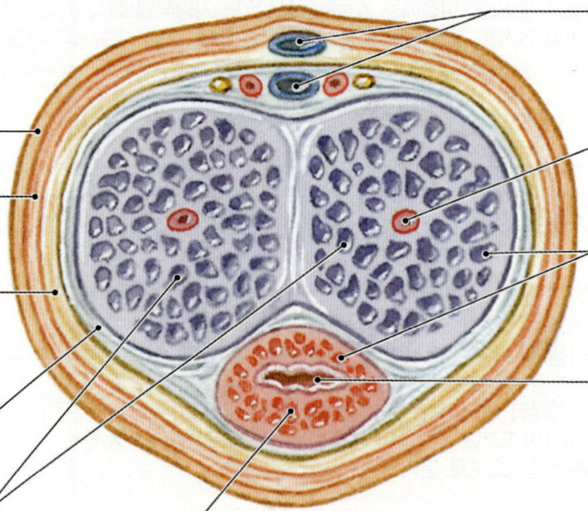


### 모듈 16.4 복습

a. 음경의 기능해부학에 대하여 설명하시오.
b. 음경에 있는 3개의 발기조직의 이름을 말하시오.
c. 발기가 어떻게 일어나는지 설명하시오.

## 전립샘과 정소의 장애는 비교적 흔하다

**1** **Benign prostatic hypertrophy(BPH, 전립샘비대증)**는 일반적으로 50대 이상의 남성에서 자연 발생한다. 간질세포에 의한 테스토스테론 생성이 줄어듦에 따라 전립샘의 크기가 증가한다. 동시에 간질세포가 소량의 에스트로겐을 혈류에 방출하기 시작한다. 낮은 테스토스테론 수준과 에스트로겐의 방출이 함께 전립샘의 성장을 자극하기도 한다. 심한 경우, 전립샘의 붓기가 요도를 막거나 위축시켜서 비뇨기 폐쇄를 유발한다. 전립샘의 악성종양인 **prostate cancer(전립샘암)**는 두 번째로 흔한 암이며, 남성 암 사망률이 두 번째로 높은 암이다. 미국암학회는 2010년 약 217,730건의 새로운 전립샘암 환자 중 32,050명 정도가 사망하였다고 추산하였다. 혈액검사는 선별검사의 목적을 위해 종종 사용된다. 가장 민감한 것은 **prostate-specific antigen(PSA, 전립샘특이항원)**에 대한 혈액검사이다. 일반적으로 낮은 농도로 존재하는 이 항원의 수치가 올라간 것은 전립샘암의 존재를 시사하는 것일 수 있다. 현재 50세 이상의 남성은 주기적으로 PSA 선별검사를 받을 것을 추천하고 있다. 국소적인 전립샘암의 치료는 종종 방사선 치료 또는 전립샘을 외과적으로 제거하는 **prostatectomy(전립샘절제술)**를 통해 이루어진다.

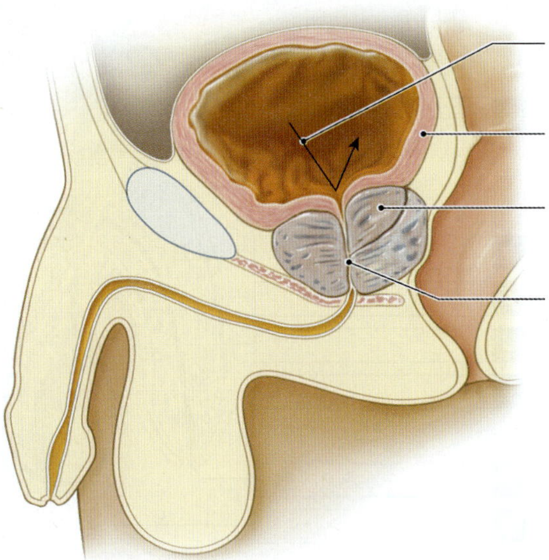


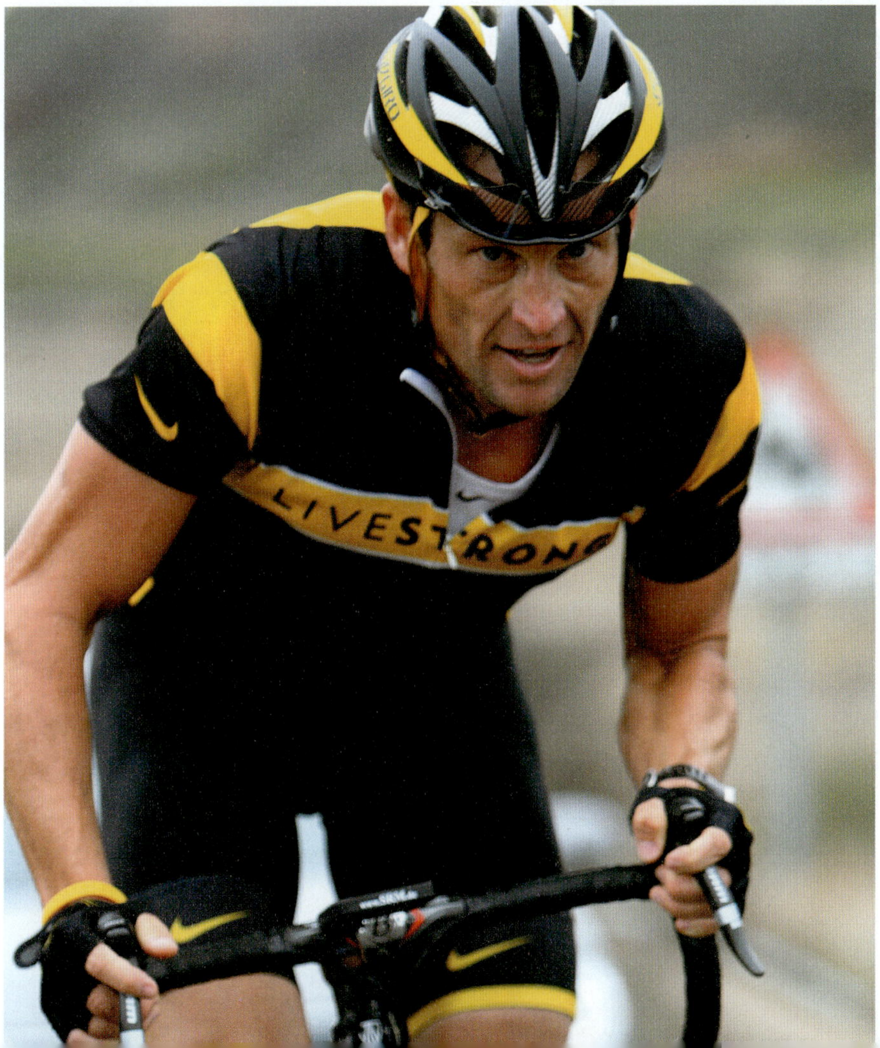


**2** **Testicular cancer(정소암)**의 발생은 1년에 100,000명의 남성당 3명꼴로, 비교적 발병 확률이 낮다. 매년 미국에서는 약 7900건의 새로운 케이스 중 400건 미만이 사망하는 것으로 보고되고 있지만, 정소암은 15~35세 사이의 남성에게 가장 흔한 암이다. 정소암의 95% 이상은 영양세포나 간질세포, 또는 기타 정소세포가 비정상적이라기보다는 비정상적인 정원세포나 정모세포에서 비롯된다. 치료는 일반적으로 정소절제술과 화학요법을 병행하여 이루어진다. 조기 진단 및 발달된 치료 계획서의 결과로 오늘날 생존율은 거의 95%에 달한다. 사이클리스트인 랜스 암스트롱은 진행정소암 치료를 성공적으로 마친 후, 6번 연속으로 격렬한 프랑스 투어에서 우승하였다.

**모듈 16.5 복습**

a. 전립샘비대증을 정의하시오.

b. 전립샘암의 치료법 두 가지는 무엇인가?

c. 15~35세의 남성에서 가장 흔하게 발생하는 암은 무엇인가?

### 1. 명칭 표기

다음 그림의 남성생식계통 구조에 명칭을 표기하시오.

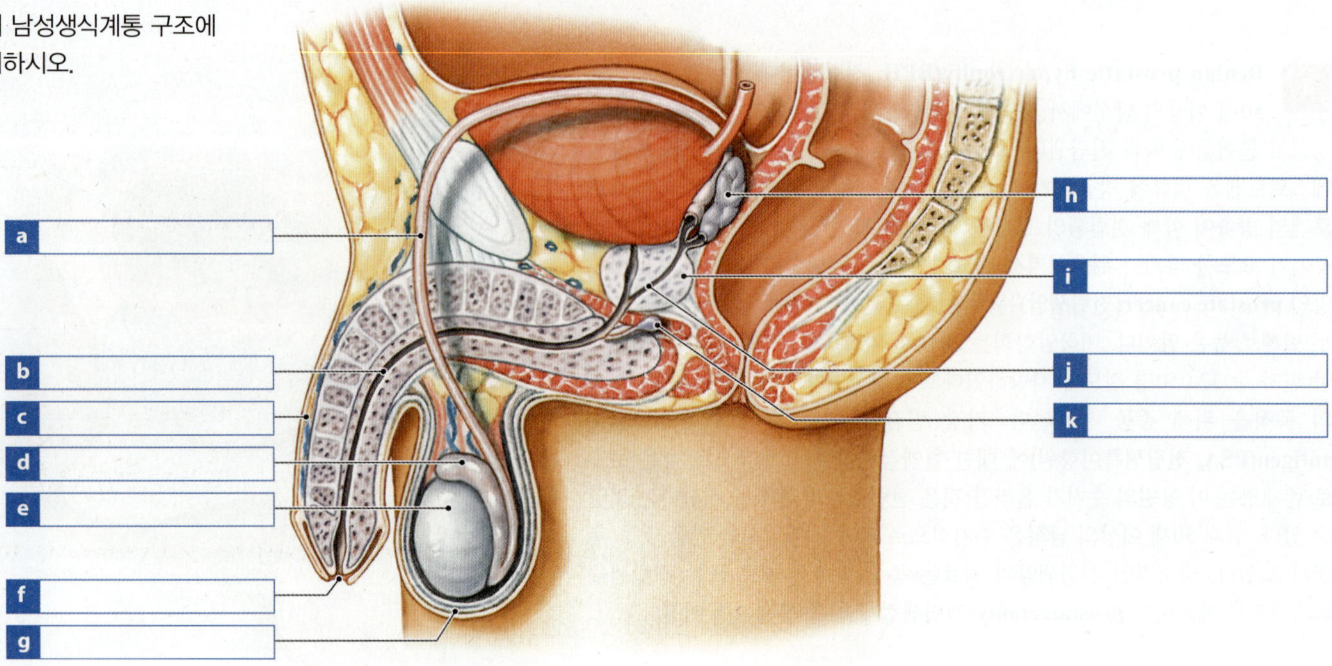

### 2. 연결하기

다음의 용어를 가장 관련이 깊은 설명과 연결하시오.

| 용어 | | 설명 |
|---|---|---|
| • semen(정액) | a ______ | 음낭민무늬근 |
| • prepuce(음경꺼풀) | b ______ | 정자줄기세포 |
| • capacitation(수정능획득) | c ______ | 정자 생성 장소 |
| • corpus spongiosum(요도해면체) | d ______ | 테스토스테론 생성 |
| • luteinizing hormone(LH, 황체형성호르몬) | e ______ | 정자의 물리적 성숙 |
| • flagellum(편모) | f ______ | 정자형성 |
| • follicle-stimulating hormone(FSH, 여포자극호르몬) | g ______ | 바깥생식기관 |
| • spermatogonia(정원세포) | h ______ | 정자꼬리 |
| • seminiferous tubules(세정관) | i ______ | 정자가 완전히 제 기능을 할 수 있게 되는 과정 |
| • dartos muscle(음낭근) | j ______ | 정자 및 정액샘, 전립샘, 망울요도샘의 분비물 |
| • spermatogenesis(정자형성) | k ______ | 음경끝을 둘러싼 피부주름 |
| • interstitial cells(간질세포) | l ______ | 요도를 둘러싼 발기조직 |
| • spermiogenesis(정자완성) | m ______ | 테스토스테론 분비를 유도 |
| • penis and scrotum(음경과 음낭) | n ______ | 영양세포를 표적으로 하는 호르몬 |

### 3. 절 종합 문제

남성의 경우, 생식샘 부전증은 기본적으로 테스토스테론의 생성이 저하되었거나, 테스토스테론에 대한 조직 민감성의 결핍에 의한 것으로 불임증을 유발한다. 남성에서 테스토스테론의 5가지 기본적인 기능은 무엇인가?

# Female Reproductive System (여성생식계통)

여성의 생식계통은 성호르몬과 기능적인 생식세포를 생산하고, 발생 중인 배아를 보호하고 지탱하며, 태아의 성장을 유지시키고, 신생아에게 영양을 공급해 줄 수 있어야 한다. 여성 생식계통의 주요 기관은 난소, 자궁관, 질 및 바깥생식기관 구성요소 등이다. 또한 여성생식기관은 부속 기관인 젖샘과 크기가 더 작은 여러 부속샘들로 이루어져 있으며, 이곳에서 만들어지는 물질을 여성의 생식기관으로 분비한다.

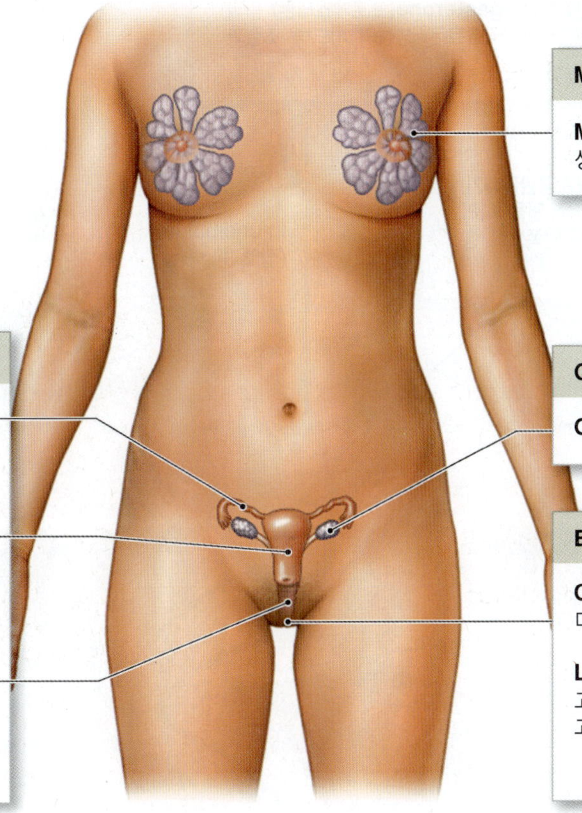

**Female Reproductive Tract(여성생식기관)**

**Uterine tube(자궁관)**는 난모세포나 배아를 자궁에 전달하며, 일반적으로 수정이 일어나는 장소이다.

**Uterus(자궁)**는 배아 및 태아를 발생시키는 장소이며, 모체와 배아(태아) 간 혈류 교환이 이루어지는 장소이다.

**Vagina(질)**는 정자를 받아들이는 장소이며, 출산 시에는 산도의 역할을 하고, 월경 중 액체의 이동통로이다.

**Mammary Gland(젖샘)**

**Mammary gland(젖샘)**는 젖을 생산하고 신생아에게 영양을 공급한다.

**Gonad(생식샘)**

**Ovary(난소)**는 난모세포와 호르몬을 생산한다.

**External Genitalia(바깥생식기관)**

**Clitoris(음핵)**는 발기조직을 포함하고 있으며, 성행위 시 쾌감을 느끼게 한다.

**Labia(음순)**는 다른 바깥 생식구조를 보호하고, 질 입구를 매끄럽게 하는 분비샘을 포함하고 있다.

이 그림은 여성생식계통의 전체 구성을 보여준다. 난소라고 하는 여성의 생식샘에서는 **oocytes(난모세포)**라고 하는 미성숙한 여성의 생식세포가 만들어지는데, 후에 성숙하여 ova(난자; 단수는 ovum)가 된다. 난모세포는 난소를 떠나 **female reproductive tract(여성생식기관)**을 따라 이동한다. 수정은 자궁관 안에서 일어나며, 그 후 배아 발달은 자궁 내에서 이루어진다.

16.6

# 난소와 여성생식기관은 근접해 있지만 직접 연결되어 있지는 않다

**1** 골반안을 통과하는 이 시상단면은 여성 생식기의 위치를 보여준다.

한 쌍의 **ovary(난소)**는 작은 아몬드 모양의 기관으로, 골반 안의 가쪽벽 가까이에 위치해 있다. 난소는 다음 3가지 주요 기능을 한다. (1) **oocyte(난모세포)**라는 미성숙한 여성 생식세포를 만들어낸다. (2) **estrogen(에스트로겐)**과 **progesterone(프로게스테론)** 등과 같은 여성호르몬을 분비한다. (3) 뇌하수체 FSH(난포자극호르몬) 생성의 피드백 조절과 관련된 **inhibin(인히빈)**을 분비한다.

각 **uterine tube(자궁관)**는 **infundibulum(자궁관깔때기)**에서부터 시작되며, 자궁관 깔때기는 난소의 안쪽 면을 따라 골반안쪽으로 통한다. 자궁관의 다른쪽 끝은 자궁안쪽으로 통한다.

**Uterus(자궁)**는 난소의 아래쪽에 위치하며, 일반적으로 방광 위 앞쪽으로 기울어져 있다.

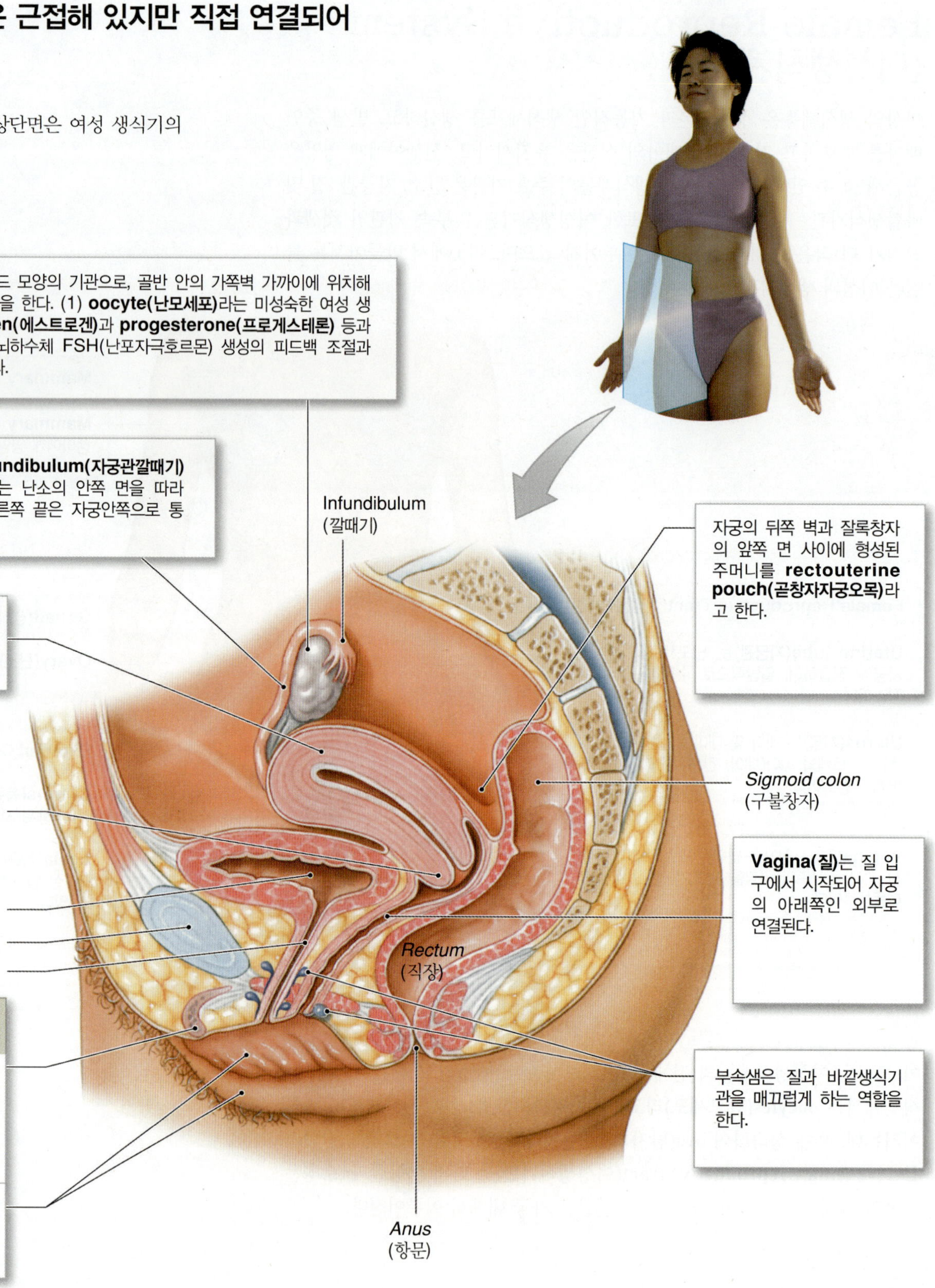


자궁의 뒤쪽 벽과 잘록창자의 앞쪽 면 사이에 형성된 주머니를 **rectouterine pouch(곧창자자궁오목)**라고 한다.

**Vagina(질)**는 질 입구에서 시작되어 자궁의 아래쪽인 외부로 연결된다.

**External Genitalia (바깥생식기관)**

**Clitoris(음핵)**는 발기조직을 포함하고 있으며, 성행위 시 자극하면 쾌감을 느끼게 한다.

**Labia(음순)**는 질 입구를 매끄럽게 하는 분비샘을 포함하고 있다.

부속샘은 질과 바깥생식기관을 매끄럽게 하는 역할을 한다.

**2** 각 난소는 ligament(인대)라는 몇 개의 두꺼워진 복막주름에 의해 안정적으로 위치해 있다. 이것은 위쪽과 뒤쪽에서 본 그림으로, 인대를 더 명확하게 보여주기 위하여 왼쪽은 난소에서 자궁관을 떼어내었다.

**Ovarian ligament(난소인대)**는 자궁의 자궁관이 부착하는 부위 근처에서 시작하여 난소 안쪽면까지 이어진다.

창자간막이 두꺼워진 주름인 **mesovarium(난소간막)**은 각 난소가 안정적으로 위치할 수 있도록 지지한다.

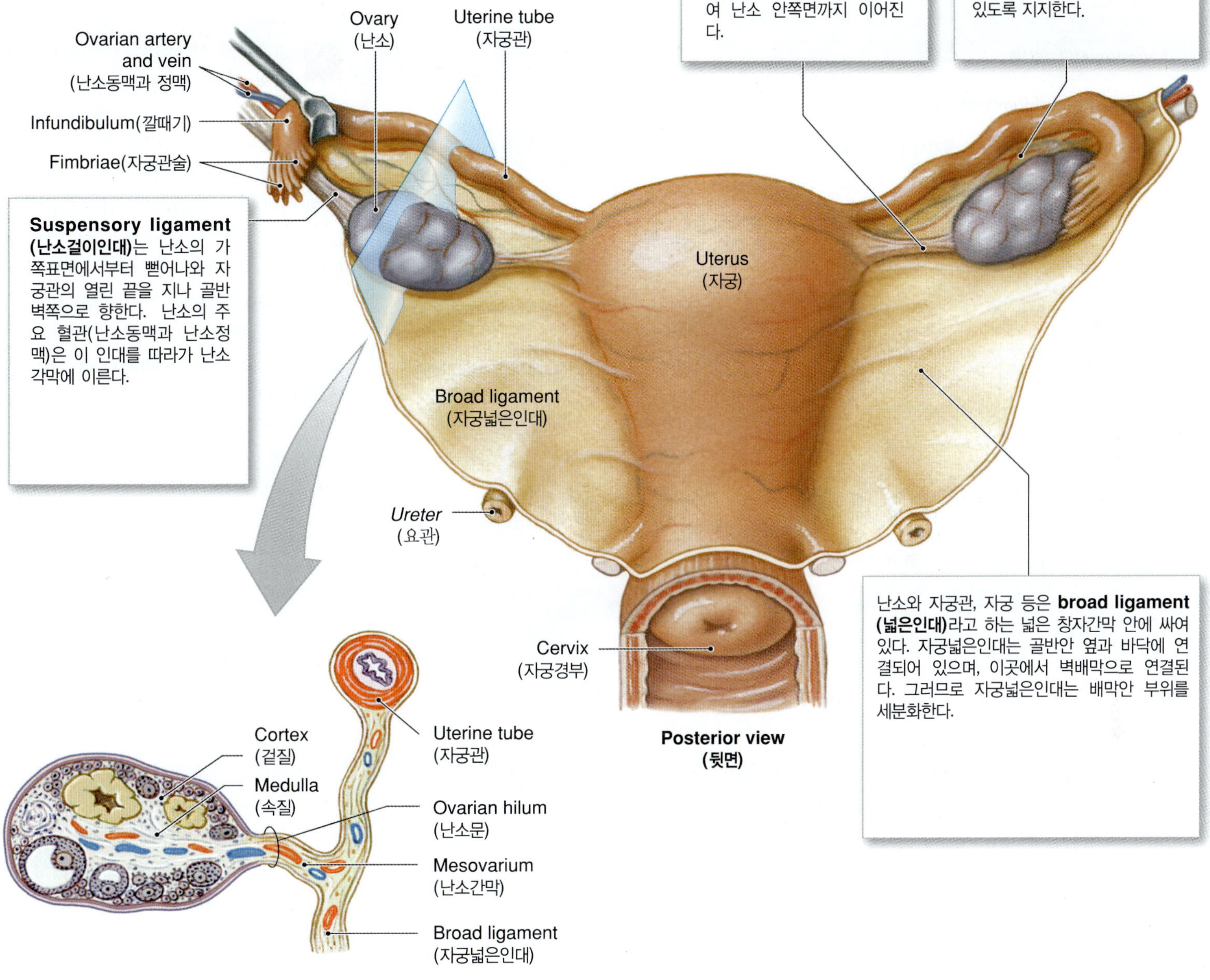


**Suspensory ligament(난소걸이인대)**는 난소의 가쪽표면에서부터 뻗어나와 자궁관의 열린 끝을 지나 골반 벽쪽으로 향한다. 난소의 주요 혈관(난소동맥과 난소정맥)은 이 인대를 따라가 난소 각막에 이른다.

난소와 자궁관, 자궁 등은 **broad ligament(넓은인대)**라고 하는 넓은 창자간막 안에 싸여 있다. 자궁넓은인대는 골반안 옆과 바닥에 연결되어 있으며, 이곳에서 벽배막으로 연결된다. 그러므로 자궁넓은인대는 배막안 부위를 세분화한다.

**3** 이 그림은 난소간막과 자궁넓은인대를 통과하는 횡단면이다. 일반적으로 난소는 길이가 약 5 cm, 너비는 2.5 cm, 두께는 약 8 mm(길이 2인치, 너비 1인치, 두께 0.33인치) 정도이며, 무게는 6~8 g 정도이다. 혈관은 난소가 난소간막에 연결되는 난소문으로 들어가고 나온다. 난소의 내부는 표면의 **cortex(겉질)**와 안쪽의 **medulla(속질)**로 나누어진다. 생식세포는 겉질에서 만들어진다.

### 모듈 16.6 복습

a. 여성생식계통의 주요 기관을 열거하시오.
b. 넓은인대에 둘러싸인 기관을 나열하고, 난소간막의 기능에 대하여 설명하시오.
c. 난소의 역할은 무엇인가?

# 난소에서 일어나는 제1감수분열은 하나의 홑배수성 제2난모세포를 만들고, 수정이 일어나면 제2감수분열이 완성된다

**Oogenesis(난자형성)**는 여성의 출생 전부터 시작되어 사춘기 때 가속화되며, 폐경기에 끝난다. 사춘기와 폐경기 사이에 난자형성은 난소주기의 일부로 월 단위로 일어난다.

**Oogenesis(난자발생)**

**Mitosis of oogonium(난원세포의 유사분열)**

정원줄기세포와 달리 여성생식 줄기세포인 **oogonia(난원줄기세포)**는 출생 전 유사분열을 마친다.

**제1 감수분열**

태아발생의 3주에서 7주 사이에 딸세포(제1난모세포)가 감수분열 준비를 한다. 이는 제1감수분열 전기까지 진행되지만, 그 후 중지된다.

제1난모세포는 사춘기에 이르기 전까지는 발달이 중지된 상태로 남아 있다가, 사춘기가 되어 FSH 수준이 높아지게 되면 난소주기가 시작된다. 난소주기가 시작된 이후에는 매달 몇 개의 제1난모세포가 자극을 받아 다음 발달 과정을 겪게 된다. 그 후 제1감수분열이 끝나고 제2난모세포와 제1극체가 나타난다.

**제2감수분열**

난소주기가 시작된 이후 매달 하나 이상의 제2난모세포가 제2감수분열 중기에 머물러 있는 상태로 난소를 떠난다. 제2감수분열은 수정(정자의 침투)이 이루어질 때만 완성된다.

제1감수분열 중에 생성된 극체는 제2감수분열을 겪을 수도 있고 그렇지 않을 수도 있다. 어느 경우든 극체는 곧 퇴화한다.

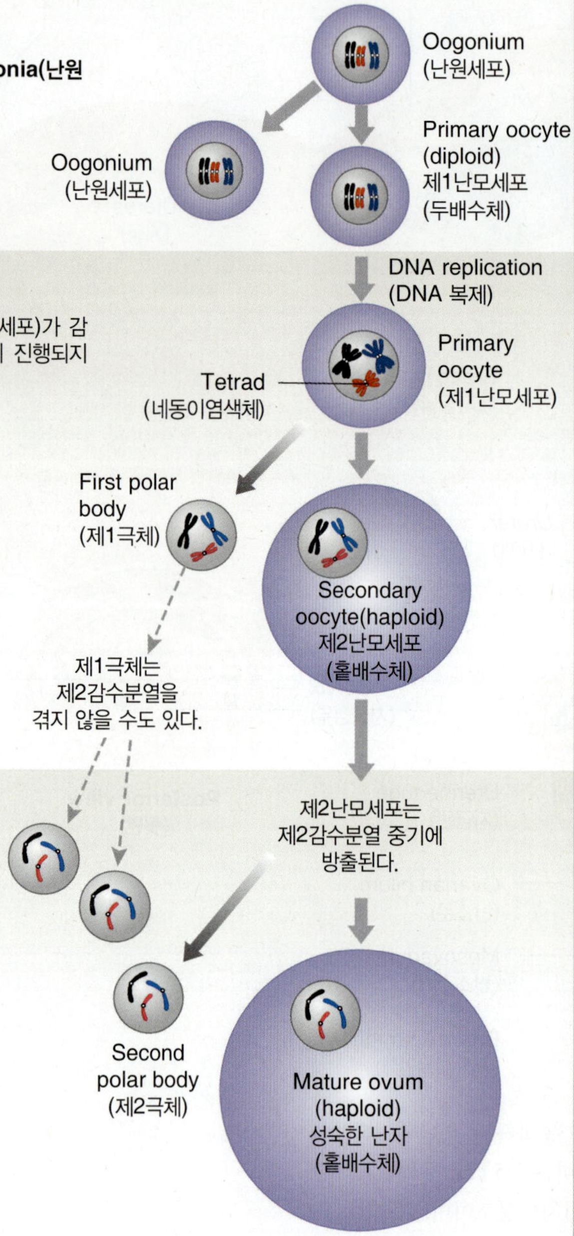


**1** 감수분열 시 난소에서 일어나는 핵 안의 변화는 정소에서 일어나는 것과 같지만, **primary oocyte(제1난모세포)**의 세포질은 두 번의 감수분열이 일어나는 동안 불균등하게 분포된다. 난자형성 과정은 한 개의 기능성 **ovum(난자)**을 만들어내는데, 난자 안에 원래 세포질의 대부분이 들어 있다. 비기능성 세포인 두세 개의 **polar body(극체)**는 나중에 퇴화한다. 정자형성과의 또 다른 차이점은 난소에서는 성숙된 난자가 아닌 **secondary oocyte(제2난모세포)**를 방출한다는 것이다. 제2난모세포는 제2감수분열 중기에 멈춰 있으며 수정이 일어나지 않는 한 감수분열은 완성되지 못한다.

발달 시 생성된 모든 제1난모세포가 사춘기까지 살아남는 것은 아니다. 출생 시 난소에는 대략 200만 개의 **primordial follicle(원시여포)**이 있으며, 각 원시여포는 제1난모세포를 가지고 있다. 원시여포는 발달 과정 중 가장 초기에서부터 존재한다. 사춘기가 되면 그 수는 약 40만 개로 줄어들게 된다. 나머지 원시여포는 **atresia(폐쇄)**라는 과정을 통해 퇴화된다.

**2** **Ovarian follicle(여포)**은 난모세포의 성장과 제1감수분열이 일어나는 난소 겉질에 있는 특수화된 구조이다. 난소주기가 진행될수록 여포의 구조는 점차 변화한다. 많은 원시여포가 일차여포로 발달되기는 하지만, 각 난소주기당 소수의 일차여포만이 성숙하게 된다. **Ovarian cycle(난소주기)**의 중요한 과정을 요약하였다.

**Formation of Primary Follicle (일차여포의 형성)**

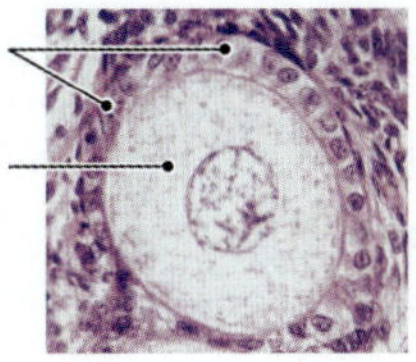


여포세포는 커져서 분열하고, 제1난모세포 주변에 몇 겹의 세포층을 형성한다. 난모세포 주위에 투명한 부위가 **zona pellucida(투명층**; *pellucidus*, 반투명의)로 발달한다. 세포들이 커지고 증식하면 에스트로겐을 생성한다.

**Formation of Secondary Follicle (이차여포의 형성)**

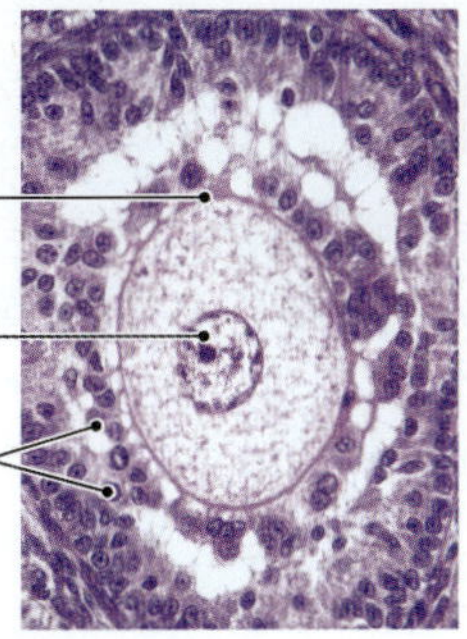


**Secondary follicle(이차여포)**는 여포의 벽이 두꺼워질수록 발달하며, 보다 깊은 곳의 여포세포는 작은 주머니에 저장해놓은 액을 분비하기 시작한다. 이 주머니는 점차 커지고 여포의 속층과 바깥층을 분리시킨다.

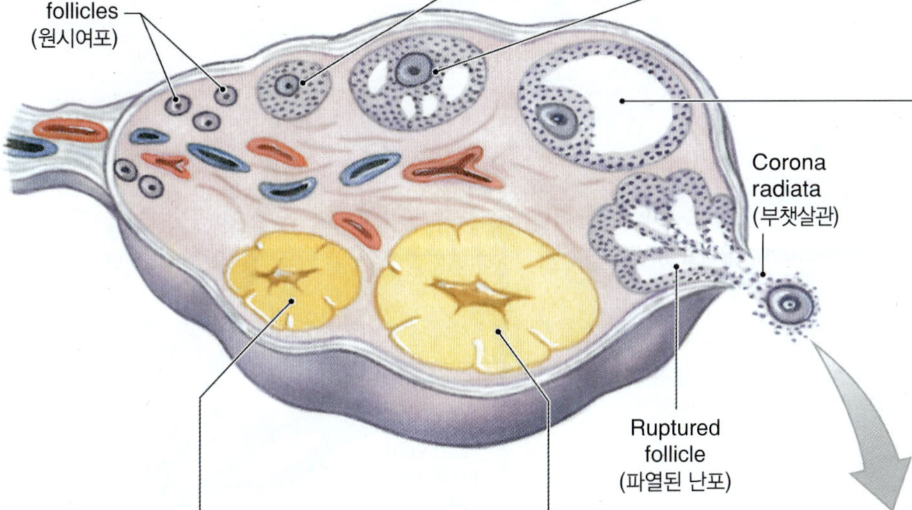


**Formation of a Tertiary Follicle (삼차여포의 형성)**

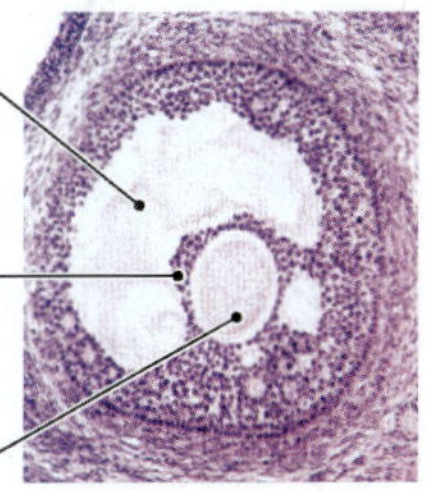


주기의 10~14일경 일반적으로 한 개의 이차여포가 **tertiary follicle(삼차여포)**, 혹은 성숙한 graafian(그라피안) 여포가 되는데, 대략 직경이 15 mm 정도 된다. 난모세포는 여포 중앙의 넓은 공간인 **antrum(여포방)** 내로 튀어나온다. 제2난모세포와 연결된 과립층세포는 **corona radiata(부챗살관)**라고 하는 보호층을 형성한다.

**Ovulation(배란)**

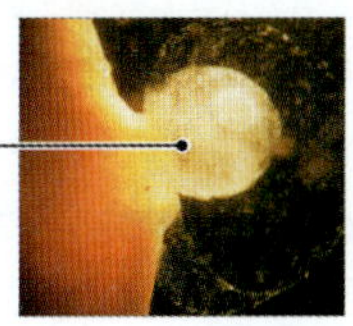


**Ovulation(배란)** 시 삼차여포는 골반안으로 제2난모세포와 부챗살관을 방출한다. 배란은 난소주기의 **follicular phase(여포기)** 끝과 **luteal phase(황체기)** 시작을 동시에 의미한다.

**Formation of Corpus Luteum (황체의 형성)**

속이 빈 삼차여포는 초기에 붕괴되고, LH 자극 시 남아 있는 과립층세포가 증식하여 프로게스테론과 에스트로겐을 분비하는 **corpus luteum(황체)**을 형성한다. 프로게스테론은 자궁속막의 성숙과 자궁샘의 분비를 자극하여 자궁을 임신에 준비하도록 만든다.

**Degeneration of Corpus Luteum (황체의 퇴화)**

수정이 일어나지 않으면 12일 후 프로게스테론과 에스트로겐 수준이 현저히 떨어지고 황체가 퇴화하기 시작한다. 섬유모세포가 기능이 퇴화된 황체에 침입하여 한 무리의 옅은 반흔조직을 만든다. 황체의 퇴화는 난소주기의 종결을 의미한다. 그 다음 새로운 난소주기가 시작된다.

**모듈 16.7 복습**

a. 난모세포를 정의하고, 그 세포분열의 결과인 생성물을 설명하시오.

b. 남성과 여성의 생식세포 생성의 주요 차이점을 설명하시오.

c. 난소주기의 중요한 단계를 열거하시오.

# 자궁관은 두꺼운 근육벽으로 이루어진 속이 비어 있는 기관으로 자궁에 연결되어 있다

**1** 각 **uterine tube(자궁관)**는 속이 비어 있는 근육성 구조로, 길이가 약 13 cm 정도 된다. 각 자궁관의 끝부분은 자궁과 연결되어 있다. 제2난모세포에 정자가 침입하는 수정은 자궁관에서 이루어진다. **Uterus(자궁)**는 속이 비어 있는 근육성 기관이며 길이는 약 7.5 cm, 최대 직경이 5 cm 정도이다. 그 무게는 30~40 g이다. 아래 그림은 자궁관의 내부구조 및 자궁관의 속공간과 큰 자궁안 사이에 연결된 모습을 보여준다.

자궁관의 중간부위인 **ampulla(자궁관팽대)**의 벽에 있는 민무늬근육층의 두께는 자궁관이 자궁에 가까워질수록 점차 두꺼워진다.

팽대는 자궁벽에 연결된 작은 부분인 자궁관의 **isthmus (자궁관잘록)**로 이어진다.

**Infundibulum(자궁관깔때기)**에는 수많은 손가락 모양의 돌기가 골반 안으로 뻗어 있다. 이 돌기를 **fimbriae(자궁관술)**이라고 한다. 자궁관술은 난소의 표면에 늘어뜨려져 있으나, 이 두 기관은 서로 전혀 물리적으로 연결되어 있지 않다. 자궁관깔때 기의 안쪽면은 자궁관의 속공간을 향해 나 있는 섬모로 싸여 있다.

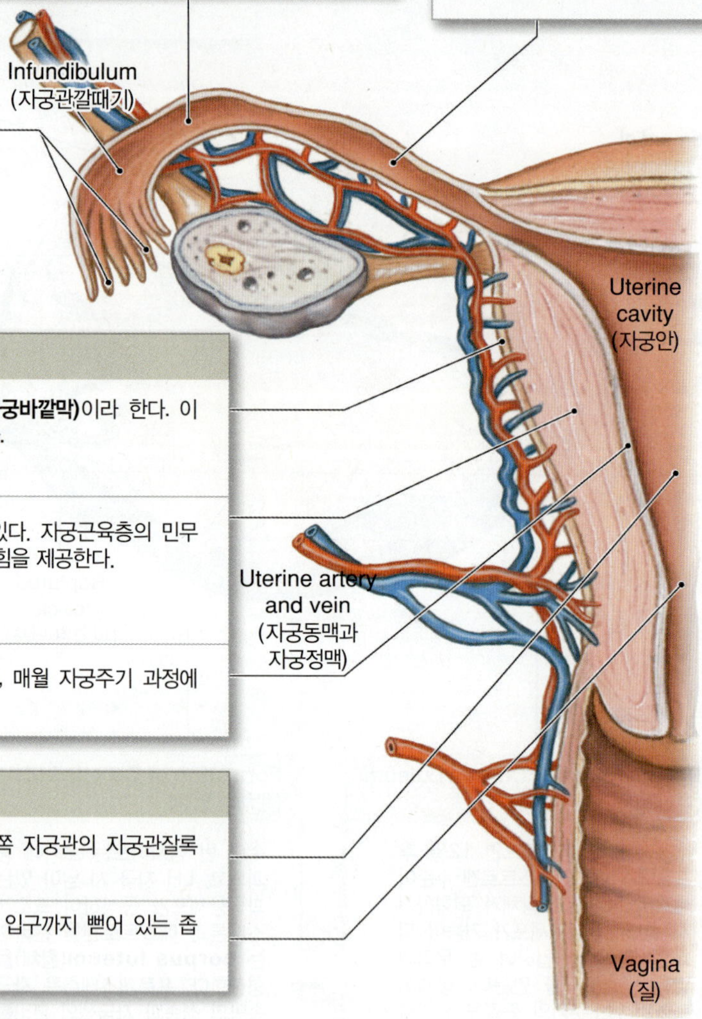


**The Uterine Wall(자궁벽)의 층**

자궁의 바깥표면층은 불완전한 장막으로, **perimetrium(자궁바깥막)**이라 한다. 이것은 복막과 연결되어 있으며 대부분의 자궁표면을 덮고 있다.

자궁바깥막은 두꺼운 **myometrium(자궁근육층)**을 덮고 있다. 자궁근육층의 민무늬근조직은 태아를 질을 통해 자궁 밖으로 내보낼 때 필요한 힘을 제공한다.

자궁의 내면은 선상의 **endometrium(자궁속막)**을 이루며, 매월 자궁주기 과정에 따라 변화한다.

**The Uterine Lumen(자궁 속공간)**

**Uterine cavity(자궁안)**는 자궁속 위쪽의 큰 공간으로 양쪽 자궁관의 자궁관잘록에 연결되어 있다.

**Cervical canal(자궁목관)**은 자궁안의 아래쪽에서부터 질 입구까지 뻗어 있는 좁은 통로이다.

**2** 이 SEM(주사전자현미경) 사진은 자궁관의 섬모상피를 보여준다. 섬모(연두색)는 자궁안을 향해 나 있고, 액체의 흐름을 일으켜 배란 후 제2난모세포의 이동을 돕는다. 난모세포가 자궁관을 따라 이동하는 것은 섬모운동과 자율신경에 의한 꿈틀운동수축 때문이다.

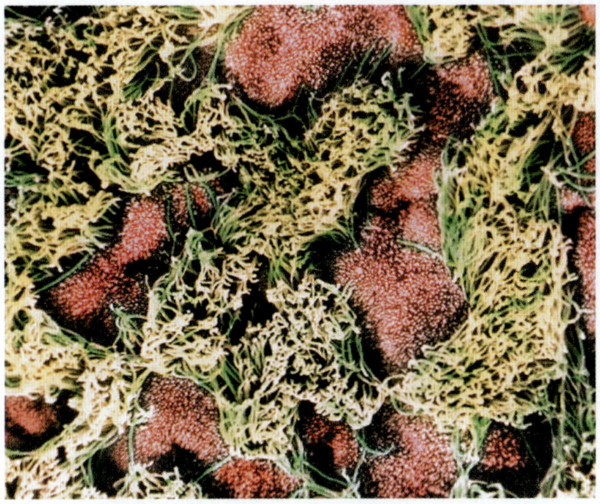

Epithelial surface(상피표면) SEM × 4000

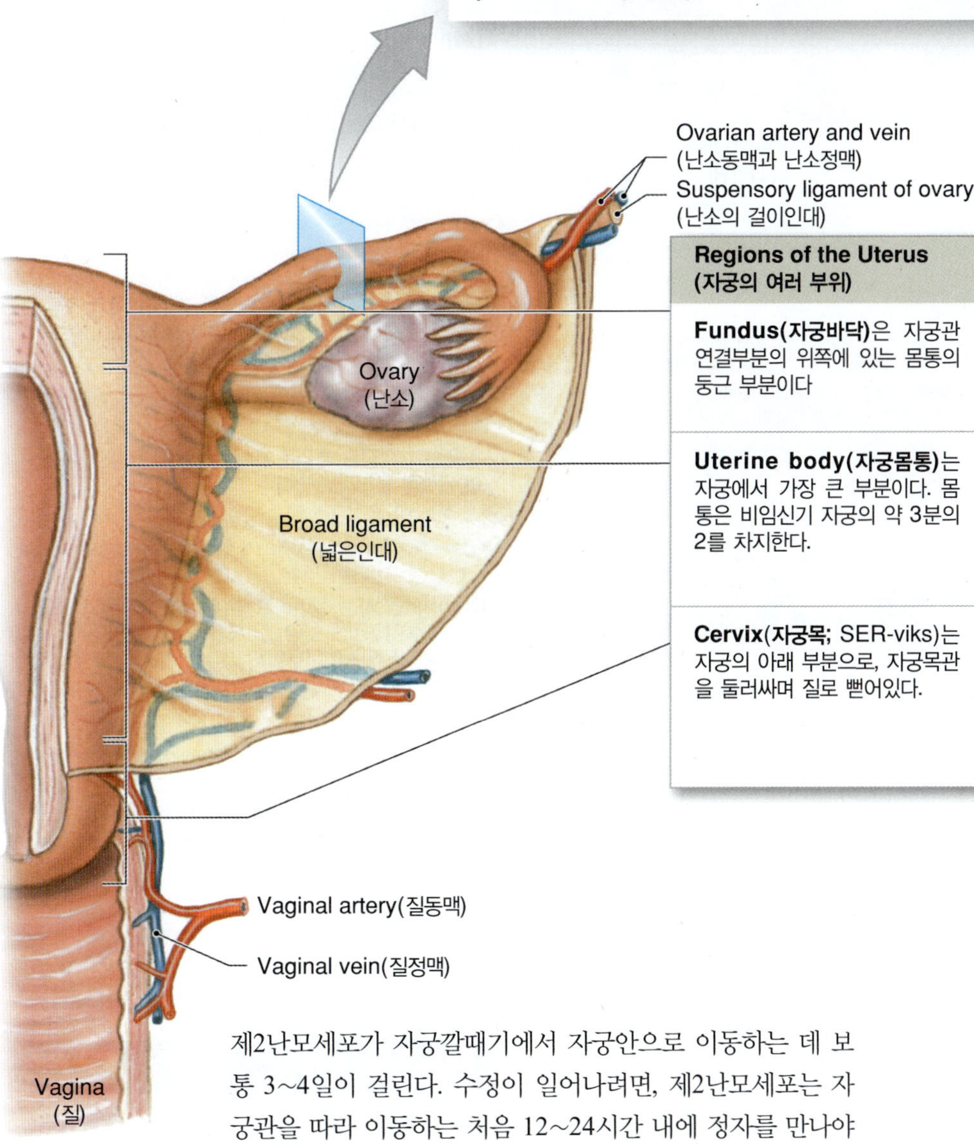


**Regions of the Uterus**
**(자궁의 여러 부위)**

**Fundus(자궁바닥)**은 자궁관 연결부분의 위쪽에 있는 몸통의 둥근 부분이다

**Uterine body(자궁몸통)**는 자궁에서 가장 큰 부분이다. 몸통은 비임신기 자궁의 약 3분의 2를 차지한다.

**Cervix(자궁목**; SER-viks)는 자궁의 아래 부분으로, 자궁목관을 둘러싸며 질로 뻗어있다.

**3** 이 그림에 나타난 바와 같이 자궁은 해부학적으로 세 부분으로 나누어질 수 있다. 자궁은 크기와 모양의 변화 폭이 매우 크며, 발생 중인 **embryo(배아**, 18주) 및 **fetus(태아**, 9주에서 출산까지)의 물리적인 보호, 영양 공급, 노폐물 제거 등의 역할을 한다. 또한 자궁 근육벽의 수축은 분만 시 중요하다.

제2난모세포가 자궁깔때기에서 자궁안으로 이동하는 데 보통 3~4일이 걸린다. 수정이 일어나려면, 제2난모세포는 자궁관을 따라 이동하는 처음 12~24시간 내에 정자를 만나야 한다. 이 기간이 지나면 난모세포는 퇴화하기 시작한다.

### 모듈 16.8 복습

a. 자궁의 각 부위의 이름을 말하시오.
b. 자궁벽의 세 층에 대하여 설명하시오.
c. 방출된 제2난모세포는 어떻게 자궁관에 도달하는가?

# 질입구는 바깥생식기관에 둘러싸여 있다

**1** **Vagina(질)**는 탄력성이 있는 근육으로 이루어진 관으로, 자궁목과 **vestibule(질어귀**, 여성 바깥생식기관에 접한 공간) 사이에 뻗어있다. 질은 일반적으로 길이가 7.5~9 cm이지만, 팽창성이 매우 크기 때문에 직경은 다양하게 변한다. 내부의 통로는 **vaginal canal(질관)**이라고 한다. 질은 월경액이 배출되는 통로의 역할을 하고, 성교 시 음경을 받아들인다. 또한 정자가 자궁안으로 들어가는 통로 역할을 하고, 산도의 아래쪽 부분을 형성하여 분만 시 아기가 지나가는 통로가 된다.

자궁목은 질의 몸쪽 끝으로 뻗어 있다. 자궁목의 끝을 둘러싸고 있는 질의 얕은 오목부위를 **fornix(질천장)** 라고 한다.

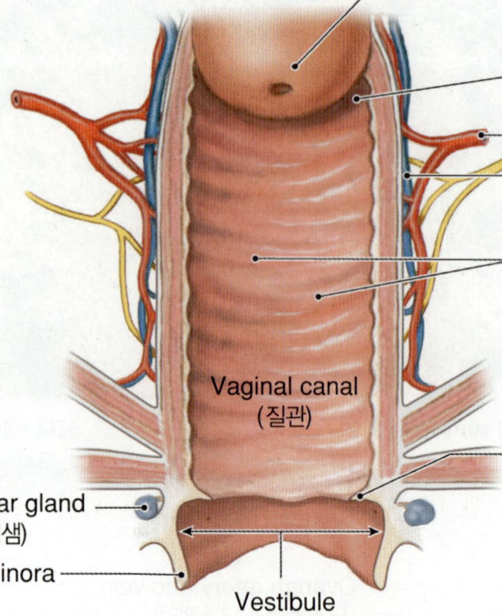


안정된 상태에서 질벽은 **rugae(질주름)**의 형태를 하고 있다. 질관은 비각질 중층편평상피에 의해 싸여 있다.

아동기를 지나면서 질과 질어귀는 보통 **hymen(처녀막)**에 의해 분리된다. 처녀막은 탄성이 있어 크기가 변할 수 있는 상피주름으로, 질 입구를 부분적으로 막고 있다. 일반적으로 온전한 형태의 처녀막은 성교나 탐폰 사용으로 늘어나거나 찢어진다.

요도는 질입구 바로 앞쪽에서 질어귀를 향해 열려 있다.

**Mons pubis(불두덩)**의 털싹은 피부 안쪽과 두덩결합의 겉쪽에 지방조직으로 이루어져 있다.

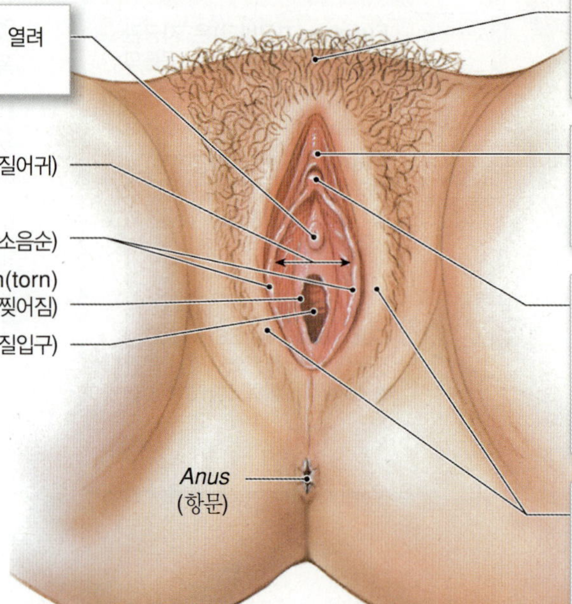


소음순의 확장된 부위는 **prepuce(꺼풀)**를 형성하며 음핵을 둘러싸고 있다.

**Clitoris(음핵)**는 질어귀로 뻗어 있다. 이 작고 둥근 모양의 돌기조직은 음경해면체와 요도해면체 등과 비슷한 발기조직으로 이루어져 있다.

**Labia majus(대음순)**는 돌출된 피부주름으로, 소음순 및 그 주변 구조를 둘러싸고 일부를 가린다.

**2** 여성의 바깥생식기관을 포함한 부위를 **vulva (pudendum; 여성음부)**라고 한다. 질은 **labia minus(소음순)**라고 하는 작은 주름으로 둘러싸인 중앙의 질어귀를 향해 열려 있다. 작은 여러 개의 **lesser vestibular gland(작은질어귀샘)**는 질어귀의 노출된 표면으로 분비물을 방출하여 촉촉하게 한다. 성적 각성 시 1쌍의 관이 **greater vestibular gland(큰질어귀샘)**의 분비물을 질어귀로 방출한다. 이 점액선은 남성의 망울요도샘과 배발생기원이 동일하다.

### 모듈 16.9 복습

a. 질의 기능을 말하시오.

b. 질의 해부학에 대해 설명하시오.

c. 남녀의 생식계통에서 특정 구조 사이에 존재하는 유사점의 예를 들어보시오.

16.10

## 젖샘은 출산 후 아기에게 영양을 공급한다

갓 태어난 아기는 혼자 힘으로 살 수가 없고, 몇몇 주요 계통은 아직 발달이 완성되지 않은 상태이다. 초기의 조정기를 거쳐 독립된 개체가 되어가는 기간 동안, 아기는 엄마의 **mammary gland(젖샘)**에서 분비되는 젖으로부터 영양을 공급받는다. 이 기관은 주로 생식계통 및 태반(배아와 태아에게 영양을 공급하는 임시 구조)에서 분비되는 호르몬의 통제를 받는다. 이 호르몬의 상호작용으로 **lactation(젖분비)**이 된다.

**1** 젖샘은 큰가슴근 바로 위에 있다. 이 그림은 젖샘조직과 그 지지구조의 내부 구조를 보여준다.

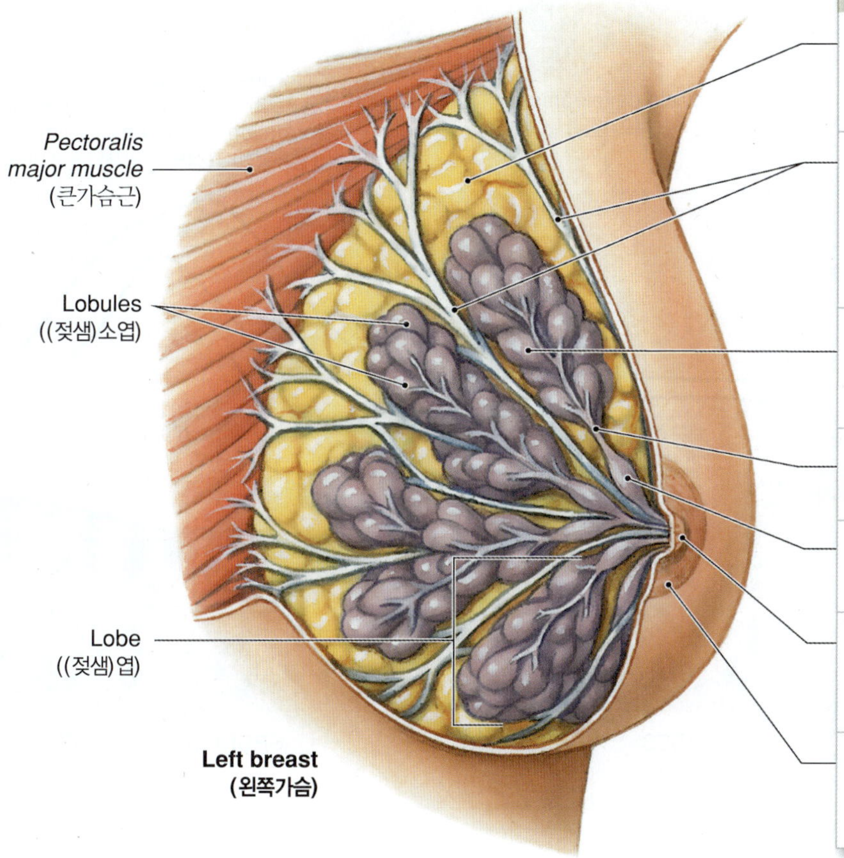


**Mammary Gland(젖샘)의 구조**

젖샘은 양쪽 가슴 피부 깊은 곳 **pectoral fat pad(가슴지방패드)**의 피부밑조직에 있다.

치밀한 결합조직은 관계통을 둘러싸고 있으며, 젖샘엽과 소엽 사이에 칸막이를 형성한다. 이 결합조직대인 **suspensory ligaments of the breast(젖샘걸이인대)**는 피부의 진피에서 기원한 것이다.

가슴의 선상조직은 분리된 **lobe(젖샘엽)**로 이루어져 있으며, 그 안에는 여러 개의 분비 **lobule(소엽)**이 들어 있다. 각 소엽은 많은 **secretory alveoli(분비낭포)**로 이루어져 있다.

소엽을 떠난 관은 합쳐져 각 엽에서 단일 **lactiferous**(lak-TIF-er-us) **duct(젖샘관)**를 형성한다.

젖꼭지 근처에서 각 젖샘관은 팽창하여, **lactiferous sinus(젖샘관팽대)**라는 하나의 큰 방을 형성한다.

각 가슴에는 작은 원뿔모양으로 나온 **nipple(젖꼭지)**이 있고, 15~20개의 젖샘관팽대가 체표면을 향해 열려 있는 곳이다.

젖꼭지 주변의 적갈색을 띤 피부는 **areola**(**젖꽃판**; a-RĒ-ō-luh)이다. 큰 기름샘이 젖꽃판표면에 오톨도톨한 느낌을 준다.

**모듈 16.10 복습**

a. 젖분비를 정의하시오.
b. 젖샘관팽대 하나가 막히면 젖꼭지로 젖을 운반하는 데 방해가 될 것인지 아니면 방해가 되지 않을 것인지에 대하여 설명하시오.
c. 젖이 생성된 곳에서부터 여성의 몸 바깥으로 나가기까지의 경로를 말하시오.

# 16.11

## 난소주기와 자궁주기는 시상하부, 뇌하수체, 난소의 호르몬에 의해 조절된다

생식샘자극호르몬 수준의 주기적 변화는 난소주기를 조절한다. 난소주기와 자궁주기가 동시에 일어나야만 생식기능이 정상적으로 유지된다. 예를 들어 LH 수준의 급증은 여포벽의 파괴와 배란을 유발한다. 이것은 자궁속막의 보수와 재생 후에 일어난다. 만약 두 주기가 정상적으로 공동작용이 일어나지 않으면 불임이 된다. 배란하지 않는 여성은 자궁이 완전히 정상이라고 해도 아이를 가질 수 없다. 배란은 정상적으로 하지만 자궁이 배아를 지지할 준비가 되어 있지 않은 여성도 역시 불임이 될 것이다.

**Menstrual cycle(자궁주기** 또는 **월경주기)**은 사춘기에 시작된다. 첫 주기인 **menarche(초경;** me-NAR-kē; *men*, 월 + *arche*, 시작)는 일반적으로 11~12세에 일어난다. 건강한 가임기 여성의 자궁주기는 평균 28일이지만, 21일에서 35일까지 다를 수 있다. 자궁주기는 주기의 종료시점인 **menopause(폐경기;** MEN-ō-pawz)까지 계속되며, 이때 여성의 나이는 45~55세 정도이다. 자궁주기 동안 주기의 주기적 양상은 질병, 스트레스, 기아, 임신 등과 같은 환경에 의해서만 방해받는다.

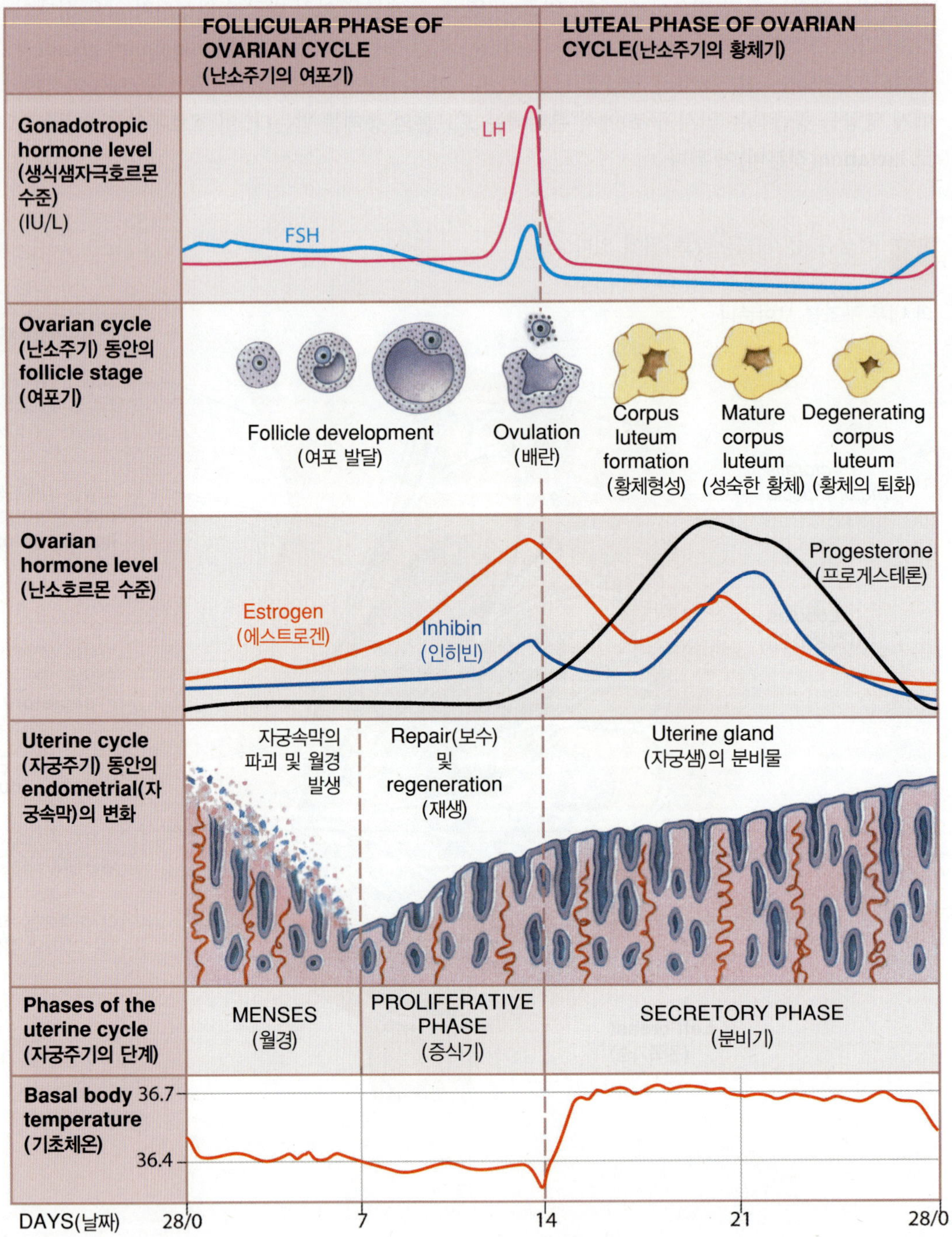


**1** 이 그림은 난소주기와 자궁주기의 주요 사건을 통합하여 여성 생식생리에 대한 이해에 도움을 줄 수 있다. 매달 일어나는 호르몬의 변동이 심부체온에 영향을 미치는 생리적 변화의 원인이 된다. 에스트로겐이 우세 호르몬이 되는 여포기에는 프로게스테론이 우세 호르몬인 황체기보다 **basal body temperature(기초체온**; 아침에 일어나자마자 측정하는 안정시 체온)가 약 0.3도 정도 낮다.

### 모듈 16.11 복습

a. 에스트로겐과 프로게스테론 수준이 감소할 때 자궁주기 시 일어나는 사건은 무엇인가?

b. LH 급증이 일어나지 않는 경우 난소주기에서 어떤 변화를 예상하는가?

c. 난소주기와 자궁주기에서 호르몬의 역할을 요약하시오.

## 여성의 생식계통 장애는 비교적 흔하며 종종 치명적이다

**1** 젖샘은 자궁주기를 동반하는 혈중 생식 호르몬수준의 변화에 의해 자극을 받으며, 난소주기의 후기에 때때로 불편감이나 심할 경우 젖샘조직에 염증이 일어나기도 한다. 만약 염증이 생긴 소엽이 반흔 조직에 의해 분할되면, **cyst(물혹)**가 생기게 된다. 물혹의 무리가 가슴에서 덩어리로 느껴질 수 있으며, 이를 **fibrocystic disease(섬유낭포증)**라고 한다. 양성종양과 **breast cancer(유방암)**를 구별하는데 생체검사가 필요할 수 있다. 유방암은 젖샘의 악성 전이성 종양으로, 35~45세의 여성 사망의 주요 원인이지만, 50대 이상의 여성에게 가장 흔한 질병이다. 미국 여성의 약 12%는 생애 어느 시점에 유방암이 발병할 수 있다. 유방암의 주요 위험인자는 가족력을 비롯하여 30세 이후의 첫 임신, 이른 초경이나 늦은 폐경 등이다. 유방암의 치료는 종양 제거로 시작된다. 많은 경우 암 진단 전에 암세포가 퍼지기 시작하므로, 환부의 일부 또는 젖샘 전체를 외과적으로 제거하고, 그 쪽의 겨드랑림프절을 생체검사하여 전이의 징후를 알아본다. 화학요법, 방사선치료, 호르몬 치료를 조합하여 외과 치료와 병행할 수 있다.

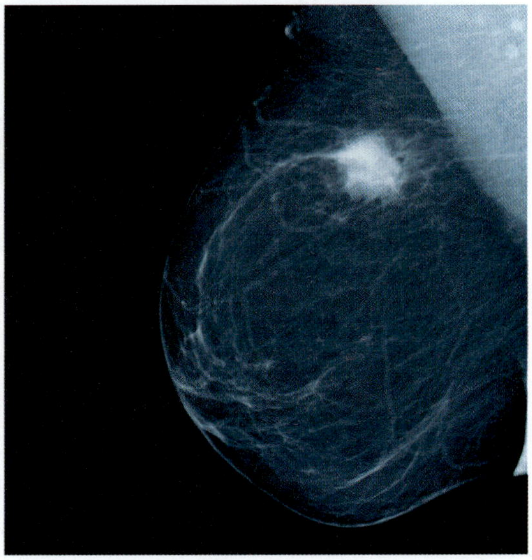

**2** 미국 여성 70명 중 1명꼴로 일생 중 **ovarian cancer(난소암)**가 발병한다. 2010년 21,880건의 새로운 난소암 환자와 13,850건의 사망이 추산되었다. 난소암이 여성에서 세 번째로 흔한 생식계통암이기는 하지만, 초기에 진단되는 경우가 거의 없기 때문에 가장 위험한 암이다. 일반 난소 조직이나 비정상적인 난모세포로부터 생기는 암은 그 예후가 상대적으로 좋다. 그러나 난소암의 85%는 **carcinomas(상피성암)**이며, 이 경우에는 약 1/3정도만 차도가 있다.

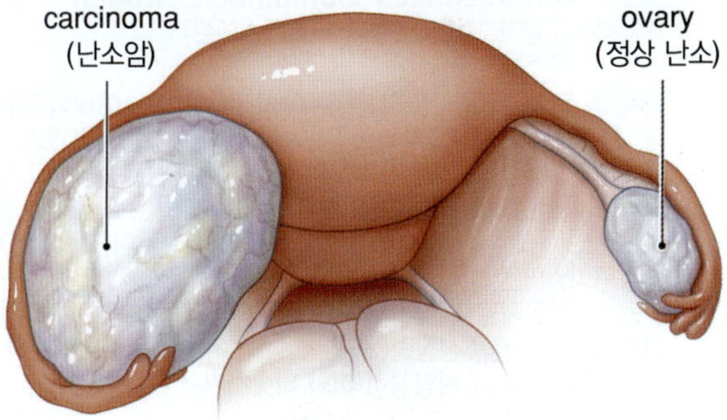


**3** **Cervical cancer(자궁경부암)**는 15~34세 여성의 생식계통 암 중에서 가장 흔한 암이다. 매년 약 13,000명의 미국 여성이 침윤성 자궁경부암 진단을 받으며, 그 중 약 1/3은 결국 암으로 사망에 이른다. 또 다른 35,000명의 여성은 덜 공격적인 형태의 자궁경부암 진단을 받는다. 가다실은 특정한 형태의 **human papillomavirus(HPV, 인유두종바이러스)**로부터 방어할 수 있도록 도움을 주는 백신이다. HPV는 자궁경부암의 약 75%를 일으킨다. HPV 백신은 최근 어린이를 위하여 추천되는 예방접종표에 추가되었다. 이 백신은 3번에 걸쳐 투여되며, 11~12세부터 시작된다.

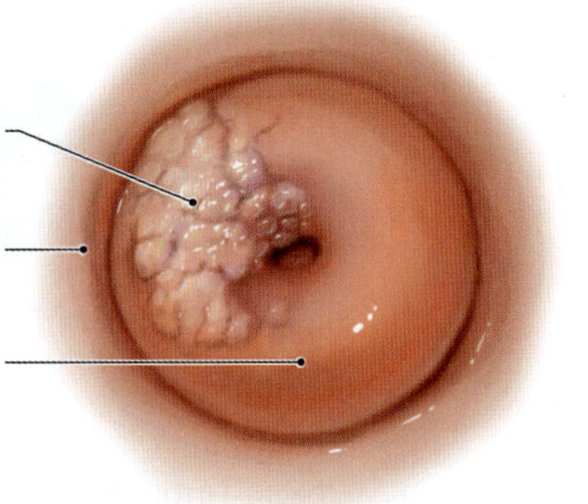


성행위는 다양한 미생물 감염의 위험성을 안고 있다. 성병(STD)은 개인에서 개인으로 전염되며, 기본적으로 성교에 의해서만 전염된다. 최소한 20여 종의 박테리아성, 바이러스성, 균류성 감염이 현재 성병으로 알려져 있다. 클라미디아라는 박테리아는 골반염과 불임의 원인이 될 수 있다. HIV에 의해 발생하는 AIDS는 치명적인 바이러스성 질병이다. 미국의 성병 환자는 1984년 이래로 계속 증가하는 추세이다. 매년 1,500만~2400만 건의 새로운 환자가 추산되고 있으며, 이 중 거의 50%는 19~24세이다. 가난, 정맥내 약물 주사, 매춘, 약제내성 병원균의 출현은 모두 이 문제의 원인이 된다.

### 모듈 16.12 복습

a. 성병을 정의하시오.

b. 일반적으로 난소암은 어떤 세포형태에서 생기는가?

c. 대부분의 자궁경부암과 관련이 있는 병원균은 무엇인가?

# 피임법은 방법에 따라 다양한 효율성과 위험성을 가지고 있다

## Male Condom(남성 콘돔)

**Male condom(남성 콘돔)**은 성교 시 귀두와 음경의 몸통을 덮어 정자가 여성생식기관에 이르는 것을 막는다. 이 모듈에 소개되는 모든 피임법 중에서, 라텍스 콘돔만이 매독, 임균감염증, 인유두종바이러스(HPV), AIDS 등과 같은 **sexually transmitted disease(STD, 성병)**를 예방할 수 있다.

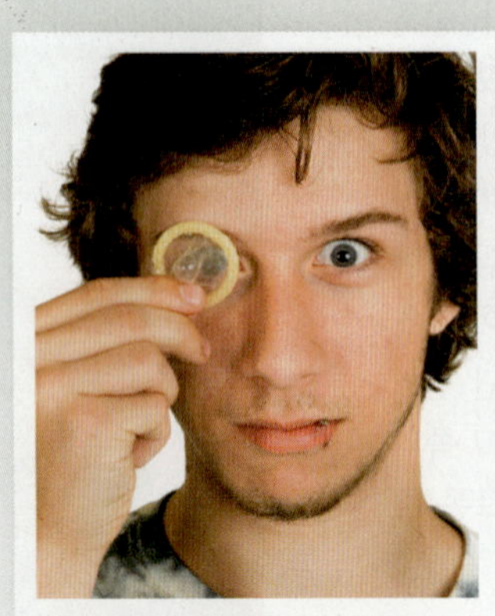

## Diaphragm with Spermicide(살정제와 함께 사용하는 다이어프램)

**Diaphragm(다이어프램)**은 질에 사용하는 방어벽 중에 오늘날 가장 많이 사용되는 형태로, 가장자리를 지탱하는 작은 금속 후프가 있는 라텍스 고무돔으로 이루어져 있다. 질의 크기는 다양하므로, 여성은 이 방법을 사용할 때 반드시 개인에 맞는 것을 선택해야 한다. 성교 전 다이어프램을 삽입하여 자궁으로 들어가는 입구인 자궁목을 덮어야 한다. 다이어프램은 소량의 살정제 젤리나 크림으로 코팅이 되어 있어 피임을 더욱 효율적으로 할 수 있다. 딱 맞는 다이어프램의 사용시 피임 실패율은 5~6%로 추산된다.

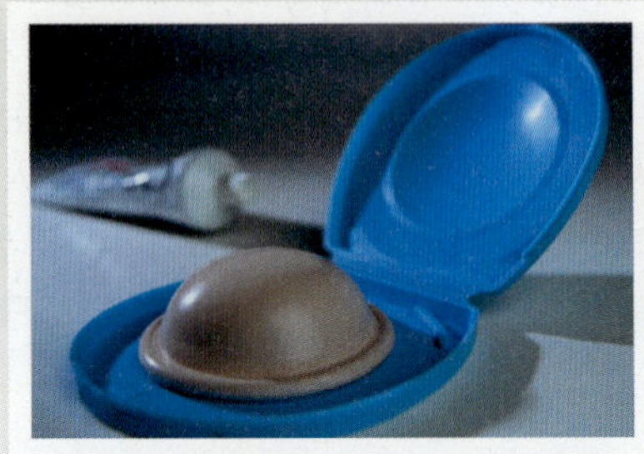

## Oral Contraceptives–Combined(Estrogen and Progesterone) 혼합경구피임약(에스트로겐과 프로게스테론)

현재 최소 20개 브랜드의 혼합 **oral contraceptive(경구피임약)**가 있으며, 전 세계적으로 20억 이상의 여성이 이를 사용하고 있다. 미국에서는 45세 이하의 여성 중 33%가 피임을 위해 피임약을 복용하고 있다. 혼합경구피임약을 처방전대로 복용했을 경우, 피임 실패율은 2년 기간 동안 0.24%이다(피임법의 실패는 임신으로 정의된다). 피임약은 위험성이 없지는 않다. 즉 혼합경구피임약은 심한 고혈압, 당뇨병, 뇌전증, 쓸개 질환, 심장 질환, 여드름 등을 더 악화시킬 수 있다. 또한 경구피임약을 복용하는 여성은 정맥혈전증, 뇌졸중, 폐색전증, 심장병(35세 이상의 여성) 등의 위험성이 증가한다. 그러나 임신 자체도 그 위험성이 이와 비슷하거나 혹은 더 높다.

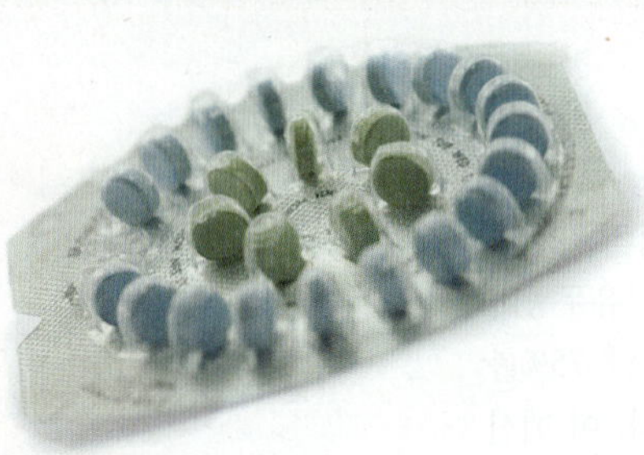

## Progesterone–Only Forms of Birth Control(프로게스테론 피임약)

오늘날 프로게스테론 피임약을 사용할 수 있다. 프로게스테론 피임약 과 데포-프로베라가 그 예이다. **Progesterone-only pill(프로게스테론 피임약)**은 매일 복용해야 하고, 한 번이라도 빠뜨리면 임신이 될 수 있다. **Depo-Provera(데포프로베라)**는 매 3개월마다 투여해야 한다. 이 약을 사용한 여성 중 약 50%에서 자궁주기가 초기에 불규칙해지다가 점점 멈추게 된다. 이 피임법에서 가장 생기기 쉬운 문제점은 체중 증가와, 투여중단 후 다시 임신할 때까지 시간(18개월까지)이 오래 걸린다는 것이다.

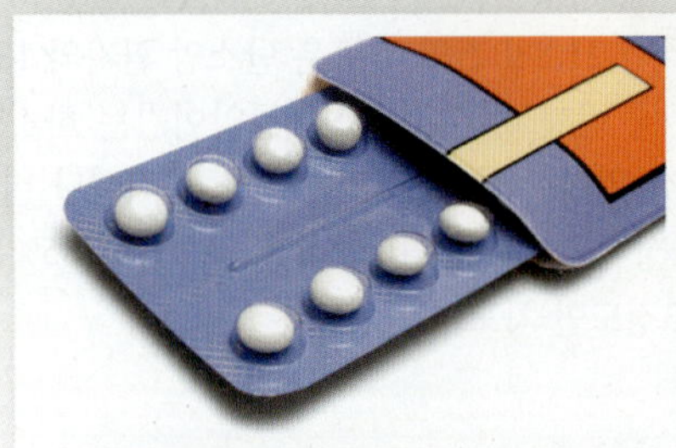

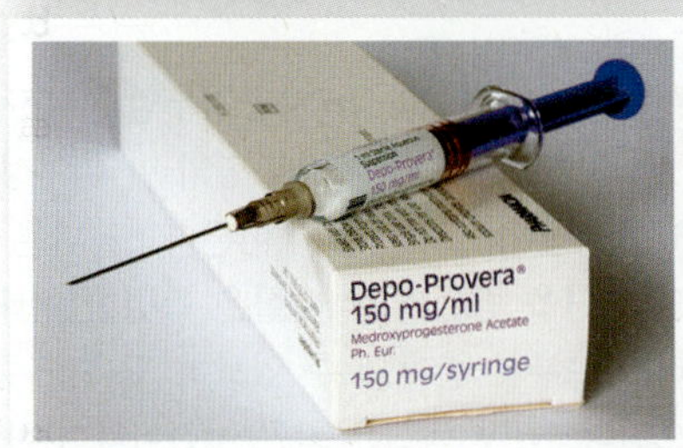


## IUD(Intrauterine Device) IUD(자궁내장치)

**Intrauterine device(IUD, 자궁내장치)**는 자궁안으로 삽입하는 작은 플라스틱 루프나 T자모양으로 이루어져 있다. 이 작용기작은 명확하지 않은데, IUD는 자궁의 프로스타글란딘 생성을 자극한다고 알려져 있으며, 삽입 후 몇 년 동안 효과가 나타난다.

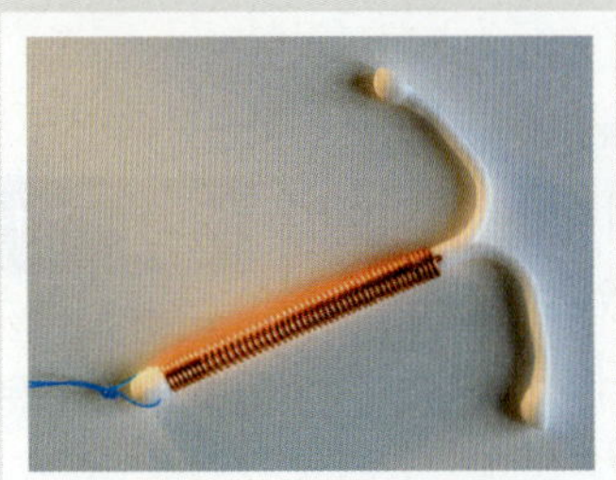

### The Rhythm Method(생리주기법)

"자연가족계획" 또는 **rhythm method(생리주기법)**라고 하는 방법은 배란이 일어날 수 있는 기간 동안 성행위를 삼가는 것이다. 이 시기는 이전의 월경주기 패턴을 기초로 하여 추정한다. 기초체온, 자궁경관점액의 질감 등 배란과 관련된 여러 지표가 어떻게 변하는지 살피고, LH에 대한 소변검사를 한다. 많은 여성의 자궁주기가 불규칙하기 때문에, 이 피임법의 실패율은 13~20% 정도로 추산된다.

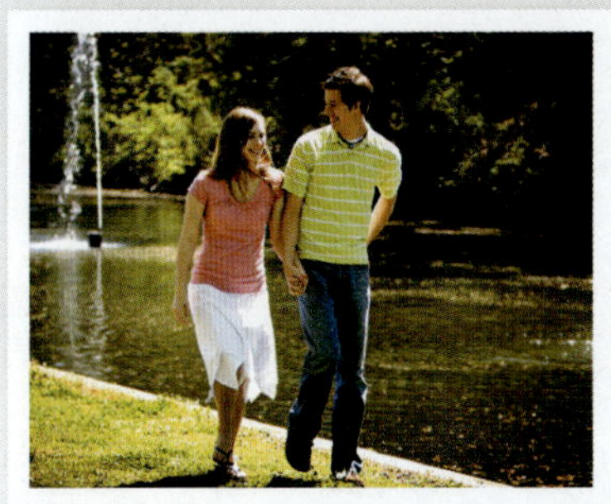

### Post-Coital Contraceptives(Preven and Plan B) 사후피임법(프리벤과 플랜 B)

**Hormonal post-coital contraception(호르몬 사후피임법)** 또는 응급 "모닝애프터" 필 방법은 에스트로겐과 프로게스테론 혼합피임약이나 프로게스테론 피임약을 성교가 이루어진 72시간 내에 12시간 간격으로 2배 용량으로 복용하는 방법이다. 특히 barrier(차단)방법이 잘못되었거나 강제적 성행위가 일어났을 때 유용한 방법으로, 임신 가능성을 89%까지 감소시켜준다. 프로게스테론 방법은 처방전 없이 사용할 수 있는 안전하다고 생각되는 방법으로, 18세 이상의 여성에 한해 일반 구매가 가능하다(18세 미만의 여성은 구매할 경우 처방전이 있어야 한다).

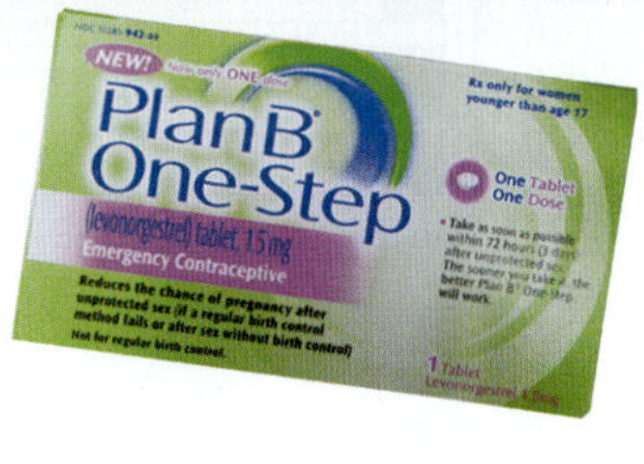


### Surgical Sterilization-Male(불임수술법-남성)

**Vasectomy(정관수술**; va-SEK-tō-mē는 정관을 잘라 그 일부를 제거하거나(잘린 정관의 두 끝을 묶거나 소작함), 실리콘마개를 삽입하는(다시 수술전의 원래대로 되돌리는 것이 비교적 수월함) 수술이다. 정관수술 후에는 정자가 부정소에서 생식기관의 먼쪽 부분까지 이동할 수가 없다. 수술은 내과에서 수분 내로 끝낼 수 있다. 실패율(정관의 차단이 불완전한 경우)은 0.3%이다. 부정소과 정소의 분비물은 일반적으로 전체 정액의 약 5% 정도만 차지하므로, 정관수술 후에도 남성 성기능은 정상적으로 유지한다. 정자는 계속 생성되지만, 활동성이 없는 상태로 남아 있게 되며 점점 퇴화한다.

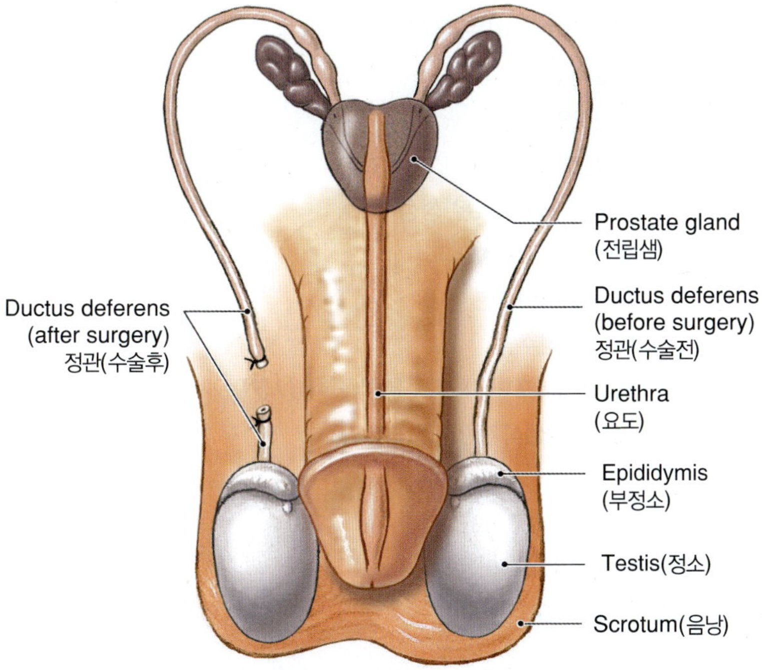


### Surgical Sterilization-Female(불임수술법-여성)

자궁관은 **tubal ligation(난관결찰술)**이라는 수술적 방법으로 봉쇄할 수 있다. 이 방법의 실패율은 0.45%로 추산된다. 이 수술은 대부분 복강경 검사를 통해 배골반안으로 들어가야 하므로 전신마취가 요구되고, 정관수술보다 합병증의 위험이 더욱 높다.

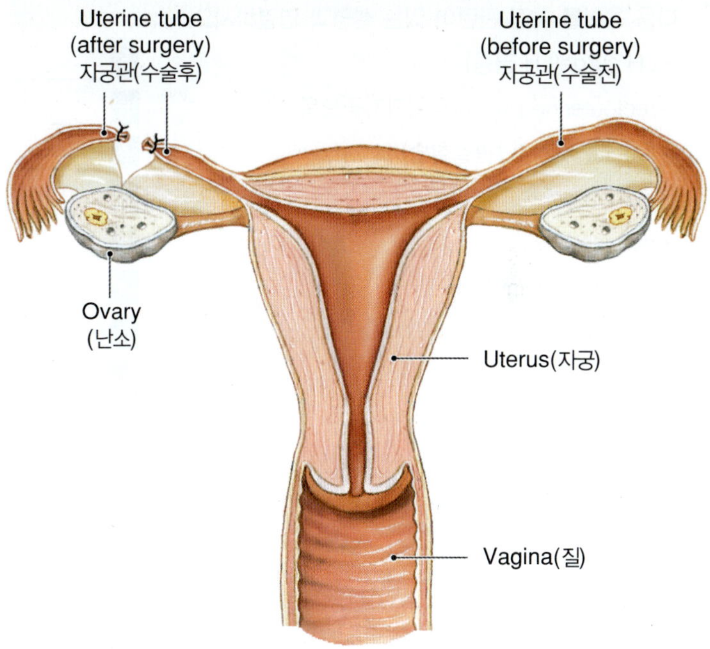


### 모듈 16.13 복습

a. 정관수술을 정의하시오.

b. 성병을 예방하는 피임법은 어떤 것인가?

c. 어떤 피임법이 자궁주기의 중단을 종종 일으키는가?

## 1. 명칭 표기

다음 그림의 여성생식계통 구조에 명칭을 표기하시오.

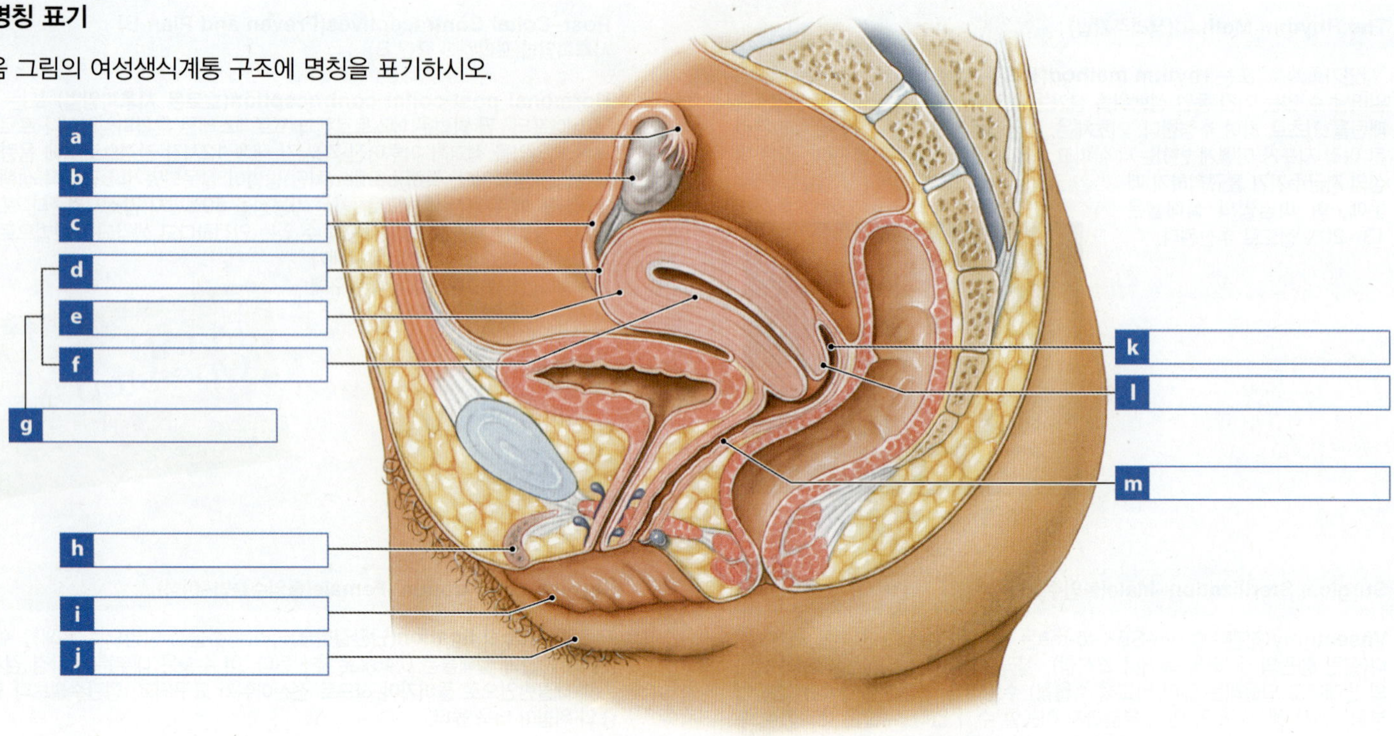


## 2. 연결하기

다음 용어를 가장 관련이 있는 설명과 연결하시오.

| 용어 | | 설명 |
|---|---|---|
| • LH surge(LH 급증) | a ______ | 미성숙한 여성 생식세포 |
| • rectouterine pouch(곧창자자궁오목) | b ______ | 여성의 사춘기에 시작된다. |
| • tubal ligation(난관결찰술) | c ______ | 남성 불임수술 |
| • menarche(초경) | d ______ | 난소, 자궁관 자궁을 감싸고 있다. |
| • ovaries(난소) | e ______ | 자궁 뒤쪽에 있는 주머니 |
| • corpus luteum(황체) | f ______ | 내분비구조 |
| • vulva(음부) | g ______ | 평균 28일 |
| • cervix(목) | h ______ | 젖 생성 |
| • broad ligament(넓은인대) | i ______ | 난모세포와 호르몬 생성 |
| • oocytes(난모세포) | j ______ | 배란 유도 |
| • fertilization(수정) | k ______ | 자궁의 아랫부분 |
| • vasectomy(정관수술) | l ______ | 여성 불임수술 |
| • lactation(젖분비) | m ______ | 제2난모세포의 제2감수분열을 촉발시키는 사건 |
| • menstrual cycle(월경주기) | n ______ | 여성바깥생식기관을 포함한다. |

## 3. 절 종합 문제

자궁내막증은 자궁속막세포가 자궁의 몸체에서 나와 자궁관 안이나 자궁관을 통하여 배막안으로 이동하여 그곳에 자리를 잡는 것을 말한다. 자궁내막증의 주요 증상이 주기적 통증인 이유를 설명하시오.

# 핵심 용어로 윤곽 파악하기

각 모듈마다 차례대로 열거한 용어를 이용하여 내용을 요약하시오.

## 1절

### Male Reproductive System (남성생식계통)

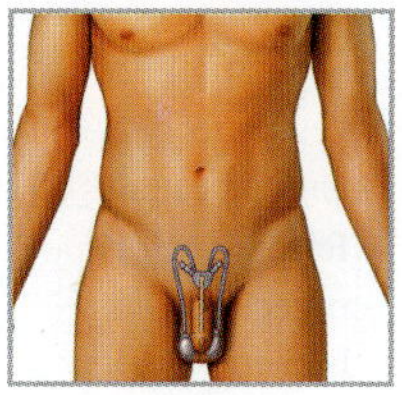

- gonad(생식샘)
- external genitalia (바깥생식기관)
- testis(정소)
- spermatozoa(정자)
- male reproductive tract(남성생식기관)
- semen(정액)
- o accessory organs (부속기관)
- ductus deferens (정관)
- seminal glands (정액샘)
- prostate gland (전립샘)
- bulbo-urethral gland(망울요도샘)
- urethra(요도)
- epididymis(부정소)
- o external genitalia (바깥생식기관)
- penis(음경)
- scrotum(음낭)

## 16.1

### 정소 내 코일모양의 세정관은 남성생식기관에 연결되어 있다

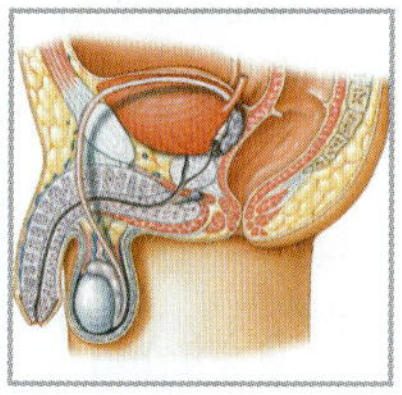

- epididymis(부정소)
- ductus deferens (정관)
- ejaculatory duct (사정관)
- seminal gland (정액샘)
- prostate gland (전립샘)
- bulbo-urethral glands(망울요도샘)
- scrotum(음낭)
- penis(음경)
- dartos muscle (음낭근)
- cremaster muscle (정소올림근)
- seminiferous tubule (세정관)
- rete testis(정소그물)
- efferent ductule (날세관)
- spermatogonia (정원세포)
- spermatogenesis (정자형성)
- primary spermatocyte (제1정모세포)
- secondary spermatocyte (제2정모세포)
- spermatids (정세포)
- spermiogenesis (정자완성)
- spermatozoon(정자)
- acrosome(첨단체)
- head(머리)
- neck(목)
- middle piece (중간부분)
- Tail(꼬리)
- Flagellum(편모)

## 16.2

### 호르몬은 남성의 성기능을 확립하고 유지시키는데 중요한 역할을 한다

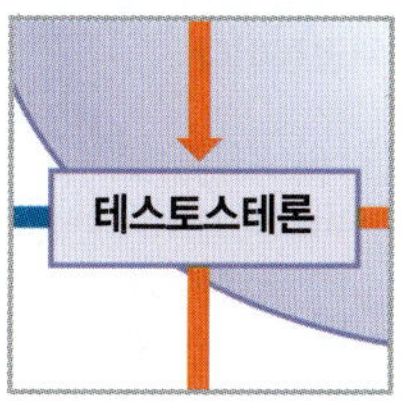


- interstitial cell (간질세포)
- nurse cell (영양세포)
- luteinizing hormone(LH, 황체형성호르몬)
- follicle-stimulating hormone(FSH, 여포자극호르몬)
- o testosterone (테스토스테론)
- inhibin(인히빈)

## 16.3

### 남성생식기관은 정액샘, 전립샘, 망울요도샘으로부터 분비물을 받는다

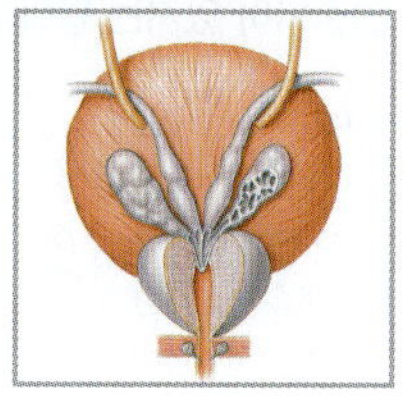

- capacitation (수정능획득)
- ductus deferens (정관)
- ampulla(팽대)
- seminal gland (정액샘)
- semen(정액)
- ejaculatory duct (사정관)
- prostate gland (전립샘)
- bulbo-urethral gland(망울요도샘)

## 16.4

### 음경은 정액과 소변을 몸 밖으로 배출시킨다

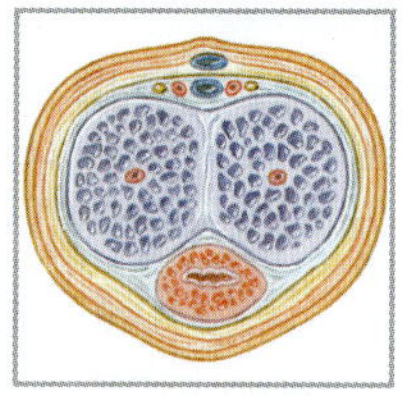

- penis(음경)
- root(뿌리)
- body(몸통)
- neck(목)
- glans(귀두)
- prepuce(음경꺼풀)
- erectile tissue (발기조직)
- corpora cavernosa (음경해면체)
- corpus spongiosum (요도해면체)

## 16.5

### 전립샘과 정소의 장애는 비교적 흔하다

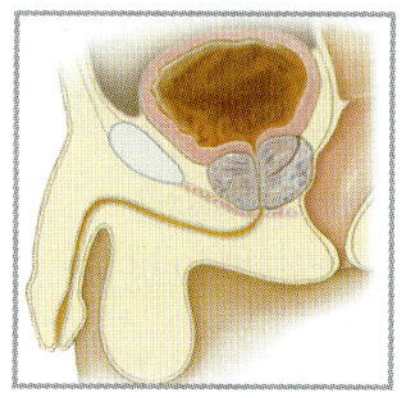

- benign prostatic hypertrophy(BPH, 전립샘비대증)
- prostate cancer (전립샘암)
- prostate-specific antigen(PSA, 전립샘특이항원)
- prostatectomy (전립샘절제술)
- testicular cancer (정소암)

## 2절

### Female Reproductive System (여성생식계통)

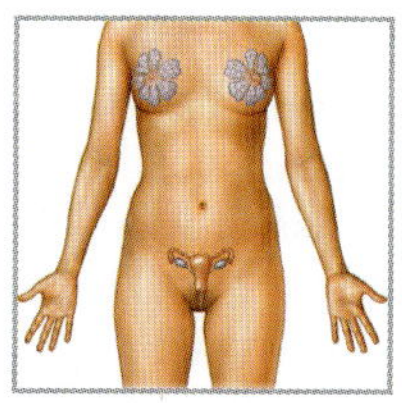

- uterine tube(자궁관)
- uterus(자궁)
- vagina(질)
- mammary gland (젖샘)
- ovaries(난소)
- o external genitalia (바깥생식기관)
- clitoris(음핵)
- labia(음순)
- oocyte(난모세포)
- ova(난자)
- female reproductive tract(여성생식기관)

• = 해당 모듈에서 굵은 문자로 표시한 용어

## 16.6

### 난소와 여성생식기관은 근접해 있지만 직접 연결되어 있지는 않다

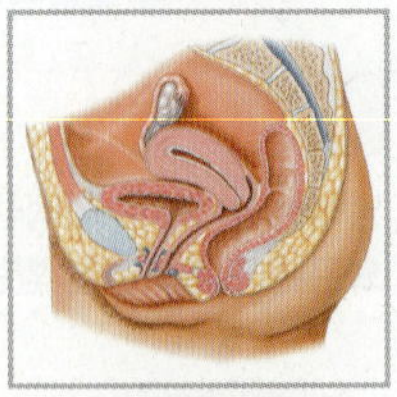

- ovary(난소)
- oocyte(난모세포)
- estrogen (에스트로겐)
- progesterone (프로게스테론)
- inhibin(인히빈)
- uterine tube(자궁관)
- infundibulum (자궁관깔때기)
- uterus(자궁)
- clitoris(음핵)
- labia(음순)
- rectouterine pouch (곧창자자궁오목)
- vagina(질)
- ovarian ligament (난소인대)
- mesovarium (난소간막)
- broad ligament (넓은인대)
- suspensory ligament (난소걸이인대)
- cortex(of ovary) (난소)겉질
- medulla(of ovary) (난소)속질

## 16.7

### 난소에서 일어나는 제1감수분열은 하나의 홑배수성 제2난모세포를 만들고, 수정이 일어나면 제2감수분열이 완성된다

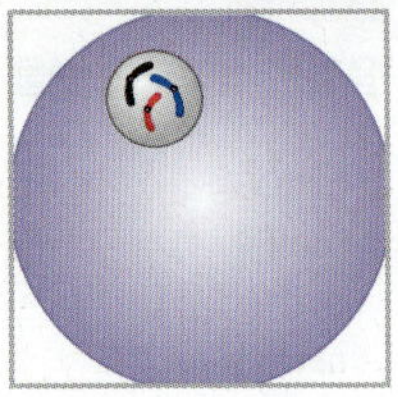

- oogenesis(난자형성)
- primary oocyte (제1난모세포)
- ovum(난자)
- polar body(극체)
- secondary oocyte (제2난모세포)
- oogonia (난원줄기세포)
- primordial follicle (원시여포)
- atresia(폐쇄)
- ovarian follicle (여포)
- ovarian cycle (난소주기)
- zona pellucid (투명층)
- secondary follicle (이차여포)
- tertiary follicle (삼차여포)
- antrum(여포방)
- corona radiate (부챗살관)
- ovulation(배란)
- follicular phase (여포기)
- luteal phase(황체기)
- corpus luteum(황체)

## 16.8

### 자궁관은 두꺼운 근육벽으로 이루어진 속이 비어있는 기관으로 자궁에 연결되어 있다

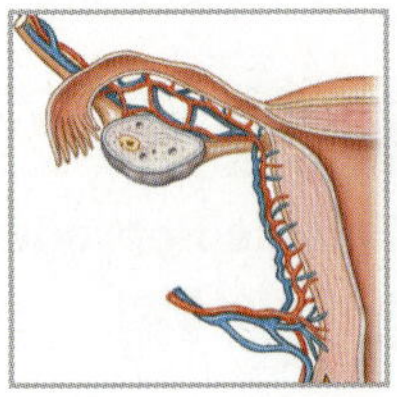

- uterine tube(자궁관)
- uterus(자궁)
- infundibulum (자궁관깔때기)
- fimbriae(자궁관술)
- ampulla(of the uterine tube) (자궁관팽대)
- isthmus(of the uterine tube) (자궁관잘록)
- perimetrium (자궁바깥막)
- myometrium (자궁근육층)
- endometrium (자궁속막)
- uterine cavity (자궁안)
- cervical canal (자궁목관)
- embryo(배아)
- fetus(태아)
- fundus(of the uterus) (자궁바닥)
- body(of the uterus) (자궁몸통)
- cervix(of the uterus) (자궁목)

## 16.9

### 질입구는 바깥생식기관에 의해 둘러싸여 있다

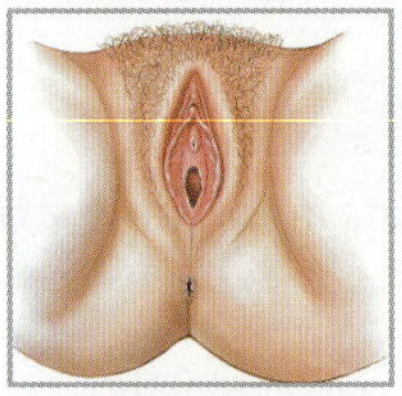

- vagina(질)
- vestibule(질어귀)
- vaginal canal(질관)
- fornix(질천장)
- rugae(질주름)
- hymen(처녀막)
- vulva(여성음부)
- pudendum (여성음부)
- labia minora (소음순)
- lesser vestibular glands (작은질어귀샘)
- greater vestibular glands(큰질어귀샘)
- mons pubis(불두덩)
- prepuce(꺼풀)
- clitoris(음핵)
- labia majora(대음순)

## 16.10

### 젖샘은 출산 후 아기에게 영양을 공급한다

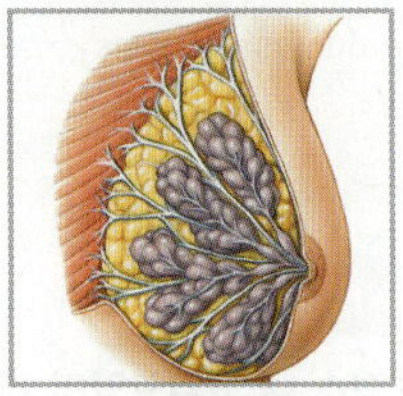

- mammary gland (젖샘)
- lactation(젖분비)
- pectoral fat pad (가슴지방패드)
- suspensory ligaments of the breast (젖샘걸이인대)
- lobe(젖샘엽)
- lobule(소엽)
- secretory alveoli (분비낭포)
- lactiferous duct (젖샘관)
- lactiferous sinus (젖샘관팽대)
- nipple(젖꼭지)
- areola(젖꽃판)

## 16.11

### 난소주기와 자궁주기는 시상하부, 뇌하수체, 난소의 호르몬에 의해 조절된다

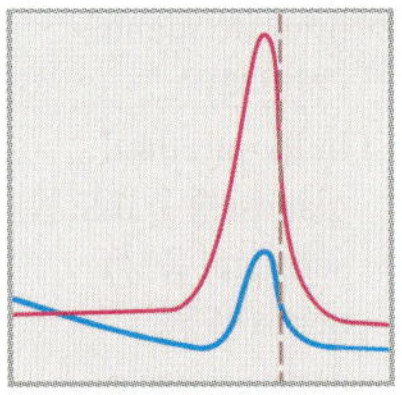

- menstrual cycle(월경주기)
- menarche(초경)
- menopause(폐경기)
- basal body temperature(기초체온)

## 16.12

### 여성의 생식계통 장애는 비교적 흔하며 종종 치명적이다

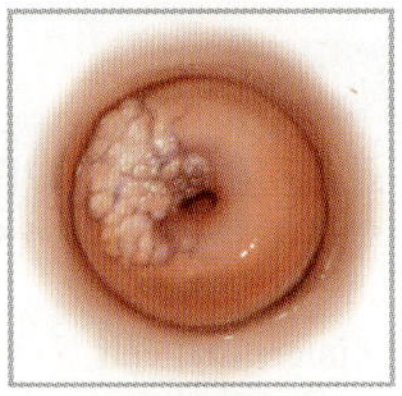

- cysts(물혹)
- fibrocystic disease (섬유낭포증)
- breast cancer (유방암)
- ovarian cancer (난소암)
- carcinomas (상피성암)
- cervical cancer (자궁경부암)
- human papillomaviruse (HPV, 인간유두종 바이러스)

• = 해당 모듈에서 굵은 문자로 표시한 용어

16.13

**피임법은 방법에 따라 다양한 효율성과 위험성을 가지고 있다**

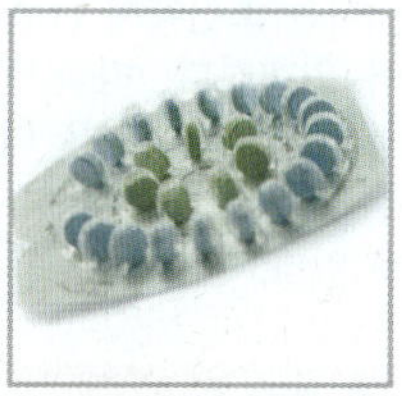

- male condoms (남성 콘돔)
- sexually transmitted disease(STD, 성병)
- diaphragm (다이어프램)
- oral contraceptives (경구피임약)
- progesterone-only pill(프로게스테론 피임약)
- Depo-Provera (데포프로베라)
- intrauterine device(IUD, 자궁내장치)
- rhythm method (생리주기법)
- hormonal post-coital contraception (호르몬 사후피임법)
- vasectomy (정관수술)
- tubal ligation (난관결찰술)

• = 해당 모듈에서 굵은 문자로 표시한 용어

## 16장 종합 복습 문제

1. 여성 운동선수의 무월경(비정상적인 월경주기)은 체지방과 월경 간의 관계에 대해 어떠한 점을 시사하는가?
2. 운동에 의해 유발되는 무월경(비정상적인 월경주기)이 어떤 식으로 인간의 생존에 유리하게 작용하는가?
3. 에스트로겐 결핍은 건강과 관련하여 어떤 영향을 미치는가?
4. 다이앤은 복막염을 앓고 있는데, 그녀의 주치의가 이 복막염이 성병에 의해 생긴 것이라고 말했다. 왜 이런 증상이 남자보다 여자에게 더 쉽게 일어나는 것일까?
5. 정자가 남성의 사정관에서부터 제2난모세포에까지 이동하는 과정을 추적하시오.

16장에 있는 모든 모듈, 절, 종합 복습 문제의 풀이를 알고 싶으면 이 책의 뒷부분에 청색 식별표로 표시한 해답 페이지를 참조하시오.

## 1장

### 모듈 1.1 복습

**a.** 해부학은 인체의 내적과 외적인 구조를 연구하는 학문이다. 생리학은 살아 있는 생물체가 생리활성기능을 어떻게 수행하는지를 연구하는 학문이다.

**b.** 육안해부학은 기구의 도움 없이 눈으로 신체구조를 관찰하는 학문이다. 미세해부학은 현미경 없이 볼 수 없는 신체구조를 관찰하는 학문이다.

**c.** 신체구조는 기능과 밀접한 관련이 있다. 즉, 기능은 형태에 맞추어 일어난다.

### 모듈 1.2 복습

**a.** 모든 특수한 기능은 특수한 구조에 의해 이루어지며 기능과 구조 사이의 연관성이 항상 존재하지만 반드시 이해가 되는 것은 아니다.

**b.** 팔꿈치관절은 문을 열고 닫을 때 경첩처럼 한쪽 면으로만 움직일 수 있다.

**c.** 팔꿈치관절이 뒤틀리는 것은 위팔뼈의 끝을 둘러싸고 있는 자뼈의 튀어나온 부분이 막아주며, 이 관절주변은 인대와 근육이 감싸고 있다.

### 모듈 1.3 복습

**a.** 기관은 2가지 이상의 조직으로 구성된 인체구조이며 한 가지 이상의 특수 기능을 가진다.

**b.** 세포단계.

**c.** 조직단계(세포의 집단이며 세포는 한 가지 이상의 특수기능을 수행한다), 기관단계(두 가지 이상의 조직의 조합으로 구성), 기관계통 단계(서로 다른 기관의 집단).

### 모듈 1.4 복습

**a.** 인체의 11가지 기관계통에는 외피계통, 뼈대계통, 근육계통, 신경계통, 내분비계통, 심장혈관계통, 림프계통, 호흡계통, 소화계통, 비뇨계통, 생식계통이 있다.

**b.** 소화계통은 영양분과 무기질을 골격계통에 공급하고, 교대로 소화계통의 연한 조직과 기관을 보호한다.

**c.** 복합골절은 (1) 뼈대계통(부러진 뼈), (2) 외피계통(피부의 균질상태가 무너짐), (3) 근육계통(부러진 뼈는 근육을 찢음), (4) 심장혈관계통(상해부위의 혈액감소), (5) 림프계통(감염을 막기 위해 특정세포를 동원), (6) 신경계통(외상의 결과 통증과 신경상해)에 영향을 줄 수 있다.

### 1절 복습

1. **a.** 서로 다른 방식으로 정보에 도달하는 것; **b.** 학습계획 세우기; **c.** 매일 시간을 정해 해부생리학 과정 공부하기; **d.** 암기를 실행하기; **e.** 모든 과목, 실습 및 공부 모임에 참여하기; **f.** 수업 전에 과제와 실습숙제 읽기. **g.** 미루지 않기; **h.** 과제를 이해하는데 문제가 있다면 즉시 도움 구하기.
2. 해부학: 우심방, 심근, 좌심실, 심장속막, 위대정맥, 자뼈(척골); 생리학: 대동맥 판막이 열림, 좌심방과 좌심실의 판막이 닫힘, 좌심방의 압력, 심전도, 앞팔을 어깨쪽으로 움직이기.
3. 조직: c; 세포: b; 기관: d; 분자: a; 개체: f; 기관계통: e
4. **a.** 뼈대계통: 연조직을 지지하고 보호함, 무기질 저장, 혈액세포 형성; **b.** 소화계통: 음식물을 처리하고 유기양분, 무기질, 비타민, 물 등을 흡수; **c.** 외피계통: 유해환경으로부터 신체를 보호, 체온조절; **d.** 비뇨계통: 과다한 물, 염, 노폐물을 제거하고 pH 조절; **e.** 신경계통: 다른 기관계통의 활동을 조절하여 자극에 대해 직접 빠른 반응을 나타냄.

### 모듈 1.5 복습

**a.** 항상성 조절요소에는 수용기, 조절중추, 효과기가 포함된다.

**b.** 음성되먹임은 정상범위의 외부 조건을 움직이는 어느 자극에 대해서든 반대 방향으로 작용하는 항상성 조절의 주요 기전이다(신체의 내부상태와 기관계통을 장시간 조절한다).

**c.** 양성되먹임은 혈액응고에는 유용한 과정이며, 일단 시작되면 완료할 때까지 빠르게 움직인다. 안정상태를 유지해야 하는 상황에서는 원하는 조건에서 너무 멀어지게 되어 위험하다. 따라서 체온조절의 경우 양성되먹임은 미열이 걷잡을 수 없이 상승하여 치명적이 될 수도 있다.

### 2절 복습

1. **a.** 양성되먹임; **b.** 항상성 조절; **c.** 항상성; **d.** 음성되먹임; **e.** 음성되먹임.
2. **a.** 음성되먹임; **b.** 양성되먹임; **c.** 음성되먹임; **d.** 양성되먹임.
3. **a.** 피부로 흐르는 혈류량 증가, 땀 분비 증가, 체표면이 시원해짐, 체온이 내려감; **b.** 피부로 흐르는 혈류량 감소, 근육의 떨림이 일어남, 체열이 보존됨, 온도상승.
4. 체온이 떨어지는 한 가지 이유는 신체가 열을 만드는 속도보다 뺏기는 속도가 빠르기 때문이다(이는 차가운 날에도 일어날 수 있다). 호르몬이 대사율을 떨어뜨려, 우리 몸이 정상일 때보다 열을 많이 만들지 못하기 때문일 것이다. 또는 우리 몸의 온도조절기 설정점을 일시적으로 다시 맞추면서 감염이 생길 수 있다. 감염은 정상적으로 열을 발생시키지만, 일부에게서는 특이하게도 체온을 저하시킬 수도 있다(저체온증). 예를 들어 그람음성세균(그람염색 반응)에 감염되면 체온이 떨어질 수 있다. 따라서 세균 감염과 같은 주어진 환경이 우리 체온을 정상보다 1.5도 낮출 수 있다.

### 1장 복습

1. 항상성 조절은 항상성을 보전하기 위해 생리계통에 적응하는 것이다.
2. 음성되먹임에서는 정상범위를 벗어나는 다양성이 그 상황을 수정하는 자동 반응으로 나타난다. 양성되먹임에서는 최초자극이 자극을 더 크게 만드는 반응을 만들어 낸다.
3. 위(심장을 절개하기 위해 심장막 안을 자를 것이다).
4. 증가된 칼슘농도에 반응하여 칼시토닌이 방출되면 칼시토닌의 방출이 혈액의 칼슘농도를 떨어뜨려 칼시토닌을 방출시키는 자극을 감소시킨다.
5. 뇌의 왼쪽과 오른쪽의 안쪽면을 자세히 보기 위해 정중시상단면 절개가 필요하다.

## 2장

### 모듈 2.1 복습

**a.** 원소란 동일한 원자번호를 가진 원자로만 구성된 순수한 물질이다.

**b.** 미량원소는 인체에서 아주 적은 양으로 발견되며, 정상적인 성장과 유지를 위해 필요한 화학원소이다. 일부는 보조인자의 기능 갖지만, 대부분 원소의 기능이 아직도 완전히 알려져 있지 않다.

**c.** 수소는 3개의 동위원소가 있다. 질량이 1인 수소-1, 질량이 2인 중수소, 질량 3인 삼중수소가 있다. 원소가 무거울수록 1배 또는 2배 더 높은 비율의 동위원소를 포함한다.

### 모듈 2.2 복습

**a.** 안에서부터 각각 2,8,8.

**b.** 최외각 전자가 전자를 최대수 포함하고 있어서.

**c.** 양이온은 원자가 하나 이상의 전자를 최외각에서 잃을 때 형성된다; 전자보다 양성자를 더 많이 포함하고 있으므로 양전하를 띤다. 음이온은 원자가 하나 이상의 전자를 최외각에서 얻을 때 형성된다; 양이온보다 음이온을 더 많이 포함하고 있으므로 음전하를 띤다.

### 모듈 2.3 복습

**a.** 이온결합과 공유결합. 이온결합은 양이온과 음이온 사이에 전기적으로 끌어당기는 힘으로 생긴 화학결합이며, 공유결합은 전자를 공유하여 생긴다.

**b.** 극성공유결합. 전자를 불균등하게 공유하면서 생긴다.

**c.** 공유결합으로 생긴 화학구조에만 분자라는 말을 쓴다. 식염은 나트륨이온과 염소이온이 이온결합으로 연결된 이온 화합물이다.

### 1절 복습

1. **a.** 2 **b.** 4 **c.** 1 **d.** 0 **e.** 6 **f.** 12 **g.** 7 **h.** 7 **i.** 20 **j.** 20

**2. a.** element(원소); **b.** compound (화합물); **c.** 원소; **d.** 화합물

**3. a.** 이온; **b.** 중성자; **c.** 화합물; **d.** 원자번호; **e.** 수소결합; **f.** 극성공유결합; **g.** 질량수; **h.** 원소; **i.** 양성자; **j.** 동위원소; **k.** 이온결합; **l.** 전자

**4. a.** 각 원소는 특정 양성자수를 포함한 원자(원자번호)로 구성된다. 하지만, 비활성 원소의 최외각이 전자로 가득 채워진 반면 활성원소의 최외각은 전자로 모두 채워져 있지 않다. **b.** 극성분자와 비극성 분자 모두 공유결합으로 연결되어 있지만 극성분자의 경우 전자가 균일하게 공유하지 않으므로, 표면에 작은 양전하와 음전하가 나타나게 된다. 비극성분자에서는 전자를 균일하게 공유하므로 전기적으로 중성이다. **c.** 공유결합과 이온결합 모두 원자와 결합하지만, 공유결합은 원자간의 전자를 공유하는 반면, 이온결합은 양이온과 음이온간의 반대전기를 끌어당기는 것이다.

## 모듈 2.4 복습

**a.** 포도당 분자식은 탄소 6개, 수소 12개, 산소 6개로 구성된 화합물 $C_6H_{12}O_6$이다.

**b.** 효소는 화학반응을 시작하는데 필요한 에너지인 활성화에너지를 낮추는 단백질이다.

**c.** 효소는 활성화에너지의 필요량을 낮춤으로써 화학반응을 촉진시켜 생명유지에 필요한 여러 조건하에서 진행될 수 있다.

## 모듈 2.5 복습

**a.** (1) 분자를 더 작은 조각으로 나누는 decomposition(분해)반응 (2) 작은 분자들을 모아 큰 분자로 만드는 synthesis(합성반응) (3) 반응하는 분자들의 일부가 서로 뒤바뀌어 새로운 생성물을 만들어 내는 exchange recation(교환반응).

**b.** 가수분해에서는 물이 반응물인 반면 탈수 합성반응에서는 물이 생성물이다.

**c.** 방출되는 에너지원은 포도당분자의 공유결합에 저장된 위치에너지이다. 에너지는 공유결합의 일부가 분해작용으로 분해되면서 방출된다.

## 2절 복습

**1. a.** $H_2$ **b.** $2\ H$ **c.** $6\ H_2O$ **d.** $C_{12}H_{22}O_{11}$

**2.** $C_6H_{12}O_6 + 6\ O_2 \rightarrow 6\ CO_2 + 6\ H_2O$

**3. a.** 가수분해작용; **b.** 탈수합성

**4. a.** 효소; **b.** 반응물; **c.** 가수분해; **d.** 흡열반응; **e.** 교환반응; **f.** 생성물; **g.** 발열반응; **h.** 활성화에너지

**5.** 2단계에서 효소의 양이 줄어들면 다음 두 단계에서 생성물의 양이 제한된다. 이것은 최종산물의 양을 감소시키는 원인이 될 수 있다.

## 모듈 2.6 복습

**a.** 전해질이란 용액 내에서 전류를 통과시킬 수 있는 용액성 무기분자를 말한다.

**b.** 친수성 분자는 물분자를 끌어당기는 반면, 소수성 분자는 물분자와 반응하지 않는다.

**c.** 염화나트륨은 물분자의 약한 양극이 약한 음극의 염소이온을 끌어당기고, 물분자의 음극이 양극을 띠는 나트륨이온을 끌어당길 때 물에 용해된다. 물분자나 수화형태의 구 주위를 둘러싸는 층이 서로 분리되기 때문에 이온들은 용액에 용해된 채 있게 된다.

## 모듈 2.7 복습

**a.** pH는 용액의 수소이온 농도이며, 7은 중성을, 7이하이면 산성, 7이상이면 알칼리성 용액을 나타낸다.

**b.** Acid(산)란 용액에 분해되어 수소이온과 음이온을 방출하는 물질이며, base(염기)는 분해되어 용액으로 수산이온을 방출하거나 용액에서 수소이온을 제거하는 물질이다. Salt(염)는 수소이온을 제외한 모든 양이온과 수산이온을 제외한 모든 음이온을 포함하는 화합물이다.

**c.** 우리 몸이 항상성을 유지하고 건강하려면 체액의 다양한 pH가 비교적 일정하게 유지되어야 한다.

## 3절 복습

**1.** 인체 기능에 중요한 물의 4가지 특징은 효율적인 윤활기능(관절의 표면), 반응성(화학반응에 참여), 높은 열용량(열을 쉽게 흡수하여 보전), 용해성(많은 물질의 용매로 작용)이다.

**2. a.** 알칼리증; **b.** 용질; **c.** 알칼리; **d.** 친수성; **e.** 용매; **f.** 염; **g.** 완충제; **h.** 산; **i.** 소수성; **j.** 물

**3. a.** 산성; **b.** 중성; **c.** 알칼리성; **d.** 10000배-수소이온 농도가 104 만큼 증가됨; **e.** 3가지 부정적인 효과로 세포와 조직에 손상(결합이 깨지면서), 단백질 변성, 세포기능의 변화가 나타난다.

**4.** 식염은 순수한 물에서 용해되지만 수소이온이나 수산이온을 방출하지 않으므로 pH의 변화는 나타나지 않는다.

## 모듈 2.8 복습

**a.** 단당류(포도당), 이당류(설탕), 다당류(전분).

**b.** 1:2:1. 탄수화물은 체내 주로 에너지원으로 사용된다.

**c.** 수많은 포도당분자를 탈수합성 반응으로 연결하여 글리코겐을 만든다.

## 모듈 2.9 복습

**a.** 지질은 탄소, 수소, 산소를 약 1:2:1(탄수화물보다 산소를 적게 포함)의 비율로 포함한 물에 녹지 않는 다양한 유기화합물 그룹이다. 그 예로 지방산, 지방(트리글리세리드), 스테로이드, 인지질, 당지질 등이 있다.

**b.** 지방산은 모두 탄화수소 사슬과 카르복실기로 구성된다. 포화지방산에서 탄화수소 사슬의 각 탄소원자는 최대한 수소원자와 결합 가능한 수인 4개의 단일 공유결합을 하고 있으며, 탄화수소 사슬에서 하나 이상의 탄소원자는 이중 공유결합을 하는 경우 더 적은 수소원자와 결합하게 된다.

**c.** 반응물은 트리글리세리드와 3분자의 물이고 생성물은 글리세롤 분자와 지방산이다.

## 모듈 2.10 복습

**a.** 콜레스테롤은 세포막의 구성분이며 세포 생장과 분열에 중요하다.

**b.** 스테로이드는 세포막(콜레스테롤)과 성호르몬(테스토스테론과 에스트로겐)의 구성분; 인지질과 당지질은 세포막의 구성요소로 중요하다.

**c.** 소수성의 꼬리는 미셀 내부에서 클러스터를 형성하며, 친수성 머리는 미셀의 바깥쪽으로 향하고 있다.

## 모듈 2.11 복습

**a.** 중심부에 탄소원자, 수소원자, 아미노기($-NH_2$), 카르복실기($-COOH$), R 그룹 또는 측쇄로 알려진 다양한 작용기로 구성된 유기화합물이다.

**b.** 펩티드결합이 한쪽 아미노산의 아미노기와 다른 쪽 아미노산의 카르복실기를 연결하는 펩티드결합이 형성된다.

**c.** 단백질의 3차, 4차 또는 둘 다의 구조를 유지하는 결합이 끊어진다. 그 결과 형태가 변형되어 단백질 분자가 정상적인 생물학적 기능을 수행하는 능력에 영향을 준다. 이런 변화를 변성이라 한다.

## 모듈 2.12 복습

**a.** 효소가 기질과 결합하는 부위.

**b.** 기질.

**c.** 효소의 특이성은 활성부위의 독특한 모양에 의해 결정되며, 효소가 특정 형태를 가진 하나의 기질하고만 결합을 허용한다.

## 모듈 2.13 복습

**a.** 고에너지로 결합된 ATP에서 얻는다.

**b.** ATP는 아데노신에 3개의 인산기가 결합되어 구성된 화합물이다. 2번째와 3번째 인산이 고에너지로 결합되어 있다.

**c.** AMP는 아데노신과 하나의 인산기($PO_4^{3-}$)로 구성되고, ADP는 아데노신에 2개의 인산기가 결합되어 있다. AMP에 인산기가 하나 첨가되면 ADP가 된다. ATP에서 하나의 인산을 떼어내면 ADP가 되어 생리과정에 필요한 주요 에너지원을 공급한다.

## 모듈 2.14 복습

**a.** Nucleic acid(핵산)는 탄소, 수소, 산소, 질소 및 인 등으로 구성된

큰 유기분자이며, 단백질 합성과 세포의 유전물질 합성을 조절한다.

**b.** 아데닌과 티민, 구아닌과 시토신 사이에 상보적인 염기쌍을 이루어 연결된다.

**c.** 핵산 RNA는 당, 리보오스를 포함하며 DNA는 당, 디옥시리보오스를 가지고 있다. RNA와 DNA 둘 다 질소염기와 인산기를 포함한다.

### 4절 복습

**1. a.** 글리코겐; **b.** 자당; **c.** 다중불포화; **d.** 활성부위; **e.** 글리세롤; **f.** 콜레스테롤; **g.** ATP; h. RNA; **i.** 펩티드결합; **j.** 뉴클레오티드; **k.** 단당류

**2. a.** polysaccharide(다당류), polyunsaturated(다중불포화), polypeptide(폴리펩티드); **b.** triglyceride(트리글리세리드); **c.** disaccharide(이당류), diglyceride(디글리세리드), dipeptide(디펩티드); **d.** glycogen(글리코겐), glycolipid(당지질).

**3. a.** 탄수화물; **b.** 다당류; **c.** 이당류; **d.** 단당류; **e.** 지질; **f.** 지방산 **g.** 글리세롤; **h.** 단백질; **i.** 아미노산; **j.** 핵산; **k.** RNA; **l.** DNA; m. 뉴클레오티드; **n.** ATP; **o.** 인산기

### 2장 복습

**1.** 이온은 양성자와 전자 사이에 총 전기력이 같지 않으므로 원자보다 더 크거나 작을 수 없다. 나트륨 이온이 전자를 잃으면 핵이 양전하가 되어 약하게 음전하인 전자를 당기기 때문에 크기가 줄어들게 된다. 염소이온이 전자를 얻게 되면 핵 속의 양성자는 중성자만큼 단단하게 증가된 전자수를 붙잡을 수 없기 때문에 크기가 커진다.

**2.** 어떤 사람이 많은 양의 $CO_2$를 배출한다면 방정식의 방향이 왼쪽으로 이동하여 혈액 중 $H^+$의 농도가 감소할 것이다. $H^+$의 농도가 감소하면 pH가 올라간다.

**3.** 핵산. 탄수화물과 지질은 질소원소를 포함하지 않는다. 단백질과 핵산이 질소를 모두 포함하고 있지만 핵산만 인을 포함하고 있다.

## 3장

### 모듈 3.1 복습

**a.** Cytoplasm(세포질)은 원형질막과 핵막 사이의 물질이다; cytosol(세포질액)은 세포질의 액체부분이다; cytoskeleton(세포골격)은 세포 구조 및 물질들의 강도를 제공하고 지탱하며 운동을 가능하게 한다.

**b.** 막성소기관들에는 endoplasmic reticulum(소포체: 분비물질을 합성하고 세포내 저장 및 수송); nucleus(핵: 물질대사 조절, 유전정보 저장 및 가공, 단백질합성 조절); rough ER(조면소포체: 합성된 단백질 초기 변경 및 포장); smooth ER(활면소포체: 지질 및 탄수화물 합성); Golgi apparatus(골지장치: 단백질의 변경 및 포장); lysosome(리소좀: 손상된 소기관 혹은 세포내 병원체 제거); mitochondria(미토콘드리아: 세포가 필요한 ATP의 95% 생성); peroxisome(퍼옥시좀: 유기화합물 분해 및 독성화합물 중화) 등이 있다.

**c.** 비막성 소기관들에는 cytoskeleton(세포골격: 세포 강화 및 지탱, 세포구조 및 물질 이동); microvilli(미세융모: 흡수 면적 증가); centriole (중심립: 세포분열시 방추사 형성); cilia(섬모: 주기적 운동으로 액체 이동); ribosome(리보솜: 단백질 합성) 등이 있다.

### 모듈 3.2 복습

**a.** Plasma membrane(원형질막)의 일반적인 기능은 세포를 환경으로부터 분리시키고, 환경과의 교환 조절, 환경에 대한 자극 수용 및 기계적 지지 역할이다.

**b.** 원형질막의 인지질 이중층이 세포를 환경으로부터 분리시키는데 주로 관여한다.

**c.** Cilia(섬모)들은 세포 표면에서 물질을 이동시킨다.

### 모듈 3.3 복습

**a.** 유리 리보솜에서 새롭게 합성된 단백질은 세포질액으로 나가고, 소포체막에 결합된 리보솜으로부터 합성된 단백질은 소포체 안으로 들어간다.

**b.** Endoplasmic reticulum(소포체)은 세포내막의 그물구조로서 핵겹질에 연결되어 있다. rough ER(조면소포체)의 막은 판형이고 리보솜이 부착되어 있다. SER(활면소포체)은 리보솜이 없고, cisternae(소낭)들은 관모양을 하고 있다. 이중막이 하나의 mitochondrion(미토콘드리온)을 둘러싸고 있으며 외막은 소기관을 둘러싸고 내막은 주름이 져서 cristae(능선)라고 하며 액체, 즉 효소로 채워진 기질을 둘러싸고 있다.

**c.** 미토콘드리아는 세포가 필요한 ATP 형태의 에너지를 생성한다. 세포에 미토콘드리아가 많으면 에너지 요구가 높은 것을 의미한다.

### 모듈 3.4 복습

**a.** Golgi apparatus(골지복합체)는 (1) 호르몬이나 효소와 같은 세포 분비물을 변화시키거나 포장하고, (2) 원형질막을 새롭게 생성하거나 변화시키며, (3) 세포 안에서 사용하기 위해 특수한 효소들을 포장하기도 한다.

**b.** Lysosome(리소좀)에는 digestive enzyme(분해효소)들이 들어 있다.

**c.** Lysosome(리소좀)은 (1) 세포내 소기관들을 분해하여 재사용하도록 하며, (2) 외부 환경으로부터 들어온 액체나 고형물질을 포함하는 vesicle(소포)과 융합하여 분해함으로써 영양소를 얻거나 병원체를 파괴시키며, (3) digestive enzyme(분해효소)들을 방출하여 세포를 autolysis(자가용해)시킨다.

### 모듈 3.5 복습

**a.** Nucleus(핵) 속의 DNA에는 단백질 합성에 필요한 세포 정보가 저장되어 있다.

**b.** 핵은 DNA, RNA 및 단백질들을 함유하고 있는 세포소기관이다. 핵은 이중막으로 된 핵막으로 둘러싸여 있고, 이 두 막 사이 틈은 perinuclear space(핵주위공간)이다. 핵공은 핵과 세포질액 사이에서 화학물질의 이동이 일어나도록 한다.

**c.** 전형적인 사람체세포 핵에는 23쌍의 염색체가 있다.

### 모듈 3.6 복습

**a.** 단백질 합성에 관여하는 세 종류의 RNA들은 rRNA(리보솜 RNA), mRNA(전령 RNA) 및 tRNA(운반 RNA) 등이다.

**b.** 유전 단위로서 특정 단백질을 암호화하는 DNA 가닥의 한 부분이 gene(유전자)이다.

**c.** Translation(암호해독)은 mRNA를 따라 유전암호의 서열대로 단백질을 합성하는 과정이다.

### 모듈 3.7 복습

**a.** Interphase(간기)는 세포 생활주기의 한 부분으로서 염색체가 꼬여있지 않고 유사분열을 제외한 정상적인 세포기능을 수행하고 있는 시기이다.

**b.** DNA replication(복제)에 중요한 역할을 하는 효소는 DNA polymerase(중합효소)이다.

**c.** Apoptosis(세포예정사)는 세포 죽음을 말하는데 유전적으로 조절된다.

### 모듈 3.8 복습

**a.** Mitosis(유사분열)는 하나의 세포핵이 동일한 두 개의 딸세포 핵으로 나누어지는 과정으로서, 세포분열에 필수적인 단계이다. 네 시기로 이루어져 있는데 prophase(전기), metaphase(중기), anaphase(후기), telophase(말기)이다.

**b.** 염색분체는 복제된 염색체 한 벌이다. 사람 세포에는 정상적으로 23쌍의 염색체들이 있어서 유사분열 동안 사람 세포는 92개의 염색분체를 지니게 된다.

**c.** Mitosis(핵분열)는 완료되었으나 cytokinesis(세포질분열)가 진행되지 않은 세포는 한 세포가 두 세트의 염색체를 갖는 상태가 된다.

### 모듈 3.9 복습

**a.** Cancer(암)는 정상적인 세포분열 조절 기작이 파괴되어 악성 세포들을 만들어내는 mutation(돌연변이)에 의해 나타나는 질병이다.

**b.** Tumor(종양)는 비정상적인 생장과 세포분열에 의해 만들어진 덩어

리를 말한다. Benign tumor(양성 종양)는 세포들이 암화하지 않고 한 장소에 머문다. Malignant tumor(악성 종양)는 metastasis(전이)라는 과정에 의해 원래 부위에서 다른 부위로 퍼진다.

**c.** 암은 세포들이 자라고 증식하면서 건강한 세포들을 방해하기 때문에 위험한 질환이다. 암세포들이 정상 세포들을 죽이거나, 생명과 관련된 중요한 기관들을 압박하며 정상 조직에 가는 필수 영양소들을 빼앗게 되면서 사망에 이르게 된다.

### 1절 복습

**1. a.** microvilli(미세융모): 세포외 물질 흡수를 위한 표면적 증가; **b.** Golgi apparatus(골지복합체): 새로이 합성된 단백질들을 저장, 변화, 포장함; **c.** lysosome(리소좀): 세포 내에서 파괴된 소기관들이나 병원체를 제거; **d.** mitochondrion(미토콘드리아): 세포가 필요한 ATP의 95%를 생산; **e.** peroxisome(퍼옥시좀): 독성물질 중화시킴; **f.** nucleus(핵): 물질대사 조절, 유전정보 저장 및 가공, 단백질합성 조절; **g.** endoplasmic reticulum(소포체): 분비물 합성, 세포내 저장 및 수송; **h.** ribosome(리보솜): 단백질 합성; **i.** cytoskeleton(세포골격): 세포 강화 및 지탱, 세포구조와 물질의 이동에 관여

**2. a.** chromosomes(염색체); **b.** thymine(티민); **c.** nuclear envelope(핵막); **d.** uracil(우라실); **e.** nucleoli(인); **f.** nuclear pore(핵공); **g.** transcription(전사); **h.** gene(유전자); **i.** mRNA; **j.** tRNA; **k.** genetic information(유전정보)

**3.** Nucleus(핵) 속 DNA의 뉴클레오티드 서열에 단백질 합성 정보가 있다. 세포외액이 변화하면 원형질막 수용체에 물질이 결합하거나 막 통로를 통한 물질의 확산으로 세포가 영향을 받게 된다. 그러한 자극들은 핵 속 유전자 작용에도 영향을 줄 수 있다. 이러한 변화들은 어떤 효소들의 합성을 촉진하거나 억제하며 또는 다른 효소들을 합성함으로써 생화학적 과정이나 대사경로를 바꾸게 된다.

### 모듈 3.10 복습

**a.** Diffusion(확산)은 농도가 높은 곳에서 낮은 곳으로 물질이 수동적으로 equilibrium(평형)에 도달할 때까지 이동하는 과정을 말한다.

**b.** 확산에 영향을 주는 요인들로서는 거리, 분자크기, 지질용해도 및 농도경사 등이다.

**c.** Diffusion(확산)은 concentration gradient(농도경사)에 의해 일어난다. 농도경사가 더 크면 클수록, 확산의 속도는 더 빨라지며, 농도구배가 적을수록 확산의 속도는 느려진다. 폐 속 산소의 농도가 감소하면 폐 속 산소 농도와 혈액 속 산소 농도의 차이는 줄어들게 된다. 그래서 산소는 좀 더 느리게 혈액 속으로 확산한다.

### 모듈 3.11 복습

**a.** Facilitated diffusion(촉진확산)과 active transport(능동수송) 둘 다, carrier protein(운반단백질)이 원형질막을 가로질러 물질을 이동시킨다.

**b.** Exocytosis(세포외배출)는 세포질 물질을 막성 소포로 싸서 원형질막과 융합시켜 배출하는 과정이다.

**c.** 세균이 세포 내로 먹히거나 들어오는 과정을 phagocytosis(포식작용)라고 한다.

### 2절 복습

**1. a.** diffusion(확산); **b.** facilitated diffusion(촉진확산); **c.** molecular size(분자크기); **d.** diffusion of water(물의 확산); **e.** active transport(능동수송); **f.** specific substances(특정 물질); **g.** vesicular transport(소포수송); **h.** exocytosis(세포외배출); **i.** pinocytosis(포음작용); **j.** "cell eating"("포식")

**2. a.** 확산; **b.** 확산; **c.** 무관; **d.** 확산; **e.** 삼투; **f.** 삼투

### 3장 복습

**1.** A 용액은 처음 B 용액보다 더 많은 용질을 포함하고 있다. 따라서 물은 삼투작용으로 B쪽에서 A쪽으로 선택적 투과막을 통과하여 A쪽 액체가 증가하게 된다.

**2.** 막으로 둘러싸인 소기관들 안에 있는 내용물들은 외부와 분리되어 있는데, 이는 분비물, 효소, 혹은 독소들을 생성하고 일반적으로 세포질에 해를 줄 수 있는 물질들을 저장하도록 해주고 있다.

**3.** Tight junction(밀착연접)은 세포들 사이를 통한 물이나 용질의 이동을 막는다. 소화계에서 이 연접은 효소, 산, 노폐물들로부터 아래의 연약한 조직들을 보호해주는 역할을 한다.

**4.** Apocrine secretion(부분분비)은 분비하는 세포 일부가 함께 떨어져 나가기 때문에 원형질막 특히 phospholipid(인지질)의 존재 여부를 조사할 수 있다. Merocrine secretion(샘분비)은 분비하는 세포를 포함하지 않기 때문에 막 성분이 분비물에 없다.

**5.** Skeletal muscle tissue(골격근조직)는 조밀하게 같은 방향으로 배열된 섬유들로 이루어져 있으나 근섬유들은 세포이기 때문에 다수의 핵들과 미토콘드리아를 가지고 있다. 골격근은 또한 세포 안에 actin(액틴)과 myosin(미오신)의 배열에 의해 뚜렷한 가로무늬를 보인다. 학생들은 tendon(건; 치밀결합조직) 슬라이드를 보고 있을 것이다. 작은 핵들은 fibroblast(섬유모세포)들일 것이다.

## 4장

### 모듈 4.1 복습

**a.** 힘줄은 뼈대근육과 뼈를 연결하는 아교섬유다발이다. 널힘줄은 뼈대근육을 뼈의 넓은 지역에 부착하거나 하나 이상의 뼈에 부착하는 넓어진 아교섬유층이다.

**b.** 근육바깥막은 아교섬유의 치밀층으로 전체 근육을 둘러싼다; 근육다발막은 뼈대근육을 몇 개의 근육다발로 구획하는 막이다. 근육섬유막은 각각의 뼈대근육섬유를 둘러싼다. 근육바깥막, 근육다발막, 근육섬유막의 아교섬유는 모두 모여서 힘줄이나 넓은 널힘줄을 형성한다. 힘줄이나 널힘줄은 보통 뼈대근육을 뼈에 연결시킨다.

**c.** 근육섬유는 근육세포와 같다. 근육세포는 길기 때문에 근육섬유라 한다. 근육섬유는 근육섬유막으로 싸이며 모세혈관, 줄기세포, 신경원의 축삭을 함유한다. 근육원섬유는 미세하고 길다란 실과 같은 구조로 근육잔섬유로 구성된다. 근육잔섬유는 뼈대근육에서 근육원섬유를 구성하는 미세구조인 단백질 사슬이다.

### 모듈 4.2 복습

**a.** 중첩지대는 근육원섬유마디에서 가는잔섬유가 굵은잔섬유 사이에 산재된 지역을 말한다.

**b.** 가는잔섬유는 액틴, 트로포닌, 트로포미오신으로 구성된다. 굵은잔섬유는 미오신분자로 구성된다.

**c.** 근육세포질그물은 다른 세포에서 관찰되는 무과립속세포질그물과 같다.

### 모듈 4.3 복습

**a.** 신경근육이음부는 운동신경원을 뼈대근육섬유와 연결시키는 특수화된 세포 사이 연결이다.

**b.** 아세틸콜린 방출은 뼈대근육수축에 필요하다. 왜냐하면 수축과정의 첫 단계에 작용하기 때문이다. 아세틸콜린 방출을 차단하는 약물은 운동종말판에 있는 수용체와 ACh의 결합을 억제하여 나트륨이온이 근육섬유의 세포질로 이동하는 것을 차단함으로써 근육세포막에 활동전위가 생성되지 못한다. 따라서 근육수축은 발생하지 않는다.

**c.** AChE(아세틸콜린가수분해효소)가 없다면 운동종말판은 계속해서 ACh에 의해 자극받아 근육은 수축상태로 있게 된다.

### 모듈 4.4 복습

**a.** 잔섬유미끄럼이론은 가는잔섬유와 굵은잔섬유가 서로 미끄러짐으로써 근육원섬유마디가 짧아지는 과정을 말한다.

**b.** 수축하는 동안 근육원섬유마디는 Z선이 서로 근접함으로써 짧아진다. H띠와 I띠 모두 짧아지나 A띠는 길이변화가 없다.

**c.** 수축 이후 중력, 대항근육의 수축, 수축으로 인해 늘어난 조직의 탄성 등으로 근육은 원래의 길이로 되돌아간다.

### 모듈 4.5 복습

**a.** ATP는 근육수축에 필요한 에너지원으로 쓰이는 분자이다.

**b.** 일단 수축과정이 시작되면 다음과 같은 단계가 진행된다. (1) 활성부위 노출, (2) 교차다리 형성, (3) 미오신 머리의 회전(파워스트로크), (4) 교차다리의 분리, (5) 미오신 재활성화 "재장전".

**c.** ATP가 ADP와 P로 분해되면 미오신 재활성화가 가능하다. 왜냐하면 수축과정에서 배출된 에너지가 미오신 머리를 재장전하는데 사용되기 때문이다.

### 1절 복습

**1. a.** 미토콘드리아; **b.** 근육세포막; **c.** 근육원섬유; **d.** 가는잔섬유; **e.** 굵은잔섬유; **f.** 근육세포질그물; **g.** T소관; **h.** 근육세포질; **i.** 근육원섬유

**2. a.** I띠; **b.** A띠; **c.** H띠; **d.** Z선; **e.** 중첩지대; **f.** M선; **g.** 가는잔섬유; **h.** 굵은잔섬유; **i.** 근육원섬유마디

**3. a.** 근육원섬유, 근육잔섬유, 미오신 세포; **b.** 근육세포막, 근육세포질, 근육원섬유마디, 근육세포질그물

### 모듈 4.6 복습

**a.** 단일수축(연축)은 근육섬유에서 일어나는 한번의 자극-수축-이완의 연속과정이다.

**b.** 이완기 동안 칼슘농도가 감소하여 활성부위가 트로포미오신에 덮이며 교차다리의 수가 감소한다.

**c.** 완전강직은 활동전위가 너무 빨리 도달하여 근육세포질그물이 다음 자극에 사용할 칼슘이온을 회수하지 못했을 때 발생한다. 증가된 칼슘이온 농도로 인해 긴장이 지속된다. 불완전강직은 빠른 수축과 이완주기 동안 근육이 최대강도 근처까지 수축하는 것을 의미한다.

### 모듈 4.7 복습

**a.** 운동단위는 하나의 운동신경원과 이것이 지배하는 모든 근육섬유를 말한다.

**b.** 활성운동단위증가(동원)란 활성상태의 운동단위의 수가 증가하는 것을 의미한다. 점증은 근육긴장의 증가를 초래한다.

**c.** 특정 근육에 의해 이루어지는 운동이 섬세하고 정교할수록 운동단위의 근육섬유 수가 적어진다.

### 모듈 4.8 복습

**a.** 등장성수축(동적수축)에 있어 근육긴장이 증가하고 뼈대근육의 길이가 변한다. 등축성수축(정적수축)에 있어 근육긴장이 증가하나 근육의 길이변화가 없으며 물건(부하)이 움직이지 않는다.

**b.** 예, 뼈대근육은 등축성수축(정적수축)에서과 같이 길이가 짧아지지 않고 수축할 수 있다. 수축하는 근육이 짧아지거나 길어지거나 혹은 길이변화가 없는지의(등축성 수축) 여부는 저항(움직이려는 물건)과 액틴-미오신 상호작용에 의해 생성된 긴장 사이의 관계에 달려있다.

**c.** 등축성수축하는 근육의 최대긴장은 등장성수축을 하는 근육이 생성하는 긴장의 두 배에 달한다.

### 모듈 4.9 복습

**a.** 휴지상태의 근육섬유에 저장된 에너지의 두 가지 형태는 크레아틴인산염과 글리코겐이다.

**b.** 근육섬유는 혐기성 대사(산소가 없는 상태) 조건에서 젖산을 생산한다. 혐기성 대사는 근육활성의 최대수준에서 발생한다.

**c.** 산소부채(과도한 운동 후의 산소소비)는 과격한 운동 후 우리 몸에서 정상적이고 운동 전의 상태로 되돌아가는데 필요한 ATP를 생산하기 위해 필요한 산소흡수량을 말한다.

### 모듈 4.10 복습

**a.** 근육 비대는 보디빌딩과 같은 운동의 결과로 세포분열 없이 근육원섬유, 미토콘드리아, 당분해효소, 글리코겐 축적량의 증가를 통해 근육섬유 크기가 확대되는 것을 의미한다. 근육 위축은 근육을 사용하지 않거나 허혈, 영양 결핍 등으로 인해 근육조직이 감소하는 것을 말한다.

**b.** 프레드는 다리를 움직이지 않는 동안 근육이 정상적인 양과 긴장, 강도를 유지하기 위해 충분한 신경자극을 받지 못하였고—다리근육이 위축되었고—근육이 더 이상 몸무게를 지탱할 수 없었다.

**c.** 사후강직 현상이 보통 사망 후 몇 시간 내에 시작되어 2~7시간 후 최대경직에 이른 후 부패가 시작 이후 1~6일 후 서서히 풀리기 때문에 살인 희생자의 사망시간은 몸의 유연성 혹은 강직성으로 추정할 수 있다. 그러므로 사후강직현상을 보이지 않는 피살자는 몇 시간 전에 사망했을 것으로 추정한다. 분자수준에서 보면 죽은 세포의 세포막은 더 이상 선택적 투과를 하지 않으며 SR은 더 이상 칼슘이온을 함유하지 않는다. 칼슘이온이 근육세포질로 들어감에 따라 지속적 수축이 발생하여 몸이 지나치게 굳어진다. 죽은 근육세포는 활성부위에서 교차다리의 분리에 필요한 ATP를 더 이상 생산하지 못하므로 수축이 지속된다. 사후강직은 리소솜효소가 자가용해에 의해 방출되어 근육원섬유를 파괴할 때까지 지속된다.

### 2절 복습

**1. a.** 등장성수축; **b.** 등축성수축; **c.** 비대; **d.** 위축; **e.** 운동단위; **f.** 사후강직; **g.** 산소; **h.** 젖산

**2. a.** 지방산; **b.** $O_2$; **c.** 포도당; **d.** 글리코겐; **e.** CP; **f.** 크레아틴

**3. a.** 최대활성상태의 근육에서 젖산의 분해로 젖산염이 생성된다. 젖산염은 혈액으로 확산되어 간에서 흡수된다. 간은 젖산염을 피루브산염으로 전환시키며 대부분은 다시 포도당으로 전환된다. 포도당은 혈액으로 방출되어 뼈대근육섬유가 흡수하여 글리코겐으로 저장하는데 쓰인다. **b.** 소아마비의 특징인 근육위축과 마비는 바이러스에 의해 운동신경원이 파괴되기 때문이다. 파상풍은 신체 전체에서 지속적인 근육수축이 특징적이다. 파상풍은 박테리아 독소에 의해 운동신경원의 활성을 억제하는 기전을 차단하여 발생한다. 보툴리늄독소증과 중증근무력증은 NMJ(신경근육연접)의 파괴에서 기인한다. 보툴리늄독소증에서 신경근육이음부로 ACh(아세틸콜린)의 방출을 박테리아 독소가 차단하여 마비를 유발한다. 중증근무력증은 점진적인 근육약화로 신경근육이음부의 운동종말판에서 ACh 수용체의 소실에서 기인한다. **c.** 사후강직에서 죽은 세포의 세포막은 더 이상 선택적 투과성을 지니지 않는다; SR은 더 이상 칼슘이온을 수용하지 않는다. 따라서 칼슘이온이 근육세포질로 들어가 지속적인 수축이 발생하고 몸을 극단적으로 굳게 만든다. 죽은 근육세포는 교차다리가 활성부위에서 분리되는데 필요한 ATP를 생산하지 못하기 때문에 수축은 지속된다. 사후강직은 사망 후 몇 시간 내에 시작되어 1~6일이 경과하여 부패가 시작될 때 종결된다. 부패는 리소솜효소가 자가용해로 방출되어 근육원섬유를 파괴하며 시작된다.

### 4장 복습

**1.** ACh(아세틸콜린)는 운동신경원에서 신경근육이음부로 방출되어 운동종말판의 형질막 투과성을 변화시킨다. 투과성변화로 인해 양전하가 유입되어 활동전위라고 하는 전기적 변화가 시작된다. 활동전위는 근육섬유의 전체 표면으로 퍼져 T소관을 따고 안쪽 깊숙이 전달된다. 칼슘이온의 세포질 농도(근육세포질그물에서 방출)가 증가하여 수축이 시작된다. 수축은 AChE(아세틸콜린가수분해효소)가 작용하여 연접틈새에서 ACh가 제거되면 멈추게 된다.

**2.** ATP는 혐기상태에서 포도당이 피루브산염으로 분해되거나 호기상태에서 미토콘드리아에서 피루브산염이 분해되어 공급된다.

**3.** 유기인산염 독소의 신호는 뼈대근육의 강직성 수축이다. 유기인산염은 아세틸콜린가수분해효소의 작용을 차단해 신경근육연접틈새로 방출된 아세틸콜린의 작용이 억제되지 않아 지속적인 수축상태 (강직성 마비)를 야기한다. 만일 마비가 호흡근에 영향을 미쳤다면 테리는 질식해 사망했을 것이다.

**4.** 사망 이후 근육세포의 세포막은 더 이상 선택적 투과성을 보이지 않고 칼슘이 유리되어 지속적인 수축이 야기된다(사후강직). 왜냐하면 죽은 세포는 더 이상 교차다리의 분

리에 필요한 ATP를 생산하지 못하기 때문이다. 사후강직은 사망 후 2~7시간이 경과하면 시작되어 부패가 시작되는 1~6일까지 지속된다. 시간은 환경적 요인에 따라 달라질 수 있다.

5. 제라드는 앉았다 일어났다 하는 운동을 해야 한다. 이때 어깨에 역기를 올려놓으면 더 효과가 있다. 왜냐하면 넙다리네갈래근은 더 큰 무게를 감당해야 하기 때문이다.

## 5장

### 모듈 5.1 복습

**a.** 전형적인 신경세포를 구성하는 구조에는 핵을 포함한 cell body(세포체) 하나와 axon(축삭) 하나와 다수의 dendrite(가지돌기)가 있다. 축삭에는 axon hillock(축삭둔덕)과 collateral branch(곁가지)와 axon terminal(축삭종말)이 포함된다.

**b.** 신경세포는 구조를 기준으로 bipolar neuron(두극신경세포)과 unipolar neuron(홑극신경세포)과 multipolar neuron(뭇극신경세포)으로 분류한다.

**c.** 대부분의 신경세포는 centriole(중심소체)이 없다. 따라서 세포분열을 하지 못하기 때문에 신경세포가 손상되어도 대체되지 않는다.

### 모듈 5.2 복습

**a.** 중추신경계통의 신경아교세포에는 ependymal cell(뇌실막세포), microglia(미세아교세포), astrocyte(별아교세포), oligodendrocyte(희소돌기아교세포)가 있다.

**b.** Astrocyte(별아교세포)는 blood-brain barrier(혈액뇌장벽)를 유지함으로써 혈액 속을 순환하는 각종 화학물질과 호르몬으로부터 CNS를 보호한다.

**c.** Microglia(미세아교세포)는 monocyte(단핵구)나 macrophage(큰포식세포)와 기원이 같은 세포이며, CNS 감염이 일어난 환자에서 수가 늘어날 수 있다.

### 모듈 5.3 복습

**a.** Schwann cell(신경집세포)은 말초신경계통에서 axon(축삭)을 에워싸고, satellite cell(위성세포)은 ganglia(신경절)에 모여 있는 신경세포체들을 둘러싼다.

**b.** Neurilemma(신경집)는 축삭을 둘러싸고 있는 신경집세포의 바깥부분을 가리킨다.

**c.** 신경세포는 기능을 기준으로 sensory neuron(감각신경세포)과 motor neuron(운동신경세포)과 interneuron(사이신경세포)으로 분류한다.

### 모듈 5.4 복습

**a.** Membrane potential(막전위)은 세포막 안팎에서 전하가 불균등하게 분포하기 때문에 형성된다. 자극을 받지 않은 세포에서는 세포막의 내부가 음전하를 띠며, 세포막 바깥은 양전하를 띤다.

**b.** Sodium-potassium exchange pump(나트륨-칼륨 교환펌프)는 세포 속에 있는 나트륨 이온 세 개를 내보내고 세포바깥액에 있던 칼륨 이온 두 개를 세포 속으로 들여보냄으로써 세포의 resting potential(안정막전위)을 유지한다.

**c.** 막전위가 변하면 일어나는 세 가지 신체 기능은 근육 수축과 샘 분비와 신경계통의 정보 전달이다.

### 모듈 5.5 복습

**a.** Depolarization(탈분극)은 막전위가 안정막전위보다 더 음성으로 변하는 과정이다. Repolarization(재분극)은 탈분극이 한번 일어난 후에 막전위가 안정막전위로 돌아오는 과정이다.

**b.** Continuous propagation(연속전파)은 활동전위가 unmyelinated axon(무미엘린집축삭)을 따라 전파되는 과정이며, 이때 활동전위는 세포막의 모든 부분에서 일어난다. Saltatory propagation(도약전도)은 myelinated axon(미엘린집축삭)의 한 node(미엘린집마디)에서 다음 미엘린집마디로 연속전파보다 더 빠르게 활동전위가 전파되는 과정이다.

**c.** Myelin sheath(미엘린집)가 있으면 활동전위가 전파되는 속도가 훨씬 더 빨라진다.

### 모듈 5.6 복습

**a.** Synapse(시냅스)는 한 신경세포가 다른 신경세포나 종류가 다른 세포와 정보를 소통하는 곳으로, presynaptic cell(연접이전세포) 하나와 postsynaptic cell(연접이후세포) 하나로 구성되며, 두 세포의 세포막 사이에는 synaptic cleft(시냅스틈새)라 불리는 좁은 간격이 가로지르고 있다.

**b.** 활동전위가 축삭종말에 도달하면 (1) presynaptic membrane(시냅스이전막)이 탈분극되고, (2) 칼슘 통로가 열려서 칼슘 이온이 유입되면 ACh(아세틸콜린)가 시냅스틈새로 분비되도록 촉발되고, (3) ACh가 postsynaptic membrane (시냅스이후막)에 있는 닫힌 나트륨 통로에 결합하고, (4) 나트륨 통로가 열려서 나트륨 이온이 유입되면 탈분극이 일어나고, (5) 시냅스이후신경세포에 활동전위가 개시되는 과정이 차례대로 일어난다.

**c.** 시냅스이후세포에 일어나는 탈분극은 잠시만 지속된다. 그 이유는 시냅스이전세포가 분비한 ACh를 시냅스틈새에 있는 효소인 acetylcholinesterase(AChE, 아세틸콜린에스테라아제)가 분해하기 때문이다.

### 1절 복습

1. **a.** dendrite(가지돌기); **b.** Nissl body(호색소물질); **c.** mitochondrion(사립체); **d.** nucleus(핵); **e.** nucleolus(핵소체); **f.** cell body(세포체); **g.** axon hillock(축삭둔덕); **h.** axon(축삭); **i.** collateral(곁가지); **j.** axon terminal(축삭종말)

2. **a.** presynaptic cell(시냅스이전세포)의 axon(축삭); **b.** axon terminal(축삭종말); **c.** synaptic vesicle(시냅스소포); **d.** synaptic cleft(시냅스틈새); **e.** postsynaptic cell(시냅스이후세포); **f.** mitochondrion(사립체); **g.** presynaptic membrane(시냅스이전막); **h.** postsynaptic membrane(시냅스이후막)

3. **a.** action potential(활동전위); **b.** bipolar neuron(두극신경세포); **c.** resting potential(안정막전위); **d.** oligodendrocyte(희소돌기아교세포); **e.** synapse(시냅스); **f.** depolarization(탈분극); **g.** interneuron(사이신경세포); **h.** repolarization(재분극)

4. 근육 운동을 담당하는 myelinated fiber(미엘린집섬유)에서는 nerve impulse(신경자극)가 saltatory propagation(도약전도)을 통해 빠른 속도로 neuromuscular junction(신경근육이음부)을 향해 전달되기 때문에 근육 수축이 즉시 개시되어 정상 운동이 일어난다. 그러나 demyelination(미엘린집탈락)이 일어난 축삭에서는 신경자극이 전파되지 못하기 때문에 근육이 자극을 받지 못해서 수축하지 않는다. 결국 근육은 자극을 받지 못하기 때문에 atrophy(위축)되는데, 이 상태를 disuse atrophy(불사용위축)라 한다.

### 모듈 5.7 복습

**a.** 뇌의 주요 부분들은 cerebrum(대뇌)과 diencephalon(사이뇌)과 cerebellum(소뇌)과 brain stem(뇌줄기)이다. 대뇌는 fissure(틈새)와 gyrus(이랑)와 sulcus(고랑)로, 사이뇌는 thalamus(시상)와 hypothalamus(시상하부)로, 뇌줄기는 midbrain(중간뇌)과 pons (다리뇌)와 medulla oblongata (숨뇌)로 각각 구성된다. 그밖에 뇌에는 네 ventricle(뇌실)과 각 뇌실 사이를 연결하는 통로인 interventricular foramen(뇌실사이구멍)과 cerebral aqueduct(중간뇌수도관)가 포함되어 있으며, corpus callosum(뇌들보)도 있다. Gray matter(회색질)인 basal nuclei(basal ganglia, 바닥핵)는 좌우 각 cerebral hemisphere(대뇌반구) 속에서 lateral ventricle(가쪽뇌실)보다 깊숙이 위치한다.

**b.** 주요 뇌 부위 중에 가장 caudal(꼬리쪽)에 위치한 숨뇌는 감각 정보를 뇌줄기 중 다른 부분과 시상으로 중계한다. 숨뇌에는 심장박동수나 혈압 같은 자율신경 기능을 조절하는 중추들도 들어 있다.

**c.** 중간뇌수도관이 막히면 third

ventricle(셋째뇌실)과 fourth ventricle(넷째뇌실)이 서로 통하지 않는다.

### 모듈 5.8 복습

**a.** 뇌막은 가장 바깥에 있는 dura mater(경막)와 중간에 있는 arachnoid mater(거미막)와 속에 있는 pia mater(연막)로 구성된다.

**b.** Cerebrospinal fluid(CSF, 뇌척수액)는 각 뇌실에 있는 choroid plexus(맥락얼기)에서 생산된다. CSF는 lateral aperture(가쪽구멍)와 median aperture(정중구멍)를 통해 subarachnoid space(거미막밑공간)에 도달하며, arachnoid granulation(거미막과립)을 거쳐 superior sagittal sinus(위시상정맥굴) 속으로 스며들어간다.

**c.** 거미막과립을 통해 빠져나가는 뇌척수액의 양이 감소하면 뇌척수액이 혈액으로 덜 돌아가기 때문에 뇌실에 들어 있는 뇌척수액의 부피가 증가한다. 그 결과 뇌척수액이 축적됨으로 인해 뇌 속 압력이 상승하고, 결국 뇌가 손상을 입을 수도 있다.

### 모듈 5.9 복습

**a.** Cerebrum(대뇌)의 엽은 frontal lobe(이마엽)와 parietal lobe(마루엽)와 occipital lobe(뒤통수엽)와 temporal lobe(관자엽)로 구분되는데, 각 엽의 이름은 그 겉을 덮고 있는 낱개머리뼈에서 땄다.

**b.** Insula(대뇌섬)는 lateral sulcus(가쪽고랑)보다 medial(안쪽)에 위치한 숨어 있는 cortex(대뇌겉질)이다.

**c.** 왼쪽 postcentral gyrus(중심뒤이랑)가 손상을 입으면 오른쪽 신체에서 시작된 감각 정보를 인식하는데 지장을 받게 된다.

### 모듈 5.10 복습

**a.** Primary motor cortex(일차운동겉질)는 대뇌 frontal lobe(이마엽)에 있는 precentral gyrus(중심앞이랑)에 위치한다.

**b.** 대뇌 temporal lobe(관자엽)가 손상을 입으면 후각과 청각 처리에 지장을 받게 된다.

**c.** Stroke(뇌졸중)로 인해 이마엽에 위치한 speech center(말하기 중추)가 손상되었다.

### 모듈 5.11 복습

**a.** Diencephalon(사이뇌)의 주요 구성원은 thalamus(시상)와 hypothalamus(시상하부)이다.

**b.** Brain stem(뇌줄기)의 세 부분은 midbrain(중간뇌)과 pons(다리뇌)와 medulla oblongata(숨뇌)이다.

**c.** Cerebellum(소뇌)은 자세 담당 근육을 조절하여 평형을 유지하고 의식 및 잠재의식 수준에서 조절되는 운동을 계획하고 정밀하게 조정한다.

### 모듈 5.12 복습

**a.** Reticular formation(그물체)은 medulla oblongata(숨뇌)에서부터 midbrain(중간뇌)까지 연장되어 있다. 그물체는 서로 연결된 신경망이며, 우리 의도대로 조절할 수 없지만 생명 유지에 꼭 필요한 신체 기능을 조절한다.

**b.** Reticular activating system (RAS, 그물활성화계통)은 그물체의 일부분으로, 중간뇌에 위치한다. RAS는 대뇌겉질 활성과 의식에 직접 영향을 미친다.

**c.** RAS는 대뇌를 일깨워서 의식 상태를 유지하는 작용을 주관한다. 자고 있다가 RAS가 갑자기 활발히 작동하기 시작한다면 잠을 깨게 된다.

### 모듈 5.13 복습

**a.** Electroencephalogram(EEG, 뇌파도)은 뇌의 전기 작용을 기록한 그래프이다. EEG에 나타나는 네 가지 파형은 쉬고 있는 정상 성인의 특징인 alpha wave(알파파), 집중하고 있는 사람의 특징인 beta wave(베타파), 어린이나 좌절에 빠진 성인에서 관찰되는 theta wave(세타파), 깊이 잠든 사람이나 특정 질병에 걸린 환자에서 나타나는 delta wave(델타파)로 구분된다.

**b.** 이 교과서를 읽는 동안 나타날 수 있는 뇌파는 알파파와 베타파이다.

**c.** Seizure(발작)는 일시적인 대뇌 장애로, 비정상 운동이나 특이한 감각이나 부적절한 행동이 일어나거나 이 징후와 증상들 중 몇 가지가 함께 나타난다. Epilepsy(뇌전증, 간질)는 seizure가 주된 증상인 질환이다.

### 모듈 5.14 복습

**a.** 전형적인 척수에는 척수신경이 31쌍 있으며, 척수는 첫째나 둘째 허리뼈($L_1$ 또는 $L_2$) 높이에서 끝난다.

**b.** 척수에 있는 gray matter(회색질)는 신경세포체와 neuroglia(신경아교세포)와 unmyelinated axon(무미엘린집축삭)들로 구성되어 있다.

**c.** 척수 가로단면을 맨눈으로 관찰하면 척수의 앞면을 따라 깊이 패어 있는 anterior median fissure(앞정중틈새) 하나, 세로 방향으로 얕게 패어 있는 posterior median sulcus(뒤정중고랑) 하나, myelinated axon(미엘린집축삭)과 unmyelinated axon(무미엘린집축삭)들로 구성된 white matter (백색질), 신경세포체 및 신경아교세포와 무미엘린집축삭들로 구성된 회색질, 뇌척수액 통로인 central canal(중심관), 신경세포체가 dorsal root ganglion(척수신경절)에 모여 있는 각 척수신경의 dorsal root(뒤뿌리), 말초로 이어져서 근육과 내장 등을 조절하는 각 척수신경의 ventral root(앞뿌리), 감각신경세포 및 운동신경세포의 축삭들로 구성된 척수신경을 확인할 수 있다.

### 모듈 5.15 복습

**a.** 척수의 horn(뿔)은 gray matter(회색질)에서 돌출되어 있다. 척수 뿔에는 anterior gray horn(앞회색질뿔)과 lateral gray horn(가쪽회색질뿔)과 posterior gray horn(뒤회색질뿔)이 있다.

**b.** Sensory nucleus(감각핵)는 말초 수용기에서 시작된 감각 정보를 받아서 중계하며, motor nucleus (운동핵)는 말초 효과기에 운동 명령을 보낸다.

**c.** 척수 white matter(백색질)에 있는 세 column(기둥)은 anterior white column(앞백색질기둥, 앞섬유단)과 lateral white column (가쪽백색질기둥, 가쪽섬유단)과 posterior white column(뒤백색질기둥, 뒤섬유단)이다.

### 모듈 5.16 복습

**a.** 척수막 세 겹은 dura mater(경막)와 arachnoid mater(거미막)와 pia mater(연막)이다. 경막은 뇌막과 척수막 모두에서 가장 바깥에 있는 막이고, 중간층인 거미막은 뇌척수액을 둘러싸고 있으며, 연막은 가장 속층이면서 그 밑에 있는 신경조직에 밀착해 있다.

**b.** Epidural space(경막바깥공간)는 경막과 vertebral canal(척주관) 벽 사이에 위치한다. 이 공간에는 혈관과 지방조직이 들어 있다.

**c.** 척추천자는 척수가 손상되지 않도록 이 위치 아래에서 시행한다. 성인 척수는 $L_1$이나 $L_2$ 척추뼈 높이에서 끝난다.

### 2절 복습

**1. a.** precentral gyrus(중심앞이랑); **b.** frontal lobe(이마엽); **c.** lateral sulcus(가쪽고랑); **d.** temporal lobe(관자엽); **e.** pons(다리뇌); **f.** central sulcus(중심고랑); **g.** postcentral gyrus(중심뒤이랑); **h.** parietal lobe(마루엽); **i.** occipital lobe(뒤통수엽); **j.** cerebellum(소뇌); **k.** medulla oblongata(숨뇌)

**2. a.** posterior median sulcus(뒤정중고랑); **b.** central canal(중심관); **c.** sensory nucleus(감각핵); **d.** motor nucleus(운동핵); **e.** ventral root(앞뿌리); **f.** anterior median fissure(앞정중틈새); **g.** posterior white column(뒤백색질기둥, 뒤섬유단); **h.** dorsal root ganglion (척수신경절); **i.** lateral white column(가쪽백색질기둥, 가쪽섬유단); **j.** posterior gray horn(뒤회색질뿔); **k.** lateral gray horn (가쪽회색질뿔); **l.** anterior gray horn(앞회색질뿔)

**3. a.** column(백색질기둥, 섬유단); **b.** precentral gyrus(중심앞이랑); **c.** medulla oblongata(숨뇌); **d.** meninges(뇌척수막, 수막); **e.** cauda equina(말총); **f.** thalamus (시상); **g.** dura mater(경막); **h.** prefrontal cortex(이마앞겉질); **i.** cerebrospinal fluid(뇌척수액)

### 5장 복습

1. CNS 내에서 cerebrospinal fluid(CSF, 뇌척수액)는 central canal(중심관)과 각종 ventricle(뇌실)과 subarachnoid space(거미막밑공간)에 차 있다. CSF는 충격 흡수장치 노릇을 하며, 기체와 영양소와 화학전령물질과 노폐물이 녹아서 확산되는 매질로 작용한다.
2. 척수가 $C_7$ 위치에서 절단되면 목 이하 부위가 운동이 마비되고 감각이 사라진다. $T_{10}$ 위치에서 절단되면 하반신만 운동이 마비되고 감각이 사라진다.
3. 왼쪽 대뇌반구에는 general interpretive center(종합해석중추)와 speech center(말하기 중추)가 있으며, 분석 업무를 수행하고 논리적 결정을 내리며 언어에 기반한 기능(읽기, 쓰기, 말하기)을 주관한다. 오른쪽 대뇌반구는 감각정보를 분석하고 신체를 감각환경에 연계시킨다. 이 반구에 있는 interpretive center(해석중추)는 촉각과 후각과 시각과 미각과 느낌을 이용해서 친숙한 대상을 확인할 수 있게 한다. 오른쪽 대뇌반구는 삼차원 위치관계를 이해하고 말에 내포된 감정을 분석하는 데에도 중요하다.
4. 뇌종양은 신경세포가 걷잡을 수 없이 분열해서 생기는 암이 아니다. 대신에 neuroglial cell(신경아교세포)이 분열할 수 있다. 그밖에 뇌척수막 세포로부터도 종양이 발생할 수 있다.
5. Medulla oblongata(숨뇌)에 있는 중추는 호흡과 심장 작용에 관여한다.

## 6장

### 모듈 6.1 복습

**a.** 세 가지 결합조직막은 가장 바깥에 있는 epineurium(신경바깥막)과 중간에 있는 perineurium(신경다발막)과 가장 속에 있는 endoneurium(신경속막)이다. 척수신경은 dorsal ramus(뒤가지)와 ventral ramus(앞가지)로 갈라진다.

**b.** Dermatome(피부분절)은 척수신경 한 쌍이 담당하는 좌우 대칭 감각영역이다.

**c.** Shingles(대상포진)는 varicella-zoster virus(VZV, 수두대상포진 바이러스)가 재활성화되어 일어나는데, VZV는 수두를 일으키는 바이러스와 동일한 herpes virus(헤르페스 바이러스)이다. VZV는 활성화되면 신경절에 통증을 동반한 염증을 일으키는데, 피부 발진이 피부분절을 따라 몸통에서는 허리띠 모양으로 휘감거나 팔다리에서는 세로 방향으로 나타난다.

### 모듈 6.2 복습

**a.** 뇌신경의 순서와 이름은 다음과 같다. (I) olfactory nerve(후각신경), (II) optic nerve(시각신경), (III) oculomotor nerve(눈돌림신경), (IV) trochlear nerve(도르래신경), (V) trigeminal nerve(삼차신경), (VI) abducens nerve(갓돌림신경), (VII) facial nerve(얼굴신경), (VIII) vestibulocochlear nerve(속귀신경), (IX) glossop-haryngeal nerve(혀인두신경), (X) vagus nerve(미주신경), (XI) accessory nerve(더부신경), (XII) hypoglossal nerve(혀밑신경).

**b.** 운동 기능만 있는 뇌신경은 (IV) trochlear nerve(도르래신경), (VI) abducens nerve(갓돌림신경), (XI) accessory nerve(더부신경), (XII) hypoglossal nerve(혀밑신경)이다.

**c.** 혼합신경인 뇌신경은 (V) trigeminal nerve(삼차신경), (VII) facial nerve(얼굴신경), (IX) glossop-haryngeal nerve(혀인두신경), (X) vagus nerve(미주신경)이다.

### 모듈 6.3 복습

**a.** Nerve plexus(신경얼기)는 nerve(신경)들이 그물처럼 복잡하게 얽혀 있는 신경망이다. 대표적인 신경얼기는 cervical plexus(목신경얼기), brachial plexus(팔신경얼기), lumbar plexus(허리신경얼기), sacral plexus(엉치신경얼기)이다.

**b.** Cervical plexus(목신경얼기)나 좀 더 구체적으로 phrenic nerve(가로막신경)가 손상을 입으면 호흡기능이 심한 지장을 받기 때문에 치명적일 수 있다.

**c.** 팔신경얼기에 연결된 주요 신경은 radial nerve(노신경), musculocutaneous nerve(근육피부신경), median nerve(정중신경), ulnar nerve(자신경) 등이다.

### 모듈 6.4 복습

**a.** Sensory homunculus(감각축소인간)는 primary somatic sensory cortex(일차몸감각겉질)에 표현된 기능 지도로, 각 신체 부위별로 감각과 관련된 신경세포 수의 비율을 나타낸다.

**b.** Corticospinal tract(겉질척수로)는 cerebral cortex(대뇌겉질)에서 시작된 운동 명령을 척수에 하달하는데, 이어서 척수에서부터 뼈대근육으로 운동 명령이 전달된다.

**c.** 오른쪽 대뇌반구는 왼쪽 신체를 조절한다.

### 모듈 6.5 복습

**a.** 모든 반사는 물리적 자극을 받으면 우리 의도에 무관하게 즉시 일어나는 반응으로, homeostasis(항상성)를 회복하거나 유지한다.

**b.** 반사는 자극을 받았을 때 즉시 일어나는 자동 반응이다. Reflex arc(반사활)는 receptor(수용기)와 감각신경세포와 운동신경세포와 특정 반사에 관여하는 effector(효과기)로 구성되는데, 반사에 따라 interneuron(사이신경세포)이 포함되기도 한다.

**c.** Patellar reflex(무릎반사)에서 일어나는 반응은 무릎관절에서 leg(종아리)의 extension(폄)이다. 관여하는 효과기는 quadriceps femoris muscle(넙다리네갈래근)이다.

### 모듈 6.6 복습

**a.** Reinforcement(강화)는 척수반사를 촉진하는 과정이다. Reinforcement는 postsynaptic neuron(시냅스이후신경세포)이 다른 excitatory synapse(흥분시냅스)의 작용으로 인해 전체적으로 촉진될 때 일어난다.

**b.** 반사를 검사하면 신경계통의 상태에 관한 정보를 알아낼 수 있다.

**c.** 양성 Babinski reflex(바빈스키 반사)가 성인에서 나타나면 비정상이다. 척수의 내림신경로에 손상이 일어났을 가능성이 있다.

### 모듈 6.7 복습

**a.** Referred pain(연관통증)은 실제 일어난 곳이 아닌 신체 부위에 느끼는 통증이다.

**b.** 광견병에 걸린 동물에 물린 뒤에 광견병 바이러스가 말초신경에 침투한다. 이어서 바이러스 입자가 역방향으로 운반되어 CNS에 도달한다.

**c.** Amyotrophic lateral sclerosis (ALS, 근육위축가쪽경화증)는 Lou Gehrig disease(루 게릭 병)라고도 하며, CNS의 운동신경세포가 점점 더 변성되어 muscle atrophy (근육위축)로 이어지고 결국 마비가 일어난다.

### 1절 복습

1. **a.** olfactory bulb(후각망울) S, 후각망울은 olfactory nerve(후각신경, I)와 연결되어 있다; **b.** oculomotor nerve(눈돌림신경, III), M; **c.** trigeminal nerve(삼차신경, V), B; **d.** facial nerve(얼굴신경, VII), B; **e.** glossop-haryngeal nerve(혀인두신경, IX), B; **f.** vagus nerve (미주신경, X), B; **g.** optic nerve (시각신경, II), S; **h.** trochlear nerve(도르래신경, IV), M; **i.** abducens nerve (갓돌림신경, VI), M; **j.** vestibuloco-chlear nerve(속귀신경, VIII), S; **k.** hypoglossal nerve(혀밑신경, XII), M; **l.** accessory nerve(더부신경, XI), M
2. **a.** receptor(수용기); **b.** sensory neuron(감각신경세포); **c.** interneuron(사이신경세포); **d.** spinal cord(척수; CNS); **e.** motor neuron(운동신경세포); **f.** effector(효과기)
3. **a.** shingles(대상포진); **b.** epineurium(신경바깥막); **c.** plantar reflex(발바닥반사); **d.** phrenic nerve(가로막신경); **e.** nerve plexus(신경얼기); **f.** corticospinal tract(겉질척수로); **g.** posterior column pathway(뒤백색질기둥경로); **h.** endoneurium (신경속막); **i.** cerebral palsy(뇌성마

비); **j.** reinforcement(강화)

### 모듈 6.8 복습

**a.** 교감신경계통이 활발히 작용하면 일어나는 반응은 (1) 정신이 더 기민해지고, (2) metabolic rate(대사율)가 향상되며, (3) 소화 및 비뇨 기능이 저하되고, (4) 보유 에너지가 활성화되며, (5) 호흡수가 늘어나고 호흡길이 확장되며, (6) 심장박동수와 혈압이 상승하고, (7) 땀샘이 활발히 작용한다. 부교감신경계통이 활발히 작용하면 (1) 대사율이 낮아지고, (2) 심장박동수와 혈압이 낮아지며, (3) 호흡수가 감소하고 호흡길이 수축하며, (4) 침샘과 소화샘의 분비물이 많아지고, (5) 소화관 운동이 활발해지며 소화관에 혈류가 많이 공급되고, (6) urination(배뇨)과 defecation(배변)이 촉진된다.

**b.** Intramural ganglion(벽속신경절)은 표적 기관 조직 속에 묻혀 있는 부교감신경세포 집단이다.

**c.** Spinal cord(척수) → preganglionic neuron(신경절이전신경세포, T1~L5) → collateral ganglia(곁신경절) → postganglionic fiber(신경절이후섬유) → abdominopelvic cavity(배골반안)에 있는 visceral effector(내장효과기).

### 모듈 6.9 복습

**a.** Splanchnic nerve(내장신경)는 collateral ganglia(곁신경절)에 전달되는 preganglionic fiber(신경절이전섬유)들로 구성되며, 곁신경절에서 시작된 postganglionic fiber(신경절이후섬유)는 주로 배에 있는 내장에 전달된다.

**b.** Vagus nerve(미주신경, X)가 부교감신경계통 분포의 대부분을 담당한다.

**c.** Thoracic visceral branches of sympathetic nerve(교감신경 가슴내장가지)는 cervical sympathetic ganglia(목교감신경절)에서 시작된 postganglionic fiber(신경절이후섬유)들의 다발이다. 이 신경은 thoracic cavity(가슴안, 흉강)에 있는 구조들에 분포한다.

### 모듈 6.10 복습

**a.** Acetylcholine(ACh, 아세틸콜린)은 모든 부교감신경세포에서 분비되는 신경전달물질이다.

**b.** 부교감신경계통은 자극을 받으면 혈액에 포함된 영양소 농도가 전반적으로 상승하기 때문에 anabolic system(합성대사 신경계통)이라 불리기도 한다. 온몸의 세포들은 이 영양소를 흡수한 후 이를 이용하여 성장과 glycogen (글리코겐) 합성 같은 합성대사 작용을 활발히 진행한다.

**c.** 긴장한(초조한) 사람은 교감신경계통 자극이 증가하기 때문에 각성도나 심장박동수, 혈압, 호흡수 중 일부 또는 전부가 상승할 가능성이 있다.

### 2절 복습

**1.** **a.** cervical sympathetic ganglia(목교감신경절); **b.** sympathetic chain ganglia(교감신경줄기 신경절); **c.** coccygeal ganglia(꼬리신경절, 홀신경절); **d.** thoracic visceral branches of sympathetic nerve(교감신경 가슴내장가지); **e.** cardiac plexus(심장신경얼기)와 pulmonary plexus(허파신경얼기); **f.** celiac ganglion(복강신경절); **g.** superior mesenteric ganglion(위창자간막신경절); **h.** splanchnic nerve(내장신경); **i.** inferior mesenteric ganglion(아래창자간막신경절)

**2.** **a.** P; **b.** P; **c.** S; **d.** P; **e.** S; **f.** S; **g.** P; **h.** S; **i.** S; **j.** S; **k.** P; **l.** S; **m.** P

**3.** **a.** 교감신경계통: $T_1$~$L_2$ 척수분절의 lateral gray horn(가쪽회색질 뿔), 부교감신경계통: brain stem(뇌줄기)과 $S_2$~$S_4$ 척수분절; **b.** 교감신경계통: vertebral column(척주) 근처, 부교감신경계통: intramural ganglion(벽속신경절)이나 terminal ganglion(종말신경절); **c.** 교감신경계통: 짧고 ACh(아세틸콜린)를 분비한다, 부교감신경계통: 길고 ACh를 분비한다; **d.** 교감신경계통: 길고 대개 norepinephrine(NE, 노르에피네프린)을 분비한다, 부교감신경계통: 짧고 ACh를 분비한다; **e.** 교감신경계통: 대사를 촉진하고 각성도를 향상시키며 응급 상황에 대비하는 "fight or flight(맞섬도피)" 반응을 일으킨다, 부교감신경계통: 휴식을 촉진하며 영양소를 흡수하고 에너지를 저장하는 "rest and digest(휴식 및 소화)" 반응을 일으킨다.

### 6장 복습

**1.** N I: olfactory nerve(후각신경); N II: optic nerve(시각신경); N III: oculomotor nerve(눈돌림신경); N IV: trochlear nerve(도르래신경); N V: trigeminal nerve (삼차신경); N VI: abducens nerve(갓돌림신경); N VII: facial nerve(얼굴신경); N VIII: vestibulocochlear nerve(속귀신경); N IX: glossopharyngeal nerve(혀인두신경); N X: vagus nerve(미주신경); N XI: accessory nerve(더부신경); N XII: hypoglossal nerve(혀밑신경)

**2.** CNS로 감각을 전달하는 감각신경세포가 first-order neuron(일차신경세포)이다. CNS 내에서 일차신경세포의 axon(축삭)은 second-order neuron(이차신경세포)과 시냅스 하는데, 이차신경세포는 척수나 brain stem(뇌줄기)에 위치한 interneuron(사이신경세포)이다. 이차신경세포는 thalamus(시상)에 있는 third-order neuron(삼차신경세포)에 시냅스 한다. 삼차신경세포의 축삭은 대뇌반구에 있는 primary sensory cortex(일차감각겉질)에 있는 신경세포에 시냅스 한다.

**3.** Motor homunculus(운동축소인간)는 primary motor cortex(일차운동겉질)에 나타낸 인체 지도 영역으로, 정밀한 운동 조절이 가능한 정도를 나타낸다. Sensory homunculus(감각축소인간)는 말초 감각수용기의 민감도를 나타낸다. 두 축소인간 지도 모두는 각 신체 영역과 연관된 신경세포 수의 비율을 나타낸다. 각 신체 영역에 분포하는 신경세포의 수가 많을수록 축소인간에 나타난 그 신체 부분이 커진다.

**4.** Patellar reflex(무릎반사) 반응이 withdrawal reflex(회피반사)보다 더 빨리 일어나는 이유는 한 시냅스만을 거치는 까닭에 synaptic delay(시냅스지연) 시간이 매우 짧기 때문이다. 회피반사가 모두 일어나는 데 걸리는 시간은 이 반사가 거치는 시냅스의 수에 비례한다.

**5.** Sympathetic preganglionic fiber(신경절이전교감섬유)는 thoracic spinal cord(가슴척수)와 상위 lumbar spinal cord(허리척수)에서($T_1$에서부터 $L_2$까지) 출현한다. Parasympathetic preganglionic fiber(신경절이전부교감섬유)는 brain stem(뇌줄기)과 sacral spinal cord(엉치척수)에서 시작한다. 뇌줄기는 midbrain(중간뇌)과 pons(다리뇌)와 medulla oblongata(숨뇌)로 구성된다.

## 7장

### 모듈 7.1 복습

**a.** 촉각수용기들의 6가지 유형은 다음과 같다: free nerve ending(자유신경종말, 촉각과 압력에 민감), root hair plexus(뿌리털신경얼기, 몸표면 운동 및 뒤틀림 감지), tactile disc(촉각원반)와 특수 상피세포들(미세한 촉각 및 압력), tactile corpuscle(촉각소체, 미세한 촉각 및 압력), lamellated corpuscle(층판소체, 진동 자극), Ruffini corpuscle(루피니소체, 압력과 피부뒤틀림에 민감).

**b.** 진피에만 존재하는 촉각수용기들은 tactile corpuscle(촉각소체), lamellated corpuscle(층판소체) 및 Ruffini corpuscle(루피니소체)이다.

**c.** Ruffini corpuscle(루피니소체)은 lamellated corpuscle(층판소체)과는 달리, 거의 adaptation(적응현상)을 나타내지 않기 때문에 continuous deep pressure(계속적인 깊은 압력)에 더 예민하다.

### 모듈 7.2 복습

**a.** Baroreceptor(압수용기)는 압력의 변화를 감지하는 수용체이며 chemoreceptor(화학수용기)는 용해성 화학물질 혹은 기체의 농도 변화를 감지하는 수용체이다.

**b.** Chemoreceptor(화학수용기)는 혈

액의 pH 변화에 민감하다.

**c.** Baroreceptor(압수용기)는 소화관을 따라 방광벽, carotid sinus (목동맥), aortic sinus(동맥굴), 폐 및 결장에 분포한다.

## 1절 복습

**1. a.** free nerve ending(자유 신경종말); **b.** root hair plexus(뿌리털 신경얼기); **c.** tactile disc(촉각원반); **d.** tactile corpuscle(촉각소체); **e.** Ruffini corpuscle(루피니소체) ; **f.** lamellated corpuscle (층판소체)

**2. a.** free nerve ending(자유신경종말); **b.** chemoreceptor(화학수용기); **c.** tactile receptor(촉각수용기); **d.** baroreceptor(압수용기); **e.** thermoreceptor(온도수용기); **f.** chemoreceptor(화학수용기); **g.** thermoreceptor(온도수용기); **h.** chemoreceptor(화학수용기); **i.** baroreceptor(압수용기); **j.** proprioceptor(고유수용기); **k.** nociceptors(통각수용기)

**3. a.** 일반감각들은 온도, 통증, 촉각, 압력, 진동 및 고유수용 등이 속한다. **b.** 피부에 있는 촉각수용기들로서는 자유신경종말, 촉각원반, 촉각소체 및 뿌리털 신경얼기가 있다. 피부를 깨물면 자유 신경종말인 통증수용기를 자극한다.

## 모듈 7.3 복습

**a.** Olfaction(후각)-냄새감각-은 화학적 자극에 반응하는 한 쌍의 후각기관 안의 olfactory receptor (후각수용기)들이 맡고 있다.

**b.** Gustation(미각)은 맛의 느낌으로, 화학적 자극에 반응하는 taste receptor(미각수용기)들에 의해 시작된다.

**c.** Olfactory epithelium(후각상피)에서 나온 axon(축삭)들은 다발을 형성하여 olfactory bulb(후각망울)에 도달한다. 후각망울을 떠난 축삭들은 olfactory tract(후각로)를 따라 olfactory cortex(후각피질), hypothalamus(시상하부) 및 limbic system(변연계) 부위로 간다.

## 모듈 7.4 복습

**a.** Malleus(망치뼈), incus(모루뼈) 및 stape(등자뼈)들은 middle ear(가운데귀)에 있는 세 개의 귀속뼈이다.

**b.** Auditory tube(이관)는 nasopharynx(코인두)를 중이 공간과 연결하여 고막 안 압력을 같게 하며 Eustachian tube(유스타키오관)라고도 한다.

**c.** 바깥귀에 있는 귀지선에서 분비되는 cerumen(귀지)이 미생물 생장을 억제하여 감염의 가능성을 낮추기 때문에 외이의 감염은 비교적 흔하지 않다.

## 모듈 7.5 복습

**a.** Bony labyrinth(뼈미로)는 semicircular duct(반고리관), vestibule(안뜰) 및 cochlea(달팽이)를 둘러싼 semicircular canal(반고리뼈관)로 이루어져 있다.

**b.** Perilymph(속림프)는 membranous labyrinth(막미로)를 둘러싸서 뼈미로와 분리시킨다.

**c.** 막미로의 안뜰에 있는 수용기들은 중력 혹은 가속도에 반응하고, 반고리관 속 수용체들은 회전, 달팽이관 속 수용기들은 소리에 반응한다.

## 모듈 7.6 복습

**a.** Otolith(평형모래, "이석")들은 탄산칼슘 결정체들로서 각 macula(평형반)의 젤라틴성 평형모래막 위에 놓여져 있다.

**b.** Saccule(둥근주머니)과 utricle(타원주머니) 속 수용기들은 중력(수직운동) 및 선형(수평운동) 가속에 반응한다.

**c.** 옆 반고리관의 cupula(팽대마루)는 머리의 수평 회전의 인식을 방해할 수 있다.

## 모듈 7.7 복습

**a.** Spiral organ(나선기관)은 속귀 cochlear duct(달팽이관) 속에 존재하고 있다.

**b.** 바깥림프는 scala vestibuli(안뜰계단)와 scala tympani(고실계단)의 공간에 있고, 속림프는 달팽이관을 채우고 있다.

**c.** 달팽이 나선기관의 단면도에서 보이는 구조들은 basilar membrane(바닥막), vestibular membrane(안뜰막), scala vestibule(안뜰계단), spiral organ(나선기관), cochlear duct(달팽이관), scala tympani(고실계단), temporal bone(관자뼈)의 petrous part(몸통부분) 및 cochlear nerve(청신경) 등이다.

## 모듈 7.8 복습

**a.** Decibel(데시벨)은 소리세기를 측정하는데 이용되는 단위다.

**b.** external acoustic meatus(음파 전달: 바깥귀길) → tympanic membrane (고막) → auditory ossicles(귀속뼈) → oval window(안뜰창) → scala vestibule(안뜰계단) → basilar membrane to scala tympani(바닥막에서 고실계단으로) → hair cells against tectorial membrane(덮개막에 닿은 털세포) → cochlear branch of cranial nerve VIII(뇌신경 VIII의 달팽이 가지).

**c.** 달팽이창이 움직일 수 없다면, 안뜰창에 부착한 등자뼈가 진동하여도 바깥림프는 움직일 수 없게 됨으로써 소리 인식 기능이 감소하거나 불가능해진다.

## 모듈 7.9 복습

**a.** 눈에 있는 부속구조들: eyelid, palpebrae(눈꺼풀), eyelash(속눈썹), medial canthus(중간안각), cornea(각막), lateral canthus(가쪽안각), lacrimal caruncle(눈물언덕), conjunctiva(결막), tarsal gland(눈꺼풀판샘) 및 lacrimal apparatus(눈물장치).

**b.** Conjunctivitis(pinkeye, 결막염)는 일반적으로 결막 표면에 병원체 감염, 물리화학적 자극, 알러지 등에 의해 발생한다. 가장 뚜렷한 증상인 redness(적열)는 결막 혈관들의 팽창으로 나타난 것이다.

**c.** Conjunctiva(결막)는 부적절한 눈물 생성으로 인해 영향을 받게 되는 첫 번째 층이다.

## 모듈 7.10 복습

**a.** 눈의 층들로서는 fibrous layer(섬유층), vascular layer(혈관층) 및 neural layer(retina, 신경층) 등이 있다.

**b.** 눈의 색을 나타내는 부분인 iris (홍채)는 색소세포들을 포함하고 있어서 개인의 눈 색깔을 결정짓는다.

**c.** 눈의 extrinsic muscle(외재성근육)들과 그들의 작용: superior oblique(위빗근; 눈을 옆과 아래로 움직임), superior rectus(위곧은근; 눈을 위로 움직임), lateral rectus(옆곧은근; 눈을 옆으로 움직임), inferior oblique(아래빗근; 눈을 위와 옆으로 움직임), inferior rectus(아래곧은근; 눈을 아래로 움직임), medial rectus(중간곧은근; 눈을 가운데쪽으로 움직임).

## 모듈 7.11 복습

**a.** Cornea(각막)에는 혈관이 없다.

**b.** 빛이 통과하는 액체나 구조: cornea (각막), aqueous humor(방수액), pupil of iris(홍채의 동공), lens (수정체), vitreous humor(유리체), retina(망막).

**c.** 빛의 세기가 감소하면 pupillary dilator muscle(동공이완근)이 동공을 확장시킨다.

## 모듈 7.12 복습

**a.** Focal point(초점)는 망막에 맺힌 광선의 특수한 교차점이다.

**b.** Ciliary muscle(섬모체근육)들이 이완하면 우리는 먼 곳의 사물을 볼 수 있다.

**c.** Lens(수정체)의 탄력성 정도는 나이가 들어감에 따라 감소하는 경향이 있어서 near point of vision (시각의 근점)이 증가하게 된다.

## 모듈 7.13 복습

**a.** Rod(막대)는 희미한 빛에서 시각작용을 담당하는 빛수용기이다. cone(원뿔)은 막대보다 더 많은 빛을 필요로 하는 빛수용기로서 color vision(색각)을 담당한다.

**b.** 잘 볼 수 없게 될 것이다. 빛은 강한 빛에 의해서 자극되는 원뿔들만 포함하고 있는 fovea(오목)에 초점이 맞게 되기 때문이다. 흐릿한 방에는 빛이 너무 약하여 원뿔들을 자극할 수 없다.

**c.** 우리가 선천적으로 원뿔이 없어도, 막대가 기능을 하는 한, 볼 수는 있을 것이다. 그러나 우리는 흑백만

을 구별할 수 있고 visual sharpness (acuity, 시력)도 좋지 않게 된다.

### 모듈 7.14 복습

**a.** Blue cone(청색원뿔), green cone (녹색원뿔) 및 red cone(적색원뿔)이 세 종류의 원뿔이다.

**b.** 카메라 플래시 빛 때문에 bleaching process(표백과정)가 완료될 때까지 "ghost" image("다중"영상)가 남는다. 표백은 에너지를 이용하여 레티날을 원래 모양으로 회복시켜주는 과정으로 빛수용기가 다시 활성화되도록 해주는 것이다.

**c.** 비타민 A가 결핍되면 몸에서 만들어내는 레티날의 양이 줄어들고, 따라서 밤눈이 어두워지게 된다.

### 모듈 7.15 복습

**a.** Optic radiation(시각부챗살)은 thalamus(시상)의 lateral geniculate nuclei(가쪽무릎핵)와 visual cortex(시피질)를 연결해주는 신경섬유 다발이다.

**b.** 시각 영상은 occipital lobe(뒤통수엽)의 visual cortex(시피질)에서 인식된다.

**c.** Visual pathway(시각경로): photoreceptors in the retina(망막의 빛수용기) → bipolar cell(두극세포) → ganglion cell(신경절세포) → axons from population of ganglion cells converge on optic disc(신경절세포 축삭들이 시각원반에 수렴) → optic nerve, III(시신경(III)) → optic chiasm(시각교차) → optic tract(시신경로) → lateral geniculate nucleus of the thalamus(시상의 가쪽무릎핵) → occipital cortex of cerebral hemisphere(대뇌반구의 뒤통수피질).

### 모듈 7.16 복습

**a.** Emmetropia(정시안)는 정상 시각을 나타내는 용어이다.

**b.** 근시와 원시를 교정하기 위해 실시하는 두 개의 외과적 굴절시술에는 photo-refractive keratectomy (PRK, 광굴절각막절세술)와 laser-assisted in-situ kerato-mileusis (LASIK, 라식)이 있다. PRK와 LASIK 두 방법 모두 각막 상피를 레이저로 깎아내어 모양을 맞춤으로써 각막을 영구적으로 변화시키는 시술이다.

**c.** 볼록한 표면을 갖는 converging lens(수렴렌즈)는 hyperopia(원시)를 교정한다.

### 모듈 7.17 복습

**a.** 뇌신경 VII(facial, 안면), IX (glossopharyngeal, 혀인두), X(vagus, 미주)들은 혀에서 미각을 전달해주는 신경들이다.

**b.** 청각과 관련된 질병들로 흔한 것들은 conductive deafness(전도성 난청), nerve deafness(신경성 난청) 및 세균이나 바이러스 감염에 의한 난청 등이다.

**c.** Vertigo(현기증)는 내이 수용체, 청신경 가지 혹은 중추신경계 안의 감각신경핵 및 신경로 등의 기능이 변화함으로써 야기된다. 다른 원인들로는 속림프가 움직이거나, 과도한 음주, 약물 및 발열 등이 있다.

### 2절 복습

**1. a.** posterior cavity(뒤공간); **b.** choroid(맥락막); **c.** fovea(오목); **d.** optic nerve(시신경); **e.** optic disc(시신경원반); **f.** retina(망막); **g.** sclera(공막); **h.** conjunctiva(결막); **i.** ciliary body(섬모체); **j.** iris(홍채); **k.** lens(수정체); **l.** cornea(각막); **m.** suspensory ligament(걸이인대)

**2. a.** external ear(바깥귀); **b.** middle ear(가운데귀); **c.** internal ear(속귀); **d.** auricle(귓바퀴); **e.** external acoustic meatus(바깥귀길); **f.** tympanic membrane(고막); **g.** auditory ossicle(귀속뼈); **h.** tympanic cavity(고실); **i.** petrous part of temporal bone (관자뼈 몸통부분); **j.** vestibulo-cochlear nerve(VIII, 청신경); **k.** cochlea(달팽이); **l.** auditory tube (귀관)

**3. a.** lingual papillae(혀유두); **b.** taste bud(맛봉오리, 미뢰); **c.** cone(원뿔); **d.** cerebral cortex(대뇌피질); **e.** optic disc(시신경원반); **f.** stapes(등자뼈); **g.** olfactory bulb(후각망울); **h.** spiral organ(나선기관); **i.** endolymph (속림프)

**4.** 빛이 눈에 들어오면, 각막을 통과하여 망막의 빛수용기에 부딪혀서, 로돕신 색소가 레티날과 옵신으로 분해되는 bleaching(표백)이 일어난다. 강한 빛에 노출된 후에는 레티날이 원래 모양으로 전환하고 옵신과 결합하여 로돕신이 재생되기 전에는 빛수용기가 자극되지 않는다. "ghost" image("다중"영상)는 로돕신이 재생될 때까지 남아있게 되는 것이다.

### 7장 복습

**1.** 일반감각들에는 온도, 통증, 촉각, 압력, 진동 및 고유감각과 같은 몸과 내장기관의 감각들이 포함된다. 특수감각에는 후각(냄새), 미각(맛), 청각, 평형감각(균형) 및 시각들이 포함된다. 특수감각 수용기들은 머리 부분에 한정하여 분포하고 있다.

**2.** 후각기관은 변연계와 연결되어 있기 때문에 후각은 오래 지속되고 기억 및 정서와도 연관되어 있다.

**3.** 당신이 친구를 쳐다보면서 중간곧은근이 수축하여 눈을 안쪽으로 돌리게 된다. 그와 더불어 동공이 수축하여 수정체는 더 구형으로 될 것이다.

**4.** 불꽃놀이에서 나온 커다란 소음으로 많은 에너지가 전달되어 달팽이안 속림프가 한참 동안 움직이도록 하였다. 속림프가 움직이고 있는 한 덮개막이 계속 진동할 것이고 털세포들도 자극을 받게 될 것이다. 이 자극은 "ringing"(윙윙)하는 감각으로 모나가 인식할 것이다. 정상적인 대화 소리는 새롭게 속림프를 움직일 만큼 진동이 충분치 않아서 듣는 것이 어렵다는 사실을 알게 된다. 커다란 "noise"(잡음) 배경 속에서 작은 진동 유형이 인식될 수 없기 때문이다.

**5.** 엘리베이터가 빠르게 하강하면 안뜰 둥근 주머니의 maculae(평형반)가 위쪽으로 기울고, 수직운동 감각을 발생시킨다. 엘리베이터가 갑자기 정지하였을 때 평형반은 그렇게 될 수 없다. 평형반이 정상 위치로 돌아오는데 까지는 몇 초 정도 걸린다. 평형반이 제 위치에 있지 않는 한 운동이 계속되는 것으로 인식된다.

## 8장

### 모듈 8.1 복습

**a.** Endocrine system(내분비계통)은 호르몬 생성이 주기능인 내분비샘과 조직으로 구성된다. 이러한 화학전령물질은 신체의 다른 부위에 있는 표적세포까지 혈류로 이동된다.

**b.** 호르몬은 화학구조에 따라 분류된다. 아미노산 유도체(갑상샘호르몬, 카테콜아민, 트립토판 유도체)는 구조적으로 아미노산과 연결된 작은 분자들이다. 펩티드호르몬(짧은 폴리펩티드 사슬과 당단백질)은 아미노산 사슬이며 prohormone (프로호르몬)으로 합성된다. 지질 유도체(아이코사노이드와 스테로이드 호르몬)는 지방산이나 콜레스테롤로 만들어지는 탄소고리와 측쇄이다.

**c.** 1차 기관에는 시상하부, 뇌하수체, 갑상샘, 부신, 이자, 송과샘이 포함된다. 2차적인 내분비 기능을 가진 기관과 조직에는 심장, 흉선, 소화관, 지방조직, 콩팥, 생식샘이 포함된다.

### 모듈 8.2 복습

**a.** 호르몬은 세포막의 수용체와 결합하여 G단백질을 활성화하거나 표적세포의 세포막을 직접 통과하여 핵에 있는 수용체에 결합한다.

**b.** 비스테로이드 호르몬은 지용성이 아니므로 세포막을 통과할 수 없어 세포막의 수용체와 결합한다.

**c.** 스테로이드 호르몬.

### 모듈 8.3 복습

**a.** (1) 뇌하수체 앞엽의 활동을 조절하기 위한 조절호르몬 분비 (2) 항이뇨호르몬과 옥시토신을 생성 (3) 부신속질에 분포한 교감신경을 조절.

**b.** 조절호르몬은 뇌하수체에 있는 내분비세포를 조절하기 위해 시상하부에서 분비되는 특수호르몬이다.

**c.** 분비호르몬은 뇌하수체 앞엽에서 하나 이상의 호르몬을 합성과 분비하도록 자극하는 호르몬이며 억제호르몬은 뇌하수체 앞엽에서 호르몬의 합성과 분비를 억제하는 호르

몬이다.

## 1절 복습

1. **a.** 카테콜아민; **b.** 갑상샘호르몬; **c.** 트립토판 유도체; **d.** 펩티드호르몬; **e.** 짧은 폴리펩티드; **f.** 당단백질; **g.** 작은 단백질; **h.** 지질유도체; **i.** 아이코사노이드; **j.** 스테로이드호르몬; **k.** 수송단백질
2. **a.** 세포간 정보와 지시에 관여하는 화학전령물질; **b.** 같은 수용체를 가진 많은 조직과 기관이 동시에 대사활성을 갖는 것; **c.** 두 계통 모두 표적세포와 특정 수용체가 결합하도록 하는 화학전령물질에 의존한다.; **d.** 방출성과 억제성이다; **e.** 수용체가 결합할 때 2차 전령물질 방출; **f.** 세포질이나 핵 내에 있는 표적 수용체와 결합; **g.** 혈장에 있는 특정 수송단백질에 결합하기 때문이다; **h.** 중요한 효소와 구조 단백질의 형태, 양, 활성

## 모듈 8.4 복습

**a.** 뇌하수체 앞엽과 뒤엽. 뇌하수체 앞엽은 호르몬을 생성해서 분비하는 내분비세포를 포함하고 있다. 뒤엽에서 분비하는 호르몬은 시상하부에서 뉴런에 의해 생성된 것이다.

**b.** 앞엽 호르몬으로는 (1) TSH(갑상샘자극호르몬), 표적세포-갑상샘; (2) ACTH(부신피질자극호르몬), 부신피질; (3) FSH(난포자극호르몬), 생식샘; (4) LH(황체형성호르몬), 생식샘(남성의 정소, 여성의 난소); (5) GH(성장호르몬), 골격근 세포, 연골세포, 상피세포, 결합조직(지방조직), 간세포; (6) PRL(젖분비호르몬), 여성의 젖샘. 뒤엽 호르몬과 표적세포는 다음과 같다: (1) OXT(옥시토신), 자궁과 젖샘의 민무늬근, (2) ADH(항이뇨호르몬), 콩팥. 앞엽의 좁은 부위에 해당하는 중간엽에서는 MSH(멜라닌세포자극호르몬)를 분비하며 멜라닌세포가 표적세포이다.

**c.** 탈수상태에서 혈액의 삼투압이 증가하여 뇌하수체 뒤엽에서 ADH를 더 많이 분비하도록 자극한다.

## 모듈 8.5 복습

**a.** $T_4$(티록신), $T_3$(삼요오드티로닌), 칼시토닌.

**b.** 산소 소모율을 높인다. 심박률과 수축력을 증가시킨다. 교감신경 자극 활성 증가, 산소와 이산화탄소 농도 변화에 의한 호흡중추의 정상활동 유지, 적혈구 생성을 자극하여 산소운반을 높임, 기타 내분비 조직의 활성을 자극, 뼈의 무기질 교체율을 가속화.

**c.** 우리 몸에 저장된 대부분의 갑상샘호르몬은 티록신이며 티로글로불린이라는 혈액에서 생성된 단백질과 결합한 채로 있다. 이 물질이 티록신의 대부분 저장형태이므로 갑상샘이 제거된 뒤에도 혈중내 티록신 농도가 감소하는데 며칠이 걸린다.

## 모듈 8.6 복습

**a.** 부갑상샘은 갑상샘의 뒤쪽 표면에 갑상샘에 의해 싸여 있다.

**b.** 뼈에 축적된 칼슘이 감소되면서, 콩팥에서 혈액으로 칼슘의 재흡수를 증가시켜서, 콩팥에서 칼시트리올의 생성을 증가시켜 소화관에서 칼슘 흡수를 증가시키면서 나타난다.

**c.** 칼시토닌.

## 모듈 8.7 복습

**a.** 겉질과 속질로 나뉜다. 겉질에서는 무기질코르티코이드(알도스테론), 당질코르티코이드(코티솔, 하이드로코티손, 코티코스테론), 안드로겐을 분비하고 속질에서는 에피네프린과 노르에피네프린을 분비한다.

**b.** 콩팥.

**c.** 코티솔의 기능 중 하나는 이용가능한 포도당(글리코겐 분해 촉진)과 아미노산을 탄수화물로 전환을 증가시키는 동안 세포의 포도당 이용을 감소시킨다. 따라서 코티솔의 농도가 올라가면 혈당이 증가한다.

## 모듈 8.8 복습

**a.** 알파(글루카곤)와 베타세포(인슐린).

**b.** 인슐린.

**c.** 글루카곤의 농도가 오르면 간에서 글리코겐을 포도당으로 전환하도록 자극하여, 간에 저장된 글리코겐 양이 감소한다.

## 모듈 8.9 복습

**a.** 셋째 뇌실의 천정 뒷부분에 놓여있다.

**b.** 멜라토닌은 낮-밤의 유형에 영향으로 분비된다. 낮이 길어지면 시각경로를 이루는 신경세포의 입력을 받아 송과샘에서 멜라토닌 분비가 억제된다.

**c.** (1) 생식기능의 억제, (2) 자유라디칼에 의한 조직손상으로부터 보호, (3) 하루주기 리듬에 관여.

## 모듈 8.10 복습

**a.** 당뇨병이란 인슐린을 적절히 생성하지 못하거나 인슐린에 대한 민감도가 떨어져 그 결과 혈당 농도가 증가하는 것이다

**b.** 제1형과 제2형 당뇨병. 제1형 당뇨병은 이자의 베타세포가 충분한 인슐린을 합성하지 못한다. 제2형 당뇨병은 인슐린 저항력(신체가 인슐린을 적절히 사용하지 못함)이 있는 것이 특징이다.

**c.** (1) 당뇨망막병증; 모세혈관이 증식하고 망막에 출혈이 생김. (2) 당뇨병성신장질환: 콩팥에서 일어나는 퇴행성 변화로 신부전증을 일으킬 수 있다. (3) 당뇨병성 신경질환: 신경조직에 혈류가 잘 흐르지 못하여 말초신경과 자율신경 기능에 여러 가지 문제를 일으킨다.

## 모듈 8.11 복습

**a.** Alarm phase(알림기), resistant phase(저항기), exhaustion phase(탈진기).

**b.** 저항기에는 남아 있는 비축된 에너지를 동원, 신경조직이 사용할 포도당 보전, 혈중내 포도당 농도 증가, $K^+$과 $H^+$은 소실되고 염과 물이 체내 축적되는 것과 함께 장시간 대사에 적응하는 것이 특징이다.

**c.** 탈진기.

## 2절 복습

1. **a.** 송과샘; **b.** 이자섬; **c.** 부신; **d.** 뇌하수체; **e.** 갑상샘; **f.** 부갑상샘
2. **a.** PRL(프로락틴) **b.** GH(성장호르몬); **c.** $T_3$, $T_4$(갑상샘호르몬); **d.** ADH(항이뇨호르몬) **e.** 글루카곤 **f.** OXT(옥시토신); **g.** 칼시트리올 **h.** 코티솔 **i.** 인슐린 **j.** PTH(부갑상샘호르몬); **k.** 칼시토닌 **l.** 알도스테론
3. **a.** 삼투수용기; **b.** 뇌하수체; **c.** FSH; **d.** ACTH; **e.** 고혈당증; **f.** 항상성 위협; **g.** 당뇨병; **h.** 교감신경활성; **i.** 당질코르티코이드; **j.** 요오드이온
4. 칼시트리올은 소화관에서 칼슘이온의 흡수를 증가시키고 PTH는 골모세포의 활동을 억제하고 콩팥에서 칼슘이온의 재흡수를 증가시킨다.

## 8장 복습

1. 시상하부는 구조적으로 간뇌의 일부이다. 시상하부는 (1) 말초기관이 표적이 되는 ADH와 옥시토신을 분비한다. (2) 부신속질의 분비를 조절한다. (3)뇌하수체를 조절하는 조절호르몬을 분비한다.
2. 부신속질은 교감신경계통에 의해 조절되는 반면, 부신겉질은 뇌하수체 앞엽에서 분비되는 ACTH에 의해 자극된다.
3. 첫째, 문맥계통의 장점은 호르몬이 표적세포에 직접 전달되는 것을 조절할 수 있다는 점이고 둘째, 호르몬은 순환을 통해 전달되지 않고 직접 표적세포로 갈 수 있기 때문에 희석되지 않는다는 점이다. 시상하부는 뇌하수체 앞엽의 세포를 호르몬이 뇌하수체에 도달하기 전에 순환계를 따라 먼저 가게 될 경우 필요한 양보다 훨씬 적은 양의 분비호르몬과 억제호르몬으로 조절할 수 있다.
4. Julie는 혈중내 부갑상샘호르몬이 증가했을 것이다. 그녀의 형편없는 식사와 발달 중인 태아에 필요한 충분한 칼슘을 공급하지 못하기 때문에, 아기는 엄마의 혈액으로부터 많은 양의 칼슘을 가져갔을 것이다. 그 결과 엄마의 혈중내 칼슘 농도가 낮아져 부갑상샘 농도가 증가하게 되고 엄마의 뼈에 저장된 칼슘이 혈액으로 빠져나왔을 것이다.
5. **a.** 환자 A : 인슐린 생산이 감소된 당뇨병; 환자 B: 갑상샘호르몬 생산이 낮음
   **b.** 환자 A : 이자 질환; 환자 B: 갑상샘 질환

## 9장

### 모듈 9.1 복습

**a.** Packed cell volume(PCV, 농축세포용적)이라고도 하는 hematocrit(헤마토크릿)은 전혈에서 혈구성분이 차지하는 백분율을 말한다.

**b.** 혈액은 혈장(55%)과 혈구성분(45%)으로 구성된다. Plasma(혈장)는 수분, 혈장단백질 및 기타 용질들로 이루어져 있으며, formed element(혈구성분)는 적혈구, 백혈구 및 혈소판으로 구성된다.

**c.** 감염이 일어나는 동안, 항체(immunoglobulin, 면역글로불린이라고도 함)와 백혈구들이 증가할 것인데, 이들이 신체 방어기전의 일부이기 때문이다.

### 모듈 9.2 복습

**a.** 부피에 대한 넓은 표면적 비율을 가지고 있다는 것은 적혈구에게 중요한데, 세포 내부와 주변 혈장 사이에서의 산소교환이 빠르게 일어나기 때문이다.

**b.** Hemoglobin(헤모글로빈)은 4개의 구형 소단위들로 구성되는데, 각 소단위는 철이온을 함유하고 있는 하나의 heme(헴) 분자를 포함하고 있다. 헤모글로빈은 혈중 적혈구에 산소를 운반할 수 있는 능력을 부여한다.

**c.** Oxyhemoglobin($HbO_2$, 산소헤모글로빈)은 산소와 결합한 헤모글로빈이며 선홍색을 띤다. Deoxyhemoglobin(Hb, 탈산소헤모글로빈)은 산소가 결합되어 있지 않는 헤모글로빈을 말하며, 암적색을 띤다.

### 모듈 9.3 복습

**a.** 적혈구의 surface antigen(표면항원)은 혈액형을 결정하는 원형질막의 단백질이다. 신체는 이 표면항원을 "정상" 또는 "자기"로 인식한다.

**b.** O형 혈액만이 O형인에게 안전하게 수혈될 수 있다.

**c.** 혈액형이 A형인 사람의 혈장에는 anti-B antibody(항B 항체)가 존재하기 때문에, B형 혈액을 수혈 받으면, 수혈된 적혈구들이 응집하여 다양한 기관 및 조직으로 가는 혈류를 차단할 수 있다.

### 모듈 9.4 복습

**a.** Hemolytic disease of the newborn(HDN, 신생아 용혈성 질환)은 어머니의 항체가 태아의 적혈구를 공격, 파괴하여 태아에게서 빈혈이 유발되는 질환이다. 이 질환은 면역화된 $Rh^-$ 어머니의 $Rh^+$ 태아에서 발생한다.

**b.** RhoGAM(로감)에는 Rh factor(Rh인자)에 대한 항체가 들어 있다. 두 번째 $Rh^+$ 태아를 임신한 $Rh^-$ 어머니에게 로감을 주사하면, anti-Rh antibody(항Rh 항체)는 어머니의 혈액으로 들어오는 태아의 $Rh^+$ 적혈구에 있는 Rh 항원에 결합한다. 이를 통해 어머니의 면역체계는 발생하는 태아의 적혈구에 대해 항Rh 항체를 생산하지 못하게 된다.

**c.** $Rh^-$ 태아를 임신한 $Rh^+$ 어머니에게는 로감을 주사할 필요가 없는데, 어머니 적혈구에 Rh surface antigen(Rh 표면항원)이 이미 존재하고, 혈액에는 항Rh 항체가 들어 있지 않기 때문이다. 발생하는 태아의 적혈구에 Rh 표면항원이 존재하지 않는 한, 태아는 위험하지 않다.

### 모듈 9.5 복습

**a.** 백혈구의 5가지 유형은 neutrophil(중성구), eosinophil(호산구), basophil(호염기구), monocyte(단핵구)와 lymphocyte(림프구)이다.

**b.** 베어서 감염된 부위에는 많은 중성구와 단핵구가 존재할 것이다. 이 백혈구들은 phagocytosis(포식작용)를 통해 감염 조직에 있는 pathogen(병원체) 또는 세포잔해를 처리한다.

**c.** Inflammation(염증)이 진행되는 동안, 호염기구들은 histamine(히스타민)을 포함해 염증을 촉진하는 화학물질들을 방출한다.

### 모듈 9.6 복습

**a.** Hemocytoblast(혈구모세포)는 multipotent stem cell(뭇분화 줄기세포)인데, 이 세포들이 분열하여 lymphoid stem cell(림프줄기세포)과 myeloid stem cell(골수줄기세포)이 된다. 각 줄기세포들은 분열하여 다양한 혈구성분들로 분화한다.

**b.** Erythropoietin(EPO, 적혈구형성인자)은 조직의 산소농도가 낮을 때 방출되는 호르몬으로서 red bone marrow(적색골수)에서 erythropoiesis(적혈구형성)를 자극한다.

**c.** 림프줄기세포와 골수줄기세포 모두 적색골수에서 기원한다. 림프줄기세포들은 lymphocyte(림프구)만을 생성한다. 골수줄기세포들은 림프구를 제외한 모든 유형의 혈구성분들을 낳는다.

### 모듈 9.7 복습

**a.** Hemostasis(지혈)는 출혈을 정지시키는 과정으로 3단계로 이루어진다: vascular phase(혈관 단계), platelet phase(혈소판 단계)와 coagulation phase(응고 단계).

**b.** 혈관 단계는 손상부위에서 vascular spasm(혈관연축)이라고도 부르는 국소혈관수축이 일어나는 기간이다. 혈소판 단계가 이어지는데, 이 기간에는 혈소판이 활성화되어 손상부위에 응집하고 손상된 표면에 부착한다. 혈소판과 내피세포들에서 방출된 인자들이 clotting factor(응고인자)들과 작용하여 blood clot(피떡)을 형성하는 응고단계가 발생한다. 이 연속된 반응에서 fibrinogen(섬유소원)은 불용성의 fibrin(섬유소)으로 전환된다.

**c.** Embolus(색전)는 표류하는 피떡이다. Thrombus(혈전)는 혈관벽에 붙어 있는 피떡으로 혈류를 방해한다.

### 모듈 9.8 복습

**a.** Venipuncture(정맥천자)는 혈액표본을 얻기 위해 정맥을 관통하는 시술이다.

**b.** Leukemia(백혈병)는 myeloid leukemia(골수성백혈병)와 lymphoid leukemia(림프백혈병)의 2가지 유형으로 구분된다.

**c.** Iron deficiency anemia(철결핍빈혈)는 철분의 결핍으로 유발된다. 불충분한 섭취 또는 저장된 철분이 고갈되면 철분결핍이 유발될 수 있다. Pernicious anemia(악성빈혈)는 비타민 $B_{12}$ 결핍에 의해 유발된다. 이 비타민 결핍은 적색골수에서 정상적인 줄기세포의 분열을 가로막는다.

### 1절 복습

1. **a.** plasma(혈장); **b.** water(물); **c.** solute(용질); **d.** protein(단백질) **e.** electrolyte(전해질), glucose (포도당), urea(요소); **f.** albumin (알부민); **g.** globulin(글로불린); **h.** fibrinogen(섬유소원); **i.** formed element(혈구성분); **j.** erythrocyte (적혈구); **k.** leukocyte(백혈구); **l.** platelet(혈소판); **m.** neutrophil (중성구); **n.** eosinophil(호산구); **o.** basophil(호염기구); **p.** lymphocyte (림프구); **q.** monocyte(단핵구)

2. **a.** drifting blood clot(표류하는 피떡); **b.** mature RBC(성숙한 적혈구); **c.** liquid matrix(액상의 바탕질); **d.** monocyte(단핵구); **e.** transport protein(운반단백질); **f.** cross-reaction(교차반응); **g.** lymphocyte(림프구); **h.** RBCs rupture(적혈구 파열); **i.** venipuncture(정맥천자); **j.** pigment complex(색소복합체); **k.** erythropoietin(적혈구형성인자); **l.** platelet(혈소판)

3. 분화가 일어나는 동안 적혈구는 핵과 ribosome(리보솜)을 포함하여 대부분의 세포소기관을 잃게 된다. 그 결과, 순환하는 성숙한 적혈구는 분열할 수 없으며, 세포 수리를 위한 구조단백질과 효소들을 합성할 수 없다.

### 모듈 9.9 복습

**a.** 혈관의 일반적인 5가지 유형은 artery(동맥), arteriole(세동맥), capillary(모세혈관), venule(세정맥)과 vein(정맥)이다.

**b.** 모세혈관은 세동맥과 세정맥 사이에 위치한 가장 작은 혈관으로, 그 얇은 벽을 통해 plasma(혈장)와 interstitial fluid(간질액) 사이에서 기체, 영양분 및 노폐물의 확산이 일어난다.

**c.** 정맥이다. 두껍게 잘 발달된 동맥과 세동맥의 tunica media(혈관중간막)에는 다량의 평활근이 분포한다.

## 모듈 9.10 복습

**a.** Arteriosclerosis(동맥경화)는 동맥벽이 두꺼워지고 단단해지는 현상이다. Atherosclerosis(죽상경화)는 동맥경화의 한 유형으로 내피세포층의 변화와 plaque(판)라고 부르는 지방축적이 tunica media(혈관중간막)에 나타나는 것이 특징적이다.

**b.** 죽상경화를 유발하는 위험인자에는 콜레스테롤 수치의 증가, 고혈압 및 흡연이 포함된다.

**c.** Balloon angioplasty(풍선혈관성형술)는 작고 부드러운 plaque(판)들을 제거하기 위한 치료법이다. 부풀려질 수 있는 풍선이 달린 catheter(도관)를 혈관에 삽입한다. 도관이 해당 위치에 도달하면, 풍선을 부풀려 혈관벽에 있는 판에 압력을 가한다.

## 모듈 9.11 복습

**a.** Precapillary sphincter(모세혈관이전괄약근)가 수축 또는 이완함으로써 각 모세혈관으로 흐르는 혈류를 조절한다.

**b.** Vasomotion(혈관운동)이란 혈관 직경의 주기적인 수축과 이완을 말한다. 각 모세혈관의 입구에 위치한 평활근의 수축과 이완에 의해 유발된다. 혈관운동은 혈액이 모세혈관을 통해 일정하게 흐르게 하기보다는 율동적으로 흐르게 한다.

**c.** Arteriovenous anastomosis(동정맥연결)는 세동맥과 세정맥의 직접적인 연결이다. 이 구조는 교감신경계에 의해 조절되며, 모세혈관망을 우회하여 혈액을 정맥순환계로 직접 흐르게 한다.

## 모듈 9.12 복습

**a.** Varicose vein(정맥류)이란 중력과 혈액추적으로 인해 잘못돼 부푼 정맥인데, 정맥판막 기능이상 때문에 유발된다.

**b.** 동맥계의 혈압은 심장에서부터 멀리 혈액을 밀어내기에 충분할 정도로 높다. 혈액을 심장 쪽으로 계속 밀어 올리기엔 정맥계의 혈압은 너무 낮다. 정맥의 판막들이 혈액의 역류를 방지한다.

**c.** 정맥에서의 혈류는 판막에 의해 유지된다. 판막이 혈액의 역류를 방지하고, 정맥 주변의 골격근 수축이 정맥혈액을 심장 쪽으로 짜 올린다.

## 모듈 9.13 복습

**a.** Cardiovascular system(심장혈관계통)은 pulmonary circuit(폐순환계)과 systemic circuit(체순환계)으로 구성된다.

**b.** 혈관구성의 3가지 주요 경향은 다음과 같다: (1) 가장 큰 혈관들이 심방과 심실에 연결되어 있는 심장 부위를 제외하면, 동맥과 정맥의 말초 분포는 일반적으로 좌우 신체에서 동일하다. (2) 하나의 혈관이 특정 해부학적 경계를 지나감에 따라 여러 개의 이름을 가질 수 있는데, 이를 통해 혈관이 말초로 멀리 뻗어 나갈 때 정확한 해부학적 기술이 가능하다. (3) 조직과 기관들에는 보통 여러 개의 동맥과 정맥들이 분포한다.

**c.** Right ventricle(우심실) → right and left pulmonary artery(오른 및 왼허파동맥) → pulmonary arteriole(허파세정맥) → alveolar capillary(폐포모세혈관) → pulmonary venule(허파세정맥) → pulmonary vein(허파정맥) → left atrium(좌심방).

## 모듈 9.14 복습

**a.** 체순환계로부터 혈액을 수집하는 2개의 대형정맥은 superior vena cava(위대정맥)와 inferior vena cava(아래대정맥)이다.

**b.** Aorta(대동맥)는 신체에서 가장 큰 동맥이다.

**c.** 동맥계와 정맥계의 중요한 차이 중 하나는 목과 사지에 dual venous drainage(이중정맥배수장치)가 존재한다는 것이다.

## 모듈 9.15 복습

**a.** Right common carotid(오른온목동맥)와 right subclavian(오른빗장밑동맥).

**b.** Left subclavian artery(왼빗장밑동맥)의 차단이 왼쪽 윗팔로 가는 혈류에 지장을 줄 것이다.

**c.** 부풀어 오르는 정맥은 external jugular vein(바깥목정맥)이다.

## 모듈 9.16 복습

**a.** Carotid sinus(목동맥팽대, 경동맥동)에 압력수용기가 분포한다.

**b.** Superficial temporal artery(얕은관자동맥), maxillary artery(위턱동맥), occipital artery(뒤통수동맥), facial artery(얼굴동맥)와 lingual artery(혀동맥).

**c.** external jugular vein(바깥목정맥)과 internal jugular vein(속목정맥)이 vertebral vein(척추정맥) 및 subclavian vein(빗장밑정맥)과 합쳐져 brachiocephalic vein (팔머리정맥)을 형성한다.

## 모듈 9.17 복습

**a.** Internal jugular vein(속목정맥).

**b.** Internal carotid artery(속목동맥)는 눈에 혈액을 공급하는 ophthalmic artery(눈동맥), 뇌의 전두엽과 두정엽에 혈액을 공급하는 anterior cerebral artery(앞대뇌동맥) 및 중뇌와 대뇌반구의 측면에 혈액을 공급하는 middle cerebral artery (중간대뇌동맥)로 분지한다.

**c.** Circle of Willis(윌리스고리)라고도 알려진 cerebral arterial circle (대뇌동맥고리)은 링 모양의 anastomosis(연결)인데, pituitary gland(뇌하수체)의 infundibulum (깔대기, 누두)을 에워싼다. 이 해부학적 배열은 cerebral circulation (대뇌순환)에서 대체 가능한 경로를 형성한다. 따라서 한 영역에서 혈류가 차단되어도, 다른 혈관들이 뇌에 계속해서 혈액을 공급할 수 있다.

## 모듈 9.18 복습

**a.** Inferior vena cava(아래대정맥).

**b.** Lumbar vein(허리정맥), gonadal vein(생식샘정맥), hepatic vein (간정맥), renal vein(신장정맥), adrenal vein(부신정맥), phrenic vein(횡격막정맥).

**c.** Celiac trunk(복강동맥)의 파열은 대부분의 경우 위, 비장, 췌장, 간, 담낭 및 소장의 근위부에 직접적인 영향을 준다.

## 모듈 9.19 복습

**a.** Celiac trunk(복강동맥), superior mesenteric artery(위창자간막동맥), inferior mesenteric artery (아래창자간막동맥).

**b.** Superior mesenteric vein(위창자간막정맥), inferior mesenteric vein(아래창자간막정맥), splenic vein(비장정맥).

**c.** Common hepatic artery(온간동맥), left gastric artery(왼위동맥), splenic artery(비장동맥).

## 모듈 9.20 복습

**a.** Internal iliac artery(속엉덩동맥)과 external iliac artery(바깥엉덩동맥).

**b.** Anterior tibial vein(앞정강정맥), posterior tibial vein(뒤정강정맥), fibular vein(종아리정맥).

**c.** 오금정맥을 형성하는 tibial vein (정강정맥)과 fibular vein(종아리정맥) 및 오금정맥에 합류하는 small saphenous vein(작은두렁정맥)에서의 혈류에 지장을 초래할 것이다.

## 2절 복습

1. **a.** common carotid(온목동맥); **b.** subclavian(빗장밑동맥); **c.** brachiocephalic trunk(팔머리동맥); **d.** brachial(윗팔동맥); **e.** radial(요골동맥); **f.** popliteal(오금동맥); **g.** fibular(종아리동맥); **h.** aortic arch(대동맥활); **i.** celiac trunk(복강동맥); **j.** renal(신장동맥); **k.** common iliac(온엉덩동맥); **l.** external iliac(바깥엉덩동맥); **m.** femoral(넙다리동맥); **n.** anterior tibial(앞정강동맥)
2. **a.** vertebral(척추정맥); **b.** internal jugular(속목정맥); **c.** brachiocephalic(팔머리정맥); **d.** axillary (겨드랑정맥); **e.** cephalic (노쪽피부정맥); **f.** median antebrachial (아래팔중간정맥); **g.** ulnar(척골정맥); **h.** great saphenous(큰두렁정맥); **i.** fibular(종아리정맥); **j.** superior vena cava(위대정맥); **k.** inferior vena cava(아래대정맥); **l.** internal iliac(속엉덩정맥); **m.** femoral(넙다리정맥); **n.** posterior tibial (뒤정강정맥)

## 9장 복습

1. 일반적으로 동맥벽은 두꺼우며, 많은 평활근과 elastic fiber(탄력섬유)가 포함되어 있어서 심장에 의해 유발된 압력에 견디며 적응한다. 정맥벽은 얇고, 혈압은 동맥에서보다 낮다. 혈압에 의해 팽창되지 않을 때, 많은 elastic tissue(탄력조직) 때문에 동맥은 정맥에 비해 훨씬 더 수축한다. 결국 동맥의 내피세포층에는 주름이 나타나는데, 이 내피세포층이 수축할 수 없어 접히기 때문이다. 정맥의 내면은 전형적인 내피세포층의 모습과 유사하여 매끄럽다.
2. 달리기를 하는 동안, 세동맥의 평활근들이 이완함으로써 혈관이완이 유발되어 활동 중인 근육에 더 많은 산소와 영양분이 공급된다.
3. 혈액은 활동적인 골격근에 의해 생성된 열을 흡수 또는 재분배함으로써 체온을 안정되게 유지한다.
4. 성숙한 적혈구에는 리보솜과 핵이 없다. 그 결과, 적혈구는 분열할 수 없으며, 세포유지를 위해 필요한 구조단백질이나 효소를 합성하지 못한다.
5. 뇌로 가는 혈류는 상대적으로 일정하게 유지되는데, 두개골 속의 고리모양의 anastomosis(연결) 때문이다. 뇌에 혈액을 공급하는 4개의 동맥(속목동맥과 척추동맥들) 중 어느 곳이 막히더라도 이 연결을 통해 뇌에 대한 혈류공급은 차단되지 않는다.

# 10장

## 모듈 10.1 복습

**a.** Epicardium(심장바깥막), myocardium(심장근육층), endocardium(심장속막).

**b.** Pericardial cavity(심장막안)의 안쪽 serous membrane(장막)은 epicardium(심장바깥막)과 parietal pericardium(벽쪽심장막)으로 구성된다. 심장바깥막은 visceral pericardium(내장쪽심장막)이라고도 불리는데 myocardium(심장근육층)에 직접 부착하며, 내장쪽심장막은 심장막안의 바깥쪽 벽을 형성한다.

**c.** 심장조직은 대사활성이 매우 높은 조직으로 aerobic metabolism (산소대사)에 전적으로 의존한다. 따라서 aerobic respiration(산소호흡)을 위해 미토콘드리아를 필요로 한다. 또한 산소 및 영양분에 대한 요구량이 큰데, 광범위하게 분포하는 모세혈관들이 이 두 가지를 제공한다.

## 모듈 10.2 복습

**a.** Mediastinum(가슴세로칸)은 양쪽 pleural cavity(흉강) 사이의 공간으로 심장과 커다란 혈관들(대형 동맥들과 심장에 연결된 정맥들), thymus(가슴샘), 식도 및 trachea (기관)가 위치한다.

**b.** 심장은 sternum(흉골) 뒤 가슴세로칸 안에 위치하며, pericardial sac (심낭)에 싸여 있다. 심장끝은 횡격막 바로 위에 위치한다.

**c.** Anterior interventricular sulcus (앞심실사이고랑)는 심장의 앞표면에서 발견되는데, 좌우 심실 사이의 경계를 나타낸다. Coronary sulcus(방실사이고랑)는 깊은 홈으로 심방과 심실 사이의 경계를 의미한다. 좀 더 얕은 posterior interventricular sulcus(뒤심실사이고랑)는 뒤표면에서 좌우 심실 사이의 경계를 나타낸다.

## 모듈 10.3 복습

**a.** 관상동맥들로는 left coronary artery(왼관상동맥), anterior interventricular artery(앞심실사이동맥), right coronary artery (오른관상동맥), marginal artery (모서리동맥), circumflex artery (휘돌이동맥)과 posterior interventricular artery(뒤심실사이동맥)가 있다. Great cardiac vein(큰심장정맥), anterior cardiac vein(앞심장정맥), coronary sinus(관상정맥동), posterior cardiac vein(뒤심장정맥), middle cardiac vein(중간심장정맥)과 small cardiac vein(작은심장정맥)이 관상정맥들이다.

**b.** Elastic rebound(탄력반동)의 힘이 혈액을 체순환계로 밀어내는 동안, 대동맥의 일부 혈액이 좌심실 쪽으로 역류하는데, 이것이 관상동맥으로 추가적인 혈액을 보낸다.

**c.** Great cardiac vein(큰심장정맥)이 심장근육층의 모세혈관으로부터 혈액을 받는다.

## 모듈 10.4 복습

**a.** Pulmonary trunk(폐동맥)로의 혈류에 영향을 미칠 것이다.

**b.** 심실근육층이 수축하기 직전, papillary muscle(유두근)의 수축이 일어나는데, 이 수축에 의해 chorda tendinea(힘줄끈)가 당겨져 AV판막이 심방 쪽으로 열리는 것을 방지한다.

**c.** 우심실이 허파로 가는 짧은 거리의 혈관에 혈액을 밀어낼 수 있는 힘만 생성하면 되는 반면, 좌심실은 허파를 제외한 체순환계에 혈액을 밀어낼 수 있는 힘을 생성해야만 하기 때문이다.

## 모듈 10.5 복습

**a.** Coronary ischemia(관상동맥허혈)는 관상동맥들을 통해 충분한 혈액이 공급되지 못할 때 발생하며, 심장조직의 손상을 유발한다.

**b.** Stent(스텐트)는 망으로 이루어진 인공관으로서 혈관에 삽입되어 그 혈관을 확장시켜 열어놓음으로써 혈류를 회복시키는 도관 역할을 한다. 심장근육으로 혈액이 적절히 흐르지 않으면, 조직은 죽을 것이다.

**c.** 청진기로 들을 수 있는 heart sound (심음)를 유발하는 인자들에는 심장판막들의 폐쇄, 심장을 통한 혈액의 쇄도 및 심장근육의 수축이 포함된다.

## 1절 복습

1. **a.** aortic arch(대동맥활); **b.** superior vena cava(위대정맥); **c.** right pulmonary artery(오른허파동맥); **d.** ascending aorta(오름대동맥); **e.** fossa ovalis(타원오목); **f.** opening of coronary sinus(관상정맥동의 구멍); **g.** right atrium (우심방); **h.** pectinate muscle(빗살근); **i.** tricuspid valve cusp(삼첨판막의 첨판); **j.** chorda tendinea(힘줄끈); **k.** papillary muscle(유두근); **l.** right ventricle (우심실); **m.** inferior vena cava (아래대정맥); **n.** pulmonary trunk(폐동맥); **o.** pulmonary valve(폐동맥판); **p.** left pulmonary artery(왼허파동맥); **q.** left pulmonary vein(왼허파정맥); **r.** interatrial septum(심방중격); **s.** aortic valve(대동맥판막); **t.** bicuspid valve cusp(이첨판막의 첨판); **u.** left ventricle(좌심실); **v.** interventricular septum (심실중격); **w.** trabecula carnea (근육기둥); **x.** moderator band (조정띠)
2. Deoxygenated blood(탈산소화 혈액)의 흐름: right atrium(우심방) → right atrioventricular valve(오른방실사이판막, tricuspid valve 삼첨판막) → right ventricle (우심실) → pulmonary semilunar valve(폐반월판막). Oxygenated blood(산소화 혈액)의 흐름: left atrium(좌심방) → left atrioventricular valve(왼방실사이판막, bicuspid valve 이첨판막) → left ventricle(좌심실) → aortic semilunar valve(대동맥반월판막)
3. **a.** aorta (대동맥); **b.** pericardial cavity(심장막안); **c.** myocardium (심장근육층); **d.** coronary sinus (관상정맥동); **e.** fossa ovalis(타원오목); **f.** tricuspid valve(삼첨판막); **g.** elastic rebound(탄력반동); **h.** intercalated disc(사이원반); **i.** coronary artery(관상동맥); **j.** endocardium(심장속막); **k.** apex(심장끝); **l.** aortic valve(대동맥판막)

## 모듈 10.6 복습

**a.** Contraction(수축)의 대체 용어는 systole(수축기)이며, relaxation (이완)의 대체 용어는 diastole(이완기)이다.

**b.** Cardiac cycle(심장주기)의 단계는 다음과 같다. Atrial systole(심방수축기): 심방이 수축하여 심실을 혈액으로 채운다. Atrial diastole (심방이완기): 심방은 이완한다. Ventricular systole(심실수축기): 심실이 수축하여 AV판막을 밀어 닫는다. 심실압이 상승함에 따라 반월판막들은 열리고 혈액은 심실 밖으로 박출된다. Ventricular diastole(심실이완기): 반월판막들이 닫히고, 심실은 약 70%까지 혈액으로 채워진다.

**c.** 아니오. 좌심실압이 상승할 때, 심장은 수축하고 있지만, 혈액이 박

출되지는 않는다. 이 수축의 초기 단계 동안, AV판막들과 반월판막들은 닫혀 있다. 압력의 증가는 심장근육이 수축함에 따라 tension(장력)이 증가된 결과이다. 심실압이 대동맥압을 초과할 때, 대동맥 반월판막은 열리고, 혈액은 심실 밖으로 빠르게 박출된다.

## 모듈 10.7 복습

**a.** 연수의 cardioacceleratory center(심장촉진중추)들은 심박수를 증가시키기 위해 교감신경들을 자극한다. 연수에 위치한 cardioinhibitory center(심장억제중추)들은 심박수를 느리게 하기 위해 부교감신경들을 조절한다.

**b.** Bradycardia(서맥)는 분당 60회 이하의 심박수를 의미한다. Tachycardia(빈맥)는 분당 100회 이상의 심박수를 나타낸다.

**c. 1.** P wave(P파): atrial depolarization(심방의 탈분극), **2.** QRS complex(QRS복합파): ventricular depolarization(심실의 탈분극), **3.** T wave(T파): ventricular repolarization(심실의 재분극), **4.** P-R interval(P-R간격): P파의 시작과 이어지는 QRS복합파의 시작 사이의 시간, **5.** Q-T interval(Q-T간격): Q파에서 T파 끝까지의 시간.

## 모듈 10.8 복습

**a.** 매 분마다 좌심실에서 박출되는 혈액량을 cardiac output(심박출량)이라고 한다.

**b.** Venous return(복귀정맥혈)의 증가는 심장을 혈액으로 채워 심장근육이 늘어나게 할 것이다. Starling's law of the heart(심장의 스털링법칙)에 따라 심장근육이 많이 늘어날수록, 심장은 더 강력하게 수축할 것이다. 수축이 강할수록, 매 심장박동 시 더 많은 혈액이 박출될 것이다. 따라서 증가된 복귀정맥혈은 stroke volume(일회박출량)을 증가시킬 것이다.

**c.** 심장은 복귀정맥혈의 양에 비례하여 박동한다. 너무 빨리 박동하는 심장은 박동 간에 혈액을 채울 충분한 시간을 갖지 못한다. 따라서 심장박동이 너무 빠르면, 심실을 나와 순환에 참여하는 혈액이 거의 없게 되어 불충분한 혈액공급으로 인해 조직은 손상된다.

## 2절 복습

**1. a.** systole(수축기), diastole(이완기); **b.** 부분적으로; **c.** 닫힌다; **d.** 낮다; **e.** 열린다; **f.** 닫혀; **g.** 닫혀

**2. a.** SA node(SA결절; sinoatrial node, 동심방결절). SA결절은 심장의 박동조율기이다. 이 결절은 매 심장박동을 위한 활동전위를 생성한다. **b.** Internodal pathway (결절간경로). 결절간경로는 심방 근육과 AV결절에 활동전위를 운반한다. **c.** AV node(AV결절; atrioventricular node, 방실결절). AV결절은 결절간경로에 의해 운반되는 활동전위를 받는다. AV결절에는 SA결절보다는 느리지만 활동전위를 생성하는 심장박동조율세포들이 분포한다. AV결절은 보통 심박수에 영향을 미치지 않는다. **d.** AV bundle and bundle branches(AV다발과 다발갈래들). AV다발은 AV결절로부터 활동전위를 받는다. 이 다발은 좌우 다발갈래로 나누어지는데, 이 다발갈래들은 심장의 apex(심장끝)로 뻗치다가 좌우 심실벽으로 부채살처럼 펼쳐진다. e. Purkinje fiber (푸르킨예섬유). 푸르킨예섬유들은 다발갈래들로부터 활동전위를 받는다. 이 섬유들은 심실의 심장근육층 조직으로 활동전위를 수송하는데, 그에 따라 심실 심장근육층이 탈분극되어 ventricular systole (심실수축기)이 유발된다.

**3. a.** contractility(수축력); **b.** automaticity(자동능); **c.** P wave(P파); **d.** stroke volume(일회박출량); **e.** QRS complex(QRS복합파); **f.** parasympathetic neuron(부교감신경); **g.** bradycardia(서맥); **h.** sympathetic neuron(교감신경); **i.** Purkinje fiber(푸르킨예섬유); **j.** tachycardia(빈맥); **k.** cardiac output(심박출량); **l.** filling time(충만시간)

## 모듈 10.9 복습

**a.** Blood flow(혈류량)는 단위시간당 하나의 혈관 또는 혈관들의 집단을 통해 흐르는 혈액량을 말한다. 혈류량은 혈압에 비례하며, peripheral resistance(말초저항)에 반비례한다.

**b.** 대동맥에서 더 높다. 다른 체액들처럼, 혈액도 압력기울기에 따라 압력이 높은 곳에서 낮은 곳으로 흐른다. 만약 대정맥압이 대동맥압보다 크면, 혈액은 역류할 것이다.

**c.** 모세혈관 밖으로 내밀려 재흡수되지 않은 수분은 말초조직 주변으로 흐르다가 결국 lymphatic vessel(림프관)들을 통해 정맥계로 되돌아온다.

## 모듈 10.10 복습

**a.** Tissue perfusion(조직관류)은 조직을 통한 혈류를 말하는데, 신체에 적당한 산소와 영양분을 전달하기 위한 것이다.

**b.** Autoregulation(자동조절)은 interstitial fluid(간질액)의 화학적 변화에 반응하여 모세혈관망을 흐르는 혈류의 유형을 변경시키는 국소인자들에 관련된다.

**c.** 혈압의 항상성 조절에 관련되는 baroreceptor(압력수용기)들은 carotid sinuse(목동맥팽대), aortic sinuse(대동맥굴) 및 우심방에서 발견된다. 압력수용기들은 혈압상승에 의해 자극되며, 이들에 의해 cardioinhibitory center (심장억제중추)가 활성화되는 반면, cardioacceleratory center(심장촉진중추)와 vasomotor center (혈관운동중추)는 억제된다. 그 결과로 인한 심박출량의 감소와 혈관이완은 혈압을 낮춘다. 압력수용기는 혈압이 떨어질 때 억제된다. 증가된 심박출량과 혈관수축이 혈압을 높일 때, 압력수용기는 활성화된다.

## 모듈 10.11 복습

**a.** 부신속질에서 분비되는 epinephrine(에피네프린)과 norepinephrine(노르에피네프린)은 혈압 및 혈액량 감소에 대한 short-term regulation(단기조절)을 제공한다.

**b.** Antidiuretic hormone(ADH, 항이뇨호르몬), aldosterone(알도스테론)과 erythropoietin(EPO, 적혈구형성인자)이 혈압 및 혈액량에 대한 long-term regulation(장기조절)에 관여하는 호르몬들이다.

**c.** 신장동맥의 혈관수축은 신장에서 혈류량과 혈압을 모두 감소시킬 것이다. 그에 대한 반응으로, 신장은 renin(레닌) 분비량을 증가시킬 것이다. 레닌은 angiotensin II(앤지오텐신 II)의 양을 증가시킬 것이다. 앤지오텐신 II는 혈압상승을 유발할 것이며, ADH와 알도스테론 분비의 증가를 통해 혈액량을 부분적으로 증가시킬 것이다.

## 모듈 10.12 복습

**a.** Respiratory pump(호흡펌프)란 호흡이 펌프역할을 하는 것을 말하는데, 흡식으로 인한 흉강 압력의 감소가 심장으로 정맥혈이 복귀하는 것을 돕는 기전이다.

**b.** 운동을 하는 동안, 심박출량은 증가한다. 덜 중요한 기관으로의 혈류량이 감소하고, 그로 인해 골격근으로의 혈류량은 증가한다.

**c.** 운동 중엔 심박출량이 증가하기 때문에 혈압도 증가한다. 운동을 하는 동안, 체순환계에서의 갑작스런 혈압 급감을 방지하기 위해내장기관들과 같은 생명에 필수적이지 않는 기관으로의 혈류량은 감소하고, 그 혈액은 골격근으로 보내진다.

## 모듈 10.13 복습

**a.** Cardiac arrhythmia(심장부정맥)란 심장의 비정상적인 전기적 활동 경향을 말한다.

**b.** Cardiac arrest(심장정지)에 해당하는 ventricular fibrillation(심실세동)은 치명적인데, 심장이 단순히 진동할 뿐이지, 체계적으로 혈액을 박출하는 효과적인 심장박동을 할 수 없기 때문이다.

**c.** Paroxysmal atrial tachycardia (PAT, 발작성심방빈맥)는 심방활동의 혼란을 유발하는 premature atrial contraction(심방조기수축)으로 특정지어진다.

## 3절 복습

**1.** Cardiac output(심박출량), blood volume(혈액량)과 peripheral resistance(말초저항)

**2. a.** baroreceptor(압력수용기); **b.** vasodilation(혈관이완); **c.** venous return(복귀정맥혈); **d.** autoregulation(자동조절); **e.** local vasodilator(국소 혈관확장제); **f.**

ACE(앤지오텐신전환효소); **g.** vasoconstriction(혈관수축); **h.** pulse pressure(맥박압); **i.** cardiac arrest(심장정지); **j.** capillary hydrostatic pressure(모세혈관정수압); **k.** atrial natriuretic peptide(심방나트륨이뇨펩티드); **l.** medulla oblongata(연수)

**3.** **a.** arteriole(세동맥); **b.** autonomic nervous system(자율신경계); **c.** 말초혈관수축 증가; **d.** 증가된 혈관이완, 증가된 복귀정맥혈, 증가된 심박출량; **e.** brain(뇌); **f.** 신경계와 내분비계

**4.** 동맥압이 정맥압보다 높다. 동맥압이 높은 이유는 동맥과 모세혈관계의 말초저항을 극복해야만 하기 때문이다. 정맥압이 동맥압보다 낮은 것은 혈액이 심장으로 이동함에 따라 정맥계의 혈관직경이 커져 혈류에 대한 저항이 줄어들기 때문이다.

## 10장 복습

**1.** Right atrium(우심방)은 체순환계로부터 혈액을 받아 right ventricle(우심실)에 전달한다. 우심실은 폐순환계로 혈액을 박출한다. Left atrium(좌심방)은 허파로부터 돌아오는 혈액을 수집하여 left ventricle(좌심실)에 전한다. 좌심실은 혈액을 체순환계로 박출한다.

**2.** Cardiac output(심박출량)은 무한정 증가할 수 없는데, 심박수가 빨라짐에 따라 충만시간이 줄어들기 때문이다.

**3.** 이 환자에서, SA결절에 의해 발생한 매회 2개의 활동전위 중 하나만이 심실에 도달하고 있다. 따라서 P파는 2개이지만, QRS복합파와 T파는 하나뿐이다. 이 상태는 심방의 결절간경로가 손상되었거나 AV결절에 문제가 있을 때 자주 발생한다.

**4.** 심박출량 공식(CO = HR × SV)을 이용하여 계산할 때, A사람의 심박출량은 4500 mL이며, B사람의 심박출량은 8550 mL이다. 정상 심박출량이 복귀정맥혈에 비례하다는 Frank-Starling law(프랭크-스탈링 법칙)에 따르면, B사람의 복귀정맥혈이 더 많다. 심박수가 감소할 때, 심실충만시간은 길어진다. 따라서 A사람의 심실충만시간이 더 길다.

**5.** 일회박출량이 심장수축력에 비례하다는 것을 감안할 때, 이 약물의 투여는 일회박출량을 감소시킬 것으로 예상할 수 있다.

# 11장

## 모듈 11.1 복습

**a.** 림프관의 기능은 말초조직에서 정맥계통으로 림프를 이동시키는 것이다.

**b.** 림프는 림프관을 흐르는 액체이다. 이것이 사이물질로서 모세림프관으로 모여 형성된다.

**c.** 모세림프관의 내피세포가 겹쳐지는 부위는 판막역할을 해 한쪽방향으로 흐르게 한다. 즉, 액체와 용질의 유입은 가능하나 세포사이공간으로 역류할 수는 없다.

## 모듈 11.2 복습

**a.** 림프관줄기는 가슴림프관과 오른림프관으로 흐른다.

**b.** 오른림프관은 가로막 위쪽 중 오른쪽에서 오는 림프를 받는다. 가슴림프관은 나머지부분에서 오는 림프를 받는다.

**c.** 림프종은 팔다리에 사이물질이 축적되는 것으로 림프흐름이 차단되면 발생한다. 만일 차단을 해결하지 못하면 결합조직은 탄성을 잃고 부종이 영구화된다.

## 모듈 11.3 복습

**a.** 림프구의 세 종류로는 T세포, B세포, NK cell(자연살해세포)이다.

**b.** B세포는 항체매개면역을 담당한다.

**c.** 적색골수, 가슴샘, 말초림프조직 모두 림프구 생성에 관여한다.

## 모듈 11.4 복습

**a.** 점막연관림프조직(MALT)이란 소화관, 호흡관, 비뇨생식관의 덮개상피를 보호하는 림프조직 덩어리를 말한다.

**b.** 편도는 큰 림프절로 인두의 벽에 위치하며 좌우 입천장편도, 하나의 인두편도(아데노이드라고도 함), 혀편도로 구성된다.

**c.** (1) 지라(비장)는 비정상적인 적혈구를 혈액 내에서 제거하며(포식작용을 통해), (2) 적혈구에서 재활용된 철을 저장하고, (3) B세포와 T세포에 의한 면역반응을 유도한다.

## 1절 복습

**1.** **a.** 편도; **b.** 목림프절; **c.** 오른림프관; **d.** 가슴샘; **e.** 가슴림프관 팽대; **f.** 막창자꼬리; **g.** 샅림프절; **h.** 겨드랑림프절; **i.** 가슴림프관; **j.** 지라; **k.** MALT(점막결합림프조직)

**2.** **a.** 모세림프관; **b.** 림프부종; **c.** 오른빗장밑정맥; **d.** 가슴림프관; **e.** 림프기관; **f.** 림프절; **g.** 날림프관; **h.** 지라; **i.** 항원; **j.** 림프구생성; **k.** 세포독성T세포; **l.** 편도; **m.** B세포; **n.** 들림프관

## 모듈 11.5 복습

**a.** 피부계통은 물리적 장벽이며 병원균과 독소가 내부조직으로 침투하는 것을 방어하는 첫 번째 장벽이다. 피부분비물은 표면을 덮으며 털은 기계적 마찰을 줄여주고 피부의 중층은 결합장벽을 형성한다.

**b.** 호중백혈구, 호산백혈구, 단핵구, 큰포식세포는 서로 다른 포식세포이다. 단핵구에서는 두 종류의 큰포식세포가 분화한다: 고정큰포식세포와 이동큰포식세포이다. 고정큰포식세포는 이동하지 않고 결합조직 내에 산재되어 발견된다. 이동큰포식세포는 이웃조직을 통하거나 혈액을 통해 상처부위로 이동한다.

**c.** 화학주성은 화학물질에 반응하여 세포가 이동하는 것으로 세포가 화학물질에 의해 유인되거나 반발된다.

## 모듈 11.6 복습

**a.** 비만세포의 활성은 히스타민과 헤파린의 분비를 야기한다. 이 물질은 상처부위에서 염증반응을 자극하며 포식세포를 유인한다.

**b.** 인체의 비특이적 방어에는 물리적 장벽, 포식세포, 면역감시, 인터페론, 보체계통, 염증반응, 발열 등이 있다.

**c.** 인터페론 농도의 증가는 바이러스 감염을 나타낸다.

## 2절 복습

**1.** **a.** 물리적 장벽; **b.** 포식세포; **c.** 면역감시; **d.** 인터페론; **e.** 보체계통; **f.** 염증반응; **g.** 발열

**2.** **a.** 모두 정답; **b.** 면역감시; **c.** 보체계통; **d.** 인터페론; **e.** 발열물질; **f.** 포식세포

**3.** 체온이 증가하면 대사과정이 촉진되어 조직방어를 증강시키며 치유과정을 신속하게 진행시킨다. 그 외, 체온이 증가하면 일부 바이러스와 박테리아의 활동이 억제되거나 증식률을 촉진시켜 질병이 신속하게 진행하게 한다.

## 모듈 11.7 복습

**a.** 항원제시는 항원제시세포(포식세포)의 세포막에 항원이나 항원파쇄물이 출현하면 시작된다. 이 항원에 민감한 T세포가 항원제시세포의 세포막과 접촉하면 활성화된다.

**b.** 세포독성T세포와 자연살해세포는 바이러스에 감염된 세포와 직접 접촉하면 활성화된다.

**c.** 활성화된 B세포를 형질세포라 하며 항체를 형성한다.

## 모듈 11.8 복습

**a.** 항원결정부위는 항체가 결합할 수 있는 항원분자 부분을 말한다.

**b.** 항체분자는 두 쌍의 평행한 폴리펩티드 사슬로 구성된다: 한 쌍의 긴 무거운사슬과 한 쌍의 짧은 가벼운사슬이 있다. 각 사슬은 불변분절과 변동분절을 포함한다.

**c.** 면역글로불린에는 다섯 가지가 있다. (1) IgG, 많은 바이러스, 세균, 세균독소에 대항한다.; (2) IgE, 국소적 염증반응을 촉진하는 화학물질을 분비한다; (3) IgD, B세포의 표면에 위치하며 항원과 결합한다; (4) IgM, 항원이 출현하면 처음으로 분비되는 항체이다; (5) IgA, 샘분비물에서 발견되며 병원체가 조직으로 침투하기 전에 공격한다.

## 모듈 11.9 복습

**a.** 표적항원을 파괴하기 위해 항원-

항체복합체가 사용하는 기전으로는 중화, 침전, 응집, 보체활성화, 포식세포의 유인, 옵소닌작용, 염증반응 자극, 병원균의 유착방지 등이 있다.

b. 옵소닌작용은 항체로 목표물을 코팅하는 효과가 있어 포식세포의 유인을 통해 증가된 포식작용을 유도한다.

c. 호염기세포와 비만세포는 염증반응에 관여한다.

## 모듈 11.10 복습

a. 알러지는 알러지반응을 유발하는 알러지항원에 대해 과도하게 나타나는 면역반응이다.

b. 과민증은 순환하는 알러지항원이 인체 전역에 걸쳐 비만세포가 히스타민을 분비하게 하는 알러지반응이다.

c. 히스타민과 다른 화학물질은 통증과 염증을 유발하며 비만세포와 호염기세포를 자극하면 분비된다.

## 모듈 11.11 복습

a. 자가면역질환은 정상적으로 자신의 몸에 있는 물질(자가항원)에 대해 생성된 자가항체로 인해 발생하는 질병이다.

b. 면역억제는 면역반응의 부분적인 혹은 완전한 억제를 말한다. 면역억제는 기관을 이식 받은 후 생존을 위해 유도하기도 한다.

c. 노인에서 암 발병률이 증가하는 것은 면역감시가 감소하여 암세포를 적절히 제거하지 못하기 때문이다.

## 3절 복습

1. a. 항체; b. 이식거부; c. 후천면역; d. 수동면역; e. 도움T세포; f. 옵소닌작용; g. 응집; h. B세포; i. 완전항체; j. IgM; k. 중화; l. IgG; m. 과민증

2. a. 바이러스; b. 큰포식세포; c. 자연살해세포; d. 도움T세포; e. B세포; f. 항체; g. 세포독성T세포; h. 억제T세포; i. 기억T세포와 B세포

## 12장 복습

1. 특이성: 각 면역반응은 특정항원에 의해 시작되어 그 항원에 대해 방어한다. 다능성: 면역계통은 정상생활에서 접할 수 있는 항원 수천 개 중 수십 개를 구별할 수 있다. 면역기억: 어떤 항원의 2차노출에 다른 면역반응은 일차노출에 비해 보다 강하고 지속적이다. 관용: 자신의 세포와 같은 항원에는 면역반응을 유발하지 않는다.

2. 항원-항체복합체는 중성화; 유착; 침전; 보체활성화; 포식세포의 유인; 염증의 자극; 세균이나 바이러스의 부착방지; 등을 통해 항원을 제거할 수 있다.

3. 국소림프절에 암세포의 존재여부를 검사하는 것이 암세포가 폐에 국한되어 발견되어 비교적 초기 단계인지 아니면 림프계통을 통해 전이되었는지를 의사가 결정할 수 있게 한다. 암의 단계와 발병부위에 관한 자료는 치료를 어떻게 해 야 할지를 결정할 수 있게 한다.

4. IgM 항체의 농도가 증가한 반면 IgG 항체가 아주 낮다는 것은 토니가 홍역바이러스에 대한 초기 반응을 나타내므로 홍역에 걸렸다고 볼 수 있다. 그 다음 IgG 항체의 농도가 그 병을 통제하는데 중요한 역할을 할 것이다.

5. 예, 범죄수사연구소는 그 샘플이 IgM, IgG, IgD, IgE를 함유하는 혈장인지 IgA만 함유하는 정액인지를 확인할 수 있다.

# 12장

## 모듈 12.1 복습

a. 호흡 점막의 cilia(섬모)는 점액에 포착된 입자들을 흡입된 공기로부터 인두로 보내고, 그곳에서 삼켜지며 stomach(위) 속 산이나 효소들의 작용으로 분해된다.

b. Cystic fibrosis(낭포성 섬유증)는 진한 점액이 만들어져 호흡통로를 막거나 폐에 축적되어 나타나는 치명적인 유전질환이다. 폐에 심각한 만성적 세균감염 때문에 호흡이 저해되어 사망에 이르게 된다.

c. 코 안에서의 혈류는 체온을 유지하고 있어서 들어오는 공기가 코를 떠나기 전에 따뜻해지도록 데워준다. 또한 이 열은 상피로부터 나온 수분을 증발시켜서 들어오는 공기에 습기를 제공해준다.

## 모듈 12.2 복습

a. Esophagus(식도)는 trachea(기관) 뒤에 있다. C자형의 기관연골들은 뒤쪽에서 완전한 고리형이 아니기 때문에 식도가 음식물 혹은 액체를 삼키는 동안 팽창하였을 때 여유가 생기도록 한다.

b. 호흡계통으로 들어온 물질들은 오른쪽 1차 기관지로 들어갈 가능성이 높다. 왜냐하면 오른쪽은 왼쪽 기관지에 비해 더 넓고 더 수직으로 분포하기 때문이다.

c. 왼쪽 lung(폐)에는 심장이 차지할 수 있는 여지를 위해 심장틈새가 있다.

## 모듈 12.3 복습

a. Alveolus(허파꽈리, 폐포) 벽의 편평상피세포들은 폐 속에서 기체교환이 일어나는 곳이며, 두 번째 유형의 상피세포들은 표면활성제를 분비하고, 폐포 macrophage (대식세포)들은 폐포상피를 특정한 물질이나 감염으로부터 보호해준다.

b. Respiratory membrane(호흡막)을 가로지르는 거리는 짧아서 산소와 이산화탄소의 확산속도를 증대시킬 수 있게 되어 있다. 호흡막은 폐포상피, 모세혈관 내피 및 융합된 바닥막들로 이루어져 있다.

c. Alveoli(폐포)들은 붕괴되기도 한다.

## 1절 복습

1. a. nasal cavity(코안, 비강); b. hard palate(단단입천장, 경구개); c. pharynx(인두); d. glottis(성대문); e. trachea(기관); f. right lung(오른폐); g. external nares(바깥코구멍); h. larynx(후두); i. primary bronchus(1차 기관지); j. bronchioles(세기관지); k. alveolus(허파꽈리, 폐포)

2. a. surfactant(표면활성제); b. trachea(기관); c. simple squamous epithelial cell(단층편평상피세포); d. bronchodilation(기관지확장); e. left bronchus(왼기관지); f. bronchocon-striction(기관지 수축); g. right bronchus(오른기관지); h. respiratory membrane (호흡막); i. soft palate(물렁입천장, 연구개); j. pharynx(인두); k. larynx(후두); l. cystic fibrosis(낭포성 섬유증); m. respiratory mucosa(호흡 점막); n. internal nares(속코구멍)

## 모듈 12.4 복습

a. 일정 온도에서 기체의 압력은 부피에 반비례한다. 즉 부피가 증가하면 압력은 떨어지고, 부피가 감소하면 압력은 올라간다.

b. Diaphragm(가로막, 횡격막)과 rib(갈비뼈)의 움직임이 폐의 부피에 영향을 미친다.

c. 폐 속 압력과 대기압의 압력이 공기 흐름의 방향을 결정한다. 기압이 높은 곳에서 낮은 곳으로 공기는 이동한다.

## 모듈 12.5 복습

a. 측정 가능한 폐의 부피에 관한 것들을 보면 tidal volume(일회호흡량), expiratory reserve volume(ERV, 호기예비량), residual volume(잔기량) 및 inspiratory reserve volume (IRV, 흡기예비량) 등이 있다.

b. 1차 흡기근육들은 diaphragm(횡격막, 가로막) 및 external intercostal muscle(바깥갈비사이근)이다.

c. 1차 호흡근육이 조직의 산소요구량을 충족시킬 만큼 작동하지 못할 때마다 부속 호흡근육들이 활성을 나타낸다.

## 모듈 12.6 복습

a. 농도경사 차이로 폐에서는 산소가 혈액 속으로 들어가고 말초조직에서는 혈액 밖으로 나간다. 또한 농도경사의 차이 때문에 이산화탄소는 조직에서는 혈액 속으로, 폐에서는 폐포 속으로 확산된다.

b. 산소는 적혈구 안의 헤모글로빈에 결합한다.

c. 이산화탄소는 혈액 속에서 bicarbonate ion(중탄산이온) 형태로, 헤모글로빈에 결합되거나, 혈장에 녹아서 운반된다.

## 모듈 12.7 복습

a. 호흡 속도를 조절하는 respiratory center(호흡중추)는 pons(뇌교, 다리뇌)에 존재하고 있다.

b. 숨뇌(연수)에는 호흡 속도를 맞추는 두 종류의 뉴런들이 있다. Dorsal respiratory group(DRG, 뒤호흡무리)은 편안한 호흡 및 강제 호흡 둘 다 관여한다. Ventral respiratory group(VRG, 앞호흡무리)은 강제 호흡시 활성을 보인다.

c. Hyperventilation(과호흡증)은 hypocapnia(저탄산증), 즉 동맥혈에 이산화탄소의 농도가 낮게 유지되는 원인이 된다. Hypoventilation(저호흡증)은 hypercapnia(고탄산증), 즉 동맥혈에 이산화탄소의 농도가 비정상적으로 높아지는 원인이 된다.

## 모듈 12.8 복습

a. Chronic obstructive pulmonary disease(COPD, 만성 폐쇄성 폐질환)는 3가지 진행성 호흡기 질환—asthma(천식), chronic bronchitis(만성 기관지염) 및 emphysema(폐기종)—에 관한 일반 용어로서 공기 흐름과 기체교환을 저해한다.

b. 흡연과 간접흡연 둘 다 폐암을 유발하는 중요한 위험요소들이다.

c. 나이가 들어감에 따라 탄력조직 퇴화, 폐활량 감소 및 어느 정도의 폐기종이 나타나게 된다.

## 2절 복습

1. **a.** inspiratory reserve volume, (IRV, 흡기잔량): 일회호흡량 이상으로 들이마신 공기의 양; **b.** resting tidal volume(VT, 휴식 일회호흡량): 휴식 상태에서 한 번 마시거나 내보내는 공기 양; **c.** expiratory reserve volume(ERV, 호기잔량): 완전하고 정상적이며 편한 호흡 후 내보낼 수 있는 공기 양; **d.** total lung capacity(총폐용량): 폐의 전 부피; **e.** vital capacity(폐활량): 한 번 호흡으로 폐 속으로 들어오거나 폐에서 나갈 수 있는 최대의 공기; **f.** residual volume(호흡잔량): 최대 호기 후 폐 속에 남은 공기량.

2. **a.** chloride shift(염화 이동); **b.** anoxia(무산소증); **c.** DRG 및 VRG 중추; **d.** internal intercostal muscles(안갈비사이근); **e.** bicarbonate ion(중탄산이온); **f.** emphysema(폐기종); **g.** external intercostal muscles(바깥갈비사이근); **h.** hemoglobin(헤모글로빈); **i.** hypocapnia(저탄산증); **j.** dead space of the lung(폐 속 죽은 공간); **k.** centers in the pons (다리뇌 중추); **l.** hypercapnia(고탄산증); **m.** atelectasis(폐확장부전); **n.** respiratory cycle(호흡주기).

3. External respiration(외호흡)은 몸 조직과 환경 사이에서 산소와 이산화탄소의 교환에 관여하는 모든 과정들을 포함하고 있다. Pulmonary ventilation(폐 환기), gas diffusion(기체확산) 및 gas transport(기체수송) 등이다. 폐호흡, 즉 breathing(숨쉬기)은 폐 안팎으로의 공기의 물리적 이동을 말한다. Internal respiration(내호흡)은 조직세포들이 산소를 흡수하고 이산화탄소를 방출하는 과정이다.

## 12장 복습

1. 취침 시 우리가 호흡하는 공기는 매우 건조하기 때문에 코 안을 통과할 때 필요한 습기가 부족해진다. 코 상피는 계속해서 mucus(점액)를 분비하지만 습기가 부족하여 점액이 무척 끈적거리게 된다. 따라서 cilia(섬모)들이 점액을 운반하기가 어려워지고 nasal congestion(코막힘)을 야기시킨다. 샤워를 한 다음 약간의 주스를 마시면 더 많은 습기가 점액에 전달되어 점액을 운반하는 일이 용이해지고 코막힘도 완화된다.

2. 갈비뼈가 가슴벽(흉벽)을 뚫었기 때문에 안에 있는 parietal pleura(벽흉막)는 물론 흉강이 손상되었다. 대기 중 공기가 pleural cavity(흉막강)로 들어갈 것이다. 이 공기는 visceral pleural membrane(내장흉막)과 벽흉막 사이의 fluid bond(액체 본드)를 깨트리게 된다. 액체 본드의 파괴로 벽의 탄력성 때문에 폐도 붕괴되어 버린다. 이런 결과로 붕괴된 폐는 atelectasis(폐확장부전) 상태가 된다.

3. Emphysema(폐기종)의 결과로서, 공기가 차 있는 공간이 더 커지고 폐의 탄력성이 감소하여 폐포 모세혈관과 폐 환기에서의 기체교환 효율이 감소하게 된다.

# 13장

## 모듈 13.1 복습

a. 소화관의 얕은층에서 깊은층까지의 4층은 점막층(내강에 근접), 점막밑조직, 근육층, 장막층이다.

b. 창자간막-성긴결합조직에 의해 나누어지는 2층의 장막으로 이루어진 얇은 판-은 배안의 장기를 지지하고 안정화시킨다. 관련 혈관, 신경, 림프혈관의 통로를 제공한다.

c. 점막밑신경얼기는 점막층과 점막밑층을 신경지배하는 감각신경, 부교감신경절 신경세포, 그리고 교감신경절이후섬유를 포함하는 신경연결이다. 근육층신경얼기는 돌림근육층과 세로근육층 사이에 존재하는 부교감신경세포, 신경사이세포, 그리고 교감신경 신경절이후섬유의 연결이다.

## 모듈 13.2 복습

a. 근육층의 돌림근육층과 세로근육층의 평활근섬유들은 서로 평행하게 배열되어 있다. 소화관의 세로절단면에서 관찰하면 얕은 돌림층에는 작은 동그란 공처럼 보이지만 깊은 세포층의 평활근섬유는 방추형 모양이다.

b. 음식덩이는 소화관으로 들어가는 축축하고 압축된 음식물의 덩어리이다.

c. 꿈틀운동은 음식덩이가 소화관을 따라 움직이게 하는 근육수축파이다. 분절운동은 소화액과 창자내용물이 혼합되도록 하는 교반작용을 말한다. 꿈틀운동은 창자내용물이 소화관을 따라 앞으로 나아가게 하는데 아주 효과적이다.

## 1절 복습

1. **a.** mesenteric artery and vein(창자간막동맥과 정맥); **b.** mesentery(창자간막); **c.** circular folds(돌림주름); **d.** mucosa(점막); **e.** submucosa(점막밑조직); **f.** muscularis externa(근육층); **g.** serosa(장막)

2. **a.** esophagus(식도); **b.** muscularis mucosae(점막고유판); **c.** lamina propria(고유판); **d.** circular folds(돌림주름); **e.** peristalsis 꿈틀운동); **f.** submucosa(점막밑조직); **g.** myenteric plexus(근육층신경얼기); **h.** muscularis externa(근육층); **i.** liver(간); **j.** segmentation (분절운동); **k.** bolus(음식덩이); **l.** smooth(평활근); **m.** submucosal plexus(점막밑신경얼기); **n.** sphincter(조임근)

3. 소화관의 근육긴장도 감소는 운동성 감소와 꿈틀운동파의 약화를 유발한다. 이러한 결과로 인해 소화되지 못한 내용물은 소화관에 오래 머물게 되어 오랜 시간 동안 수분 재흡수가 일어나 변비가 생긴다.

## 모듈 13.3 복습

a. 단단입천장은 입안의 천장을 형성한다. 단단입천장의 뒤에는 물렁입천장이 있다. 단단입천장은 뼈에 의해 지지를 받고 물렁입천장은 뼈가 없는 근육으로 구성되어 있다.

b. 입안의 내면은 중층편평상피로 둘러싸여 있어 마찰과 마모에 대해 보호를 해준다.

c. 혀지질분해효소는 입안에서 지질을 소화하기 시작한다.

## 모듈 13.4 복습

a. 치아의 4가지 유형은 앞니, 송곳니, 작은어금니, 큰어금니이다. 전형적인 치아는 치아머리, 치아목, 치아뿌리를 가지고 있다.

b. 셋째큰어금니는 사랑니라고 부른다.

c. Primary teeth(1차치열)는 baby teeth(milk teeth, 젖니)로 구성되어 있으며 일시적으로 소아에서 처음으로 이가 나는 것을 말한다. 일반적으로 20개의 젖니로 구성되어 있다. 2차치열은 1차치열 다음에 이가 나는 영구치로 구성되어 있다. 일반적으로 2차치열은 32개로 구성되어 있다.

## 모듈 13.5 복습

a. 인두는 점막으로 둘러싸인 코와 입 뒤 공간으로 음식물과 액체를 받아들여 식도까지 운반하는 삼키기 과정의 한 부분이다.

b. 식도는 인두에서 위를 연결되는 구조이다.

c. 볼기 동안에 음식물이 음식덩이로 만들어진다. 인두기 동안 음식덩이

는 입천장활과 접촉하여 식도로 이동한다. 식도기 동안 인두근육수축에 의해 삼키기가 시작된다. 이후 음식덩이는 꿈틀운동파에 의해 위 방향으로 움직인다.

### 모듈 13.6 복습

**a.** 위의 4부분은 위바닥, 들문, 위몸통, 날문이다.

**b.** 위속면은 위가 비어 있을 때 점막주름인 위주름을 형성하고 위가 확장되면 사라진다.

**c.** 위의 근육층은 3층(세로층, 돌림층, 빗층)으로 서로 다른 방향으로 배열되어 있어 미즙형성을 위해 혼합하고 교반하는데 효과적이다.

### 모듈 13.7 복습

**a.** 벽세포는 내인인자와 염산을 분비한다.

**b.** 알칼리성 점막층은 위내강의 산과 효소에 대하여 상피세포를 보호한다.

**c.** 펩시노겐은 비활성 효소전구체이고, 펩신은 활성 단백질분해효소이다. 위의 염산은 펩시노겐을 펩신으로 전환한다.

### 모듈 13.8 복습

**a.** 작은창자의 얕은층에서 깊은층은 점막, 점막밑층, 근육층, 장막이다.

**b.** 창자점막은 작은 돌기인 창자융모가 돌출된 돌림주름이라 부르는 가로주름을 내재하고 있다. 이러한 주름과 돌출은 흡수면적을 증가시킨다. 각각의 융모는 종말림프모세관인 암죽관을 가지고 있다. 융모의 기저부 사이에는 점막과 줄기세포로 둘러싸인 창자샘이 있다.

**c.** 암죽관은 작은창자의 특별한 림프모세관으로 크기가 너무 커서 모세혈관으로 직접 들어가지 못하는 지방산을 흡수하여 운반한다.

### 모듈 13.9 복습

**a.** 작은창자의 3부분은 샘창자, 빈창자, 그리고 돌창자이다.

**b.** 샘창자의 근위부분은 명치부위에 있다.

**c.** 샘창자의 1차 기능은 위로부터의 미즙과 이자와 간으로부터의 소화분비물을 받는 것이다.

### 모듈 13.10 복습

**a.** 소화에 필요한 5가지 주요 호르몬은 가스트린, 세크레틴, 위억제펩티드, 콜레시스토키닌 및 혈관작용성 장펩티드이다. 가스트린은 위를 자극하여 위산과 효소를 분비하고 위운동을 증가시킨다. 세크레틴은 쓸개즙 분비와 이자에 의한 완충액 분비를 자극한다. GIP는 위활동을 억제하고 샘창자분비물, 지방세포의 지방합성, 그리고 골격근의 포도당 사용을 자극한다. CCK는 모든 소화효소의 생산과 분비를 향상시킨다. VIP는 창자샘의 분비물을 자극하고 모세혈관을 확장시키며, 위산의 생산을 억제한다.

**b.** 고지방음식은 혈액 내의 CCK농도를 증가시킨다.

**c.** 세크레틴 호르몬은 위에서 샘창자로 들어온 미즙 내의 산을 중화시키는 완충액을 많이 분비하도록 이자를 자극한다. 작은창자가 세크레틴을 분비하지 못한다면 창자내용물의 pH는 정상보다 낮을 것이다.

### 모듈 13.11 복습

**a.** 큰창자의 3부분은 막창자, 잘록창자, 곧창자이다. 잘록창자의 4부분은 오름창자, 가로창자, 내림창자, 구불창자이다.

**b.** 큰창자의 주요 기능은 다음과 같다. (1) 수분을 재흡수하고 내용물을 압축하여 대변을 만든다. (2) 세균에 의해 만들어진 비타민을 흡수한다. (3) 배변하기 전에 대변을 저장한다.

**c.** 덩이운동은 큰창자의 원위부를 따라 내용물을 밀어내는 강력한 꿈틀수축운동이다. 덩이운동은 위와 샘창자의 팽창에 반응하여 하루에 수차례 발생한다.

### 모듈 13.12 복습

**a.** 위창자반사와 배변반사는 신장수용체의 의해 반응한다. 위창자반사는 가스트린 생산과 위수축을 억제하여 미즙이 샘창자로 들어가는 속도를 조절한다. 배변반사는 곧창자에서 대변을 배출되도록 시작한다.

**b.** GIP는 이자로부터의 인슐린을 분비 자극한다.

**c.** 대변은 75%의 수분, 5%의 세균, 그리고 20%의 소화되지 못한 내용물, 무기물질, 그리고 상피세포 잔유물로 구성되어 있다.

### 2절 복습

**1. a.** crown(치아머리); **b.** neck(치아목); **c.** root(치아뿌리); **d.** enamel(사기질); **e.** dentin(상아질); **f.** pulp cavity(치아속질공간); **g.** gingival(잇몸); **h.** cementum(시멘트질); **i.** periodontal ligament(치아인대); **j.** root canal(치아뿌리관); **k.** bone of alveolus(이틀뼈)

**2. a.** material in jejunum(빈창자)의 내용물; **b.** gastrin(가스트린); **c.** GIP; **d.** 세크레틴과 CCK; **e.** VIP; **f.** 억제; **g.** 산분비; **h.** insulin (인슐린); **i.** bile(쓸개즙); **j.** intestinal capillaries(창자모세혈관); **k.** gallbladder(쓸개); **l.** 조직에 의한 영양소 사용

**3.** 벽세포와 으뜸세포는 위벽의 위샘에서 관찰되는 분비세포들이다. 벽세포는 내인인자와 염산을 분비한다. 으뜸세포는 비활성의 효소전구체인 펩시노겐을 분비한다.

### 모듈 13.13 복습

**a.** 3쌍의 침샘은 혀밑샘, 턱밑샘, 귀밑샘이다. 혀밑샘은 주로 점액을 분비하고 턱밑샘은 완충액, 점액, 침아밀라제와 항체의 혼합물을 분비한다. 귀밑샘은 주로 침아밀라제를 분비한다.

**b.** 침은 입안 표면을 씻어 내어 청결하게 유지한다; 침의 완충액은 pH 7.0을 유지시켜 세균에 의한 산의 축적을 막는다. 침은 윤활제 역할을 한다. 침속의 항체는 병원균을 막는다. 침속의 효소는 복합 탄수화물 소화를 시작한다.

**c.** 탄수화물를 분해하는 효소인 침아밀라제를 분비하는 귀밑샘이 손상을 받으면 다당류(복합 탄수화물)를 분해하지 못하게 된다.

### 모듈 13.14 복습

**a.** 간은 왼엽, 오른엽, 꼬리엽, 네모엽으로 구분된다.

**b.** 낫인대는 간의 왼엽과 오른엽을 나누는 기준이 된다.

**c.** 간의 퇴행성 변화는 간문맥계의 작은 정맥과 모세혈관으로의 정상적인 혈류를 제한한다. 정상적인 낮은 혈압이 상승하면 혈관들은 확장된다. 만약 파열된다면 심한 출혈이 발생된다.

### 모듈 13.15 복습

**a.** 쓸개즙의 경로: hepatic ducts(간관) → common hepatic duct(온간관) → common bile duct(온쓸개관) → duodenal ampulla and papilla(샘창자팽대와 유두) → duodenal lumen(샘창자내강)

**b.** 이자액은 소화효소, 수분, 외분비 이자샘에서 분비되는 이온의 알칼리성 혼합물이다.

**c.** 주요 이자효소는 이자 알파아밀라제(다당을 분해), 이자지질분해효소(지질을 분해), 핵가수분해(DNA와 RNA을 분해), 그리고 단백질분해효소(단백질을 분해)이다.

### 모듈 13.16 복습

**a.** 치주질환은 잇몸과 치아 사이의 치태형성이 특징적인 질환이다. 이것은 치아손실을 유발한다. 잇몸의 염증인 잇몸염은 세균활동으로 인해 발생되며 충치와 치주인대와 주위 뼈의 손상을 유발한다.

**b.** 쓸개염은 쓸개돌에 의해 쓸개주머니관이나 온쓸개관이 막혀서 생기는 쓸개의 염증이다.

**c.** 대부분의 소화성궤양을 유발하는 세균은 Helicobacter pylori이다.

### 3절 복습

**1. a.** liver(간); **b.** gallbladder(쓸개); **c.** cystic duct(쓸개주머니관); **d.** duodenum(샘창자); **e.** duodenal papilla(샘창자유두); **f.** hepatic ducts(간관); **g.** common hepatic duct(온간관); **h.** common bile duct(온쓸개관); **i.** hepatic portal vein(간문맥); **j.** stomach(위); **k.** pancreas(이자)

**2. a.** starch(녹말, 탄수화물); **b.** hepatopancreatic sphincter(간이자조임근); **c.** common bile duct(온쓸개관); **d.** saliva(침); **e.** mumps(볼거리); **f.** peptic ulcer(소화성궤양); **g.** portal hypertension(문맥고혈압); **h.**

pancreatic lipase(이자리파아제; **i.** liver(간); **j.** insulin(인슐린); **k.** pancreatic juice(이자액); **l.** salivary reflex(침반사); **m.** gallbladder(쓸개); **n.** gallstone (쓸개돌)

**3.** 침분비는 계속해서 입안을 씻어 청결하게 한다. 침속의 완충액은 세균활동에 의한 산의 축적을 예방한다; 침은 입안 세균증식을 조절하는 항체를 함유한다.

**4.** 이자, 쓸개, 그리고 간에서 샘창자로 분비되는 분비물이 막히기도 한다. 일반적으로 이자는 하루에 약 1 L의 다양한 소화효소와 완충액의 혼합물인 이자액을 분비한다. 이자액이 막히면 이자의 염증인 이자염을 유발한다. 막힌 소화효소에 의해 외분비세포들이 심한 손상을 받으면 이자를 파괴하는 세포들의 분해로 인해 사망에 이르게 된다. 온쓸개관의 쓸개즙이 막히면 쓸개돌이 형성되어 쓸개벽의 손상과 황달(피부와 눈이 노란색으로 변함)을 유발한다. 이것은 간에서의 빌리루빈이 쓸개즙으로 배출되지 못하는 대신에 체액에 축적되기 때문이다.

### 13장 복습

**1.** 위는 주요 소화기능을 담당한다: 섭취한 음식물을 대량으로 저장, 섭취한 음식물의 기계적 분해, 산과 효소작용을 통한 음식물 속의 화학적 결합 파괴, 그리고 비타민 $B_{12}$ 흡수를 위한 내인인자의 생산.

**2.** 쓸개돌이 작다 하더라도 온쓸개관을 통과한 돌은 이자관을 막을 수 있다. 이자로부터의 효소가 작은창자에 도달하지 못하면 축적된 효소로 인해 이자관이 손상을 받고 결국에는 외분비이자는 이자염이 유발된다.

**3.** 특히 작은창자의 빈창자와 돌창자에서 국소적인 염증에 의해 Barb의 복통이 호발된다. 염증이 있는 창자는 영양분을 흡수하지 못해 헤모글로빈과 적혈구 형성에 필요한 철과 비타민 $B_{12}$ 결핍을 유발하여 빈혈이 발생한다. Barb의 체중감소는 다른 영양소가 제대로 흡수되지 못한 상태를 말한다.

**4.** 사기질과 상아질을 관통하여 구멍을 뚫어 치아뿌리관의 감염된 치아속질, 신경과 혈관을 제거한다.

**5.** 수술의 1차적인 효과는 적은 양을 먹어도 포만감을 느끼기 때문에 먹는 음식의 양(칼로리양)을 감소시킨다. 이로 인해 체중감소가 뚜렷해진다.

## 14장

### 모듈 14.1 복습

**a.** 시트르산(구연산) 회로는 미토콘드리아에서 일어나는 순차적 반응 중 하나이다. 이 과정에서 유기분자는 분해되고 이산화탄소와 수소원자가 발생하며, 수소원자는 조효소가 받아 전자전달계로 전달한다.

**b.** 전자전달계는 세포가 사용하는 대부분의 ATP를 만들고, 산소를 소비하며, 그 부산물로서 물을 생산한다.

**c.** 전자전달계는 시트르산 회로로부터 수소원자를 얻는다. 전자가 전달되는 각 단계마다 적은 양의 에너지가 유리된다. 그 에너지가 ATP를 만드는데 사용된다. 산소는 전자전달의 마지막 수용체이다. 산소를 이용할 수 있는 동안에는 전자가 흘러 ATP가 발생한다. 산소가 없으면 전자전달계를 통한 전자의 흐름과 시트르산 회로 그리고 미토콘드리아의 ATP 생산이 멈추게 된다.

### 모듈 14.2 복습

**a.** 세포 내 영양소 저장고에는 합성대사 또는 분해대사에 이용될 수 있는 세포액 내 모든 물질들이 포함된다.

**b.** 세포는 분해대사를 통해 세포성장, 세포분열 및 조직특이활동에 소요되는 에너지를 생산한다.

**c.** 당원합성은 포도당으로부터 당원을 만드는 것이다. 당원분해는 당원을 분해하여 포도당을 방출하는 것이다. 포도당신합성은 작은 탄소사슬로부터 포도당을 만드는 것이다. 해당작용은 포도당을 두 개의 3탄소사슬로 쪼개는 것이다.

### 1절 복습

**1. a.** 지방산; **b.** 포도당; **c.** 단백질; **d.** 2탄소사슬; **e.** 시트르산 회로; **f.** 조효소; **g.** ATP; **h.** 전자전달계; **i.** $O_2$; **j.** $CO_2$; **k.** H2O

**2.** 금식이나 기아가 지속되는 동안, 다른 조직들은 분해대사의 대상을 지방산이나 아미노산으로 전환하여, 포도당을 보존하여 신경조직이 사용하도록 한다.

**3. a.** 물; **b.** 영양소 저장고; **c.** 합성대사; **d.** 산화인산화; **e.** 당원분해; **f.** 조효소; **g.** 산소; **h.** 분해대사; **i.** 영양소 과다; **j.** 중성지방; **k.** 시트르산 회로; **l.** 당원합성; **m.** 영양소 부족; **n.** 아세틸 CoA

### 모듈 14.3 복습

**a.** 창자공기 또는 방귀는 잘록창자에서 소화되지 않는 탄수화물이 세균에 의해 분해되면서 발생하는 부산물이다.

**b.** 당원은 과량의 포도당이 있을 때 간과 근육세포에서 만들어지며, 포도당이 부족할 때는 분해되어 포도당으로 유리된다.

**c.** 탄수화물은 우선적인 에너지원이며, 단백질과 지방은 세포나 조직의 구성성분들을 구축하는데 필요한 성분이다.

### 모듈 14.4 복습

**a.** 미셀은 지질-쓸개즙산염 복합체(지방산, 글리세롤 및 모노글리세리드를 포함한다)로 창자 내강에서 만들어진다. 기름죽입자(킬로미크론)는 창자상피세포에서 만들어지는 지질단백질로 새로 합성된 중성지방, 콜레스테롤 및 다른 지질들이 인지질과 단백질에 둘러싸여 있다.

**b.** 간은 킬로미크론을 흡수하여 중성지방을 제거하고, 킬로미크론의 콜레스테롤과 재활용 콜레스테롤을 한데 모으고, 또 그 표면 단백질을 변화시킨다. 새로운 복합체는 혈액으로 방출되는데 이를 LDL(저밀도지질단백질)이라 한다.

**c.** LDL은 콜레스테롤을 신체조직에 전달하며 HDL(고밀도지질단백질)은 신체조직에서 사용되지 않은 콜레스테롤을 흡수하여 간으로 돌려보낸다. 간에서, 콜레스테롤은 새로운 LDL에 병합되거나 쓸개즙의 쓸개즙산염으로 변형되어 배설된다.

### 모듈 14.5 복습

**a.** 창자펩티드분해효소는 샘창자에서 분비되는 효소로, 트립시노겐을 트립신으로 전환시킨다.

**b.** 필수아미노산은 우리 몸에서 만들지 못하거나 충분한 양을 만들 수 없다; 따라서 필수아미노산은 음식을 통해 공급하여야 한다. 비필수아미노산은 우리 몸에서 만들 수 있으며, 따라서 반드시 음식을 통해 공급할 필요는 없다.

**c.** 영양소 저장고에 있는 영양소에는 포도당, 지방산 및 아미노산이 들어 있다. 포도당은 우선적으로 짧은 시간 동안 에너지 소비에 사용되고, 과도한 양은 당원으로 저장된다. 지방산은 저장되는 에너지 형태로서 장기적인 에너지원으로 사용된다. 지방산은 중성지방을 만드는데 사용되기도 한다. 아미노산은 구조를 만들거나 기능을 하는 단백질을 만드는데 사용된다.

### 모듈 14.6 복습

**a.** 영양은 음식의 영양소를 섭취하고 대사하는 것이다

**b.** 비타민은 조효소로서 많은 대사경로에서 중요한 역할을 한다.

**c.** 나트륨과 염소와 같은 미네랄은 체액의 삼투농도를 결정하고, 많은 효소반응에도 꼭 필요하다.

### 모듈 14.7 복습

**a.** 균형잡힌 식품은 항상성을 유지하는데 그리고 영양실조에 빠지지 않게 하는데 필요한 모든 성분들을 함유하고 있는 식품을 일컫는다.

**b.** 완전단백질이란 우리 몸의 필수아미노산을 다 가지고 있는 단백질을 말한다. 불완전단백질이란 필수아미노산이 하나 또는 그 이상이 부족한 단백질이다.

**c.** 지질의 분해대사는 그램당 가장 많은 칼로리를 방출한다. 그 값은 대략 같은 무게의 탄수화물이나 단백질의 두 배이다.

### 모듈 14.8 복습

**a.** 그렐린은, 위가 차지 않았을 때 위점막에서 분비되는 호르몬으로, 포만중추를 억제하고 식욕을 자극한다.

**b.** 렙틴은 중성지방을 합성하는 동안 지방조직에서 만들어지는 호르몬이다. 이것은 포만중추를 자극하고 식욕을 억제한다.

**c.** 섭식장애는 심리적인 질환으로, 음식을 제대로 먹지 못하는 신경성 식욕부진이나 엄청난 양의 음식섭취 후에 인위적으로 구토나 설사를 하곤 하는 폭식증이 초래될 수 있다.

## 모듈 14.9 복습

**a.** PKU(페닐케톤뇨증)는 페닐알라닌을 티로신으로 전환할 수 없어서 일어나는 유전질환이다. 이 병은 몇몇 필수적인 신경전달물질의 부족을 초래하여, 종종 뇌손상으로 이어지기도 한다.

**b.** 단백질부족은 하나 또는 그 이상의 필수아미노산이 부족하여 발생하는 영양질환이다. 크와시오코르는 단백질결핍질환의 한 예이다.

**c.** 대사예비량은 우리 몸에 있는 유기물질 중 분해되어 생명유지에 필요한 ATP를 얻을 수 있는 물질들을 합한 것을 말한다.

## 2절 복습

**1.** **a.** 렙틴; **b.** 골격근; **c.** B 복합군 및 C; **d.** 케톤체; **e.** 지방형성; **f.** 비타민결핍증; **g.** A, D, E, K; **h.** 지질단백질; **i.** 피루브산; **j.** 지방분해; **k.** 요산; **l.** 칼로리; **m.** 영양실조; **n.** 섭식중추 억제

**2.** **a.** 빈창자; **b.** 에너지 생산을 위해 분해되거나 당원으로 변환되어 저장된다; **c.** 가슴관에 의한 정맥순환; **d.** 과도한 양은 쉽게 소변으로 배설된다

**3.** **a.** 필수아미노산은 우리 몸이 전혀 또는 충분한 양을 합성하지 못하므로 음식을 통하여 보충하여야 한다. 비필수아미노산의 경우는 우리 몸이 필요한 만큼 합성할 수 있다. **b.** (1) 단백질을 복잡한 3차구조를 가지고 있어 분해하기가 어렵다. (2) 단백질의 에너지 생산량(4.32 Cal/g)은 지방의 그것(9.46 Cal/g)보다 작다. (3) 단백질은 세포의 구조를 이루고 기능을 담당하는 가장 중요한 구성성분이다. 과도한 단백질분해대사는 세포에서 계통에 이르는 항상성을 위협할 수 있다. **c.** 비타민과 무기질은 보조인자로서 작용한다. 나트륨, 칼륨, 칼슘 및 마그네슘 이온은 중요한 무기질 보조인자이다. 여러 비타민(B복합군과 C)은 대사경로에서 조효소로서 기능한다. **d.** 간세포는 대부분의 탄수화물, 지질 및 아미노산을 분해하고 합성할 수 있다. 간은 막대한 혈류공급을 받으며, 그럼으로써 혈액의 이 영양소들의 조성을 측정하고 조정한다. 간은 당원의 형태로 에너지를 저장하기도 한다.

**4.** Darla는 식욕부진의 결과 케톤산증에 빠진 것으로 보인다. 그녀는 글자 그대로 그 자신을 굶기고 있기 때문에, 그녀의 몸은 에너지를 공급하기 위해 많은 양의 지방산과 아미노산을 대사하고 그 과정에서 많은 양의 케톤체(지방산 분해대사의 정상적 대사물질)가 생산되고 있다. 만들어지는 케톤 중의 하나인 아세톤은 휘발성으로 폐를 통해 몸 밖으로 나간다. 달라의 숨에서 방향족 탄화수소의 냄새가 나는 것은 그 때문이다. 케톤은 케톤산으로 전환될 수 있다. 케톤산이 많아지면 우리 몸의 pH가 떨어져 완충계의 염기예비량이 고갈되기 시작한다. 그러면 부정맥이 발생할 수 있다.

## 모듈 14.10 복습

**a.** 기초대사율은 사람이 깨어있고 휴식을 취하고 있을 때의 에너지 소비율이다.

**b.** 복사를 통한 열손실은 사람이 실내에서 잃어버리는 열의 약 반에 해당한다.

**c.** 전도란 물리적 접촉을 통해 직접 열이 전달되는 것이다. 대류란 열이 피부와 닿아 있는 공기에 전달되는 것이다. 피부에 의해 데워진 공기는 위로 올라가고 그 자리에 더 차가운 공기가 들어가는데, 이것은 온도의 차이가 없을 때까지 계속된다.

## 모듈 14.11 복습

**a.** 몸속 깊숙한 동맥에서 인접한 정맥으로 열이 전도되어 결과적으로 열을 보존하는 기전을 역류교환이라 한다.

**b.** 비오한열생산은 모든 조직의 대사활동을 증가시키는 호르몬 분비를 증가시켜, 결과적으로 체온을 올린다.

**c.** 말초혈관이완은 피부로 흐르는 혈액량을 증가시키고, 따라서 신체의 열손실량이 증가한다. 결과적으로, 체온은 떨어진다.

## 3절 복습

**1.** **a.** 에너지학; **b.** 복사; **c.** 체온조절; **d.** 증발; **e.** 비오한열생산; **f.** 60%; **g.** 말초혈관수축; **h.** 역류교환; **i.** 기초대사율; **j.** 전도; **k.** 40%; **l.** 말초혈관이완; **m.** 시상하부; **n.** 오한열생산

**2.** **a.** 모두 다; **b.** 복사, 전도, 대류, 증발; **c.** 생리적 반응과 행동 변화; **d.** 말초혈관수축; **e.** 지방조직에서 중성지방; **f.** 끊임없이

**3.** **a.** 휴식상태에서는 사용되는 에너지가 미토콘드리아의 에너지 생산으로부터 공급된다. 미토콘드리아의 에너지 생산은 산소를 필요로 하므로, 발생되는 에너지는 산소소비량에 비례한다. **b.** 열생산중추는 체열을 보존하고 우리 몸의 열생산 속도를 증가시킴으로써 체온저하를 방지하는 작용을 한다. **c.** 비오한열생산은 에피네프린과 TSH(갑상샘자극호르몬)이라는 두 호르몬의 작용을 통해서 대부분 조직의 대사율이 증가하는 것을 말한다. 단기적으로는, 열생산중추가 자율신경계의 교감신경을 통하여 부신속질을 자극하여 에피네프린을 분비하도록 한다. 에피네프린은 간과 골격근에서 당원의 분해를 빠르게 증가시키고, 대부분의 조직의 대사율을 증가시킨다. 대사율의 장기적 증가는 주로 어린이의 경우만 해당되는데, 열생산중추가 시상하부의 TRH(갑상샘자극호르몬분비호르몬) 분비 속도를 조정한다. 체온이 떨어지면 TRH가 더 많이 분비되어 뇌하수체전엽의 TSH 분비를 자극한다. 결국, 갑상샘에서 갑상샘호르몬의 분비가 증가하고, 이 호르몬은 신체 전반의 분해대사 속도를 증가시킨다.

## 14장 복습

**1.** 우리 몸은 필요한 대부분의 비타민과 무기질을 만들 수 없으므로, 비타민과 무기질은 식품의 필수 성분이다.

**2.** 주어진 정보에 따르면, 찰리의 건강상태는 양호한 것으로 보인다. 그것은 아마도 그의 음식섭취와 운동의 결과일 것이다. 말초조직으로 콜레스테롤을 보내는 LDL 농도가 높으면 혈관에 동맥경화판이 형성될 수 있다. HDL 농도가 높다는 것은 상당량의 콜레스테롤이 말초조직에서 간으로 운반되어 제거된다는 것을 나타낸다. 따라서 여러분은 그에게 생활습관을 바꾸지 말고 계속 유지하라고 해야 할 것이다.

**3.** 혈관수축은 체온을 올리고, 혈관이완은 체온을 떨어뜨린다.

**4.** 시상하부라고 불리는 뇌 부위가 우리 몸의 온도조절계로서 작용한다. 체온의 변화에 따라 음성되먹임 작용을 통하여 자율신경계를 조절하여 땀을 분비하거나 떨림을 유도하여 열발생을 조절하여 체온을 일정하게 유지시킨다.

**5.** 기아상태가 되면, 우리 몸은 지방과 단백질 비축량을 사용하여 생명을 유지하는데 필요한 에너지를 조달한다. 에너지 조달을 위해 소비되는 단백질 중에는 혈액 내 항체도 있다. 항체의 소실은 아미노산의 부족으로 인해 새로운 항체나 인터페론과 보체단백질과 같은 보호물질을 잘 만들지 못하는 결과와 더불어, 우리 몸이 병에 더 잘 걸리게 하고 회복도 잘 안되게 만든다.

# 15장

## 모듈 15.1 복습

**a.** 콩팥은 복강의 뒤쪽 복막 뒤에 있다.

**b.** 그 구조적 특징을 다음과 같다. 섬유피막–콩팥의 바깥 표면을 덮고 있다. 콩팥동굴–콩팥 안의 빈 공간. 콩팥겉질–콩팥의 표면의 바로 아래 부위. 콩팥속질–콩팥겉질과 콩팥동굴 사이에 있는 부분. 콩팥피라미드–원뿔모양의 구조. 콩팥유두–콩팥피라미드의 끝. 콩팥기둥–인접한 콩팥피라미드 사이에 있는 과립조직. 콩팥엽–콩팥피라미드와 그 위에 있는 콩팥겉질, 그리고 콩팥기둥으로 이루어진 부위. 작은콩팥잔–소변이 모이는 곳. 큰

콩팥잔-네다섯 개의 작은콩팥잔이 합쳐져 형성되는 구조. 콩팥깔대기-큰콩팥잔으로부터 소변을 모으는 깔대기 모양의 구조.

**c.** 콩팥피라미드는 콩팥속질 안에 있는 콩팥유두에서 끝나는 원뿔모양 덩어리이다.

### 모듈 15.2 복습

**a.** 콩팥단위의 주요 구조에는 콩팥소체, 토리쪽곱슬세관, 콩팥단위고리 및 먼쪽곱슬세관 등이 있다. 집합관계의 주요 구조로는 집합관과 유두관이 있다.

**b.** 콩팥소체는 토리주머니와 토리로 구성된다.

**c.** 토리액(여과액)에는 본질적으로 단백질이 없지만, 혈장에는 여러 가지 큰 단백질들이 많이 있다.

### 모듈 15.3 복습

**a.** 콩팥동맥에서 콩팥정맥으로 흐르는 혈액의 경로는 다음과 같다. 콩팥동맥 → 구역동맥 → 엽사이동맥 → 활꼴동맥 → 겉질부채꼴동맥 → 들세동맥 → 토리 → 날세동맥 → 요세관주위 모세혈관 → 겉질부채꼴정맥 → 활꼴정맥 → 엽사이정맥 → 콩팥정맥

**b.** 혈액은 들세동맥을 지나 토리로 들어가서, 날세동맥으로 나온다.

**c.** 곧은혈관은 속질곁콩팥단위의 콩팥단위고리와 평행하게 분포하는 곧은 요세관주위모세혈관이다.

### 1절 복습

**1. a.** 콩팥동굴: 콩팥 안에 있는 빈 공간으로 이 안에는 콩팥잔들, 요관으로 이어지는 콩팥깔대기 및 혈관들이 있다; **b.** 콩팥깔대기: 요관이 깔대기 모양으로 확대되어 있는 부분으로 큰콩팥잔으로부터 소변을 모은다; **c.** 콩팥문: 콩팥의 가운데 오목한 부분으로 콩팥동맥과 콩팥신경이 들어가고 콩팥정맥과 요관이 나오는 부위이다; **d.** 요관: 콩팥깔대기에서 방관으로 소변을 실어 나르는 관; **e.** 섬유피막: 콩팥의 바깥을 덮고 있으며, 콩팥동굴을 싸고 있다; **f.** 작은콩팥잔: 콩팥유두에서 소변을 모으는 부위로 큰콩팥잔으로 연결된다; **g.** 큰콩팥잔: 네다섯 개의 작은콩팥잔이 모여 만드는 구조로 콩팥깔대기로 이어진다; **h.** 콩팥겉질: 콩팥의 바깥쪽 부분으로 콩팥기둥과 콩팥단위의 일부분이 포함된다; **i.** 콩팥속질: 콩팥피라미드를 포함하는 콩팥의 안 부분; **j.** 콩팥유두: 콩팥피라미드의 뾰쪽한 끝으로 작은콩팥잔으로 돌출되어 있다; **k.** 콩팥피라미드: 콩팥의 속질 부위로 원뿔모양으로 나온 구조로 콩팥요세관과 집합관계가 분포하고 있다; **l.** 콩팥기둥: 콩팥피라미드를 분리하는 속질에 있는 조직; **m.** 콩팥엽: 하나의 콩팥피라미드와 그에 연관된 겉질로 이루어지는 콩팥의 부분

**2. a.** 방광; **b.** 콩팥단위; **c.** 콩팥요세관; **d.** 토리; **e.** 토리쪽곱슬세관; **f.** 유두관; **g.** 콩팥속질; **h.** 콩팥동굴; **i.** 큰콩팥잔; **j.** 요관

### 모듈 15.4 복습

**a.** 콩팥에서 소변을 형성하는데 있어 세 가지 과정은 여과, 재흡수, 분비이다.

**b.** 여과는 콩팥소체의 여과막에서만 일어난다.

**c.** 알도스테론은 DCT와 집합관계에서 나트륨이온의 재흡수를 조절하는 호르몬이다.

### 모듈 15.5 복습

**a.** 아니다. PCT의 물에 대한 투과도는 변하지 않는다. 그 이유는 물의 재흡수는 세관주위액의 삼투농도가 세관액보다 높으면 항상 일어나기 때문이다.

**b.** ADH 농도가 증가하면 더욱 많은 물통로(아쿠아포린)가 DCT의 내강 쪽 세포막에 나타난다. 그 결과 더 많은 물이 세관주위액으로 재흡수되어 소변의 양은 줄고 농도는 올라간다.

**c.** DCT에서 ADH 농도가 감소하면 소변에 더 많은 물이 남게 되어 소변의 삼투농도가 감소한다. 그 결과 많은 양의 더욱 희석된 소변이 생성된다.

### 모듈 15.6 복습

**a.** 콩팥소체에서 생성되는 여과액은 혈장과 동일한 삼투압을 가진다.

**b.** 이온 및 유기물질의 능동 재흡수는 삼투현상을 초래한다.

**c.** 콩팥수질의 농도경사는 요세뇨관액의 흐름과 반대방향으로 느리게 흐르는 곧은혈관에 의한 용질과 물의 제거에 의해 유지된다.

### 모듈 15.7 복습

**a.** 혈액투석은 인공반투과막을 사용하여 콩팥이 제 기능을 하지 못하는 사람의 노폐물을 혈액으로부터 제거하는 과정이다.

**b.** 만성콩팥기능상실은 콩팥기능을 서서히 잃어버리는 반면, 급성콩팥기능상실은 갑자기 콩팥기능을 상실한다.

**c.** 투석환자에게 빈혈을 치료하기 위해 종종 EPO(적혈구생성인자)의 합성제제인 에포겐 또는 프로크릿을 처방하는데, 그것은 제 기능을 하지 못하는 콩팥이 EPO를 충분히 만들어내지 못하기 때문이다. EPO는 적골수에서 적혈구 생산을 자극하는 호르몬이다.

### 2절 복습

**1. a.** 토리쪽곱슬세관: 여과액으로부터 물, 이온 및 유기물질(영양소)을 재흡수한다; **b.** 콩팥소체: 토리와 그를 둘러싸고 있는 주머니로 여과액이 만들어진다; **c.** 콩팥단위고리: 토리쪽세관과 먼쪽세관의 사이에 수질로 굽어 있는 콩팥단위의 한 부분. 물, 나트륨 및 염소이온을 재흡수하며 콩팥속질의 농도경사를 형성한다; **d.** 먼쪽곱슬세관: 알도스테론에 의해 조절되는 나트륨 재흡수가 일어나는 부위. ADH가 있을 때 물이 흡수한다. **e.** 집합관계: ADH의 농도에 따라 물 재흡수가 조절된다. 나트륨 흡수도 일어나며 알도스테론의 영향을 받는다.

**2. a.** 콩팥소체; **b.** 발세포; **c.** 여과액; **d.** 요소; **e.** 토리곁복합체; **f.** 아쿠아포린; **g.** 다뇨증; **h.** 알도스테론; **i.** PCT; **j.** ADH

**3. a.** 혈액에서 확산되어 나가는 여섯 가지 물질은 칼륨이온, 인산염이온, 황산염이온, 요소, 크레아티닌 및 요산이고, 혈액으로 확산되어 들어가는 두 가지 물질은 중탄산염이온과 포도당이다. **b.** 투석기는 정상 토리여과를 대체한다.

### 모듈 15.8 복습

**a.** 소변은 요관에 의해 운반되고, 방광 안에 저장되며, 요도를 통해 몸 밖으로 배출된다.

**b.** 바깥요도조임근이 이완되어야 소변이 배출된다.

**c.** 요의는 보통 방광에 소변이 200 mL 정도 차 있을 때 느끼게 된다. 배뇨반사는 신전수용기의 신호가 척수에 있는 부교감운동신경을 자극하면서 작동하기 시작한다. 운동신경의 활동전위가 골반신경을 통하여 방광벽에 도달하여 신경절이후신경세포를 자극하면, 이 신경세포가 방광 평활근을 자극하며 이 배뇨근이 수축하여 방광내압이 증가하여 방광목을 자극하면서 요의를 느끼게 된다. 이때 방광의 조임근을 열면(수의근이 이완) 소변이 요도로 배출된다.

### 모듈 15.9 복습

**a.** 배뇨장애는 소변을 볼 때 아프거나 소변보기가 힘든 증상을 나타내는 말이다.

**b.** 콩팥돌에 의해 요관이 막히면, 콩팥과 방광 사이 소변의 흐름도 막힌다.

**c.** 적혈구나 백혈구의 주형이나 과립주형 및 유리질 주형 등을 볼 수 있다.

### 3절 복습

**1. a.** 안요도조임근; **b.** 방광삼각; **c.** 바깥요도조임근; **d.** 콩팥돌; **e.** 주름; **f.** 전립샘; **g.** 배뇨근; **h.** 콩팥깔대기 조영사진; **i.** 요도; **j.** 배뇨; **k.** 부교감신경절후섬유

**2. a.** 신전수용기가 자극된다; **b.** 들섬유가 천수로 정보를 전달한다; **c.** 부교감절전섬유가 운동명령을 전달한다; **d.** 배뇨근이 자극되어 수축한다; **e.** 의도적으로 바깥요도조임근을 이완시키면, 안요도조임근의 이완이 야기된다.

**3.** 소변장애의 네 가지 기본 징후와 증상은 (1) 소변량의 변화, (2) 소변 기색의 변화, (3) 소변보기 빈도의 변화, (4) 통증 등이다.

**4.** 방광염/깔대기콩팥염: 둘 다 비뇨계통의 염증과 감염을 일컫는 말이다. 방광염은 방광에 염증이 있

는 것을, 반면 깔대기콩팥염은 콩팥에 염증이 있는 것을 의미한다; 복압요실금/범람요실금: 둘 다 배뇨를 조절하지 못하는 현상을 일컫는다. 복압요실금은 주기적으로 소변이 새는 것을, 반면 범람요실금은 항상 차 있는 방광에서 계속 조금씩 소변이 새어 나오는 것을 의미한다.

### 모듈 15.10 복습

**a.** 체액손실의 주요 경로에는 소변, 피부를 통한 증발, 폐를 통한 증발 그리고 대변을 통한 손실 등이 있다.

**b.** 체액이동은 삼투농도 차이에 반응하여 ECF와 ICF 사이에 물이 빠르게 이동하는 것이다.

**c.** 체액 평형은 매일 획득하는 물의 양이 손실되는 물의 양과 같을 때를 일컫는다. 무기질 평형은 이온의 획득과 손실이 같은 상태를 일컫는다.

### 모듈 15.11 복습

**a.** 삼투수용체가 억제되면, ADH 분비가 줄고, 따라서 갈증도 억제된다.

**b.** 알도스테론은 콩팥의 나트륨 재흡수를 증가시켜, ECF의 나트륨이온 농도를 증가시킨다.

**c.** 나트륨평형의 이동은 ECF의 증가나 감소를 야기한다. ECF 용적의 큰 변화는 혈액량의 변화에 의해 촉발되는 항상성기전에 의하여 교정된다. 혈액량이 너무 적으면, ADH와 알도스테론이 분비되어 ECF의 나트륨이온의 농도가 증가한다. 혈액량이 너무 많으면 나트륨이뇨펩티드가 분비된다.

### 4절 복습

**1.** **a.** 삼투수용기; **b.** 체액평형; **c.** 혈장, 간질액; **d.** 나트륨; **e.** ADH; **f.** 무기질; **g.** 칼륨; **h.** 체액구획; **i.** 콩팥; **j.** 체액이동; **k.** 고장성 혈장; **l.** 단백질; **m.** 탈수; **n.** 알도스테론

**2.** **a.** 세포내액; **b.** 콩팥과 땀샘; **c.** 세포로부터 세포외액으로 삼투평형이 복구될 때까지; **d.** 세포내액에 대해 저장성이 된다; **e.** 위의 것 모두; **f.** 세포내액으로부터 세포외액으로

**3.** 나트륨이온농도의 조절에는 (1) 혈액 내 ADH 농도의 변화와 (2) ICF와 ECF 사이의 체액 이동이라는 두 중요한 과정이 있다.

### 모듈 15.12 복습

**a.** 산혈증은 혈장 pH가 7.35 아래로 떨어진 상태를 말한다. 알칼리혈증은 혈장 pH가 7.45 위로 올라간 상태를 일컫는다.

**b.** 탄산의 해리는 ECF의 pH에 영향을 주는 가장 중요한 요인이다.

**c.** pH와 $CO_2$ 농도는 반비례한다.

### 모듈 15.13 복습

**a.** 우리 몸의 완충계 중 중요한 세 가지는 인산염 완충계, 단백질 완충계 및 탄산-중탄산 완충계 등이다.

**b.** 단백질과 유리아미노산은 노출되어 있는 아미노기와 R기에 수소이온을 받아들일 수 있다. 노출되어 있는 카르복시산염이온도 또한 수소이온을 받아들여 카르복시기를 다시 만들기도 한다.

**c.** 탄산-중탄산염완충계는 대사활동에 의해 발생하는 산에 의해 pH가 변하는 것을 막아준다. 이들 산에 의해 유리되는 H+를 이용하여 탄산을 만들면, 탄산은 $H_2O$와 $CO_2$로 분해되고, $CO_2$는 폐를 통해 배출된다.

### 모듈 15.14 복습

**a.** 대사산증은 중탄산염비축량의 고갈되어 나타나는데, 그 이유로는 콩팥이 수소이온을 잘 배설하지 못하거나, 너무 많은 산이 만들어지거나, 중탄산염이 많이 손실되는 것 등을 들 수 있다. 대사알칼리증은 중탄산염이온의 농도가 증가할 때 초래된다.

**b.** 호흡산증은 체액의 이산화탄소 농도가 너무 높음으로 인해 나타난다. 호흡알칼리증은 호흡활동이 너무 많아 혈장의 이산화탄소 농도가 너무 낮아져서 발생한다.

**c.** 대사산증이 일어나면 콩팥은 $HCO_3^-$을 보존하고 $H^+$을 제거한다.

### 5절 복습

**1.** **a.** $CO_2$ 증가; **b.** 산증; **c.** 혈장 pH 감소; **d.** 증가; **e.** 분비; **f.** 생산; **g.** 감소; **h.** 감소; **i.** 증가; **j.** $CO_2$ 감소; **k.** 알칼리증; **l.** 혈장 pH 증가; **m.** 감소; **n.** 생산; **o.** 분비; **p.** 증가; **q.** 증가; **r.** 감소

**2.** 그 어린 소년은 대사 및 호흡산증을 겪고 있다. 대사산증은 소년이 물속에서 발버둥칠 때 근육에서 많은 양의 젖산이 만들어졌기 때문이다. 그리고 물속에서 숨을 쉴 수 없어 호흡저하에 의해 저산소증과 호흡산증이 함께 나타났다. 호흡산증은 ECF의 이산화탄소 농도가 증가하면서, 탄산생성이 증가하고, 탄산이 다시 $H^+$와 $HCO_3^-$으로 해리되면서 발생한다. 신속한 응급처치가 요구된다. 보통, 인공호흡을 통해 호흡이 일어나도록 도와주고, 등장성 완충액을 정맥주사하여 ECF의 수소이온을 흡수해서 체액의 pH가 증가하도록 한다.

### 15장 복습

**1.** 소변량이 증가하면 총혈액량은 감소하고 따라서 혈압도 감소한다. 부종은 모세혈관에서 혈압이 재흡수하는 힘보다 클 때 발생한다. 부종의 실제 원인인 혈압을 떨어뜨리면, 일부 체액이 간질에서 혈액으로 이동하도록 하여 부종이 감소하도록 할 수 있다.

**2.** 만니톨을 여과는 되지만 재흡수는 되지 않으므로, 만니톨 용액을 마시면 여과액의 삼투농도가 증가한다. 이 때문에 물이 덜 흡수되므로, 소변량이 많아진다.

**3.** 단백질은 틈새구멍을 통과하기에는 너무 크기 때문에 여과되지 않는다. 혈장에 남은 단백질은 혈액의 삼투농도를 유지해 너무 많은 혈장이 여과되는 것을 막고 물의 재흡수가 잘 일어나도록 하는 중요한 기능을 한다.

**4.** 소화관의 분비는 중탄산염을 많이 함유하므로, 설사를 하게 되면 이 이온이 많이 손실되어 산증이 초래된다. 밀리의 혈액 pH는 7.35보다 낮을 것으로 예측할 수 있으며 그녀의 소변의 pH는 수소이온 배설의 증가로 인해 혈액보다 낮을 것이다. 또한 호흡계통이 이를 보상하기 위해 이산화탄소를 많이 제거하려고 할 것이므로 그녀의 호흡수와 깊이가 증가할 것으로 예상할 수 있다.

**5.** 체액 균형은 하루 동안 늘어난 물의 양과 주변환경으로 잃어버린 물의 양이 같은 상태를 말한다. 우리 몸의 물의 양을 일정하게 유지하는 것은 매우 중요한데, 그 이유는 물이 세포성분이 녹아 기능하는 환경이 되고, 혈액량과 혈압도 물의 양과 밀접하게 연관되어 있기 때문이다. 전해질 균형 역시 체액에 있는 전해질의 양이 일정하게 유지되는 것을 의미한다. 체액 내 전해질 농도를 유지하는 것 또한 중요한데, 만약 칼륨이나 칼슘의 농도가 너무 높게 되면 심장 부정맥이 발생할 수 있다. 산-염기 균형은 수소이온의 농도가 일정하게 유지되는 것을 말한다. 체액의 pH는 아주 좁은 범위에서 조절되는데, 그 밖으로 나가게 되면 생명이 위험할 수 있다.

## 16장

### 모듈 16.1 복습

**a.** 남성 생식 구조는 음낭, 두 개의 정소, 두 개의 부정소, 한 쌍의 정관, 두 개의 사정관, 요도, 두 개의 정액샘, 전립샘, 두 개의 망울요도샘, 음경 등으로 이루어진다.

**b.** 정자형성은 정자 생성 및 유사분열, 제1감수분열, 제2감수분열, 정자완성 등을 포함한다.

**c.** 정상적인 정자는 수정에 필수적인 효소를 보유한 첨단체, 염색체로 가득한 핵을 가진 머리, 중심소체가 있는 목, 추진을 위해 필요한 ATP를 공급해주는 미토콘드리아가 있는 중간부분, 세포를 움직이는 채찍처럼 생긴 구조인 편모 등을 가지고 있다.

### 모듈 16.2 복습

**a.** 남성의 성기능을 확립하고 유지시키는 데 필요한 주요 조절 호르몬에는 시상하부에서 분비되는 GnRH(생식샘자극분비호르몬), 뇌하수체 앞엽에서 분비되는 LH(황체형성호르몬) 및 FSH(여포자극호르몬) 등이 있다. 테스토스테론은 말초조직에 영향을 주고, 영양세포의 활동을 자극함으로써 정자발생 및 정자완성을 돕는 중요한 호르몬이다.

**b.** 정소, 시상하부, 뇌하수체 앞엽 등

은 남성 생식기능을 조절하는 호르몬을 분비한다.

**c.** 낮은 FSH 수준은 정자 생성을 감소시킨다.

## 모듈 16.3 복습

**a.** 수정능획득의 2단계는 운동능력과 수정능력 획득으로 구성된다. 첫째 단계에서, 정자는 정액샘의 분비물과 섞이면 운동성이 생긴다. 두 번째 단계에 정자는 여성 생식 기관의 환경에 노출되었을 때 성공적인 수정이 가능하게 된다.

**b.** 정액은 남성 생식기관액이다. 정액에는 정자와 정액샘, 전립샘, 망울요도샘 등의 분비물이 포함되어 있다.

**c.** 각 부정소의 꼬리는 정관과 연결되어 있으며, 이것은 정삭의 일부인 고샅굴을 통과한다. 전립샘 근처에서 각 정관이 확장되어 팽대를 형성한다. 정액샘의 기저 부분과 팽대는 합쳐져 사정관을 형성하고, 이는 요도로 이어진다. 요도는 배출로의 역할을 한다.

## 모듈 16.4 복습

**a.** 음경은 뿌리, 목, 귀두, 꺼풀로 구성되어 있다. 뿌리는 음경을 체벽에 연결한다. 몸통은 움직일 수 있는 부분으로 관 형태로 되어 있으며, 목은 몸통과 귀두 사이의 좁은 부분이다. 귀두는 바깥요도구멍을 넓게 둘러싼 먼쪽 끝부분이다. 꺼풀은 음경의 끝을 감싸고 있다.

**b.** 발기조직의 세 줄기는 요도해면체와 한 쌍의 음경해면체이다.

**c.** 발기조직의 동맥벽에 있는 민무늬근이 이완되면 혈관이 확장되고, 혈류가 증가한다. 이는 혈관을 울혈시켜 음경의 발기를 일으킨다.

## 모듈 16.5 복습

**a.** 전립샘비대증은 전립샘이 자연적으로 확장되었을 때를 일컫는 의학 용어이다.

**b.** 전립샘암에 대한 두 가지 가능한 치료법은 방사선요법과 전립샘 절제술이 있다.

**c.** 정소암은 15~35세 남성에게 가장 흔한 암이다.

## 1절 복습

**1.** **a.** 정관; **b.** 요도; **c.** 음경; **d.** 부정소; **e.** 정소; **f.** 바깥요도구멍; **g.** 음낭; **h.** 정액샘; **i.** 전립샘; **j.** 사정관; **k.** 망울요도샘

**2.** **a.** 음낭근; **b.** 정원세포; **c.** 세정관; **d.** 간질세포; **e.** 정자완성; **f.** 정자발생; **g.** 음경과 음낭; **h.** 편모; **i.** 수정능획득; **j.** 정액; **k.** 음경꺼풀; **l.** 요도해면체; **m.** LH(황체형성호르몬); **n.** FSH(여포자극호르몬)

**3.** 정상 수준의 테스토스테론은 (1) 정자의 기능적 성숙을 돕고, (2) 남성생식계통의 부속샘 및 부속기관을 유지시키며 (3) 남성의 이차 성징을 확립하고 유지시키고 (4) 뼈와 근육 성장을 자극하며 (5) 성행동과 성욕(리비도)을 자극한다.

## 모듈 16.6 복습

**a.** 여성생식계통의 주요 기관은 난소, 자궁관, 자궁, 질, 바깥생식기관 등이다.

**b.** 난소, 자궁관, 자궁은 넓은인대로 싸여 있다. 난소간막은 난소를 안정적으로 지지하는 역할을 한다.

**c.** 난소는 난모세포라고 하는 미성숙한 여성 생식세포를 만들어내고, 에스트로겐과 프로게스테론 같은 여성 호르몬을 분비하며 인히빈을 분비하는데, 이는 FSH 생성의 되먹임 조절과 관련되어 있다.

## 모듈 16.7 복습

**a.** 난모세포는 미성숙한 여성 생식세포로, 감수분열을 통해 하나의 이차난모세포와 세 개의 극체를 생성한다.

**b.** 남성은 사춘기부터 죽을 때까지 생식세포를 생성하지만, 여성은 사춘기부터 폐경기까지만 생식세포를 생성한다. 남성은 한번에 많은 생식세포를 생성하지만, 여성은 일반적으로 난소주기당 한두 개의 생식세포를 생성한다. 남성은 감수분열을 마친 성숙한 생식세포를 방출하는 반면, 여성은 제2감수분열 중기에 멈춘 상태인 제2난모세포를 방출한다.

**c.** 난소주기에서의 중요한 과정은 (1) 일차여포 형성 (2) 이차여포 형성, (3) 한 개의 삼차난포 형성, (4) 배란, (5) 황체 형성, (6) 황체 퇴화 등이다.

## 모듈 16.8 복습

**a.** 자궁의 부위는 바닥, 몸통, 목으로 되어 있다.

**b.** 바깥층은 자궁바깥막으로, 불완전한 장막으로 이루어져 있다. 중간층은 자궁근육층이고, 안쪽층은 자궁속막으로 샘층이다.

**c.** 가장 최근에 방출된 제2난모세포는 자궁관깔때기의 자궁관술 내면에 있는 섬모의 도움으로 자궁관에 도달한다.

## 모듈 16.9 복습

**a.** 질은 (1) 월경액이 몸 밖으로 배출되는 통로의 역할을 하며 (2) 성교 시 음경을 받아들이고, 정자가 자궁으로 들어가기 전 모이는 장소가 되며 (3) 산도의 아랫부분을 형성하여 출산 시 태아가 지나가게 된다.

**b.** 질은 근육성 관으로 자궁과 바깥생식기관 사이를 연결하며, 질의 속면은 주름을 형성한다. 질의 몸 쪽 부분에서 시작되는 목 부분이 질관과 뇌활이라고 하는 얕은 오목으로 이어져 들어간다. 얇은 상피 주름인 처녀막은 물리적인 변형에 의해 찢어지기 전까지는 부분적으로 질의 입구를 막고 있다.

**c.** 여성의 큰질어귀샘은 남성의 망울요도샘과 비슷하며, 음경과 음핵은 둘 다 특징적인 발기조직으로 되어 있다.

## 모듈 16.10 복습

**a.** 젖분비는 젖샘에서 젖이 분비되는 것이다.

**b.** 일반적으로 각 가슴에는 15~20개의 젖샘관팽대가 있으므로, 젖샘관팽대 하나가 막히는 것은 젖이 젖꼭지로 이동하는 데 영향을 미치지 못한다.

**c.** 젖이 흐르는 경로: 젖샘의 분비소엽의 분비낭포 → 엽에 있는 관 → 엽의 젖샘관 → 젖샘관팽대 → 젖꼭지 표면.

## 모듈 16.11 복습

**a.** 에스트로겐과 프로게스테론 수준의 감소가 끝나면 월경이 시작되며, 이는 새로운 자궁주기의 시작이다.

**b.** 난소주기 동안 LH 급증이 일어나지 않으면, 배란 및 황체 형성이 일어날 수 없다.

**c.** 뇌하수체는 FSH와 LH를 분비한다. FSH는 여포의 발달을 촉진하며, 활성화된 여포와 난소 세포는 에스트로겐을 생성한다. 에스트로겐 수준이 높아지면 LH 분비를 자극하며 대량의 LH 방출을 촉진한다. 프로게스테론은 황체에 의해 생성되며, 자궁주기 중 황체기의 주요 호르몬이다. 에스트로겐과 프로게스테론 수준의 변화는 자궁주기의 유지와 관계가 있다.

## 모듈 16.12 복습

**a.** STD(성병)는 개인 간에 기본적으로 성적인 접촉에 의해서만 전염되는 질병이다.

**b.** 난소암은 일반적으로 상피세포로부터 발생한다.

**c.** 대부분의 자궁경부암은 HPV(사람유두종바이러스)에 의해 발생한다.

## 모듈 16.13 복습

**a.** 정관수술은 각 정관의 일부를 외과적으로 제거하고 묶거나, 지지거나, 잘린 끝에 실리콘 마개를 삽입하여 정자가 남성 생식기관의 먼쪽 부분에 도달하지 못하도록 하는 것이다.

**b.** 콘돔은 성병에 대한 예방 기능을 제공한다.

**c.** 데포 프로베라 주사(프로게스테론 피임약)를 사용한 여성의 약 50% 정도는 자궁주기의 중지를 겪는다. (이 약품의 사용을 중단한 이후 자궁주기는 점차적으로 회복된다.)

## 2절 복습

**1.** **a.** 깔때기; **b.** 난소; **c.** 자궁관; **d.** 자궁바깥막; **e.** 자궁근육층; **f.** 자궁속막; **g.** 자궁; **h.** 음핵; **i.** 소음순; **j.** 대음순; **k.** 뇌활; **l.** 목; **m.** 질

**2.** **a.** 난모세포; **b.** 초경; **c.** 정관수술; **d.** 넓은인대; **e.** 곧창자자궁오목; **f.** 황체; **g.** 월경주기; **h.** 젖분비; **i.** 난소; **j.** LH 급증; **k.** 목; **l.** 난관결찰술; **m.** 수정; **n.** 음부

3. 자궁속막세포는 에스트로겐과 프로게스테론에 대한 수용기를 가지고 있으며, 세포가 자궁의 몸체에 남아 있는 것처럼 이들 호르몬에 반응한다. 에스트로겐의 영향으로 자궁속막세포는 자궁(월경)주기가 시작될 때 급증하며, 샘과 혈관을 발달시키기 시작하며, 후에 프로게스테론의 영향으로 더욱 발달하게 된다. 이처럼 극적으로 조직의 크기가 증가하면 주변 조직에 압박을 가하거나, 다른 식으로 주변 조직의 기능을 방해하게 된다. 이처럼 조직이 비정상적인 위치에서 확장되는 현상이 주기적으로 통증을 일으킨다.

## 16장 복습

1. 운동유도성 무월경은 월경주기가 일어나기 위해서 적정량의 체지방이 필요하다는 사실을 시사한다. 만약 체지방 수준이 설정점 이하로 떨어지면 월경이 멈춘다.
2. 적정량의 체지방을 가지고 있지 못한 여성은 성공적인 임신에 필요한 에너지를 확보할 수 없기 때문에 체내 보상 기작이 생겨 난소주기를 정지시키고, 이로 인해 월경주기 또한 정지되어 임신을 할 수 없게 된다. 이러한 경우, 다음에 충분한 양의 에너지를 확보할 수 있을 만큼 체지방이 쌓이게 되면, 다시 주기가 시작된다.
3. 에스트로겐 결핍은 불임, 질과 가슴의 위축, 골다공증 등을 일으킬 수 있다. 또한 나중에는 심장마비의 위험도 높아진다.
4. 남성보다는 여성이 더 자주 요로감염에서 비롯된 복막염을 경험하게 되는데, 그 이유는 요도구멍에 존재하는 감염성 생물이 질 주변으로 쉽게 들어갈 수 있기 때문이다. 감염성 생물은 질에서부터 자궁을 거쳐 자궁관으로 들어가고 마침내 배막안까지 침투한다. 남성에게는 이렇게까지 직접적으로 배골반안까지 이르는 통로가 없다.
5. 정자는 정액에 포함되어 남성의 사정관에서부터 요도로 이동한다. (정액은 점착성이 있는 액체로, 정자뿐 아니라 정소, 전립샘, 망울요도샘의 분비물을 포함하고 있다.) 그 다음 정액은 여성의 질로 사출된다. 그러면 정자는 질관, 자궁을 거쳐 자궁관으로 들어간다. 사출된 정자의 약 반 정도가 왼쪽 자궁관으로, 나머지 반이 오른쪽 자궁관으로 들어간다. 정자는 계속 난소를 향해 헤엄쳐 제2난모세포를 만나게 된다.

## 한글 찾아보기

## 영문 찾아보기